Tratado de Nutrición

Avalado científicamente por:

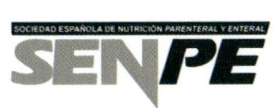

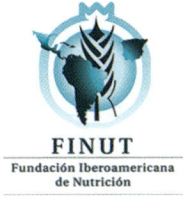

FINUT
Fundación Iberoamericana
de Nutrición

Gil

Tratado de Nutrición

4ª edición

Tomo I

Bases fisiológicas y bioquímicas
de la nutrición

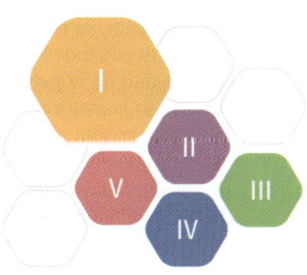

Director

Ángel Gil Hernández

Catedrático Emérito de Bioquímica y Biología Molecular,
Facultad de Farmacia, Universidad de Granada

Coordinadores

Luis Fontana Gallego

Catedrático de Bioquímica y Biología Molecular,
Facultad de Farmacia, Universidad de Granada

María Dolores Mesa García

Catedrática de Bioquímica y Biología Molecular,
Facultad de Farmacia, Universidad de Granada

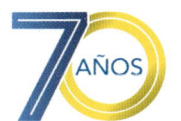 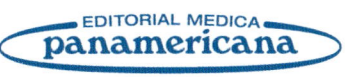

Desde 1953 formando Profesionales de la Salud

Buenos Aires - Bogotá - Madrid - México
www.medicapanamericana.com

2.ª edición, 2010.
3.ª edición, 2017.
4.ª edición, junio 2024.

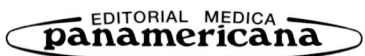

Visite nuestra página web:
http://www.medicapanamericana.com

ARGENTINA
Maipú 1300 (C 1300 ACT)
Ciudad Autónoma de Buenos Aires, Argentina
Tel.: (54-11) 5031-6919
e-mail: info@medicapanamericana.com

COLOMBIA
Carrera 7a A. N.º 69-19 - Bogotá DC - Colombia
Tel.: (57-1) 235-4068 / Fax: (57-1) 345-0019
e-mail: infomp@medicapanamericana.com.co

ESPAÑA
Sauceda, 10 - 5ª planta - 28050 Madrid, España
Tel.: (34-91) 131-78-00 / Fax: (34-91) 457-09-19
e-mail: info@medicapanamericana.es

MÉXICO
Av. Miguel de Cervantes Saavedra, n.º 233, piso 8, oficina 801
Col. Granada, Alcaldía Miguel Hidalgo
CP 11520 Ciudad de México, México
Tel.: (52-55) 5250-0664
e-mail: infomp@medicapanamericana.com.mx

ISBN: 978-84-1106-161-2 (Versión impresa + Versión digital)
ISBN: 978-84-1106-166-7 (Versión digital)

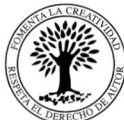
© 2025, EDITORIAL MÉDICA PANAMERICANA, S.A.
Sauceda, 10 - 5ª planta - 28050 Madrid - España
Depósito legal: M-6496-2024
Impreso en España

Autores

Aguilera García, Concepción María
Catedrática, Departamento de Bioquímica y Biología
Molecular II, Facultad de Farmacia, Universidad de Granada.

Alonso Aperte, Elena
Catedrática, Departamento de Ciencias Farmacéuticas
y de la Salud, Facultad de Farmacia, Universidad CEU
San Pablo, Madrid.

Álvarez Mercado, Ana Isabel
Profesora contratada, Departamento de Farmacología,
Facultad de Farmacia, Universidad de Granada.

Arredondo Olguín, Miguel
Profesor Titular, Unidad de Nutrición Humana, Instituto
de Nutrición y Tecnología de los Alimentos (INTA),
Universidad de Chile, Santiago de Chile.

Daddaoua, Abdelali
Profesor Titular, Departamento de Bioquímica
y Biología Molecular II, Facultad de Farmacia, Universidad
de Granada.

Díaz Castro, Javier
Profesor Titular, Departamento de Fisiología, Facultad
de Farmacia, Universidad de Granada.

Fontana Gallego, Luis
Catedrático, Departamento de Bioquímica y Biología
Molecular II, Facultad de Farmacia, Universidad
de Granada.

Gálvez Navas, José María
Investigador, Centro de Investigación Biomédica
en Red de Epidemiología y Salud Pública (CIBERTESP),
Instituto de Salud Carlos III, Madrid.

Gálvez Peralta, Julio Juan
Catedrático, Departamento de Farmacología, Facultad
de Farmacia, Universidad de Granada.

Gámez Belmonte, Reyes
Investigadora posdoctoral, Universitätsklinikum Erlangen,
Medizinische Klinik 1 - Gastroenterologie, Pneumologie
Und Endokrinologie, Erlangen, Nuremberg, Alemania.

Gil Hernández, Ángel
Catedrático Emérito, Departamento de Bioquímica
y Biología Molecular II, Facultad de Farmacia,
Universidad de Granada.

Gil Hernández, Fernando
Catedrático, Departamento de Medicina Legal,
Toxicología y Antropología Física, Facultad de Medicina,
Universidad de Granada.

Gómez Zorita, Saioa
Colaboradora Docente, Departamento de Farmacia
y Ciencias de los Alimentos, Facultad de Farmacia,
Universidad del País Vasco, Vitoria-Gasteiz, Álava.

González Gallego, Javier
Catedrático, Instituto Universitario de Biomedicina,
Universidad de León.

Herrero Rodríguez, Laura
Profesora agregada, Departamento de Bioquímica
y Fisiología, Facultad de Farmacia y Ciencias
de la Alimentación, Universidad de Barcelona.

Jiménez Valera, María
Catedrática, Departamento de Microbiología, Facultad
de Farmacia, Universidad de Granada.

Larqué Daza, Elvira
Catedrática, Departamento de Fisiología, Facultad
de Biología, Universidad de Murcia.

López Hernández, Francisco José
Investigador, Instituto de Investigación Biomédica
de Salamanca.

López Novoa, José Miguel
Excatedrático, Departamento de Fisiología y Farmacología,
Facultad de Medicina, Universidad de Salamanca.

Mañas Almendros, Mariano
Excatedrático, Departamento de Fisiología, Facultad
de Farmacia, Universidad de Granada.

Martínez Augustin, Olga
Catedrática, Departamento de Bioquímica y Biología
Molecular II, Facultad de Farmacia, Universidad de Granada.

Martínez Cayuela, Marina
Profesora Titular, Departamento de Bioquímica y Biología
Molecular II, Facultad de Farmacia, Universidad de Granada.

Martínez de Victoria Muñoz, Emilio
Catedrático Emérito, Departamento de Fisiología, Facultad
de Farmacia, Universidad de Granada.

Martínez Hernández, José Alfredo
Catedrático, Departamento de Ciencias
de la Alimentación y Fisiología, Facultad de Farmacia
y Nutrición, Universidad de Navarra, Pamplona.

Martínez Salgado, Carlos
Profesor Titular, Departamento de Fisiología
y Farmacología, Facultad de Medicina, Universidad
de Salamanca.

Mena Valverde, María del Carmen
Titulado superior de actividades técnicas y profesionales,
Centro Nacional de Biotecnología, Consejo Superior
de Investigaciones Científicas, Madrid

Navarro Alarcón, Miguel
Catedrático, Departamento de Nutrición y Bromatología,
Facultad de Farmacia, Universidad de Granada.

Olivares Grohnert, Manuel
Catedrático, Unidad de Nutrición Humana, Instituto
de Nutrición y Tecnología de los Alimentos (INTA),
Universidad de Chile, Santiago de Chile.

Ortega Anta, Rosa María
Catedrática, Departamento de Nutrición y Ciencia
de los Alimentos, Facultad de Farmacia, Universidad
Complutense de Madrid.

Palma Morales, Marta
Investigadora, Departamento de Nutrición y Bromatología,
Facultad de Farmacia, Universidad de Granada.

Pérez Bazán, Álvaro
Profesor Titular, Departamento de Nutrición, Facultad
de Medicina, Universidad de Chile, Santiago de Chile.

Pérez Llamas, Francisca
Profesora Titular, Departamento de Fisiología, Facultad
de Biología, Universidad de Murcia.

Pizarro Aguirre, Fernando
Profesor Titular, Unidad de Nutrición Humana, Instituto
de Nutrición y Tecnología de los Alimentos (INTA),
Universidad de Chile, Santiago de Chile.

Portillo Baquedano, María Puy
Catedrática, Departamento de Farmacia y Ciencias
de los Alimentos, Facultad de Farmacia, Universidad
del País Vasco, Vitoria-Gasteiz, Álava.

Ramírez Tortosa, María del Carmen
Catedrática, Departamento de Bioquímica y Biología
Molecular II, Facultad de Farmacia, Universidad de Granada.

Rivera Báez, Matías
Profesor Asistente, Departamento de Nutrición Humana,
Instituto de Nutrición y Tecnología de los Alimentos (INTA),
Universidad de Chile, Santiago de Chile.

Rodríguez Cabezas, María Elena
Profesora Titular, Departamento de Farmacología,
Facultad de Farmacia, Universidad de Granada.

Rodríguez Huertas, Jesús Francisco
Catedrático, Departamento de Fisiología, Facultad
de Ciencias del Deporte, Universidad de Granada.

Rodríguez Nogales, Alba
Profesora Ayudante Doctora, Departamento de Farmacología,
Facultad de Farmacia, Universidad de Granada.

Rodríguez-Rodríguez, Elena
Profesora Titular, Departamento de Química en Ciencias
Farmacéuticas, Facultad de Farmacia, Universidad
Complutense de Madrid.

Ruiz Ojeda, Francisco Javier
Investigador, Departamento de Bioquímica y Biología
Molecular II, Facultad de Farmacia, Universidad de Granada.

Ruiz-Bravo López, Alfonso
Catedrático Emérito, Departamento de Microbiología,
Facultad de Farmacia, Universidad de Granada.

Ruz Ortiz, Manuel
Catedrático, Departamento de Nutrición, Facultad
de Medicina, Universidad de Chile, Santiago de Chile.

Sánchez de Medina Contreras, Fermín
Catedrático Emérito, Departamento de Bioquímica y Biología
Molecular II, Facultad de Farmacia, Universidad de Granada.

Sánchez de Medina López-Huertas, Fermín
Catedrático, Departamento de Farmacología, Facultad
de Farmacia, Universidad de Granada.

Sánchez Pozo, Antonio
Catedrático, Departamento de Bioquímica y Biología
Molecular II, Facultad de Farmacia, Universidad de Granada.

Sola Zapata, María del Mar
Exprofesora Titular, Departamento de Bioquímica y Biología
Molecular II, Facultad de Farmacia, Universidad de Granada.

Suárez Ortega, María Dolores
Excatedrática, Departamento de Bioquímica y Biología
Molecular II, Facultad de Farmacia, Universidad de Granada.

Valenzuela Báez, Rodrigo
Catedrático, Departamento de Nutrición, Facultad
de Medicina, Universidad de Chile, Santiago de Chile.

Valenzuela Bonomo, Alfonso
Profesor Titular, Departamento de Ciencias Básicas,
Facultad de Medicina, Universidad de los Andes,
Santiago de Chile.

Varela Moreiras, Gregorio
Catedrático, Departamento de Ciencias Farmacéuticas
y de la Salud, Facultad de Farmacia, Universidad CEU San
Pablo, Madrid.

Vargas Morales, Alberto Manuel
Excatedrático, Departamento de Bioquímica
y Biología Molecular II, Facultad de Farmacia,
Universidad de Granada.

Yago Torregrosa, María Dolores
Profesora Titular, Departamento de Fisiología,
Facultad de Farmacia, Universidad de Granada.

Zamora Navarro, Salvador
Catedrático Emérito, Departamento de Fisiología,
Facultad de Biología, Universidad de Murcia.

A mi esposa, Mercedes, a mis hijas, Mercedes y María, a mis nietos, Gabriela, Franco, Samuel, Claudia, Ángel y Diego.

A todos mis maestros y a todos mis alumnos, de los que tanto he aprendido.

ÁNGEL GIL

Prólogo a la 4ª edición

La nutrición, concebida no sólo como una necesidad vital sino como un recurso para mantener la salud, es un concepto con una larga historia que, hace más de dos mil años, fue formulado por Hipócrates con su conocida expresión «Que tu medicina sea tu alimento, y el alimento tu medicina». Ahora bien, si filtramos esta afirmación con nuestra actual visión científica, podemos considerar dichas palabras como una brillante presunción, con seguridad apoyada en las evidencias empíricas que eran las bases que fundamentaban el conocimiento de su época. Actualmente, a pesar del largo tiempo transcurrido y de lo mucho que hemos avanzado, aún estamos obligados a seguir investigando para corroborar y matizar dicha afirmación. Y es que el camino para generar la ciencia de la nutrición es largo y dificultoso, dado que su investigación es muy compleja frente a remedios curativos como los fármacos que, además de gozar de mayor predicamento, sobre ellos se ha volcado y se siguen volcando abundantes recursos materiales y humanos. Una razón para entender la dificultad de ese avance reside en lo difícil que es demostrar los efectos sobre la salud de los alimentos y de los modelos alimentarios, debido a que, por la complejidad de su composición, son muchos los principios activos contenidos en cada alimento, muchos aún desconocidos u ocultos y que pueden ejercer efectos o interacciones entre sí, con resultados a veces difíciles de valorar. Por otra parte, la investigación nutricional, en especial la de carácter clínico, es costosa y está mal financiada, dado que sus resultados no obtienen el beneficio económico inmediato que proporciona la investigación de un fármaco, para la industria que lo patrocina, con lo que los recursos económicos para dichos estudios son difíciles de conseguir. Por todo ello, los avances en la búsqueda de evidencia clínica en las ciencias de la nutrición raramente se apoyan en estudios de intervención de máximo nivel de evidencia, conformándonos en general con estudios observacionales que, aunque con menor fuerza de evidencia que aquéllos, son los que nos orientan en la toma de decisiones en la práctica clínica.

Por todas las circunstancias mencionadas, y debido a que los alimentos no son medicamentos y, por lo tanto, su consumo no se atiene al concepto de indicaciones y riesgos frente a beneficios, se prestan a que las recomendaciones nutricionales y dietéticas puedan ser utilizadas por prescriptores más o menos documentados, que por ignorancia o intereses espurios vierten en la población mensajes ajenos a su utilidad para la educación y la salud. En este contexto, la existencia del *Tratado de Nutrición*, sólidamente sostenido por evidencias científicas y actualizado, es más que imprescindible, ya que ofrecerá a los profesionales de la salud una fuente fiable, útil y actualizada para tomar sus decisiones. Estas razones le dan un especial valor a esta obra que, desde hace casi 20 años y en sucesivas ediciones, viene sustentando una labor formativa para educadores, investigadores y profesionales clínicos, con conceptos y datos actualizados y orientados al futuro inmediato.

El *Tratado de Nutrición* se diferencia de la mayoría de los libros de su ámbito de conocimiento en que, por su carácter de auténtico tratado, aporta una información extensa, sistemática, actualizada y ordenada de las ciencias de la nutrición, con el propósito de proporcionar una herramienta útil para los investigadores y los docentes, así como influir en la práctica clínica de los profesionales de la salud. Es importante destacar que esta 4ª edición no es una simple actualización, sino el resultado de una reflexión experta sobre los avances recientes y las perspectivas de futuro. Inevitablemente, este planteamiento de entender que es una obra nueva ha supuesto un reto para el director. De hecho, ha ido evolucionando, versión tras versión a lo largo de los años, ya que se inició con tres tomos y 122 capítulos, para completar ahora 193 capítulos en cinco tomos. Gracias a su mayor extensión ha sido posible ampliar nuevos conceptos en capítulos totalmente novedosos y mirando al futuro inmediato. Ejemplo de estas novedades son los capítulos referidos a la regulación génica, la cronobiología o las ciencias ómicas en la nutrición moderna, la útil información sobre la bioética, el derecho, la gestión en la calidad, la importancia de la sostenibilidad, la inteligencia artificial, el etiquetado y las declaraciones nutricionales en la nutrición moderna. Y todo esto sin olvidar el documentado y actualizado conocimiento que aporta sobre los fundamentos bioquímicos, metabólicos y fisiológicos de los nutrientes y de los microcomponentes nutricionales, tanto por su importancia en la propia nutrición como en la regulación de los mecanismos moleculares de los diferentes órganos y sistemas, en las distintas etapas de la vida. Dentro de este esfuerzo actualizador merece un especial comentario el difícil compromiso de avanzar en conseguir que este tratado sea una herramienta útil para el profesional clínico, orientándolo en su práctica diaria y ofreciendo un auténtico libro de patología nutricional para cualquier especialista de la salud. Ejemplos de ello son algunos contenidos del tomo IV, como los orientados a la nutrición en la persona normal y en las distintas etapas de la vida, la importancia de la nutrición en la epidemiología y la salud pública y en la prevención de las enfermedades crónicas no transmisibles, incluida la obesidad.

Aún más novedosos son los contenidos del tomo V, en el que se desgranan en sucesivos capítulos contenidos como la importancia de la nutrición en el hospital, la nutrición parenteral, la nutrición enteral, la nutrición artificial hospitalaria y la patología nutricional en las enfermedades de distintos órganos y sistemas. Estos últimos contenidos ponen en valor la importancia de la alimentación en pacientes en distintas circunstancias y procesos, tanto dentro como fuera del hospital, destacando su valor curativo en capítulos como la nutrición parenteral, enteral o domiciliaria. Pero más aún, lo que convierte el tomo V en un auténtico tratado de patología nutricional son los temas abordados, que incluyen el manejo de los errores innatos del metabolismo, la anemia, las enfermedades cardiovasculares y sus factores de riesgo, como obesidad, síndrome metabólico, dislipidemia, diabetes mellitus y obesidad infantil y del adulto, así como la cirugía de la obesidad. Igualmente destacan los capítulos enfocados al enfermo crítico, al paciente séptico, al politraumatizado, al paciente quemado, al enfermo quirúrgico, al trasplante de órganos, al cáncer, las enfermedades respiratorias, la insuficiencia cardíaca, las enfermedades intestinales del adulto y del niño, las enfermedades pancreáticas y biliares y los procesos renales, óseos y neurológicos. Finalmente, el estudio de patologías y sistemas se completa con tres capítulos que abordan temas de gran actualidad e interés, como los procesos patológicos del sistema linfático y el sistema inmunitario y las infecciones por SARS-CoV-2. En suma, este tomo supone un abordaje sistemático de la importancia de la nutrición en el paciente enfermo, lo que permite considerarlo como un tratado específico de consulta para pediatras y especialistas en nutrición clínica que con seguridad agradecerán tanto los que manejan habitualmente estas enfermedades como los que precisen consultarlo esporádicamente.

No es fácil abordar la preparación y edición de un tratado como éste, con la complejidad que supone el vertiginoso avance de la ciencia. Esta labor no está al alcance de cualquier profesional, ya que requiere una extraordinaria vocación docente, una gran experiencia, una gran capacidad de trabajo y claridad en su propósito de avanzar hacia la traslacionalidad del conocimiento a la práctica clínica. Esta tarea la ha abordado con decisión el profesor Ángel Gil, profesional con capacidad y experiencia para entender tal complejidad, lo que garantiza que el *Tratado de Nutrición* será recibido con interés por profesionales y centros médicos de todo el mundo. El profesor Ángel Gil es bien conocido entre los profesionales de todos los ámbitos de la nutrición, pero merece recordarse que ha sido Catedrático del Departamento de Bioquímica y Biología Molecular de la Universidad de Granada hasta diciembre de 2021, fecha en que ha pasado a ser Profesor Emérito de dicha Universidad. Su labor docente y de investigación, avales de su capacidad para llevar a cabo la tarea de coordinar y elaborar el *Tratado de Nutrición*, tiene repercusión internacional. Actualmente es Presidente de Honor de la Fundación Iberoamericana de Nutrición (FINUT), en la que ha coordinado y cooperado con profesionales de Iberoamérica en la difusión y avances de las ciencias de la nutrición. Director de 60 tesis doctorales, ha participado en múltiples proyectos españoles e internacionales, de los que 5 han sido financiados por la Unión Europea. En sus más de 500 publicaciones indexadas y 17 patentes se cristaliza y refleja su importante vocación investigadora y traslacional, lo que lo posiciona en el *top* 2 % del *Scientists Ranking of the World Scientists* de la Universidad de Standford. Todos estos méritos, junto a los reconocimientos y premios recibidos, tanto nacionales como internacionales, representan una parte de su ingente labor y sirven de respaldo para esta valiosa labor que inevitablemente refleja la categoría de su principal autor. Además, ha sido capaz de reunir un importante elenco de colaboradores que, con su conocimiento y experiencia, han culminado esta joya bibliográfica. Para mí ha sido un honor compartir las primicias de esta obra, lo que le agradezco, y además me permite felicitar a mi amigo, el profesor Ángel Gil.

Francisco Pérez Jiménez
Catedrático Emérito de Medicina,
Facultad de Medicina, Universidad de Córdoba

Prólogo a la 3ª edición

En primer lugar quiero expresar que es para mí un gran honor y estoy sinceramente agradecido a mi querido amigo, el profesor Ángel Gil, por haberme brindado la oportunidad de prologar esta magnífica 3ª edición de su *Tratado de Nutrición*.

Cuando a principios del año 2005 me comunicó su intención de llevar a cabo la 1ª edición, yo estaba seguro de que el éxito y la excelencia de la obra estaban garantizados. Su capacidad docente y de coordinación, su generosidad a la hora de construir equipos y de identificar los temas básicos y las nuevas líneas prometedoras en el campo de la Nutrición eran su garante. Doce años después estamos ante esta nueva edición, ya la tercera, con actualización de los temas, incorporación de otros nuevos y participación de más autores expertos.

La obra, estructurada en cinco tomos que abarcan desde los fundamentos fisiológicos y bioquímicos de la Nutrición hasta su aplicación clínica y a la que se han incorporado modernos sistemas multimedia, no sólo será de utilidad a los estudiantes de grado, máster y doctorado, sino también a los docentes, y una vez más será el compañero del profesional clínico, tanto del adulto como del niño, en su quehacer diario. Se ha conseguido la unificación y armonización de los conocimientos expresados a lo largo del tratado, en el que participan grandes expertos de la Nutrición, tanto nacionales como internacionales, muchos de ellos representando ya a la nueva generación que lidera los grupos docentes y de investigación en este campo, como es el caso de mi discípula, la profesora Rosaura Leis. Además, dispone de un gran número de imágenes, figuras y tablas de alta calidad, accesibles al lector, lo que convertirá al *Tratado de Nutrición* en el compañero de trabajo habitual. La calidad de su edición y su difusión están reforzadas por el excelente grupo editorial.

Una vez más, los autores, los coordinadores de los diferentes tomos y el director de la obra han sabido introducir aquellos nuevos conceptos cuyo conocimiento es hoy imprescindible en este campo, como la regulación metabólica intertisular, la genómica nutricional, la regulación de la expresión génica, la nutrición y la cronobiología, la programación temprana, los nuevos compuestos bioactivos, la microbiota, la salud y la enfermedad, las declaraciones nutricionales, los biomarcadores de ingesta, la actividad física como compañero inseparable en el riesgo metabólico y el proceso de comunicación en nutrición y salud, entre otros. Los capítulos han sido elaborados con mimo y con una cuidada estructura pedagógica, que incluye objetivos docentes y bibliografía actualizada y comentada.

El *Tratado de Nutrición* es, sin duda alguna, la mejor y más completa obra de nutrición en lengua española y, una vez más, será ampliamente demandada tanto en nuestro país como en Iberoamérica y en la América del Norte de habla hispana, donde el profesor Ángel Gil es un gran referente en el campo nutricional. No es, por lo tanto, de extrañar que la Fundación Iberoamericana de Nutrición (FINUT) se haya sumado a la Sociedad Española de Nutrición Enteral y Parenteral (SENPE) en su patrocinio.

Formar y aportar conocimiento en el campo de la alimentación y la nutrición es colaborar en dar un paso de gigante en el tratamiento de la enfermedad y, lo que es todavía más importante, en su prevención. Los estilos de vida, tanto la alimentación inadecuada como la inactividad, están en la base de las principales enfermedades que son en la actualidad causa de morbilidad y mortalidad en el mundo. Así, La Organización Mundial de la Salud ha declarado dos pandemias nutricionales en el siglo XXI, que afectan a todos los países, a todas las edades y a todos los grupos sociales: el sobrepeso y la obesidad y la hipovitaminosis D. La primera de ellas constituye, además, la mayor discriminación social: iniciada en los países desarrollados y en los grupos socioeconómicos y culturales más altos, se ha extendido a los países en desarrollo y a los grupos económica y culturalmente más vulnerables, en los que se presenta ahora la mayor prevalencia. Se inicia a edades cada vez más tempranas, con importantes alteraciones metabólicas, de tal manera que, si los datos siguen como hasta ahora, probablemente nuestros niños van a vivir menos y con peor calidad de vida que sus padres y sus abuelos. La vitamina D –mucho más que una vitamina, una hormona con efectos pleiotrópicos y con receptores en todas las células del organismo– ha demostrado su relación no sólo con la enfermedad osteoarticular, sino también con las afecciones autoinmunes e infecciosas, con algunos tipos de cáncer, etc. La causa de su déficit guarda relación con la latitud, las horas de irradiación solar y su angulación, la edad, el estadio puberal, el uso de cremas protectoras solares, los procesos malabsortivos y la obesidad, que parece explicar el alto incremento en los últimos años.

A lo largo de mi vida profesional de más de 40 años dedicado al estudio del estado nutricional y su relación con la salud y la enfermedad de los niños y adolescentes, he asistido a los importantes cambios producidos en el tipo de patología que presentan. En nuestro país, en la década de 1970, los niños que eran asistidos en los servicios de pediatría de nuestros hospitales, a los que acudían por infecciones respiratorias o digestivas, presentaban, en su mayoría, importantes déficits nutricionales, de hierro y de yodo, raquitismo, es decir, malnutrición por deficiencia de micronutrientes. A partir de la década de 1990, un porcentaje elevado de niños y adolescentes presentan malnutrición por exceso, pero con déficits nutricionales secundarios a dietas ricas en energía pero bajas en nutrientes o al atrapamiento de algunos de estos nutrientes por la grasa corporal aumentada.

Primero fue la falta de alimentos, y ahora, su exceso, de manera que recientemente se ha publicado que por primera vez en la historia el sobrepeso ha superado a la desnutrición en el mundo. Se hace necesaria la intervención, y para ello hemos de coordinar esfuerzos, los pacientes, las familias, la escuela, el personal sanitario, las organizaciones no gubernamentales, la industria, la prensa, la comunidad y las autoridades sanitarias y políticas.

En 2005, con la 1ª edición del *Tratado de Nutrición*, el profesor Ángel Gil, catedrático del Departamento de Bioquímica y Biología Molecular de la Universidad de Granada y Director del Grupo de Investigación de excelencia de la Junta de Andalucía BioNit CTS-461 Bioquímica Nutricional: Implicaciones terapéuticas desde 1996, con una brillante y prestigiosa trayectoria en el campo de la nutrición y trabajador incansable, había respondido a la llamada e iniciado este duro camino de dirigir un tratado que abarcara los temas más importantes relacionados con la alimentación y la nutrición en lengua española. La acogida no pudo ser más exitosa y, como bien señala en su presentación, citando a Salk, fue recompensado con la oportunidad de hacer más trabajo bien hecho, la 2ª edición. De nuevo recompensado, hoy además como presidente de la FINUT, continúa dando respuesta al mundo científico nutricional de habla hispana con esta 3ª edición, más cuidada en la forma y en los contenidos, si cabe, y todavía más pedagógica.

El mundo hispanohablante cuenta con grandes referentes en ciencia y en nutrición y un gran universo deseoso de ser informado y formado. El profesor Ángel Gil tiene una larga, fructífera, brillante y productiva carrera a sus espaldas, y un camino muy largo por delante. Esta 3ª edición del *Tratado de Nutrición*, en la que tantos autores participan, no es más que la siguiente a la anterior, y la previa a la siguiente. Éste es un camino que no tiene retorno; seguiremos encantados de colaborar contigo y solicitarte la siguiente edición, por el bien de la alimentación, la nutrición, la salud nutricional y, en mi caso, como pediatra y especialista en nutrición pediátrica, por el tratamiento de la enfermedad metabólico-nutricional en el niño enfermo y su prevención en el niño sano.

Querido Ángel, muchas gracias por tu trabajo, tu generosidad y tu amistad. ¡Éxito en esta nueva empresa!

RAFAEL TOJO SIERRA
Catedrático de Pediatría
Patrono de la Fundación Dieta Atlántica
Universidad de Santiago de Compostela

Presentación

Hay en el mundo un lenguaje que todos comprenden:
es el lenguaje del entusiasmo, de las cosas hechas con amor y con voluntad,
en busca de aquello que se desea o en lo que se cree.

PAULO COELHO (1947-)

En 2003, el Comité Científico y Educacional de la Sociedad Española de Nutrición Clínica y Metabolismo (SENPE), entonces denominada Sociedad de Nutrición Enteral y Parenteral, decidió acometer la aventura de escribir un libro de Nutrición dirigido fundamentalmente a los profesionales de la salud, muy especialmente a los médicos, para contribuir a su formación en este campo, ya que los currículos de licenciaturas como Medicina y Farmacia no incluían a la Nutrición como asignatura, ni siquiera de forma opcional. Veinte años más tarde siguen sin incluirla, al menos los currículos de la mayoría de las universidades públicas españolas, si bien el cada vez más introducido Grado de Nutrición Humana y Dietética comprende diversas materias relacionadas directamente con la ciencia multidisciplinar que constituye la nutrición, y varios másteres en Nutrición Humana permiten la especialización de numerosos profesionales de la salud en esta disciplina. En 2003 era presidenta del comité la doctora Mercè Planas y, con el empuje singular que la caracterizaba, me encargó dirigir el proyecto, muy probablemente, y entre otras cosas, porque yo había impartido Nutrición desde 1981 en la Escuela de Nutrición de la Universidad de Granada, creada por el profesor Gregorio Varela Mosquera, la primera institución que en España empezó a impartir de manera formal esta ciencia para posgraduados de Medicina, Farmacia y otras ciencias relacionadas, como Biología, desde finales de los años sesenta del siglo pasado. No estaba solo, porque en el proyecto me acompañaban las doctoras Julia Álvarez, Mercè Cervera y Guadalupe Piñeiro y los doctores Jesús M. Culebras y Alfonso Mesejo y, además, contábamos con el apoyo de toda la Junta Directiva de la Sociedad, cuyo presidente entonces era el doctor Abelardo García de Lorenzo y en la que participaban otros profesionales ilustres como los doctores Miguel León y Juan Carlos Montejo. Asimismo, gozaba del apoyo de numerosos profesores de los Departamentos de Bioquímica y Biología Molecular, Fisiología y Nutrición y Bromatología de la Universidad de Granada.

Inicialmente, la idea era escribir un libro que –según estimábamos– tendría dos tomos, uno destinado al estudio de Nutrición y salud y otro de Nutrición y enfermedad, pero pronto esa idea se convirtió en algo más complejo. Yo argumenté entonces –y 20 años más tarde sigo convencido de ello– que no era posible entender la nutrición y aplicarla correctamente, tanto para la mejora de la salud como para la prevención y el tratamiento de la enfermedad, si no se conocían en profundidad las bases fisiológicas y bioquímicas de los procesos digestivos y de la utilización y el destino metabólico de los nutrientes. Además, el conocimiento sobre la composición y el valor nutricional de los alimentos debería facilitar las aplicaciones dietéticas de la nutrición. De este modo, finalmente, diseñamos un libro que tendría cuatro tomos: «Bases fisiológicas y bioquímicas de la nutrición», «Composición y valor nutritivo de los alimentos», «Nutrición en el estado de salud» y «Nutrición clínica». Dos años más tarde, en 2005, con ocasión del I Congreso de la Federación Española de Sociedades de Nutrición, Alimentación y Dietética (FESNAD), de la que la SENPE formaba parte, celebrado en Madrid, se presentó el *Tratado de Nutrición*. Con el apoyo decidido de la industria de alimentación y nutrición, muy especialmente de los socios de SENPE, el libro se difundió y entró en cada uno de los servicios hospitalarios españoles donde se estudiaban y aplicaban tratamientos nutricionales, tanto en el ámbito pediátrico como de adultos.

En 2010, tan sólo cinco años más tarde de la 1ª edición, se presentó la 2ª edición, con grandes cambios estructurales. Mi idea como director de la obra era que el tratado respondiese a la sentencia clásica *utile et dulci*, porque los mejores libros son los que enseñan a la vez que deleitan. Especialmente, optamos por facilitar el estudio y el aprendizaje de la nutrición mediante la inclusión de objetivos precisos en cada capítulo, la inserción de figuras y tablas a todo color, además de posibilitar que los docentes pudiesen «descargar» todos esos elementos para la enseñanza. Los capítulos incluían, asimismo, una bibliografía seleccionada que debía ayudar a los lectores que quisieran conocer más sobre cada uno de los temas planteados. Más aún, con la ayuda de numerosos profesionales se creó una base de material audiovisual complementaria que extendía y aumentaba las posibilidades de aprendizaje de tipo práctico. Por otra parte, en el nuevo proyecto, la Editorial Médica Panamericana se encargaba de la maquetación, edición y comercialización de la obra, con lo que asumíamos que la difusión del libro sería mucho mayor tanto en España como en América Latina. La realidad superó con creces los deseos. El libro empezó muy pronto a llegar a todas las universidades y centros de enseñanza pública y privada en España y de cada uno de los países de Iberoamérica. El *Tratado de Nutrición* se convirtió así en el «libro de cabecera» de numerosos estudiantes y profesionales de la nutrición en todos los países de habla española.

Decía el poeta griego Hesíodo (s. VII y VI a.C.): «Si añades un poco a lo poco y lo haces así con frecuencia, pronto llegará a ser mucho». Ésta ha sido la idea que ha permanecido siempre en mi mente al diseñar y realizar las siguientes ediciones. La 3ª edición, presentada en 2017 durante la celebración del XXXII Congreso Nacional de la SENPE celebrado en Valladolid, no sólo revisaba todos los conocimientos de la edición previa, muy especialmente los referentes a la nutrición clínica, sino que añadía un nuevo volumen (tomo II) a la obra, «Bases moleculares de la nutrición». Por primera vez, el *Tratado de Nutrición* era auspiciado también por la Fundación Iberoamericana de Nutrición (FINUT), una institución creada en 2011 bajo los auspicios de la Unión Internacional de Sociedades de Nutrición (*International Union of Nutritional Sciences*, IUNS) juntamente con la Sociedad Española de Nutrición (SEÑ) y la Federación de Sociedades de Nutrición de América Latina (SLAN). La labor de la FINUT en toda Iberoamérica ha contribuido notablemente a la difusión del *Tratado de Nutrición*, tanto en las instituciones académicas como entre los profesionales, en estos últimos cinco años.

Desde el año 2003 con la secuenciación completa del genoma humano y la aparición y posterior desarrollo de las ciencias «ómicas», la nutrición, que parecía una ciencia madura a finales del siglo xx, con conocimientos bien asentados en la fisiología de los procesos digestivos y de las vías metabólicas de utilización de los nutrientes, así como de los requerimientos nutricionales del ser humano, sufre un impulso científico sin precedentes. Se empieza a entender que, más allá de las funciones clásicas energéticas y estructurales de los nutrientes, todos ellos, directa o indirectamente, modulan la expresión de numerosos genes, y que el fenotipo de cada individuo depende de las interacciones de nutrientes y de componentes bioactivos de los alimentos con el genoma de cada persona. Además, comienzan a entenderse los mecanismos que regulan los procesos epigenéticos y la importancia de la alimentación en los procesos de metilación del DNA y de modificación de las histonas que, finalmente, regulan los procesos de expresión de muchos genes. Como resultado de todo ello, empiezan a descifrarse los factores que intervienen en la programación temprana de las enfermedades *(early programming)*, se vislumbra la posibilidad de realizar una nutrición a medida de cada inividuo o grupo de población que comparta determinadas características genéticas (nutrición personalizada) y de que esa nutrición pueda conducir a la prevención y al tratamiento de la enfermedad mediante la aplicación de la denominada «nutrición de precisión».

Durante los últimos siete años se han producido avances notables en las Ciencias de la Nutrición que justifican esta nueva 4ª edición, muy especialmente en todo lo que se refiere a las interacciones de los nutrientes y de otros compuestos de los alimentos con diferentes tejidos, órganos y sistemas; a las ciencias ómicas y a sus aplicaciones en el diagnóstico, prevención y tratamiento de la enfermedad; a los efectos de la dieta sobre el microbioma intestinal; a los compuestos bioactivos de los alimentos y sus efectos nutricionales; a los probióticos, prebióticos, simbióticos y posbióticos; a los usos y abusos de los alimentos denominados «ultraprocesados»; a la generación de evidencia de determinados patrones alimentarios, como la dieta mediterránea en la prevención de las enfermedades; a los usos de la inteligencia artificial en nutrición y a la publicación de las nuevas guías de tratamiento nutricional de diversas enfermedades, promovidas y publicadas por diversas sociedades internacionales, en particular por la *European Society of Clinical Nutrition and Metabolism* (ESPEN). Todo ello justifica que la nueva edición comprenda un total de 193 capítulos, 20 más que en la edición anterior. A continuación, se describen brevemente los contenidos de los tomos de esta 4ª edición y las novedades más importantes respecto a la anterior.

El tomo I, «Bases fisiológicas y bioquímicas de la nutrición», comienza con un capítulo general de funciones y metabolismo de los nutrientes, seguido de otro dedicado a los procesos digestivos y de transporte de los nutrientes. Se analizan luego detalladamente los procesos metabólicos tanto de los macronutrientes como de los micronutrientes (vitaminas y minerales). Asimismo, se han dedicado algunos capítulos a describir de forma detallada las funciones de algunos derivados de los lípidos con funciones biológicas especiales, como los octadecanoides, los eicosanoides, los docosanoides y otras oxilipinas, y de los aminoácidos semiesenciales y con funciones especiales. En varios capítulos se abordan la regulación del balance energético y de la composición corporal, el metabolismo hidromineral y los mecanismos de estrés oxidativo y de defensa antioxidante tanto enzimáticos como no enzimáticos. En esta nueva edición se incluyen varios capítulos totalmente nuevos que abordan el metabolismo del intestino, hígado, sangre (eritrocitos, proteínas plasmáticas y mecanismos de coagulación), sistemas inmunitario y nervioso y tejidos adiposo, muscular y óseo. Finalmente, hay un capítulo dedicado a la integración metabólica y a las relaciones tisulares en el ciclo de ayuno y alimentación, y otro referido al metabolismo del alcohol y de otros compuestos potencialmente tóxicos que pueden estar presentes en los alimentos.

El tomo II, «Bases moleculares de la nutrición», se dedica a lo que hoy en día se conoce globalmente como «nutrición molecular». Después de un capítulo general que explica este concepto y las ciencias con las que se relaciona, hay una serie de capítulos en los que se describen el crecimiento, diferenciación, proliferación y muerte celular y los fenómenos de comunicación tanto intercelular como intracelular, muchos de ellos modulados por los nutrientes de forma directa o indirecta. Seguidamente se abordan la arquitectura cromosómica y la estructura del genoma humano, así como las bases genéticas de las enfermedades complejas, especialmente de las afecciones crónicas no transmisibles, en cuyo desarrollo y prevención los patrones de alimentación desempeñan un papel determinante. Además, se incluye un capítulo básico que describe el dogma central de la biología molecular y, en particular, los mecanismos que subyacen a la expresión génica, otro dedicado a la síntesis, degradación y recambio de las proteínas, y un tercero referido a la regulación de la expresión génica en los organismos superiores y, en particular, en el hombre, tanto a nivel de la transcripción como de la traducción y de la postraducción. Después de todos estos capítulos destinados a cimentar los conceptos básicos de la biología molecular, se describe de forma detallada y en capítulos separados la regulación de la expresión génica mediada por hidratos de carbono, lípidos, aminoácidos y otros compuestos nitrogenados, vitaminas, minerales y compuestos bioactivos de los alimentos. A continuación, se dedican dos capítulos al estudio de la nutrigenética y, en particular, de las variantes génicas que responden a nutrientes y a patrones de alimentación, para seguir con varios capítulos centrados en las interacciones de los nutrientes con el epigenoma, el proteoma, el metaboloma y el microbioma en los seres humanos. El tomo II finaliza con una serie de capítulos que abordan las bases moleculares de la modulación del sistema inmunitario por los nutrientes, de la denominada «programación metabólica», del envejecimiento humano y de la cronobiología de la nutrición.

El tomo III, «Composición y calidad nutritiva de los alimentos», está dedicado a la descripción detallada de la composición y del valor nutritivo de los alimentos, así como de sus compuestos bioactivos, tanto de origen vegetal como animal, y de algunos ingredientes alimentarios seleccionados por sus características particulares, como proteínas y péptidos derivados de la leche, oligosacáridos de la leche humana, nuevas fuentes de fibra dietética, nuevas fuentes de ácidos grasos poliinsaturados, etc. También se describen las características de los principales aditivos de los alimentos y se aborda de forma minuciosa el estudio de los alimentos funcionales. En esta nueva edición, en dos capítulos sucesivos se estudian los microorganismos probióticos, parabióticos y posbióticos, y los compuestos prebióticos y simbióticos, así como su incorporación a diversas matrices alimentarias y sus efectos sobre la salud. Al igual que en la edición anterior, hay varios capítulos dedicados a los complementos alimenticios, los alimentos fortificados y los alimentos modificados genéticamente; todos ellos se han actualizado con nuevos conocimientos, muy especialmente en lo que se refiere al uso de nuevas técnicas de edición genética como CRISPR-Cas y de técnicas de fermentación de precisión para la producción de nuevos alimentos e ingredientes alimentarios. Asimismo, se han revisado en profundidad los capítulos relacionados con la adecuación de la composición de los productos alimenticios a las estrategias de salud y las influencias de los procesos tecnológicos sobre el valor nutritivo de los alimentos. Por otra parte, se ha incluido un nuevo capítulo que analiza las definiciones, medición, clasificación y percepción del consumidor de los alimentos naturales y de los denominados «alimentos ultraprocesados». Para finalizar, hay una serie de capítulos destinados al conocimiento de la metodología de evaluación de la calidad nutricional de los alimentos, de las tablas de composición de los alimentos, de los conceptos fundamentales de la higiene y seguridad y de la toxicología alimentaria y de la información alimentaria destinada al consumidor, así como de las declaraciones nutricionales y de propiedades saludables de los alimentos; todos ellos se han revisado detalladamente y se han actualizado desde el punto de vista tanto científico como de los requerimientos legales establecidos internacionalmente y, en particular, de la Unión Europea.

El tomo IV, «Nutrición humana en el estado de salud», como en la edición anterior, está dedicado al estudio de la nutrición y sus relaciones con el estado de salud. En sucesivos capítulos se analizan la evolución de la nutrición, las ingestas dietéticas de referencia y los objetivos nutricionales, las guías alimentarias y de estilos de vida saludable, el balance energético, las diversas metodologías de evaluación del estado nutricional, desde la antropometría y la composición corporal hasta los biomarcadores clínicos y bioquímicos, pasando por la valoración dietética, así como la evaluación de la actividad y de la condición física. Además, se incluye un nuevo capítulo sobre los índices de calidad de la dieta, de utilidad tanto en la edad pediátrica como en la vida adulta. A continuación, se aborda la nutrición durante el ciclo de vida, desde los lactantes hasta los adultos, pasando por los niños de corta edad y los adolescentes. Por otra parte, se considera la nutrición en diversas situaciones especiales, como el embarazo y la lactancia, el adulto mayor y la actividad física y deportiva. Una parte sustancial del tomo IV se dedica a la nutrición y sus relaciones con la epidemiología, así como a las estrategias nutricionales de intervención en salud pública. En particular, en esta nueva edición hay varios capítulos que estudian cómo la nutrición interviene en la prevención de las enfermedades crónicas no transmisibles, la importancia del sobrepeso y la obesidad en la salud pública, y la doble carga de la obesidad y la desnutrición en numerosos países en vías de desarrollo, especialmente en América Latina. Además, se revisan los conocimientos sobre la nutrición de colectividades, el diseño y la planificación de dietas y la importancia de la gastronomía en una buena nutrición. En esta nueva edición se incluyen dos nuevos capítulos de importancia capital destinados a las relaciones de la nutrición con la sostenibilidad ambiental y la producción de alimentos, y a las aplicaciones de la inteligencia artificial en nutrición. Finalmente, hay tres capítulos que revisan los errores y mitos de la alimentación, así como el proceso de obtención de evidencia científica en nutrición y las fuentes de información para la comunicación en alimentación y sus relaciones con la salud.

El tomo V, «Nutrición y enfermedad», se dedica íntegramente a la nutrición clínica, es decir, al estudio de la importancia de la nutrición en el tratamiento de la enfermedad y de las guías y recomendaciones nutricionales establecidas por diversos organismos y sociedades internacionales para el tratamiento de afecciones específicas. El filósofo hebreo cordobés Maimónides decía que «ninguna enfermedad que pueda ser tratada con una dieta apropiada debe tratarse por ningún otro medio»; este tomo trata de seguir esa máxima. En una serie de cinco capítulos se abordan las causas y las consecuencias de la desnutrición originada por la deficiencia de energía y de nutrientes, la valoración morfofuncional de la desnutrición y las relaciones entre desnutrición y enfermedad, así como el coste y beneficio de la aplicación de una nutrición adecuada, para finalizar con el proceso de atención nutricional que los profesionales de la salud deben seguir con cada paciente. Después de un capítulo dedicado al conocimiento de las adaptaciones metabólicas durante situaciones de ayuno y de estrés metabólico y de la importancia del «ayuno intermitente» como herramienta para el control del peso corporal, en varios capítulos se abordan los requerimientos de energía y su estimación en diversas situaciones patológicas, la importancia de la hidratación en el control de la enfermedad, los tipos y composiciones de las diversas dietas hospitalarias, las características que debe cumplir la nutrición por vía enteral, la clasificación y composición de los alimentos para usos médicos especiales, tanto en la edad pediátrica como en la vida adulta, y las características, formulaciones, usos y recomendaciones de la nutrición parenteral para el tratamiento de diversas afecciones a lo largo de la vida. A continuación, se estudian las recomendaciones y usos del tratamiento médico nutricional domiciliario, las guías para la administración de prebióticos, probióticos, posbióticos y simbióticos, así como su importancia en el tratamiento de las enfermedades y las interacciones entre los fármacos y los nutrientes. Seguidamente, en 35 capítulos sucesivos, se considera la nutrición particular en diversos procesos patológicos que van desde los errores congénitos del metabolismo hasta las enfermedades críticas, pasando por el tratamiento de las anemias nutricionales, los trastornos de la conducta alimentaria, el sobrepeso y la obesidad, el síndrome metabólico, la diabetes, las dislipidemias, las enfermedades cardiovasculares, las enfermedades del aparato digestivo, los procesos quirúrgicos, el cáncer, las enfermedades óseas, renales y neurológicas y, en particular, las que cursan con disfagia y las afecciones del sistema linfático y del sistema inmunitario. En todas estas enfermedades se ha prestado especial atención a describir las recomendaciones y guías nutricionales más actuales publicadas por entidades internacionales de prestigio, muy especialmente de la propia SENPE y otras sociedades afines, así como de la ESPEN. Por su interés especial, se ha incluido un nuevo capítulo destinado a describir el abordaje de la nutrición en los pacientes infectados por el coronavirus SARS-CoV-2, que apareció por primera vez en diciembre de 2019 y que ha causado una grave pandemia mundial en los últimos años, siendo la causa de la enfermedad denominada COVID-19. El tomo finaliza con cuatro capítulos referidos a las consideraciones bioéticas que es necesario conocer y tener en cuenta en los tratamientos nutricionales de los pacientes, los sistemas de gestión de la calidad en la nutrición, así como los procesos de gestión de las unidades de nutrición clínica y dietética y las relaciones del derecho y la nutrición clínica, en particular el papel de diversos organismos gubernamentales y no gubernamentales, así como de sociedades científicas, en la defensa del derecho a la alimentación y a la nutrición de todos los seres humanos.

La calidad de un buen libro destinado fundamentalmente a la docencia no es algo que se improvisa; es siempre el resultado del deseo continuado de mejorar lo que se ha realizado con anterioridad. Por ello, deseo agradecer a todos y cada uno de los autores del *Tratado de Nutrición* su compromiso, dedicación y esmero en la redacción y posterior revisión de cada uno de los capítulos en los que han participado. Asimismo, agradezco a todos los coordinadores de los tomos su participación y trabajo continuado para hacer que esta nueva edición del *Tratado de Nutrición* sea mejor que la anterior. De forma particular, mi agradecimiento muy especial a la profesora María Dolores Mesa García y al profesor Luis Fontana Gallego por su constante crítica y pulcritud en la utilización del lenguaje bioquímico. A las profesoras Concepción M. Aguilera García y Olga Martínez Augustin, que han aceptado de nuevo el reto de revisar los temas del renovado tomo II del tratado. A las profesoras María Dolores Ruiz López y Reyes Artacho Martín-Lagos, por su incansable trabajo en la revisión de todos los temas relacionados con la composición y calidad nutritiva de los alimentos. Al profesor Emilio Martínez de Victoria Muñoz, por las revisiones de los capítulos del tomo IV, junto a las profesoras Mercedes Gil Campos y Esther Molina Montes. Finalmente, a las doctoras Julia Álvarez Hernández, María Luisa Bordejé Laguna, Cristina Cuerda Compes y Pilar Matía Martín, y a los doctores José Maldonado Lozano y Miguel Ángel Martínez Olmos les agradezco su dedicación y esfuerzo en la revisión de los capítulos relacionados con la nutrición clínica, sobre todo porque soy conocedor de la sobrecarga de trabajo que tienen derivada de su trabajo asistencial.

También deseo agradecer de forma muy especial el trabajo desarrollado en el *Tratado de Nutrición* a Eloísa Rodríguez-Vida y a su equipo de colaboradores por su minucioso trabajo de maquetación, incluido el diseño gráfico y, sobre todo, la corrección del lenguaje. Eloísa ha sido un *alma mater* desde la 2ª edición para que la calidad lingüística del *Tratado de Nutrición* sea un sello que lo identifica. Además, agradezco a la licenciada María Luisa Fernández Sierra su disponibilidad y apoyo en la realización de las figuras de todos los nuevos capítulos, especialmente los dedicados al metabolismo de tejidos, órganos y sistemas. Mi agradecimiento particular a los miembros de la Editorial Médica Panamericana que han contribuido a que esta 4ª edición del *Tratado de Nutrición* sea una realidad, en especial a Elena Feduchi, Francisco Cotrina y José Rico.

Decía José Vasconcelos (1882-1959), el filósofo, educador y político mexicano, que «un libro, como un viaje, se comienza con inquietud y se termina con melancolía». Yo inicié este viaje en 2003 con mucha inquietud porque desconocía el resultado final y ahora, en 2024, ya como jubilado de la Administración Pública española y profesor emérito de la Universidad de Granada, cierro la 4ª edición del *Tratado de Nutrición* con cierta melancolía, nacida del hecho de que, siendo consciente de lo realizado, veo lo mucho que aún queda por hacer. Además, asumo como parte de la vida que en las próximas ediciones otras personas, mis alumnos, compañeros y colegas, serán los que dirijan esta obra. Ojalá sea así en beneficio de tantos alumnos y también de docentes que desean seguir aprendiendo Nutrición. Como afirmaba el filósofo y ensayista español José Ortega y Gasset (1883-1955) «en tanto que haya alguien que crea en una idea, la idea vive». El *Tratado de Nutrición* está preparado para vivir.

ÁNGEL GIL HERNÁNDEZ
Director del Tratado de Nutrición
Catedrático Emérito de Bioquímica y Biología Molecular,
Universidad de Granada
Presidente de Honor de la Fundación Iberoamericana de Nutrición (FINUT)

Prefacio

El primer tomo del *Tratado de Nutrición* que tiene en sus manos está dedicado a las bases fisiológicas y bioquímicas de la nutrición, conocimientos esenciales para la comprensión de los temas desarrollados en los demás volúmenes de la obra, es decir, para entender los conceptos modernos de la nutrición.

Cuando el profesor Ángel Gil nos preguntó si nos gustaría coordinar este tomo I del *Tratado de Nutrición*, aceptamos en seguida sin dudar. Ya en las primeras reuniones planteamos que el volumen ganaría mucho incluyendo capítulos nuevos y específicos sobre la fisiología y el metabolismo de diversos órganos, tejidos y sistemas. Al final, ha resultado un total de 11 capítulos totalmente nuevos, pasando de 25 en la 3ª edición a 36 en la 4ª. Puede decirse que este volumen es, por lo tanto, un libro completamente nuevo. Sabíamos, además, que algunos de los capítulos de la edición anterior necesitarían una revisión profunda, mientras que otros sólo requerirían una ligera revisión. Pronto nos dimos cuenta, como seguramente también muchos autores de diversos capítulos, que el término «ligero» resultó equivocado: incluso capítulos aparentemente más generales o clásicos como los primeros han incorporado aspectos novedosos y su revisión no ha consistido en la mera actualización de la bibliografía y la corrección de errores que, por mucha atención que dediquen los autores, los coordinadores y la editorial, siempre se «cuelan» en la imprenta. Se describen a continuación los cambios más importantes del tomo I del *Tratado de Nutrición*. El capítulo 1 con el que se inicia el volumen está dedicado a las funciones y el metabolismo de los nutrientes. Se han incluido nuevas modalidades de regulación enzimática, así como aspectos menos conocidos relacionados con el ciclo de Krebs, como la anaplerosis y, sobre todo, la cataplerosis. También se han revisado las cinéticas de la hexoquinasa y la glucoquinasa.

El capítulo 3 sobre el metabolismo de los hidratos de carbono incluye ahora un apartado de gliceroneogénesis, ruta que, aunque se descubrió en 1967, ha permanecido olvidada hasta hace pocos años. A continuación, se aborda el tema de la fibra dietética, capítulo que ha sido actualizado con información sobre un aspecto en el que se ha investigado de manera muy activa en los últimos años, como es el de los oligosacáridos, de forma que, además de los fructooligosacáridos y galactooligosacáridos, ahora incluye los menos conocidos xilooligosacáridos e isomaltooligosacáridos.

Los siguientes cuatro capítulos están destinados a los lípidos: el capítulo 5, al metabolismo de las lipoproteínas, y el 6, al metabolismo lipídico tisular. Este último incluye ahora un apartado sobre estructura y propiedades de los ácidos grasos y otro sobre la síntesis de oxilipinas y endocannabinoides. Se han incluido también profundas ampliaciones sobre la oxidación y la síntesis de los ácidos grasos. Este capítulo ha obligado, además, a una remodelación para poder «acomodar» un capítulo nuevo sobre el metabolismo del tejido adiposo y evitar repeticiones. El capítulo 8 sobre derivados lipídicos de interés biológico es nuevo y está dedicado al estudio exhaustivo de las oxilipinas, derivados de los ácidos grasos poliinsaturados: octadecanoides, eicosanoides, docosanoides y endocannabinoides. Este capítulo incluye también la esfingosina-1-fosfato y un estudio de la resolución del proceso inflamatorio.

Los capítulos 9, 10 y 11 tratan sobre el metabolismo de compuestos nitrogenados. El capítulo 9 está dedicado a los aminoácidos e incluye ahora la clasificación y las estructuras de estos compuestos, sin olvidar la pirrolisina y la selenocisteína. El capítulo 10, dedicado a los aminoácidos semiesenciales, funcionales y derivados de interés nutricional, es uno de los que ha sufrido una profunda revisión: el estudio de la colina ha pasado al capítulo 16 junto al ácido fólico y la cobalamina, pero, además, se han incluido nuevos derivados de interés (carnosina, creatina, dopamina, glucosamina, 4-hidroxiprolina, melanina, histamina, melatonina, serotonina y algunos oligopéptidos).

El capítulo 14 trata sobre las vitaminas con función antioxidante y la coenzima Q, e incluye ahora un apartado sobre la regulación de la expresión génica por el ácido ascórbico.

Los capítulos 25 a 34 son totalmente nuevos y en ellos se estudian, respectivamente, el metabolismo intestinal, hepático y eritrocitario, las proteínas plasmáticas y bioquímica de la coagulación sanguínea, el sistema inmunitario y el metabolismo del tejido adiposo, muscular, del sistema nervioso, renal y óseo. A continuación sigue un capítulo sobre las relaciones metabólicas tisulares en el ciclo de ayuno y realimentación y, por último, el tomo I acaba con un capítulo sobre el metabolismo del alcohol y de otros componentes de los alimentos.

Queremos finalizar este prefacio con un recuerdo cariñoso a nuestros maestros, los profesores Fermín Sánchez de Medina Contreras, María Dolores Suárez Ortega, María del Mar Sola Zapata y Alberto M. Vargas Morales, ya felizmente jubilados. El trabajo que realizaron en ediciones pasadas permanece en ésta. Resumir en un solo capítulo, en unas pocas páginas, todo el metabolismo de los hidratos de carbono o de los aminoácidos, por poner dos ejemplos, sólo puede hacerlo alguien que conoce muy bien el tema y que tiene una gran capacidad didáctica. Además de los conocimientos, ellos nos transmitieron la pasión por la bioquímica, pasión que hemos tratado de reflejar en cada página de esta nueva edición.

María Dolores Mesa García
Catedrática de Bioquímica y Biología Molecular
Universidad de Granada

Luis Fontana Gallego
Catedrático de Bioquímica y Biología Molecular
Universidad de Granada

Plan general de la obra

TOMO III

Composición y calidad nutritiva de los alimentos

TOMO IV

Nutrición humana en el estado de salud

TOMO V

Nutrición y enfermedad

esa energía (anabolismo). Hay otro tipo de reacciones, denominadas anfibólicas, que actúan como enlaces entre las reacciones anabólicas y catabólicas, y se llevan a cabo en las encrucijadas del metabolismo.

Nutrientes como combustibles metabólicos

El cuerpo humano es una máquina que necesita disponer de «combustible» en forma de energía química. Esta energía es utilizada para el trabajo físico, para obtener calor y mantener así la temperatura corporal, para la construcción de sus propias estructuras, usando para ello numerosas reacciones biosintéticas, y para transportar un elevado número de sustancias a través de las membranas celulares. Un combustible metabólico puede definirse como un compuesto circulante que es tomado por los tejidos para la producción de energía. Existen dos tipos de combustibles para el organismo: exógenos, derivados de la ingesta de alimentos, y endógenos, derivados directamente de los almacenes tisulares (como el glucógeno y los triacilgliceroles) o de la oxidación incompleta de otros combustibles (como el lactato o los compuestos cetónicos).

Las fuentes de combustible contenidas en los alimentos son los macronutrientes, denominados hidratos de carbono, grasas y proteínas. Si estos compuestos se queman en una bomba calorimétrica, dan lugar a la formación de dióxido de carbono (CO_2), agua y, además, en el caso de las proteínas, óxidos de nitrógeno. Su combustión también libera calor. De la misma manera, su oxidación en el organismo humano libera CO_2, agua y urea, que contiene el nitrógeno derivado de las proteínas. Los macronutrientes pueden ser oxidados sólo parcialmente o ser convertidos en otras sustancias, pero, esencialmente, bien son oxidados completamente, bien son almacenados. No obstante, la oxidación incompleta de los nutrientes explica por qué el organismo humano libera al exterior, en el sudor y las excretas, pequeñas cantidades de otras sustancias, como lactato, compuestos cetónicos (acetoacetato y β-hidroxibutirato), aminoácidos y otros productos intermediarios de su metabolismo. En nutrición, resulta muy útil mantener esta visión global de la utilización metabólica de los nutrientes (**Fig. 1-1**).

Nutrientes como sillares estructurales

En realidad, los alimentos no sólo suministran energía utilizable por el organismo, sino que representan la fuente principal de sustancias de naturaleza estructural y proveen de biocatalizadores preformados, necesarios para numerosas reacciones, tanto de degradación de los nutrientes ingeridos como de biosíntesis de otras sustancias. Así, las proteínas ingeridas con la dieta son la fuente fundamental de los aminoácidos para la construcción de las proteínas corporales propias (**caps. 9**, Metabolismo de los aminoácidos, y **10**, Aminoácidos semiesenciales, funcionales y derivados de interés nutricional).

Asimismo, los lípidos constituyentes de los alimentos no sólo proveen de energía, sino que son la fuente de otros compuestos estructurales, como los ácidos grasos esenciales y sus derivados poliinsaturados, y el colesterol, fundamentales para la estructura de las membranas celulares (**caps. 5**, Metabolismo de las lipoproteínas; **6**, Metabolismo lipídico tisular, y **7**, Funciones y metabolismo de los ácidos grasos esenciales y de sus derivados activos). De la misma forma, la glucosa derivada de los hidratos de carbono de la dieta no sólo se utiliza con fines energéticos, sino que se aprovecha para la formación de numerosas estructuras en las que están implicadas glicoproteínas y glicolípidos, así como intermediarios metabólicos, de gran importancia en el funcionamiento celular (**cap. 3**, Metabolismo de los hidratos de carbono).

Por otra parte, varios elementos minerales contenidos en los alimentos, como Ca, P, Mg, constituyen la fuente principal de nutrientes de naturaleza inorgánica involucrados en el desarrollo y el mantenimiento del tejido óseo, así como también en la regulación de numerosas reacciones celulares en todos los tejidos (**cap. 21**, Calcio, fósforo, magnesio y flúor).

Asimismo, los electrólitos Na, K y Cl, implicados en el mantenimiento de la presión osmótica celular y necesarios en el organismo para el funcionamiento de todos los tejidos, se obtienen de los alimentos (**cap. 19**, Metabolismo hidromineral: agua y electrólitos). Todos estos minerales ingeridos en la dieta en cantidades relativamente elevadas también se consideran macronutrientes. Otros minerales, como Fe, Zn, Cu, Mn, Se, Co, Cr, F y I, denominados oligoelementos, así como las vitaminas, se ingieren con los alimentos en pequeñas cantidades y se consideran micronutrientes. Los oligoelementos desempeñan una función eminentemente estructural para muchas proteínas del ser humano, o están implicados en la regulación de numerosas reacciones biológicas (**caps. 22**, Hierro; **23**, Cobre y cinc, y **24**, Selenio, manganeso, cromo, molibdeno, yodo y otros oligoelementos minoritarios). En cuanto a las vitaminas, son sustancias de naturaleza orgánica contenidas en los alimentos que, una vez absorbidas y adecuadamente transformadas hasta sus formas activas en el interior del organismo humano, participan como biocatalizadores de numerosas reacciones metabólicas (**caps. 14**, Vitaminas con función antioxidante y coenzima Q; **15**, Vitaminas con función de coenzimas; **16**, Folatos, ácido fólico, vitamina B_{12} y colina; **17**, Vitamina A y **18**, Vitamina D) y, en algunos casos, modulan directamente la expresión de varios genes involucrados en el crecimiento y la diferenciación celular (**cap. 13**, Regulación de la expresión génica mediada por vitaminas, **tomo II**).

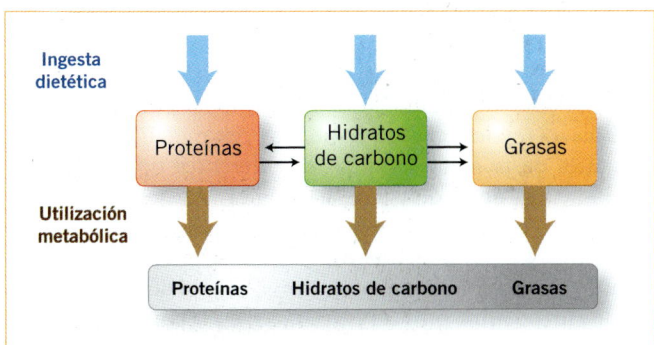

Figura 1-1. Balance de macronutrientes.

Nutrientes esenciales, no esenciales y semiesenciales

Las vías anabólicas del organismo humano no posibilitan la síntesis de toda la amplia gama de compuestos necesarios para el metabolismo celular normal, por lo que es preciso que una parte importante de ellos sea aportada por la dieta. Esto ocurre no sólo con las vitaminas, sino con un número considerable de aminoácidos y con ciertos ácidos grasos (que se analizan en detalle en los caps. 7 a 9). Estos nutrientes se denominan esenciales, mientras que aquellos para los que el organismo posee la correspondiente vía biosintética son los nutrientes no esenciales. El hecho de que el organismo pueda sintetizar los nutrientes no esenciales no excluye la recomendación de que sean aportados por la dieta, ya que en algunos casos estos nutrientes se forman a partir de otros que son esenciales (p. ej., la tirosina de la fenilalanina). Y, en cualquier caso, el funcionamiento de la vía biosintética correspondiente supone siempre un gasto energético suplementario. Así, por ejemplo, la glucosa, que es un nutriente no esencial, puede formarse en el organismo a partir de los aminoácidos, algunos de ellos esenciales, cuando no se aporta por la dieta. En el caso de la niacina, una vitamina, se puede formar a partir del triptófano, pero éste es un aminoácido esencial.

Se consideran compuestos semiesenciales o condicionalmente esenciales aquellos que pueden ser sintetizados en el organismo (incluida la aportación de la microbiota intestinal), pero en cantidades que pueden resultar insuficientes en determinados estados de requerimientos aumentados (crecimiento, embarazo, lactancia, senectud, etc.). Se pueden incluir aquí algunos aminoácidos y bases púricas, entre otros (caps. 10 y 11, Metabolismo de los nucleótidos).

Funciones específicas de los nutrientes

Hidratos de carbono

Los hidratos de carbono son los componentes orgánicos más abundantes de la mayor parte de los cereales, las frutas, verduras y legumbres y los tubérculos, contribuyendo a la textura y el sabor de estos alimentos. Representan la fuente de energía mayoritaria para el ser humano, son digeridos y absorbidos en el intestino delgado y, en menor medida, algunos de ellos son fermentados parcialmente en el intestino grueso (cap. 2, Fisiología de la digestión).

La ingesta de energía debida a los hidratos de carbono representa el 40-60 % de la energía total aportada por la dieta. Los hidratos de carbono, consumidos preferentemente en forma de disacáridos, oligosacáridos y polisacáridos, son absorbidos y transportados a los tejidos corporales como glucosa; ésta constituye el combustible metabólico primario para los seres humanos. Algunos tipos de células, como los eritrocitos, sólo son capaces de utilizar este combustible. La tabla 1-2 muestra una lista de los combustibles metabólicos utilizados por diferentes tejidos y los productos liberados. La glucosa empleada en los tejidos deriva de los almidones, la sacarosa y la lactosa de la dieta, de los depósitos corporales de glucógeno hepático y muscular, o de la síntesis hepática o

Tabla 1-2. Principales combustibles metabólicos utilizados por diferentes tejidos

Tejido	Combustible utilizado	Combustible liberado
Cerebro	Glucosa Compuestos cetónicos	
Corazón	Ácidos grasos libres Triacilgliceroles Glucosa Compuestos cetónicos Lactato	
Eritrocitos	Glucosa	Lactato
Hígado	Glucosa Ácidos grasos libres Glicerol Lactato Alcohol Aminoácidos (parcialmente)	Glucosa Lactato (fase absortiva) Triacilgliceroles Compuestos cetónicos
Intestino delgado	Glucosa Glutamina y otros aminoácidos	Glucosa Aminoácidos Lípidos
Músculo esquelético	Glucosa Ácidos grasos libres Triacilgliceroles Aminoácidos de cadena ramificada	Lactato Alanina Glutamina
Riñón	Glucosa Ácidos grasos libres Compuestos cetónicos Lactato Glutamina	Glucosa (sólo en ayuno prolongado)
Tejido adiposo	Glucosa Triacilgliceroles	Lactato Glicerol Ácidos grasos libres

renal, a partir de precursores gluconeogénicos, como el esqueleto carbonado de algunos aminoácidos, el glicerol y el lactato; estas fuentes permiten el mantenimiento de la concentración de glucosa en sangre dentro de límites estrechos.

La glucosa es el combustible fundamental de la mayoría de los tejidos (Fig. 1-2). Se metaboliza hasta piruvato por la vía denominada *glucólisis*; a su vez, los tejidos aerobios convierten el piruvato en acetil-CoA, que entra en el *ciclo de los ácidos tricarboxílicos* para completar la oxidación hasta CO_2 y agua, proceso acoplado a la fosforilación oxidativa en la que se genera adenosintrifosfato (ATP). La glucólisis puede también ocurrir de forma anaerobia, en cuyo caso el producto final es el lactato.

El equilibrio entre oxidación, biosíntesis y almacenamiento de glucosa depende del estado hormonal y nutricional de la célula, el tejido y el organismo. Las vías metabólicas predominantes de la glucosa varían en diferentes tipos celulares, dependiendo de la demanda fisiológica. Así, el hígado desempeña un papel fundamental en la homeostasis corporal de la glucosa. En los hepatocitos, la glucosa puede ser oxidada completamente para obtener energía, ser almacenada en forma de glucógeno o proveer carbonos para la síntesis de ácidos grasos y aminoácidos. Además, el hígado puede liberar glucosa a partir de glucógeno o sintetizar glucosa *de novo* en condi-

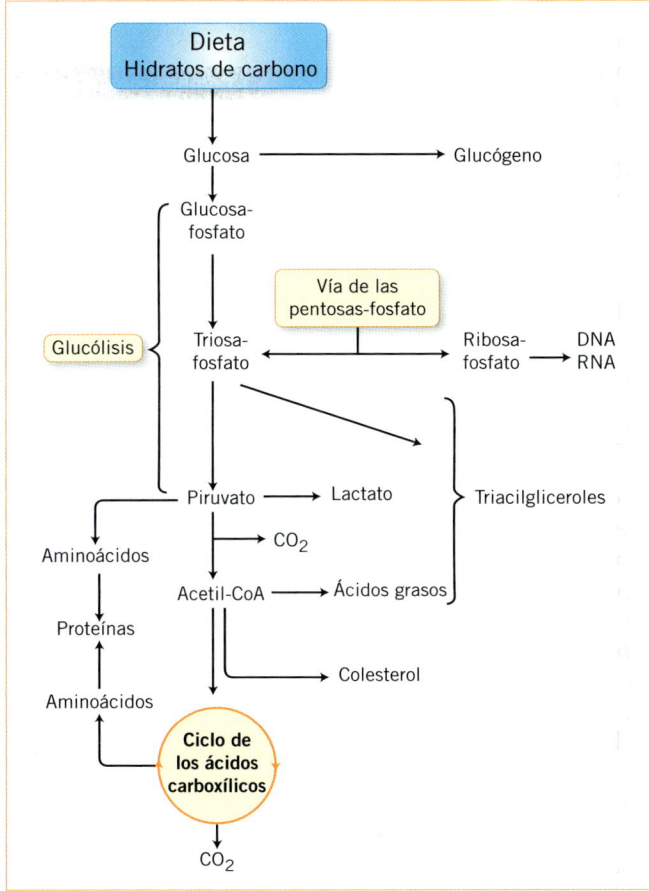

Figura 1-2. Esquema general del metabolismo de los hidratos de carbono de la dieta (no se muestra la gluconeogénesis).

ciones de hipoglucemia. Asimismo, como en otros tejidos, el hepatocito es capaz de oxidar glucosa para producir equivalentes de reducción (NADPH) y ribosa-5-fosfato, empleados para la biosíntesis de otras biomoléculas y, en particular, para la síntesis de ácidos nucleicos. Otros tejidos, como el adiposo, el músculo cardíaco y esquelético y el cerebro, responden a las concentraciones plasmáticas de glucosa alterando su uso interno, pero no contribuyen a la homeostasis corporal de la glucosa liberando glucosa a la sangre. Los músculos cardíaco y esquelético pueden oxidar completamente la glucosa o almacenarla en forma de glucógeno.

En el corazón, el metabolismo de la glucosa es siempre aerobio, mientras que el músculo esquelético, en condiciones de aporte insuficiente de oxígeno por períodos limitados de tiempo, puede también oxidar la glucosa de forma anaerobia (**cap. 35**, Relaciones metabólicas tisulares en el ciclo de ayuno y realimentación). En el tejido adiposo, la glucosa puede ser degradada parcialmente para proveer glicerol, necesario para la síntesis de triacilgliceroles, u oxidada totalmente y proveer unidades de dos carbonos (acetil-CoA), para la síntesis de ácidos grasos. En condiciones de necesidad de energía, el tejido adiposo puede liberar combustible metabólico en forma de ácidos grasos libres circulantes en el torrente sanguíneo. El cerebro es dependiente del suministro continuo de glucosa, que es capaz de oxidar completamente hasta CO_2 y agua. Por otra parte, los eritrocitos tie-

nen una capacidad limitada de oxidar glucosa, ya que no tienen mitocondrias, pero la obtención de energía depende exclusivamente de ese combustible metabólico, oxidándola parcialmente hasta lactato vía glucólisis. Otras células especializadas, como las células de la córnea, el cristalino, la retina, los leucocitos, las células testiculares y las células de la médula renal, son eminentemente glucolíticas. La glucosa también sirve como molécula precursora para la síntesis de los restantes hidratos de carbono constituyentes de glicoproteínas, proteoglicanos y glicolípidos corporales. Estas biomoléculas complejas son componentes importantes de los fluidos corporales, la matriz de los tejidos, las membranas y las superficies celulares.

Lípidos

Los lípidos de la dieta están constituidos mayoritariamente por triacilgliceroles (grasas) y pequeñas cantidades de otros lípidos complejos, como fosfolípidos, colesterol y otros componentes minoritarios (ceras, glicolípidos, vitaminas liposolubles, etc.). Las funciones más importantes de los lípidos de la dieta son servir de fuente de energía metabólica, proveer de elementos estructurales para las membranas celulares, servir como fuente de agentes emulsionantes –para la propia absorción de los triacilgliceroles, y como lubricantes de las superficies corporales–, servir de vehículo para el transporte de vitaminas liposolubles (A, D, E y K) y actuar como precursores de hormonas y de otras moléculas de señalización celular. Estas funciones requieren diferentes clases de lípidos, que difieren ampliamente en su estructura. Los lípidos en forma de triacilgliceroles desempeñan una función crítica en el metabolismo como sustancias fundamentales para el almacenamiento de energía en el organismo. Alrededor del 85 % de la energía almacenada en un adulto varón está en forma de triacilgliceroles en el tejido adiposo. La grasa de la dieta supone una forma concentrada de energía. Por ejemplo, la grasa de la leche materna es la fuente más importante de energía para el recién nacido, alcanzando el 55 % de la energía total de la dieta. En el adulto, el consumo de grasa oscila entre el 35 y 45 % de la energía total consumida diariamente; un adulto sano en equilibrio metabólico consume alrededor de 80-100 g de grasa al día, equivalentes a 700-900 kcal. Cuando el contenido calórico de la dieta excede los requerimientos energéticos inmediatos del individuo, los hidratos de carbono, y en menor medida los aminoácidos, pueden ser transformados en ácidos grasos y esterificados con glicerol para formar triacilgliceroles. Éstos representan una forma muy eficiente de almacenar energía, ya que su valor energético es alrededor de 9 kcal/g, frente a los hidratos de carbono y a las proteínas, cuyo valor energético es sólo de 4 kcal/g. Además, los triacilgliceroles pueden almacenarse en un estado relativamente anhidro, requiriendo 1 g de agua por gramo de triacilglicerol, mientras que el glucógeno y las proteínas necesitan 4 g de agua por gramo de sustancia seca para mantener un estado de hidratación adecuado.

Las fuentes de ácidos grasos de cadena larga son los lípidos de la dieta o la síntesis de *novo (lipogénesis)* a partir de acetil-CoA, derivado de los hidratos de carbono o los aminoácidos. Los ácidos grasos pueden ser oxidados hasta acetil-

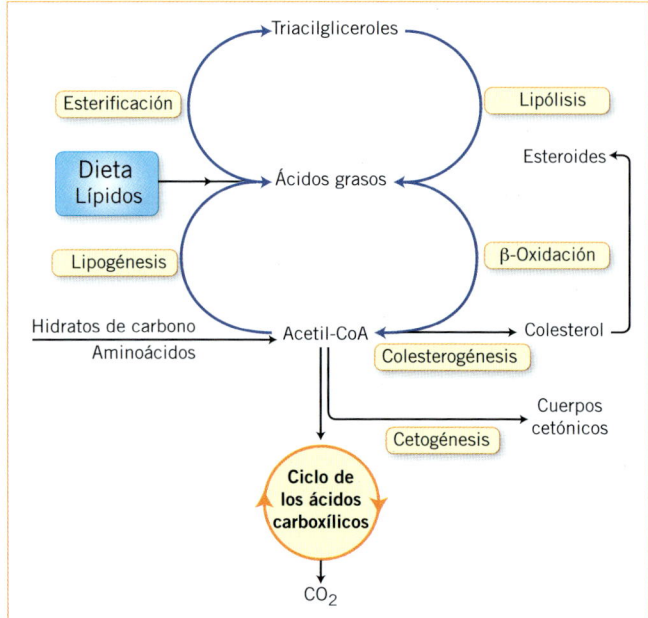

Figura 1-3. Esquema general del metabolismo de los lípidos de la dieta.

CoA (β-*oxidación*) o ser esterificados con glicerol para formar triacilgliceroles, los cuales representan la mayor reserva energética del organismo. El acetil-CoA puede tener tres destinos (**Fig. 1-3**): *a*) como producto de la glucólisis, ser oxidado hasta CO_2 y agua, vía ciclo de los ácidos tricarboxílicos; *b*) ser precursor de colesterol y otros esteroides (hormonas, ácidos biliares, etc.), y *c*) en el hígado, ser utilizado para formar compuestos cetónicos, combustibles importantes en fases de ayuno prolongado.

El principal papel estructural de los lípidos es contribuir al mantenimiento de la estructura de la membrana plasmática y las membranas subcelulares. Los componentes fundamentales de las membranas celulares son fosfolípidos, glicolípidos y colesterol, cuyas proporciones varían según el tipo celular y de membrana.

Los lípidos también desempeñan una función importante en la lubricación y el acondicionamiento de las superficies corporales. La mayoría de las glándulas sebáceas, que segregan un líquido compuesto por triacilgliceroles, escualeno y ceras, están situadas en la piel y las mucosas de los orificios externos corporales.

Los lípidos desempeñan importantes funciones de señalización, tanto en el exterior como en el interior de las células (**caps. 2**, Comunicación intercelular: hormonas, citoquinas y factores de crecimiento, y **3**, Señalización celular, **tomo II**). Las hormonas esteroideas y la vitamina D son derivados del colesterol que intervienen en numerosas vías de señalización extracelular. Los eicosanoides, derivados de los ácidos grasos poliinsaturados de cadena larga, y el factor activador de las plaquetas, derivado del ácido araquidónico, son también importantes sustancias en los procesos de señalización extracelular (**cap. 8**, Derivados lipídicos de interés biológico: eicosanoides, docosanoides y otros compuestos). Por otra parte, en el interior de las células, los diacilgliceroles y ciertas moléculas derivadas de los fosfolípidos y los esfingo-

lípidos están implicados en la transmisión de señales desde la membrana plasmática hasta enzimas citosólicas, compartimentos celulares y proteínas que regulan la expresión de genes en el núcleo.

Proteínas y otros componentes nitrogenados de los alimentos

Los alimentos contienen diversos compuestos de naturaleza nitrogenada, entre los cuales se encuentran proteínas, ácidos nucleicos, aminoácidos libres y otros compuestos minoritarios, muchos de los cuales contribuyen a su sabor. Entre todos esos compuestos, las proteínas son, con diferencia, los nutrientes más importantes.

La proteína de la dieta es necesaria no sólo para el mantenimiento de la proteína corporal, sino imprescindible para el incremento de la proteína corporal asociada al crecimiento. Si se limita la ingesta energética o la proteína, se produce un retraso en el crecimiento. En el adulto, una ingesta adecuada de proteínas mantiene la masa corporal proteica y la capacidad de adaptación a diferentes condiciones metabólicas y ambientales. La pérdida de proteínas corporales se asocia a numerosas enfermedades y a un aumento de la mortalidad. Cuando las pérdidas de proteínas son superiores al 30 % del total de la proteína corporal, la proporción de supervivencia disminuye hasta el 20 % (**cap. 1**, Desnutrición por deficiencia de energía y nutrientes, **tomo V**).

La proteína supone, aproximadamente, el 17 % de la masa corporal. Las proteínas desempeñan funciones estructurales (colágenos), facilitan la movilidad (actina y miosina en la contracción muscular), intervienen en el transporte de numerosas sustancias en los fluidos corporales (hemoglobina, transferrina, ceruloplasmina, etc.) y, a través de las membranas (sistemas de transporte), intervienen como biocatalizadores en numerosas reacciones biológicas (enzimas), participan en la regulación del sistema inmunitario (inmunoglobulinas y citoquinas) y actúan como reguladores en numerosos procesos de crecimiento, desarrollo y diferenciación celular (factores de crecimiento, factores de transcripción, etc.). Aunque la diversidad funcional de las proteínas es enorme, aproximadamente una cuarta parte de las proteínas corporales está formada por las proteínas estructurales (colágenos, actina y miosina) y por la hemoglobina, proteína especializada en el transporte de oxígeno.

La proteína corporal está distribuida en todos los órganos, con una parte mayoritaria en el tejido muscular (alrededor del 40 %). Las proteínas del músculo, además de servir para la locomoción y el esfuerzo, también son la fuente de aminoácidos en situaciones de estrés. No obstante, la proteína muscular no es un depósito como el glucógeno o la grasa, ya que su pérdida representa una pérdida de proteína funcional. La proteína contenida en los tejidos viscerales, como el hígado y el intestino, representa, aproximadamente, el 10 % de la proteína total corporal, y no se moviliza en situaciones de estrés, al contrario de lo que ocurre con la proteína muscular, con objeto de preservar sus funciones vitales.

Otra fracción importante de la proteína, aproximadamente un 30 %, está contenida en la sangre y la piel. Algunas proteínas estructurales, como el colágeno, se preservan en situaciones de desnutrición, no a causa de su función esencial, sino precisamente para preservar la estructura corporal de manera que no resulte degradada.

Las proteínas y los aminoácidos son sustancias únicas en cuanto a la proporción de nitrógeno. Los ácidos nucleicos y otros compuestos, como los aminoazúcares, son también sustancias nitrogenadas, pero su contenido nitrogenado es muy inferior (**cap. 11**, Metabolismo de los nucleótidos). Las proteínas tienen un contenido medio de nitrógeno del 16 % (factor de conversión de nitrógeno a proteína 100/16 = 6,25). Dado que el nitrógeno es relativamente fácil de medir, los cambios en la masa proteica corporal pueden estimarse por la diferencia entre la ingesta de nitrógeno en la dieta y la cantidad de nitrógeno excretada. A esta diferencia se la conoce como balance nitrogenado. Cuando éste es positivo, existe crecimiento tisular neto; cuando la excreción es superior a la ingesta, como ocurre en el ayuno o en situaciones de enfermedad, hay pérdida de proteína corporal.

Los aminoácidos se requieren para la síntesis proteica. Algunos deben suministrarse obligatoriamente con la dieta (aminoácidos esenciales o indispensables), porque no pueden ser sintetizados por el organismo humano. Los demás se consideran no esenciales o dispensables, ya que pueden ser sintetizados por el organismo, a partir de los grupos amino de otros aminoácidos mediante procesos de *transaminación*, aunque la mayoría de ellos son aportados también por la dieta. Después de la *desaminación*, el nitrógeno de los aminoácidos se convierte en urea en un proceso acoplado con el ciclo de los ácidos tricarboxílicos. El esqueleto carbonado de los aminoácidos puede ser oxidado hasta CO_2 y agua en este último, servir para la síntesis de glucosa *(gluconeogénesis)* o formar compuestos cetónicos o acetil-CoA, que puede utilizarse para la síntesis de ácidos grasos. Algunos aminoácidos pueden servir como precursores de otros compuestos nitrogenados, por ejemplo, purinas y pirimidina, hormonas, como la adrenalina, y neurotransmisores (**Fig. 1-4**).

Al contrario de lo que ocurre con las proteínas, los ácidos nucleicos contenidos en la dieta representan una fracción pequeña del nitrógeno total ingerido (300-500 mg/día de bases púricas y, aproximadamente, la misma cantidad de bases pirimidínicas). Los ácidos nucleicos no se consideran macronutrientes en sentido estricto, ya que en gran medida son metabolizados en el intestino y no se utilizan como combustibles metabólicos. No obstante, una parte muy significativa de los nucleósidos y las bases procedentes de la hidrólisis de los ácidos nucleicos, junto con pequeñas cantidades de nucleósidos procedentes de nucleótidos libres presentes en los alimentos, son absorbidos por el intestino, distribuidos a otros tejidos y utilizados metabólicamente para la biosíntesis de nuevos nucleótidos.

En los últimos 25 años se han obtenido evidencias de funciones importantes para los nucleótidos de la dieta, en particular como moduladores del metabolismo lipídico, en la proliferación y reparación tisular y en la modulación del sistema inmunitario (**cap. 22**, Nutrición e inmunidad, **tomo IV**).

Vitaminas

Las vitaminas se definen como compuestos orgánicos que es necesario ingerir con la dieta en pequeñas cantidades para mantener las funciones corporales fundamentales (crecimiento, desarrollo, metabolismo e integridad celular). Esta definición distingue las vitaminas de los macronutrientes, ya que no son catabolizadas para obtener energía y no se utilizan para propósitos estructurales; por lo tanto, las vitaminas se necesitan en cantidades mucho más pequeñas que los hidratos de carbono, los lípidos y las proteínas. Las vitaminas se distinguen de los minerales, que también se requieren en cantidades menores que los nutrientes utilizados con fines energéticos, por su naturaleza orgánica, frente a la inorgánica de los minerales.

Los efectos curativos de ciertos alimentos se conocen desde la antigüedad; así, el hígado de animales era recomendado por los egipcios para la curación de la ceguera nocturna; hace casi tres siglos se descubrió el efecto de los frutos cítricos en el escorbuto, y hace un siglo y medio el efecto de la carne, la leche y las verduras en la erradicación del beriberi de los marineros japoneses, alimentados en gran medida a base de arroz descascarillado. Durante el siglo xx se aislaron, identificaron y sintetizaron 13 vitaminas, y se determinó su mecanismo de acción, aunque para algunas de ellas existen lagunas sobre su actuación en procesos biológicos específicos.

Las vitaminas incluyen ocho sustancias del denominado complejo B (tiamina [B_1], riboflavina [B_2], niacina [B_3], ácido pantoténico [B_5], piridoxina [B_6], biotina [B_7], folato [B_9] y cobalamina [B_{12}]), la vitamina C o ácido ascórbico, y las vitaminas liposolubles A, D, E y K. Actualmente, también se incluye como vitamina hidrosoluble a la colina. Algunas de ellas no son estrictamente esenciales; así, la vitamina D es sintetizada por la piel expuesta a la luz solar, y la niacina se sintetiza a partir de triptófano. Asimismo, la colina en parte puede ser sintetizada por el organismo. La mayor parte de ellas no se relacionan químicamente y difieren en sus funciones biológicas.

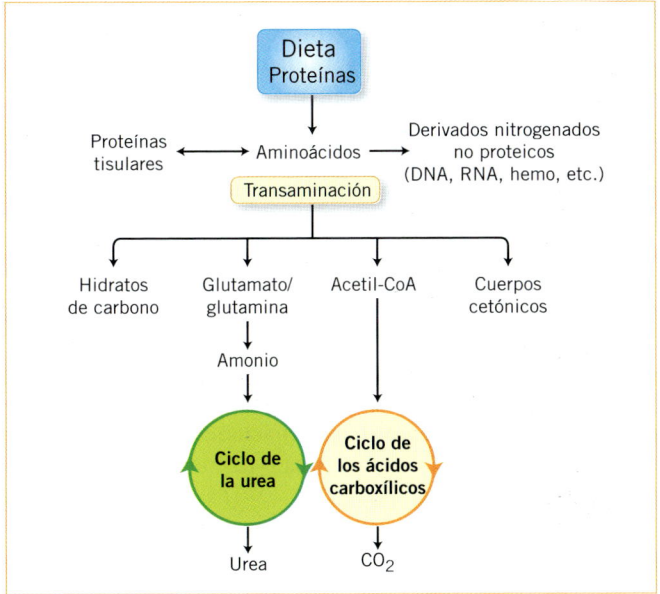

Figura 1-4. Esquema general del metabolismo de las proteínas procedentes de la dieta.

Todas las vitaminas B, la C y la K reducida se requieren como coenzimas o como componentes de coenzimas y participan en numerosas reacciones metabólicas. Las otras funciones de las vitaminas son más variadas. La vitamina D es el precursor del 1,25-dihidroxicolecalciferol, un compuesto esencial en el desarrollo y el modelado del tejido óseo y que también está implicada en numerosas funciones celulares de otros tejidos.

La vitamina A se requiere para la formación del ácido todo-*trans*-retinoico, que regula la proliferación y diferenciación de varios tejidos, y en la forma de 11-*cis*-retinal actúa como pigmento visual. La vitamina E actúa como un antioxidante lipídico, y la vitamina C como un antioxidante en sistemas hidrofílicos.

Minerales

De entre los aproximadamente 90 elementos minerales que se encuentran de forma natural en la naturaleza, 22 parecen ser esenciales para el ser humano. Los minerales se requieren en cantidades relativamente pequeñas y para funciones muy especializadas. No obstante, algunos de ellos, considerados como macroelementos (Ca, P, Mg, Na, K, Cl y S), se necesitan en cantidades diarias superiores a 100 mg en el adulto. Los requerimientos de S se satisfacen a través de la ingesta de aminoácidos azufrados, de ahí que no se considere usualmente con los elementos minerales. Los microelementos u oligoelementos pueden clasificarse en dos grupos: los elementos traza, que se necesitan en cantidades que oscilan entre 1 y 100 mg/día, y los elementos ultratraza, cuya ingesta diaria necesaria es inferior a 1 mg. Los elementos traza incluyen Fe, Zn, Mn, Cu y F, y los elementos ultratraza, Se, Mo, I, Cr, B y Co. Existen ciertas evidencias, obtenidas en estudios experimentales en animales, de que los metales As, Ni, V y Si pueden ser necesarios para algunas funciones fisiológicas, aunque no se ha demostrado que sean esenciales para la especie humana.

Los minerales desempeñan una serie variada de funciones en el organismo (caps. 19 a 24). El depósito de Ca, P, Mg y F en la hidroxiapatita es esencial para la formación de hueso. Asimismo, el Ca es fundamental en el proceso de coagulación sanguínea y un importante segundo mensajero en la comunicación celular. El Na, el K y el Cl, así como el Ca, el Mg, el sulfato y el fosfato, son importantes electrólitos implicados en el equilibrio iónico y osmótico y en los gradientes eléctricos.

Muchos de los oligoelementos se encuentran asociados a enzimas y a otras proteínas, en las cuales estos metales actúan como elementos estructurales o catalíticos. Ejemplos de estas asociaciones se dan con el Zn, que contribuye al mantenimiento de la estructura terciaria de varias enzimas y factores de transcripción génica, con el Fe en el mantenimiento de la estructura de la mioglobina, la hemoglobina y varios citocromos, con el Cu en el mantenimiento de la estructura de citocromos y de la superóxido dismutasa y con el Se como elemento catalítico de la glutatión peroxidasa.

Algunos minerales se necesitan para la síntesis de compuestos especializados, como el I para las hormonas tiroideas, el Se para la selenocisteína en la síntesis de las selenoproteínas, y el Mo para la síntesis de un cofactor orgánico necesario en varias enzimas de los mamíferos.

Equilibrio y balance de nutrientes

El patrón de ingesta energética a través de los alimentos en el ser humano es esporádico, ya que se toman cantidades discretas de éstos, que se digieren, se absorben y se distribuyen por la circulación sanguínea en períodos concretos. Por lo tanto, el organismo debe ser capaz de tomar los macronutrientes y almacenarlos, al menos en parte, y oxidarlos cuando sea necesario. Esto requiere mecanismos precisos de regulación del suministro de combustible, ya que, al contrario de lo que ocurre con una máquina simple, en el ser humano existen varios tipos de combustible y cada órgano o tejido no utiliza los mismos.

No todos los combustibles metabólicos están disponibles al mismo tiempo para los tejidos, y la utilización de combustibles exógenos o endógenos debe estar equilibrada y regulada para mantener el buen funcionamiento del organismo u homeostasis. Los combustibles mayoritarios en el organismo humano son la glucosa, los ácidos grasos, los aminoácidos y los compuestos cetónicos, aunque el lactato, el glicerol y el alcohol pueden ser también fuente de energía para algunos tejidos en determinadas circunstancias (Tabla 1-2).

Cuando el alimento es abundante, la energía que excede a las necesidades se almacena en forma de glucógeno y de triacilgliceroles (grasa). Cuando no existe disponibilidad de alimentos, la energía almacenada es utilizada para satisfacer las necesidades, de manera que debe cumplirse la siguiente ecuación:

$$\text{Depósitos de energía corporal} = \text{Ingesta energética} - \text{Gasto energético}$$

Esta ecuación responde al concepto de *equilibrio de nutrientes*, también denominado *balance de nutrientes* (Fig. 1-1). El equilibrio cero indica que el aporte de energía derivada de los nutrientes está equilibrado con su utilización y que los depósitos corporales permanecen constantes. El balance positivo ocurre cuando la ingesta excede al empleo, y el almacén se expande; por el contrario, el balance es negativo cuando la utilización energética es mayor que el aporte, y los depósitos comienzan a vaciarse, llegando incluso a la depleción completa.

En relación con el metabolismo de los macronutrientes, el concepto de equilibrio o balance se aplica especialmente a las proteínas y la energía. Sin embargo, la consideración del equilibrio aplicado a cada uno de los macronutrientes por separado es muy útil en condiciones de composición alterada de la dieta, por ejemplo, en situaciones de utilización de dietas con bajo contenido de grasa o de hidratos de carbono (Tabla 1-3).

El balance no sólo es una función de la ingesta de nutrientes, sino también de las pérdidas provocadas por el metabolismo. El equilibrio positivo de grasa es debido a una ingesta excesiva de energía con relación al gasto durante períodos relativamente largos, y el balance negativo ocurre

Tabla 1-3. Almacenamiento de macronutrientes en relación a la ingesta diaria					
Macronutriente	Cantidad corporal (kg)	Energía corporal (MJ)	Nº días para agotar el depósito	Ingesta diaria (g)	Ingesta diaria (% de lo almacenado corporalmente)
Glúcidos	0,5	8,5	< 1	300	60
Grasa	12-18	550	56	100	0,7
Proteína	12	200	(20)	100	0,8

Para el número de días necesarios para agotar el depósito se ha considerado un gasto energético diario de 10 MJ. La cifra entre paréntesis hace referencia a que la proteína no puede satisfacer por sí sola las necesidades energéticas.

cuando, de forma deliberada, la ingesta se mantiene por debajo del gasto energético. Sin embargo, el equilibrio de nutrientes puede ser dirigido por reguladores metabólicos, como hormonas y citoquinas. Por ejemplo, la secreción de hormona del crecimiento durante la infancia y la niñez asegura un balance positivo de energía y de nutrientes. Durante el embarazo, un variado número de hormonas conducen al balance positivo de todos los nutrientes a través del aumento de los depósitos placentarios, fetales y maternos (**cap. 12**, Crecimiento y desarrollo del niño, **tomo IV**).

El equilibrio de nutrientes no es algo que deba considerarse en términos de plazos cortos de tiempo. Después de cada comida, se produce un almacenamiento de los nutrientes absorbidos (triacilgliceroles en el tejido adiposo o glucógeno en el hígado y el músculo) o un cese en la pérdida de nutrientes almacenados (hidrólisis de los triacilgliceroles del tejido adiposo hasta ácidos grasos no esterificados o conversión de aminoácidos hasta glucosa vía gluconeogénesis). A medida que el período posprandial avanza, los nutrientes almacenados comienzan a ser utilizados. Cuando el balance se mide en períodos suficientemente largos, lo cual varía para cada uno de los nutrientes, es cuando se puede hablar de equilibrio o de balance positivo o negativo de nutrientes.

La **figura 1-5** muestra la utilización global de los macronutrientes por el organismo humano en un varón de 70 kg de peso que ingiere 2.500 kcal/día.

Recambio metabólico de los nutrientes

Aunque la composición corporal pueda parecer constante, ello no significa que las partes constituyentes permanezcan estáticas. De hecho, la mayoría de los sustratos metabólicos están siendo continuamente utilizados y reemplazados (recambio o *turnover*). Este proceso de recambio se ilustra al considerar el metabolismo proteico corporal (**cap. 8**, Síntesis, degradación y recambio de las proteínas, **tomo II**). La ingesta proteica diaria de un adulto oscila entre 50 y 100 g y la proporción de excreción urinaria de nitrógeno equilibra la ingesta proteica. Sin embargo, la proporción de proteína degradada, medida isotópicamente, es del orden de 350 g. Esto se equilibra con una síntesis diaria de proteína equivalente a partir de aminoácidos preexistentes derivados de la degradación (recambio), más que a partir de la síntesis *de novo* a partir de aminoácidos de la dieta.

El recambio metabólico ocurre también con otros nutrientes, como la glucosa, cuyo contenido en sangre permanece relativamente constante y en equilibrio a través de la síntesis hepática y la utilización por otros tejidos.

El concepto de recambio puede aplicarse a varios niveles dentro del organismo (molecular, celular, tejidos, órganos y corporal). Así, la concentración de compuestos ricos en energía, especialmente adenosintrifosfato (ATP) (v. Compuestos «ricos en energía», más adelante), se mantiene prácticamente constante dentro de cada célula a través del equilibrio entre síntesis e hidrólisis.

Por otra parte, dentro de cada tejido u órgano existe un recambio continuo de células. Algunas de ellas tienen una vida media larga, como los eritrocitos (120 días), mientras que otras tienen una vida media de sólo 8-10 días, como las plaquetas. La principal ventaja de este proceso de recambio es que el organismo es capaz de responder rápidamente a los cambios de estado metabólico, alterando tanto la síntesis como la degradación para conseguir la respuesta necesaria. Como consecuencia de este recambio existe un coste elevado de energía para mantener el proceso continuo de síntesis de

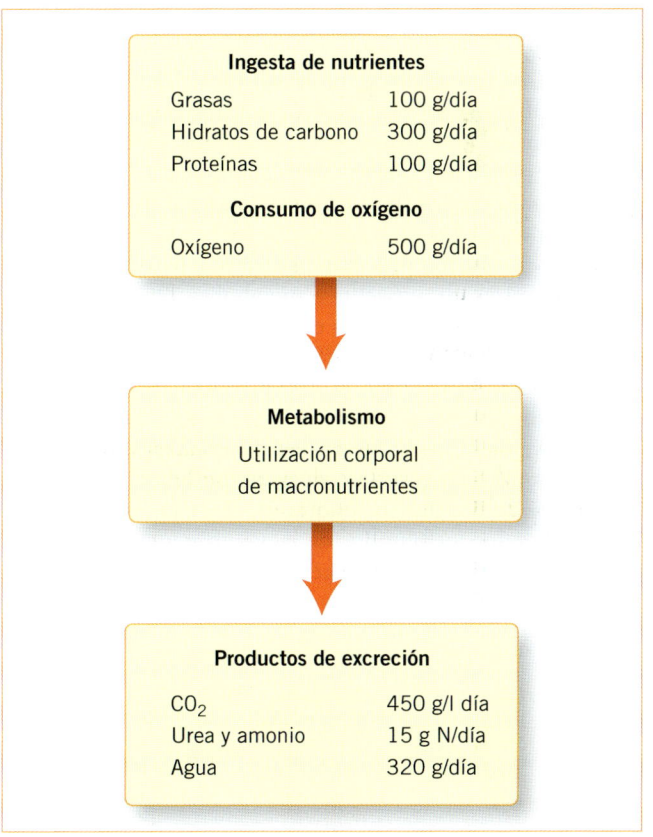

Figura 1-5. Utilización global de los macronutrientes por el organismo humano. Las cifras se refieren a un varón de 70 kg de peso que ingiere 2.500 kcal/día.

macromoléculas; además, la posible alteración entre las proporciones de síntesis y de degradación puede conducir a la disfunción orgánica.

Por otra parte, las consecuencias de la reducción en la síntesis proteica varía dependiendo de la vida media de las proteínas, muy variable, ya que depende fundamentalmente de la propia secuencia de aminoácidos y de la regulación de la expresión génica.

Flujo de nutrientes a través de las vías metabólicas

El flujo de un nutriente a través de una vía metabólica supone una medida de la actividad de dicha vía. Por ejemplo, si se considera el flujo de glucosa desde la sangre hasta los tejidos, la tasa de utilización es aproximadamente de 2 mg/kg de peso corporal por minuto. Sin embargo, ello no conduce a una disminución en la concentración de glucosa, porque la utilización es compensada con la producción de glucosa por el hígado de manera que el flujo neto es cero. Este concepto de flujo puede aplicarse a nivel celular, tisular o corporal, y también puede relacionarse con la conversión de un sustrato metabólico o nutriente en otro. Sin embargo, el flujo no se relaciona necesariamente con el tamaño de un *pool* metabólico o con una vía determinada. Por ejemplo, la membrana celular tiene varios tipos de fosfolípidos, cada uno de los cuales tiene un perfil de ácidos grasos diferente y la proporción de ácido araquidónico que se recambia en cada fosfolípido es también diferente.

Pools de nutrientes y metabolitos

Un aspecto importante del metabolismo es que los nutrientes y metabolitos están presentes en varios *pools* en el organismo. Al nivel más simple, para un metabolito dado existen tres *pools*: precursor, funcional y de almacenamiento. La **figura 1-6** muestra los tipos de *pools* de nutrientes y de metabolitos en el organismo humano.

El *pool* precursor provee el sustrato a partir del cual se puede sintetizar un nutriente o metabolito. Por ejemplo, en relación con la síntesis de los eicosanoides, los ácidos grasos esenciales linoleico y linolénico, provenientes exclusivamente de la dieta, representan el *pool* precursor para los ácidos grasos poliinsaturados de cadena larga, presentes en cantidades relativamente elevadas en las membranas celulares. El *pool* funcional para la síntesis de eicosanoides lo constituyen los ácidos eicosatrienoico, araquidónico e eicosapentaenoico liberados de los fosfolípidos de las membranas mediante el estímulo de una señal extracelular, que desencadenaría la formación de eicosanoides al activarse la ciclooxigenasa, una enzima clave en el proceso. El *pool* de almacenamiento estaría representado por el contenido de dichos ácidos grasos en los fosfolípidos de las membranas.

No todos los nutrientes disponen de estos tres tipos de *pool*. Así, los nutrientes esenciales y los minerales y oligoelementos no disponen de un *pool* precursor, ya que necesariamente deben ser ingeridos con la dieta. Sin embargo, muchos de ellos disponen de *pools* de almacenamiento, lo que explica que estos compuestos no disminuyan su concentración en el plasma sanguíneo por el ayuno.

Otro ejemplo de cómo el concepto de los *pools* ayuda a comprender la nutrición y el metabolismo es el *pool* intracelular de aminoácidos. Éste es el *pool* funcional a partir del cual se sintetizan las proteínas en una célula; conforme este *pool* va disminuyendo, debe ir rellenándose o la síntesis de proteínas cesaría. Para ello, además del flujo de entrada de aminoácidos desde el exterior celular, existe una tasa considerable de degradación de proteínas que permite suministrar aminoácidos, especialmente esenciales, en cantidades adecuadas para que se alcance el equilibrio.

El tamaño de los *pools* varía sustancialmente para cada nutriente o metabolito. Al estudiar las actividades de los diferentes procesos metabólicos en el organismo, es a menudo necesario medir o estimar el tamaño de los *pools*, con objeto de obtener información sobre la importancia cuantitativa de dichos procesos. Así, la evaluación del estado nutricional para un nutriente determinado implica, con frecuencia, determinar su concentración plasmática, o en alguna fracción del plasma, en eritrocitos, en células del sistema inmunitario o, incluso, en algún otro tejido obtenido por biopsia, muestras de saliva, células bucales, pelo, uñas, orina, etc.

El conocimiento del comportamiento de un nutriente en diferentes *pools* es crítico para establecer el estado nutricional de ese compuesto. Por ejemplo, los niveles de folato en el plasma varían de acuerdo con la ingesta cercana de alimentos y, por consiguiente, están sometidos a fluctuaciones importantes. Sin embargo, las concentraciones de folato en los eritrocitos son un buen marcador de la ingesta a largo plazo de esta vitamina, ya que dichas células no tienen núcleo y no disponen de enzimas que lo metabolicen. Otro ejemplo lo constituye la forma libre de muchos minerales y oligoelementos potencialmente tóxicos, presentes en el plasma en concentraciones reguladas muy estrictamente. Por esta razón, los niveles en el plasma de muchos elementos minerales no son buenos marcadores del estado nutricional y se recurre a la medida de otros *pools*, como la sangre total, el pelo o las uñas.

Adaptaciones metabólicas a la ingesta alterada de nutrientes

En muchas circunstancias, el organismo es capaz de responder a estados nutricionales o metabólicos alterados con objeto de disminuir al mínimo posible las consecuencias de dichas alteraciones. Así, en un proceso de desnutrición, la ingesta de hidratos de carbono no se corresponde con las necesidades corporales, y la primera adaptación a este ambiente alterado es el incremento de la producción de glucosa mediante un aumento del proceso de gluconeogénesis a

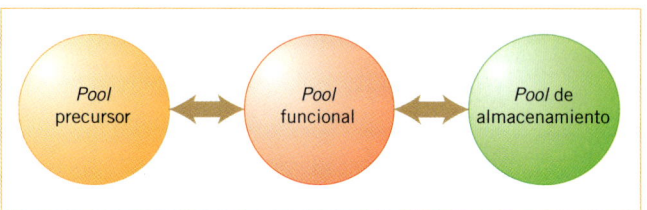

Figura 1-6. Tipos de *pools* de nutrientes y de metabolitos en el organismo humano.

partir de aminoácidos provenientes de la degradación muscular.

Inevitablemente, esta adaptación implica otras dos adaptaciones: el uso por el cerebro de otros combustibles alternativos a la glucosa, como son los compuestos cetónicos, y la disminución general del gasto energético en reposo, con objeto de establecer un nuevo equilibrio metabólico. El desmedro de los niños con desnutrición proteica y proteicoenergética es un ejemplo de esta adaptación, en la que el resultado final es un fallo de crecimiento. En muchas ocasiones, la proporción de absorción de nutrientes puede aumentar como un mecanismo adaptativo frente a la ingesta disminuida.

Algunas adaptaciones pueden llevarse a cabo durante un período de tiempo en espera de que la ingesta normal de un nutriente se normalice. De hecho, la adaptación a circunstancias metabólicas y nutricionales adversas es una situación asociada a la capacidad de supervivencia de nuestra especie.

METABOLISMO ENERGÉTICO Y METABOLISMO INTERMEDIARIO

Como se ha indicado antes, se conoce con el nombre de metabolismo a las transformaciones químicas que sufren los nutrientes en los tejidos, una vez superados los procesos de digestión y absorción correspondientes. Es clásico distinguir entre metabolismo energético y metabolismo intermediario, aunque se trata de dos partes del mismo proceso. Los aspectos energéticos del metabolismo se refieren a la producción y la utilización de energía en las vías metabólicas, mientras que el metabolismo intermediario está constituido por el estudio detallado de dichas vías.

Metabolismo energético

Compuestos «ricos en energía»

Una función importante de algunos nutrientes, concretamente los macronutrientes, hidratos de carbono, grasas y proteínas, es la de suministrar la energía necesaria para permitir el funcionamiento del organismo. Sin embargo, los tejidos no pueden utilizar directamente la energía contenida en las citadas macromoléculas nutricionales. Por ello, los macronutrientes deben sufrir distintos procesos metabólicos para producir finalmente una molécula única, el ATP, en cuyos enlaces se almacena parte de dicha energía. Posteriormente, este compuesto es el que suministra energía para cualquier trabajo celular.

El ATP es un nucleósido trifosfato. Los dos enlaces pirofosfato que contiene producen gran cantidad de energía cuando se hidrolizan (y la necesitan igualmente para formarse). Las reacciones más características de esta molécula se especifican en la **figura 1-7**. El ATP es el prototipo de lo que suelen denominarse compuestos «ricos en energía». Se trata siempre de compuestos que liberan una importante cantidad de energía cuando se rompen determinados enlaces, generalmente por hidrólisis. Por eso, en estos casos, se suele hablar también de «energía de hidrólisis». En el caso del ATP, la rotura hidrolítica de cualquiera de sus enlaces pirofosfato li-

bera una energía superior a 25 kJ por mol (30,5 kJ/mol para la producción de adenosindifosfato [ADP] a partir de ATP, y 45,6 kJ/mol para la producción de adenosinmonofosfato [AMP] a partir de ATP). De una manera muy simple se puede explicar esta liberación de energía, porque los productos resultantes de la hidrólisis son mucho más estables que el compuesto original.

Lógicamente, las moléculas con una estructura similar al ATP, como son los demás nucleósidos trifosfato, y también las que tienen estructura similar al ADP, como los demás nucleósidos difosfato, se comportan energéticamente de la misma forma, proporcionando las mismas cantidades de energía. En cualquier caso, estos compuestos se utilizan poco en las reacciones metabólicas, siendo el guanosintrifosfato (GTP) el más utilizado. Concretamente, como se verá más adelante, se forma GTP en una etapa del ciclo de Krebs y se utiliza GTP en una de las reacciones de la gluconeogénesis.

Es interesante subrayar que la energía sólo se libera en cantidades importantes desde el ATP cuando la hidrólisis se realiza sobre los enlaces pirofosfato (formación de ADP o AMP). La hidrólisis del enlace siguiente, que no tiene ese carácter, proporciona una energía mucho menor. Por otra parte, la hidrólisis del propio pirofosfato inorgánico también produce gran cantidad de energía.

Como se ha mencionado antes, la hidrólisis del ATP se aprovecha para la realización de todo el trabajo celular, incluidas las reacciones metabólicas que necesitan energía. En este tipo de reacciones no sólo están incluidas las que constituyen las vías biosintéticas (vías anabólicas), sino también algunas que forman parte de las vías degradativas (vías catabólicas). Aunque estas últimas rutas metabólicas están diseñadas para originar energía, algunas etapas iniciales necesitan aporte energético. Como se verá en el **capítulo 3**, la metabolización de la glucosa exige, en primer lugar, la formación de glucosa-6-fosfato, y la metabolización de los ácidos grasos comienza por la formación de los acil-CoA. Tanto la glucosa-6-fosfato como los acil-CoA son compuestos relativamente ricos en energía y sólo pueden formarse si su síntesis se acopla a la hidrólisis del ATP.

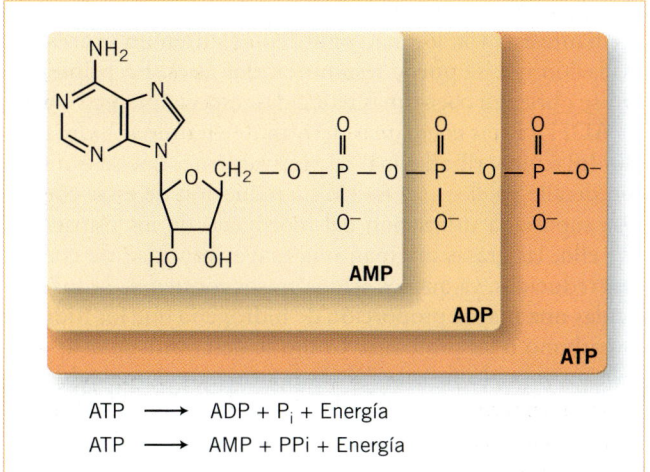

ATP $\longrightarrow$ ADP + P$_i$ + Energía

ATP $\longrightarrow$ AMP + PPi + Energía

Figura 1-7. Estructura química y reacciones más características del ATP. P$_i$: fosfato inorgánico; PPi: pirofosfato.

Tabla 1-4. Energía libre de hidrólisis de algunos intermediarios metabólicos

Compuesto	Energía (kcal/mol)
Fosfoenolpiruvato	−14,8
Carbamilfosfato	−12,3
1,3-Bisfosfoglicerato	−11,8
Creatinfosfato	−10,3
ATP (a ADP)	−7,3
Glucosa-6-fosfato	−3,3

Además de los azúcares-fosfato y de los acil-CoA, existen otros compuestos ricos en energía de gran interés metabólico. El 1,3-bisfosfoglicerato y el fosfoenolpiruvato son dos intermediarios glucolíticos, cuya energía de hidrólisis es superior a la del ATP, por lo que facilitan la síntesis de este último (v. Fosforilación a nivel de sustrato, más adelante). El creatinfosfato tiene una energía de hidrólisis un poco más alta que la del ATP, por lo que se puede formar a partir de éste y regenerarlo posteriormente de acuerdo con las condiciones celulares (v. Almacenamiento de energía, más adelante). Por último, el carbamilfosfato tiene una energía de hidrólisis superior a la del ATP y necesita la hidrólisis de dos moléculas de ATP para su formación. Este aporte de energía es fundamental, ya que el carbamilfosfato tiene un papel clave en la síntesis de urea a partir de amoníaco y dióxido de carbono. En la tabla 1-4 se indica la energía libre de hidrólisis de algunos de los compuestos que se acaban de describir.

De todo lo anterior se deduce fácilmente que el ATP ocupa un papel central en el metabolismo energético, de ahí su identificación como «moneda energética» del organismo. La obtención de ATP a partir de los nutrientes puede hacerse por dos vías diferentes:

- Con el concurso del oxígeno: fosforilación oxidativa.
- Sin el concurso del oxígeno: fosforilación a nivel de sustrato.

Fosforilación oxidativa

Mediante esta vía, los macronutrientes sufren un proceso de oxidación que se puede resumir en dos fases. En primer lugar, se obtienen coenzimas reducidas, especialmente NADH y $FADH_2$. Estas coenzimas derivan de vitaminas hidrosolubles (niacina y riboflavina, respectivamente, que se estudian con detalle en el capítulo 15. La reducción de estas coenzimas supone la utilización del hidrógeno de los nutrientes. Por ello, las grasas originan una mayor cantidad de coenzimas reducidas, ya que los ácidos grasos contienen en sus moléculas una mayor proporción de hidrógeno que los hidratos de carbono o las proteínas. Como se describirá en el apartado siguiente, la formación de las coenzimas reducidas se puede realizar en diversas etapas del metabolismo, pero la fuente principal es el ciclo de Krebs. Estas coenzimas reducidas se incorporan a las cadenas respiratorias mitocondriales. En estas cadenas, los electrones de las coenzimas reducidas se transfieren hasta el oxígeno. La reducción final del oxígeno

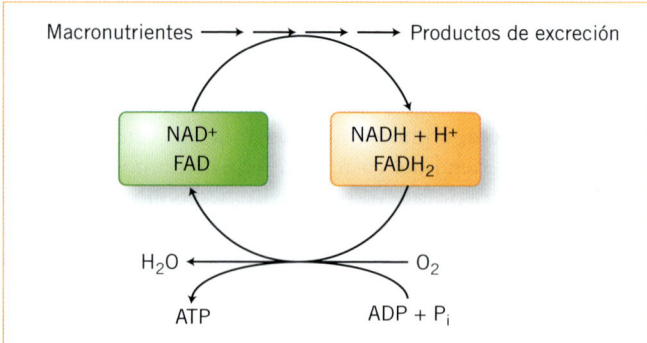

Figura 1-8. Fosforilación oxidativa (respiración). P_i: fosfato inorgánico.

molecular ingresado por la respiración produce agua y la energía resultante se utiliza para sintetizar ATP mediante el proceso de la fosforilación oxidativa, que está acoplado a la cadena de transporte electrónico (Fig. 1-8).

Cadenas de transporte electrónico

Las cadenas de transporte electrónico están constituidas por diversas moléculas (flavoproteínas, coenzima Q, citocromos, etc.) que se disponen en la membrana interna mitocondrial ordenadas de acuerdo con sus potenciales de óxido-reducción (desde los más negativos hasta los más positivos). De esta forma, la energía se obtiene de forma escalonada, lo que permite su aprovechamiento biológico. La mayoría de los transportadores están incluidos en cuatro agrupaciones o complejos fijos, mientras que hay dos transportadores libres o móviles (coenzima Q y citocromo c) (Fig. 1-9).

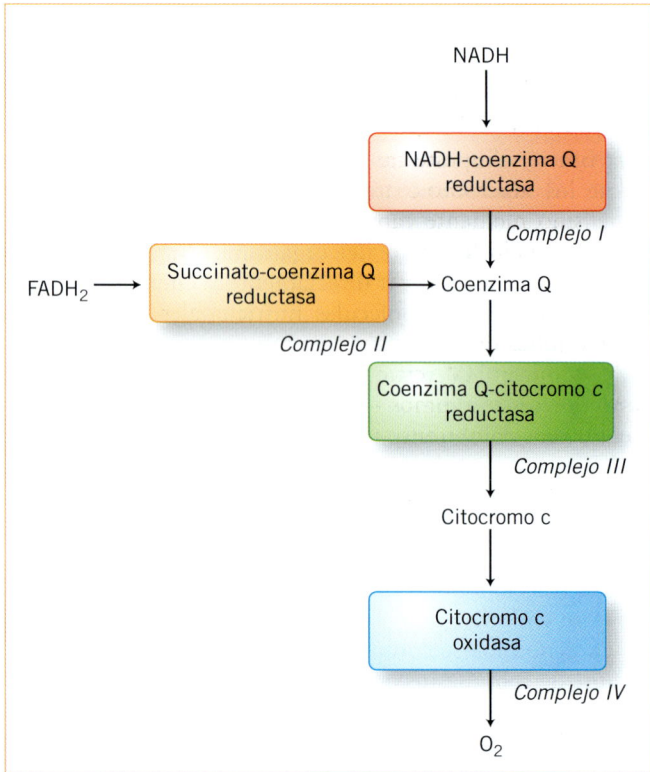

Figura 1-9. Componentes de la cadena respiratoria.

El complejo I (denominado NADH-coenzima Q reductasa) está constituido por flavoproteínas y ferrosulfoproteínas. Estas últimas contienen centros hierro-azufre, de manera que el átomo de hierro puede aceptar o donar electrones, como los citocromos (v. más adelante). Las flavoproteínas contienen flavina mononucleótido (FMN), que es un derivado de la riboflavina, capaz de transportar hidrógeno. De esta forma, funcionan como intermediarios en el transporte de hidrógeno desde el NADH hasta la coenzima Q. Este complejo constituye la entrada principal de equivalentes de reducción, ya que las moléculas de NADH proceden de diferentes reacciones de óxido-reducción.

El complejo II (succinato-coenzima Q reductasa) está constituido igualmente por flavoproteínas y ferrosulfoproteínas. En este caso, las flavoproteínas contienen flavina adenindinucleótido (FAD) y tienen carácter enzimático. Concretamente, poseen actividad succinato deshidrogenasa, ya que se trata de la enzima que cataliza una de las etapas del ciclo de Krebs (v. más adelante). En esta reacción, el succinato pasa a fumarato y el FAD se reduce a $FADH_2$. Este complejo constituye, por lo tanto, la entrada de esta coenzima reducida procedente de la citada reacción. Además, constituye también la puerta de entrada de otras moléculas de $FADH_2$ procedentes de la actividad de otras enzimas catabólicas. En este caso, la transferencia hasta la coenzima Q se realiza directamente a través de las ferrosulfoproteínas.

La coenzima Q (denominada también ubiquinona) es un derivado de la benzoquinona, que contiene una larga cadena isoprenoide (**Fig. 1-10**). Su constitución química le permite tener una forma oxidada con grupos ceto (quinona) y una forma reducida con grupos hidroxilo (hidroquinona). La cadena isoprenoide y su pequeña masa molecular facilitan su movilidad dentro de la membrana interna mitocondrial, permitiendo la conexión con los complejos I, II y III.

El complejo III (coenzima Q-citocromo c reductasa) está constituido por citocromos (citocromos b y citocromo c_1) y ferrosulfoproteínas. Los citocromos son proteínas unidas a grupos hemo. En este caso, el transporte desde la coenzima Q hasta el citocromo c ya no se realiza con átomos de hidrógeno, sino mediante cambios en el estado del ion hierro, desde el estado férrico oxidado (+3) hasta el estado ferroso reducido (+2). El citocromo c es de pequeño peso molecular y muy hidrofílico, por lo que presenta gran movilidad en la fase citosólica de la membrana interna mitocondrial.

El complejo IV (citocromo c oxidasa) está constituido también por citocromos (citocromo a y citocromo a_3) y por iones de cobre. El transporte de electrones se realiza desde el citocromo c hasta el oxígeno molecular. La reducción del oxígeno molecular se traduce en la formación de agua. Para ello, se necesitan átomos completos de hidrógeno y no sólo electrones. En efecto, a partir del complejo III se ha descrito un flujo de electrones en lugar de un transporte de hidrógeno. Aunque el proceso es mucho más complicado, se puede decir que, al llegar los hidrógenos al complejo III, hay una disociación de los átomos de hidrógeno en electrones y protones.

Los electrones se transportan a través de los complejos III y IV y los protones vuelven a coincidir con los electrones en la reducción del oxígeno. Es interesante resaltar, por otra parte, que la reducción de una molécula de oxígeno (O_2) exige la transferencia de cuatro electrones y cuatro protones para la formación de dos moléculas de agua ($2H_2O$). Sin embargo, el proceso no transcurre exactamente así, ya que se producen también ciertas cantidades de especies, como el ion superóxido ($O_2^{\cdot -}$), formado por la llegada de un solo electrón. Esta molécula es lo que se denomina un radical libre, muy reactivo. En el **capítulo 13** (Estrés oxidativo y mecanismos de defensa antioxidante) se detallan los procesos de formación de estas especies reactivas de oxígeno, sus efectos biológicos y la correspondiente defensa antioxidante.

Formación de ATP

El transporte de electrones desde las coenzimas reducidas hasta el oxígeno genera gran cantidad de energía. El mecanismo para transformar esta energía en moléculas de ATP ha sido un misterio durante mucho tiempo. Hoy se acepta que, para realizar esta síntesis de ATP, se utiliza un mecanismo quimiosmótico, que se puede describir de la siguiente forma (**Fig. 1-11**):

- La energía de óxido-reducción originada por el transporte electrónico se utiliza para bombear protones al exterior de la membrana interna mitocondrial.
- Los protones van acumulándose en el exterior de esta membrana, creándose un gradiente protónico.
- Existen unos conductos en la membrana por los que los protones pueden volver a entrar en el interior de la mitocondria, siendo el resto de la membrana impermeable a ellos.
- La energía generada por la fuerza del movimiento de protones es aprovechada por un complejo enzimático (ATP sintasa), situado en estos conductos para sintetizar el ATP a partir de ADP y fosfato.

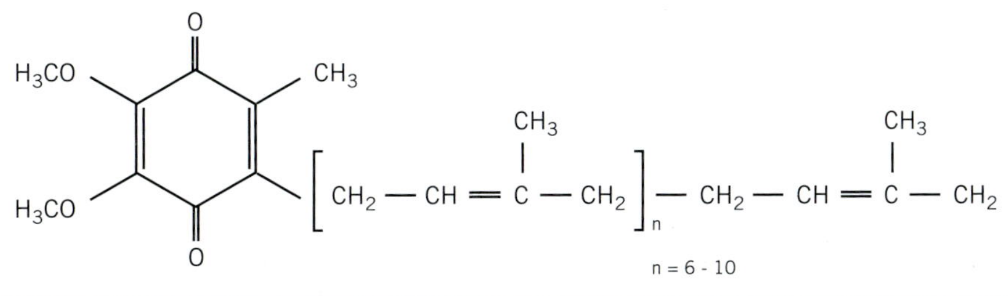

Figura 1-10. Estructura química de la coenzima Q (ubiquinona) en su forma oxidada.

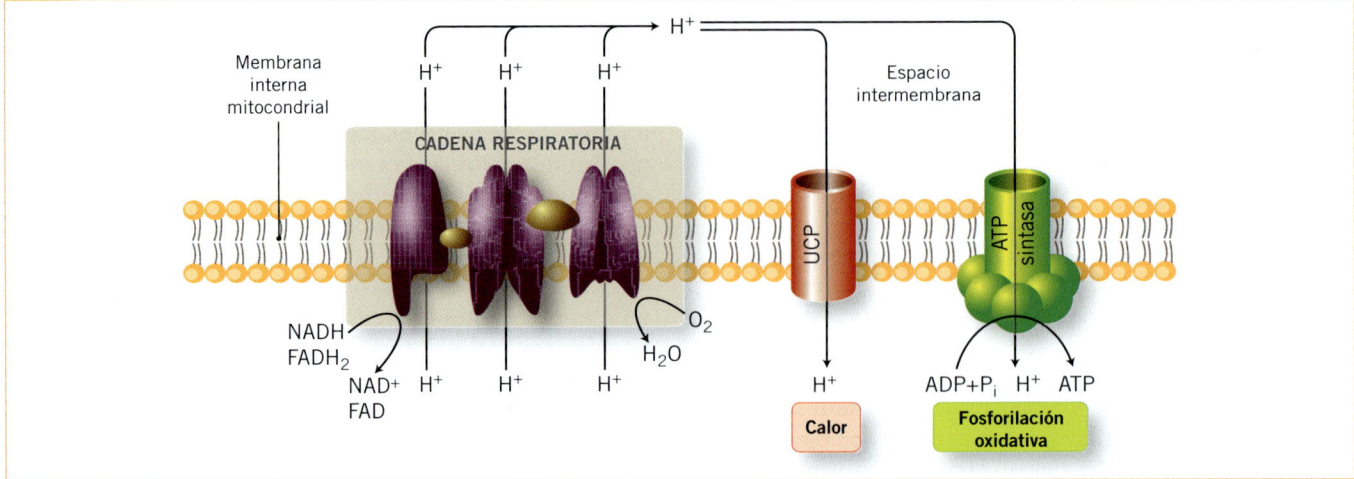

Figura 1-11. Mecanismo de la producción de ATP por fosforilación oxidativa y de termogénesis. UCP: proteína desacoplante de la fosforilación oxidativa.

En la membrana interna de las mitocondrias del tejido adiposo marrón existen unas proteínas denominadas termogeninas que permiten también la entrada de protones en el interior mitocondrial, pero que no están conectadas con la ATP sintasa. Por ello, la fuerza del movimiento de protones no se utiliza en este caso para sintetizar ATP, sino que se disipa en forma de calor. Éste es el mecanismo que utiliza este tejido para cumplir su función termogénica. A todas estas proteínas se las denomina genéricamente proteínas desacoplantes (UCP, *uncoupling proteins*) y están involucradas en la regulación del balance energético (**cap. 12**, Regulación del balance energético y de la composición corporal).

Actualmente se sabe que el tejido adiposo marrón no sólo está presente en los recién nacidos, sino que es importante también en los humanos adultos, estando situado en la zona paravertebral tanto del cuello como del área dorsal y en las zonas supraclaviculares. Este tejido contribuye al mantenimiento de la temperatura corporal y a la disipación de energía que se produce después de la ingesta de alimentos (termogénesis adaptativa, antiguamente denominada acción dinámico-específica de los alimentos). En este tejido, así como en las células beige o BRITE *(bright in white)*, la proteína UCP-1 es la más importante. La UCP-2 es ubicua y está presente en numerosos tejidos, y la UCP-3 se expresa únicamente en el tejido musculoesquelético.

Transporte de ATP

La mayor parte del ATP sintetizado en la mitocondria se utiliza en el espacio extramitocondrial. Pero la membrana mitocondrial no permite el transporte pasivo de las moléculas como el ATP, fuertemente cargadas. A la inversa, el ADP procede sobre todo del exterior mitocondrial y tiene que entrar en la mitocondria para poder pasar a ATP. Y tampoco el ADP puede transportarse de forma pasiva. Para que el ADP pueda entrar y el ATP pueda salir de la mitocondria, existen unas proteínas transportadoras (ATP-ADP translocasas) que permiten el intercambio de estos nucleótidos con el correspondiente gasto energético.

Rendimiento energético

Parece bien establecido que se necesita el flujo de tres protones para que la ATP sintasa pueda generar una molécula de ATP a partir de ADP y fosfato. El transporte adicional del ATP hacia el exterior mitocondrial y la entrada en la mitocondria del ADP exigen el flujo por la ATP sintasa de otro protón. Se calcula que el transporte electrónico a partir de una molécula de NADH origina el bombeo de 10 protones. Por lo tanto, el resultado neto de la oxidación del NADH sería la producción de 2,5 moléculas de ATP (aunque tradicionalmente se había estimado que era de 3). La oxidación del $FADH_2$ procedente del succinato o de las demás reacciones que se canalizan a través del complejo II origina sólo 1,5 moléculas de ATP (antes, 2).

Fosforilación a nivel de sustrato

Un mecanismo menos importante para obtener ATP es la fosforilación a nivel de sustrato, proceso que no necesita oxígeno y que generalmente se asocia a la fermentación. En el organismo humano, la fermentación consiste en la formación de ácido láctico a partir de glucosa. En este caso, hay una óxido-reducción interna, de modo que los productos de la fermentación están globalmente al mismo nivel de reducción que el nutriente del que proceden, por lo que conservan todavía gran potencial energético. Así, en la fermentación láctica, característica del trabajo muscular exhaustivo, el producto final, ácido láctico, tiene un carbono al mismo nivel de reducción que la mayoría de los carbonos de la glucosa inicial (CHOH–), mientras que el carbono carboxílico está más oxidado y el carbono metílico está más reducido (**Fig. 1-12**).

Como se ha mencionado anteriormente, la producción de energía durante este proceso se lleva a cabo mediante la formación de intermediarios con enlaces ricos en energía de hidrólisis: el 1,3-bisfosfoglicerato y el fosfoenolpiruvato. En ambos casos, su hidrólisis está acoplada a la síntesis de ATP. Por esta razón, se habla de fosforilación «a nivel de sustrato».

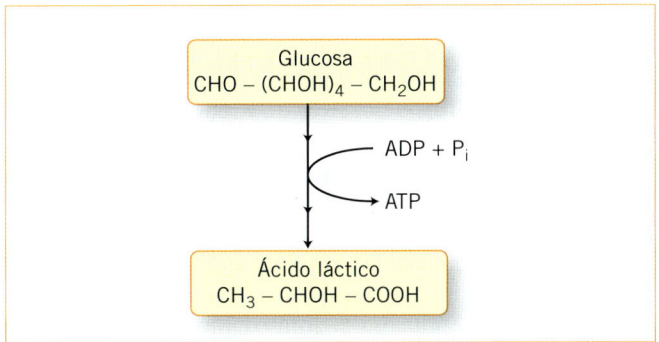

Figura 1-12. Fosforilación a nivel de sustrato (fermentación).

La fermentación extrae mucha menos energía de los nutrientes que la respiración. En términos cuantitativos, la glucosa produce, aproximadamente, 15 veces más ATP por fosforilación oxidativa que por fosforilación a nivel de sustrato. La ventaja de este último proceso es que no depende del oxígeno y que es muy rápido. De ahí su adecuación a la contracción muscular en el trabajo anaerobio, descrita antes. Por otra parte, conviene resaltar que el producto final de la fermentación, el ácido láctico, puede ser aprovechado todavía por vía energética, aunque en otros tejidos: directamente (como ocurre en el músculo cardíaco) o tras su conversión en glucosa por el hígado.

Almacenamiento de energía

Como se ha indicado antes, el ATP es directamente utilizable para las necesidades del organismo: generación de impulsos nerviosos, trabajo muscular, transporte a través de membrana, biosíntesis de macromoléculas, etc. Este compuesto energético no se almacena, sino que tiene que formarse al mismo tiempo que se utiliza. Sin embargo, en algunos tejidos, especialmente en el tejido muscular, donde los requerimientos energéticos pueden ser muy grandes en un momento determinado, existe la posibilidad de almacenar una sustancia que se transforma muy fácilmente en ATP, y viceversa: el creatinfosfato (**Fig. 1-13**).

Este compuesto es la forma fosforilada de la creatina, una molécula nitrogenada que deriva de los aminoácidos arginina, glicina y metionina. Los niveles de energía que se necesitan para fosforilar la creatina son un poco superiores a los que se necesitan para sintetizar ATP. Por esta razón, sólo se podrá sintetizar creatinfosfato si existe una gran cantidad disponible de ATP, de acuerdo con las condiciones fisiológicas («plétora energética»).

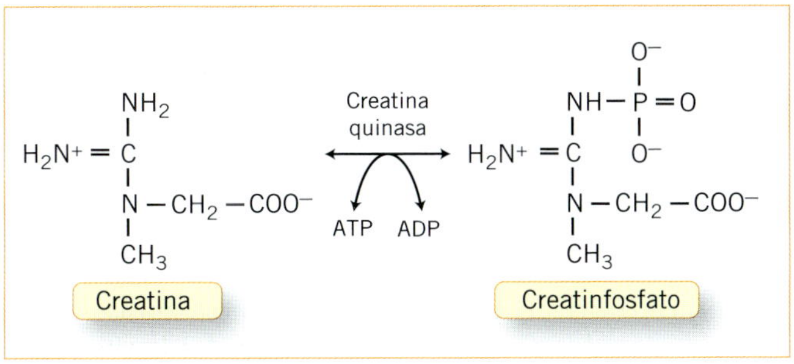

En cambio, la degradación del creatinfosfato se producirá en cuanto las circunstancias sean inversas (necesidad de energía). Por ello, una cierta cantidad de la energía del ATP puede almacenarse en las células mediante la formación de creatinfosfato. La hidrólisis posterior de este compuesto origina una cantidad limitada de ATP de rápida utilización (**cap. 21**, Nutrición en la actividad física y deportiva, **tomo IV**). Con esta excepción, la imposibilidad de almacenar ATP obliga a su obtención inmediata a partir de los nutrientes energéticos circulantes y de los depósitos de glucógeno o triacilgliceroles.

Desde el punto de vista energético, el almacenamiento de triacilgliceroles es mucho más favorable que el de hidratos de carbono. Como se ha mencionado antes, las grasas son más ricas en hidrógeno, por lo que generan proporcionalmente mucha más energía que los hidratos de carbono. Por otra parte, el glucógeno es una macromolécula muy ramificada que ocupa mucho espacio celular y que, además, al contrario de lo que ocurre con los triacilgliceroles, se acompaña de gran cantidad de agua. El glucógeno es fundamental, sin embargo, porque se hidroliza a glucosa de forma muy rápida, lo que facilita el mantenimiento de la glucemia en los períodos interdigestivos.

Metabolismo intermediario

El metabolismo, como ya se ha indicado, incluye el anabolismo y el catabolismo. Se denominan vías o rutas catabólicas a las series de reacciones por las que las grandes moléculas se degradan en moléculas más sencillas, con generación directa o indirecta de energía. Las vías o rutas anabólicas son los procesos de síntesis de macromoléculas a partir de dichas moléculas simples y requieren aporte energético. Ciertas vías metabólicas pueden considerarse tanto degradativas como biosintéticas, por lo que reciben el nombre de anfibólicas.

Fases del metabolismo intermediario

Es muy útil considerar tres grandes fases en las rutas centrales del metabolismo intermediario (**Fig. 1-14**).

Fase I

Relaciona las macromoléculas (proteínas, polisacáridos y triacilgliceroles) con las moléculas simples correspondientes (aminoácidos, hexosas, ácidos grasos y glicerol).

La obtención de moléculas simples a partir de macromoléculas se realiza a nivel digestivo, para posibilitar la absorción de azúcares, aminoácidos, ácidos grasos y glicerol. En los demás tejidos del organismo, estos procesos tienen un significado diferente. La síntesis de triacilgliceroles (hígado y tejido adiposo) y glucógeno (hígado y músculo) se produce con fines de almacenamiento de energía.

Posteriormente, esta energía podrá utilizarse por los distintos tejidos tras los procesos hidrolíticos correspondientes y la formación de nuevo de glucosa, ácidos grasos y glicerol.

Figura 1-13. Formación reversible de creatinfosfato a partir de creatina y de ATP.

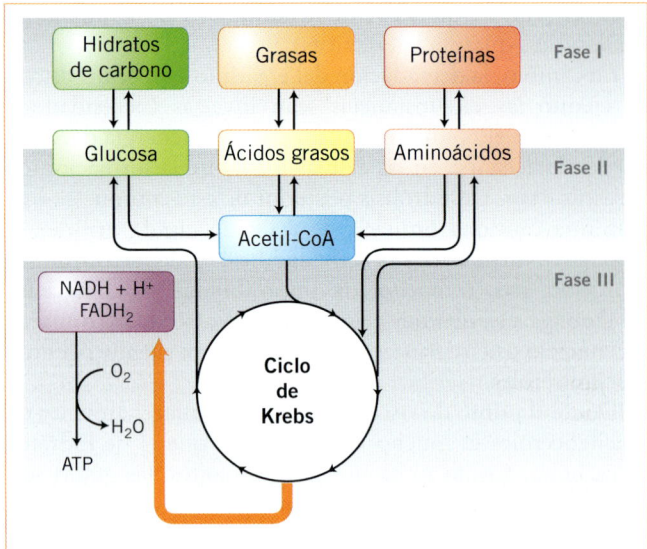

Figura 1-14. Las tres grandes fases del metabolismo.

Es interesante destacar que la formación de las macromoléculas a partir de las moléculas simples necesita el aporte energético del ATP. En cambio, el proceso contrario no produce energía, aunque posibilite su extracción posterior.

En cuanto a las interconversiones aminoácidos-proteínas, se trata de un proceso muy diferente, en el que no existen en principio connotaciones energéticas. La síntesis de proteínas a partir de aminoácidos se produce en todos los tejidos de manera continua, lo mismo que el proceso proteolítico inverso para garantizar el buen funcionamiento del organismo. Conviene añadir, sin embargo, que durante el ayuno se produce una importante proteólisis muscular con fines gluconeogénicos (v. más adelante).

Fase II

Relaciona estas moléculas simples con el acetil-CoA. Los ácidos grasos se utilizan en algunos tejidos (especialmente, hígado y tejido muscular) con fines energéticos. La degradación de los ácidos grasos produce NADH, FADH$_2$ y acetil-CoA. Las coenzimas reducidas pueden usarse directamente en las cadenas de transporte electrónico, mientras que el acetil-CoA necesita su metabolización posterior en la fase III (v. más adelante).

La glucosa se utiliza en todos los tejidos como fuente energética principal. En la mayor parte de los casos, la metabolización de la glucosa transcurre por la vía glucolítica, con producción de NADH y acetil-CoA, que se metabolizará posteriormente en la fase III. Sin embargo, en algunos tejidos (eritrocitos, cristalino, médula renal y, especialmente, músculo esquelético en condiciones de ejercicio exhaustivo y, por lo tanto, de hipoxia), la glucólisis se realiza hasta lactato, obteniéndose cierta cantidad de ATP por fosforilación a nivel de sustrato.

La utilización catabólica de los aminoácidos sólo se produce en determinadas circunstancias fisiológicas, como el ayuno. Existen muchas vías metabólicas distintas para esta metabolización dada la diversidad estructural de los 20 aminoácidos que constituyen las proteínas. Algunas de estas vías conducen al acetil-CoA, como en los casos anteriores; en otros casos, el catabolismo de los aminoácidos origina metabolitos de la glucólisis o del ciclo de Krebs.

Mientras que las vías catabólicas de la fase II tienen un punto de convergencia –que es la formación de acetil-CoA–, las vías anabólicas correspondientes muestran más diferencias. De hecho, sólo la biosíntesis de los ácidos grasos se realiza a partir de dicho acetil-CoA. Para los otros casos se puede establecer de manera simplificada que los precursores para la síntesis de glucosa y aminoácidos son el piruvato (procedente de la glucólisis) y algunos metabolitos del ciclo de Krebs (α-cetoglutarato y oxalacetato).

Aunque en el esquema representado en la **figura 1-14** las vías catabólicas y anabólicas transcurren de forma paralela, esto es sólo una aproximación didáctica. En realidad, es cierto que algunas reacciones son reversibles y pueden funcionar en ambos sentidos. Sin embargo, la mayoría de las etapas de las vías catabólicas y anabólicas están catalizadas por enzimas distintas. Incluso, en algunos casos, dichas vías transcurren en compartimentos celulares diferentes, como se analizará más adelante. Todo ello permite una mejor regulación fisiológica.

Fase III

Está constituida por el metabolismo oxidativo del acetil-CoA, es decir, el ciclo tricarboxílico (ciclo de Krebs), cadena respiratoria y fosforilación oxidativa. Desde el punto de vista catabólico, esta fase puede considerarse como la vía final común del aprovechamiento energético de todos los nutrientes. Se trata, en principio, de una vía exclusivamente catabólica e irreversible. Sin embargo, como se verá más adelante, algunos componentes del ciclo tricarboxílico se utilizan en las etapas iniciales de la biosíntesis de glucosa, aminoácidos o ácidos grasos. Por eso, esas etapas se consideran rutas anfibólicas.

Ciclo tricarboxílico (ciclo de Krebs)

El ciclo de Krebs está constituido por ocho etapas enzimáticas, algunas de ellas muy complejas, que transcurren en la matriz mitocondrial (con la excepción de la reacción catalizada por la succinato deshidrogenasa, que se produce en la propia membrana interna mitocondrial, junto a las cadenas de transporte electrónico) (**Fig. 1-15**).

Si se considerara un ciclo cerrado, sin entradas ni salidas de intermediarios, podría resumirse su funcionamiento como la combustión del resto acetilo del acetil-CoA, con producción de dos moléculas de dióxido de carbono y varias coenzimas reducidas (también se produce GTP, que es equivalente y, por lo tanto, intercambiable con el ATP).

Primera fase del ciclo de Krebs: síntesis e isomerización del citrato

La primera reacción del ciclo tricarboxílico consiste en la condensación de una molécula de acetil-CoA con una molécula de oxalacetato para formar citrato. Posteriormente, el citrato se isomeriza a isocitrato (**Fig. 1-16**).

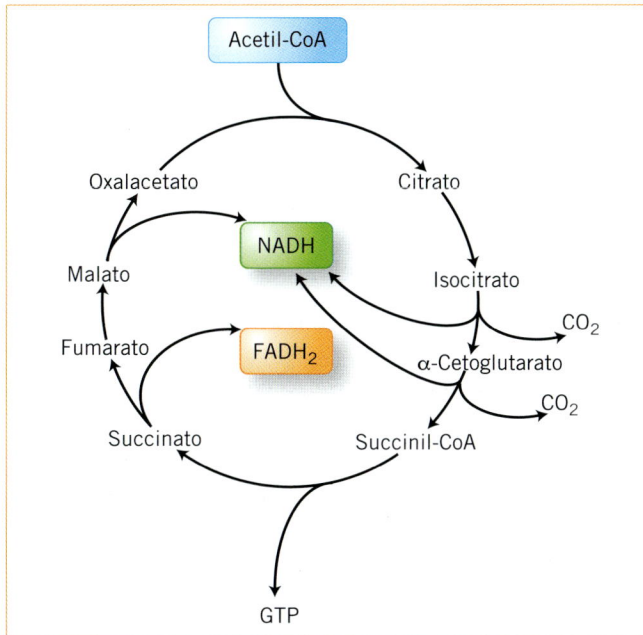

Figura 1-15. Ciclo de Krebs (ciclo de los ácidos tricarboxílicos).

La primera reacción está catalizada por la enzima citrato sintasa. No se requiere aporte energético porque el acetil-CoA se hidroliza durante la reacción, proporcionando la energía necesaria. Como se ha mencionado anteriormente (v. Compuestos «ricos en energía», antes), todos los acil-CoA contienen un enlace rico en energía de hidrólisis (un tioéster), cuya formación necesitó con anterioridad el correspondiente aporte energético. La reacción siguiente consiste en la isomerización del citrato a isocitrato mediante la acción catalítica de la aconitasa. Esta enzima deriva su nombre del *cis*-aconitato, un intermediario de la reacción.

El citrato y el isocitrato tienen tres grupos carboxílicos, lo que justifica la denominación de «ciclo tricarboxílico» (en realidad, ciclo de los ácidos tricarboxílicos).

Segunda fase del ciclo de Krebs: descarboxilaciones oxidativas

En esta segunda fase del ciclo de Krebs se producen sendas descarboxilaciones oxidativas con producción de coenzimas reducidas (**Fig. 1-17**).

En la primera reacción de esta fase se produce la conversión del isocitrato en α-cetoglutarato catalizada por la isocitrato deshidrogenasa. Se produce la oxidación del resto hidroxilo a carbonilo con generación de coenzima reducida. Como consecuencia de la formación del grupo carbonilo, el restante carboxilo situado en posición β se pierde como dióxido de carbono.

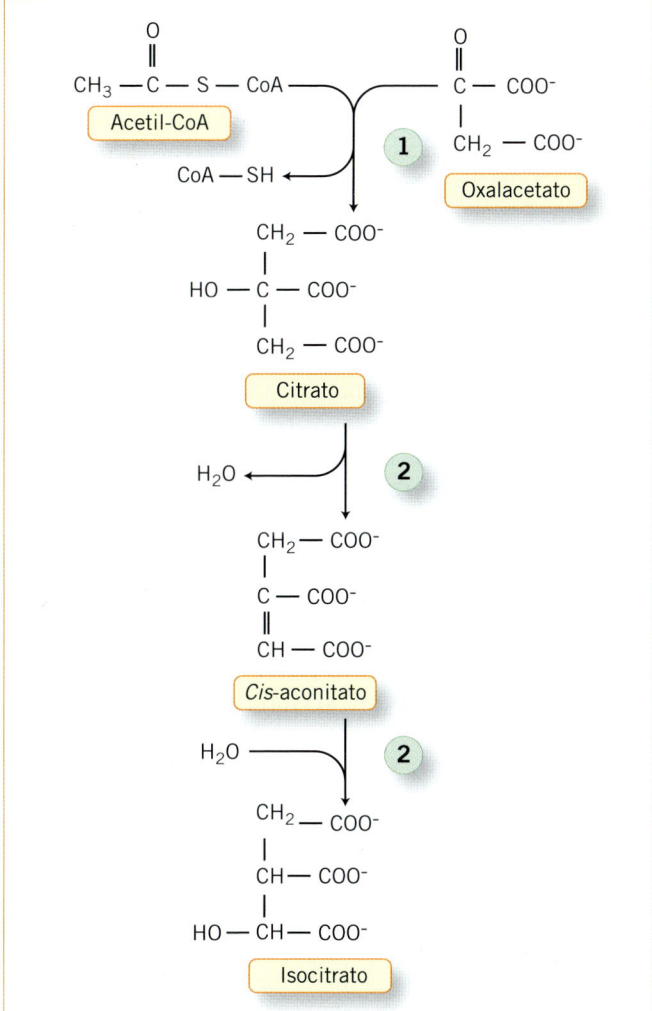

Figura 1-16. Síntesis e isomerización del citrato. 1: citrato sintasa; 2: aconitasa.

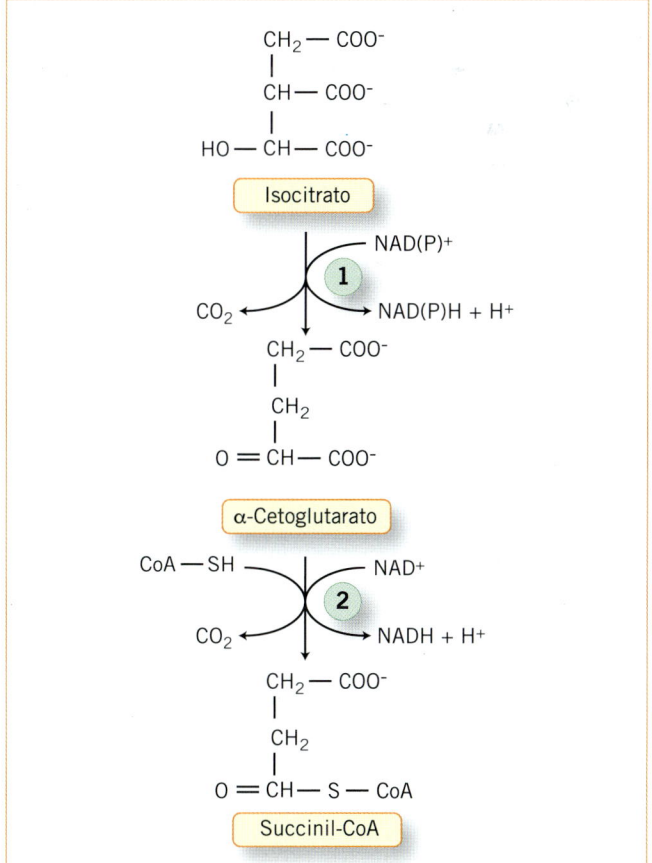

Figura 1-17. Descarboxilaciones oxidativas en el ciclo de Krebs. 1: isocitrato deshidrogenasa; 2: α-cetoglutarato deshidrogenasa.

Existen dos formas isoenzimáticas de la isocitrato deshidrogenasa (las isoenzimas son enzimas con actividad semejante, pero de distinta naturaleza proteica). Una de ellas colabora con el NAD⁺ (produciendo NADH), y otra colabora con el NADP⁺ (produciendo NADPH). Como se detallará en los **capítulos 3** y **6**, el NADPH se utiliza fundamentalmente en misiones biosintéticas y no es una fuente de electrones en las cadenas respiratorias, por lo que la existencia de esta isoenzima en el ciclo de Krebs es un tanto sorprendente. Parece que esta isoenzima mantiene la actividad basal del ciclo con independencia de las circunstancias fisiológicas. En cambio, la otra isoenzima, que genera NADH para las cadenas mitocondriales de transporte electrónico, se activa de acuerdo con las necesidades energéticas (v. más adelante).

La descarboxilación oxidativa del α-cetoglutarato es mucho más compleja. Se trata de una reacción en la que intervienen varias coenzimas, algunas ya mencionadas, como NAD⁺, FAD y coenzima A, y otras aún no descritas, como el ácido lipoico y el pirofosfato de tiamina. El proceso es idéntico al que se lleva a cabo para convertir el piruvato en acetil-CoA, que se describirá en el **capítulo 15**. La oxidación del α-cetoglutarato produce, finalmente, succinil-CoA y NADH.

Tercera fase del ciclo de Krebs: fosforilación a nivel de sustrato

En esta fase se produce la conversión del succinil-CoA en succinato. Al tratarse de un acil-CoA, la hidrólisis del enlace tioéster produce energía, que se aprovecha por fosforilación a nivel de sustrato mediante la síntesis de GTP. La reacción está catalizada por la succinato tioquinasa (**Fig. 1-18**).

Posteriormente, el GTP genera ATP mediante una reacción de intercambio catalizada por la nucleósido-difosfato quinasa:

$$GTP + ADP \leftrightarrow GDP + ATP$$

Cuarta fase del ciclo de Krebs: oxidación del succinato y regeneración del oxalacetato

En esta fase se producen dos reacciones de óxido-reducción que generan $FADH_2$ y NADH, separadas por una reacción de hidratación (**Fig. 1-19**). La primera de estas reacciones transforma el succinato en fumarato con producción de $FADH_2$. La enzima responsable de catalizar este proceso (succinato deshidrogenasa) se diferencia de las demás enzimas del ciclo por su localización en la membrana interna mitocondrial, mientras que las otras se encuentran en la matriz. De hecho,

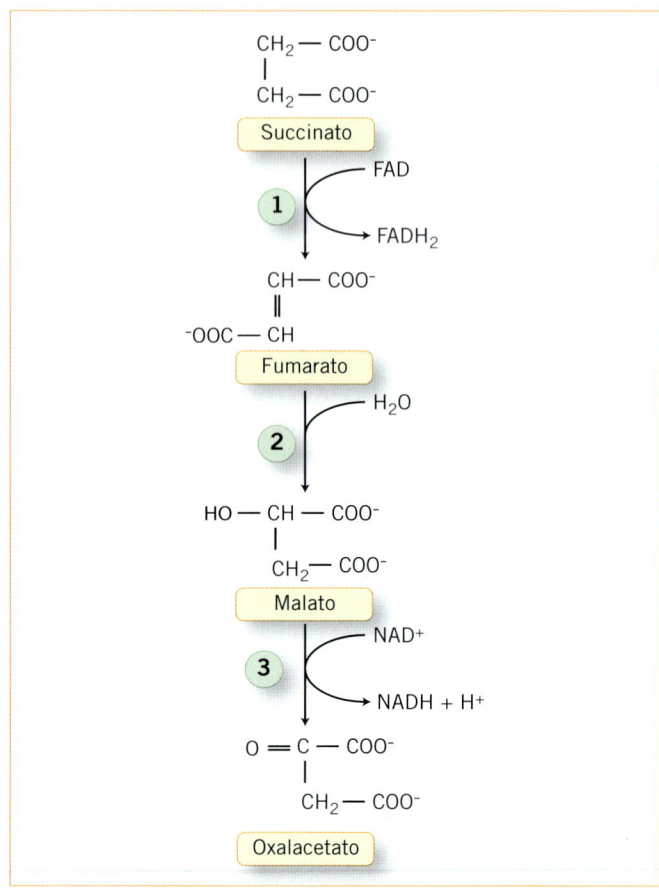

Figura 1-19. Oxidación del succinato y recuperación del oxalacetato. 1: succinato deshidrogenasa; 2: fumarasa; 3: malato deshidrogenasa.

la succinato deshidrogenasa forma parte del complejo II de la cadena respiratoria, por lo que el $FADH_2$ cede sus electrones a nivel de la coenzima Q (v. Fosforilación oxidativa, antes).

La reacción siguiente, catalizada por la enzima fumarasa, consiste en la hidratación del fumarato para originar malato. Posteriormente, el malato se oxida a oxalacetato, en una reacción catalizada por la malato deshidrogenasa, con producción de NADH. De esta forma se regenera el oxalacetato y puede volver a funcionar el ciclo.

Rendimiento energético del ciclo de Krebs

Como se acaba de describir, una vuelta completa del ciclo de Krebs genera tres moléculas de NADH, una de $FADH_2$ y un GTP. Se puede concluir, por lo tanto, de forma aproximada, que se producen 10 moléculas de ATP. En efecto, cada molécula de NADH genera 2,5 de ATP y el $FADH_2$ genera 1,5 (v. Fosforilación oxidativa), mientras que el GTP equivale a una molécula de ATP.

Regulación del ciclo de Krebs

El funcionamiento del ciclo de Krebs está controlado, fundamentalmente, por el estado energético de la célula, como es lógico esperar, dado su carácter de «turbina metabólica». Cuando la célula se encuentra en condiciones de plenitud energética, los niveles de ATP son altos, mientras que los de

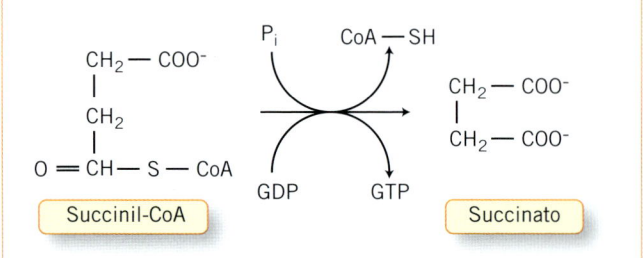

Figura 1-18. Formación de succinato por la acción de la enzima succinato tioquinasa.

ADP son bajos. Por el contrario, la escasez energética se caracteriza por altos niveles de ADP y baja cantidad de ATP. Por otra parte, dada la estrecha relación entre el funcionamiento de las cadenas de transporte electrónico y la fosforilación oxidativa, los niveles de las coenzimas reducidas se corresponden con las concentraciones de ATP. Se puede concluir, por lo tanto, que el funcionamiento del ciclo será tanto mayor cuanto menos ATP y más ADP exista en la célula. Los puntos concretos de control son las etapas enzimáticas catalizadas por la isocitrato deshidrogenasa y por la α-cetoglutarato deshidrogenasa. Se trata de dos enzimas cuya actividad es regulada por las señales celulares que se acaban de mencionar. La isocitrato deshidrogenasa ligada al NAD$^+$ es activada por ADP e inhibida por ATP y NADH. La α-cetoglutarato deshidrogenasa también es inhibida por ATP y NADH, así como también por su producto, el succinil-CoA. En el músculo esquelético, ambas enzimas son activadas, además, por los aumentos de las concentraciones intramitocondriales de iones calcio que acompañan al estímulo eléctrico de la actividad muscular.

Aspectos anfibólicos del ciclo de Krebs

La estructura «cerrada» del ciclo de Krebs que se acaba de describir no se corresponde exactamente con la realidad en las células. El ciclo de los ácidos tricarboxílicos es una ruta anfibólica, es decir, puede funcionar como ruta tanto catabólica como anabólica. Ambos aspectos se describen a continuación.

El ciclo de Krebs como ruta catabólica. Reacciones cataplanerías

Como se ha mencionado previamente, el ciclo de los ácidos tricarboxílicos constituye la ruta catabólica final del metabolismo de gran parte de los compuestos de carbono, que son oxidados hasta dióxido de carbono. Así, en situaciones catabólicas, sobre todo cuando se produce una degradación elevada de aminoácidos, por ejemplo, por consumo de dietas hiperproteicas o por la proteólisis muscular en situaciones de ayuno, se incorpora al ciclo de Krebs un exceso de metabolitos de cuatro carbonos (oxalacetato, succinil-CoA, fumarato) o de cinco carbonos (α-cetoglutarato). Sin embargo, en esta ruta únicamente se puede oxidar el acetil-CoA, es decir, el único sustrato del ciclo es el acetato en forma de acetil-CoA, no los intermediarios mencionados, que deben salir del ciclo para su oxidación. Este proceso se denomina cataplerosis.

La principal reacción cataplerótica aparece en la **figura 1-20** y tiene como finalidad convertir el oxalacetato en acetil-CoA. La ruta consiste en oxidar directamente dos de los cuatro carbonos del oxalacetato a dióxido de carbono mediante sendas descarboxilaciones, y activar los dos carbonos restantes uniéndolos al CoA para dar lugar al sustrato del ciclo. Este proceso comienza con la descarboxilación del oxalacetato por la fosfoenolpiruvato carboxiquinasa para dar fosfoenolpiruvato, que será transformado en acetil-CoA y CO_2 en dos etapas catalizadas por la piruvato quinasa y la piruvato deshidrogenasa.

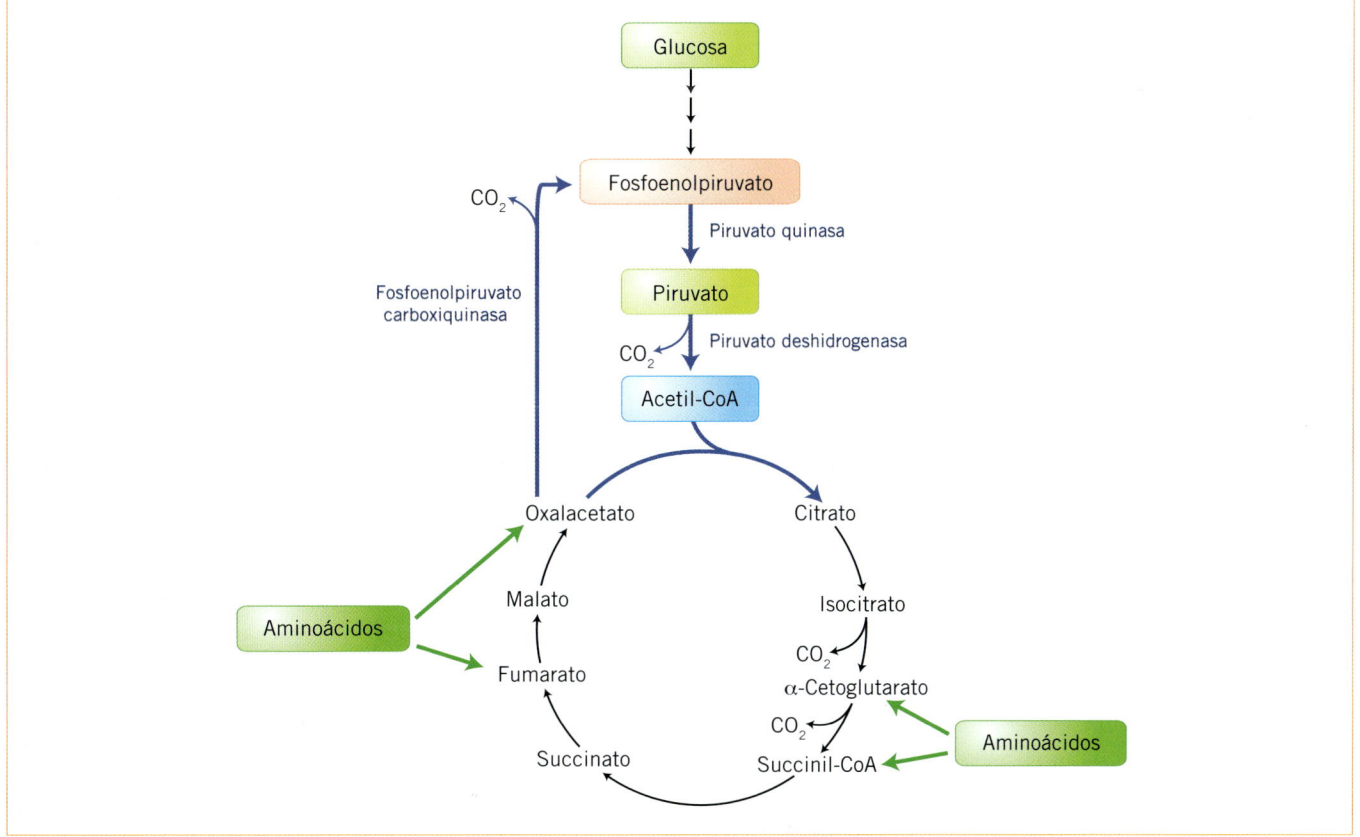

Figura 1-20. Ruta cataplerótica para la oxidación de los intermediarios del ciclo de Krebs.

El ciclo de Krebs como ruta anabólica. Reacciones anapleróticas

El ciclo del ácido cítrico desempeña funciones anabólicas, además de su importante actividad catabólica como ruta oxidativa final. En múltiples circunstancias, los metabolitos intermediarios del ciclo pueden ser utilizados para iniciar diferentes rutas en las que se sintetizan productos muy variados, entre ellos glucosa, aminoácidos y porfirinas. Así, el oxalacetato se utiliza para la biosíntesis de glucosa y de algunos aminoácidos; el citrato participa en la biosíntesis de los ácidos grasos y de los esteroles; el α-cetoglutarato puede originar glutamato por transaminación, y éste participa en la biosíntesis de otros aminoácidos, y el succinil-CoA es el precursor de las porfirinas y, por lo tanto, del grupo hemo. Las principales vías anabólicas que parten del ciclo del citrato se muestran esquemáticamente en la **figura 1-21**.

La utilización de intermediarios del ciclo de Krebs para funciones biosintéticas altera, lógicamente, sus funciones energéticas. Hay que considerar que, cuando algunos metabolitos del ciclo son desviados a otras rutas, no se puede cerrar el ciclo, debido a la imposibilidad de regenerar el oxalacetato, y su disminución supone la ralentización del ciclo al no estar disponible para la síntesis de citrato. Cuando el ciclo se utiliza con fines anabólicos, deben funcionar simultáneamente otras reacciones que sinteticen metabolitos del ciclo, para reponer los carbonos que escapan hacia rutas biosintéticas. Este proceso de relleno de metabolitos se conoce con el nombre de anaplerosis.

Las tres principales reacciones anapleróticas son las catalizadas por la piruvato carboxilasa, la enzima málica y la fosfoenolpiruvato carboxiquinasa. Todas consumen energía y sirven para transformar metabolitos de tres carbonos derivados de la oxidación de la glucosa hasta intermediarios del ciclo de cuatro carbonos. La reacción catalizada por la fosfoenolpiruvato carboxiquinasa ya se ha mencionado, puesto que en el sentido descarboxilante es cataplerótica. Se estudia, además, en el **capítulo 3** de este mismo volumen por ser una enzima gluconeogénica. La reacción catalizada por la enzima málica forma parte de la síntesis de ácidos grasos, en concreto participa en la lanzadera del citrato, la cual permite al acetil-CoA salir de la matriz mitocondrial al citosol, donde ocurre mayoritariamente la síntesis de ácidos grasos. La reacción anaplerótica por excelencia es la catalizada por la piruvato carboxilasa, que permite reponer el oxalacetato por carboxilación del piruvato. Estas dos últimas reacciones se muestran en la **figura 1-22**.

Papel de las vitaminas y los minerales en el metabolismo

Las grandes rutas metabólicas indicadas en la **figura 1-14** están compuestas por múltiples reacciones, estando casi todas ellas catalizadas por enzimas, muchas de las cuales requieren el concurso de una o varias coenzimas. La mayoría de estas coenzimas son derivados de algunas vitaminas. Por ello, para un correcto funcionamiento del metabolismo hacen falta cantidades adecuadas de dichas vitaminas. Las defi-

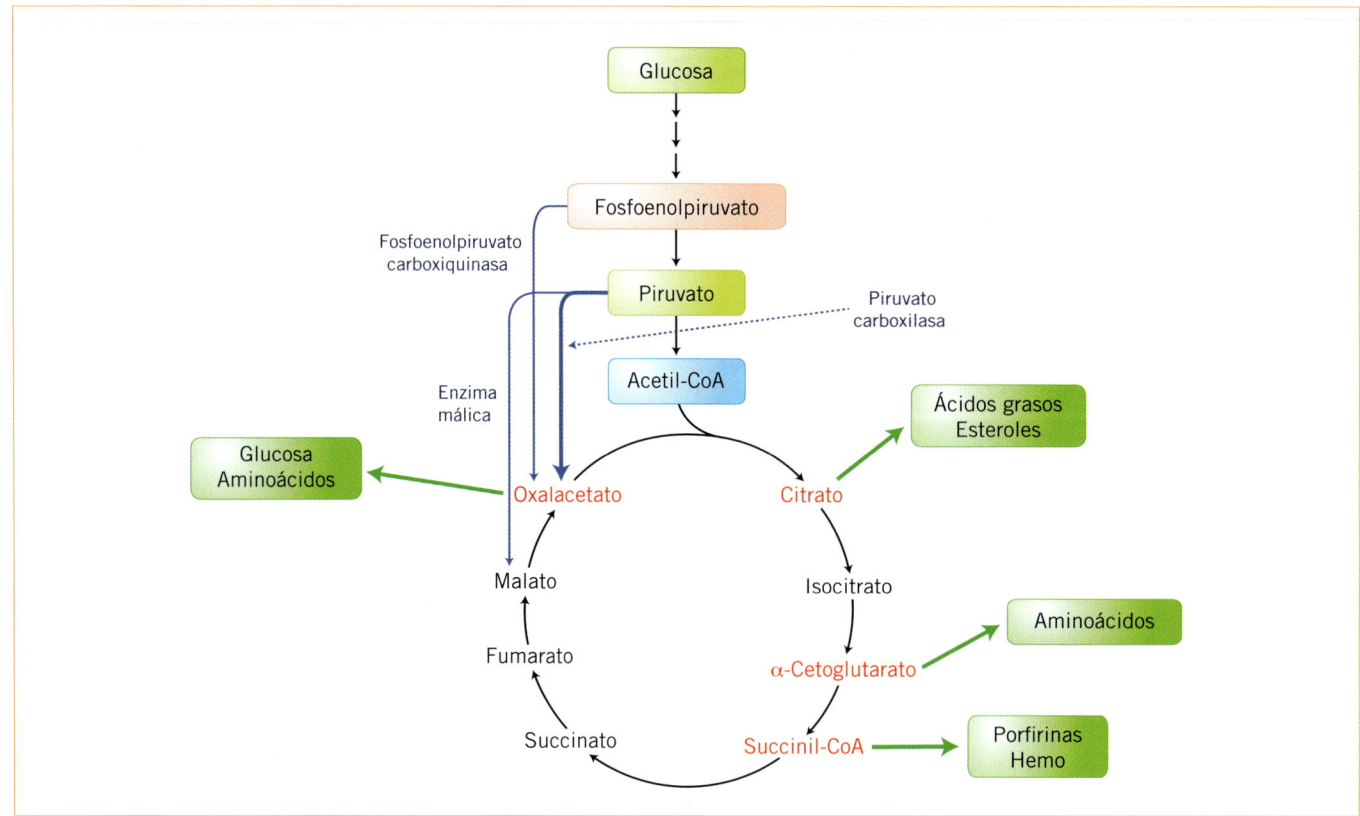

Figura 1-21. Esquema de algunas funciones biosintéticas del ciclo de Krebs y reacciones anapleróticas (estas últimas se han indicado con flechas azules). La más importante está catalizada por la piruvato carboxilasa y está resaltada con trazo más grueso.

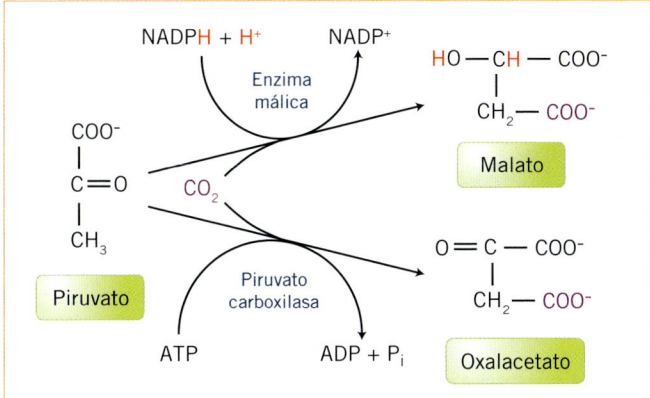

Figura 1-22. Enzimas málica y piruvato carboxilasa como catalizadores de reacciones anapleróticas del ciclo de Krebs.

ciencias en su aporte afectarán, por lo tanto, a las etapas en las que intervienen, produciendo alteraciones bioquímicas que pueden llegar a conducir en los casos más acusados a las alteraciones patológicas correspondientes. Por ejemplo, el pirofosfato de tiamina es una coenzima derivada de la vitamina B_1 que interviene en la reacción catalizada por la piruvato deshidrogenasa. Esta reacción consiste en el paso de piruvato a acetil-CoA y constituye una etapa decisiva en la utilización oxidativa de la glucosa. Dada la importancia de la glucosa como sustrato metabólico de las neuronas, la deficiencia de tiamina afecta al sistema nervioso, originando el cuadro clínico del beriberi. A título indicativo, en la **figura 1-23** se señalan algunas formas coenzimáticas de varias vitaminas que intervienen en las rutas catabólicas centrales. Algunos elementos minerales forman parte constitutiva de enzimas o intervienen como cofactores en sus funciones catalíticas. Así, por ejemplo, el cobre forma parte de numerosas enzimas, entre ellas la citocromo oxidasa, que cataliza la última etapa en la cadena respiratoria (v. Fosforilación oxidativa, antes). Por otra parte, el magnesio se utiliza como cofactor en las reacciones catalizadas por las quinasas, como la hexoquinasa, que interviene en la formación de glucosa-6-fosfato a partir de glucosa, iniciando así su metabolización en los tejidos periféricos. Al igual que en el caso de las vitaminas, las deficiencias en alguno de estos minerales puede llevar consigo las alteraciones metabólicas correspondientes. Así, la falta de cobre puede originar trastornos nerviosos por la ineficacia de la citocromo oxidasa, dada la trascendencia del metabolismo oxidativo en las neuronas. Los alimentos muy refinados carecen prácticamente de vitaminas y minerales, por lo que sus macronutrientes originan únicamente calorías («calorías vacías»). El abuso de este tipo de alimentos (grasas, aceites, pan blanco, azúcar, alcohol, etc.) puede, por lo tanto, originar deficiencias vitamínicas y minerales, y repercutir de forma muy negativa en el metabolismo.

Compartimentación celular

Los procesos metabólicos se localizan en diferentes compartimentos celulares. Así, la glucólisis se desarrolla en el citosol y el ciclo tricarboxílico se produce en la mitocondria, mientras que el ciclo de la urea utiliza ambos compartimentos. En

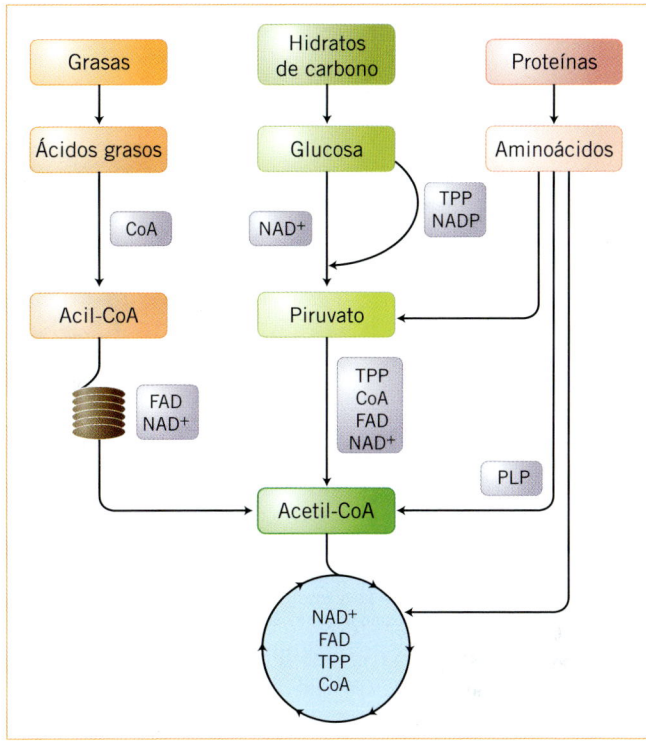

Figura 1-23. Algunas vías metabólicas en las que intervienen coenzimas derivadas de vitaminas. CoA: coenzima A; FAD: flavina adenindinucléotido; NAD+: nicotinamida adenindinucleótido; NADP+: nicotinamida adenindinucleótido-fosfato PLP: piridoxal-fosfato; TPP: tiamina pirofosfato.

la **figura 1-24** se indica la localización celular de algunos de los principales procesos metabólicos. La compartimentación celular plantea problemas de transporte de metabolitos y coenzimas, y puede desempeñar un papel importante en la regulación de los correspondientes procesos. En algunos casos, los metabolitos pueden acceder a localizaciones celulares diferentes mediante transportadores específicos. Ya se ha descrito (v. Fosforilación oxidativa, antes) la existencia de transportadores para que el ATP pueda salir de la mitocondria y el ADP pueda penetrar en este orgánulo. Un sistema más complejo lo constituyen las denominadas «lanzaderas», que se utilizan cuando no existen transportadores adecuados. Las lanzaderas más características son las que transportan los equivalentes de reducción entre el citosol y la mitocondria.

Como se describe en el **capítulo 3**, durante el transcurso de la glucólisis se generan equivalentes de reducción en forma de NADH en el citosol. Estas coenzimas reducidas no pueden acceder a las mitocondrias para su aprovechamiento oxidativo, porque la membrana interna mitocondrial es impermeable para dichas moléculas. Sin embargo, existe la posibilidad de utilizar el NADH para reducir a un metabolito capaz de atravesar la membrana mitocondrial. Una vez en el interior de este orgánulo, se procede a la regeneración de la forma oxidada del metabolito con producción intramitocondrial de la coenzima reducida, que ya puede utilizarse en las cadenas de transporte electrónico. Por último, el metabolito oxidado vuelve al citosol para permitir el funcionamiento continuo de la lanzadera.

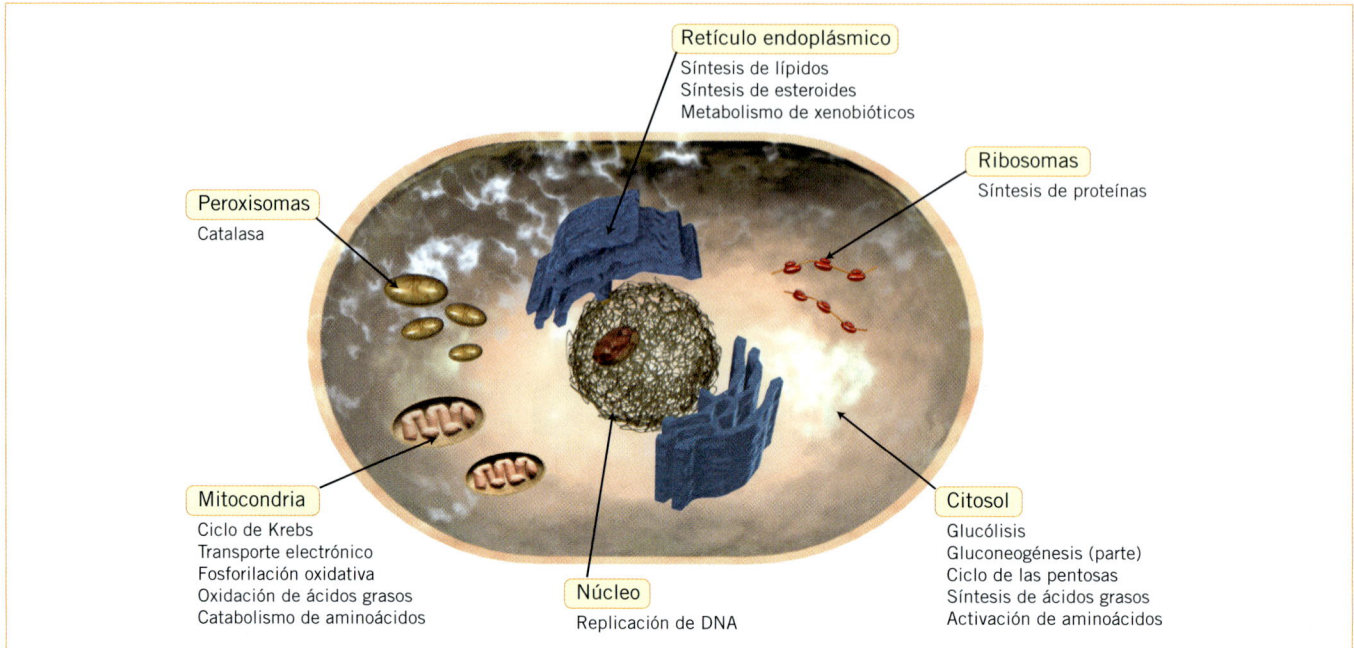

Figura 1-24. Localización intracelular de algunas enzimas y procesos metabólicos.

En la **figura 1-25** se esquematizan dos sistemas de lanzadera para la utilización del NADH citosólico procedente de la glucólisis. El primero de ellos se denomina «lanzadera del glicerol-fosfato», que es el nombre de uno de los metabolitos utilizados para atravesar la membrana mitocondrial. Como puede observarse, la oxidación intramitocondrial del glicerol-fosfato genera $FADH_2$. Esto supone una ligera pérdida de poder energético, puesto que esta coenzima origina menos ATP que el NADH. Por otra parte, esta lanzadera es de carácter irreversible, lo que asegura el rendimiento energético del proceso.

La «lanzadera del malato-aspartato» es un poco más compleja. El NADH se utiliza para reducir el oxalacetato con producción de malato. Este metabolito penetra en la mitocondria y es oxidado a oxalacetato con producción de NADH. Sin embargo, la membrana interna mitocondrial es impermeable al oxalacetato, por lo que se necesitan unas reacciones adicionales de transaminación para convertir el oxalacetato en aspartato, compuesto que dispone de un transportador específico para atravesar la membrana.

En esta lanzadera no hay pérdida de poder energético. Por otra parte, es de carácter reversible. Como se describe en

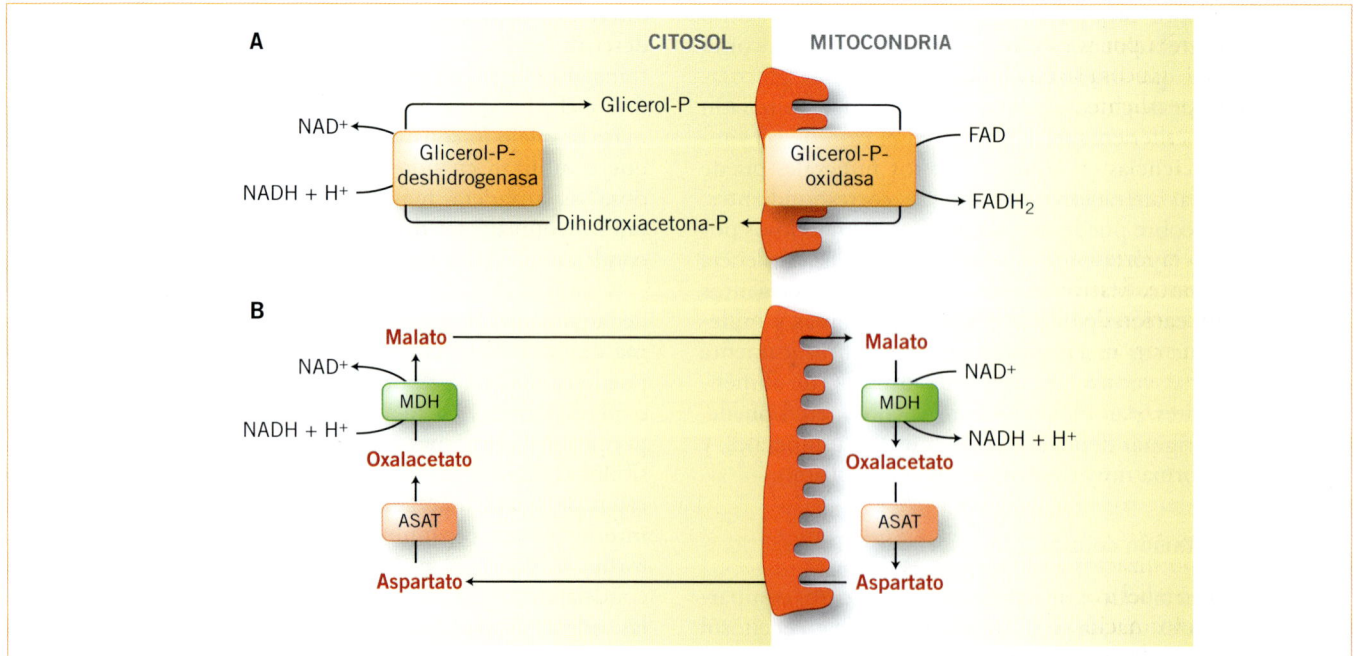

Figura 1-25. Lanzaderas del glicerol-fosfato (A) y del malato-aspartato (B). MDH: malato deshidrogenasa; ASAT: aspartato aminotransferasa.

el **capítulo 3**, esta cualidad es interesante porque permite utilizar el poder reductor mitocondrial para el proceso gluconeogénico.

Existen otros mecanismos para atravesar la membrana mitocondrial, como se describe con detalle en el **capítulo 6**. Así, los ácidos grasos de cadena larga entran en la mitocondria para su utilización oxidativa tras su conversión en derivados de la carnitina. Por otra parte, el acetil-CoA mitocondrial procedente del metabolismo glucídico debe salir al citosol para la biosíntesis de ácidos grasos (lipogénesis), pero la membrana mitocondrial es impermeable al acetil-CoA.

Para resolver este problema, como ya se ha mencionado (v. Fases del metabolismo intermedio, antes), se utiliza la primera etapa enzimática del ciclo de Krebs, que origina citrato. Este compuesto tiene un transportador específico que le permite salir al citosol, donde se produce su conversión posterior en acetil-CoA.

Compartimentación tisular

La mayor parte de las células del organismo son capaces de realizar las principales vías metabólicas, pero existen generalmente diferencias cuantitativas en cuanto a su funcionamiento. Así, por ejemplo, la síntesis de colesterol es mucho más importante en el hígado que en los demás tejidos. Además, hay células que carecen del equipamiento enzimático necesario para llevar a cabo determinados procesos catabólicos o biosintéticos. El ejemplo más característico lo constituyen los eritrocitos, en los que no se da el ciclo tricarboxílico por carecer de mitocondrias.

Un corolario importante de las diferentes capacidades metabólicas de los tejidos es la existencia de intercambios tisulares de nutrientes y metabolitos. Los principales órganos y tejidos implicados en estas interrelaciones son el hígado, el músculo, el cerebro, el tejido adiposo y los eritrocitos.

El hígado tiene un papel fundamental en el mantenimiento de la glucemia. Puede almacenar glucosa como glucógeno y puede sintetizarla por gluconeogénesis. De esta forma, garantiza niveles de glucosa adecuados para su utilización en los tejidos glucodependientes, especialmente el cerebro. Es interesante destacar, sin embargo, que la gluconeogénesis se produce durante el ayuno a partir de aminoácidos musculares, lo que lleva consigo la destrucción de las correspondientes proteínas.

También es importante el hígado en el metabolismo lipídico. Por una parte, desempeña un papel principal en la síntesis y en la utilización de las diferentes lipoproteínas sanguíneas. Por otra parte, es el responsable de la síntesis de los compuestos cetónicos a partir de los ácidos grasos. Los compuestos cetónicos son cruciales para el metabolismo cerebral durante el ayuno prolongado. Sin embargo, su producción excesiva, como ocurre en la diabetes descompensada, se acompaña de alteraciones patológicas graves.

El hígado es la sede principal del metabolismo de los aminoácidos, de su utilización energética o gluconeogénica y de la desintoxicación del amoníaco producido en estas reacciones mediante la formación de urea. También es el órgano en el que se sintetizan los principales derivados nitrogenados de los aminoácidos.

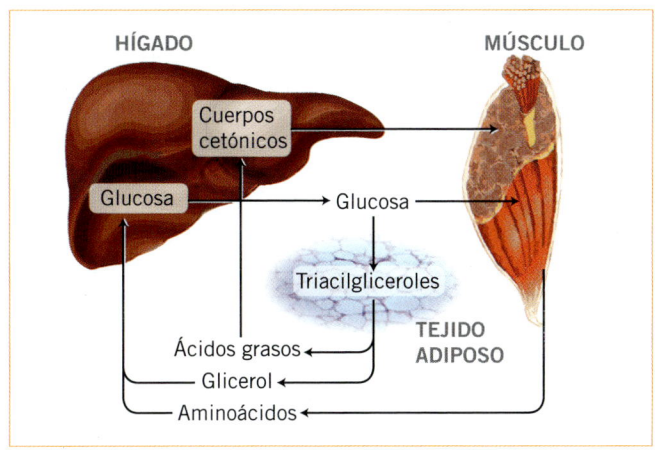

Figura 1-26. Algunas interrelaciones metabólicas entre hígado, músculo y tejido adiposo.

Resulta evidente que el hígado funciona como una «estación intermedia» que regula el aporte de los diferentes nutrientes a los demás tejidos de acuerdo con la composición de la dieta y las demás circunstancias fisiológicas. Sin embargo, los tejidos extrahepáticos no funcionan como meros receptores de dichos nutrientes, sino que envían a su vez al hígado y a otros tejidos determinados productos de su metabolismo. Como se acaba de describir, el músculo contribuye a la gluconeogénesis hepática mediante la degradación de sus propias proteínas, mientras que el tejido adiposo permite la cetogénesis hepática a través de la degradación de los triacilgliceroles previamente almacenados.

Al contrario de lo que sucede en los tejidos ya mencionados, el cerebro no dispone de cantidades significativas de reserva energética, por lo que necesita el aporte continuo de glucosa. Este aporte puede disminuir, en parte, durante el ayuno prolongado, porque en estas condiciones se utilizan también los compuestos cetónicos. El metabolismo energético cerebral es cuantitativamente importante y siempre de tipo oxidativo aerobio.

Como se ha descrito antes, los eritrocitos no tienen mitocondrias, por lo que su metabolismo es exclusivamente glucolítico anaerobio. Por ello, producen continuamente lactato. Este metabolito puede ser utilizado por otros tejidos, especialmente el hígado y el músculo cardíaco. Las relaciones metabólicas entre los tejidos son muy complejas y varían con el estado fisiológico, tipos de dieta o circunstancias patológicas.

En la **figura 1-26** se señalan algunas de estas interrelaciones, que se desarrollarán en capítulos sucesivos.

REGULACIÓN DEL METABOLISMO

El metabolismo no es un proceso rígido, sino que debe adaptarse a las variaciones nutricionales y fisiológicas. Entre los mecanismos de control existentes, el primero es la asequibilidad o disponibilidad de los nutrientes en las células o compartimentos celulares; pero existen, además, otros procesos de regulación que se realizan a nivel de la actuación de las enzimas. En cualquier caso, conviene distinguir entre los mecanismos que operan a nivel celular (que son comunes a la generalidad de los seres vivos) y los que se ponen de manifiesto cuando interesa una regulación a nivel de un organismo superior.

De una manera muy general, puede establecerse que la mayoría de las enzimas que intervienen en las vías metabólicas siguen una cinética hiperbólica, es decir, que carecen de propiedades reguladoras, actuando siempre con idéntica actividad. Suelen tener buenas características cinéticas (baja constante de Michaelis [K_m], es decir, gran afinidad por su sustrato, y alta velocidad máxima) y se encuentran en cantidades suficientes, sean cuales sean las condiciones fisiológicas. Por otra parte, existen algunas enzimas que poseen características moduladoras, de manera que varían en su actividad de acuerdo con las circunstancias. Estas enzimas presentan generalmente cinéticas sigmoideas *(enzimas alostéricas)* y se encuentran situadas al principio de las vías metabólicas, siendo en cada caso la primera reacción específica de la ruta en cuestión (**Fig. 1-27**).

No obstante, existe también la posibilidad de que una enzima pueda desarrollar funciones reguladoras sin estar sometida a variaciones en su actividad, lo que resulta posible gracias a sus propiedades cinéticas y su localización tisular. Es el caso, por ejemplo, de la *glucoquinasa* (GK) hepática, en contraposición con la *hexoquinasa* (HK) de los tejidos periféricos. En los tejidos de mamíferos existen cuatro isoformas de la hexoquinasa (de la I a la IV) (sobre isoformas o isoenzimas, v. Otras formas de regulación, más adelante), que están codificadas por sendos genes. Las tres primeras isoformas presentan características comunes entre sí pero diferentes de la IV. Por ejemplo, las isoformas I, II y III están distribuidas por todos los tejidos, mientras que la IV es exclusiva del hígado; las isoformas I, II y III tienen una K_m de 0,2 mM, mientras que la IV tiene una K_m de 10 mM, y las isoformas I, II y III se inhiben por el producto de la reacción, la glucosa-6-fosfato, pero esta inhibición no ocurre con la isoforma IV. Por estos motivos, en este tratado simplificaremos llamando hexoquinasa a las tres primeras isoformas, y glucoquinasa a la IV (**Fig. 1-28**).

Dado que la K_m de la glucoquinasa es muy superior a la de la hexoquinasa, es decir, la glucoquinasa tiene mucha me-

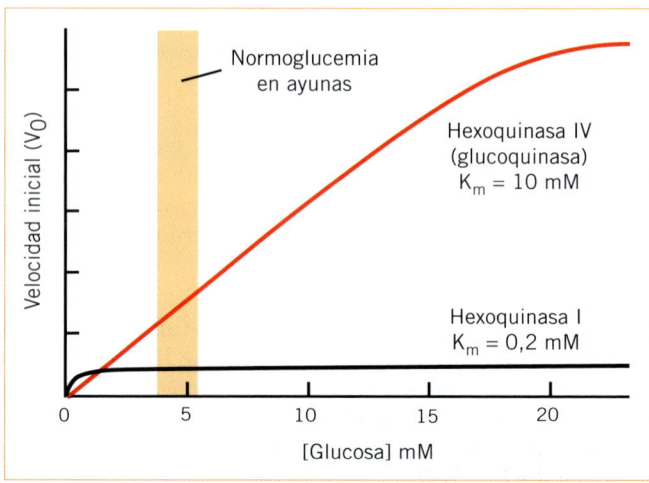

Figura 1-28. Propiedades cinéticas de la hexoquinasa I y la glucoquinasa (hexoquinasa IV). Dado que la constante de Michaelis (K_m) de la hexoquinasa I es mucho menor que la de la glucoquinasa, cuando la glucemia se eleva por encima de 5 mM, la actividad de esta última aumenta, pero la hexoquinasa I ya está operando a velocidad máxima ($V_{máx}$) y no puede responder al aumento de la glucemia. Las hexoquinasas I, II y II tienen propiedades cinéticas similares.

nos afinidad por la glucosa que la hexoquinasa, esta última enzima actúa con gran eficacia sobre la glucosa captada por las células de los tejidos periféricos. En cambio, como la K_m de la glucoquinasa es mucho mayor, la fosforilación de la glucosa en los hepatocitos sólo se realiza si sus concentraciones son muy grandes (como ocurre después de comer), iniciándose así su metabolización. Como se verá más adelante, esta metabolización supone su transformación en materiales de reserva, como el glucógeno o los triacilgliceroles, que se podrán utilizar por los tejidos periféricos en los períodos interdigestivos. Cuando la cantidad de glucosa que llega al hígado es escasa no hay metabolización, permitiéndose que salga a la circulación sistémica y sea utilizada por los demás tejidos.

Aparte de algunos casos concretos como el que se acaba de mencionar, existen dos formas fundamentales de regulación enzimática: la regulación de la actividad y la regulación de la cantidad de la enzima.

Regulación de la actividad enzimática

Existen varias posibilidades para regular la actividad enzimática. Entre todas ellas, merecen especial atención la regulación alostérica y la regulación por modificación covalente. Conviene destacar que la regulación alostérica es un mecanismo de control metabólico universal utilizado por todo tipo de organismos. Se trata de un tipo de regulación que obedece exclusivamente a señales celulares, como la concentración del sustrato o la existencia de inhibidores o activadores alostéricos.

Las enzimas alostéricas son los candidatos ideales para regular una vía metabólica porque:

1. Modulan su actividad de acuerdo con las concentraciones de sustrato (efecto umbral) (**Fig. 1-27**). Por lo tanto, mientras no exista suficiente cantidad de sustrato habrá muy

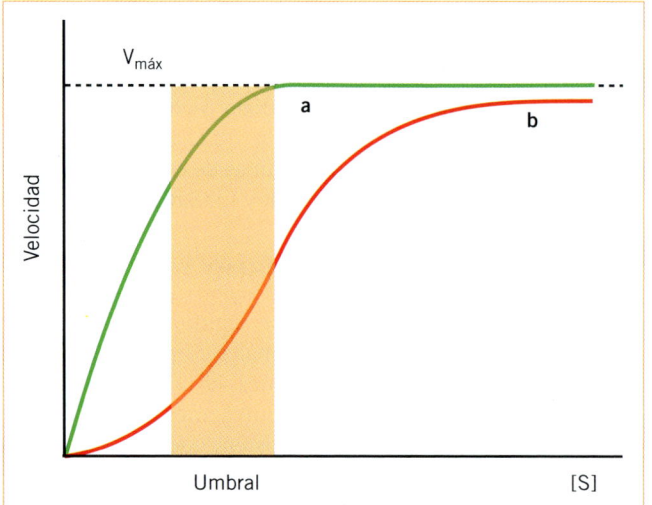

Figura 1-27. Cinética «michaeliana» (a) y cinética sigmoide (b).

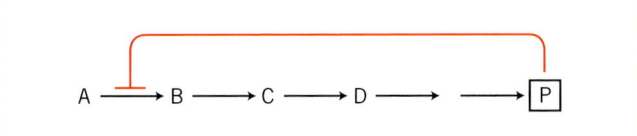

Figura 1-29. Inhibición por retroalimentación negativa *(feedback)*.

poca actividad enzimática y no funcionará prácticamente la vía metabólica.

2. Modulan su actividad de acuerdo con las concentraciones de efectores alostéricos diversos. Aunque existen muchas posibilidades, el caso más corriente de regulación por efectores alostéricos es la inhibición de la primera enzima específica de la vía metabólica por acumulación de producto final (inhibición *feedback* o retroalimentación) (**Fig. 1-29**). Se evita así la formación excesiva, innecesaria e incluso nociva de dicho producto final y de sus precursores inmediatos al impedir el funcionamiento de la vía metabólica desde el principio. Es importante señalar que el producto final de una vía metabólica no suele parecerse estructuralmente al sustrato de la primera enzima. Por ello, no hay posibilidad de inhibición por competencia de este producto final con el sustrato en el centro activo de la enzima (inhibición competitiva). Hace falta, por lo tanto, un efecto inhibidor de tipo alostérico, en el que el inhibidor actúa en un sitio distinto al centro activo. Muchos efectores alostéricos son *nucleótidos energéticos*, como ATP, ADP, AMP, GTP, etc. En general, las enzimas reguladoras de vías catabólicas se inhiben por ATP y se activan por AMP o ADP, ocurriendo lo contrario en el caso de las rutas anabólicas. Es decir, el estado energético de una célula es capaz de controlar de alguna manera el funcionamiento de su metabolismo.

Sin embargo, la actividad metabólica de una célula no puede regularse independientemente del conjunto del organismo. Por eso, las señales de regulación exclusivamente celulares no son suficientes e incluso pueden ser contraproducentes en una situación determinada. Por ejemplo, la degradación del glucógeno hepático no debe estar regulada únicamente por señales celulares como los niveles de ATP o AMP. En efecto, otros territorios del organismo pueden necesitar glucosa hepática aunque los hepatocitos estén en perfecto estado energético. Por eso, existen procedimientos peculiares en los organismos superiores que ajustan el metabolismo celular a las necesidades del conjunto. En algunos casos se recurre a señales nerviosas, pero generalmente intervienen las señales hormonales. En ambos casos, la regulación alostérica es sustituida por la regulación por modificación covalente.

Como se describe en los **capítulos 2** y **3** del **tomo II**, tanto las señales nerviosas como, especialmente, las señales hormonales originan la formación celular de «segundos mensajeros», como el AMP cíclico. Y estos segundos mensajeros estimulan a su vez a enzimas específicas, generalmente quinasas, que catalizan la fosforilación de las enzimas sujetas a regulación. De este modo, se convierte a una proteína enzimática sensible a efectores alostéricos intracelulares en una forma insensible a éstos, y que es más activa (o menos activa) que la forma anterior.

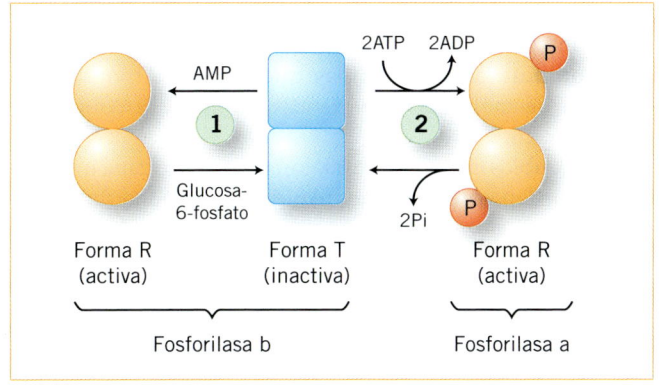

Figura 1-30. Esquema simplificado de la regulación de la fosforilasa del glucógeno por mecanismos alostéricos (1) y por modificación covalente (2).

El ejemplo más característico de regulación por modificación covalente es la que se realiza sobre la *fosforilasa del glucógeno*, que se describe con detalle en el **capítulo 3** y de la que adelantamos algunos aspectos básicos (**Fig. 1-30**).

La fosforilasa del glucógeno tiene dos formas, denominadas «a» y «b». La fosforilasa b puede considerarse la proteína enzimática sensible a los efectores alostéricos (fundamentalmente AMP y glucosa-6-fosfato), que influyen en su conformación espacial, a través de las formas R (activas) y T (inactivas), modulando de esta manera su actividad. Por otra parte, la fosforilación (por vía hormonal) origina la conformación activa (forma R) que denominamos fosforilasa a. Esta enzima es activa con independencia de las señales alostéricas celulares, siendo necesaria una nueva reacción química, catalizada por una fosfatasa, para volver a reproducir las condiciones de partida.

La fosforilasa a es, por lo tanto, una enzima activa que va a intervenir «diligentemente» en la degradación del glucógeno, sin «hacer caso» de las señales celulares. Así, por ejemplo, en condiciones posprandiales, en las células hepáticas en un buen estado energético (altos niveles de ATP y bajos niveles de AMP), la fosforilasa b estaría inactiva, en su forma T. La liberación de adrenalina o glucagón, sin embargo, daría la señal de degradación de glucógeno al pasar la fosforilasa b a fosforilasa a, con independencia del estado energético celular, proporcionando inmediatamente glucosa a la circulación.

Regulación de la concentración enzimática

Los cambios en la velocidad de una vía metabólica se realizan casi instantáneamente en el caso de una regulación alostérica, donde se modifica la actividad de una enzima por simple presencia o ausencia de un determinado metabolito (o, más exactamente, por variaciones en su concentración). Así, por ejemplo, un aumento de la concentración del inhibidor produce un descenso inmediato de la actividad enzimática; pero la actividad volverá a recuperarse de inmediato, si desciende la concentración del inhibidor.

Aunque la regulación por modificación covalente requiere el concurso de varias reacciones enzimáticas, éstas se producen rápidamente en respuesta a las señales extracelulares y también es rápida la recuperación de las formas iniciales. Para conseguir una regulación menos transitoria no basta con modificar la actividad: hay que recurrir a modificar la cantidad de moléculas enzimáticas, es decir, la concentración de enzima.

Los cambios en la concentración de una proteína enzimática se pueden conseguir modulando la velocidad de su síntesis o de su degradación. El aumento en la velocidad de síntesis de una enzima se llama *inducción*; la disminución en la velocidad de síntesis se denomina *represión*. Se trata de procesos muy complejos que afectan la expresión génica (**cap. 9**, Regulación de la expresión génica en organismos eucariotas, **tomo II**). En las bacterias, estos cambios están encaminados fundamentalmente a la adaptación al entorno nutricional. Así, por ejemplo, en los microorganismos es la propia concentración de un nutriente (p. ej., la lactosa) la que condiciona la inducción de los sistemas enzimáticos que la degradan y permiten su utilización celular. En estos casos, los cambios en la concentración enzimática son muy grandes (hasta mil veces) y muy rápidos (del orden de minutos). En el organismo humano, los cambios son mucho menores y mucho más lentos.

La regulación de la concentración de enzima en el organismo humano se produce fundamentalmente en los tejidos que están en contacto con concentraciones variables de nutrientes (hígado y mucosa intestinal). Como se acaba de mencionar, los cambios son mucho menos importantes que los que ocurren en bacterias (aumentos de la concentración enzimática que no suelen superar las 20 o 40 veces en los casos más extremos) y se producen con relativa lentitud (pueden necesitar muchas horas o días). A título de ejemplo, se puede mencionar que una alimentación rica en hidratos de carbono conduce a una inducción de algunas enzimas glucolíticas y lipogénicas en el hígado. De manera semejante, una alimentación rica en proteínas origina el incremento de la concentración de las enzimas de la ureogénesis, lo que facilita la eliminación del amoníaco que se va a producir por la degradación de los aminoácidos.

Es interesante destacar que el incremento en la concentración de enzimas puede ser realizado directamente por los propios nutrientes. Así, la inducción de las enzimas glucolíticas y lipogénicas que se acaba de citar puede ser producida por la propia glucosa (concretamente, tras su metabolización a glucosa-6-fosfato). Sin embargo, los principales responsables de este tipo de fenómenos de inducción son las hormonas. En el caso concreto que se describe, la insulina es la principal responsable de la inducción enzimática, siendo el resultado final una amplificación del efecto de los nutrientes. En general, las hormonas que utilizan esta forma de actuación son los corticoides y la insulina, aunque también puede actuar así el glucagón.

La regulación de la concentración enzimática suele realizarse sobre la velocidad de su síntesis (*inducción* o *represión*), aunque puede conseguirse también a través de la modulación de su *degradación*. Vale la pena resaltar que este tipo de regulación está vinculado fundamentalmente a las células eucariotas, ya que los microorganismos no suelen

necesitar la degradación de las proteínas «inservibles», que se diluyen en la masa microbiana por la gran rapidez de proliferación.

El principal mecanismo de regulación de la degradación de proteínas enzimáticas está relacionado con su ubiquitinación y posterior hidrólisis en el proteasoma. Existen, además, otros procedimientos característicos. Uno de estos mecanismos lo constituye la protección que ejerce el propio sustrato sobre la enzima. Así, la triptófano pirrolasa, enzima hepática responsable de iniciar la degradación del triptófano, se degrada a poca velocidad cuando existen cantidades importantes de este aminoácido y sólo sufre una degradación intensa en su ausencia. Como las enzimas proteolíticas son bastante inespecíficas, la resistencia de la triptófano pirrolasa a la proteólisis se debe a un cambio conformacional inducido por su sustrato. En una línea semejante, parece que algunas coenzimas protegen también de la degradación a la proteína apoenzimática. Tal es el caso del piridoxal-fosfato en relación con las descarboxilasas de aminoácidos.

Otras formas de regulación

Las *agrupaciones multienzimáticas* aumentan su eficacia al permitir que el producto de una reacción sea utilizado como sustrato de la siguiente sin abandonar su localización, cosa que sucede inevitablemente cuando las enzimas no están agrupadas, que es la regla general. Estos sistemas se describen en el **capítulo 3** (complejo de la piruvato deshidrogenasa) y en el **capítulo 6** (sintasa de los ácidos grasos).

Con el nombre de *isoenzimas* se designan las enzimas que catalizan el mismo tipo de reacción pero cuya constitución química es diferente, lo que repercute en sus propiedades reguladoras. Las distintas formas isoezimáticas suelen localizarse en tejidos diferentes, contribuyendo a su especialización metabólica. Otra posibilidad de regulación la constituyen las denominadas *preenzimas* o *zimógenos*, cuya actividad no se manifiesta hasta que son sometidas a una proteólisis limitada, que pone al descubierto sus centros funcionales. Este tipo de regulación es relevante para las enzimas digestivas y para los procesos de coagulación sanguínea, pero existen también cascadas semejantes en procesos celulares, como la apoptosis.

Finalmente, la regulación de la actividad de muchas proteínas depende de la interacción con diversas subunidades o de la formación de asociaciones con cadenas polipeptídicas concretas, lo que determina la adopción de la conformación funcional óptima. Estos mecanismos tienen un grado variable de complejidad y pueden depender de la acción de determinadas hormonas. Entre los muchos ejemplos de proteínas que se regulan de esta manera cabe citar: las proteínas G triméricas; la calmodulina (proteína unidora de Ca^{2+}), que actúa como subunidad reguladora de numerosas enzimas, y la proteína quinasa dependiente de AMP cíclico (PKA). Estos ejemplos pueden verse en detalle en el **capítulo 4** (Crecimiento, diferenciación, proliferación y muerte celular) del **tomo II**.

PUNTOS CLAVE

- Los macronutrientes (hidratos de carbono, lípidos y proteínas) son utilizados en el organismo como fuentes de energía y como componentes estructurales. Algunos elementos minerales tienen función estructural y muchos de ellos desempeñan también funciones reguladoras. La mayoría de las vitaminas tienen derivados coenzimáticos necesarios para la actividad metabólica, aunque dos de ellas, las vitaminas A y D, modulan directamente la expresión génica.

- El organismo humano no es capaz de sintetizar la amplia gama de compuestos químicos necesarios para su funcionamiento normal, por lo que algunos de estos compuestos deben ser aportados por la dieta y son denominados nutrientes esenciales. En este grupo se incluyen las vitaminas, algunos ácidos grasos y algunos aminoácidos. Se consideran compuestos semiesenciales, o condicionalmente esenciales, aquellos que pueden ser sintetizados por el organismo, pero en cantidades insuficientes en determinados estados de requerimientos aumentados (purinas y algunos aminoácidos).

- El organismo dispone de mecanismos que regulan el balance energético, de manera que, si la ingesta supera al gasto, se produce un almacenamiento de glucógeno y triacilgliceroles. De manera inversa, estos depósitos pueden ser utilizados como fuente de energía en condiciones de aporte inferior al gasto. Es importante señalar, sin embargo, que aunque la composición corporal permanezca constante (ingesta igual a gasto), esto no significa que las partes constituyentes permanezcan estáticas. Por el contrario, la mayoría de los sustratos metabólicos están siendo continuamente utilizados y reemplazados (recambio o *turnover* metabólico).

- La obtención de energía a partir de los nutrientes puede realizarse con el concurso del oxígeno (fosforilación oxidativa) o en su ausencia (fosforilación a nivel de sustrato). La fosforilación oxidativa proporciona mucha más energía y es el procedimiento preferente. De manera general, puede decirse que las macromoléculas (proteínas, polisacáridos y triacilgliceroles) se transforman en moléculas simples (aminoácidos, glucosa y ácidos grasos) que, posteriormente, originan acetil-CoA. Éste se metaboliza en el ciclo de Krebs, produciendo coenzimas reducidas, especialmente NADH. La oxidación de esta coenzima en las cadenas respiratorias mitocondriales origina finalmente ATP, que es utilizado para toda la actividad celular.

- El ATP no se almacena, sino que tiene que formarse al mismo tiempo que se utiliza. Sin embargo, en algunos tejidos, especialmente el tejido muscular, existe la posibilidad de almacenar una sustancia que se transforma muy fácilmente en ATP, y viceversa: el creatinfosfato. Con esta excepción, la imposibilidad de almacenar ATP obliga a su obtención inmediata a partir de los combustibles circulantes o de los depósitos de glucógeno o triacilgliceroles.

- Los procesos metabólicos se localizan en distintos compartimentos celulares. Esta compartimentación celular plantea problemas de transporte de metabolitos y coenzimas a través de las correspondientes membranas. En ocasiones, los metabolitos pueden acceder a localizaciones celulares diferentes mediante transportadores específicos. Otras veces, el problema de transporte se resuelve mediante sistemas de las llamadas «lanzaderas», como sucede especialmente con las lanzaderas de coenzimas reducidas.

- La mayor parte de las células del organismo son capaces de realizar las principales vías metabólicas, pero existen generalmente diferencias cuantitativas en cuanto a su funcionamiento. Como resultado de estas diferentes capacidades metabólicas, existe un importante intercambio de nutrientes y metabolitos entre los tejidos. Los principales órganos implicados en estas interrelaciones son el hígado, el músculo, el cerebro, el tejido adiposo y los eritrocitos, siendo el hígado el principal responsable del mantenimiento del equilibrio metabólico intertisular.

- El metabolismo no es un proceso rígido, sino que debe adaptarse a las variaciones nutricionales y fisiológicas. Los principales mecanismos reguladores se realizan sobre la actividad y la concentración de las enzimas clave de las correspondientes vías metabólicas. La modulación de la actividad enzimática se puede realizar por efectores alostéricos, que son sensibles a las señales celulares. Sin embargo, la actividad metabólica de una célula no puede regularse independientemente del conjunto del organismo. Por ello, la actividad enzimática se puede modular también por modificación covalente en respuesta a las señales hormonales. La regulación de la concentración enzimática es una respuesta sostenida a las hormonas y a los propios nutrientes que se realiza fundamentalmente mediante la inducción de su síntesis.

BIBLIOGRAFÍA

Berg JM, Tymoczko JL, Gatto GJ Jr, Stryer L. Biochemistry, 9ª ed. New York: WH Freeman, 2019.
Texto clásico de bioquímica, especialmente destacable por la claridad expositiva y la amenidad de su lectura.

Caballero B. Encyclopedia of Human Nutrition, 4ª ed. New York: Elsevier, 2023.
Última edición de un excelente y muy completo texto sobre nutrición humana en cuatro volúmenes.

Caballero B, Finglas PM, Toldrá F. Encyclopedia of Food and Health. Oxford: Academic Press, 2016.
Texto de referencia internacional en cinco volúmenes que abarcan todos los aspectos de la alimentación, la nutrición y la salud humana.

Combs GF Jr, Mc Clung JP. The Vitamins. Fundamental aspects in nutrition and health, 5ª ed. London: Academic Press, 2016.
Libro dedicado al estudio exhaustivo de las vitaminas y su papel en el metabolismo.

Lanham-New SA, Macdonald I, Roche HM. Nutrition & metabolism, 2ª ed. London: Blackwell Publishing, 2013.
Libro muy actualizado que enfoca la nutrición y el metabolismo desde un punto de vista integrado; está especialmente diseñado para el aprendizaje de la nutrición.

Nelson DL, Cox MM. Lehninger. Principles of Biochemistry, 8ª ed. New York: MacMillan International, 2021.
Última edición de uno de los mejores libros de bioquímica. Proporciona una visión muy clara de los constituyentes biológicos y del metabolismo.

Owen OE, Kalhan SC, Hanson RW. The key role of anaplerosis and cataplerosis for citric acid cycle function. J Biol Chem 2002; 277: 30409-12.
Revisión que analiza los procesos de anaplerosis y cataplerosis en el metabolismo.

Kennelly PJ, Botham KM, McGuinness OP, Rodwell VW, Weil P. Harper's illustrated biochemistry, 32ª ed. New York: McGraw-Hill Education, 2023.

Última edición de un texto clásico de bioquímica. Describe muy bien las rutas metabólicas y su regulación.

Ross AC, Caballero B, Cousins RJ, Tucker KL, Ziegler TR. **Modern nutrition in health and disease, 11ª ed. Philadelphia: Wolters Kluiver, Lippincott Williams, 2014.**
Excelente libro de nutrición con detalle de todas las vías metabólicas de los nutrientes.

Salway JG. **Metabolism at a glance, 4ª ed. Chichester: Wiley Blackwell, 2017.**
Libro muy original y didáctico que explica las rutas en forma de mapas metabólicos, reflejando las conexiones entre ellas.

Stipanuk MH, Caudill MA. **Biochemical, physiological, and molecular aspects of human nutrition, 4ª ed. Philadelphia: Saunders, 2018.**
Tratado de diversos autores que estudia con detalle la estructura y las propiedades de los nutrientes, así como su digestión, absorción, metabolismo y algunos aspectos de la relación entre dieta y enfermedad.

Vargas Morales AM. **Bioquímica metabólica. Granada: Editorial Técnica AVICAM, 2020.**
Texto básico sobre el metabolismo dirigido a estudiantes.

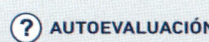 **AUTOEVALUACIÓN**

Fisiología de la digestión

2

E. Martínez de Victoria Muñoz, M. Mañas Almendros y M. D. Yago Torregrosa

OBJETIVOS

- Identificar las distintas estructuras que forman la pared del tracto gastrointestinal y describir sus características anatomofuncionales.
- Conocer los mecanismos nerviosos y humorales que controlan las funciones gastrointestinales.
- Describir los patrones de motilidad de los distintos segmentos gastrointestinales e identificar sus funciones.
- Conocer las funciones secretoras de la mucosa gastrointestinal y de las glándulas anejas.
- Describir y relacionar las funciones de las distintas secreciones digestivas en la digestión y la absorción.
- Describir las estructuras que participan y facilitan la absorción intestinal.
- Conocer y analizar los diferentes procesos implicados en la digestión y la absorción de los macronutrientes.
- Describir el balance gastrointestinal de fluidos.

CONTENIDO

- Introducción
- Definición y organización anatómica del tubo digestivo
- Regulación de las funciones del tubo digestivo
- Motilidad del tubo digestivo
- Secreciones digestivas
- Digestión y absorción

INTRODUCCIÓN

El sistema gastrointestinal o digestivo es el encargado de preparar los alimentos ingeridos para que sus componentes, los nutrientes y otros compuestos bioactivos, puedan ser incorporados a nuestro medio interno y lleguen a todas las células para ejercer sus funciones de aporte de energía (hidratos de carbono y lípidos), estructurales (lípidos, proteínas y minerales) y reguladoras (minerales, vitaminas y compuestos bioactivos). El papel funcional de este sistema es imprescindible para la nutrición de un individuo. No debe olvidarse que la luz del tubo digestivo forma parte del medio externo, por lo que su pared, así como las estructuras que lo componen, desempeñan un importante papel de barrera defensiva frente a agresiones y estímulos nocivos presentes en el medio.

Para realizar su función, el aparato gastrointestinal utiliza una serie de procesos que tienen como objetivo manipular los componentes alimentarios de forma que se transformen en compuestos que puedan ser incorporados al medio interno sin que se afecte de forma significativa su composición y, por lo tanto, la homeostasis.

Estos procesos son cuatro: motilidad, secreción, digestión y absorción.

La *motilidad* se encarga, por un lado, de la manipulación mecánica de los alimentos, disminuyendo su tamaño (masticación y retropropulsión gástrica e intestinal) y, por otro lado, de hacer progresar en sentido oral-aboral los alimentos o sus productos de degradación mediante un patrón que permita su óptimo tratamiento químico y la incorporación de los nutrientes al medio interno (deglución, motilidad y vaciamiento gástrico, motilidad intestinal, defecación).

Los procesos de *secreción* se encargan de aportar sustancias (ácido y enzimas) que intervienen en la preparación (degradación) de los componentes alimentarios para que puedan ser incorporados al torrente sanguíneo.

Tanto la motilidad como la secreción gastrointestinales están reguladas por distintos mecanismos (nerviosos y hormonales), que reciben información sobre las características del contenido luminal (acidez, osmolaridad, composición química, fuerza iónica, etc.), para ajustar estos procesos y mantener unas condiciones óptimas para la digestión y la absorción.

La actuación conjunta de los procesos de motilidad y secreción permite la correcta *digestión* de los alimentos, es decir, su transformación en moléculas que pueden absorberse. En este proceso, también intervienen enzimas ligadas a la membrana y citoplasmáticas de células de la mucosa gastrointestinal.

La *absorción* de los nutrientes y fluidos termina la función digestiva. Este proceso consiste en su incorporación al torrente circulatorio mediante distintos mecanismos de transporte localizados en las células epiteliales de la mucosa del tracto gastrointestinal.

En este capítulo se estudiarán los mecanismos básicos de todos los procesos del tracto gastrointestinal y su regulación. En otros capítulos del tratado, dedicados a cada uno de los nutrientes y al balance corporal de fluidos, se profundizará en aspectos concretos de su tratamiento en el aparato digestivo.

Es importante señalar que, en la última década, se ha avanzado mucho en cómo las funciones del tracto gastrointestinal a través de lo que sucede en el lumen intestinal cuando llegan los nutrientes y componentes bioactivos de los alimentos, la interacción de éstos con el microbioma intestinal y las múltiples vías que se activan en la pared del tracto gastrointestinal afectan de forma importante y amplia a todas las funciones corporales.

DEFINICIÓN Y ORGANIZACIÓN ANATÓMICA DEL TUBO DIGESTIVO

El sistema gastrointestinal en el hombre incluye el tracto gastrointestinal (tubo digestivo o tracto digestivo) y las glándulas anejas.

El tubo digestivo comienza en la boca y termina en el ano. A lo largo de su recorrido (unos 9-10 m) existen una serie de segmentos y estructuras diferenciados que cumplen un papel específico en la función global de este sistema orgánico.

Dichas estructuras son, en sentido oral-aboral, las siguientes: boca, faringe, esófago, estómago, intestino delgado, que a su vez incluye tres segmentos (duodeno, yeyuno e íleon) e intestino grueso que se subdivide en ciego, colon ascendente, transverso, descendente y sigmoideo, recto y ano.

Las glándulas anejas son las glándulas salivales, el páncreas y el hígado (incluida la vesícula biliar).

La estructura histológica de la pared del tubo digestivo es diferente en los distintos segmentos que lo componen, aunque existe un patrón común que se repite en toda su longitud (**Fig. 2-1**).

La *mucosa* es la capa más interna. Está subdividida en varias subcapas. La más interna, en contacto directo con la luz gastrointestinal, es el *epitelio*, capa simple de células epiteliales especializadas. El tipo de epitelio varía en función de la región o segmento considerado. La *lámina propia* es una capa más externa de tejido conectivo laxo con fibras de colágeno y elastina. Tiene gran cantidad de glándulas, tejido linfático y células inmunocompetentes y está profusamente vascularizada. En la cara más externa se sitúa una delgada capa de músculo liso, la *muscularis mucosae*, con fibras circulares internas y longitudinales externas. La actividad contráctil de esta capa da lugar a los pliegues o estrías mucosas.

La capa siguiente hacia la periferia es la *submucosa*, de forma irregular y formada por tejido conectivo fibroelástico rico en fibras de colágeno y elastina, al igual que la lámina

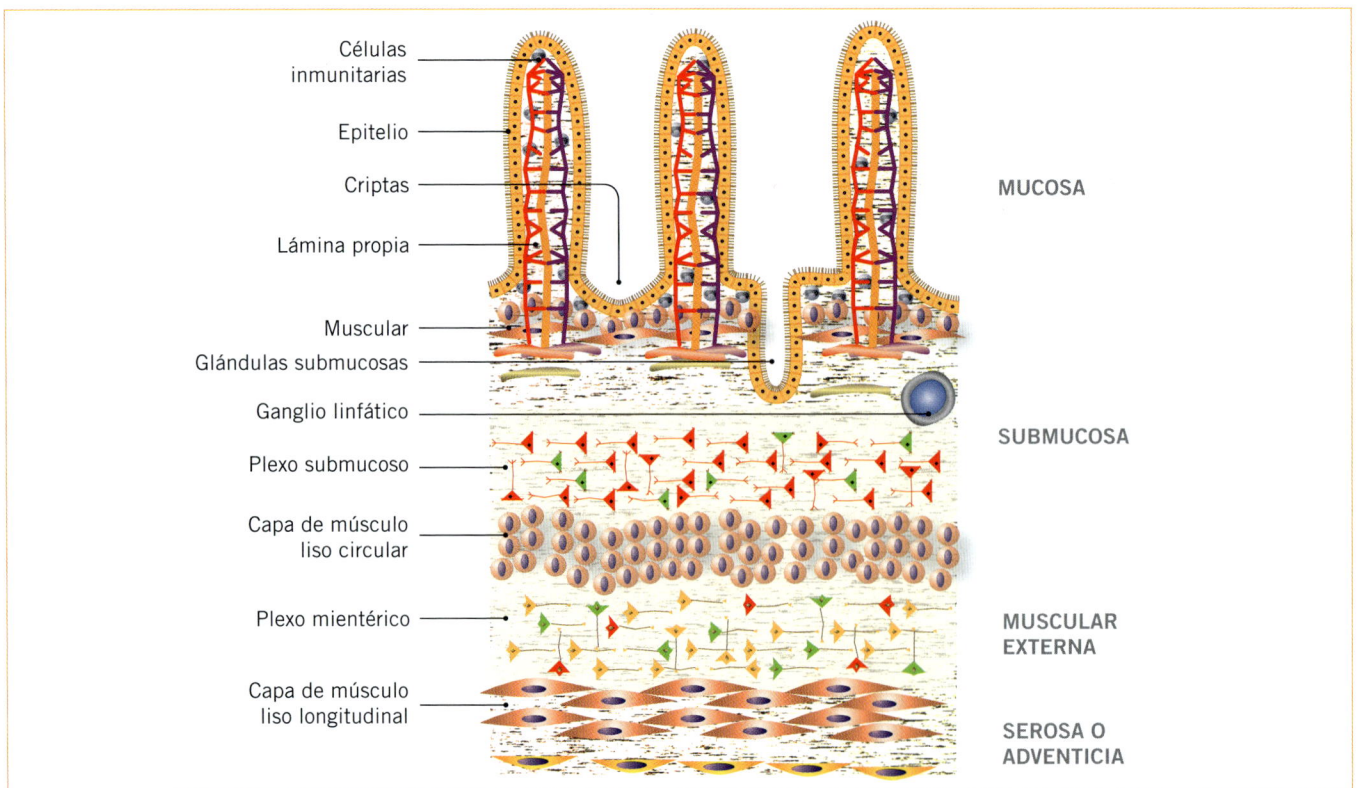

Figura 2-1. Esquema de un corte longitudinal de la pared del aparato gastrointestinal. Estructura general de las distintas capas.

propia. En esta capa se sitúan algunas glándulas, aunque sólo en esófago y duodeno. En ella también se incluyen vasos sanguíneos y haces de fibras nerviosas.

La siguiente capa, en dirección al exterior, es la *muscular externa*, responsable de las funciones motoras del tubo digestivo. Está compuesta, a su vez, de tres capas; las dos más internas están constituidas por células musculares lisas dispuestas en sentido circular; son la *circular interna densa* con células pequeñas y estrechamente empaquetadas y la *circular externa*.

La siguiente capa es la *muscular longitudinal,* en la que las fibras musculares lisas se disponen en el sentido del eje mayor del tubo digestivo.

La capa más externa es la *serosa*, denominada *adventicia* cuando se sitúa en órganos retroperitoneales. Está capa está formada por tejido conectivo y se halla cubierta por células epiteliales escamosas de la hoja visceral del peritoneo.

Además de las estructuras citadas, la pared del tubo digestivo tiene una gran densidad de neuronas profusamente interconectadas que forman los denominados *plexos nerviosos*. Existen dos tipos, los que contienen ganglios (ganglionares) y los que no contienen ganglios (aganglionares). Los dos más importantes son el *plexo mientérico* (de Auerbach), que se sitúa entre las capas de músculo liso circular externa y longitudinal, y el *plexo submucoso* (de Meissner). Ambos son ganglionares. También existen plexos mucosos y subserosos. El conjunto de estos plexos nerviosos constituye el sistema nervioso entérico (SNE), uno de los componentes del sistema nervioso autónomo (SNA), que se estudiará con más detalle más adelante.

La irrigación de la pared del tubo digestivo proviene de la circulación esplácnica, cuyos principales vasos son las arterias celíaca, mesentérica superior e inferior.

REGULACIÓN DE LAS FUNCIONES DEL TUBO DIGESTIVO

Las funciones del tubo digestivo están coordinadas y reguladas por dos tipos de mecanismos, nerviosos y humorales. La regulación nerviosa la lleva a cabo el SNE y las otras dos divisiones del SNA (parasimpática y simpática) que inervan la pared del tubo digestivo y las estructuras efectoras situadas en ella. La regulación humoral implica la liberación de mediadores químicos por células endocrinas que llegan a las células efectoras por distintas vías.

En gran medida, la regulación de las funciones digestivas es intrínseca, es decir, que las estructuras reguladoras (aferencias sensoriales, centros integradores, células enteroendocrinas y células efectoras) se encuentran en el propio tubo digestivo. No obstante, existe una regulación extrínseca mediada por células endocrinas y neuronas que se sitúan fuera de las estructuras digestivas.

Regulación nerviosa

La regulación nerviosa de la actividad del aparato gastrointestinal, como antes se indicó, corre a cargo del SNE y las divisiones parasimpática y simpática del SNA. Estos mecanismos nerviosos de control intervienen, al igual que los humorales, en la regulación de las actividades motoras, secretoras, vasomotoras, inmunitarias y absortivas del tracto digestivo.

Inervación del aparato gastrointestinal

Inervación extrínseca

Se realiza a través de las divisiones parasimpática y simpática del SNA (**Fig. 2-2**).

La inervación *parasimpática* motora o eferente la constituye el nervio vago y los nervios pélvicos, cuyas fibras provienen del tallo encefálico (bulbo) y de la médula sacra, respectivamente. Las fibras preganglionares hacen sinapsis, de forma mayoritaria, con neuronas del SNE desde el esófago al ano. Existe también una inervación aferente que procede de distintas estructuras receptoras localizadas en la pared gastrointestinal y que conduce información sensorial a los centros nerviosos de la médula y el encéfalo.

La inervación *simpática* la constituyen fibras procedentes de la médula espinal toracolumbar (esplácnicas) que hacen sinapsis en los ganglios prevertebrales (celíaco, mesentérico superior e inferior) y se dirigen hacia la pared del aparato gastrointestinal, donde contactan en su mayor parte con neuronas del SNE y algunas directamente con células efectoras (secretoras, de músculo liso, etc.). También existen aferencias simpáticas.

Inervación intrínseca

Está a cargo del SNE. Esta parte del SNA no sólo inerva estructuras de la pared gastrointestinal, sino también las glándulas anejas (salivales, páncreas y vesícula biliar) (**Fig. 2-2**).

El SNE está estructurado en tres grandes plexos ganglionares y varios plexos aganglionares que se reparten por todas las capas de la pared gastrointestinal. Además del plexo mientérico (de Auerbach), situado entre las capas circular y longitudinal de la muscular externa, el submucoso se divide en dos plexos, uno localizado cerca de la *muscularis mucosae* (de Meissner), más interno, y otro, más externo, en contacto con la capa de músculo liso circular (de Henle). En el hombre se ha descrito un tercer plexo intermedio entre los dos anteriores.

Existen diferentes tipos neuronales en los plexos intrínsecos que se clasifican atendiendo a criterios morfológicos, eléctricos, químicos y funcionales. De acuerdo con estos últimos existen neuronas sensoriales, interneuronas, células intersticiales de Cajal, neuronas motoras musculares y neuronas secretomotoras y vasomotoras.

Regulación nerviosa de las funciones digestivas

Las inervaciones extrínseca e intrínseca (SNE) modulan e integran las funciones gastrointestinales de motilidad, secreción, absorción, flujo de sangre y respuestas inmunitarias a través de patrones organizados de comportamiento que incluyen mecanismos reflejos y programas motores.

Los reflejos nerviosos mediados por la inervación extrínseca, donde la información y la respuesta llegan al sistema nervioso central (SNC) y salen de él, se denominan reflejos largos. Los reflejos cuyos componentes y ejecución se locali-

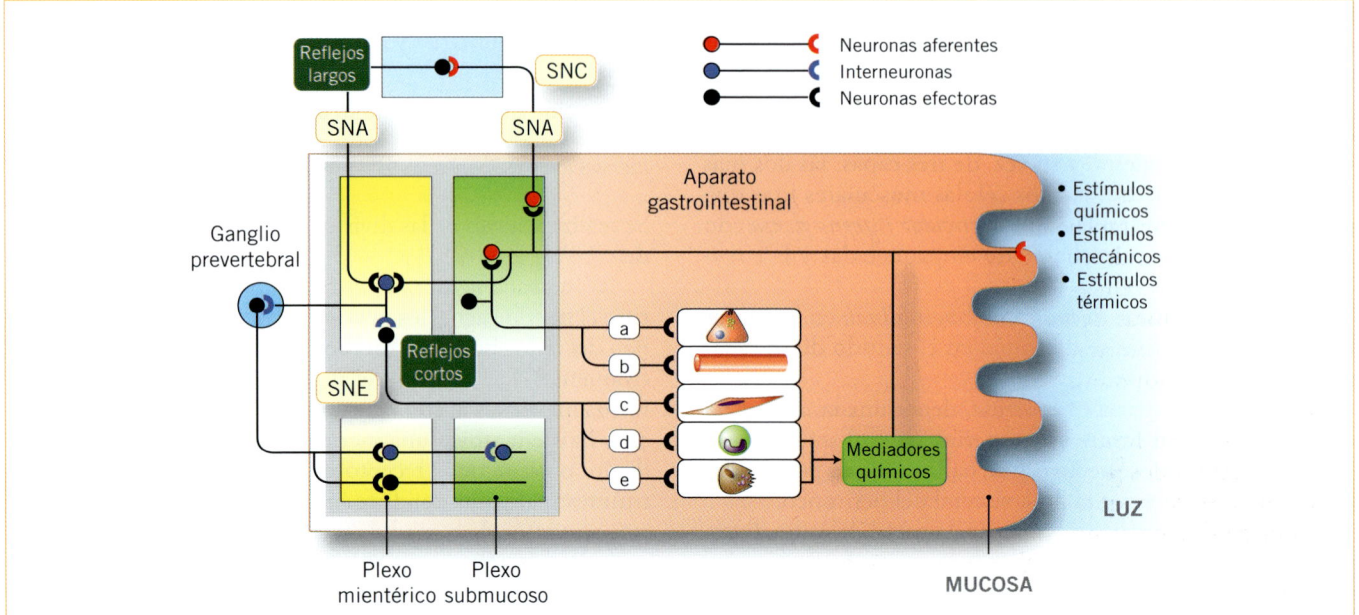

Figura 2-2. Esquema de la inervación y los mecanismos de regulación nerviosa extrínseca e intrínseca de las funciones del tracto gastrointestinal. Efectores: a: célula secretora exocrina; b: vaso sanguíneo; c: fibra muscular lisa; d: célula del sistema inmunitario; e: célula endocrina; SNA: sistema nervioso autónomo; SNC: sistema nervioso central; SNE: sistema nervioso entérico.

zan en el SNE son los reflejos cortos que no salen del tracto gastrointestinal (**Fig. 2-2**).

Regulación extrínseca

Las neuronas aferentes parasimpáticas y simpáticas llevan información sensorial térmica, mecánica y química a distintas zonas del SNC. De esta manera informan acerca de los procesos digestivos que tienen importancia para el mantenimiento de la homeostasis de energía y fluidos y también sobre las sensaciones de malestar y dolor gastrointestinal.

El control reflejo extrínseco se superpone y modula los reflejos locales ejecutados por el SNE. Estas vías reflejas son necesarias para la coordinación de las actividades en las que participan distintas regiones del trato digestivo alejadas entre sí, como ocurre por ejemplo en el reflejo gastrocólico. Estos reflejos enteroentéricos utilizan vías que van desde el tracto gastrointestinal y los ganglios prevertebrales, saliendo fuera de la red nerviosa intramural (**Fig. 2-2**). Están bien caracterizados para funciones de motilidad y son poco conocidos para las otras funciones gastrointestinales.

Las vías extraintestinales también incluyen la comunicación bidireccional entre el SNC y el SNE, el denominado eje *intestino-cerebro* (reflejos largos). El SNE se comporta como un ordenador con sus propias aplicaciones de funcionamiento *(software)*, siendo capaz de programar distintos patrones de funcionamiento gastrointestinal de forma independiente de las entradas que llegan del SNC; sin embargo, este último puede modular estos programas.

Regulación intrínseca

Está mediada, de forma mayoritaria, por reflejos cortos y programas de comportamiento motor intramurales; los pri-

meros dependen de entradas sensoriales, y los segundos se ponen en marcha de forma cíclica en función de las necesidades del sistema.

En los reflejos cortos intrínsecos, todos los componentes del reflejo (vía aferente, red interneuronal integradora y elementos eferentes) se encuentran en el tubo digestivo (**Fig. 2-2**).

Las neuronas sensoriales, junto con las células endocrinas e inmunitarias, funcionan como una red de vigilancia que detecta los diferentes estímulos y agresiones que llegan al tracto gastrointestinal. Estas neuronas pertenecen, al menos, a tres modalidades sensoriales: quimiosensibles, mecanosensibles y termosensibles.

Las interneuronas, donde se produce la integración de la información y la elaboración de la respuesta, son de dos tipos básicos: ascendentes y descendentes.

Las neuronas eferentes (efectoras) se clasifican en motoras musculares, secretomotoras (incluyen las vasomotoras) y aquellas que inervan a las células enteroendocrinas (incluidas las del sistema inmunitario gastrointestinal) (**Fig. 2-2, a-e**).

- Las *neuronas motoras musculares* inervan las capas musculares de la pared y pueden ser excitadoras e inhibidoras, provocando contracción o relajación de las fibras musculares lisas. Las inhibidoras tienen una descarga tónica, por lo que la contracción de la musculatura gastrointestinal depende del estado de actividad de estas fibras. Normalmente están silenciosas en sentido aboral (excepto en el vómito). Muchas de las alteraciones motoras del tubo digestivo se deben a problemas funcionales de estas neuronas, como algunos tipos de estreñimiento crónico idiopático o bien acalasia.

- Las *neuronas secretomotoras y vasomotoras* están conectadas directamente con las aferencias primarias intrínsecas y se localizan de forma preferente en el plexo submucoso.

Existen dos tipos, dependiendo del neurotransmisor que expresan: colinérgicas y no colinérgicas.

- Las *células enteroendocrinas*, localizadas en la mucosa, se activan por estímulos luminales y liberan sus mediadores químicos que afectan a las aferencias primarias intrínsecas (y también extrínsecas), tanto excitadoras como inhibidoras (**Fig. 2-2**). Estas células presentan, a su vez, una densa inervación procedente de fibras efectoras intrínsecas. La fisiología de estas vías es poco conocida, exceptuando la de las células G (secretoras de gastrina), las células D (secretoras de somatostatina) y las células enterocromafines (secretoras de 5-hidroxitriptamina, taquiquininas, bradiquinina y prostaglandinas).

Para realizar sus funciones, los distintos tipos neuronales del SNE distribuidos por los distintos plexos tienen un código químico, es decir, que estas neuronas expresan una combinación de diferentes neurotransmisores (más de 30 diferentes). Este código químico depende del tipo de neurona, de la especie y del segmento gastrointestinal. Una de las características de este código es su gran plasticidad, especialmente en condiciones fisiopatológicas. En la **tabla 2-1** se recogen los principales mediadores sinápticos que constituyen el código químico funcional del SNE.

Regulación de las funciones de motilidad

Las funciones de motilidad son reguladas por reflejos extrínsecos, en los que participan el nervio vago, los nervios esplácnicos y pélvicos, así como reflejos intrínsecos mediados por el SNE. La inervación extrínseca actúa indirectamente sobre el músculo liso de la pared gastrointestinal, modulando la actividad de las neuronas del plexo mientérico.

El *músculo liso gastrointestinal*, responsable de las funciones de motilidad, presenta una serie de características morfológicas y funcionales básicas y otras dependientes de la región donde esté situado. Las células musculares lisas se agrupan en haces ramificados en los que las células se encuentran funcionalmente acopladas, dentro de cada haz,

gracias a las uniones que existen entre ellas, que actúan como áreas de baja resistencia eléctrica, lo que favorece el paso de la excitación de una célula a otra. Su inervación se realiza por fibras nerviosas con varicosidades, a lo largo de su recorrido, de las que se libera el neurotransmisor.

El potencial de membrana en reposo de estas fibras musculares no es constante y sufre oscilaciones que constituyen las denominadas *ondas lentas* (o *ritmo eléctrico básico*). Estas ondas son generadas por células marcapasos, las *células intersticiales de Cajal*, localizadas en diferentes lugares de la pared digestiva, aunque, de forma especial, en la capa muscular externa. La amplitud y, en menor medida, la frecuencia de estas ondas lentas están moduladas por la inervación extrínseca e intrínseca. En la meseta de máxima despolarización de estas ondas lentas se pueden generar potenciales de acción responsables del incremento en la fuerza de contracción del músculo liso.

Cuando aparece un estímulo, estos potenciales de acción son más frecuentes, o bien desaparecen por hiperpolarización de la membrana de la célula muscular lisa, dependiendo de si el estímulo es excitador o inhibidor. Todo ello se traduce en cambios en la fuerza de contracción de las fibras musculares, mínima cuando sólo aparecen las ondas lentas, y que va aumentando conforme lo hace la frecuencia de descarga de potenciales de acción superpuestos a ellas.

La contracción de las fibras musculares lisas y la motilidad son el resultado del comportamiento integrado de, al menos, tres tipos de células: células musculares lisas (SMC), células intersticiales de Cajal (ICC) y células del factor de crecimiento alfa derivado de las plaquetas (PDGF-α) que forman el sincitio SIP (de SMC, ICC y PDGF-α). El comportamiento del sincitio SIP y, en definitiva, la excitabiliad y la contractilidad de las fibras musculares lisas se hallan modulados por elementos reguladores, como neuronas motoras entéricas, hormonas y mediadores paracrinos.

Los trastornos de la motilidad son, a menudo, el resultado de una neuropatía que afecta, sobre todo, a las neuronas motoras inhibidoras. Entre las alteraciones que se relacionan con esta pérdida de control nervioso están la acalasia, el sín-

Tabla 2-1. Neurotransmisores presentes en las sinapsis del sistema nervioso entérico y que constituyen el código químico que rige su función

Tipo de neuronas	Neurotransmisores	Función
Sensoriales	CGRP, SP, CAT, calbindina	Detección de cambios luminales
Interneuronas ascendentes	Ach	Integración
Interneuronas descendentes	Ach, NO, VIP, 5-HT, SP Ach/NO/VIP/SS Ach/5-HT	Integración Reflejos motores locales Reflejos secretomotores locales
Motoras musculares Excitadoras	Ach, taquiquininas, calretinina	Contracción de fibras musculares lisas
Inhibidoras	NO, VIP, ATP, GABA (?), NPY, PACAP, CO	Relajación de fibras musculares lisas
Secretomotoras y vasomotoras	Ach, VIP, CCK, CGRP, DYN, NPY, SS	Vasoconstricción, vasodilatación, secreciones mucosas
Neuronas que inervan células enteroendocrinas (enterocromafines)	5-HT, taquiquininas, bradiquininas, CGRP, DYN, NPY	Integración neurohormonal

Ach: acetilcolina; ATP: adenosintrifosfato; CAT: colina acetiltransferasa; CCK: colecistoquinina; CGRP: péptido relacionado con el gen de la calcitonina; DYN: dinorfina; ENK: encefalinas; GABA: ácido γ-aminobutírico; GRP: péptido liberador de gastrina (bombesina); 5-HT: 5-hidroxitriptamina; NOS: óxido nítrico sintasa; NPY: neuropéptido Y; PACAP: péptido hipofisario activador de la adenilato ciclasa; SP: sustancia P; SS: somatostatina; VIP: péptido intestinal vasoactivo.

drome de colon irritable, la esofagitis por reflujo, la dispepsia no ulcerosa, etcétera.

Regulación de las funciones secretoras y vasomotoras

El SNE también afecta a las funciones epiteliales, que incluyen secreción, absorción, proliferación, función de barrera y defensiva. Los reflejos secretomotores son iniciados por estímulos luminales que actúan sobre receptores mecánicos o químicos.

Aunque existen reflejos locales secretores intrínsecos, hay otros reflejos en los que intervienen distintos segmentos intestinales y glándulas anejas. El soporte de estos reflejos lo constituyen elementos aferentes mucosos y circuitos integradores en los plexos mientérico y submucoso que activan neuronas efectoras secretomotoras submucosas. Estas últimas son vías no colinérgicas que utilizan taquiquininas y péptido intestinal vasoactivo (VIP) como neurotransmisores primarios y ATP y 5-hidroxitriptamina (5-HT) como secundarios.

Las aferencias implicadas en los reflejos vasomotores son activadas por estímulos térmicos, mecánicos, isquemia, hipoxia, etc. En ellos participan neuronas del plexo submucoso. Su estimulación produce vasodilatación y aumento del flujo sanguíneo mucoso. Las fibras vasoconstrictoras son principalmente noradrenérgicas y pertenecen al sistema nervioso simpático.

El SNE, en coordinación con señales provenientes del SNC, desempeña un papel crítico en el balance corporal de fluidos. Esta regulación nerviosa es necesaria debido a la importante carga de fluidos causada por los movimientos de agua y electrólitos asociados a la digestión y absorción de los nutrientes.

Regulación de las funciones inmunitarias

Existe una estrecha relación entre el SNE y el sistema inmunitario digestivo. Resultado de esta interacción es el tránsito intestinal acelerado y los fenómenos de hipersecreción gastrointestinal. Tanto las placas de Peyer como las células inmunocompetentes de la mucosa tienen receptores para los diferentes neurotransmisores que utiliza el SNE. Se conoce también que muchas respuestas secretoras y motoras del tracto digestivo son sensibles a diferentes antígenos (alimentos, toxinas bacterianas, parásitos, etc.) y que la inflamación intestinal conlleva trastornos de motilidad y de otras funciones del sistema gastrointestinal.

Regulación de otras funciones

La inervación del tubo digestivo (intrínseca y extrínseca) afecta a otras funciones corporales, como la ingesta de alimentos. Asimismo, está implicada en la función vesicular y del esfínter de Oddi a través de reflejos colinérgicos que provienen del duodeno (enterovesiculares). También la parte exocrina del páncreas se afecta por la actividad de fibras nerviosas digestivas (reflejo enteropancreático).

Regulación humoral

El otro gran sistema de regulación de la actividad gastrointestinal lo constituyen los mecanismos humorales. En ellos participan distintos mediadores químicos, en su mayoría péptidos. En función de la célula de origen del mediador y de la ruta que utiliza para contactar con las células diana, puede clasificarse este tipo de regulación en *endocrina*, *paracrina* y *neurocrina* (**Fig. 2-3**).

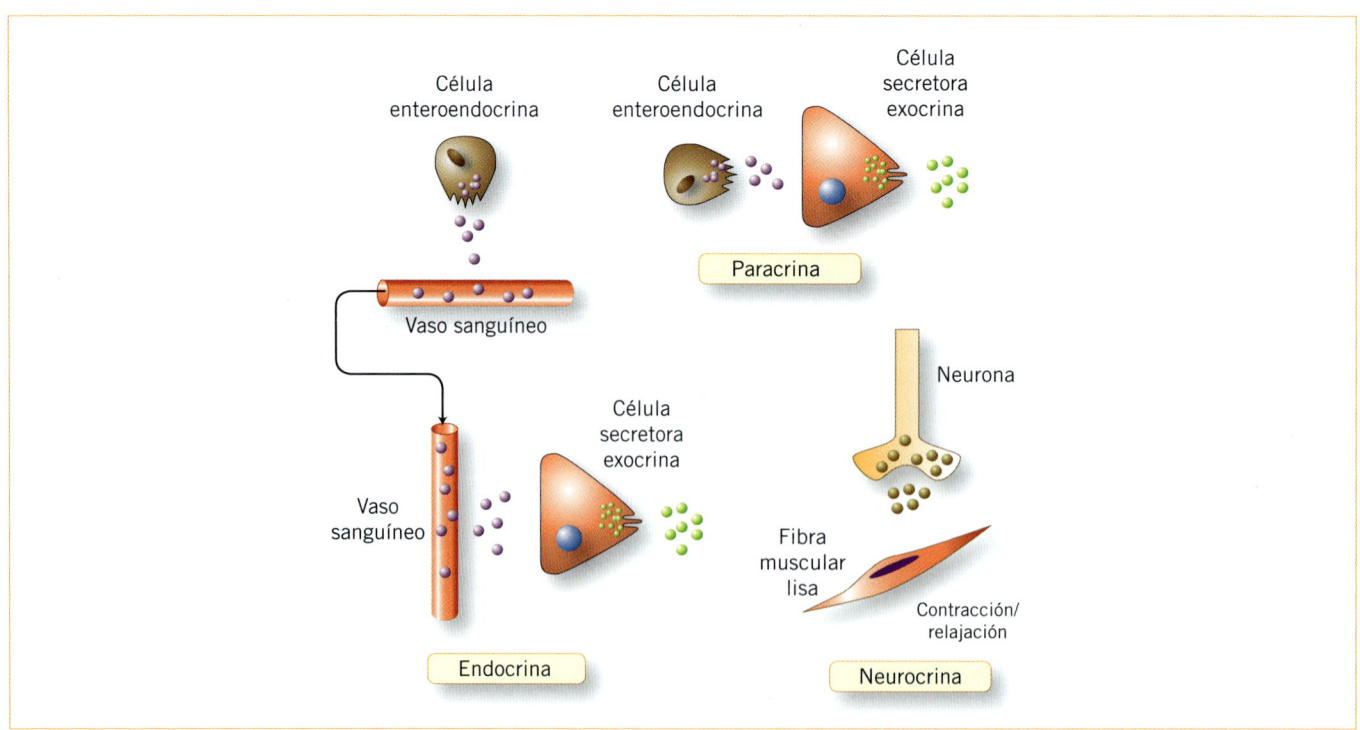

Figura 2-3. Esquema de los mecanismos implicados en el control humoral del tracto gastrointestinal.

El tracto gastrointestinal se considera el mayor sistema endocrino del organismo aunque no constituya una glándula anatómicamente diferenciada. Su papel es detectar los componentes presentes en la luz intestinal, monitorizar el estado metabólico que impera en el organismo y dar lugar a las respuestas fisiológicas apropiadas para el control posprandial de la homeostasis metabólica del organismo en respuesta a la comida ingerida. El tracto gastrointestinal secreta más de 20 hormonas y péptidos procedentes de, al menos, 10 poblaciones diferentes de células enteroendocrinas. Desde el punto de vista morfológico y bioquímico, estas células son similares a las células gustativas del epitelio oral; expresan un perfil de proteínas sensoras frente a nutrientes y se distribuyen de forma solitaria en la mucosa, a lo largo de los distintos segmentos del aparato gastrointestinal.

Desde el punto de vista funcional, las células enteroendocrinas pueden incluirse en dos grupos: *a)* abiertas y *b)* cerradas (**Fig. 2-4**).

Las *células enteroendocrinas abiertas* tienen un polo apical con microvellosidades, que se abren al lumen intestinal y atraviesan todo el ancho de la mucosa hasta contactar, en su polo basolateral, con los vasos sanguíneos de la serosa. Esta disposición histológica les permite responder a cambios en el contenido del lumen intestinal. Su localización anatómica abarca toda la longitud del tracto gastrointestinal desde la mucosa gástrica hasta la del intestino grueso. En la **figura 2-4** se muestran las células, su localización y sus productos hormonales.

Las *células enteroendocrinas cerradas* aparecen incrustadas en el epitelio mucosal y sólo contactan con los vasos sanguíneos de la serosa. Se ha propuesto que estas células detectan estímulos mecánicos, nerviosos y paracrinos, ya que no presentan conexión directa con el lumen. Los tipos de células y las hormonas que secretan se recogen en la **figura 2-4**.

Todas ellas integran estímulos que provienen de:

- Productos de la digestión de los nutrientes presentes en la luz intestinal.
- Hormonas circulantes que llegan a través de la irrigación de la mucosa.
- Estado metabólico del organismo.

Como ya se ha mencionado, las hormonas secretadas por las células enteroendocrinas entran en la circulación sistémica actuando de manera endocrina convencional. Pueden comunicar con poblacionaes celulares vecinas, incluidos los enterocitos, a través de mecanismos paracrinos. De forma neurocrina pueden, igualmente, activar vías nerviosas tanto intrínsecas como extrínsecas enviando información al SNE y al SNC, respectivamente. Se sabe también que algunas de ellas proyectan procesos semejantes a las dendritas (neuropodos) que se relacionan con un papel neuroendocrino. El SNE recibe entradas hormonales, como colecistoquinina (CCK) o péptido análogo del glucagón 2 (GLP-2) procedentes de células enteroendocrinas y responde a ellas, ya que existen receptores específicos para estas hormonas. Asimismo, el SNE puede responder directamente a los nutrientes y no nutrientes absorbidos.

Por último, las células enteroendocrinas controlan las funciones del sistema inmunitario gastrointestinal y la reparación de la mucosa. Los productos hormonales, por ejemplo la CCK, se relacionan con procesos infecciosos a través de los TLR y LPS y las cascadas inflamatorias (interleuquina 6 y factor nuclear kappa de linfocitos B [NF-κB]) a través de receptores específicos que se expresan en estas células.

Es importante conocer que la desregulación de alguno de estos procesos antes señalados puede ser de gran importancia en diversas enfermedades gastrointestinales y metabólicas, como diabetes, obesidad, síndrome del colon irritable, gastroparesia y, posiblemente, en la enfermedad inflamatoria intestinal.

Estas hormonas y péptidos se liberan en respuesta a múltiples estímulos presentes en la luz del tubo gastrointestinal, como la concentración de H^+ (acidez), distensión mecánica, tonicidad y presencia de productos de la digestión de los macronutrientes.

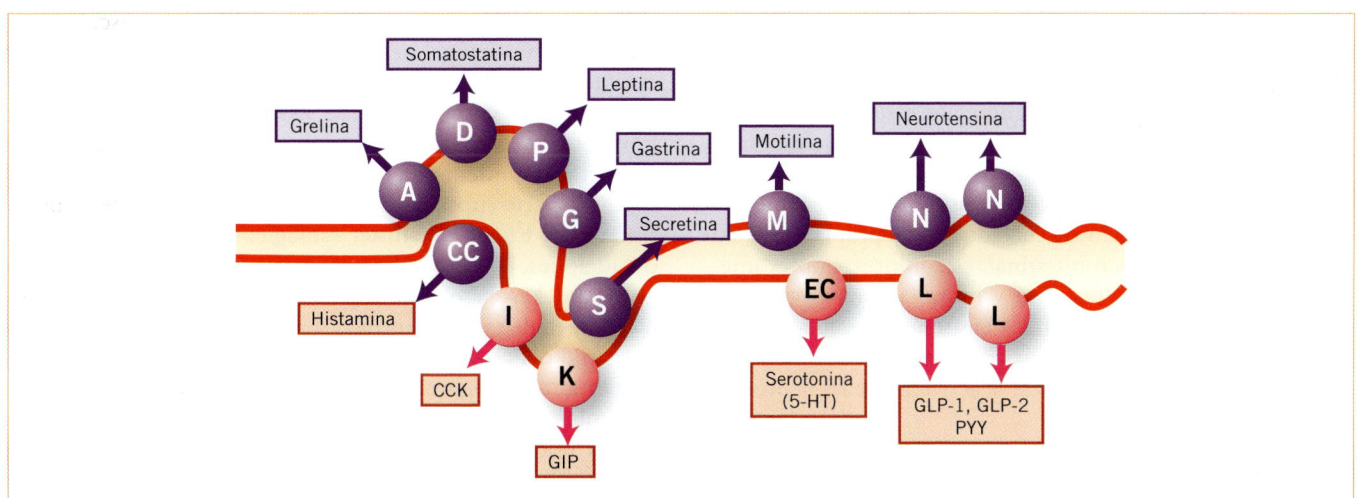

Figura 2-4. Células enteroendocrinas del tracto gastrointestinal y hormonas que secretan. En violeta, células enteroendocrinas abiertas; en rosa, células enteroendocrinas cerradas (v. el texto). CC: células semejantes a las enterocromafines; CCK: colecistoquinina; EC: células enterocromafines; GIP: polipéptido glucoinsulinotrópico; GLP-1: péptido análogo al glucagón 1; GLP-2. péptido análogo al glucagón 2; 5-HT. 5-hidroxitriptamina; PYY: péptido tirosina-tirosina. Células A, D, P, G, S, M, N, I, K y L de la pared gastrointestinal.

La *regulación paracrina* ocurre cuando una célula endocrina libera un mediador químico que llega a la célula diana difundiendo a través del líquido extracelular. Los efectos paracrinos de los péptidos digestivos son, en principio, localizados en la zona de liberación. Sin embargo, estos agentes paracrinos pueden afectar a otras células endocrinas, que liberan hormonas con una actuación en lugares alejados del primero, siendo por lo tanto los efectos paracrinos más extendidos en este caso. Un ejemplo de actuación paracrina es la secreción de ácido gástrico por la liberación de histamina en células tipo enterocromafín de la propia mucosa gástrica, que actúan sobre las células parietales de las glándulas fúndicas.

La actuación paracrina adquiere especial relevancia en la actuación del sistema inmunitario gastrointestinal que está muy desarrollado y constituye un potente sistema de defensa frente a antígenos alimentarios, parásitos y microorganismos patógenos. Existen diversos componentes en el sistema inmunitario gastrointestinal, como los ganglios mesentéricos, placas de Peyer e inmunocitos de la mucosa y la submucosa. Estos dos últimos secretan distintos mediadores de la inflamación (histamina, prostaglandinas, leucotrienos, citoquinas) que, por vía paracrina, afectan a la actividad de distintos efectores gastrointestinales, como células musculares lisas, células secretoras y neuronas del SNE. La alteración de este sistema de defensa causa importantes trastornos gastrointestinales, como la enfermedad celíaca y la enfermedad inflamatoria intestinal.

La *regulación neurocrina* se refiere a la liberación de péptidos por células nerviosas tanto extrínsecas como intrínsecas de la pared gastrointestinal. La actuación de estos agentes neurocrinos (neurotransmisores o neuromoduladores) se analiza en otros apartados de este capítulo. A su vez, estos neuropéptidos pueden actuar estimulando o inhibiendo la liberación de otros péptidos endocrinos y/o paracrinos.

Regulación neurohumoral

El hecho de que, por razones didácticas, se estudien por separado las regulaciones nerviosa y humoral (endocrina y paracrina) no significa que ambas funcionen independientemente. De hecho, ambos sistemas de control interaccionan, como ya se ha mencionado, para regular las distintas funciones digestivas, como se verá más adelante en algunos ejemplos (v. Secreción de ácido, más adelante). Todos los efectores del tracto gastrointestinal tienen una actividad de reposo que está modulada por la actuación conjunta de células nerviosas y enteroendocrinas. Ante la presencia de estímulos procedentes de diferentes lugares, o incluso generados por la propia actividad motora o secretora gastrointestinal, esta información es integrada por los sistemas nervioso y humoral para enviar una respuesta de control a las células efectoras. Así, la actividad nerviosa puede liberar hormonas o agentes paracrinos y hay hormonas que pueden modificar la actividad de las neuronas.

MOTILIDAD DEL TUBO DIGESTIVO

Masticación

La masticación es una función del tracto digestivo que cumple varias funciones: *a)* lubrica el alimento al mezclarlo con la saliva; *b)* propicia el inicio de la digestión de los hidratos de carbono de la dieta, ya que la saliva contiene una α-amilasa (ptialina), y *c)* divide de forma mecánica el alimento en trozos más pequeños, lo que favorece la deglución y su posterior mezcla con las restantes secreciones del tubo digestivo. Aunque en su inicio y en algunas ocasiones es un acto voluntario, se trata de un comportamiento reflejo.

Deglución

Es el proceso por el cual el bolo alimenticio formado en la cavidad oral es transportado hasta el estómago, atravesando la faringe y el esófago. En su inicio el proceso es voluntario, mientras que el resto es, en su totalidad, reflejo. Está controlado por el centro de la deglución, localizado en la formación reticular del tallo encefálico. Es una función estrictamente motora que dura pocos segundos y que implica la actividad contráctil coordinada e integrada de la cavidad oral, faringe, esófago y zona proximal del estómago.

De las tres *fases* en que se divide la deglución, las dos primeras, *oral* y *faríngea*, duran menos de 1 segundo y consisten en una sucesión coordinada de contracciones musculares que empujan al bolo hacia el esófago. Hay también una serie de cambios en estructuras respiratorias, como la laringe y las cuerdas vocales, para evitar la entrada del alimento a las vías respiratorias. Estas dos fases terminan con el paso del bolo por el esfínter esofágico superior (EES).

En la tercera fase, la *esofágica*, la motilidad de este segmento conduce el bolo hasta el estómago.

Motilidad del esófago

El esófago es una estructura tubular de 25 cm de longitud, cuya principal y única función es conducir el bolo alimenticio desde la faringe al estómago. Presenta un epitelio mucoso escamoso estratificado. La submucosa contiene algunas glándulas. La muscular externa está formada en el tercio superior por músculo estriado, en el tercio inferior por músculo liso y en el tercio medio coexisten ambos tipos.

La inervación extrínseca de ambos tipos de músculo corre a cargo de fibras vagales. Al estriado llegan fibras colinérgicas excitadoras e inhibidoras con óxido nítrico (NO) como neurotransmisor. El músculo liso es inervado indirectamente por fibras preganglionares parasimpáticas a través de neuronas del plexo mientérico.

En la parte superior e inferior del esófago existen dos esfínteres: el EES y el esfínter esofágico inferior (EEI). Entre degluciones, los dos esfínteres permanecen cerrados, y las paredes del esófago están pegadas la una a la otra. Esta situación previene tanto la entrada de aire al tubo digestivo como el reflujo del contenido gástrico hacia el esófago (**Fig. 2-5**).

Durante la deglución, los esfínteres y el cuerpo del esófago actúan de forma coordinada. Inmediatamente después de que la onda de contracción de la faringe alcance su zona distal, el EES se abre y permite el paso del bolo alimenticio; a continuación, se vuelve a cerrar, retornando a su tono de reposo. En este momento se inicia una onda peristáltica que recorre toda la longitud del esófago en sentido oral-aboral *(peristalsis primaria)*. Cuando esta onda alcanza el EEI, éste

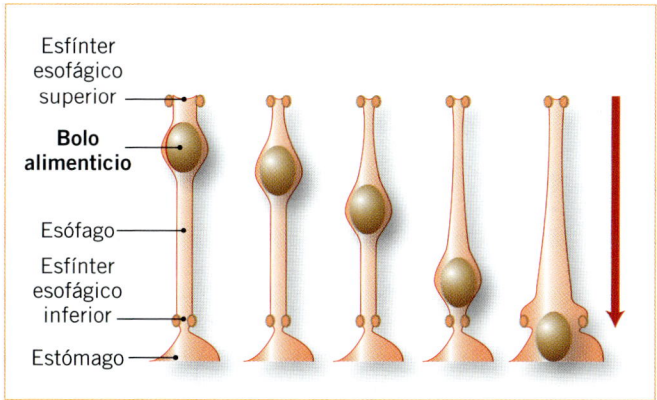

Figura 2-5. Motilidad del esófago. Peristaltismo primario responsable del movimiento del bolo alimenticio desde la faringe al estómago.

Esfínter esofágico superior

Bolo alimenticio

Esófago

Esfínter esofágico inferior

Estómago

se relaja y deja pasar el bolo hasta el estómago, y recupera enseguida su tono de reposo, cerrándose. Existe una *peristalsis secundaria*, que se inicia de forma independiente de las contracciones faríngeas de la deglución. Esta peristalsis sólo aparece en dos situaciones: la primera, cuando la onda primaria no ha podido vaciar el contenido esofágico al estómago, y la segunda, cuando hay reflujo de contenido gástrico hacia el esófago (**Fig. 2-5**).

La regulación de la motilidad esofágica está bajo control nervioso, tanto extrínseco como intrínseco, y humoral. También intervienen las propiedades intrínsecas de las fibras musculares lisas (ondas lentas).

La relajación del EES está coordinada con la contracción de la musculatura faríngea que eleva la faringe y relaja el músculo cricofaríngeo, y su cierre se debe a factores elásticos de las estructuras de su pared y a la contracción de este músculo.

La peristalsis del cuerpo del esófago está controlada por mecanismos extrínsecos, centrales en el caso del músculo esquelético y periféricos para el músculo liso, en los que interviene el plexo mientérico. También, y para el tercio inferior y medio, hay un control intrínseco. La información aferente es muy importante en los patrones motores esofágicos; así, el tamaño del bolo alimenticio –y, en consecuencia, la amplitud de la distensión esofágica– puede iniciar una peristalsis secundaria y/o modificar la intensidad de las contracciones.

La motilidad del EEI (del músculo circular que lo forma) está controlada por mecanismos nerviosos intrínsecos y extrínsecos y humorales. El tono de reposo de este esfínter es de origen miogénico, aunque puede modificarse por influencias nerviosas colinérgicas y por hormonas como la gastrina, que lo aumentan, mientras que la estimulación β-adrenérgica y la prostaglandina E_1 lo disminuyen. La llegada de la onda peristáltica primaria relaja el EEI a través de la descarga de fibras vagales o intrínsecas no colinérgicas que expresan NO y VIP como neurotransmisores.

Los trastornos de los mecanismos motores del esófago, y en especial del EEI, tanto por alteraciones musculares como por alteraciones nerviosas y humorales, dan lugar a trastornos como acalasia, enfermedad por reflujo y espasmos esofágicos difusos.

Motilidad gástrica

La motilidad del estómago está determinada por las funciones que tiene asignadas, que son las siguientes: *a)* actuar como reservorio de los alimentos durante una comida; *b)* disminuir el tamaño de las partículas de alimento y mezclarlas con las secreciones luminales, para favorecer la digestión, y *c)* vaciar el contenido gástrico hacia el duodeno a una velocidad y con un patrón compatibles con la capacidad digestiva y absortiva del intestino delgado.

Desde el punto de vista motor, el estómago puede dividirse en dos regiones: la *zona oral*, que se corresponde anatómicamente con el fondo y parte del cuerpo, y la *zona caudal*, que incluye la parte distal del cuerpo y el antro (**Fig. 2-6, A y B**). Ambas zonas se diferencian en sus patrones de motilidad, que se relacionan con las funciones que realizan. La región oral está fundamentalmente implicada en la recepción del alimento ingerido, mientras que la zona caudal se centra de forma mayoritaria en la regulación del vaciamiento gástrico. Ambas regiones intervienen en la división mecánica y la mezcla de los alimentos con las secreciones gástricas.

Llenado gástrico

De forma simultánea a la relajación del EEI se produce una relajación de la zona oral del estómago. Esta *relajación receptiva* se produce por la relajación de la musculatura lisa de la pared de la zona oral. Este comportamiento se repite con cada episodio de deglución, lo que permite la entrada a este divertículo de grandes volúmenes de alimento con incrementos mínimos de la presión intragástrica (aproximadamente 1.500 ml con sólo un aumento en la presión de 10 mmHg). Este comportamiento motor, que permite el llenado del estómago, está controlado por un reflejo vagovagal con la posible participación de NO, VIP, péptido hipofisario activador de la adenilato ciclasa (PACAP) y ATP como neurotransmisores. Esta relajación receptiva puede considerarse como el último acontecimiento del reflejo de deglución.

Vaciamiento gástrico

Tras el llenado gástrico, en la zona oral se producen pequeños cambios tónicos de la presión intragástrica, que disminuyen el tamaño del estómago conforme se va vaciando. Debido a esta baja actividad contráctil, el contenido gástrico apenas se mezcla, permaneciendo los alimentos organizados en capas ordenadas en función de la densidad del material que las compone. La capa más superior es la capa de grasa ingerida.

En el cuerpo, en la línea divisoria entre las regiones oral y caudal, la actividad contráctil es sensiblemente mayor y aparece de forma continua tras la ingestión de alimento.

El patrón de motilidad consiste en ondas peristálticas (**Fig. 2-6, C**) que se inician por la actividad espontánea rítmica de células marcapasos. Estas ondas lentas, sobre las que se superponen espigas de potenciales de acción, determinan el inicio y mantenimiento de la peristalsis del estómago caudal. Sobre estas contracciones espontáneas caudales actúan

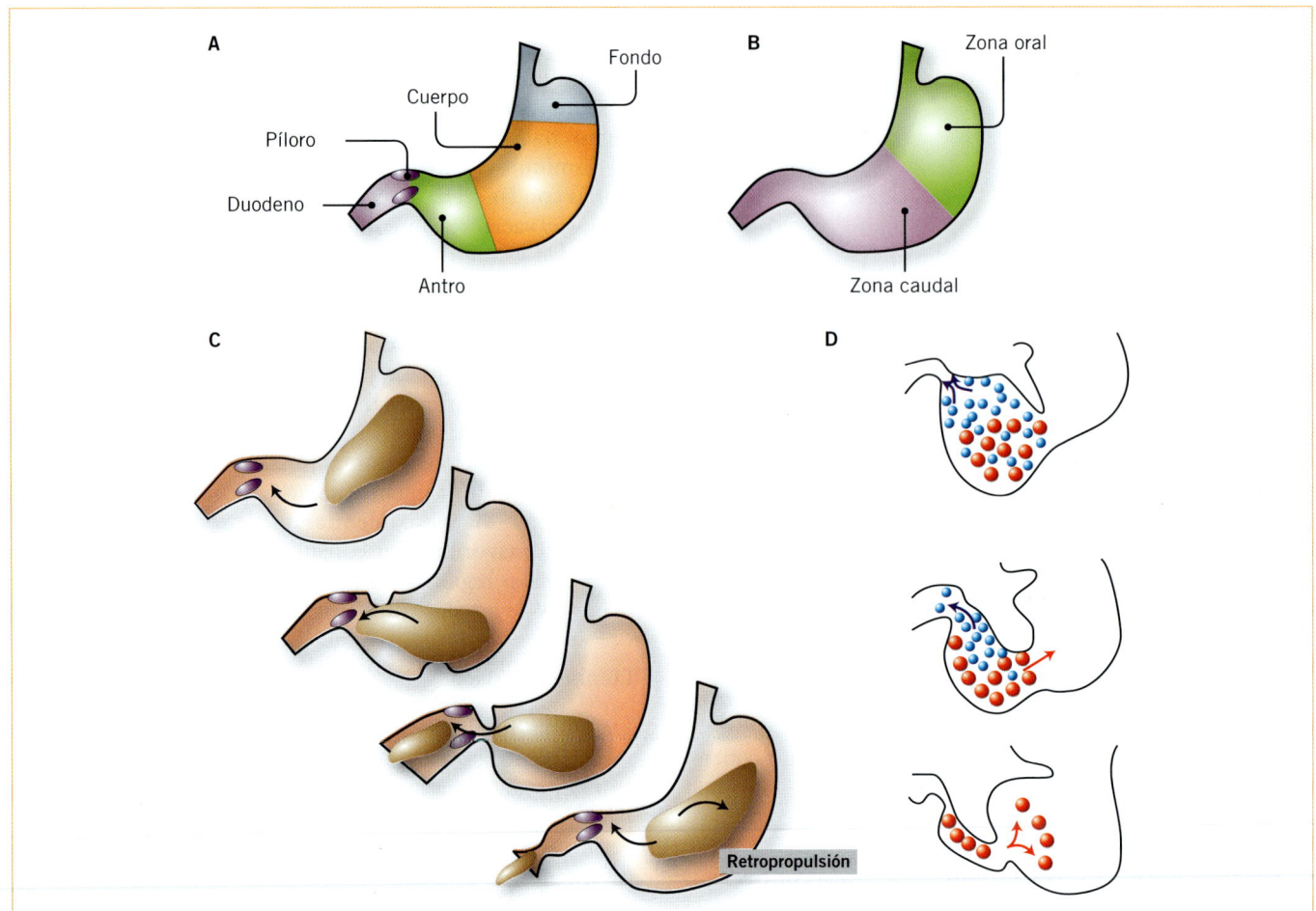

Figura 2-6. Zonas anatómicas del estómago (A) y zonas motoras (B), motilidad gástrica (C) y tamaño de partícula (D) (v. el texto).

mecanismos reguladores nerviosos y hormonales excitadores e inhibidores que modifican sus características, aumentando o disminuyendo la velocidad, fuerza de contracción y frecuencia. La vagotomía, al contrario que la estimulación vagal, disminuye las contracciones. La actividad simpática también las disminuye. Algunas hormonas, como la gastrina y la motilina, incrementan la actividad contráctil del estómago caudal, mientras que la somatostatina, la secretina y el polipéptido glucoinsulinotrópico (GIP) la inhiben.

Las ondas peristálticas iniciadas en la región proximal del estómago caudal se dirigen hacia el antro y el píloro (unión gastroduodenal), aumentando su fuerza y su velocidad (**Fig. 2-6, C**).

Esta actividad motora caudal permite la mezcla del alimento con las secreciones gástricas y su progresión aboral. Conforme la onda se acerca al píloro, parte del quimo pasa al duodeno proximal. Debido a la velocidad de la onda en la zona pilórica, el píloro rápidamente se cierra y el contenido gástrico es forzado en sentido oral, de nuevo, hacia el cuerpo *(retropropulsión)* (**Fig. 2-6, C**). Estos potentes movimientos retrógrados del contenido luminal permiten la mezcla del alimento con el jugo gástrico y la disminución en tamaño de las partículas de alimento. Aquellas con un tamaño superior a 1 mm³ no se vacían del estómago, ya que la apertura pilórica no lo permite.

El *píloro* está formado por dos anillos de músculo liso circular, tras los que se sitúa una banda de tejido conectivo que lo separa del duodeno proximal (bulbo duodenal). Aunque persiste la discusión acerca de su carácter de esfínter, el píloro presenta comportamientos motores independientes del antro (oral) y el duodeno (aboral) y una densa inervación simpática y parasimpática inhibidora y excitadora. Algunas hormonas también afectan a la motilidad de esta estructura, inhibiéndola, como la secretina, la CCK y el GIP. Este comportamiento motor permite que desempeñe un papel importante, junto con la motilidad del estómago caudal, en la regulación del vaciamiento gástrico y evite el reflujo duodenogástrico.

Durante los períodos interdigestivos (ayuno), la motilidad de la zona caudal cambia, apareciendo un patrón motor diferente, los *complejos migradores motores* (CMM), que permiten el vaciamiento gástrico de partículas de alimentos mayores en cada onda peristáltica. Estos CMM se estudian más adelante.

Regulación del vaciamiento gástrico

Desde la ingestión del alimento, el contenido gástrico tarda unas horas en vaciarse al intestino delgado. Los mecanismos que regulan el vaciamiento del estómago tienen como objetivo la óptima digestión y absorción de los componentes de esos alimentos.

El vaciamiento del quimo sigue un orden determinado, modificándose la velocidad en función de las propiedades físicas y químicas de los alimentos ingeridos. Los líquidos comienzan a vaciarse inmediatamente y su velocidad depende de su composición química y su tonicidad. Los líquidos isotónicos se vacían antes que los hipertónicos e hipotónicos. La velocidad de vaciamiento es más lenta cuando su concentración en H^+ y lípidos es alta. Los sólidos tienen una fase inicial de retardo hasta que su tamaño se reduce a unas dimensiones mínimas que permiten su vaciamiento (< 2 mm). Tras alcanzar el tamaño crítico, su composición química es la que determina la velocidad de vaciamiento.

El vaciamiento gástrico está determinado, en último término, por la motilidad del estómago, los patrones motores de la unión gastroduodenal (píloro) y la motilidad del duodeno proximal. Cualquier mecanismo que modifique estos tres procesos afectará a la velocidad y el patrón de dicho vaciamiento. Aquellos estímulos que, por distintos mecanismos, disminuyen la distensibilidad de la zona oral, incrementan las contracciones (frecuencia y magnitud) del estómago caudal, inhiben las contracciones pilóricas y las segmentarias del duodeno e incrementan la velocidad de vaciamiento gástrico. Aquellos otros que tengan acciones opuestas, retrasarán el vaciamiento de este divertículo (**Fig. 2-7**).

Una vez que el quimo ha comenzado a vaciarse al duodeno proximal, se estimulan una serie de receptores de su pared, en función de las propiedades físico-químicas del contenido vaciado, que a través de mecanismos de retroalimentación nerviosos y humorales enlentecen el vaciamiento, para permitir una correcta digestión y absorción intestinal (**Fig. 2-7**).

Los principales estímulos presentes en el duodeno son: *a)* acidez elevada; *b)* hipertonicidad (que se incrementa con la digestión intestinal); *c)* presencia de productos de la digestión de las proteínas (aminoácidos y péptidos), y *d)* productos de la digestión de las grasas (ácidos grasos y monoacilgliceroles). Todos ellos, a través de mecanismos nerviosos y hormonales, todavía no bien conocidos, modifican el vaciamiento gástrico, normalmente enlenteciéndolo (**Fig. 2-7**).

Vómito

El vómito (o emesis) es una expulsión forzada del contenido gástrico, y a menudo del contenido intestinal proximal, provocado por distintas alteraciones tanto del tracto gastrointestinal como de otros sistemas orgánicos. Puede tener consecuencias importantes relacionadas con el balance ácido-base e hidromineral, la malnutrición o la neumonía por aspiración.

Normalmente, es el episodio final de una serie de acontecimientos previos, que son las náuseas y las arcadas. Las náuseas se definen como una sensación desagradable que coincide con cambios motores en el estómago y el intestino delgado proximal (descenso en la motilidad gástrica, peristalsis reversa en intestino delgado). La arcada consiste en movimientos respiratorios bruscos de tipo espasmódico, acompañados de contracción de antro y relajación del cuerpo y el fondo gástricos.

Es un comportamiento reflejo controlado por un centro bulbar que, a su vez, está influido por una *zona quimiorreceptora de disparo*, fuera de la barrera hematoencefálica. Los estímulos que lo disparan son diversos, entre ellos pueden citarse algunos que afectan directamente al centro del vómito, como la distensión gástrica e intestinal, la estimulación mecánica de la faringe, los episodios de dolor intenso por alteraciones de ciertos órganos, la estimulación de receptores laberínticos (mareo por cinetosis) y la estimulación química (eméticos) de receptores gástricos y duodenales. Otros estímulos afectan a la zona química de disparo, como algún tipo de eméticos (apomorfina) y diversas toxinas bacterianas y situaciones de alteración metabólica (cetosis).

Motilidad del intestino delgado

Los patrones motores de intestino delgado, en el período posprandial, tienen una doble finalidad. La primera es facilitar los procesos de digestión y absorción del contenido luminal por la mezcla del alimento con las secreciones intestinales (bilis, jugo pancreático, secreciones mucosas, etc.) y la circulación y renovación de la capa en directo contacto con el epitelio absortivo (enterocitos) para completar la digestión y favorecer la absorción. La segunda finalidad es permitir el progreso oral-aboral de los materiales no digestibles hasta su vaciamiento en el intestino grueso a través de la unión ileocecal. En el período interdigestivo se instauran patrones diferentes de motilidad intestinal.

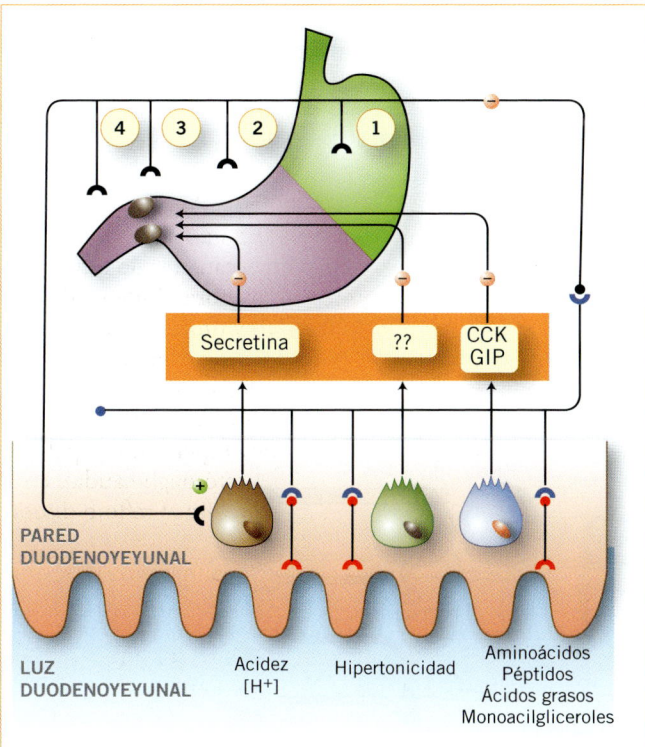

Figura 2-7. Regulación del vaciamiento gástrico por estímulos duodenales. 1: aumento de la distensibilidad de la zona oral; 2: disminución de la frecuencia y magnitud de las contracciones del estómago caudal; 3: contracción del píloro; 4: estimulación de las contracciones segmentarias del duodeno. CCK: colecistoquinina; GIP: péptido inhibidor gástrico.

Motilidad posprandial

Durante este período, la presencia de alimento inicia, principalmente, dos tipos de movimientos: de segmentación y peristálticos.

Los movimientos de *segmentación* son los más frecuentes y ocupan la mayor parte del tiempo que el quimo permanece en el intestino delgado. Son contracciones y relajaciones cíclicas, localizadas en pequeños segmentos que ocasionan un movimiento de vaivén oral-aboral-oral del contenido luminal, lo que facilita su mezcla con las secreciones que vierten a la luz intestinal, así como la renovación de la capa en contacto con la mucosa (**Fig. 2-8, A**).

Aunque estos movimientos de segmentación van más dirigidos a la mezcla que a la progresión, la disminución en la frecuencia de estas contracciones desde el duodeno (12 por minuto) hasta el íleon (8 por minuto) permite un desplazamiento aboral del contenido intestinal. Estas contracciones rítmicas están determinadas por la presencia de ondas lentas iniciadas por las propias fibras musculares lisas, sobre las que se superponen potenciales de acción.

Los *movimientos peristálticos* son mucho menos frecuentes que los segmentarios y se limitan a pequeños segmentos intestinales (**Fig. 2-8, B**). Este tipo de patrón motor predomina después de comidas acalóricas.

En general, la progresión del alimento en el intestino delgado es lenta, lo que favorece los procesos de digestión y absorción.

El inicio de la motilidad del intestino delgado es de origen intrínseco, y en ella participa la actividad espontánea de las fibras musculares lisas y la actividad del SNE. No obstante, hay influencias extrínsecas, tanto nerviosas como humorales.

Existen distintos reflejos intestinales de importancia. La *ley del intestino* postula que la presencia del bolo alimenticio en el intestino produce una contracción delante del bolo y una relajación en la zona distal, lo que permite su progresión aboral (comportamiento peristáltico). Existen otros reflejos motores, como el *intestinointestinal*, por el que la sobredistensión de un segmento intestinal produce una relajación del resto del intestino delgado. El *reflejo gastroileal* favorece el vaciado del íleon ante un incremento de la actividad motora y secretora del estómago. También se ha descrito que la distensión ileal inhibe, por la liberación de un péptido gastrointestinal (probablemente, péptido tirosina-tirosina [PYY] y GPL-1), el vaciamiento gástrico (freno ileal).

Motilidad interdigestiva (ayunas)

El patrón motor durante los períodos interdigestivos (varias horas después del procesamiento digestivo del alimento) o en un estado de ayunas se caracteriza por períodos de intensa actividad motora con ondas peristálticas que se inician en el antro gástrico y que se desplazan a gran velocidad en sentido oral-aboral hasta íleon terminal. Estos períodos, que duran, en cada segmento, entre 5 y 10 minutos, terminan bruscamente y van acompañados de fenómenos secretores. Son los CMM (**Fig. 2-8, C**). Tras éstos se instaura un período de reposo motor durante 75-90 minutos, que es el tiempo que el CMM va desde el antro gástrico hasta el íleon terminal. Al llegar a este último segmento, se inicia uno nuevo en el antro. Este comportamiento motor se inicia en el

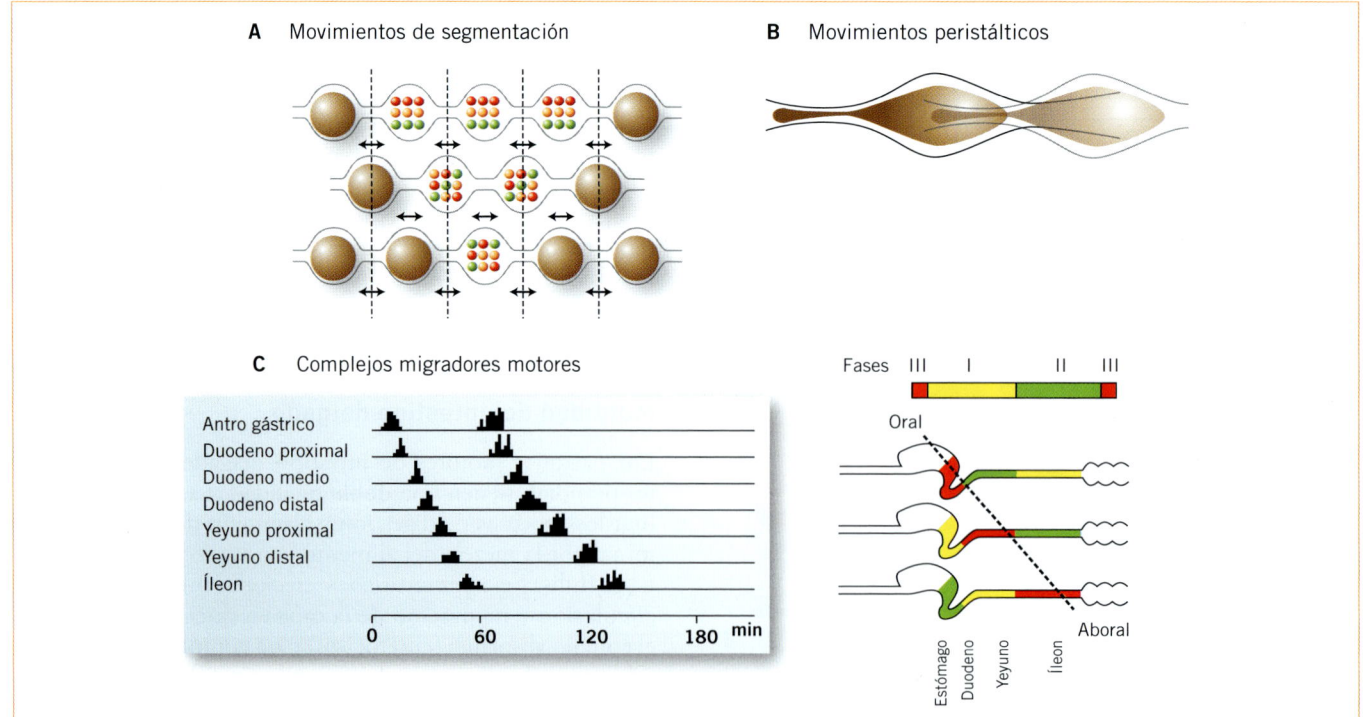

Figura 2-8. Patrones motores del intestino delgado. A) Movimientos de segmentación rítmica. B) Movimientos peristálticos. C) Complejos migradores motores (CMM). En la figura se representan el registro de la actividad contráctil en distintas zonas del estómago (antro) e intestinales, así como las fases de los CMM (v. el texto).

antro gástrico por descargas vagales que liberan motilina; sin embargo, en el intestino delgado, es la motilina, independientemente de la inervación extrínseca, la que inicia los CMM.

La función de estos CMM es limpiar el estómago y el intestino delgado de los restos de alimento no digeridos y de la microbiota bacteriana presente en estos segmentos, vaciando todo ello al intestino grueso. Esta limpieza evita el sobrecrecimiento bacteriano en intestino delgado, que puede provocar alteraciones en el balance de fluidos y en los procesos digestivos y absortivos que cursan con diarreas.

En el cambio entre el patrón de CMM y el posprandial parece participar la liberación de CCK y gastrina, así como la actividad vagal.

Motilidad del intestino grueso. Defecación

Las funciones motoras de este segmento intestinal van encaminadas a completar la absorción de agua y algunos electrólitos, servir como cámara de fermentación para la fibra y otros nutrientes no digestibles y expulsar los residuos no digestibles fuera del organismo (defecación).

Los patrones motores del intestino grueso son dos: *a)* movimientos de segmentación dirigidos a mezclar y circular el contenido luminal para favorecer la absorción y *b)* movimientos en masa o de progresión del contenido intestinal hacia el recto y el canal anal.

La segmentación del intestino grueso ocurre en todas sus regiones, tanto proximal (ciego y colon ascendente-transverso) como distal (colon descendente y sigmoideo) e, incluso, algo en el recto. Estos movimientos, teniendo en cuenta la organización anatómica especial del intestino grueso, se denominan *haustraciones* y dividen al intestino grueso en segmentos ovoideos, las haustras. Este patrón es más frecuente en las zonas más distales.

Cuando cesan los movimientos de segmentación, se inician los *movimientos en masa*, que desplazan el contenido luminal de una región a otra en sentido aboral. Estos movimientos se producen de una a tres veces al día en individuos sanos.

Una vez que el recto es llenado con materia fecal, se inicia el reflejo retroesfintérico, que relaja el esfínter anal interno. Este reflejo, si se produce en situación adecuada, da lugar al reflejo de defecación.

Existen reflejos colocolónicos y gastrocólicos, que modifican la motilidad del colon. Así, en el primero, la sobredistensión de un segmento del colon provoca la relajación del resto. En el segundo, la entrada de alimento al estómago estimula los movimientos en masa del intestino grueso.

La regulación de la actividad motora del intestino grueso es compleja y poco conocida. Se inicia por la actividad intrínseca del binomio células intersticiales de Cajal-células musculares lisas, participando el SNE, la inervación extrínseca y factores humorales con actuación endocrina o paracrina.

SECRECIONES DIGESTIVAS

La función secretora del sistema digestivo está a cargo de las glándulas exocrinas situadas en la mucosa y la submucosa del tracto digestivo (secreciones gástricas e intestinales), así como de las glándulas anejas (salivales, páncreas exocrino e hígado), que vierten sus secreciones a la luz gastrointestinal (saliva, jugo pancreático y bilis).

Estas secreciones participan en los procesos de digestión química de los alimentos, degradando las grandes y complejas moléculas que los componen en otras más simples y pequeñas que pueden ser incorporadas, por los procesos de absorción, al medio interno.

Secreción salival

La saliva es secretada por las glándulas salivales (de tipo acinar). Existen tres pares de glándulas salivales mayores (parótidas, mandibulares y sublinguales) y otras más pequeñas o menores distribuidas por el epitelio oral y la lengua.

Las funciones de la saliva se pueden clasificar en tres grandes grupos: *lubricación, protección y digestión*.

Dentro de las funciones de lubricación, la saliva es necesaria para facilitar la masticación y deglución y es imprescindible para una correcta fonación. En el segundo grupo, la saliva protege al aparato masticador y a la mucosa oral de infecciones y otras agresiones presentes en la cavidad oral gracias a la presencia de compuestos antibacterianos y antivíricos (lisozima e IgA), así como por su capacidad de dilución y tamponamiento de sustancias potencialmente peligrosas. De hecho, los individuos con xerostomía tienen mayor incidencia de caries dentales e infecciones bucales. Por último, dentro de las funciones digestivas de la saliva, destaca su papel en la correcta estimulación de las papilas gustativas. En el lactante es determinante en su alimentación, para un reflejo de succión adecuado y de forma discreta, por su contenido en lipasa, en el inicio de la digestión grasa de su dieta. La presencia de una α-amilasa (ptialina) también contribuye al inicio de la digestión de los hidratos de carbono.

La saliva es un líquido ligeramente hipotónico que está formado por componentes inorgánicos y orgánicos. Los electrólitos son los componentes inorgánicos mayoritarios (Na^+, K^+, Cl^- y HCO_3^-), también contiene Ca^{2+}, I^- y F^- en cantidades significativas. Dentro de los componentes orgánicos, hay que mencionar las enzimas digestivas (amilasa y lipasa), mucus, glicoproteínas, lisozima, lactoferrina y calicreína, entre otros.

La regulación de la secreción salival es exclusivamente nerviosa y corre a cargo de las divisiones parasimpática y simpática del SNA. Las influencias hormonales sólo intervienen modificando la composición de la saliva secretada. Una característica importante es que ambas divisiones del SNA estimulan la secreción de saliva, a diferencia de sus actuaciones opuestas en otros territorios corporales. La estimulación parasimpática es más efectiva que la simpática, estimulando la secreción de las células acinares de la glándula.

Las fibras nerviosas autónomas ejercen sus funciones actuando sobre diferentes efectores glandulares que participan en la secreción de saliva. Estos elementos son: las células acinares, mioepiteliales y ductales y los vasos sanguíneos. Todos ellos tienen receptores para los neurotransmisores que liberan las fibras nerviosas del SNA (Fig. 2-9).

La secreción de saliva se basa en un comportamiento reflejo iniciado en receptores mecánicos y químicos localizados en el aparato masticador y la cavidad oral y faríngea. La información recogida por estos receptores es enviada a los núcleos salivales bulbares (**Fig. 2-9**), que, a través de vías efectoras autónomas, estimulan la secreción de la glándula salival.

Secreciones gástricas

La secreción que se vierte a la luz del estómago se denomina *jugo gástrico* y es una mezcla de secreciones procedentes de células epiteliales de la superficie mucosa y de las glándulas gástricas (**Fig. 2-10**). Los principales componentes de estas secreciones, aparte del agua, son ácido clorhídrico, pepsinógenos, factor intrínseco, mucus soluble, mucus insoluble o visible y HCO_3^-.

Desde una perspectiva secretora, el estómago puede dividirse en dos regiones, una formada por el fondo y el cuerpo, que constituye el 80 % de la mucosa gástrica y que contiene las *glándulas oxínticas o fúndicas*, y otra, la mucosa astral (el 20 % restante), con las *glándulas pilóricas* (**Fig. 2-10**).

Las glándulas oxínticas tienen una estructura alargada, abriéndose a través de un poro en la superficie mucosa. Desde el lumen a la zona más profunda de la mucosa se encuentran distintos tipos celulares, que secretan los diferentes componentes del jugo gástrico. En la superficie y tapizando el poro se encuentran las células mucosas de superficie, encargadas de secretar el mucus visible o insoluble y el HCO_3^-. Las células mucosas del cuello de la glándula secretan mucus soluble. Situadas más profundas se encuentran las células parietales (u oxínticas), que secretan ácido y factor intrínseco,

y las células principales (o pépticas), que secretan pepsinógenos. También se pueden encontrar células tipo enterocromafín, que liberan histamina y células D secretoras de somatostatina (**Fig. 2-10**). Hay, asimismo, células madre que se dividen y se diferencian en los distintos tipos celulares de la glándula.

Las glándulas pilóricas tienen abundantes células productoras de mucus y células pépticas. En ellas se encuentran las células G secretoras de gastrina.

Secreción de ácido

Las células parietales de las glándulas fúndicas secretan un fluido muy rico en ácido clorhídrico. Tras una estimulación adecuada, estas células secretan hasta 160 mEq/l de H^+, junto con Cl^-, formando una solución casi isotónica con pequeñas cantidades de Na^+ y K^+.

Mecanismo de secreción de ácido

Las reacciones que se producen en la célula parietal comienzan con la formación de H^+ y HCO_3^- a partir de CO_2 metabólico o sanguíneo y H_2O, con intervención de la anhidrasa carbónica. Los H^+ son transportados a la luz de la glándula y, posteriormente, al lumen gástrico, a través de la actuación de una ATPasa-H^+/K^+ de la membrana del canalículo celular, que introduce K^+ al interior de forma estequiométrica (1:1). El HCO_3^- es transportado hacia la sangre. El Cl^- entra de la sangre a la célula, intercambiándose con el HCO_3^-. Posteriormente, el Cl^- es transportado a la luz del canalículo a través de un canal específico y gracias al transporte activo de H^+, ya que se mueve en contra de un gradiente electro-

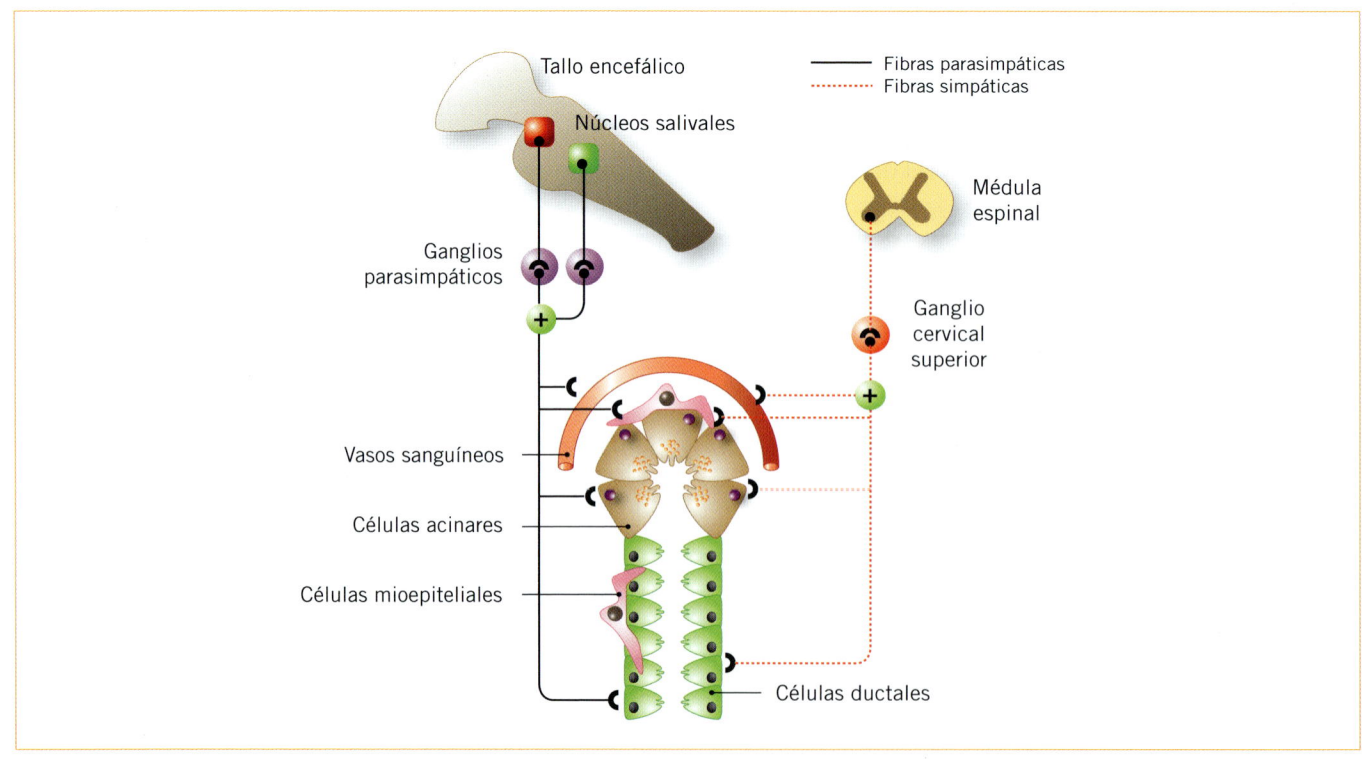

Figura 2-9. Regulación nerviosa de la secreción de saliva.

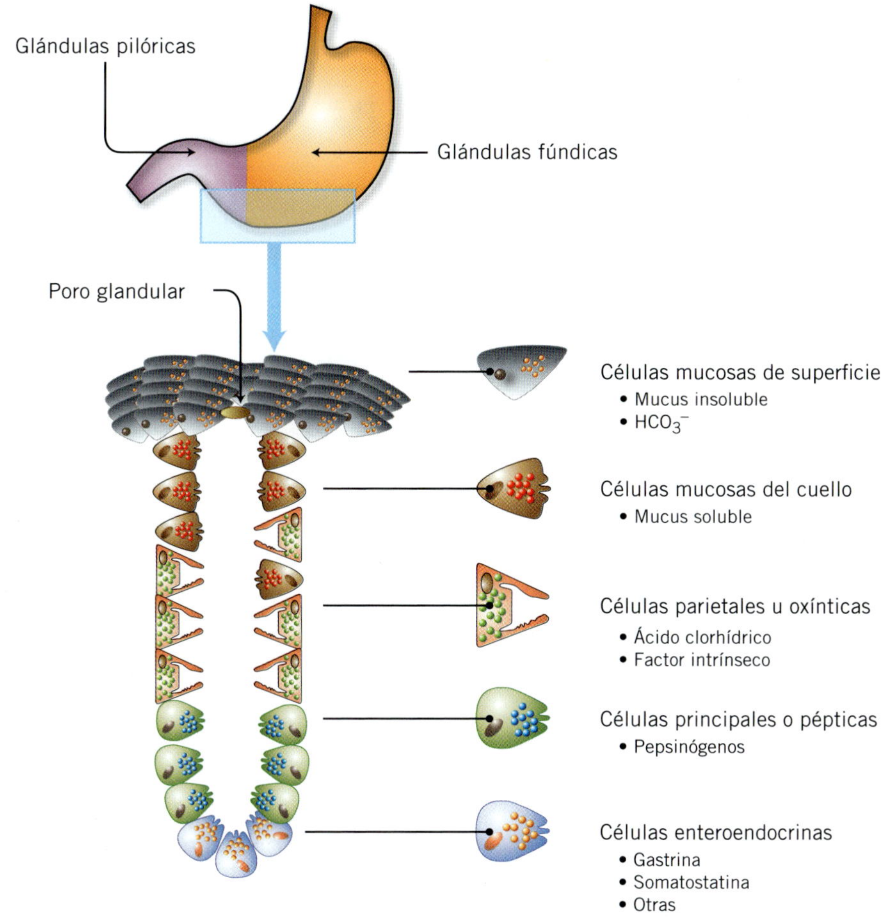

Glándulas pilóricas
Glándulas fúndicas
Poro glandular
Células mucosas de superficie
• Mucus insoluble
• HCO_3^-
Células mucosas del cuello
• Mucus soluble
Células parietales u oxínticas
• Ácido clorhídrico
• Factor intrínseco
Células principales o pépticas
• Pepsinógenos
Células enteroendocrinas
• Gastrina
• Somatostatina
• Otras

Figura 2-10. Zonas secretoras del estómago y estructura de una glándula de la mucosa gástrica.

químico. La energía de la ATPasa-Na^+/K^+ del borde basolateral mantiene altas concentraciones de K^+ intracelular, el cual sale a la luz y se intercambia con los H^+ (Fig. 2-11).

Regulación de la secreción de ácido

Las células parietales responden a una serie de sustancias incrementando la secreción de ácido hacia el lumen gástrico. Los principales secretagogos de ácido son la acetilcolina (Ach) liberada por las terminaciones nerviosas parasimpáticas que inervan a estas células, la gastrina secretada por las células G de la mucosa antral (Fig. 2-4), y la histamina secretada por células tipo enterocromafín de la propia mucosa del estómago. Las células parietales tienen receptores de membrana para estas tres sustancias. La actuación conjunta de ellas produce un fenómeno de potenciación que se traduce en que pequeñas cantidades de cada una pueden dar una respuesta biológica muy potente, en este caso la secreción de ácido.

Recientemente se ha confirmado que la presencia de histamina es imprescindible para los fenómenos de potenciación de la gastrina y Ach (Fig. 2-12).

Existe una interrelación entre estos tres secretagogos, ya que la Ach y la gastrina estimulan la liberación de histamina. A su vez, la Ach también libera gastrina.

Metabolismo
AC
CO_2
H_2CO_3
HCO_3^-
Cl^-
Cl^-
H^+
H^+
ATP
K^+
K^+
Na^+
ATP
K^+

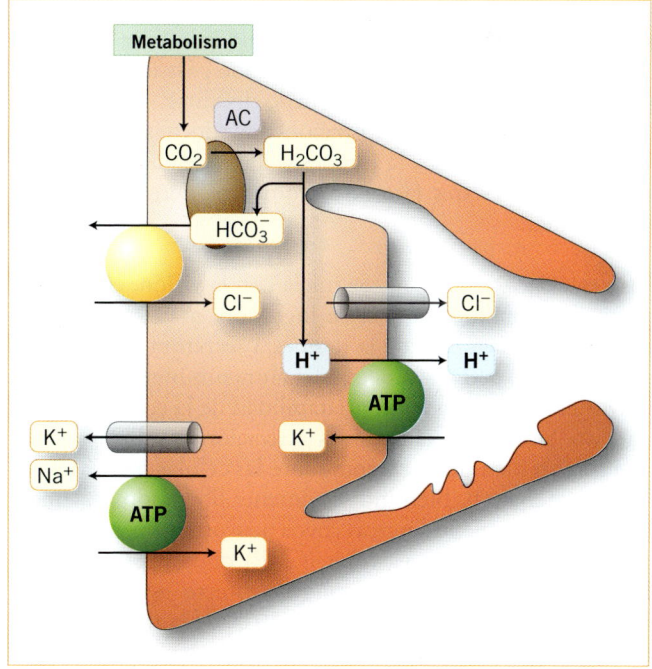

Figura 2-11. Mecanismos celulares de la secreción de ácido por las células parietales de las glándulas fúndicas. AC: anhidrasa carbónica.

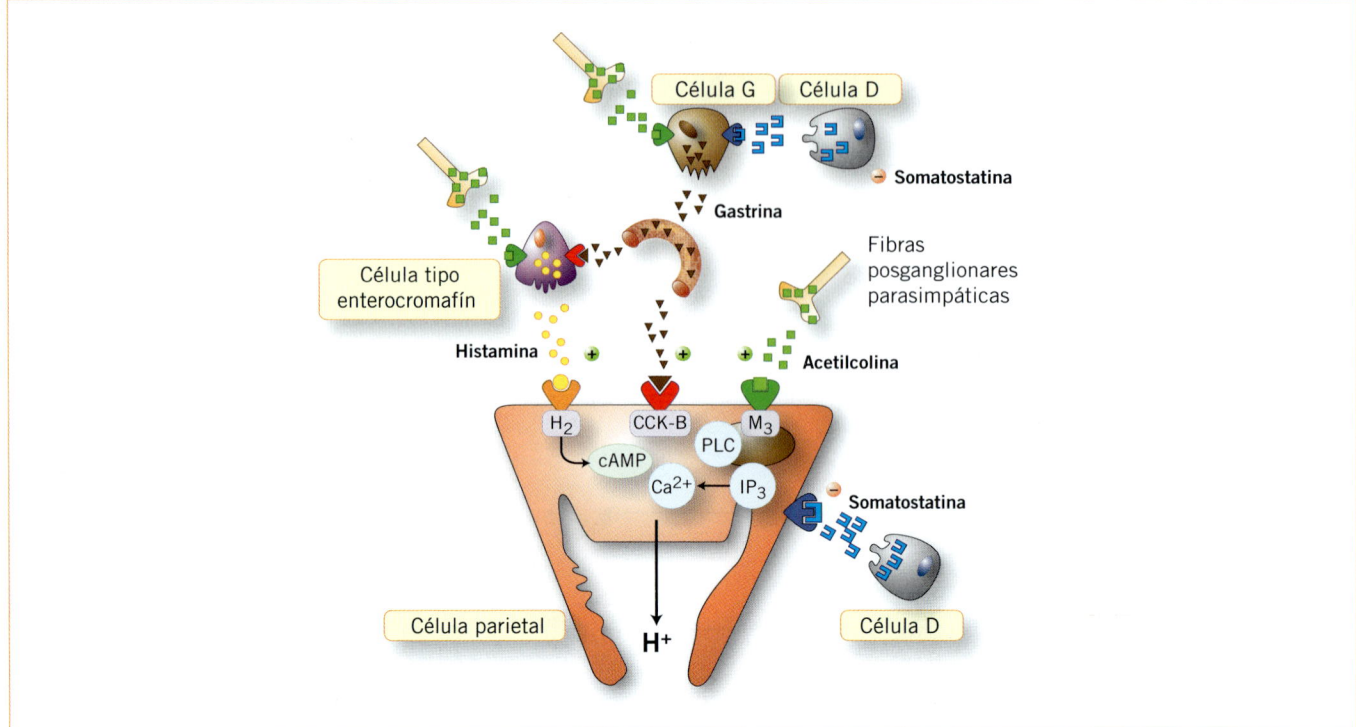

Figura 2-12. Regulación de la secreción de ácido gástrico por las células parietales de la mucosa gástrica.

Se ha descrito un péptido duodenal, la enteroxintina, que estimula la secreción de ácido por las células parietales.

Secreción de ácido en respuesta a la ingestión de alimento

En ayunas existe una secreción basal de ácido gástrico que sufre oscilaciones a lo largo del nictámero, con un máximo durante la tarde-noche y un mínimo a primera hora de la mañana. Este jugo gástrico tiene un pH inferior a 2.

La estimulación de la secreción ácida gástrica provocada por la ingestión de alimento puede dividirse, con fines didácticos, en tres fases, en función de la localización de los receptores que inician la respuesta: fases cefálica, gástrica e intestinal. Estas tres fases, en momentos determinados, se superponen.

Fase cefálica (**Fig. 2-13, A**). Se inicia con la visión, el olor y el gusto del alimento durante su ingestión, masticación y deglución. La magnitud de la respuesta secretora depende, en gran medida, de la naturaleza del alimento ingerido, siendo mayor cuanto mayor es la palatabilidad de la comida ingerida. Esta fase es mediada por la activación de fibras vagales, que actúan bien directamente sobre las células parietales (fibras colinérgicas), bien indirectamente liberando gastrina a través de fibras peptidérgicas cuyos neurotransmisores son el péptido liberador de gastrina (GRP) o bombesina. En el hombre, el mecanismo colinérgico directo es mucho más importante. Esta fase representa el 30 % de la respuesta total de ácido a la comida.

Fase gástrica (**Fig. 2-13, B**). Comienza con la llegada del alimento al estómago y constituye el 50 % de la respuesta total.

En este momento, el contenido del bolo en sustancias tampón (especialmente, proteínas alimentarias) eleva el pH luminal hasta valores cercanos a 6 o superiores. En situación basal, cuando el pH es inferior a 2, está inhibida la secreción de gastrina. Por lo tanto, al aumentar el pH, los impulsos vagales comienzan a liberar gastrina, que estimula la secreción de ácido por las células parietales.

Por otro lado, la distensión gástrica y la presencia de productos de la digestión de las proteínas (péptidos y aminoácidos) también estimulan la secreción de ácido. La distensión actúa a través de reflejos cortos y largos (vagovagales) iniciados por estimulación de mecanorreceptores de la pared del estómago. Los efectores implicados son tanto células parietales como células G que liberan gastrina. Los aminoácidos (en especial, los aromáticos) y péptidos liberan gastrina por actuación directa sobre las células G. Existen otras sustancias que liberan ácido y que están presentes en la dieta, como la cafeína, que actúa sobre las células G, estimulándolas.

Fase intestinal (**Fig. 2-13, C**). Está mediada por la presencia de productos de la digestión de las proteínas que liberan gastrina tanto de células G del antro como de células de la pared duodenal. Los aminoácidos, una vez absorbidos, también liberan gastrina. Esta fase sólo supone un 5 % de la respuesta global.

Los mecanismos implicados en la *inhibición de la secreción de ácido* (**Fig. 2-14**) son importantes, ya que su alteración puede implicarse en la aparición de la enfermedad ácida péptica. El pH ácido luminal (< 3) inhibe a las células parietales estimulando la liberación de somatostatina por las células D por vía paracrina. La presencia de ácido, soluciones

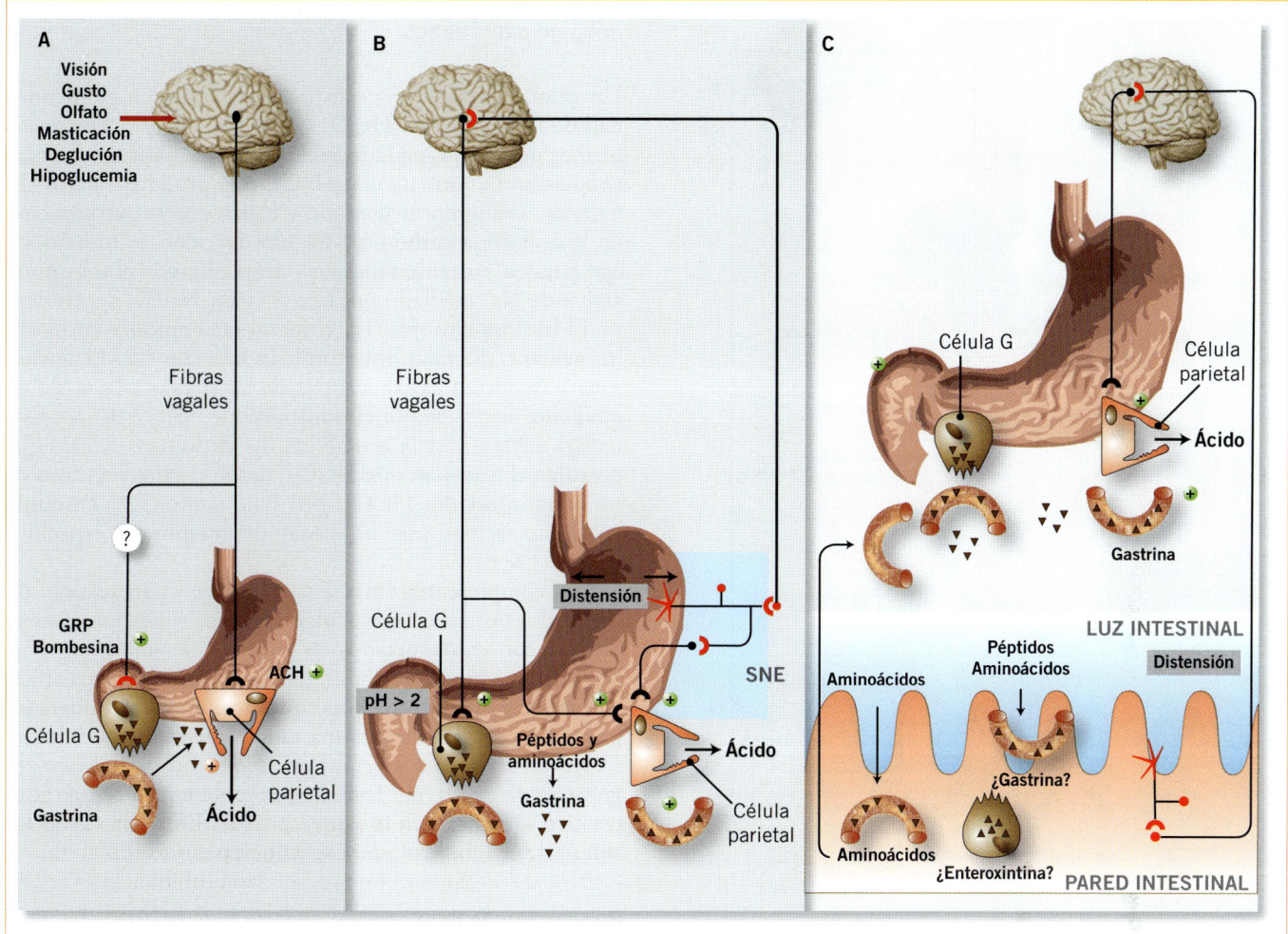

Figura 2-13. Fases de la secreción de ácido gástrico en respuesta a la comida. A) Fase cefálica. B) Fase gástrica. C) Fase intestinal.

hipertónicas o productos de la digestión de lípidos en duodeno liberan una serie de hormonas calificadas en general como *enterogastronas*, entre las que se encuentran la secretina y el GIP que inhiben la secreción de ácido, bien directamente actuando sobre las células parietales, bien inhibiendo la liberación de gastrina por las células G del antro.

La liberación por las células parietales de factor intrínseco, una glicoproteína necesaria para la absorción de vitamina B$_{12}$, está controlada por los mismos factores que liberan ácido.

Secreción de pepsinógenos

Los pepsinógenos, precursores de las pepsinas, enzimas proteolíticas (endopeptidasas), son liberados por las células principales o pépticas. Existen dos familias: la I, secretada por las glándulas fúndicas, y la II, que es secretada por las glándulas pilóricas. Su activación es por ácido gástrico y, posteriormente, por autocatálisis de la propia pepsina formada.

La Ach es el principal secretagogo para la secreción de pepsinógeno. Su liberación se produce tras la estimulación vagal en las fases cefálica y gástrica. La secreción de ácido tiene especial relevancia en la secreción de pepsinógeno, iniciando reflejos colinérgicos que actúan sobre las células prin-

cipales y sensibilizándolas frente a la actuación de otros secretagogos. Este hecho determina una estrecha correlación entre ambas secreciones.

Secreción de mucus

La secreción de mucus soluble por las células mucosas del cuello de las glándulas gástricas es estimulada por actividad vagal colinérgica. La secreción de mucus visible o insoluble se produce por estímulos luminales, tanto mecánicos como químicos, que actúan directamente sobre las células secretoras. Este gel atrapa la secreción alcalina (rica en HCO$_3^-$) de las células epiteliales de la superficie mucosa.

Durante los períodos interdigestivos, el conjunto mucus insoluble y la secreción alcalina forman una barrera que protege la mucosa frente a estímulos luminales mecánicos y químicos (ácido y pepsina). Esta barrera neutraliza el ácido luminal enlenteciendo su difusión a través de ella, al igual que el de la pepsina, evitando su llegada a las células mucosas.

Secreción pancreática

El páncreas es una glándula mixta compuesta por tejido exocrino (ácinos pancreáticos) y endocrino (islotes de Langer-

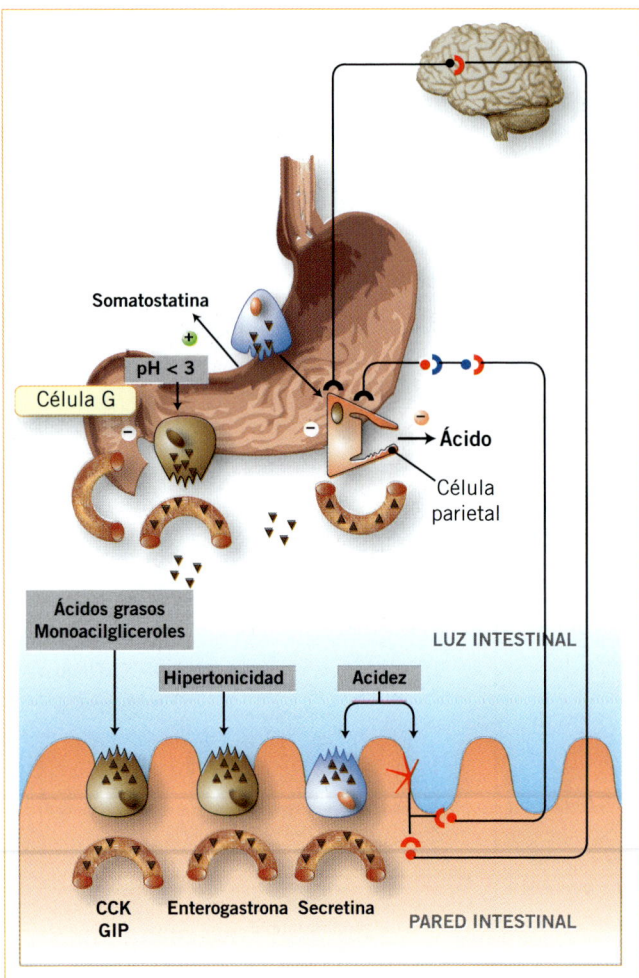

Figura 2-14. Mecanismos de inhibición de la secreción de ácido gástrico.

hans). La parte exocrina, mayoritaria en la glándula, secreta el *jugo pancreático*, que es vertido al duodeno. Esta secreción isotónica es rica en bicarbonato y enzimas hidrolíticas; ambos componentes intervienen de forma decisiva en la digestión intestinal de los alimentos. Las células endocrinas de los islotes secretan hormonas implicadas en el metabolismo de hidratos de carbono, lípidos y proteínas (insulina y glucagón) y en la regulación de distintas funciones del sistema gastrointestinal y del propio páncreas endocrino (somatostatina y polipéptido pancreático [PP]).

El tejido exocrino del páncreas tiene como unidad funcional el ácino pancreático (igual que las glándulas salivales). En el ácino hay distintos tipos celulares responsables de la secreción de los componentes del jugo pancreático. Así, están las células acinares que secretan el componente enzimático, y las células centroacinares y ductales que secretan fluido y electrólitos (principalmente, HCO_3^-, junto con Na^+, K^+ y Cl^-), al que se denomina componente hidroelectrolítico (**Fig. 2-15, A**).

La inervación del páncreas corre a cargo de las divisiones parasimpática (vagal) y simpática (celíaca y mesentérica) del SNA. También se han descrito fibras procedentes de los plexos del SNE y que participan en los reflejos gastropancreáticos y enteropancreáticos.

Mecanismos de secreción de los componentes del jugo pancreático

Las células ductulares y centroacinares secretan gran cantidad de fluido rico en HCO_3^- (120-140 mEq/l). Los mecanismos implicados en la secreción de este anión no son bien conocidos. La formación de HCO_3^- se produce a partir del CO_2 de la sangre y el agua intracelular, con la participación de la anhidrasa carbónica. En esta reacción se forman H^+ que pasan al torrente sanguíneo acoplados con el transporte activo de Na^+ mediado por una ATPasa-Na^+/K^+ dependiente. El bicarbonato traspasa la membrana apical y entra a la luz acinar o ductular, intercambiándose con Cl^-. El agua se mueve de forma pasiva a través de las células a favor de un gradiente osmótico por el transporte de Na^+ y HCO_3^-. Esta teoría, debatida en la actualidad, ha dado paso a otras que postulan el transporte de HCO_3^- desde la sangre a través de un cotransportador HCO_3^--Na^+ y no como CO_2, entrando en la luz acinar por un canal de membrana específico (**Fig. 2-15, B**).

Los componentes enzimáticos del jugo pancreático son secretados por las células acinares que los sintetizan. Tras su síntesis, son empaquetados en gránulos de zimógeno, que, tras el estímulo adecuado, migran hacia la membrana apical con la participación del citoesqueleto, donde son liberados por exocitosis, junto con una pequeña cantidad de fluido. Existe otra vía de secreción, en la que no intervienen los gránulos de zimógeno. Las enzimas presentes en el jugo pancreático se recogen en la **figura 2-15 C**. Entre ellas se incluyen proteasas, lipasas, amilasa y nucleasas.

Regulación de la secreción de jugo pancreático

Los dos componentes del jugo pancreático tienen unas funciones claras en el proceso digestivo, que son las siguientes: neutralizar el contenido ácido que llega del estómago al duodeno e hidrolizar los componentes de los alimentos para obtener otros que puedan atravesar el epitelio mucoso. La neutralización del quimo ácido es un paso previo imprescindible para la actuación de las enzimas pancreáticas, cuyo pH óptimo está cercano a la neutralidad.

Es lógico pensar, teniendo en cuenta lo expuesto, que los factores que determinan la secreción de jugo pancreático deben estar relacionados con la presencia de ácido y nutrientes (y otros componentes alimentarios) en la luz duodenal. También están implicados mecanismos nerviosos, tanto intrínsecos como extrínsecos.

Al igual que en la secreción gástrica, la regulación de la secreción pancreática en respuesta a la comida puede estructurarse en tres fases: cefálica, gástrica e intestinal.

Fase cefálica (**Fig. 2-16, A**). Está mediada por reflejos nerviosos vagovagales colinérgicos que se inician en receptores gustativos, olfativos, mecánicos y químicos durante la ingestión, masticación y deglución del alimento. Aunque las fibras vagales inervan las células centroacinares y acinares, la Ach tiene un efecto mayor sobre la fracción enzimática que sobre la hidroelectrolítica, por lo que el jugo secretado en esta fase es rico en enzimas. Supone un 15 % de la respuesta total.

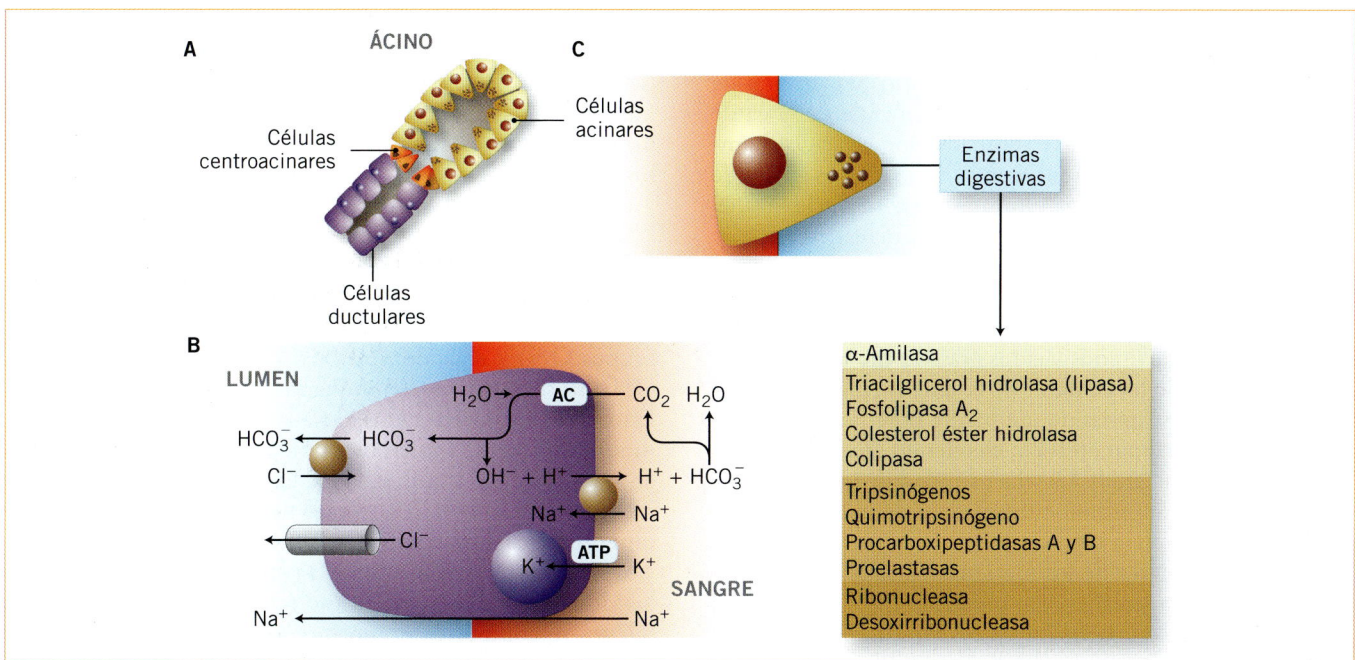

Figura 2-15. Ácino pancreático (A). Células ductulares y centroacinares y mecanismo de secreción de bicarbonato (B). Células acinares y enzimas pancreáticas (C). AC: anhidrasa carbónica.

Fase gástrica (**fig. 2-16, A**). Supone sólo el 5-10 % de la respuesta total. Es iniciada por estímulos mecánicos de distensión del estómago que disparan reflejos vagovagales (extrínsecos) y gastropancreáticos (intrínsecos) que secretan un jugo de composición semejante a la descrita en la fase cefálica.

Fase intestinal (**fig. 2-16, B**). Es la más importante y supone el 75-80 % de la respuesta total. En ella intervienen mecanismos reflejos nerviosos (vagovagales y enteropancreáticos), que liberan Ach secretando un jugo rico en enzimas, así como mecanismos hormonales que implican, de forma ma-

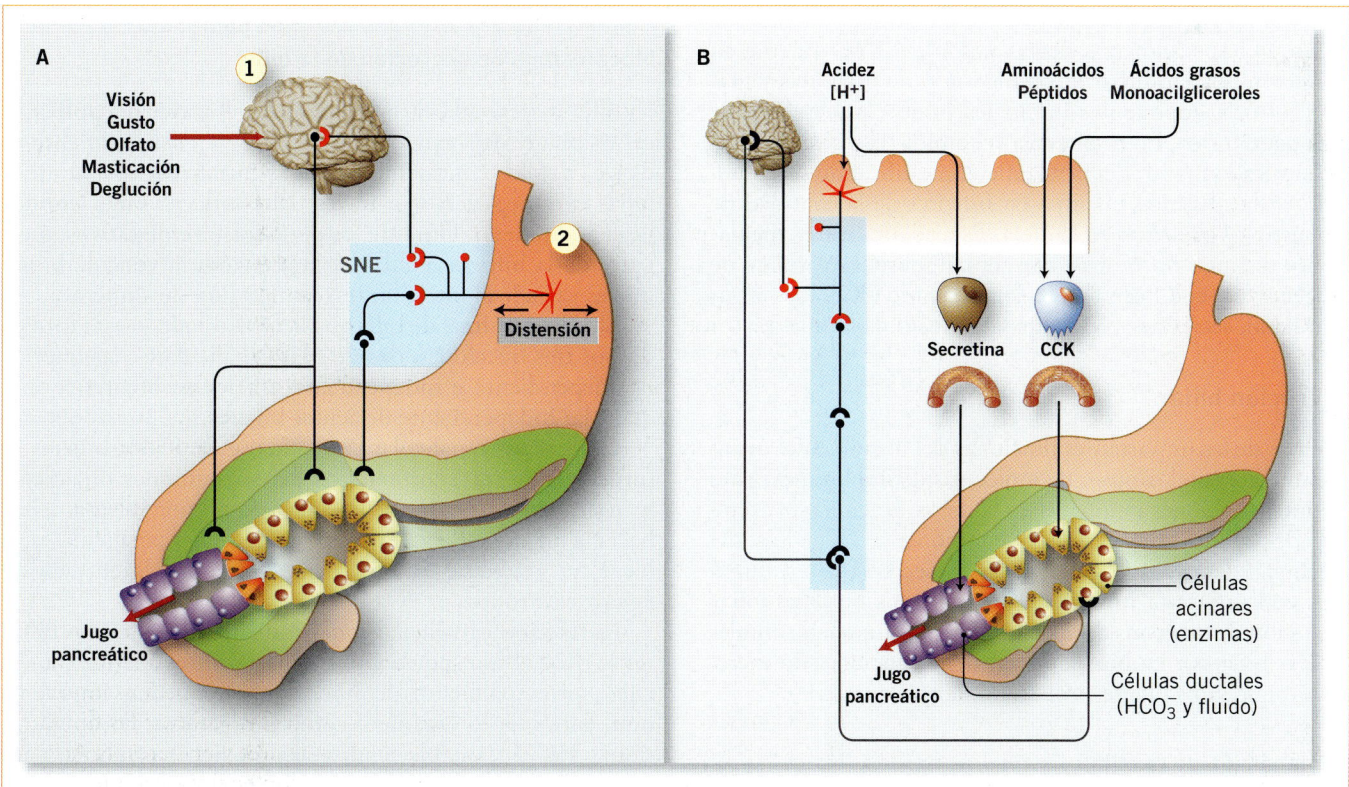

Figura 2-16. Fases de la secreción de jugo pancreático en respuesta a la comida. A) Fases cefálica (1) y gástrica (2). B) Fase intestinal. CCK: colecistoquinina; SNE: sistema nervioso entérico.

yoritaria, a dos hormonas, la secretina y la CCK. La secretina es liberada por las células S duodenoyeyunales por la presencia de ácido en la luz duodenal, con un pH umbral de 3,5. La cantidad de secretina liberada depende del área de superficie duodenoyeyunal estimulada por el ácido. También es liberada por la presencia en la luz de ácidos grasos de cadena larga. Esta hormona estimula, de forma selectiva, el componente hidroelectrolítico del jugo pancreático.

La presencia de productos de la digestión de las proteínas (aminoácidos, como fenilalanina, metionina y valina, y oligopéptidos) y de lípidos (ácidos grasos y monoacilgliceroles) libera CCK de las células I de la mucosa intestinal. Esta hormona actúa estimulando, de forma potente, la fracción enzimática del jugo pancreático, ejerciendo escaso efecto sobre la fracción rica en HCO_3^-. La cantidad de CCK liberada depende del área intestinal estimulada y de la carga de nutrientes presentes en la luz.

Los estudios acerca de los mecanismos celulares de la secreción de jugo pancreático han mostrado que las células del páncreas exocrino que constituyen los ácinos tienen receptores para los tres secretagogos implicados en la respuesta a la comida, secretina, CCK y Ach. Esta característica nos permite hablar de potenciación entre secretagogos, en especial entre CCK y secretina, aunque también se han descrito entre Ach y secretina. Entre CCK y Ach, sólo hay efectos aditivos.

Existen distintos mecanismos implicados en la inhibición de la secreción de jugo pancreático. Dentro de los mecanismos nerviosos, la estimulación de fibras simpáticas inhibe la secreción. La somatostatina, por vía paracrina, también inhibe la secreción pancreática. Existen dos péptidos, uno liberado por los islotes pancreáticos, el PP, y otro, por la mucosa intestinal (especialmente, íleon y colon), el PYY, que tras su liberación por productos de la digestión de proteínas y grasas y otros componentes luminales inhibe la secreción de jugo pancreático. En respuesta a la comida, la secreción pancreática exocrina se adapta a la dieta, modificando su contenido en las distintas enzimas en función de la cantidad de sus sustratos presentes en la dieta. Esta adaptación es mediada por distintas hormonas, que actúan sobre la expresión de los genes que codifican estas enzimas, como CCK (proteasas y amilasa), secretina y GIP (lipasa), e insulina (amilasa).

Secreción biliar

Además de las importantes funciones del hígado en el metabolismo corporal, síntesis de moléculas de importancia para distintas funciones y su papel en la detoxificación y la excreción de productos endógenos y xenobióticos, el hígado actúa como glándula aneja al tubo digestivo, secretando a su luz la bilis con una clara función en los procesos de digestión y absorción de las grasas de la dieta y las vitaminas liposolubles (ácidos biliares). La bilis también tiene funciones de excreción (pigmentos biliares, colesterol, fármacos, etc.).

Composición de la bilis

La bilis es una solución acuosa con dos componentes, uno inorgánico, constituido por electrólitos de forma mayoritaria (Na^+, K^+, Cl^- y HCO_3^-) y otros minerales (Ca^{2+}), y otro orgánico, que lo forman ácidos biliares (65 %), fosfolípidos (lecitinas) (20 %), colesterol (40 %), proteínas (5 %) y pigmentos biliares (0,3 %), mayoritariamente bilirrubina. Además, existen otros componentes minoritarios (enzimas, fármacos, etc.).

Su función digestiva la ejercen, de forma mayoritaria, los *ácidos biliares*. Son sintetizados en el hepatocito a partir del colesterol y, además de su función digestiva, constituyen la principal vía de excreción de colesterol del organismo. El hígado sintetiza dos ácidos biliares, el ácido cólico (con tres grupos OH) y el ácido quenodesoxicólico (con dos grupos OH): se trata de los denominados *ácidos biliares primarios*. Estos ácidos son secretados hacia la luz intestinal, donde son modificados por la microbiota bacteriana (deshidroxilación en posición 7) y transformados en otros dos *ácidos biliares secundarios*: el desoxicólico y el litocólico dihidroxilados y monohidroxilados, respectivamente.

La estructura química y la distribución tridimensional de los distintos radicales de su molécula hacen que los ácidos biliares se comporten como moléculas anfipáticas, con dos dominios diferenciados: uno hidrófobo y otro hidrófilo. Esta propiedad es la responsable de que, por encima de ciertas concentraciones *(concentración micelar crítica)*, forme agregados moleculares, las *micelas*. La función de las micelas es mantener a los otros lípidos biliares en solución, especialmente el colesterol (micelas mixtas de ácidos biliares, colesterol y fosfolípidos). Normalmente, los ácidos biliares están conjugados con dos aminoácidos, taurina y glicina, y al pH de la bilis están en forma aniónica formando, mayoritariamente, sales de Na^+, por lo que se los denomina también *sales biliares*.

Mecanismos de secreción de la bilis

La bilis es secretada al canalículo biliar a través del polo apical (o biliar) del hepatocito (**Fig. 2-17**). Posteriormente se dirige, por los conductillos biliares intrahepáticos, al árbol biliar extrahepático, y a través del conducto biliar común llega al duodeno. Durante los períodos interdigestivos, gran parte de la bilis secretada se almacena en la vesícula biliar, que es vaciada al intestino tras la ingestión de alimento.

El volumen final de bilis que llega al duodeno está formado por tres fracciones, dos de ellas canaliculares, las fracciones dependiente e independiente de ácidos biliares, y una ductular independiente de ácidos biliares.

La fracción canalicular dependiente de ácidos biliares se forma por el transporte activo de estos aniones orgánicos, sintetizados o captados de la sangre portal por el hepatocito, hacia la luz del canalículo. Su presencia en el canalículo establece un gradiente osmótico que determina la entrada de agua y electrólitos en él (**Fig. 2-17**).

La fracción canalicular independiente de los ácidos biliares se debe al transporte activo de electrólitos a la luz canalicular, principalmente de Na^+, aunque pueden intervenir otros iones tanto orgánicos como inorgánicos, como glutatión y HCO_3^-, estableciéndose un gradiente osmótico para el paso de agua y otros electrólitos (**Fig. 2-17**).

La fracción ductular independiente de ácidos biliares es formada en las células de los conductillos biliares por secre-

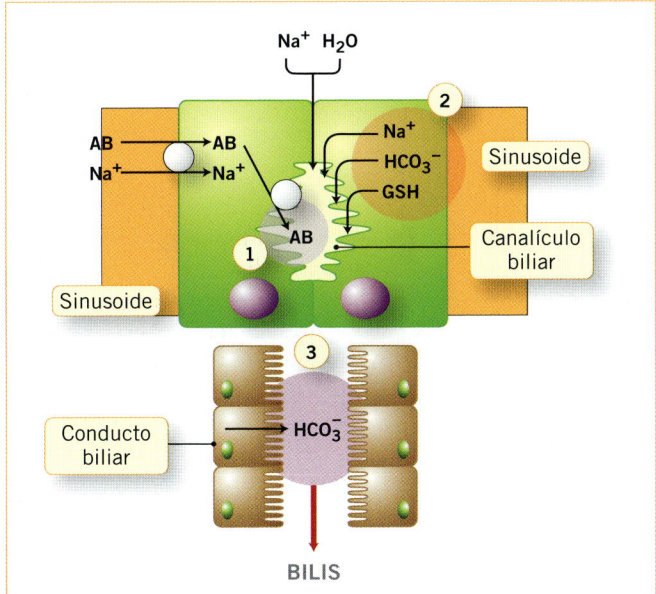

Figura 2-17. Mecanismos de secreción de bilis. 1: fracción canalicular dependiente de ácidos biliares; 2: fracción canalicular independiente de ácidos biliares; 3: fracción ductular independiente de ácidos biliares; AB: ácidos biliares; GSH: glutatión.

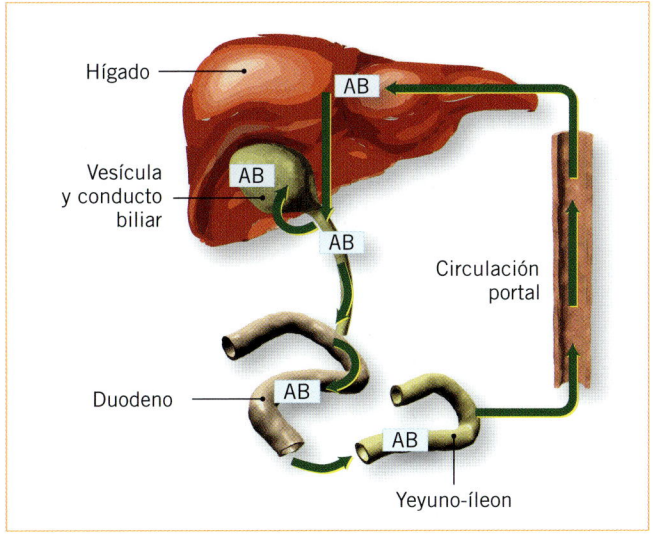

Figura 2-18. Circulación enterohepática de ácidos biliares (AB).

ción activa de HCO_3^-. Ésta es estimulada específicamente por secretina liberada en respuesta a la comida.

Los ácidos biliares secretados al canalículo, al llegar a su concentración micelar crítica forman micelas que solubilizan los dominios ricos en fosfolípidos y colesterol de la membrana apical del hepatocito, entrando ambos lípidos en la bilis.

Los desequilibrios en los lípidos biliares que impliquen una disminución de ácidos biliares y fosfolípidos y/o un aumento en el contenido en colesterol pueden hacer que este último precipite y, ante diferentes agentes desencadenantes, forme cálculos biliares. La formación de estos cálculos es más frecuente en la vesícula biliar.

Regulación de la secreción biliar

La secreción hepática de bilis depende, en gran medida, de la secreción de ácidos biliares. Los ácidos biliares contenidos en ella, tras ser secretados al canalículo, siguen por el sistema de conductos intrahepáticos y extrahepáticos y son, en parte, almacenados en la vesícula biliar en períodos interdigestivos, pasando una pequeña cantidad al duodeno a través del esfínter de Oddi. En los períodos posprandiales se vacía la vesícula y los ácidos biliares llegan en una alta concentración a la luz intestinal, donde ejercen sus funciones en la digestión y la absorción de la grasa de la dieta.

Tras su actuación, estos aniones son reabsorbidos, casi en su totalidad, en el íleon y el colon proximal mediante mecanismos activos, en el caso del primero, y pasivos, en ambos segmentos. Los ácidos biliares más hidrófilos (con más grupos OH) son transportados por mecanismos activos de la mucosa ileal, mientras que los más hidrófobos (con menos grupos OH) difunden pasivamente a través de la membrana enterocitaria. Vía portal se dirigen, de nuevo, al hígado,

donde son captados con una alta eficacia (> 90 %) por los hepatocitos a través de sistemas de transporte específicos de su membrana sinusoidal. Posteriormente son secretados al canalículo, estimulando la formación de bilis. Este ciclo se denomina *circulación enterohepática de ácidos biliares* (CEH), constituyendo el principal mecanismo que regula la secreción de bilis hepática (**Fig. 2-18**).

Existen otros mecanismos nerviosos y hormonales, además de la CEH, que afectan al volumen de bilis que llega al duodeno tras la ingestión del alimento, y que se estudian a continuación.

Respuesta biliar a la comida

Durante los períodos interdigestivos, la mayor parte de la bilis se encuentra en la vesícula biliar. Este divertículo tiene la función de almacenar temporalmente la bilis y concentrarla. Esta última función la realiza gracias a las propiedades del epitelio de su pared, que absorbe electrólitos (Na^+, Cl^- y HCO_3^-), creando un gradiente osmótico que mueve el agua hasta la sangre. La concentración de ácidos biliares puede ser del orden de 2 a 20 veces.

Tras la ingestión del alimento, la actividad vagal y del SNE que se origina durante las fases cefálica y gástrica de la digestión inicia contracciones intermitentes de la vesícula y relajaciones simultáneas del esfínter de Oddi, que van drenando bilis hacia el duodeno. Durante la fase intestinal, la presencia de ácido y productos de la digestión de proteínas y, sobre todo, de las grasas en duodeno induce un aumento en la secreción hepática de bilis (efecto colerético) y una contracción vesicular que drena gran cantidad de bilis hacia la luz intestinal (efecto colagogo) (**Fig. 2-19**). La acidez luminal libera secretina que estimula, por vía endocrina, la fracción ductular de bilis rica en HCO_3^-. Los productos de la digestión de grasas y proteínas liberan CCK con un potente efecto contráctil sobre la vesícula biliar, induciendo su vaciamiento, y un efecto relajante del esfínter de Oddi.

Como consecuencia de lo expuesto, en el momento en que llega el alimento al duodeno, se produce la entrada de

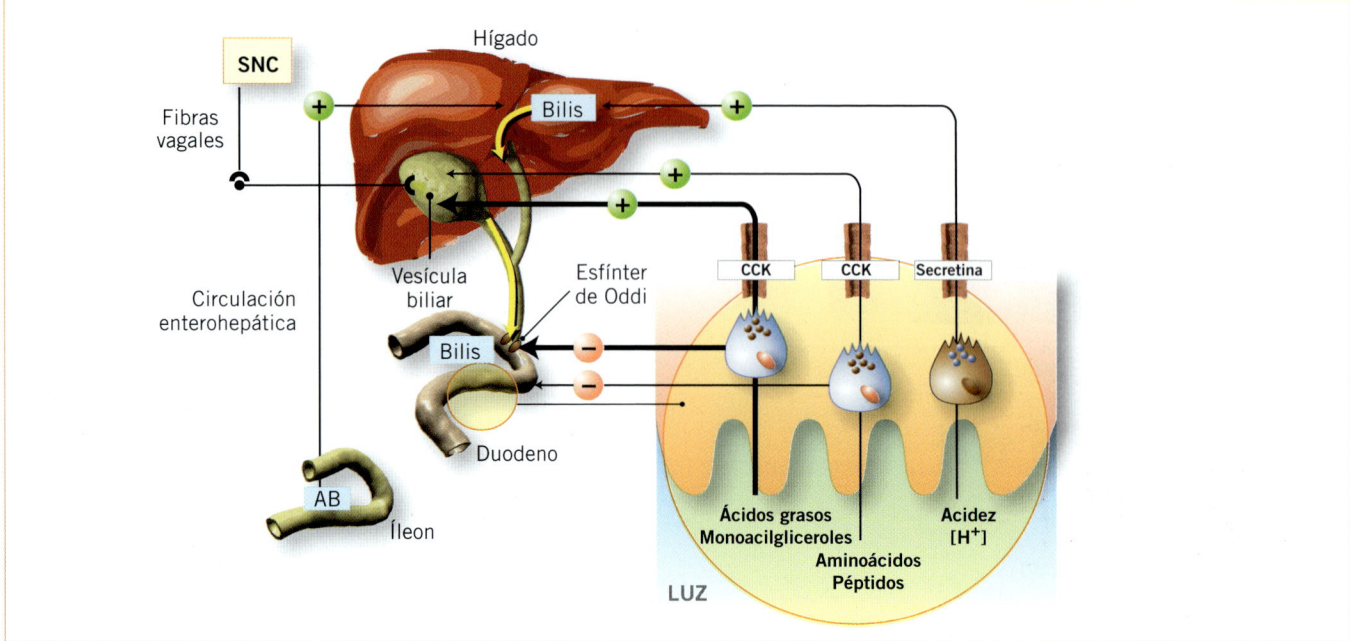

Figura 2-19. Regulación de la secreción biliar en respuesta a la comida. AB: ácidos biliares; CCK: colecistoquinina.

gran cantidad de bilis con una alta concentración de ácidos biliares. Este hecho favorece la digestión y absorción de los lípidos dietéticos. Tras su actuación, son absorbidos y vuelven al hígado para ser de nuevo secretados, estimulando la secreción hepática de bilis. Durante el período posprandial puede haber dos ciclos enterohepáticos completos (**Fig. 2-19**).

Secreciones intestinales

Las secreciones del intestino delgado y grueso contienen, fundamentalmente, mucus, electrólitos y agua. En el intestino delgado proximal, glándulas submucosas y células mucosas del epitelio son las responsables de una secreción rica en mucus con función protectora de la mucosa frente a agresiones mecánicas del contenido luminal. También se produce una secreción acuosa con un contenido en electrólitos semejante al plasma. En el intestino grueso (colon), la secreción es menor que en el delgado, pero más rica en mucus, que es secretado por células mucosas epiteliales y con gran contenido en K^+ y HCO_3^-. Existen influencias nerviosas extrínsecas y estímulos mecánicos luminales que afectan la secreción del colon.

DIGESTIÓN Y ABSORCIÓN

Las funciones de motilidad y secreción del sistema gastrointestinal están reguladas para permitir una digestión y absorción óptimas de los nutrientes presentes en los alimentos ingeridos.

Aspectos anatomofuncionales

Los procesos de digestión y absorción se llevan a cabo, mayoritariamente, en el intestino delgado. Este segmento intestinal tiene una serie de estructuras especializadas que facilitan ambos procesos.

La principal característica de la mucosa intestinal es el extraordinario incremento en la superficie disponible para las últimas etapas de la digestión y la absorción de los componentes alimentarios. Las especializaciones estructurales responsables de este aumento de superficie son los pliegues mucosos (de Kerkring), las vellosidades de la mucosa y las microvellosidades del polo apical de las células del epitelio mucoso (enterocitos) (**Fig. 2-20**).

Los enterocitos, debido al continuo desgaste mecánico y químico por acción del contenido luminal, tienen una vida media corta, que oscila entre 4 y 6 días. Estas células son renovadas periódicamente a partir de células indiferenciadas (células madre), situadas en la base de las criptas intestinales. Estas células se van diferenciando y migran hacia el vértice de la vellosidad, donde adquieren sus características secretoras, digestivas y absortivas.

La proliferación, diferenciación y maduración del epitelio mucoso tienen una regulación compleja en la que están implicadas hormonas gastrointestinales (gastrina, CCK, grelina), así como otras hormonas (hormona de crecimiento), factores de crecimiento y la naturaleza del contenido intestinal. Estos procesos reguladores son fácilmente alterados por el ayuno, la nutrición parenteral total, las radiaciones ionizantes y los agentes quimioterápicos, provocando síndromes de maladigestión-malabsorción de diferente gravedad.

Mecanismos generales de la digestión y la absorción

La digestión de los alimentos puede dividirse en mecánica y química (normalmente, a esta última se le aplica el nombre de digestión).

La digestión mecánica se inicia con la masticación en la cavidad oral y continúa en el estómago gracias a las potentes contracciones de la zona caudal. Todas ellas permiten la di-

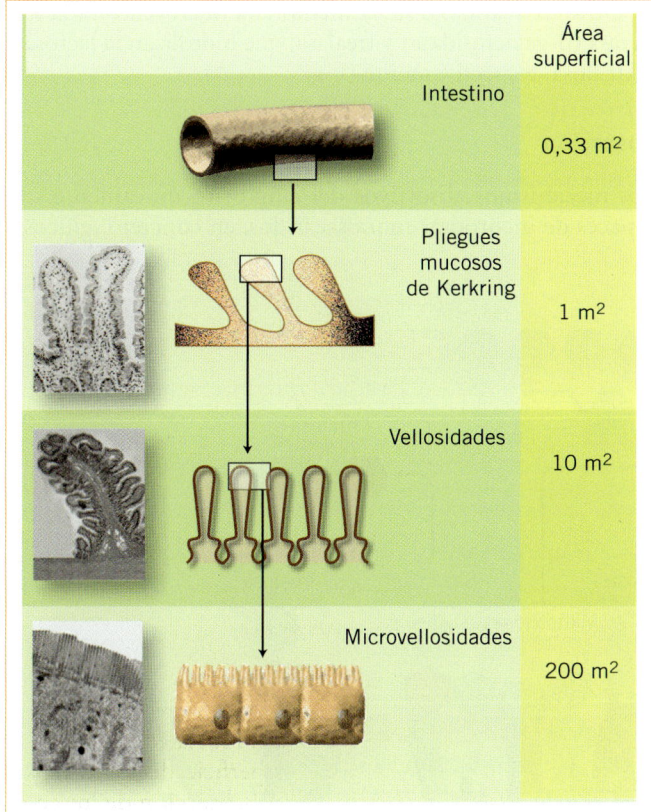

Figura 2-20. Esquema de las estructuras que participan en el incremento de la superficie intestinal para optimizar la digestión y absorción de los nutrientes.

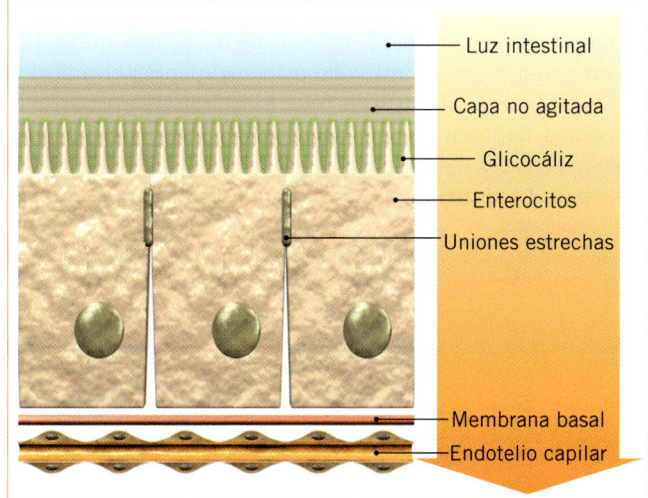

Figura 2-21. Esquema de la barrera intestinal.

El transporte (absorción) de las sustancias luminales hasta el medio interno puede realizarse por diversos mecanismos, que se ponen en marcha dependiendo de sus propiedades fisicoquímicas. Estos mecanismos son los siguientes: *pinocitosis, difusión simple* o *facilitada* y *transporte activo*.

En este capítulo sólo se estudian la digestión y la absorción de los macronutrientes (hidratos de carbono, lípidos y proteínas) y se exponen, brevemente, algunos aspectos del balance de fluidos en el tracto gastrointestinal. Algunos aspectos de la absorción de micronutrientes se estudian en los **capítulos 10** y **14** a **24**.

Digestión y absorción de los hidratos de carbono

En la dieta, los hidratos de carbono se encuentran, de forma mayoritaria (≈ 50 %), como polisacáridos vegetales (almidones); el resto se encuentra como monosacáridos (glucosa), disacáridos (sacarosa, maltosa, lactosa, trealosa) y polisacáridos animales (glucógeno). También están presentes polisacáridos vegetales no digestibles, la fibra dietética, que incluye celulosa, hemicelulosa y pectinas, entre otros.

Digestión

La digestión de los hidratos de carbono se inicia en la boca por la actuación de la amilasa salival (ptialina) tras la insalivación del bolo alimenticio. La actuación de esta enzima permanece hasta la llegada del alimento al estómago, donde se inactiva por el pH ácido.

En el intestino delgado actúa la amilasa pancreática, que continúa la digestión del almidón de la dieta. Este polisacárido vegetal está formado por moléculas de glucosa unidas por enlaces α-1,4 (amilosa), dando lugar a una cadena lineal, que se ramifica en ciertos puntos con enlaces α-1,6 (amilopectina). Tanto la amilasa salival como pancreática rompen sólo los enlaces α-1,4 de la molécula de almidón, y los productos de su hidrólisis son glucosa, maltosa, maltotriosa y dextrinas límite.

Excepto la glucosa, que puede entrar al medio interno sin posteriores modificaciones, los demás productos de la hidró-

---

visión del alimento hasta convertirlo en partículas de muy pequeño tamaño, antes de su vaciamiento hacia el intestino delgado. Esta división mecánica da lugar a un gran aumento en la superficie del alimento, lo que favorece la actuación de las enzimas hidrolíticas y otras sustancias, facilitando la digestión química.

La digestión química la realizan enzimas hidrolíticas presentes en la luz gastrointestinal y en el epitelio mucoso. Éstas son secretadas por distintas glándulas a la luz intestinal, donde ejercen su función (digestión luminal) o bien se asocian a la membrana del polo apical de los enterocitos (borde en cepillo) *(digestión de membrana)*.

Los procesos de digestión comienzan en la cavidad bucal y continúan en el estómago, pero es en el intestino delgado donde adquieren una mayor relevancia; de hecho, las alteraciones en los procesos de digestión sólo aparecen por malfuncionamiento de los mecanismos digestivos y de su regulación en este segmento.

Una vez terminada la digestión, los productos resultantes deben atravesar la barrera intestinal hasta llegar al medio interno, sangre o linfa de los capilares que llegan a las vellosidades intestinales y que se localizan en la lámina propia. Para llegar al torrente sanguíneo o linfático, los productos de la digestión deben atravesar: *a)* la capa no agitada de líquido en el lumen intestinal; *b)* el glicocáliz, en estrecho contacto con la membrana apical del enterocito; *c)* el citoplasma enterocitario; *d)* la membrana basolateral; *e)* el espacio intercelular; *f)* la membrana basal, y *g)* la membrana capilar (**Fig. 2-21**).

lisis deben ser transformados en sus monosacáridos constituyentes por un conjunto de enzimas del borde en cepillo. Las dextrinas límite son hidrolizadas principalmente por una glucoamilasa, aunque la sacarasa (que hidroliza la sacarosa) y la isomaltasa también pueden actuar sobre ellas, aunque sólo sobre los enlaces α-1,4. El enlace α-1,6 es hidrolizado por la isomaltasa (α-dextrinasa). La isomaltasa forma un complejo con la sacarasa.

Otras disacaridasas de la membrana microvellositaria son lactasa (β-galactosidasa) y trealasa, que hidrolizan la lactosa y la trealosa, respectivamente (**Fig. 2-22, A**).

Absorción

Los mecanismos absortivos del enterocito únicamente son capaces de incorporar monosacáridos, en concreto, glucosa,

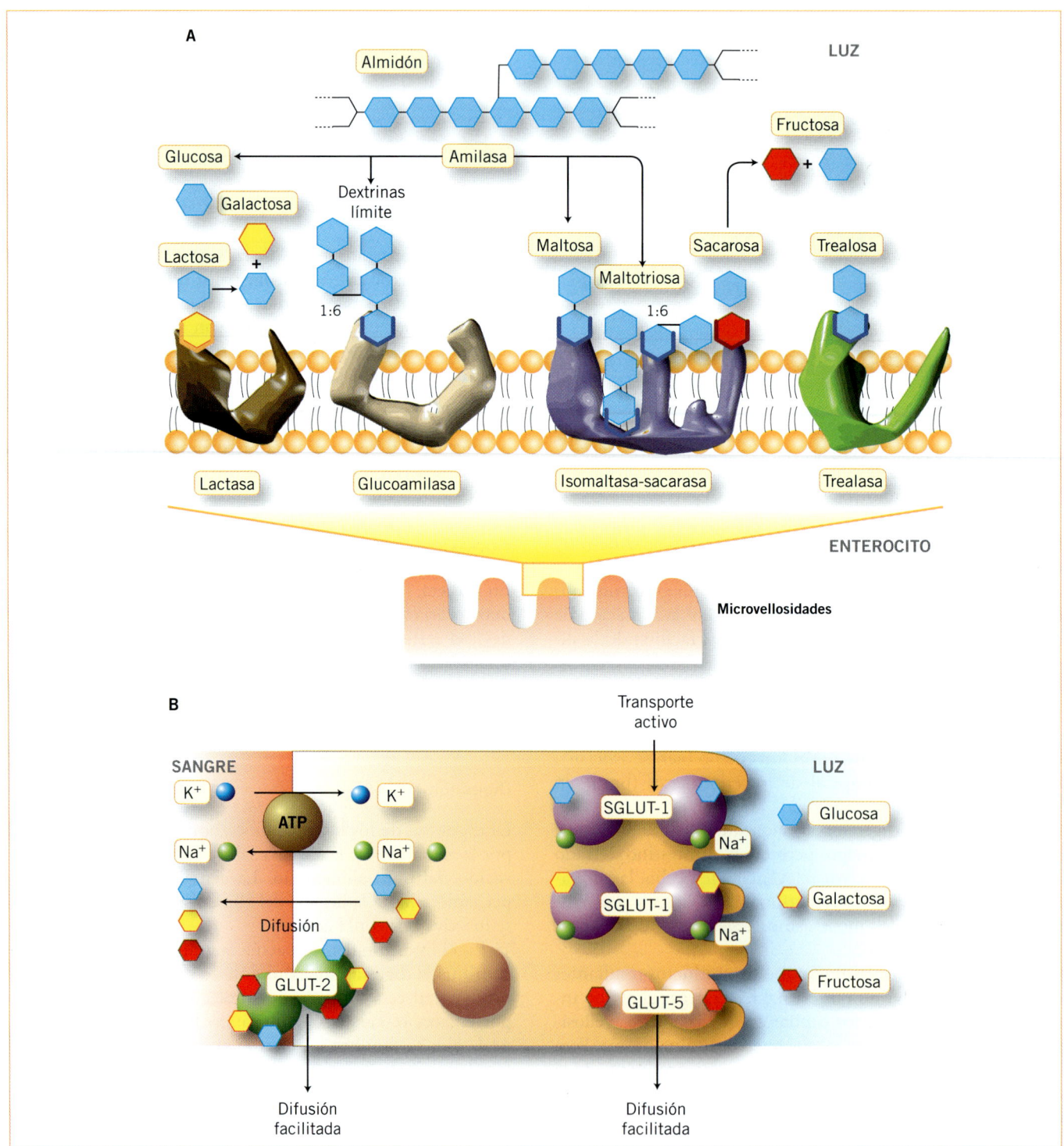

Figura 2-22. Digestión (A) y absorción (B) de los hidratos de carbono de la dieta. GLUT-2, SGLUT-1: transportadores de glucosa; GLUT-5: transportador de fructosa.

galactosa y fructosa. El proceso de absorción de la glucosa y de la galactosa es el mismo, pero difiere del que utiliza la fructosa.

La absorción de glucosa y galactosa se realiza por un transporte activo secundario al de Na^+, utilizando una proteína transportadora dependiente de este catión, la SLGT-1 (*sodium-glucose linked transporter-1*). El transportador capta, en la cara externa de la membrana, una molécula de glucosa/galactosa y dos de Na^+. La energía para el transporte es suministrada por una ATPasa-Na^+/K^+ dependiente del borde basolateral que mantiene un gradiente de Na^+ entre el exterior y el interior del enterocito (**Fig. 2-22, B**).

La fructosa entra en el enterocito por difusión facilitada por medio de una proteína transportadora presente en la membrana apical (GLUT-5). La salida a través de la membrana basolateral del enterocito es mediada por otro transportador (GLUT-2), también por difusión facilitada, aunque algo de fructosa pasa por difusión simple. Este mismo mecanismo de salida del enterocito lo utilizan la glucosa y la galactosa (**Fig. 2-22, B**).

Estudios recientes consideran la absorción de glucosa por mecanismos no activos de difusión en respuesta a elevadas concentraciones luminales de glucosa (> 30 mM). Tras descartarse la vía paracelular para explicar este mecanismo, se ha propuesto que el transportador GLUT-2 presente en la membrana basolateral del enterocito puede insertarse, a corto plazo, en la membrana apical de esta célula dando lugar a la difusión facilitada no saturable de glucosa y también de fructosa, además de la mediada por GLUT-5. Este mecanismo, cooperativo con el cotransportador activo de sodio y glucosa (SGLT-1,), parece mediado por cambios en la concentración de Ca^{2+} citosólico y la intervención de receptores gustativos de dulce intestinales (T1R1, T1R2, *tasting receptors T1R1, T1R2*) regulados por mecanismos paracrinos y endocrinos (GIP, GLP-1 y GLP-2). El significado nutricional de este mecanismo absortivo aún no está aclarado, e incluso recientes estudios han generado cierta controversia sobre dicho mecanismo, que podría estar relacionado con la resistencia a la insulina, la diabetes tipo 2 y la regulación de la absorción de azúcares en situaciones de elevadas concentraciones plasmáticas de glucosa por permanencia de GLUT-2 en la membrana apical.

Digestión y absorción de las proteínas

Digestión

La pepsina gástrica es la primera enzima que actúa sobre las proteínas de la dieta (**Fig. 2-23**). Es una endopeptidasa que rompe los enlaces peptídicos entre aminoácidos aromáticos.

Las proteasas pancreáticas (**Fig. 2-23**) que tienen un papel más relevante en la digestión de este nutriente pertenecen a dos grandes grupos: endopeptidasas (tripsina, quimiotripsina y elastasa) y exopeptidasas (carboxipeptidasas A y B). Cada endopeptidasa tiene especificidad por determinadas uniones peptídicas, en las que participan determinados aminoácidos, mientras que las exopeptidasas separan residuos aminoacídicos del extremo C-terminal del polipéptido. La activación de todas ellas se debe a la tripsina, que, a su vez, es activada (a partir del tripsinógeno) por la enteroquinasa, una proteasa del borde en cepillo del epitelio duodenal.

Tras la actuación de las diferentes proteasas, los productos de la digestión proteica presentes en el lumen son aminoácidos y oligopéptidos (40:60). Los mecanismos de transporte en la mucosa sólo admiten aminoácidos dipéptidos y tripéptidos; los tetrapéptidos, pentapéptidos y hexapéptidos deben ser hidrolizados a aminoácidos o péptidos más pequeños por peptidasas del borde en cepillo (**Fig. 2-23**).

Absorción

Existen dos sistemas de transporte enterocitarios para la absorción de los productos de la digestión de las proteínas; uno de ellos, localizado en el íleon, es el encargado de transportar aminoácidos, y el otro, de localización yeyunal, se encarga del transporte de dipéptidos y tripéptidos (**Fig. 2-23**).

El transportador de dipéptidos y tripéptidos es único e inespecífico. Tiene una alta afinidad por los péptidos de esta longitud y no de cadena más larga, así como preferencia por L-aminoácidos (estereoespecificidad). El mecanismo utilizado por este transportador es un transporte activo secundario al movimiento de H^+, por un intercambiador H^+-Na^+ de la membrana apical que crea una diferencia de potencial electroquímica, que, junto con el ambiente ácido en la cara luminal de la membrana, favorece el paso de estos péptidos al interior del enterocito. El transporte ileal de aminoácidos, más activo que el yeyunal, utiliza distintos sistemas. Los de la cara luminal del enterocito son muy específicos y absorben grupos de aminoácidos con determinadas características (neutros, ácidos, básicos, iminoácidos). Los sistemas transportadores de la membrana basolateral son comunes a los encontrados en otros tipos celulares (p. ej., células tubulares del riñón). Estos sistemas de transporte son dependientes del gradiente de Na^+, y otros son independientes de este transporte de Na^+. La difusión puede ser un mecanismo de absorción significativo para los aminoácidos más hidrófobos. Los oligopéptidos que entran en el enterocito son hidrolizados por peptidasas citoplasmáticas hasta aminoácidos. No obstante, se ha observado que una pequeña cantidad de estos pequeños péptidos entran intactos en la sangre, lo que explica que determinados péptidos, con actividad biológica, la mantengan cuando son administrados por vía oral.

Digestión y absorción de los lípidos

Los lípidos de la dieta son los que presentan mecanismos de digestión y absorción más complejos, debido a la escasa solubilidad de ellos en el medio acuoso de la luz intestinal. Los lípidos alimentarios son, mayoritariamente, triacilgliceroles. También, aunque en menor proporción, existen fosfolípidos y colesterol, además de las vitaminas liposolubles.

Digestión

La digestión comienza en el estómago gracias a la actuación de una lipasa gástrica con un pH óptimo entre 3 y 6 y de una

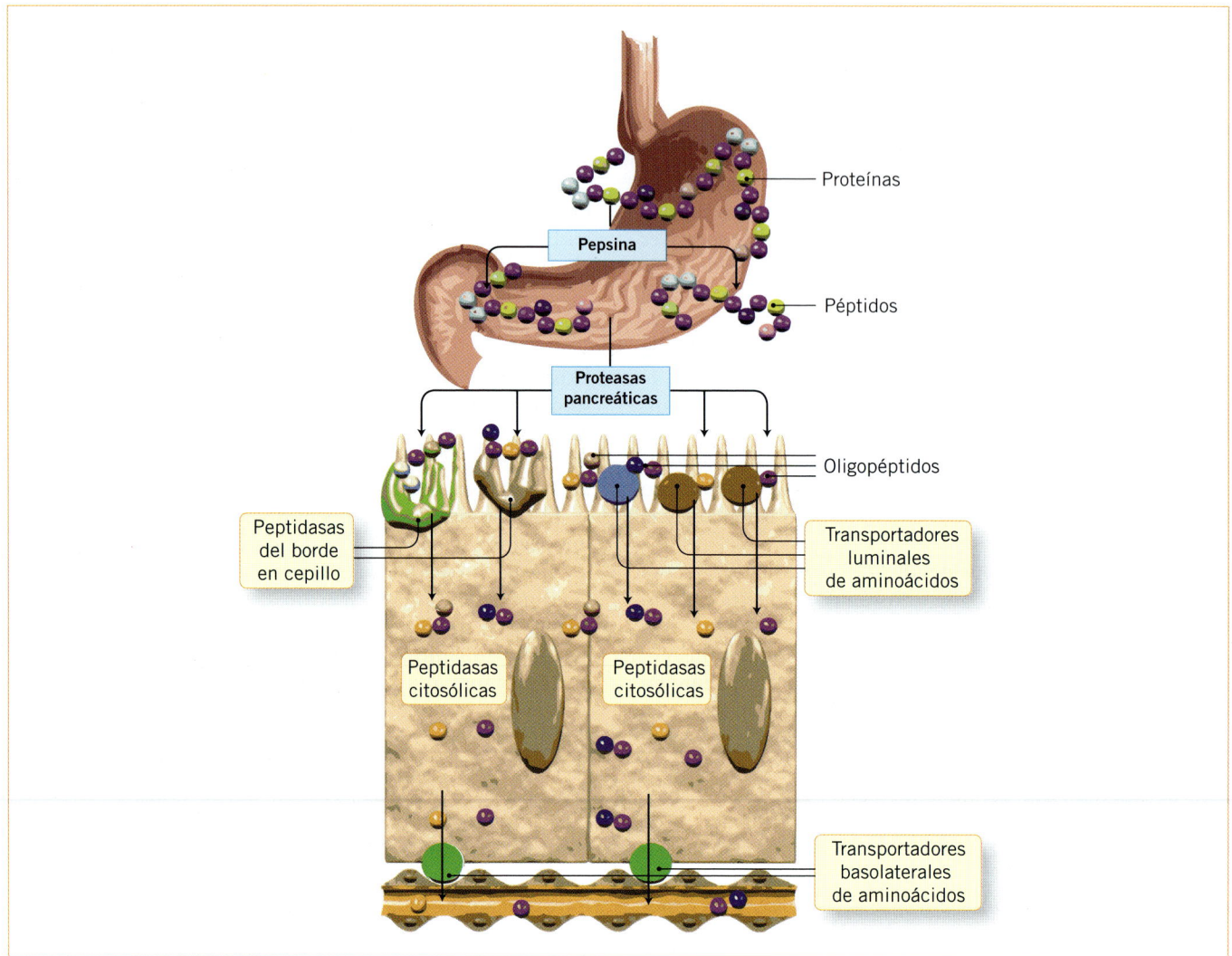

Figura 2-23. Digestión y absorción de las proteínas de la dieta.

esterasa inespecífica presente en los alimentos (como la carboxil-éster lipasa de la leche). La lipólisis gástrica puede ser de importancia en la digestión de los lípidos en el neonato, pero es poco relevante en el adulto. El páncreas secreta a la luz duodenal lipasa, colipasa, fosfolipasa A_2 (como precursor inactivo) y colesterol esterasa (lipasa inespecífica).

La fracción lipídica que se vacía desde el estómago es emulsionada por las sales biliares presentes en la luz duodenal, formando gotículas de alrededor de 1 μm de diámetro, lo que aumenta de forma espectacular la superficie de actuación de la lipasa (**Fig. 2-24, A**). A concentraciones fisiológicas, las sales biliares inhiben la actuación de la lipasa, impidiendo su unión a la interfase agua-lípido de las gotículas. Para evitar la inhibición, la lipasa se une a la colipasa, que desplaza a las sales biliares de la interfase y permite la hidrólisis de los triacilgliceroles. La lipasa pancreática rompe los enlaces 1 y 3 del triacilglicerol, dando como productos de la digestión ácidos grasos y 2-monoacilgliceroles (**Fig. 2-24, A**).

La fosfolipasa A_2, activada por tripsina, separa de los fosfolípidos el ácido graso localizado en posición 2, dando lugar a ácidos grasos y lisofosfolípidos. La colesterol esterasa rompe los enlaces éster de distintos lípidos, como ésteres de

colesterol y de vitaminas A, D y E e, incluso, de triacilgliceroles. En estos últimos actúa sobre los tres enlaces, dando lugar a glicerol y ácidos grasos.

Absorción

Los productos resultantes de la digestión de los lípidos alimentarios, ácidos grasos, 2-monoacilgliceroles, lisofosfolípidos, colesterol y vitaminas liposolubles, por su carácter hidrófobo deben ser solubilizados en la luz intestinal para poder ser transportados hasta la vecindad de la membrana apical del enterocito, donde son absorbidos.

De nuevo, las sales biliares desempeñan un papel crucial en el proceso de transporte luminal y absorción de estos productos mediante la formación de micelas que los solubilizan (**Fig. 2-24, A y B**). Estas micelas mixtas atraviesan la capa no agitada en directo contacto con la membrana microvellositaria. Una vez allí, estos productos, en altas concentraciones, al ser liposolubles, atraviesan la membrana por difusión. Aunque esta vía existe, hoy en día se conocen otros mecanismos de absorción de los productos de la digestión lipídica, en los que están implicados trasportadores con una cierta especifi-

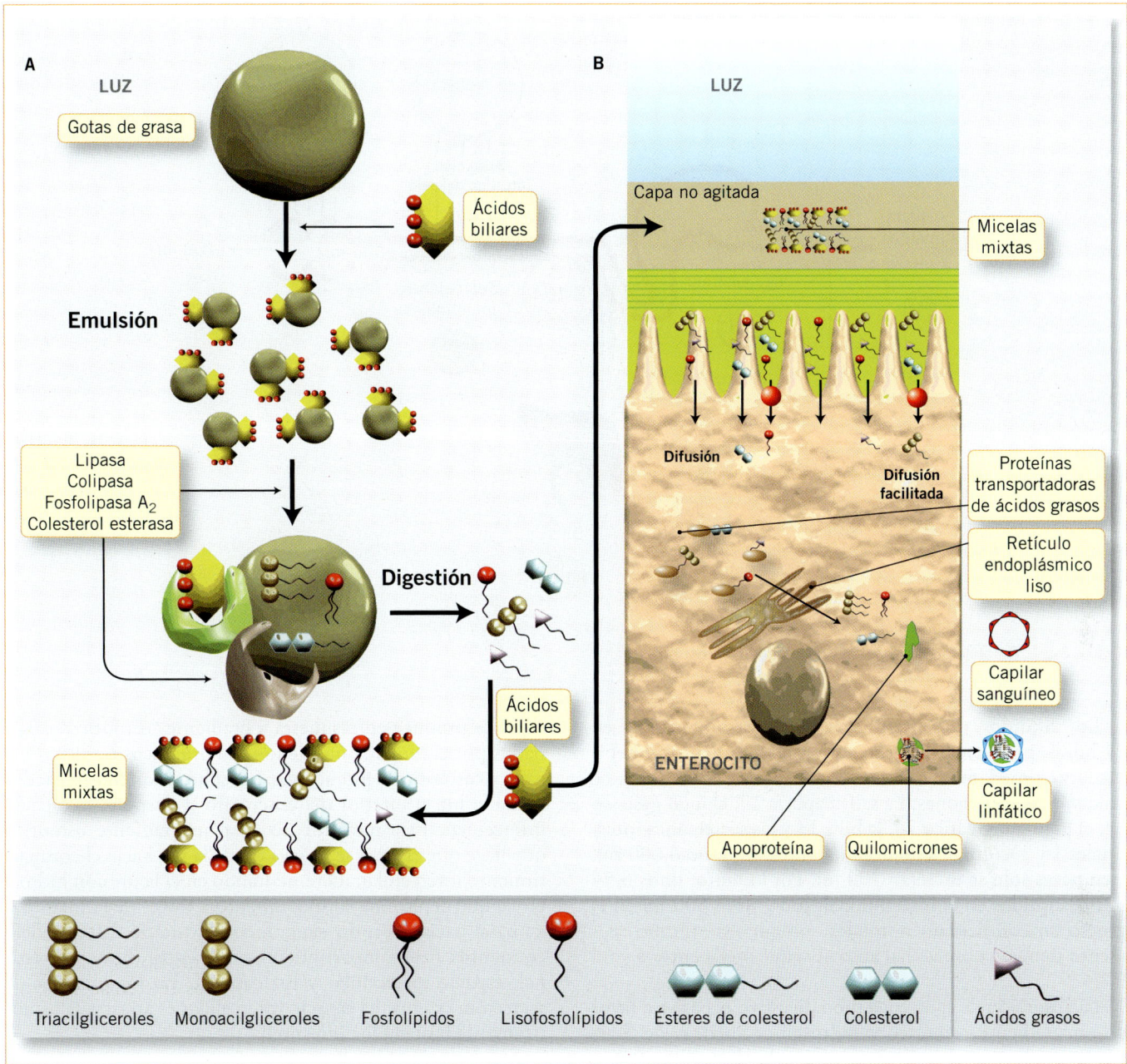

Figura 2-24. Digestión (A) y absorción (B) de las grasas de la dieta. AB: ácidos biliares; REL: retículo endoplásmico liso.

cidad. Estos transportadores pertenecen a la familia de proteínas fijadoras de ácidos grasos (FABP) y son dependientes de los movimientos de Na$^+$. (**Fig. 2-24, B**).

El colesterol entra al enterocito por difusión; sin embargo, existen mecanismos que limitan la absorción de este lípido y de otros de estructura similar (esteroles vegetales) y que implican a proteínas que sacan a la luz intestinal, por mecanismos activos, estos compuestos desde el interior del enterocito.

Una vez dentro del enterocito, todos ellos se unen a proteínas de unión específica (FABP y proteína transportadora de esteroles), que evitan su acumulación en el citoplasma, debido a su insolubilidad, y que los transporta hacia el retículo endoplásmico liso, donde se produce la resíntesis, formándose de nuevo triacilgliceroles, fosfolípidos y ésteres de

colesterol. Todos estos lípidos se unen a apoproteínas (apo B, C y A) y son modificados en el complejo de Golgi, formándose los *quilomicrones* que por exocitosis salen del enterocito y entran al capilar linfático a través de las fenestraciones de su endotelio (**Fig. 2-24, B**).

Los ácidos grasos de cadena corta y media no tienen que ser solubilizados por las micelas y atraviesan la membrana enterocitaria, siendo liberados a la sangre directamente.

Balance de fluidos en el aparato gastrointestinal

El tracto gastrointestinal recibe diariamente entre 7 y 10 l de líquidos, de los que casi el 98 % es absorbido, eliminándose sólo pequeñas cantidades por las heces.

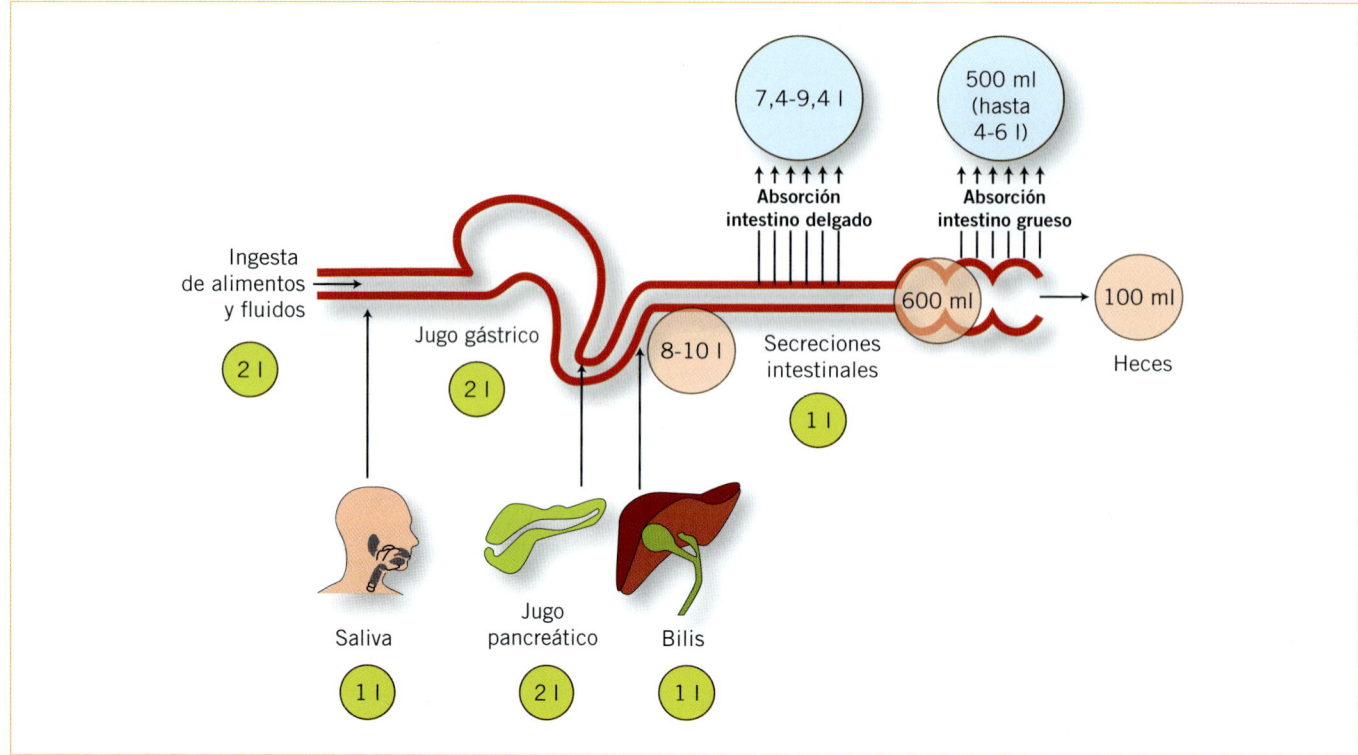

Figura 2-25. Balance de fluidos en el tracto gastrointestinal.

Los líquidos presentes en la luz gastrointestinal, en 24 horas, provienen de su ingestión con alimentos y bebidas (aproximadamente, 2 l), y los restantes, hasta el total, de las distintas secreciones. La saliva aporta 1 l, el jugo gástrico 2 l, el jugo pancreático 2 l, la bilis 1 l y las secreciones intestinales 1 l. Del total, sólo llegan al intestino grueso 600 ml, y en heces sólo se excretan 100 ml. Por lo tanto, unos 6,5 l son absorbidos en el intestino delgado y unos 500 ml en el grueso en condiciones normales, aunque este último segmento tiene una capacidad absortiva que oscila entre 4 y 6 l (**Fig. 2-25**).

La absorción de agua en el tubo digestivo es pasiva a favor de un gradiente osmótico e hidrostático (fuerzas de Starling), creado por el transporte activo de electrólitos (especialmente, Na^+).

Los iones son transportados a través del epitelio intestinal por rutas transcelulares y paracelulares. Los procesos implicados son diversos. El Na^+ se transporta por cuatro mecanismos: *a)* difusión restringida a través de canales de membrana; *b)* cotransporte con solutos orgánicos, como se ha estudiado en la absorción de glucosa y aminoácidos; *c)* cotransporte Na^+-Cl^-, y *d)* antiporte Na^+-H^+. De estos últimos, están presentes dependiendo del segmento intestinal considerado. Este catión deja el enterocito por la actividad de una ATPasa-Na^+/K^+ dependiente.

El Cl^- se absorbe a favor de un gradiente eléctrico en toda la longitud intestinal, aunque en íleon se cotransporta con Na^+, siendo este último el mecanismo mayoritario en este segmento. El movimiento de líquidos (absorción o secreción) se produce en respuesta a gradientes osmóticos originados por el movimiento de iones inorgánicos o solutos orgánicos osmóticamente activos. Los solutos son transportados desde la luz al interior del enterocito y, después, al espacio intercelular. Este movimiento crea un gradiente osmótico que hace que el agua se mueva desde la luz hacia el compartimiento intercelular, incrementando en él la presión hidrostática que determina su movimiento a través de la membrana basal hacia el capilar sanguíneo vellositario. Este modelo contempla tres compartimientos diferentes (lumen intestinal, espacio intercelular y luz capilar). En los procesos de secreción, el agua del espacio intercelular es arrastrada osmóticamente hasta la luz intestinal.

La absorción de electrólitos –y, consecuentemente, de agua– es llevada a cabo por los enterocitos maduros, que se encuentran en la zona apical de las vellosidades intestinales que expresan en su membrana luminal todos los mecanismos de transporte de iones y solutos orgánicos. Por el contrario, los enterocitos que se hallan en las criptas, menos diferenciados y maduros, secretan iones Cl^- y, por lo tanto, tienen una función de secreción neta de agua, a diferencia de los vellositarios.

El desequilibrio de fluidos en el tracto gastrointestinal puede deberse a una alteración de los mecanismos intestinales de secreción y absorción (menor absorción y/o mayor secreción) o bien a la presencia de un exceso de solutos, osmóticamente activos en la luz, como consecuencia de síndromes de malabsorción o maladigestión, lo que determina la entrada de agua hacia la luz intestinal.

PUNTOS CLAVE

- El sistema gastrointestinal, que incluye el tracto gastrointestinal y las glándulas anejas (glándulas salivales, páncreas e hígado), es el encargado de incorporar al medio interno los nutrientes y otros componentes contenidos en los alimentos. Para llevar a cabo este cometido realiza cuatro funciones básicas: motilidad, secreción, digestión y absorción. Las funciones motoras permiten la progresión del alimento (más o menos modificado) de forma ordenada por los distintos compartimentos y segmentos del tracto gastrointestinales en sentido oral-aboral, así como la eliminación de los residuos no digestibles. A su vez, también facilitan los procesos de digestión y absorción, permitiendo la mezcla con las secreciones digestivas y la renovación de la capa de contenido luminal en contacto con la mucosa absortiva. Las secreciones digestivas (saliva, jugo gástrico, jugo pancreático, bilis y secreciones intestinales) son las responsables de transformar las grandes y complejas moléculas presentes en los alimentos en otras, más pequeñas y sencillas, que puedan ser incorporadas al torrente sanguíneo y utilizadas por los diferentes tejidos y órganos. Esta transformación la realizan, principalmente, por su contenido en enzimas hidrolíticas (lipasas, proteasas, amilasas, etc.) y en otras sustancias que facilitan la acción de ellas (ácido clorhídrico, ácidos biliares, etc.). La digestión es el proceso de transformación de los componentes alimentarios (nutrientes y no nutrientes), para que puedan incorporarse al medio interno. La absorción es la encargada de permitir el paso de esos compuestos a través de la barrera intestinal (digestiva), para lo cual utiliza distintos mecanismos (difusión, difusión facilitada, transporte activo, etc.).
- El sistema gastrointestinal desempeña un importante papel defensivo, como barrera, para evitar la entrada de microorganismos patógenos y sustancias potencialmente dañinas al organismo. Para ello, el sistema inmunitario gastrointestinal está muy desarrollado (placas de Peyer, células inmunocompetentes, mucosas, etc.).
- Las funciones digestivas están reguladas y coordinadas por dos tipos de mecanismos: nerviosos y humorales. Estos mecanismos son de tipo reflejo y responden a estímulos, en su gran mayoría, procedentes de la luz gastrointestinal (medio externo) y que consisten en cambios en la naturaleza físico-química del contenido luminal (concentración de hidrogeniones, osmolaridad, presencia de nutrientes, etc.) o estímulos mecánicos de distensión de distintos segmentos. Estos estímulos ponen en marcha reflejos nerviosos o humorales (endocrinos o paracrinos), que actúan sobre los diferentes efectores del sistema gastrointestinal (fibras musculares lisas, células secretoras exocrinas, vasos sanguíneos, células inmunitarias, células enteroendocrinas), modificando su actuación y regulando las distintas funciones.
- Los mecanismos de regulación nerviosa pueden ser *extrínsecos*, mediados por las divisiones simpática y parasimpática del sistema nervioso autónomo y basados en reflejos largos, e *intrínsecos*, en los que interviene el sistema nervioso entérico a través de reflejos cortos. Los mecanismos de control humoral se basan en la liberación de distintas hormonas y péptidos por células endocrinas, muy abundantes, situadas en el tracto gastrointestinal o en glándulas anejas. Existe una estrecha relación entre ambos sistemas de control, interactuando entre ellos para elaborar una respuesta adecuada y óptima al estímulo que la inició (integración neuroendocrina).

BIBLIOGRAFÍA

Bruce M, Koeppen BM, Stanton BA. Berne and Levy physiology, 7ª ed. St. Louis: Elsevier-Mosby, 2018.
Libro clásico de fisiología humana, con un capítulo muy actualizado sobre fisiología gastrointestinal.

Gartner LP, Hiatt JL. Atlas and text of histology, 8ª ed. Connecticut: Wolters Kluwer Lippincott, 2022.
Texto de histología humana con excelentes ilustraciones en color. Cada capítulo tiene algunos aspectos de histofisiología.

Hammer GD, McPhee SJ. Pathophysiology of disease: an introduction to clinical medicine, 8ª ed. Standford: McGraw Hill, 2019. https://accessmedicine.mhmedical.com/content.aspx?bookid=2468&sectionid=198219304
Libro dedicado a las bases fisiopatológicas de la enfermedad; en cada capítulo, hay una introducción de la función normal de cada uno de los sistemas, incluido el gastrointestinal.

Hansen MB. The enteric nervous system I: organisation and classification. Pharmacol Toxicol 2003; 92: 105-13.
Revisión actual del sistema nervioso entérico, su organización anatómica y funcional y la clasificación de todos sus elementos (neuronas, neurotransmisores, etc.).

Hansen MB. The enteric nervous system II: gastrointestinal functions. Pharmacol Toxicol 2003; 92: 249-57.
Segunda parte de esta revisión actual del sistema nervioso entérico, en la que se describe y explica su actuación en distintas funciones gastrointestinales.

Henderson JM. Gastrointestinal pathophysiology (Lippincott's pathophysiology series). Philadelphia: Lippincott-Raven, 1996.
Monografía dedicada a la fisiopatología del tracto gastrointestinal desde un punto de vista clínico, aunque todos los capítulos tienen un fundamento fisiológico de las alteraciones que describe (p. ej., el capítulo dedicado a las diarreas).

Johnson LR. Gastrointestinal physiology, 9ª ed. St. Louis: Elsevier-Mosby, 2019.
Última edición de la monografía clásica de Johnson sobre fisiología del tracto gastrointestinal.

Latorre R, Sternini C, De Giorgio R, Greenwood-Van Meerveld B. Enteroendocrine cells: a review of their role in brain-gut communication. Neurogastroenterol Motil 2016; 28: 620-30.
Reciente revisión de las funciones enteroendocrinas que relacionan la función digestiva con funciones de regulación metabólica e ingesta de alimentos a través del eje cerebro-intestino.

Mace OJ, Tehan B, Marshall F. (2015). Pharmacology and physiology of gastrointestinal enteroendocrine cells. Pharmacol Res Perspect 2015: 3: e00155.
Revisión muy reciente sobre la fisiología del sistema endocrino gastrointestinal con nuevos conceptos acerca de las funciones de las células enteroendocrinas del tracto digestivo y sus funciones que van más allá de la regulación de la digestión.

Mataix J, Martínez de Victoria E. Sistema digestivo. Bases fisiológicas. En: Mataix J, ed. Nutrición y alimentación humana, vol. 1, 2ª ed. Madrid: Ergón, 2009.
Capítulo sobre las bases fisiológicas de la nutrición, que forma parte de un tratado sobre nutrición y alimentación humana.

Said HM. Physiology of the gastrointestinal tract, 6ª ed. Vols. 1 y 2. San Diego: Elsevier, Academic Press, 2018.
Tratado muy completo acerca de los últimos avances en la fisiología del tracto gastrointestinal, en el que se describen los trabajos publicados y revisiones más recientes de la bibliografía de los diferentes apartados. Se trata de la obra de consulta por excelencia en este tema.

SANDERS KM, KOH SD, RO S, WARD SM. **Regulation of gastrointestinal motility–insights from smooth muscle biology. Nat Rev Gastroenterol Hepatol 2012; 9: 633-45.**

Revisión que recoge información actualizada acerca de la regulación de la motilidad digestiva. Incluye aspectos novedosos de la fisiología del músculo liso gastrointestinal.

Metabolismo de los hidratos de carbono

3

O. Martínez Augustin y M. D. Suárez Ortega

 OBJETIVOS

- Conocer los conceptos de glucólisis, gluconeogénesis, síntesis de glucógeno y glucogenólisis.
- Describir las diferentes reacciones de la glucólisis y de la gluconeogénesis.
- Identificar las etapas limitantes de la glucólisis y de la gluconeogénesis y estudiar su regulación.
- Conocer los sustratos gluconeogénicos más importantes en condiciones fisiológicas.
- Conocer la vía de las pentosas-fosfato y su función.
- Conocer la ruta de biosíntesis del ácido glucurónico, por su importante papel en reacciones de destoxificación.
- Comprender el metabolismo del glucógeno y su función, diferenciando claramente su papel en el hígado y en el músculo esquelético, así como su regulación diferencial.
- Conocer las reacciones mediante las cuales otros monosacáridos y polialcoholes ingresan en la ruta central del metabolismo glucídico.
- Conocer las rutas de biosíntesis de los aminoazúcares por precursores de otras biomoléculas.

CONTENIDO

- Introducción
- Metabolismo de la glucosa
- Metabolismo de otros monosacáridos
- Metabolismo de polialcoholes

- Metabolismo del glucógeno
- Metabolismo de los oligosacáridos. Biosíntesis de la lactosa
- Biosíntesis de aminoazúcares

INTRODUCCIÓN

Los hidratos de carbono constituyen el grupo de biomoléculas más abundantes en la naturaleza y, dentro de ellos, el que tiene mayor importancia metabólica es la glucosa, que es el combustible por excelencia de todas las células.

En este capítulo se incluyen las distintas rutas del metabolismo de los hidratos de carbono. En primer lugar se estudia la glucólisis, que es la vía de degradación de glucosa hasta piruvato y que constituye la ruta central del catabolismo de los hidratos de carbono.

Otra de las rutas de degradación de la glucosa es la vía de las pentosas-fosfato, en la que se obtienen pentosas y poder reductor en forma de NADPH, que serán utilizados en reacciones biosintéticas y en la defensa antioxidante. La conversión de glucosa en ácido glucurónico representa otra vía de interés, ya que una de las formas de eliminación de xenobióticos implica su conjugación con este ácido.

La gluconeogénesis, que es la síntesis de glucosa a partir de precursores no glucídicos, es una ruta que sólo se realiza en todas sus etapas en el hígado y la corteza renal. Se describen de forma conjunta en este capítulo los mecanismos de regulación de la glucólisis y la gluconeogénesis hepáticas, dado que, al ser dos rutas que funcionan en sentido opuesto, deben estar muy bien coordinadas. Si bien la glucosa es la molécula de mayor importancia entre los hidratos de carbono, otros monosacáridos procedentes de la dieta –como la fructosa y la galactosa y, en menor proporción, la manosa– se metabolizan a intermediarios de la ruta central del metabolismo. Junto a ellos, en este capítulo, se incluyen algunos polialcoholes, como el xilitol y el sorbitol, utilizados como edulcorantes. Asimismo, se incluye el metabolismo de la lactosa.

En este capítulo se estudia, además, el metabolismo del glucógeno, su biosíntesis y degradación, destacando su función diferente en el hígado y el músculo y dedicando una atención especial a su regulación en ambos tejidos.

Por último, dado que los hidratos de carbono forman parte de biomoléculas complejas, como glicoproteínas, proteoglicanos y glicolípidos, se detallará su ruta de biosíntesis.

METABOLISMO DE LA GLUCOSA

Entrada de la glucosa a las células

La mayoría de las células de los mamíferos captan la glucosa, además de otros azúcares y polialcoholes, a través de proteínas transportadoras de glucosa. Hasta el momento se han caracterizado dos clases de transportadores de glucosa: transportadores de glucosa acoplados a sodio (SGLT) y transportadores de glucosa independientes de sodio (GLUT).

Transportadores de glucosa acoplados a sodio

En la actualidad se conocen 12 genes humanos que codifican para SGLT *(SLC5)*. De estos transportadores, el SGLT-1 fue el primero descubierto, y sólo cuatro son transportadores de glucosa; los demás son cotransportadores de otros azúcares, aniones, vitaminas o ácidos grasos de cadena corta. La captación de glucosa por los SGLT se produce por un sistema de cotransporte con sodio, mediante transporte activo secundario, que garantiza la captación de monosacáridos al interior de la célula en contra de su gradiente de concentración. Todos los transportadores comparten la misma estructura con 14 segmentos α-hélice transmembrana conectados por segmentos polares glucosilados a ambos lados de la membrana y con sus extremos amino y carboxilo del lado extracelular. Hasta hace unos años se consideraba que los transportadores SGLT sólo se expresaban en células epiteliales de intestino y riñón, donde son responsables de la acumulación de glucosa y galactosa. No obstante, actualmente se sabe que tanto SGLT-1 como SGLT-2 se encuentran ampliamente distribuidos en el organismo, y se expresan incluso en cerebro, glándulas salivales, glándula mamaria y conductos biliares. Además, se ha descrito que los SGLT son proteínas multifuncionales con mecanismos comunes de funcionamiento que no sólo se comportan como cotransportadores de Na$^+$/glucosa, sino que también pueden actuar como canales de agua y de urea y sensores de glucosa. Así, por ejemplo, se ha demostrado que SGLT-3, no es un cotransportador de Na$^+$/glucosa sino un sensor de glucosa. Esto tiene particular relevancia en el cerebro, donde las neuronas especializadas que controlan el sueño, el apetito y la secreción hormonal se comportan como detectores de glucosa.

Transportadores de glucosa independientes de sodio

Los GLUT tienen una estructura semejante a la de los SGLT, con 12 segmentos α-hélice transmembrana conectados por segmentos polares glucosilados a ambos lados de la membrana y con sus extremos amino y carboxilo hacia el citosol. En la actualidad se han caracterizado 14 tipos de GLUT. Estas isoformas difieren en su localización tisular, sus características cinéticas y su dependencia o no de insulina. De hecho, la captación de glucosa se regula en función de la expresión y localización de los distintos GLUT en dis-

tintas células y en distintos estados metabólicos. GLUT-1 está ampliamente distribuido en todos los tejidos, en especial en eritrocitos, células endoteliales del cerebro, neuronas, riñón y linfocitos. Tiene gran afinidad por la glucosa y posee una constante de Michaelis (K_m) de 2 mM. GLUT-2, GLUT-3 y GLUT-4 constituyen ejemplos válidos para ilustrar la regulación de la absorción de glucosa por este tipo de transportadores. Así, el GLUT-3 es el principal transportador de glucosa en el cerebro y posee una K_m (1 mM) muy por debajo de los niveles de glucemia normales (4-8 mM), lo que indicaría que transporta glucosa de manera constante al interior de las células que lo expresan. Por su parte, el GLUT-2 posee una K_m alta (15-20 mM), por lo que las células que lo expresan sólo absorben glucosa cuando la glucemia está elevada. Este transportador se expresa, entre otras, en las células β pancreáticas, en las que la entrada de glucosa es señal de que la glucemia sanguínea se encuentra elevada y de que deben desencadenarse los mecanismos necesarios para la liberación de insulina (producción de ATP por degradación de glucosa, con la consiguiente inhibición del canal K$^+$-ATP, activación de la entrada de calcio y, como consecuencia, liberación de insulina de los endosomas a la sangre).

El GLUT-4 es un transportador que se expresa en el músculo y en el tejido adiposo. La localización en la célula de este transportador, y por lo tanto su actividad, depende de los niveles sanguíneos de insulina, ya que ésta es necesaria para que el receptor, que normalmente se encuentra almacenado en unas vesículas intracelulares, se inserte en la membrana plasmática; tiene una afinidad alta por la glucosa (K_m 5 mM).

Por último, el GLUT-5 tiene una K_m alta (10 mM), se encuentra en el intestino delgado y en los testículos y es el responsable de la captación de fructosa por difusión facilitada. En el retículo endoplásmico del hígado y de otros tejidos gluconeogénicos existe otro transportador, GLUT-7, que facilita la salida de glucosa procedente de la hidrólisis de la glucosa-6-fosfato por la glucosa-6-fosfatasa. Se conocen actualmente la localización y características de algunos de los nuevos GLUT. En la **tabla 3-1** se recogen su localización y principales características.

Glucólisis

La glucólisis es la ruta central del catabolismo de la glucosa. En ella se degrada la glucosa con un doble objetivo: obtener energía en forma de ATP y suministrar precursores para la biosíntesis de componentes celulares. La glucólisis se produce en todas las células de los mamíferos, siendo la fuente exclusiva o casi exclusiva de energía en algunas células y tejidos, como los eritrocitos, la médula renal, el cerebro y los testículos.

La glucólisis se desarrolla íntegramente en el citoplasma y, en ella, una molécula de glucosa se escinde para dar lugar a dos moléculas de piruvato. En esta ruta se pueden distinguir dos fases: fase preparatoria, en la que se convierte la glucosa en dos moléculas de triosas-fosfato (**Fig. 3-1**), y fase de obtención de energía, con la conversión de las dos moléculas de triosas en dos de piruvato y la obtención de ATP y NADH (**Fig. 3-2**).

Tabla 3-1. Características principales de los transportadores de glucosa

Isoforma	Principal localización	Propiedades características
SGLT-1	Intestino, tráquea, riñón, corazón, cerebro, testículos y próstata	Captación de glucosa y galactosa
SGLT-2	Riñón, cerebro, hígado, músculo, tiroides y corazón	Captación de glucosa
SGLT-3	Intestino, testículos, útero, pulmón, cerebro y tiroides	Sensor de glucosa
SGLT-4	Intestino, riñón, hígado, cerebro, tráquea, útero y páncreas	Captación de glucosa y manosa
SGLT-5	Corteza renal	Captación de glucosa, galactosa y fructuosa
GLUT-1	Todos los tejidos	Captación de glucosa, galactosa, manosa y glucosamina
GLUT-2	Hígado, islotes de Langerhans, intestino, riñón y cerebro	Captación de glucosa con baja afinidad. No limita la velocidad de transporte
GLUT-3	Cerebro, testículos	Captación de glucosa con alta afinidad
GLUT-4	Tejido adiposo, corazón y músculo esquelético	Captación de glucosa con alta afinida, dependiente de insulina
GLUT-5	Intestino delgado, testículos y riñón	Captación de fructosa
GLUT-6	Bazo, leucocitos y cerebro	Transporta hexosas y moléculas relacionadas a través de las membranas de los orgánulos intracelulares
GLUT-7	Retículo endoplásmico de hepatocitos	Facilita la salida de glucosa libre
GLUT-8	Testículos, cerebro, glándulas suprarrenales, hígado, bazo, tejido adiposo marrón y pulmones (compartimento intracelular)	Al encontrase dentro de la célula donde no hay glucosa libre, su función fisiológica no parece ser el transporte de glucosa
GLUT-9	Hígado y riñón	Transportador de urato, no compite con glucosa y fructosa
GLUT-10	Corazón, pulmón, cerebro, hígado, músculo esquelético, páncreas, placenta y riñón	Glucosa y galactosa
GLUT-11	Corazón y músculo esquelético	Glucosa y fructosa
GLUT-12	Corazón, músculo esquelético, tejido adiposo y próstata	Dependiente de insulina, con excepción del miocardio
GLUT-13	Cerebro	Cotransporta H+ y mioinositol

Fase preparatoria

En esta fase, la glucosa se modifica para dar lugar a fructosa-1,6-bisfosfato, que se escinde y origina dos triosas-fosfato con consumo de ATP. La fase preparatoria de la glucólisis se divide en diversas etapas.

Fosforilación de la glucosa

En general, todos los hidratos de carbono deben convertirse en sus correspondientes formas activas para poder ser metabolizados. Aunque en algunas rutas metabólicas la forma activa se obtiene por incorporación de nucleósidos disfosfa-

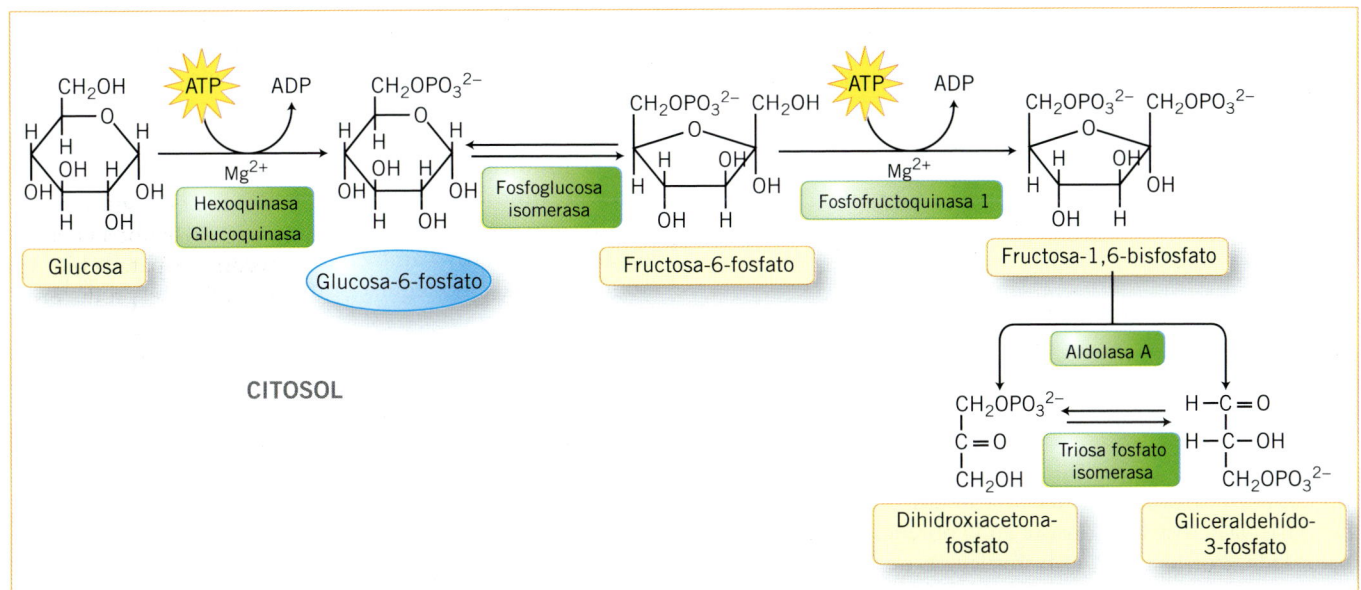

Figura 3-1. Fase preparatoria de la glucólisis.

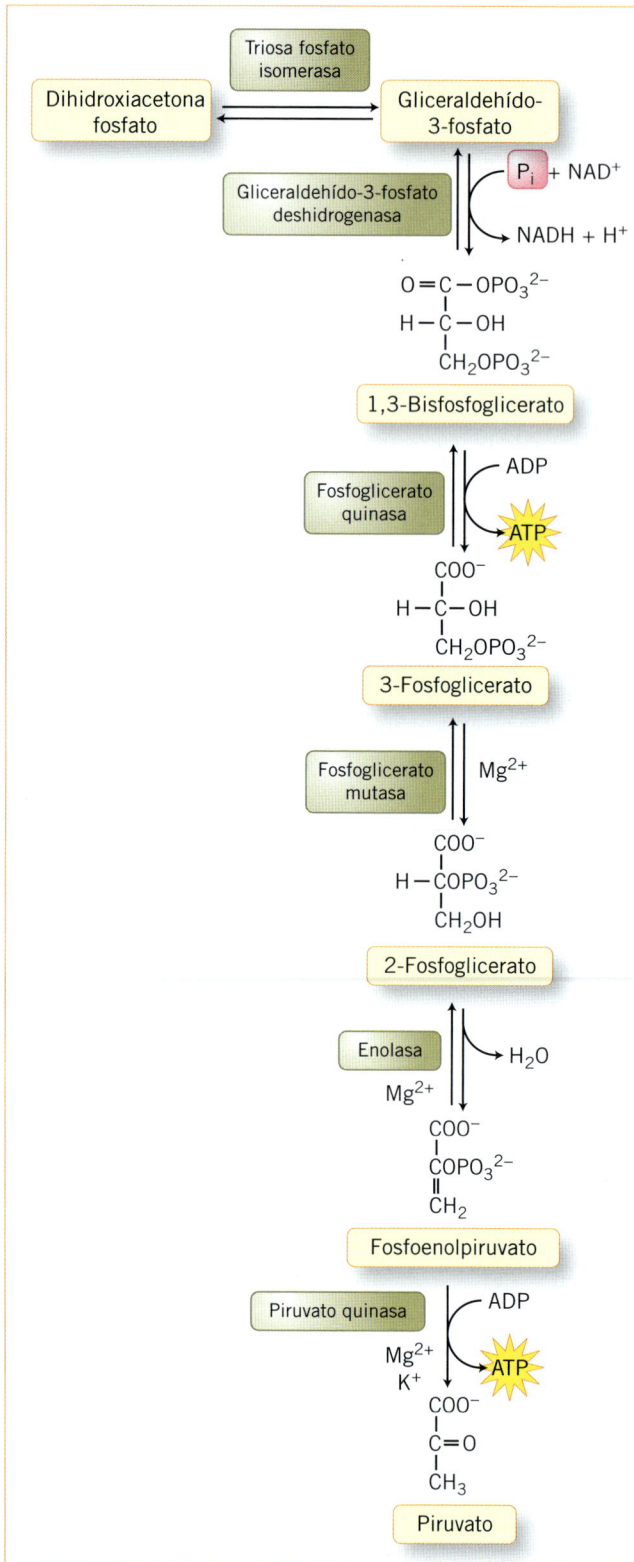

Figura 3-2. Fase de obtención de energía de la glucólisis.

to (UDP-azúcares), en la mayoría de las rutas, incluida la glucólisis, la activación consiste en la obtención de la forma fosforilada. Por lo tanto, la fosforilación de la glucosa es la primera etapa en la fase preparatoria de la glucólisis. En esta reacción irreversible, la glucosa se fosforila por una quinasa

a expensas de ATP para convertirse en glucosa-6-fosfato (**Fig. 3-1**); de esta forma, además de activarse para su degradación, se evita que la glucosa salga de la célula.

La quinasa que cataliza la fosforilación de la glucosa en todas las células es la hexoquinasa. Como todas las quinasas, necesita ATP y Mg^{2+}. La hexoquinasa tiene poca especificidad para la glucosa y es, por lo tanto, capaz de fosforilar a otros azúcares, pero posee, en cambio, una gran afinidad por la glucosa (K_m 0,2 mM). Esta gran afinidad asegura que la glucosa pueda ser fosforilada en todas las células, aun cuando sus niveles extracelulares sean muy bajos. En cuanto a su regulación, la hexoquinasa se inhibe por su producto, la glucosa-6-fosfato. En el parénquima hepático y en las células β del páncreas existe una isoenzima, la glucoquinasa, que es muy específica para la glucosa, pero tiene una baja afinidad por ésta: su K_m es alta (10 mM). Las características de esta enzima hepática y las del transportador GLUT-2, que, como se ha mencionado antes, tiene una alta K_m para la glucosa, hacen que el hígado sólo retire glucosa del torrente sanguíneo cuando sus niveles están elevados. Recientemente, se ha descrito que la glucoquinasa está regulada por la proteína reguladora de glucoquinasa (v. Regulación de la glucólisis, más adelante).

Conversión de glucosa-6-fosfato en fructosa-6-fosfato

En la siguiente reacción, catalizada por la fosfohexosa isomerasa (fosfoglucosa isomerasa), la glucosa-6-fosfato se convierte en fructosa-6-fosfato. Es la primera etapa reversible de la vía. La fosfohexosa isomerasa también requiere Mg^{2+} como cofactor y es específica para la glucosa-6-fosfato y la fructosa-6-fosfato.

Formación de fructosa-1,6-bisfosfato

La fructosa-6-fosfato se fosforila, a expensas de ATP y Mg^{2+}, para convertirse en fructosa-1,6-bisfosfato por la acción de otra quinasa, la fosfofructoquinasa 1. Se la denomina fosfofructoquinasa 1 para distinguirla de la fosfofructoquinasa 2, que cataliza la formación de fructosa-2,6-bisfosfato a partir de fructosa-6-fosfato. La reacción catalizada por la fosfofructoquinasa 1 es prácticamente irreversible en condiciones celulares y es la mejor regulada de la ruta glucolítica. De hecho, la fosfofructoquinasa 1 es la enzima reguladora que marca el ritmo de la glucólisis; es una enzima oligomérica que tiene una cinética sigmoidea, con cooperatividad positiva para su sustrato. También es alostérica y la unión de sus moduladores al sitio regulador modifica la afinidad de la enzima por su sustrato.

Moduladores positivos de la fosfofructoquinasa 1 son la fructosa-2,6-bisfosfato, el AMP y el ADP, mientras que el ATP se comporta como inhibidor. El citrato puede también potenciar el efecto inhibidor del ATP (v. Regulación de la glucólisis, más adelante).

Rotura de la fructosa-1,6-bisfosfato

La fructosa-1,6-bisfosfato se escinde para dar lugar a dos triosas: gliceraldehído-3-fosfato y dihidroxiacetona-fosfato.

Esta reacción está catalizada por la fructosa-1,6-bisfosfato aldolasa, conocida simplemente como aldolasa.

Interconversión de triosas-fosfato

Sólo una de las triosas, el gliceraldehído-3-fosfato, puede seguir la degradación por la vía glucolítica, por lo que las dos triosas se isomerizan a gliceraldehído-3-fosfato en una reacción catalizada por la triosa-fosfato isomerasa. Ésta es una reacción reversible en condiciones celulares.

Fase de obtención de energía

En la primera fase de la glucólisis, una molécula de glucosa se convierte en dos moléculas de gliceraldehído-3-fosfato. En la fase de obtención de energía (**Fig. 3-2**), estas dos moléculas se convierten en piruvato y la energía de la degradación de glucosa se conserva en forma de ATP y poder reductor en forma de NADH. Esta fase se divide en diversas etapas.

Oxidación del gliceraldehído-3-fosfato

El gliceraldehído-3-fosfato se convierte en 1,3-bisfosfoglicerato en una reacción catalizada por la gliceraldehído-3-fosfato deshidrogenasa. Esta enzima requiere como cofactores fosfato inorgánico (P_i) y NAD^+. La reacción oxida el grupo carbonilo del gliceraldehído y libera gran cantidad de energía libre, pero no origina un carboxilo libre, sino que utiliza esta energía para formar, con una molécula de fosfato inorgánico, 1,3-bisfosfoglicerato. Se trata de un anhídrido fosfórico carboxílico con una alta «energía libre de hidrólisis» o «rico en energía» (**cap. 1**, Funciones y metabolismo de los nutrientes). Ésta es una reacción reversible de la ruta glucolítica en condiciones celulares.

Formación de ATP a partir de 1,3-bisfosfoglicerato

En la reacción siguiente, catalizada por la fosfoglicerato quinasa, el 1,3-bisfosfoglicerato se convierte en 3-fosfoglicerato y se sintetiza ATP. Es una reacción de fosforilación a nivel de sustrato, en la que el 1,3-bisfosfoglicerato cede su fosfato rico en energía al ADP. Ésta es una reacción reversible en la célula y requiere Mg^{2+} como cofactor.

Conversión del 3-fosfoglicerato en 2-fosfoglicerato

El 3-fosfoglicerato se isomeriza de forma reversible a 2-fosfoglicerato por la fosfoglicerato mutasa, que requiere Mg^{2+} como cofactor. La reacción transcurre en dos pasos. En el primero de ellos, la enzima, fosforilada en un resto de histidina, cede el fosfato al hidroxilo en C2 del 3-fosfoglicerato, originando el 2,3-bisfosfoglicerato. En el paso siguiente, el 2,3-bisfosfoglicerato cede a la enzima el fosfato en C3 y se libera la enzima fosforilada y el 2-fosfoglicerato. La enzima inicialmente es fosforilada por el 2,3-bisfosfoglicerato, que funciona como un cofactor y es necesario en pequeñas cantidades para comenzar el proceso, siendo regenerado al final. El mecanismo de esta mutasa, que se describe más adelante, es semejante al de la fosfoglucomutasa, que isomeriza la glu-cosa-6-fosfato y la glucosa-1-fosfato utilizando como cofactor la glucosa-1,6-bisfosfato.

$$Enz\text{-}His\text{-}PO_3H_2 + 3\text{-}PG \leftrightarrows 2,3\text{-}BPG + Enz\text{-}His \leftrightarrows$$
$$\leftrightarrows 2\text{-}PG + Enz\text{-}His\text{-}PO_3H_2$$

Formación de fosfoenolpiruvato

El 2-fosfoglicerato se deshidrata y origina fosfoenolpiruvato, que es un enol-fosfato «rico en energía» (**cap. 1**, Funciones y metabolismo de los nutrientes), en una reacción reversible catalizada por la enolasa.

Síntesis de piruvato

El fosfoenolpiruvato transfiere su fosfato al ADP en una reacción catalizada por la piruvato quinasa, que requiere Mg^{2+} y K^+, para dar lugar a piruvato. Al ceder el fosfato al ADP, se origina piruvato en su forma enólica, que es muy inestable y, rápidamente, se tautomeriza a su forma cetónica (muy estable), lo que explica la gran energía libre de hidrólisis del fosfoenolpiruvato y hace que la reacción sea prácticamente irreversible en condiciones celulares.

Existen varias isoenzimas de la piruvato quinasa: M (músculo y cerebro), A (tejido adiposo) y L (hígado). Todas estas isoenzimas se regulan positivamente por la fructosa-1,6-bisfosfato, mientras que el ATP y la alanina, que se obtiene a partir de piruvato por transaminación, las inhiben alostéricamente. Además, las isoenzimas A y L pueden regularse por fosforilación (v. Regulación de la glucólisis, más adelante).

Balance de la glucólisis

En la ruta de degradación de la glucosa por la vía glucolítica se obtienen dos moléculas de piruvato, dos de ATP y dos de NADH. Aunque se han obtenido cuatro moléculas de ATP, se han consumido dos en la formación de la fructosa-1,6-bisfosfato. Por lo tanto, el balance neto de la reacción es:

$$Glucosa + 2\,P_i + 2\,ADP + 2\,NAD^+ \rightarrow 2\,Piruvato + 2\,ATP +$$
$$+ 2\,NADH + 2\,H^+ + 2\,H_2O$$

Regulación de la glucólisis

El flujo de glucosa a través de la ruta glucolítica tiene que estar muy bien regulado para mantener prácticamente constantes los niveles de ATP, así como para asegurar el suministro adecuado de intermediarios con fines biosintéticos.

El primero de los aspectos que hay que considerar para estudiar la regulación de la glucólisis es la captación de glucosa. Como se ha mencionado antes, se sabe que la insulina activa la entrada de glucosa al interior de las células del músculo esquelético y del tejido adiposo por el transportador GLUT-4. En ausencia de insulina, la mayoría del GLUT-4 está localizado en vesículas intracelulares. La insulina estimula el transporte hacia la membrana plasmática y la inclusión del transportador en ésta, al fusionarse con las vesículas. Además, la insulina produce una disminución de la endocitosis del transportador. Hay datos que sugieren que ambos mecanismos de estimulación de la captación de glucosa por la insulina están mediados por la proteína quinasa B (**cap. 3**, Señalización celular, **tomo II**). Sin embargo, no es sólo la insulina la que estimula la captación de glucosa por la célula muscular; de hecho, se han observado efectos aditivos de la insulina y la contracción muscular en la captación de glucosa y se ha propuesto que hay dos *pools* diferentes de GLUT-4, uno que se estimula por la insulina y otro por la contracción muscular.

Los mecanismos moleculares que subyacen a la estimulación de la captación independiente de insulina de glucosa son de gran interés terapéutico para la diabetes mellitus, pudiendo su mecanismo de acción estar relacionado con la proteína quinasa activada por AMP (AMPK). De hecho, en una serie de estudios en los que se utilizan activadores de la AMPK, entre ellos metformina, tiazolidindionas y rotenona, se pone de manifiesto que ésta también está involucrada en la captación de glucosa en los músculos en reposo. Por lo tanto, la AMPK se considera un objetivo atractivo para las terapias farmacológicas hipoglucemiantes.

El ajuste de la velocidad de la glucólisis se consigue mediante la regulación de las enzimas glucolíticas que catalizan las reacciones irreversibles: hexoquinasa, fosfofructoquinasa 1 y piruvato quinasa. Existen diferencias entre la regulación de la glucólisis en el músculo, en otros tejidos extrahepáticos y en el hígado. En este órgano, la glucólisis está coordinada con la gluconeogénesis, por lo que se estudiará de forma conjunta más adelante (v. Regulación coordinada de la glucólisis y la gluconeogénesis; **Fig. 3-10**) en este capítulo.

La reacción catalizada por la fosfofructoquinasa 1 es la que controla principalmente la velocidad de la glucólisis. Esta enzima es muy sensible a la situación energética de la célula, así como a las concentraciones de intermediarios como el citrato o los ácidos grasos. De hecho, la fosfofructoquinasa 1 se activa por AMP y ADP, es decir, cuando la carga energética celular está baja, mientras que el ATP se comporta como inhibidor. Por supuesto, el ATP es el sustrato de la enzima, además de inhibidor, uniéndose a sitios distintos, de forma que la unión al sitio inhibidor reduce la afinidad por el centro activo.

Por otra parte, cuando el nivel energético se eleva en la célula, se frena el ciclo de Krebs y se acumula citrato, lo que indica que existe abundancia de precursores para la biosíntesis; el citrato sale entonces de la mitocondria, se une a la fosfofructoquinasa 1 y potencia el efecto inhibidor del ATP, con lo que se frena la glucólisis.

Como se ha descrito antes, la fructosa-2,6-bisfosfato es un activador alostérico muy potente de la fosfofructoquinasa 1, no es un metabolito intermediario de la ruta y sólo tiene una función reguladora. Además, su nivel está sometido a control hormonal (v. Regulación alostérica, más adelante).

Cuando la fosfofructoquinasa se inhibe, se incrementa el nivel de fructosa-6-fosfato, lo que conduce al aumento de la concentración de glucosa-6-fosfato, la cual, si no se desvía hacia otras rutas, inhibe a la hexoquinasa y, por lo tanto, frena el consumo de glucosa.

Recientemente, se ha descrito que la glucoquinasa está regulada por la proteína reguladora de glucoquinasa. Ésta se encuentra únicamente en el núcleo, mientras que la glucoquinasa se halla en el núcleo y el citosol. La proteína reguladora actúa secuestrando la glucoquinasa en el núcleo de los hepatocitos cuando la concentración de glucosa es baja. Sin embargo, cuando las concentraciones de glucosa o fructosa se elevan, la glucoquinasa se libera y la molécula activa es transportada hasta el citosol. Este hecho explicaría el efecto positivo que tiene la fructosa sobre la utilización de glucosa en el hígado.

La piruvato quinasa es otro de los puntos importantes de control. Como se ha explicado antes, se activa por su precursor, la fructosa-1,6-bisfosfato. De hecho, esta enzima tiene una cinética sigmoidea para su sustrato, siendo prácticamente inactiva a concentraciones fisiológicas de fosfoenolpiruvato, siempre que las concentraciones de fructosa-1,6-bisfosfato sean bajas. Por el contrario, en presencia de fructosa-1,6-bisfosfato, su cinética pasa a ser hiperbólica, siendo activa a concentraciones fisiológicas de sustrato. De esta forma, la fosfofructoquinasa, que cataliza la síntesis de fructosa-1,6-bisfosfato, controla la actividad de la piruvato quinasa.

Por otra parte, la piruvato quinasa se inhibe alostéricamente por concentraciones altas de ATP, alanina (que se obtiene por su transaminación), acetil-CoA y ácidos grasos de cadena larga, que indican la existencia de sustratos muy energéticos.

De las tres isoformas de la piruvato quinasa (M, A y L, sólo las isoenzimas L (hepática) y A (del tejido adiposo) se regulan por fosforilación. Estas isoenzimas pueden encontrarse en forma desfosforilada (activa) o fosforilada (inactiva) (v. **Fig. 3-10**). La forma fosforilada y, por lo tanto, inactiva, muestra una menor afinidad por el fosfoenolpiruvato (una K_m superior) y no se activa por la fructosa-1,6-bisfosfato, aun en presencia de altas concentraciones. La isoenzima M no está fosforilada, por lo que la tendencia en el músculo es que todo el fosfoenolpiruvato se convierta en piruvato.

Destino metabólico del piruvato

El piruvato formado puede seguir bien la ruta anaerobia, bien la ruta aerobia. En condiciones aerobias, el piruvato entra en la mitocondria utilizando un transportador específico y se oxida por la piruvato deshidrogenasa para convertirse en acetil-CoA, el cual ingresará en el ciclo de Krebs para oxidarse a CO_2 y H_2O (**Fig. 3-3**).

La piruvato deshidrogenasa es un complejo multienzimático, constituido por tres enzimas, que descarboxila al piruvato, dando lugar a una molécula de NADH y a un compuesto rico en energía: el acetil-CoA. La primera enzima del complejo multienzimático descarboxila al piruvato, produciendo acetaldehído activo. Esta enzima utiliza tiamina pirofosfato (TPP) como cofactor. El acetaldehído activo no se libera del complejo multienzimático, sino que es transferido a la segunda enzima, la dihidrolipoil transacetilasa, que lo transfiere a una molécula de ácido lipoico. Así, el acetaldehído activo se convierte en un resto acetilo que es transferido por la propia enzima a una molécula de coenzima A para general acetil-CoA. Por último, la tercera enzima, la dihidrolipoil deshidrogenasa, cataliza la conversión del ácido dihidrolipoico en su forma original de ácido lipoi-

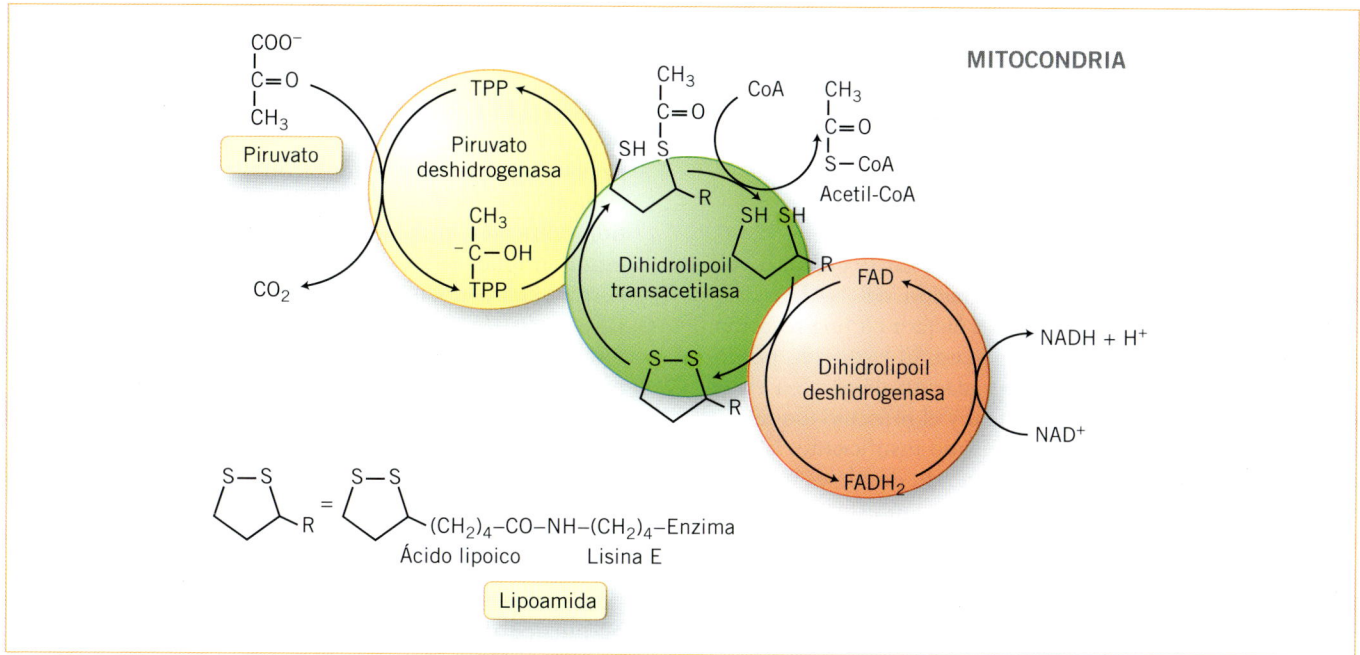

Figura 3-3. Descarboxilación oxidativa del piruvato. FAD: flavina adenindinucleótido; NAD$^+$: nicotinamida adenindinucleótido; TPP: tiamina pirofosfato.

co, asegurándose la continuidad del proceso. Esta enzima posee una flavina adenindinucleótido (FAD) como aceptor de hidrógenos que se transforma en FADH$_2$. Por último, los equivalentes de reducción son transferidos a un NAD$^+$, generándose un NADH por cada molécula de piruvato convertida en acetil-CoA. Aunque la descarboxilación del piruvato está muy favorecida por la carga residual negativa del grupo carbonilo adyacente al carboxilo, gracias a la piruvato deshidrogenasa se consigue aprovechar la energía liberada de la carboxilación, obteniendo NADH y acetil-CoA.

De la cantidad de acetil-CoA va a depender, en gran parte, la velocidad del ciclo de los ácidos tricarboxílicos; por lo tanto, la piruvato deshidrogenasa constituye un punto de regulación muy importante en el metabolismo intermediario, por lo que es lógico que esté sometida a un control muy sofisticado.

En efecto, la actividad de la piruvato deshidrogenasa se regula mediante fosforilación/desfosforilación. La fosforilación está catalizada por la enzima piruvato deshidrogenasa quinasa, enzima que se activa cuando las relaciones acetil-CoA/CoA, ATP/ADP y NADH/NAD$^+$ son muy altas. Esto conduce a la inactivación de la piruvato deshidrogenasa, ya que el incremento en acetil-CoA, ATP o NADH indica la existencia de un exceso de energía (**Fig. 3-4**).

Por el contrario, el incremento de la concentración de calcio libre intramitocondrial inhibe la piruvato deshidrogenasa quinasa y activa la piruvato deshidrogenasa fosfatasa, que desfosforila al complejo. Como resultado, disminuye la piruvato deshidrogenasa fosforilada y se activa la síntesis de acetil-CoA y de NADH (**Fig. 3-4**).

El complejo piruvato deshidrogenasa tiene una localización exclusivamente intramitocondrial, dando comienzo a los procesos oxidativos mitocondriales que, en su conjunto, constituyen una maquinaria oxidativa perfecta para obtener

el mayor rendimiento energético de la oxidación de los sustratos.

Por otra parte, el poder reductor del NADH, obtenido en la reacción de la gliceraldehído-3-fosfato deshidrogenasa en el citosol, debe transferirse a la mitocondria utilizando para ello los sistemas de lanzaderas (**cap. 1**, Funciones y metabolismo de los nutrientes). Los equivalentes de reducción ceden sus electrones al oxígeno molecular en la cadena de transporte electrónico y dan lugar a la formación de ATP en la fosforilación oxidativa. Por lo tanto, en presencia de oxígeno, la cantidad de energía es mucho más elevada que cuando se degrada por vía anaerobia, obteniéndose 32 ATP, si la lanzadera que funciona es la del malato-aspartato, y 30, si es la del glicerol-fosfato. El acetil-CoA obtenido puede también servir como sustrato para la síntesis de ácidos grasos o colesterol, dependiendo del tipo de tejido y de las condiciones fisiológicas.

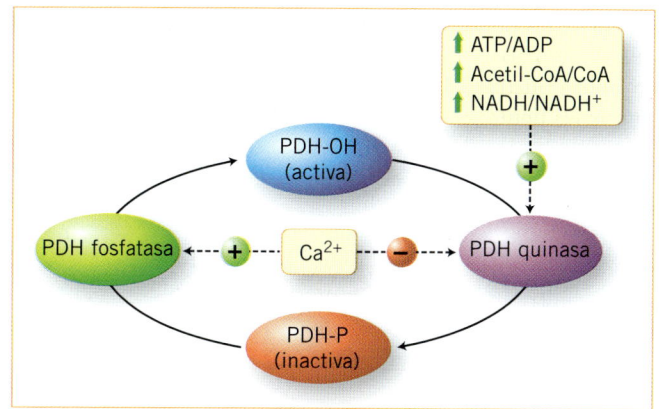

Figura 3-4. Regulación del complejo piruvato deshidrogenasa (PDH) por fosforilación/desfosforilación. NAD$^+$: nicotinamida adenindinucleótido.

En condiciones de anaerobiosis, el NADH también debe ser oxidado para evitar que la glucólisis se detenga debido a la ausencia de NAD⁺; para ello, debe ceder sus electrones a otros aceptores en los procesos de fermentación (v. más adelante).

Fermentación láctica

Para que se mantenga el balance redox en la glucólisis en anaerobiosis, es necesaria la regeneración del NAD⁺. Para ello, el NADH reduce el piruvato a lactato en una reacción catalizada por la lactato deshidrogenasa. El lactato es, por lo tanto, el producto final de la degradación de glucosa en el eritrocito, la córnea, la médula renal y el músculo esquelético en condiciones de aporte de oxígeno insuficiente. El lactato obtenido es liberado a la sangre, de donde es captado por otros tejidos para su posterior utilización (**Fig. 3-5**).

La lactato deshidrogenasa es un tetrámero formado por dos tipos de subunidades, H y M, lo que da lugar a cinco isoenzimas: H_4, H_3M, H_2M_2, HM_3 y M_4. Estas isoenzimas presentan distintas características cinéticas y de regulación y se localizan en tejidos distintos, lo que influye en el equilibrio de su reacción. La isoenzima H_4, presente en el músculo cardíaco, cataliza la reacción en el sentido de síntesis de piruvato. El corazón, que tiene un metabolismo aerobio, utiliza el lactato que circula en sangre tras el ejercicio, convirtiéndolo en piruvato y, posteriormente, oxidándolo en la mitocondria, para dar lugar a anhídrido carbónico y energía en forma de ATP. Por el contrario, la isoenzima M_4, presente en el músculo esquelético y el hígado, favorece la reducción rápida del piruvato a lactato. En los otros tejidos existe una mezcla de las diferentes formas.

Dada la diferente localización tisular de las lactato deshidrogenasas, su determinación en suero tiene interés clínico en el diagnóstico y seguimiento de diferentes enfermedades.

Otra fermentación de gran importancia es la alcohólica, que se produce en levaduras y microorganismos, pero no en mamíferos. En ella, el piruvato se descarboxila por la piruvato descarboxilasa, convirtiéndose en acetaldehído, que se reduce a expensas del NADH, dando lugar a etanol.

Vía de las pentosas-fosfato

La vía de las pentosas-fosfato, también conocida como ciclo de las pentosas o vía del fosfogluconato, es una ruta más compleja que la glucólisis y que la conecta con el metabolismo de las pentosas.

Las funciones de esta ruta en el organismo humano son las siguientes:

- La obtención de poder reductor en forma de NADPH, que es una coenzima de oxidación-reducción que participa en la biosíntesis de lípidos, como los ácidos grasos y los esteroides. Además, funciona como coenzima de la glutatión reductasa, enzima que cataliza la reducción del glutatión implicado en la defensa antioxidante (**cap. 13**, Estrés oxidativo y mecanismos de defensa antioxidante).
- La síntesis de pentosas necesarias para la biosíntesis de nucleótidos, imprescindibles para la formación de ácidos nucleicos.
- La degradación de pentosas procedentes del catabolismo de los ácidos nucleicos y la metabolización del xilitol.

La vía de las pentosas-fosfato es especialmente activa en el hígado, el tejido adiposo, los eritrocitos y la glándula mamaria. Todas las reacciones se producen en el citoplasma y todas las enzimas que participan son solubles.

Se pueden distinguir dos fases: una oxidativa, irreversible, y otra no oxidativa, reversible. La primera consiste en la formación de ribulosa-5-fosfato a partir de glucosa-6-fosfato, y la segunda, en la conversión de ribulosa-5-fosfato en glucosa-6-fosfato (**Fig. 3-6**). Seis moléculas de glucosa-6-fosfato dan lugar a seis CO_2 y seis pentosas que pueden interconvertirse para generar cinco moléculas de glucosa-6-fosfato.

Fase oxidativa

La primera de las reacciones de la vía de las pentosas-fosfato es la deshidrogenación enzimática de la glucosa-6-fosfato por la glucosa-6-fosfato deshidrogenasa, que requiere Mg^{2+} como cofactor. El aceptor de hidrógeno en esta reacción es el NADP⁺, y la reacción está muy desplazada en el sentido de formación de NADPH. El producto de la reacción es la 6-fosfoglucono-δ-lactona, éster interno que se hidroliza por una lactonasa para dar 6-fosfogluconato.

En la etapa siguiente, el 6-fosfogluconato se deshidrogena y descarboxila para dar lugar a ribulosa-5-fosfato, generando una nueva molécula de NADPH en una reacción catalizada por la 6-fosfogluconato deshidrogenasa, que requiere también Mg^{2+} como cofactor.

Fase no oxidativa

La ribulosa-5-fosfato, obtenida en la fase oxidativa, puede sufrir reacciones de isomerización y epimerización. La fosfopentosa isomerasa convierte la ribulosa-5-fosfato en su correspondiente aldosa, ribosa-5-fosfato. La fosfopentosa epimerasa convierte la ribulosa-5-fosfato en xilulosa-5-fosfato.

Estas pentosas-fosfato, originadas en las reacciones anteriores, sufren reacciones de interconversión en las que participan dos enzimas: la transcetolasa y la transaldolasa. Estas dos enzimas relacionan la vía de las pentosas-fosfato con la glucólisis. La transcetolasa, enzima que tiene TPP como grupo prostético (**cap. 15**, Vitaminas con función de coenzimas), transfiere un fragmento de dos carbonos dc la xilulosa-5-fos-

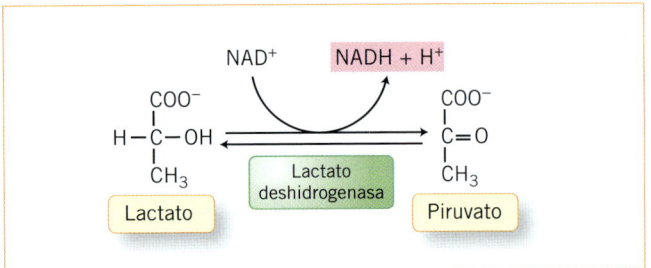

Figura 3-5. Fermentación láctica. NAD⁺: nicotinamida adenindinucleótido.

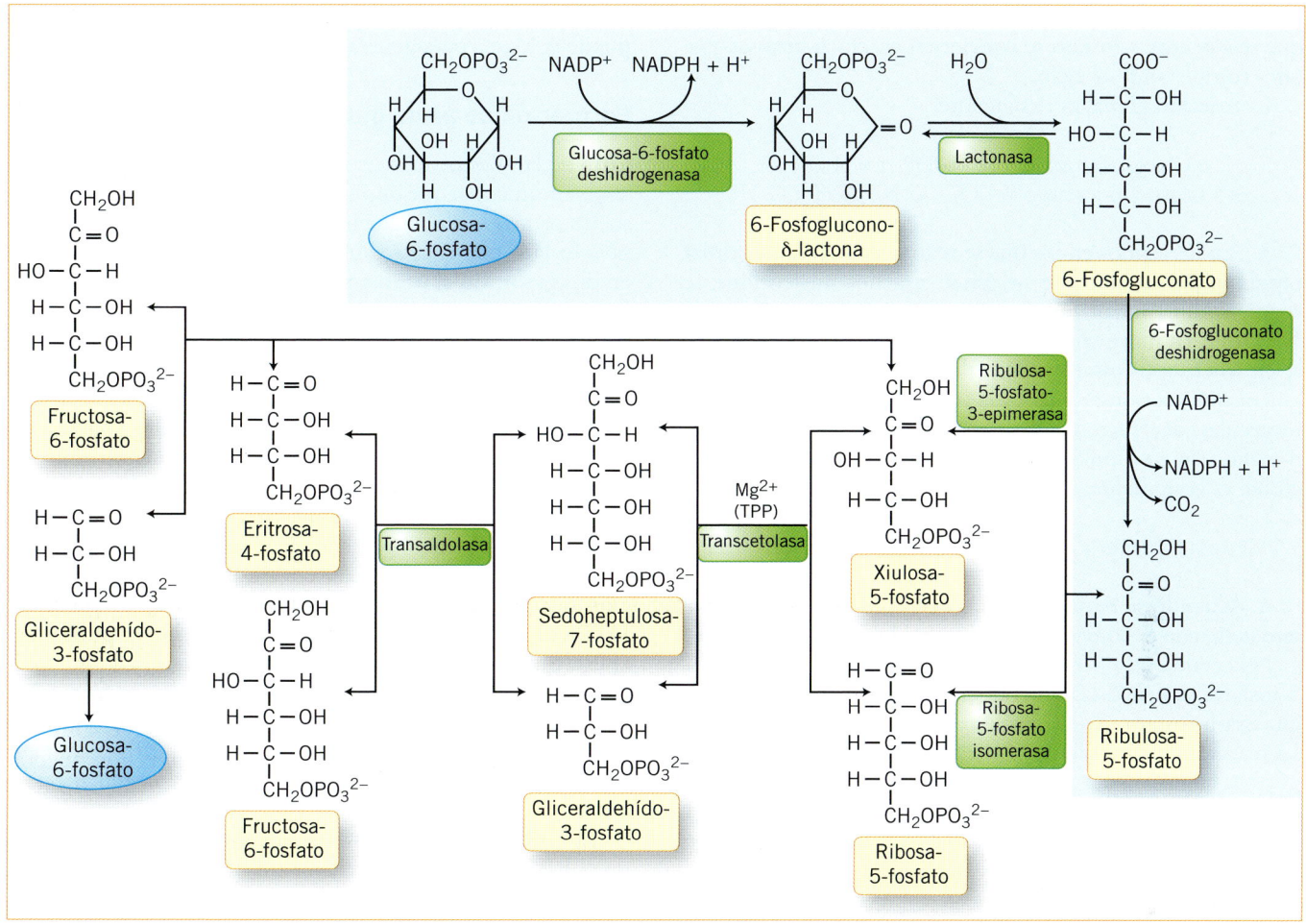

Figura 3-6. Vía de las pentosas-fosfato. NADP⁺: nicotinamida adenindinucleótido-fosfato. TPP: tiamina pirofosfato.

fato a la ribosa-5-fosfato, originando un azúcar de siete carbonos, sedoheptulosa-7-fosfato, y gliceraldehído-3-fosfato.

La transaldolasa transfiere un fragmento de tres carbonos desde la sedoheptulosa-7-fosfato al gliceraldehído-3-fosfato, con lo que se originan una hexosa (fructosa-6-fosfato) y una tetrosa (eritrosa-4-fosfato). Además, la transcetolasa transfiere un fragmento de dos carbonos desde otra nueva molécula de xilulosa a la eritrosa-4-fosfato y origina fructosa-6-fosfato y gliceraldehído-3-fosfato. Posteriormente, dos moléculas de gliceraldehído-3-fosfato siguen las etapas de la gluconeogénesis, dando lugar a glucosa-6-fosfato. La fructosa-6-fosfato se isomeriza a glucosa-6-fosfato por la fosfohexosa isomerasa y origina glucosa-6-fosfato.

Todas las reacciones de la ruta no oxidativa de las pentosas-fosfato son reversibles y, como se ha indicado antes, se producen en el citosol. Estas reacciones son las mismas que se producen en la asimilación del anhídrido carbónico en la fotosíntesis, en la ruta que se conoce como ciclo de Calvin-Benson.

Regulación de la vía de las pentosas-fosfato

La actividad de la vía de las pentosas-fosfato está controlada por las concentraciones relativas de NADPH y NADP⁺. La regulación se produce en la reacción catalizada por la glucosa-

6-fosfato deshidrogenasa, que es irreversible y es la etapa limitante de la ruta. Esta enzima se activa cuando la proporción NADP⁺/NADPH es alta, lo que asegura que sólo funcione cuando se está necesitando el coenzima en su forma reducida. Por el contrario, la etapa no oxidativa de la vía funciona dependiendo de los niveles de sustratos.

La utilización de glucosa-6-fosfato a través de la vía de las pentosas-fosfato o de la vía glucolítica depende de las necesidades de NADPH, ribosa-5-fosfato o ATP de la célula. Se pueden considerar las siguientes modalidades:

1. En algunos tejidos en los que se requieren tanto ribosa-5-fosfato como NADPH, la glucosa-6-fosfato se metaboliza hasta ribosa-5-fosfato según la siguiente reacción:

$$\text{Glucosa-6-fosfato} + 2\ NADP^+ + H_2O \rightarrow \text{Ribosa-5-fosfato} + CO_2 + 2\ NADPH + 2H^+$$

El resultado neto es la producción de NADPH como poder reductor y ribosa-5-fosfato para la síntesis de nucleótidos.

2. En los tejidos en los que se requiere mucho NADPH, la ribosa-5-fosfato se recicla para originar de nuevo glucosa-6-fosfato. La primera reacción consiste en la epimerización de la ribosa-5-fosfato a xilulosa-5-fosfato. A continuación se

producen una serie de reacciones de interconversión en las que seis pentosas-fosfato se convierten en cinco hexosas-fosfato, completando el ciclo.

La reacción global es la siguiente:

$$6 \text{ Glucosa-6-fosfato} + 12 \text{ NADP}^+ + 6 \text{ H}_2\text{O} \rightarrow$$
$$\rightarrow 5 \text{ Glucosa-6-fosfato} + 6 \text{ CO}_2 + 12 \text{ NADPH} + 12 \text{ H}^+$$

3. En los tejidos en los que se realiza una división celular rápida y, por lo tanto, se necesitan muchos nucleótidos, se requiere un mayor aporte de ribosa-5-fosfato que de NADPH. La mayor parte de la glucosa-6-fosfato se convierte en fructosa-6-fosfato y gliceraldehído-3-fosfato por la vía glucolítica. La transaldolasa y la transcetolasa convierten dos moléculas de fructosa-6-fosfato y una de gliceraldehído-3-fosfato en tres moléculas de ribosa-5-fosfato. La reacción global es la siguiente:

$$5 \text{ Glucosa-6-fosfato} + \text{ATP} \rightarrow 6 \text{ Ribosa-5-fosfato} + \text{ADP} + \text{H}^+$$

4. Cuando se requiere NADPH y ATP, la ribosa-5-fosfato generada se convierte en piruvato. La fructosa-6-fosfato y el gliceraldehído-3-fosfato, obtenidos a partir de la ribosa-5-fosfato, siguen la vía glucolítica en lugar de convertirse en glucosa-6-fosfato. Así, se genera ATP, NADPH y piruvato. La reacción es la siguiente:

$$3 \text{ Glucosa-6-fosfato} + 6 \text{ NADP}^+ + 5 \text{ NAD}^+ + 5 \text{ P}_i + 8 \text{ ADP} \rightarrow$$
$$\rightarrow 5 \text{ piruvato} + 3 \text{ CO}_2 + 6 \text{ NADPH} + 5 \text{ NADH} + 8 \text{ ATP} +$$
$$+ 2 \text{ H}_2\text{O} + 8 \text{ H}^+$$

Si las necesidades energéticas son elevadas, el piruvato puede oxidarse para generar más ATP.

Formación de ácido glucurónico

Otra de las vías de utilización de glucosa es su conversión en D-glucurónico, lo que implica la oxidación del C6 de la glucosa. En primer lugar, la glucosa-6-fosfato se convierte en glucosa-1-fosfato por la fosfoglucomutasa. La reacción transcurre en dos pasos. En el primero de ellos, la fosfoglucomutasa fosforilada en un residuo de serina de su centro activo transfiere su fosfato a la glucosa-6-fosfato, dando lugar a glucosa-1,6-bisfosfato. En una etapa posterior, se transfiere de nuevo un fosfato a la enzima, liberando la glucosa-1-fosfato y la enzima fosforilada. La glucosa-1,6-bisfosfato actúa como cofactor, del que se requieren pequeñas cantidades para comenzar el proceso y que es regenerado al final. El mecanismo de esta reacción es similar al que se describió antes para la fosfoglicerato mutasa (v. Fase de obtención de energía, antes). A continuación, la glucosa-1-fosfato se convierte en UDP-glucosa en una reacción catalizada por la UDP-glucosa pirofosforilasa, utilizando UTP como coenzima. En esta reacción se libera pirofosfato (PPi), que se hidroliza por una pirofosfatasa a P_i, lo que provoca que la reacción se desplace en el sentido de formación de UDP-glucosa. En la siguiente reacción, la UDP-glucosa se deshidrogena por la UDP-glucosa deshidrogenasa, que utiliza NAD$^+$ como coenzima, y origina UDP-glucuronato (**Fig. 3-7**).

El UDP-glucuronato participa como tal en la biosíntesis de polisacáridos ácidos, hialuronato y condroitín-sulfato.

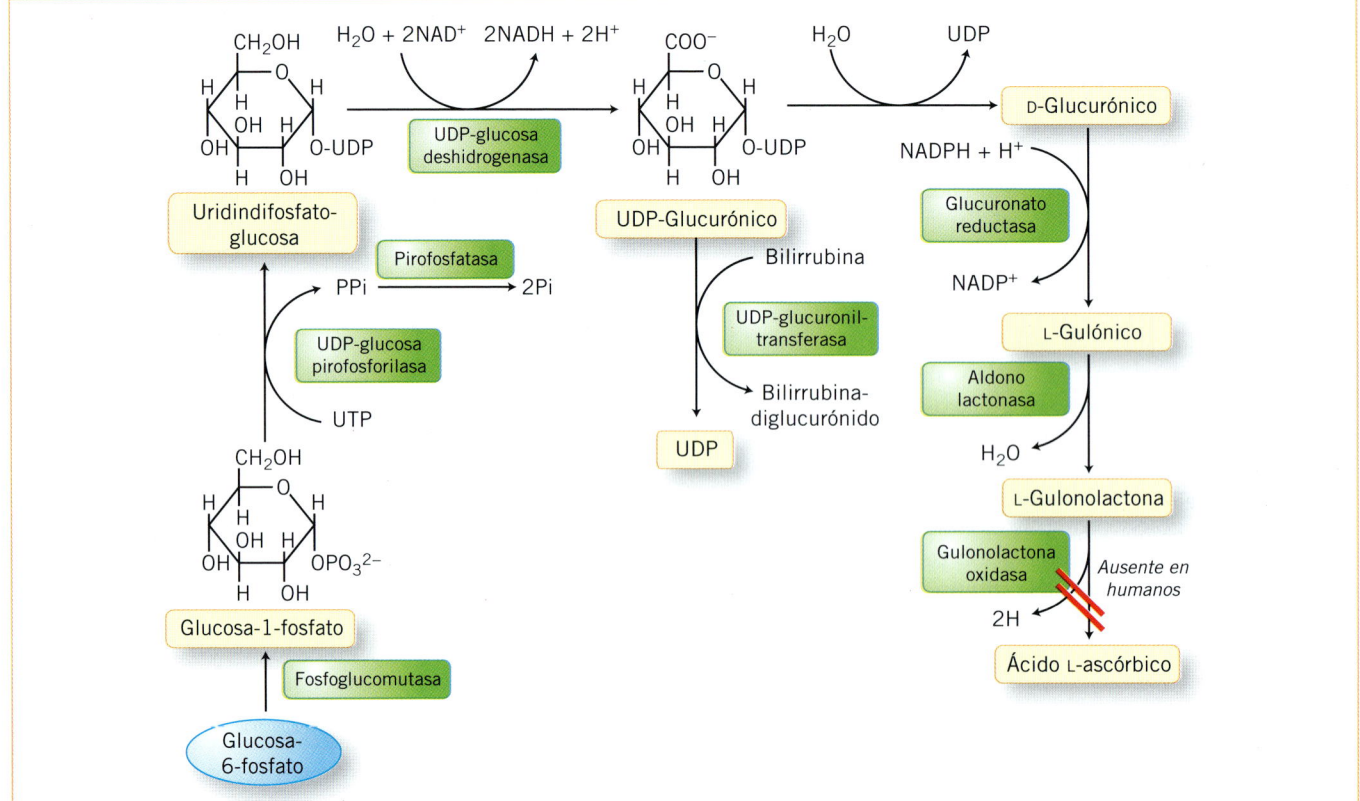

Figura 3-7. Formación de ácido glucurónico y ácido ascórbico.

Otra de las funciones del UDP-glucuronato es la de ayudar a la eliminación de moléculas endógenas, como bilirrubina y hormonas esteroideas, así como de moléculas exógenas (xenobióticos), entre ellos una gran variedad de fármacos. Por lo tanto, su papel es especialmente importante en las reacciones de destoxificación hepáticas, actuando como agente conjugante en reacciones de glucuronidación de moléculas apolares para convertirlas en polares y, así, permitir su excreción. Es de especial relevancia su papel en el metabolismo de la bilirrubina, para dar lugar a la forma conjugada más soluble que permite su excreción a través de la bilis. Un fallo en esta reacción de conjugación origina ictericias por elevación en los niveles de bilirrubina no conjugada, que es liposoluble y puede ser patológica, en especial, en los recién nacidos.

En vegetales y en algunas especies animales, el ácido ascórbico puede ser sintetizado, siendo el UDP-glucuronato un intermediario en la ruta de biosíntesis (**Fig. 3-7**). En primer lugar es reducido a L-gulónico por una reductasa específica, la UDP-glucuronato reductasa, que utiliza como coenzima el NADPH. Posteriormente, en una reacción catalizada por la aldonolactonasa, el L-gulonato forma un éster interno: L-gulonolactona. La L-gulonolactona se oxida por una flavoproteína, la gulonolactona oxidasa, y origina ácido ascórbico o vitamina C. En el organismo humano, no existe la gulonolactona oxidasa, por lo que el ácido ascórbico no puede sintetizarse y, por ello, es una vitamina que debe ser aportada en la dieta.

Gluconeogénesis

La gluconeogénesis es la ruta por la que se sintetiza glucosa a partir de precursores no glucídicos. La importancia de esta vía reside en la necesidad que tienen algunos tejidos y órganos (el sistema nervioso central, la médula renal, el cristalino, la retina, los testículos y los eritrocitos) de disponer de glucosa de forma permanente, dado que es su combustible metabólico de forma prácticamente exclusiva.

Etapas enzimáticas

La ruta gluconeogénica transcurre de forma inversa a la glucólisis. No obstante, y dado que algunas de las etapas de la glucólisis son irreversibles, existen unas enzimas típicamente gluconeogénicas para poder superarlas (**Fig. 3-8**). Estas enzimas existen sólo en el hígado, la corteza renal y el intestino, por lo que la gluconeogénesis sólo puede llevarse a cabo completamente en estos tejidos (**Fig. 3-9**). A continuación se describen en detalle las etapas no reversibles de la gluconeogénesis.

Formación de fosfoenolpiruvato a partir de piruvato

La primera etapa de la gluconeogénesis es la conversión de piruvato en fosfoenolpiruvato. La reacción glucolítica es irreversible, dado que tiene una variación de energía libre estándar muy negativa y, para invertirla, se requiere dar un rodeo en el que participan dos enzimas con distinta localización: la piruvato carboxilasa, que se localiza en las mitocondrias, y la fosfoenolpiruvato carboxiquinasa, que es citosólica.

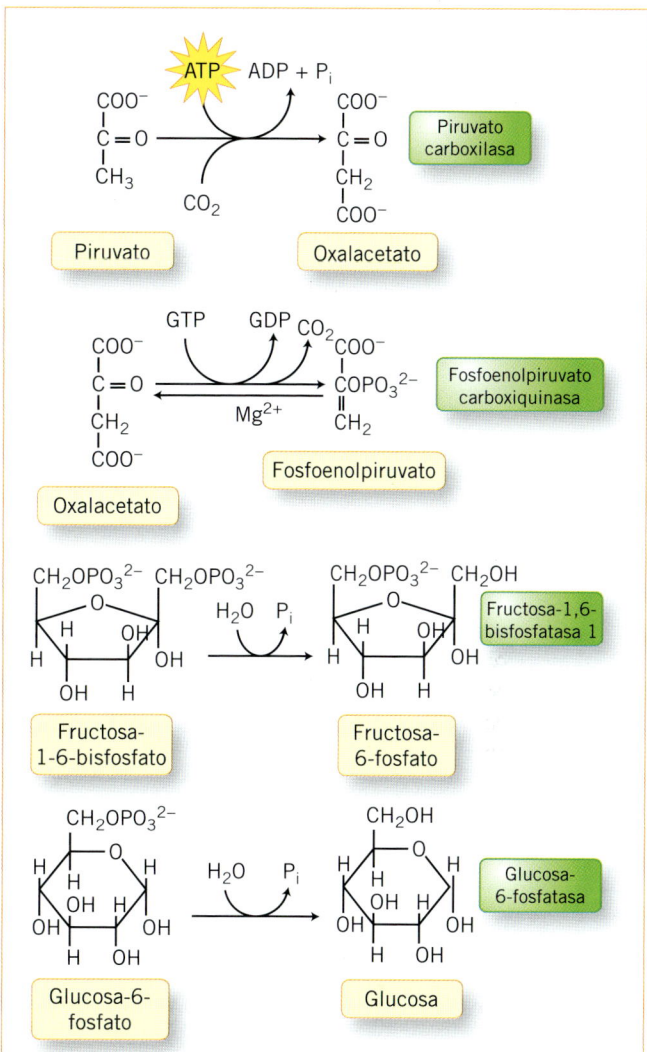

Figura 3-8. Reacciones específicas de la gluconeogénesis.

Como consecuencia, el piruvato debe inicialmente transportarse a la mitocondria, donde la piruvato carboxilasa catalizará su conversión en oxalacetato. Esta enzima requiere biotina, ATP y CO_2. Además, sólo es activa en presencia de acetil-CoA, como modulador alostérico positivo indispensable. El oxalacetato es un intermediario del ciclo de Krebs, por lo que ésta es también una reacción anaplerótica (que conduce a la reposición o síntesis de componentes de vías metabólicas) del ciclo de Krebs.

Para continuar la gluconeogénesis, el oxalacetato debe salir de la mitocondria. No obstante, el oxalacetato no tiene transportador en la membrana mitocondrial, por lo que debe convertirse en malato o aspartato para poder ser transportado.

Para su conversión en malato, el oxalacetato se reduce por la malato deshidrogenasa mitocondrial, utilizando NADH como reductor. El malato sale al citosol y se oxida por la malato deshidrogenasa citosólica utilizando NAD^+ como aceptor y, de esta forma, se obtiene, además de oxalacetato, NADH para la reducción que se produce en una reacción posterior catalizada por la gliceraldehído-3-fosfato deshidrogenasa.

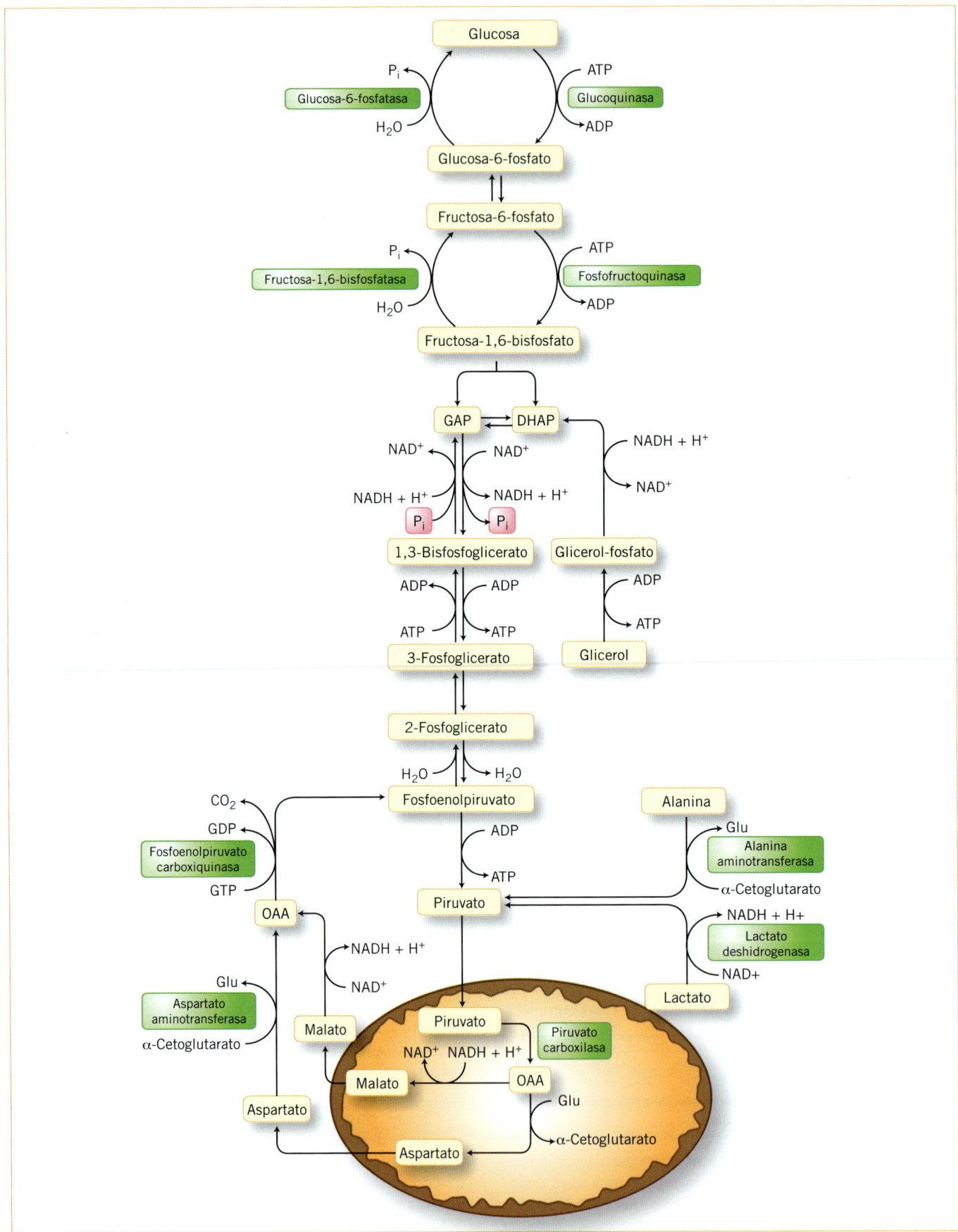

Figura 3-9. Esquema global de la glucólisis y la gluconeogénesis. DHAP: dihidroxiacetona-fosfato; GAP: gliceraldehido-3-fosfato; NAD+: nicotinamida adenindinucleótido; OAA: oxalacetato.

El oxalacetato se puede convertir también en aspartato por la glutamato-oxalacetato transaminasa mitocondrial; el aspartato sale de la mitocondria y, por la glutamato-oxalacetato transaminasa citosólica, se convierte en oxalacetato (**cap. 9**, Metabolismo de los aminoácidos).

Entre estos dos sistemas de transporte hay una diferencia importante; en uno se obtiene NADH citosólico, y en el otro, no. La utilización de un sistema u otro dependerá de los sustratos de partida de la gluconeogénesis. Así, saldrá como aspartato si los sustratos gluconeogénicos son lactato o glicerol, ya que estos en su oxidación aportan NADH en el citosol para la reducción catalizada por la gliceraldehído-3-fosfato deshidrogenasa. En el caso de otros sustratos que no aportan NADH, como la alanina, saldrá como malato para aportar poder reductor al citosol al regenerar el oxalacetato.

Como se ha mencionado, una vez en el citosol, el oxalacetato se descarboxila por la fosfoenolpiruvato carboxiquinasa, originándose fosfoenolpiruvato en una reacción reversible en condiciones intracelulares. Esta enzima requiere Mg^{2+} y GTP como donador de fosfato. La fosfoenolpiruvato carboxiquinasa se encuentra en algunas especies animales, tanto en el citosol como en la mitocondria, siendo la forma citosólica la más importante, ya que está sometida a regulación hormonal. Si la reacción es llevada a cabo por la forma mitocondrial, el fosfoenolpiruvato se obtiene en la mitocondria y puede salir como tal hacia el citosol.

Si se hace un balance de la conversión de piruvato a fosfoenolpiruvato, se puede observar que tiene un alto coste energético, ya que se consume un ATP en la carboxilación del piruvato y un GTP en la descarboxilación para originar el fosfoenolpiruvato. Esta secuencia de carboxilación-descarboxilación tiene como finalidad activar el piruvato para formar el fosfoenolpiruvato.

Conversión de fructosa-1,6-bisfosfato en fructosa-6-fosfato

Esta reacción es la segunda de la glucólisis que no puede revertirse por ser muy exergónica, ya que está impulsada por la transferencia de fosfato del ATP. La reacción que se produce en la gluconeogénesis es simplemente una reacción hidrolítica, en la que se libera fosfato inorgánico. Esta reacción está catalizada por la fructosa-1,6-bisfosfatasa, se requiere Mg^{2+} como cofactor y en ella se forma fructosa-6-fosfato. La fructosa-1,6-bisfosfatasa constituye el punto de control más importante en la ruta gluconeogénica, se activa por ATP y citrato y se inhibe por AMP y fructosa-2,6-bisfosfato.

Obtención de glucosa libre

La última de las etapas gluconeogénicas consiste en la formación de glucosa libre a partir de glucosa-6-fosfato en una reacción catalizada por la glucosa-6-fosfatasa. Esta enzima está localizada en la cara interna de la membrana del retículo endoplásmico y, para ser estable, ha de estar unida a una proteína que, a su vez, se une a Ca^{2+}. La glucosa-6-fosfato se sintetiza en el citosol, por lo que debe ser transportada al lumen del retículo endoplásmico. Tanto la entrada de glucosa-6-fosfato como la salida de glucosa y P_i requieren la presencia en la membrana de transportadores específicos.

La glucosa-6-fosfatasa cataliza también la formación de glucosa-6-fosfato a partir de glucosa y pirofosfato y forma parte de un sistema multienzimático más complejo que participa en la regulación de los niveles de glucosa-6-fosfato.

Es importante recordar que sólo el hígado y la corteza renal pueden liberar glucosa, ya que son los únicos tejidos que poseen glucosa-6-fosfatasa y pueden, por lo tanto, sintetizar glucosa libre a partir de glucosa-6-fosfato. De este modo, pueden mantener la glucemia, suministrando glucosa a los tejidos que dependen de ella.

Sustratos gluconeogénicos

Los sustratos gluconeogénicos más importantes desde el punto de vista fisiológico son el lactato, la alanina y el glicerol.

El lactato es el sustrato gluconeogénico cuantitativamente más importante; se origina en los tejidos que tienen un metabolismo glucolítico anaerobio, sobre todo en el músculo esquelético. El lactato que es captado por el hígado se oxida por la lactato deshidrogenasa y se convierte en piruvato, que es convertido en glucosa por la gluconeogénesis. En la etapa de recuperación del ejercicio violento se activa especialmente este proceso, ya que forma parte del denominado ciclo de Cori. Este ciclo consiste en la formación a partir de lactato de glucosa, que es liberada a la sangre para, posteriormente, ser captada y almacenada en forma de glucógeno por las células musculares. En la etapa de recuperación del ejercicio se produce una gran actividad respiratoria y se obtiene ATP, que se emplea en la síntesis de glucógeno.

Otro de los sustratos fisiológicamente importantes es la alanina que se origina en los tejidos periféricos a partir de piruvato. La alanina se convierte de nuevo en piruvato para, mediante gluconeogénesis, originar glucosa, la cual puede volver al torrente sanguíneo y ser captada por el músculo, que la almacena como glucógeno. Éste es un ciclo semejante al de Cori y se lo conoce como ciclo glucosa-alanina.

Al igual que la alanina, otros muchos aminoácidos pueden ser sustratos gluconeogénicos, ya que en su degradación originan intermediarios del ciclo de Krebs que pueden, a su vez, convertirse en oxalacetato. De hecho, de los 20 aminoácidos que se encuentran en las proteínas, sólo las rutas catabólicas de la leucina y la lisina no generan precursores gluconeogénicos. La glutamina es un sustrato especialmente importante para la gluconeogénesis renal que se produce durante la acidosis metabólica con el fin de mantener el pH y eliminar protones, como sales amónicas. También la glutamina es un sustrato gluconeogénico cuando el hígado está alterado y no funciona de forma adecuada.

Los triacilgliceroles almacenados en el tejido adiposo originan ácidos grasos y glicerol cuando se hidrolizan. Aunque los ácidos grasos de número par de átomos de carbono no son gluconeogénicos, el glicerol que se libera sí lo es. De hecho, el glicerol llega al hígado y se fosforila a glicerol-3-fosfato por la glicerol quinasa; posteriormente, se deshidrogena por la glicerol-3-fosfato deshidrogenasa y origina dihidroxiacetona-fosfato, que ingresa en la gluconeogénesis a nivel de triosas (**Fig. 3-9**).

Los ácidos grasos de número impar de carbonos originan en su degradación propionil-CoA, que se convierte en succinil-CoA y, por ello, pueden ser utilizados como sustratos gluconeogénicos.

Glicerol-3-fosfato fosfatasa

El glicerol-3-fosfato es una molécula clave en el metabolismo glucídico, en el lipídico y en el energético, dado que participa en la glucólisis, la gluconeogénesis, la síntesis de lípidos y la lanzadera del glicerol-3-fosfato para la transferencia de electrones a las mitocondrias. El control de los niveles de glicerol-3-fosfato es esencial, entre otros procesos, en la regulación del denominado ciclo triacilgliceroles/ácidos grasos. En este ciclo, en condiciones de exceso de combustible (ácidos grasos libres y glucosa), una parte sustancial de la glucosa se utiliza para la formación de glicerol-3-fosfato y la posterior síntesis de triacilgliceroles. Por otra parte, los triacilgliceroles almacenados en el tejido adiposo, cuando son requeridos, se hidrolizan, obteniéndose glicerol, que en el hígado es fosforilado hasta glicerol-3 fosfato por la glicerol quinasa. Posteriormente, tras ser deshidrogenado, el glicerol-3-fosfato origina dihidroxiacetona-fosfato, que ingresa en la gluconeogénesis a nivel de triosas. Este ciclo de triacilgliceroles/ácidos grasos se desregula en la obesidad y la diabetes tipo 2.

En 2016 se describió una enzima cuya existencia se conoce hace tiempo, la fosfoglicolato fosfatasa, posee además actividad glicerol-3-fosfato fosfatasa, catalizando la hidrólisis de glicerol-3-fosfato a glicerol. Teniendo en cuenta lo anteriormente expuesto, esta enzima, presente en hepatocitos y células β pancreáticas, es importante en la regulación de distintos procesos metabólicos en los que interviene el glicerol-3-fosfato, pudiendo, por ejemplo, prevenir el almacenamiento excesivo de grasa y la producción de glucosa en el hígado. Como consecuencia, se ha propuesto que la glicerol-3-fosfato fosfatasa podría ser una diana terapéutica importante en el tratamiento de trastornos cardiovasculares, diabetes tipo 2 o trastornos metabólicos. De hecho, ya se dispone de estudios que avalan la utilidad de esta enzima. Por ejemplo, estudios *in vivo* indican que la sobreexpresión de glicerol-3-fosfato fosfatasa en hepatocitos de rata disminuye la ganancia de peso y la producción de glucosa a partir del glicerol y que eleva las lipoproteínas de alta densidad (HDL) plasmáticas.

Gluconeogénesis renal y acidosis metabólica

La acidosis metabólica es un desequilibrio ácido-básico en el que el pH del suero es < 7,35; la concentración de H^+, > 40 mEq/l, y el bicarbonato sérico, < 25 mEq/l. La acidosis puede deberse bien a disminución de bicarbonato (por la pérdida de dicho ion por el riñón o el colon), bien a la aparición de otros ácidos (láctico, β-hidroxibutírico, acetoacético) en concentraciones anormales, en el plasma.

En condiciones normales, la glutamina no se metaboliza en el riñón, aunque sí en distintos tejidos, como hígado, cerebro, linfocitos, epitelio intestinal, etc. En el riñón, un porcentaje relativamente alto (20 %) de la glutamina plasmática es filtrado de forma constante por los glomérulos, entra en la nefrona y, a continuación, se reabsorbe para volver a entrar en la circulación. En la acidosis metabólica, la glutamina es metabolizada en el riñón con el fin de producir bicarbonato. Para que esta metabolización se produzca, la glutamina es transportada al interior de la mitocondria, utilizando un transportador específico para glutamina y asparagina. Una vez en la mitocondria es transformada por la glutaminasa en glutamato, que, posteriormente, se transforma en α-cetoglutarato por acción de la glutamato deshidrogenasa. Los pasos limitantes en este proceso son el transporte al interior de la mitocondria y el catalizado por la glutaminasa. El α-cetoglutarato resultante es convertido en glucosa y, en el proceso, se generan dos iones bicarbonato por mol de α-cetoglutarato metabolizado. Por último, los iones bicarbonato producidos son liberados al torrente sanguíneo, con el fin de compensar la acidosis metabólica.

El incremento en la degradación de la glutamina en la acidosis metabólica es el resultado del incremento de la liberación de glutamina al plasma por el hígado, del transporte de la glutamina al interior de la célula y de la mitocondria, así como de la inducción de la glutaminasa, como consecuencia de la estabilización de su RNA mensajero. Además, se produce la activación de la α-cetoglutarato deshidrogenasa y la fosfoenolpiruvato carboxiquinasa. El incremento de la actividad de esta última enzima es producto de la inducción de transcripción del gen que la codifica. En resumen, en condiciones de acidosis metabólica, se induce la gluconeogénesis renal.

Regulación coordinada de la glucólisis y la gluconeogénesis

Los procesos de glucólisis y de gluconeogénesis son procesos opuestos, en los que la mayoría de las reacciones se producen en el citosol. Es necesario que los dos procesos se encuentren regulados de forma recíproca, para asegurar que no se produzcan ciclos de sustrato. Las etapas reguladas en ambas rutas son las que catalizan reacciones irreversibles.

A continuación se analiza la regulación de la glucólisis y la gluconeogénesis en el hígado. Esta regulación se lleva a cabo, fundamentalmente, mediante efectores alostéricos y de hormonas. Estas últimas actúan modificando tanto la actividad de las enzimas reguladoras, por modificación covalente, como su expresión génica. Es interesante añadir que se conocen ya mecanismos que indican que los hidratos de carbono de la dieta pueden modular directamente la actividad y la cantidad de enzimas.

Regulación alostérica

Regulación del ciclo fructosa-6-fosfato/fructosa-1,6-bisfosfato

La regulación de la glucólisis y la gluconeogénesis se lleva a cabo, principalmente, a través del ciclo fructosa-6-fosfato/fructosa-1,6-bisfosfato. Las enzimas que catalizan esta reacción en los dos sentidos —glucolítico (fosfofructoquinasa 1) y gluconeogénico (fructosa-1,6-bisfosfatasa)— son las que soportan el mayor peso en el control de ambas rutas.

En líneas generales, como se ha descrito antes, la glucólisis se produce cuando la carga energética está baja, es decir, cuando los niveles de AMP están elevados. Por el contrario, la gluconeogénesis se activa cuando la carga energética está elevada (**Fig. 3-10**).

Tanto el AMP como el ADP son activadores alostéricos de la fosfofructoquinasa 1. Además, y como consecuencia, aumentan la concentración de fructosa-1,6-bisfosfato, que, a su vez, es un activador de la piruvato quinasa. Por otra parte, el AMP también inhibe a la fructosa-1,6-bisfosfatasa. Consecuentemente, el AMP activa la ruta en sentido glucolítico. Cuando hay gran cantidad de energía en la célula, por degradación de los ácidos grasos que llegan al hígado procedentes del tejido adiposo, disminuye el nivel de AMP, por lo que desaparecen sus efectos activador sobre la fosfofructoquinasa 1 e inhibidor sobre la fructosa-1,6-bisfosfatasa, a la vez que se activa la ruta en sentido gluconeogénico.

Otro modulador alostérico es el ATP, que se comporta como un inhibidor de la fosfofructoquinasa 1 y, por lo tanto, de la glucólisis. Esta inhibición se refuerza cuando el nivel energético se eleva en la célula y, como consecuencia, se frena el ciclo de Krebs. Esto da lugar a un incremento en el nivel de citrato, que se acumula y sale de la mitocondria, inhibiendo también la actividad de la fosfofructoquinasa 1. Además, al inhibirse en estas condiciones esta enzima, disminuye el nivel de fructosa-1,6-bisfosfato, activador alostérico indispensable para la isoenzima L de la piruvato quinasa, por lo que la actividad de ésta disminuye. Por lo tanto, la elevación de los niveles de ATP y de citrato incrementa la velocidad de la gluconeogénesis y disminuye la de la glucólisis.

Aunque no es un metabolito intermediario de la glucólisis ni de la gluconeogénesis, se considera a la fructosa-2,6-bisfosfato como el principal regulador del flujo de carbono a través de estas vías en el hígado. Este modulador alostérico activa la fosfofructoquinasa 1 e inhibe la fructosa-1,6-bisfosfatasa, por lo que tiene el efecto de activar la glucólisis e inhibir la gluconeogénesis.

La síntesis de fructosa-2,6-bisfosfato se lleva a cabo a partir de fructosa-6-fosfato por una enzima bifuncional, la fosfofructoquinasa 2/fructosa-2,6-bisfosfatasa, cuya actividad depende de que se encuentre o no fosforilada de forma reversible. La forma no fosforilada de la enzima posee actividad quinasa (fosfofructoquinasa 2) y, por lo tanto, eleva los niveles de fructosa-2,6-bisfosfato. Por el contrario, la forma fosforilada posee actividad fosfatasa (fructosa-2,6-bisfosfatasa) y, como consecuencia, disminuye los niveles de fructosa-2,6-bisfosfato.

La fosforilación/desfosforilación de la enzima bifuncional se regula por hormonas (glucagón y adrenalina) y por la concentración de glucosa. En el primer caso se produce un incremento de los niveles de cAMP que, a través de la acción de la proteína quinasa A, dependiente de cAMP, produce la fosforilación de la enzima bifuncional y, con ello, la activación de la fructosa-2,6-bisfosfatasa, que disminuye los niveles de fructosa 2,6-bisfosfato, con lo que se estimula la gluconeogénesis. Por su parte, la glucosa actúa activando a la fosfoproteína fosfatasa 2A (PP-2A), que desfosforila a la enzima bifuncional fosfofructoquinasa-2/fructosa-2,6-bisfosfatasa y activa la vía glucolítica (**Fig. 3-11**).

Se ha descrito que la glucosa no activa directamente la PP-2A, sino que lo hace a través de la xilulosa-5-fosfato, que es un

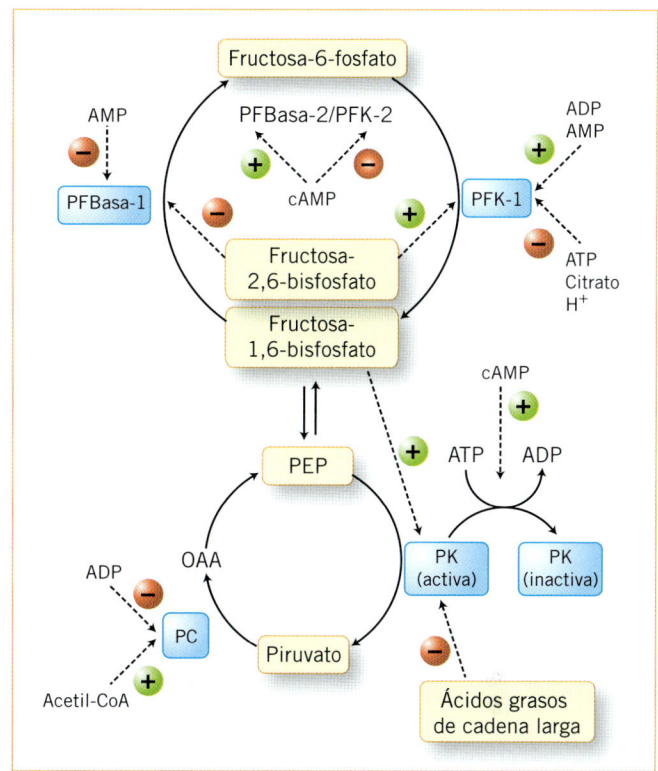

Figura 3-10. Regulación de la actividad de las enzimas reguladoras de la glucólisis y la gluconeogénesis. OAA: oxalacetato; PC: piruvato carboxilasa; PEP fosfoenolpiruvato; PFBasa: fructosa-1,6-bisfosfatasa; PFK: fosfofructoquinasa; PK: pruvato quinasa.

intermediario de la ruta no oxidativa de las pentosas-fosfato. Así, la xilulosa-5-fosfato controlaría la síntesis de la fructosa-2,6-bisfosfato, el modulador alostérico más importante de la glucólisis. Este hecho acentúa el control coordinado de estas dos vías de degradación de glucosa.

Regulación de la interconversión fosfoenolpiruvato/piruvato

Otra de las etapas bien reguladas de los procesos de glucólisis/gluconeogénesis es la de la interconversión fosfoenolpiruvato/piruvato en el hígado y la corteza renal. Las enzimas que catalizan esta reacción son la piruvato quinasa en el sentido glucolítico, y la piruvato carboxilasa y la fosfoenolpiruvato carboxiquinasa en el sentido gluconeogénico (**Fig. 3-10**).

La isoenzima hepática (L) de la piruvato quinasa es regulada por la fructosa-1,6-bisfosfato, el ATP y la alanina. Así, esta isoenzima, que tiene una cinética sigmoidea para su sustrato, siendo prácticamente inactiva a concentraciones fisiológicas de fosfoenolpiruvato y en ausencia de fructosa-1,6-bisfosfato, se activa en presencia de fructosa-1,6-bisfosfato y su cinética pasa a ser hiperbólica, siendo activa a concentraciones fisiológicas de fosfoenolpiruvato. De esta forma, la fosfofructoquinasa 1, que cataliza la síntesis de fructosa-1,6-bisfosfato, controla la actividad de la piruvato quinasa.

Tanto el ATP como la alanina, que se obtiene a partir de piruvato por transaminación, inhiben alostéricamente la piruvato quinasa.

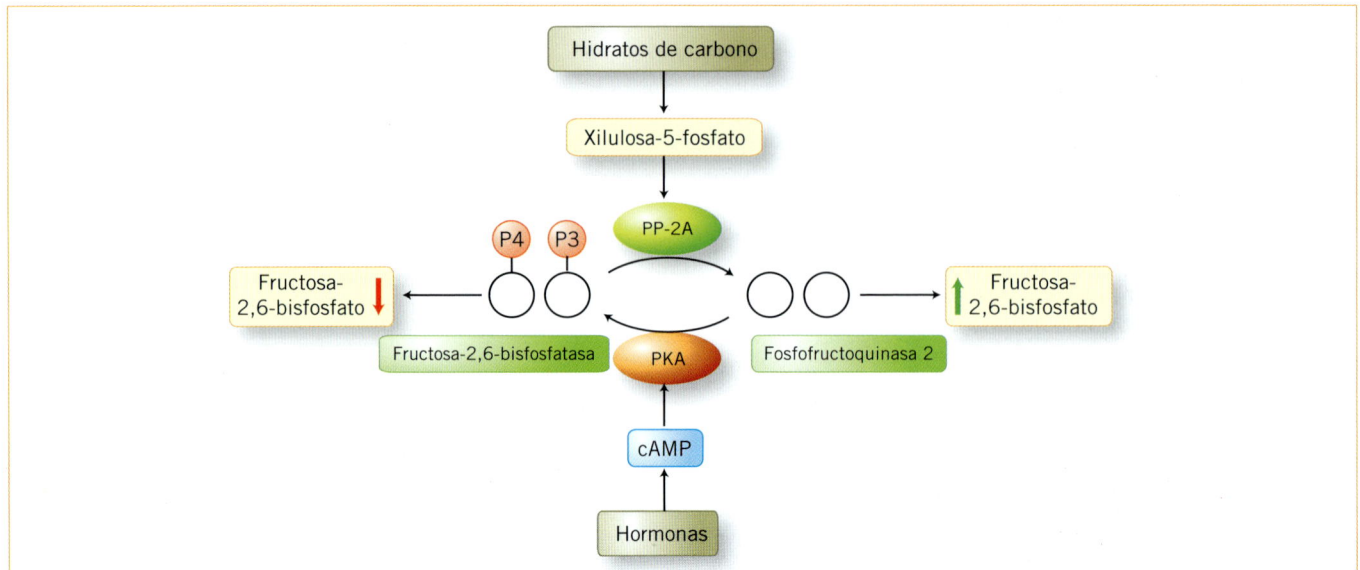

Figura 3-11. Regulación por hidratos de carbono y hormonas de la enzima bifuncional fosfofructoquinasa 2 y fructosa-2,6-bisfosfatasa. PK: pruvato quinasa A; PP-2A: fosfoproteína fosfatasa 2A.

Regulación de la piruvato carboxilasa

La piruvato carboxilasa es otra enzima reguladora de la gluconeogénesis; es activada por acetil-CoA e inhibida por ADP. El acetil-CoA se acumula cuando el ciclo de Krebs es deficitario en oxalacetato, lo que activa su síntesis a partir de piruvato en la reacción catalizada por la piruvato carboxilasa.

Regulación hormonal

La regulación hormonal de la actividad de las enzimas implicadas en los procesos de glucólisis/gluconeogénesis se lleva a cabo por glucagón y adrenalina, que activan la gluconeogénesis, y por insulina, que activa la glucólisis. La regulación hormonal de la glucólisis y la gluconeogénesis es ejercida tanto a nivel de actividad enzimática, mediante regulación covalente por fosforilación-desfosforilación de las enzimas, como a nivel génico, mediante regulación de la expresión génica de las distintas enzimas.

Regulación de la actividad enzimática

En el hígado, el glucagón y la adrenalina se unen a receptores específicos y, a través de las proteínas G, activan la adenilato ciclasa, con lo que los niveles de cAMP se elevan y, con ello, se activa la proteína quinasa A (dependiente de cAMP). Asimismo, la adrenalina, al unirse a sus receptores α_1-adrenérgicos, puede activar a la fosfolipasa C y producir una elevación en los niveles de Ca^{2+} citosólico, lo que activa a la calmodulina (**cap. 3**, Señalización celular, **tomo II**).

Como se ha indicado antes, la proteína quinasa A, activada por el glucagón y la adrenalina, fosforila a la enzima bifuncional fosfofructoquinasa 2/fructosa-2,6-bisfosfatasa 2. Cuando la enzima se fosforila, actúa como fosfatasa (fructosa-2,6-bisfosfatasa 2), con lo que se hidroliza la fructosa-2,6-bisfosfato, se frena la glucólisis y se incrementa la velocidad de la gluconeogénesis (**Fig. 3-10**).

La proteína quinasa A regula también otro de los puntos de control de la glucólisis/gluconeogénesis hepática al catalizar la fosforilación de la L-piruvato quinasa. La forma desfosforilada sólo es activa en presencia de fructosa-1,6-bisfosfato, mientras que la forma fosforilada es inactiva e independiente de fructosa-1,6-bisfosfato. Por lo tanto, la fosforilación de la enzima por la proteína quinasa A origina la forma inactiva en condiciones fisiológicas, con lo que se frena la glucólisis, utilizándose el fosfoenolpiruvato como sustrato gluconeogénico. También el Ca^{2+}, liberado por la adrenalina al unirse a sus receptores α_1-adrenérgicos en el hígado, se une a la proteína calmodulina, estimulando a una proteína quinasa dependiente de calcio y calmodulina, que fosforila a la piruvato quinasa y origina la forma inactiva.

Por otra parte, la insulina provoca la inhibición de la gluconeogénesis y la activación de la glucólisis por distintos mecanismos. En primer lugar, activa a una proteína denominada fosfoproteína fosfatasa 1, que a su vez desfosforila a la fosfofructoquinasa 1, activando la forma quinasa de la enzima y provocando un aumento del nivel de fructosa-2,6-bisfosfato. Además, la insulina inhibe la gluconeogénesis hepática, disminuyendo los niveles de cAMP por aumento de la fosfodiesterasa, con lo que no se activa la proteína quinasa A.

La insulina también actúa por un mecanismo indirecto, provocando la inhibición de la degradación de proteínas musculares, lo que disminuye la disponibilidad de aminoácidos libres como sustratos gluconeogénicos. Además, activa la entrada de aminoácidos y la síntesis de proteínas en el músculo. Por último, la insulina puede ejercer su acción suprimiendo la liberación de glucagón.

Regulación de la expresión génica

Además de estas formas de regulación a corto plazo, el glucagón y la insulina ejercen un control a más largo plazo sobre la síntesis enzimática. El glucagón, al elevar los niveles de cAMP, y mediante la consiguiente activación de la proteína quinasa A, induce la síntesis de enzimas gluconeogénicas. La insulina, por el contrario, induce la síntesis de enzimas glucolíticas y reprime la de enzimas gluconeogénicas, ejerciendo su acción a través de diferentes factores de transcripción (**cap. 9**, Regulación de la expresión génica en organismos eucariotas, **tomo II**).

Regulación de la expresión génica mediada por glucagón y glucocorticoides. La inducción de las enzimas gluconeogénicas por el glucagón se consigue a través de una proteína denominada CREBP (proteína de unión al CRE, elemento de respuesta a cAMP en el DNA), que se fosforila por la proteína quinasa A. Esta CREBP tiene un motivo estructural de unión a DNA de cremallera de leucina que, cuando se fosforila, dimeriza y se une a coactivadores (p300 y CEB). De esta forma, interacciona con secuencias específicas de DNA denominadas CRE, situadas en el promotor, activando tanto la transcripción de los genes correspondientes como, en último término, la gluconeogénesis.

Parece ser que CREBP actúa de dos modos distintos: en el ayuno temprano, CREBP induce la expresión de genes correspondientes a algunas enzimas gluconeogénicas, entre ellas la fosfoenolpiruvato carboxiquinasa, uniéndose directamente a su promotor (**Fig. 3-12**). Por otra parte, se ha demostrado que, en el ayuno prolongado en ratas, CREBP potencia la expresión de genes gluconeogénicos no de forma directa, sino induciendo la expresión del coactivador 1 alfa del receptor activado por proliferadores de peroxisomas gamma (*peroxisome proliferative activated receptor-γ coactivator-1α* [PPAR-PGC-1α]), el cual, a su vez, interacciona con otros factores de transcripción (receptores de glucocorticoides, factor nuclear de hepatocitos 4a [HNF-4a] o FOXO1 [*forkhead box* O1]), estimulando la expresión de genes gluconeogénicos (fosfoenolpiruvato carboxiquinasa y glucosa-6-fosfatasa) (**Fig. 3-12**).

Regulación de la expresión génica mediada por insulina. Se sabe que la insulina es capaz de modular la expresión a nivel transcripcional de más de 100 genes en mamíferos. Concretamente, en el hígado, la insulina modula la transcripción de la mayoría de las enzimas metabólicas. La insulina produce la activación de la transcripción de todos los genes que regula,

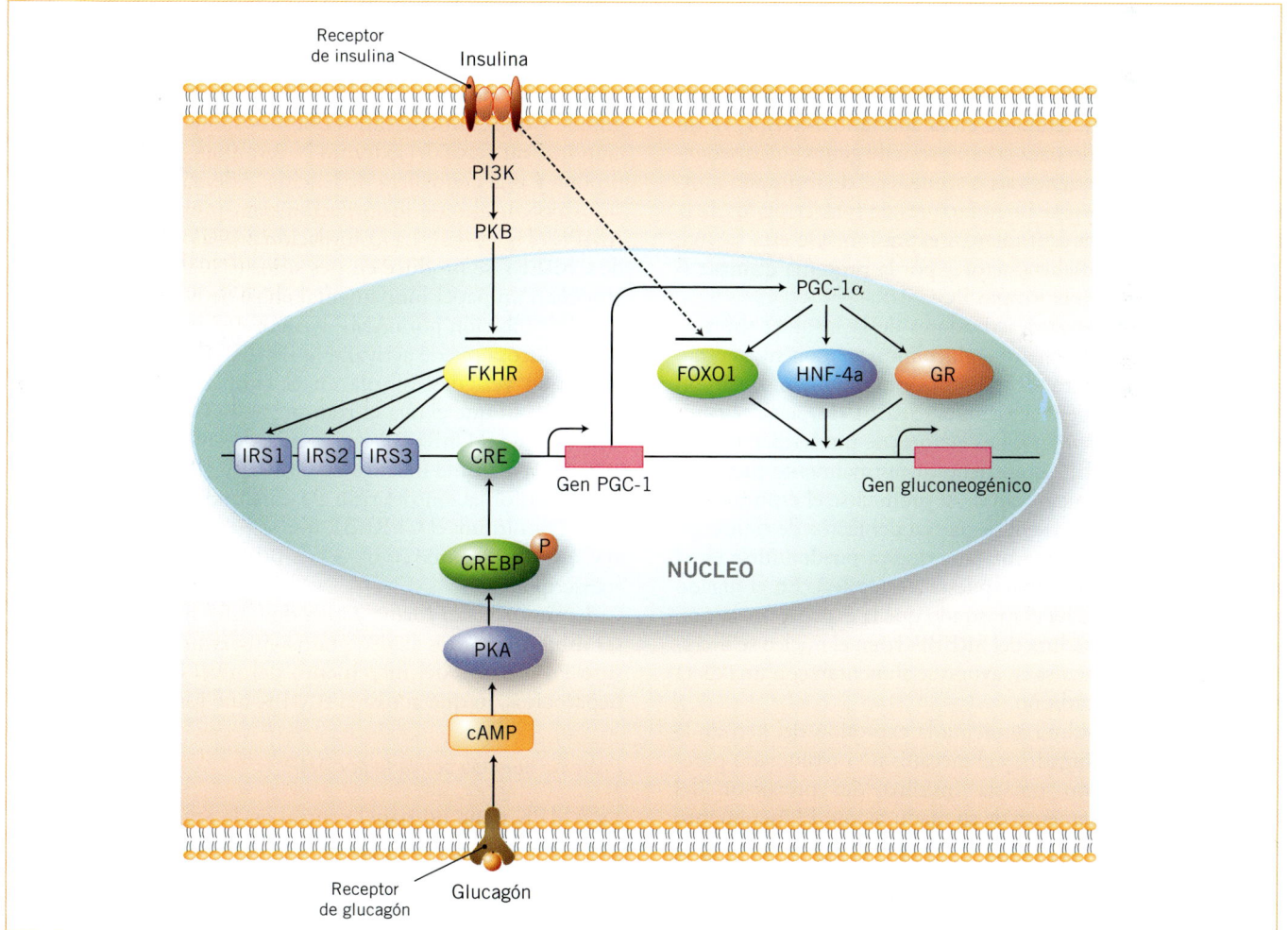

Figura 3-12. Regulación de la expresión de genes de las enzimas gluconeogénicas por hormonas. CRE: elemento de respuesta a cAMP; CREBP: proteína de unión al elemento de respuesta a cAMP; FKHR: *forkhead (Drosophila)* homólogo 1 (rabdomiosarcoma); FOXO1: *forkhead box* O1; GR: receptores de glucocorticoides; HNF-4a: factor nuclear de hepatocitos 4a; IRS: secuencia de respuesta a insulina; PGC-1: *peroxisome proliferative activated receptor-γ coactivator-1*; PI3K: fosfatidilinositol-3-quinasa; PKA: proteína quinasa A; PKB: proteína quinasa B. La línea discontinua indica una acción posible, pero no confirmada.

excepto la de las enzimas gluconeogénicas, que inhibe. De hecho, se ha descrito que la insulina inhibe la transcripción de la fosfoenolpiruvato carboxiquinasa, de la glucosa-6-fosfatasa y de la proteína de unión al factor de crecimiento semejante a insulina.

La acción directa de la insulina sobre la expresión génica se ha asociado con la presencia en el promotor de los genes que regula de una secuencia consenso denominada elementos de respuesta a la insulina.

Las acciones represoras de la transcripción por la insulina están mediadas, en gran parte, por la fosfatidilinositol-3-quinasa. Varios grupos han indicado que, además, está implicada la proteína quinasa B. El mecanismo ha sido ampliamente descrito para factores de transcripción de la familia de receptores de «cabeza de tenedor» (FKHR, *forkhead receptor*), entre ellos el FOXO1. Estos factores de transcripción activan la expresión de enzimas gluconeogénicas, mediante su unión a elementos de respuesta a la insulina. En respuesta a la insulina, el FOXO1 es fosforilado en el hepatocito por la proteína quinasa B en tres lugares diferentes. Esta fosforilación interrumpe su interacción con PGC-1α y provoca su expulsión del núcleo, inhibiendo la expresión de sus genes diana. Así, se inhibe la expresión de la fosfoenolpiruvato carboxiquinasa y la glucosa-6-fosfatasa y, por lo tanto, la gluconeogénesis.

La acción de la insulina se extiende al propio PGC-1α, que, como se ha mencionado en el apartado anterior, es un coactivador necesario para la expresión de genes gluconeogénicos. El promotor tiene varias secuencias de respuesta a insulina (IRS), a las que se unen factores de transcripción de la familia FKHR, para estimular su expresión. De esta forma, la fosforilación de dichos factores por la proteína quinasa B reduce la expresión del propio PGC-1α.

Algunos de los efectos activadores de la insulina sobre la expresión de genes de enzimas glucolíticas y lipogénicas están mediados por otro factor de transcripción: la proteína de unión a elementos de respuesta a esteroles (SREBP-1c, *sterol response element binding protein-1c*). Los factores de transcripción de la familia de los SREBP se encuentran normalmente fuera del núcleo, asociados a membranas. Al producirse el estímulo necesario, se induce la proteólisis parcial del factor de transcripción, liberándose la forma madura que ya puede unirse en el núcleo a sus elementos de respuesta a esteroles). En el hígado de rata y de ratón, se ha demostrado que la expresión y la presencia de la forma madura del SREBP-1c en el núcleo se incrementan cuando animales en ayuno se alimentan con una dieta rica en hidratos de carbono.

En efecto, la insulina aumenta la expresión del gen de la glucoquinasa en el hígado, y el mecanismo involucrado parece ser la inducción por la insulina del precursor del SREBP-1c y el incremento de su maduración. El incremento de la glucoquinasa contribuye a rellenar los depósitos de glucógeno para proporcionar glucosa en período interprandial.

El SREBP-1c es también responsable del efecto inhibidor de la insulina sobre la expresión de genes gluconeogénicos, ya que reprime la expresión de genes inducidos a través de cAMP y glucocorticoides. En relación con la fosfoenolpiruvato carboxiquinasa, se ha sugerido que existe una interacción entre SERBP-1c y CREBP, impidiendo la acción activadora de la

transcripción de este último. Sin embargo, estos resultados han sido cuestionados. Por otra parte, la insulina tiene un efecto directo sobre los niveles de cAMP por su acción sobre la fosfodiesterasa.

Regulación de la expresión génica mediada por glucosa. La absorción de hidratos de carbono de la dieta es concomitante con un incremento en las concentraciones de glucosa y también con cambios en los niveles de glucagón e insulina. Hasta ahora se pensaba que la insulina y el glucagón eran los únicos que regulaban la transcripción de los genes glucolíticos y gluconeogénicos. Sin embargo, se ha demostrado, en cultivos de hepatocitos primarios, que los mismos nutrientes desempeñan un papel importante en la regulación de la transcripción, independientemente de las hormonas (**cap. 10**, Regulación de la expresión génica mediada por hidratos de carbono, **tomo II**).

Concretamente, se ha demostrado que la expresión del gen de la L-piruvato quinasa es estimulada por glucosa, independientemente de la insulina, en cultivos que expresan glucoquinasa. El promotor del gen de la L-piruvato quinasa tiene un elemento de respuesta a glucosa que contiene dos cajas E imperfectas separadas por cinco bases. El factor de transcripción que interacciona con estas secuencias se ha identificado y se lo conoce como proteína de unión al elemento de respuesta a hidratos de carbonos (ChREBP). Se trata de una proteína grande y que contiene varios dominios: una señal de localización nuclear cerca del extremo N-terminal, dominios de poliprolina y una cremallera de leucina. Además, contiene varios sitios potenciales de fosforilación para proteína quinasa A y AMPK (**Fig. 3-13**). La fosforilación por la proteína quinasa A de ChREBP se produce en tres sitios (P1, P3 y P4), que desempeñan un papel fundamental en su activación por glucosa y en la inhibición por cAMP y AMP.

La glucosa puede activar a la PP-2A vía xilulosa-5-fosfato, que, a su vez, desfosforila en el citoplasma el sitio P1 de ChREBP, lo que activa el transporte de ChREBP al núcleo. Una vez que el ChREBP está localizado en el núcleo, la glucosa activa a la forma inactiva de ChREBP (P4 y P3- ChREBP) por desfosforilación del sitio P3 catalizada por la PP-2A nuclear. Por último, el ChREBP, que se ha desfosforilado, se une al ChRE del gen que codifica la L-piruvato quinasa y activa su transcripción.

La unión de la forma activa de ChREBP al DNA puede ser inhibida por los ácidos grasos, mediante fosforilación del sitio P4 a través del incremento del nivel de AMP/ATP en hepatocitos, lo que activa la AMPK que fosforila el sitio P4.

Proteína quinasa activada por AMP

La AMPK tiene un papel central en la regulación de la homeostasis energética en las células eucariotas. Es una serina/treonina quinasa muy conservada evolutivamente en el genoma humano. La AMPK es un complejo heterotrimérico, con una subunidad α catalítica y dos subunidades reguladoras, β (de anclaje para las subunidades α y γ) y γ (para la unión de nucleótidos de adenina). La subunidad α posee el lóbulo N-terminal con la actividad catalítica proteína quinasa, y un lóbulo C-terminal con una región reguladora que

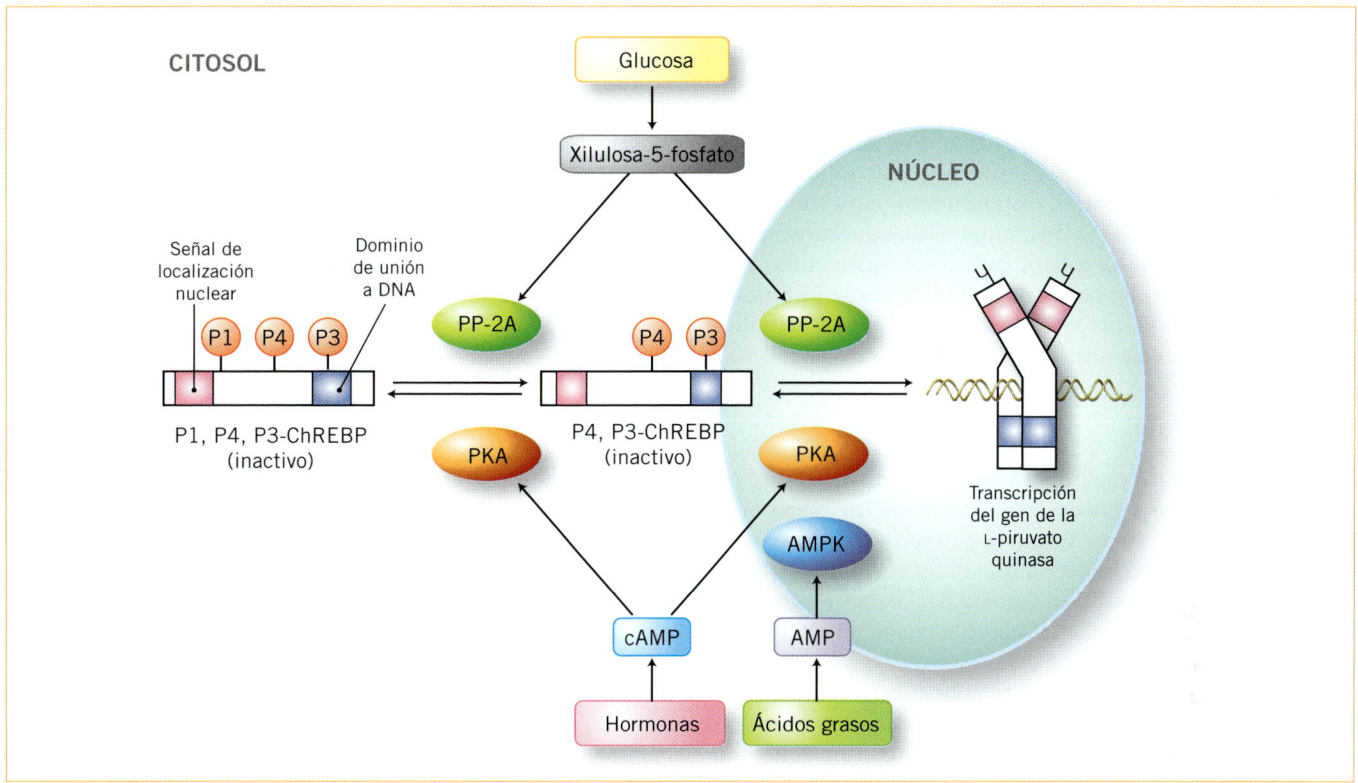

Figura 3-13. Regulación de la expresión del gen de la ʟ-piruvato quinasa por nutrientes y por hormonas. AMPK: proteína quinasa activada por AMP; ChREBP: proteína de unión al elemento de respuesta a hidratos de carbono: PKA: proteína quinasa A; PP-2A: fosfoproteína fosfatasa 2A.

comprende un dominio autoinhibidor (AID), una región eslabón (que contienen dos secuencias α-RIM) y un dominio C-terminal α-CTD, que interacciona con la subunidad β. La subunidad β tiene el dominio de unión a hidratos de carbono (CBM), y el dominio C-terminal (β-CTD) de unión a las subunidades α y γ.

La subunidad γ de la AMPK es una subunidad reguladora importante, que contiene cuatro sitios potenciales de unión a nucleótidos de adenina (sitios 1-4), que detecta directamente los niveles celulares de ATP, ADP y AMP a través de los cuatro dominios en tándem de cistationina-β-sintasa (CBS-1-CBS-4) que se encuentran en su extremo C-terminal. En la enzima de mamíferos en la subunidad γ, el sitio 2 parece estar siempre vacío y el sitio 4 tiene fuertemente unido un AMP, mientras que los sitios 1 y 3 son sitios reguladores que unen de forma competitiva reversible a los nucleótidos de adenina (AMP, ADP o ATP), proporcionando un mecanismo por el cual la AMPK puede responder a cambios en sus niveles. La unión de estos nucleótidos regula la actividad de la AMPK por tres mecanismos. En primer lugar, el AMP, al unirse al sitio 1, produce una activación alostérica mediante cambios conformacionales en los que participan los diferentes dominios de la subunidad α, lo que incrementa la actividad al doble o al triple. En segundo lugar, se ha descrito recientemente que el ADP y el AMP, al unirse al sitio 3, promueven la fosforilación de Thr-172 por quinasa hepática B 1(LKB-1) y proteína quinasa dependiente de Ca²⁺/calmodulina (CaMKK-β) cuando la subunidad β está miristoilada en su extremo N-terminal; esto proporciona a la miristoilación un papel regulador en la fosforilación

distinto del usual de asociación a membrana. En tercer lugar, ADP y AMP protegen de la desfosforilación a la Thr-172 fosforilada, que es una forma activa de la AMPK.

Cuando los niveles de ATP disminuyen en la célula, como ocurre en el ayuno o en la contracción muscular, la AMPK se activa. Esta activación se desencadena por la fosforilación de la Thr-172, lo que conduce a la activación del dominio quinasa. El incremento de la actividad AMPK conduce a la fosforilación de una serie de enzimas implicadas en diversos procesos celulares, lo que lleva a la reducción de las vías anabólicas (que utilizan ATP) y al aumento de las vías catabólicas (productoras de ATP). Entre las enzimas que están sometidas a procesos de fosforilación y que pierden su actividad al fosforilarse, concretamente por la AMPK, se encuentran la acetilcoenzima A carboxilasa, la hidroximetilglutaril-coenzima A (HMG-CoA) reductasa y el complejo 1 de la proteína quinasa diana de la rapamicina en células de mamífero (mTORC1), que tienen un papel crítico en la biosíntesis de ácidos grasos, de colesterol y de proteínas, respectivamente.

Dado que el mantenimiento de una relación ATP/ADP alta es un requisito fundamental para la supervivencia de las células eucariotas, hay que destacar el papel clave que tiene la AMPK en la homeostasis energética. De hecho, se producen deficiencias de la AMPK, así como alteraciones en la relación ATP/ADP, en diversas enfermedades muy frecuentes, como la obesidad, la diabetes tipo 2 o el cáncer. En este sentido, es importante destacar que la adiponectina y la leptina la activan y la resistina la inhibe. Por otra parte, la conexión de la AMPK con la diabetes llevó a comprender mejor el mecanismo de acción de la metformina, de la que se conocía que inhibía la formación de glucosa en el hígado, que incrementaba su captación en las células musculares y que, además, disminuía el hígado graso. Son muchas las moléculas que se están investigando y diseñando que tienen como diana molecular a la AMPK y, asimismo, hay muchas otras moléculas de origen natural, nutracéuticos, cuya función se basa en actuar sobre la AMPK, entre ellas, salicilatos, resveratrol, epigalocatequina galato, capsaicina, quercetina, curcumina, etc. Todo ello hace que la AMPK tenga importancia no sólo por su participación en la regulación metabólica sino como diana terapéutica.

Ciclos de sustrato

Un ciclo de sustrato es el que se establece entre la reacción de síntesis y la reacción de degradación de un metabolito catalizadas por dos enzimas, una quinasa que fosforila a expensas de ATP y una fosfatasa que retira el fosfato. Si estas reacciones no estuviesen bien reguladas, el balance neto sería la hidrólisis continua de ATP con liberación de energía en forma de calor.

Un ejemplo de ciclo de sustrato es la formación de fructosa-1,6-bisfosfato a partir de fructosa-6-fosfato y su hidrólisis para regenerar la fructosa-6-fosfato. Estas reacciones no son totalmente activas al mismo tiempo, sino que están controladas mediante mecanismos de control alostérico de forma coordinada. No obstante, se ha demostrado que tanto en condiciones glucolíticas como gluconeogénicas las dos reacciones se llevan a cabo. A estos ciclos que se producen y que parecen ser un fallo de regulación se los denominó ciclos fútiles o inútiles. Sin embargo, se ha demostrado que desempeñan un papel amplificador de los mecanismos de regulación.

Por ejemplo, en el caso de la reacción catalizada por la fosfofructoquinasa 1 y la fructosa-1,6-bisfosfatasa, puede considerarse una situación en la que la reacción catalizada por la fosfofructoquinasa funcione a una velocidad de 100 y la catalizada por la fructosa-1,6-bisfosfatasa a una velocidad de 90; el flujo neto de la vía en sentido glucolítico sería de 10 (**Fig. 3-14**). Si un modulador alostérico activa la fosfofructoquinasa en un 10 % y en el mismo grado inhibe a la fructosa-1,6-bisfosfatasa, las velocidades serían de 110 en el sentido glucolítico y de 81 en el sentido gluconeogénico; por lo tanto, el flujo neto sería de 29, por lo que la señal se habría amplificado en un 190 %. Esto podría explicar el incremento considerable de activación de una ruta que por el mero control alostérico no podría justificarse.

La utilidad de estos ciclos fútiles o inútiles se demuestra en la regulación de la glucólisis en el músculo en respuesta a la contracción muscular. De hecho, el ejercicio, o sea, la contracción muscular, aumenta la demanda de ATP, por lo que debe aumentarse la glucólisis y, por lo tanto, la fosfofructoquinasa y la piruvato quinasa deberían incrementar su actividad.

El otro efecto biológico de los ciclos de sustrato sería producir calor. Algunos insectos mantienen activas tanto la fosfofructoquinasa como la fructosa-1,6-bisfosfatasa para mantener su temperatura corporal y, así, cuando tienen que volar en ambientes con temperaturas muy bajas, la hidrólisis continua de ATP genera calor. En estos casos se ha demostrado

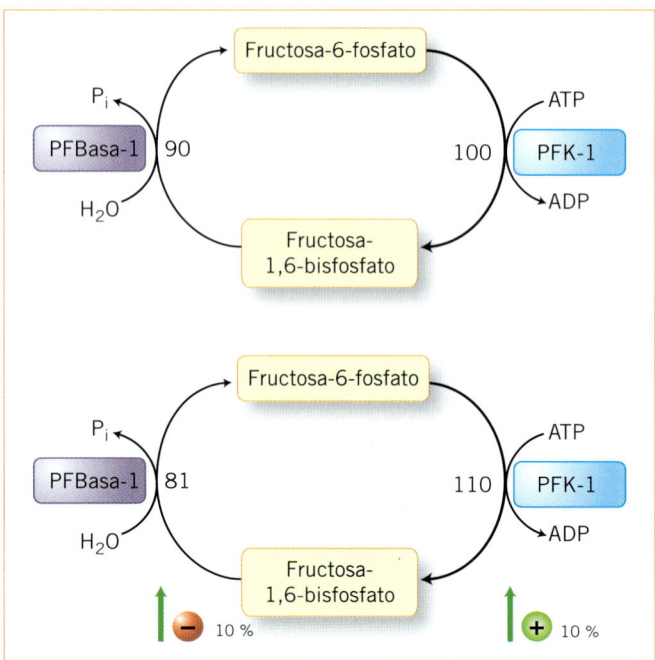

Figura 3-14. Ciclo de sustrato. PFBasa: fructosa-1,6-bisfosfatasa; PFK: fosfofructoquinasa.

que la fructosa-1,6-bisfosfatasa no es inhibida por AMP, lo cual la hace muy adecuada para generar calor.

Gliceroneogénesis

El tejido adiposo blanco es capaz de sintetizar triacilgliceroles no sólo en el período posprandial sino también en períodos de ayuno. En este último caso, la cuestión que se plantea es de dónde obtiene glicerol-3-fosfato para la síntesis de triacilgliceroles si no hay suministro de glucosa ni el tejido adiposo posee glicerol quinasa. La respuesta radica en que el tejido adiposo tiene, además de la capacidad de conseguir glicerol-3-fosfato a partir de la dihidroxiacetona-fosfato procedente de la glucólisis, una vía alternativa que se conoce como gliceroneogénesis.

Esta ruta puede definirse como la biosíntesis *de novo* de glicerol-3-fosfato a partir de precursores no glucídicos ni glicerol, como lactato, piruvato y algunos aminoácidos gluconeogénicos. Aunque fue descubierta por Richard Hanson en 1967, su importancia fue pasada por alto por los bioquímicos. Se trata de una ruta idéntica a la gluconeogénesis hasta dihidroxiacetona-fosfato (**cap. 30**, Metabolismo del tejido adiposo) y explica la existencia en el tejido adiposo de las enzimas piruvato carboxilasa y fosfoenolpiruvato carboxiquinasa. La triosa-fosfato posteriormente es reducida por la glicerol-3-fosfato deshidrogenasa con NADH y produce glicerol-3-fosfato, que será sustrato para resintetizar triacilgliceroles.

METABOLISMO DE OTROS MONOSACÁRIDOS

Fructosa

Aunque la glucosa es el monosacárido más abundante, también llega fructosa (libre o como sacarosa) al organismo a través de la dieta. La fructosa se absorbe más lentamente que la glucosa, aunque es captada y metabolizada más rápido por el hígado. Su efecto estimulante sobre la liberación de insulina es inferior al de la glucosa, y su captación es independiente de ésta.

La fructosa se metaboliza mediante su conversión en intermediarios de la vía glucolítica. En la mayor parte de los tejidos se fosforila por la hexoquinasa hasta fructosa-6-fosfato, que es un intermediario glucolítico. En el hígado sigue una ruta diferente: se fosforila para dar fructosa-1-fosfato en una reacción catalizada por la cetohexoquinasa o fructoquinasa. La fructosa-1-fosfato se escinde por la acción de la aldolasa B, para dar lugar a dihidroxiacetona-fosfato y gliceraldehído. El gliceraldehído, para poder metabolizarse, tiene que fosforilarse por la triosaquinasa, originando gliceraldehído-3-fosfato, que ingresa junto con la dihidroxiacetona-fosfato en la vía glucolítica a nivel de triosas-fosfato (**Fig. 3-15**). Esta vía de utilización de fructosa evita la etapa de control de la fosfofructoquinasa 1, lo que explica la rápida conversión de la sacarosa de la dieta en triacilgliceroles.

Se ha demostrado que la fructosa, administrada por vía intravenosa a personas sanas, puede provocar hiperuricemia y acidosis láctica. Estas observaciones han conducido a reco-

mendar grandes precauciones en su administración parenteral. Los problemas de la administración intravenosa de fructosa pueden atribuirse a su rápido metabolismo hepático, que produce acumulación de fructosa-1-fosfato, cuya metabolización posterior es mucho más lenta, por lo que se acumula. La acumulación de fructosa-1-fosfato es tóxica para el hígado, ya que inhibe la degradación de glucógeno y puede causar cambios importantes en la concentración de otros metabolitos.

El efecto hiperuricémico parece ligado al aumento de la degradación de nucleótidos de adenina por la activación de la AMP desaminasa, el factor limitante en el catabolismo de los nucleótidos de adenina (entre ellos, el ATP) en el hígado. La enzima tiene como moduladores alostéricos el ATP, que es un potente activador, el fosfato inorgánico y el GTP, que son inhibidores. A concentraciones fisiológicas de sustratos y efectores, la enzima está inhibida en el 95 %. Sin embargo, el catabolismo de la fructosa hasta fructosa-1-fosfato hace que desciendan los niveles de fosfato inorgánico y GTP, por lo que disminuye la inhibición. La inducción de hiperuricemia por fructosa no es un fenómeno inofensivo, dado que indica una elevada degradación de ATP. Además, se produce una elevación en los niveles del Mg^{2+} plasmático, debido

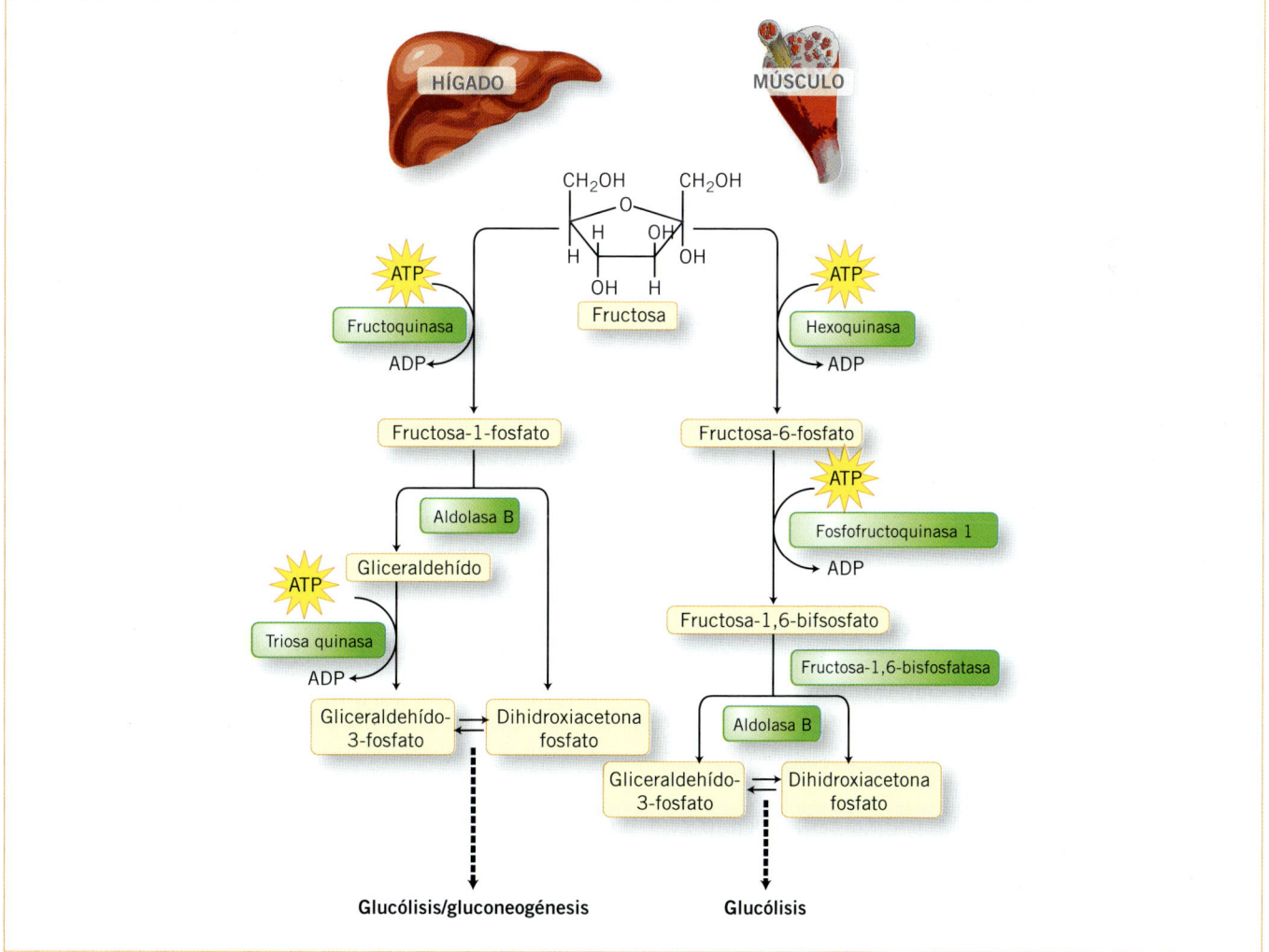

Figura 3-15. Reacciones de interconversión de la fructosa, en el hígado y el músculo.

al descenso de ATP, que es su agente quelante. Hay también inhibición de la síntesis de proteínas y de RNA, desagregación de los ribosomas, interferencia en la síntesis de cAMP y en la destoxificación de amonio, así como lesiones en la ultraestructura de los ribosomas y proliferación del retículo endoplásmico en las células absortivas del yeyuno. La administración de fosfato podría revertir estos efectos, y, efectivamente, así se ha demostrado en la corteza renal pero no en el hígado, posiblemente por una incapacidad para entrar dentro de este tejido.

La administración de fructosa intravenosa produce un incremento de los niveles de lactato plasmático muy superior al producido por la administración de glucosa por la misma vía. Así, la glucosa puede llegar a producir una elevación del lactato plasmático de hasta el doble de los valores normales, mientras que la fructosa puede elevarlos hasta cinco veces. La rápida formación de lactato puede explicarse: *a)* por la mayor actividad de la fructoquinasa en relación a la hexoquinasa y la glucoquinasa para fosforilar la glucosa; *b)* la fructólisis evita el punto de control más importante de la vía glucolítica, es decir, el catalizado por la fosfofructoquinasa 1, y *c)* la estimulación de la piruvato quinasa por la fructosa-1-fosfato y la fructosa-1,6-bisfosfato. El incremento de ácido láctico producido por la fructosa puede conducir a acidosis metabólica, tanto en niños como en adultos. Se ha descrito la producción de acidosis láctica en niños cuyas madres han recibido fructosa durante el parto. En resumen, se puede concluir que la fructosa es un mal sustituto para la glucosa en nutrición parenteral.

Uno de los aspectos más controvertidos de la administración oral de fructosa es su influencia sobre los lípidos séricos, en especial sobre los triacilgliceroles. Diversos estudios realizados en humanos indican que, mientras que en la mayoría de individuos normales y diabéticos la ingestión de fructosa no afecta de forma significativa a los niveles de triacilgliceroles, existe sin embargo una subpoblación especialmente sensible a la administración de fructosa por vía oral. Éste es un aspecto sobre el que habrá que profundizar antes de recomendar su inclusión en la dieta, en particular en el caso de diabéticos tipo 2 (**cap. 27**, Nutrición en la diabetes mellitus, **tomo V**).

Galactosa

La principal fuente de galactosa del organismo es la lactosa, que es el azúcar de la leche. El metabolismo de la galactosa transcurre a través de su conversión en glucosa (**Fig. 3-16**). La primera etapa de su metabolización es la formación de galactosa-1-fosfato, en una reacción catalizada por la galactoquinasa. Esta enzima está presente en los glóbulos rojos y blancos y en el hígado. La enzima de los glóbulos rojos y del hígado se inhibe por sustrato y producto, lo que tenderá a disminuir la formación de galactosa-1-fosfato.

La siguiente etapa consiste en la formación de UDP-galactosa, a partir de galactosa-1-fosfato y UDP-glucosa, en una reacción que es catalizada por la galactosa-1-fosfato-uridiltransferasa. La enzima se encuentra presente en la mayoría de los tejidos de mamíferos y es inhibida por galactosa-1-fosfato.

En una etapa posterior, la UDP-galactosa se epimeriza a UDP-glucosa, en una reacción catalizada por la UDP-galactosa-4-epimerasa, cuya coenzima es el NAD⁺. La enzima cataliza la reacción en los dos sentidos y puede también utilizar como sustratos a la UDP-*N*-acetilglucosamina o UDP-*N*-acetilgalactosamina. Su significación fisiológica es superior a la mera participación en el metabolismo de la galactosa, pudiendo afectar a la síntesis de receptores (p. ej., receptores de LDL). En efecto, la formación de galactosa a partir de glucosa es de gran interés cuando no se aporta externamente, ya que es necesaria para la formación de polisacáridos complejos. La siguiente etapa es la catalizada por la UDP-glucosa pirofosforilasa, que posibilita no sólo la obtención de glucosa-1-fosfato a partir de UDP-glucosa, sino también la formación de UDP-glucosa a partir de UTP y glucosa-1-fosfato.

Alternativamente, la galactosa puede convertirse en galactitol en una reacción catalizada por la aldosa reductasa. Esta actividad está presente en el cristalino, en los nervios periféricos, en las células de Schwann y en la papila renal. Otra ruta alternativa sería su oxidación a galactonato, que se acumula en el hígado y en otros tejidos.

Existe una enzima, descrita en primer lugar en la levadura y, posteriormente, en el hígado de mamíferos (la uridindifosfato-galactosa pirofosforilasa), capaz de catalizar la formación de UDP-galactosa a partir de UTP y galactosa-1-fosfato. Durante algún tiempo se consideró la posibilidad de que esta enzima, que tiene muy baja actividad en los recién nacidos, aumentara su participación en el metabolismo de la galactosa en la edad adulta, supliendo así la carencia de la transferasa en los galactosémicos. Sin embargo, esta hipótesis no parece sustentarse en la actualidad, dado que no se ha podido demostrar el aumento de su actividad en la edad adulta. Más probable parece que no exista ninguna proteína enzimática específica para la galactosa-1-fosfato, sino que se trate de la propia UDP-glucosa pirofosforilasa, capaz de actuar también con la galactosa-1-fosfato como sustrato.

Manosa

La manosa procede de la digestión de polisacáridos y glicoproteínas, es fosforilada por la hexoquinasa a manosa-6-fosfato y, posteriormente, isomerizada por la fosfohexosa isomerasa, dando lugar a fructosa-6-fosfato, que ingresa en la vía glucolítica.

METABOLISMO DE POLIALCOHOLES

Metabolismo del sorbitol

El sorbitol se puede obtener en diversos tejidos a partir de glucosa o fructosa, en una reacción catalizada por la aldosa reductasa, que utiliza como reductor al NADPH. En su catabolismo, el sorbitol se convierte en fructosa en la reacción catalizada por la sorbitol deshidrogenasa (**Fig. 3-17**). La fructosa puede, posteriormente, fosforilarse a fructosa-1-fosfato, por la cetohexoquinasa en el hígado, o a fructosa-6-fosfato, por la hexoquinasa en otros tejidos, y así incorporarse a la ruta central del metabolismo glucídico.

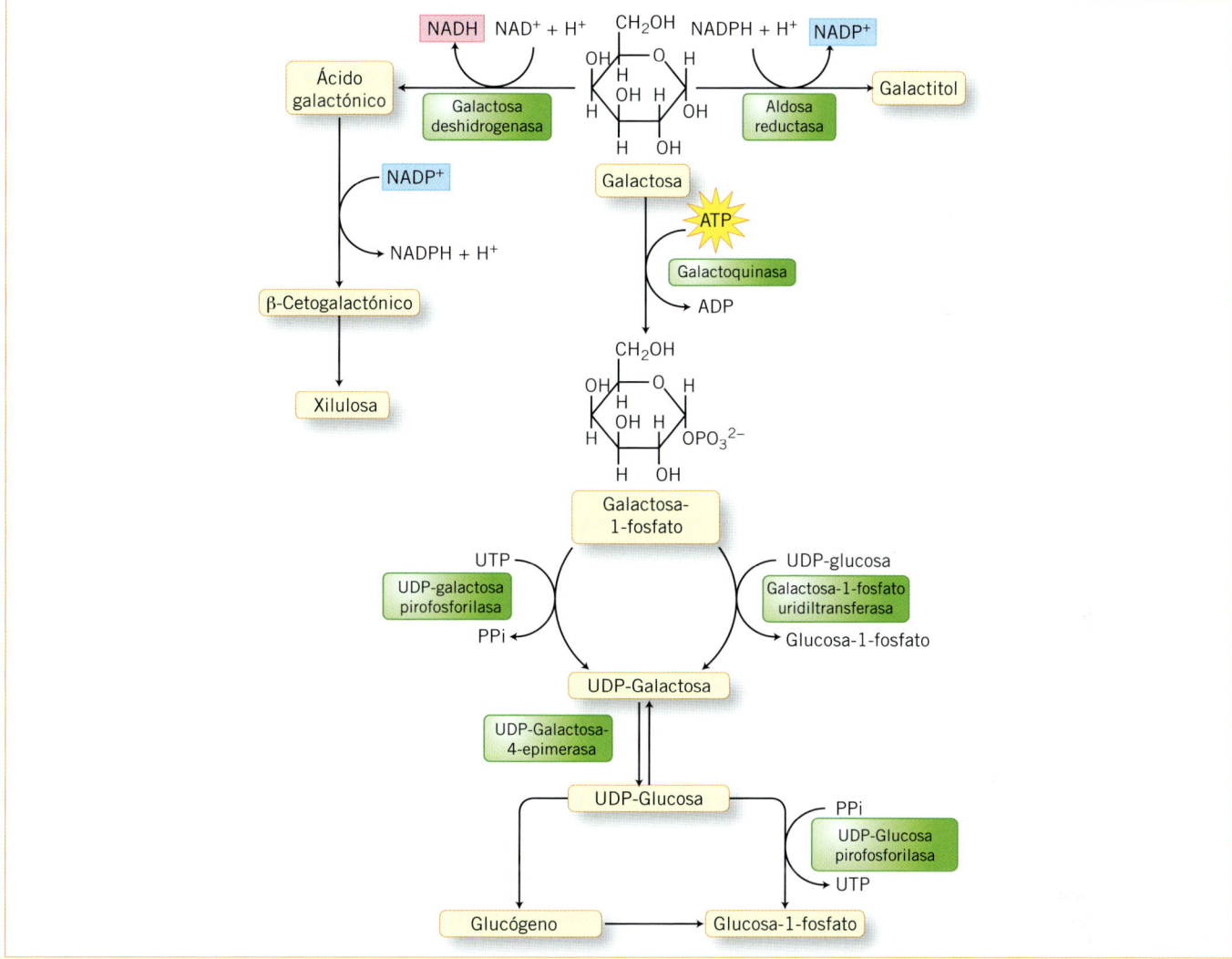

Figura 3-16. Reacciones de interconversión de la galactosa. PPi: pirofosfato.

Metabolismo del xilitol

El xilitol es el alcohol derivado de la xilulosa y su metabolización hepática es semejante a la del sorbitol. El alcohol se convierte en xilulosa por la xilitol deshidrogenasa y, posteriormente, se fosforila por la xiluloquinasa. La xilulosa-5-fosfato es un intermediario de la vía de las pentosas-fosfato, por la que puede continuar su degradación hasta fructosa-6-fosfato y glucosa-6-fosfato (**Fig. 3-17**).

METABOLISMO DEL GLUCÓGENO

El glucógeno está presente en todas las células animales, especialmente en el hígado y el músculo, donde se almacena. Las vías de síntesis y degradación se llevan a cabo por enzimas diferentes.

Biosíntesis del glucógeno

En la síntesis del glucógeno participa la glucógeno sintasa, que cataliza la formación de un enlace glucosídico entre el C1 de una glucosa activada como UDP-glucosa y el C4 de una glucosa terminal de una cadena preformada de glucógeno, liberando UDP libre. Dado que la sintasa sólo puede alargar cadenas preexistentes, es necesaria la existencia de una molécula cebadora inicial, papel que se ha atribuido a una proteína, la glucogenina, que está glucosilada en un residuo específico de tirosina por UDP-glucosa. Posteriormente, se van adicionando nuevos residuos en posición α-1,4, para comportarse como sustrato de la sintasa (**Fig. 3-18**).

Los restos de glucosa se van adicionando al extremo no reductor, con lo que se obtiene una cadena lineal. Cuando esta cadena se ha alargado unos 11 residuos, una enzima ramificante, que es una glucosil-4,6-transferasa, transfiere una cadena (de entre 5 y 9 residuos de glucosa) a un punto situado a una distancia de entre 4 y 6 residuos de una ramificación, formando un enlace α-1,6. Esta nueva ramificación se alarga de nuevo por la sintasa, formando enlaces α-1,4 (**Fig. 3-19**).

Degradación del glucógeno

La degradación del glucógeno se lleva a cabo retirando unidades de glucosa a partir del extremo C4 no reductor de la

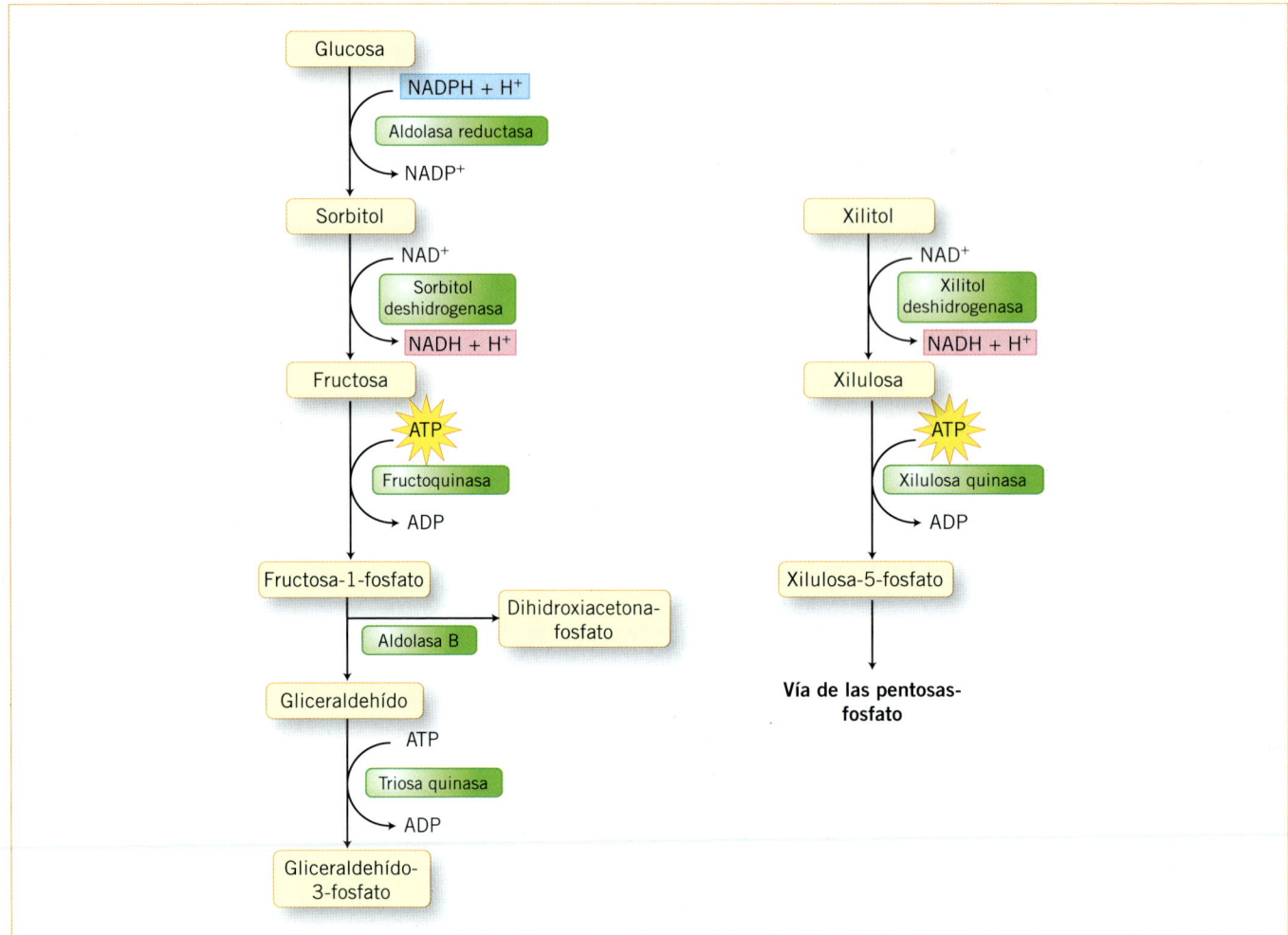

Figura 3-17. Esquemas del metabolismo del sorbitol y el xilitol.

cadena de glucógeno. La enzima implicada en este proceso es la glucógeno fosforilasa, que promueve la rotura fosforolítica por P_i de enlaces α-1,4, y, como resultado, se obtiene glucosa-1-fosfato. Esta enzima degrada el glucógeno hasta que se llega a una glucosa situada a 4 residuos de una ramificación (enlace α-1,6).

Para completar la degradación se necesita una enzima desramificante o amilo-1,6-glucosidasa. Esta enzima tiene dos sitios con actividades catalíticas distintas: actividad glucosil-transferasa, que transfiere cadenas de tres restos unidos por enlaces α-1,4 hasta el extremo C_4 de otra cadena, y actividad α-1,6-glucosidasa, que retira los restos de glucosa existentes en las ramificaciones (**Fig. 3-20**). Por lo tanto, en la degradación del glucógeno, todas las moléculas de glucosa se liberan como glucosa-1-fosfato, con la excepción de las que estaban en las ramificaciones, que lo hacen en forma de glucosa libre.

La obtención de glucosa como glucosa-1-fosfato tiene una ventaja, y es que en el músculo ya está activada para su degradación tras su conversión en glucosa-6-fosfato por la fosfoglucomutasa. En el hígado, la glucosa-6-fosfato se puede hidrolizar por la glucosa-6-fosfatasa, para dar glucosa libre, que saldrá al torrente sanguíneo.

La existencia de un gran número de ramificaciones hace que el glucógeno sea más soluble y más rápidamente meta-

bolizable, dado que existirán más extremos no reductores sobre los que podrá actuar la fosforilasa.

Además de la degradación del glucógeno por la glucógeno fosforilasa, su degradación por autofagia (**cap. 8**, Síntesis, degradación y recambio de las proteínas, **tomo II**) puede ser una alternativa importante para producir glucosa. Se ha descrito la existencia de dos *pools* espacialmente distintos de glucógeno celular: citosólico (hialoplasma) y vacuolar (autofagosomal). Además, los lisosomas contienen actividades enzimáticas, entre ellas la glucógeno α-1,4-glucosidasa, capaz de degradar el glucógeno para producir glucosa no fosforilada, mientras que el glucógeno citosólico se degrada a glucosa-1-fosfato por la glucógeno fosforilasa. La degradación hidrolítica de glucógeno en las vacuolas autofágicas se ha propuesto como una alternativa importante para proporcionar glucosa durante el período neonatal de ayuno. Éste es un proceso controlado hormonalmente y muy regulado; en los animales recién nacidos es inducido por el glucagón secretado durante la hipoglucemia posnatal, e inhibido por la insulina y la glucosa parenteral, que suprime la secreción de glucagón. La acción de estas hormonas está mediada por la vía de señalización cAMP/proteína quinasa A (glucagón), que provoca la inducción, y por la vía de fosfoinosítidos/mTOR (insulina), que la inhibe. Ambas vías convergen en

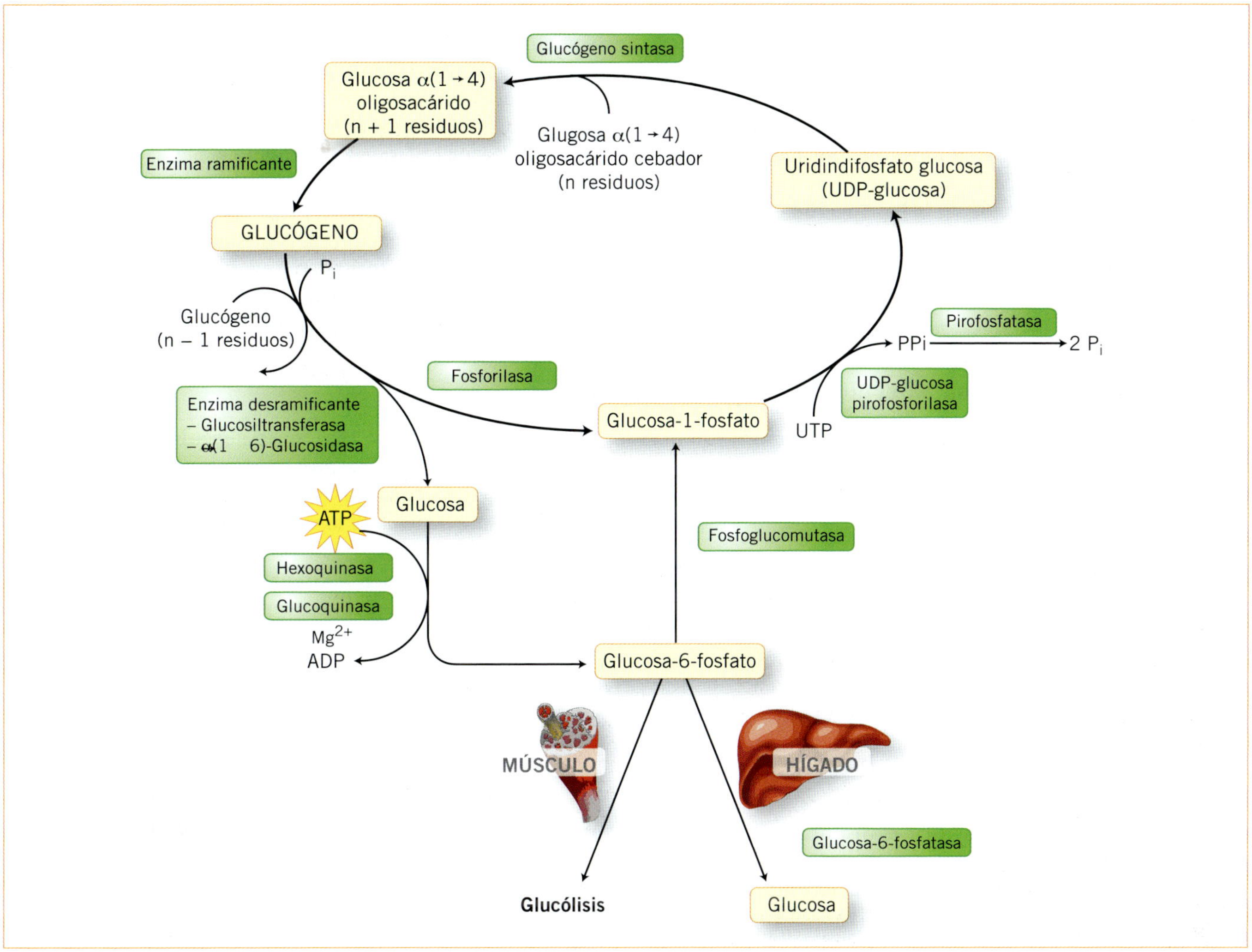

Figura 3-18. Esquema del metabolismo del glucógeno.

objetivos comunes, como la fosfoproteína fosfatasa 2A, que regula a la α-glucosidasa ácida, y la autofagia del glucógeno. De esta forma, la glucosa libre, derivada de la degradación del glucógeno por autofagia, contribuye a combatir la hipo-

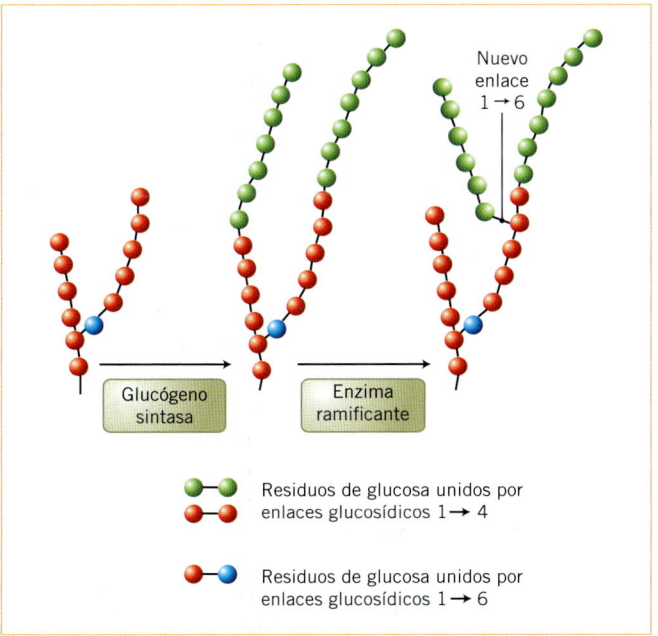

Figura 3-19. Esquema de la reacción de la enzima ramificante en la síntesis del glucógeno.

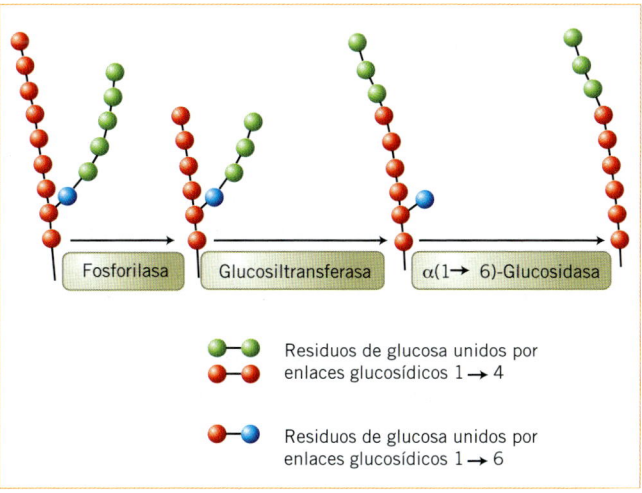

Figura 3-20. Esquema de la reacción del sistema desramificante en la degradación del glucógeno.

glucemia posnatal junto con la glucosa-1-fosfato obtenida en la degradación de glucógeno en el hialoplasma, y participa en otras rutas metabólicas para asegurar el ajuste de la homeostasis glucémica en el período posnatal. Estudios recientes han demostrado que la degradación autofágica del glucógeno no se limita sólo al hígado en los recién nacidos, sino que la alteración de la degradación autofágica de las reservas de glucógeno puede ser la base de diferentes trastornos musculares, ahora clasificados como miopatías autofágicas vacuolares, como la enfermedad de Danon, miopatía vacuolar ligada al cromosoma X con autofagia excesiva, y la enfermedad de Lafora.

Regulación del metabolismo del glucógeno

Las enzimas que controlan el metabolismo del glucógeno, la sintasa y la fosforilasa están sometidas a regulación alostérica y a modificación covalente, por fosforilación y desfosforilación.

Regulación de la degradación

Existen diferencias en la regulación de la degradación del glucógeno en el músculo esquelético y el hígado que se deben a la distinta función que tiene en ambos tejidos.

Músculo esquelético

La finalidad de la degradación del glucógeno muscular es la de obtener ATP para llevar a cabo la contracción muscular en el ejercicio. La fosforilasa muscular es distinta de la del hígado, ya que es un dímero, en el cual cada monómero contiene un mol de piridoxal-fosfato. Además, esta enzima se presenta en dos formas: la fosforilasa a y la fosforilasa b. La fosforilasa a es la forma fosforilada y es activa tanto en ausencia como en presencia de AMP, que es su activador alostérico. La fosforilasa b no está fosforilada y sólo es activa en presencia de AMP. Esto es importante en situaciones de ejercicio muscular intenso, cuando se elevan los niveles de AMP. La activación de la fosforilasa b producida por el AMP se puede revertir por ATP y por glucosa-6-fosfato; ambos se comportan como inhibidores alostéricos y son un índice de que hay energía y, por lo tanto, no es necesario degradar más glucógeno.

La fosforilación de la fosforilasa es llevada a cabo por una enzima denominada fosforilasa quinasa. La fosforilasa quinasa es un tetrámero constituido por las subunidades α, β, γ y δ. Las subunidades α y β contienen residuos de serina que son fosforilados por la proteína quinasa A, mientras que la subunidad δ es una proteína que liga cuatro iones Ca^{2+} y es idéntica a la proteína ligadora de Ca^{2+}, calmodulina. La unión de Ca^{2+} activa el centro catalítico de la subunidad γ, con lo que la molécula se hace parcialmente activa, incluso permaneciendo en su forma no fosforilada como fosforilasa quinasa b. Para ser totalmente activa, la fosforilasa quinasa a no sólo debe estar fosforilada, sino que también debe estar unida a Ca^{2+}. Una segunda molécula de calmodulina o troponina C que liga Ca^{2+} en el músculo puede también interaccionar con la fosforilasa quinasa, produciendo una activación adicional. De esta forma, la activación de la glucogenólisis y la contracción muscular pueden sincronizarse por una misma proteína.

En el músculo, la glucogenólisis se incrementa considerablemente al comenzar la contracción muscular, lo que implica una rápida activación de la fosforilasa mediante la activación de la fosforilasa quinasa por Ca^{2+}, la misma señal que inicia la contracción muscular en respuesta a la estimulación nerviosa. La fosforilasa en el músculo se activa en respuesta a adrenalina), que, al unirse a sus receptores β-adrenérgicos, eleva los niveles de cAMP y, con ello, activa a la proteína quinasa A. A continuación, la proteína quinasa A cataliza la fosforilación de la fosforilasa quinasa b, que se convierte en fosforilasa quinasa a activa. Por último, esta enzima activa fosforila a la fosforilasa b y la convierte en fosforilasa a activa.

Hígado

La glucogenólisis en el hígado está regulada por glucagón (**Fig. 3-21**), que, al unirse a su receptor, estimula la producción de cAMP y, con ello, la activación de la fosforilasa por un mecanismo semejante al descrito para la fosforilasa muscular.

La adrenalina y la noradrenalina estimulan también la glucogenólisis en el hígado a través de su unión a receptores α_1-adrenérgicos. La interacción del complejo hormona-receptor con las proteínas G estimula la actividad fosfolipasa C de la cara interna de la membrana plasmática. Esta fosfolipasa C hidroliza al fosfatidilinositol-4,5-bisfosfato de la membrana, liberando inositol-1,4,5-trisfosfato y diacilglicerol, que se comportan como segundos mensajeros hormonales (**Fig. 3-22**).

El inositol-1,4,5-trisfosfato se une a receptores específicos del retículo endoplásmico, con lo que se produce la salida de Ca^{2+}. El Ca^{2+} liberado se une a la subunidad δ de la fosforilasa quinasa y la activa parcialmente. Por lo tanto, la fosforilasa quinasa hepática se activa hormonalmente por dos mecanismos: fosforilación y unión a Ca^{2+}. La fosforilasa quinasa a activa fosforila a la fosforilasa b, pasándola a su forma activa fosforilasa; con ello, se desencadena la degradación del glucógeno y la liberación de glucosa al plasma.

La fosforilasa a y la fosforilasa quinasa a son desfosforiladas e inactivadas por la fosfoproteína fosfatasa 1. La fosfoproteína fosfatasa 1 es inhibida por el inhibidor 1, que es activo cuando se ha fosforilado por la proteína quinasa A. De esta forma, el cAMP controla la activación y la inactivación de la fosforilasa. La insulina refuerza este efecto inhibiendo indirectamente la activación de la fosforilasa b, ya que, al aumentar la captación de glucosa, conduce a un incremento de glucosa-6-fosfato, que es un inhibidor de la fosforilasa quinasa.

La finalidad de la degradación del glucógeno hepático es la de liberar glucosa a la sangre cuando existe hipoglucemia. La glucosa libre es capaz de regular directamente la degradación de glucógeno. Así, cuando los niveles de glucosa libre están incrementados, ésta se une a la fosforilasa a y le produce un cambio conformacional que la hace mejor sustrato para la fosfoproteína fosfatasa 1.

Regulación de la biosíntesis

La regulación de la síntesis recae en la sintasa, que, a diferencia de la fosforilasa, tiene múltiples sitios de fosforilación. Su

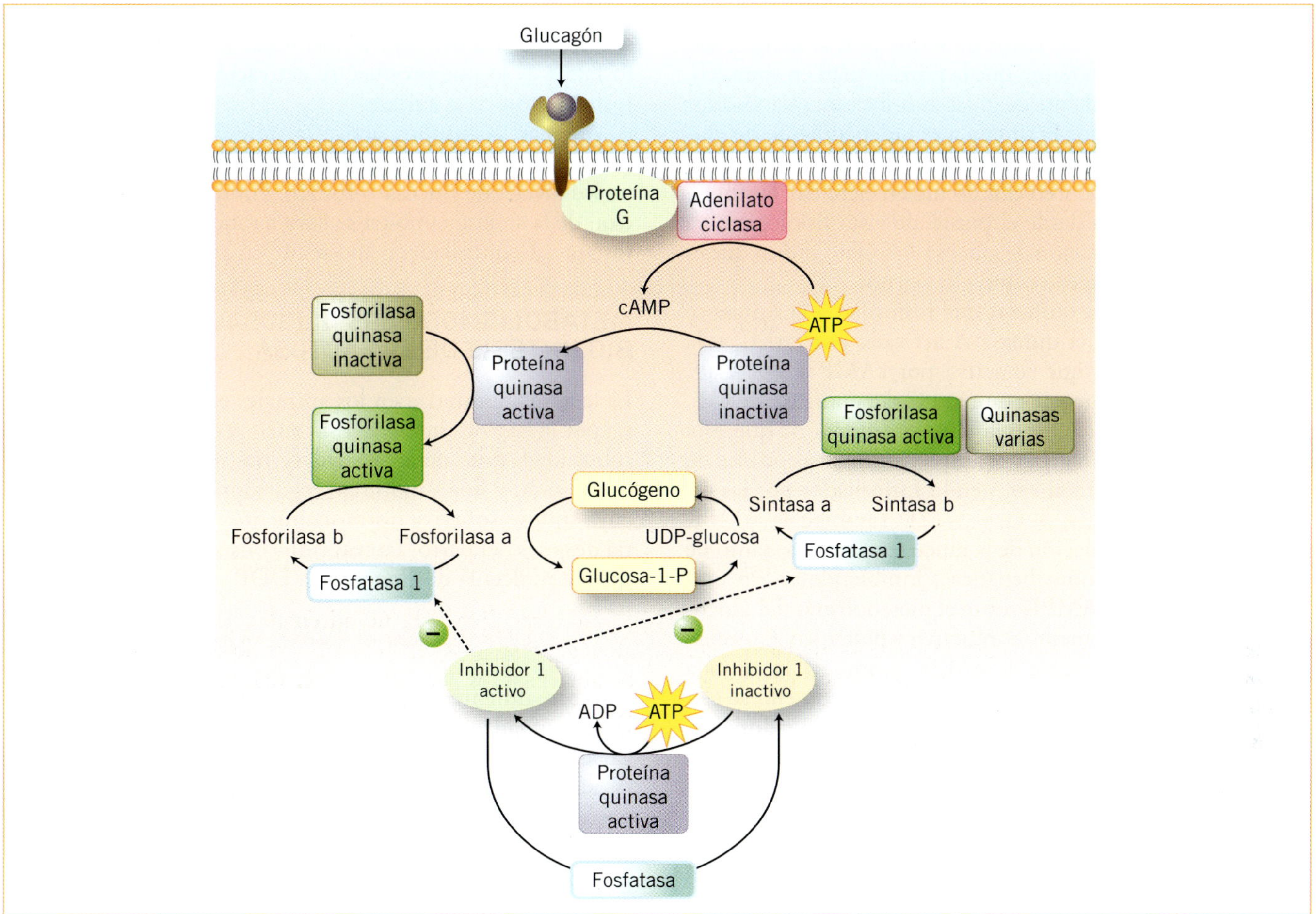

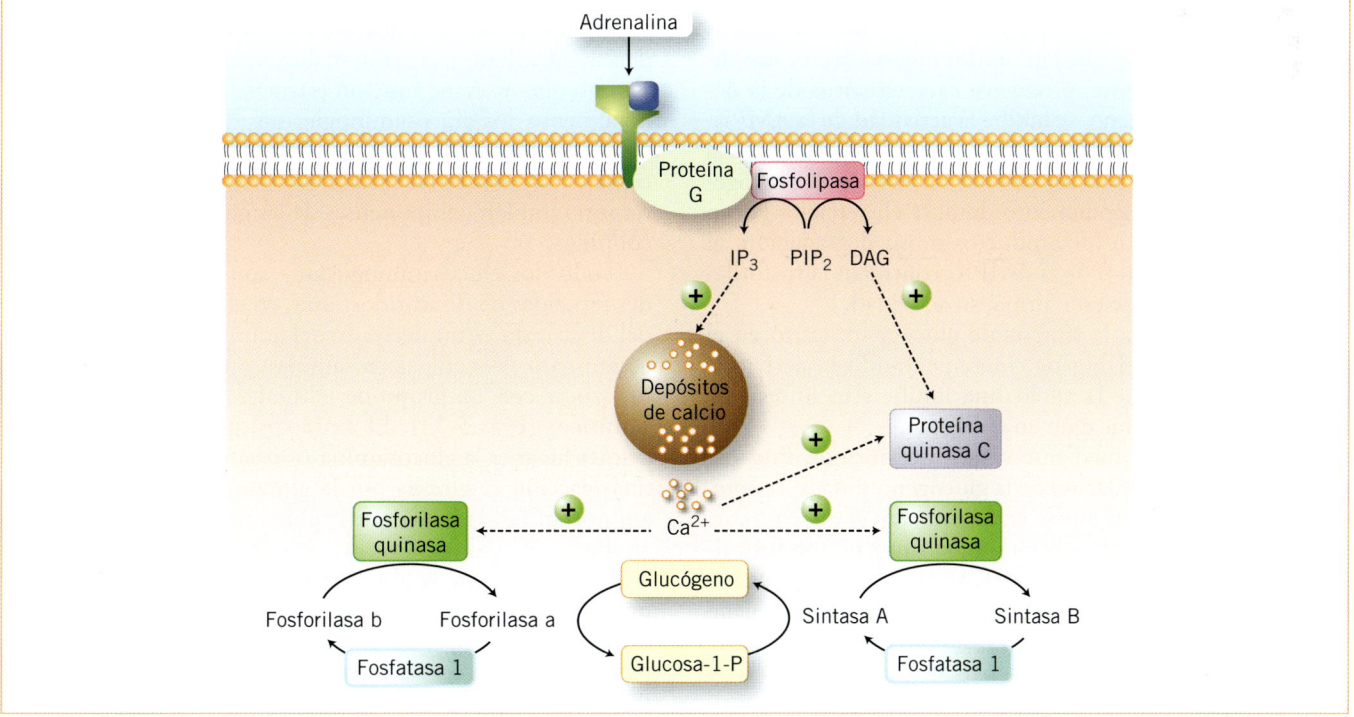

Figura 3-21. Regulación del metabolismo del glucógeno en el hígado por el glucagón.

Figura 3-22. Regulación del metabolismo del glucógeno en el hígado por la adrenalina a través de sus receptores α_1-adrenérgicos. DAG: diacilglicerol; IP_3: inositol-1,4,5-trisfosfato; PIP_2: fosfatidilinositol-4,5-bisfosfato.

forma activa, sintasa a, es la no fosforilada y puede ser inactivada por fosforilación en restos de serina por, al menos, seis proteínas quinasas diferentes que la transforman en sintasa b. La sintasa b es dependiente de glucosa-6-fosfato, su activador alostérico, mientras que la sintasa a es independiente de glucosa-6-fosfato y siempre es activa. En el músculo en reposo predomina la sintasa a, y en el músculo en ejercicio, la sintasa b. Esto tiene sentido desde el punto de vista fisiológico, ya que una alta concentración de glucosa-6-fosfato indica que es necesario que se almacene como glucógeno.

Entre las proteínas quinasas que fosforilan a la sintasa se encuentran la proteína quinasa A activada por cAMP y la fosforilasa quinasa a que se activa por cAMP y por Ca^{2+}. Existen, además, la proteína quinasa C dependiente de Ca^{2+} y de diacilglicerol, así como la sintasa quinasa 3, que está controlada por insulina. Los múltiples sitios susceptibles de fosforilación de la sintasa van siendo fosforilados por las diferentes quinasas (**Figs. 3-21** y **3-22**). También la AMPK participa en la fosforilación de la glucógeno sintasa, tanto de células musculares como hepáticas, inhibiéndola. Sin embargo, el papel de la AMPK sobre el metabolismo del glucógeno muscular es altamente conflictivo y polémico. Como se ha indicado anteriormente, la AMPK promueve la entrada de glucosa en las células través del GLUT-4; con ello se elevan los niveles de glucosa-6-fosfato, que es un activador alostérico que activa a la glucógeno sintasa, anulando así el efecto inhibidor de la fosforilación. En los hepatocitos, la activación de la AMPK durante el ejercicio disminuye la biosíntesis de glucógeno en favor de la glucólisis para generar ATP. Además, se ha descrito que el glucógeno se une al dominio CBM de la subunidad β de la AMPK, que es un dominio regulador que le permite actuar como sensor de las reservas celulares de glucógeno. Cuando la partícula de glucógeno está totalmente sintetizada, la AMPK está activa y fosforila a la sintasa. Sin embargo, cuando el pool del glucógeno unido se agota y quedan unidos oligosacáridos ramificados o dextrinas límite, productos característicos de la degradación del glucógeno, se inhibe la actividad de la AMPK. Esto permite que la fosfoproteína fosfatasa 1 desfosforile a la sintasa, que se activa para así reponer las reservas de glucógeno hepático tras su agotamiento durante el ejercicio. Por lo tanto, el glucógeno o los productos de su degradación, al unirse a la subunidad β de la AMPK, controlan la fosforilación de la sintasa y, de esta forma, su actividad.

La insulina activa la síntesis de glucógeno, tanto en el músculo como en el hígado, incrementando la actividad sintasa, mientras que la adrenalina inhibe esta síntesis en ambos tejidos y el glucagón en el hígado.

La insulina actúa mediante varios mecanismos. Por una parte, inhibe la fosforilación de la glucógeno sintasa, concretamente de tres serinas que se encuentran en el extremo carboxilo terminal de la glucógeno sintasa y que no son fosforiladas por la proteína quinasa A (PKA), sino por la glucógeno sintasa quinasa 3. En presencia de insulina, la glucógeno sintasa quinasa 3 es inhibida. La insulina, al unirse a sus receptores en la membrana plasmática, desencadena una serie de señales que conducen a la activación de la fosfatidilinositol-3-quinasa, que activa a la proteína quinasa B y ésta, a su vez, fosforila a la glucógeno sintasa quinasa 3 y la inactiva.

Otro mecanismo por el cual la insulina puede activar a la sintasa es promoviendo la fosforilación de la fosfoproteína fosfatasa 1, lo que produce su activación y, con ello, la desfosforilación de la sintasa.

Además, la insulina activa la síntesis de glucógeno en el músculo, al tiempo que inhibe la glucogenólisis al incrementar los niveles de glucosa-6-fosfato. Por último, la desfosforilación de la sintasa también se lleva a cabo por la fosfoproteína fosfatasa 1 controlada, como se indicó antes, por el cAMP.

METABOLISMO DE LOS OLIGOSACÁRIDOS. BIOSÍNTESIS DE LA LACTOSA

La lactosa se sintetiza en los animales en la glándula mamaria por la lactosa sintetasa. Esta enzima está formada por una subunidad que tiene actividad transferasa, la galactosiltransferasa, y una subunidad reguladora, la α-lactalbúmina, cuya síntesis se activa hormonalmente en la glándula mamaria después del parto. La reacción consiste en la transferencia de una molécula de glucosa a la UDP-galactosa.

$$UDP\text{-}galactosa + Glucosa \rightarrow UDP + Lactosa$$

Normalmente, la galactosiltransferasa, formada sólo por la subunidad catalítica, cataliza la reacción entre la UDP-galactosa y la N-acetilglucosamina, con lo que se sintetiza N-acetil-β-lactosamina, que es un componente de las glicoproteínas.

BIOSÍNTESIS DE AMINOAZÚCARES

Los aminoazúcares son componentes de los glucosaminoglicanos, antes denominados mucopolisacáridos. Entre ellos se encuentran componentes del tejido conjuntivo, como el condroitín-sulfato y el queratán-sulfato, y de la piel, como el dermatán-sulfato y el ácido hialurónico. Otro glucosaminoglicano que no tiene función estructural es la heparina. Generalmente, los glucosaminoglicanos están unidos a proteínas, constituyendo los proteoglicanos, que tienen un porcentaje muy elevado de azúcares (> 95 %). Los aminoazúcares son también componentes de las glicoproteínas y los glicolípidos.

Todos los glucosaminoglicanos son polímeros de unidades repetidas de disacáridos: uno, en el que un componente del disacárido es un derivado del aminoazúcar (N-acetilglucosamina o N-acetilgalactosamina), y otro, que consiste en un azúcar con un grupo de naturaleza ácida (carboxílico o sulfúrico) (**Fig. 3-23**). El aminoazúcar que se sintetiza en primer lugar es la glucosamina-6-fosfato. Ésta se sintetiza en una reacción catalizada por la glutamina fructosa-6-fosfato aminotransferasa, en la que la glutamina transfiere su grupo amida.

Posteriormente, la glucosamina-6-fosfato es acetilada por una acetiltransferasa que utiliza acetil-CoA como coenzima y origina N-acetilglucosamina-6-fosfato. Para que ésta pueda participar en reacciones de biosíntesis se debe activar convirtiéndose en UDP-N-acetilglucosamina. Con este fin, primero es isomerizada por una mutasa, para dar lugar a N-acetilglucosamina-1-fosfato, y, posteriormente, se activa con UTP,

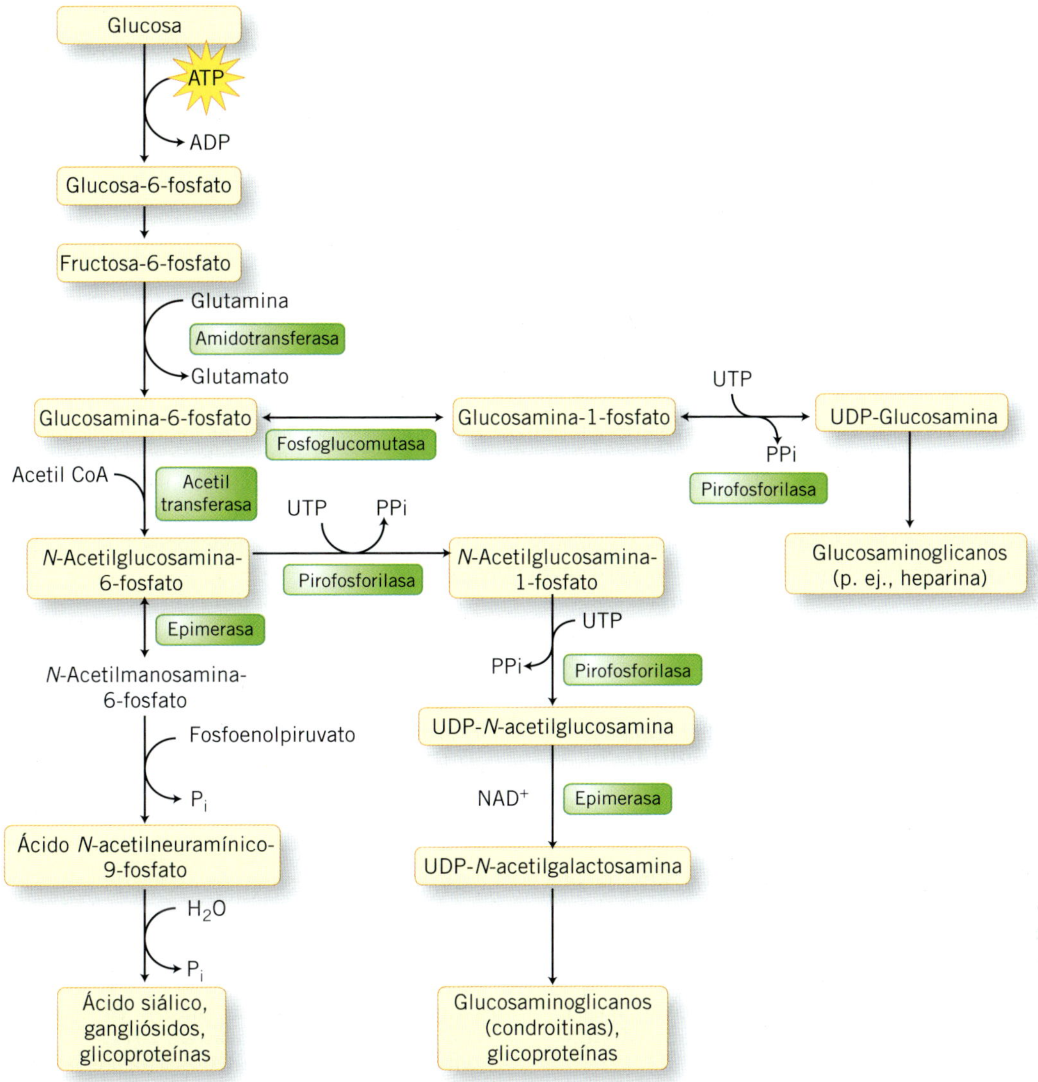

Figura 3-23. Esquema de la ruta de biosíntesis de los aminoazúcares y sus derivados. PPi: pirofosfato.

en una reacción catalizada por una pirofosforilasa, obteniéndose así UDP-*N*-acetilglucosamina.

La *N*-acetilglucosamina se epimeriza a *N*-acetilgalactosamina en una reacción semejante a la descrita antes para la interconversión de UDP-glucosa y UDP-galactosa. Además, la *N*-acetilglucosamina-6-fosfato se epimeriza a *N*-acetilmanosamina-6-fosfato, que, al reaccionar con fosfoenolpiruvato, da lugar a la síntesis de *N*-acetilneuramínico-9-fosfato y, a partir de éste, al ácido neuramínico o ácido siálico.

La activación del ácido siálico para la biosíntesis de oligosacáridos no comporta su conversión en nucleósido-disfosfato azúcar, sino en nucleósido monofosfato-azúcar, citidinmonofosfato-ácido siálico, o CMP-siálico, a partir de CTP:

$$CTP + Ácido\ siálico \rightarrow CMP\text{-}siálico + PPi$$

En la formación de los disacáridos participan glucosiltransferasas que utilizan como dador del azúcar su UDP-derivado. El CMP-siálico se sintetiza en el núcleo de las células animales, mientras que todos los demás derivados de azúcares unidos a nucleótidos lo hacen en el citosol.

PUNTOS CLAVE

- Entre los hidratos de carbono, la glucosa es el más importante, ya que es el combustible por excelencia de todas las células. Su degradación puede realizarse bien por vía aerobia, oxidándose completamente hasta CO_2, dando lugar a gran cantidad de energía, bien por vía anaerobia, hasta lactato, en la que la cantidad de energía que se obtiene es baja. La degradación anaerobia, aunque no es rentable desde el punto de vista energético, tiene la ventaja de que se puede realizar en aquellos tejidos que carecen de mitocondrias o en situaciones en las que el aporte de oxígeno está comprometido.

- La glucosa debe mantenerse constante en sangre para ser suministrada a las células que la requieren como combustible exclusivo. El glucógeno constituye la reserva de glucosa en el organismo y se almacena de forma importante en el hígado y el músculo. Cuando los niveles sanguíneos de glucosa caen por debajo de los niveles normales, el glucógeno hepático se degrada para liberar glucosa. Por el contrario, cuando los niveles de glucosa se elevan, se retira de la sangre y se almacena en forma de glucógeno. La regulación del metabolismo del glucógeno en el hígado se lleva a cabo, principalmente, por las hormonas adrenalina y glucagón, que son hiperglucemiantes, y por la insulina, que es hipoglucemiante. El glucógeno muscular se sintetiza en las mismas situaciones que el glucógeno hepático. Sin embargo, su degradación se realiza para suministrar combustible al propio músculo, para llevar a cabo la contracción muscular. La regulación de su degradación, en líneas generales, es semejante a la del hígado, pero sobre éste no influye el glucagón, que no tiene receptores en la célula muscular.

- Una vía que sirve para la obtención de glucosa en el hígado y la corteza renal es la gluconeogénesis. En ella se sintetiza glucosa a partir de precursores no glucídicos proporcionados por otros tejidos. Esta ruta, junto con la glucólisis –que sería el proceso opuesto–, está muy bien regulada, tanto en relación con la actividad de las enzimas implicadas como en la expresión génica, participando en su regulación varias hormonas y la propia glucosa, entre otras.

- Aunque las vías anteriores pueden considerarse las más importantes desde el punto de vista metabólico, la glucosa puede seguir otras rutas que tienen finalidades diferentes. Una de ellas es la vía de las pentosas-fosfato, por la que se obtienen pentosas (para la síntesis de nucleótidos) y poder reductor (para la síntesis de ácidos grasos o para eliminar especies de oxígeno reactivas). Otra ruta consiste en la conversión de glucosa en ácido glucurónico. Este ácido participa en reacciones de destoxificación y en la biosíntesis de mucopolisacáridos.

- También otros azúcares y polialcoholes son metabolizados en el organismo humano y convertidos en otros derivados glucídicos de interés biológico o degradados para obtener energía.

BIBLIOGRAFÍA

BERG JM, TYMOCZKO JL, GATTO GJ JR, STRYER L. **Biochemistry, 9ª ed. New York: WH Freeman/McMillan Learning, 2019.**
Texto clásico de bioquímica, especialmente destacable por la claridad expositiva y la amenidad de su lectura. Proporciona unos conceptos muy claros en las rutas metabólicas y su regulación, incluyendo en esta nueva edición aspectos clínicos.

ELLIOT WE, ELLIOT DC. **Bioquímica y biología molecular, 1ª ed. Barcelona: Ariel, 2002.**
En este libro, que abarca coordinación y regulación metabólica con implicaciones de situaciones patológicas, se insiste en la lógica de cada reacción.

KENNELLY PJ, BOTHAM KM, McGUINNESS OP, RODWELL VW, WEIL P. **Harper's Illustrated Biochemistry, 32ª ed. New York: McGraw Hill, 2023.**
Libro muy completo y muy actualizado, que relaciona la bioquímica humana con las alteraciones patológicas y la medicina molecular.

LIZÁK B, SZARKA A, KIM Y, CHOI KS, NÉMETH CE, MARCOLONGO P Y COLS. **Glucose transport and transporters in the endomembranes. Int J Mol Sci 2019; 20: 5898.**
En esta revisión se presentan distintos transportadores de glucosa en sus aspectos genéticos, bioquímicos y fisiológicos.

MATHEWS CK, VAN HOLDE KE, APPLING DR, ANTHONY-CAHILL SJ. **Bioquímica, 4ª ed. Madrid: Pearson Educación, 2013.**
Manual de bioquímica muy completo y actualizado, con un enfoque muy adecuado que hace fácil su utilización.

MUGABO Y, ZHAO S, SEIFRIED A, GEZZAR S, AL-MASS A, ZHANG D Y COLS. **Identification of a mammalian glycerol-3-phosphate phosphatase: role in metabolism and signaling in pancreatic β-cells and hepatocytes. Proc Natl Acad Sci U S A 2016; 113: E430-9.**
Se describe una enzima clave, la glicerol-3-fosfato fosfatasa, de la regulación metabólica en células de mamífero y objetivo potencial para la diabetes tipo 2 y los trastornos cardiovasculares y metabólicos.

NELSON DL, COX MM. **Lehninger. Principles of biochemistry, 8ª ed. New York: MacMillan International, 2021.**
Última edición de uno de los mejores libros de bioquímica. Proporciona una visión muy clara de los constituyentes biológicos y del metabolismo.

QI X, TESTER RF. **Fructose, galactose and glucose –in health and disease. Clin Nutr ESPEN 2019; 33: 18-28.**
En este artículo se revisan los principales glúcidos y su papel en la salud y la enfermedad.

SALWAY JG. **Metabolism at a glance, 4ª ed. Chichester, West Sussex, Reino Unido: Wiley Blackwell, 2017.**
Libro muy original y didáctico. Proporciona una visión del metabolismo muy amplia, con esquemas muy instructivos de las distintas rutas, y describe aspectos de algunas enfermedades.

STEINBERG GR, HARDIE DG. **New insights into activation and function of the AMPK. Nat Rev Mol Cell Biol 2022.**
Revisión de la estructura y el mecanismo de activación de la AMP quinasa, así como de su papel en el metabolismo de la glucosa y del glucógeno.

VARGAS MORALES AM. **Bioquímica estructural y biología molecular. Granada, España: Editorial Técnica AVICAM, 2020.**
Texto básico sobre la estructura de biomoléculas, enzimología y biología molecular dirigido a estudiantes.

VARGAS MORALES AM. **Bioquímica metabólica. Granada, España: Editorial Técnica AVICAM, 2020.**
Libro de bioquímica dirigido a estudiantes, que presenta una visión amplia y precisa de las distintas rutas metabólicas y su regulación.

Fibra dietética

4

J. J. Gálvez Peralta, M. E. Rodríguez Cabezas y A. Rodríguez Nogales

OBJETIVOS

- Conocer el concepto de fibra dietética.
- Establecer los diferentes grupos de compuestos que pueden formar parte de la fibra dietética, situándolos en sus principales fuentes de obtención.
- Diferenciar los distintos tipos de fibra dietética según sus principales características (solubilidad y fermentabilidad bacteriana), estableciendo su relación con las propiedades fisiológicas derivadas de su ingesta.
- Conocer las recomendaciones en cuanto al consumo de fibra dietética para una dieta «saludable».
- Razonar el papel que desempeña el consumo de fibra en la prevención de enfermedades digestivas, como el estreñimiento o la diverticulosis.
- Establecer el papel beneficioso de la fibra dietética en el tratamiento de enfermedades metabólicas, incluidas la obesidad, la diabetes mellitus de tipo 2 o la hipercolesterolemia, razonando los mecanismos involucrados en función de sus distintos componentes.
- Conocer el papel de la ingesta de fibra en la prevención de tumores, como el cáncer de colon o de mama, así como los mecanismos que justificarían este efecto preventivo.

INTRODUCCIÓN

En 1997, la revista *Nutrition Science News* publicó un interesante artículo con el siguiente encabezado: «Nutrición en el paleolítico: tu futuro depende de tu pasado. Los genes humanos, formados durante millones de años de evolución, hacen mala pareja con las dietas modernas altamente elaboradas». Esta publicación concluye que el hombre actual presenta características genéticas similares a las de sus antepasados; sin embargo, ha cambiado radicalmente sus hábitos dietéticos. Mientras nuestra dieta era entonces muy rica en legumbres, frutas y verduras, actualmente predominan las proteínas y grasas de origen animal. Estos cambios han constituido la base epidemiológica para relacionar numerosas enfermedades metabólicas y del aparato digestivo con la falta de fibra en nuestra dieta.

La dieta consumida actualmente en los países desarrollados contiene poco o ningún residuo, por falta de la necesaria fibra contenida sobre todo en los cereales, las verduras y las frutas. En las personas adultas, esta carencia es un factor de riesgo, que contribuye al desarrollo de numerosas enfermedades. Pero esta carencia de fibra es mucho más peligrosa en la niñez y la adolescencia, ya que va a influir decisivamente en la aparición precoz de enfermedades graves, como la obesidad, la diabetes, la hipercolesterolemia y otras enfermedades del aparato digestivo, como el estreñimiento crónico o la diverticulosis. De hecho, muchas de estas enfermedades se inician en la edad pediátrica, aunque por lo general se expresan clínicamente a partir de la cuarta década de vida.

El menor consumo de alimentos ricos en fibra puede tener diversas explicaciones. Así, los alimentos pocos elaborados son más bastos, obligan a una masticación más trabajosa y suelen tener un menor prestigio social. Además, en el análisis del aumento del consumo de alimentos de origen animal y el descenso de los de origen vegetal, hay que añadir, especialmente en los niños y los adolescentes, la aparición en medios de comunicación y redes sociales de mensajes sobre determinados alimentos de gran atracción psicológica y social para ellos. Éstos son alimentos muy elaborados, con un alto contenido en grasas saturadas e hidratos de carbono, pero prácticamente carentes de fibra dietética.

El objetivo de este capítulo es presentar el concepto actual de fibra dietética, sus fuentes y las propiedades fisiológicas que manifiestan los diferentes tipos de fibra. También se pretende aportar una visión general de los efectos beneficiosos del consumo de fibra para la salud, profundizando en los mecanismos por los cuales puede ejercer estos efectos.

DEFINICIÓN DE FIBRA DIETÉTICA

Hispley, en 1953, fue el primer científico que reflejó por escrito el término fibra dietética, definiéndola como «los constituyentes no digeribles que se encuentran en la pared de la célula vegetal», y haciendo sinónimos los términos fibra vegetal y fibra dietética.

Entre 1972 y 1976, Burkitt, Trowell y Painter adoptaron un término más amplio de fibra dietética debido a que diversos estudios epidemiológicos habían descrito una correlación entre el consumo de determinados alimentos no digeribles y la disminución de ciertas enfermedades, como el estreñimiento, la obesidad, la diabetes, la enfermedad coronaria e, incluso, determinados tipos de cáncer, proponiendo la conocida «hipótesis de la fibra dietética». Esto llevó a Trowell, en 1976, a proponer como definición de fibra dietética el «remanente de los componentes de la planta que son resistentes a la hidrólisis por las enzimas intestinales humanas». Este concepto engloba a los componentes de la pared celular, como celulosas, hemicelulosas y lignina, y a otros polisacáridos presentes en las plantas, como gomas, mucílagos, celulosas modificadas, oligosacáridos y pectinas, que son comestibles y resistentes a la digestión. El motivo para incluir estos nuevos componentes de las plantas se basaba en las propiedades fisiológicas atribuidas a la fibra dietética, pero no necesariamente a su similitud química o su situación en la pared celular.

En 2001, la *American Association of Cereal Chemist* amplió aun más el concepto de fibra dietética: «La fibra dietética es la parte comestible de las plantas o hidratos de carbono análogos que son resistentes a la digestión y la absorción en el intestino delgado, con completa o parcial fermentación en el intestino grueso. La fibra dietética incluye polisacáridos, oligosacáridos, lignina y sustancias asociadas de la planta. Las fibras dietéticas promueven efectos beneficiosos fisiológicos –como el laxante– y/o atenúan los niveles de colesterol y/o de glucosa en sangre».

Los aspectos más importantes de esta definición son los siguientes:

1. «…es la parte comestible…»: obviamente, para que un componente de los alimentos pueda ser parte de la dieta, debe ser comestible. Se indica «la parte», ya que puede ser una porción de un alimento completo o un producto de un alimento.

2. «…de plantas…»: clásicamente, la fibra dietética ha sido considerada de origen vegetal.

3. «…o hidratos de carbono análogos…»: los análogos estructurales de los hidratos de carbono que constituyen parte de la fibra dietética han demostrado presentar propiedades fisiológicas similares a los naturales. Éstos se producen durante el procesado de los alimentos bien por métodos químicos o físicos, bien por síntesis dirigida.

4. «…que son resistentes a la digestión y la absorción en el intestino delgado humano…»: la resistencia a la digestión es la clave que tienen en común los diferentes tipos de fibra dietética.

5. «…con fermentación completa o parcial en el intestino grueso…»: algunos de los efectos beneficiosos de la fibra están relacionados con su capacidad de fermentación. Ésta desempeña un papel básico en el control del tránsito intestinal y la regulación del pH del colon, y, finalmente, como consecuencia de la fermentación, se producen subproductos con importantes efectos fisiológicos.

6. «…incluye polisacáridos…»: los polisacáridos, como la celulosa y la hemicelulosa, son la parte fundamental de la fibra dietética. Para muchas fibras, el gran tamaño molecular de la celulosa les da la apariencia fibrosa que justifica sus nombres. Para otras fibras dietéticas, los polisacáridos –como los β-glucanos– les confieren las características gelatinosas de las fibras solubles. Todos los polisacáridos no digeribles son polímeros de la glucosa, como la celulosa y los β-glucanos; polímeros de la fructosa, como la inulina; heteropolímeros, como los arabinoxilanos y las arabinogalactanas, o análogos de los hidratos de carbono.

7. «…oligosacáridos…»: son polisacáridos de cadena corta con una extensión de polimerización entre 3 y 10 unidades. Presentan algunas de las propiedades fisiológicas de los polisacáridos más grandes, motivo por el que se incluyen en esta definición.

8. «…lignina…»: aunque no es un polisacárido *per se*, está unida de forma intrincada a los polisacáridos de la fibra en los alimentos e incrementa la resistencia a la digestión.

9. «…y sustancias asociadas en la planta…»: las ceras, la cutina y la suberina son derivados de ácidos grasos no digeribles, que, como la lignina, están íntimamente unidas a los polisacáridos de la fibra dietética, a menudo sirviendo de puente de unión entre otros componentes e incrementando la resistencia a la digestión.

10. «…Las fibras dietéticas promueven efectos beneficiosos fisiológicos…»: una de las características de la fibra es que presenta efectos positivos para la salud.

11. «…como laxante…»: facilitar el tránsito del contenido intestinal es un efecto fisiológico muy importante que resulta de un incremento de la fibra en la dieta en sustitución de otros componentes. Es un efecto fisiológico casi garantizado y proporciona una sensación positiva a los individuos que consumen fibra dietética.

12. «…y/o…»: el uso de «y/o» incluido en la definición hace referencia a que no todas las fibras presentan todos los efectos beneficiosos, pero se puede esperar que presenten, al menos, uno de ellos.

13. «…atenúan los niveles de colesterol y/o de glucosa en sangre»: el término atenuar, en un contexto científico, significa ajustar una variable a niveles convenientes o reducirla a niveles deseados.

COMPONENTES DE LA FIBRA DIETÉTICA

Los principales componentes que se pueden incluir en el concepto de fibra dietética, en el sentido más amplio, se recogen en la **tabla 4-1**.

Polisacáridos

Celulosa

La celulosa es un polisacárido lineal formado por unidades de D-glucosa (hasta 10.000), unidas por un enlace β-1,4. Existen abundantes puentes de hidrógeno que se establecen de forma intracatenaria e intercatenaria, lo que conduce a una organización de las cadenas en miofibrillas y fibras, formando estructuras cristalinas muy estables. Esta disposición estructural, junto con su composición química, explica las propiedades de la celulosa, destacando su carácter de insolubilidad en agua. Es el compuesto más abundante de las paredes celulares de las plantas, de ahí su importancia cuantitativa en el conjunto de la fibra. En general, las verduras, las frutas, los frutos secos y los cereales aportan cantidades muy importantes de celulosa. Una proporción mayoritaria del salvado de los cereales es celulosa.

Al ser la celulosa un polímero polihidroxilado, puede esterificarse fácilmente, obteniéndose derivados semisintéticos, que modifican algunas de las propiedades de la celulosa, ampliando de esta forma sus aplicaciones. Así, la esterificación conduce a polímeros hidrosolubles con numerosas aplicaciones tecnológicas: metilcelulosa, etilcelulosa, propilcelulosa y carboximetilcelulosa. En estos componentes, la hidrosolubilidad depende del grado de sustitución de los hidroxilos del polímero original, formando la mayoría de ellos soluciones muy viscosas al ponerse en contacto con el agua. Algunos de estos análogos, como la metilcelulosa o la hidroxipropilmetilcelulosa, se incluyen dentro del concepto de fibra como análogos estructurales de los hidratos de carbono.

Hemicelulosas

Las hemicelulosas son polímeros más pequeños que la celulosa (50-2.000 residuos), formados por diversos tipos de azúcares y con estructura ramificada. Por lo tanto, se diferencian de la celulosa en el tamaño de la molécula, en el tipo de sus monómeros –que en la celulosa es sólo glucosa, mientras que en la hemicelulosa, además de glucosa, hay otros tipos de azúcares– y, finalmente, en su estructura espacial, siendo en la celulosa lineal y en las hemicelulosas ramificada. Aunque las hemicelulosas son muy heterogéneas, pueden establecerse dos grandes grupos:

- Hemicelulosas neutras, formadas por pentosanos de arabinosa y xilosa y por hexosanos de galactosa, manosa y glucosa.
- Hemicelulosas ácidas, donde aparecen los ácidos galacturónico y glucurónico.

Las diferencias químicas entre ellas, especialmente la presencia de grupos ácidos y la estructura molecular en conjun-

Tabla 4-1. Principales constituyentes de la fibra dietética
Polisacáridos
• Celulosa
• Hemicelulosa
• Pectinas
• Gomas
• Mucílagos
• Polifructosas
Análogos de hidratos de carbono
• Dextrinas no digeribles
• Maltodextrinas resistentes
• Polidextrosa
• Metilcelulosa
• Hidroxipropilmetilcelulosa
• Almidón resistente
• Hidratos de carbono sintéticos
Oligosacáridos
• Inulina
• Fructooligosacáridos
• Galactooligosacáridos
• Xilooligosacáridos
• Isomaltooligosacáridos
Derivados no hidratos de carbono
• Lignina
• Ceras
• Fitatos
• Cutinas y suberinas
• Compuestos polifenólicos (taninos)

to, hacen que los dos tipos de hemicelulosas tengan diferentes propiedades físicas y químicas y, por lo tanto, distintos efectos fisiológicos.

Se encuentran asociadas a la celulosa como constituyentes de las paredes celulares. Este hecho es muy interesante, ya que ambas sustancias forman parte de la cubierta externa (lo que constituye, fundamentalmente, el salvado) y, por lo tanto, el aporte en fibra va a ser muy diferente en función del grado de extracción de la harina, cuando se trata de pan u otros derivados de cereales. De ahí la importancia de los alimentos integrales, en cuanto al aporte diario de fibra.

Con independencia de estas hemicelulosas que se ingieren con la alimentación habitual, pueden incluirse otras, que se obtienen de fuentes vegetales y que se utilizan con fines terapéuticos o incorporadas en productos alimenticios industriales, dada su capacidad gelificante. Entre ellas destacan las siguientes:

Glucomananos. Son polímeros en los que el 20-50 % de las unidades de D-manosa de la cadena se encuentran reemplazadas por D-glucosa. Las uniones interosídicas son β-1,4, y pueden tener varias D-manosas contiguas, pero las glucosas permanecen aisladas. Se disuelven en agua, formando soluciones muy viscosas. Son constituyentes de las hemicelulosas parietales, y son frecuentes en los órganos subterráneos de diversas Monocotiledóneas, obteniéndose fundamentalmente de los tubérculos de *Amorphophalus rivieri*, variedad Konjac.

Goma de algarrobo o goma de carauba. Está constituida por el albumen de las semillas del árbol algarrobo (*Ceratonia siliqua*). No es conceptualmente una goma, ya que no se obtiene de una exudación debida a un traumatismo. Este polímero está formado por el encadenamiento de β-D-manosas unidas en 1-4, con ramificaciones laterales de una sola unidad de α-D-galactosa en uniones α-1,6. Se calcula una media de una unidad de D-galactosa por cuatro de D-manosa. La goma de algarrobo se solubiliza parcialmente en agua fría y casi totalmente en caliente (80 °C), dando, al enfriarse, disoluciones seudoplásticas de gran viscosidad que soportan variaciones importantes de pH (3-11). En terapéutica, la harina de algarrobo se asocia a la aleurona de girasol y de arroz, constituyendo una preparación absorbente propuesta en el tratamiento sintomático de las diarreas de los lactantes y los niños pequeños. También se ha utilizado como coadyuvante en regímenes de adelgazamiento.

Goma guar. Se obtiene por trituración del albumen de las semillas de *Cyamopsis tetragonolobus*. Como en el caso anterior, tampoco es una goma auténtica. También es un D-galacto-D-manano, formado por el encadenamiento de β-D-manosas unidas en 1-4 con ramificaciones laterales con una sola unidad de α-D-galactosa, en unión 1-6. La diferencia con la goma de algarrobo reside en que la relación D-galactosa/D-manosa es de, aproximadamente, un medio. La goma guar es un polvo de blanco a amarillento, prácticamente insoluble en disolventes orgánicos, pero que con el agua produce soluciones de viscosidad variable. Este galactomanano, como otras fibras solubles, es muy utilizado por los especialistas en nutrición en los regímenes destinados a diabéticos y en pacientes con niveles elevados de colesterol, para disminuir el riesgo de enfermedad cardiovascular.

Pectinas

Las sustancias pécticas se pueden definir como un grupo complejo y heterogéneo de polímeros construidos sobre una columna vertebral lineal de, al menos, 65 % de ácido galacturónico, que puede estar libre o esterificado con grupos metilo en los grupos carboxilo. La molécula de pectina contiene fragmentos de regiones lineales y regiones ramificadas de polisacáridos, como homogalacturonanos, ramnogalacturonanos, xilogalacturonanos y apiogalacturonanos. La estructura del polímero varía según el origen botánico, pero también cambia para una misma fuente, según el estadio de desarrollo. Estos polisacáridos se localizan, principalmente, en la laminilla media de la pared de las células vegetales de plantas terrestres, donde se asocian a la celulosa y las hemicelulosas, por enlaces de naturaleza no precisada. Las pectinas incorporadas en los alimentos naturales son, junto con la celulosa y las hemicelulosas, los tres componentes mayoritarios de la fibra alimentaria.

Las pectinas son, sobre todo, abundantes en frutos inmaduros. En principio, son insolubles, lo que asegura cierta rigidez de los tejidos, pero durante la maduración se degradan a azúcares y ácidos, siendo esta degradación uno de los mecanismos por el que se produce el reblandecimiento de los tejidos. Las pectinas se extraen a partir de los desechos de limones y manzanas obtenidos en la fabricación de zumos de frutas. Las disoluciones de pectinas son muy viscosas y su comportamiento es seudoplástico, debido a que los grupos carboxílicos libres se ionizan, por lo que las moléculas se repelen, adquiriendo una conformación extendida, que permite que sean fuertemente hidratadas.

El interés fundamental de las pectinas en nutrición se debe a sus características de «fibra soluble»: al absorber agua, constituyen una preparación espesante del contenido gástrico y regulador del tránsito intestinal, aumentando así el volumen fecal. Por otra parte, al fermentar con bastante rapidez, favorecen el crecimiento de una microbiota saprofita más apropiada. Por ello, se utilizan en el tratamiento sintomático de las regurgitaciones del lactante y en las diarreas.

En dietética, la utilización regular de pectinas ha demostrado su eficacia en el control de la colesterolemia y la prevención de enfermedades cardiovasculares, como ocurría con la goma guar.

Gomas

Las gomas son polisacáridos complejos, siempre heterogéneos y ramificados, que contienen diversos azúcares neutros y ácidos urónicos, que pueden estar metilados o acetilados y que tienen propiedades coloidales. Son exudados vegetales resultantes de un traumatismo (aunque la goma de tragacanto se almacena antes de cualquier agresión). Provienen de la transformación de polisacáridos de la pared celular, pudiendo incluso proceder del almidón. Aunque se haya postulado que son la manifestación de una adaptación a la sequedad, su presencia en especies de localización septentrional tiende a invalidar esta hipótesis.

La mayoría de las gomas se disuelven en agua, formando disoluciones viscosas. Son insolubles en disolventes orgánicos y se solidifican por desecación.

Se incluyen en este grupo componentes que no suelen ingerirse con los alimentos naturales, sino que son el exudado que fluye naturalmente o por incisiones del tronco y las ramas de diversas plantas. De entre las diversas gomas, destacan las siguientes:

- Goma arábiga, que se obtiene de las acacias (*Acacia senegal*).
- Goma de tragacanto de *Astragalus gummifer*.
- Goma esterculia de *Sterculia tomentosa*.

Debido a sus propiedades estructurales son utilizados en las industrias agroalimentaria, farmacéutica y biomédica, entre otras. Está autorizado su uso como agentes espesantes, estabilizantes y gelificantes, películas de recubrimiento, encapsulados y en la elaboración de productos biocompatibles.

Por ejemplo, la goma de esterculia, inicialmente introducida como sucedáneo de la goma de tragacanto, tiene numerosas ventajas que justifican el amplio empleo que se hace de ella en farmacia. Así, forma dispersiones viscosas que se hinchan fuertemente, es no fermentable y no se absorbe ni se degrada. Por estos motivos, está indicada en el tratamiento sintomático del estreñimiento, sola o asociada a otros principios activos, y se propone como coadyuvante en regímenes restrictivos en el tratamiento de la obesidad.

Mucílagos

Son polisacáridos complejos en cuya composición entran, al igual que en las gomas, azúcares, como arabinosa y manosa, junto con ácidos urónicos, especialmente ácido galacturónico. Los mucílagos son fibras solubles que, una vez extraídos, poseen una gran capacidad para formar geles. Son constituyentes celulares normales, preexistentes en formaciones histológicas especializadas (células o canales) y frecuentes en el tegumento externo de las semillas. Son agentes de retención hídrica, que desempeñan un papel muy importante en la germinación. También se han encontrado mucílagos en las raíces y las hojas de diversas especies vegetales y en extractos de algas (agar), bacterias (goma xantana) o de fuentes animales (quitina).

Entre las principales fuentes de obtención de mucílagos, cabe destacar las siguientes:

- Diversas especies del género *Plantago*. Las más representativas son la ispágula *(Plantago ovata)* y la zaragatona o *Psyllium* *(P. psyllum y P. arenaria)*. Las semillas y cutículas de estas especies han sido, tradicionalmente, utilizadas por sus propiedades laxantes, debido a los mucílagos que contienen.
- Las flores de malva *(Malva silvestris)* y la raíz de altea *(Althaea oficinalis)*.
- La semilla del lino *(Linum usitatissimun)*.

Algunas algas constituyen también una fuente muy importante de polisacáridos ácidos, que estructuralmente se pueden englobar en el concepto de mucílagos. Una de las características de las algas es la formación de talos complejos, que son aglomeraciones de células frecuentemente poco diferenciadas, flexibles y desprovistas de lignina. La matriz que contiene a las células de las algas es glucídica y los polisacáridos que los constituyen son polímeros capaces de formar geles, para la adaptación al medio marino, ya que necesitan más flexibilidad, a diferencia de lo que ocurre en los vegetales terrestres. Los principales tipos de polisacáridos procedentes de algas son:

- Ácido algínico y alginatos, producidos en distintas especies de las Feofíceas (algas pardas), como *Laminaria digitata*, *Laminaria hyperborea*, *Macrocystis pyrifera*, *Fucus serratus* y *Fucus vesiculosus*.
- Carragenanos y agar-agar, polímeros de galactosa sulfatada elaborados por algas de la clase Rodofíceas (algas rojas), destacando *Chondrus crispus* como fuente de carragenano y diferentes especies del género *Gelidium* para el agar-agar.

Los mucílagos son fibras solubles que, una vez extraídos, poseen una gran capacidad de formar geles.

Almidón resistente

El almidón se encuentra distribuido ampliamente en tubérculos como la patata, en granos y semillas, en un gran número de frutos y en los rizomas de muchas plantas. En un principio se pensaba que la totalidad del almidón ingerido se disociaba y se absorbía a lo largo del aparato intestinal, pero estudios posteriores han demostrado que al menos el 10 % del almidón escapa a los procesos de digestión. El almidón resistente se define como la suma de almidón y productos de su degradación que no han sido absorbidos en el intestino delgado de individuos sanos.

Existen diferentes factores que hacen que el almidón sea resistente a la α-amilasa humana:

Forma física del alimento. Existen almidones que, por su localización en granos y semillas poco molidos –como la patata, el plátano y el salvado– o por estar en alimentos amiláceos de gran densidad –como la pasta–, hacen que sean inatacables en su totalidad por las enzimas digestivas.

Proceso de retrogradación. Al calentar el almidón en presencia de agua, puede producirse una distorsión de las cadenas polisacarídicas, adquiriendo una conformación al azar, lo que provoca hinchamiento del almidón y engrosamiento de la matriz envolvente, proceso conocido como gelatinización. En estas circunstancias, el almidón gelatinizado es fácilmente atacable por las enzimas. Sin embargo, al enfriarse, comienza un proceso de recristalización –denominado retrogradación– muy rápido para la amilosa y lento para la amilopectina, siendo este último fenómeno responsable, por ejemplo, del endurecimiento del pan. Esta última fracción constituye la fracción mayoritaria del almidón resistente en los alimentos precocinados, tan abundantes en la alimentación actual.

Factores extrínsecos. Estos factores, como por ejemplo la masticación, determinan la accesibilidad del almidón contenido en estructuras rígidas, también el tiempo de tránsito desde la boca al íleon terminal, la concentración de amilasa en el intestino o la presencia de otros componentes alimentarios que pueden retrasar la hidrólisis enzimática.

Es difícil cuantificar cuánto representa el almidón resistente en el conjunto de la fibra alimentaria, puesto que depende de muchos factores, dependientes tanto de los alimentos que se ingieran (el plátano puede tener hasta un 90 %) como del tipo de cocinado, ya que los alimentos precocinados presentan mayor cantidad de almidón. Estudios recientes apuntan a que la cantidad de almidón que alcanza el intestino grueso puede ser de 5-10 g/día.

El almidón resistente se comporta en el colon como un sustrato importante para la fermentación bacteriana colónica, con lo que puede aportar los beneficios derivados de ésta.

Oligosacáridos

Existen dos tipos de oligosacáridos de gran importancia en la industria alimentaria: fructooligosacáridos (FOS) y galactooligosacáridos (GOS).

Los FOS más importantes son 1-cestosa, nistosa y fructosilnistosa, constituidos por una molécula de sacarosa y una, dos o tres de fructosa, respectivamente. Se encuentran en productos de origen vegetal, como la cebolla, la alcachofa, el tomate y la remolacha. En la industria alimentaria, se emplea un producto aislado de esta última por acción de la fructosilfuranosidasa.

En los GOS, se une una molécula de lactosa, también en disposición lineal, a cuatro galactosas. Son componentes presentes en la leche de vaca, obteniéndose industrialmente a partir de la lactosa mediante una transgalactosilación con una β-ᴅ-galactosidasa.

Además de FOS y GOS, existen otros oligosacáridos que se ingieren con diferentes alimentos, como la inulina (cebolla), la rafinosa, la verbascosa y la estaquiosa, que se encuentran fundamentalmente en las legumbres.

A los FOS se les atribuye un importante efecto favorecedor del crecimiento de las bifidobacterias, ya que pueden ser degradadas por β-oxidasas que producen estas bacterias, y no lo son por las bacterias patógenas, como *Escherichia coli* o *Clostridium perfringens*.

También es interesante hacer referencia a los xilooligosacáridos y los isomaltooligosacáridos, que recientemente han demostrado su potencial prebiótico, así como ser de gran interés para las industrias agroalimentaria y ganadera.

Los xilooligosacáridos son productos de degradación del xilano, compuestos principalmente por unidades de xilosa unidas mediante enlaces β-1,4. Distintos estudios han descrito que poseen interesantes propiedades biológicas, por lo que se está valorando su potencial aplicación para el consumo humano y animal.

Los isomaltooligosacáridos son oligómeros de glucosa con enlaces α-ᴅ-(1,6). Forman parte de la dieta humana, ya que se encuentran en alimentos fermentados, como el pan de masa madre, el kimchi, el arroz miso, la salsa de soja y el sake. Actualmente se utilizan como fuente de fibra y edulcorantes bajos en calorías, pero se están investigando sus propiedades prebióticas y sus potenciales aplicaciones.

Lignina

Las ligninas son macromoléculas, con elevado peso molecular, que resultan de la unión de varios alcoholes fenilpropílicos (cumarílico, coniferílico y sinapílico). El acoplamiento aleatorizado de estos radicales da origen a una estructura tridimensional, de polímero amorfo, que es muy característica de las diferentes ligninas. Es el polímero natural más complejo en relación a su estructura y heterogeneidad, por lo que no es posible describir una estructura definida.

La lignina realiza múltiples funciones que son esenciales para la vida de las plantas. Por ejemplo, desempeña un importante papel en el transporte interno de agua, nutrientes y metabolitos. La lignina también proporciona rigidez a la pared celular y actúa como puente de unión entre las células de la madera, creando un material que es notablemente resistente a los impactos, las compresiones y las flexiones. Por último, es importante señalar que la lignificación de los tejidos permite resistir el ataque de los microorganismos, impidiendo la penetración de las enzimas destructivas de la pared celular.

A pesar de no ser un polisacárido, como se encuentra químicamente unida a las hemicelulosas de la pared de la célula vegetal y dado que colabora en algunas de las propiedades fisiológicas gastrointestinales, se incluye en el concepto de fibra dietética. No obstante, la lignina es un componente alimentario menor, hasta el punto de que la mayor parte de los alimentos que ingiere el ser humano están en estado no lignificado, siendo la única excepción los cereales de grano entero.

Las ligninas son polímeros insolubles en ácidos y en álcalis fuertes, no se digieren ni se absorben y tampoco son atacadas por la microbiota del colon. Esto hace que el proceso de lignificación afecte notablemente a la digestibilidad de la fibra. En este sentido, la cantidad de lignina, que aumenta de manera ostensible en la pared celular como consecuencia de la maduración, hace a estos alimentos resistentes a la degradación bacteriana y reduce la digestibilidad de los polisacáridos fibrosos.

Una de las propiedades más interesantes de la lignina es su capacidad de ligarse a los ácidos biliares y otros componentes orgánicos, como el colesterol, retrasando o disminuyendo su absorción en el intestino delgado, así como a la glucosa, limitando la absorción posprandial. Por lo tanto, la lignina y sus derivados tienen un gran potencial para su aplicación en el tratamiento de la obesidad y la diabetes.

TIPOS DE FIBRA DIETÉTICA

Las diversas fibras se diferencian por las distintas características que las definen y que han ido ampliando su concepto. En este sentido, las fibras se podrían encuadrar en función de su composición química, su situación en la planta o sus propiedades fisicoquímicas. De manera general, las fibras se suelen clasificar en función de dos de sus propiedades, que son responsables de la mayoría se sus beneficios fisiológicos: comportamiento en contacto con el agua y capacidad de fermentabilidad.

Fibras solubles e insolubles

El comportamiento de las distintas fibras en relación con el agua es muy diverso y depende de muchos factores, entre los que destacan los siguientes:

- Los grupos hidroxilo presentes en la fibra, que establecerán puentes de hidrógeno con las moléculas de agua.
- La presencia de grupos carboxílicos, que permitirá interacciones iónicas más fuertes a través de su unión con iones metálicos y, de éstos, con el agua. Esta unión, además, favorecerá la orientación de las moléculas de agua.
- La estructura tridimensional de los polímeros, lineal o más o menos ramificada, que permitirá la acumulación de agua en la matriz de la fibra.

Atendiendo al diferente comportamiento en relación con el agua, se habla de fibras solubles y fibras insolubles, lo que condiciona de forma importante sus efectos fisiológicos.

Las fibras solubles en contacto con el agua forman un retículo, donde ésta queda atrapada, originando soluciones de gran viscosidad. Son fibras con elevada capacidad para retener agua, entre las que destacan las pectinas, algunas hemicelulosas, las gomas, los mucílagos y los polisacáridos procedentes de algas. La capacidad gelificante es la responsable de muchos de los efectos fisiológicos de la fibra, como la disminución de la glucemia pospandrial o la atenuación de los niveles plasmáticos de colesterol.

Las fibras insolubles se caracterizan por su escasa capacidad para formar soluciones viscosas. En contacto con el agua, las fibras poco solubles –como la celulosa, diversas hemicelulosas y la lignina– pueden retener agua, aunque esta capacidad es siempre menor que en el caso de las fibras solubles.

Para una misma fibra, algunas características físicas pueden influir en la capacidad de captar agua. Así, es muy importante el tamaño de la partícula ingerida, por ejemplo, el salvado de trigo finamente molido capta un 26 % menos de agua que el no molido. Por último, es interesante resaltar que la retención hídrica que presentan muchas fibras *in vivo* puede verse afectada por los procesos de fermentación que pueden sufrir en el intestino grueso.

Así, las fibras que contienen componentes insolubles, como la celulosa y la hemicelulosa, con menor grado de retención acuosa inicial, tienden a tener un mayor efecto sobre la retención final de agua y, por lo tanto, sobre el peso fecal, en comparación con las fibras solubles. La razón de este hecho, aparentemente paradójico, radica en que las fibras solubles que retienen más agua en los segmentos digestivos iniciales son fermentadas por la microbiota intestinal, con lo que se produce más masa bacteriana que contribuye a la masa fecal, pero desaparece el agua que retenían. Por el contrario, la fibra insoluble es mucho menos atacable por la microbiota, contribuyendo decisivamente a los contenidos fecales por el residuo no digerido y el agua retenida, aunque en principio esta última es menor, comparativamente, con la que retenía la fibra soluble. En este sentido, el salvado de trigo, rico en celulosa y hemicelulosa no soluble, aumenta mucho el residuo no digerido, mientras que la fibra de frutas y verduras y otros polisacáridos solubles fermentan en gran proporción, dando lugar a una menor masa fecal, aunque produzcan una gran masa bacteriana.

Fibras fermentables y no fermentables

La fibra dietética llega al intestino grueso de forma inalterada. Aquí, al contrario de lo que ocurre con las enzimas digestivas humanas del intestino delgado, las bacterias del colon, con sus numerosas enzimas de gran actividad metabólica, pueden digerir en mayor o menor medida la fibra, dependiendo de su composición química y su estructura.

El ciego es un receptáculo donde se almacenan las heces durante un cierto tiempo y donde las bacterias intestinales degradan la fibra consumida. Estas reacciones son tan intensas que el valor del pH desciende bruscamente de 7-7,5 a 6-6,5 y la temperatura sube alrededor de 0,7 °C. Las moléculas complejas son desdobladas a hexosas, pentosas y alcoholes que ya no pueden ser absorbidos en el intestino grueso, sirviendo de sustrato a otras colonias bacterianas que las degradan a hidrógeno, metano y dióxido de carbono, responsables de cierto grado de flatulencia, ácido láctico y, sobre todo, ácidos grasos de cadena corta (AGCC), constituidos principalmente por acetato, propionato y butirato. En estos procesos se produce gran cantidad de energía, que es aprovechada por las bacterias que realizan esta fermentación.

Los sustratos fermentativos que utiliza la microbiota intestinal son los distintos tipos de polisacáridos que componen la fibra, así como los hidratos de carbono solubles malabsorbidos en el intestino delgado, como la lactosa y la fructosa, y los hidratos de carbono endógenos, como las mucinas y las glicoproteínas del intestino grueso.

Todos los tipos de fibra, a excepción de la lignina, pueden ser fermentados por las bacterias intestinales, aunque en general las fibras solubles lo son en mayor cantidad que las insolubles. Así, las pectinas, las gomas o los mucílagos tienen un grado de fermentabilidad del 80-95 %, mientras que en el caso de la celulosa es del 15-50 %.

En función de la fermentación bacteriana, la fibra puede dividirse en:

Fibras no fermentables (< 10 %). Entre éstas destacan fibras insolubles, como la lignina, y algunas fibras solubles, como la carragenina, la metilcelulosa y la carboximetilcelulosa.

Fibras parcialmente fermentables (10-70 %). Destacan las fibras insolubles ricas en celulosa. También se incluyen, en este grupo, algunas fibras solubles, como el agar, y otras fibras parcialmente solubles, como las semillas de *Plantago*.

Fibras fermentables (> 70 %). Están constituidas siempre por fibras solubles ricas en hemicelulosas (goma guar, glucomanano) o ricas en ácidos glucurónicos (pectinas o algunas gomas).

En la actualidad, existe un consenso general al afirmar que los efectos de la fermentación en el colon de la fibra dietética son imprescindibles para el buen funcionamiento del aparato digestivo, y que su ausencia puede producir alteraciones de consecuencias importantes.

PROPIEDADES FISIOLÓGICAS DE LA FIBRA

Como se ha indicado antes, las propiedades fisiológicas de la fibra dietética se basan, fundamentalmente, en dos de sus características (**Fig. 4-1**):
- Solubilidad en agua.
- Capacidad de ser fermentadas por las bacterias intestinales.

Propiedades derivadas de la solubilidad

Las fibras solubles, debido a su elevada capacidad de retener agua, rápidamente forman soluciones viscosas o geles, cuando se combinan con agua. Por el contrario, las fibras insolubles o poco solubles van a actuar como una «esponja», de forma que el agua queda retenida en su matriz estructural, formando mezclas de baja viscosidad. En consecuencia, la ingesta de fibra dietética va a generar un incremento en el volumen de los contenidos luminales, con la consiguiente distensión de las paredes del tracto gastrointestinal. El resultado final será la estimulación de los correspondientes reflejos que facilitan la sensación de saciedad o que aceleran el tránsito de los contenidos en los intestinos delgado y grueso.

Por otra parte, se ha propuesto que la formación de soluciones viscosas por la fibra soluble en el estómago constituye

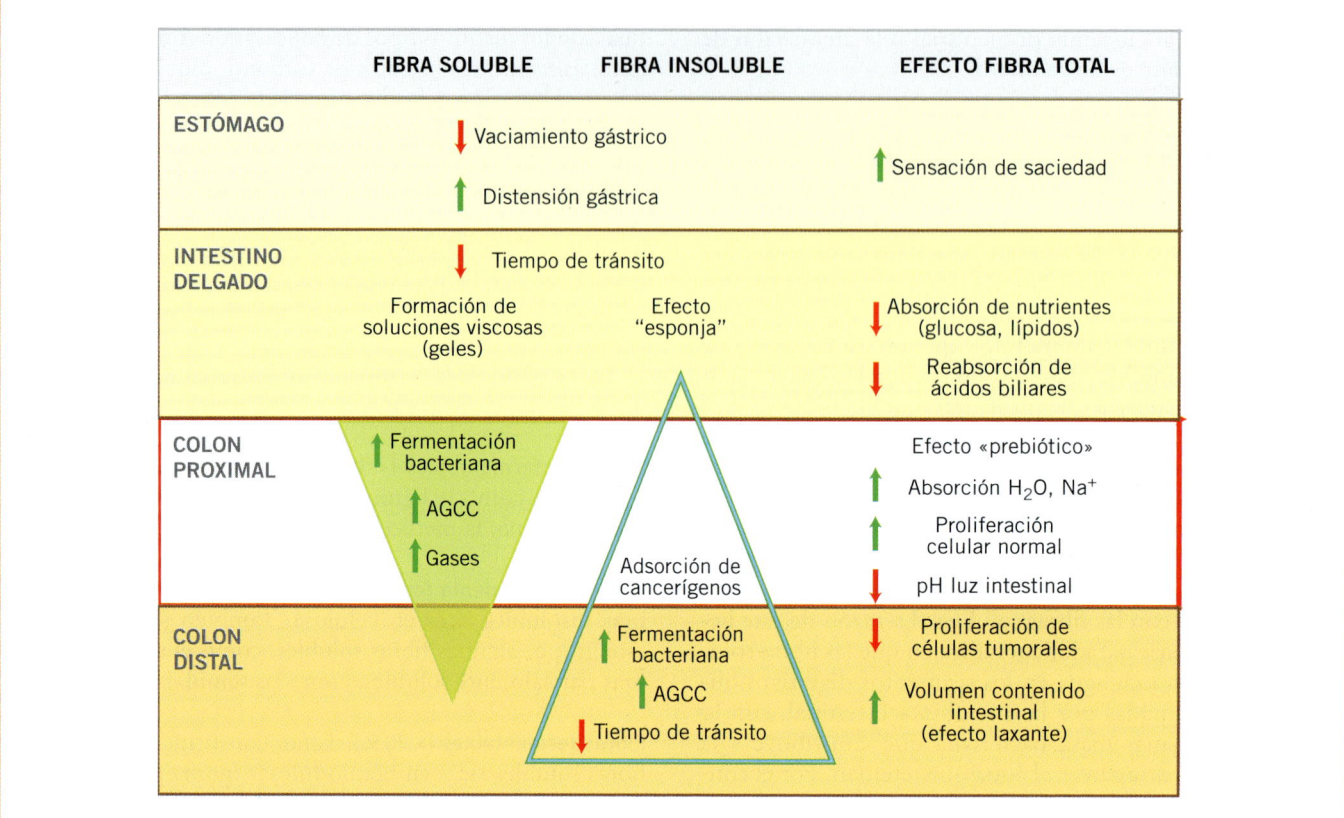

Figura 4-1. Efectos fisiológicos de la fibra. AGCC: ácidos grasos de cadena corta.

el principal factor responsable del retraso en el vaciamiento gástrico que ocurre tras su ingesta. Además, el mayor volumen y viscosidad de los contenidos que alcanzan los segmentos intestinales, junto con la aceleración del tránsito en el intestino delgado, dificultan el contacto de los nutrientes con las enzimas digestivas o con la superficie intestinal. Estas acciones pueden ser las responsables del enlentecimiento en la absorción de determinados nutrientes, como la glucosa o el colesterol. En el caso de la fibra insoluble, al incrementar la velocidad de tránsito de los contenidos intestinales y al retener compuestos en su estructura, puede igualmente verse dificultada la absorción de nutrientes.

Propiedades derivadas de la fermentación por bacterias intestinales

La fibra es fermentada por las bacterias colónicas, lo que origina, en primer lugar, la proliferación de determinadas poblaciones bacterianas, y, en segundo lugar, la generación de AGCC, junto con dióxido de carbono e hidrógeno.

Los efectos beneficiosos que se derivan del crecimiento bacteriano pueden resumirse en: *a)* contribuir de forma significativa al aumento de masa en los contenidos intestinales (de 35 a 50 % del total); *b)* incrementar la actividad metabólica bacteriana, lo que favorece la utilización de compuestos potencialmente tóxicos, como derivados tiólicos, fenólicos o del ion amonio, reduciendo en consecuencia sus niveles luminales, y *c)* algunos de los componentes de la fibra dietética, como el almidón resistente y los FOS, son fer-

mentados por determinados tipos de bacterias de la microbiota bacteriana colónica (bifidobacterias y lactobacilos), que desempeñan un papel fundamental en el mantenimiento de la homeostasis intestinal, promoviendo su expansión de forma selectiva, lo que constituye el efecto denominado «prebiótico».

Los AGCC que se forman como consecuencia de la fermentación de la fibra (90-95 %) son, fundamentalmente, los siguientes: acetato (C_2), propionato (C_3) y butirato (C_4), en una proporción de 60:25:14, respectivamente, si bien ésta se puede alterar por cambios en la dieta. En menor proporción (5-10 % del total de los AGCC) se producen valerato (C_5), hexanoato (C_6) y los ácidos grasos ramificados isobutirato (iC_4) e isovalerato (iC_5).

Los AGCC presentan importantes efectos, que son necesarios para el buen funcionamiento intestinal (**Fig. 4-2**). Así, son la principal fuente de energía para los colonocitos, siendo el butirato el preferido, dado que es metabolizado casi en su totalidad en estas células, antes de alcanzar la circulación portal, mediante oxidación hasta acetil-CoA, que se incorpora al ciclo del ácido cítrico y proporciona, de este modo, la energía. El metabolismo de los AGCC por parte del colonocito produce cuerpos cetónicos, dióxido de carbono y agua, compuestos muy importantes para una buena función de la mucosa del colon, ya que intervienen en mecanismos como la producción de moco, la absorción de iones, la formación de bicarbonato y, como se ha indicado antes, la producción de energía. Además, se ha postulado que el butirato ejerce otras acciones que contribuyen al correcto funciona-

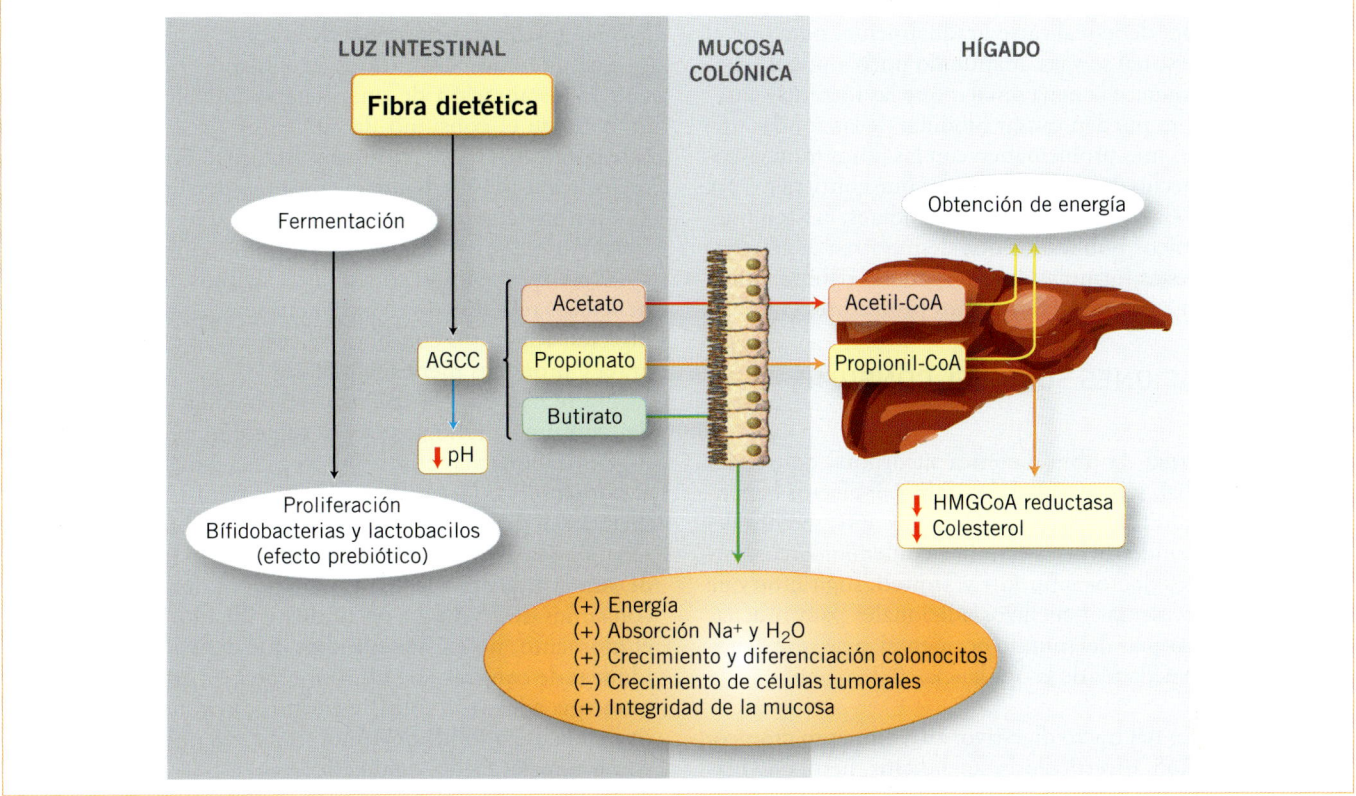

Figura 4-2. Efectos derivados de la producción de ácidos grasos de cadena corta (AGCC), después de la fermentación de la fibra dietética por la microbiota bacteriana intestinal. HMG-CoA: β-hidroxi-β-metilglutaril coenzima A. (+): facilita; (–): inhibe.

miento intestinal: incrementar la motilidad colónica, promover la absorción hidroelectrolítica, inducir la diferenciación de células epiteliales colónicas, reducir la proliferación epitelial, previniendo el desarrollo del proceso tumoral, y preservar la función de barrera del intestino, al facilitar la integridad de las «uniones firmes» (del inglés, *tight junctions*) intercelulares de los colonocitos.

El ácido propiónico es metabolizado en el hígado, actuando como precursor en la gluconeogénesis y la lipogénesis. Por su parte, el ácido acético puede ser metabolizado en tejidos periféricos para obtener energía, o en el hígado para la síntesis de ácidos grasos de cadena larga o de cuerpos cetónicos. Estos efectos hacen que la fibra también se considere un sustrato energético, que, según la *Food and Drug Administration* (FDA), aporta una media de 2 kcal/g. Por último, junto con la capacidad de aumentar el flujo sanguíneo y de reducir el pH en la luz del colon, se ha descrito que los AGCC presentan propiedades inmunomoduladoras.

El lugar en el colon donde se produce la fermentación es un aspecto importante; así, las fibras muy fermentables (salvado de avena, goma guar y almidón resistente) son fermentadas, principalmente, en el ciego y el colon ascendente, por lo que las concentraciones de AGCC son mayores en las primeras porciones del colon y van disminuyendo hacia la parte distal del recto. En consecuencia, los efectos beneficiosos ejercidos por estos productos de la fermentación de la fibra no se manifestarían en el colon distal. Sin embargo, cuando esta fibra muy fermentable se combina con fibra menos fermentable, el proceso de fermentación se produce a lo largo

de todo el colon, lo que permite que se produzca la exposición de estos compuestos en toda la longitud del epitelio colónico.

EFECTOS POTENCIALMENTE NEGATIVOS DE LA FIBRA DIETÉTICA

Entre los efectos potencialmente negativos de la fibra, cabe resaltar la reducción en la absorción de vitaminas, minerales y ciertos aminoácidos esenciales. Por otra parte, las dietas ricas en fibra aportan una menor cantidad de calorías. Es muy improbable que un adulto sano que consume fibra en los rangos propuestos tenga problemas en la absorción de nutrientes; sin embargo, la recomendación de 25 g/día de fibra puede no ser apropiada para los ancianos, considerando además que se han hecho muy pocos estudios en esta población.

Por lo general, el incremento en el consumo de fibra se propone para normalizar el tránsito intestinal, lo que debería evitar el estreñimiento o la diarrea presente. Sin embargo, se han notificado casos de diarreas cuando se consumen cantidades excesivas de fibra. También se ha sugerido el riesgo de obstrucción intestinal causada por bezoares fecales ocasionados tras la ingesta de suplementos en fibra, sobre todo si el individuo no bebe suficiente agua o recibe conjuntamente inhibidores de la motilidad intestinal.

Por otra parte, la fermentación de la fibra dietética por las bacterias anaerobias en el intestino grueso produce gases que pueden relacionarse con molestias gastrointestinales, debido a la distensión y la flatulencia. Por ello, el incremento en el consumo de fibra debe realizarse gradualmente, para que el tracto gastrointestinal se vaya adaptando poco a poco.

Por último, merece la pena señalar que las fórmulas enterales ricas en fibra pueden causar bloqueo de las sondas utilizadas, lo cual es más problemático con las fibras muy viscosas. Debido al hecho de que las fórmulas que contienen fibra suelen ser más caras que las fórmulas estándares, existen muy pocos datos clínicos publicados que demuestren la efectividad de utilizar estas fórmulas durante mucho tiempo con el fin de conseguir sus potenciales efectos protectores.

RECOMENDACIONES SOBRE EL CONSUMO DE FIBRA

El concepto actual de fibra dietética incorpora, como elemento primordial, su capacidad de promover efectos beneficiosos para la salud, idea que surgió en los años setenta del pasado siglo, cuando diversos estudios epidemiológicos, encabezados por los doctores Burkitt y Trowell, sugirieron que la fibra podía presentar beneficios adicionales para muchas enfermedades propias del mundo occidental, a las que denominaron «enfermedades de la opulencia» (**Fig. 4-3**):

- Enfermedades del tracto digestivo: estreñimiento crónico, cáncer de colon, diverticulosis, apendicitis, hernia de hiato, hemorroides, varices, piedras en la vesícula, etcétera.
- Obesidad.
- Enfermedades cardiovasculares.
- Diabetes.

La cantidad de fibra que se ingiere en los países desarrollados es muy inferior a la recomendada, sobre todo en el norte de Europa y América; no obstante, los países del sur de Europa han presentado, tradicionalmente, una ingesta de fibra mayor que el resto de los países occidentales, debido a la dieta mediterránea propia de la zona.

Los diferentes comités de expertos en nutrición proponen la instauración de una dieta «saludable», en la que se incremente el consumo de alimentos ricos en fibra, como cereales, legumbres, verduras y frutas. El aporte de fibra es mejor realizarlo mediante el consumo de alimentos que por la administración de suplementos, ya que en los primeros existen otras sustancias, como vitaminas, minerales o antioxidantes, que podrían contribuir a algunos de los efectos beneficiosos relacionados con su consumo. Además, cuando se ingieren alimentos con fibra, se sustituyen aquellos ricos en grasa y proteínas menos saludables.

No se han establecido unas recomendaciones específicas del consumo de fibra, pero se sugiere que, en el adulto, la ingesta debe oscilar entre 20 y 35 g/día, o bien, basándose en el contenido calórico de la dieta, entre 10 y 13 g de fibra dietética al día por cada 1.000 kcal. En los niños > 2 años, se recomienda el consumo de la cantidad de fibra que resulte de sumar 5 g/día a la edad del niño, de forma que alcance consumos de 25-35 g a partir de los 20 años de edad. Hasta el momento, no existen estudios que definan las cantidades idóneas de consumo de fibra en niños < 2 años, aunque una estrategia adecuada consiste en introducir, de forma progresiva en la dieta sólida del niño, frutas y verduras variadas, así como cereales fáciles de digerir.

La fibra consumida debe ser equilibrada entre soluble e insoluble (25 y 75 %, respectivamente) y se recomienda que provenga de todos los tipos de alimentos que la contienen: cereales, frutas, verduras y legumbres (**Tabla 4-2**).

Algunas de las recomendaciones prácticas para el consumo de alimentos ricos en fibra son las siguientes:

- Tomar diariamente al menos 6 raciones de derivados de cereales, 3 de verduras y 2 de fruta.

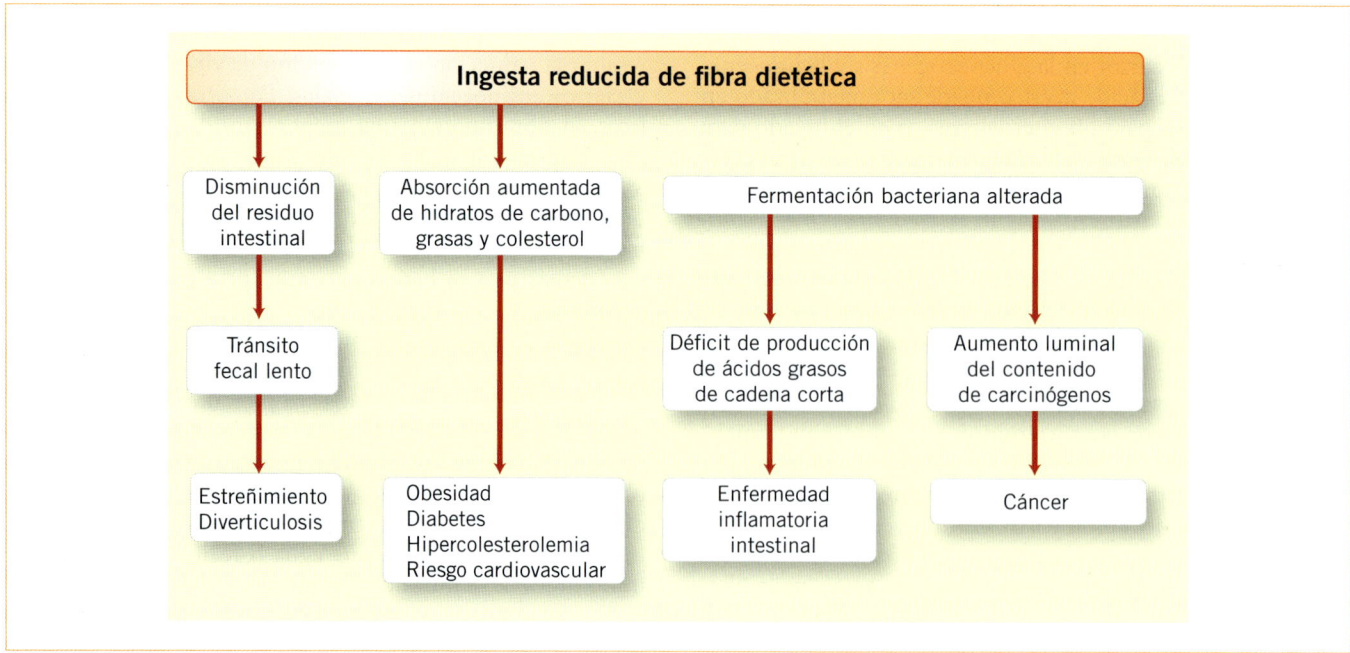

Figura 4-3. Enfermedades relacionadas con el déficit de fibra en la dieta.

Tabla 4-2. Contenido en fibra (total, soluble e insoluble) de algunos alimentos

Alimento	Fibra total (g)		Soluble (g/100 g)	Insoluble (g/100 g)
	100 g	Ración		
Verduras				
Brécol cocido	3,5	5/taza	0,4	3,1
Col cocida	2,0	2,9/taza	0,2	1,8
Coliflor	1,7	2,1/taza	0,3	1,4
Cebolla	1,3	1,3/taza	–	1,3
Espinacas	2,2	4,4/taza	0,8	1,4
Guisante cocido	4,5	7,2/taza	1,2	3,3
Judía verde	2,2	2,2/taza	0,9	1,3
Lechuga	0,6	0,8/taza	0,3	0,3
Patata hervida	1,0	1,4/pieza	0,6	0,4
Pepino con piel	0,8	0,8/pieza	0,2	0,6
Pimiento verde	1,3	1,0/pieza	0,3	1,0
Tomate	1,5	1,8/pieza	0,4	1,1
Zanahoria cruda	3,0	4,6/taza	0,3	2,7
Frutas				
Albaricoque	1,7	1,8/3 piezas	1,0	0,7
Cereza	1,2	1,2/15 piezas	0,7	0,5
Ciruela	1,2	1,2/2 piezas	0,4	0,8
Fresa	2,0	3,0/taza	0,8	1,2
Manzana (con piel)	2,5	3,5/pieza	0,2	2,3
Manzana (sin piel)	2,1	2,9/pieza	0,3	1,8
Melocotón (con piel)	2,1	2,1/pieza	0,8	1,3
Melocotón (sin piel)	1,4	1,4/pieza	0,7	0,8
Melón	0,4	0,8/2 rodajas	0,1	0,3
Naranja	2,0	2,6/pieza	1,2	0,8
Pera (con piel)	2,3	3,9/pieza	0,7	1,7
Pera (sin piel)	1,9	3,0/pieza	0,6	1,3
Piña	1,4	2,4/taza	0,8	0,6
Plátano	2,1	2,5/pieza	0,6	1,5
Uva	0,8	1,6/10 piezas	0,4	0,4
Legumbres				
Garbanzos		3,0/$^{1}/_{2}$ taza	1,5	4,5
Judías blancas	7,9	7,9/$^{1}/_{2}$ taza	3,7	4,2
Lentejas	3,7	1,9/$^{1}/_{2}$ taza	1,5	2,2
Frutos secos				
Almendras	7,4	3,7/$^{1}/_{2}$ taza	1,1	6,3
Cacahuete	8,1	5,8/$^{1}/_{2}$ taza	2,4	5,7
Cereales y derivados				
Arroz	0,3	0,6/taza	–	0,3
Arroz integral	1,2	2,4/taza	–	1,2
Cereales «Cornflakes»	2,6	0,8/taza	0,6	2,0
Cereales «Bran flakes»	19,5	6,5/taza	2,0	17,5
Pan blanco	2,6	0,8/rebanada	0,6	2,0
Pan integral	7,1	2,3/rebanada	1,5	5,6
Macarrones	2,0	1,0/taza	0,3	1,7

- En cuanto a la ración de cereales, ésta incluye una rebanada de pan, 30 g de cereales de preparación rápida o media taza de cereal cocinado, como arroz o pasta. Dado que los productos hechos con semillas refinadas (pan blanco, arroz blanco o la mayoría de las pastas) presentan un reducido contenido en fibra, es preferible consumir derivados elaborados con salvado (de trigo o de avena) o con cereal entero (pan integral, harina de avena, pastas integrales, arroz integral), que aportan mayor cantidad de fibra.
  - Una ración de verduras está constituida por: una taza de verduras crudas de hoja, media taza de verduras troceadas o cocinadas y tres cuartos de taza de zumo vegetal.
  - Las legumbres –como las alubias, las lentejas o los garbanzos– son excelentes fuentes de fibra dietética; por ello, se recomienda su consumo varias veces a la semana. El contenido en fibra de media taza de legumbres equivale, de forma general, a una ración de verduras.
  - Una ración de fruta puede estar constituida por una pieza del tipo de la manzana o la naranja, por media taza de macedonia o fruta enlatada, o por tres cuartos de taza de zumo de frutas. Es preferible el consumo de frutas completas que el de zumos.
- Es importante resaltar que el mayor consumo de compuestos ricos en fibra debe acompañarse de una mayor ingesta de líquidos, preferentemente agua (2-3 l diarios).

APLICACIONES TERAPÉUTICAS DE LA FIBRA DIETÉTICA

Fibra dietética y alteraciones gastrointestinales

Estreñimiento

El consumo adecuado de fibra dietética incrementa el peso de los contenidos intestinales, facilitando la evacuación normal de éstos. De hecho, cuando la dieta aporta una pequeña proporción de fibra, el volumen de las heces se reduce, lo que origina dos efectos negativos: *a)* el tiempo de tránsito intestinal aumenta considerablemente, de forma que los residuos fecales permanecen mucho más tiempo en el colon, incrementando la absorción del agua que contienen, por lo que las heces serán escasas, resecas y duras, y *b)* el reflejo defecatorio se inhibe, debido al poco peso y pequeño volumen de las heces que no distienden la ampolla rectal suficientemente, por lo que la defecación será infrecuente y dificultosa.

Tanto la fibra fermentable como la fibra poco fermentable son eficaces en la prevención y el tratamiento del estreñimiento, pero el mecanismo por el que ejercen su efecto es distinto. La fibra poco fermentable, en general insoluble, incrementa la masa intestinal de manera directa y, de esta forma, acelera el tránsito intestinal, al estimular los movimientos propulsores y disminuir los movimientos mezcladores. La fibra muy fermentable, en general soluble, es la que más aumenta de volumen por su gran capacidad de retener agua, pero su estructura se destruye al ser fermentada en el colon y pierde esa propiedad. No obstante, aumenta la masa intestinal al favorecer el crecimiento bacteriano. Además, los AGCC generados como consecuencia de su fer-

mentación tienen un efecto directo sobre la motilidad intestinal colónica, y los distintos gases (CO_2, H_2 y CH_4) que se producen impulsan la masa fecal al actuar como bomba de propulsión.

Por todos estos mecanismos, la fibra consigue que las deposiciones sean más frecuentes y las heces más voluminosas y blandas. De hecho, los suplementos de fibra (salvado de cereales, semillas de *P. ovata*, metilcelulosa) constituyen la medida de elección en el tratamiento del estreñimiento funcional o en situaciones especiales, como la gestación o cuando la ingesta de comida se reduce, como ocurre en los ancianos con poca actividad física.

Diverticulosis

El desplazamiento de los contenidos intestinales a través del intestino grueso es estimulado, en parte, por la presencia de residuos en la luz intestinal. Cuando existe un residuo insuficiente, como consecuencia de una ingesta deficiente de fibra dietética, el colon responde con la generación de contracciones más fuertes, para poder propulsar distalmente el pequeño volumen de contenidos intestinales. La cronificación de esta situación lleva a una hipertrofia de la musculatura colónica y a una alteración de su funcionalidad, junto con un aumento de la presión intracolónica. Este último hecho promueve la formación de los divertículos o herniaciones de la capa mucosa, como resultado de la salida de la mucosa a través de la capa muscular circular intestinal en los puntos débiles de la musculatura, por ejemplo en los lugares donde los vasos sanguíneos perforan la pared muscular.

La ingesta adecuada de fibra previene la formación de divertículos, al aportar masa suficiente a los contenidos intestinales en el colon, ya que se requiere una menor fuerza contráctil de tipo propulsivo para promover su avance distal. Además, la suplementación de fibra es la opción terapéutica en el tratamiento de diverticulosis colónica, ya que, aunque los divertículos ya formados no son restaurados a un estado de normalidad, la masa suministrada previene la formación de nuevos divertículos, lo que disminuye la presión colónica, reduciendo así la posibilidad de que un divertículo formado «estalle» o se inflame, agravando la situación del paciente.

Enfermedad inflamatoria intestinal

El término enfermedad inflamatoria intestinal (EII) engloba, fundamentalmente, dos entidades patológicas: la enfermedad de Crohn y la colitis ulcerosa. Ambas se caracterizan por manifestar una inflamación crónica del intestino, con períodos de exacerbación, seguidos de intervalos más o menos prolongados de remisión de los síntomas. La etiología de estas enfermedades sigue considerándose desconocida, aunque se ha propuesto la interacción de factores genéticos, inmunológicos y dietéticos o ambientales, que explicaría la mayor incidencia en las áreas urbanas de los países industrializados.

Con independencia de la causa que genera estas enfermedades, está establecido que antígenos presentes en el lumen, probablemente procedentes de la microbiota bacteriana intestinal, originan una respuesta inmunitaria exagerada y descontrolada que se caracteriza por una activación de la síntesis y la liberación de numerosos mediadores proinflamatorios: eicosanoides (como el leucotrieno B_4 [LTB_4]), el factor activador plaquetario (PAF), radicales libres y citoquinas proinflamatorias, como las interleuquinas (IL) 1, IL-2, IL-4, IL-5, IL-6, IL-8, el interferón gamma (IFN-γ) y el factor de necrosis tumoral alfa (TNF-α).

Dado que los AGCC, y en particular el butirato, participan en el funcionamiento intestinal normal y constituyen la principal fuente de energía para el colonocito, se ha intentado establecer una relación entre la EII y la alteración en la producción de AGCC. Algunos estudios han encontrado que, en los pacientes con colitis ulcerosa, las concentraciones de AGCC en el lumen colónico son inferiores a las normales, lo que se puede deber a la ingesta de una dieta pobre en fibra o bien a una capacidad fermentativa de la fibra dietética reducida en comparación con individuos sanos. Esto tendría dos consecuencias: *a)* la alteración de la microbiota bacteriana colónica hacia especies potencialmente productoras de sustancias antigénicas y *b)* la falta de la principal fuente de energía para el colonocito, lo que le haría perder su papel de barrera, facilitando la entrada de antígenos, lo cual favorece la respuesta inflamatoria.

En la actualidad no se dispone de estudios epidemiológicos que establezcan una relación entre la cantidad de fibra dietética ingerida y la incidencia de EII. Sin embargo, se han realizado distintos ensayos clínicos con fibra dietética en pacientes con colitis ulcerosa. En 1978 se realizó un primer estudio con el salvado de avena, para valorar su efecto en el mantenimiento de la remisión. La conclusión de este estudio fue que el salvado de avena no prolongaba el tiempo de remisión de la enfermedad, aunque la ausencia de efecto podía atribuirse a que se trataba de una fibra insoluble, poco fermentable y, por lo tanto, que no aumentaba en gran medida la producción de butirato, siendo su principal efecto el aumento de la masa fecal. Ensayos posteriores realizados con las cutículas y semillas de *P. ovata* en pacientes con colitis ulcerosa en remisión demostraron un efecto beneficioso, tanto en aliviar los síntomas de los pacientes –con la normalización del tránsito intestinal– como en mantener la remisión clínica, con una eficacia similar a la presentada por la mesalazina, fármaco utilizado en la terapia de la EII. La respuesta favorable se podría explicar, principalmente, por el incremento de la producción de AGCC, sobre todo en el colon ascendente. Otros estudios, realizados en pacientes con colitis ulcerosa activa, investigaron la seguridad y eficacia de la administración de 30 g/día de fibra procedente de cebada germinada. Los pacientes experimentaron una mejoría en los parámetros clínicos estudiados, la cual se relacionó con un incremento en la concentración fecal de butirato. Por último, también las fibras de tipo soluble y muy fermentable han demostrado tener efectos beneficiosos en el tratamiento de la colitis ulcerosa en remisión. En un ensayo clínico se demostró que la administración de prebiótico (12 g/día), constituido por inulina enriquecida en FOS, mejora la respuesta obtenida con el fármaco mesalazina, comúnmente utilizado para prevenir las recurrencias en esta enfermedad. Aunque en una revisión sistemática, publicada en 2014, se concluye que las evidencias sobre la eficacia de la fibra dieté-tica para mejorar la EII son débiles, sí se ha podido comprobar que la ingesta de una dieta enriquecida en fibra mejora la función intestinal y la calidad de vida en estos pacientes. De hecho, en 2020 se publicó un metaanálisis que estudiaba la asociación entre el consumo de fibra dietética, fruta y verdura y el riesgo de padecer EII en 11 estudios de cohortes que concluyó que había una asociación inversa entre la ingesta dietética de frutas y verduras y el riesgo de EII y sus subtipos. La ingesta de fibra dietética también se asoció inversamente con la incidencia de EII y enfermedad de Crohn, pero no con la colitis ulcerosa.

Síndrome del intestino irritable

El síndrome del intestino irritable (SII) es una enfermedad gastrointestinal de tipo funcional, crónica y de carácter recurrente, caracterizada por la presencia de dolor abdominal y malestar generalizado, que se acompaña de cambios en el tránsito intestinal y se traduce en la aparición de diarrea o estreñimiento. En la actualidad, no se conocen con exactitud las bases fisiopatológicas de esta enfermedad, pero la alteración en la motilidad gastrointestinal parece contribuir de forma determinante en los cambios de los hábitos intestinales que presentan estos pacientes. De forma empírica, en estas circunstancias, se recomienda un incremento en la ingesta diaria de fibra dietética, basándose en los efectos potencialmente beneficiosos que ésta presenta sobre el tránsito intestinal.

En un metaanálisis publicado en 2014, que incluyó a 906 pacientes con SII, se concluyó que la suplementación con fibra dietética ejerce un efecto beneficioso en los pacientes con SII, especialmente cuando la fibra de tipo soluble es utilizada. Estas observaciones confirman los hallazgos de estudios previos, que comprobaron la eficacia de la incorporación de ispágula en la dieta en el tratamiento del SII. No se han descrito diferencias en cuanto a la incidencia de reacciones adversas entre los pacientes tratados con fibra dietética y los que recibieron placebo, pero dicha incidencia es claramente inferior a la que presentan los fármacos antiespasmódicos, utilizados ampliamente en el tratamiento del SII. Sin embargo, los estudios realizados hasta el momento han sido muy heterogéneos, por lo que resulta necesario mejorar su diseño, a fin de obtener resultados más concluyentes, en cuanto al papel que desempeña la fibra dietética en esta enfermedad.

Fibra dietética y obesidad

La obesidad es el trastorno metabólico más frecuente en los países industrializados y puede constituir una verdadera enfermedad, al asociarse a otros factores de riesgo. En este sentido, los individuos que ingieren una dieta más rica en fibra suelen presentar un peso corporal más bajo que los que consumen cantidades más reducidas. Además, el riesgo de padecer obesidad puede verse disminuido hasta en un 30 % con un consumo elevado de fibra dietética. Así, entre las personas con sobrepeso, son más frecuentes la hipertensión, la hiperlipidemia, la hipercolesterolemia, las cardiopatías, la diabetes, la aterosclerosis, las enfermedades respiratorias, los problemas osteoarticulares y los cánceres de colon y próstata (en hombres) y de endometrio, vesícula biliar, cuello uterino, ovario y mama (en mujeres).

La obesidad es un problema que se debe a un desequilibrio entre el aporte calórico de la dieta y su utilización. Su elevada incidencia en los países industrializados se debe a un aumento progresivo del consumo de grasas y azúcares refinados, significativamente mayor en las personas con obesidad, acompañado de una disminución de la ingesta de verdura y fruta, lo que condiciona un déficit de fibra en la dieta. Las mejores medidas para el tratamiento de la obesidad son la restricción calórica y el ejercicio físico. En este sentido, la fibra ayuda a controlar la ingesta calórica por diversos mecanismos, entre los que destacan los siguientes:

1. La fibra tiene una elevada capacidad para retener agua y un bajo poder energético, con lo que contribuye a disminuir la densidad calórica de la dieta.

2. Los alimentos ricos en fibra requieren más masticación y, por lo tanto, mayor tiempo para su ingestión. Esta mayor masticación, a la vez, estimula la secreción de saliva y jugo gástrico, que favorecen la sensación de saciedad.

3. Se reduce la velocidad del vaciamiento gástrico y, como consecuencia, disminuye el hambre y se prolonga la sensación de saciedad.

4. La fibra disminuye la absorción de ácidos grasos e hidratos de carbono en el intestino delgado, reduciendo el aporte calórico.

5. La fibra aumenta el volumen fecal y corrige el estreñimiento que muchos pacientes sufren en el transcurso de las dietas de adelgazamiento.

6. Distintos estudios han puesto de manifiesto que la fibra también afecta la secreción de hormonas y péptidos intestinales, como la colecistoquinina (CCK) y el péptido análogo del glucagón 1 (GLP-1), que han demostrado actuar como mediadores con actividad saciante y anorexígena.

Los diferentes estudios epidemiológicos han confirmado la eficacia de la fibra dietética en el control de la obesidad. Así, en un estudio llevado a cabo en Iowa (EE.UU.) con enfermeras *(Iowa Women's Health Study)* se comprobó que la ingesta de cereales sin refinar estaba inversamente relacionada con el peso corporal y la distribución de grasa en el organismo, en comparación con la relación directa observada con el consumo de cereales refinados y el peso corporal. Igualmente, otros estudios, que valoraban el riesgo cardiovascular (*Coronary Artery Risk Development in Young Adults* y *Framingham Offspring Study*), establecieron que el consumo de cereal con salvado estaba inversamente relacionado con el índice de masa corporal, así como con las concentraciones séricas de insulina. Este último hecho es importante, debido a que los niveles elevados de insulina pueden favorecer la obesidad, al alterar la fisiología del tejido adiposo e incrementar el apetito. Análogamente, otros estudios han puesto de manifiesto el importante descenso en el peso corporal que se obtiene con la ingesta de suplementos nutricionales ricos en fibra dietética soluble, como *Psyllium*, goma guar o glucomananos. No obstante, las conclusiones alcanzadas, tras realizar los correspondientes estudios de revisión y metaanálisis con la mayoría de estos ensayos clínicos, revelan que existe

una fuerte evidencia del papel de la fibra dietética en la prevención de la obesidad y sus enfermedades relacionadas, aunque se requiere más investigación para corroborar la evidencia en una variedad de contextos dietéticos y comprender completamente los mecanismos involucrados. En cuanto al papel que desempeñan estos suplementos dietéticos en ayudar a reducir el peso corporal, no es totalmente convincente. No obstante, sí que parece estar más demostrado en el caso de los suplementos de glucomanano. La Autoridad Europea de Seguridad Alimentaria (EFSA), en una publicación del año 2010, establece que un consumo mínimo de 3 g/día de glucomananos junto con una dieta baja en calorías favorece la pérdida de peso.

En la actualidad existe una evidencia creciente que apunta hacia una relación entre la composición de la microbiota intestinal y la obesidad. Así, una microbiota intestinal alterada puede generar una extracción energética de los alimentos más efectiva, favoreciendo además su almacenamiento en el tejido adiposo. Además, la microbiota intestinal puede modular la homeostasis energética del hospedador mediante la modificación de la secreción de incretinas, hormonas liberadas por células enteroendocrinas al torrente sanguíneo, que potencian la secreción de insulina minutos después de la ingesta de alimento, regulando por consiguiente la glucemia. Por lo tanto, a los mecanismos responsables del control de la ingesta calórica por la fibra dietética anteriormente descritos, debe sumarse la modificación de la microbiota en aquellas con efecto prebiótico. Así, numerosos estudios han mostrado un efecto positivo del prebiótico inulina en el tratamiento de la obesidad. La inulina es capaz de disminuir el peso corporal, mejorar el metabolismo de la glucosa, estimular específicamente el crecimiento de bifidobacterias –que son bacterias grampositivas beneficiosas–, reducir la endotoxemia metabólica y modular la producción de hormonas del intestino que controlan el apetito, como el GLP-1, el péptido YY y la grelina. Como conclusión, la manipulación de la microbiota intestinal mediante la ingesta de fibra dietética favorece la prevención y el control de la obesidad, y de los trastornos asociados a ésta, abriendo nuevas vías de intervención muy prometedoras.

Fibra dietética y diabetes mellitus

La diabetes mellitus es un trastorno metabólico de etiología múltiple, caracterizado por una elevación persistente de los niveles de glucosa en sangre (hiperglucemia), que se produce como consecuencia de una deficiencia absoluta o relativa de insulina o de una resistencia periférica a su acción.

Es una enfermedad crónica muy común y extremadamente grave, que representa un problema personal y de salud pública de enormes proporciones. La importancia de la diabetes se debe no sólo al problema agudo provocado por las alteraciones metabólicas, sino a una serie de complicaciones que aparecen a largo plazo y que afectan fundamentalmente a los ojos, las neuronas, los vasos sanguíneos y los riñones, lo que origina una gran morbilidad y mortalidad.

Diversos estudios observacionales apoyan la idea de que existe una relación entre el consumo de alimentos pobres en fibra y la aparición de diabetes mellitus. Así, durante la Segunda Guerra Mundial y después de ésta –época de escasez de alimentos que hizo aumentar de forma paralela el consumo de cereales y otros productos ricos en fibra–, se observó una disminución de la mortalidad debida a diabetes mellitus en diversos países europeos.

En poblaciones rurales del continente africano, la diabetes tiene una incidencia baja, pero se ha comprobado que, cuando estos grupos étnicos se trasladan a vivir a las ciudades industrializadas y adoptan una dieta con un bajo contenido en fibra, la frecuencia de esta enfermedad aumenta de forma considerable. Obviamente, existen otros factores, como el elevado consumo de grasas saturadas, la obesidad y el bajo grado de actividad física, que pueden contribuir al aumento de la frecuencia de diabetes en estos grupos poblacionales.

Diabetes mellitus de tipo 1

En estudios antiguos realizados en pacientes con diabetes tipo 1, en los que el control de la glucemia no era intensivo, se demostró que el consumo de altas cantidades de fibra (> 30 g/día) presentaba un efecto positivo en los niveles de glucemia. Sin embargo, en pacientes diabéticos tipo 1 sometidos a terapia intensiva de insulina, ingestas de hasta 56 g de fibra no presentaron efectos beneficiosos en el control de la diabetes. Por ello, en estos pacientes bien controlados, no hay razón para proponer una dieta diferente a la que sería saludable para la población en general.

Diabetes mellitus de tipo 2

Diversos estudios prospectivos aportan evidencias muy sólidas que apoyan el papel de la fibra procedente de cereales en la prevención de la diabetes tipo 2, siendo más controvertido el resultado cuando ésta procede de frutas o verduras. La reducción en el riesgo de diabetes entre las ingestas más altas y más bajas de este tipo de fibra oscila entre el 20-30 % (Tabla 4-3).

El papel beneficioso de la fibra se ha demostrado también en pacientes que presentan diabetes establecida y no sólo como agentes preventivos. Así, Chandalia y cols., en el año 2000, realizaron un ensayo aleatorizado y cruzado con

Tabla 4-3. Estudios prospectivos que relacionan el consumo de fibra con la incidencia de diabetes tipo 2		
Estudio	**Descripción de la muestra**	**Cambios en el riesgo de diabetes tipo 2 (entre quintil más alto y más bajo)**
Iowa Women's Health Study Meyer y cols. Am J Clin Nutr 2000; 71: 921-30	Mujeres posmenopáusicas (N = 35.988)	Cereal entero: 21 % reducción Cereal refinado: 13 % reducción (NS) Fibra total en la dieta: 22 % reducción
Nurses' Health Study Salmerón y cols. Diabetes Care 1997; 20: 545-50	Mujeres 40-65 años (N = 65.173)	Fibra total: 22 % reducción Fibra cereales: 28 % reducción Fibra frutas: 13 % reducción (NS) Fibra verduras: 17 % (NS)
Nurses' Health Study Liu y cols. Am J Publ Health 2000; 90: 1404-15	Mujeres 38-63 años (N = 75.521)	Cereal entero: 27 % reducción Cereal refinado: 11 % incremento (NS)
Health Professionals Study Salmerón y cols. JAMA 1997; 277: 472-7	Varones 40-75 años (N = 42.759)	Fibra total: 2 % reducción (NS) Fibra cereales: 30 % reducción Fibra frutas: sin relación (OR: 1,01) Fibra verduras: 12 % incremento (NS)
Nurses' Health Study II Schulze y cols. Am J Clin Nutr 2004; 80: 348-56	Mujeres 24-44 años (N = 91.249)	Fibra total: sin relación Fibra cereales: 36 % reducción Fibra frutas: 21 % reducción Fibra verduras: 12 % incremento (NS)
The Finnish Mobile Clinic Health Examination Survey Montonen y cols. Am J Clin Nutr 2003; 77: 622-9	Varones y mujeres 40-69 años (N = 4.316)	Cereal entero: 35 % reducción Cereal refinado: 38 % reducción Fibra total: 49 % reducción Fibra cereales: 61 % reducción Fibra frutas: 8 % reducción (NS) Fibra verduras: 19 % incremento (NS)

The Atherosclerosis Risk in Communities (ARIC) *Study*
 Stevens y cols.
 Diabetes Care 2002; 25: 1715-21
	Varones y mujeres 45-65 años (N = 12.251)	Fibra cereales
		   Población blanca: 25 % reducción
		   Población afroamericana: 14 % reducción

Health Professionals Follow-up Study Fung y cols. Am J Clin Nutr 2002; 76: 535-40	Varones 40-75 años (N = 40.754)	Cereal entero: 30 % reducción Cereal refinado: 8 % incremento (NS)
Health Professionals Follow-up Study and the Nurses' Health Study I and II Sun y cols. Arch Intern Med 2010; 170: 961-9	Varones y mujeres 26-87 años (N = 197.228)	Sustitución de arroz blanco (50 g ya cocinado) por cereal entero: 36 % reducción

N: número de pacientes; NS: no significativo; OR: *odds ratio* (razón de probabilidades).

30 pacientes diabéticos tipo 2, con el objetivo de comprobar si el incremento en el consumo de fibra mejoraba el control de la glucemia. Se suministraron dos dietas durante 6 semanas, con 1 semana de lavado entre ellas; una de las dietas era elevada en fibra (50 g/día), y la otra era la dieta recomendada por la Asociación Americana de Diabetes, conteniendo 24 g de fibra. El incremento en fibra se aportaba con pan integral y cereales, productos de salvado, verduras y frutas. La media de glucemia prepandrial se redujo un 8,9 % y el área bajo la curva durante 24 horas para la glucosa y la insulina fue un 10 y 12 % menor, respectivamente, para la dieta alta en fibra. Recientemente, se han revisado los estudios que evaluaron el impacto que los alimentos ricos en salvado tienen en la prevención de la diabetes tipo 2. La principal conclusión de esta revisión es que la ingesta de estos alimentos se asocia con una ligera mejora de la sensibilidad a la glucosa, sin mostrar reacciones adversas. Asimismo, en 2013, Silva y cols. publicaron una revisión sobre ensayos clínicos analizados mediante metaanálisis, en la que se estimó el efecto del consumo de fibra dietética sobre el control de la glucemia. Tanto dietas ricas en fibra (hasta 42,5 g/día; cuatro estudios) como suplementos de fibra soluble (hasta 15 g/día; nueve estudios) redujeron los valores absolutos de hemoglobina glicosilada y los niveles de glucosa plasmática en ayunas.

Como resumen puede decirse que el incremento en el consumo de fibra está aconsejado en diabéticos tipo 2. Aumentos importantes en su ingesta (aproximadamente 50 g/día) han demostrado tener efectos beneficiosos en el control de la glucemia, la insulinemia y la lipidemia. Por ello, hoy en día, se están empleando suplementos de fibra soluble, como *Psyllium*, goma guar o glucomanano, para el control del paciente diabético tipo 2. Sin embargo, se desconoce si estos elevados incrementos en el consumo de fibra dietética pueden mantenerse durante mucho tiempo. Para facilitar la ingesta prolongada de fibra dietética, se ha propuesto la ingesta de almidón resistente incorporado en alimentos líquidos, que presenta una baja viscosidad y una adecuada palatabilidad, habiéndose demostrado que la administración de 6 g/día de esta fibra es capaz de reducir la glucemia un 20 %, aproximadamente.

Mecanismos de acción

Aunque todavía no están del todo claro cuáles son los mecanismos intrínsecos por los que la fibra dietética es capaz de mejorar la homeostasis de la glucosa en los individuos diabéticos, se sabe que esta propiedad tiene un origen multifactorial. Al parecer, la fracción soluble es la más eficaz en el control de la glucemia, proponiéndose como posibles factores los siguientes (**Fig. 4-4**):

- Retraso en el vaciamiento gástrico, que daría una sensación de plenitud, disminuyendo la ingesta de alimentos.
- Atrapamiento de los hidratos de carbono en la matriz de la fibra, que dará lugar a una reducción en la accesibilidad de las enzimas intestinales para hidrolizar los azúcares, así como a una menor difusión de la glucosa liberada. Todo ello llevará a una disminución de la absorción de la glucosa.
- Incremento de la liberación de la insulina y disminución de la resistencia a esta hormona. Este factor parece desempeñar un papel muy importante en el control de la diabetes, habiéndose demostrado en numerosos trabajos la disminución que la fibra produce en la insulinorresistencia que se manifiesta en el diabético tipo 2.

Algunos de estos efectos se deben a la capacidad de la fibra de estimular la liberación de varias hormonas gastrointestinales, como la CCK y el GLP-1. Estas hormonas han demostrado que ralentizan el vaciamiento gástrico, incre-

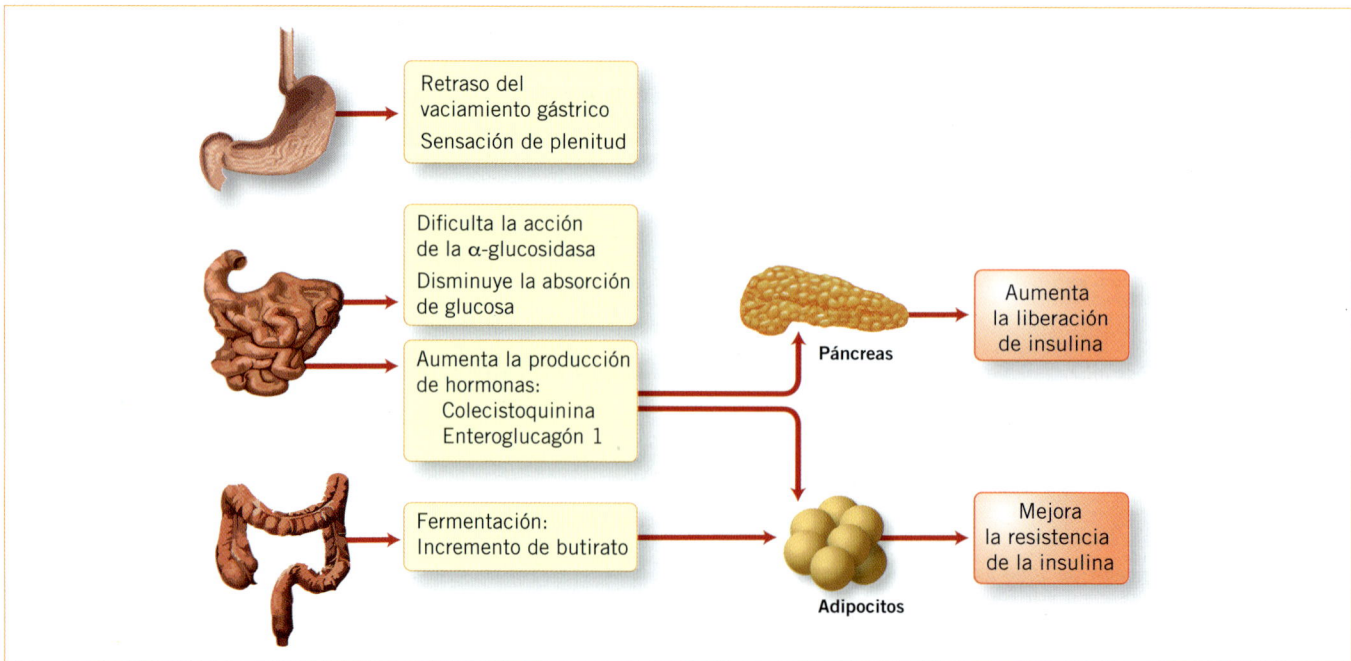

Figura 4-4. Diferentes mecanismos por los cuales la fibra dietética presenta efectos beneficiosos en el paciente diabético tipo 2.

mentan la liberación de insulina e inhiben la secreción de glucagón por el páncreas.

Por otra parte, promueven la captación de glucosa por los tejidos periféricos y reducen la aportación hepática de glucosa, efectos que mejorarían la resistencia a la insulina.

También se ha propuesto que la fibra mejoraría la resistencia a la insulina, debido a la formación de AGCC, especialmente butirato, que se producen tras su fermentación. Se ha demostrado, en diversos ensayos *in vitro* e *in vivo*, que el butirato reduce la producción del TNF-α y que esta citoquina favorece la aparición de resistencia a la insulina en el adipocito. Por lo tanto, el aporte de fibra incrementaría la formación de butirato y éste inhibiría la producción de TNF-α, disminuyendo la resistencia a la insulina. El principal problema de esta teoría es demostrar que el butirato, formado en la fermentación intestinal, llega en cantidad suficiente a los tejidos periféricos.

Al igual que en el caso de la obesidad, en pacientes con diabetes tipo II se ha descrito una modificación de la microbiota intestinal así como un incremento en la endotoxemia, de forma que presentan niveles de lipopolisacárido (LPS) en sangre dos veces más altos en comparación con individuos sanos. Estos niveles de LPS incrementados pueden inducir una inflamación sistémica subclínica, acompañada de una resistencia a la insulina y un aumento de peso corporal. Por lo tanto, la microbiota intestinal se convierte de nuevo en una diana terapéutica muy atractiva para el desarrollo de nuevas estrategias para la prevención y el tratamiento de la diabetes. Así, una revisión publicada por Kellow y cols. en 2014, en la que se analizaron 36 ensayos clínicos con 831 participantes, concluyó que la suplementación con prebióticos fue capaz de disminuir las concentraciones de glucosa posprandial. Sin duda, la aplicación de técnicas de metagenómica en ensayos clínicos más estandarizados y prolongados permitirá, en un futuro, profundizar en los mecanismos implicados en el efecto beneficioso de la modificación de la microbiota intestinal tras del consumo de prebióticos en enfermedades metabólicas como la diabetes. Por último, se debe destacar que el efecto beneficioso de algunos alimentos ricos en fibra –como los cereales– puede deberse a su actuación sinérgica con otros componentes presentes en dichos alimentos, como la vitamina E o minerales como el magnesio.

Fibra dietética y enfermedad cardiovascular

La enfermedad cardiovascular (ECV) constituye uno de los motivos más frecuentes de consulta médica y la principal causa de muerte a partir de los 45 años en España y la mayoría de los países industrializados. En la actualidad, se han establecido una serie de factores de riesgo que guardan relación con la aparición de la ECV: características genéticas, edad, elevada concentración de colesterol en plasma, consumo de tabaco, inactividad física, obesidad e hipertensión arterial.

Algunos de estos factores de riesgo, como la edad o las características genéticas, son imposibles de modificar. Sin embargo, una adecuada actuación sobre los factores ambientales, como la eliminación del hábito tabáquico, la realización de ejercicio aeróbico, la pérdida de peso, la reducción de los niveles de colesterol o el adecuado control de la presión arterial, puede reducir de forma considerable la aparición de esta enfermedad.

Numerosos estudios epidemiológicos han demostrado que la fibra dietética –y, en especial, su fracción soluble– disminuye los niveles de LDL-colesterol en sangre, desempeñando un papel preventivo de la aterosclerosis. Sin embargo, aunque el papel protector de la fibra está relacionado, principalmente, con la reducción de los niveles plasmáticos de colesterol, existen, además, otros factores de riesgo que se encuentran mejorados por el consumo de fibra, como son la reducción de peso, la disminución de la presión arterial y la mejora en la resistencia a la insulina.

Enfermedad coronaria

Las primeras observaciones que relacionaron el beneficio entre el consumo de fibra y la enfermedad coronaria se sugirieron hace 50 años, cuando los epidemiólogos Burkitt y Trowell encontraron, en una población rural de África que recibía un aporte de fibra en la dieta superior a 100 g/día, que la incidencia de enfermedades coronarias era mucho más baja que en otras poblaciones cuyo consumo diario en fibra era menor. Éstas y otras investigaciones llevaron a Trowell a proponer, hace algo más de 30 años, la «hipótesis de la fibra», según la cual existe una relación causal entre la reducción de las enfermedades coronarias y el elevado contenido en fibra de la dieta; esta hipótesis abrió el campo de investigación de nuevas líneas que confirmaron y caracterizaron estos hallazgos.

El primer estudio prospectivo que se llevó a cabo para abordar la relación entre el consumo de fibra y la aparición de enfermedad coronaria fue realizado por Morris y cols., en 1977, en un total de 337 hombres, controlados durante 20 años. Los autores observaron una relación inversa entre la cantidad de fibra consumida y la morbimortalidad por enfermedad coronaria. Desde entonces se han realizado multitud de trabajos epidemiológicos que confirman esta hipótesis (Tabla 4-4). La mayoría de ellos encontraron una reducción en el riesgo de padecer enfermedad coronaria que oscila entre 40 y 48 %, cuando se compara el consumo más alto de fibra (media entre 23 y 29 g/día) con el consumo más bajo (media entre 11,5 y 12,5 g/día). En estos trabajos se propone que un incremento en el consumo diario de 10 g de fibra disminuye el riesgo de enfermedad coronaria un 19 %. De las diferentes fuentes de fibra utilizadas (cereales, frutas y verduras), los cereales mostraron una asociación más fuerte con la reducción del riesgo de enfermedad coronaria, disminuyendo ésta un 29 %, por cada 10 g de incremento diario en su consumo.

Ictus cerebral

Algunos estudios epidemiológicos demuestran que el consumo de fibra de cereal entero reduce la incidencia de ictus cerebral en una proporción que puede llegar a ser prácticamente del 50 %, entre los quintiles más altos y más bajos en su consumo, no existiendo protección cuando los cereales son refinados. En estos estudios, también se demostró que la ingesta conjunta de fibra procedente de fruta y verdura no

Tabla 4-4. Estudios prospectivos que relacionan el consumo de fibra con la enfermedad cardiovascular

Estudio	Parámetro	Fibra total	Cereal	Fruta	Verdura
Mozaffarian. JAMA 2003; 289	Riesgo ECV		↓[+]	=	=
Mechant J. Nutr 2003; 133	Riesgo EAP		↓[+]	=	=
Liu. JAMA 2000; 284	Riesgo ictus		↓[+]		
Liu. Am J Clin Nutr 1999; 70	Riesgo EC		↓[+]		
Jacobs. Am J Publ Health 1999; 89	Mortalidad EC Mortalidad ECV		↓[+] ↓[+]		
Wolk. JAMA 1999; 281	IM no mortal EC mortal EC mortal	↓[+] ↓[+] ↓[+]	↓[+] ↓[+] ↓[+]	↓ ↓ ↓	↓ ↓ ↓
Pietinen. Circulation 1996; 94	Riesgo EC	↓[+]	↓	↓[+]	↓[+]
Rimm. JAMA 1996; 275	Riesgo ECV	↓[+]	↓[+]	↓	↓
Ruggiero y cols. Eur J Clin Nutr 2022; 76	Riesgo ECV	↓[+]			

EAP: enfermedad arterial periférica; EC: enfermedad coronaria; ECV: enfermedad cardiovascular; IM: infarto de miocardio; ↓: reducción; ↓[+]: reducción significativa; =: sin efecto significativo.

incrementaba la protección que los cereales presentaban frente a la aparición de ictus cerebral (Tabla 4-4).

En 2003, Mozaffarian y cols. publicaron un estudio cohorte que investigaba el efecto preventivo del consumo de fibra y el riesgo de episodio cerebrovascular, pero en una población anciana (> 65 años). Este trabajo es muy interesante, ya que, en estos individuos, la influencia de los hábitos dietéticos suele ser menos pronunciada, porque el riesgo de aterosclerosis está más avanzado. Este estudio se realizó en 3.588 hombres y mujeres, controlados durante 8 años. Después de ajustar con otros factores de riesgo, el consumo de fibra procedente de cereales redujo el riesgo de episodio cerebrovascular en un 21 %, entre los quintiles más alto y más bajo; sin embargo, el consumo de fibra procedente de frutas y verduras no mostró efecto beneficioso alguno. Cuando se analizaron por separado los incidentes cerebrovasculares, la mayor prevención se encontró en la aparición de ictus, siendo menor en la protección de infarto de miocardio no mortal.

Mecanismos de acción

El mecanismo principal por el cual la fibra dietética podría mejorar la ECV es consecuencia de su capacidad de disminuir los niveles de colesterol en sangre, efecto debido especialmente a su fracción soluble. No obstante, la dieta con un alto contenido en fibra presenta también efectos beneficiosos secundarios derivados de la menor ingesta de grasa, la pérdida de peso, un mejor control de la presión arterial y una disminución de la resistencia a la insulina. Por último, no hay que olvidar que los alimentos ricos en fibra suelen tener componentes antioxidantes que también previenen muchos de los problemas derivados de la ECV.

Disminución del colesterol en sangre

Como se ha indicado antes, muchos estudios epidemiológicos demuestran que los alimentos ricos en fibra disminuyen los niveles de colesterol en sangre, especialmente la fracción LDL-colesterol. Se ha estimado que, por cada gramo de fibra dietética soluble que se incorpora en la dieta, se consigue un descenso de los niveles séricos de colesterol LDL de 0,029 mmol/l. Las fibras que disminuyen los niveles de colesterol están presentes, entre otros, en los siguientes alimentos: manzanas, cebada, judías y otras legumbres, frutas y verduras, harina de avena, pan de avena y cáscara de arroz. También algunas fibras purificadas, como la goma guar, goma karaya, pectina, cutículas de *Psyllium*, polisacárido de soja y goma de xantano, han demostrado eficacia. Dos de estas fibras, el β-glucano de la avena y la cutícula de *Psyllium*, han mostrado suficientes evidencias para que sean incluidas en las guías de recomendaciones establecidas por la *National Colesterol Education Program American Heart Association*. Igualmente, la FDA ha autorizado la recomendación que establece que los alimentos que contienen 0,75-1,7 g de fibra soluble por ración pueden reducir el riesgo de enfermedad cardíaca.

Entre los mecanismos implicados en la disminución del colesterol sanguíneo cabe destacar los que se describen a continuación (Fig. 4-5).

Secuestro de los ácidos biliares. Cuando la fibra llega al duodeno, secuestra los ácidos biliares en el interior de su matriz. Como consecuencia, aumenta su excreción con las heces, disminuyendo la cantidad que llega al hígado por la vía enterohepática. Los tipos de fibra capaces de atrapar los ácidos biliares son las fibras viscosas –como las pectinas o las gomas– y las fibras ricas en lignina.

El secuestro de los ácidos biliares por la fibra tiene un doble efecto en el metabolismo del colesterol. En primer lugar, para compensar su pérdida por heces, las células hepáticas se ven forzadas a formar más ácidos biliares primarios a partir del colesterol, y, si este incremento de la degradación del colesterol no es compensado mediante un aumento de su síntesis, tienen que captarlo del colesterol circulante, por lo que sus niveles plasmáticos disminuyen. En segundo lugar, cuando las sales biliares son adsorbidas por la fibra dietética en el intestino delgado, se forman interacciones micelares que impiden que las grasas se puedan emulsionar, y, como

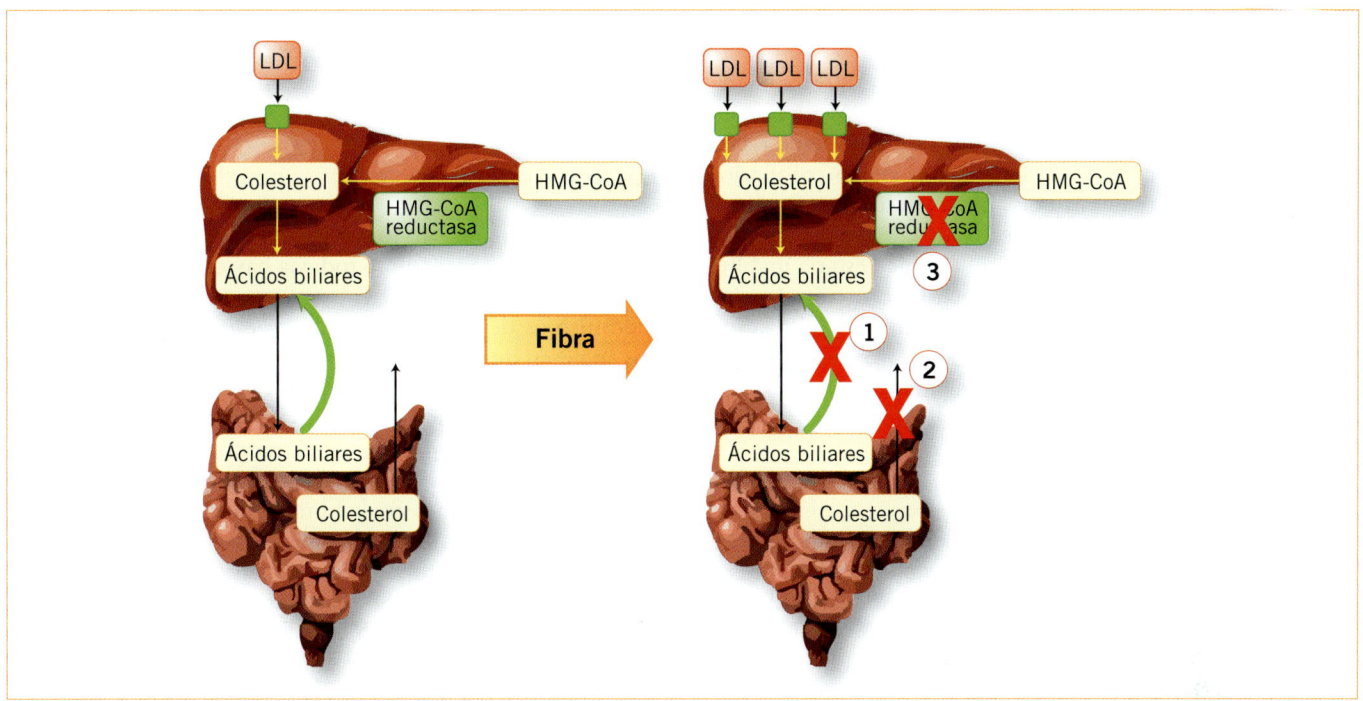

Figura 4-5. Posibles mecanismos por los cuales la fibra dietética podría disminuir el colesterol plasmático. 1: secuestra ácidos biliares, con lo que incrementa el paso de colesterol a ácidos biliares; 2: dificulta la absorción del colesterol de los alimentos, y 3: el propionato bloquea la síntesis de colesterol. HMG-CoA: β-hidroxi-β-metilglutaril coenzima A; LDL: lipoproteínas de baja densidad.

consecuencia, disminuirá la absorción de colesterol biliar, del procedente de los alimentos y de todos los lípidos en general.

Otro posible efecto de la fibra dietética, relacionado con el metabolismo de los ácidos biliares, sería el efecto preventivo de la formación de cálculos biliares, debido a la alteración del espectro de ácidos presentes en la bilis y las heces. Así, cuando parte de los ácidos biliares primarios secuestrados en el intestino delgado se liberan en el ciego, la microbiota los transforma en ácidos biliares secundarios, que son más difíciles de absorber, con lo cual la mayoría se pierde por las heces. Esta pérdida de ácidos biliares secundarios se traduce en un aumento del cociente ácidos biliares primarios/ácidos biliares secundarios en las personas que reciben un aporte de fibra en la dieta, lo cual da como resultado una mejor solubilización del colesterol biliar y una disminución de la capacidad litogénica de la bilis. Este hecho ha sido demostrado en diversos estudios realizados tanto en animales como en seres humanos.

Disminución de la absorción de colesterol. El colesterol de la dieta es secuestrado por los geles viscosos de la fibra en el estómago y el duodeno, por lo que su solubilización micelar por los ácidos biliares será más difícil, lo cual, sumado al hecho de que existe una menor cantidad de ácidos biliares libres, disminuirá el transporte de colesterol hacia la membrana absortiva. Cuando el colesterol es capaz de alcanzar la membrana del yeyuno, su absorción se ve comprometida, debido al aumento de espesor de la capa superficial de agua que baña la mucosa. Por último, cuando el colesterol secuestrado por la fibra alcanza el ciego, la microbiota bacteriana destruye la fibra soluble y se libera el colesterol, pero a este nivel la capacidad de absorción es muy reducida.

Inhibición de la síntesis de colesterol. La principal enzima que regula la síntesis de colesterol hepático es la β-hidroxi-β-metilglutaril coenzima A reductasa (HMG-CoA reductasa). Esta enzima cataliza la producción de mevalonato a partir de HMG-CoA, y su actividad aumenta cuando existe una baja concentración de colesterol en los hepatocitos.

Como se ha indicado previamente, la fermentación bacteriana de la fibra en el colon da como resultado un aumento en la producción de AGCC. En diversos estudios experimentales se ha observado que el propionato, tras ser absorbido desde el colon a la circulación portal, puede actuar inhibiendo a la HMG-CoA reductasa, disminuyendo la síntesis *de novo* colesterol.

Mejoría en el control de la presión arterial

Algunos estudios han demostrado una asociación inversa entre el consumo de fibra y una reducción de la presión arterial. Esta relación se ha señalado, sobre todo, con la ingestión de avena. Sin embargo, la mayoría de los ensayos clínicos efectuados proponen que el efecto hipotensor de estas dietas se debe más a la pérdida de peso que a la actuación directa de la fibra.

En contraste, los resultados que se han obtenido en el estudio DASH *(Dietary Approaches to Stop Hypertension)* señalan que una dieta alta en fibra y baja en grasa es muy efectiva para reducir la presión arterial. Estos autores proponen que la pérdida de peso, junto con una dieta baja en grasa y alta en diversos alimentos ricos en fibra –como frutas, verduras y cereales–, pueden ser necesarias para reducir de forma significativa la presión arterial. Sin embargo, este estudio no presenta un efecto significativo en la reducción de la presión arterial, cuando el incremento en el consumo de fibra procede de una única fuente.

En esta línea, un metaanálisis publicado en 2022 que incluyó 7.469 pacientes con enfermedad cardiovascular, concluyó que un aumento en el consumo de fibra ayuda a la reducción de la hipertensión arterial y el riesgo coronario, independientemente del uso de fármacos antihipertensivos. Asimismo, señaló que en el mecanismo de acción, además de tener un papel la pérdida de peso, también estaría involucrada la capacidad de la fibra de reducir la absorción de triacilgliceroles y colesterol y de mejorar la sensibilidad a la insulina y sus propiedades antioxidantes, entre otras. Así, este estudio apoya la inclusión de la recomendación del consumo de fibra en las guías para el manejo de la hipertensión.

Disminución en la resistencia a la insulina

La resistencia a la insulina es uno de los factores implicados en una serie de anormalidades relacionadas con la enfermedad cardiovascular, que se engloban bajo el término de síndrome metabólico (**Fig. 4-6**). Así, esta resistencia es responsable de las siguientes alteraciones: dislipidemia, hiperinsulinemia, hipertensión e inhibición de la fibrinólisis.

Como se ha mencionado antes, numerosos trabajos señalan que la fibra mejora la resistencia a la insulina, lo que implicaría un mejor control de este síndrome metabólico, previniendo la incidencia de ECV. En 2003 se llevó a cabo el Estudio de Prevención de la Aterosclerosis de Los Ángeles, en el que se estableció que una dieta rica en fibra soluble, especialmente en pectinas, reduce el engrosamiento de la íntima de la arteria carótida, parámetro que indica la progresión de la aterosclerosis. Este efecto estaba relacionado con una mejora en el perfil lipídico y con una disminución en la hiperinsulinemia. Es importante tener en cuenta que la insulina, además de su papel metabólico, tiene un efecto proliferativo sobre el endotelio y el músculo liso vascular, a través de las vías de transducción de proteínas quinasas activadas

por mitógenos (MAPK) (**cap. 2**, Comunicación intercelular: hormonas, citoquinas y factores de crecimiento, **tomo II**), que desempeñan un papel muy importante en la progresión de la aterogénesis.

Fibra dietética y cáncer

La dieta desempeña un importante papel en la etiología y la prevención del cáncer, pero todavía hay que investigar cuáles son los factores que intervienen en este proceso, así como sus mecanismos de acción. Numerosos estudios epidemiológicos sugieren que un incremento en el consumo de fibra dietética puede disminuir el riesgo de cánceres de dependencia hormonal (mama, útero y ovarios en la mujer, y próstata en el hombre) y de localización en el tracto gastrointestinal (colorrectal). Es importante destacar que resulta complicado establecer la relación entre la fibra dietética y el desarrollo de cáncer, debido a los siguientes motivos: la diferente composición de la fibra en función de la fuente de la que proceda; las variaciones derivadas de las distintas técnicas utilizadas en la cuantificación del contenido de fibra en la dieta, y los posibles efectos ejercidos por otros constituyentes –como las vitaminas, los isoflavonoides o los fitatos–, que están también presentes en los alimentos ricos en fibra dietética.

Cáncer colorrectal

El cáncer colorrectal es uno de los tipos de cáncer más frecuentes en los países desarrollados, ocupando el cuarto lugar, después de los cánceres de pulmón, próstata y mama; sin embargo, se trata de la segunda causa de muerte por cáncer, después de los cánceres de pulmón (en varones) y de mama (en mujeres). Su aparición parece deberse al resultado de una interacción entre factores genéticos y ambientales, destacando entre los últimos la dieta y el estilo de vida. Entre los factores dietéticos posiblemente relacionados con la carcinogénesis colorrectal, se incluye el mayor consumo de proteínas animales y grasas animales saturadas, junto con una dieta hipercalórica, con una elevada proporción de hidratos de carbono refinados y alcohol, en detrimento del consumo de fibra dietética, verdura y fruta.

En función de lo anterior, se planteó la posibilidad de que la ingesta de fibra dietética ejerciera un efecto beneficioso en la prevención de la aparición del cáncer colorrectal. El primero en proponer esta «hipótesis de la fibra» fue Burkitt, en 1971, al observar la baja incidencia de cáncer de intestino grueso existente en la mayoría de las poblaciones africanas, cuya dieta se caracterizaba por una ingesta elevada de fibra dietética, junto con una baja proporción de azúcares refinados. Desde entonces, han sido numerosos los autores que han investigado en profundidad la asociación entre la fibra dietética y la aparición de neoplasia colorrectal. Así, los primeros estudios epidemiológicos, publicados entre 1990 y 1994 y los metaanálisis de dichos estudios (con más de 15.000 pacientes), apuntaban a que el riesgo de aparición de cáncer colorrectal disminuye a medida que aumentaba el consumo de fibra dietética, estableciéndose que la ingesta diaria de más de 27 g de fibra se asociaba con un descenso significativo de, aproximadamente, el 50 % en el riesgo de

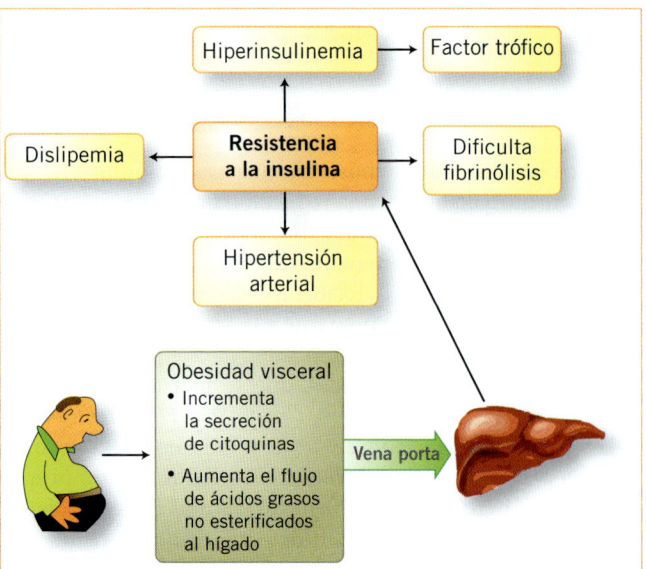

Figura 4-6. Síndrome metabólico o síndrome de resistencia a la insulina.

presentar este tipo de neoplasia, en comparación con individuos cuyas dietas incorporaban menos de 11 g de fibra al día. Conclusiones similares se obtuvieron cuando se valoró el riesgo de aparición de adenomas colónicos, los cuales se consideran precursores de la aparición de cáncer colorrectal.

Sin embargo, algunos estudios prospectivos cuestionaron el papel beneficioso de la fibra dietética en la prevención de la aparición de cáncer colónico. Así, en diversos estudios de cohortes llevados a cabo tanto en mujeres como en hombres, se puso de manifiesto que la ingesta de fibra dietética total no se encontraba asociada con una reducción significativa en la incidencia de cáncer colorrectal o en el riesgo de aparición de adenomas. No obstante, hay que señalar que, en los hombres, se observó una asociación inversa entre el consumo de fibra y el riesgo de aparición de adenoma colónico distal, especialmente cuando se trataba de fibra procedente de fruta, no encontrándose esta asociación con la fibra procedente de cereales, verduras o semillas. En consecuencia, se sugirió que el papel protector lo ejercía la fibra soluble, en contraposición con la fibra insoluble. De acuerdo con esto, sería posible que, al menos en el hombre, la fibra dietética influyera positivamente en las etapas tempranas del cáncer colorrectal, pero no en las etapas avanzadas de este proceso. Además, un estudio reciente ha puesto de manifiesto que determinados polimorfismos genéticos podrían explicar la controversia suscitada entre el riesgo de padecer cáncer colorrectal y el consumo de fibra dietética. Los resultados de este trabajo revelano que existe una relación inversa entre el riesgo de padecer cáncer colorrectal y el consumo de fibra en aquellos individuos con un polimorfismo en el alelo rs9939609.

Es importante tener en cuenta que, en estos estudios prospectivos, algunos factores han podido llevar a conclusiones erróneas en la relación establecida entre el consumo de una dieta rica en fibra y la incidencia de cáncer colorrectal. Entre estos factores, cabe resaltar los siguientes: los hábitos dietéticos más o menos homogéneos de la población; la fuente de fibra, y la cantidad de fibra ingerida (que no haya sido suficientemente elevada). Dos estudios prospectivos –uno realizado en Europa *(European Prospective Investigation of Cancer and Nutrition)* y otro en Estados Unidos *(Prostate, Lung, Colorectal, and Ovarian Cancer Screening Trial)*– intentan solventar estas deficiencias.

En el estudio europeo se valoró la incidencia de cáncer colorrectal en poblaciones con hábitos dietéticos muy variados, tanto en relación con el consumo total de fibra como en el tipo ingerido, procedentes de 7 países europeos (Italia, España, Reino Unido, Alemania, Dinamarca, Holanda y Suecia). Las conclusiones de este estudio indican que, cuanto mayor es el consumo de fibra total (hasta 32 g/día de media), menor es el riesgo de desarrollar cáncer de colon, especialmente el cáncer localizado en el lado izquierdo del intestino grueso, careciendo de efecto beneficioso frente al cáncer de localización rectal. Este efecto es ejercido por la fibra, independientemente del tipo de alimento de donde proceda, aunque el estudio establece la existencia de una relación, sin diferencias significativas, con el mayor consumo de fibra procedente de la fruta, los cereales y las verduras, no así con la procedente de las legumbres. El estudio norteamericano, incluido en un programa de detección precoz de cáncer colo-

rrectal llevado a cabo en diferentes regiones de Estados Unidos, en más de 34.000 individuos, ratificó este efecto preventivo de la fibra. Así, los participantes del estudio con mayor consumo (36,4 g/día de media) presentaron una reducción del 27 % en el riesgo de presentar adenoma, en comparación con los individuos incluidos en el grupo con el menor consumo (12,6 g/día de media). Esta asociación inversa fue más patente con la fibra procedente de frutas o de cereales, pero no con la procedente de verduras o de legumbres.

En conclusión, y a pesar de los datos a veces contradictorios obtenidos en estos estudios, existe consenso entre los especialistas en que existe suficiente evidencia para sugerir que la incorporación en la dieta de cantidades de fibra de 30-35 g/día, sobre todo procedente de frutas y cereales, reduce el riesgo de aparición de cáncer colorrectal.

Cáncer de mama

Numerosos estudios han establecido que cuanto mayor sea la exposición en el tiempo a hormonas esteroideas endógenas ováricas (estradiol) por parte de la mujer, mayor será el riesgo de presentar cáncer de mama. Por lo tanto, cualquier medida que reduzca estos niveles hormonales puede ser beneficiosa en la prevención de este tipo de cáncer. En este sentido, se ha postulado que una dieta rica en fibra y baja en grasa se asocia con una reducción en los niveles de hormonas sexuales femeninas, justificando el papel preventivo que la fibra dietética podría ejercer en estos tumores. No obstante, y de forma general, los contenidos de grasa y fibra en la dieta se encuentran inversamente relacionados, por lo que es difícil separar los efectos debidos a cada uno de estos nutrientes, dado el papel que también se le ha atribuido al consumo de grasa en la aparición del cáncer de mama.

Sin embargo, en un estudio realizado en Finlandia, en donde el consumo de fibra dietética y de grasa es elevado, se demostró que la incidencia de muerte por cáncer de mama es considerablemente menor que en otros países occidentales, como Estados Unidos, donde, si bien el consumo de grasa también es elevado, no lo es el consumo de fibra dietética. De hecho, la mayoría de los estudios proponen que el incremento en el consumo de fibra, preferentemente procedente de verduras, cereales y legumbres, se asocia con una disminución en el riesgo de cáncer de mama e, incluso, con una reducción en la incidencia de alteraciones epiteliales proliferativas en las mamas de carácter benigno. La presencia de compuestos polifenólicos del tipo de los lignanos en la fibra dietética se ha propuesto como un factor determinante en el menor riesgo de padecer cáncer de mama. Se ha postulado que los enterolignanos (enterodiol y enterolactona), generados por la acción fermentativa de la microbiota sobre los lignanos, tienen actividad moduladora del receptor estrogénico.

Mecanismos de acción

Se han propuesto varios mecanismos potenciales por los que la fibra dietética podría ejercer su efecto protector en el cáncer:

1. La fibra aumenta el volumen del contenido intestinal y disminuye el tiempo de tránsito intestinal. De esta forma, se

diluyen los carcinógenos potenciales que pueden estar presentes en el contenido del colon, al tiempo que se reduce la posibilidad de contacto con las células de la mucosa intestinal.

2. La fibra tiene capacidad de fijar carcinógenos potenciales, como los ácidos biliares. Los ácidos o las sales biliares fijados no se degradan en el colon, evitando su conversión por las enzimas bacterianas en ácidos biliares secundarios, algunos de los cuales son considerados procarcinógenos. A este efecto, hay que añadir la capacidad de la fibra de disminuir el pH fecal, lo que inhibe la actividad de las enzimas bacterianas involucradas en el metabolismo de los ácidos biliares.

3. La generación de AGCC en el lumen intestinal, en especial de butirato, puede constituir un factor de gran importancia en la prevención de la carcinogénesis colorrectal. De hecho, estudios experimentales realizados *in vitro* han demostrado la capacidad del butirato de inhibir la proliferación de células tumorales colónicas, inducir su diferenciación y promover la apoptosis. Entre los mecanismos propuestos para ejercer estas acciones por parte del butirato en las células tumorales, se incluyen los siguientes:

- La estimulación del proceso de hiperacetilación de histonas, que promueve la expresión del gen que genera el p21, potente inhibidor del ciclo celular. El p21 inhibe al oncogén *bcl*-2, que es uno de los responsables del bloqueo del proceso apoptótico celular. Por lo tanto, el butirato, al promover la expresión del p21, favorece la apoptosis celular. El butirato es capaz de modular la vía canónica de señalización Wnt/β-catenina, la cual se encuentra constitutivamente activada en la mayoría de los cánceres de colon. Esta vía controla la expresión de numerosos genes relacionados con el ciclo celular, así como metaloproteinasas prometastásicas y el factor de crecimiento vascular endotelial (VEGF), implicado en la angiogénesis. Además, se ha establecido que el butirato inhibe la expresión del receptor transmembrana para el VEGF denominado neuropilina 1, la cual se encuentra elevada en el cáncer de colon y cuyos niveles se relacionan con su potencial metastásico.
- Se ha propuesto que el butirato es capaz de inhibir la expresión del factor acelerador de caída (DAF, *decay accelerating factor*) en distintas líneas celulares procedentes del

cáncer de colon. Este factor se expresa en la superficie de las células cancerosas colónicas y constituye un mecanismo de defensa frente a la actuación de la respuesta inmunitaria humoral a través de la vía del complemento. Recientemente se ha descrito que el butirato es capaz de regular los perfiles de expresión de micro-RNA (miRNA) implicados en el ciclo celular, la proliferación y la apoptosis en células de cáncer de colon, los cuales pueden verse modificados en estos pacientes. Así, diversos estudios han mostrado una regulación de la expresión de miembros de la familia miR-106b y miR-17-92a, ambas involucradas en el cáncer de colon, por parte del butirato en células de carcinoma colónico.

Además, se ha sugerido que el efecto que tiene la fibra sobre la producción de insulina puede contribuir en la prevención del riesgo de cáncer colorrectal, dado que la hiperinsulinemia se considera un importante factor de riesgo en la generación de tumores, debido a que la insulina es un factor de crecimiento significativo para las células epiteliales colónicas y se comporta como un mitógeno para las células de carcinoma colónico. Finalmente, ha sido ampliamente descrito el efecto antiinflamatorio del butirato, el cual está mediado por la inhibición de la producción de citoquinas proinflamatorias, así como de quimioquinas y moléculas de adhesión que limitan el reclutamiento leucocitario. Este efecto tiene gran relevancia, puesto que el cáncer asociado a colitis es una de las tres principales condiciones relacionadas con el cáncer colorrectal. Una resolución insuficiente de un proceso inflamatorio puede conducir a un estado de inflamación crónica, que es un factor etiológico común en el cáncer.

Por otra parte, la ingesta de prebióticos puede promover la integridad del epitelio colónico mediante la producción de butirato, que es la principal fuente de energía del colonocito, y el crecimiento de bacterias beneficiosas en el colon. De nuevo, la regulación de la microbiota intestinal por parte de prebióticos puede ser una estrategia terapéutica muy interesante para la prevención y el tratamiento del cáncer colorrectal, puesto que está descrito que se encuentra significativamente modificada en estos pacientes, destacando el descenso de bacterias productoras de butirato.

PUNTOS CLAVE

- El concepto más reciente propuesto para la fibra es el siguiente: «la parte comestible de las plantas o hidratos de carbono análogos que son resistentes a la digestión y la absorción en el intestino delgado, con completa o parcial fermentación en el intestino grueso». La fibra dietética incluye polisacáridos, oligosacáridos, lignina y sustancias asociadas de la planta.
- Las fibras dietéticas promueven efectos beneficiosos fisiológicos –como el laxante– y/o atenúan los niveles de colesterol y/o de glucosa en sangre. Las estructuras químicas de las fibras de la dieta son muy diversas. No obstante, todas ellas comparten ciertas propiedades, entre las que destacan las siguientes: *a)* son sustancias de origen vegetal; *b)* suelen ser moléculas muy complejas, en las que su mayor parte son hidratos de carbono, si bien algunos componentes de la fibra –como la lignina– son de otra naturaleza, y *c)* son inatacables por las enzimas digestivas humanas, pero puede ser fermentadas por las bacterias presentes en el intestino grueso.
- Los componentes de la fibra dietética poseen estructuras muy diferentes y, por lo tanto, propiedades distintas. Basándose en su comportamiento al estar en contacto con el agua, se clasifican en fibras solubles y fibras insolubles y, en función de su fermentabilidad, se dividen en fibras muy fermentables, parcialmente fermentables y no fermentables.

→

- La importancia que en los últimos años está adquiriendo la fibra en nutrición se debe a que diversos estudios epidemiológicos han puesto de manifiesto que su consumo previene la aparición de determinadas enfermedades propias de los países desarrollados, que se engloban bajo el término de «enfermedades de la opulencia». Así, el incremento en la ingesta de fibra dietética ayuda a prevenir la diabetes, las enfermedades cardiovasculares, la obesidad y las enfermedades del tracto digestivo (como el estreñimiento crónico o la diverticulosis). No obstante, hay que tener en cuenta que no todas las fibras tienen los mismos efectos beneficiosos para la salud. Así, la fibra soluble es muy útil para la prevención de la obesidad, la diabetes o las enfermedades cardiovasculares, mientras que el consumo de fibra insoluble parece mejor para controlar las enfermedades del tracto digestivo.

- Todos los hechos reseñados han llevado a recomendar un aporte de fibra de alrededor de 25-30 g/día, así como que éste se encuentre balanceado de la siguiente manera: 75 % de fibra insoluble y 25 % de fibra soluble. Igualmente, se recomienda que, siempre que sea posible, este aporte se haga consumiendo alimentos ricos en fibra y no tomando suplementos. Esto se debe a que: a) los alimentos ricos en fibra contienen otras sustancias, como vitaminas, minerales o antioxidantes, que pueden colaborar en la prevención de estas enfermedades y b) al ingerir estos nutrientes, se realiza un cambio en la dieta, evitando el consumo de otros alimentos nocivos para la salud.

BIBLIOGRAFÍA

AKTER S, AKHTER H, CHAUDHURY HS, RAHMAN MH, GORSKI A, HASAN MN y cols. **Dietary carbohydrates: pathogenesis and potential therapeutic targets to obesity-associated metabolic syndrome. Biofactors 2022; 48: 1036-59.**
Revisión de la fisiopatología del síndrome metabólico y su relación con la naturaleza de los carbohidratos ingeridos.

ANDOH A, TSUJIKAWA T, FUJIYAMA Y. **Role of dietary fiber and short-chain fatty acids in the colon. Curr Pharm Des 2003; 9: 347-58.**
Se trata de una rigurosa revisión que describe las actividades biológicas de la fibra y los ácidos grasos de cadena corta, justificando sus acciones en el tratamiento y la prevención del cáncer de colon y la enfermedad inflamatoria intestinal.

BRUNETON J. **Farmacognosia, fitoquímica, plantas medicinales, 2ª ed. Zaragoza: Acribia, 2001.**
Es uno de los libros más completos de fitoquímica y farmacognosia. En él se describen las estructuras químicas de los principales componentes de la fibra.

DAHL WJ, STEWART ML. **Position of the Academy of Nutrition and Dietetics: health implications of dietary fiber. J Acad Nutr Diet 2015; 115: 1861-70.**
Es una revisión amplia y detallada realizada por la Asociación Dietética Americana sobre los efectos beneficiosos de la fibra.

DEVRIES, J. **On defining dietary fibre. Proc Nutr Soc 2003; 62: 37-43.**
Esta publicación hace una revisión sobre la evolución en el concepto de fibra, proponiendo posiblemente el concepto más amplio y actual de fibra dietética.

EILAT-ADAR S, SINAI T, YOSEFY C, HENKIN Y. **Nutritional recommendations for cardiovascular disease prevention. Nutrients 2013; 5: 3646-83.**
En colaboración con las asociaciones *Israel Heart Association* e *Israel Dietetic Association*, los autores establecen las principales conclusiones que permiten relacionar hábitos dietéticos y enfermedad cardiovascular, con especial atención del impacto de la fibra dietética.

GALISTEO M, DUARTE J, ZARZUELO A. **Effects of dietary fibers on disturbances clustered in the metabolic syndrome. J Nutr Biochem 2008; 19: 71-84.**
En este trabajo se hace una revisión sobre los posibles mecanismos implicados en el efecto de la fibra en las diferentes alteraciones que constituyen el síndrome metabólico.

GUÍAS ALIMENTARIAS PARA LA POBLACIÓN ESPAÑOLA (SENC, DICIEMBRE 2016); LA NUEVA PIRÁMIDE DE LA ALIMENTACIÓN SALUDABLE. **Nutr Hosp 2016; 33 (Supl. 8): 1-48.**
Análisis sobre el consumo alimentario en España y recomendaciones para promover una dieta saludable.

KELLOW NJ, COUGHLAN MT, REID CM. **Metabolic benefits of dietary prebiotics in human subjects: a systematic review of randomised controlled trials. Br J Nutr 2014; 111: 1147-61.**
En esta revisión se analiza la compleja relación existente entre la microbiota intestinal y el hospedador, con especial análisis del impacto en la patogenia del síndrome metabólico. Los autores concluyen que la ingesta de nutrientes con propiedades prebióticas puede resultar en una modificación de la composición de la microbiota esponsable, al menos en parte, de los efectos metabólicos ejercidos por este tipo de nutrientes.

MATAIX J, GASSULL MA. **Fibra alimentaria. En: Mataix J, ed. Nutrición y alimentación humana. Madrid: Ergon, 2009.**
Estos autores presentan un excelente capítulo sobre la fibra alimentaria, donde describen fundamentalmente los componentes, las fuentes y las propiedades fisiológicas de la fibra.

MATHERS JC. **Dietary fibre and health: the story so far. Proc Nutr Soc 2023; 1-10.**
Revisión de la investigación sobre la fibra dietética y la salud humana durante las últimas cinco décadas.

MCKEOWN NM, FAHEY GC JR, SLAVIN J, VAN DER KAMP JW. **Fibre intake for optimal health: how can healthcare professionals support people to reach dietary recommendations? BMJ 2022; 378: e054370.**
Este artículo trata sobre la importancia de que los pacientes comprendan el impacto beneficioso de las dietas altas en fibra en su salud, destacando la variedad de alimentos de origen vegetal que se deben consumir para lograr las recomendaciones de fibra dietética.

MILAJERDI A, EBRAHIMI-DARYANI N, DIELEMAN LA, LARIJANI B, ESMAILLZADEH A. **Association of dietary fiber, fruit, and vegetable consumption with risk of inflammatory bowel disease: a systematic review and meta-analysis. Adv Nutr 2021; 12: 735-43.**
Este metaanálisis, que estudia la asociación entre el consumo de fibra dietética, fruta y verdura y el riesgo de padecer EII en 11 estudios de cohortes, concluyó que había una asociación inversa entre la ingesta dietética de frutas y verduras y el riesgo de EII y sus subtipos. Llegó a la conclusión de que la ingesta de fibra dietética se asocia inversamente con la incidencia de EII y enfermedad de Crohn, pero no con la colitis ulcerosa.

MURTAUGH M, JACOBS D, JACOB B, STEFFEN L, MARQUART L. **Epidemiological support for the protection of whole grains against diabetes. Proc Nutr Soc 2003; 62: 143-9.**
Este trabajo recoge los estudios epidemiológicos más importantes que relacionan el consumo de alimentos ricos en fibra y la diabetes tipo 2. Los autores llegan a la conclusión de que la fibra procedente de cereales es la que presenta un mayor efecto protector de la diabetes.

PASTOR-VILLAESCUSA B, RANGEL-HUERTA OD, AGUILERA CM, GIL A. **A systematic review of the efficacy of bioactive compounds in cardiovascular disease: carbohydrates, active lipids and nitrogen compounds. Ann Nutr Metab 2015; 66: 168-81.**
En esta revisión sistemática, los autores establecen el papel potencial que compuestos bioactivos, incluidos carbohidratos considerados como fibra dietética, pueden tener en la enfermedad cardiovascular.

REDONDO L. **La fibra terapéutica, 2ª ed. Barcelona: Glosa, 2002.**
Es uno de los pocos libros dedicados íntegramente al estudio de la

fibra. Hace una revisión muy amplia del concepto de fibra y de sus componentes. Igualmente aporta muchos estudios clínicos, con las posibles aplicaciones de la fibra, profundizando sobre todo en la fibra procedente de la semilla de *Plantago ovata*.

Reynolds AN, Akerman A, Kumar S, Diep Pham HT, Coffey S, Mann J. **Dietary fibre in hypertension and cardiovascular disease management: systematic review and meta-analyses. BMC Med 2022; 20 (1): 139.**
Este metaanálisis examina la evidencia de la fibra dietética como terapia adjunta en personas con enfermedades cardiovasculares o hipertensión. Concluye que la promoción de una mayor ingesta de fibra en pacientes con enfermedades cardiovasculares e hipertensión es probable que sea beneficiosa.

Silva FM, Kramer CK, De Almeida JC, Steemburgo T, Gross JL, Azevedo MJ. **Fiber intake and glycemic control in patients with type 2 diabetes mellitus: a systematic review with meta-analysis of randomized controlled trials. Nutr Rev 2013; 71: 790-801.**
Revisión sistemática que incluye un metaanálisis de los diferentes ensayos aleatorizados y controlados que analizan el efecto de la ingesta de fibra dietética en el control de la glucemia en pacientes con diabetes tipo 2. Los autores concluyen que el incremento de la ingesta de fibra dietética mejora el control de la glucemia, de forma que esta maniobra de tipo dietético constituye una herramienta coadyvante para el control de estos pacientes.

Veettil SK, Wong TY, Loo YS, Playdon MC, Lai NM, Giovannucci EL, Chaiyakunapruk N. **Role of diet in colorectal cancer incidence: umbrella review of meta-analyses of prospective observational studies. JAMA Netw Open 2021; 4: e2037341.**
Revisión que pone de manifiesto la asociación entre un menor riesgo de cáncer colorrectal y una mayor ingesta de fibra dietética, calcio dietético y yogur y una menor ingesta de alcohol y carne roja.

Metabolismo de las lipoproteínas

5

A. Sánchez Pozo y Á. Gil Hernández

OBJETIVOS

- Conocer el papel de las lipoproteínas en el transporte de los lípidos plasmáticos.
- Explicar la estructura y composición de las lipoproteínas, así como las modificaciones que sufren durante el metabolismo.
- Conocer los procesos de síntesis y secreción de las lipoproteínas, así como sus principales alteraciones.
- Comprender el papel de las enzimas lipoproteínas lipasas, las características y las alteraciones relacionadas.
- Explicar el papel de la enzima lecitina-colesterol-aciltransferasa y los procesos de intercambio de lípidos, especialmente los de captación de colesterol de los tejidos.
- Conocer los procesos de captación de lípidos y lipoproteínas por los tejidos, su regulación y alteraciones relacionadas.
- Comprender el proceso de depósito de colesterol en los vasos sanguíneos.
- Describir las características del metabolismo de las lipoproteínas en el período perinatal.
- Explicar el efecto de la dieta sobre las concentraciones plasmáticas de lipoproteínas.

CONTENIDO

- Introducción
- Transportadores de lípidos en el plasma
- Metabolismo general de las lipoproteínas
- Metabolismo de las lipoproteínas en el período neonatal
- Efecto de la dieta sobre las lipoproteínas
- Lipoproteínas, genes y nutrientes

INTRODUCCIÓN

Con el presente capítulo se pretende que el lector conozca los hechos más relevantes del metabolismo de los lípidos en la circulación sanguínea. El estudio de la absorción y la digestión intestinales de los lípidos se trata en el **capítulo 2** (Fisiología de la digestión). Asimismo, el metabolismo tisular de los lípidos se explica en el **capítulo 6** (Metabolismo lipídico tisular). Este capítulo se centra en los complejos denominados lipoproteínas, ya que constituyen el sistema de transporte fundamental. Mediante las lipoproteínas se transportan los principales lípidos: ácidos grasos, colesterol y vitaminas liposolubles. Como se verá más adelante, la albúmina también puede actuar como transportador de lípidos. En ningún caso se encuentran lípidos circulantes libres, dada su naturaleza apolar insoluble en el agua.

El conocimiento del metabolismo de las lipoproteínas es de gran interés en nutrición y, sobre todo, en nutrición clínica. Las alteraciones del metabolismo de las lipoproteínas son de interés para entender el proceso de la aterosclerosis.

Aunque existen alteraciones primarias y secundarias a otras enfermedades –como la diabetes–, muchas de las alteraciones de las lipoproteínas están fuertemente relacionadas con la dieta. Por otra parte, es necesario el conocimiento de las particularidades de este metabolismo para afrontar posibles problemas derivados de la nutrición parenteral. Por último, las particularidades durante la fase perinatal resultan relevantes para el diseño de fórmulas para la nutrición infantil. Todos estos aspectos serán tratados en este capítulo.

El metabolismo de las lipoproteínas resulta siempre un tema complejo, por las múltiples interrelaciones entre los elementos que lo componen. Más aun, es necesario un conocimiento de la cinética, es decir, de los cambios que experimentan las lipoproteínas a lo largo del tiempo y en los períodos posprandiales e interprandiales, para poder comprender plenamente el proceso. En el presente capítulo se ha apostado por describir los procesos sin abundar en los detalles, que, aunque interesantes, suelen dificultar la comprensión y no son indispensables para comprender el aspecto funcional, que es lo que debe primar.

Por otra parte, se ha adoptado la línea de considerar, a la vez que se describen los procesos, algunas de las alteraciones más conocidas y que pueden ayudar a la hora de enfrentarse a la nutrición de determinados pacientes. En todo caso, resultan útiles para resaltar los puntos críticos del proceso.

TRANSPORTADORES DE LÍPIDOS EN EL PLASMA

Los lípidos son transportados en el plasma sanguíneo mayoritariamente por unas partículas esferoidales denominadas lipoproteínas, constituidas por una cubierta formada por fosfolípidos y proteínas que rodea a una zona interior que alberga lípidos apolares. Además de las lipoproteínas, también hay transporte de ácidos grasos unidos a la albúmina plasmática. El sistema de las lipoproteínas permite transportar mayores cantidades de ácidos grasos que la albúmina. Los ácidos grasos se empaquetan en forma de triacilgliceroles y, como lípidos no polares, ocupan el interior de las lipoproteínas en cantidades muy significativas. Así, una lipoproteína pequeña, como la lipoproteína de baja densidad, suele transportar unas 1.500 moléculas de ácidos grasos. Por el contrario, el transporte de ácidos grasos por la albúmina sólo permite el transporte de aquellos que se adhieran a ella en su periferia, siendo siempre una cantidad más limitada.

El transporte de lípidos bajo la forma de lipoproteínas permite el aporte selectivo de éstos a los tejidos, mediante la interacción de la parte proteica de la lipoproteína con receptores y enzimas específicos de cada tejido. De esta forma, los ácidos grasos y el colesterol se dirigen hacia determinados tejidos, mientras que los ácidos grasos transportados por la albúmina no se dirigen a ningún tejido en concreto.

Características estructurales de las lipoproteínas

Las lipoproteínas son partículas que contienen lípidos no polares en el interior de una cubierta formada por proteínas y lípidos anfipáticos (anfipático: con una parte polar y otra apolar). Dentro de las lipoproteínas, hay triacilgliceroles y colesterol esterificado. En la superficie se encuentran fosfolípidos, colesterol no esterificado y proteínas (**Fig. 5-1**). No se debe olvidar que todas las sustancias lipídicas, como son las vitaminas liposolubles y muchas toxinas bacterianas, se transportan en sangre dentro de las lipoproteínas.

Las proteínas constituyentes de las lipoproteínas son de dos tipos: las que participan en las interacciones con receptores y enzimas (a las que se denomina apolipoproteínas, apoproteínas o, sencillamente, apos) y las que ejercen alguna función, como la enzima lecitina-colesterol-aciltransferasa (LCAT) o las proteínas intercambiadoras de lípidos. Son los componentes decisivos en el metabolismo, como se verá más adelante.

La cantidad relativa de lípidos y proteínas determina la densidad de la partícula. Las lipoproteínas de alta densidad son las que contienen más cantidad de proteína, y las lipoproteínas de baja densidad, más cantidad de lípidos. En todo caso, la densidad de las lipoproteínas oscila entre 1,006 y 1,210 g/ml. La terminología más usada para identificar las lipoproteínas está en función de su densidad. Así, las lipoproteínas se dividen en: lipoproteínas de muy baja densidad

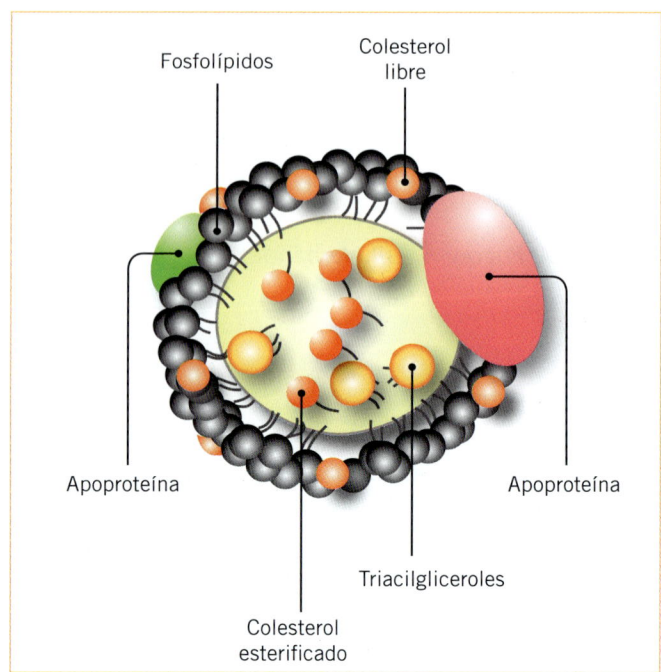

Figura 5-1. Representación esquemática de la estructura de las lipoproteínas. Se han indicado algunos de los componentes.

(VLDL), lipoproteínas de densidad intermedia (ILD), lipoproteínas de baja densidad (LDL) y lipoproteínas de alta densidad (HDL).

El tamaño y la forma dependen del volumen de lípidos que contenga en su interior. Así, las formas esféricas suelen contener cantidades apreciables de triacilgliceroles y/o colesterol esterificado, mientras que las discoides contienen poca o ninguna cantidad de esos lípidos. Las formas esféricas y discoides aparecen en el metabolismo de las HDL, mientras que, en el metabolismo de las VLDL, todas las formas son esféricas. El contenido en lípidos también depende de la apoproteína, siendo muy elevado en las lipoproteínas que contienen apo B, muy especialmente la apo B-48, como ocurre en los quilomicrones.

Es frecuente representar a las lipoproteínas como esferas donde pueden verse proteínas y otros lípidos en la superficie (**Fig. 5-1**) . Esto no deja de ser una simplificación, ya que las proteínas suelen cubrir la mayor parte de la superficie.

No debe olvidarse que las lipoproteínas, como las micelas, son meras asociaciones donde no existen enlaces covalentes entre sus componentes, lo que permite el intercambio de éstos. De hecho, se intercambian todos los componentes lipídicos y proteicos, a excepción de la apo B, debido a su gran tamaño.

Características funcionales de las lipoproteínas

Las lipoproteínas ricas en lípidos incluyen un amplio conjunto de partículas que contienen apo B. Se trata de un sistema que funciona dirigiendo lípidos desde los tejidos en los que se sintetizan hasta los tejidos consumidores. Las principales partículas se indican en la **tabla 5-1**. La lipoproteína (a) está presente de forma normal en el plasma, aunque habitualmente en pequeñas cantidades.

Tabla 5-1. Principales lipoproteínas de baja densidad

Lipoproteína	Proteínas	Función
QM	B-48, A1, A2, A4, A5, C1, C2, C3, E	Transporte de triacilgliceroles a los tejidos
VLDL	B-100, E, C-II, C1, C2	Transporte de triacilgliceroles a los tejidos
IDL	B-100, E	Transporte de triacilgliceroles al hígado
LDL	B-100	Transporte de colesterol a los tejidos
Lp (a)	B-100, (a)	Transporte de colesterol

IDL: lipoproteínas de densidad intermedia; LDL: lipoproteínas de baja densidad; Lp (a): lipoproteína (a); QM: quilomicrones; VLDL: lipoproteínas de muy baja densidad.

Tabla 5-2. Principales lipoproteínas de alta densidad

Lipoproteína	Proteínas	Función
HDL_2	A-I, LCAT, LPT	Transferencia de colesterol
HDL_3	A-I, LCAT, LPT	Esterificación de colesterol
HDL-colesterol	A-I	Transporte de colesterol a los tejidos

HDL: lipoproteínas de alta densidad; LCAT: lecitina-colesterol-aciltransferasa; LPT: proteínas transferidoras de lípidos.

Las HDL incluyen todo el conjunto de partículas que contienen apo A, entre otras apoproteínas (**Tabla 5-2**). Su alta densidad indica que son muy ricas en proteínas. Se trata de un sistema complementario para el metabolismo de las lipoproteínas ricas en lípidos, pero que cumple otras funciones relacionadas con la salida de lípidos de las células, entre ellos, el colesterol.

Otras apoproteínas presentes en las HDL son las apo C, de las que se han descrito varias (C-I, C-II, C-III), siendo la apo C-II la más interesante por sus efectos sobre la lipoproteína lipasa. También se han descrito las apoproteínas D, H, K-45 y M. La función de estas proteínas no se conoce bien.

Además de la LCAT, las HDL contienen otras enzimas, como la paraoxonasa, la acetilhidrolasa del factor activador plaquetario y otras. Todas ellas desempeñan un papel relevante en el mantenimiento de la funcionalidad del endotelio vascular.

METABOLISMO GENERAL DE LAS LIPOPROTEÍNAS

Síntesis y secreción

Síntesis de quilomicrones y lipoproteínas de muy baja densidad

La síntesis y secreción de lipoproteínas se producen, fundamentalmente, en el intestino y el hígado. En el primer caso, las lipoproteínas que se forman se denominan quilomicrones (QM) y transportan la grasa de la dieta. La absorción suele ser por difusión, aunque la entrada de colesterol se facilita por transportadores de tipo NPC1L1. El NPC1L1 puede inhibirse con ezetimiba, lo que reduce la absorción de colesterol de la dieta. De hecho las mutaciones en este trans-

portador reducen la absorción de colesterol. Una vez en el interior puede volver al lumen intestinal por la acción de las proteínas ABCG5/ABCG8 (de ahí que la absorción nunca sea al completo) o puede incorporarse a los QM tanto en su forma libre como tras su esterificación por la enzima acil-CoA-colesterol-aciltransferasa (ACAT). El proceso es similar para otros esteroles como el sitosterol, sólo que la esterificación es muy escasa y en su mayor parte son devueltos al lumen intestinal. Cuando esa devolución no se produce, esto es, cuando no funcionan los transportadores en *cassette* enlazantes de ATP (ABC, *ATP binding cassettes*), los sitosteroles se acumulan originando la conocida sitosterolemia. En el segundo caso, las lipoproteínas que se forman son las VLDL y transportan la grasa sintetizada en el hígado.

La síntesis de grasa en el hígado se produce bien mediante la utilización de los ácidos grasos procedentes del tejido adiposo blanco, bien mediante la síntesis *de novo* (lipogénesis) a partir de los glúcidos en exceso. También hay que contar con la grasa transportada por los QM y no utilizada por los tejidos periféricos, que acaba retornando al hígado (**Fig. 5-2**).

En el caso del hígado, la secreción es directa a la sangre; pero, en el caso del intestino, las lipoproteínas se vierten en la linfa y, posteriormente, en la sangre, a través del conducto torácico. Alteraciones en el transporte linfático, como la linfangiectasia, impiden que la grasa de la dieta alcance la circulación y pueden explicar algunos casos de hipolipidemia. Con el transcurso del tiempo, la grasa de la dieta acaba por no absorberse y causa un cuadro clínico de intolerancia.

El proceso de secreción de lipoproteínas ocurre como cualquier proceso de secreción proteica (**cap. 8**, Síntesis, degradación y recambio de las proteínas, **tomo II**). En este caso, la proteína que debe secretarse –la apo B, una proteína muy grande y muy hidrofóbica– acoge los lípidos presentes en el entorno del retículo endoplásmico y los arrastra con ella (**Fig. 5-3**). Los lípidos, como el colesterol o los fosfolípidos, siempre se encuentran asociados a esas membranas. Los triacilgliceroles alcanzan el retículo gracias a proteínas transferidoras de lípidos de los microsomas (MTP, *microsomal transfer protein*). La proteína viaja al aparato de Golgi, donde sigue acogiendo lípidos y sufre procesos de glicosilación, fosforilación o acilación. Cuando la cantidad de triacilgliceroles es adecuada, la proteína se desprende de las membranas, quedando en el lumen de partículas de secreción. Por último, es secretada mediante exocitosis de las partículas.

El tiempo de paso de la apo B por el sistema secretor es bastante lento, lo que permite su regulación por numerosos factores hormonales. La insulina y los glucocorticoides activan la secreción, mientras que el glucagón, las catecolaminas y las hormonas tiroideas la inhiben. Los efectos de la dieta se tratarán más adelante.

Los procesos de secreción son similares en el intestino y el hígado, pero la apoproteína es diferente. En el hígado se trata de la apo B-100, mientras que en el intestino es la apo B-48. Esta apoproteína es una forma truncada (se produce por la aparición de un codón de terminación en la posición 2.153) de la apo B-100, siendo ambas codificadas por el mismo gen. La apo B-48 es algo menor (2.152 aminoácidos) que la mitad de la apo B-100 (4.563 aminoácidos). Esa pequeña diferencia es de gran trascendencia, ya que los ami-

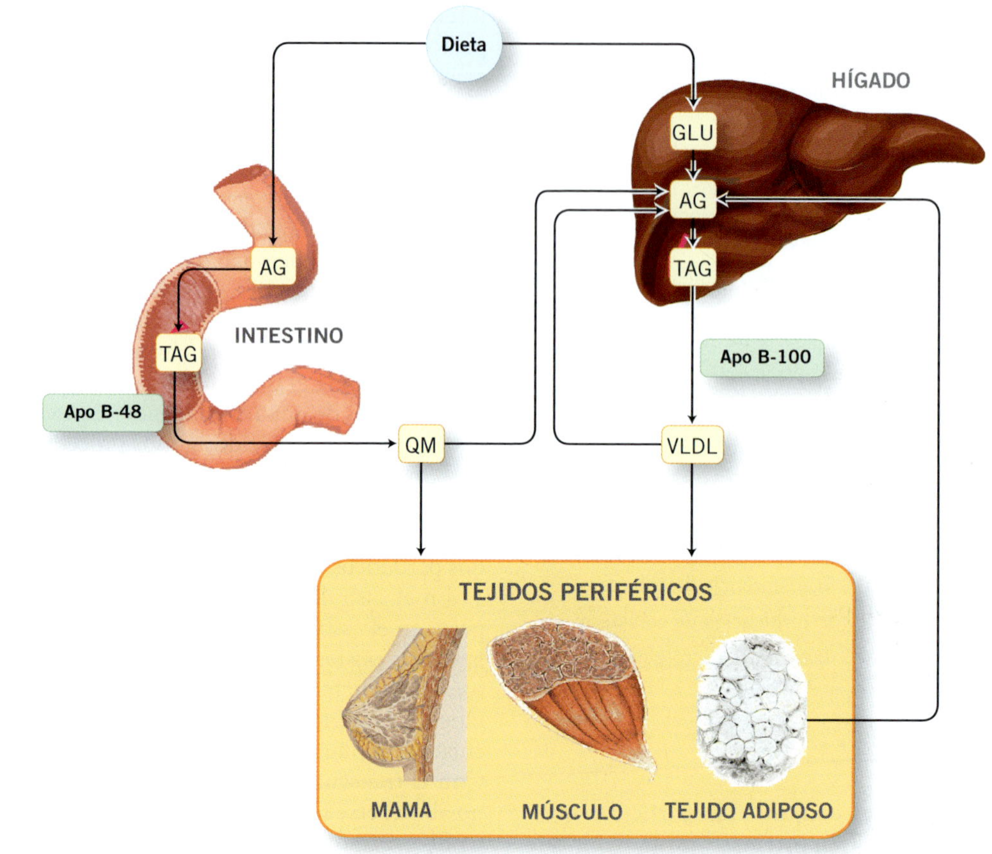

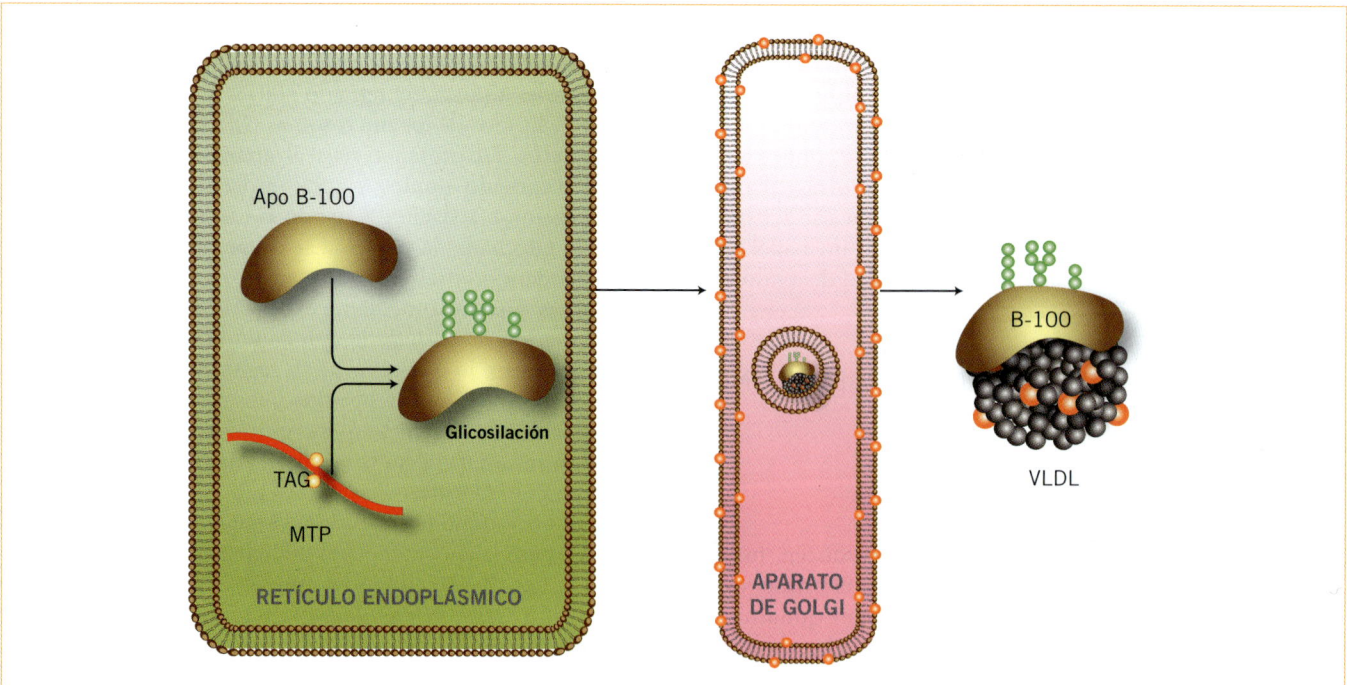

Figura 5-2. Origen y destino de la grasa de la dieta. Se han incluido los tejidos que utilizan la grasa con independencia del destino final de ésta. AG: ácido graso; GLU: glucosa; QM: quilomicrones; TAG: triacilgliceroles; VLDL: lipoproteínas de muy baja densidad.

Figura 5-3. Ensamblaje y secreción de lipoproteínas de muy baja densidad. Se indica que el proceso se produce en la parte interna de las membranas del retículo endoplásmico y el sistema de Golgi. MTP: proteína transferidora de triacilgliceroles de los microsomas; TAG: triacilgliceroles; VLDL: lipoproteínas de muy baja densidad.

noácidos que le faltan son necesarios para establecer la interacción con los receptores. De hecho, la apo B-48 no interacciona con ningún receptor.

Otro aspecto diferencial es la presencia de la apo E. Esta proteína se sintetiza exclusivamente en el hígado. No obstante, al ser una proteína pequeña, puede encontrarse en los QM, a los que se une una vez que estos interaccionan con las VLDL o las HDL en el plasma.

Alteraciones en los procesos de secreción de las lipoproteínas

La falta de secreción de apo B origina un conjunto de trastornos denominados abetalipoproteinemias (**Tabla 5-3**). En ellos, los niveles de triacilgliceroles son muy bajos en el plasma, al no existir VLDL. La forma clásica se debe al defecto en la MTP y afecta tanto al hígado como al intestino, no observándose ni QM ni VLDL en el plasma. Existe también la denominada abetalipoproteinemia con retención selectiva de QM, que afecta exclusivamente al proceso de glicosilación intestinal y donde no hay QM, pero sí VLDL, en el plasma.

En ocasiones se observa otra forma truncada de la apo B, la apo B-49,6, que tampoco interacciona con receptores y que origina una alteración denominada abetalipoproteinemia normotrigliceridémica. La denominación puede inducir a confusión. De hecho, la normotrigliceridemia indica que se secreta apo B, pero ésta no es detectable con los anticuerpos con los que se determina la apolipoproteína B-100 y, por ello, se habla de abetalipoproteinemia.

La falta de transporte de lípidos conlleva la falta de transporte de vitaminas liposolubles. La escasez de vitaminas, como la vitamina E, puede originar trastornos neurológicos importantes, habiéndose descrito situaciones de ataxia motora. Igualmente, la escasa síntesis de QM hace que la grasa no se absorba –con el correspondiente cuadro de desnutrición– y que, además, permanezca en el intestino, lo que produce esteatorrea.

La falta de lipoproteínas puede originar un cuadro de anemia hemolítica. Cuando no existen QM ni VLDL, la actividad de la LCAT presente en el sistema HDL actúa sobre los eritrocitos. El resultado de la actuación de esta enzima (v. más adelante) es la retirada de colesterol de las membranas de los eritrocitos, lo que los deforma notablemente (acantocitosis), favoreciendo su destrucción.

El aumento de lípidos hepáticos origina hiperlipidemia. Los lípidos no suelen acumularse en el hígado, ya que siempre suele haber suficiente cantidad de apoproteínas disponibles para la secreción. La acumulación (esteatosis) resulta un estorbo para el funcionamiento hepático y sólo se produce cuando existe un deterioro muy notable, como ocurre en la cirrosis hepática.

El aumento de lípidos hepáticos se produce en circunstancias muy variadas. Entre ellas, cabe destacar el consumo excesivo de azúcares y de alcohol y la diabetes (**Tabla 5-4**).

Tanto con el consumo excesivo de azúcares como en la diabetes, el desencadenante de la hiperlipidemia es la abundancia de glucosa, que favorece la formación de ácidos grasos, así como de glicerol. En el caso de la diabetes, hay que incluir, además, la avalancha de ácidos grasos procedentes del tejido adiposo, que llegan al hígado y otros tejidos para compensar el déficit energético. En estas condiciones existe un aumento de la subfracción ($VLDL_1$) y de las LDL densas y glicación de las apoproteínas, además de un aumento de la susceptibilidad a la oxidación de las LDL. Desde el punto de vista cinético, hay un aumento de la producción de $VLDL_1$ y un catabolismo disminuido de las VLDL, lo que explica la trigliceridemia, con un recambio reducido de las LDL, todo lo cual aumenta el riesgo aterogénico.

Las anormalidades en el metabolismo lipídico, fundamentalmente hipertrigliceridemia y niveles plasmáticos del colesterol ligado a las HDL (HDL-C) disminuidos, constituyen la causa principal del riesgo de enfermedad cardiovascular en el síndrome metabólico y en la diabetes de tipo 2 (**caps. 26**, Nutrición en el síndrome metabólico; **27**, Nutrición en la diabetes mellitus, y **28** Nutrición y dislipidemia, **tomo V**).

En el alcoholismo, la hiperlipidemia responde a varias alteraciones hepáticas, que favorecen la síntesis de triacilgliceroles y, a la vez, reducen la degradación de ácidos grasos (**cap. 36**, Metabolismo del alcohol y de otros componentes de los alimentos). El aumento de NADH que origina el consumo de alcohol produce un incremento de glicerol fosfato por des-

Tabla 5-3. Diferentes formas de abetalipoproteinemia

Trastorno	Etiología	Modificaciones plasmáticas
Abetalipoproteinemia	Déficit de MTP	Hipotrigliceridemia muy marcada. Escasos QM y VLDL
Abetalipoproteinemia con retención selectiva de QM	Déficit de glicosilación	Hipotrigliceridemia posprandial. Escasos QM
Abetalipoproteinemia normotrigliceridémica	Apo B-49,6	Ninguna

MTP: proteína transferidora de triacilgliceroles de los microsomas; QM: quilomicrones; VLDL: lipoproteínas de muy baja densidad.

Tabla 5-4. Hiperlipidemias con origen en la secreción de lipoproteínas

Trastorno	Etiología	Modificaciones plasmáticas
Hiperlipidemia tipo IV	Consumo de azúcares. Diabetes	Hipertrigliceridemia. Aumento de VLDL
Hiperlipidemia tipo V	Alcoholismo	Hipertrigliceridemia acusada. Aumento de QM y VLDL
Hiperapobetalipoproteinemia	Síntesis de apo B-100	Hipertrigliceridemia. Aumento de VLDL
Síndrome nefrótico	Activación de la síntesis de apoproteínas	Hipertrigliceridemia. Aumento de VLDL

[a] Los tipos de hiperlipidemias se corresponden con la clasificación de la Organización Mundial de la Salud.
QM: quilomicrones; VLDL: lipoproteínas de muy baja densidad.

plazamiento de intermediarios de la glucólisis; es decir, la abundancia de NADH causa, en todos los pares redox en los que interviene, el desplazamiento del equilibrio hacia las formas reducidas, como el caso del gliceraldehído a glicerol. Por otra parte, el alcohol provoca la alteración de las membranas de las mitocondrias, lo que afecta a las enzimas de la β-oxidación y bloquea la oxidación de los ácidos grasos.

El aumento de la síntesis de apoproteínas puede originar hiperlipidemia. Se han descrito elevaciones en casos de sobre-expresión de apo B (hiperapobetalipoproteinemia) y en el síndrome nefrótico. En este último, la pérdida de proteínas por la orina ejerce un estímulo importantísimo de la síntesis hepática de proteínas, lo que conduce al aumento de las apoproteínas. La inducción afecta a muchas proteínas y su objetivo es compensar las pérdidas y mantener, de esa forma, una presión oncótica suficiente para que no disminuya la volemia. Las proteínas pequeñas se pierden por la lesión renal, pero no la apo B por su tamaño, lo que supone un aumento de lípidos en sangre.

La alteración de la apo E causa una hiperlipidemia conocida como disbetalipoproteinemia. El origen de la elevación de los triacilgliceroles está en un defecto en la interacción con el receptor. Su estudio se realizará más adelante, junto con otras alteraciones relacionadas con los receptores.

La apo C-III puede bloquear el aclaramiento de las lipoproteínas que contienen apo B, mientras que la apo E lo promueve. En condiciones normales, las lipoproteínas secretadas por el hígado contienen apo E y apo C-III. Así, las VLDL son lipolizadas y su contenido de apo C-III se reduce, siendo aclaradas rápidamente de la circulación como VLDL e IDL densas, ricas en apo E. Por el contrario, en la hipertrigliceridemia, la mayor parte de las VLDL segregadas contienen apo C-III, pero sin apo E y, por lo tanto, al no ser lipolizadas eficazmente, tampoco son aclaradas de la circulación y terminan acabando como LDL densas. En la normolipidemia, el hígado también segrega IDL y LDL de tamaño grande y mediano, mientras que en la hipertrigliceridemia segre-

ga IDL pequeñas, con apo C-III y sin ella, que también dan lugar a LDL densas. Así pues, el fenotipo hiperlipidémico se encuentra asociado con las LDL densas.

Hidrólisis de los triacilgliceroles por la lipoproteína lipasa

Los triacilgliceroles contenidos en las lipoproteínas son utilizados por los tejidos que contienen, en sus endotelios, la enzima lipoproteína lipasa (LPL).

Los déficits de LPL originan una hipertrigliceridemia muy acusada. En estos casos, ya que no se puede utilizar la grasa de la dieta, se recomienda limitar la ingesta a unos 20 g/día. En caso de no limitarse la grasa, los trastornos más frecuentes son las alteraciones pancreáticas y los xantomas cutáneos eruptivos. Suelen aparecer tras episodios de fuerte dolor abdominal y son frecuentes en los niños.

La LPL origina la hidrólisis de los triacilgliceroles, liberando los ácidos grasos, que difunden al interior del tejido (**Fig. 5-4**). Los transportadores de ácidos grasos CD36 y FATP son necesarios, algo que no ocurre en el intestino, donde aunque existen, su eliminación no afecta a la absorción. La enzima se incrusta en las lipoproteínas y las va vaciando de triacilgliceroles, lo que origina grandes cambios en las partículas, los cuales se analizarán más adelante.

Los tejidos más ricos en LPL (**Fig. 5-2**) y, por consiguiente, los destinos mayoritarios de los triacilgliceroles son el músculo y el tejido adiposo. La glándula mamaria es otro tejido con elevada cantidad de LPL. En el hígado, el proceso es especial, como se verá más adelante, ya que no dispone de la misma enzima. También lo es su fin, que no es otro que captar los triacilgliceroles excedentes del consumo de los tejidos periféricos, por lo que no es un destino propiamente dicho. En el músculo, los ácidos grasos se consumen para la obtención de energía. En el tejido adiposo se almacenan de nuevo como triacilgliceroles, para, en situaciones de falta de glucosa, volver a hidrolizarse y salir

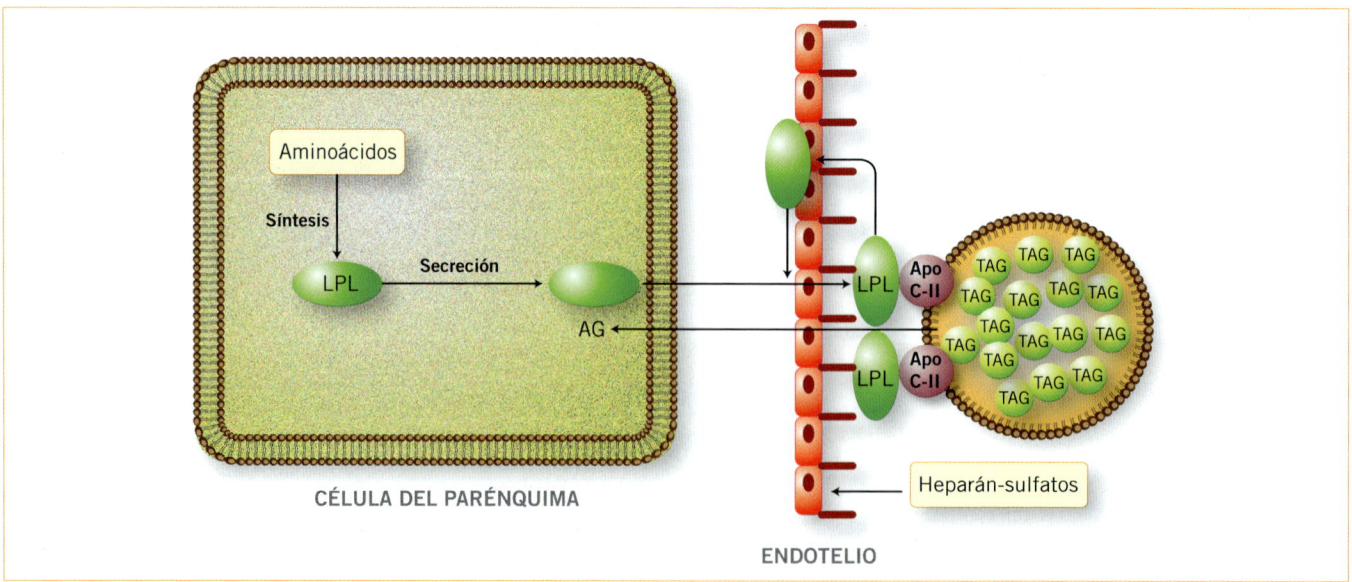

Figura 5-4. Síntesis y localización de la lipoproteína lipasa (LPL). Los heparán-sulfatos se encuentran en toda la superficie del endotelio, aunque sólo se muestra una zona. AG: ácidos grasos; TAG: triacilgliceroles.

a la sangre. Los ácidos grasos así liberados y transportados por la albúmina pueden ser consumidos por el músculo y otros tejidos. Los ácidos grasos captados por la glándula mamaria, una vez convertidos en triacilgliceroles, pasarán a la leche. En el caso del hígado, como se ha indicado, la hidrólisis de las lipoproteínas supone el retorno de todos los elementos no utilizados por los tejidos periféricos que serán empleados para la síntesis de nuevas lipoproteínas.

En el ayuno, cuando los triacilgliceroles plasmáticos están bajos, el destino mayoritario es el músculo. En el período posprandial, cuando los triacilgliceroles plasmáticos están altos, su destino es, sobre todo, el tejido adiposo. La actividad es regulada por varias proteínas relacionadas con la angiopoyetina (ANGPTL). La ANGPTL4 es sintetizada en el tejido adiposo e inhibe la actividad LPL en el ayuno. La ANGPTL8 es sintetizada en el hígado en condiciones de alimentación e inhibe la LPL en el músculo, pero no en el tejido adiposo debido a la presencia de la ANGPTL4. Esta regulación básica, pero suficiente, se completa con los efectos de diversas hormonas (**Tabla 5-5**). En la glándula mamaria, aunque la afinidad es baja, el efecto de la prolactina y la resistencia insulínica hacen que se desvíe una gran cantidad de triacilgliceroles para la lactancia.

En el hígado fetal existe LPL, pero su expresión va disminuyendo con el desarrollo, de forma que apenas es detectable en el adulto. El fenómeno es similar al que ocurre con la alfafetoproteína. En el adulto, se encuentra una LPL especial, denominada lipasa hepática (LH). La LH, a diferencia de la LPL de los tejidos periféricos, tiene una importante actividad fosfolipasa y actúa sobre partículas pequeñas. El resultado de la acción puede ser doble: la hidrólisis de triacilgliceroles (que ocurre, sobre todo, con lipoproteínas de tamaño reducido) o la destrucción de la lipoproteína, si el tamaño es muy pequeño. Como se verá más adelante en este capítulo, la acción ocurre, fundamentalmente, sobre las HDL.

La LPL es una ectoenzima. Se trata de una proteína de secreción que queda atrapada en los endotelios en virtud de su interacción con la proteína de transporte factor de maduración 1 de la lipasa y queda anclada al endotelio por la proteína GPIHBP1 y por los proteoglicanos del tipo heparán-sulfato y otros componentes externos de las membranas (**Fig. 5-4**). El conocido hecho de que la heparina induce una rápida bajada en los triacilgliceroles plasmáticos («poder clarificante» de la heparina) se debe a su capacidad de atrapar más LPL, por su similitud con los heparán-sulfatos.

La LPL puede liberarse de los endotelios y, de hecho, se libera, ya que su destrucción tiene lugar en el hígado. La

enzima puede viajar unida a distintas lipoproteínas, muy especialmente a las HDL. Aunque no se sabe con certeza, es de suponer que la enzima pierde actividad al soltarse de los endotelios.

La LPL también puede ser captada por la célula endotelial. Existe un ciclo de captación de la enzima y reenvío a la superficie en la célula endotelial. Las concentraciones intracelulares de ácidos grasos parecen ejercer un control sobre la salida, que se sumaría a los otros efectos reguladores señalados antes.

La interacción de la LPL con las lipoproteínas se produce a través de la apo C-II. Esta proteína favorece el acoplamiento entre la enzima y la partícula, a fin de hidrolizar los triacilgliceroles contenidos en el interior. Por otra parte, la interacción sirve para anclar durante más tiempo las partículas al endotelio, evitando así ser arrastradas por el torrente sanguíneo.

De la importancia de estas interacciones da cuenta el hecho de que la falta de apo C-II anula la actividad de la LPL, originando hipertrigliceridemia, como si faltase la enzima, aunque los síntomas son más suaves y aparece más tardíamente.

La apo C-II debe unirse a los QM y los VLDL en la circulación, debido a que no se encuentran en las lipoproteínas nacientes. Esta proteína se secreta con las HDL, como se verá más adelante. Algunos autores han denominado al proceso de captación de apo C-II como de maduración de esta partículas, ya que, como se ha indicado antes, estas lipoproteínas no se podrían hidrolizar por la LPL sin la apoproteína. La LPL es también modulada por la apo A-V (la activa) y la apo C-III (la inhibe), así como por las proteínas ANGPT (v. antes) y por el análogo 4 de la angiopoyetina (ANGPTL4). Esta proteína inhibe a la LPL al impedir que se formen los dímeros necesarios para la actividad catalítica.

La proteína se expresa en diversos tejidos con actividad LPL y podría servir para evitar una entrada excesiva de ácidos grasos en determinadas circunstancias.

Transformaciones de las lipoproteínas después de la lipólisis

Después de la acción hidrolítica de la LPL sobre los triacilgliceroles contenidos en QM y VLDL, las partículas que han perdido parte de su contenido se desprenden de parte de la envoltura superficial, que, al quedarse vacía, las haría muy inestables (**Fig. 5-5**). De esa forma quedan como partículas más pequeñas, denominadas remanentes. A los remanentes de las VLDL se los denomina lipoproteínas de densidad intermedia (IDL).

Como se muestra en la **figura 5-5**, la superficie de las lipoproteínas después de la lipólisis puede adoptar pliegues que pueden desprenderse, al estar constituidos por lípidos polares (fosfolípidos y colesterol no esterificado) y proteínas. El proceso recuerda a una gemación.

Las partículas desprendidas con forma de discos tienen mucha semejanza con las lipoproteínas HDL$_3$ (v. más adelante), siendo a veces imposible distinguirlas. Es por ello que cabe pensar en la posibilidad de que los elementos que se desprenden se unan a las HDL ya existentes y formen parte de éstas, si bien esto es difícil de asegurar, ya que se producen intercambios de apoproteínas entre todas ellas. En un senti-

Tabla 5-5. Características de las lipoproteínas lipasas en diversos tejidos			
Tejido	**K$_m$**	**Estimulan**	**Inhiben**
Músculo	Baja	Hormonas tiroideas, glucocorticoides	Insulina
Adiposo	Alta	Insulina, hormonas tiroideas, hormona del crecimiento	Adrenalina
Glándula mamaria	Alta	Prolactina	

K$_m$: constante de Michaelis.

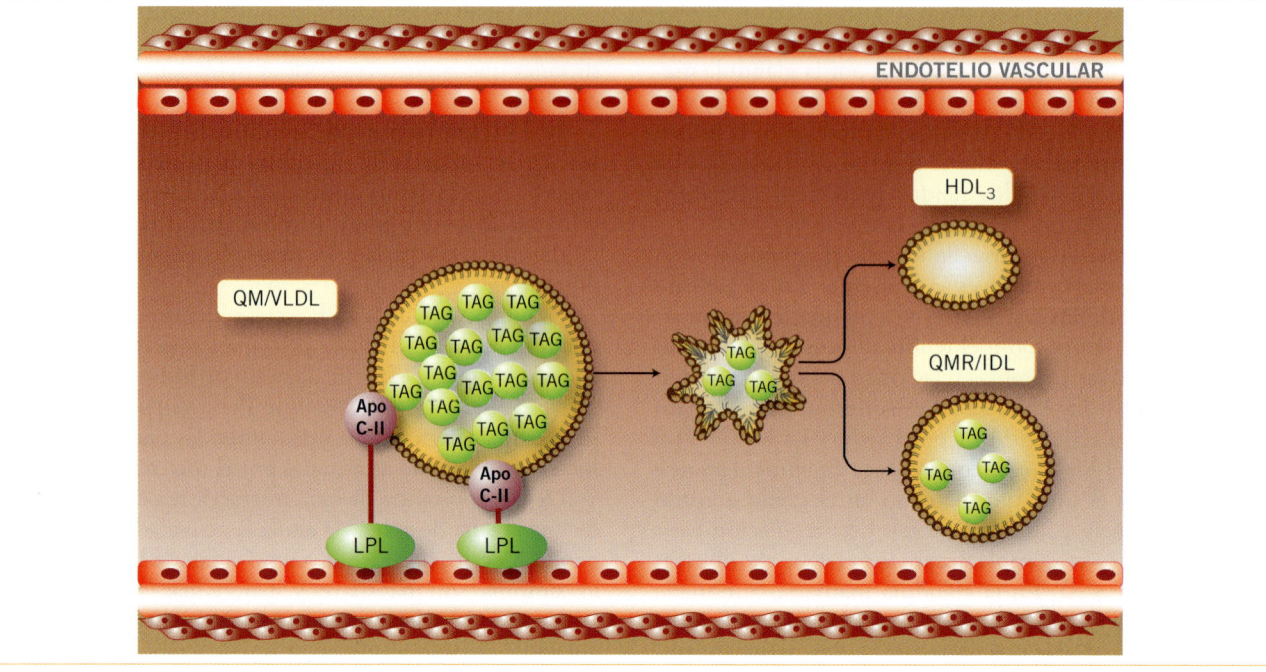

Figura 5-5. Asimilación de los triacilgliceroles (TAG) y cambios originados en las lipoproteínas. El proceso de hidrólisis puede repetirse en distintos puntos del endotelio, descargándose los triacilgliceroles poco a poco. HDL: lipoproteínas de alta densidad; IDL: lipoproteínas de densidad intermedia; LPL: lipoproteína lipasa; QM: quilomicrones; QMR: remanente de quilomicrones; VLDL: lipoproteínas de muy baja densidad.

do amplio, se puede decir que la acción de la LPL sobre los QM y las VLDL genera HDL.

La falta de actividad de la LPL da lugar a una menor producción de HDL₃. Lo mismo ocurre cuando el contenido en triacilgliceroles de las HDL es muy bajo, lo que las hace más susceptibles a la destrucción por la LH. Teniendo en cuenta estos hechos, es lógico pensar que las hipertrigliceridemias debidas a falta de actividad lipolítica deben considerarse un factor de riesgo aterosclerótico por disminuir la cantidad de HDL.

La pérdida de elementos de superficie no es el único cambio. Los remanentes pueden recibir colesterol esterificado en intercambio por triacilgliceroles por acción de las proteínas transferidoras de lípidos (LPT) de las HDL, como la proteína transferidora de ésteres de colesterol (CETP) (**Fig. 5-6**). La pérdida de triacilgliceroles en una IDL y la ganancia de colesterol esterificado configuran una partícula formada por apo B-100 y colesterol en su interior, que se conoce como LDL. Las otras proteínas que pudiera llevar la IDL también se transfieren, a medida que la partícula se hace más pequeña. En realidad, las LDL contienen casi exclusivamente colesterol esterificado en su interior, y apo B-100 en su exterior. Estas LDL, ahora transportan colesterol y no triacilgliceroles hacia los tejidos periféricos.

Captación de los remanentes de las lipoproteínas

Las lipoproteínas remanentes de la lipólisis por la LPL, es decir, los remanentes de QM y las IDL pueden interaccionar con los receptores hepáticos porque contienen apo E. Esta apoproteína se sintetiza en el hígado y se secreta como parte de las HDL y las VLDL, pero su circulación en la sangre al contactar con otras lipoproteínas puede transferirse a los QM durante el rozamiento circulatorio, por lo que ambas lipoproteínas pueden ser captadas por el hígado.

En el hígado existen varios tipos de receptores con afinidad por la apo E (LDL, LRP y correceptores del tipo sindecano). Las lipoproteínas con apo E pueden interaccionar con los receptores apo E específicos y también con los receptores apo B-100 (la afinidad del receptor por la apo E es, incluso, mayor que por la apo B-100). En realidad, los receptores para la apo B-100 debieran denominarse receptores apo B/E. Entre ambos existe la siguiente diferencia: el receptor apo B/E está regulado por los niveles intracelulares de colesterol (v. más adelante), mientras que el receptor apo E no lo está. Esto significa que el hígado, por poseer el receptor apo E, permite la captación de lipoproteínas en cualquier circunstancia. El receptor apo E, también denominado LRP, una familia de proteínas que no sólo está en el hígado y no sólo reconoce a la apo E sino a muchas otras proteínas, incluyendo toxinas y virus, es un receptor más bien de tipo *scavenger*, específico de las lipoproteínas. Finalmente, los sindecanos actúan estabilizando las uniones con los receptores, siendo el prototipo el sindecano 4.

Considerando que muchas de las lipoproteínas con apo E proceden del hígado, esta captación supone el retorno tras dejar cierta cantidad de ácidos grasos en los tejidos periféricos. Pero, dado que el colesterol está inalterado, esta captación supone el retorno de todo el colesterol. Como se verá más adelante, el aporte de colesterol a los tejidos periféricos se produce por las LDL, que proceden de las IDL no captadas por el hígado. Así, puede entenderse que el colesterol de la dieta, transportado por los QM, se dirige básicamente al hígado. El hígado, en función de la cantidad de colesterol que recibe, ajusta la síntesis *de novo* de éste y permite regular los niveles totales de colesterol. Por lo tanto, el colesterol que

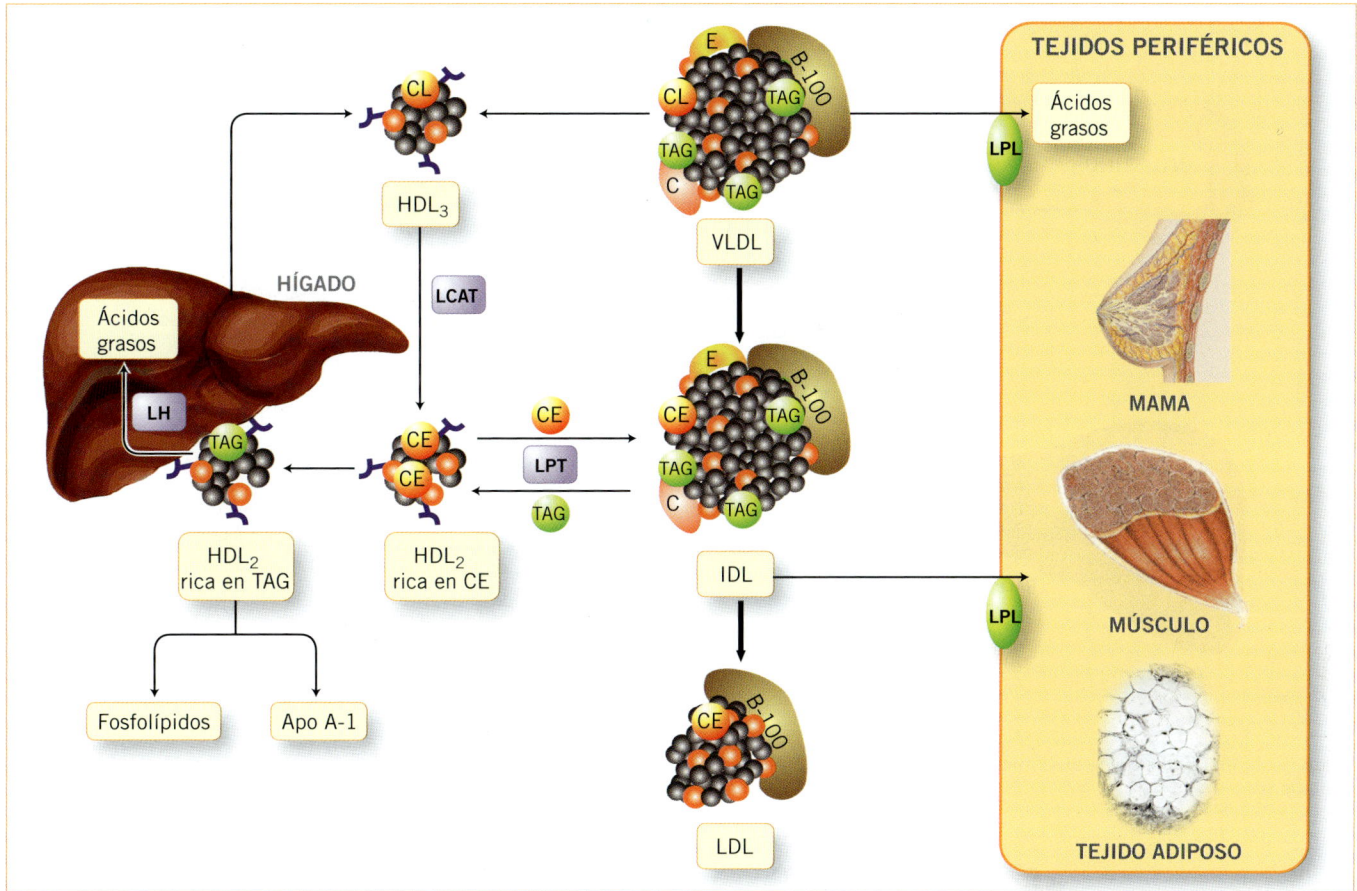

Figura 5-6. Transferencia de lípidos entre lipoproteínas. Se han destacado los movimientos del colesterol y los triacilgliceroles (TAG). C: apoproteína C; CE: colesterol esterificado; CL: colesterol libre; CNE, colesterol no esterificado; E: apoproteína E; HDL: lipoproteínas de alta densidad; LCAT: lecitina-colesterol-aciltransferasa; LDL: lipoproteínas de baja densidad; LH: lipasa hepática; LPL: lipoproteína lipasa; LPT: proteína transferidora de lípidos; VLDL: lipoproteínas de muy baja densidad.

se dirige a los tejidos es el ingerido en la dieta más el que sea necesario sintetizar en función de la demanda de los tejidos.

En las **figuras 5-7** y **5-8** se muestra una visión general del metabolismo de los QM y las VLDL, respectivamente, donde se aprecia la captación por el hígado de los remanentes de los QM y las IDL.

No se han descrito alteraciones en el receptor apo E, pero sí una alteración de la apo E que impide su interacción con el receptor. El trastorno se denomina disbetalipoproteinemia. Las consecuencias son el mantenimiento de lipoproteínas remanentes en gran cantidad (denominadas lipoproteínas beta-flotantes, por tener una densidad ligeramente inferior a las LDL, o betalipoproteínas). Estas lipoproteínas no parecen ser utilizadas eficientemente por la LPL ni interaccionan con los receptores apo B/E de los tejidos periféricos, quedando en la circulación durante mucho tiempo. Como se explicará más adelante, son muy aterogénicas, al poderse modificar con facilidad.

Metabolismo de las lipoproteínas de baja densidad

Formación y destino metabólico

Como se ha indicado, tras la lipólisis de las lipoproteínas, se generan remanentes, muchos de los cuales son captados por el

hígado. Otros sufren intercambios de lípidos y acaban convirtiéndose en LDL (**Fig. 5-6**) . Las LDL son vehículos de colesterol y lo aportan a los tejidos que presenten en su superficie el receptor apo B/E. Las LDL no captadas quedan circulando o son recogidas por los macrófagos residentes en el espacio extravascular de los tejidos y destruidas (**Fig. 5-8**).

Todos los tejidos expresan el receptor B/E cuando necesitan colesterol, lo cual coincide fundamentalmente con procesos de crecimiento celular, en donde hay una elevada síntesis de membranas, y lo reprimen cuando la concentración intracelular es elevada, ya que la acumulación de colesterol no es deseable en ninguna célula. El aporte a los tejidos esteroidogénicos se tratará más adelante, al hablar de las HDL.

La acumulación de colesterol intracelular puede ser un problema para las células. El colesterol no esterificado se inserta en las membranas a las que aporta rigidez, y ello puede provocar la pérdida de la actividad de muchas proteínas de membrana. Una forma en la que la célula se defiende es esterificándolo; la otra es impidiendo su entrada.

La esterificación del colesterol, que se produce por la enzima ACAT, aunque resuelve el problema derivado de la rigidez de las membranas, puede conducir a la vacuolización de la célula, cuando la concentración es muy alta. Así ocurre en los macrófagos (**Fig. 5-8**), lo que les confiere su aspecto característico y que ha dado lugar a la denominación de «células

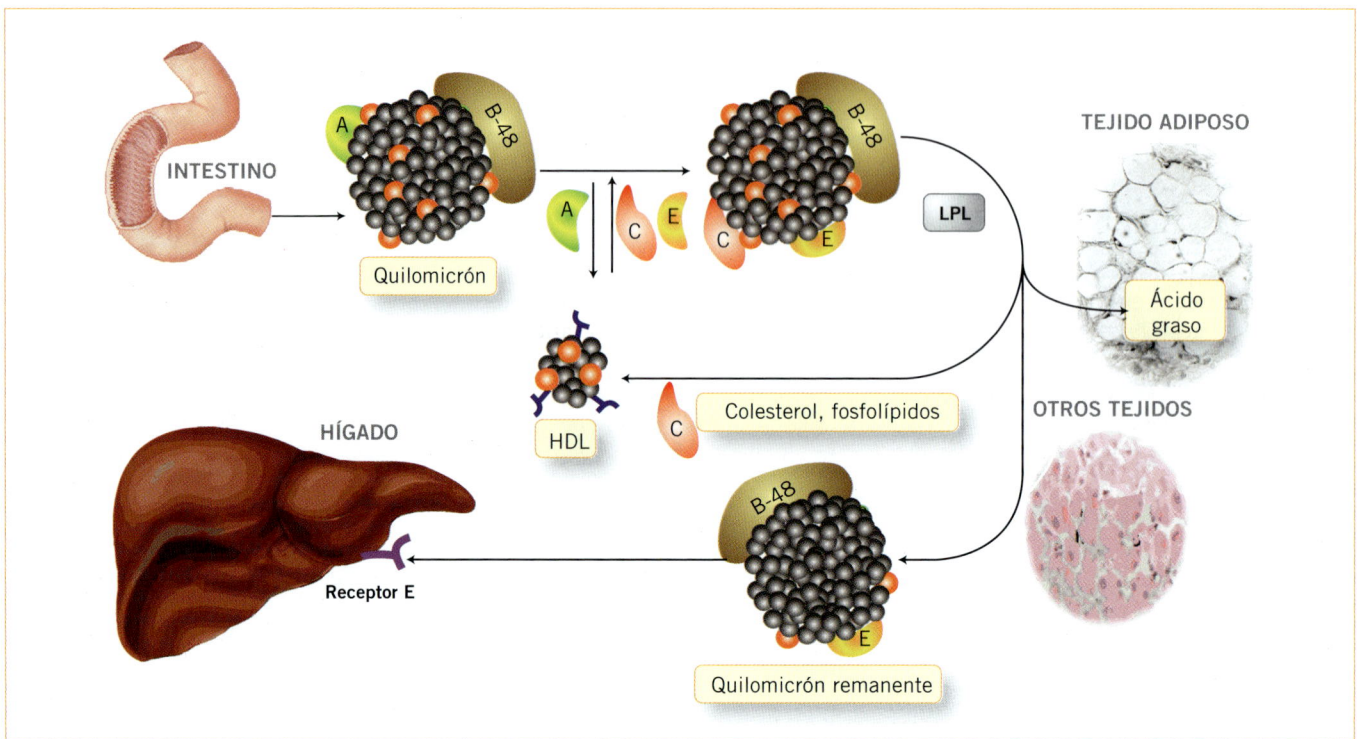

Figura 5-7. Metabolismo de quilomicrones. A, C y E: apoproteínas A, C y E, respectivamente; HDL: lipoproteínas de alta densidad; LPL: lipoproteína lipasa.

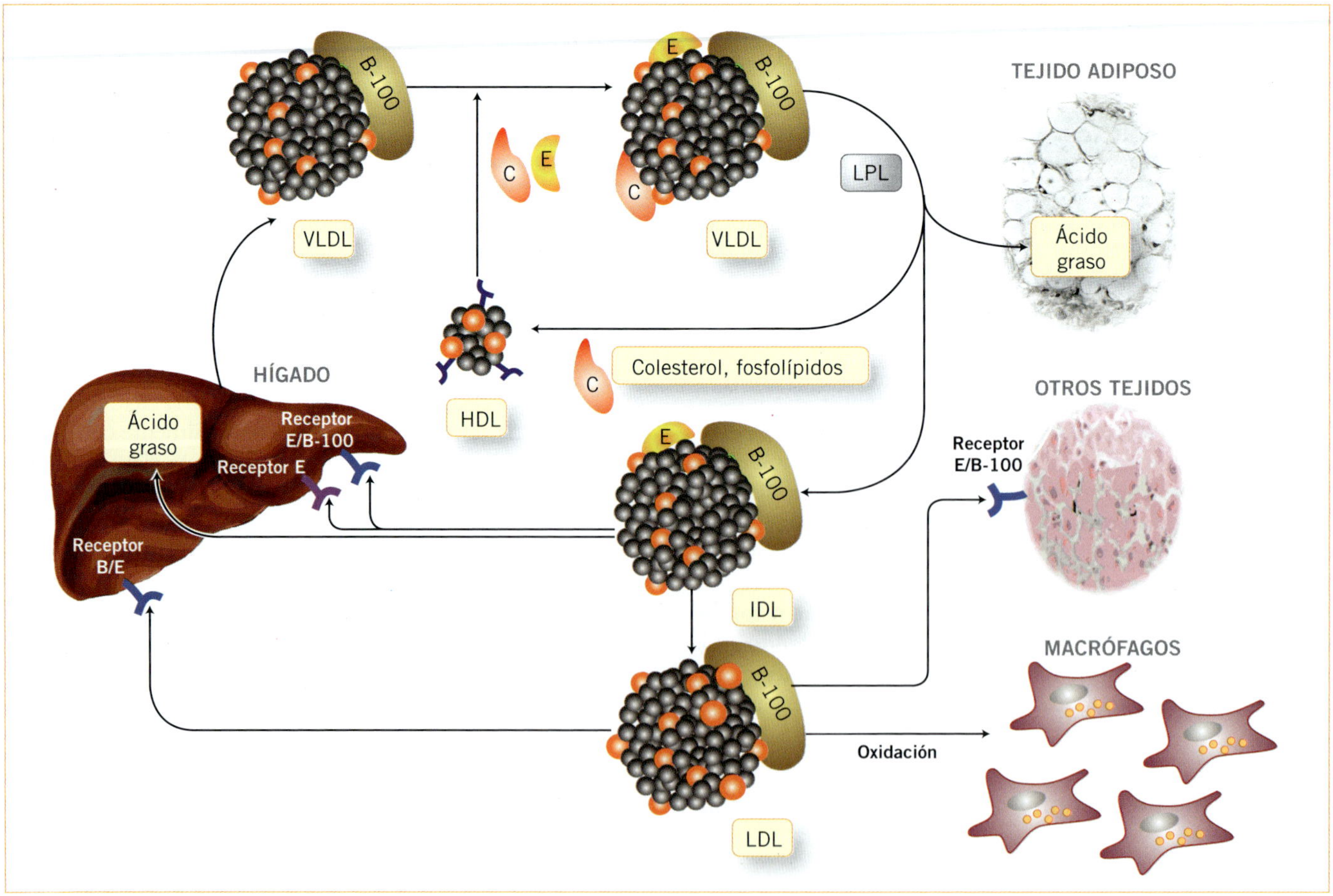

Figura 5-8. Metabolismo de las lipoproteínas de muy baja densidad (VLDL). C y E: apoproteínas C y E, respectivamente; HDL: lipoproteínas de alta densidad; IDL: lipoproteínas de densidad intermedia; LDL: lipoproteínas de baja densidad; LPL: lipoproteína lipasa.

espumosas», las cuales son características de la aterosclerosis (**cap. 30**, Nutrición en las enfermedades cardiovasculares, **tomo V**).

Cuando los tejidos no expresan receptores, las lipoproteínas quedan en la circulación. Esto puede explicar el aumento de colesterol en sangre con la edad. Así, la disminución en el crecimiento –esto es, la menor necesidad de colesterol para hacer membranas– hace que disminuyan los receptores.

El hígado no es una excepción y, como los demás tejidos, también modula la entrada de estas partículas en función del colesterol intracelular. En el caso del hígado, el colesterol se utiliza, además de para hacer membranas, para la síntesis de sales biliares. Éstas, junto con la considerable cantidad de colesterol que se vierte a la bilis, constituyen una vía de salida de éste de la circulación. De hecho, una de las estrategias que se usan para rebajar la hipercolesterolemia es inducir la salida de ácidos biliares, a fin de que vuelvan a expresarse receptores y se capten más LDL.

Captación tisular

El receptor B/E une lipoproteínas que contengan apo B-100 o apo E, pero no apo B-48. Así, los ligandos de este receptor lo son además de las LDL (con sólo apo B-100), las IDL (con apo B-100 y apo E), las HDL (con apo E) y otras lipoproteínas, como las betaflotantes (con apo B-100 y apo E) y la lipoproteína (a) [con apo B-100 y apo (a)], pero nunca los QM ni sus remanentes. Aunque las VLDL contienen apo B-100 y apo E, por su gran tamaño no son tampoco ligandos.

En cuanto a la interacción con las LDL, se sabe que hay diferencias entre subfracciones. Dentro de las LDL, hay que considerar dos subfracciones: las LDL densas y las LDL menos densas. A estas fracciones se las conoce también como LDL tipos B y A, respectivamente. Las LDL densas son características de la hiperlipidemia familiar combinada y se

diferencian de las LDL menos densas por su menor contenido en ácido siálico y en lípidos. Asimismo, las LDL densas son características del denominado síndrome metabólico, caracterizado por obesidad, hipertensión arterial y dislipidemia (**caps. 23**, Nutrición y obesidad en el adulto, y **24**, Nutrición y obesidad infantil, **tomo V**). Por su pequeño tamaño, interaccionan mal con el receptor. Ésta puede ser la razón de la alta incidencia de aterosclerosis en la hiperlipidemia familiar combinada.

Como puede observarse, el tamaño desempeña un papel importante en el metabolismo de las lipoproteínas. Así, para lipoproteínas con la misma apoproteína, cuando disminuye el tamaño (LDL densas) o cuando aumenta (VLDL), las interacciones disminuyen. Esto puede explicarse a la vista del proceso de entrada de la lipoproteína, que requiere de la invaginación de la membrana para formar el endosoma (**Fig. 5-9**). Cuando el tamaño es inadecuado, no se puede formar el endosoma.

Los receptores B/E están ubicados en invaginaciones de la membrana denominadas «hoyos revestidos». El revestimiento lo constituye una proteína rígida, denominada clatrina, que mantiene a los receptores presentes en dicho hoyo separados (**Fig. 5-9**). Al entrar una lipoproteína, la atracción entre receptores y apoproteínas hace que se muevan todos ellos hasta englobarla. Al tiempo que se mueven, arrastran a la clatrina, la cual tira de la membrana hasta cerrar el hoyo en torno a la lipoproteína. El proceso no podría hacerse sin el concurso de la clatrina, ya que los receptores podrían moverse libremente en la membrana y nunca formarían el endosoma.

Los endosomas conteniendo las lipoproteínas se fusionan con los lisosomas. Al fusionarse, se pone en contacto la lipoproteína con el arsenal de enzimas hidrolíticas de éstos, que acaban descomponiendo la lipoproteína (**Fig. 5-10**).

Los receptores son reutilizados más de una vez. Los cambios de pH que se producen en los endosomas a medida que

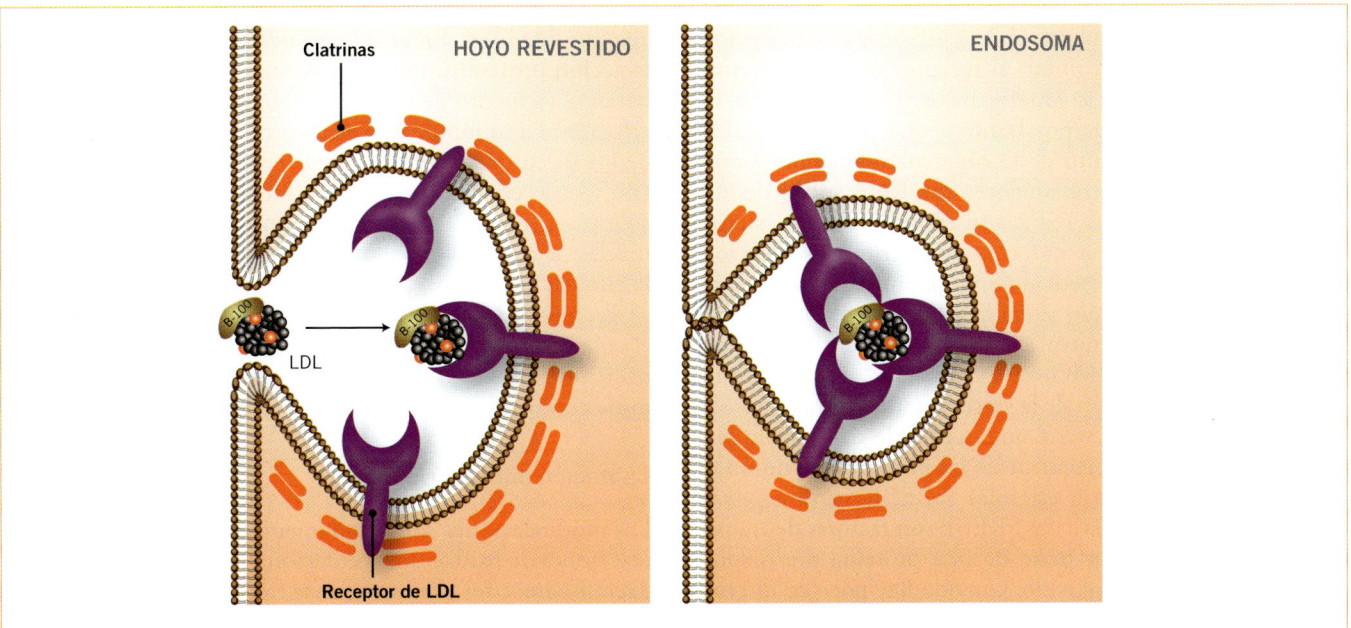

Figura 5-9. Esquema del proceso de entrada de las lipoproteínas a través del receptor B/E. Se han omitido los pasos intermedios, que llevan al cierre del hoyo revestido y a la formación del endosoma. LDL: lipoproteínas de baja densidad.

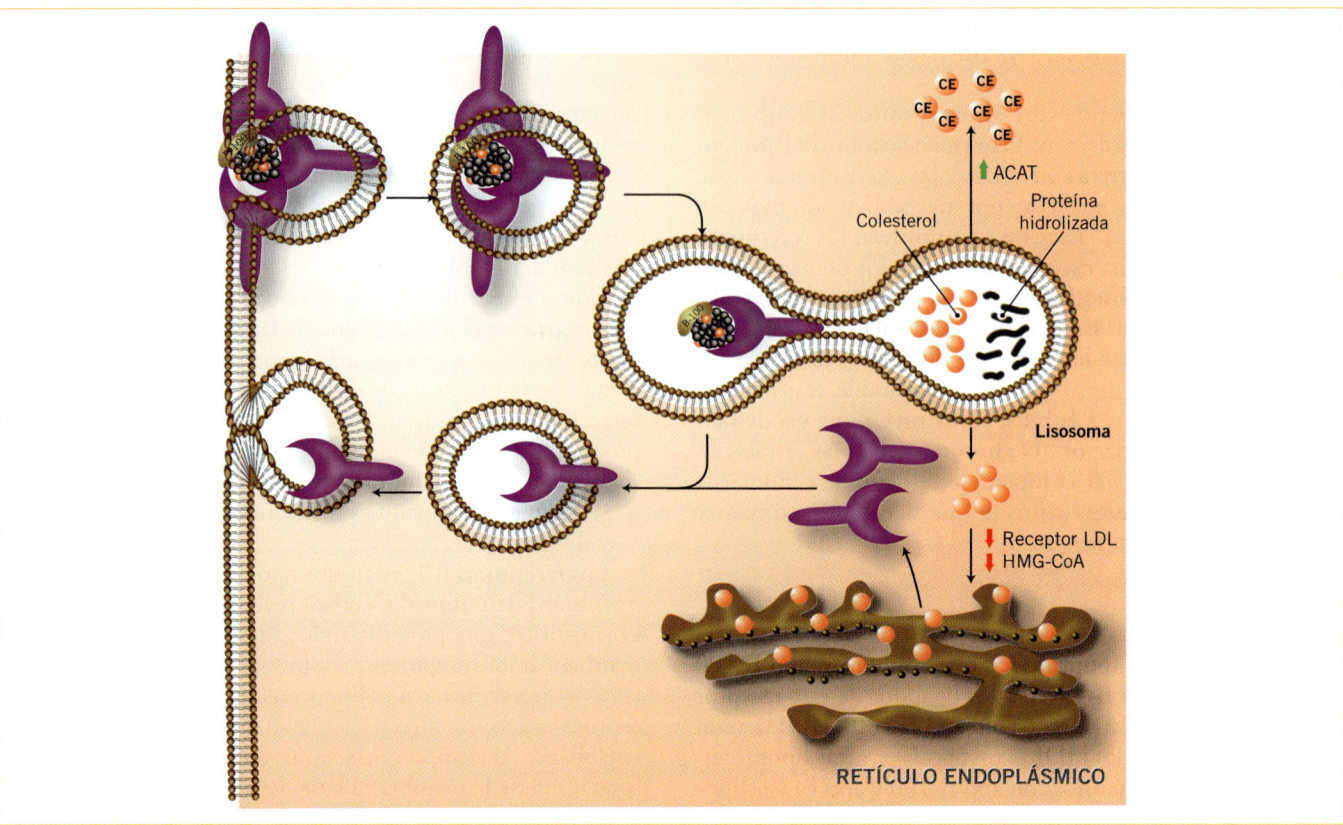

Figura 5-10. Descomposición de las lipoproteínas de baja densidad (LDL), mediada por la acción de los lisosomas. ACAT: acil-CoA-colesterol aciltransferasa; CE: colesterol esterificado; HMG-CoA: hidroximetilglutaril-CoA.

se fusionan con los lisosomas facilitan que se desprendan los receptores y puedan volver de nuevo a la membrana. La proteína PCSK9 *(proprotein convertase subtilisin/kexin type 9)*, una proteína del tipo chaperona producida por el hígado y otros tejidos, se une al receptor promoviendo su degradación lisosomal; esto impide el reciclaje y, por lo tanto, la reutilización, lo que disminuye el número de receptores en la membrana y la retirada de colesterol. Las personas con mutaciones que disminuyen su unión al receptor en esta proteína suelen tener niveles de colesterol bajos. De igual forma el tratamiento con anticuerpos frente a esta proteína resulta efectivo en el tratamiento de la hipercolesterolemia. También son de interés los tratamientos con RNA cortos de interferencia (siRNA) para reducir su expresión. El colesterol se libera al citoplasma en su forma no esterificada desde los lisosomas y se dirige al retículo endoplásmico. El aumento de colesterol en el retículo altera la fluidez de esas membranas de forma que disminuye la actividad de la enzima hidroximetilglutaril-CoA (HMG-CoA) reductasa. Esta disminución supone la inhibición de la síntesis *de novo* de colesterol.

Por otro lado, el colesterol no esterificado del retículo inhibe la proteólisis del precursor de las proteínas de unión a elementos de respuesta a esteroles (SREBP, *sterol response element binding protein*). Estas SREBP son factores de transcripción, además de ser parte de una proteína precursora que se encuentra en el retículo. Cuando hay poco colesterol en el retículo, se produce la proteólisis y las SREBP migran al núcleo, iniciando la transcripción que conduce a la expresión de receptores en la membrana. Cuando hay mucho colesterol, no se forman estos factores de transcripción (**cap. 11**, Regulación de la expresión génica mediada por lípidos, **tomo II**). El aumento de colesterol en el retículo es detectado por la proteína Scap, la cual cambia de conformación y ello hace que se le una la proteína Insig presente en el retículo. Esta unión impide que Scap pueda unirse a las proteínas COPII encargadas de llevar a las proteínas SREBP al aparato de Golgi. En el aparato de Golgi el SREBP-1 sufre la acción proteolítica de las proteínas Site-1 y Site-2 que liberan el elemento de unión al DNA de este factor de transcripción. La unión de este elemento induce la transcripción de los receptores de LDL y de la enzima HMGCoA reductasa y otras enzimas necesarias para la biosíntesis *de novo* de colesterol. De esta forma, el tejido consigue aumentar sus niveles de colesterol y, al mismo tiempo, retira colesterol de la circulación.

En tejidos exportadores de lipoproteínas, como el hígado, el colesterol también puede incorporarse a las lipoproteínas nacientes, como tal o una vez esterificado. Rara vez se acumula como colesterol esterificado (v. más adelante).

Captación por macrófagos

Las modificaciones son, fundamentalmente, el resultado de reacciones de oxidación, acetilación y carbamilación. La oxidación parece ser el proceso más frecuente y se lleva a cabo por enzimas liberadas por los macrófagos, como la lipoxigenasa, la mieloperoxidasa, la ceruloplasmina, etc. El resultado es la formación de peróxidos y oxisteroles, que alteran la estructura de la lipoproteína; por otro lado, se ha observado que estos procesos originan la fragmentación de la apoproteína.

Estos procesos se llevan a cabo, principalmente, en las lipoproteínas que entran en el espacio extravascular (por lo general, en la íntima arterial). La presencia de proteoglicanos favorece la modificación, al mantenerlas retenidas. También existen modificaciones en el seno del plasma, como, por ejemplo, la glicosilación, en el caso de individuos diabéticos.

Las lipoproteínas con lípidos oxidados se convierten en agentes muy lesivos para las células endoteliales. Esto puede favorecer la rotura del endotelio por otras causas y la entrada en la íntima arterial de lipoproteínas. Asimismo, se comportan como potentes quimiotácticos y activadores para los monocitos, lo que origina la entrada de macrófagos. Estos dos procesos son cruciales en la formación del ateroma.

En los macrófagos, la captación de las lipoproteínas está mediada tanto por receptores B/E como por los receptores *scavenger*. A diferencia de los receptores B/E, los receptores *scavenger* no están regulados por la concentración intracelular de colesterol. De ahí que los macrófagos puedan captar lipoproteínas sin límite.

Tras la internalización, la lipoproteína se degrada completamente. El colesterol, a diferencia del resto de los componentes, no es degradable y se acumula en forma de ésteres. La esterificación, mediada por la enzima ACAT, se ve estimulada por las lipoproteínas oxidadas. La acumulación puede ser tan grande que el macrófago llegue a adoptar la forma de una célula completamente llena de vacuolas (como los adipocitos), la cual se denomina «célula espumosa». Estas células son típicas de los ateromas.

Los receptores *scavenger*, de los que existen varios tipos, son una clase de receptores que reconocen proteínas modificadas, tanto apoproteínas como otras proteínas no relacionadas con los lípidos, como colágeno o trombospondina. En realidad recogen proteínas alteradas, de ahí su denominación (*scavenger*: basurero). Un tipo especial de estos receptores es el responsable de la entrada de colesterol de las HDL en los tejidos esteroidogénicos (v. más adelante).

Por lo que se refiere a las lipoproteínas, todas las que presenten apoproteínas raras serán captadas; por ejemplo, las betaflotantes, en las que existe una apo E anómala, o la lipoproteína (a), muy semejante al plasminógeno. Pero, quizá, la fuente principal sean las LDL que se hayan modificado. Dado que las LDL son partículas finales del metabolismo, que pueden quedar circulando durante un tiempo, son por consiguiente candidatas a sufrir modificaciones, mucho más que cualquier otra lipoproteína cuya vida en circulación es menor.

Los macrófagos, al destruirse, dejan colesterol esterificado en la íntima arterial. Ese tipo de colesterol es imposible de retirar del lugar, dado que extracelularmente no hay enzimas para hidrolizarlo. Por el contrario, mientras permanece en los macrófagos, dada la existencia de colesterol esterasas, puede ser hidrolizado y, como tal, retirado de la célula por las HDL (v. más adelante). Resulta fácil de comprender que la captación de lipoproteínas por los macrófagos y su posterior vertido constituyen elementos clave en el proceso de formación del ateroma. De ahí que una excelente estrategia

de lucha contra la aterogénesis sea impedir la oxidación, que conduce a la captación de las lipoproteínas, mediante antioxidantes. El probucol, la vitamina E, el β-caroteno, etc., se utilizan con ese objetivo, aunque para muchos de ellos, como la vitamina E y el β-caroteno, no se han encontrado evidencias clínicas de que la suplementación a la dieta en el ser humano sea de utilidad en la prevención de la aterosclerosis (**cap. 14**, Vitaminas con función antioxidante y coenzima Q).

Metabolismo de las lipoproteínas de alta densidad

Formación

La procedencia de las HDL es diversa. Esto se debe a que estas lipoproteínas son agrupaciones de lípidos con apoproteínas y enzimas de diversos orígenes. La mayoría de las apoproteínas y todas las enzimas proceden del hígado, aunque hay proteínas que también se hacen en el intestino (apo A-I) e, incluso, hay proteínas de procedencia exclusivamente intestinal, como la apo A-IV.

Por su menor tamaño, las apoproteínas de las HDL no engloban muchos lípidos. Esto hace que la estructura fundamental de la lipoproteína sea un disco. Son proteínas pequeñas con hélices anfipáticas capaces de adherir lípidos anfipáticos, como colesterol no esterificado o fosfolípidos.

La agrupación para formar la lipoproteína puede producirse intracelularmente, en la superficie de las células e, incluso, en el plasma (recuérdese que la lipólisis origina partículas HDL, como se ha descrito antes).

Los lípidos y las proteínas que se encuentran en el retículo endoplásmico pueden unirse a la apo A-I y otras proteínas. Las asociaciones lípido-proteína viajan desde el retículo a la membrana, junto con proteínas del tipo caveolina. Estas últimas dirigen la partícula hacia zonas de la membrana (caveolas o *rafts*), que se caracterizan por su alto contenido en colesterol (**Fig. 5-11**).

En las caveolas se produce un proceso de secreción de fosfolípidos y colesterol, mediante un mecanismo de intercambio entre las dos caras de la membrana. A este proceso se lo conoce como *flip-flop*, y a las proteínas que lo mantienen, *flip-flopasas* o proteínas ABC, las cuales son transportadores activos. Una vez transportado el lípido al exterior de la membrana, puede quedar allí o desprenderse, junto con alguna apolipoproteína que salga (como la apo A-I), formando una HDL naciente con forma de disco. A estas formas se las denomina HDL$_3$.

Los procesos *flip-flop* son generales en todas las membranas, siendo los responsables de mantener la asimetría de éstas. En las caveolas tienen una significación especial, por la acumulación de lípidos que allí se produce; estos lípidos son, por lo general, secretados al exterior. El mecanismo también sirve para la salida de sustancias relativamente insolubles, como la bilirrubina o los xenobióticos o los ácidos biliares. Así, en circunstancias de obstrucción biliar, se pueden detectar lipoproteínas denominadas X (LpX) muy ricas en estos ácidos.

El transporte de la cara interna a la externa de la membrana se produce por acción de las proteínas ABC. Estas proteí-

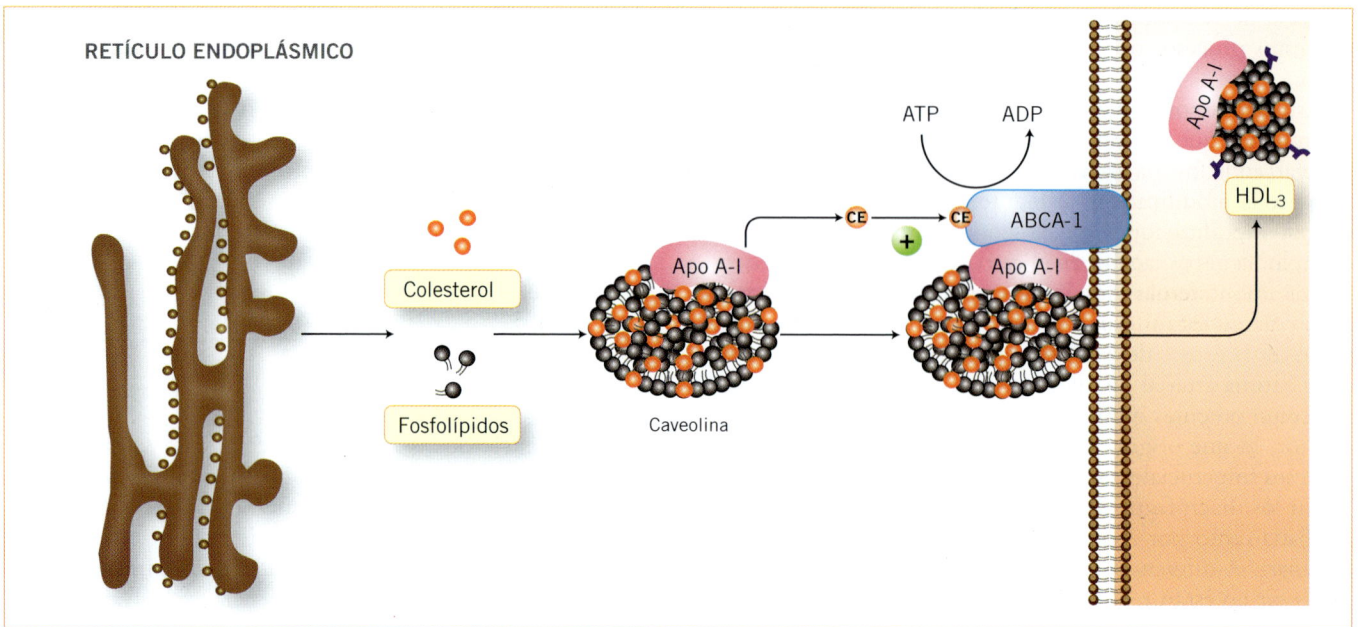

Figura 5-11. Ensamblaje y secreción de lipoproteínas de alta densidad (HDL). ABCA-1: proteínas en *cassette* enlazantes de ATP tipo A1; CE: colesterol esterificado.

nas son transportadores activos que consumen energía. Buena prueba de su dependencia de energía es el hecho de que, en circunstancias de déficit energético, como ocurre en la diabetes, se produce una bajada de su actividad, lo que conduce a una disminución de las HDL plasmáticas.

De todas las proteínas ABC, la ABCA-1 y la ABCG1 parecen desempeñar el papel principal. El déficit de esta proteína es el responsable de la enfermedad de Tangier, un trastorno en el que no existen HDL en el plasma. Las proteínas ABCA-1 están reguladas por el nivel de colesterol esterificado y de oxiesteroles. En efecto, los oxiesteroles que derivan del colesterol activan al factor de transcripción LXR que induce la síntesis de proteínas ABC. Así, cuando el nivel de colesterol esterificado aumenta en el citoplasma, se activa la salida de colesterol.

En las membranas de muchos tipos celulares, los receptores del tipo *scavenger* SR-B1 reconocen HDL. La proteína SR-B1 derivada del gen *SCARB1* se expresa cuando los niveles de colesterol intracelular son bajos (igual que los receptores LDL). Reconocen a las HDL y pueden endocitarlas siguiendo un mecanismo similar al de las LDL, o bien captar el colesterol esterificado de la partícula sin endocitarla. Esta función es significativa en hígado y células esteroidogénicas. La captación hepática supone rebajar los niveles plasmáticos de colesterol y, por lo tanto, tener un papel antiaterosclerótico. La captación en ovarios y suprarrenales y la consiguiente producción de estrógenos y glucocorticoides también puede considerarse antiaterogénica. Para el correcto funcionamiento se requieren las proteínas adaptadoras PCPE2 y PDZK1.

Se ha descubierto una nueva apolipoproteína, denominada M (apo M), asociada a las HDL en el plasma. Esta proteína se expresa exclusivamente en el hígado y en los túbulos renales, y es regulada por el factor de activación de las plaquetas (PAF), por el factor de crecimiento transformante

beta (TGF-β), por el factor de crecimiento análogo de la insulina (IGF) y por la leptina. Su expresión disminuye de forma muy importante cuando existe una deficiencia de apo A-I, y el factor nuclear de los hepatocitos 1α (HNF-1α) es un potente activador del gen promotor de la apo M. Los niveles de apo M en plasma se correlacionan con los de leptina en individuos con obesidad, por lo que se ha sugerido que esta proteína puede relacionarse con el inicio y progreso de la obesidad. El papel de la apo M en la salud y en la enfermedad se ha vuelto más aparente al descubrir que funciona como una chaperona de la esfingosina-1-fosfato (S1P), una señal de comunicación intercelular implicada en el funcionamiento del sistema inmunitario (**cap. 2**, Comunicación intercelular: hormonas, citoquinas y factores de crecimiento, **tomo II**). Así, se ha descrito que la apo M está implicada en el metabolismo lipídico, modulando la actividad de las HDL, y en la diabetes y la artritis reumatoide.

Esterificación y transporte de colesterol

La LCAT presente en las HDL es la responsable de la esterificación del colesterol. La enzima transfiere un ácido graso de un fosfolípido al colesterol, formando colesterol esterificado y un lisofosfolípido. El colesterol esterificado se internaliza en las HDL, y el lisofosfolípido se libera a la circulación. Las partículas HDL$_3$ discoides, al ganar colesterol esterificado, adoptan entonces una forma esférica, que se conoce como HDL$_2$ (**Fig. 5-6**).

La LCAT requiere una combinación específica de apoproteínas para su funcionamiento. La apo A-I es indispensable, mientras que la apo A-IV supone una activación, y la apo A-II, una inactivación.

El colesterol que se utiliza para la esterificación proviene, en buena parte, de las lipoproteínas que sufren lipólisis, pero también de las membranas celulares. El colesterol recogido no vuelve al mismo lugar, ya que, como se ha explicado antes, es internalizado tras su esterificación. Por esta acción se considera a estas lipoproteínas antiaterogénicas, ya que se oponen a la acumulación de colesterol en un sitio concreto.

De todos los mecanismos por los que las HDL pueden recoger colesterol de los tejidos, el más efectivo es el ligado a la apo A-I. Esta apoproteína parece interaccionar con la proteína SR-B1 de la membrana de los tejidos, lo que induce la salida de colesterol. Por analogía a la entrada de colesterol en los tejidos, a esta proteína se la considera un receptor de las HDL. Como se ha explicado antes, esta proteína puede formar parte del conjunto de proteínas ligadas a las ABC que participan en la formación de las HDL nacientes. Cuando la HDL contiene –además de la apo A-I– la apo A-II, el proceso se impide.

Las HDL pueden ceder colesterol a diferentes tejidos. La cesión de colesterol a las glándulas suprarrenales y a los ovarios parece ser suficiente para suplir la síntesis de hormonas esteroideas. El otro destino de las HDL es el hígado. Las HDL$_2$ pueden interaccionar con receptores. El mejor caracterizado es el receptor *scavenger* de clase B tipo 1 (SR-B1), presente en los tejidos esteroidogénicos. En el hígado pueden interaccionar con los receptores apo E o con los receptores B/E.

Parece claro que las HDL son redistribuidoras de colesterol entre los tejidos. En este sentido, se ha fijado la atención exclusivamente en el retorno de colesterol desde los tejidos periféricos al hígado. En cualquier caso, ha de quedar claro que la relación entre las HDL y su efecto antiaterogénico es una relación compleja, ya que el destino del colesterol de las HDL es variable.

Intercambio lipídico

Estos procesos están mediados por diversas proteínas transferidoras (**Fig. 5-6**). Una de ellas, la CETP (también conocida como LPT1), es la encargada de intercambiar colesterol esterificado por triacilgliceroles. Otras, como la LPT2, intercambian fosfolípidos, así como otros lípidos, como el α-tocoferol. La apo A-IV también media el proceso de intercambio de colesterol, así como el de vitaminas liposolubles.

El intercambio de colesterol esterificado por triacilgliceroles no altera la estructura de ninguna de las dos lipoproteínas participantes, dado que, en ambos casos, se trata de un lípido apolar, que ocupará el centro de la lipoproteína. No obstante, resulta de gran interés para entender el origen de las LDL, como se explicó antes (**Fig. 5-6**).

El intercambio de fosfolípidos tampoco altera las estructuras de las lipoproteínas participantes. La significación de este intercambio se entiende cuando se observan los fosfolípidos oxidados. Estos lípidos oxidados, presentes en lipoproteínas como las LDL, pueden ser recogidos por las HDL y destruidos por enzimas, como la paraoxonasa o la acetilhidrolasa, presentes en las HDL. Este hecho es de enorme importancia en la génesis del ateroma, ya que se opone a la modificación de las lipoproteínas.

Las HDL$_2$, tras los intercambios, suelen enriquecerse en triacilgliceroles y, por lo tanto, se convierten en sustrato para

la acción de la LPL o la LH. La lipólisis de los triacilgliceroles convierte de nuevo a estas partículas en HDL$_3$.

Mención especial merece la acción de la LH. Merced a su actividad fosfolipasa, provoca la destrucción de la lipoproteína. Tanto el tamaño como la presencia de apo A-II facilitan la acción de la LH. Cuando mayor es la partícula, mayor es la acción de la LH. Esto explica por qué disminuyen las HDL, cuando existe un déficit de LPL, situación en la que el contenido en triacilgliceroles es mayor.

Las apoproteínas, tras la acción de la LH, quedan libres para formar otra vez HDL$_3$ o pueden unirse a las HDL$_3$ existentes. Algunas, como la apo A-I, pueden circular durante un tiempo, acabando en los túbulos renales, donde son destruidas.

El remodelado y el catabolismo de las HDL son el resultado de sus interacciones con los receptores celulares y otras proteínas plasmáticas y de membrana, como la propia LH, la lipasa endotelial, la proteína transferidora de fosfolípidos (PLPT), la CETP, la apo M, el SR-BI, el transportador de tipo *cassette* G1 (ABCG1), la subunidad F1 de la ATPasa y el receptor de cubulina/megalina.

Lipoproteína (a)

La lipoproteína (a) es el resultado de la unión de la apoproteína (a) (no confundir con la apo A) con la apo B100 a través de un enlace estable. La lipoproteína es como una VLDL o LDL donde la proteína (a) la recubre por fuera de la apo B100, es decir, como una segunda capa. Por esta razón, interacciona fuertemente con los endotelios vasculares y favorece su depósito y la formación de ateromas.

La proteína (a) está formada por motivos repetidos del tipo KIV, similares a los que presenta el plasminógeno. De hecho, esta proteína forma parte de la superfamilia del plasminógeno. Es precisamente por esta similitud que la lipoproteína (a) favorece los accidentes vasculares derivados de la coagulación. La lipoproteína (a) bloquea al antígeno polipeptídico tisular (fTP) e impide que el plasminógeno se convierta en plasmina y degrade los coágulos.

La proteína es sintetizada en el hígado, pero se desconoce si el ensamblaje a la apo B100 ocurre dentro de los hepatocitos o en su superficie. La proteína presenta una gran variabilidad en el tamaño, que está determinado por el número de dominios KIV. Las isoformas más grandes son las que originan más problemas. Muchas de las isoformas pequeñas son degradadas incluso antes de salir a la circulación.

La proteína puede circular aislada en plasma, aunque las concentraciones son muy bajas. Probablemente se deba a la rápida degradación por el hígado y por el riñón, en donde hay receptores que la reconocen.

Los tratamientos más eficaces son la niacina y los inhibidores de la PCSK9. La niacina inhibe la expresión de la proteína. La inhibición de la PCSK9 con anticuerpos consigue el mismo efecto que se ha comentado en las LDL: que se retiren más partículas, ya que se mantiene el receptor LDL durante más tiempo en la superficie del hígado. Por el contrario, el uso de estatinas se ha mostrado ineficaz. Los niveles no se modifican por la dieta.

METABOLISMO DE LAS LIPOPROTEÍNAS EN EL PERÍODO NEONATAL

En el feto hay escasa cantidad de lipoproteínas, debido al escaso aporte de lípidos exógenos. Cuando las concentraciones aumentan, puede ser indicativo de un distrés fetal, como consecuencia de una falta de captación de ácidos grasos para la síntesis de surfactante pulmonar. En cualquier caso, los niveles de lipoproteínas están relacionados con la edad gestacional y el crecimiento intrauterino.

Se han descrito todos los tipos de lipoproteínas, aunque las HDL son las mayoritarias. La gran cantidad de apo E las hace muy adecuadas para redistribuir colesterol rápidamente y sin la regulación que imponen los receptores LDL. Recuérdese que esta apo E interacciona con las proteínas de tipo SR-B1 que captan colesterol sin endocitar la partícula.

Otra interesante característica es la escasa cantidad de paraxonasa y otras enzimas, propias de las HDL de los adultos. Todo parece indicar que, durante el período neonatal, las HDL funcionan fundamentalmente como transportadores.

Las lipoproteínas son sintetizadas por el hígado fetal. La síntesis de triacilgliceroles se produce, fundamentalmente, con los ácidos grasos procedentes de las lipoproteínas de la madre. En este sentido, la placenta expresa una discreta actividad LPL. En ningún caso parece que las lipoproteínas atraviesen la placenta. Los ácidos grasos que alcanzan el hígado pasan a formar parte de las lipoproteínas, dada la falta de carnitina, que impide su oxidación. Estos ácidos grasos se usan con fines biosintéticos, como por ejemplo para la síntesis de surfactante. En cuanto al colesterol, las demandas para crecimiento son grandes y resultan satisfactoriamente cubiertas por una actividad biosintética similar a la de los adultos.

Las lipoproteínas aumentan durante el período fetal hasta el momento del nacimiento, en que disminuyen. La disminución se debe, sobre todo, a la disminución de la lipogénesis hepática. En el momento del nacimiento están presentes todas las lipoproteínas, salvo las VLDL.

En los neonatos, la LPL es muy baja, especialmente la del tejido adiposo, lo que permite que la mayoría de los triacilgliceroles se consuman en lugar de almacenarse. La actividad es casi indetectable en neonatos prematuros o con retraso del crecimiento intrauterino, lo que significa que la alimentación con triacilgliceroles no es útil, a pesar de ser la más energética en condiciones normales.

En el hígado de los recién nacidos se ha descrito la existencia de LPL (hecho que no ocurre en los adultos). Esta actividad permite al hígado captar la mayor parte de la grasa de la dieta para la síntesis de cuerpos cetónicos, que durante este período de ayuno son los combustibles básicos. De la existencia de esta actividad puede explicarse la falta de VLDL antes mencionada.

La actividad de la LCAT es muy baja en los neonatos, aumentando rápidamente tras el nacimiento. En los recién nacidos prematuros es aún menor, lo que explica la hiperfosfolipidemia y la hipercolesterolemia en respuesta a las emulsiones lipídicas utilizadas por vía parenteral. La actividad de la LCAT no aumenta en prematuros alimentados parenteralmente, lo que sugiere que es necesario el desarrollo intestinal para normalizar la actividad enzimática. Como se ha mencionado antes, uno de los activadores de la LCAT es la apo A-IV sintetizada exclusivamente en intestino.

La instauración de la lactancia produce un aumento significativo de las LDL y un discreto aumento de las VLDL y las HDL. La elevación de las LDL indica que el sistema ya funciona como se conoce en los adultos. Más aun, funciona muy bien, puesto que, a pesar de la sobrecarga de lípidos que supone la leche, sólo se observa un discreto aumento de las VLDL.

La leche materna favorece el proceso, ya que desempeña un papel estimulador sobre las actividades lipolítica y esterificante del colesterol. Otros tipos de lactancia pueden presentar deficiencias. Así, por ejemplo, los niños alimentados con leche materna presentan mayores niveles de HDL que los alimentados con fórmulas artificiales. Nuestro grupo de investigación encontró que los nucleótidos presentes en la leche materna inducen la síntesis de apo A-IV y, en consecuencia, activan la actividad de la LCAT y resultan de utilidad cuando se suplementan las fórmulas de recién nacidos prematuros. Como se describe en el capítulo 8 del tomo II, los nucleótidos favorecen de una forma más amplia el desarrollo y la maduración intestinales.

El metabolismo de las lipoproteínas evoluciona hacia la forma del adulto, incluso cuando los recién nacidos son alimentados por vía parenteral. No obstante, el efecto de la alimentación enteral reviste gran importancia, ya que el destete prematuro hace que el niño responda de forma anormal al colesterol de la dieta en edades posteriores. Al fenómeno se lo ha denominado programación metabólica y, aunque mal definido, tiene que ver con el hecho de que, durante la etapa perinatal, la característica fundamental de todos los procesos metabólicos es su falta de regulación, por lo que pueden mantenerse desregulados por algún efecto dietético indeseable. De hecho se han descrito cambios epigenéticos, como por ejemplo LXR, PPAR-α o GLUT-4.

EFECTO DE LA DIETA SOBRE LAS LIPOPROTEÍNAS

Son numerosos los estudios que describen los efectos de la dieta sobre el metabolismo de las lipoproteínas (**Tablas 5-6** y **5-7**), y muchas las propuestas de dietas para prevenir el avance de los procesos de aterosclerosis.

Como se muestra en la **tabla 5-6**, el efecto de los ácidos grasos depende de su grado de insaturación, así como del número de átomos de carbono de su cadena. En general, los ácidos grasos saturados aumentan el cociente LDL/HDL y, por ello, no son aconsejables en las dietas preventivas de la aterosclerosis. Los ácidos grasos poliinsaturados y, sobre todo, los procedentes de aceites de pescado (serie n-3) tienen efectos preventivos y, por lo tanto, son recomendables. Los ácidos grasos monoinsaturados –como el oleico– tienen efectos intermedios entre los ácidos saturados y poliinsaturados. Los derivados *trans* de los ácidos grasos monoinsaturados, que pueden encontrarse en los aceites vegetales sometidos a procesos industriales de hidrogenación, parecen comportarse como los ácidos grasos saturados.

El efecto beneficioso de los ácidos grasos poliinsaturados, especialmente de los de la serie n-3, está relacionado con la disminución tanto de la síntesis de triacilgliceroles como de

Tabla 5-6. Efectos del consumo de diferentes lípidos sobre las concentraciones de lipoproteínas plasmáticas

Nutriente	Efecto
Ácidos grasos	
Esterárico (18:0) y palmítico (16:0)[a]	Sin efecto
Mirístico (14:0) y láurico (12:0)	↑ LDL, ↓ HDL
Cáprico (10:0) y caprílico (8:0)	↑ LDL
Oleico (18:1 n-9)	↑ HDL
Trans (18:1 n-9)	↑ LDL, ↓ HDL
Linoleico (18:2 n-6) y linolénico (18:3 n-3)	↓ LDL
Eicosapentaenoico (20:5 n-3)	↓ TAG, ↑ LDL, ↑ HDL
Esteroles	
Colesterol	↑ LDL
Fitosteroles	↓ LDL
Tocoferoles	Sin efecto
Tocotrienoles	↓ LDL

[a] En individuos normolipémicos.
HDL: lipoproteínas de alta densidad; LDL: lipoproteínas de baja densidad; TAG: triacilgliceroles.

la secreción de VLDL. La disminución puede deberse a la alteración de la fluidez de las membranas del retículo o a la inhibición de la lipogénesis hepática. Hoy en día, se conoce que los ácidos grasos poliinsaturados de la serie n-3 inhiben la expresión de varios genes implicados en la lipogénesis, proceso mediado por la interacción de estos ácidos grasos con el receptor activado por proliferadores de los peroxisomas (PPAR) (**cap. 11**, Regulación de la expresión génica mediada por lípidos, **tomo II**).

La secreción de las VLDL es un proceso lento y que requiere que la apo B disponga de suficiente cantidad de triacilgliceroles para desprenderse de las membranas. Los cambios en la fluidez pueden afectar de forma significativa ese desprendimiento. Por otra parte, el incremento en ácidos grasos plasmáticos inhibe la síntesis de ácidos grasos hepáticos y, con ello, de triacilgliceroles. Hay estudios que indican que los n-3 aumentan la degradación de fosfolípidos y apoproteínas. En concreto, los n-3 activan la proteólisis mediante autofagia de la proteína. Este mecanismo descrito para muchas proteínas, como la apo B-100, es el principal determinante de los niveles de apoproteína, mucho más que la expresión génica, que es bastante constante.

Tabla 5-7. Efectos del consumo de diferentes nutrientes sobre las concentraciones de lipoproteínas plasmáticas

Nutriente	Efecto
Azúcares	
Monosacáridos, disacáridos y almidón	↑ TAG
Oligofructosa	Sin efecto
Fibra soluble	↓ LDL
Fibra insoluble	Sin efecto
Leches fermentadas	Sin efecto
Proteínas	
Proteínas de soja	↓ TAG, ↓ LDL
Otros	
Etanol a baja concentración	↑ HDL
Etanol a alta concentración	↑ TAG
Ajo	↓ LDL

HDL: lipoproteínas de alta densidad; LDL: lipoproteínas de baja densidad; TAG: triacilgliceroles.

La síntesis de ácidos grasos es el agente estimulador más potente de la secreción de VLDL. La síntesis de apo B responde a las mismas señales que incrementan la lipogénesis. Los triacilgliceroles pueden dirigirse bien a la exportación como VLDL bien a la oxidación. Cuando escasea la apo B, los triacilgliceroles se dirigen al citoplasma y aumenta su oxidación.

El efecto de la grasa no sólo depende de la composición de ácidos grasos, sino también de la posición del ácido graso en los triacilgliceroles, ya que las diferentes lipasas hidrolizan los ácidos grasos de posiciones específicas. Así, los triacilgliceroles formados de forma aleatoria pueden prevenir el efecto negativo del consumo de la grasa saturada.

El colesterol de la dieta, como se ha explicado antes, es la principal causa de elevación de lipoproteínas LDL. Se ha sugerido que la concentración de colesterol en plasma es proporcional a la raíz cuadrada de la ingesta.

El consumo de fitosteroles (campesterol, sitosterol y estigmasterol), junto con colesterol, disminuye la absorción de este último (**cap. 17**, Compuestos bioactivos de los alimentos, **tomo III**). Algo parecido ocurre con el consumo de sustitutos de la grasa. En ambos casos, al disminuir la absorción de colesterol, disminuyen tanto las LDL como las HDL. La saturación de los esteroles aumenta la eficacia.

Por lo que respecta a los tocoferoles y los tocotrienoles, su efecto es fundamentalmente antioxidante y sólo los tocotrienoles, en cantidades significativas, parecen tener un efecto sobre las LDL.

Además de los lípidos, nutrientes como los azúcares y las proteínas o alimentos como el ajo influyen en el metabolismo de las lipoproteínas (**Tabla 5-7**). Los hidratos de carbono, comparados con los ácidos grasos monoinsaturados, suprimen las vías metabólicas dependientes de apo E, de forma similar a lo que ocurre en la hipertrigliceridemia, aspecto descrito con anterioridad. Por lo que respecta a las proteínas, se ha descrito un efecto hipocolesterolemiante cuando contienen bajas proporciones de metionina y lisina, y altas de glicina y arginina. Este tipo de proteínas es frecuente en las leguminosas y en algunos pescados.

Para terminar, habría que distinguir entre los efectos sobre los lípidos en ayunas y los efectos posprandiales. Hasta ahora, la mayoría de los efectos que se describen se refieren a los efectos en ayunas –esto es, los efectos perdurables–, y se ha prestado muy poca atención a los efectos posprandiales, a pesar de que los remanentes que se generan tras la comida son también aterogénicos.

Los efectos posprandiales conocidos permiten afirmar que la composición lipídica y glucídica de la dieta determina el aumento en la concentración plasmática de triacilgliceroles o respuesta trigliceridémica. Así, la respuesta es mayor cuando la dieta es muy rica en grasas, especialmente de tipo saturado, o en sacarosa.

LIPOPROTEÍNAS, GENES Y NUTRIENTES

Las interacciones entre genes y nutrientes lo son en un doble sentido. Por una parte, los polimorfismos de la población para un gen determinan la respuesta a una dieta específica; y, por otra, los nutrientes modulan la expresión de ciertos genes (**caps. 1**, Introducción a la nutrición molecular, y **16**,

Nutrigenética: variantes genéticas que responden a nutrientes, **tomo II**).

Hay varios ejemplos de cómo los individuos con variantes genéticas de una proteína responden de forma diferente a la dieta. Así, en el caso de la apo E, la variante E2/2 origina una hiperlipidemia al no interaccionar con los receptores apo E. También se sabe que la variante E4 responde mejor a una dieta baja en colesterol y grasa saturada y al sitostanol. Todo hace pensar que, en estos individuos, la absorción de colesterol es más activa que en los demás. Otro ejemplo puede ser la apo A-IV, que, al igual que en el caso anterior, tiene que ver con la absorción intestinal de lípidos.

Por lo que respecta al efecto de nutrientes sobre genes (**Tabla 5-8**), ya se ha mencionado el efecto del colesterol sobre la expresión del receptor B/E. Este efecto se produce a través del factor de transcripción SREBP-2. Lo mismo ocurre con los ácidos grasos poliinsaturados, que, interaccionando con ese factor, originan una represión de la síntesis de apo B y un aumento de las apos A y E. Asimismo, se induce la expresión de LCAT y LPT. Por otra parte, los ácidos grasos poliinsaturados, actuando sobre el factor de transcripción PPAR-α, inducen la expresión de LPL y apo C-II. Todo ello conduce a un aumento de las HDL y una reducción de las LDL. Los efectos inducidos por la dieta sobre la expresión de receptores no son al 100 %, de modo que la dieta bloquea sólo parcialmente la expresión de receptores, y los efectos en el colesterol circulante no son tan drásticos como los observados en la hipercolesterolemia familiar.

Los factores de transcripción que responden a los ácidos grasos y al colesterol también lo hacen a otros nutrientes. Así, el SREBP-1 también responde a la glucosa. Esto pone de manifiesto que existe una regulación coordinada de los distintos nutrientes sobre estos factores y, a su vez, de estos factores para los diversos genes a los que controlan.

Estudios de asociación con el genoma humano (GWAS, *Genome-Wide Association Studies*) han identificado numerosas variantes genéticas relacionadas con los niveles de lípidos plasmáticos y han contribuido a conocer nuevos aspectos relacionados con el metabolismo de las lipoproteínas, inclu-

Tabla 5-8. Efectos de los ácidos grasos poliinsaturados sobre la regulación de genes del metabolismo de las lipoproteínas

Vía SREBP-2		Vía PPAR-α	
Represión	Inducción	Represión	Inducción
Receptor B/E	LPT	Apo C-III	LPL
HMG-CoA reductasa	LCAT	Acil-CoA sintasa	Apo A-I
Apo B	Apo A-I		Apo A-II
	Apo A-II		Apo C-II
	Apo E		

HMG-CoA: hidroximetilglutaril-CoA; LCAT: lecitina-colesterol-aciltransferasa; LPL: lipoproteína lipasa; LPT: proteínas transferidoras de lípidos; PPAR: receptor activado por proliferadores de los peroxisomas; SREBP-1: proteína de unión al elemento de respuesta a esteroles.

yendo la identificación de nuevas relaciones biológicas, como la interacción con algunos aspectos ambientales (p. ej., el hábito de fumar o el ejercicio), así como los efectos modificadores de la obesidad en el impacto acumulativo de variantes comunes sobre los triacilgliceroles plasmáticos y el HDL-C.

Los micro-RNA (miRNA) son pequeñas moléculas de RNA no codificantes que regulan de forma negativa la expresión génica, inhibiendo la traducción o promoviendo la degradación génica del mRNA (**cap. 9**, Regulación de la expresión génica en organismos eucariotas, **tomo II**). Actualmente se sabe que algunos factores implicados en la patogenia de las dislipidemias se deben a la presencia de determinados miRNA. Así, ciertos miRNA controlan la expresión de algunos genes asociados con el metabolismo de las HDL, como los genes *ABCA1*, *ABCG1* y el del SR-B1B. Asimismo, las propias HDL transportan miRNA a diferentes tipos celulares. Entre ellos, el miR-223 es el más abundante; este miRNA es transportado hasta las células endoteliales e inhibe la molécula de adhesión intracelular (ICAM-1), reduciendo la adhesión de los monocitos y la inflamación, lo cual explica en parte la acción antiinflamatoria de las HDL. Todo ello abre la posibilidad de tratamiento y prevención de la aterosclerosis mediante el uso de miRNA.

PUNTOS CLAVE

- Las lipoproteínas son asociaciones de lípidos y proteínas con diferentes formas y densidades. Los lípidos en el plasma circulan fundamentalmente como lipoproteínas, aunque la albúmina también contribuye. La grasa de la dieta o la sintetizada en el hígado se hace circular en forma de QM y VLDL, y los trastornos hepáticos e intestinales originan alteraciones del metabolismo que comprometen el aporte de nutrientes y vitaminas o favorecen la aterosclerosis.

- Los triacilgliceroles transportados por las lipoproteínas se utilizan por los tejidos que contienen LPL. La actividad LPL depende de heparán-sulfatos y apoproteínas.

- Tras la lipólisis, las lipoproteínas sufren grandes transformaciones, formándose HDL y LDL que transportan fundamentalmente colesterol.. Los remanentes de lipoproteínas interaccionan con los receptores de apo E hepáticos. Las LDL son captadas por los tejidos en función de sus necesidades o permanecen circulando.

- El receptor B/E interacciona con muchas lipoproteínas, si éstas tienen la apoproteína y el tamaño adecuados. Los macrófagos recogen las lipoproteínas modificadas.

- El proceso de síntesis de las HDL es diferente al de las LDL. Las HDL pueden esterificar colesterol y transferirlo. Las HDL intercambian diversos lípidos con otras lipoproteínas.

- En el período neonatal, hay aspectos singulares en el metabolismo de las lipoproteínas.

- La dieta modifica las concentraciones basales y posprandiales de lipoproteínas. La interacción entre genes y nutrientes permite conocer la respuesta de cada individuo a la dieta.

BIBLIOGRAFÍA

ALWAILI K, ALRASADI K, AWAN Z, GENEST J. Approach to the diagnosis and management of lipoprotein disorders. **Curr Opin Endocrinol Diabetes Obes** 2009; 16: 132-40.
Revisión de las enfermedades asociadas a alteraciones de las lipoproteínas, con indicación clara de su diagnóstico y tratamiento.

BORUP A, CHRISTENSEN PM, NIELSEN LB, CHRISTOFFERSEN C. Apolipoprotein M in lipid metabolism and cardiometabolic diseases. **Curr Opin Lipidol** 2015; 26: 48-55.
Se revisa el papel de la apolipoproteína M y la esfingosina en el metabolismo lipídico.

BOTHAM KM, MAYES PA. Lipid transport & storage. En: Rodwell VW, Bender DA, Botham KM, Kennelly PJ, Weil PA, eds. **Harper's Illustrated Biochemistry, 30ª ed.** New York: McGraw Hill Education Lange, 2015.
Estudio detallado de los mecanismos de transporte y almacenamiento de lípidos en el organismo humano.

CHEMELLO K, CHAN DC, LAMBERT G, WATTS GF. Recent advances in demystifying the metabolism of lipoprotein(a). **Atherosclerosis** 2022; 349: 82-91.
Una revisión del metabolismo de la lipoproteína (a).

COLE CB, NIKPAY M, MCPHERSON R. Gene-environment interaction in dyslipidemia. **Curr Opin Lipidol** 2015; 26: 133-8.
Se revisan las variaciones genéticas asociadas al metabolismo de las lipoproteínas.

GARCES C. Regulación de la absorción intestinal de colesterol: el papel protagonista de NPC1L1 y sus polimorfismos funcionales. **Clin Invest Arterioscl** 2008; 20: 207-9.
Una revisión de la absorción intestinal de colesterol.

GOLDSTEIN JL, BROWN MS. A century of cholesterol and coronaries: from plaques to genes to statins. **Cell** 2015; 161: 161-72.
Una revisión de los autores que ganaron el premio Nobel por el descubrimiento de los receptores de LDL.

GURSKY O. Structural stability and functional remodeling of high-density lipoproteins. **FEBS Lett** 2015; 589(19 Pt A): 2627-39.
Se revisan las propiedades biofísicas de las lipoproteínas, especialmente las HDL, y su papel en el metabolismo y su capacidad de transporte.

HOEKSTRA M. SR-BI as target in atherosclerosis and cardiovascular disease –a comprehensive appraisal of the cellular functions of SR-BI in physiology and disease. **Atherosclerosis** 2017; 258: 153-61.
Una revisión de los receptores *scavenger* que utilizan las HDL.

NELSON DL, COX MM. Lehninger: principios de bioquímica, 7ª ed. **Barcelona: Omega, 2018.**
Libro fundamental de bioquímica general en el que se describe detalladamente el metabolismo de las lipoproteínas.

ONO K, HORIE T, NISHINO T, BABA O, KUWABARA Y, KIMURA T. MicroRNAs and high-density lipoprotein cholesterol metabolism. **Int Heart J** 2015; 56: 365-71.
Se describen las funciones de los miRNAs en el metabolismo de HDL, así como su posible uso para el tratamiento de enfermedades cardiovasculares.

OOI EMM, WATTS GF, NG TWK, BARRETT PHR. Effects of dietary fatty acids on human lipoprotein metabolism: a comprehensive update. **Nutrients** 2015; 7: 4416-25.
Una revisión actualizada de los efectos y mecanismos propuestos.

RADER DJ, DAUGHERTY A. Translating molecular discoveries into new therapies for atherosclerosis. **Nature** 2008; 451: 904-13.
Artículo de revisión que actualiza los mecanismos patológicos de la aterosclerosis y las posibles dianas terapéuticas.

ROULAND A, MASSON D, LAGROS L, VERGES B, GAUTIER T, BOUILLET B. Role of apolipoprotein C1 in lipoprotein metabolism, atherosclerosis and diabetes: a systematic review. **Cardiovasc Diabetol** 2022; 21: 272-90.
Una revisión del papel de la apo C1 y otras apolipoproteínas de la familia de las apo C.

SACKS FM. The crucial roles of apolipoproteins E and C-III in apoB lipoprotein metabolism in normolipidemia and hypertriglyceridemia. **Curr Opin Lipidol** 2015; 26: 56-63.
Se describe el papel de las apolipoproteínas C-III (apo C-III) y apo E en el metabolismo de las VLDL y LDL.

SÁNCHEZ-POZO A, MORILLAS J, MOLTÓ L, ROBLES R, GIL A. Dietary nucleotides influence lipoprotein metabolism in newborn infants. **Pediatric Res** 1994; 35: 112-6.
Artículo pionero en el que se describen las diferencias en las lipoproteínas entre neonatos normales y prematuros, así como el efecto de los nucleótidos de la dieta.

SCHMITZ G, KAMINSKI WE, ORSÓ E. ABC transporters in cellular lipid trafficking. **Curr Opin Lipidol** 2000; 11: 493-501.
Este artículo describe muchos de los procesos de endocitosis y exocitosis de lípidos y abre nuevas conexiones para la comprensión de enfermedades por almacenamiento de lípidos.

SEIDAH NG, PRAT A. The multifaceted biology of PCSK9. **Endocr Rev** 2022; 43 (3): 558-82.
Una revisión del papel de esta proteína y del proceso de degradación de los receptores LDL.

STIPANUK MH, CAUDIL M. Biochemical, physiological, molecular aspects of human nutrition, 4ª ed. **Philadelphia: Saunders and Elsevier, 2016.**
Tratado de varios autores que estudia con detalle la estructura y las propiedades de los nutrientes, así como su digestión, absorción y metabolismo, y algunos aspectos concretos de las relaciones entre dieta y enfermedad. El capítulo dedicado al metabolismo del colesterol y de las lipoproteínas tiene un enfoque nutricional excelente.

STRYER L, BERG JM, TYMOCZKO JL. Bioquímica, 7ª ed. **Barcelona: Reverté, 2013.**
Se trata de un texto clásico de bioquímica, especialmente destacable por la claridad expositiva y la amenidad de su lectura.

SYLVERS-DAVIE K, DAVIES BSJ. Regulation of lipoprotein metabolism by ANGPTL3, ANGPTL4, and ANGPTL8. **Am J Physiol Endocrinol Metab** 2021: 321: E493-508.
Una revisión del papel de las proteínas reguladoras de la LPL.

UELMEN PJ, CHAN L. Metabolismo de las lipoproteínas de baja densidad y aterosclerosis. En: González Sastre F, Guinovart JJ, eds. **Patología molecular. Masson: Barcelona, 2003; 219-49.**
En este capítulo se describen la estructura y las propiedades de las apos B y E, así como los receptores para estas proteínas. Se analiza el proceso de modificación de las lipoproteínas y su papel en la formación del ateroma.

VERGÈS B. Pathophysiology of diabetic dyslipidaemia: where are we? **Diabetologia** 2015; 58: 886-99.
Una puesta al día sobre las causas de la dislipidemia del diabético.

VILARÓ S, BUSCÁ R, OLIVECRONA T, REINA M. Bases moleculares y genéticas de la quilomicronemia. En: González Sastre F, Guinovart JJ, eds. **Patología molecular. Barcelona: Masson, 2003; 181-209.**
Se describen, con todo detalle, la estructura y la función de las LPL y de sus cofactores.

WOOLLETT LA, SHAH AS. Fetal and neonatal sterol metabolism. En: Feingold KR, Anawalt B, Blackman MR, Boyce A, Chrousos G, Corpas E y cols., eds. **Endotext [Internet]. South Dartmouth (MA): MDText.com, Inc.; 2000.**
Una revisión de cómo afectan al feto ciertas complicaciones de la gestación (diabetes, obesidad, prematuridad, preeclampsia).

ZANNIS VI, FOTAKIS P, KOUKOS G, KARDASSIS D, EHNHOLM C, JAUHIAINEN M, CHRONI A. HDL biogenesis, remodeling, and catabolism. **Handb Exp Pharmacol** 2015; 224: 53-111.
Una excelente revisión del metabolismo de HDL.

 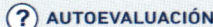 AUTOEVALUACIÓN

Metabolismo lipídico tisular

A. Sánchez Pozo y Á. Gil Hernández

OBJETIVOS

- Identificar los procesos metabólicos de los lípidos que ocurren en los diferentes tejidos y sus interrelaciones.
- Conocer la nomenclatura y las propiedades de los ácidos grasos.
- Describir los procesos mediante los cuales se catabolizan los ácidos grasos en las mitocondrias, el retículo endoplásmico y los peroxisomas.
- Explicar el origen, destino y función de los cuerpos cetónicos.
- Describir los procesos de síntesis citoplasmática y mitocondrial de ácidos grasos y su regulación.
- Exponer los procesos de síntesis de lípidos de membrana y su degradación, así como el papel de los lisosomas.
- Describir las transformaciones del colesterol en sales biliares y hormonas derivadas y los factores que las regulan.
- Explicar el efecto de nutrientes específicos sobre el metabolismo de los lípidos.

CONTENIDO

- Introducción
- Panorámica del metabolismo lipídico
- Estructura y propiedades de los ácidos grasos
- Metabolismo de los ácidos grasos
- Metabolismo de los triacilgliceroles
- Metabolismo de los fosfolípidos, los esfingolípidos y otros lípidos de membrana
- Metabolismo del colesterol

INTRODUCCIÓN

Los lípidos son el tipo más abundante de metabolitos de la célula (alrededor de 100 diferentes) con funciones energéticas, estructurales, como parte de las membranas, y de señalización. El conocimiento del metabolismo de los lípidos en los diferentes tejidos y orgánulos celulares es un aspecto de gran interés en la nutrición y en la clínica. Baste citar el metabolismo del colesterol y su relación con la aterosclerosis, así como el metabolismo de los triacilgliceroles y su relación con la obesidad, dos aspectos de enorme preocupación social que pueden, en buena medida, controlarse nutricionalmente.

Tras el colesterol y los triacilgliceroles, existe toda una serie de aspectos metabólicos relativos a otros lípidos de enorme interés, aunque eclipsado por los primeros. Así, por ejemplo, el metabolismo de los ácidos grasos ofrece también buenas oportunidades de intervención nutricional ante carencias de elementos clave como la carnitina, que impide la oxidación de las grasas, o la falta de los ácidos grasos esenciales para la síntesis de oxilipinas y endocannabinoides. El panorama se amplía si nuestra atención se fija en los peroxiso-

mas y en el metabolismo de ácidos grasos poco frecuentes, pero presentes en la dieta y que en determinadas circunstancias pueden depositarse originando enfermedades incurables.

Hay más aspectos de interés. Por ejemplo, los cuerpos cetónicos tienen una relación directa con la clínica, siendo característicos de los estados de acidosis metabólica, pero también con la nutrición, puesto que sirven como combustibles alternativos para el cerebro en situaciones especiales. Así, en los recién nacidos aseguran la actividad cerebral hasta la instauración de la lactancia.

El estudio de la síntesis y degradación de los fosfolípidos y esfingolípidos resulta muy interesante para conocer mejor el papel de los lisosomas, orgánulos implicados en muchos procesos de degradación inespecífica y también en el metabolismo de las lipoproteínas. Asimismo, es de gran valor para el área de la nutrición del neonato, en relación con, por ejemplo, la formación de surfactante pulmonar o el desarrollo neurológico.

Finalmente, el estudio de las transformaciones del colesterol en sales biliares y su papel en la digestión de las grasas, así como su transformación en derivados hormonales esteroideos constituyen un asunto del máximo interés tanto en nutrición como, fundamentalmente, en clínica en relación con anormalidades endocrinológicas.

En este capítulo se presenta una visión resumida del metabolismo de todos estos lípidos y en los tejidos en los que ocurren. Se ha separado del metabolismo de las lipoproteínas (**cap. 5**, Metabolismo de las lipoproteínas), aunque algunos aspectos podrían considerarse en cualquiera de los dos capítulos. En cada uno de ellos se han enfatizado los detalles que se consideran relevantes para su mejor comprensión. Asimismo, el metabolismo de los lípidos en el tejido adiposo se describe de forma detallada en el **capítulo 30** (Metabolismo del tejido adiposo).

PANORÁMICA DEL METABOLISMO LIPÍDICO

En la **figura 6-1** se muestra una visión panorámica de los aspectos metabólicos de mayor relevancia y los tejidos en los que ocurren. A primera vista, los diferentes lípidos aparecen implicados en todos los tejidos, donde realizan numerosas funciones, que pueden simplificarse si se consideran tres grandes bloques: el energético, el estructural y el funcional.

Por lo que respecta al bloque energético, los elementos clave son los ácidos grasos. Éstos son usados para obtener energía en la mayoría de los tejidos (principalmente por el músculo), aunque hay excepciones como los eritrocitos, que no los usan. En el caso del cerebro no se utilizan tampoco los ácidos, aunque pueden usarse los derivados de los ácidos grasos, en circunstancias especiales, como se verá más adelante.

Los ácidos grasos no consumidos o el exceso de azúcares, que se transforma en ácidos grasos en el hígado, como se verá más adelante, se almacenan en el tejido adiposo como ésteres de ácidos grasos, esto es, como triacilgliceroles, conservándose así el exceso de energía. Como se describe más adelante, el tejido adiposo blanco es el almacén energético del organismo por excelencia. Hay otro almacén, el glucógeno, de menor capacidad ya que al tratarse de azúcares no pueden almacenarse anhidros. Una observación a propósito de las conversiones entre azúcares y grasas: la transformación de ácidos grasos en azúcares no es posible en el ser humano. Este hecho se debe a que los carbonos procedentes de los ácidos grasos se eliminan como CO_2 en el ciclo de los ácidos tricarboxílicos.

El bloque estructural se refiere básicamente a la formación de membranas. Los ácidos grasos, junto con azúcares y diversos alcoholes, forman en los distintos tejidos fosfolípidos y otros lípidos de membrana, como esfingolípidos, según sus necesidades. Mención aparte requiere el colesterol. Es aportado a los tejidos por el hígado, aunque se puede sintetizar en cualquier tejido, ya que todos disponen de la maquinaria biosintética necesaria.

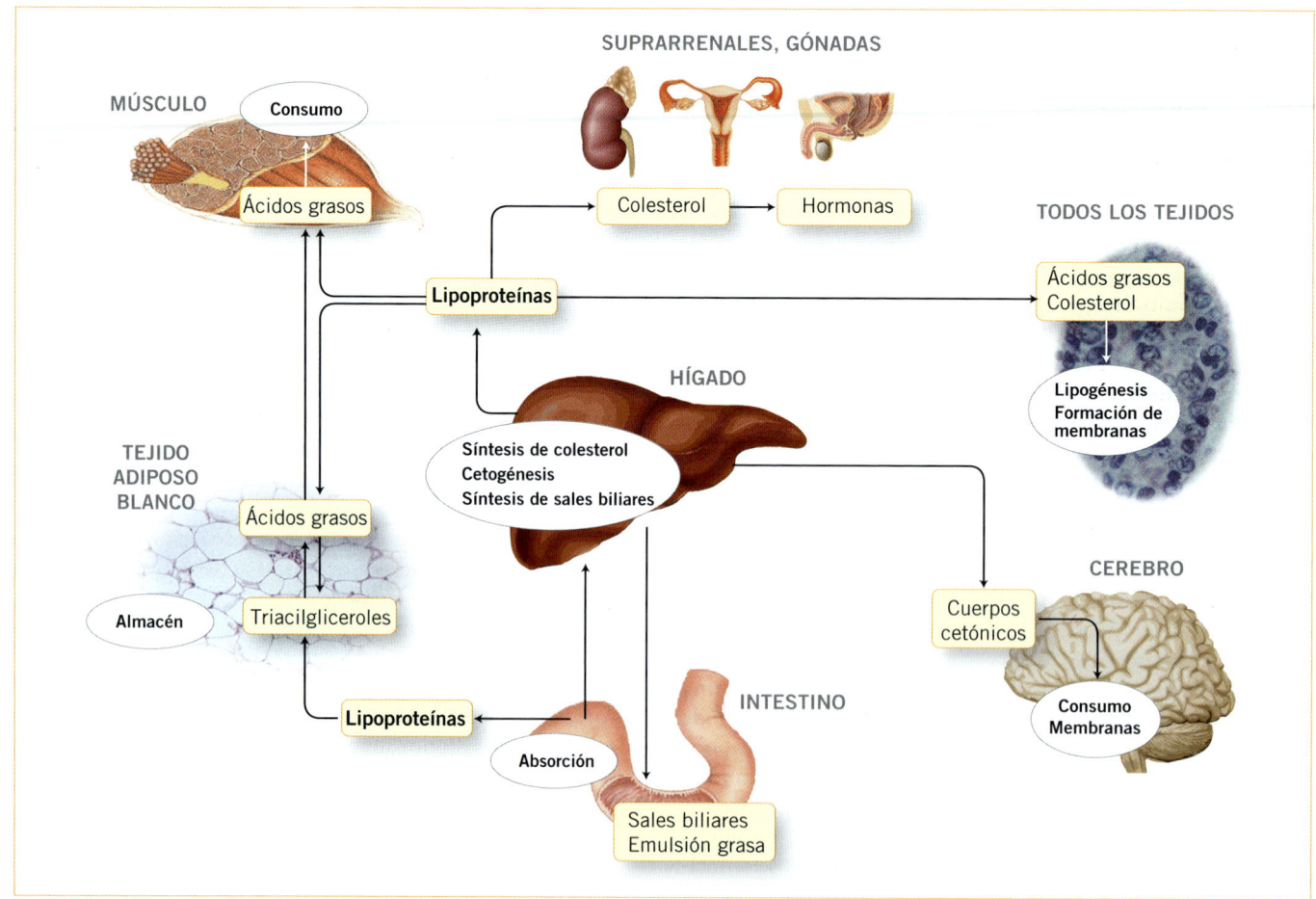

Figura 6-1. Panorama del metabolismo lipídico.

El bloque funcional se refiere básicamente a las transformaciones del colesterol en sales biliares, que actúan emulsionando la grasa para su absorción, y las transformaciones en derivados hormonales. Entre estos últimos, los más significativos son las hormonas de las suprarrenales (cortisol y aldosterona) y las hormonas sexuales producidas en las gónadas, aunque no se debe olvidar la vitamina D (**cap. 18**, Vitamina D). Asimismo, el bloque funcional incluye las transformaciones de algunos ácidos grasos poliinsaturados de cadena larga, tanto de la serie n-3 como n-6, en derivados oxidados denominados genéricamente oxilipinas y endocannabinoides (**cap. 8**, Derivados lipídicos de interés biológico: eicosanoides, docosanoides y otros compuestos) que ejercen numerosas funciones biológicas

En el esquema de la **figura 6-1** puede observarse la existencia de varias interrelaciones metabólicas entre los distintos tejidos y se deduce que el hígado desempeña un papel central. Es el lugar principal de síntesis de colesterol, el único que forma cuerpos cetónicos y sales biliares y el lugar donde se forman más ácidos grasos.

Los aspectos relacionados con los movimientos de lípidos entre tejidos se estudian en el **capítulo 5**, aunque, como puede observarse, no es posible separarlos totalmente del metabolismo tisular.

ESTRUCTURA Y PROPIEDADES DE LOS ÁCIDOS GRASOS

Los ácidos grasos son biomoléculas de naturaleza lipídica formadas por una larga cadena hidrocarbonada, de diferente número de átomos de carbono, en cuyo extremo hay un grupo carboxilo. Los ácidos grasos se identifican por el número de carbonos, el número de dobles enlaces presentes y la posición del primer doble enlace desde el extremo metilo de la molécula. Así, 14:0 indica un ácido graso saturado de 14 carbonos, 18:1 n-9 indica un ácido graso monoinsaturado de 18 carbonos en el que hay un doble enlace a nueve carbonos del extremo omega (metilo) y 20:4 n-6 indica un ácido graso poliinsaturado de 20 carbonos en el que el primero de los cuatro dobles enlaces se encuentra a seis carbonos del extremo metilo. Esta nomenclatura relacionada con la posición del primer doble enlace dentro de la cadena carbonada también suele conocerse como omega-6 (ω-6). A menos que se indique lo contrario, todos los dobles enlaces se encuentran en la configuración *cis* y los dobles enlaces de los ácidos grasos poliinsaturados siempre están separados por un único grupo metileno (–CH2–). El carbono carboxilo de cualquier ácido graso es el carbono 1. El carbono adyacente se denomina carbono 2 o carbono α; el siguiente es el carbono 3 o carbono β, y así sucesivamente (**Fig. 6-2**).

Los ácidos grasos comprenden desde el más corto, el ácido acético (2:0), hasta los ácidos grasos de cadena muy larga que contienen 24 o más átomos de carbono, por ejemplo, el ácido lignocérico (24:0), el ácido nervónico (24:1 n-9) y el ácido cerótico (26:0). Los ácidos grasos más abundantes en los lípidos humanos, así como en los lípidos alimentarios, son los ácidos grasos de cadena larga palmítico (16:0) (**Fig. 6-2, A y B**) y oleico (18:1 n-9) (**Fig. 6-2, C**). Algunos de ellos, como los ácidos linoleico (18:2 n-6) y α-linolénico

(18: 3 n-3) (**Fig. 6-2, D y E**), tienen naturaleza esencial y no pueden ser sintetizados por el ser humano, por lo que obligatoriamente deben ser ingeridos con la dieta (**cap. 7**, Funciones y metabolismo de los ácidos grasos esenciales y de sus derivados activos). La naturaleza hidrófoba de la cadena de hidrocarburos de los ácidos grasos que contienen más de ocho carbonos los hace bastante insolubles en medios acuosos. Se estima que por cada dos carbonos de aumento en la longitud de la cadena de los ácidos grasos, su solubilidad disminuye 10 veces. Debido a la escasa solubilidad de los ácidos grasos más abundantes, los ácidos grasos libres (no esterificados) suelen encontrarse asociados a proteínas de unión o transporte. La albúmina sérica tiene al menos seis sitios de unión para los ácidos grasos y es el principal transportador de estas moléculas a través del torrente sanguíneo. También se han identificado varias proteínas intracelulares de unión de ácidos grasos de bajo peso molecular (FABP, *fatty acids binding proteins*). Los ácidos grasos libres también pueden asociarse con membranas celulares y orgánulos lipofílicos; sin embargo, las concentraciones de estos compuestos no esterificados en las membranas suelen ser muy bajas.

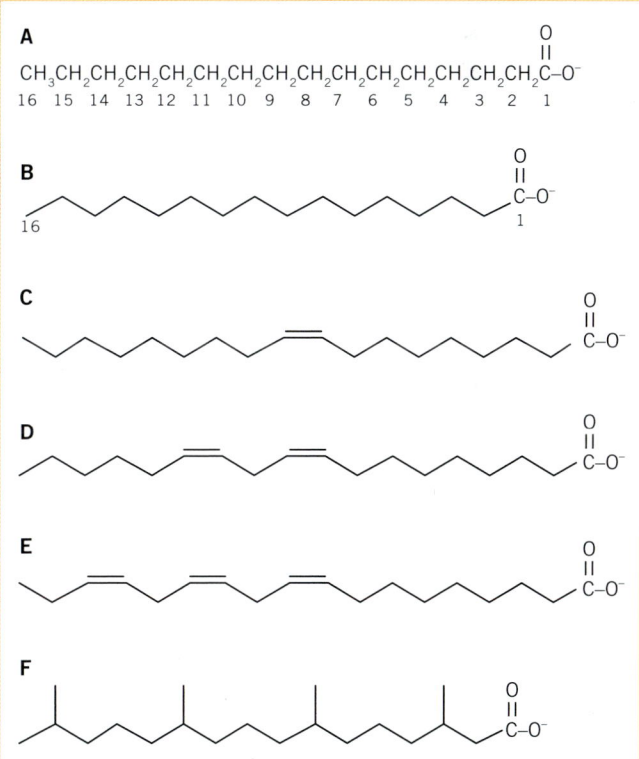

Figura 6-2. Estructura y nomenclatura de los ácidos grasos. A) Fórmula química y sistema de numeración de carbonos de un ácido graso saturado de 16 carbonos, ácido palmítico (16:0). B) Representación esquemática del 16:0. C) Un ácido graso monoinsaturado de 18 carbonos, ácido oleico, 18:1 n-9, que muestra el doble enlace a nueve carbonos del extremo metilo (carbono 18). D) Ácido graso esencial con 18 carbonos y dos dobles enlaces n-6 en el que el primer doble enlace se encuentra a seis carbonos del extremo metilo y los dos dobles enlaces están separados por un grupo metileno (–CH2–), ácido linoleico (18:2 n-6). E) Ácido graso esencial con 18 carbonos y tres dobles enlaces n-3 en el que el primer doble enlace se encuentra a tres carbonos del extremo metilo, ácido α-linolénico (18:3 n-3). F) Ácido fitánico, un ácido graso dietético de cadena ramificada (3,7,11,15-tetrametil 16:0).

La mayor parte de los ácidos grasos presentes en las células de los mamíferos, así como en los alimentos, tienen un número par de átomos de carbono, aunque existen pequeñas cantidades de ácidos grasos con número impar, como es el caso de los ácidos grasos 15:0 y 17:0 presentes en la leche y en la carne de los rumiantes, y algunos ácidos grasos de cadena ramificada como el ácido fitánico, ácido 3,7,11,15-tetrametilo-16:0 (**Fig. 6-2, F**).

Los ácidos grasos forman parte de los fosfolípidos y glicolípidos, moléculas que constituyen la bicapa lipídica de todas las membranas celulares. En los mamíferos, incluido el ser humano, además de estar presentes en las membranas celulares, gran parte de los ácidos grasos se encuentran en forma de triacilgliceroles, moléculas en los que los extremos carboxílicos (–COOH) de tres ácidos grasos se esterifican con cada uno de los grupos hidroxilo (–OH) del glicerol (glicerina o propanotriol) que se almacenan en el tejido adiposo.

Cada vez hay más pruebas de la importancia de los ácidos grasos de cadena corta (AGCC) en la hipertensión, la reperfusión isquémica, el infarto de miocardio, la aterosclerosis y la insuficiencia cardíaca. La mayoría de los AGCC ejercen efectos positivos en la regulación de las enfermedades relacionadas. El butirato y el propionato pueden reducir la presión arterial, mejorar la lesión por isquemia y reperfusión y disminuir el riesgo de enfermedad arterial coronaria y aterosclerosis. El acetato también puede desempeñar un papel positivo en la regulación de la hipertensión y la prevención de la aterosclerosis, y el malonato puede mejorar la función cardíaca tras un infarto de miocardio. Afectan a estas enfermedades regulando la inflamación, el sistema inmunitario y los receptores acoplados a proteínas G relacionados, con una participación múltiple en la regulación neurohumoral. Por el contrario, el succinato puede acelerar la lesión por isquemia y reperfusión, aumentando la producción mitocondrial de especies reactivas de oxígeno (ROS). En última instancia, los AGCC afectan a la regulación de diferentes procesos fisiopatológicos en la insuficiencia cardíaca.

METABOLISMO DE LOS ÁCIDOS GRASOS

Los ácidos grasos proceden directamente de la «grasa» alimentaria (triacilgliceroles) o de síntesis endógena. Los ácidos grasos saturados y monoinsaturados pueden sintetizarse a partir de los hidratos de carbono de la dieta, pero la síntesis de ácidos grasos poliinsaturados depende estrictamente de la ingestión de ácidos grasos esenciales en la dieta.

La β-oxidación mitocondrial es la principal vía de recuperación de la energía almacenada en los ácidos grasos. Las vías de α-oxidación y β-oxidación peroxisomal degradan ciertos ácidos grasos, algunos de ellos potencialmente tóxicos, pero también son importantes en la síntesis de ácidos biliares y de los ácidos grasos poliinsaturados de cadena muy larga.

Los ácidos grasos dan lugar a muchos componentes importantes, como se verá más adelante. Por el momento, se considerará otra faceta, quizá la más conocida: su utilización como fuente energética.

Los ácidos grasos son combustibles como la glucosa, con la ventaja de que proporcionan más energía y de que se sinte-

tizan cuando existe abundancia, de modo que puede pensarse en ellos como los genuinos indicadores del estado energético.

β-Oxidación mitocondrial de los ácidos grasos

La β-oxidación mitocondrial es el proceso mayoritario de oxidación y se lleva a cabo tanto en el músculo como en el hígado y el riñón. En el músculo es fuente de energía principalmente durante el ejercicio y, en especial, en el ejercicio prolongado, cuando escasea la glucosa. Por ello, se recomienda evitar el ayuno prolongado en los pacientes con trastornos en la β-oxidación (**Tabla 6-1**).

En el hígado, la oxidación sirve para obtener energía para otros procesos, como la gluconeogénesis, y, en otro orden de cosas, para producir cuerpos cetónicos, los cuales son exportados a los tejidos y consumidos cuando escasea la glucosa (principalmente en el cerebro). Los riñones también son órganos con un elevado consumo continuo de energía y, de nuevo, una parte significativa del ATP se genera a través de la oxidación de ácidos grasos. La oxidación mitocondrial de ácidos grasos tiene la mayor actividad en los túbulos contorneados proximal y distal.

Debido a su naturaleza hidrófoba, los ácidos grasos pueden atravesar la membrana plasmática por simple difusión, aunque por lo general lo hacen mediados por proteínas como CD36, GOT2, FATP, FABPpm y SLC27A1-6, que además son elementos de señalización y control metabólico.

El proceso de la β-oxidación mitocondrial se lleva a cabo de la siguiente manera (**Fig. 6-3**): los ácidos grasos penetran en la mitocondria siendo enlazados a la coenzima A en la

Tabla 6-1. Alteraciones patológicas de la β-oxidación

Deficiencia	Características
Transportador de carnitina	Hipoglucemia no cetósica, hepatomegalia, miocardiopatía, debilidad muscular
Carnitina-palmitoiltransferasa 1	Hipoglucemia no cetósica, tubulopatía proximal
Carnitina-acilcarnitina translocasa	Hipoglucemia no cetósica, hepatomegalia, debilidad muscular, miocardiopatía, microcefalia, hipotensión
Carnitina-palmitoiltransferasa 2	Mioglobinuria, hipertermia maligna, rabdomiólisis
Acil-CoA deshidrogenasa de cadena muy larga (VLCAD)	Hipoglucemia no cetósica, hepatomegalia, miocardiopatía, debilidad muscular, taquicardia
Acil-CoA deshidrogenasa de cadena media (MCAD)	Hipoglucemia no cetósica, hepatomegalia
Acil-CoA deshidrogenasa de cadena corta (SCAD)	Pérdida de masa muscular, acidosis metabólica
Enoil-CoA hidratasa de cadena corta (ECHS1)	Síndrome de Leigh, distonía grave
Proteína trifuncional de membrana	Hepatomegalia, neuropatía, rabdomiólisis
Múltiples acil-CoA deshidrogenasas	Dismorfia facial, riñón quístico

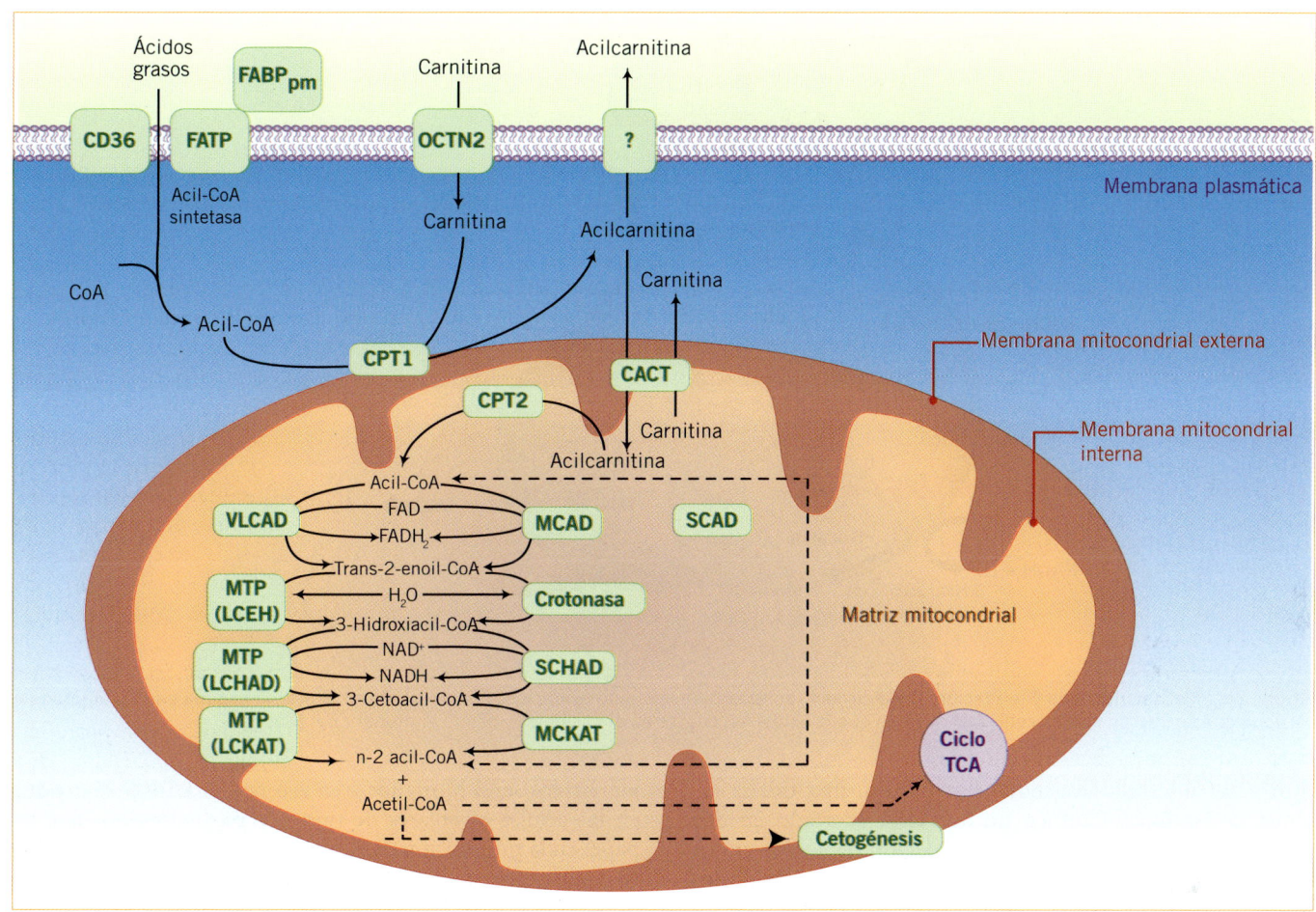

Figura 6-3. Representación esquemática de la β-oxidación mitocondrial de los ácidos grasos. CACT: carnitina-acilcarnitina translocasa; CD36: *cluster* de diferenciación 36; CPT1 y CPT2: carnitina palmitoiltransferasas 1 y 2; FABP$_{pm}$: proteína transportadora de ácidos grasos de la membrana plasmática; FATP: proteína transportadora de ácidos grasos; LCEH: enoil-CoA hidratasa de cadena larga; LCHAD: (S)-3-hidroxiacil-CoA deshidrogenasa de cadena larga; LCKAT: 3-cetoacil-CoA tiolasa de cadena larga; MCAD: acil-CoA deshidrogenasa de cadena media; MCKAT: 3-cetoacil-CoA tiolasa de cadena media; MTP: proteína trifuncional mitocondrial; OCTN2: transportador de cationes orgánicos/transportador de carnitina 2 (*organic cation/carnitine transporter 2*); SCAD: acil-CoA deshidrogenasa de cadena corta; SCHAD: (S)-3-hidroxiacil-CoA deshidrogenasa de cadena corta; TCA: ciclo de los ácidos tricarboxílicos; VLCAD: deshidrogenasa de acil-CoA de cadena muy larga

membrana mitocondrial externa. La incorporación de un grupo tiol facilita la posterior degradación, como se verá más adelante. De ahí que se hable de activación. Una vez activados, son transferidos a la carnitina (reacción catalizada por la carnitina-palmitoiltransferasa 1) y transportados como derivados de la carnitina hasta la parte interna de la membrana mitocondrial interna. Una vez allí, se produce la reacción inversa, con formación de nuevo de carnitina y acil-CoA (reacción catalizada por la carnitina-palmitoiltransferasa 2). La carnitina acilcarnitina translocasa (CACT), un miembro de la familia de proteínas transportadoras mitocondriales (SLC25A20), lleva a cabo el transporte de acilcarnitinas a través de la membrana mitocondrial interna a cambio de una molécula de carnitina libre. Por último, los acil-CoA sufren el proceso de oxidación propiamente dicho.

La carnitina es necesaria para el transporte de los ácidos grasos de más de 12 átomos de carbono, lo que explica el efecto beneficioso de su incorporación en la dieta. Aunque algunos tejidos pueden sintetizar carnitina, la mayor parte es de origen alimentario y, una vez absorbida, se transporta a los tejidos. En los casos de deficiencia suelen aportarse

100 mg/kg/día. Los ácidos grasos de cadena inferior a 12 carbonos (denominados por muchos autores de cadena media y corta, típicos de las dietas que contienen triacilgliceroles de cadena media) no necesitan carnitina y, por ello, su oxidación es recomendable en los pacientes con trastornos en la β-oxidación (**Tabla 6-1**).

La carnitina entra en los tejidos gracias a un transportador denominado OCTN2. Su defecto, al anular la reabsorción de la carnitina para su reutilización, puede explicar los bajos niveles de carnitina en muchos pacientes con miocardiopatías en las que la actividad muscular se encuentra disminuida.

En el interior de la mitocondria, los acil-CoA se degradan mediante β-oxidación, un proceso cíclico que consta de cuatro pasos enzimáticos (**Figs. 6 -3** y **6-4**). Cada ciclo acorta el acil-CoA liberando los dos átomos de carbono carboxiterminales como acetil-CoA. El ciclo se inicia con la deshidrogenación del acil-CoA a trans-2-enoil-CoA por las acil-CoA deshidrogenasas. A este paso le sigue una hidratación catalizada por una enoil-CoA hidratasa, con generación de (S)-3-hidroxiacil-CoA, que posteriormente se deshidrogenará a 3-cetoacil-CoA en una reacción catalizada por la (S)-3-hi-

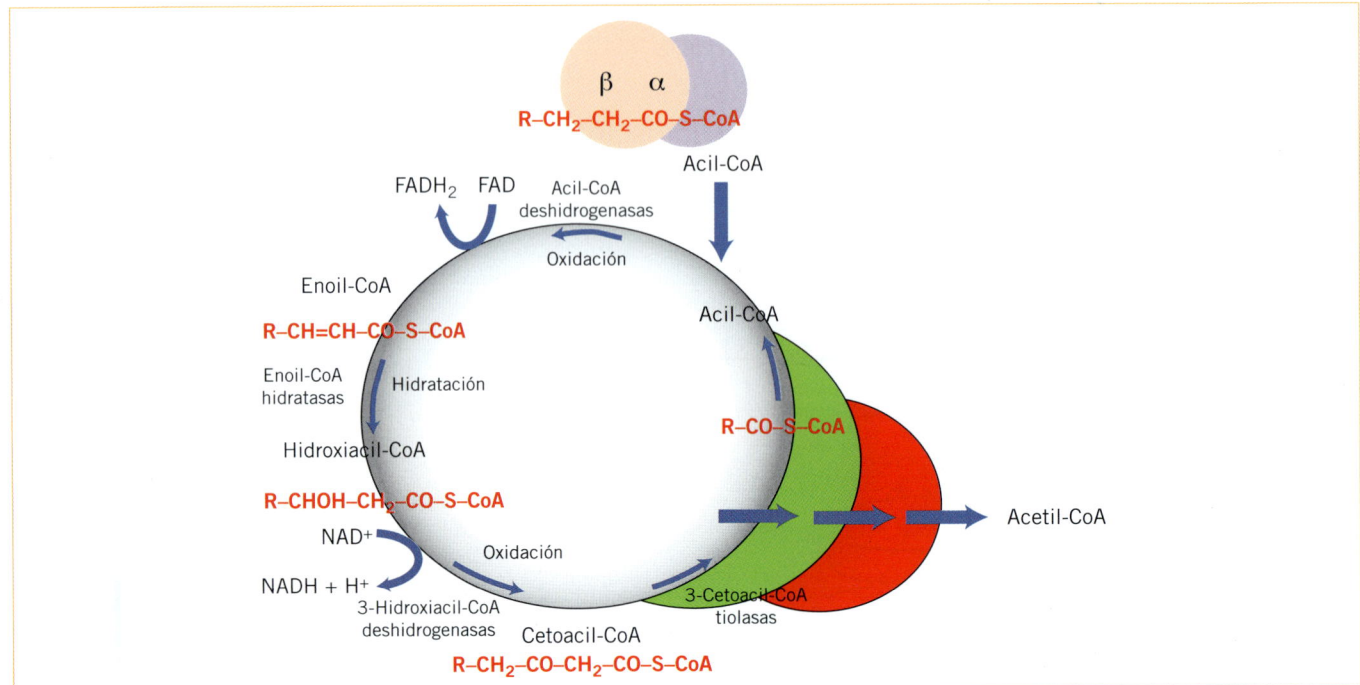

Figura 6-4. Mecanismo de la β-oxidación. Cada círculo representa un ciclo de oxidación. En cada ciclo se acorta la cadena en dos átomos de carbono que se liberan como acetil-CoA. Nótese que la oxidación ocurre en el carbono β, de ahí el nombre del proceso.

droxiacil-CoA deshidrogenasa. Por último, una tiolasa escinde la 3-cetoacil-CoA en un acil-CoA acortado en dos carbonos y un acetil-CoA. La β-oxidación de ácidos grasos no sólo produce acetil-CoA para alimentar el ciclo de los ácidos tricarboxílicos y la cetogénesis, sino que también reduce la flavina adenindinucleótido (FAD) a FADH₂ y la nicotinamida adenindinucleótido (NAD⁺) hasta NADH y estos productos reducidos alimentan directamente la cadena respiratoria. A medida que el acil-CoA se acorta, sus propiedades fisicoquímicas cambian.

Para poder degradar completamente los ácidos grasos, la maquinaria de β-oxidación alberga diferentes enzimas específicas de la longitud de la cadena que se describen a continuación. La familia de las acil-CoA deshidrogenasas consta de al menos 11 enzimas, la mayoría de las cuales intervienen en la β-oxidación de ácidos grasos. En los seres humanos, tres acil-CoA deshidrogenasas diferentes tienen funciones bien establecidas en la β-oxidación de ácidos grasos; se trata de las acil-CoA deshidrogenasas de cadena muy larga, de cadena media y de cadena corta (VLCAD, MCAD y SCAD, respectivamente). Al parecer, también usan ácidos grasos de cadena larga. Mientras que la VLCAD está asociada a la membrana mitocondrial interna, la MCAD y la SCAD son enzimas solubles localizadas en la matriz. Otras dos acil-CoA deshidrogenasas, la acil-CoA deshidrogenasa de cadena larga (LCAD) y la acil-CoA deshidrogenasa 9 (ACAD9), pueden funcionar en la β-oxidación de ácidos grasos. La LCAD tiene una especificidad de sustrato que abarca los acil-CoA de cadena larga y media, así como sustratos específicos como los acil-CoA insaturados y de cadena ramificada. Mientras que esta enzima es crucial en roedores, su nivel de expresión y, por lo tanto, su contribución a la β-oxidación de ácidos grasos en la especie humana son bajos. En los seres humanos y en ratones, la LCAD se expresa en las células alveolares de tipo 2 y puede desempeñar un papel en la producción de surfactante pulmonar. La ACAD9 tiene una especificidad de sustrato que coincide en gran medida con la de la VLCAD, pero su contribución exacta a la oxidación de ácidos grasos de cadena larga sigue sin estar clara y puede ser pequeña o específica de un tejido. La función principal de la ACAD9 es el ensamblaje del complejo I de la cadena respiratoria.

Las acil-CoA deshidrogenasas utilizan el FAD unido a la enzima como aceptor de electrones. El FADH₂ resultante debe oxidarse en la enzima, y dicha oxidación la realiza la flavoproteína de transferencia de electrones (ETF). A través de otra enzima, la ETF deshidrogenasa, los electrones se donan posteriormente a la coenzima Q y, en última instancia, alimentan la cadena respiratoria. Los defectos en este sistema conducen a una enfermedad denominada deficiencia múltiple de acil-CoA deshidrogenasa, también conocida como acidemia glutárica tipo II. Esta enfermedad afecta al metabolismo de los aminoácidos y de la colina, además del de los ácidos grasos.

La proteína trifuncional mitocondrial (MTP) alberga las actividades enoil-CoA hidratasa, (S)-3-hidroxiacil-CoA deshidrogenasa y 3-cetotiolasa, que son específicas de los intermediarios de cadena larga. La MTP es un heterooctámero compuesto por cuatro subunidades α y cuatro β, codificadas por los genes *HADHA* y *HADHB*, respectivamente. La enoil-CoA hidratasa de cadena larga (LCEH) y la (S)-3-hidroxiacil-CoA deshidrogenasa de cadena larga (LCHAD) se localizan en las subunidades α, mientras que la 3-cetoacil-CoA tiolasa de cadena larga (LCKAT) se localiza en las subunidades β. Al igual que la VLCAD, la MTP está unida a la membrana interna mitocondrial. Además de la MTP, las mitocondrias tienen enzimas individuales en la matriz que pueden catalizar las mismas reacciones, aunque con la mayor especificidad para los intermediarios de cadena corta. Estas enzimas son la crotonasa (enoil-CoA hidratasa de cadena corta) (ECHS1), la (S)-3-hidroxiacil-CoA deshidrogenasa de cadena corta (SCHAD) y la 3-cetoacil-CoA tiolasa de cadena media (MCKAT). Aunque la acetoacetil-CoA tiolasa (ACAT1) participa principalmente en el metabolismo de las cetonas y la isoleucina, también puede contribuir al último paso de la oxidación de los ácidos grasos.

Sobre la base de las diferentes especificidades de sustrato de las enzimas individuales, se supone que los acil-CoA de cadena larga se someten primero a dos o tres ciclos de β-oxidación por las enzimas VLCAD y MTP unidas a la membrana. A continuación, los acil-CoA de cadena media resultantes son manipulados por las enzimas MCAD, crotonasa, SCHAD y MCKAT localizadas en la matriz. Finalmente, los acil-CoA de cadena corta son metabolizados por SCAD, crotonasa ECHS1, SCHAD y MCKAT. Sin embargo, parece que los acil-CoA de cadena media prefieren la MTP a la crotonasa/SCHAD/MCKAT. Se trata de una observación notable, dado que la MCAD, que realiza el primer paso obligatorio en el metabolismo de los acil-CoA de cadena media, no está colocalizada con la MTP en la membrana interna mitocondrial.

Además del conjunto de enzimas implicadas en el ciclo de β-oxidación, la degradación de los ácidos grasos monoinsaturados y poliinsaturados requiere la participación obligatoria de un conjunto de tres enzimas auxiliares diferentes: la 2,4-dienoil-CoA reductasa (DECR), la delta 3,5-delta-2,4-dienoil-CoA isomerasa (DI) y la 3,2-trans-enoil-CoA isomerasa (ECI). A través de la reducción y la isomerización, este conjunto de enzimas auxiliares puede posicionar diferentes combinaciones de dobles enlaces a la configuración trans-2, permitiendo la reentrada de la enoil-CoA en el ciclo de β-oxidación.

Hay dos ECI diferentes presentes en las mitocondrias: ECI1 y ECI2. Mientras que la ECI1 se localiza exclusivamente en las mitocondrias, la ECI2 se encuentra en las mitocondrias y los peroxisomas. Aunque ambas enzimas tienen una amplia gama de sustratos, la ECI2 muestra una mayor eficiencia catalítica con los enoil-CoA de cadena larga que la ECI1, probablemente debido a la presencia de un dominio proteico de unión a acil-CoA.

El resultado de cada ciclo de la β-oxidación es un acil-CoA con dos átomos de carbono menos y una molécula de acetilcoenzima A, así como la generación de equivalentes de reducción (1 $FADH_2$ y 1 NADH). El proceso se repite hasta que finalmente todo el ácido graso es roto en unidades de acetilcoenzima A. En el caso de ácidos grasos de número impar de átomos de carbono, uno de los productos finales es el malonil-CoA. Los ácidos grasos insaturados sufren una serie de reacciones adicionales que permiten el movimiento de los dobles enlaces de forma que sean atacables por las enzimas de la β-oxidación.

Los ácidos grasos con un número impar de carbonos en su cadena acilo, como el 15:0 y el 17:0, presentes en la leche y en la grasa de los rumiantes, se degradan de la misma manera que los ácidos grasos de cadena par por la vía normal de la β-oxidación. Sin embargo, el producto final de la degradación es el derivado CoA de la molécula de 3 carbonos, el ácido propiónico.

Por lo que respecta a la regulación, el elemento clave es la cantidad de malonil-CoA, que disminuye la actividad del sistema de lanzadera de la carnitina necesario para la oxidación y, al mismo tiempo, activa el proceso de síntesis de ácidos grasos (v. más adelante). Por esta razón, la oxidación se detiene por falta de sustrato. Por otra parte, la abundancia de energía, que se pone de manifiesto por la abundancia de NADH, inhibe a la tiolasa y otras enzimas de la oxidación.

ω-Oxidación en el retículo endoplásmico

La oxidación mitocondrial es la principal, aunque también se oxidan ácidos grasos en el retículo endoplásmico e incluso en el citoplasma celular. A diferencia de lo que ocurre en la mitocondria, donde se oxida el carbono beta (tercer carbono a partir del grupo carbonilo, en la ω-oxidación se oxida el ultimo carbono a partir del carbonilo lo que origina un ácido dicarboxílico. El grupo metilo terminal de una cadena de ácido graso se oxida a un ácido carboxílico a través de varias isoenzimas del citocromo P-450 en el retículo endoplásmico. A continuación, los ácidos dicarboxílicos resultantes se degradan por β-oxidación desde el extremo ω, principalmente en los peroxisomas. Estos ácidos, entre los que se encuentra el ácido adípico, aparecen aumentados en plasma y orina cuando la β-oxidación está sobresaturada, como ocurre en ciertas enfermedades (**Tabla 6-1**). Las manifestaciones clínicas de las diferentes alteraciones dependen del nivel en que se encuentre bloqueada la vía metabólica y la toxicidad de los productos acumulados.

En condiciones de bloqueo de la β-oxidación también aumentan los conjugados de ácidos grasos: acilglicina y acilcarnitina. Este fenómeno se produce como consecuencia de la desacilación de la coenzima A y su posterior unión a glicina o carnitina. El proceso parece responder a la necesidad de disponer de coenzima A para otras funciones mitocondriales.

β-Oxidación en los peroxisomas

Los peroxisomas son orgánulos subcelulares rodeados de una única membrana, sin estructura interna y que contienen muchas enzimas hidrolíticas. Se encuentran presentes y de forma abundante en todos los tejidos.

Los peroxisomas pueden oxidar ácidos grasos muy diversos y otras sustancias con grupos acilo (**Fig. 6-5**). Entre otros, pueden oxidar los ácidos grasos de cadena muy larga, los ácidos grasos insaturados y poliinsaturados, las prostaglandinas, eicosanoides y otras oxilipinas, así como los xenobióticos con cadenas acilo, e incluso la cadena lateral del colesterol, como si de un ácido graso se tratara, oxidación que conduce a la síntesis de ácidos biliares. Por otra parte, es notable su capacidad para oxidar ácidos grasos ramificados como el ácido fitánico.

El ácido fitánico es un ácido graso muy ramificado que procede exclusivamente de la dieta y que está presente habi-

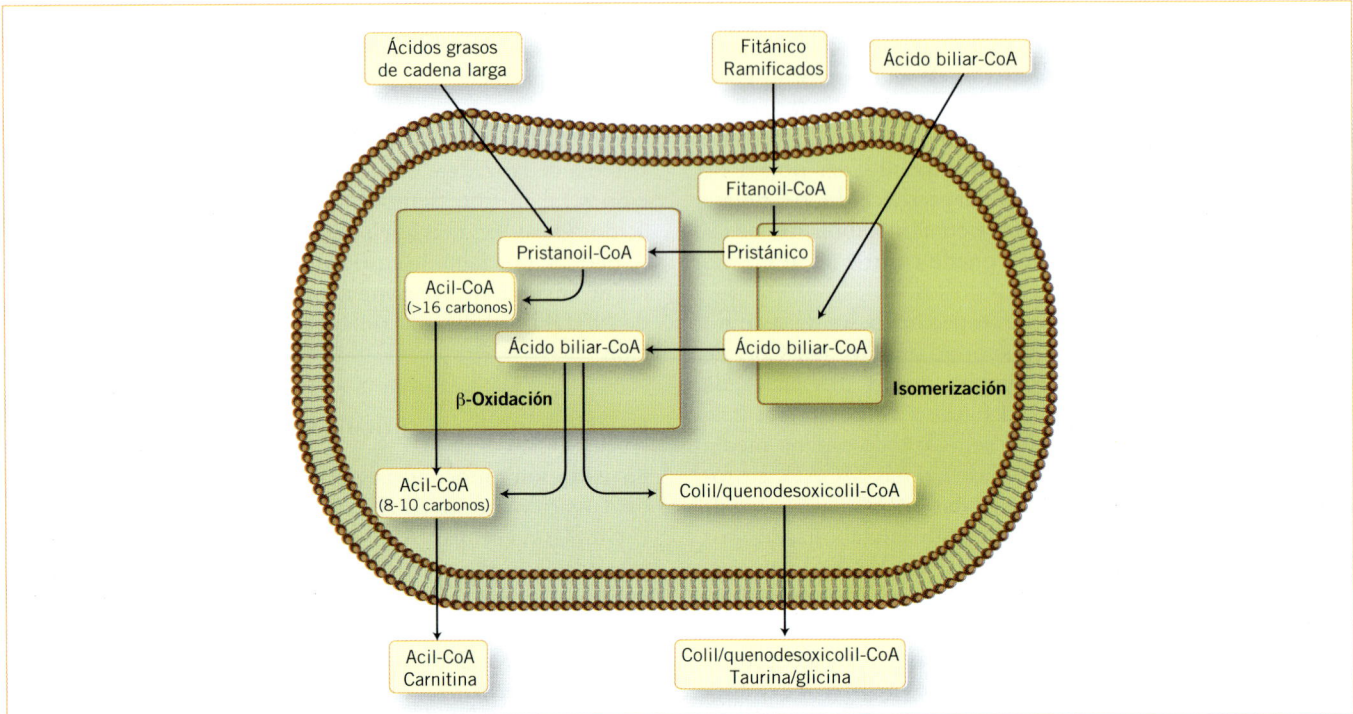

Figura 6-5. Metabolismo de los ácidos grasos en los peroxisomas. Se han destacado los sustratos principales. Se han enmarcado los procesos de oxidación y los de isomerización.

tualmente en la carne de los rumiantes, en los productos lácteos y en algunos pescados. Su metabolismo no es posible sin la previa conversión en ácido pristánico. El grupo 3-metilo del ácido fitánico impide la degradación por β-oxidación; por lo tanto, se acorta primero por un carbono mediante un proceso de α-oxidación.

El ácido fitánico activado con CoA se transloca a la matriz peroxisomal a través del transportador ABCD3, tras lo cual se hidroxila en el carbono 2. La escisión entre los carbonos 1 y 2 produce un compuesto de CoA de un carbono, formil-CoA, y un aldehído, pristanal. Tras su oxidación y reactivación al derivado CoA, el pristanoil-CoA puede degradarse por β-oxidación (**Fig. 6-6**) En la enfermedad de Refsum, el ácido fitánico o el ácido pristánico se encuentran en concentraciones elevadas en sangre, como consecuencia de un déficit enzimático del peroxisoma.

Al igual que las mitocondrias, los peroxisomas contienen vías para la β-oxidación de los ácidos grasos que producen una cadena acortada de acil-CoA, acetil-CoA (o propionil-CoA), NADH y FADH$_2$. A diferencia de las mitocondrias, los peroxisomas no contienen una cadena de transporte de electrones ni las enzimas para el ciclo de los ácidos tricarboxílicos, por lo que la degradación de los ácidos grasos no está directamente acoplada a la producción de energía. Normalmente, los peroxisomas degradan ácidos grasos y otros sustratos de naturaleza lipídica que no pueden catabolizarse en las mitocondrias. Los peroxisomas son indispensables para la degradación de los ácidos grasos saturados e insaturados de cadena muy larga (AGCML; 22 o más átomos de carbono), que son neurotóxicos si se acumulan. La desintoxicación mediante varios ciclos de β-oxidación peroxisomal reduce la longitud de la cadena de los AGCML a

8-10 carbonos, tras lo cual se convierten en derivados acilcarnitina, salen de los peroxisomas y translocan a la mitocondria para su posterior catabolismo. La β-oxidación se da bien con acidos grasos de hasta 16 cárbonos. En los peroxisomas también se lleva a cabo la degradación de compuestos xenobióticos similares a los ácidos grasos (p. ej., los ácidos grasos sustituidos con azufre y muchos antiinflamatorios no esteroideos). La oxidación de los ácidos dicarboxílicos (procedentes de la dieta o de la ω-oxidación) o de los ácidos grasos de cadena ramificada metilados se produce también en los peroxisomas.

Los ácidos grasos entran en los peroxisomas a través de un mecanismo distinto de la vía mitocondrial. Actualmente se estima que los ácidos grasos se activan a sus derivados acil-CoA antes de entrar en la matriz peroxisomal. Se cree que los homodímeros de las proteínas transportadoras de membrana peroxisomal ABCD1 y ABCD2 transportan acil-CoA de cadena muy larga saturados e insaturados, respectivamente, a la matriz, mientras que los homodímeros ABCD3 son responsables de la translocación de derivados CoA del ácido fitánico, del ácido pristánico, de los ácidos grasos dicarboxílicos y de los precursores de ácidos biliares. Las reacciones básicas de la β-oxidación peroxisomal se parecen a las que se producen en las mitocondrias, pero las enzimas peroxisomales y mitocondriales son proteínas distintas. De hecho, los peroxisomas contienen dos conjuntos de enzimas de β-oxidación que parecen funcionar con sustratos distintos procedentes de la dieta.

Por otra parte, el FADH$_2$ generado en la reacción catalizada por la acil-CoA deshidrogenasa no se utiliza en la cadena respiratoria y, por lo tanto, no conduce a la síntesis de ATP. En cambio, esta coenzima reducida reacciona di-

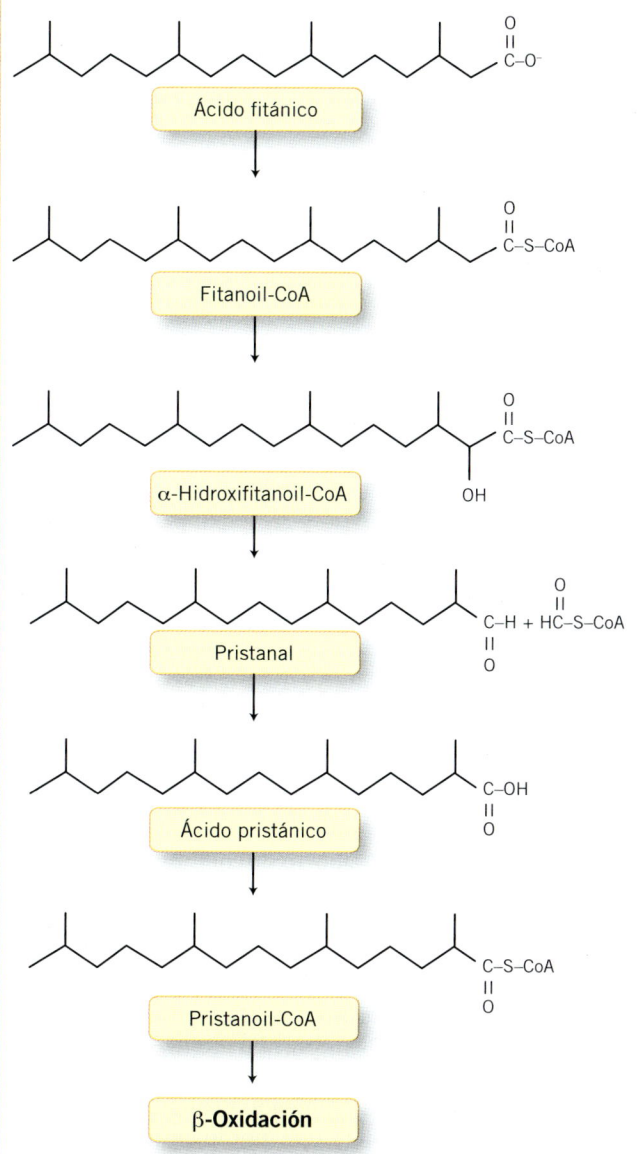

Figura 6-6. Vía de oxidación peroxisomal del ácido fitánico.

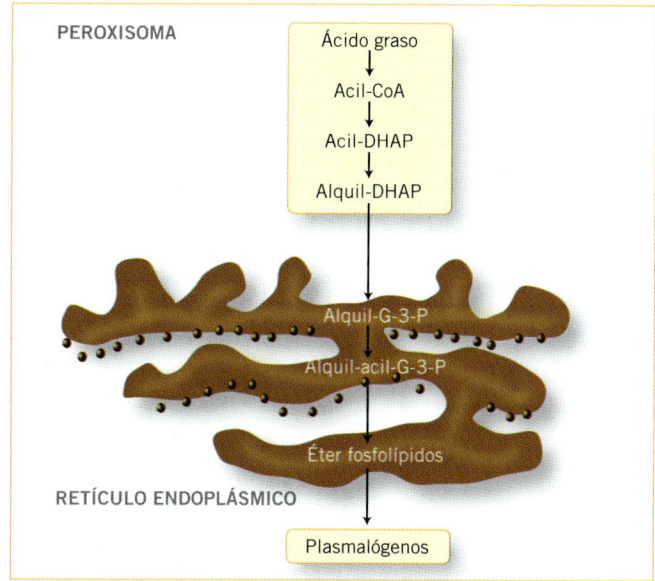

Figura 6-7. Metabolismo de los plasmalógenos. DHAP: dihidroxiacetona-fosfato; G-3-P: gliceraldehído-3-fosfato.

Metabolismo de los cuerpos cetónicos

Los denominados cuerpos cetónicos son dos metabolitos: el acetoacetato y el hidroxibutirato. El nombre proviene de la transformación del acetoacetato en acetona de forma espontánea o inducida enzimáticamente. El olor característico del aliento a acetona pone de manifiesto su presencia en la sangre, de la que se elimina al pasar por el pulmón, y es un síntoma propio de aquellas circunstancias en las que se producen estos compuestos en gran cantidad.

Se sintetizan a partir de las unidades de dos carbonos (unidades acetilo), que se producen en la degradación de los ácidos grasos o de la oxidación de ciertos aminoácidos. Los aminoácidos exclusivamente cetogénicos son la lisina y la leucina, que dan como producto acetil-CoA o acetoacetil-CoA. Los aminoácidos isoleucina, fenilalanina, treonina, triptófano y tirosina pueden dar productos precursores tanto de la glucosa como de los ácidos grasos; por eso se los clasifica como gluconeogénicos y cetogénicos.

La cetogénesis ocurre cuando los restos acetilo (acetil-CoA) no pueden introducirse en el ciclo del ácido cítrico (ciclo TCA). En efecto, cuando escasea el oxalacetato, el acetil-CoA se deriva hacia la formación de hidroximetilglutaril-CoA (HMG-CoA) y de éste a la formación de cuerpos cetónicos.

En la **figura 6-8** se muestran las vías metabólicas y las relaciones estructurales.

El hígado carece de la enzima capaz de transformar el acetoacetato en acetoacetil-CoA y, por lo tanto, el acetoacetato, o el hidroxibutirato que se forma por reducción, escapan a la sangre. Por el contrario, los tejidos periféricos poseen la transferasa necesaria y pueden consumir estos cuerpos cetónicos, pero no la enzima HMG-CoA liasa necesaria para la formación. Por ello, los cuerpos cetónicos se producen en el hígado y se consumen en los tejidos periféricos. Se trata de otra vía de las varias que usa el hígado para abastecer a los tejidos periféricos.

rectamente con el oxígeno, produciéndose peróxido de hidrógeno, el cual será posteriormente eliminado por la catalasa.

La importancia de esta vía metabólica se ilustra porque las alteraciones de algunos genes implicados dan lugar a enfermedades graves. Como ejemplo, las variantes patogénicas del gen *ABCD1* causan adrenoleucodistrofia (ALD), un trastorno metabólico progresivo en el que se acumulan AGCML causantes de: una mieloneuropatía lentamente progresiva, una leucodistrofia inflamatoria rápidamente progresiva (ALD cerebral) e insuficiencia suprarrenal.

Otras de las actividades que ejerce el peroxisoma en el metabolismo de los lípidos es la síntesis de plasmalógenos (**Fig. 6-7**). Estos compuestos representan un porcentaje muy alto de los lípidos de membrana de tejidos eléctricamente activos, como el miocardio o el cerebro. Ello explica la relación entre los trastornos peroxisómicos y las alteraciones neurológicas.

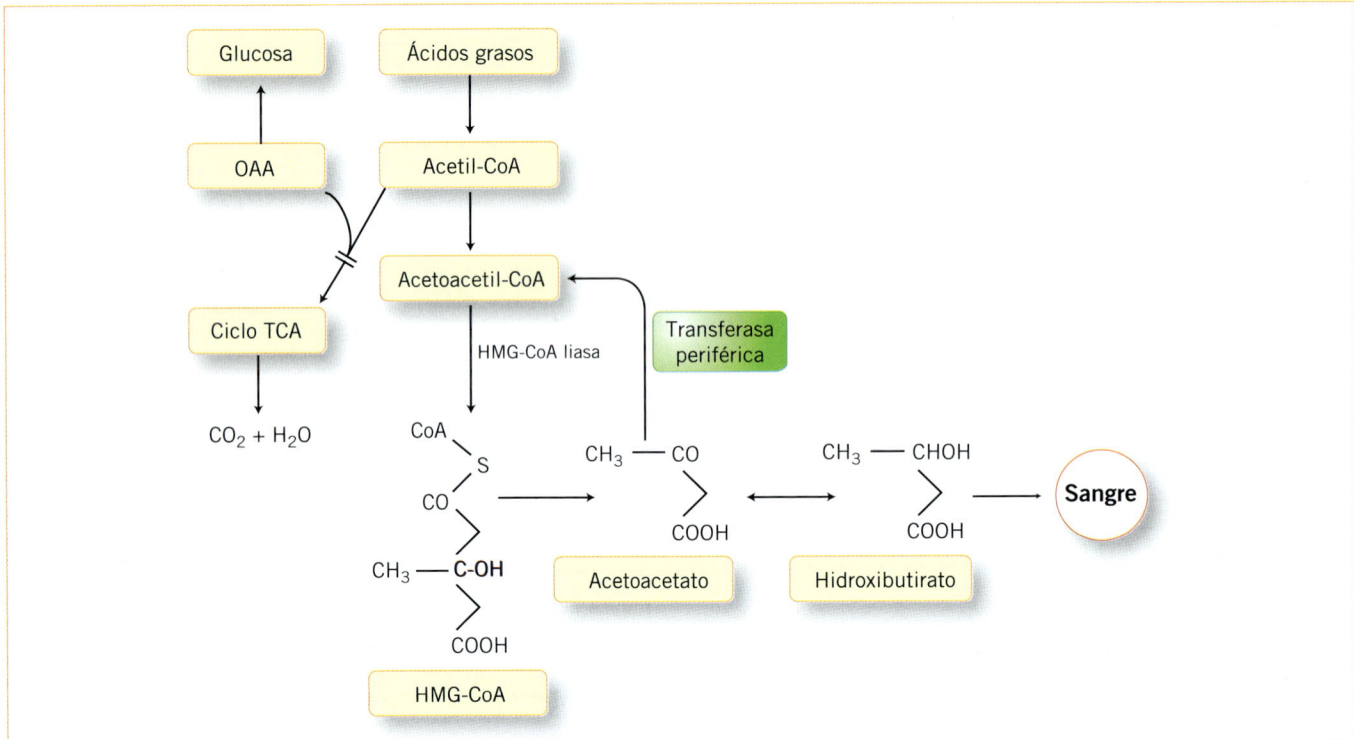

Figura 6-8. Metabolismo de cuerpos cetónicos. HMG-CoA: hidroximetilglutaril coenzima A; OAA: oxalacetato; TCA: ciclo de los ácidos tricarboxílicos.

Los cuerpos cetónicos se producen cuando la degradación de los ácidos grasos no puede completarse, bien porque la cantidad de ácidos grasos que se oxida es enorme, bien porque falta la glucosa. La falta de glucosa origina la disminución del oxalacetato, tanto porque no se sintetiza como porque se gasta para la gluconeogénesis. La falta de glucosa también pone en marcha la movilización de los ácidos grasos y su masiva degradación hasta acetil-CoA.

Aunque el uso de los cuerpos cetónicos es energético, no hay que olvidar que los cuerpos cetónicos también sirven para la síntesis de ácidos grasos y colesterol. Este aspecto es de gran utilidad durante la etapa fetal.

El consumo es importante en el músculo esquelético y la corteza renal. El consumo de cuerpos cetónicos por el cerebro puede ser muy importante cuando escasea la glucosa. Normalmente, el cerebro utiliza la glucosa, pero en el ayuno prolongado o durante el período neonatal, el cerebro se adapta al consumo de cuerpos cetónicos.

Durante el ayuno prolongado, como el que ocurre inmediatamente tras el nacimiento, se produce hipoglucemia como consecuencia del agotamiento del glucógeno. En los prematuros y recién nacidos pequeños para la edad gestacional, cuyas reservas de glucógeno son menores, la hipoglucemia puede ser fatal. Por ello, se movilizan los ácidos grasos del tejido adiposo, que sustituyen a la glucosa en todos los tejidos capaces de utilizarlos. Éste no es el caso del cerebro, que no puede utilizar los ácidos grasos por carecer del equipo enzimático necesario.

El cerebro puede utilizar los cuerpos cetónicos como fuente energética sustitutoria de la glucosa. El cerebro del neonato posee una enzima exclusiva capaz de utilizar el ace-

toacetato con considerable ahorro de energía. La acetoacetil-CoA sintetasa citoplasmática permite utilizar el acetoacetato sin necesidad de recurrir a las enzimas mitocondriales que requieren el doble de ATP. Por otra parte, al ser citoplasmática se ahorra el gasto del transporte de acetilos para la utilización en los procesos biosintéticos. Ningún otro tejido posee esta capacidad. En el cerebro del adulto la cantidad de enzima se reduce llegando a ser insignificante.

Hay que mencionar que el hígado neonatal contiene una cantidad escasa de carnitina y que, por lo tanto, la oxidación de los ácidos grasos y la síntesis de los cuerpos cetónicos ocurre tras el aporte dietético. El período resulta crítico en el caso de recién nacidos con déficit de reservas energéticas como los prematuros.

Como la inanición, la diabetes es otro buen ejemplo de circunstancias en las que aumentan los cuerpos cetónicos. En este caso se trata de una «inanición en medio de la abundancia», ya que existe glucosa pero no es utilizable por los tejidos. En el caso de la diabetes, suelen aparecer en los diabéticos del tipo 1 y en los diabéticos del tipo 2 sometidos a situaciones estresantes. El denominador común de ambas situaciones es la falta de acción de la insulina por ausencia o por resistencia tisular a la insulina, respectivamente. Mientras las concentraciones plasmáticas de insulina sean significativas, aunque sean bajas, la hormona detiene la lipólisis y, por lo tanto, la oxidación masiva de ácidos grasos.

En la diabetes tipo 1, la elevación plasmática de ácidos grasos puede ser enorme, lo que origina acidosis (denominada también cetoacidosis, para distinguirla de la originada por el ácido láctico). Como en todas las acidosis, se produce una compensación pulmonar que incrementa la expulsión de gases, entre los cuales se encuentra la acetona. La respiración forzada junto al olor a acetona son dos signos característicos.

La determinación de cuerpos cetónicos en orina es de gran utilidad, aunque las tiras reactivas sólo detectan el hidroxibutirato. La cetoacidosis diabética debe ser corregida lo antes posible mediante la administración de insulina.

Se ha demostrado que la dieta cetogénica es un tratamiento eficaz para la epilepsia resistente al tratamiento con fármacos, con reducción de las crisis y mejoría cognitiva en los pacientes pediátricos. Asimismo, parece un tratamiento prometedor en otras enfermedades neurológicas y neurodegenerativas y en la obesidad, ya que los cuerpos cetónicos disminuyen el apetito.

Síntesis citoplasmática y mitocondrial de ácidos grasos

Síntesis de ácidos grasos saturados

Gran parte de nuestras necesidades de ácidos grasos como constituyentes de los fosfolípidos y otros lípidos complejos se cubren con la dieta. Además, los tejidos lipogénicos son capaces de sintetizar *de novo* ácidos grasos. Estos tejidos incluyen el hígado (hepatocitos), el tejido adiposo y la glándula mamaria lactante. La mayoría de los ácidos grasos sintetizados por los tres tejidos se incorporan a triacilgliceroles. La síntesis hepática se destina principalmente a la exportación a otros tejidos (en lipoproteínas de muy baja densidad), mientras que la síntesis en los adipocitos se destina al almacenamiento local y, en el caso de la glándula mamaria, a la producción de glóbulos grasos de la leche. La síntesis de ácidos grasos se

produce mayoritariamente en el citoplasma. No obstante, en la actualidad existen evidencias de la síntesis de ácidos grasos en las mitocondrias. Los intermediarios se asocian a una proteína transportadora, denominada proteína transportadora de grupos acilo (ACP, *acyl carrier protein*) (cap. 15, Vitaminas con función de coenzimas), ello permite que se muevan estos compuestos hidrófobos en el medio acuoso.

El ácido graso se construye por adición secuencial de unidades de dos átomos de carbono (Fig. 6-9). El punto de partida es el mismo que el producto final de la degradación: el acetil-CoA. El dador de carbonos es el malonil-CoA, un producto que resulta de la carboxilación del acetil-CoA. Para la carboxilación se requiere biotina, que forma parte integral de la enzima. El acetil-CoA y el malonil-CoA se unen a las proteínas transportadoras ACP y sobre ella se origina la síntesis. En el caso de los ácidos grasos de número par de átomos de carbono se parte de acetil-ACP. En el caso de los ácidos grasos de número impar de átomos de carbono el comienzo es el propionil-ACP.

Las enzimas biosintéticas integran un complejo denominado ácido graso sintasa o megasintetasa. Los procesos fundamentales son la fusión con descarboxilación del malonilo y acetilo para originar acetoacetilo, reducción, deshidratación y posterior reducción para originar butirilo y vuelta a empezar con otro malonilo. El proceso termina con la biosíntesis de palmitato (16:0).

La acetil-CoA carboxilasa, generadora del malonil-CoA, es la enzima reguladora. La enzima se activa cuando existe abundancia de energía, como por ejemplo cuando sobran los azúcares, y se inhibe cuando falta energía. Los cambios son del tipo fosforilación-desfosforilación. Las señales reguladoras son el glucagón y la adrenalina como inhibidores y la insulina como activador. La enzima también responde a la

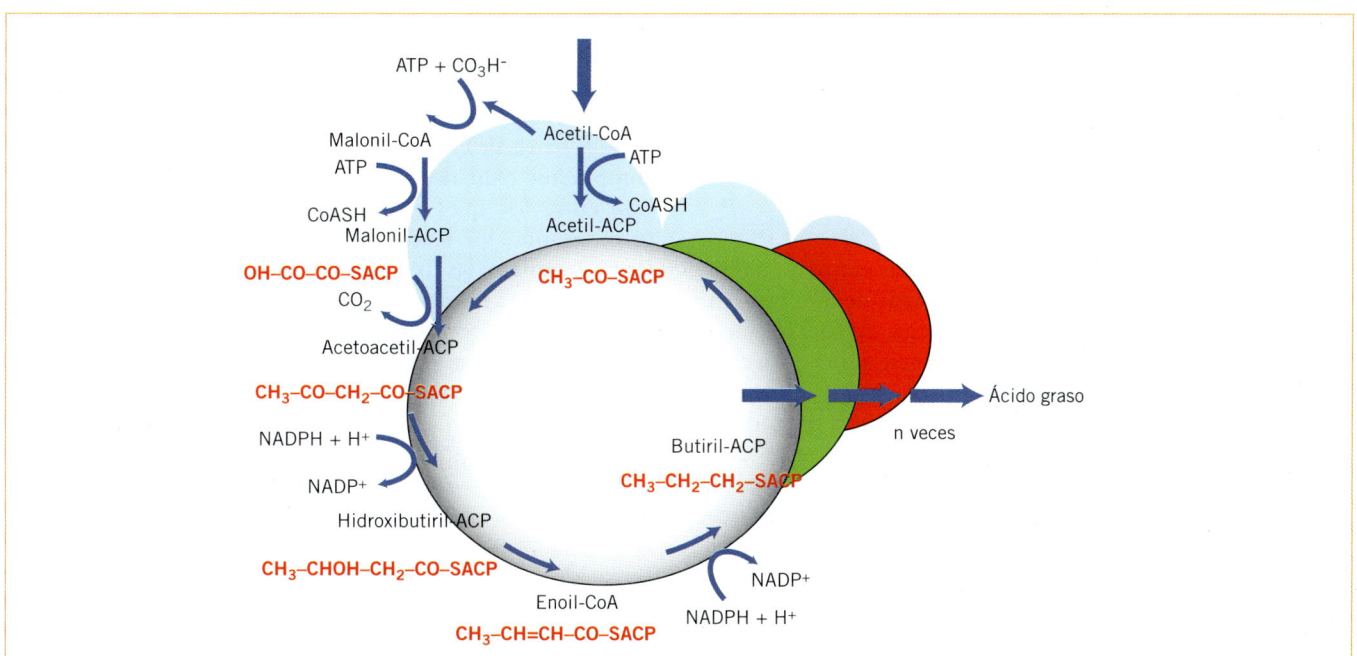

Figura 6-9. Biosíntesis de ácidos grasos. Nótese que los carbonos que se incorporan proceden del malonil-CoA. Cada círculo representa un ciclo de síntesis del complejo proteína transportadora de grupos acilo (SACP). En cada ciclo se alarga la cadena en dos átomos de carbono. El producto final suele tener 16 carbonos (palmítico). CoASH: coenzima A libre; NADP: nicotinamida adenindinucleótido-fosfato; NADPH: nicotinamida adenindinucleótido-fosfato reducido.

disponibilidad de sustratos carbonados. Así, se activa por el citrato y se inhibe por el palmitato. Este segundo nivel de regulación se debe a efectos alostéricos que afectan al estado de asociación de la enzima.

Las investigaciones realizadas a lo largo de varias décadas han revelado algunas funciones de la vía mitocondrial de síntesis de ácidos grasos, aunque probablemente no todas. Una de ellas es la síntesis de ácido lipoico, derivado del ácido graso octanoico (8:0). Este cofactor es necesario para la catálisis de varios complejos 2-cetoácido deshidrogenasa, como la piruvato deshidrogenasa, la α-cetoglutarato deshidrogenasa y la cetoácido deshidrogenasa de compuestos de cadena alifática ramificada. El ácido lipoico también desempeña un papel fundamental en la estabilización y regulación de estos complejos multienzimáticos. Otras funciones incluyen el procesamiento del RNA, la regulación de la actividad enzimática y el control de la expresión génica mitocondrial.

El acetil-CoA abunda en las mitocondrias, pero no se ha encontrado ninguna isoforma de la acetil-CoA carboxilasa en este orgánulo en humanos. Se ha postulado que la propionil-CoA carboxilasa mitocondrial también puede emplear acetil-CoA como sustrato y dar lugar a malonil-CoA. Alternativamente, el malonato que entra en las mitocondrias puede ser activado a malonil-CoA a través de la acil-CoA sintetasa ACSF3.

A diferencia de la síntesis citoplasmática de ácidos grasos, la mayoría de las enzimas de la vía mitocondrial son proteínas individuales en lugar de un complejo multienzimático. La cadena de acilo en crecimiento está unida a la ACP. Una molécula de malonil-CoA se condensa con un cebador acetil-CoA a través de la 3-cetoacil-ACP sintasa (OXSM), formando el 3-cetoácido de 4 carbonos. Los siguientes pasos de reducción, deshidratación y segunda reducción son catalizados por la oxoacil-ACP reductasa (CBR4), la 3-oxoacil-ACP hidratasa (HDT2) y la 2-enoil-ACP reductasa (MECR), respectivamente. El acil-ACP de 4 carbonos resultante puede servir como cebador para ciclos adicionales que aumenten la longitud de la cadena. Ambas enzimas reductasas utilizan NADPH.

Síntesis de ácidos grasos insaturados

El producto principal de la síntesis de ácidos grasos es, como ya se ha mencionado, el palmitato. A partir de éste pueden formarse ácidos grasos de cadena más larga, al igual que ácidos grasos insaturados. El proceso transcurre ahora en la cara citoplasmática del retículo endoplásmico.

La elongación la llevan a cabo las elongasas y se produce por adición de unidades de malonil-CoA, como se ha descrito antes. Por lo general, se pueden sintetizar cadenas de hasta 26 átomos de carbono. Se cree que la reacción de condensación es la que limita la velocidad y está catalizada por una familia de enzimas elongasas de cadena muy larga (ELOVL1-7). Las ELOVL1, 3, 6 y 7 se han asociado con la elongación de ácidos grasos saturados y monoinsaturados, mientras que las ELOVL2, 4 y 5 parecen preferir los ácidos grasos poliinsaturados. La segunda reacción está catalizada por la 3-cetoacil-CoA reductasa (HSD17B12). No se ha asociado ninguna enzima específica con la tercera reacción

(deshidratasa). El último paso lo cataliza la trans-2,3-enoil-CoA reductasa (TECR). Una vía menor (en eucariotas) para la elongación de los ácidos grasos se encuentra en las mitocondrias. El donante de unidades de elongación es acetil-CoA, no malonil-CoA, y las reacciones de reducción utilizan NADH en lugar de NADPH. Se sabe poco sobre cómo se regula la elongación de los ácidos grasos en el retículo endoplásmico o en las mitocondrias. Sin embargo, la presencia de diferentes isoformas de ELOVL sugiere que cada una podría dirigir su producto de elongación hacia un destino metabólico específico.

La insaturación la llevan a cabo complejos enzimáticos de membrana denominados desaturasas y pueden introducirse hasta tres dobles enlaces. Así, la desaturación del esteárico (18:0) origina ácido oleico (18:1 n-9) (carbono 9) (**Fig. 6-10**). La enzima que cataliza esta reacción, la estearoil-CoA desaturasa (SCD1) se denomina desaturasa Δ9 porque inserta el doble enlace a 9 carbonos del carbono carboxilo. Debido a que el ácido oleico es tan abundante, inicialmente se pasó por alto la importancia de SCD1 en el metabolismo. El ácido oleico producido por la SCD1 parece estar dirigido específicamente a la síntesis de triacilgliceroles. Por el contrario, el ácidos oleico de la dieta parece incorporarse más fácilmente a fosfolípidos y otros lípidos distintos de los triacilgliceroles, lo que implica que la reserva dietética y la producida por la SCD1 de este ácidos graso son metabólicamente distintas. Un aspecto singular es la incapacidad de introducir dobles enlaces más allá del átomo de carbono 9 a partir del grupo carbonilo. Así, los mamíferos no pueden sintetizar ácido linoleico (18:2 n-6) (carbonos 9,12) ni α-linolénico (18:3 n-3) (carbonos 9,12,15). Por ello, estos ácidos grasos se consideran esenciales y deben ser ingeridos en la dieta.

A partir de los productos de la elongación y desaturación se pueden sintetizar, por la acción consecutiva de elongasas y desaturasas, otros ácidos grasos, como el araquidónico (20:4 n-6) (eicosatetraenoico), el eicosapentaenoico (20:5 n-3), el docosapentaenoico (22: 5 n-3) y el docosahexaenoico (22:6 n-3). A partir de estos ácidos grasos se producen una serie de compuestos oxidados, denominados genéricamente oxilipinas, entre los que se encuentran las prostaglandinas, los tromboxanos, los leucotrienos, las lipoxinas, las resolvinas, las protectinas y las maresinas (**Fig. 6-11**). Estos compuestos son hormonas locales, puesto que duran muy poco tiempo en circulación. Llevan a cabo sus efectos interaccionando con distintos receptores de membrana, por lo que tienen efectos diferentes según el tejido diana.

Síntesis de oxilipinas y de endocannabinoides

Oxilipinas

Los ácidos grasos poliinsaturados de cadena larga de las series 6 y 3 pueden convertirse en moléculas señalizadoras potentes denominadas colectivamente oxilipinas, de las cuales los eicosanoides son los mejor conocidos. Como se ha señalado anteriormente, los seres humanos son incapaces de sintetizar *de novo* ácidos grasos con dobles enlaces en las posiciones n-6 y n-3. Por lo tanto, las oxilipinas derivan en último término

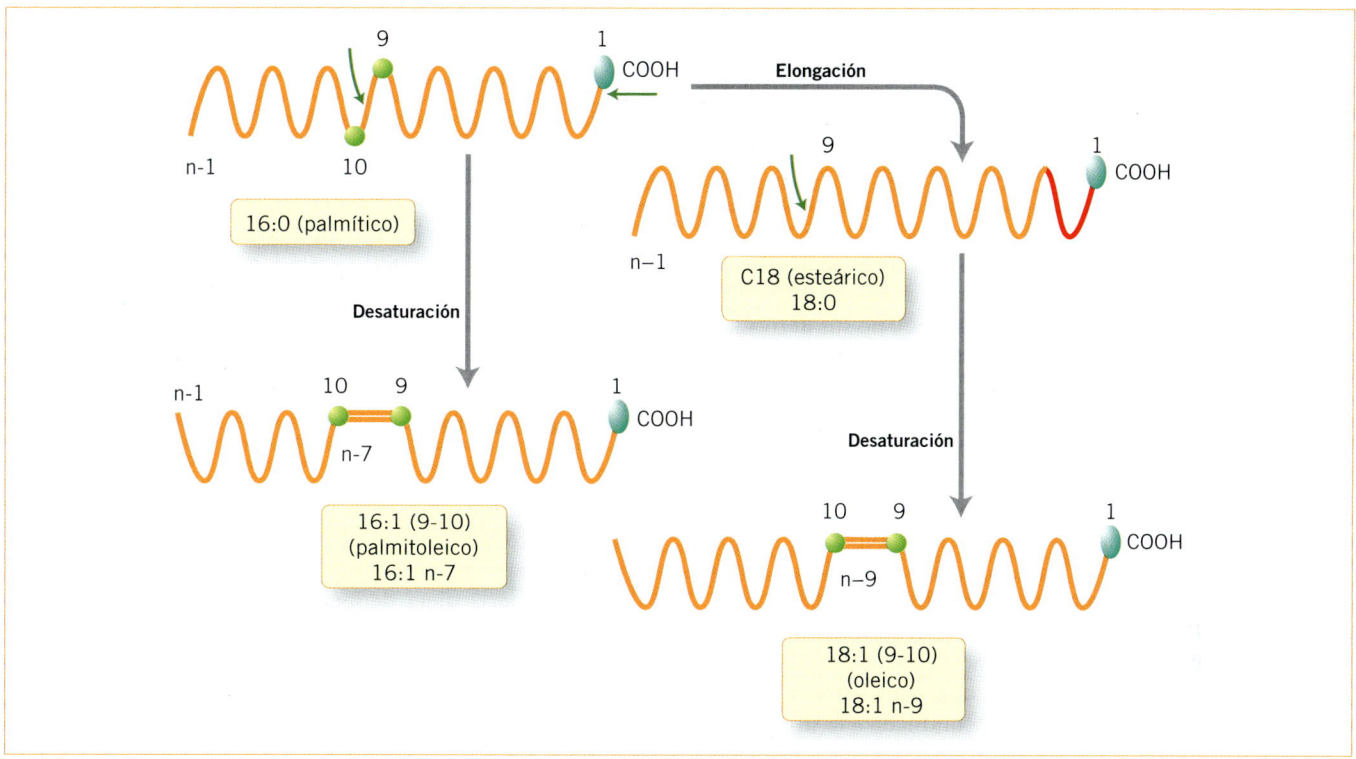

Figura 6-10. Metabolismo de los ácidos grasos. Nótese la diferente numeración de los carbonos según el extremo por el que se empiecen a contar los carbonos.

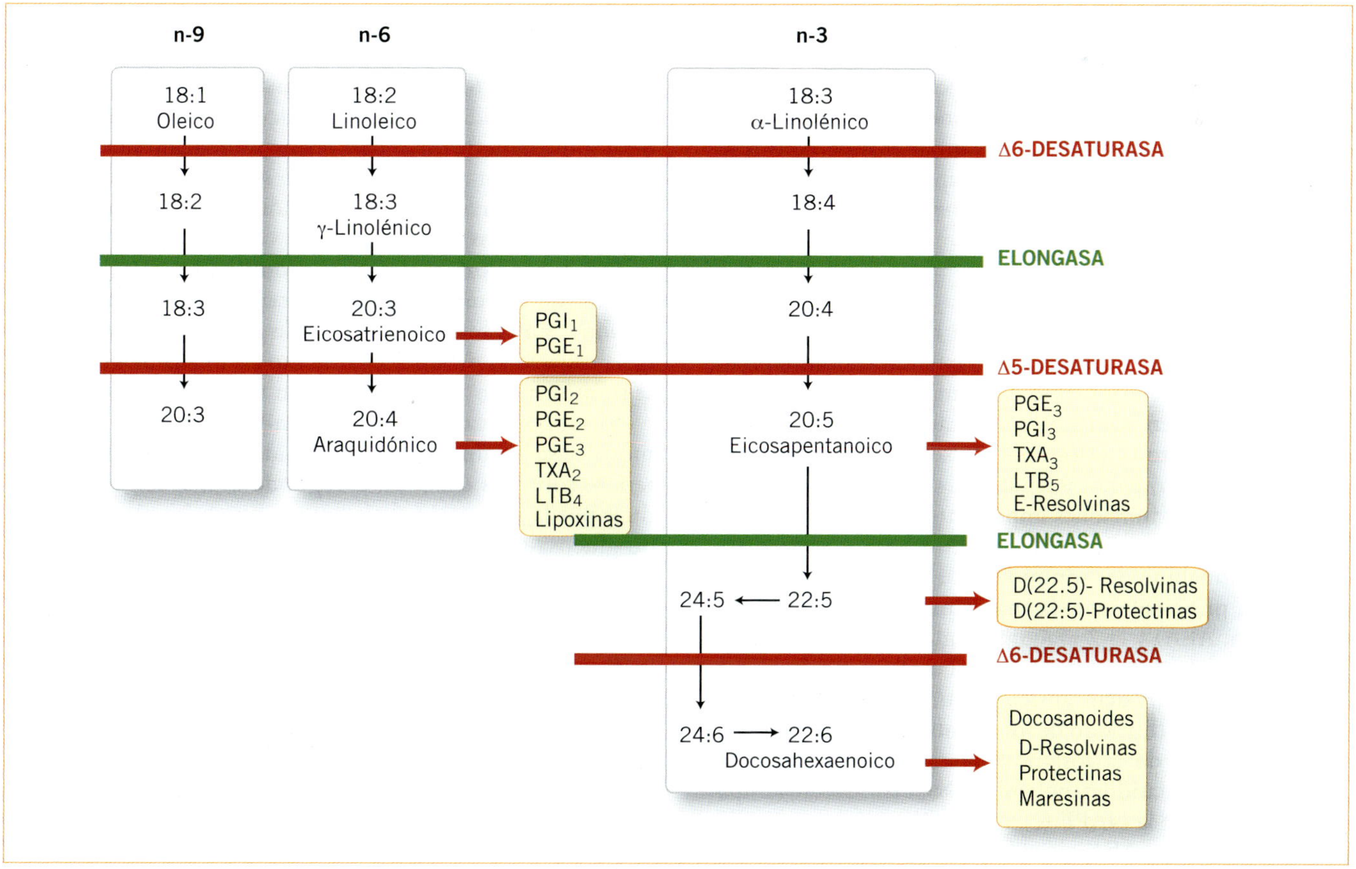

n-9	n-6	n-3	
18:1 Oleico	18:2 Linoleico	18:3 α-Linolénico	
← Δ6-DESATURASA →			**Δ6-DESATURASA**
18:2	18:3 γ-Linolénico	18:4	
← ELONGASA →			**ELONGASA**
18:3	20:3 Eicosatrienoico → PGI₁ PGE₁	20:4	
← Δ5-DESATURASA →			**Δ5-DESATURASA**
20:3	20:4 Araquidónico → PGI₂ PGE₂ PGE₃ TXA₂ LTB₄ Lipoxinas	20:5 Eicosapentanoico → PGE₃ PGI₃ TXA₃ LTB₅ E-Resolvinas	
	← ELONGASA →		**ELONGASA**
		24:5 ← 22:5 → D(22.5)- Resolvinas D(22.5)-Protectinas	
	← Δ6-DESATURASA →		**Δ6-DESATURASA**
		24:6 → 22:6 Docosahexaenoico → Docosanoides D-Resolvinas Protectinas Maresinas	

Figura 6-11. Metabolismo de los ácidos grasos poliinsaturados. Cada serie está determinada por la posición de la insaturación. LTB: leucotrieno B; PGE: prostaglandina E; PGI: prostaciclina; TXA: tromboxano A.

de los ácidos grasos esenciales. Los ácidos eicosatrienoico (ETA, 20:3 n-6), araquidónico (AA, 20:4 n-6) y eicosapentaenoico (EPA, 20:5 n-3) son los precursores de la mayoría de los eicosanoides clásicos, que incluyen las prostaglandinas, los leucotrienos y los tromboxanos. Al igual que otros ácidos grasos poliinsaturados, las concentraciones celulares de estos ácidos grasos no esterificados son bajas. La conversión en eicosanoides comienza con la liberación desde la posición sn-2 de los fosfolípidos de membrana a través de la acción de la fosfolipasa A₂. A diferencia de la mayoría de las reacciones de los ácidos grasos, son los compuestos libres y no sus derivados CoA los sustratos para la síntesis de eicosanoides.

Las ciclooxigenasas (COX-1 y COX-2) catalizan una reacción molecular compleja que requiere oxígeno y convierte los ácidos grasos mencionados en prostaglandinas G_1, G_2 y G_3, respectivamente. Éstas pueden convertirse posteriormente en otras prostaglandinas o en tromboxanos. Como estos compuestos tienen potentes efectos biológicos, incluida la mediación de la inflamación, los inhibidores de la COX constituyen una importante familia de fármacos antiinflamatorios. Los ácidos grasos AA y EPA libres son también los sustratos principales de la enzima 5-lipoxigenasa, que es el primer paso en la síntesis de leucotrienos, y de varias citocromo P-450 oxidasas, que conducen a la síntesis de ácidos hidroxieicosatetraenoicos (HETE) y ácidos epoxieicosatrienoicos (EET).

Asimismo, del AA derivan las lipoxinas, unos potentes mediadores de la resolución de los procesos inflamatorios agudos. Además, de los ácidos grasos n-3 altamente insaturados EPA, ácido docosapentaenoico (DPA, 22:5 n-3) y ácido docosahexaenoico (DHA, 22:6 n-3), derivan una serie de oxilipinas que intervienen en la resolución de la inflamación y que se han denominado colectivamente mediadores prorresolución especializados (SPM). Los productos de estas reacciones y las vías posteriores incluyen lípidos bioactivos como las protectinas, las resolvinas y las maresinas.

Endocannabinoides

Las investigaciones que identificaron receptores para el ingrediente psicoactivo del cannabis, 1-tetrahidrocannabinol, condujeron al descubrimiento de ligandos endógenos de estos receptores denominados genéricamente endocannabinoides. Los receptores se localizan no sólo en el cerebro, sino también en otros órganos y tejidos. El sistema endocannabinoide desempeña funciones importantes en la reproducción humana y el crecimiento de los recién nacidos, entre otras. Los endocannabinoides son moléculas derivadas de los ácidos grasos, principalmente la anandamida (*N*-araquidoniletanolamina, AEA) y el 2-araquidonilglicerol (2-AG). La vía principal para la síntesis de AEA en el cerebro comienza con la acción de una *N*-aciltransferasa que une el carbono del carboxilo del AA (liberado de los fosfolípidos de membrana) al grupo amino de la fosfatidiletanolamina, produciendo *N*-araquidonilfosfatidiletanolamina (NAPE). Una fosfolipasa D específica de la NAPE (NAPEPLD) escinde esta molécula, produciendo AEA y ácido fosfatídico. Existen otras vías de síntesis de AEA en el cerebro y otros tejidos. La degradación de la AEA es rápida y está catalizada por la amida

hidrolasa de ácidos grasos (FAAH), que escinde el enlace carbono-nitrógeno entre el AA y la etanolamina.

El fosfatidilinositol suele contener AA en la posición sn-2. La síntesis de 2-AG comienza con la escisión del fosfatidilinositol, produciendo diacilglicerol y fosfoinositol, por la enzima fosfolipasa C (PLCG1). Una diacilglicerol lipasa específica (DAGLA/B) libera el ácido graso, usualmente saturado de la posición sn-1, produciendo 2-AG. Al igual que la AEA, el 2-AG se inactiva rápidamente *in vivo*. La monoacilglicerol lipasa (MGLL) y otras lipasas escinden el 2-AG, liberando el AA del esqueleto de glicerol.

Regulación del metabolismo de los ácidos grasos: efecto de la dieta

Aunque ya se han descrito los mecanismos de regulación tanto en la oxidación como en la síntesis, a continuación se analizan de forma conjunta y en relación con otros elementos de la dieta.

La grasa de la dieta detiene la síntesis, y los azúcares la activan. El hecho de que se detenga la síntesis no significa que no se acumule la grasa circulante, como se ha visto anteriormente. La grasa reduce o inhibe la transcripción de enzimas lipogénicas, como la acetil-CoA carboxilasa y el complejo de la ácido graso sintetasa (**cap. 11**, Regulación de la expresión génica mediada por lípidos, **tomo II**). Asimismo, inhibe enzimas implicadas en el suministro de intermediarios como la piruvato quinasa o la glucosa-6-fosfato deshidrogenasa.

Dietas ricas en ácidos grasos poliinsaturados producen la inhibición de la lipogénesis y el aumento de la β-oxidación, tanto en la mitocondria como en los peroxisomas. El aumento de la oxidación peroxisómica se lleva a cabo a través de la inducción de diferentes enzimas mediado por el receptor activado por proliferadores de los peroxisomas (PPAR) (**cap. 9**, Regulación de la expresión génica en organismos eucariotas, **tomo II**).

Las dietas ricas en azúcares producen cambios en la expresión de diferentes genes, directamente o a través de la insulina. En el hígado, el exceso de glucosa, una vez superada la capacidad de almacenamiento en forma de glucógeno, se transforma en ácidos grasos y en triacilgliceroles.

El proceso es regulado en dos niveles: el primero es hormonal y se produce de forma rápida merced a efectos alostéricos sobre las enzimas; el segundo es más lento y se produce por la inducción de la expresión génica. Así, el exceso de glucosa-6-fosfato induce la expresión de la acetil-CoA carboxilasa, el complejo de la ácido graso sintasa y la ATP-citrato liasa. También aumentan la glucosa 6-fosfato deshidrogenasa, la 6-fosfogluconato deshidrogenasa y la enzima málica.

METABOLISMO DE LOS TRIACILGLICEROLES

Gran parte de los ácidos grasos del cuerpo humano se encuentra en forma de triacilgliceroles. Los triacilgliceroles, también denominados grasas neutras y ampliamente conocidos como triglicéridos, son ésteres de glicerol sin carga eléctrica, y su función es actuar como compuestos de energía altamente concentrada. Piénsese en ellos como compuestos energéticos de tipo hidrocarburo (con cierta semejanza con el petróleo) muy compactos por su insolubilidad. De hecho, por esa característica pueden almacenarse en gran cantidad; a diferencia de los depósitos de azúcares y otras sustancias solubles que requieren almacenarse junto con agua, no hay depósitos de ácidos grasos libres.

En los triacilgliceroles, los tres grupos hidroxilo del glicerol están esterificados con ácidos grasos. La distribución y la composición de los ácidos grasos que ocupan las diferentes posiciones del glicerol en un momento dado no son casuales –como podría pensarse– sino que dependen de muchos factores, entre los que se encuentran la dieta y la localización anatómica del triacilglicerol.

La síntesis de triacilgliceroles se lleva a cabo fundamentalmente en el intestino, el hígado y el tejido adiposo a partir de glicerol-3-fosfato y la esterificación sucesiva con ácidos grasos. La primera acilación, en el carbono 1 (sn1) es catalizada por la enzima glicerol-fosfato-aciltransferasa y da como resultado la formación de ácido lisofosfatídico. La segunda acilación (sn2) es catalizada por la enzima acilglicerol-fosfato-aciltransferasa, generándose ácido fosfatídico. Tras la defosforilación del ácido fosfatídico catalizada por una familia de fosfatasas denominadas lipinas se forma diacilglicerol (DAG). Finalmente, la acilación en posición sn3 del diacilglicerol es catalizada por la enzima diacilglicerol aciltransferasa (**Fig. 6-12**).

El intestino y el hígado sintetizan triacilgliceroles para la exportación a otros tejidos, mientras que el tejido adiposo blanco sintetiza triacilgliceroles para almacenarlos como reserva. Por lo tanto, los triacilgliceroles que se encuentran en el plasma proceden tanto del hígado como del intestino y nunca del tejido adiposo.

Metabolismo intestinal y hepático

En el intestino se produce la síntesis a partir de los ácidos grasos procedentes de la hidrólisis de los triacilgliceroles ingeridos. Así, los triacilgliceroles de la dieta se separan en el lumen intestinal en sus componentes, ácidos grasos y glicerol (también como monoacilgliceroles) para volverse a unir en el enterocito (**cap. 2**, Fisiología de la digestión). La hidrólisis y posterior resíntesis no constituyen un gasto inútil –como podría pensarse a primera vista– ya que los triacilgliceroles no pueden absorberse, mientras que los ácidos grasos y el glicerol sí. En otras palabras, estas transformaciones de los triacilgliceroles hacen posible su absorción.

En el hígado se produce la síntesis de triacilgliceroles a partir de los ácidos grasos circulantes en el plasma o los sintetizados *de novo*. En gran medida, la síntesis, que se verá más adelante, se lleva a cabo a partir de intermediarios del metabolismo de los glúcidos (**cap. 3**, Metabolismo de los hidratos de carbono). Así, el exceso de glucosa y otros azúcares que se produce tras la comida se utiliza para la síntesis de triacilgliceroles, que se exportan para su uso por los tejidos periféricos o almacenamiento.

Metabolismo plasmático

Los triacilgliceroles son rápidamente eliminados de la circulación por la acción de la lipoproteína lipasa de los endotelios vasculares. La lipoproteína lipasa cataliza la degradación del triacilglicerol de forma progresiva, pasando por los intermediarios de diacilglicerol y monoacilglicerol, transformándolo finalmente en ácidos grasos libres y glicerol. Algunos de los ácidos grasos quedan en la circulación, donde se transportarán unidos a albúmina, pero la mayoría son

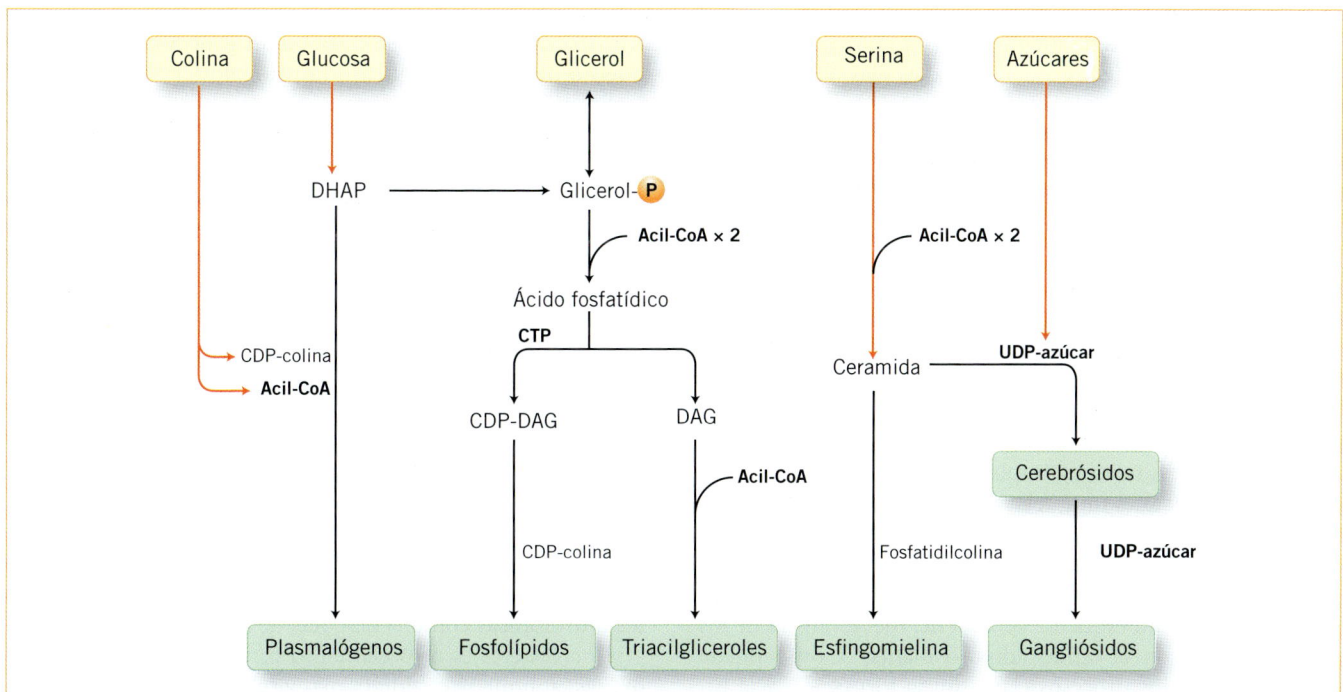

Figura 6-12. Biosíntesis de lípidos. Se han destacado con flechas coloreadas las fuentes de origen dietético. CDP: citidindifosfato; CTP: citidintrifosfato; DAG: diacilglicerol; DHAP: dihidroxiacetona-fosfato; PLP: piridoxal-fosfato; UDP: uridindifosfato.

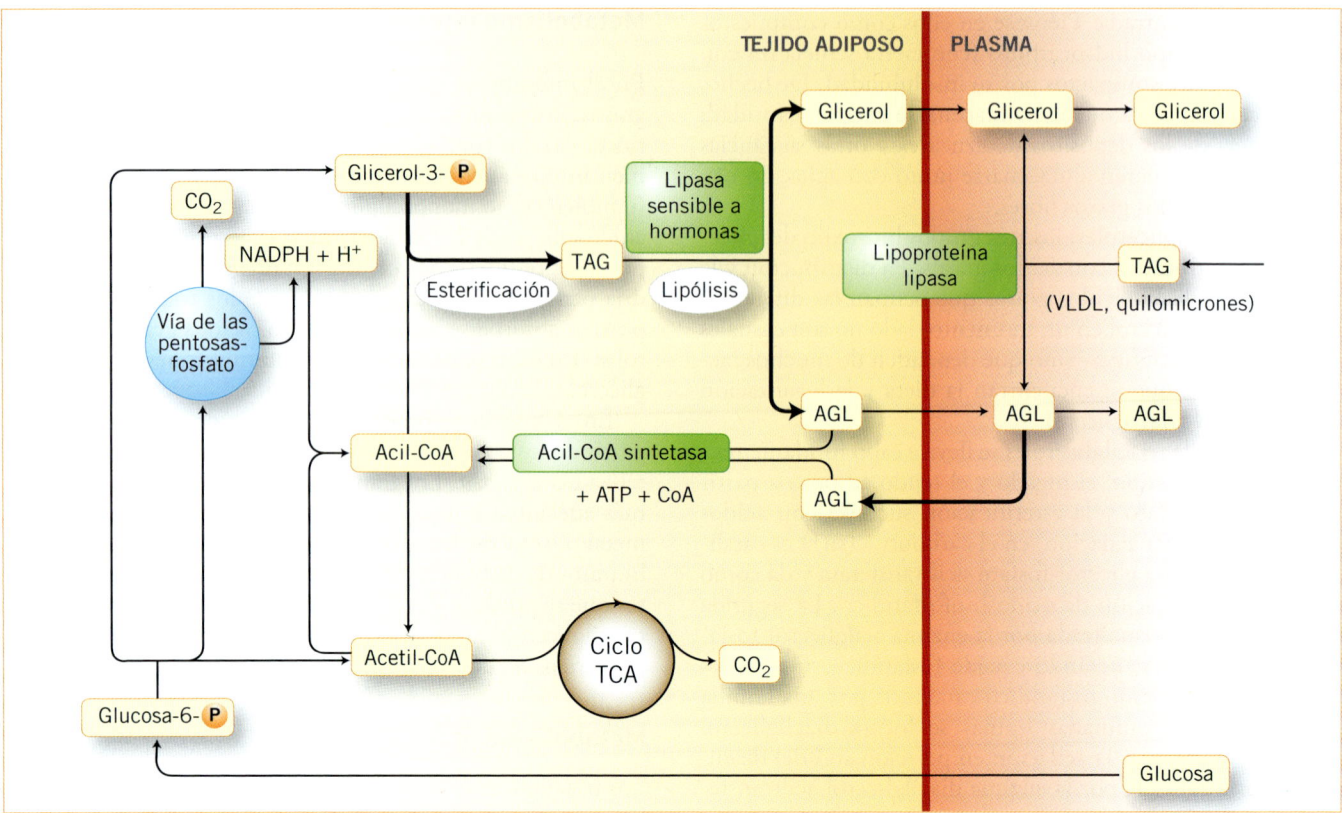

Figura 6-13. Metabolismo de lípidos en el tejido adiposo blanco. La esterificación se refiere a la síntesis de triacilgliceroles explicada anteriormente (v. **fig. 6-12**). AGL: ácidos grasos libres; TAG: triacilgliceroles; TCA: ciclo de los ácidos tricarboxílicos; VLDL: lipoproteínas de muy baja densidad.

incorporados a los tejidos ya que por su carácter anfipático fácilmente se incorporan a las membranas. Por el contrario, el glicerol, por su carácter polar, apenas se incorpora, ya que se trata de un proceso de difusión pasiva que requiere que se mezcle con los lípidos de membrana (**Fig. 6-13**). La velocidad de eliminación de los triacilgliceroles plasmáticos oscila desde unos minutos en animales pequeños (rata) hasta varias horas en seres humanos, y en experimentos de administración intravenosa de lípidos marcados se ha comprobado que sus ácidos grasos se distribuyen en un 80 % en el tejido adiposo, el corazón y el músculo, y el 20 % restante en el hígado.

Metabolismo del tejido adiposo

En los mamíferos, la mayoría de los triacilgliceroles se encuentran en el tejido adiposo blanco, si bien una parte pequeña se halla en el tejido adiposo marrón, que en los seres humanos tiene funciones importantes en el control de la termogénesis. Ésta es muy relevante en el neonato. Las células adiposas están especializadas en la síntesis y el almacenamiento de triacilgliceroles y en su hidrólisis (conocida como lipólisis) y movilización hacia otros tejidos. En la **figura 6-13** se muestra un esquema general del metabolismo de los triacilgliceroles en el tejido adiposo blanco. Como puede observarse, los dos procesos clave son la formación y la hidrólisis de triacilgliceroles. Así, los ácidos grasos de los triacilgliceroles de las lipoproteínas son captados tras la acción

de la lipoproteína lipasa por simple difusión. Una vez captados, se forman de nuevo los triacilgliceroles y se mantienen hasta que, por la acción de la lipasa sensible a hormonas, se hidrolicen proporcionando ácidos grasos que se distribuyen a los tejidos. Así pues, se trata de un proceso de almacenamiento dinámico y regulado hormonalmente aparte de por la disponibilidad de sustratos. En el tejido adiposo marrón y en el beige, a diferencia del blanco los ácidos grasos se queman, siendo un tejido termogénico.

Los tejidos adiposos no son masas inertes como podría creerse y cumplen más funciones que las mencionadas, siendo tejidos muy dinámicos. Aquí se considerará su papel como almacén de energía.

METABOLISMO DE LOS FOSFOLÍPIDOS, LOS ESFINGOLÍPIDOS Y OTROS LÍPIDOS DE MEMBRANA

Los fosfolípidos, los esfingolípidos y otros lípidos como los plasmalógenos son elementos clave de las membranas. Sus estructuras presentan una parte polar y otra apolar (**Fig. 6-14**) que las hace capaces de originar las membranas al orientarse en el entorno acuoso por agrupamiento de las partes hidrofóbicas como si de gotas de aceite se tratara.

El colesterol es otro elemento fundamental de las membranas, aunque se estudiará más adelante.

Las membranas están sujetas a recambio como el resto de los componentes biológicos y, además, sufren constantes

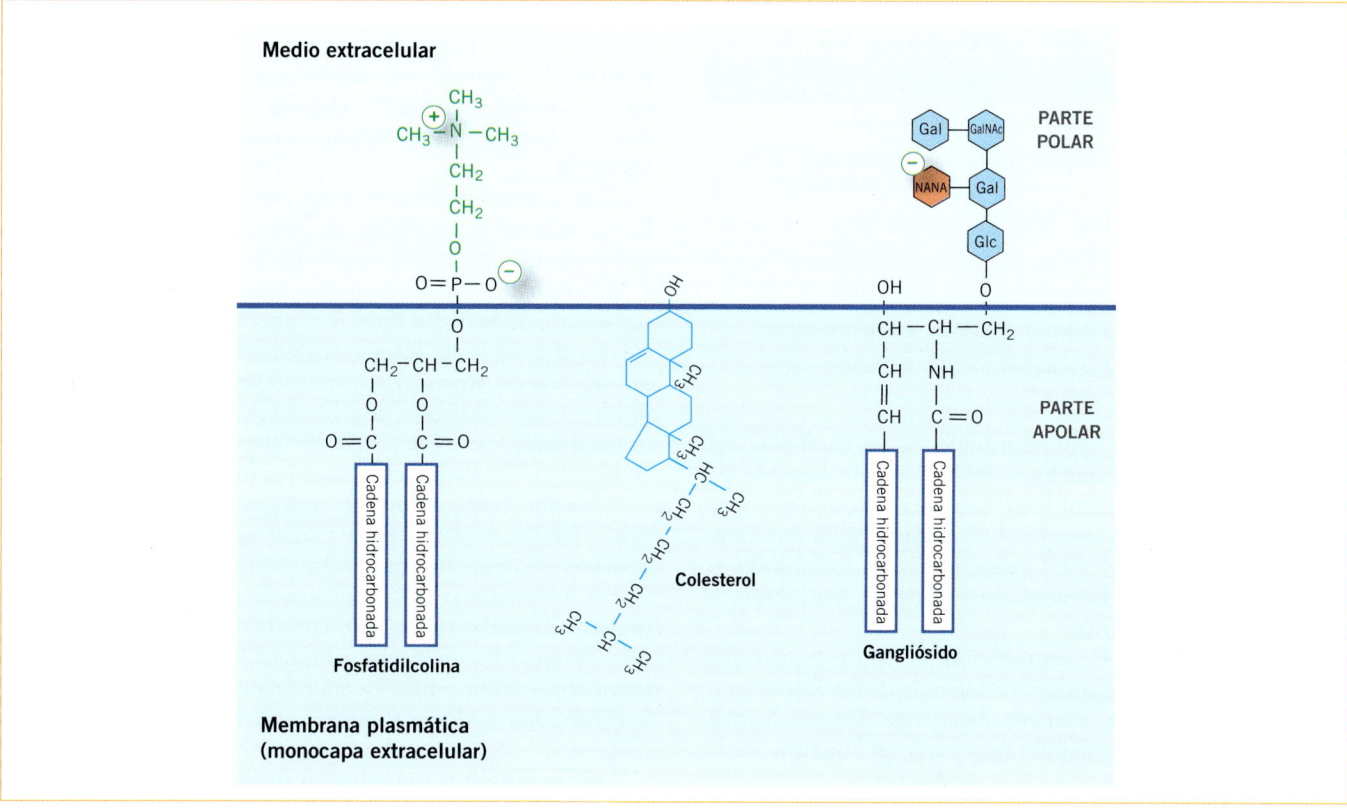

Figura 6-14. Estructura de los lípidos de membrana. Se muestran lípidos representativos: el colesterol; un fosfolípido, la fosfatidilcolina, y un gangliósido, el GM_1.

cambios en su composición, fruto de remodelaciones de menor calado que afectan especialmente a los lípidos.

Muchos de los lípidos de membrana pueden desprenderse de ella. Así, la hidrólisis del fosfatidilinositol por la fosfolipasa C origina moléculas más solubles que cumplen importantes funciones (**cap. 3**, Señalización celular, **tomo II**). De igual forma, la introducción de un grupo acetilo en lugar del ácido graso en el plasmalógeno derivado de la fosfatidilcolina origina el factor activador de las plaquetas, un lípido más hidrosoluble que cumple importantes funciones biológicas.

Biosíntesis de fosfolípidos, plasmalógenos y esfingolípidos

El punto de partida para la síntesis de fosfolípidos es el ácido fosfatídico (**Fig. 6-2**), sintetizado en el retículo endoplásmico y en la membrana mitocondrial externa a partir del glicerol-fosfato y ácidos grasos. El glicerol-fosfato procede de la dihidroxiacetona de la glucólisis y del glicerol (en menor medida). Además son necesarios alcoholes, entre los que cabe destacar la colina procedente de la dieta.

La pérdida del fosfato del ácido fosfatídico origina diacilglicerol (DAG), el cual se utiliza para la síntesis de fosfolípidos así como de triacilgliceroles.

La síntesis de fosfolípidos requiere DAG y un alcohol. En todos los casos participa el citidintrifosfato (CTP), originando CDP-DAG o CDP-etanolamina o CDP-colina. Dado que la fosfatidilcolina se puede obtener de la fosfatidiletano-

lamina, existen pues dos vías para la síntesis de este fosfolípido, el más común en las membranas.

Los plasmalógenos se diferencian de los fosfolípidos en que tienen un radical éter en lugar de un radical acilo. Como se muestra en la **figura 6-2**, la síntesis parte de la dihidroxiacetona-fosfato, en lugar del glicerol-fosfato. Su síntesis se produce en el retículo endoplásmico con productos generados en los peroxisomas (**Fig. 6-7**).

Los esfingolípidos se sintetizan a partir de la ceramida, un derivado del ácido palmítico y la serina (**Fig. 6-2**). Para la formación de la esfingosina se requiere el aporte dietético de piridoxal-fosfato. Tras unir un ácido graso, se forman las denominadas ceramidas, compuestos muy parecidos al diacilglicerol antes mencionado. El aporte posterior de un alcohol como la colina origina uno de los esfingolípidos más conocidos: la esfingomielina.

A diferencia de los fosfolípidos, los esfingolípidos pueden contener azúcares. En los cerebrósidos existe una única molécula de glucosa o galactosa. En los gangliósidos se trata de toda una cadena azucarada que determina una estructura definida y que puede servir como un elemento de reconocimiento al estilo de los anticuerpos (**Fig. 6-14**). La adición de los azúcares se realiza de uno en uno por la acción de glicosiltransferasas. Las diferentes glicosiltransferasas determinan gangliósidos muy diversos en los distintos tejidos.

Un aspecto interesante de reseñar es que en la mayoría de los lípidos que hasta ahora se han descrito se encuentran diferentes ácidos grasos. En los fosfolípidos se encuentra un

Tabla 6-2. Composición de los principales lípidos de membrana

Denominación	Alcohol	Ácidos grasos
Fosfatidilserina	Serina	Variable
Fosfatidilinositol	Inositol	Esteárico Araquidónico
Fosfatidiletanolamina	Etanolamina	Variable
Fosfatidilcolina	Colina	Variable
Fosfatidalcolina	Colina	Variable
Esfingomielina	Esfingosina, colina	Palmítico y otro
Cerebrósidos	Esfingosina	Palmítico y otro

ácido graso saturado y otro insaturado. Salvo en el caso del fosfatidilinositol, en el que los ácidos grasos son siempre los mismos, en los demás son muy variables, lo que hace que siempre la referencia a estos lípidos sea como si de una categoría se tratase (Tabla 6-2). La denominación fosfolípidos o esfingolípidos es más frecuente que la de un fosfolípido o esfingolípido en particular.

La variabilidad en la composición de ácidos grasos que forman los lípidos de membrana depende de los ácidos grasos disponibles, y éstos, a su vez, de la dieta. De esta forma, la composición de las membranas varía en función de la dieta.

Degradación de los lípidos de membrana en los lisosomas

Los lisosomas son orgánulos subcelulares heterogéneos que contienen enzimas hidrolíticas. Buena parte de su heterogeneidad procede del hecho de su fácil asociación con otras estructuras subcelulares como endosomas, fagosomas, etc. Son agentes hidrolíticos de amplio espectro que participan en el remodelado celular; de hecho se considera que son el lugar donde se lleva a cabo la digestión controlada de todas las macromoléculas.

Los lisosomas, también denominados endolisosomas, se forman como vesículas que se desprenden del aparato de Golgi. Estas vesículas contienen dos elementos clave para su acción: entre sus proteínas de membrana contienen receptores para proteínas que contengan manosa-6-fosfato (típicas de proteínas en vía de degradación), así como una bomba de protones capaz de mantener el interior a un pH ácido.

Los receptores de membrana se encuentran agrupados gracias a su interacción con moléculas de clatrina en una agrupación similar a los receptores de lipoproteínas. El funcionamiento es también idéntico al descrito en la entrada de lipoproteínas. De hecho, los endosomas resultantes de la endocitosis se fusionan con los lisosomas liberados del aparato de Golgi (denominados endolisosomas), de los que son difíciles de diferenciar.

Las enzimas hidrolíticas en los endolisosomas son proteínas ancladas a la membrana interna de la vesícula, de la que se disocian, como consecuencia del pH, para actuar.

Los lisosomas pueden fusionarse, además de con los endosomas, con otras vesículas, como los fagosomas o los autofagosomas. Los fagosomas resultan de la entrada de ma-

teriales externos a la célula, mientras que los autofagosomas resultan de los materiales internos. Los autofagosomas se forman al envolver con membranas derivadas del retículo endoplásmico estructuras celulares como las mitocondrias (cap. 8, Síntesis, degradación y recambio de las proteínas, tomo II).

Como podrá deducirse, a los lisosomas llegan los lípidos de membrana –en realidad, las membranas completas– procedentes tanto del interior como de la membrana de la célula.

El arsenal enzimático de los lisosomas incluye enzimas capaces de destruir los lípidos de membrana salvo el colesterol. La presencia de lipasas, fosfatasas, sulfatasas, fosfolipasas, además de otras muchas hidrolasas, permite degradar los lípidos antes señalados, con la excepción del colesterol. Sobre este hecho se volverá más adelante, puesto que es el único lípido no biodegradable en el ser humano.

Mención especial merece la degradación de los gangliósidos. Ésta se produce paso a paso por la acción de exohidrolasas que van eliminando los elementos terminales (Fig. 6-15). La ausencia de cualquiera de las enzimas detiene el proceso degradativo, lo que conduce a la acumulación de unos fragmentos en los lisosomas y a la eliminación de otros fragmentos en la orina. La acumulación resulta tóxica para la célula, alterando su función o provocando la muerte celular.

Para la hidrólisis se requieren proteínas que extraigan los lípidos de la membrana, de manera que se forme el complejo soluble con la enzima. Este papel lo cumplen las denominadas saposinas. La mejor conocida es el denominado activador del GM_2, que consiste en una cadena de 162 aminoácidos con una cadena de oligosacáridos N-terminal. Esta saposina se une al GM_2 y facilita la acción de la N-acetilhexosaminidasa. La saposinas A y C ayudan a las enzimas glucosilceramidasa y galactosilceramidasa, y la saposina B, a la arilsulfatasa, a la galactosidasa, a la sialidasa y a la galactosidasa. Las saposinas derivan de un precursor común. La ausencia del precursor es mortal.

Las personas afectadas por los déficits de enzimas lisosomales pueden presentar signos clínicos muy variados, aunque predominan los trastornos del sistema nervioso, por contener gran cantidad de esfingolípidos. Enfermedades como la de Tay-Sachs (en la que se acumula el gangliósido GM_2) o la de Krabbe (en la que se acumulan galactosilceramidas) originan una degeneración neurológica muy rápida con desmielinización. Enfermedades como la de Gaucher (en la que se acumula glucosilceramida) o la de Fabry (en la que se acumula galactosilceramida) originan afecciones multisistémicas, como anemia, trombocitopenia y hepatomegalia o angioqueratomas y lesiones viscerales, respectivamente.

METABOLISMO DEL COLESTEROL

A diferencia de los otros lípidos el colesterol no se descompone en sus elementos, esto es, no se destruye. Ese hecho tiene una enorme importancia en la génesis de los ateromas (cap. 30, Nutrición en las enfermedades cardiovasculares, tomo V). En los apartados siguientes se analizarán su síntesis y sus transformaciones.

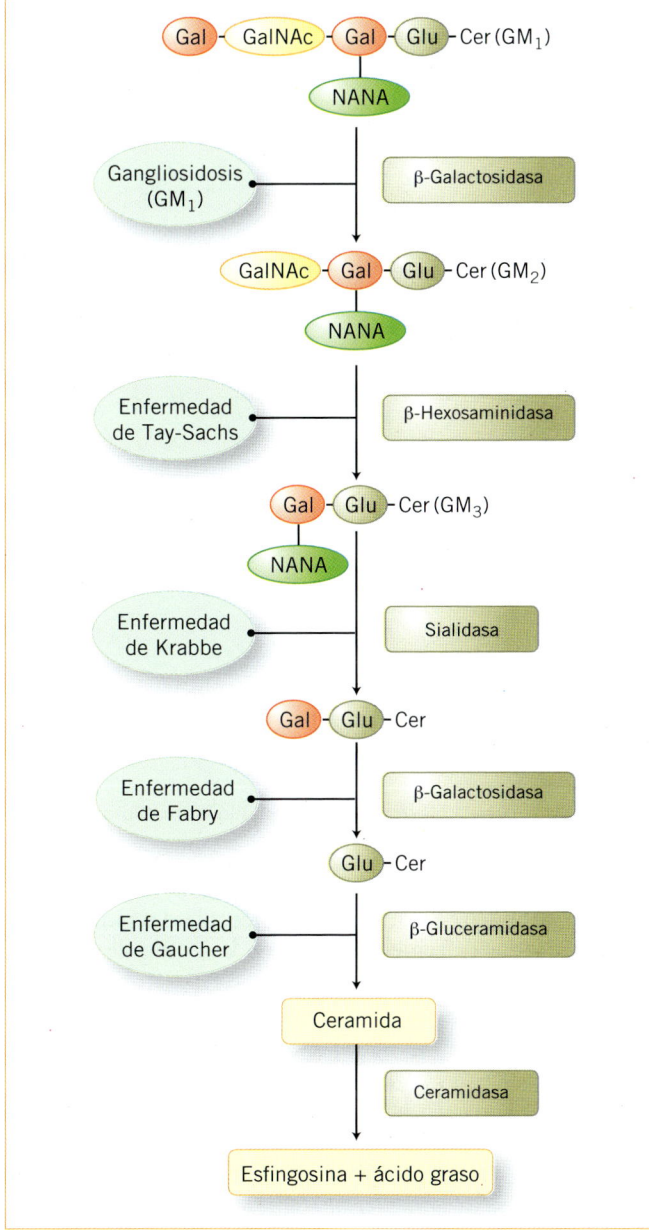

Figura 6-15. Metabolismo de los gangliósidos. Se indican algunas de las enfermedades lisosomales. Cer: ceramida; Gal: galactosa: GalNAc: *N*-acetilgalactosamina; Glu: glucosa; GM: gangliósido; NANA: *N*-acetilneuramínico.

Síntesis de colesterol

La mayoría de los tejidos tienen capacidad para la síntesis de colesterol pero no la desarrollan. La explicación es sencilla: el hígado suministra colesterol a los tejidos a través de las lipoproteínas permanentemente, y la entrada de colesterol a los tejidos inhibe la síntesis en los tejidos periféricos.

En el hígado se produce la inhibición de la síntesis con la entrada de colesterol procedente de la dieta, que llega al hígado formando parte de los remanentes de quilomicrones. Por lo tanto, el hígado se convierte en el árbitro que determina las necesidades de colesterol para el conjunto del organismo y pone en marcha su síntesis sólo cuando el aporte dietético es

insuficiente. Teniendo en cuenta el enorme gasto de síntesis, con ello se produce un considerable ahorro energético.

Como se verá más adelante, el hígado también es el principal órgano de excreción. Por todo ello, el hígado se encuentra en la encrucijada del metabolismo del colesterol y no debe sorprender que las alteraciones hepáticas alteren sus niveles plasmáticos.

La síntesis de colesterol se produce a partir del mismo punto de donde se sintetizan los cuerpos cetónicos: el hidroximetilglutaril-CoA (**Fig. 6-16**). Conviene precisar, sin embargo, que los compuestos cetónicos se sintetizan en las mitocondrias, mientras que el colesterol se sintetiza en el retículo endoplásmico. El proceso comienza con la formación de ácido mevalónico por acción de la enzima HMG-CoA reductasa. El ácido mevalónico se convierte en isopreno activo (isopentenil-pirofosfato), que es el elemento base para la construcción de la estructura del colesterol. Hasta seis isoprenos son necesarios para originar la estructura abierta del escualeno, enlazándose para constituir la estructura del geranilo. Finalmente, el escualeno se cicla para originar el colesterol en un proceso que se lleva a cabo en múltiples pasos.

El control fundamental de la síntesis se ejerce sobre la HMG-CoA reductasa y por varios mecanismos. Por una parte, la enzima puede regularse mediante fosforilación-desfosforilación por una proteína quinasa activada por AMP. Así, cuando hay poco ATP, es decir, cuando aumenta el AMP, se desactiva la síntesis.

Por otra parte, la expresión de la enzima está controlada (activada) por una proteína denominada SREBP (proteína de unión a elementos de respuesta a esteroles), que se libera sólo en condiciones de escasez de colesterol. Cuando existe suficiente colesterol en las membranas, la SREBP se retiene unida a ellas debido a los cambios en las proteínas Scap. En realidad, la proteína se encuentra como una proteína de mayor tamaño de la que se libera la SREBP por una proteólisis del extremo que la une a las membranas en las que se encuentra anclada. La SREBP también activa la expresión de otras enzimas de la biosíntesis del colesterol y otros esteroides, cuyos genes tienen en común un elemento de respuesta a esteroles (SRE). Por lo tanto, en presencia de colesterol se desactiva la síntesis de la enzima. Todavía existen otros dos mecanismos de control en los que el colesterol actúa como inhibidor: la velocidad de la traducción del mRNA y la degradación de la enzima de modo que un aumento de colesterol hace que la enzima sea más susceptible a la proteólisis (como ocurre con el precursor de la SREBP).

Transformación en sales biliares

La bilis se forma en el hígado, se almacena en la vesícula biliar y se libera al intestino. En la bilis se eliminan colesterol y el principal producto de su degradación, las sales biliares. No obstante, las cantidades eliminadas son poco significativas dada la reabsorción intestinal.

Las sales biliares se forman por hidroxilación del núcleo y modificación de la cadena lateral del colesterol (**Fig. 6-17**). Las hidroxilaciones las llevan a cabo enzimas del sistema P-450 (**cap. 36**, Metabolismo del alcohol y de otros componentes de los alimentos). Se forman principalmente los áci-

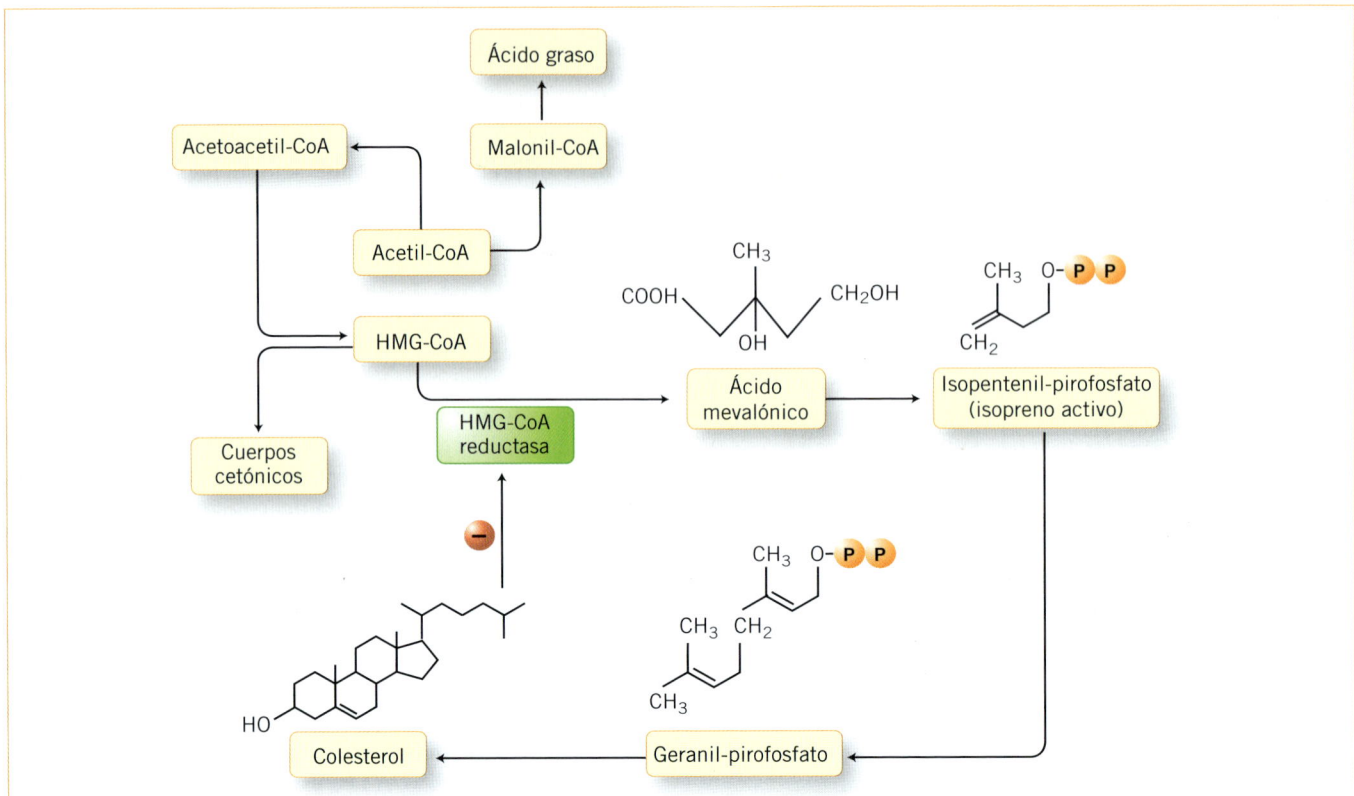

Figura 6-16. Síntesis del colesterol y otros destinos del acetil-CoA. Nótese la regulación por el colesterol. HMG-CoA: hidroximetilglutaril coenzima A.

dos quenodesoxicólico y cólico (conocidos como ácidos biliares primarios). Éstos se transforman en derivados activos con la coenzima A, los cuales pueden reaccionar con los aminoácidos glicina o taurina para formar las correspondientes sales biliares, por ejemplo, glicocolato y taurocolato. Los conjugados sufren en el intestino la acción de bacterias

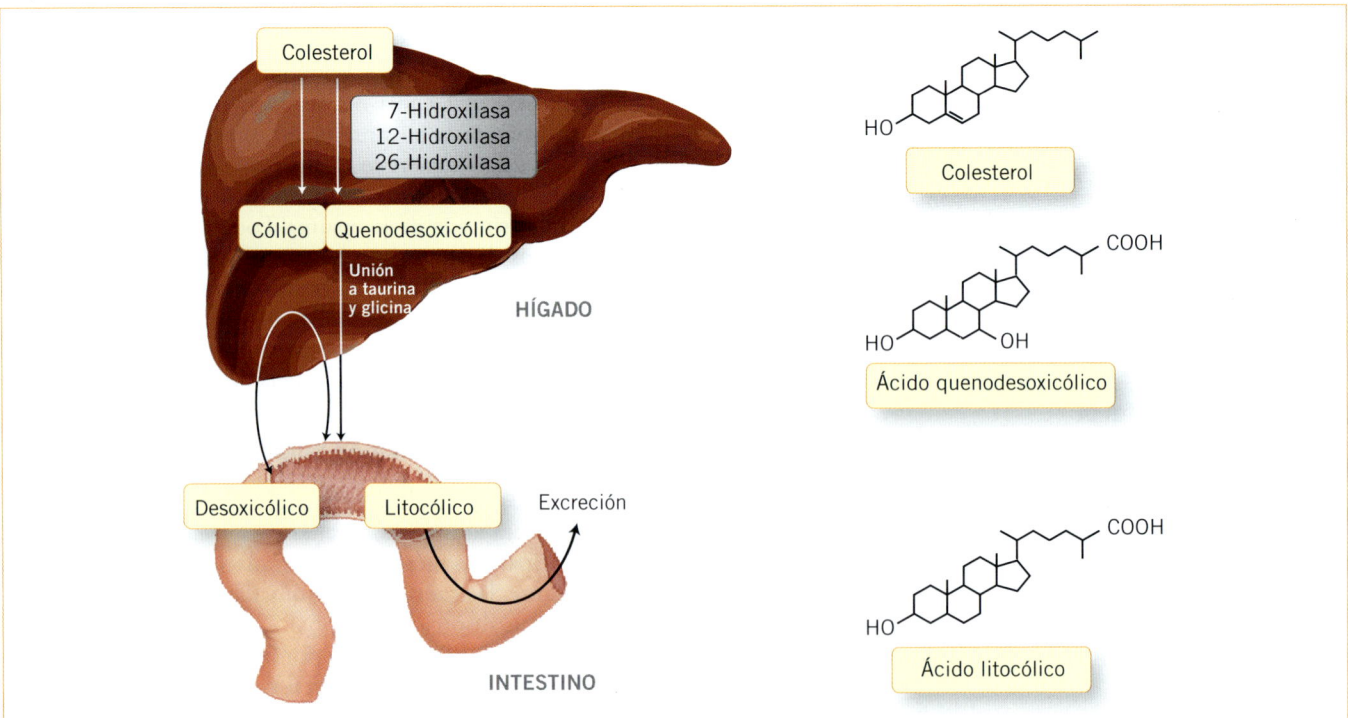

Figura 6-17. Metabolismo de los ácidos biliares. A la derecha se muestran las estructuras del colesterol y de un ácido biliar primario y secundario.

que eliminan el hidroxilo 7 dando lugar a los derivados desoxicolatos (del ácido cólico) y litocolatos (del ácido quenodesoxicólico). A éstos se los conoce como sales biliares secundarias. Las sales biliares y el colesterol liberados en el intestino sufren un proceso de reabsorción desde el intestino al hígado. En el caso del colesterol, el proceso se confunde con la absorción del colesterol de la dieta. En el caso de las sales biliares, y tras su modificación por las bacterias intestinales, se absorben en el tramo final del intestino, con la excepción del litocolato.

La síntesis de sales biliares está controlada fundamentalmente por las hidroxilasas hepáticas. De ellas, la 7α-hidroxilasa es la clave. La enzima es regulada por el producto final y resulta interesante destacar que funciona de modo sincronizado con la HMG-CoA reductasa, que es la enzima clave en la síntesis del colesterol. La 12α-hidroxilasa, necesaria para la formación de colato, aumenta su actividad en situaciones de ayuno y disminuye en el hipertiroidismo. Las actividades enzimáticas en general son estimuladas por los fosfolípidos, lo cual puede estar relacionado con su función, como se explica a continuación.

La introducción de grupos hidroxilo en el colesterol le confiere un poder emulgente muy grande y así, las sales biliares sirven para emulsionar triacilgliceroles y fosfolípidos y facilitar la digestión. Sin su concurso, las grasas ingeridas no llegan a digerirse completamente, lo que impide su absorción. De igual modo, las sales biliares emulsionan el colesterol biliar. Es por ello que la disminución de sales biliares predispone para la formación de cálculos biliares, los cuales pueden redisolverse con la administración de ácidos biliares, como el quenodesoxicólico o el ursocólico.

Transformación en hormonas esteroideas

Diversos tejidos transforman el colesterol en las denominadas hormonas esteroideas y en el calcitriol, esto es, el derivado hormonal activo de la vitamina D. Es corriente hablar de esteroides en general para referirse a sustancias que, no obstante, tienen funciones muy diferentes, aunque a veces presenten múltiples interconexiones tanto en su efecto como en su metabolismo.

Los esteroides derivados del colesterol son hormonas que actúan uniéndose a factores de transcripción para regular la expresión de muchos genes en los tejidos diana. Las principales acciones se muestran en la **tabla 6-3**, y se estudian con más detalle en el **capítulo 18** (Vitamina D) y en el **capítulo 2** (Comunicación intercelular: hormonas, citoquinas y factores de crecimiento) del **tomo II**.

Todos los esteroides presentan estructuras muy parecidas y, sin embargo, sus efectos son muy diferentes (**Fig. 6-18**). Los factores de transcripción (receptores) que las reconocen pertenecen a una misma familia, entre cuyos miembros también se encuentran el receptor del ácido retinoico, el receptor de la vitamina D y el receptor de la hormona tiroidea. Ello indica la extremada capacidad de discriminación de esta familia de proteínas.

En algunos casos se produce el reconocimiento de más de una hormona, de ahí que en alguna medida la acción de un esteroide pueda ser mimetizada por otro. En este sentido, tiene gran importancia la cantidad relativa de la hormona presente (v. más adelante el síndrome de exceso aparente de mineralcorticoides). Los tejidos esteroidogénicos utilizan el colesterol que les llega en las lipoproteínas de baja densidad (LDL) y de alta densidad (HDL). Para la captación de LDL y HDL existen receptores específicos.

Las transformaciones del colesterol que originan los esteroides hormonales consisten en hidroxilación y modificación de la cadena lateral (**Fig. 6-18**). El núcleo del ciclopentano-perhidrofenantreno no puede manipularse. Recuérdese que su formación es una reacción extraordinaria de condensación. Es digno de reseñar que las hidroxilaciones se llevan a cabo por enzimas del sistema P-450, el mismo que hidroxila a muchos xenobióticos, como los barbitúricos.

A partir del colesterol se forman la pregnenolona y la progesterona en todos los tejidos esteroidogénicos. Las demás transformaciones ocurren de acuerdo con la existencia de las enzimas específicas en cada tejido: en las cápsulas suprarrenales (cortisol y aldosterona) y en los órganos genitales (testosterona y estradiol).

La distribución de enzimas es sumamente específica. Las enzimas implicadas en el metabolismo de una hormona se encuentran en diferentes tejidos y en diferentes zonas

Tabla 6-3. Esteroides con función hormonal

Hormona	Tejido de síntesis	Funciones
Progesterona	Cuerpo lúteo	Factor de diferenciación de glándula mamaria, mantenimiento del endometrio uterino
Estradiol	Folículo ovárico, cuerpo lúteo, células de Sertoli	Regulación de gonadotropinas en el ciclo ovárico, mantenimiento del endometrio uterino, diferenciación de glándula mamaria
Testosterona	Células de Leydig, glándula suprarrenal, ovarios	Producción de proteínas del esperma, características sexuales secundarias
DHEA	Glándula suprarrenal	Inhibición de la glucosa-6-fosfato deshidrogenasa, regulación de las coenzimas NAD
Cortisol	Glándula suprarrenal	Aumento del glucógeno hepático, inhibición de los linfocitos T, aumento de la presión arterial
Aldosterona	Glándula suprarrenal	Absorción de sodio, aumento de la presión arterial y la volemia
1,25-Dihidroxivitamina D	Riñón	Aumento de la absorción de calcio y fosfato, inducción de la proteína de unión a calcio

DHEA: deshidroepiandrosterona.

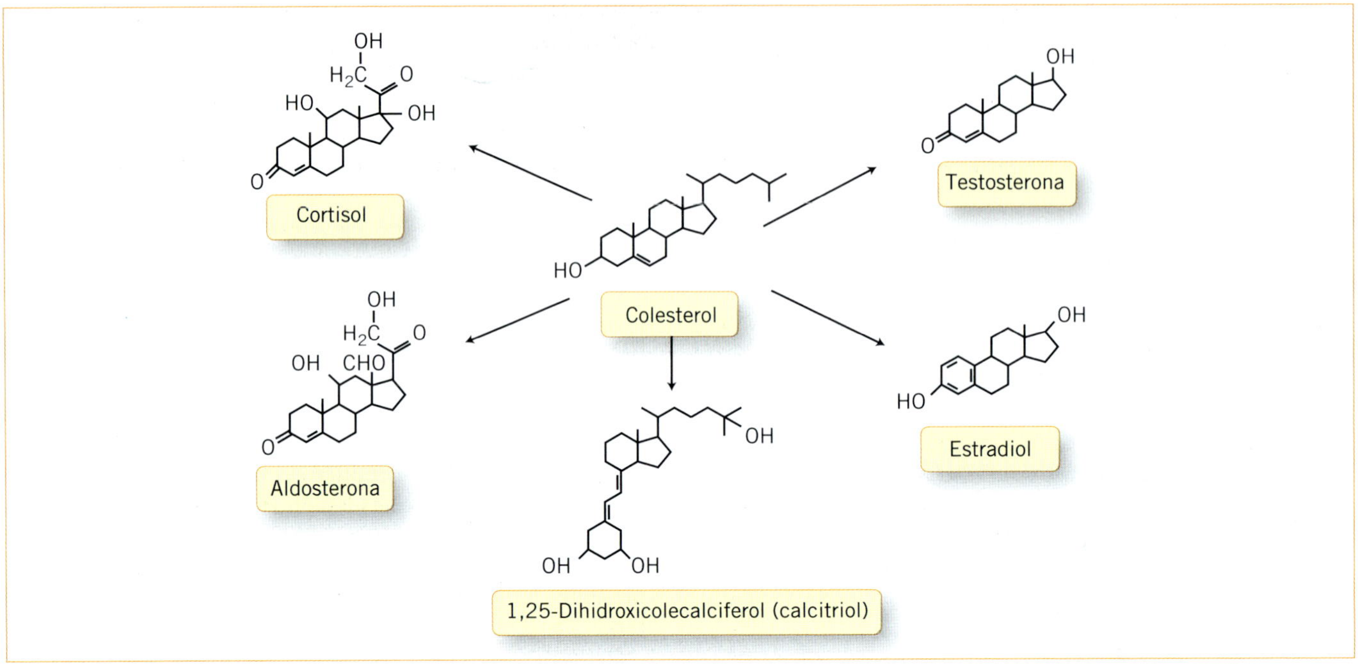

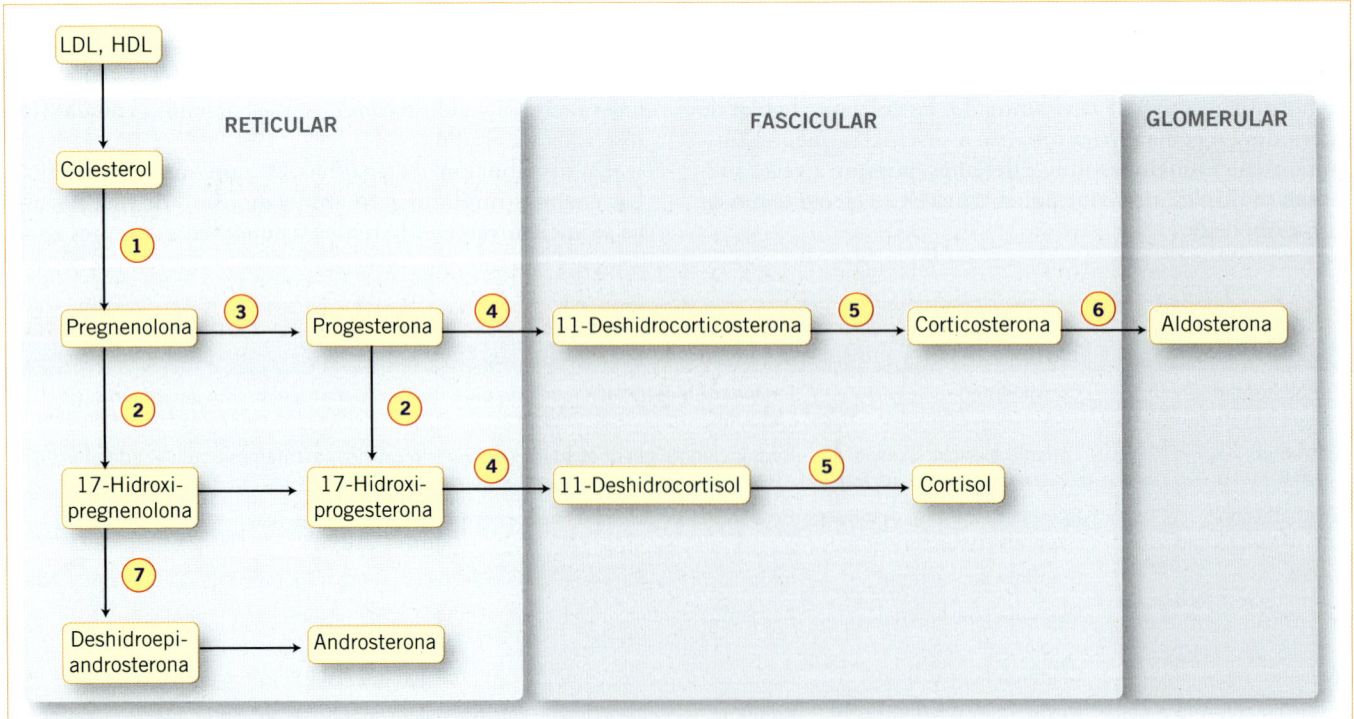

Figura 6-18. Estructuras de las hormonas derivadas del colesterol.

de un tejido. Así, en la glándula suprarrenal se distinguen diversas zonas específicas para una determinada transformación (**Fig. 6-19**). La existencia de localizaciones específicas hace que en muchos casos la hormona viaje de un tejido a otro. Así, la testosterona se forma por la acción de la enzima 17-oxoesteroide reductasa presente en las células de Leydig de los tubos seminíferos y puede proceder de la deshidroepiandrosterona (DHEA) de las suprarrenales. El es-

tradiol se forma por la acción de la aromatasa presente en los folículos ováricos seguido de la 17-oxoesteroide reductasa. La testosterona se transforma en dihidrotestosterona en los tejidos periféricos. En el caso de la androstenodiona, puede transformarse en testosterona. En el caso de la vitamina D, el colesterol se transforma en colecalciferol en la piel, posteriormente se hidroxila en el hígado y luego en el riñón.

Figura 6-19. Metabolismo de los esteroides suprarrenales. Enzimas: 1: desmolasa; 2: 17β-hidroxilasa citoplasmática; 3: 3β-deshidrogenasa; 4: 21-hidroxilasa citoplasmática; 5: 11β-hidroxilasa mitocondrial; 6: 18-hidroxilasa mitocondrial; 7: liasa.

Tabla 6-4. Metabolismo y excreción de esteroides

	Hormona			
	Cortisol	**Aldosterona**	**Deshidroepiandrosterona**	**Estradiol**
Metabolitos hepáticos	Cortisona	3-Hidroxialdosterona	Androstenodiona	Estriol
	3-Hidroxicortisol	18-Hidroxialdosterona	Etiocolanolona	
	Conjugados con ácido glucurónico y sulfatos			
Excreción	17-Hidroxiesteroides		17-Cetosteroides	

Las transformaciones se producen en diferentes zonas dentro de las células. Las primeras y últimas transformaciones se llevan a cabo en las mitocondrias, y las intermedias en el retículo endoplásmico, lo que supone un movimiento importante. A fin de facilitar el movimiento de intermediarios existen las denominadas proteínas StAR (proteínas que regulan la acción aguda de los esteroides *[steridogenic acute regulatory proteins]*. Su papel es imprescindible. Los pacientes con hiperplasia suprarrenal congénita lipoide no disponen de estas proteínas y no son capaces de sintetizar hormonas esteroideas. La falta de hormonas aumenta las señales para su producción, lo que origina hiperplasia. La captación pero no utilización de colesterol es responsable de que se produzcan los depósitos lipídicos. Los productos liberados al plasma fruto de la síntesis no son únicos. Así, de la glándula suprarrenal los principales productos son cortisol (conocido como glucocorticoide), aldosterona (conocida como mineralcorticoide) y DHEA, aunque se forman también algo de androstenodiona y testosterona (conocidos todos ellos como andrógenos). La actividad relativa de unas enzimas con respecto a otras puede determinar el flujo en un sentido u otro. Así, en el síndrome adrenogenital, el defecto de la 21α-hidroxilasa bloquea la síntesis de aldosterona y dirige el flujo hacia la síntesis de andrógenos, lo que hace que aparezcan síntomas propios de una alteración genital.

Las hormonas esteroideas circulan en la sangre unidas a proteínas como la globulina fijadora de cortisol (CBG), la globulina fijadora de hormonas sexuales (SHBG), la proteína fijadora de andrógenos (ABP) o la albúmina. Mientras permanecen unidas a las proteínas son inactivas.

Las hormonas esteroideas se transforman finalmente en el hígado en productos de excreción (**Tabla 6-4**). Se trata de procesos de hidroxilación y reducción. El cortisol y la aldosterona dan lugar a la excreción de los denominados 17-hidroxiesteroides, mientras que la DHEA a los 17-cetosteroides. El estradiol se metaboliza hasta estriol. Todos los derivados se conjugan con ácido glucurónico o con sulfatos para su excreción.

No sólo el hígado es capaz de inutilizar hormonas esteroideas. El riñón también puede inactivar al cortisol. La falta en el riñón de la enzima 11-hidroxiesteroide deshidrogenasa origina el denominado síndrome de exceso aparente de mineralocorticoides. En este síndrome no hay cantidades elevadas de mineralcorticoides, aunque los pacientes presentan hipertensión, hipopotasemia y otras manifestaciones, que son las esperadas cuando hay mucha aldosterona. La explicación de los efectos se debe a que la falta de inactivación del cortisol mantiene a éste en mucha mayor cantidad que la aldosterona de forma que activa a los receptores de aldosterona renales.

PUNTOS CLAVE

- Los ácidos grasos son combustibles metabólicos muy energéticos. La carnitina es esencial para la oxidación mitocondrial de los ácidos grasos. Existen otras formas de oxidar los ácidos grasos, distintas de la β-oxidación. En los peroxisomas se lleva a cabo la oxidación de muchos ácidos grasos inusuales.

- Los cuerpos cetónicos se forman cuando la degradación de los ácidos grasos no puede completarse. Se utilizan para obtener energía o para la síntesis de lípidos.

- Los ácidos grasos se sintetizan en el hígado y otros muchos tejidos. La regulación de la síntesis y degradación de los ácidos grasos es hormonal.

- Los ácidos grasos poliinsaturados de cadena muy larga, sintetizados a partir de los ácidos grasos esenciales, son fuente de numerosos lípidos oxidados, denominados genéricamente lipoxinas, que ejercen numerosas funciones fisiológicas.

- Los triacilgliceroles se sintetizan en el intestino con la grasa ingerida y en el hígado cuando hay exceso de energía. Los triacilgliceroles son transportados como lipoproteínas e hidrolizados en los endotelios vecinos a los tejidos. Los ácidos grasos libres son esterificados en el tejido adiposo, donde se almacenan como triacilgliceroles.

- El tejido adiposo blanco es el principal almacén de ácidos grasos en forma de triacilgliceroles. La naturaleza hidrófoba de los triacilgliceroles es adecuada para el almacenamiento energético. Los triacilgliceroles pueden ser movilizados por la acción hidrolítica de lipasas, rindiendo de nuevo ácidos grasos para su uso por otros tejidos. El tejido adiposo marrón, a diferencia del blanco, consume los triacilgliceroles y produce calor.

- Las dietas ricas en grasa inhiben la lipogénesis y activan la degradación, mientras que las dietas ricas en azúcares hacen lo contrario. Los fosfolípidos, esfingolípidos y otros lípidos de membrana se sintetizan siguiendo vías similares. Los lípidos de membrana se degradan en los lisosomas.

- El colesterol se sintetiza en el hígado en función del aporte de la dieta y las necesidades de los tejidos. El hígado elimina colesterol y sales biliares. El colesterol se transforma en diversos esteroides con función hormonal.

BIBLIOGRAFÍA

ALBERTS B, JOHNSON A, LEWIS J, MORGAN D, RAFF M, ROBERTS K, WALTER P. Molecular biology of the cell, 6ª ed. London: Garland Science, 2014.
En este libro se encuentran las claves de muchos procesos celulares de macromoléculas y orgánulos. De especial interés es el estudio de las mitocondrias, los lisosomas y los peroxisomas.

ASHTARY-LARKY D, BAGHERI R, BAVI H, BAKER JS, MORO T, MACIN L, PAOLI A. Ketogenic diets, physical activity and body composition: a review Br J Nutr 2022; 127: 1898-920.
Una revisión de las dietas cetogénicas desde 1921 hasta 2021.

CHRISTIE WW, HARWOOD JL. Oxidation of polyunsaturated fatty acids to produce lipid mediators. Essays Biochem 2020; 4:401-21.
Excelente revisión sobre la síntesis de oxilipinas, especialmente de eicosanoides, mediadores de la resolución de la inflamación (lipoxinas, resolvinas, protectinas y maresinas), hidroxieicosatetraenos (HETE) y ácidos epoxieicosatetraenoicos (EPE).

CRISTINO L, BISOGNO T, DI MARZO V. Cannabinoids and the expanded endocannabinoid system in neurological disorders. Nat Rev Neurol 2020; 16: 9-29.
En esta revisión se ofrece una visión general del sistema endocannabinoide y del endocannabinoidoma, así como de su implicación y relevancia clínica en diversos trastornos neurológicos.

HOUTEN SM, VIOLANTE S, VENTURA FV, WANDERS RJ. The biochemistry and physiology of mitochondrial fatty acid β-oxidation and its genetic disorders. Annu Rev Physiol 2016; 78: 23-44.
Profunda revisión sobre la vía y los mecanismos de oxidación de los ácidos grasos en la mitocondria, así como de las bases genéticas de las enfermedades mitococondriales.

JAKOBSSON A, WESTERBERG R, JACOBSSON A. Fatty acid elongases in mammals: Their regulation and roles in metabolism. Prog Lipid Res 2006; 45: 237-49.
Revisión detallada de los tipos, mecanismos de acción y regulación de las elongasas de ácidos grasos.

JOSHI N, ONAIVI ES. Endocannabinoid system components: overview and tissue distribution. Adv Exp Med Biol 2019; 1162: 1-12.
Excelente capítulo del libro *Recent advances in cannabinoid physiology and pathology*, de Springer, que describe los componentes, mecanismos de acción y efectos fisiológicos de los endocannabinoides.

KASTANIOTIS AJ, AUTIO KJ, KERÄTÄ, JM, MONTEUUIS G, MÄKELÄ AM, NAIR RR Y COLS. Mitochondrial fatty acid synthesis, fatty acids and mitochondrial physiology. Biochim Biophys Acta Mol Cell Biol Lipids 2017; 1862: 39-48.
Revisión detallada del proceso de síntesis de ácidos grasos en las mitocondrias y aspectos comparativos con la síntesis citoplasmática.

LEE JM, LEE H, KANG S, PARK WJ. Fatty acid desaturases, polyunsaturated fatty acid regulation, and biotechnological advances. Nutrients 2016; 8: 23.
Actualización del conocimiento en relación con las desaturasas de los ácidos graos y la síntesis de ácidos grasos poliinsaturados de cadena larga, así como su regulación.

NELSON DL, COX MM. Lehninger: Principios de bioquímica, 7ª ed. Barcelona: Omega, 2017.
Libro fundamental de bioquímica general en el que se describe detalladamente el metabolismo lipídico.

PAPACKOVA Z, CAHOVA M. Fatty acid signaling: the new function of intracellular lipases. Int J Mol Sci 2015; 16: 3831-55.
Se describen los papeles de los ácidos grasos como señales celulares tanto generales como específicas de tejidos y de lipasas.

PICCININ E, CARIELLO M, DE SANTIS S Y COLS. Role of oleic acid in the gut-liver axis: from diet to the regulation of its synthesis via stearoyl-coa desaturase 1 (SCD1). Nutrients 2019; 11: 2283.
Artículo que describe los diferentes destinos metabólicos del ácido oleico según que provenga de la dieta o sea sintetizado *de novo*.

RODWELL VW, BENDER DA, BOTHAM KM, KENNELLY PJ, WEIL PA, EDS.

Harper's illustrated biochemistry, 31ª ed. New York: McGraw Hill Education Lange, 2018.
En este excelente libro se detallan las estructuras y funciones de los lípidos de significación biológica y su metabolismo.

SAMOVSKI D, JACOME-SOSA M, ABUMRAD NA. Fatty acid transport and signaling: mechanisms and physiological implications. Annu Rev Physiol 2023; 85: 317-37.
Una revisión del transporte de ácidos grasos y el papel de las proteínas implicadas.

SÁNCHEZ-POZO A. Alteraciones del metabolismo de los ácidos grasos, triacilglicéridos, fosfoglicéridos y esfingolípidos. En: González de Buitrago JM, Arilla E, Rodríguez-Segade M, Sánchez-Pozo A, eds. Bioquímica clínica. Madrid: McGraw-Hill Interamericana, 1998; 173-9.
Revisión de los principales aspectos del metabolismo lipídico, especialmente de los lípidos complejos y su relación con las pruebas diagnósticas y síntomas clínicos.

SCHWENK RW, HOLLOWAY GP, LUIKEN JJ, BONEN A, GLATZ JF. Fatty acid transport across the cell membrane: regulation by fatty acid transporters. Prostaglandins Leukot Essent Fatty Acids 2010; 82: 149-54.
Revisión sobre los mecanismos de transporte de los ácidos grasos a través de las membranas.

STRYER L, BERG JM, TYMOCZKO JL. Bioquímica, 7ª ed. Barcelona: Reverté, 2015.
En los distintos capítulos de este libro de Bioquímica general puede encontrarse información básica sobre los diferentes aspectos del metabolismo de lípidos, con especial hincapié en las estructuras moleculares que intervienen.

TONGTONG H, QINGQING W, QI Y, KEBING J, JIABIN Y, QIZHU T. Short-chain fatty acid metabolism and multiple effects on cardiovascular diseases. Ageing Res Rev 2022; 81: 101706.
Una revisión del papel de los ácidos grasos de cadena corta en las enfermadades cardiovasculares.

VANCE JE. Phospholipid synthesis and transport in mammalian cells. Traffic 2015; 16: 1-18.
Se resumen el metabolismo y los movimientos de los fosfolípidos intracelulares.

WANDERS RJA, VAZ FM, WATERHAM HR, FERDINANDUSSE S. Fatty acid oxidation in peroxisomes: enzymology, metabolic crosstalk with other organelles and peroxisomal disorders. Adv Exp Med Biol 2020; 1299: 55-70.
Revisión detallada de las vías metabólicas de oxidación de los ácidos grasos en los peroxisomas y su relación con diversas enfermedades.

WATKINS PA. Fatty acid: metabolism. En: Caballero B, ed. Encyclopedia of Human Nutrition, 4ª ed. New York Academic Press, 2023, p. 316-29.
Actualización de los procesos de síntesis y degradación de los ácidos grasos.

WÜSTNER D, SOLANKO K. How cholesterol interacts with proteins and lipids during its intracellular transport. Biochim Biophys Acta 2015; 1848: 1908-26.
Una revisión de los movimientos del colesterol dentro de la célula, así como de los mecanismos de entrada y salida.

YAMAJI T, HANADA K. Sphingolipid metabolism and interorganellar transport: localization of sphingolipid enzymes and lipid transfer proteins. Traffic 2015; 16: 101-22.
Se describen la localización y la topología de las enzimas relacionadas con los esfingolípidos y sus tráficos resultantes.

YU RK, TSAI YT, ARIGA T, YANAGISAWA M. Structures, biosynthesis, and functions of gangliosides–an overview. J Oleo Sci 2011; 60: 537.
Excelente revisión de las funciones de los gangliósidos, especialmente en el neurodesarrollo.

ZECHNER R. FAT FLUX: enzymes, regulators, and pathophysiology of intracellular lipolysis. EMBO Mol Med 2015; 7: 359-62.
Una excelente puesta al día sobre la lipólisis.

 ? AUTOEVALUACIÓN

Funciones y metabolismo de los ácidos grasos esenciales y de sus derivados activos

7

R. Valenzuela Báez, E. Larqué Daza y A. Valenzuela Bonomo

 OBJETIVOS

- Conocer las bases bioquímicas y moleculares de los ácidos grasos esenciales (AGE).
- Conocer el metabolismo de los AGE y de sus derivados y su regulación por las hormonas y la dieta, así como el balance entre los ácidos grasos n-6 y n-3.
- Identificar las funciones afectadas por el déficit de AGE en el organismo, así como el papel que éstos y sus derivados desempeñan en dichas funciones.
- Comprender cómo funcionan la absorción, el transporte y el contenido tisular de los AGE y de sus derivados.
- Reconocer los efectos del déficit de AGE y de sus derivados sobre la salud humana y saber cómo evaluarlos en diferentes etapas de la vida.
- Analizar los factores dietarios y nutricionales que determinan el riesgo de déficit y desequilibrio a nivel individual y poblacional.
- Conocer las fuentes de AGE y sus derivados y cómo cumplir con las recomendaciones de ingesta dietética de AGE.
- Identificar las principales fuentes y modalidades tecnológicas para incorporar AGE a diferentes matrices alimentarias.

CONTENIDO

- Descubrimiento y concepto de los ácidos grasos esenciales
- Ácidos grasos esenciales y sus derivados en la nutrición humana
- Bases moleculares y bioquímicas de la esencialidad
- Fuentes dietéticas y disponibilidad de los ácidos grasos esenciales y sus derivados

- Efectos bioquímicos funcionales del déficit de ácidos grasos esenciales
- Recomendaciones dietéticas de los ácidos grasos esenciales en condiciones de salud y enfermedad
- Ácidos grasos esenciales en la industria de alimentos funcionales y nutracéuticos

DESCUBRIMIENTO Y CONCEPTO DE LOS ÁCIDOS GRASOS ESENCIALES

Los ácidos grasos esenciales (AGE) fueron descubiertos por George y Mildred Burr, en 1929. Este matrimonio de investigadores, además, observó que que la alimentación de ratas con una dieta carente totalmente de grasas producía un crecimiento muy pobre de los animales, una dermatitis grave –sobre todo, en la cola–, pérdida del pelaje, emaciación, y, eventualmente, la muerte. Estudios realizados con anterioridad por otros investigadores no permitieron llegar a la observación de los Burr, debido, probablemente, a que no se contaba con procedimientos químicos para separar la grasa del resto de los componentes de la dieta y, así, obtener dietas carentes de materias grasas. Aunque el matrimonio

Burr no pudo identificar qué componentes específicos de la grasa eran responsables de los efectos de la dieta carente de grasa, sí observaron que la adición de una cantidad tan diferente como un 2 % o un 20 % de grasa de origen animal a la alimentación de las ratas prevenía los efectos derivados de la carencia (bastaba con sólo tres gotas de aceite por día). Por ello, concluyeron que el «componente que faltaba» se requería en una cantidad muy pequeña. La grasa utilizada por los Burr contenía 15 % de ácido esteárico (C18:0), 25 % de ácido palmítico (C16:0), 50 % de ácido oleico (C18:1 n-9) y 10 % de ácido linoleico (C18:2 n-6). Más tarde, con el advenimiento de técnicas más finas para la separación y el análisis de los ácidos grasos –como la cromatografía gaseosa, que permite la identificación, la separación y la determinación cuantitativa de los ácidos grasos–, se demostró que el ácido linoleico era el componente deficitario en la dieta que causaba las alteraciones observadas en las ratas. Sin embargo, esta importante observación no fue asociada a la nutrición humana, estimándose que era sólo válida para mamíferos no humanos y, en particular, sólo para las ratas. Fue necesario que transcurrieran 35 años para que se demostrara una evidencia experimental clara de la necesidad de ciertos ácidos grasos en la dieta humana. Un grupo de pediatras, encabezado por Hansen y cols., elaboró un protocolo en el cual 428 lactantes fueron alimentados durante 1 año con distintas leches que contenían grasa de diferente origen. Utilizaron mezclas de leche con grasa vegetal hidrogenada, grasa láctea bovina y aceite de maíz. Los grupos que recibieron grasa hidrogenada y grasa láctea comenzaron a mostrar, de forma prematura, una menor ganancia de peso y alteraciones en la piel, en relación a las calorías consumidas. El grupo que consumió aceite de maíz mostró una mejor ganancia de peso y ausencia de alteraciones dermatológicas. Cuando a los dos grupos carenciales se les adicionó una pequeña cantidad de ácido linoleico y de ácido araquidónico (C20:4 n-6), se normalizó el aumento de peso, en relación a las calorías ingeridas, y desaparecieron las alteraciones dermatológicas. Ésta fue la primera demostración de la importancia del ácido linoleico como un AGE, así como de su derivado estructural de mayor longitud de cadena, el ácido araquidónico.

Más tarde, en 1982, Ralph Holman (un discípulo de Burr) y su grupo describieron que la deficiencia experimental de otro AGE, el ácido α-linolénico (LNA, C18:3 n-3), produce alteraciones dermatológicas que no responden a la suplementación con ácido linoleico. Estos mismos investigadores hallaron anomalías en la función visual, así como neuropatías periféricas, en individuos que recibían nutrición intravenosa con elevado aporte de ácido linoleico y muy bajo aporte de LNA.

ÁCIDOS GRASOS ESENCIALES Y SUS DERIVADOS EN LA NUTRICIÓN HUMANA

Existen, básicamente, tres series o familias de ácidos grasos, que se originan de la posición del doble enlace o de los dobles enlaces en la estructura hidrocarbonada de los ácidos grasos. La nomenclatura química estándar, según la *Internacional Union of Pure and Applied Chemistry* (IUPAC), enumera a las ácidos grasos considerando al carbono que posee la función ácida o carboxílica como carbono 1, y así, sucesivamente hasta alcanzar el grupo metilo terminal. Según esta nomenclatura, la ubicación de los dobles enlaces se identifica con el símbolo delta (Δ). Sin embargo, si bien esta notación es útil para la identificación química de los ácidos grasos, no lo es para el análisis de sus efectos biológicos y nutricionales. Cuando los ácidos grasos se utilizan con fines metabólicos a nivel celular, por ejemplo cuando se oxidan (ya sea en la mitocondria o en los peroxisomas), esta oxidación va ocurriendo en unidades de dos carbonos (proceso denominado β-oxidación) y a partir del carbono 1 (**cap. 6**, Metabolismo lipídico tisular). Por ello, en la medida que el ácido graso se va oxidando, se va acortando simultáneamente su cadena hidrocarbonada y cambiando así su notación

original. De esta manera, es imposible identificar de forma adecuada los productos metabólicos que se forman en relación a la enumeración original.

Fue Holman quien introdujo una notación diferente. Este investigador propuso enumerar los ácidos grasos desde su extremo metilo terminal, es decir, al revés que la notación de la IUPAC. De acuerdo con esta nueva notación, la β-oxidación de un ácido graso no produce un cambio en la enumeración de sus carbonos. Como el metilo terminal es, en realidad, el extremo de la molécula, Holman propuso designarlo como carbono omega (ω), correspondiente a la última letra del alfabeto griego, o «n», como notación alternativa. Hoy en día la denominación «n» es la más utilizada en investigación, mientras que la «ω» se asocia principalmente a aspectos vinculados con la industria alimentaria y nutracéutica; por tal motivo, en este capítulo se utilizará la nomenclatura «n». Al observar la estructura de los ácidos grasos insaturados, según esta nomenclatura, se concluye que existen tres grandes grupos de ácidos grasos, según la posición de su o sus dobles enlaces. El primer grupo, cuyo primer doble enlace está entre los carbonos 9 y 10, se identifica como perteneciente a la serie o familia n-9 y su principal componente es el ácido oleico (18:1 n-9), un ácido graso abundante tanto en el mundo vegetal como animal. El segundo grupo de ácidos grasos posee su primer doble enlace entre los carbonos 6 y 7 y se identifica como perteneciente a la serie o familia omega-6 (ω-6 o n-6). El principal componente de esta serie es el ácido linoleico (18:2 n-6). Este ácido graso es particularmente abundante en los aceites vegetales terrestres. Finalmente, el tercer grupo de ácidos grasos posee su primer doble enlace entre los carbonos 3 y 4 y se le identifica como perteneciente a la serie o familia omega-3 (ω-3 o n-3). El ácido graso más importante de esta familia es el LNA (18:3 n-3). Este ácido graso sólo está presente en algunos vegetales terrestres. Las familias n-9, n-6 y n-3 no son las únicas, ya que en la naturaleza se encuentran, además, ácidos grasos n-7 y n-11, pero son minoritarios.

La **figura 7-1** recoge la enumeración y la posición de los dobles enlaces de las tres familias o series de ácidos grasos n-9, n-6 y n-3 más importantes.

BASES MOLECULARES Y BIOQUÍMICAS DE LA ESENCIALIDAD

Los vegetales pueden desaturar ácidos grasos saturados en las posiciones n-9, n-6 y n-3, por lo cual pueden biosintetizar ácido oleico, ácido linoleico y LNA a partir de ácidos grasos saturados o de menor insaturación. Los animales, particularmente los vertebrados (entre ellos, los mamíferos), sólo pueden introducir insaturaciones a partir del carbono n-9 en adelante y en dirección hacia el grupo carboxilo. Es decir, no pueden desaturar en las posiciones n-6 y n-3. Por esta razón, para los mamíferos, el ácido linoleico y el LNA son AGE, ya que, al no poder sintetizarlos a partir de precursores de menor insaturación, éstos deben estar presentes en la dieta en determinadas cantidades y proporciones. El ácido oleico no es un AGE para los mamíferos, ya que puede ser formado a partir del ácido esteárico (18:0). De esto se deduce que la principal fuente de AGE para el mundo animal la constitu

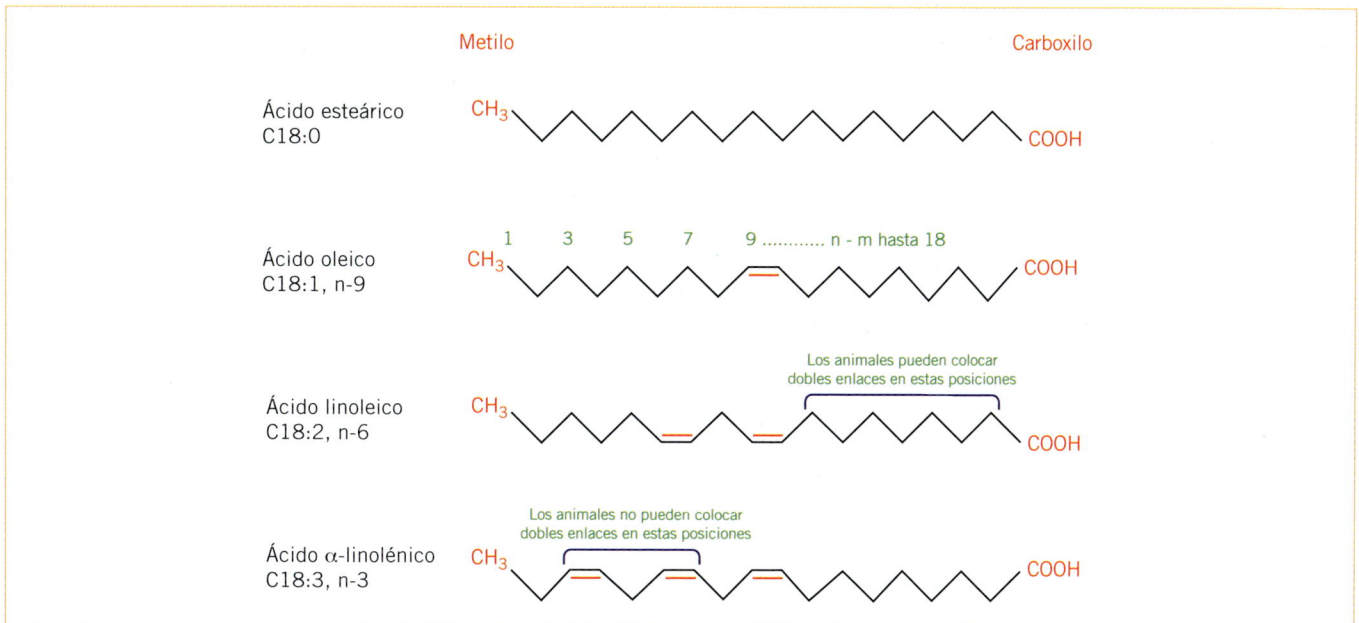

Figura 7-1. Series o familias de ácidos grasos: ácidos esteárico, oleico, linoleico y α-linolénico y su nomenclatura n u omega (ω).

yen los alimentos provenientes del reino vegetal. Las hojas verdes son una fuente de ácido linoleico y de LNA, en tanto que las semillas y los frutos aportan cantidades mayores de ácido linoleico que de LNA.

Metabolismo de los ácidos grasos esenciales y de los ácidos grasos poliinsaturados de cadena larga

El ácido oleico, el ácido linoleico y el LNA son elongados y desaturados por el mismo sistema enzimático microsomal, que los transforma en derivados de mayor longitud de cadena (hasta 24 carbonos, en el caso de los ácidos grasos n-6 y n-3) y de mayor grado de insaturación (hasta 6 dobles enlaces, en el caso de los n-3), con lo cual se forman los ácidos grasos poliinsaturados de cadena larga de las familias n-6 o n-3 (AGPI-CL n-6 o AGPI-CL n-3). Las enzimas más importantes en este proceso son la Δ5-desaturasa y la Δ6-desaturasa. Particularmente, la Δ6-desaturasa constituye un importante punto de regulación del proceso de desaturación/elongación, ya que su actividad es controlada por diferentes metabolitos, en particular por algunas hormonas, como la insulina, y por los productos finales del proceso (AGPI-CL n-6 y n-3 de 20 y 22 carbonos). En este sentido, hace ya algunos años que diferentes investigaciones han demostrado que la presencia de polimorfismos en la secuencia génica que codifica para estas enzimas, y en especial de la enzima Δ6-desaturasa, produce una disminución significativa en la síntesis de AGPI-CL n-6 y n-3. Esta situación podría repercutir, por ejemplo, en un retraso en el desarrollo cerebral o en un desequilibrio en la regulación del metabolismo de los lípidos; sin embargo, este punto aún debe seguir siendo estudiado. Además, otro aspecto interesante en la regulación de la actividad de las enzimas Δ5-desaturasa y Δ6-desaturasa corresponde a la esteatosis hepática asociada a obesidad, situación metabólica en la cual también se observa una disminución significativa en la

actividad de estas enzimas y en los niveles tisulares de AGPI-CL n-6 y n-3. La afinidad de la Δ6-desaturasa por los diferentes ácidos grasos es muy distinta. La afinidad por el LNA es mucho mayor que por el ácido linoleico, por lo cual, si el aporte nutricional de LNA es muy alto, se va a dificultar la formación de los derivados del ácido linoleico de mayor insaturación. Por el contrario, si el aporte nutricional de ácido linoleico es muy grande comparado con el de LNA, como suele ocurrir en la nutrición del mundo occidental, la transformación del LNA en sus derivados será sólo marginal. No existe una conversión de ácidos grasos n-6 a ácidos grasos n-3 en los mamíferos, ya que éstos (incluidos los seres humanos) carecen de una actividad enzimática Δ3-desaturasa, que sí poseen otros organismos animales (invertebrados, sobre todo). La afinidad del ácido oleico por la enzima Δ6-desaturasa es muy inferior a la del ácido linoleico y el LNA, por lo cual sus productos de mayor número de carbonos y de mayor insaturación sólo se formarán en una cantidad significativa cuando el aporte de ácido linoleico y de LNA de la dieta sea muy bajo o inexistente. La mayor especificidad de la enzima Δ6-desaturasa por el LNA respecto del ácido linoleico se observa por el hecho de que basta un aporte menor al 2 % de las calorías como LNA para que se inhiba casi totalmente la conversión del ácido linoleico en sus derivados de mayor insaturación y longitud de cadena. Por el contrario, se requiere una concentración 10 veces mayor de ácido linoleico para inhibir totalmente la transformación del LNA en sus respectivos AGPI-CL n-3.

Para suprimir en un 50 % la transformación del ácido linoleico en ácido araquidónico (20:4 n-6), se requiere un aporte de LNA de sólo el 0,5 % de las calorías. En cambio, para reducir en un 50 % la transformación del LNA en ácido eicosapentaenoico (EPA, 20:5 n-3), se requiere un aporte de ácido linoleico equivalente al 7 % de las calorías. Por lo tanto, para que la inhibición ejercida por el ácido linoleico y el LNA sea equivalente, se requiere una proporción en peso de 14:1 de ambos AGE. Sin embargo, no significa que con esta proporción se obtengan los beneficios metabólicos óptimos para ambos ácidos grasos. Estudios realizados por muchos grupos de investigación estiman que la relación óptima de ácidos grasos n-6:n-3 en la dieta debe estar en torno a 5:1 o 10:1, como máximo. Si la transformación del ácido linoleico y el LNA en sus respectivos AGPI-CL es totalmente inhibida (por un efecto carencial experimental), se formará una alta proporción de un AGPI-CL derivado de la serie n-9, el ácido eicosatrienoico (20:3, n-9), como un efecto compensatorio ante la imposibilidad de formar AGPI-CL n-6 y n-3. Esto constituye una clara indicación de la necesidad de nuestro organismo de contar con AGE para sus diferentes requerimientos metabólicos. La última etapa del proceso de elongación y de desaturación microsomal de los AGE conduce a la formación de un ácido graso de 24 carbonos y 5 insaturaciones (24:5, n-6) a partir del ácido linoleico, y de un ácido graso de 24 carbonos y 6 insaturaciones (24:6 n-3) a partir del LNA. La enzima que realiza esta desaturación es también una Δ6-desaturasa y cumple una función similar a la enzima que realiza la desaturación del ácido linoleico y del LNA. Ambas enzimas han sido clonadas y muestran una gran similitud estructural, por lo cual se estima que corresponde a una misma entidad molecular. Tanto el 24:5 n-6 como el 24:6 n-3 deben ser transportados a los peroxisomas, donde sufren una β-oxidación parcial que los transforma, respectivamente, en ácido docosapentaenoico (DPA, 22:5 n-6), producto final de la biotransformación del ácido linoleico en condiciones de carencia nutricional de LNA, y en ácido docosahexaenoico (DHA, 22:6 n-3), producto final de la biotransformación del LNA y, probablemente, el AGPI-CL más importante de la familia de los n-3.

La formación peroxisomal de DPA (cuando ocurre) y de DHA a partir del 24:5 n-6 y del 24:6 n-3, respectivamente, se denomina retroconversión y ocurre fundamentalmente en tres etapas: *a)* la reacción del ácido graso acil-CoA-derivado con una enzima acil-CoA oxidasa; *b)* una doble etapa de oxidación, que requiere la proteína D-bifuncional peroxisomal, y *c)* la acción de la enzima tiolasa peroxisomal, que separa dos carbonos del 24:5 n-6 o del 24:6 n-3 para convertirlos en DPA (22:5 n-6 y DHA (22:6 n-3), respectivamente (en la forma de acil-CoA-derivados). De esta forma, los peroxisomas tienen una función fundamental en la formación de los productos finales de los AGE. No existe evidencia experimental de la transformación del ácido oleico (C18:1 n-9) a productos de mayor longitud de cadena que el ácido eicosatrienoico (20:3 n-9). La transferencia del 24:6 n-3 a los peroxisomas parece ser un paso forzado, ya que el producto final de esta vía metabólica será siempre el DHA. En cambio, no parece ocurrir lo mismo con el 24:5 n-6. La retroconversión de este ácido graso sólo ocurrirá cuando la disponibilidad nutricional de LNA sea muy baja. El producto metabólico más importante del ácido linoleico es el ácido araquidónico. Sin embargo, en una situación carencial de LNA, el 24:5 n-6 será convertido en los peroxisomas a DPA, acumulándose en los tejidos en reemplazo del DHA, principalmente en el tejido nervioso. La **figura 7-2** muestra la vía

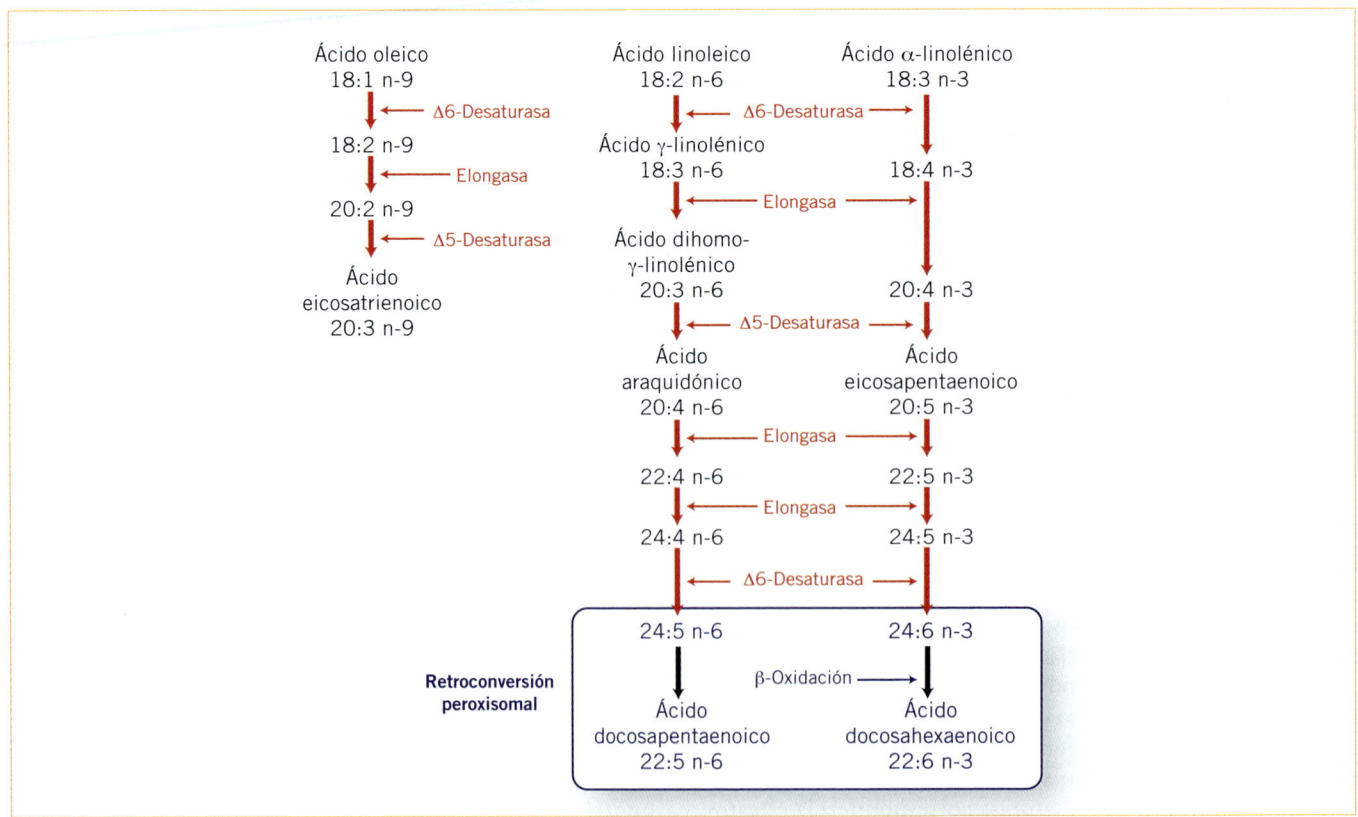

Figura 7-2. Transformación metabólica de los ácidos grasos n-9, n-6 y n-3. Vías de desaturación y de elongación de los ácidos oleico, linoleico y α-linolénico.

de desaturación y de elongación del ácido oleico, el ácido linoleico y el LNA, así como la formación de sus respectivos productos.

Papel de los ácidos grasos esenciales y sus derivados

Algunos AGPI-CL de las series n-6 y n-3, como el ácido araquidónico (C20:4 n-6) y el DHA (C22:6 n-3), respectivamente, se consideran nutrientes condicionalmente esenciales en la etapa perinatal. Aunque estos AGPI-CL pueden ser sintetizados por el organismo a través de las enzimas desaturasas y elongasas a partir de los precursores ácido linoleico y LNA, el feto tiene una capacidad limitada de conversión de AGE en AGPI-CL, y el aporte de estos ácidos grasos se ha de realizar a través de la placenta utilizando un complicado sistema de transporte en el que intervienen varios tipos de proteínas. Durante la lactancia, la actividad de las desaturasas es también aún reducida, y los neonatos deben recibir estos AGPI-CL a través de la leche materna o de fórmulas infantiles, especialmente en aquellas destinadas a niños prematuros.

Aproximadamente, el 95 % del ácido linoleico que aporta la dieta es oxidado en la mitocondria, con la finalidad de obtener energía, y sólo un pequeño porcentaje (5 %) es transformado en ácido araquidónico, el principal producto metabólico de la familia n-6. La transformación del ácido linoleico en ácido araquidónico ocurre, sobre todo, en el hígado, desde donde es transportado hacia los tejidos periféricos, incorporado a los fosfolípidos y a los triacilgliceroles que forman las lipoproteínas de muy baja densidad (VLDL). También es transformado en un lisofosfolípido (principalmente como sn-2 araquidoneilfosfatidilcolina), que se transporta ligado a la albúmina plasmática. Ambos sistemas de transporte, que al parecer se complementan, permiten que el ácido graso se distribuya prácticamente a todos los tejidos. El ácido araquidónico transportado en la forma de lisofosfolípidos sería especialmente dirigido al cerebro, ya que ésta es la forma de mayor biodisponibilidad para el transporte de AGPI-CL a través de la barrera hematoencefálica. También existe cierta especificidad para dirigir el ácido araquidónico al órgano visual y a los testículos, aunque no está claro si el transporte ocurre a través de un lisofosfolípido o a través de lipoproteínas. La placenta es particularmente permeable a la albúmina, que transporta lisofosfolípidos que contienen AGPI-CL n-6 y n-3.

El LNA que aporta la dieta es también oxidado en una alta proporción (alrededor del 90 %) y el resto se transforma por desaturación y elongación en EPA (5-8 %) y en DHA (1 %), principales productos metabólicos de la conversión del LNA en AGPI-CL. El LNA se transforma en DHA, principalmente en el hígado, y desde este órgano sería transportado de la misma forma que el ácido araquidónico y casi exclusivamente al cerebro, el órgano visual y los testículos. Esto se debe a que la retina, el cerebro y los espermatozoides son los tejidos que acumulan la mayor cantidad de DHA. Se ha propuesto que el DHA se acumularía en el tejido adiposo, su principal reservorio, junto con el hígado, mediante un mecanismo de transporte que involucra también a los lisofosfolípidos, pero esta acumulación de DHA en el tejido adiposo sólo ocurriría durante el embarazo, donde este tejido actuaría como un reservorio temporal del ácido graso. El cerebro y la placenta disponen de un transportador de lisofosfolípidos en la membrana denominado MFSD2a *(major superfamily domain 2a)*, que podría contribuir al transporte selectivo de DHA. Un producto intermedio de la transformación del LNA en DHA es el EPA, que cumple también importantes funciones fisiológicas, las cuales se detallan más adelante. Sin embargo, las funciones del EPA serían sólo relevantes cuando este ácido graso se consume como tal (p. ej., a partir de fuentes marinas o de suplementos), ya que su principal destino, cuando se forma a partir del LNA en el retículo endoplásmico celular (microsomas) es su transformación en DHA. Además, se ha propuesto que la mitocondria tendría, junto con el peroxisoma, la capacidad para formar DHA a partir del 24:6 n-3. Esta retroconversión sería exclusiva para los derivados n-3 y no para los n-6 y ocurriría sobre todo en el cerebro, particularmente en los astrocitos de la glía. Estas células tienen como función proveer de DHA a las neuronas, en las que el ácido graso es fundamental para mantener la fluidez de la membrana plasmática del soma, del cono axonal y de las vesículas sinápticas y para la formación de otros compuestos bioactivos.

El ácido araquidónico producido por el hígado ocupa, preferentemente, la posición sn-2 (posición central) de los fosfolípidos y los triacilgliceroles de origen hepático que son transportados por las VLDL, por lo cual el ácido graso no es liberado por la enzima lipoproteína lipasa vascular, ya que esta enzima sólo hidroliza las posiciones sn-1 y sn-3 de los triacilgliceroles y los fosfogliceroles. La posterior transformación de VLDL en lipoproteínas de baja densidad (LDL), así como la captación de esta lipoproteína por los tejidos, permiten que el ácido araquidónico quede disponible intracelularmente para realizar sus funciones metabólicas. El ácido araquidónico es incorporado casi en su totalidad a los fosfolípidos que forman las membranas celulares, en particular la membrana plasmática. Estos fosfolípidos son, principalmente, los siguientes: fosfatidilcolina, fosfatidiletanolamina, fosfatidilserina, esfingomielina (no es estructuralmente un fosfolípido pero se comporta como tal y sólo está presente en las células nerviosas) y, en menor cantidad, fosfolípidos del inositol. El ácido araquidónico puede ser liberado intracelularmente desde los fosfolípidos por la acción de la enzima fosfolipasa A_2, que es activada por un tipo de proteína G (G_q) en respuesta a señales endocrinas. La activación de la fosfolipasa permite que el ácido araquidónico liberado dé origen a una serie de productos metabólicos de gran actividad biológica, identificados genéricamente como eicosanoides (por poseer 20 átomos de carbono) (**cap. 2**, Comunicación intercelular: hormonas, citoquinas y factores de crecimiento, **tomo II**). La transformación de los eicosanoides en los derivados metabólicos (que se describen más adelante) se conoce como la «cascada de los eicosanoides». La acción de la enzima ciclooxigenasa sobre el ácido araquidónico forma primero endoperóxidos, los cuales, por oxidación posterior, dan origen a los productos metabólicos conocidos genéricamente como prostaglandinas, siendo los más importantes las prostaglandinas (propiamente dichas), los tromboxanos y las prostaciclinas. La enzima ciclooxigenasa transforma en las plaquetas al ácido araquidónico en tromboxanos de la serie 2 (TXA_2), y en las células endoteliales el ácido araquidónico es convertido en prostaglandinas de la serie 2 (PG_2) y en prostaciclinas de la serie 2 (PCI_2). Por otro lado, en los leucocitos, el ácido araquidónico es transformado por la enzima lipoxigenasa en leucotrienos de la serie 4 (LT_4). Los TXA_2 ejercen un poderoso efecto estimulante de la agregación plaquetaria y son vasoconstrictores. Por el contrario, las PCI_2 liberadas por las células endoteliales tienen un efecto inhibidor de la agregación plaquetaria y son vasodilatadoras. De esta forma, entre otros factores, la homeostasis vascular depende del adecuado equilibrio en la formación de TXA_2 y PCI_2. Los LT_4 liberados por los leucocitos ejercen efectos proinflamatorios y quimiotácticos y estimulan la adhesión celular. Las PG_2 regulan procesos inflamatorios y la liberación de citoquinas. De esta forma, los ácidos grasos n-6, a través del ácido araquidónico, pueden ejercer importantes efectos reguladores en la homeostasis celular, al ser transformados en PG_2, PCI_2, TX_2 y LT_4.

Los ácidos grasos n-3 también participan de la cascada de los eicosanoides a partir del EPA. Este ácido graso, principalmente de origen dietético, puede ser almacenado en el hígado a partir de los quilomicrones remanentes que capta este tejido y que transportan los lípidos de la dieta. El EPA ocupa, por lo general, la posición sn-2 de los fosfolípidos y los triacilgliceroles de origen marino que forman parte de nuestra dieta, por lo cual no es liberado por la lipasa pancreática en el intestino (con especificidad sn-1 y sn-3), absorbiéndose como un lisofosfolípido si proviene de fosfolípidos, o como un monoacilglicerol si proviene de triacilgliceroles de la dieta. Tampoco es liberado desde los quilo-

micrones por la lipoproteína lipasa vascular, retornando así al hígado. Este EPA es «exportado» por el hígado en la misma forma que el ácido araquidónico, con el cual, potencialmente, puede competir en la formación de los fosfolípidos de las membranas celulares. Al ser liberado por la acción de la fosfolipasa A_2, el EPA participa de la cascada de los eicosanoides, dando origen, por la acción de la enzima ciclooxigenasa, a los tromboxanos de la serie 3 (TX_3), las prostaglandinas de la serie 3 (PG_3) y las prostaciclinas de la serie 3 (PCI_3). La enzima lipoxigenasa, a su vez, transforma el EPA en leucotrienos de la serie 5 (LT_5).

Los productos de la acción de la ciclooxigenasa y de la lipoxigenasa sobre el EPA tienen, generalmente, muy poca actividad biológica o presentan efectos antagónicos a los productos de las mismas enzimas sobre el ácido araquidónico. Es así como los TXA_3 plaquetarios son biológicamente inactivos, en tanto que las PCI_3 formadas en las células endoteliales tienen efectos inhibidores de la agregación plaquetaria y son vasodilatadoras. Las PG_3 presentan escasa actividad biológica, y los LT_5 formados en los leucocitos tienen efectos antiinflamatorios e inhiben la quimiotaxis y la adhesión celular. De esta forma se produce una competencia entre los productos del metabolismo del ácido araquidónico y del EPA, respectivamente, cuyas consecuencias en la salud cardiovascular se analizan más adelante en este capítulo. La **figura 7-3** muestra las transformaciones metabólicas de los n-6 y n-3, que conducen a la formación de los eicosanoides, y la **figura 7-4** expone sus efectos antagónicos en la homeostasis vascular.

Respecto al DHA, existen derivados metabólicos oxidados de 22 carbonos, identificados como resolvinas, protectinas y maresinas que participan en la resolución de la infla-

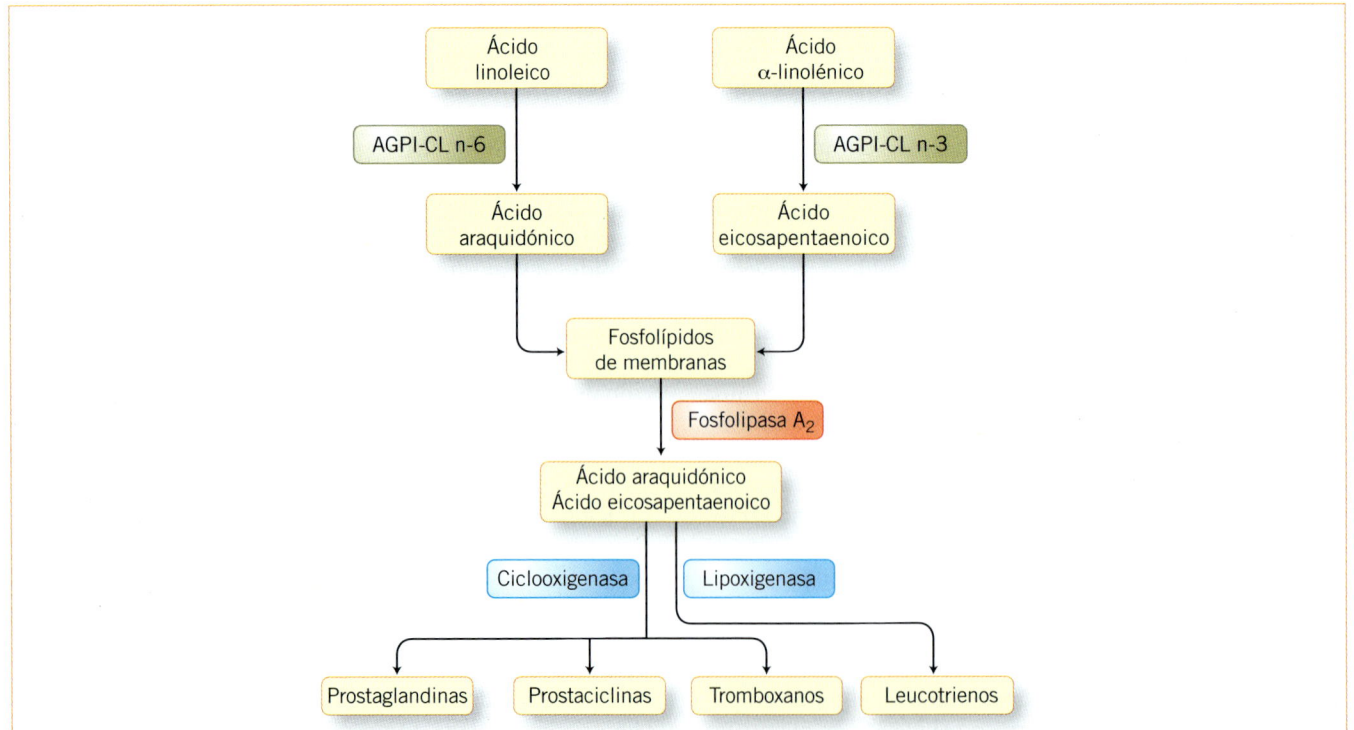

Figura 7-3. Cascada de los eicosanoides derivados del ácido araquidónico (n-6) y del ácido eicosapentaenoico (n-3). AGPI-CL: ácidos grasos poliinsaturados de cadena larga.

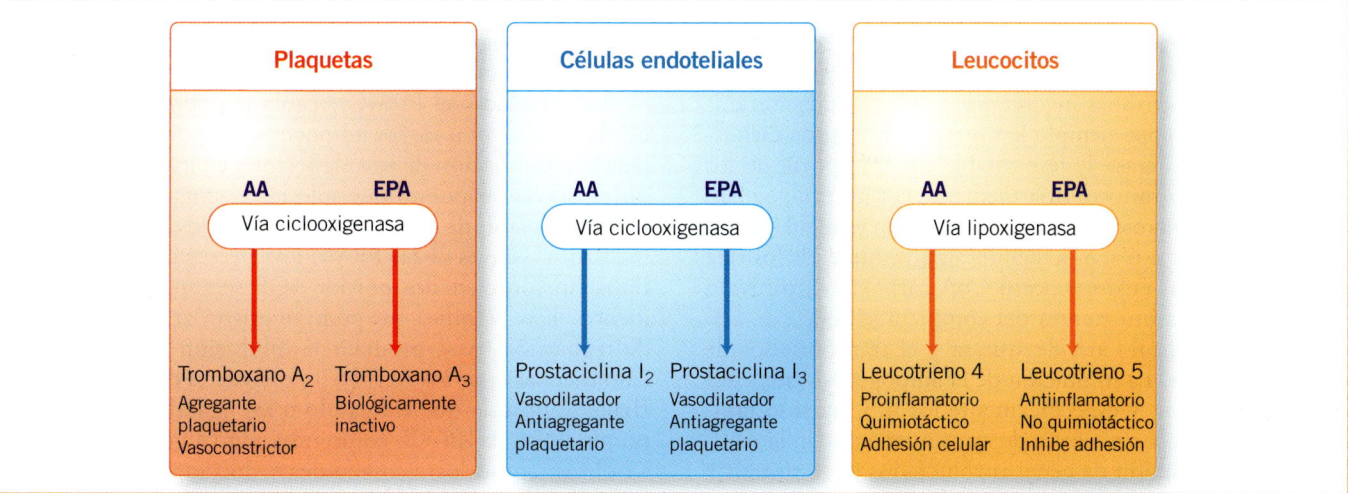

Figura 7-4. Efectos metabólicos de los tromboxanos y las prostaciclinas de las series 2 y 3, así como de los leucotrienos de las series 4 y 5. AA: ácido araquidónico; EPA: ácido eicosapentaenoico.

mación. Los derivados del DHA con esta finalidad son resolvinas de la serie D (habiendo sido identificados seis compuestos: Rv-D1 a Rv-D6), protectinas (NPD-1, PDX) y maresinas (MaR-1, Mar-2 y 14S-HDHA) (**cap. 8**, Derivados lipídicos de interés biológico: eicosanoides, docosanoides y otros compuestos). También el EPA puede dar lugar a la formación de resolvinas de la serie E (Rv-E1-Rv-E4). Es poco lo que se sabe aún de estos derivados metabólicos; algunos, como la neuroprotectina (un docosanoide derivado del DHA), inhiben la apoptosis de las neuronas, y la mayoría de ellos son potentes compuestos antiinflamatorios implicados en la cicatrización de las heridas o en la fisiología respiratoria. Los estudios de suplementación con AGPI-CL n-3, como el EPA y el DHA han mostrado que son capaces de modificar en el plasma, algunos de estos intermediarios, aunque los resultados han sido contradictorios. No obstante,

y dado que las resolvinas son moléculas liberadas en los lugares de inflamación, se ha sugerido que la concentración que alcanzan en los lugares de inflamación podría ser mayor que la obtenida en el plasma, lo cual contribuiría directamente al efecto antiinflamatorio atribuido a estos compuestos. La **figura 7-5** muestra la biosíntesis de resolvinas, protectinas y maresinas a partir de los ácidos grasos n-3.

Ácidos grasos esenciales en la regulación de la expresión génica

Existe evidencia de que los AGPI-CL n-6 y n-3 pueden regular la expresión de ciertos genes, ya sea por estimulación o inhibición de la formación de sus productos de expresión (RNA y/o proteínas) (**cap. 11**, Regulación de la expresión génica mediada por lípidos, **tomo II**). Por ejemplo, los áci-

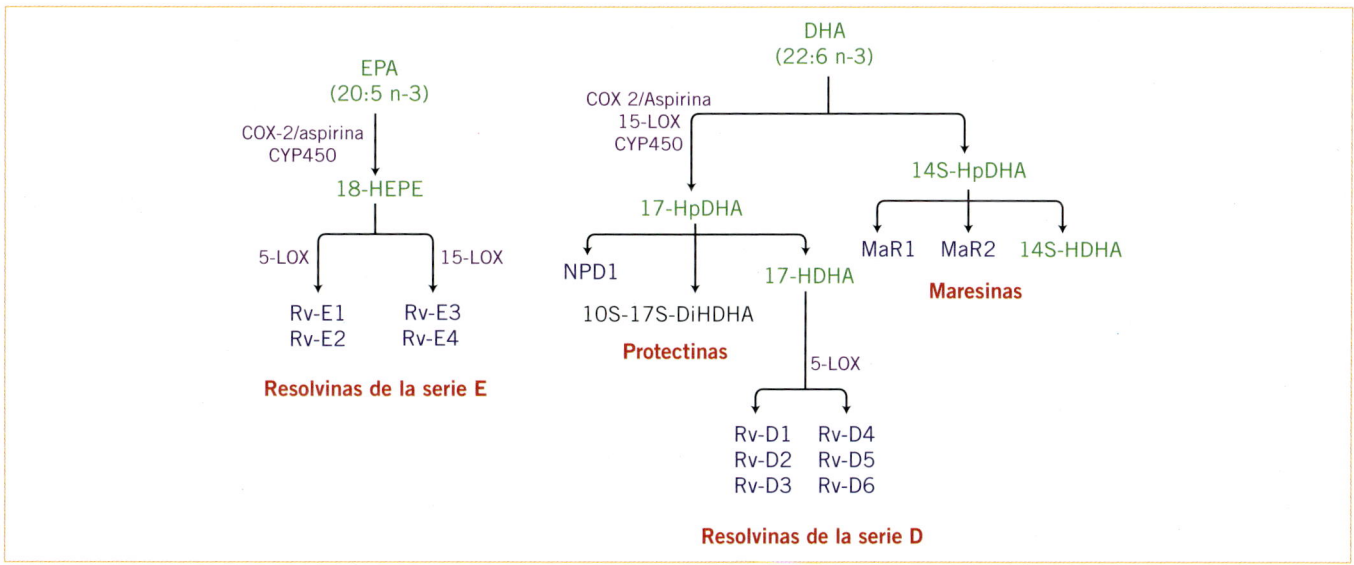

Figura 7-5. Biosíntesis de resolvinas (Rv), protectinas y maresinas (MaR) a partir de los ácidos grasos poliinsaturados de cadena larga n-3. COX-2: ciclooxigenasa 2; DHA: ácido docosahexaenoico; 10S-17S-DiHDHA: ácido 10,17-dihidroxidocosahexaenoico; 14S-HDHA: ácido 14-hidróxido docosahexaenoico; 14S-HpDHA: ácido 14-hidroperóxido docosahexaenoico; 17-DHA: ácido 17-hidroxidocosahexaenoico; 17-HpDHA: ácido 17-hidroperoxidocosahexaenoico; 18-HEPE: ácido 18-hidroxieicosaopentaenoico; NPD1: neuroprotectina D1.

dos grasos n-6 y n-3 inhiben la transcripción de genes que codifican la síntesis de enzimas clave de la lipogénesis hepática. En cambio, estos mismos ácidos grasos estimulan la transcripción de enzimas involucradas en la β-oxidación mitocondrial, como por ejemplo la síntesis de la enzima carnitina palmitoiltransferasa I, responsable del transporte de los ácidos grasos a la mitocondria mediante la carnitina. Se han identificado numerosos genes cuya expresión es regulada por los ácidos grasos n-6 y n-3, siendo algunos de ellos los que codifican para las enzimas acetil-CoA carboxilasa, piruvato quinasa, enzimas integrantes del complejo sintetasa de ácidos grasos, estearoil-CoA desaturasa y el transportador de glucosa GLUT-4. La inhibición de la adipogénesis que ejercen los AGPI-CL, y específicamente los n-3, ha sido también relacionada con el efecto de estos nutrientes en la regulación de la expresión de genes involucrados en la síntesis y la degradación de ácidos grasos. El mecanismo por el cual los AGPI-CL ejercen efectos de estimulación de la expresión de genes se relaciona con su acción como ligandos de las proteínas receptoras de factores activados por proliferadores de los peroxisomas (PPAR).

Los PPAR constituyen una superfamilia de receptores nucleares que regulan los efectos –a nivel del control de la expresión génica– de las hormonas esteroideas, los glucocorticoides, la tiroxina, el ácido retinoico y la vitamina D. Se conocen tres isoformas de los PPAR, denominadas alfa (α), beta (β) y gamma (γ), y que son codificadas por genes individuales con alto grado de similitud estructural. El PPAR-α se expresa principalmente en el hígado, el aparato digestivo, la glándula suprarrenal y el riñón. El PPAR-β se expresa prácticamente en todos los tejidos, aunque sus niveles son comparativamente mayores en el músculo cardíaco y el tejido nervioso (en particular, en el cerebelo). El PPAR-γ se expresa, sobre todo, en el tejido adiposo pardo y blanco, y en niveles más bajos en el bazo, el intestino y los ganglios linfáticos. Los ligandos, al unirse a los PPAR, los transforman en activadores transcripcionales, los cuales, al asociarse al receptor del ácido 9-*cis*-retinoico (RxR) (otro activador transcripcional), forman un heterodímero que se une a secuencias específicas del DNA, presentes en los genes bajo control, y que estimulan la transcripción del gen o los genes controlados por estas secuencias (cap. 9, Regulación de la expresión génica en organismos eucariotas, tomo II).

Se ha identificado que los AGPI-CL de las series n-6 y n-3, así como los eicosanoides derivados de estos ácidos grasos (y, probablemente, los docosanoides derivados del DHA), pueden unirse específicamente a PPAR, actuando así como reguladores de la expresión de genes. El ácido linoleico, el DHA, el ácido araquidónico y el LTB$_4$ son activadores del PPAR-α. El PPAR-α es activado sólo por el ácido linoleico y el DHA, en tanto que el PPAR-γ sólo es activado por el DHA. Destaca el hecho de que el EPA no actúe como ligando de PPAR, lo cual es otra evidencia de su función sólo como intermediario en la síntesis del DHA. El efecto de los AGPI-CL como ligandos de PPAR podría estar vinculado con numerosas funciones bioquímicas de estos ácidos grasos aún desconocidas. La activación del PPAR-α estimula la oxidación de ácidos grasos en tejidos que se caracterizan por su alta utilización de estos compuestos como sustratos energéticos (hígado, corazón, riñones, tejido adiposo pardo), proceso que podría ser estimulado por los AGPI-CL que actúan como ligandos del PPAR-α.

Por otro lado, el PPAR-γ regula la diferenciación de las células precursoras de los adipocitos (preadipocitos) y favorece la acumulación de triacilgliceroles en los adipocitos maduros. Se ha propuesto que sólo los efectos estimulantes de la transcripción de genes producida por los AGPI-CL están mediados a través de los PPAR. Los efectos inhibidores de la transcripción ejercidos por los AGE serían PPAR-independientes. Esto significa que podrían existir factores específicos de regulación, para producir la inhibición de la transcripción mediada por los AGPI-CL, diferentes de los PPAR. Incluso, se postula que el ligando o los ligandos de los PPAR no serían los AGPI-CL como tales, sino algunos de sus metabolitos, como los eicosanoides y docosanoides. El efecto inhibidor de la diferenciación de los preadipocitos a adipocitos que producen los AGPI-CL de las series n-3 es regulado por prostaglandinas que no utilizan los PPAR como factores de regulación de la expresión génica. De cualquier forma, éste es un campo aún poco conocido y, en los próximos años, se esperan importantes avances en la comprensión de la función reguladora de la expresión génica de los AGE como ligandos de PPAR. La **figura 7-6** esquematiza el efecto de los AGPI-CL n-6 y n-3 sobre la expresión de genes activados por PPAR.

El tipo de ácidos grasos de la dieta guarda estrecha relación con la actividad de los PPAR como reguladores transcripcionales. Es así que dietas ricas en ácidos grasos saturados e isómeros *trans* y que aportan bajas cantidades de AGE n-6 y n-3, producen diferentes efectos sobre los distintos PPAR. La falta de estimulación del PPAR-α por ligandos derivados de AGPI-CL produce una disminución de la β-oxidación mitocondrial, así como de la β-oxidación peroxisomal. Al inhibirse la β-oxidación mitocondrial, aumenta la disponibilidad de ácidos grasos para depósito. La inhibición de la β-oxidación peroxisomal impide la formación de AGPI-CL, en particular de DHA. Además, la falta de estímulo sobre el PPAR-γ disminuye el efecto inhibidor de este factor transcripcional sobre la adipogénesis, con lo cual se produce el efecto contrario, un aumento de la adipogénesis. Como consecuencia del desequilibrio en el aporte de AGE y de sus AGPI-CL n-6 y n-3 derivados, se modifica la composición de ácidos grasos de los fosfolípidos de las membranas celulares, ya que la menor disponibilidad de ácido araquidónico, EPA o DHA producirá cambios en la respuesta de receptores y enzimas cuya actividad está asociada a las membranas. Estas modificaciones moleculares ocurren en estados metabólicos alterados, como es el aumento de la resistencia a la insulina, lo cual, a su vez, redunda en un mayor riesgo de enfermedades como la obesidad, la diabetes de tipo 2 y las dislipidemias, e incluso en el tratamiento de la esteatosis hepática.

La **figura 7-7** resume los efectos de una dieta con bajo aporte de AGE y sus respectivos AGPI-CL n-6 y n-3 y con alto aporte de ácidos grasos saturados e isómeros *trans* en la actividad de los PPAR, así como sus consecuencias en el desarrollo de enfermedades relacionadas con el metabolismo de los lípidos.

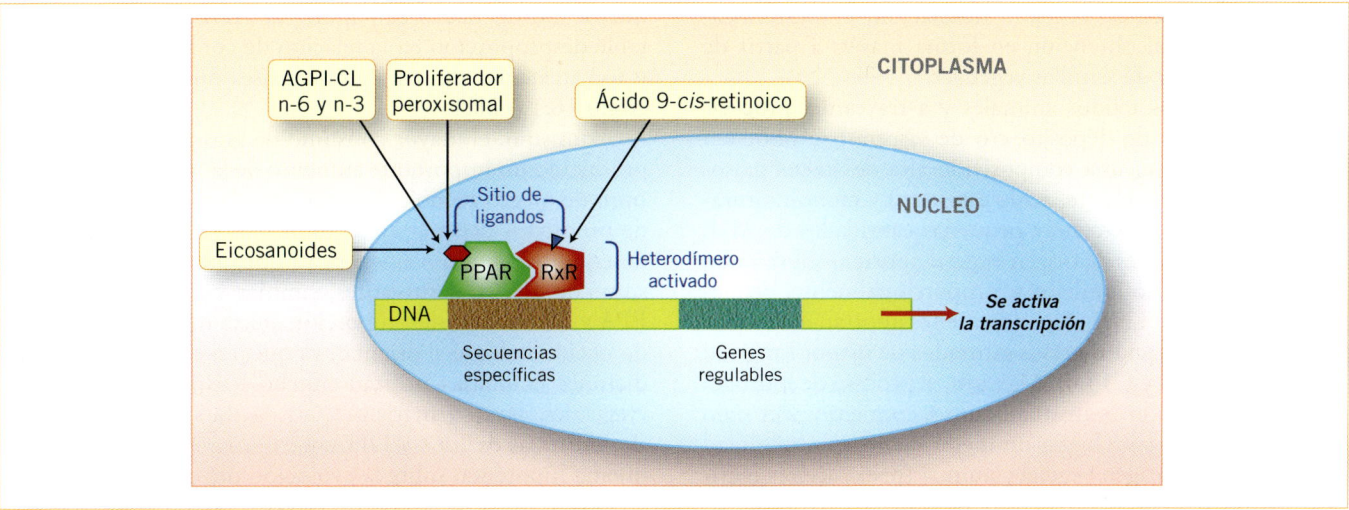

Figura 7-6. Efecto de los ácidos grasos poliinsaturados de cadena larga (AGPI-CL) n-6 y n-3 sobre la expresión de genes activados por proteínas receptoras de factores activados por proliferadores de los peroxisomas (PPAR). RxR: receptor del ácido 9-*cis*-retinoico.

FUENTES DIETÉTICAS Y DISPONIBILIDAD DE LOS ÁCIDOS GRASOS ESENCIALES Y SUS DERIVADOS

La disponibilidad de AGE no ha sido la misma y tampoco ha sido constante durante la evolución humana moderna. Cuando el hombre era un cazador-recolector (más bien, un carroñero), el *Homo ergaster* de hace 40.000 años, su alimentación era particularmente abundante en carnes magras, peces, vegetales verdes, frutas, raíces y miel, todos alimentos que, en su conjunto, le aportaban una adecuada cantidad de AGE n-6 y n-3. La carne de animales terrestres que este hombre cazaba o carroñeaba le aportaba cantidades suficientes de ácido araquidónico. La carne de peces y otros productos del mar le aportaban EPA y DHA, y los vegetales verdes, ácido linoleico y LNA. De esta forma, el aporte de AGE n-6 y n-3 era muy equilibrado y prácticamente cercano a una relación 1:1 en peso de estos AGE. Más aun, se estima que el consumo total de grasa en la dieta de este antepasado no superaba, en promedio, el 20 % de su ingesta calórica. Los cereales se incorporaron a la alimentación del hombre hace 10.000 años, cuando comenzó la evolución de la agricultura. A partir de esta etapa, los seres humanos aprendieron a cultivar sus propios alimentos y comenzó la domesticación de los animales, con lo cual su alimentación empezó a provenir de los productos de su propia cosecha y de los animales de crianza (carne, leche, huevos). El advenimiento de la agricultura, si bien modificó el perfil nutricional del hombre, ya que incorporó los cereales a la alimentación –particularmente el trigo, el maíz y el arroz–, no produjo cambios sustanciales en la disponibilidad y la cantidad de AGE n-6 y n-3 y de grasa total de su ingesta. Durante este período, el aporte de AGE de la dieta era también cercano a una relación 1:1 entre ácidos grasos n-6 y n-3. Fue la revolución industrial, iniciada en la segunda mitad del siglo XIX, la que modificó sustancialmente la disponibilidad de los alimentos y la ingesta de AGE n-6 y n-3. Durante esta etapa, el hombre desarrolló procesos para la obtención industrial de los alimentos y para su conservación por períodos largos. En el caso particular de las materias grasas, desarrolló procedimientos (prensado, ex-

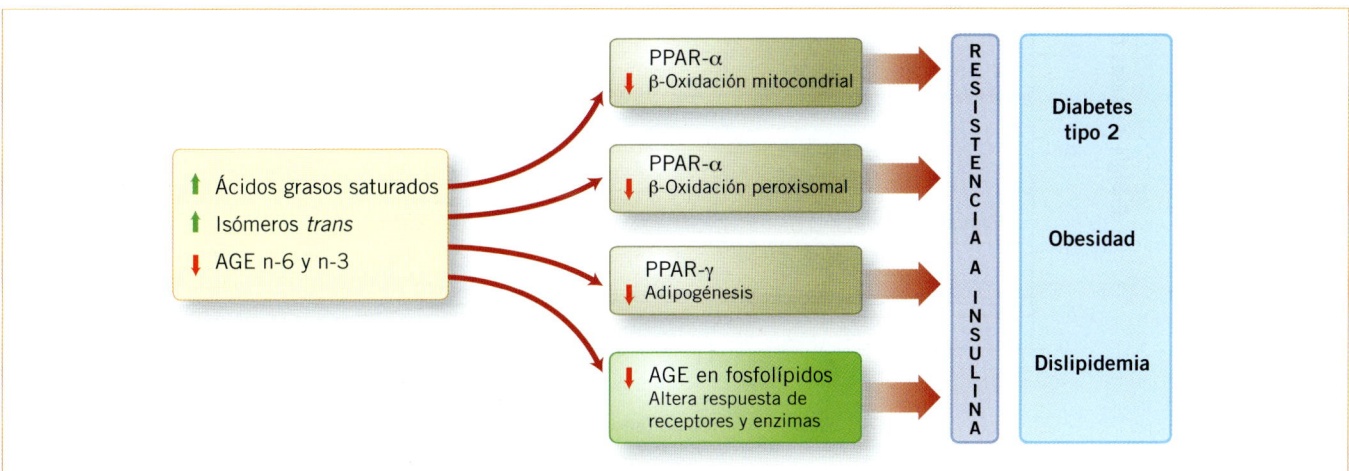

Figura 7-7. Efecto de una dieta con bajo aporte de ácidos grasos esenciales (AGE) n-6 y n-3 y alto aporte de ácidos grasos saturados e isómeros *trans*. PPAR: factores activados por proliferadores de los peroxisomas.

tracción por solventes, cocción, destilación, interesterificación, etc.) para su obtención en forma masiva a partir de tejidos animales y de semillas vegetales.

A partir de los tejidos animales y a través del procesamiento de grasas de depósito y/o de vísceras, se obtienen grasas y aceites con una composición alta de ácidos grasos saturados (principalmente, ácido esteárico) y monoinsaturados (ácido oleico), pero muy pequeñas cantidades de AGE n-6 y n-3. Los aceites de origen vegetal aportan, sobre todo, ácido oleico y ácido linoleico y, proporcionalmente, pequeñas cantidades de LNA. Algunos aceites aportan ácido palmítico (C16:0) y ácidos grasos saturados de menor longitud de cadena (C12:0 y C14:0). Más aun, el proceso de hidrogenación, introducido industrialmente a comienzos del siglo XX y desarrollado para lograr un mejor manejo y estabilidad de los aceites de origen vegetal y animal (p. ej., aceites marinos), significó un aumento considerable de la disponibilidad de grasas para el procesamiento industrial de los alimentos, pero una disminución importante del aporte de AGE n-6 y n-3, ya que estos ácidos grasos, por su mayor insaturación, son los más afectados por la hidrogenación. La hidrogenación produce, además, isómeros *trans*, por lo cual el consumo de productos hidrogenados, muy comunes en la alimentación de algunos países, generó un aumento del consumo de ácidos grasos con isomería *trans*, cuyos efectos en la salud son muy negativos. Los isómeros *trans* son aterogénicos y modifican la formación de los AGPI-CL derivados del ácido linoleico y el LNA, ya que, entre otros efectos, inhiben la actividad de la enzima Δ6-desaturasa, con lo cual reducen la formación de AGPI-CL n-6 y n-3. De esta forma, a partir de la revolución industrial, comenzó a aumentar el consumo de grasas de manera creciente, hasta superar, en algunos países, el 40 % de la ingesta calórica. Además, la masiva disponibilidad de aceites vegetales ricos en ácido linoleico y de pro-

ductos hidrogenados (sin aporte de AGE) produjo una notable desproporción en la relación de consumo de AGE n-6 y n-3, relación que en algunos países puede ser tan dispar como 16:1 o 20:1.

Asimismo, el mayor consumo de grasas hidrogenadas ha producido un importante aumento de la ingesta de isómeros *trans* de origen tecnológico. Por otro lado, el bajo consumo de productos del mar en algunos países hace más crítico el desequilibrio entre n-6 y n-3, ya que, además del bajo consumo de LNA descrito antes, también consumen muy poco EPA y DHA. Esta desproporción afecta mucho más al mundo occidental que al oriental, ya que, en este último, las tradiciones culinarias utilizan mucho los productos del mar (vegetales, peces y mariscos), los cuales aportan cantidades significativas de EPA y DHA. La **figura 7-8** muestra un esquema hipotético sobre la evolución del consumo de grasas y de AGE n-6 y n-3 durante el desarrollo humano moderno, y la **figura 7-9** presenta la distribución de ácidos grasos saturados, n-9, n-6 y n-3 de las principales grasas y aceites consumidos en el mundo occidental.

EFECTOS BIOQUÍMICOS FUNCIONALES DEL DÉFICIT DE ÁCIDOS GRASOS ESENCIALES

Indicadores

El efecto carencial de los AGE, identificado por el matrimonio Burr, no fue fácilmente aceptado por la comunidad científica, ya que, como se ha mencionado antes, muchos pensaban que los efectos de carencia del ácido linoleico afectaban sólo a las ratas y no a los seres humanos. El estudio de Hansen demostró la importancia del ácido linoleico y del ácido araquidónico en la alimentación infantil, la cual fue validada por numerosos estudios posteriores. Sin embargo, había du-

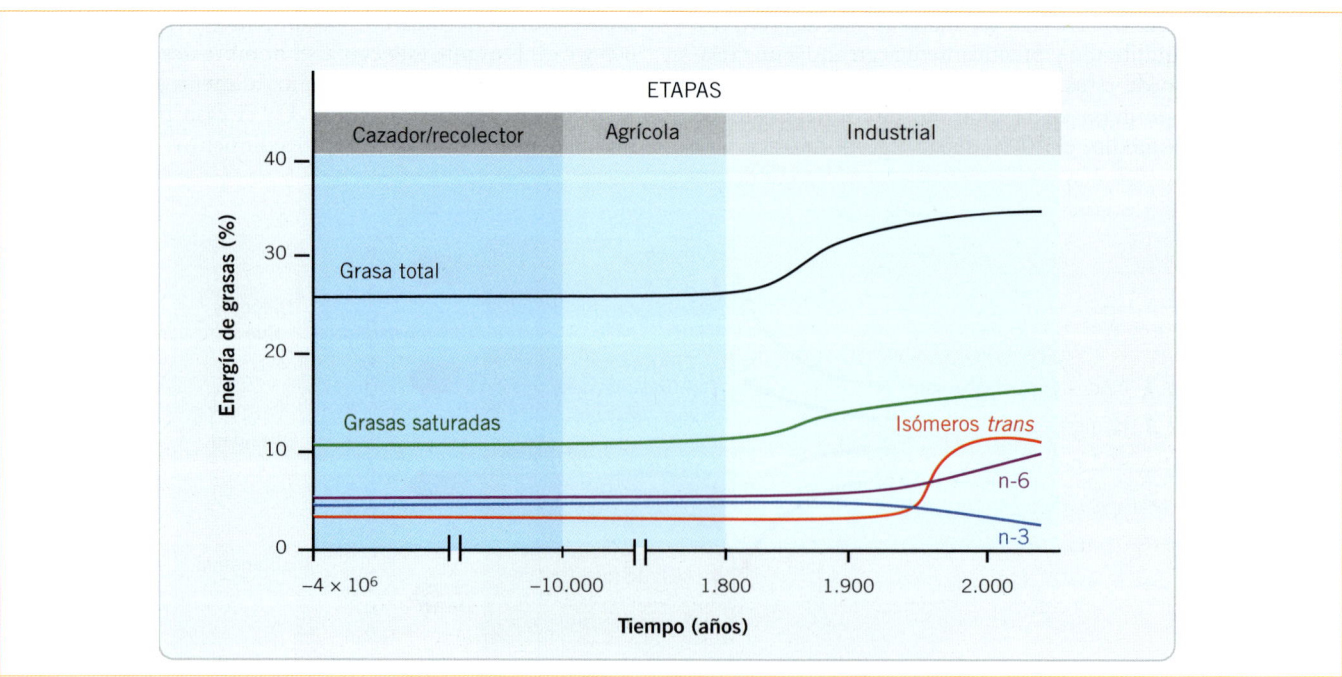

Figura 7-8. Evolución del consumo de grasas, de ácidos grasos esenciales (AGE) n-6 y n-3 y de isómeros *trans* durante el desarrollo del hombre. (Modificado de Simopoulos y Cleland, 2003).

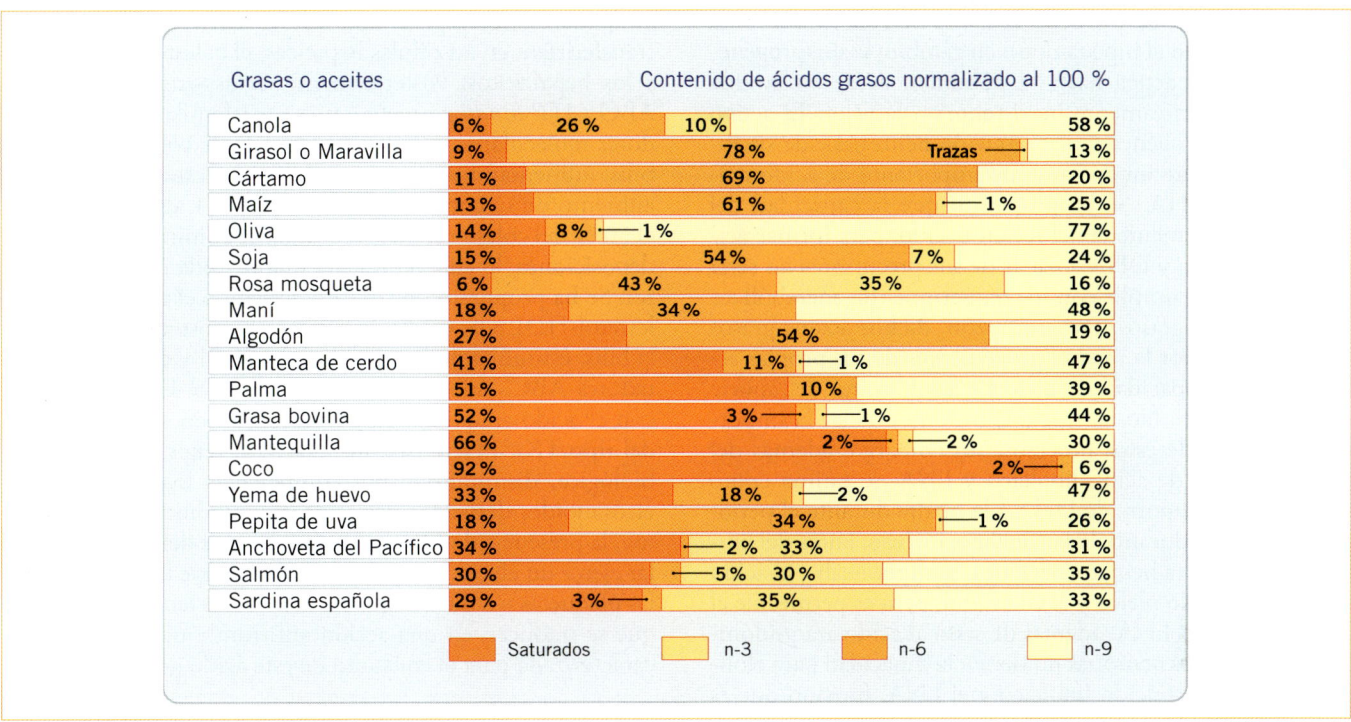

Figura 7-9. Distribución de ácidos grasos saturados, n-9, n-6 y n-3 en las principales grasas y aceites consumidos en la nutrición occidental.

das sobre la esencialidad del ácido linoleico en los adultos. Con la introducción de la nutrición parenteral total, en la década de los setenta del siglo pasado, en la que originalmente sólo se aportaban aminoácidos e hidratos de carbono, fue posible observar, en muchos pacientes, los síntomas de carencia de ácido linoleico, ya que éstos manifestaban síntomas de lesiones cutáneas muy similares a los descritos por los esposos Burr en las ratas y por Hansen en los infantes. La adición de una pequeña cantidad de aceite de maíz eliminó rápidamente dichos síntomas. El organismo tiene la capacidad para acumular una cantidad importante de ácido linoleico; por ello, crear una situación de carencia de ácidos grasos n-6 requiere un largo tiempo (meses). Es probable que la función más importante del ácido linoleico como un AGE, además de participar en la estructura de las membranas otorgándoles fluidez e impermeabilidad, sea permitir la formación de los eicosanoides a través de su derivado metabólico, el ácido araquidónico.

El caso del LNA es mucho más complejo, dado que sus requerimientos son muy pequeños (0,5 % de las calorías), por lo cual sus efectos carenciales son más difíciles de observar. La esencialidad del LNA se debería, principalmente, a que es el precursor del DHA, cuyas importantes funciones se comentan más adelante. El EPA, que también se forma a partir del LNA, sólo sería un intermediario en la formación del DHA y su participación en la formación de los eicosanoides, que antagonizan a los eicosanoides derivados del ácido araquidónico, sólo se obtendría a partir del EPA aportado directamente por la dieta (p. ej., derivado del consumo de productos del mar). El DHA se acumula casi exclusivamente en el tejido nervioso, el tejido visual (que es una derivación del tejido nervioso) y los testículos, por lo cual es deducible la importancia bioquímica del ácido graso en es-

tos tejidos. El ácido araquidónico también se acumula en estos tejidos, pero, como se indicó antes, cumple además funciones específicas en otros tejidos. El DHA es importante para mantener la fluidez de las membranas, propiedad esencial para permitir la actividad de receptores, enzimas, transportadores y canales iónicos, así como los procesos de transducción de señales propios de las células excitables, como las neuronas. En la retina, el DHA se acumula principalmente en la membrana de los segmentos externos de las células (conos y bastones) que contienen los fotorreceptores, por lo cual el ácido graso participa de forma activa en el proceso de transformación del estímulo luminoso en una señal eléctrica, proceso que se realiza a través de la rodopsina con la hidrólisis del GMP cíclico y el cierre de canales de sodio. La función del DHA en los testículos es aún poco clara, aunque se acumula particularmente en la membrana de los espermatozoides, por lo cual se ha propuesto que participa en la capacitación espermática, proceso vinculado a la fecundación del óvulo. Menos conocida aún es la función del DHA en los óvulos. La importancia del DHA se ha estudiado, en particular, en el cerebro y la retina. El cerebro es un órgano principalmente lipídico, cuyo peso seco está compuesto en un 60 % por fosfolípidos y plasmalógenos, y algo menos de la mitad de ese porcentaje es DHA (el resto es ácido araquidónico y otros AGPI-CL; el cerebro no contiene EPA). Aunque la neurogénesis comienza ya a los pocos días posgestación, durante el último trimestre gestacional se produce un aumento explosivo del tamaño del cerebro determinado por una neurogénesis muy activa –acompañada por procesos de migración neuronal– y el establecimiento de millones de sinapsis. El cerebro de un recién nacido posee alrededor de 100.000 millones de neuronas y trillones de sinapsis ya establecidas. La neurogénesis finaliza casi en su totalidad durante las primeras semanas de vida extrauterina (sólo continúa en el hipocampo); en cambio, la sinaptogénesis es aún muy activa hasta la pubertad, decae en la vida adulta y es prácticamente inexistente en la vejez. El activo proceso de neurogénesis, de migración neuronal y de sinaptogénesis requiere un aporte muy importante de ácido araquidónico y DHA. Se ha propuesto que la capacidad del feto, y probablemente la del recién nacido, para formar ácido araquidónico y DHA a partir de sus precursores no sería suficiente para cumplir con los requerimientos metabólicos de estos ácidos grasos. Por esta razón, dichos ácidos grasos son aportados por la madre, provenientes de sus propias reservas, de su capacidad de biosíntesis, así como del aporte dietario de AGE. No ha sido posible aún evaluar la importancia relativa de estos procesos; sin embargo, además del aporte esencial de ácido linoleico y LNA, se estima como fundamental el aporte de DHA a la madre durante el período gestacional, durante la lactancia e, incluso, antes del embarazo. La barrera hematoencefálica es impermeable al ácido esteárico, al ácido oleico y al colesterol, pero es permeable al ácido linoleico y LNA, además de serlo al ácido araquidónico y al DHA. Las neuronas no tienen la capacidad para elongar y desaturar el ácido linoleico y el LNA, función que es realizada por los astrocitos (astroglía). La leche humana contiene una pequeña cantidad de ácido araquidónico y DHA (v. más adelante), por lo cual se ha sugerido que a las fórmulas que reemplazan parcial o totalmente a la lactancia materna deben añadirse ácido araquidónico y DHA en cantidades similares a las que aporta la leche humana. Esta práctica es común en la mayoría de los países. Sin embargo, recientemente, la nueva normativa de la Autoridad Europea de Seguridad Alimentaria (EFSA) (2016) indica que las fórmulas infantiles de inicio y continuación deben contener entre 20 y 50 mg de DHA/100 kcal (0,5-1 % del total de ácidos grasos: más elevado que en la leche humana y en la mayoría de las fórmulas infantiles comercializadas) sin la necesidad de incluir también ácido araquidónico. Esta nueva regulación, que está vigente desde febrero de 2020, ha despertado una gran controversia, al no existir evidencia científica acerca de su pertinencia y seguridad para los niños sanos. Por ello, diferentes grupos de expertos internacionales han revisado la investigación publicada acerca del ácido araquidónico y el DHA y discutido diferentes cuestiones emergentes a partir de esta nueva directiva europea.

La evidencia epidemiológica y clínica ha demostrado que el EPA produce efectos hipotrigliceridémicos, hipocolesterolémicos, vasodilatadores y antitrombóticos, por lo cual su consumo se ha relacionado primariamente con la protección de las enfermedades cardiovasculares. El EPA inhibe la secreción de VLDL por parte del hígado y su posterior transformación en LDL, lo cual se traduce en una disminución del colesterol unido a las LDL. Además, sobre ciertos niveles de consumo, el EPA produce una disminución del colesterol de las lipoproteínas de alta densidad (HDL), efecto que podría considerarse como no beneficioso. Sin embargo, esta disminución podría ser el resultado de un estímulo por parte del EPA del transporte inverso del colesterol, por el que el colesterol transportado por las HDL sería transferido al hígado a través de su captación selectiva por parte de los «receptores

atrapadores *(scavengers)* tipo BI» (SRBI). Estos receptores transferirían, en las células hepáticas, el colesterol plasmático a los hepatocitos. Posteriormente, transportadores del tipo ABC *(ATP binding cassette)*, una superfamilia de transportadores moleculares, permitirían la salida de colesterol hacia la bilis, aumentando la secreción biliar del esterol a través del aumento de su concentración en la bilis. Cabe recordar que el 50 % del colesterol dietético-biliar se elimina a través de las deposiciones, lo cual representa una pérdida neta de colesterol. Se ha propuesto que el EPA aceleraría el traspaso del colesterol-HDL a las células hepáticas y su posterior eflujo hacia la bilis, estimulando la expresión del SRBI y de los transportadores ABC. Además de estos efectos, el EPA competiría con el ácido araquidónico por la formación de eicosanoides del tipo TX_3, PG_3 y LT_5, los cuales, al tener poca actividad biológica, disminuirían por competencia los efectos de los eicosanoides derivados del ácido araquidónico. De esta forma, la presencia de EPA en las membranas del epitelio vascular ejerce un efecto vasorrelajante, disminuye la agregación de las plaquetas y reduce la quimiotaxis de los leucocitos, efectos que se traducen en una acción antitrombótica clínicamente caracterizada para el consumo de este ácido graso.

Trastornos del metabolismo

Los efectos carenciales de los AGE, en particular del ácido linoleico, se observan principalmente en los recién nacidos y los lactantes. El eccema atópico es, por ejemplo, un tipo de dermatitis hereditaria que se inicia durante el primer año de vida y que, si bien remite con la edad hasta desaparecer casi totalmente con la pubertad, sensibiliza a los pacientes a diversas infecciones víricas y reacciones alérgicas. Esta dermatitis es de forma inequívoca un signo carencial de AGE y, en particular, del ácido γ-linolénico (GLA, 18:3 n-6), derivado metabólico del ácido linoleico. Los pacientes presentan niveles plasmáticos de ácido linoleico normales y no responden a la administración de este ácido graso, por lo cual el fallo metabólico está en la conversión del ácido linoleico en GLA a través de la enzima Δ6-desaturasa. El tratamiento con GLA restablece las condiciones normales de la piel. Un efecto benéfico del GLA se produce en los pacientes en diálisis que presentan prurito, en los que la aplicación tópica de GLA disminuye notablemente el síntoma.

En el caso de embarazadas con obesidad o diabetes gestacional, al cursar estos embarazos con gran hiperinsulinemia, se forman placentas más grandes pero más ineficientes para la transferencia de nutrientes al feto. La glucosa y los ácidos grasos libres maternos son transferidos de una forma bastante directa de la madre al hijo a través de la placenta, mientras que los ácidos grasos esterificados como los AGE y AGPI-CL que suelen ir sobre todo en fosfolípidos, requieren la actividad de las lipasas placentarias y proteínas transportadoras de ácidos grasos que están más reguladas, de forma que algunos transportadores aumentan su expresión, mientras que en otros disminuyen su actividad para compensar la excesiva transferencia de grasa al feto en ciertas situaciones (**Fig. 7-10**).

Las embarazadas con obesidad suelen tener menor consumo de suplementos nutricionales, lo que afecta a los niveles

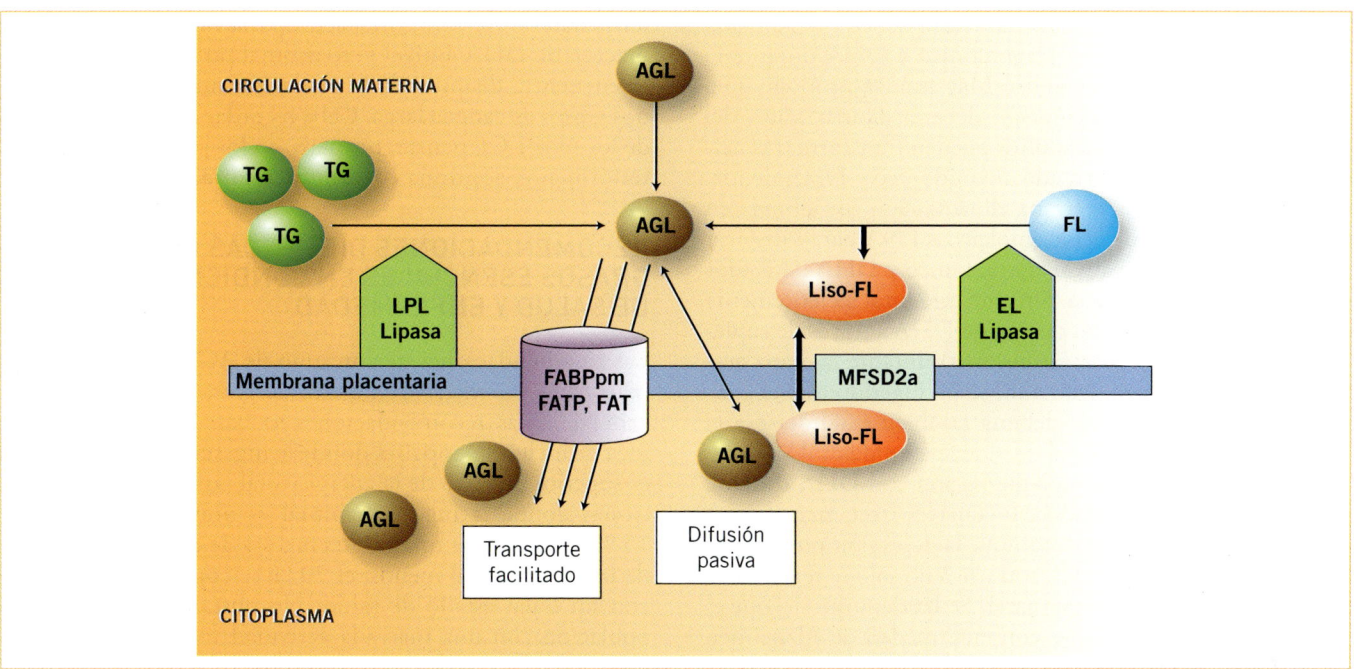

Figura 7-10. Circulación placentaria de ácidos grasos. Los ácidos grasos libres (AGL) pueden cruzar la placenta por difusión pasiva o mediante proteínas transportadoras de ácidos grasos. Sin embargo, la cantidad de AGL en la circulación materna es pequeña comparada con la de ácidos grasos esterificados en las lipoproteínas (triacilgliceroles, fosfolípidos y ésteres de colesterol) y que han de ser liberados por las lipasas de la placenta, como la lipoproteína lipasa (LPL) y la lipasa endotelial (EL) hasta AGL. Posteriormente, son transportados a través de la membrana placentaria usando proteínas transportadoras de ácidos grasos: ácido graso translocasa (FAT), proteínas transportadoras de ácidos grasos (FATP), proteínas de unión de ácidos grasos (FABP) o proteína de unión de la familia de dominio D2a (MFSD2a) que transporta, sobre todo, liso-fosfolípidos (Liso-FL).

de nutrientes en su circulación. Algunos estudios no han mostrado menores niveles de AGE o AGPI, como el DHA, en plasma de madres embarazadas con obesidad o diabéticas, pero sí han descrito niveles inferiores en sangre de cordón umbilical, lo que sugiere una alteración placentaria de estos nutrientes. En estudios con ácidos grasos marcados con isótopos estables en embarazadas con obesidad se constata una mayor transferencia de ácidos grasos libres, pero la placenta limita la transferencia de los ácidos grasos de las facciones lipídicas esterificadas. La síntesis *de novo* de ácidos grasos activada por la acción de la insulina sobre la placenta diluye además el enriquecimiento de los ácidos grasos marcados en la placenta. También se ha descrito menor tasa de oxidación de ácidos grasos en placentas de madres con obesidad o diabetes, aunque no todos los estudios confirman el mayor contenido de grasa en dichas placentas. Todo ello conlleva que el porcentaje de AGE, como el ácido linoleico, disminuya significativamente en la placenta respecto al plasma materno, y en sangre de cordón respecto a la sangre materna, observándose la misma tendencia para los AGPI-CL, como el DHA. Todo ello deriva en la recomendación a estas embarazadas con obesidad de no exceder la ingesta de azúcares simples del 10 % de la energía y consumir grasas de tipo poliinsaturadas.

La diabetes mellitus de tipo 2 afecta la actividad de la enzima Δ6-desaturasa, ya que la actividad (y también la síntesis) de esta enzima es estimulada por la insulina, por lo cual la formación de los metabolitos derivados del ácido linoleico y el LNA está afectada en los pacientes diabéticos. La menor formación de ácido araquidónico y DHA afecta la estructura y la función de las membranas de las células nerviosas, por lo que se ha propuesto que esta carencia sería una de las causas de las neuropatías que afectan a los pacientes con diabetes. La administración de GLA ha demostrado ser efectiva para prevenir, o al menos aminorar, el progreso de las neuropatías, aunque también se ha demostrado que la administración de DHA a animales con diabetes experimental produce efectos más notorios que la administración de GLA. El DHA, al incorporarse a las membranas celulares, aumentaría la fluidez de éstas, facilitando, entre otros efectos, el movimiento y el reciclaje de los receptores para insulina, lo que contribuye a disminuir la resistencia a la insulina que caracteriza a la diabetes de tipo 2.

La importancia del ácido araquidónico y del DHA durante la nutrición perinatal se ha atribuido, principalmente, a la funcionalidad del cerebro y la visión. Estudios realizados tanto en ratones, ratas y primates como en seres humanos han demostrado que los recién nacidos que reciben lactancia materna presentan mejores resultados en la aplicación de tests que miden la inteligencia, la memoria, la capacidad de aprendizaje y la agudeza visual que los grupos experimentales que no reciben lactancia materna y que son alimentados con fórmulas que no aportan ácido araquidónico y DHA (aunque sí ácido linoleico y LNA). Por el contrario, los grupos alimentados con fórmulas que contienen ácido araquidónico y DHA muestran comportamientos mejores que los grupos carenciales y muy similares a los de los grupos con lactancia materna. Estas observaciones han llevado a recomendar la suplementación con ácido araquidónico y DHA de las fórmulas sustitutivas de la leche materna durante mucho tiempo y no sólo con DHA como se ha recomendado en Europa recientemente.

Actualmente se sugiere que la madre debería recibir una suplementación con ácido araquidónico y DHA durante la etapa gestacional y de lactancia. Más aun, se propone que, idealmente, esta suplementación debería ocurrir antes del embarazo. Puesto que los adultos pueden transformar el ácido linoleico y el LNA en ácido araquidónico y DHA de forma adecuada, bastaría con una alimentación equilibrada en cantidad y relación de ácido linoleico y LNA para satisfacer los requerimientos de ácido araquidónico y DHA derivados del embarazo y la lactancia. Sin embargo, más recientemente se ha sugerido el consumo directo de DHA a través de suplementos (aceites, cápsulas, emulsiones) durante la etapa gestacional y de lactancia. Más aun, se ha sugerido que el consumo de este ácido graso debería también extenderse a la población fértil femenina. La evidencia epidemiológica reciente demuestra que la suplementación con DHA durante el período gestacional produce una mayor frecuencia de partos de niños a término y disminuye la depresión posparto.

El efecto de los AGPI-CL n-6 y n-3 no sólo se remite a su aplicación en el período perinatal. Se ha demostrado que el aporte de DHA a pacientes con enfermedad de Alzheimer, de Huntington, de Parkinson y esclerosis lateral amiotrófica disminuye considerablemente los síntomas y efectos neurodegenerativos de estas enfermedades. Del mismo modo, el uso experimental de DHA en pacientes bipolares, esquizofrénicos y de personalidad limítrofe produce una importante disminución de la frecuencia de los períodos de crisis en estos pacientes. La administración de DHA a pacientes con trastornos del sistema nervioso abre una perspectiva muy interesante para la aplicación de AGPI-CL n-6 y n-3 en enfermedades asociadas principalmente con el envejecimiento del individuo. Un adecuado manejo nutricional y farmacológico de los pacientes con AGE y/o sus derivados metabólicos podría favorecer un retraso en la aparición de los síntomas de enfermedades neurodegenerativas. La suplementación con DHA también debería ser extensiva a todos los individuos de la tercera edad como una medida de precaución para el desarrollo de las invalidantes enfermedades del sistema nervioso.

La síntesis de AGPI-CL n-3 se ve seriamente disminuida en enfermedades genéticas que afectan la funcionalidad de los peroxisomas, como es el caso del síndrome de Zellweger de origen neonatal, y de la adrenoleucodistrofia y la adrenomieloneuropatía, de aparición más tardía. En estas enfermedades, todas ellas mortales a corta edad, se produce una acumulación de 24:6 n-3 en el plasma y los tejidos, particularmente en el tejido nervioso. Los pacientes muestran, además, una reducción importante del contenido de DHA cerebral. El origen de estas enfermedades se debería a la incapacidad del peroxisoma para realizar la β-oxidación del 24:6 n-3, para transformarlo en DHA. En estos pacientes estarían afectados la síntesis y el posterior transporte al peroxisoma de la enzima acil-CoA oxidasa y/o de la proteína D-bifuncional (enfermedad de Zellweger) o habría alteraciones en la estructura y la proliferación (por simple división) de los peroxisomas (adrenoleucodistrofia y adrenomieloneuropatía). El tratamiento de estos pacientes con DHA produce una disminución del progreso del daño neurológico que los afecta, pero no revierte el daño. En la en-

fermedad de Refsum, otra neuropatía más benigna, la formación de DHA a nivel peroxisomal no está alterada, pero se encuentra disminuida la oxidación mitocondrial de ácidos grasos de cadena larga. Cabe recordar que la β-oxidación de los AGPI-CL ocurre, primero, en los peroxisomas y, posteriormente, continúa en la mitocondria.

RECOMENDACIONES DIETÉTICAS DE LOS ÁCIDOS GRASOS ESENCIALES EN CONDICIONES DE SALUD Y ENFERMEDAD

Las recomendaciones de consumo de AGE n-6 y n-3 se enmarcan en las metas de ingesta de grasa para la población general. Estas recomendaciones se han formulado con la idea de incluir a los países donde la ingesta habitual de grasas es superior al 30 % de la energía total, así como a las poblaciones donde la ingesta habitual es muy baja (inferior al 15 % de la energía total). Una ingesta de energía procedente de las grasas de, al menos, el 20 % se considera compatible con un buen estado de salud. No obstante, los grupos de población con una marcada actividad física y con una alimentación rica en verduras, legumbres, frutas y cereales pueden tener una ingesta total de grasas de hasta el 35 % de la energía sin exponerse a un aumento de peso y a efectos perjudiciales en la salud derivados del mayor consumo de grasa. Por otro lado, en poblaciones donde la ingesta habitual de grasas se sitúa entre el 15 y el 20 % de la energía, no es recomendable aumentar el consumo de grasa hasta alcanzar las recomendaciones, si el resto de la energía es aportada en forma equilibrada. En la actualidad, la calidad de la grasa que se consume se considera tan importante como su cantidad. Por esto se entiende que contenga una cantidad y una proporción adecuadas de AGE n-6 y n-3, una cantidad apropiada de ácidos grasos monoinsaturados, una baja cantidad de ácidos grasos saturados e, idealmente, que no contenga ácidos grasos con isomería *trans*. Basándose en estas recomendaciones, se han elaborado las guías actuales para la ingesta de grasa para adultos (*Food and Agriculture Organization* [FAO], 2010). Estas metas se resumen en la tabla 7-1, que muestra la recomendación de ingesta adecuada para los adultos de AGE n-6 y n-3, así como los límites superiores de ingesta para los isómeros *trans* y colesterol. La ingesta apropiada de ácidos grasos monoinsaturados se obtiene por diferencia del total de AGE n-6 y n-3, isómeros *trans* y ácidos grasos saturados, por lo cual se deduce que, para una ingesta de grasa equivalente al 30-35 % de la energía, según la FAO, los ácidos grasos monoinsaturados deben constituir el 9-13 % de la energía, los poliinsaturados el 6-11 % y los saturados el 10 % (como máximo) de la energía. El bajo consumo de ácidos grasos *trans* sugerido para la ingesta adecuada de materias grasas constituye una indicación para evitar el consumo de alimentos que contienen grasa hidrogenada, y también la reutilización de los aceites utilizados en procesos de fritura. Se recomienda una ingesta de ácidos grasos *trans* < 1 % de la energía total de la dieta (FAO, 2010).

En el caso de los AGPI-CL n-3, en particular del EPA y el DHA, y debido a que su mejor fuente son los productos del mar, la recomendación para los adultos es un consumo regular de peces (dos o tres raciones a la semana), especial-

Tabla 7-1. Recomendaciones de ingesta dietética de ácidos grasos para adultos

Ácidos grasos	Recomendación
Ingesta total de ácidos grasos	20-35 % del VCT
Ácidos grasos saturados	10 % del VCT
Ácidos grasos monoinsaturados	9-13 % del VCT (por diferencia)
Ácidos grasos poliinsaturados totales	6-11 % del VCT
Ácidos grasos poliinsaturados n-6	2,5-9 % del VCT 2-3 % de ácido linoleico
Ácidos grasos poliinsaturados n-3	0,5-2 % del VCT EPA + DHA: 0,250-2 g/día)
Ácidos grasos *trans*	< 1 % del VCT
Colesterol	300 mg/día

Food and Agriculture Organization and World Health Organization, 2010.
DHA: ácido docosahexaenoico; EPA: ácido eicosapentaenoico; VCT: valor calórico total.

mente de especies grasas (atún, salmón, sardina, anchoa). Cada ración, en promedio, debería aportar 200-500 mg de EPA + DHA. El período gestacional determina un requerimiento importante de DHA por parte del feto, sobre todo durante el último tercio del embarazo. Se sugiere que la madre reciba 300 mg/día de EPA + DHA, de los cuales el consumo de DHA debería corresponder a 200 mg/día. No obstante, ingestas de hasta 2,7 g de EPA + DHA al día (con 1 g/día de DHA) se acepta como límite superior sin reacciones adversas (FAO, 2010).

En la **tabla 7-2** se indican las recomendaciones de AGPI-CL n-3 y n-6 durante el embarazo y la lactancia. Los vegetarianos absolutos deben cuidar su ingesta de AGE n-3 (LNA), puesto que, como se indicó antes, este ácido graso es sólo aportado en pequeñas cantidades por algunos vegetales. El aporte de LNA puede ser compensado con el consumo de pequeñas cantidades de aceite de soja, canola (raps), chía o linaza.

Existen pocos estudios sobre la efectividad del uso de suplementos con DHA en embarazadas con obesidad y diabetes para aumentar sus niveles en el feto. La suplementación con DHA en la embarazada mejora los niveles de DHA en sangre materna y de cordón en mujeres normopeso y con sobrepeso, mientras que en aquellas con obesidad apenas se han encontrado mejoras en el feto. La suplementación con DHA en embarazadas con diabetes gestacional también aumenta los niveles de DHA maternos, pero no los fetales.

Tabla 7-2. Recomendaciones de ingesta dietética de AGPI-CL durante el embarazo y la lactancia

AGPI-CL	Recomendación
DHA	200 mg/día
DHA + EPA	300 mg/día
Ácido araquidónico	800 mg/día (máximo)

Food and Agriculture Organization and World Health Organization, 2010.
AGPI-CL: ácidos grasos poliinsaturados de cadena larga; DHA: ácido docosahexaenoico; EPA: ácido eicosapentaenoico.

Sería deseable un mayor consumo de AGPI-CL n-3 en madres gestantes con obesidad y lactantes para mejorar la ratio materna de ácidos grasos n-6/n-3 durante estos períodos de gran aporte de éstos al niño. Se produce un declive paulatino de DHA en la leche materna de las madres con obesidad respecto a las que no presentan obesidad a medida que avanza la lactancia. Además, la duración de la lactancia materna es menor en las mujeres con obesidad que en las normopeso. Así pues, las madres con obesidad deben tener un buen aporte de DHA también durante la lactancia; los neonatos de estos embarazos con obesidad necesitarían recibir leches infantiles con DHA si no se alimentan con lactancia materna.

Los recién nacidos que reciben lactancia materna satisfacen adecuadamente sus requerimientos de AGE n-6 y n-3, ya que la leche materna aporta, en promedio, 0,5-0,8 % de ácido araquidónico y 0,2-0,4 % de DHA. Las fórmulas sustitutivas de la leche materna, tradicionalmente, han sido suplementadas con ácido linoleico y LNA; sin embargo, debido a que se estima que el recién nacido a término, y con mayor razón el prematuro, no es capaz de realizar de manera adecuada la transformación de ácido linoleico en araquidónico y de LNA en DHA, se sugiere la incorporación de hasta un 1 % de ácido araquidónico y de hasta un 0,70 % de DHA. Actualmente, no existe un consenso con respecto a la forma más adecuada para proveer la suplementación; por ello, se han desarrollado numerosos estudios clínicos, con el propósito de demostrar el beneficio de una u otra forma de suplementación. La **tabla 7-3** muestra la recomendación de ingesta apropiada de AGE n-6 y n-3 según la FAO, para lactantes y niños, expresada como porcentaje de energía. Se estima que esta composición permite un crecimiento adecuado y un desarrollo del sistema nervioso comparables a los que se obtienen a través de la lactancia materna.

En 2017, la EFSA publicó unas nuevas tablas de ingestas recomendadas de grasa total, así como de ingestas adecuadas de ácidos grasos para la población Europea (**Tabla 7-4**). En ellas se detalla la recomendación específica de los AGE ácido linoleico y LNA, instando al consumo más bajo posible de ácidos grasos saturados y ácidos grasos *trans* (https://www.efsa.europa.eu/en/supporting/pub/e15121).

Además, el grupo de trabajo de Calidad de la Grasa de la Dieta de la *International Union of Nutrition Societies* (IUNS) (https://iuns.org/taskforces/dietary-fat-quality/) ha publicado una revisión sistemática de las guías actuales de recomendaciones de grasa en la dieta en la que indica que, aunque las aproximaciones metodológicas de las guías alimentarias son heterogéneas, la mayoría de ellas recomiendan una ingesta total de grasa del 30-35 % de la energía de la dieta, la sustitución de las grasas saturadas por grasas poliinsaturadas y evitar el consumo de ácidos grasos *trans* producido por las industrias por hidrogenación parcial. En la actualidad, los AGE n-6 y n-3, el ácido araquidónico y el DHA pueden ser aportados a partir del ácido graso como tal (en forma de ésteres etílicos), como triacilgliceroles obtenidos de microalgas, como fosfolípidos (provenientes de la yema de huevo) o como sn-2 monoacilgliceroles obtenidos a partir de aceites marinos tratados con enzimas estereoespecíficas de origen microbiano.

Tabla 7-3. Recomendaciones de ingesta dietética de ácidos grasos para lactantes (0-24 meses) y niños (2-18 años)

Ácidos grasos	Grupo etario	Recomendación
Ingesta total de ácidos grasos	0-6 meses 0-24 2-18 años	40-60 % del VCT (lactancia materna) 35 % del VCT 25-35 % del VCT
Ácidos grasos saturados	2-18 años	8 % del VCT
Ácidos grasos monoinsaturados	0-24 meses 2-18 añOs	Por diferencia Por diferencia
Ácidos grasos poliinsaturados totales	6-24 meses 2-18 años	< 15 % del VCT 11 % del VCT
Ácidos linoleico y α-linolénico	0-24 meses	Esenciales e indispensables

Ácidos grasos poliinsaturados n-6
  Ácido araquidónico
  Ácido linoleico
	
	0-6 meses
	0-6 meses
	6-12 meses
	12-24 meses
		
		0,2-0,3 % del VCT (lactancia materna)
		Composición de la leche materna
		3-4,5 % del VCT
		3-4,5 % del VCT

Ácidos grasos poliinsaturados n-3
  Ácido α-linolénico
 	
  DHA
 	
  EPA + DHA
	
	0-6 meses
	6-24 meses
	0-6 meses
	6-24 meses
	2-4 años
	4-6 años
	6-10 años
		
		0,2 % del VCT
		0,4-0,6 % del VCT
		0,1-0,18 % del VCT
		10-12 mg/kg
		100-150 mg/día
		150-200 mg/día
		200-250 mg/día

Ácidos grasos *trans*	2-18 años	< 1 % del VCT

Food and Agriculture Organization and World Health Organization, 2010.
DHA: ácido docosahexaenoico; EPA: ácido eicosapentaenoico; VCT: valor calórico total.

Debido a que, naturalmente, los AGE n-6 son mucho más abundantes que los AGE n-3, se han realizado muchos esfuerzos en laboratorios de investigación y también industriales para buscar y optimizar nuevas fuentes de AGE n-3, especialmente los de cadena larga. Algunas cepas bacterianas y microalgas que se encuentran en la microbiota intestinal de los peces de agua salada tienen un alto contenido de EPA y DHA, por lo cual son utilizadas en condiciones de cultivo para la obtención de aceites ricos en EPA y, especialmente, en DHA. Algunos hongos y mohos son productores de altas concentraciones de ácido araquidónico, por lo cual constituyen en cultivo una muy buena fuente de este AGE. La ali-

mentación de gallinas con raciones que aportan altas cantidades de LNA permite obtener huevos con una alta concentración de DHA (unos 150 mg/huevo), por lo que constituyen una muy buena fuente de suplementación de este ácido graso a bajo costo. Del mismo modo, la alimentación de pollos y de cerdos con aceites marinos desodorizados y parcialmente concentrados permite incrementar, hasta en un 15 %, el contenido de DHA de la carne. Como se mencionó antes, la interconversión de AGE n-6 en AGE n-3 no es posible en los vertebrados; sin embargo, se ha incorporado el gen de una enzima n-3 desaturasa proveniente del gusano invertebrado *Caenorhabditis elegans* en ratones transgé-

Tabla 7-4. Ingesta recomendada de grasa total e Ingestas adecuadas de ácidos grasos

Edad	Grasa total (% energía)	Ácidos grasos saturados	Ácido linoleico (% energía)	Ácido linolénico (% energía)	EPA + DHA (mg/día)	DHA (mg/día)	Ácidos grasos *trans*
7-11 meses	40	Tan bajo como posible	4	0,5		100	Tan bajo como posible
1 año	35-40	Tan bajo como posible	4	0,5		100	Tan bajo como posible
2-3 años	35-40	Tan bajo como posible	4	0,5	250		Tan bajo como posible
4-17 años	20-35	Tan bajo como posible	4	0,5	250		Tan bajo como posible
>18 años	20-35	Tan bajo como posible	4	0,5	250		Tan bajo como posible
Embarazo							
	20-35	Tan bajo como posible	4	0,5	250	+ 100-200[a]	Tan bajo como posible
Lactancia							
	20-35	Tan bajo como posible	4	0,5	250	+ 100-200[a]	Tan bajo como posible

Autoridad Europea de Seguridad Alimentaria, 2017.
[a] Adicionadas a la ingesta combinada de EPA + DHA de 250 mg/día.
DHA: ácido docosahexaenoico; EPA: ácido eicosapentaenoico.

nicos, con el resultado que de éstos pueden acumular cantidades muy altas de DHA a partir del consumo de ácido linoleico. Más recientemente, esto se ha logrado de forma experimental en salmones. Esto se debe a que el crecimiento de la acuicultura a nivel mundial ha producido una fuerte escasez de harina y aceite de pescado como fuente de AGPI-CL n-3 (EPA + DHA), con lo cual se alimenta a los salmones con harinas y aceites de origen vegetal terrestre, aportando altas cantidades de ácido linoleico, pero no de EPA y DHA. Esta situación ha alterado el sistema inmunitario de los peces de piscifactoría, haciéndolos más susceptibles a enfermedades víricas y bacterianas. Esta naciente tecnología abre grandes perspectivas hacia el desarrollo de nuevas fuentes de AGPI-CL n-3 (EPA + DHA), con lo cual, vía modificación genética, se podrá enriquecer con DHA y/o EPA la carne de animales o un sinnúmero de productos alimenticios manufacturados (leche, bebidas, cecinas, huevos, pan, etc.). Como última novedad, una importante empresa productora de semillas de Estados Unidos ha informado del desarrollo de una cepa de semillas de colza que, por manipulación genética, puede sintetizar DHA a partir de LNA. Se trata, pues, de una posible revolución en nuestra futura alimentación (**cap. 22**, Complementos alimenticios, **tomo III**).

ÁCIDOS GRASOS ESENCIALES EN LA INDUSTRIA DE ALIMENTOS FUNCIONALES Y NUTRACÉUTICOS

Actualmente, los AGPI-CL n-6 y n-3 constituyen un muy buen modelo para el desarrollo de alimentos funcionales y nutracéuticos (**cap. 16**, Nuevos ingredientes alimentarios de naturaleza proteica y lipídica, **tomo III**). Se han realizado esfuerzos para incluirlos en bebidas lácteas y derivados (yogur, quesos, quesillos, etc.), y algunos productos de panificación también son suplementados con LNA. También se fabrican margarinas, mantecas y mayonesas enriquecidas en LNA o EPA + DHA, y se han enriquecido con EPA y DHA de origen marino algunos aceites comestibles obtenidos de vegetales terrestres, lo cual constituye una manera muy adecuada y de bajo coste de suplementar la alimentación de poblaciones, tanto infantiles como adultas, donde el consumo de productos del mar es muy reducido. Uno de los problemas tecnológicos más complejos relacionados con la adición de AGPI-CL a diferentes matrices alimentarias se refiere a su alta susceptibilidad a sufrir procesos oxidativos, así como a su alta inestabilidad térmica. El desarrollo de productos microencapsulados y nanoencapsulados permite una adecuada protección frente a la oxidación, así como la adición de estos ácidos grasos a productos en polvo (fórmulas infantiles, leches reconstituibles, alimentos infantiles y para la tercera edad, etc.).

Más recientemente se ha valorizado la alternativa de proveer AGPCL n-6 y n-3 a través de fosfolípidos, ya que éstos son más estables frente a la oxidación y, potencialmente, de mayor biodisponibilidad. Fosfolípidos muy abundantes y de bajo costo, como la lecitina de soja (fosfatidilcolina), pueden ser enriquecidos con ácido linoleico, EPA y/o DHA a través de procesos de interesterificación enzimática. Los fosfolípidos tienen ventajas tecnológicas con respecto a los triacilgliceroles (aceites), porque son emulsionables y emulsionantes, por lo cual es posible adicionarlos a una gran variedad de matrices alimentarias en base agua, algo que no es posible o es muy difícil de lograr con los aceites.

PUNTOS CLAVE

- La esencialidad de los ácidos grasos fue descubierta hace ya más de 90 años. Sin embargo, tuvo que transcurrir mucho tiempo para que pudiesen entender las razones bioquímicas y nutricionales de dicha esencialidad. La esencialidad de algunos ácidos grasos se refiere a características estructurales derivadas de la posición que ocupan estas insaturaciones dentro de la molécula del ácido graso. Los ácidos grasos esenciales (AGE) para la especie humana son el ácido linoleico (18:2 n-6) y el ácido α-linolénico (18:3 n-3), mientras que los ácidos grasos araquidónico (20:4 n-6) y ácido docosahexaenoico (22:6 n-3), que se sintetizan a partir de ellos, se consideran ácidos grasos condicionalmente esenciales. Estos ácidos grasos deben formar parte de la alimentación en cantidades y proporciones que están relativamente establecidas.

- La alimentación de origen vegetal aporta ácidos grasos n-6 y n-3, además de ácidos grasos n-9, pero la longitud está limitada al aporte de ácidos grasos no superiores a 18 carbonos y en una proporción sustancialmente mayor de ácidos grasos n-6 que n-3. En cambio, los alimentos de origen marino, tanto vegetales como animales, aportan ácidos grasos n-3 de mayor longitud e insaturación.

- La capacidad para formar ácidos grasos n-6 y n-3 de mayor longitud a partir de los precursores aportados por la alimentación no es constante durante la vida del hombre, siendo limitante en las etapas gestacional y prenatal, que son los períodos en los que estos ácidos se requieren en mayor cantidad. De esta forma, el papel de la madre es de gran importancia, así como el tipo de alimentación que ésta recibe durante el período gestacional y de lactancia.

- Los ácidos grasos n-6 y n-3, en particular los de mayor longitud e insaturación como el ácido araquidónico y el DHA, son requeridos para el desarrollo y la funcionalidad de los sistemas nervioso y visual. Del mismo modo, los derivados de los ácidos araquidónico y eicosapentaenoico [20:5 n-3], identificados como eicosanoides, y en la forma de prostaglandinas, prostaciclinas, tromboxanos y leucotrienos, están involucrados en el control de la homeostasis vascular, actuando generalmente en forma antagónica los eicosanoides derivados de los ácidos grasos n-6 y n-3. Las resolvinas derivadas del DHA intervienen también en la resolución del proceso de inflamación.

- Recientemente se ha identificado una participación activa de los AGE en la regulación de la expresión de diferentes genes, en particular actuando como ligandos de los receptores de los factores activados por proliferadores de peroxisomas, identificados colectivamente como PPAR, lo cual involucra a los AGE en la causalidad y en los problemas que ocasionan enfermedades crónicas de alta prevalencia, como la obesidad, la diabetes de tipo 2 y las dislipidemias, y en otras enfermedades de origen genético.

- La nutrición occidental se caracteriza por un aporte mayoritario de ácidos grasos n-6, siendo el aporte de ácidos grasos n-3 muy bajo o, como ocurre en algunas poblaciones, casi inexistente. De esta forma han surgido recomendaciones de ingesta, estableciéndose cantidades mínimas de consumo de ácidos grasos n-6 y n-3, así como también proporciones entre ambos para las diferentes edades.

- Hoy en día, se realizan esfuerzos de investigación y tecnológicos para obtener fuentes adecuadas de AGE, especialmente de aquellos de cadena más larga, para suplementar nuestra dieta y/o para incorporarlos a diferentes alimentos. La adición de ácidos grasos n-6 y n-3 a las fórmulas lácteas para lactantes es ya una práctica aplicada en la mayoría de los países. Así, también ha crecido, en muchos países, el desarrollo de diferentes alimentos con mayor cantidad de ácidos grasos n-3. Los AGE cumplen importantes funciones en nuestro organismo, por lo que hay que cuidar que nuestra alimentación los provea en cantidad y proporción adecuadas.

BIBLIOGRAFÍA

Akabas S, Deckelbaum R. N-3 fatty acids: recommendations for therapeutics and prevention. Am J Clin Nutr 2006; 83(S): 1451-538.
Este número de la revista está enteramente dedicado a los ácidos grasos omega-3.

Barden AE, M Mori T. N-3 Fatty acid supplementation and proresolving mediators of inflammation. Curr Opin Lipidol 2016; 27: 26-32.
Revisión reciente sobre el efecto de los n-3 en la resolución de los procesos inflamatorios.

Bazinet RP, Layé S. Polyunsaturated fatty acids and their metabolites in brain function and disease. Nat Rev Neurosci 2014; 15: 771-85.
Trabajo que analiza en detalle el metabolismo de los ácidos grasos poliinsaturados y su importancia en el cerebro y en determinados procesos patológicos.

Bistrian BR. Clinical aspects of essential fatty acid metabolism: Jonathan Rhoads Lecture. J Parent Enter Nutr 2003; 27: 168-75.
Una excelente revisión sobre los efectos de la nutrición con AGE omega-6 y omega-3 desde un punto de vista clínico.

Campoy C, Chisaguano Tonato AM, De La Garza Puentes A, Sáenz de Pipaón M, Verduci E, Koletzko B y cols. Controversia actual sobre el papel crítico de los ácidos grasos poliinsaturados de cadena larga, araquidónico (ARA) y docosahexaenoico (DHA), en el lactante. Nutr Hosp 2021; 13: 1101-12.
Trabajo de revisión en castellano sobre la controversia generada por la nueva normativa de la Autoridad Europea de Seguridad Alimentaria (EFSA) (2016) sobre composición de las fórmulas infantiles, vigente desde febrero de 2020, que indica que las fórmulas infantiles de inicio y continuación deben contener DHA sin la necesidad de incluir también ARA. Diferentes grupos de expertos internacionales recomiendan la adición de ARA en concentraciones iguales o mayores que las de DHA, alcanzando al menos el contenido presente en la leche humana.

Chamorro R, Bascuñán KA, Barrera C, Sandoval J, Puigrredon C, Valenzuela R. Reduced n-3 and n-6 PUFA (DHA and AA) concentrations in breast milk and erythrocytes phospholipids during pregnancy and lactation in women with obesity. Int J Environ Res Public Health 2022; 9: 1930-43.
Trabajo de investigación original sobre la evolución del contenido de DHA en la leche materna de madres con obesidad y sin ésta, así como en los fosfolípidos de la sangre materna durante la lactancia en estas mujeres.

Deckelbaum R, Akabas S. N-3 fatty acids and cardiovascular disease: navigating towards recommendations. Am J Clin Nutr 2006; 84: 1-2.
Excelente actualización sobre los requerimientos de AGE.

Domenichiello AF, Kitson AP, Bazinet RP. Is docosahexaenoic acid synthesis from ?-linolenic acid sufficient to supply the adult brain? Prog Lipid Res 2015; 59: 54-66.
Revisión que permite comprender en detalle el metabolismo de los ácidos grasos n-3 en los seres humanos, especialmente en el cerebro.

European Food Safety Authority (EFSA). Dietary reference values for nutrients. Summary report 2017.
Informe de la EFSA sobre valores de referencia de ingesta de distintos nutrientes, entre los que se incluye la recomendación para el consumo total de grasa y los ácidos grasos en Europa.

Food and Agriculture Organization and World Health Organization. Fats and fatty acids in human nutrition. Report of an expert consultation. Roma: FAO, 2012.
Extensa revisión sobre la estructura, obtención, procesamiento, metabolismo y efectos en la salud de las grasas y los aceites.

Holman RT. The slow discovery of the importance of n-3 essential fatty acids in human health. J Nutr 1998; 128: 427S-33S.
Importante revisión sobre el descubrimiento de la esencialidad de los ácidos grasos omega-3, de sus efectos carenciales y del estatus nutricional de la población.

Holman RT, Johnson SB, Hatch TF. A case of human linolenic acid deficiency involving neurological abnormalities. Am J Clin Nutr 1982; 35: 617-23.
Interesante primera descripción de la deficiencia de AGE omega-3 en seres humanos.

Llanos A, Li Y, Mena P, Salem N Jr, Uauy R. Infants with intrauterine growth restriction have impaired formation of docosahexaenoic acid in early neonatal life: a stable isotope study. Pediatr Res 2005; 58: 735-40.
Evidencia experimental de la escasa capacidad de formación de DHA en la vida intrauterina. Reafirma hallazgos anteriores de otros grupos de investigación, pero destaca por el uso de isótopos estables como metodología experimental.

Marszalek J, Lodish H. Docosahexaenoic acid, fatty acid-interacting proteins, and neuronal function: breastmilk and fish are good for you. Ann Rev Cell Dev Biol 2005; 21: 633-57.
Análisis sobre las importantes funciones del DHA en el sistema nervioso.

Ros E, López-Miranda J, Picó C, Rubio, Babio N, Sala-Vila A y cols. Consenso sobre las grasas y aceites en la alimentación de la población española adulta; postura de la Federación Española de Sociedades de Alimentación, Nutrición y Dietética (FESNAD). Nutr Hosp 2015; 32: 435-77.
Revisión actualizada de las recomendaciones de ingesta de lípidos en la población.

Sanhueza J, Durán S, Torres J. Los ácidos grasos dietarios y su relación con la salud. Nutr Hosp 2015; 32: 1362-75.
Reciente revisión sobre los ácidos grasos de la dieta y sus efectos nutricionales.

Schwingshackl L, Zähringer J, Beyerbach J, Werner SS, Nagavci B, Heseker H y cols.; International Union of Nutritional Sciences (IUNS) Task Force on Dietary Fat Quality. A scoping review of current guidelines on dietary fat and fat quality. Ann Nutr Metab 2021; 77: 65-82.
Revisión sistemática de la IUNS sobre las actuales guías de recomendaciones de grasa en la población.

Serhan CN, Chiang N, Dalli J. The resolution code of acute inflammation: novel pro-resolving lipid mediators in resolution. Semin Immunol 2015, 27: 200-15.
Trabajo que revisa en detalle el metabolismo y las propiedades fisiológicas de los eicosanoides y docosanoides.

SIMOPOULOS AP, CLELAND G. **Omega-6/omega-3 essential fatty acid ratio. The scientific evidence. En: Simopoulos AP, Cleland G, eds. World review of nutrition and dietetics, vol. 92. Basel, Karger, 2003.**
Este libro analiza los conocimientos más modernos de los AGE omega-6 y omega-3 en sus múltiples funciones fisiológicas.

SPECTOR A, KIM H. **Discovery of essential fatty acids. J Lipid Res 2015; 56: 11-21.**
Excelente relato histórico sobre el descubrimiento de los AGE.

TORRES J, DURÁN S. **Fosfolípidos: propiedades y efectos sobre la salud. Nutr Hosp 2015; 31: 76-83.**
Revisión actualizada sobre los efectos benéficos de diferentes fosfolípidos como nutracéuticos.

UAUY R, BIRCH DG, BIRCH EE, TYSON JE, HOFFMAN DR. **Effect of dietary omega-3 fatty acids on retinal function of very-low-birth-weight neonates. Pediatr Res 1990; 28: 485-92.**
Primera descripción del efecto de los ácidos grasos omega-3 en la función visual de los recién nacidos.

UAUY R, HOFFMAN D, MENA P, LLANOS A, BIRCH E. **Term infant studies of DHA and ARA supplementation on neurodevelopment: results of randomized controlled trials. J Pediatr 2003; 143: S17-S25.**
Interesante estudio realizado en niños nacidos a término sobre el efecto de la suplementación de la lactancia con ácido araquidónico y DHA en el neurodesarrollo (capacidad de aprendizaje y de memorización).

VALENZUELA A. **Docosahexaenoic acid (DHA), an essential fatty acid for the proper function of neuronal cells: their role in mood disorders. Grasas Aceites 2009; 60: 203-22.**
Revisión sobre la función del DHA en el sistema nervioso y su posible uso en enfermedades neurológicas.

VALENZUELA A, VALENZUELA R. **Ácidos grasos omega-3 en la nutrición ¿Cómo aportarlos? Rev Chil Nutr 2014; 41: 205-11.**
Revisión actualizada sobre las diferentes modalidades de incorporación de ácidos grasos n-3 en el desarrollo de alimentos.

VALENZUELA R, BASCUÑÁN K, VALENZUELA A. **Ácido docosahexaenoico (DHA): una perspectiva nutricional para la prevención de la enfermedad de Alzheimer. Rev Chil Nutr 2008; 35: 250-61.**
Revisión actualizada del uso del DHA en enfermedades neurológicas.

WORLD HEALTH ORGANIZATION. **Diet, nutrition and prevention of chronic diseases. WHO Technical report Nº 916 (2003).**
Documento actualizado sobre las recomendaciones de la ingesta de nutrientes en general y su relación con la salud.

(?) AUTOEVALUACIÓN

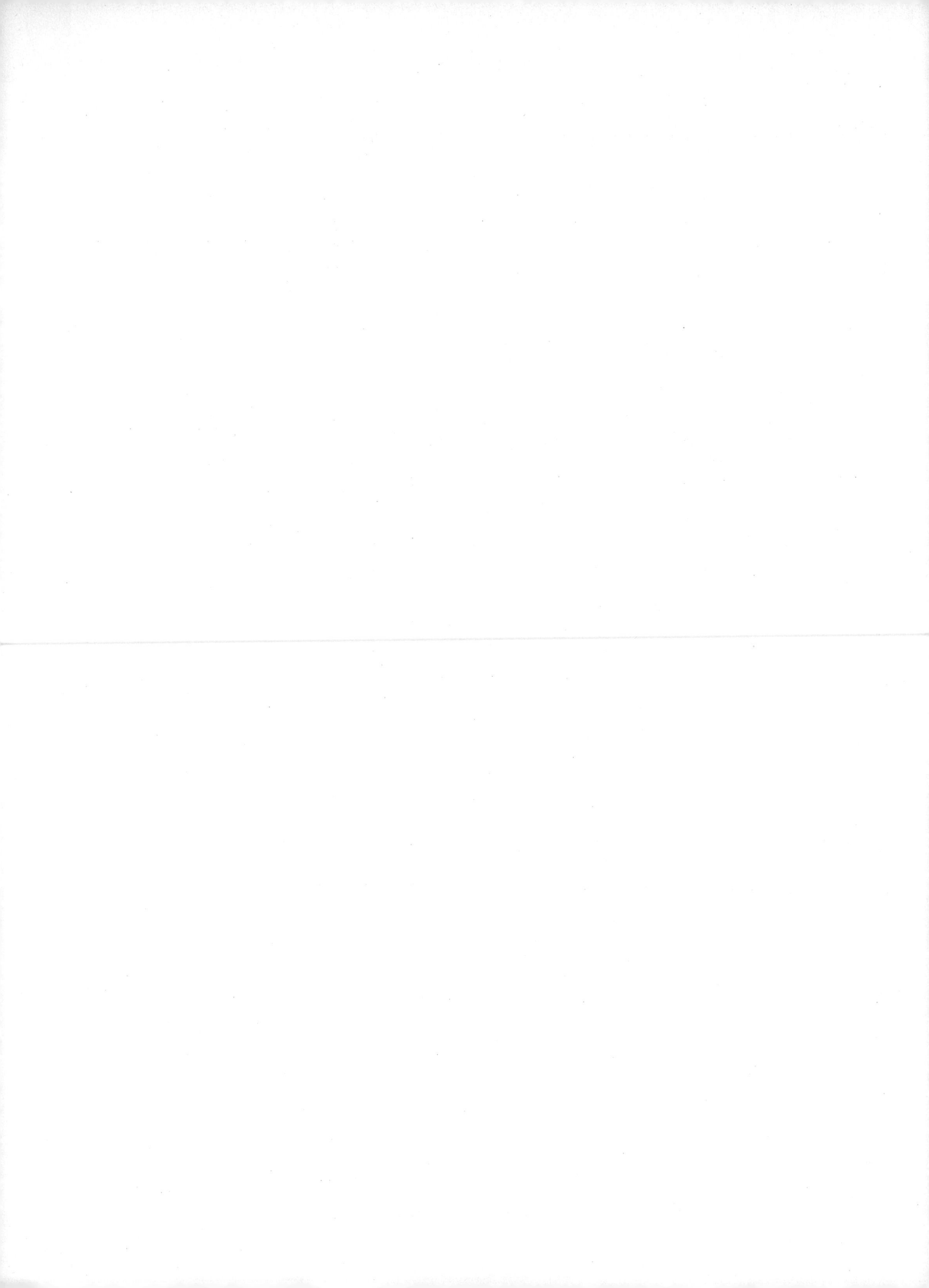

Derivados lipídicos de interés biológico: eicosanoides, docosanoides y otros compuestos

Á. Gil Hernández y L. Fontana Gallego

 OBJETIVOS

- Conocer el concepto de oxilipinas.
- Entender el origen nutricional y metabólico de los octadecanoides, los eicosanoides y los docosanoides, así como sus principales funciones biológicas.
- Conocer las principales vías biosintéticas que conducen a la formación de prostaglandinas, tromboxanos, leucotrienos, lipoxinas, resolvinas, protectinas, maresinas y otros compuestos oxidados derivados de los ácidos grasos poliinsaturados.
- Comprender los procesos bioquímicos fundamentales de la agregación plaquetaria.
- Describir los mecanismos bioquímicos implicados en la resolución de la inflamación aguda.
- Conocer las funciones de los eicosanoides y los docosanoides en la resolución de la inflamación.
- Detallar los componentes del sistema endocannabinoide y conocer sus funciones biológicas.
- Describir las funciones del derivado lipídico esfingosina-1-fosfato.

CONTENIDO

- Introducción
- Octadecanoides
- Eicosanoides

- Mediadores lipídicos de la resolución de la inflamación
- Endocannabinoides
- Esfingosina-1-fosfato

INTRODUCCIÓN

Actualmente se conocen numerosos derivados de los ácidos grasos poliinsaturados (AGPI), denominados globalmente *oxilipinas*. Son metabolitos oxidados por vía enzimática y no enzimática que engloban potentes mediadores lipídicos, entre ellos los octadecanoides, los eicosanoides y los docosanoides; las etapas de oxigenación están catalizadas por monooxigenasas y dioxigenasas. Estos lípidos intervienen en múltiples procesos biológicos, como la inflamación y la activación inmunitaria, el crecimiento y la proliferación celulares, el transporte de iones, la contracción del músculo liso de las vías respiratorias, la coagulación sanguínea, etc. Las oxilipinas pueden clasificarse según la longitud de la cadena de carbono del ácido graso parental. Por ejemplo, octadecanoides, derivados de los AGPI de 18 carbonos, linoleico (LA, 18:2 n-6) y α-linolénico (LNA, 18:3 n-3); eicosanoides, derivados de AGPI de 20 carbonos, especialmente eicosatrienoico (ETA, 20:3 n-6), también denominado dihomo-γ-linolénico, araquidónico (AA, 20:4 n-6) y eicosapentaenoico (EPA, 20:3 n-3), y docosanoides, derivados de AGPI de 22 carbonos, docosapentaenoico (DPA, 22:5 n-3) y docosahexaenoico (DHA, 22:6n-3).

Las oxilipinas más conocidas son los eicosanoides, que se producen a partir de los AGPI que contienen 20 carbonos (p. ej., el ETA, el ácido araquidónico y el EPA). Estos compuestos ejercen muy diferentes funciones en múltiples procesos fisiológicos. En las dos últimas décadas se han descubierto los docosanoides, con especial atención a los denominados mediadores lipídicos de la resolución de la inflamación (SPM, *specialized proresolving mediators*). Éstos son derivados de los ácidos grasos tanto de la serie n-6 (lipoxinas de la serie 4) como de la serie n-3 (lipoxinas de la serie 5, resolvinas, protectinas y maresinas). Las oxilipinas octadecanoides, anteriormente consideradas de escaso interés, han empezado a ser reconocidas en la actualidad como mediadores lipídicos en los seres humanos. En los últimos años se ha descubierto que estos compuestos intervienen en la mediación de múltiples procesos biológicos relacionados con la nocicepción, la modulación tisular, la proliferación celular, la regulación metabólica, la inflamación y la regulación inmunitaria.

Los eicosanoides incluyen muchos tipos de moléculas, como prostaglandinas, prostaciclinas, tromboxanos, leucotrienos, lipoxinas, resolvinas y otros compuestos oxidados. Aunque derivan de ácidos grasos, son compuestos relativamente polares, por lo que actúan fundamentalmente sobre receptores de membrana. Los docosanoides son una familia similar en cuanto a la estructura a la de los eicosanoides, pero derivados del DPA (22:5 n-3) y del DHA (22:6 n-3).

Al igual que las citoquinas, los factores de crecimiento y los neurotransmisores, los eicosanoides y los docosanoides actúan de manera paracrina (sobre células vecinas) o autocrina (sobre la misma célula productora).

La investigación sobre la marihuana y los cannabinoides se ha transformado en una parte de la ciencia dominante durante el último medio siglo. Tanto los fitocannabinoides como los endocannabinoides que actúan sobre los receptores cannabinoides (CBR) regulan diversos aspectos de las funciones fisiológicas, conductuales, inmunitarias y metabólicas humanas. En particular, la distribución y la función de los componentes del sistema endocannabinoide en el sistema nervioso central y en los procesos inmunitarios han sido objeto de intensa investigación durante las dos últimas décadas. Los componentes de este sistema son derivados principalmente del ácido araquidónico, pero probablemente hay derivados de otros AGPI, también de gran interés.

La esfingosina-1-fosfato (S1P), un producto metabólico de los esfingolípidos de la membrana celular, se une a chaperonas extracelulares, se enriquece en los fluidos circulatorios y se une a receptores S1P acoplados a proteínas G (S1PR) para regular el desarrollo embrionario y la función de órganos tras el nacimiento. Los S1PR regulan procesos esenciales, como el tráfico de células inmunitarias adaptativas, el desarrollo vascular y la homeostasis. Además, la alteración en la señalización a través de los S1PR es una de las causas de numerosas enfermedades.

El objetivo de este capítulo es describir las principales familias de octadecanoides, eicosanoides y docosanoides y sus funciones biológicas. Asimismo, se describen las principales funciones del sistema endocannabinoide y de la S1P, importantes derivados lipídicos de interés en ciencias de la salud.

OCTADECANOIDES

El metabolismo oxidativo de los ácidos grasos de 18 carbonos lo llevan a cabo principalmente enzimas pertenecientes a las familias del citocromo P-450 (CYP450), de la lipoxigenasa (LOX) y de la ciclooxigenasa (COX) (**Fig. 8-1**).

La oxidación del ácido linoleico por la acción del citocromo P-450 genera ácidos epoxioctaedecenoicos (EpOME), monohidroxioctadecenoicos (HODE) y dihidroxioctadecenoicos (DiHOME), mientras que la acción de la familia de las LOX, seguida de la acción de otras enzimas como la glutatión peroxidasa y algunas deshidrogenasas de ácidos grasos, origina la formación de HODE, ácidos trihidroxioctadecenoicos (TriHOME) y ácidos oxooctadecadienoicos (KODE). Por último, la acción de la familia de la COX genera diversos HODE y KODE.

El citocromo CYP450 es una superfamilia de monooxigenasas ubicuas que participan en el metabolismo reductor, oxidativo y peroxidativo de una variedad de sustancias químicas endógenas y xenobióticos, incluidos los ácidos grasos. Los seres humanos poseen 57 genes que codifican enzimas CYP, ampliamente distribuidos en muchos tejidos y altamente expresados en cerebro, hígado, pulmones y riñones.

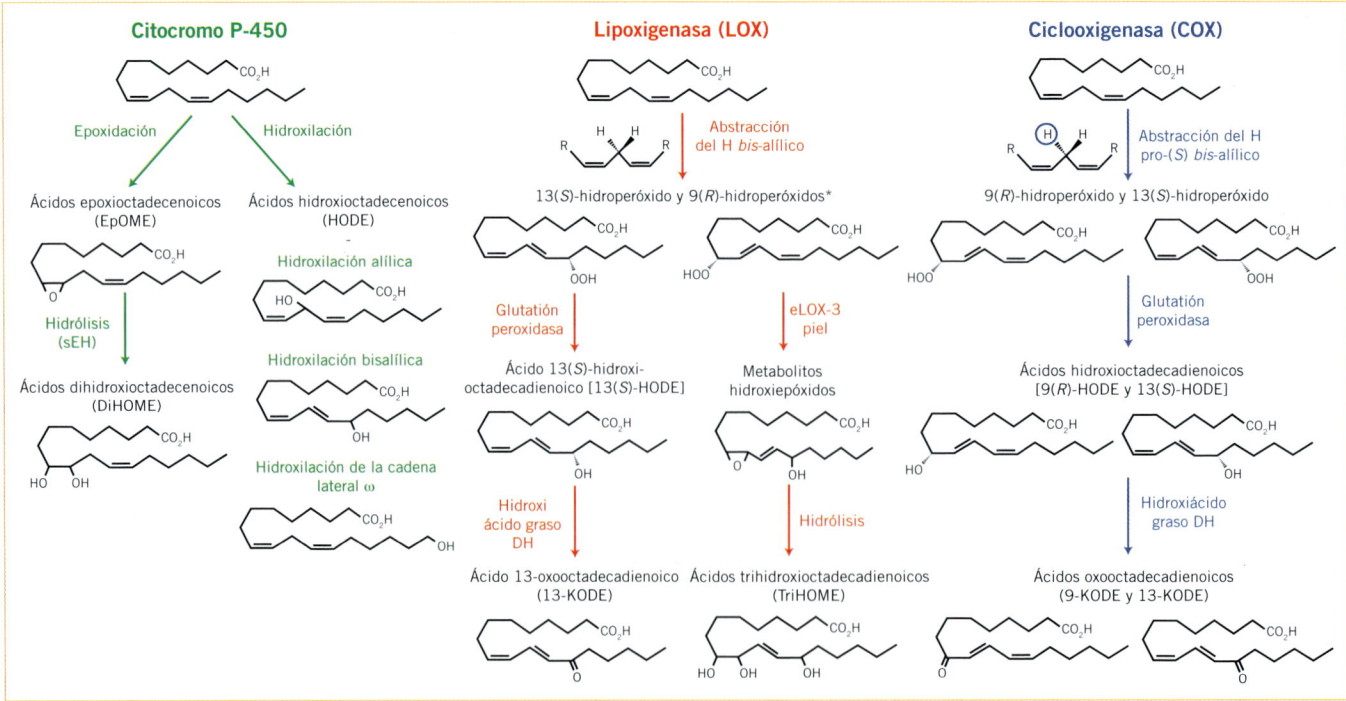

Figura 8-1. Principales vías de oxidación del ácido linoleico en el ser humano. DH: deshidrogenasa; sEH: epóxido hidrolasa soluble. * En los seres humanos, los (R)-hidroperóxidos están formados exclusivamente por 12(R)-LOX en la epidermis y pueden metabolizarse posteriormente a 9(R)-HODE o a hidroxiepóxidos por la eLOX-3 (lipoxigenasa 3 endotelial).

Las enzimas CYP están implicadas en el metabolismo de los lípidos, para lo cual catalizan cuatro reacciones principales: epoxidación, hidroxilación *bis*-alílica, hidroxilación con migración de doble enlace (hidroxilación alílica) e hidroxilación de la cadena lateral ω.

Las LOX son dioxigenasas que, a diferencia de las COX, no contienen grupo hemo en su molécula. Los seres humanos poseen genes que codifican seis isoformas de LOX: 5-LOX, 12(S)-LOX, 12(R)-LOX, 15-LOX-1, 15-LOX-2 y eLOX-3. La 5-LOX y la 15-LOX-1 se expresan en gran medida en los leucocitos y en los pulmones, mientras que la 12(R)-LOX y la eLOX-3 lo hacen exclusivamente en la epidermis. La 15-LOX-2 y la 12(S)-LOX se expresan en numerosos tejidos, como la piel, la próstata, el hígado, el colon, los riñones y el cerebro. Las diferentes isoformas muestran una afinidad variable por los ácidos grasos de 18 carbonos. Por ejemplo, el ácido linoleico es un buen sustrato para la 15-LOX-1, pero tiene poca afinidad por la 15-LOX-2 y no es un sustrato para la 12(S)-LOX.

Los seres humanos poseen dos isoformas de COX, la COX-1 y la COX-2, que son dioxigenasas que contienen hemo, con funciones de peroxidasa y ciclooxigenasa, respectivamente. Mientras que la COX-2 forma oxilipinas cíclicas a partir de ácidos grasos de 20 y 22 carbonos, la interacción con ácidos grasos de 18 carbonos se limita a la actividad peroxidasa. La expresión de estas isoformas suele ser diferente; la COX-1 se expresa de forma ubicua en los tejidos, mientras que la COX-2 se sintetiza en respuesta a estímulos inflamatorios. Sin embargo, esta distinción no es estricta y se ha observado la inducción de la COX-1 tras un estímulo externo, así como la expresión constitutiva de la COX-2 en muchos tejidos. Ambas isoformas tienen una gran afinidad por el ácido araquidónico, a partir del cual producen eicosanoides como las prostaglandinas y los tromboxanos, pero muestran una afinidad variable por los AGPI de 18 carbonos. Mientras que el ácido linoleico es un sustrato para ambas isoformas, el LNA sólo es metabolizado por la COX-2.

EICOSANOIDES

Los eicosanoides son mediadores químicos con una gran actividad biológica derivados de ácidos grasos de 20 átomos de carbono, fundamentalmente del ácido araquidónico. Entre ellos destacan las prostaglandinas, las prostaciclinas, los tromboxanos, los leucotrienos y las lipoxinas. Intervienen en la regulación de numerosos procesos fisiológicos y están implicados, por lo tanto, en muchas alteraciones patológicas. Es destacable también su interés farmacológico, porque existen inhibidores de su síntesis con actividad terapéutica (especialmente, antiinflamatorios).

Biosíntesis

Los eicosanoides se forman a partir de tres AGPI de 20 átomos de carbono: eicosatrienoico o dihomo-γ-linolénico (20:3 n-6), eicosatetraenoico o araquidónico (20:4 n-6) y eicosapentaenoico (20:5 n-3) (**Fig. 8-2**). Los dos primeros derivan del ácido linoleico, mientras que el tercero deriva del ácido α-linolénico. Estos dos últimos son ácidos grasos esenciales de

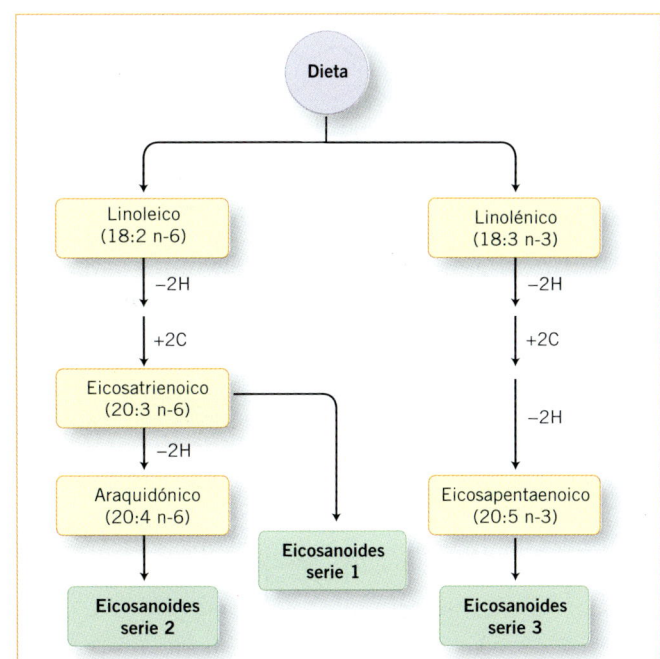

Figura 8-2. Origen de las series 1, 2 y 3 de los eicosanoides.

18 átomos de carbono. La formación de los AGPI de cadena larga a partir de los ácidos grasos esenciales se realiza por procesos enzimáticos de desaturación y alargamiento de cadena en el hígado (**cap. 7**, Funciones y metabolismo de los ácidos grasos esenciales y de sus derivados activos). Posteriormente, estos ácidos son exportados por el hígado al resto de los tejidos, incorporándose a los fosfolípidos de la membrana, preferentemente en la posición dos. Existe una gran variedad de estímulos capaces de desencadenar la hidrólisis del enlace éster en dicha posición dos, de manera que se liberen los ácidos grasos correspondientes. A partir del ácido dihomo-γ-linolénico se originan entonces eicosanoides de la serie 1; del ácido araquidónico derivan los eicosanoides de la serie 2, y del ácido eicosapentaenoico, los eicosanoides de la serie 3.

Los primeros eicosanoides investigados fueron los de naturaleza cíclica (prostanoides), formados por la actividad de la ciclooxigenasa: prostaglandinas (PG), tromboxanos (TX) y prostaciclinas (PC). Posteriormente se descubrieron otros derivados de naturaleza lineal, originados por la acción de LOX diversas, entre los que destacan los leucotrienos (LT) y las lipoxinas (LX). En las **figuras 8-3** y **8-4** se indican las vías de formación de los principales eicosanoides derivados del ácido araquidónico (serie 2), que son los más importantes en nuestras condiciones habituales de alimentación.

Además de estos compuestos, existen derivados con actividad biológica producidos por oxidación del ácido araquidónico a través del sistema del citocromo P-450, aunque está menos clara su importancia fisiológica, al igual que ocurre con algunos octadecanoides. Por otra parte, existe la posibilidad de la transformación no enzimática del ácido araquidónico a compuestos semejantes a las prostaglandinas denominados isoprostanos. Estos eicosanoides presentan también actividad biológica y es posible que desempeñen un papel en la respuesta inflamatoria, dado que se forman por la acción de los radicales libres liberados en dicho proceso. Conviene

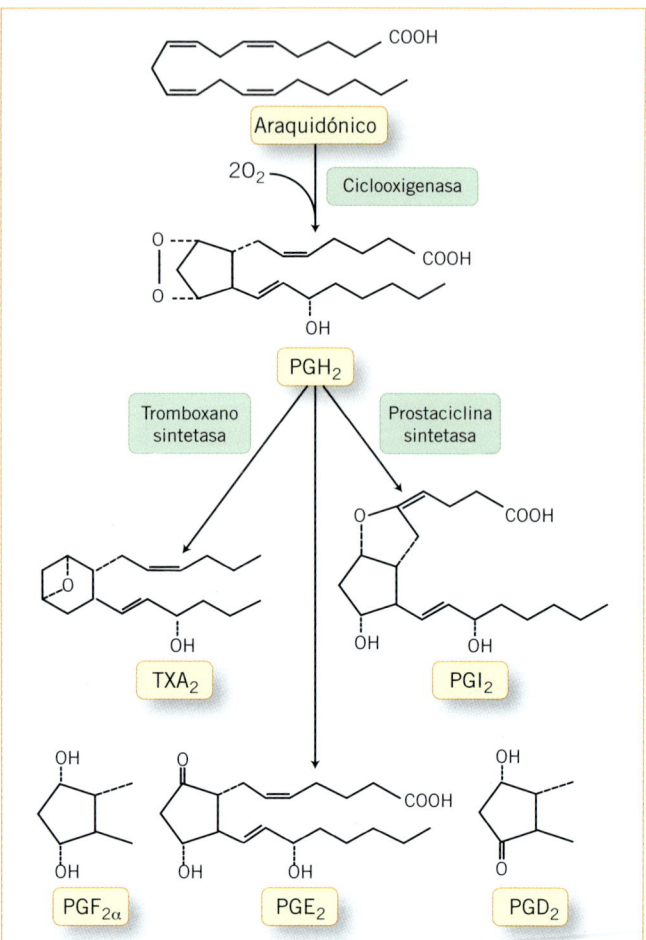

Figura 8-3. Vía cíclica de formación de eicosanoides. PG: prostaglandina; TXA$_2$: tromboxano A$_2$.

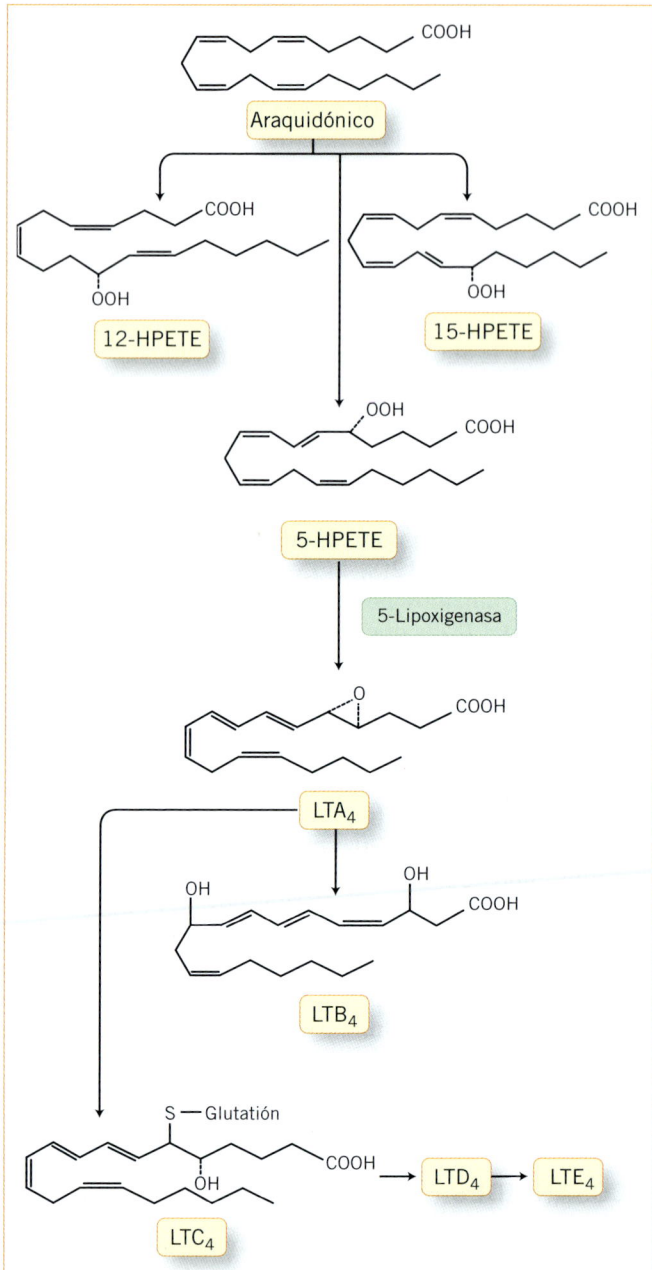

Figura 8-4. Vía lineal de formación de eicosanoides. HPETE: hidroxiperoxieicosatetraenoico; LT: leucotrieno.

destacar, por último, que el ácido araquidónico puede unirse en el cerebro a la etanolamina para formar la anandamina, compuesto capaz de unirse a receptores cannabinoides.

Los eicosanoides de las series 1 y 3 son análogos estructurales a los de la serie 2, derivada del araquidónico, con un enlace menos y un enlace adicional, respectivamente. En la **figura 8-5** se indican las semejanzas estructurales entre un mismo tipo de prostaglandinas de cada serie.

Probablemente, el mecanismo principal de la regulación de la biosíntesis de los eicosanoides sea la disponibilidad del ácido araquidónico y de los otros precursores de las series 1 y 3, que es muy pequeña en condiciones habituales. Por lo tanto, resulta crítica la actuación de las enzimas que liberan a estos ácidos de los fosfolípidos que los contienen. A su vez, estas enzimas están influidas por los sistemas de transducción de membrana en respuesta a una gran variedad de estímulos hormonales y de otro tipo.

La mayor parte de los receptores relacionados con la síntesis de eicosanoides operan en conexión con las proteínas G, aunque, en algunos casos, estas proteínas no están bien caracterizadas. Como resultado de la activación de este sistema, se produce la activación de la fosfolipasa A$_2$ o de la fosfolipasa C (**cap. 3**, Señalización celular, **tomo II**).

La fosfolipasa A$_2$ (PLA$_2$) es una enzima que actúa sobre fosfolípidos diversos, entre los que destaca la fosfatidilcolina,

y necesita iones calcio para su actividad. Los iones calcio pueden bien provenir directamente del exterior celular (como ocurre en el caso de estímulos físicos sobre la membrana), bien proceder del citosol, una vez que se produce la activación de la fosfolipasa C (PLC; v. más adelante). La PLA$_2$ libera directamente el ácido araquidónico de los fosfolípidos de la membrana. Entre los efectores positivos de esta enzima puede citarse a la adrenalina, la trombina y la angiotensina II. En cambio, los corticoides naturales (y sus derivados farmacológicos) inhiben esta enzima a través de la inducción de una proteína denominada lipocortina o lipomodulina.

La PLC actúa sobre el fosfatidilinositol-4,5-bisfosfato (PIP$_2$), liberando diacilgliceroles e inositol-1,4,5-trisfosfato (IP$_3$). Este último libera iones calcio desde el retículo endo-

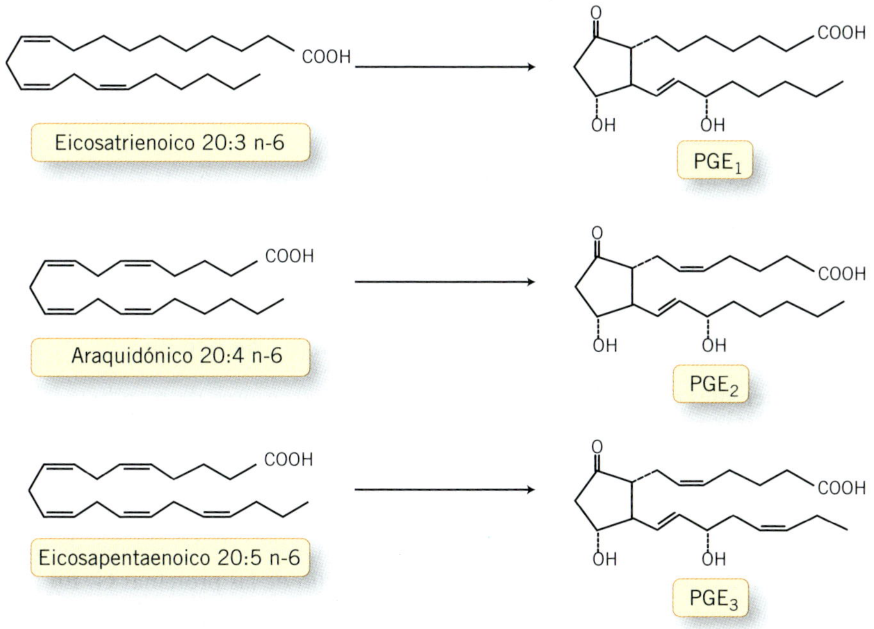

Eicosatrienoico 20:3 n-6 → PGE₁

Araquidónico 20:4 n-6 → PGE₂

Eicosapentaenoico 20:5 n-6 → PGE₃

Figura 8-5. Relaciones estructurales entre un mismo tipo de prostaglandina E (PGE) de cada serie.

plásmico hacia el citosol, lo que se puede traducir en una activación ulterior de la PLA₂. Por otra parte, existen lipasas que pueden actuar sobre los diacilgliceroles, originando la liberación del ácido araquidónico de la posición dos (**Fig. 8-6**).

Las enzimas de la vía cíclica de formación de eicosanoides se encuentran en la fracción microsómica de numerosos tejidos. En casi todos ellos existe una prostaglandina sintetasa o ciclooxigenasa, que, como se ha mencionado antes, se conoce con las siglas COX-1 y que es de naturaleza constitutiva, no inducible. Otra forma de ciclooxigenasa, la COX-2, no se expresa habitualmente en las células, pero puede inducirse por algunos factores de crecimiento o citoquinas. La COX actúa en dos etapas que corresponden a dos actividades enzimáticas distintas. En primer lugar, con la intervención de oxígeno molecular, se produce un endoperóxido cíclico denominado prostaglandina G₂ (PGG₂). Posteriormente, el grupo hidroperóxido en posición 15 se reduce a hidroxilo por la actividad peroxidasa y el probable concurso del glutatión, originándose otro endoperóxido cíclico denominado PGH₂ (**Fig. 8-3**). La ciclooxigenasa es inhibida por la aspirina y otros antiinflamatorios no esteroideos. La COX-2 parece también ser inhibida por corticoides.

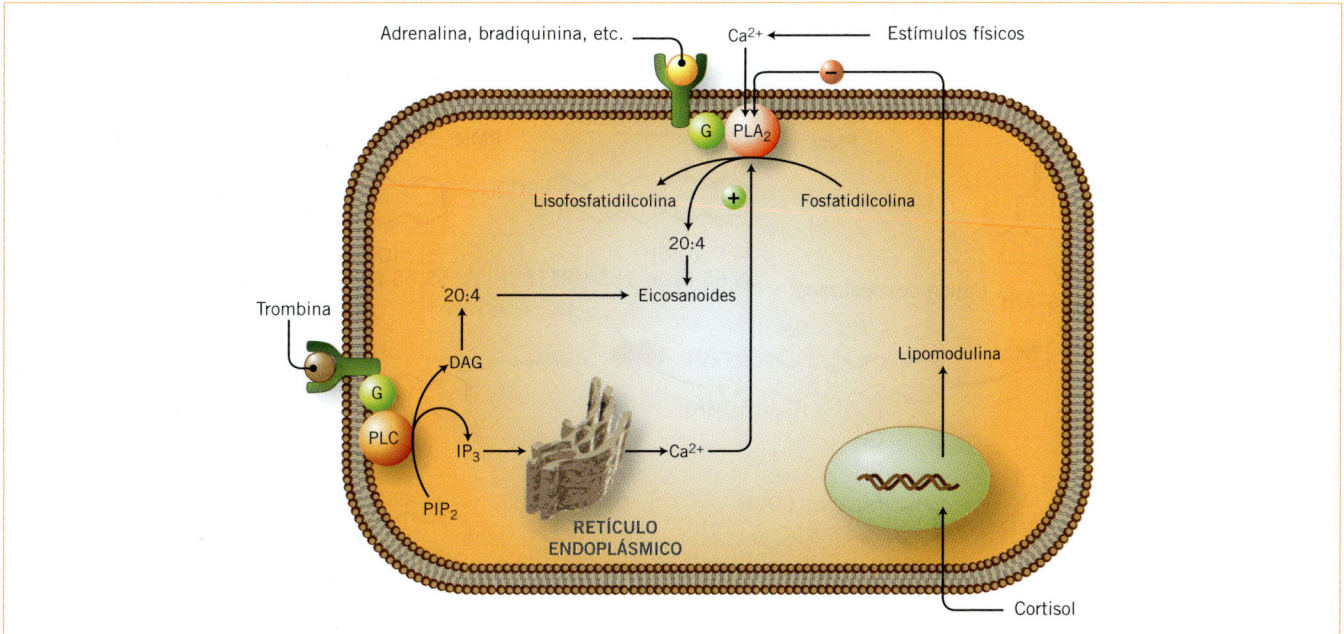

Figura 8-6. Liberación de ácido araquidónico desde los fosfolípidos de la membrana. DAG: diacilglicerol; IP₃: inositoltrisfosfato; PIP₂: fosfatidilinositolbisfosfato; PLA₂: fosfolipasa A₂; PLC: fosfolipasa C.

Las restantes enzimas no son tan ubicuas. Algunos tejidos, como el pulmón, contienen todas ellas y pueden sintetizar toda la gama de prostanoides. Por el contrario, en las plaquetas sólo pueden sintetizarse prostaglandinas de la serie D y tromboxanos, mientras que el endotelio vascular sólo sintetiza prostaciclinas.

Las enzimas de la vía lineal se encuentran fundamentalmente en la fracción citosólica de neutrófilos (5-LOX y 12-LOX), eosinófilos (15-LOX) y plaquetas (12-LOX). La 5-LOX es la enzima mejor conocida de este grupo. Para su activación se necesita el concurso de iones calcio intracelulares y de una proteína activadora que permite su unión a la membrana.

Existen tres lipoxigenasas diferentes capaces de sintetizar lipoxinas a partir del ácido araquidónico: 5-LOX, 12-LOX y 15-LOX. Una de las rutas de síntesis se lleva a cabo en las plaquetas y consiste en la transformación del leucotrieno A_4 (LTA$_4$) en lipoxina A_4 (LXA$_4$) a través de la 12-LOX. Otra de las rutas implica a la 15-LOX y la 5-LOX en neutrófilos, eritrocitos y reticulocitos. En este caso, a partir del ácido araquidónico se obtiene el ácido 15-hidroxiperoxieicosatetraenoico (15-HPETE), que finalmente se convierte en las lipoxinas A y B. La otra ruta por la que se pueden generar

lipoxinas está mediada por la acción de la aspirina, que da lugar a 15-epilipoxina A_4 (15-epi-LXA$_4$) y 15-epilipoxina B_4 (15-epi-LXB$_4$), también conocidas como ATL (*aspirin-triggered lipoxins:* lipoxinas mediadas por la acción de la aspirina). Una serie de reacciones similares ocurre con el EPA, donde la 5-LOX genera leucotrieno A_5 (LTA$_5$), que, con posterioridad, origina la serie 5 de lipoxinas. A diferencia de los leucotrienos, las lipoxinas se incluyen dentro de los SPM (v. más adelante). La **figura 8-7** muestra las vías biosintéticas principales de las lipoxinas derivadas del ácido araquidónico.

Mecanismo de acción

Existen receptores de membrana para cada tipo de eicosanoides, que se han estudiado especialmente en las plaquetas y el músculo liso. Es destacable que pueden existir, sin embargo, varios tipos de receptores para un mismo eicosanoide, incluso en una misma membrana celular. En todos los casos, la transducción de las señales de membrana se lleva a cabo por medio de las proteínas G. En algunos casos se llega a la estimulación o a la inhibición de la adenilato ciclasa, aumentando o disminuyendo la producción de AMP cíclico. En otros casos se produce la estimulación de la PLC, con un

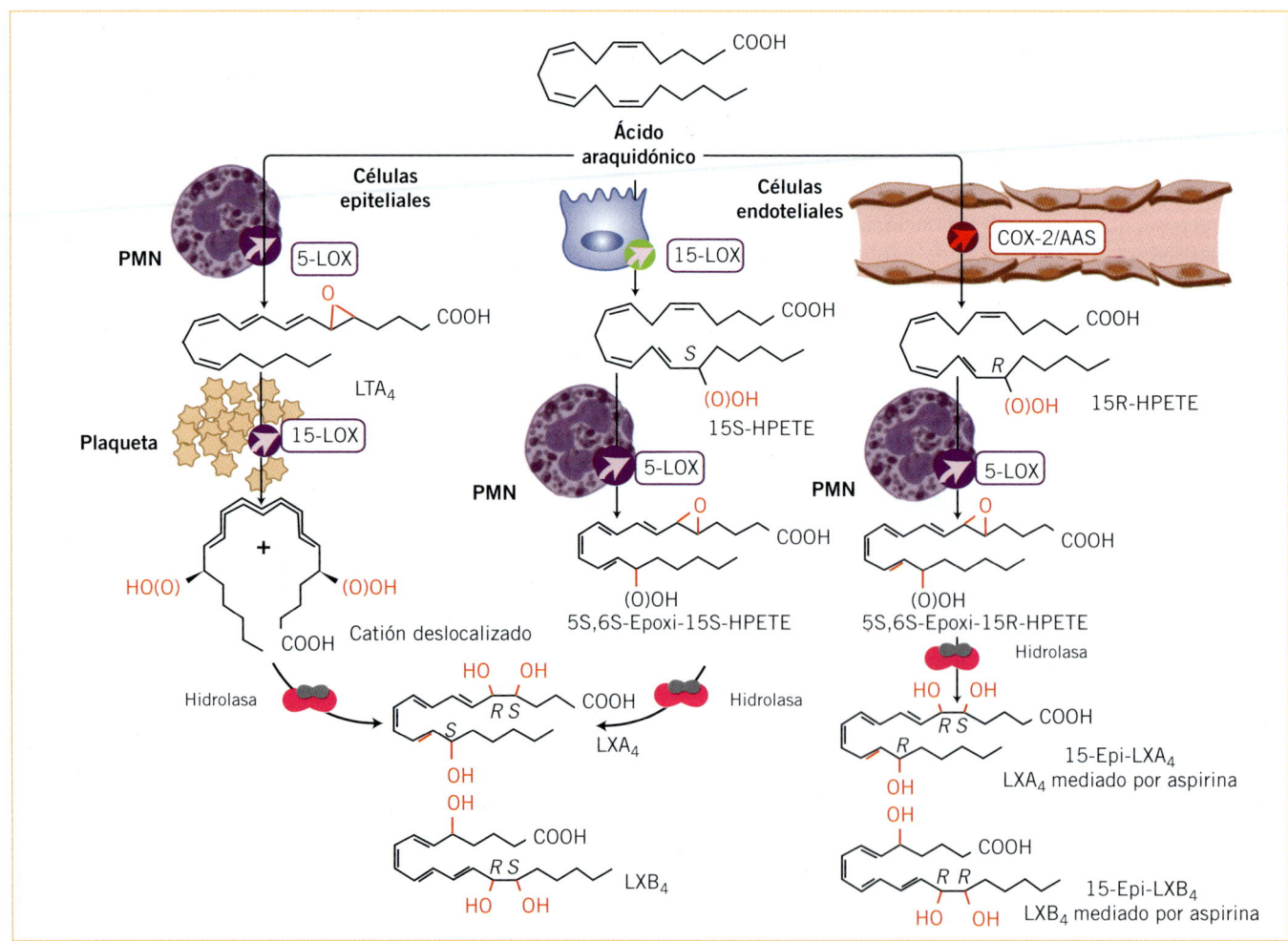

Figura 8-7. Síntesis de lipoxinas a partir del ácido araquidónico en leucocitos polimorfonucleares, mucosa intestinal y endotelio (mediada por aspirina). AAS: ácido acetilsalicílico (aspirina); COX: ciclooxigenasa; HPETE: hidroxiperoxieicosatetraenoico; LXA$_4$: lipoxina A$_4$; LXB$_4$: lipoxina B$_4$; LOX: lipoxigenasa; PLT: plaquetas; PMN: leucocitos polimorfonucleares. (Adaptado de Romano y cols., 2015).

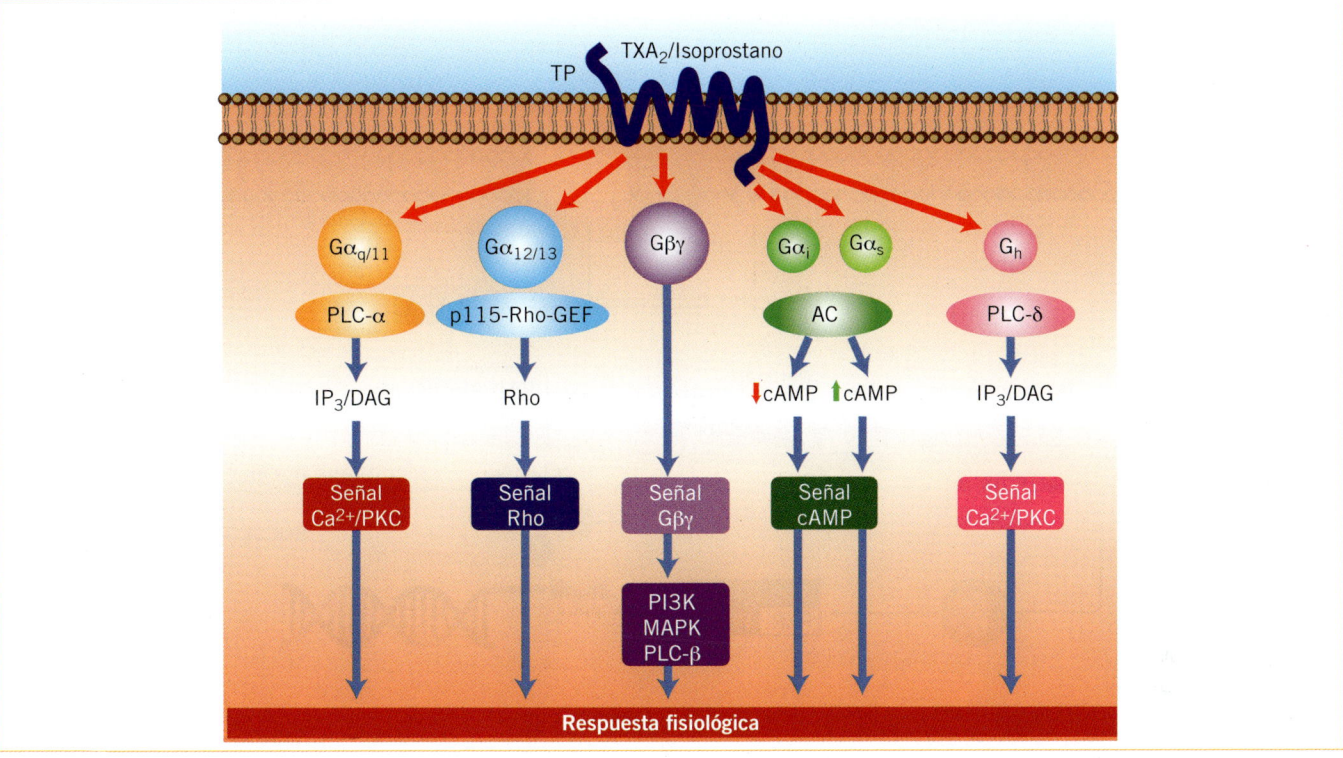

Figura 8-8. Rutas de señalización del tromboxano A₂ (TXA₂). cAMP: AMP cíclico; DAG: diacilglicerol; IP₃: inositol-1,4,5-trisfosfato; MAPK: proteína quinasa activada por mitógenos; p115-Rho-GEF: factor Rho de intercambiador de nucleótidos de guanina; PI3K: fosfatidilinositol-3-quinasa; PKC: proteína quinasa C; PLC: fosfolipasa C; TP: receptor. (Adaptado de Nakahata, 2008).

aumento consiguiente de diacilglicerol y PIP₂. Los leucotrienos parecen actuar a través de la estimulación de la PLC, mientras que la PGI₂ (prostaciclina) y las prostaglandinas D y F activan la adenilato ciclasa.

Por otra parte, la PGE₂ y el tromboxano A₂ (TXA₂), así como los isoprostanos, unos derivados oxidados de los eicosanoides, pueden actuar a través de ambos sistemas. La **figura 8-8** muestra la acción del TXA₂ a través de su receptor TP que interacciona con diferentes proteínas G, lo que provoca la activación de diferentes enzimas, como adenilato ciclasa y PLC de tipo α y δ, así como la proteína Rho de intercambio de nucleótidos de guanina (Rho-GEF).

De una manera muy general se puede decir que la estimulación del sistema del PIP₂ y la liberación siguiente de iones calcio se traducen en fenómenos de constricción, mientras que la producción de AMP cíclico supone relajación (**Fig. 8-9**).

Recientemente, se ha puesto de manifiesto que algunos eicosanoides pueden actuar sobre receptores nucleares del tipo de los receptores activados por proliferadores de los peroxisomas (PPAR). La PLA₂ activada por calcio puede translocarse a la membrana nuclear y liberar ácido araquidónico u otros AGPI, dando lugar a la formación de eicosanoides, como la PGI₂, que interaccionan con factores de transcripción nucleares como los PPAR y los receptores del retinol (RXR), que se unen al DNA modulando la expresión de numerosos genes (**cap. 11**, Regulación de la expresión génica mediada por lípidos, **tomo II**) (**Fig. 8-10**).

Las lipoxinas ejercen su acción a través de su interacción con el receptor de alta afinidad ALX, denominado también

FPR-2, curiosamente el mismo receptor al que se une la proteína amiloide sérica. Cuando se produce la interacción entre las lipoxinas y su receptor ALX/FPR-2, a continuación se desencadena su internalización, lo que induce la fagocitosis de los polimorfonucleares, gracias al reagrupamiento de los filamentos de actina. Por otra parte, se activan varias vías de señalización intracelular con consecuencias importantes, como la in-

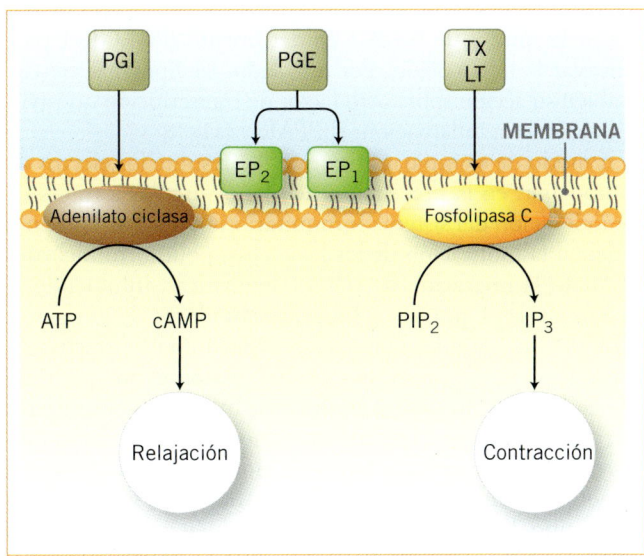

Figura 8-9. Mecanismo de acción de los eicosanoides. cAMP: adenosinmonofosfato cíclico; ATP: adenosintrifosfato; EP: receptor de prostaglandina E; IP₃: inositoltrisfosfato; LT: leucotrieno; PIP₂: fosfatidilinositolbisfosfato); PGE: prostaglandina E; PGI: prostaciclina.

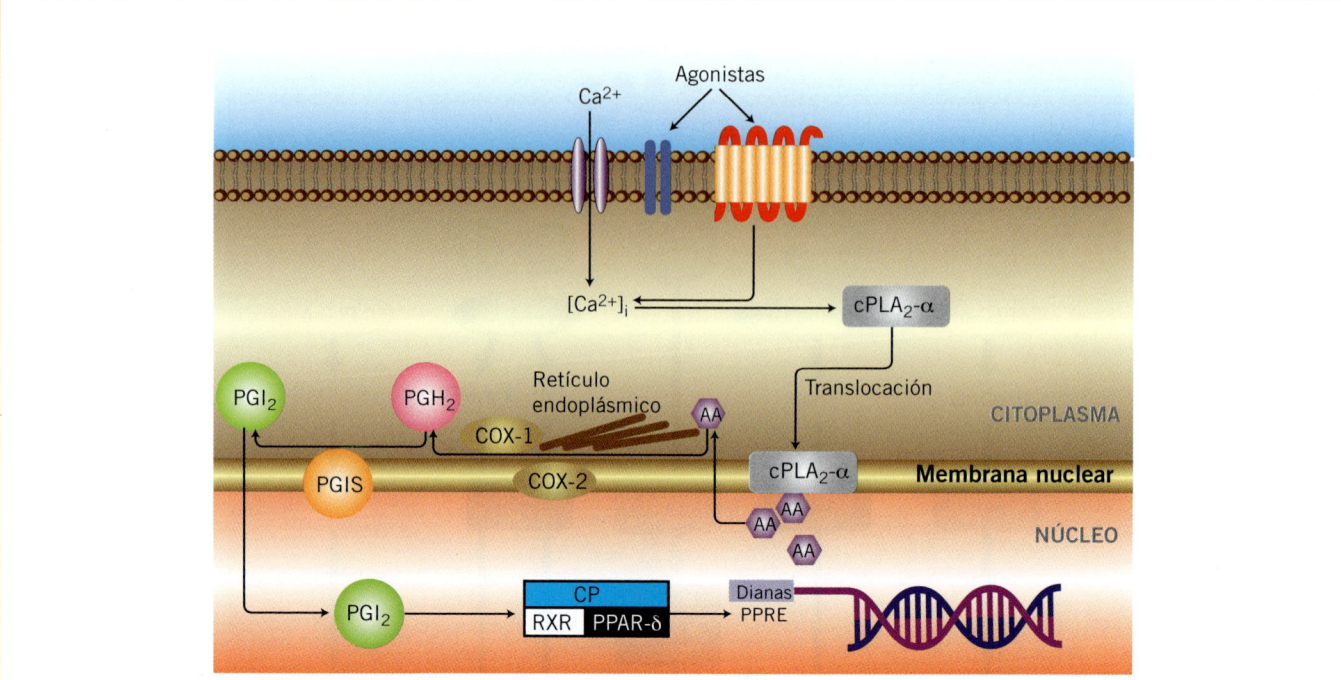

Figura 8-10. Modelo de localización de enzimas de síntesis de prostaciclina y activación del activador del proliferador de los peroxisomas δ (PPAR-δ). AA: ácido araquidónico; COX-2: ciclooxigenasa 2; CP: proteína coactivadora; cPLA₂: fosfolipasa A₂ citosólica; PGH₂: prostaglandina H₂; PGI₂: prostaciclina; PGIS: prostaciclina sintasa; PPRE: elemento de respuesta a PPAR; RXR: receptor X retinoide. (Adaptado de Katusic y cols., 2012).

hibición de la acción del factor nuclear kappa de los linfocitos B (NF-κB), un factor clave en el desarrollo de la inflamación. Además, el factor de crecimiento EGR-1 (*early growth response protein 1:* proteína-1 de respuesta temprana al crecimiento) controla la producción de citoquinas proinflamatorias, como son la interleuquina 2 (IL-2) o el factor de necrosis tumoral alfa (TNF-α). Este factor de transcripción es inhibido por otro denominado NAB-1 *(NGFI-A-binding protein 1)* o proteína 1 de unión a NGFI-A (*nerve growth factor 1 A:* factor de crecimiento nervioso 1 A). Diversos estudios han demostrado que las lipoxinas secretadas por neutrófilos son capaces de potenciar la síntesis de NAB-1 en detrimento del EGR-1 para controlar la inflamación. Por otro lado, las lipoxinas ejercen también su acción sobre otro factor de transcripción que ayuda a mejorar la inflamación: el PPAR-γ (**Fig. 8-11**).

A modo de ejemplo, la **figura 8-12** resume los efectos de las lipoxinas en la prevención del daño vascular a través de la modulación del sistema inmunitario innato. Las lipoxinas detienen la infiltración de los leucocitos polimorfonucleares y limitan la migración de células dendríticas, inhibiendo la síntesis de IL-1 por las células presentadoras de antígenos (APC). Asimismo, las lipoxinas provocan una inhibición de la producción de citoquinas proinflamatorias por parte de las células Th1, lo que se traduce en una inhibición de los macrófagos de tipo 1 (proinflamatorios). Además, las lipoxinas estimulan el reclutamiento de monocitos y la absorción de polimorfonucleares apoptóticos a través de los macrófagos de tipo 2, un proceso en el que también participan unos mediadores de la resolución de la inflamación denominados maresinas (v. más adelante). Finalmente, las lipoxinas inhiben la producción de metaloproteasas por los fibroblastos, limitando su acción de destrucción tisular.

Catabolismo

Los eicosanoides tienen una vida media muy corta, degradándose de una manera muy rápida, una vez que han sido sintetizados. En general, la inactivación transcurre en una primera fase por la acción de enzimas específicas, que actúan con gran rapidez sobre los diversos tipos de eicosanoides. En una segunda fase más lenta, los metabolitos resultantes de la primera inactivación continúan su catabolismo por enzimas inespecíficas, algunas de las cuales son las que actúan habitualmente en la degradación de los ácidos grasos (sistema de la β-oxidación). La sede principal del catabolismo de los eicosanoides es el pulmón.

Efectos biológicos

Como se ha señalado antes, los eicosanoides tienen una vida media muy corta, por lo que sólo actúan en las células que los producen o en su entorno próximo. Sus efectos biológicos son, en general, amplios e intensos. Es importante resaltar, sin embargo, que estos efectos son muy variables. Existen diferencias según la especie o el tejido u órgano, así como entre los distintos tipos de eicosanoides. Pero pueden aparecer incluso efectos contrapuestos, según las cantidades utilizadas de un determinado compuesto.

A continuación se describen los efectos más destacados de los eicosanoides.

Sobre los elementos formes de la sangre. Como se describirá detalladamente más adelante, la PGI₂ inhibe la agregación plaquetaria, mientras que el TXA₂ la estimula. El LTB₄ es un potente agente quimiotáctico sobre leucocitos polimorfonu-

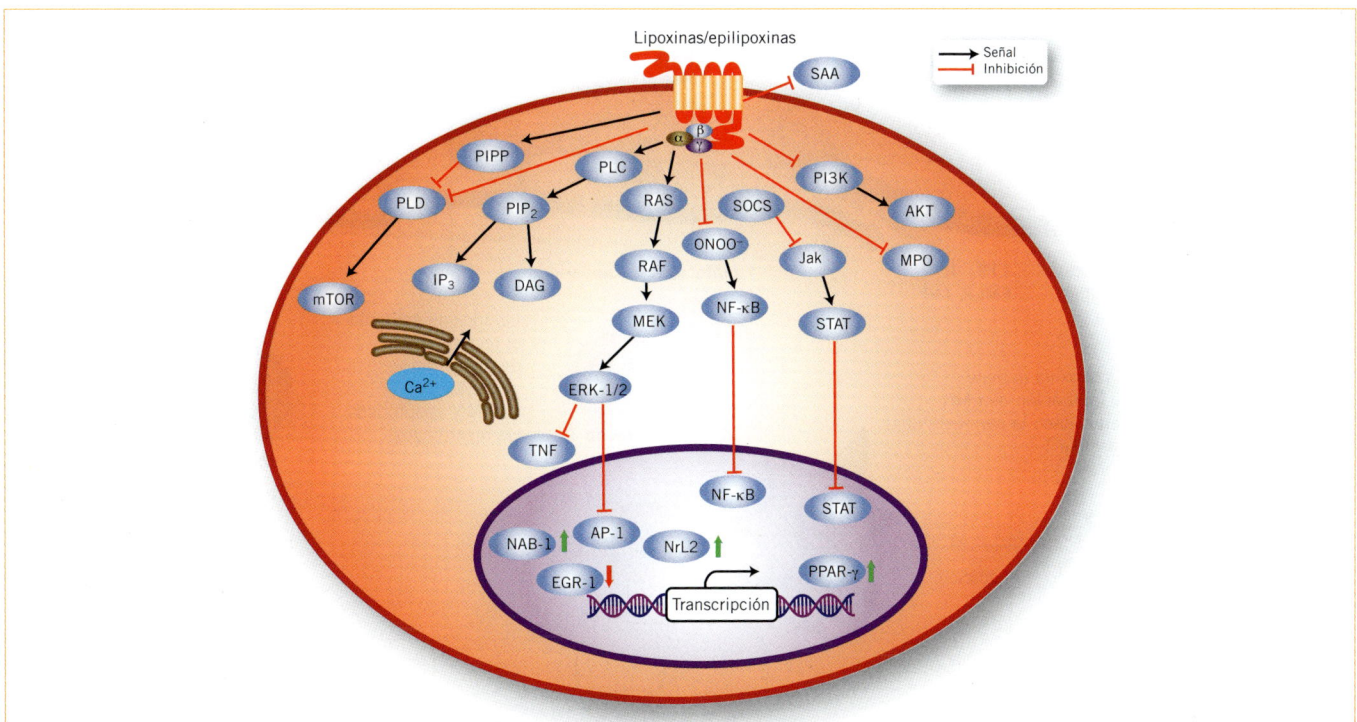

Figura 8-11. Cascadas de señalización celular provocadas por las lipoxinas y epilipoxinas. AP-1: proteína activadora 1; AKT: proteína quinasa B; DAG: diacilglicerol; EGR-1: proteína de respuesta al crecimiento temprano 1; ERK: quinasa regulada por señal extracelular; IP_3: inositoltrisfosfato; Jak: tirosina quinasa Jano; MPO: mieloperoxidasa; mTOR: proteína quinasa diana de la rapamicina de mamíferos; NAB-1: proteína de unión a NGF1-A (v. más detalles en el texto); NF-κB: factor nuclear kappa de linfocitos B; NrL2: cremallera de leucina 2 neural de la retina; ONOO⁻: peroxinitrilo; PI3K: fosfatidilinositol-3-quinasa; PIPP: inositolpolifosfato-5-fosfatasa; PLC y PLD: fosfolipasas C y D; RAS/RAF/MEK/ERK: cascada de activación de quinasas; PPAR-γ: activador del proliferador de los peroxisomas γ; SAA: proteína amiloide sérica; SOCS: supresor de la señalización de citoquinas; STAT: transductor de señales y activador de la transcripción; TNF: factor de necrosis tumoral. (Adaptado de Chandrasekharan y Sharma-Walia, 2015).

cleares, monocitos y eosinófilos, lo que contribuye de forma importante a la reacción inflamatoria. Además de activar a los fagocitos, el LTB_4 está implicado en la diferenciación de los linfocitos T en Th1 y Th2 en las etapas tempranas del proceso inflamatorio. También estimula la adhesión de los neutrófilos al endotelio vascular y su migración transendotelial hacia el foco inflamatorio. En cambio, las lipoxinas actúan de forma contraria sobre los neutrófilos. La PGE_2, en concentraciones altas, inhibe la diferenciación de los linfocitos B y la proliferación de los linfocitos T, comportándose, por lo tanto, como inmunosupresora.

Sobre el sistema cardiovascular. Las prostaglandinas son vasodilatadoras en general, sobre todo las de la serie E, aunque se producen excepciones en determinados territorios vasculares. Generalmente, también disminuyen la presión arterial y aumentan el gasto cardíaco. El efecto hipotensor es muy marcado para la PGI_2. En cambio, la PGF_2, el LTC_4 y LTD_4 y el TXA_2 son vasoconstrictores e hipertensores.

Sobre la musculatura uterina. Las prostaglandinas de las series E y F, así como el TXA_2, contraen la musculatura uterina. De hecho, las prostaglandinas E y F son inductoras del parto y pueden utilizarse en el aborto terapéutico.

Sobre el aparato gastrointestinal. La PGI_2 y la PGE_2 inhiben la secreción ácida en el estómago. Las prostaglandinas de la serie E aumentan, además, la secreción de moco en el estómago y el intestino delgado y estimulan la motilidad intestinal.

Sobre el riñón. La PGE_2 y la PGI_2 disminuyen la resistencia vascular y aumentan el flujo sanguíneo renal. Además, la PGE_2 inhibe la reabsorción de cloruro sódico en los tubos colectores corticales, dificulta la acción de la hormona antidiurética y estimula la liberación de renina. En el riñón se produce también TXA_2, que es vasoconstrictor.

Sobre el árbol bronquial. Las prostaglandinas de la serie E relajan la musculatura de los bronquios y la tráquea, mientras que las de la serie F producen broncoespasmo. La acción broncoconstrictora es especialmente importante en el caso de LTC_4 y de LTD_4.

Sobre el sistema nervioso central. La PGE_2, la PGI_2 y el LTB_4 actúan sobre las terminaciones nerviosas aferentes, disminuyendo el umbral del dolor en los nociceptores. Estos compuestos pueden, por lo tanto, amplificar la sensación de dolor en los procesos inflamatorios.

Sobre el sistema endocrino. Las prostaglandinas de la serie E ejercen numerosas acciones sobre el sistema endocrino, entre las que destacan el estímulo sobre la producción de hormona adrenocorticotropa (ACTH), hormona del crecimiento, gonadotropinas y prolactina, así como la inhibición de la secreción de insulina. En cambio, el 12-hi-

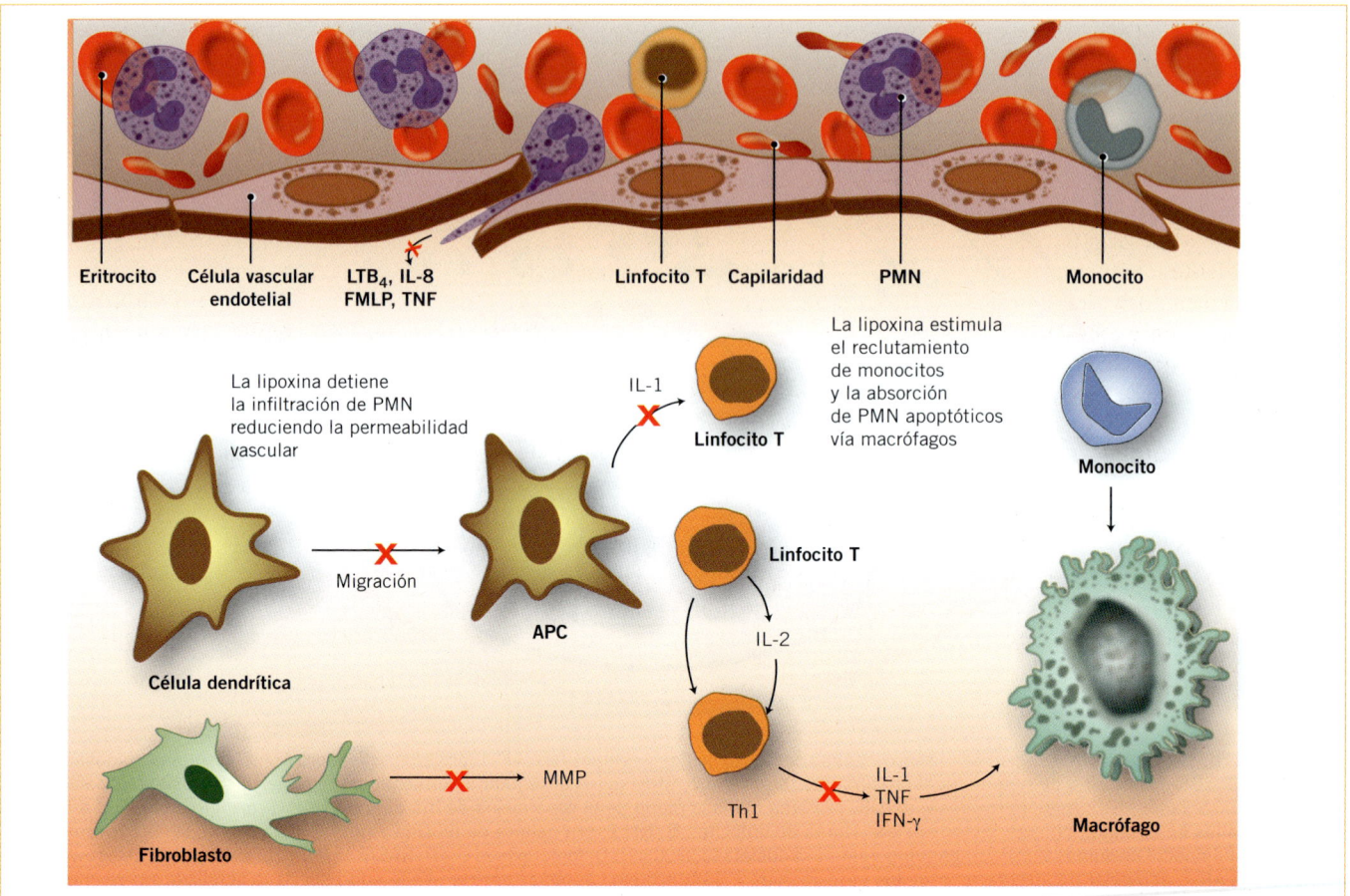

Figura 8-12. Efectos de las lipoxinas sobre el sistema inmunitario innato asociado al daño vascular. APC: célula presentadora de antígenos; FMLP: formilmetionil-leucilfenilalanina; IFN-γ: interferón γ; IL: interleuquina; LTB$_4$: leucotrieno B$_4$; MMP: metaloproteasas; PMN: leucocitos polimorfonucleares; Th1: linfocito T cooperador de tipo 1 (proinflamatoria); TNF: factor de necrosis tumoral. (Adaptado de Serhan, Annu Rev Immunol 2007; 25: 101-37).

dróxido del ácido eicosatetraenoico (12-HETE) parece favorecer esta última secreción.

Sobre el metabolismo. Además de los efectos derivados de la acción de los eicosanoides sobre el sistema endocrino, es interesante señalar el efecto directo antilipolítico en el tejido adiposo de las prostaglandinas de la serie E.

Implicaciones fisiopatológicas

Dada la diversidad de acciones biológicas de los eicosanoides y teniendo en cuenta el hecho de que la mayoría de las células del organismo son capaces de sintetizarlos, no es extraño que estos compuestos estén implicados en numerosos procesos patológicos. En la mayoría de los casos, las alteraciones funcionales parecen deberse a un exceso de producción, aunque también pueden existir problemas por carencias. En este caso, la causa puede estar en una deficiencia de precursores, pero, muchas veces, son el resultado de determinados tratamientos medicamentosos que impiden su síntesis tisular.

Eicosanoides, inflamación y antiinflamatorios. Algunos eicosanoides son mediadores bioquímicos importantes en la reacción inflamatoria. Como se ha señalado antes, el LTB$_4$ tiene una actividad quimiotáctica muy marcada sobre diversas cé-

lulas sanguíneas implicadas en este proceso, especialmente polimorfonucleares y monocitos. Una vez que han atravesado el endotelio, estas células llegan al foco inflamatorio y pueden realizar sus funciones fagocíticas características. Por otra parte, la PGE$_2$ y la PGI$_2$ son responsables de la hiperemia típica de la lesión inflamatoria por su carácter vasodilatador y contribuyen al dolor y la fiebre, amplificando la acción de otros mediadores como la bradiquinina.

Las lipoxinas intervienen, sobre todo, en la resolución de la inflamación, porque impiden el flujo de neutrófilos al foco inflamatorio. En la resolución de la inflamación intervienen también algunos derivados de algunos AGPI de la serie n-3 descubiertos recientemente, como resolvinas, protectinas y maresinas (v. más adelante).

Hay gran cantidad de fármacos antiinflamatorios, la mayoría de los cuales inhiben la síntesis de eicosanoides. Algunos, como la aspirina y los demás antiinflamatorios no esteroideos, ejercen su mecanismo de acción a través de la inhibición de la ciclooxigenasa, lo que impide la formación de prostaglandinas, prostaciclina y tromboxano. Otros, como los derivados del cortisol, suprimen también la formación de los eicosanoides de la serie lineal, porque actúan inhibiendo la COX-2 y la fosfolipasa A$_2$ (antiinflamatorios esteroideos). Todos estos fármacos se utilizan ampliamente en el tratamiento sintomático de la inflamación, muchas veces de manera crónica. En la **figura 8-13** se esquematiza el papel de los distintos eicosanoides derivados del ácido araquidónico en la inflamación y los puntos de actuación de los antiinflamatorios.

Lógicamente, la supresión de la biosíntesis de eicosanoides no afecta exclusivamente a las regiones inflamadas, sino que produce una disminución de dicha biosíntesis en otros órganos y tejidos, originando las alteraciones patológicas correspondientes. Los efectos secundarios de la utilización continuada o en dosis altas de los antiinflamatorios se ponen de manifiesto, sobre todo, en el estómago y el riñón.

Efectivamente, las prostaglandinas, en particular la PGE_2 y la PGI_2, inhiben la secreción de ácido clorhídrico y de pepsina y favorecen la formación de moco. Por lo tanto, pueden considerarse citoprotectoras de la mucosa gástrica. La inhibición de la síntesis de estas prostaglandinas por la utilización de antiinflamatorios puede provocar, por lo tanto, ulceraciones y hemorragias.

En el riñón, la PGE_2 y la PGI_2 se producen en cantidades importantes cuando disminuye la perfusión, originándose una vasodilatación compensatoria. Además, se inhibe la re-

absorción del cloruro sódico y hay un efecto inhibidor sobre la hormona antidiurética, con aumento de la diuresis. Por otra parte, dichas prostaglandinas estimulan la liberación de renina, lo que representa un mecanismo potencial de retroalimentación. La inhibición de la síntesis de prostaglandinas origina menos vasodilatación, produciéndose con el tiempo lesiones renales. La presión arterial no se modifica demasiado, porque, aunque hay menos diuresis, también disminuye la producción de renina. Sin embargo, la disminución en la excreción de agua conduce al edema, y el menor funcionamiento del sistema renina-angiotensina produce hiperpotasemia.

Eicosanoides y asma bronquial. Aunque los distintos tipos de prostaglandinas tienen efectos contrapuestos sobre el árbol bronquial (v. antes), predomina fuertemente la acción de los peptidil-leucotrienos, LTC_4 y LTD_4, que son broncoconstrictores potentísimos. Su liberación por las células sensibilizadas, en el proceso anafiláctico, contribuye fuertemente al cuadro clínico, sobre todo durante los períodos intercríticos. Precisamente, antes de su aislamiento, los peptidil-leucotrie-

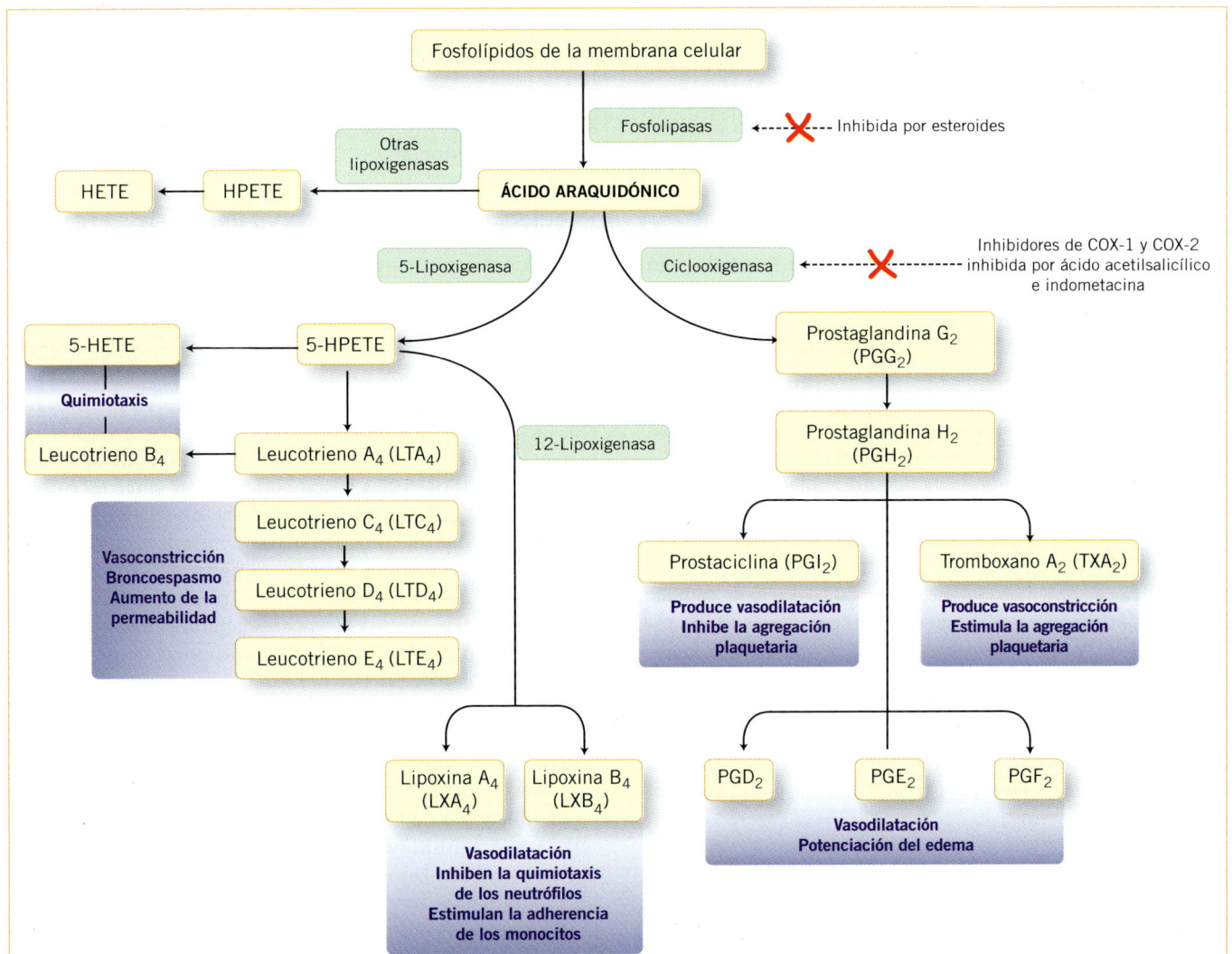

Figura 8-13. Papel de los eicosanoides derivados del ácido araquidónico en la inflamación. HETE: hidróxido del ácido eicosatetraenoico; HPETE: hidroxiperoxieicosatetraenoico. (Modificado de Kumar, Abbas y Fausto, 2008).

nos fueron denominados «sustancias de reacción lenta de la anafilaxia».

Eicosanoides y respuesta inmunitaria. Los eicosanoides parecen estar implicados en la regulación de la respuesta inmunitaria, aunque se desconocen todavía muchos aspectos de esta regulación. En cualquier caso, está bien establecido que la PGE_2 es necesaria para la proliferación linfocitaria, pero se comporta como inmunosupresora cuando se encuentra en concentraciones elevadas, por ejemplo, cuando se utilizan AGPI de la serie n-6 en nutrición parenteral. Esta prostaglandina disminuye, especialmente, los efectos de la IL-1 y la IL-2 sobre los linfocitos T. El efecto inmunosupresor es contraproducente en los pacientes sometidos a nutrición parenteral, porque favorece las infecciones postoperatorias. Sin embargo, puede ser útil cuando se trata de frenar el rechazo de un trasplante.

Eicosanoides y resorción ósea. Algunos tumores que no afectan a las glándulas paratiroideas, como el carcinoma medular de tiroides o el carcinoma de la glándula mamaria, originan hipercalcemia por resorción ósea. Parece probable que el mediador para este efecto sea la PGE_2, que se libera en grandes cantidades del tumor. Esta prostaglandina puede ser también la causante de la hipotensión y otros efectos sistémicos que se producen en estas condiciones. Otras fuentes de PGE_2 que originan también resorción ósea son el líquido sinovial en la artritis reumatoide y determinados quistes dentales.

Eicosanoides y reproducción. Las prostaglandinas de la serie F contraen fuertemente la musculatura uterina y sensibilizan las vías aferentes para el dolor. Por ello, se utilizan los inhibidores de la síntesis de prostaglandinas para aliviar los síntomas en la dismenorrea. Por el contrario, usando el mismo efecto sobre el útero, se han ensayado análogos estructurales de estas prostaglandinas para realizar abortos terapéuticos.

Parece existir una relación entre la concentración de prostaglandinas en el líquido seminal y la fertilidad masculina, aunque los datos no son todavía incontestables. Por otra parte, se ha utilizado el efecto vasodilatador de la PGE_1 para lograr la erección del pene por inyección intracavernosa.

Eicosanoides y persistencia del conducto arteriovenoso en neonatos. La PGI_2 es capaz de dilatar este conducto en los recién nacidos. Por ello, se utiliza de manera paliativa durante la espera de la intervención quirúrgica, en los casos en que se afecta la circulación pulmonar por la existencia de una cardiopatía, mejorando de esta forma la oxigenación tisular. Por el contrario, los inhibidores de la síntesis de prostaglandinas estarían indicados cuando existe persistencia patológica del conducto arteriovenoso.

Eicosanoides y dieta

Es importante señalar que las proporciones relativas de las diferentes series de eicosanoides en el organismo dependen del tipo de alimentación. La alimentación habitual en el mundo occidental, a base de vegetales y animales terrestres,

lleva a la preponderancia de la serie 2, derivada del araquidónico. Hay que recordar que, a su vez, este compuesto deriva del linoleico, que abunda en el mundo vegetal. En cambio, como el LNA es muy abundante en las algas, los animales acuáticos tienen una gran riqueza en este ácido y sus derivados de cadena larga, entre ellos el EPA. Por lo tanto, la ingesta de pescado graso en cantidades relativamente elevadas origina un importante aumento de los eicosanoides de la serie 3 en el organismo. Por lo que se refiere a los eicosanoides de la serie 1, es decir, derivados del ETA (20:3 n-6), son poco abundantes, a no ser que se ingieran grandes cantidades de LNA. Este compuesto, que se encuentra sólo en algunas especies vegetales terrestres, como la onagra o la borraja, se convierte fácilmente en ETA, lo que favorece mucho la formación de eicosanoides de la serie 1.

De una manera general se puede decir que los eicosanoides de la serie 2, los más abundantes en nuestro organismo, dadas las características de nuestra alimentación, son muy activos. Por el contrario, los eicosanoides de la serie 3 suelen tener menos actividad biológica. Concretamente, el TXA_3 es muy poco proagregante plaquetario y el LTB_5 es muy poco quimiotáctico sobre los leucocitos. Como se acaba de señalar, estos compuestos se originan en cierta cantidad cuando la ingesta es muy rica en AGPI de la serie n-3, derivados de peces y otros animales acuáticos. En estas condiciones pueden alterarse determinados procesos fisiopatológicos, como se describe a continuación, al estudiar la regulación de la agregación plaquetaria.

Regulación de la agregación plaquetaria

Las plaquetas son corpúsculos sin núcleo procedentes de la fragmentación de los megacariocitos, que desarrollan un papel fundamental en la hemostasia. La actividad plaquetaria se desencadena por estímulos primarios (colágeno, trombina, adrenalina) y por sustancias que pueden ser liberadas por las propias plaquetas activadas (serotonina, ADP, iones calcio, factor activador de las plaquetas [PAF] y TXA_2). También existen factores inhibidores, como la PGI_2 y el óxido nítrico (NO). Todas estas sustancias parecen tener receptores específicos en la membrana plaquetaria. En la **figura 8-14** se resumen los mecanismos de la respuesta plaquetaria tras la estimulación de algunos de estos receptores.

La interacción entre los estímulos primarios y las sustancias plaquetarias con los receptores produce la liberación de iones calcio procedentes del sistema tubular denso al espacio citoplasmático. En este compartimento celular, los iones calcio estimulan a la calmodulina, produciéndose la fosforilación de las cadenas ligeras de la miosina, lo que origina finalmente la contracción actomiosínica responsable de los cambios de forma y los movimientos plaquetarios.

La liberación de los iones calcio al citosol puede considerarse el mecanismo fundamental para el desencadenamiento de la actividad plaquetaria. El principal estímulo para esta liberación parece ser el IP_3, que se produce cuando se activa la PLC por la trombina, el ADP, los propios iones calcio o el TXA_2. Este último compuesto puede considerarse el regulador principal positivo de la actividad plaquetaria, puesto que es capaz, a su vez, de intervenir directamente en la liberación

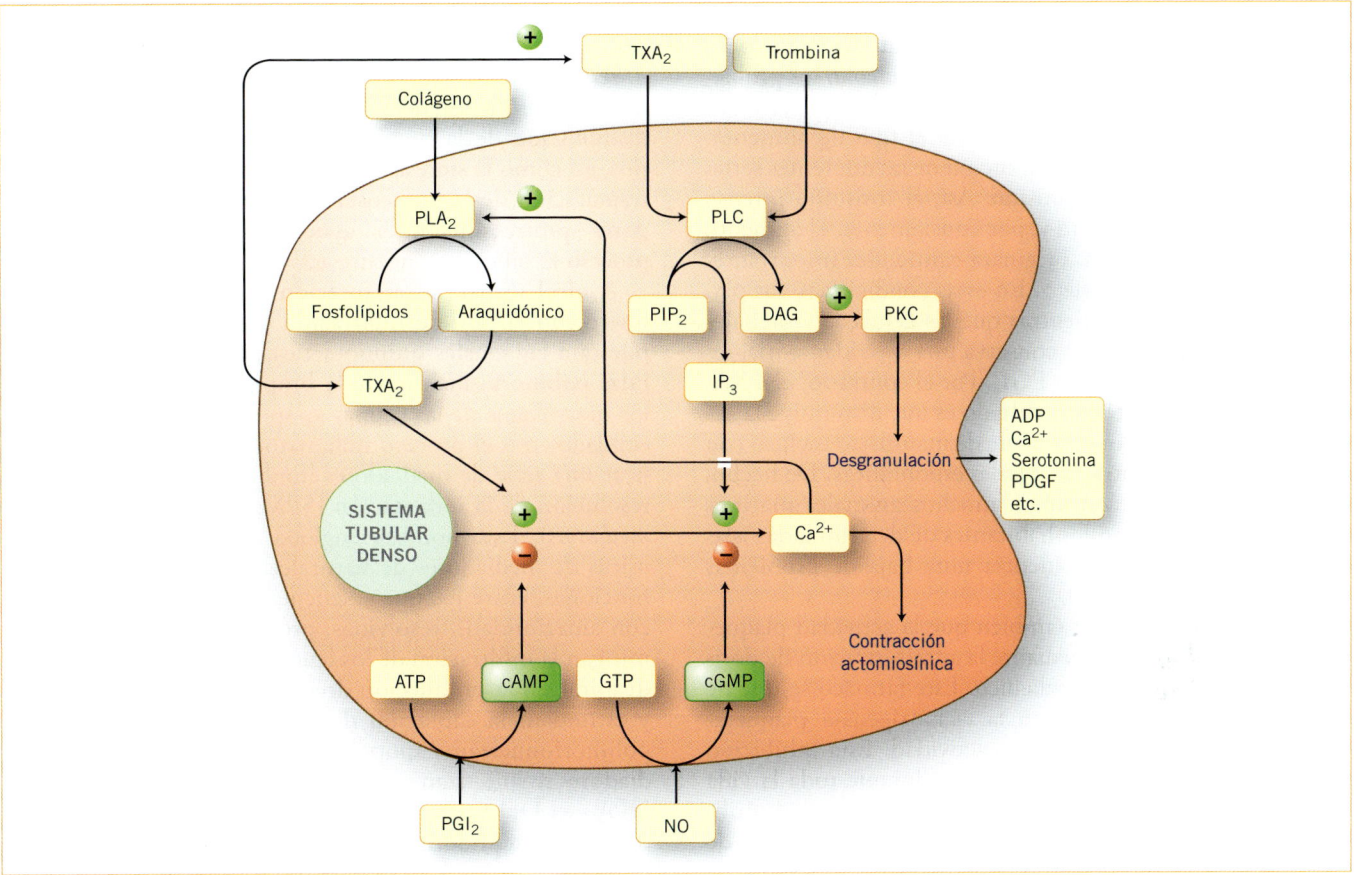

Figura 8-14. Regulación de la agregación plaquetaria. DAG: diacilglicerol; IP₃: inositoltrisfosfato; NO: óxido nítrico; PDGF: factor de crecimiento derivado de las plaquetas; PGI₂: prostaciclina; PIP₂: fosfatidilinositolbisfosfato; PKC: proteína quinasa C; PLA₂: fosfolipasa A₂; PLC: fosfolipasa C; TXA₂: tromboxano A₂.

de los iones calcio desde el sistema tubular denso al espacio citosólico y, además, una vez que se sintetiza en el interior de la plaqueta, puede salir al plasma y estimular a otras plaquetas. Los compuestos que originan la formación de tromboxano son el colágeno, el PAF y, probablemente, los iones calcio y el ADP. Todos estos efectores activan a la PLA₂, se libera ácido araquidónico de los fosfolípidos de la membrana y se produce tromboxano como producto principal, gracias a la actividad intensa de la tromboxano sintetasa en la plaqueta.

La activación de la PLC por la trombina y los demás efectores citados antes produce dos segundos mensajeros: IP₃ y diacilglicerol (DAG). Este último activa la proteína quinasa C, lo que causa la fosforilación de una proteína plaquetaria, la plekstrina, que actúa sobre los gránulos alfa y los gránulos densos, produciendo la liberación de su contenido. Los gránulos densos contienen, entre otras sustancias, ADP, iones calcio y serotonina, todas ellos factores estimulantes de la actividad plaquetaria. El contenido de los gránulos alfa está más relacionado con el fenómeno de la coagulación (factor plaquetario 4, β-tromboglobulina, factor de crecimiento derivado de las plaquetas [PDGF], fibrinógeno, etc.). Vale la pena destacar que la liberación de PDGF desempeña un papel clave en el crecimiento del ateroma, cuando las plaquetas se adhieren a éste como consecuencia de su rotura, ya que este factor de crecimiento actúa estimulando fuertemente la proliferación de las células del músculo liso.

En las plaquetas existe también un sistema de recaptación de iones calcio al sistema tubular, proceso que es estimulado por el AMP cíclico. La síntesis de este nucleótido aumenta al activarse la adenilato ciclasa de la membrana plaquetaria por acción de la PGI₂. Este eicosanoide es el principal producto del ácido araquidónico en las células endoteliales tras la activación de la PLA₂. Por lo tanto, la liberación de PGI₂ por el endotelio constituye un sistema regulador negativo de la agregación.

El papel de las células endoteliales en el control de la actividad plaquetaria no se limita a la liberación de PGI₂. Estas células pueden generar también óxido nítrico, que es capaz de interaccionar con las plaquetas y de estimular la recaptación de los iones calcio, en este caso a través del GMP cíclico.

Aunque los mecanismos son más complicados, se puede concluir que la agregación plaquetaria está regulada, en gran parte, por la relación entre las concentraciones de dos eicosanoides: tromboxano y PGI₂. Es interesante recordar que el TXA₂ es, además, vasoconstrictor, mientras que la PGI₂ es vasodilatadora. Por lo tanto, cualquier factor que altere el delicado equilibrio entre la producción plaquetaria de TXA₂ y la liberación endotelial de PGI₂ puede incidir en el proceso de agregación, así como en el estado de constricción o dilatación de la arteria correspondiente. Así, cuando el endotelio es objeto de una agresión, disminuye la producción de PGI₂ y el equilibrio se desplaza hacia la agregación. Esto es lo que ocurre tanto en el desarrollo del proceso aterogénico como en los fenómenos trombóticos que desencadenan los problemas clínicos.

Como se ha descrito previamente, el tipo de alimentación puede condicionar la proporción de las diferentes series de eicosanoides en el organismo. Así, el consumo intenso de grasas de origen marino y, por consiguiente, el aumento de AGPI de la serie n-3, originará cantidades importantes de eicosanoides de la serie 3. En estas condiciones, las plaquetas forman TXA_3, mientras que las células endoteliales generan PGI_3. Esta última conserva una actividad antiagregante muy similar a la de la PGI_2. Por el contrario, el TXA_3 es muy poco agregante. El resultado es que disminuye la actividad plaquetaria, como se pone de manifiesto incluso con la aparición de hemorragias nasales espontáneas. De hecho, las poblaciones que consumen muchos animales marinos (como los esquimales o los habitantes de determinadas islas japonesas) tienen una incidencia muy baja de problemas trombóticos.

Es interesante destacar también que la actividad plaquetaria puede disminuirse mediante la administración de dosis muy bajas de ácido acetil salicílico. Este fármaco se une de forma covalente irreversible a la ciclooxigenasa plaquetaria, inhibiendo por completo su actividad. Esta inhibición impide la producción de tromboxano durante toda la vida plaquetaria, porque, al carecer de núcleo, la enzima inutilizada no puede ser sustituida. En cambio, la inhibición de la ciclooxigenasa endotelial no es permanente, al tratarse de células con capacidad de sintetizar nuevas proteínas enzimáticas. La utilización de dosis muy bajas de fármaco permite la inhibición de la síntesis plaquetaria de tromboxano y afecta muy poco a la síntesis endotelial de PGI_2, consiguiéndose un buen efecto antiagregante.

MEDIADORES LIPÍDICOS DE LA RESOLUCIÓN DE LA INFLAMACIÓN

Respuesta inflamatoria aguda y resolución de la inflamación

La respuesta inflamatoria aguda puede dividirse en dos fases, una primera de inicio y otra de resolución. La fase de inicio se acompaña de los denominados signos cardinales o pilares de la inflamación, es decir, *rubor* (enrojecimiento), *calor* (fiebre), *dolor*, *tumor* (inflamación y edema) y *functio laesa* (pérdida de función), y está regulada por numerosos mediadores químicos (**cap. 29**, Sistema inmunitario). Entre estos compuestos se encuentran péptidos, proteínas y mediadores lipídicos, incluidos los eicosanoides, que dan lugar a gradientes químicos capaces de regular el tráfico leucocitario o la diapédesis hacia la zona afectada. La infiltración de neutrófilos y la acumulación de macrófagos así como de monocitos es el resultado de la fase de inicio de la respuesta inflamatoria aguda. Por lo tanto, una inapropiada eliminación de dichas células tras su actuación puede derivar en un proceso crónico.

La fase de resolución está también basada en cinco pilares: *a)* eliminación de microorganismos, células muertas,

restos celulares y antígenos; *b)* restauración de la integridad vascular y de la perfusión); *c)* regeneración de los tejidos; *d)* remisión de la fiebre, y *e)* eliminación del dolor. Durante la fase de resolución del proceso inflamatorio se produce una disminución de la presencia de mediadores proinflamatorios, así como la síntesis de otros mediadores destinados a la restauración de la homeostasis. La síntesis de estos mediadores «prorresolución» ha ayudado a demostrar que dicho proceso es bioquímicamente activo.

A nivel tisular, la restauración de la homeostasis se define como el cese de infiltración de los leucocitos en respuesta a las señales quimiotácticas, la apoptosis de las células polimorfonucleares y la limpieza activa por parte de los macrófagos de las células apoptóticas. El análisis de los exudados tras el proceso inflamatorio ha permitido identificar una serie de mediadores lipídicos especializados en la resolución de la inflamación (SPM, *specialized proresolving mediators*). Este nombre engloba diferentes familias químicas de mediadores de naturaleza lipídica con diferentes funciones, entre los que se encuentran lipoxinas (descritas con anterioridad), resolvinas, protectinas y maresinas, que mitigan la infiltración de los leucocitos polimorfonucleares, disminuyen la producción de mediadores proinflamatorios y estimulan la captación de macrófagos dependientes de polimorfonucleares apoptóticos (**Fig. 8-15**). Dichos mediadores se sintetizan a partir de AGPI n-3, como el EPA, el DPA y el DHA, excepto las lipoxinas que lo hacen a partir del ácido araquidónico. Del EPA derivan las resolvinas de la serie E, y el DPA y el DHA son los precursores de las resolvinas de la serie D, protectinas y maresinas. A los derivados del DPA y del DHA de forma general se los denomina «docosanoides».

La **figura 8-16** representa un esquema general de la síntesis de eicosanoides y docosanoides y su papel en la inflamación. Además, en la **figura 8-17** se muestran, como ejemplo, las estructuras químicas, de LXA_4 y LXB_4, derivadas del ácido araquidónico, de las resolvinas E_1 y E_2, derivadas del EPA, y de la resolvina D_1, protectina D_1 –también denominada neuroprotectina (NPD-1)– y maresina 1, todas ellas derivadas del DHA, así como la interacción con los receptores conocidos actualmente. Por otra parte, en la **figura 8-18** se muestra un esquema temporal de la biosíntesis de SPM a partir de EPA y DHA con indicación de los tipos celulares implicados. En el panel superior de esta figura se indica un diagrama temporal de la síntesis desde la iniciación hasta la resolución del proceso inflamatorio.

Además de su participación en la resolución de la inflamación, algunos de estos compuestos desempeñan un papel protector sobre el sistema nervioso, la retina, el hígado y los pulmones. Como indica su nombre, esta protección la ejercen, fundamentalmente, las protectinas. Aunque el mecanismo no está suficientemente aclarado, estos hallazgos ponen de manifiesto la importancia del DHA en estos tejidos.

Como se esquematiza en la **figura 8-19**, uno de los mecanismos posibles está relacionado con la supervivencia celular, ya que las protectinas inhiben la apoptosis (**cap. 4**, Crecimiento, diferenciación, proliferación y muerte celular, **tomo II**).

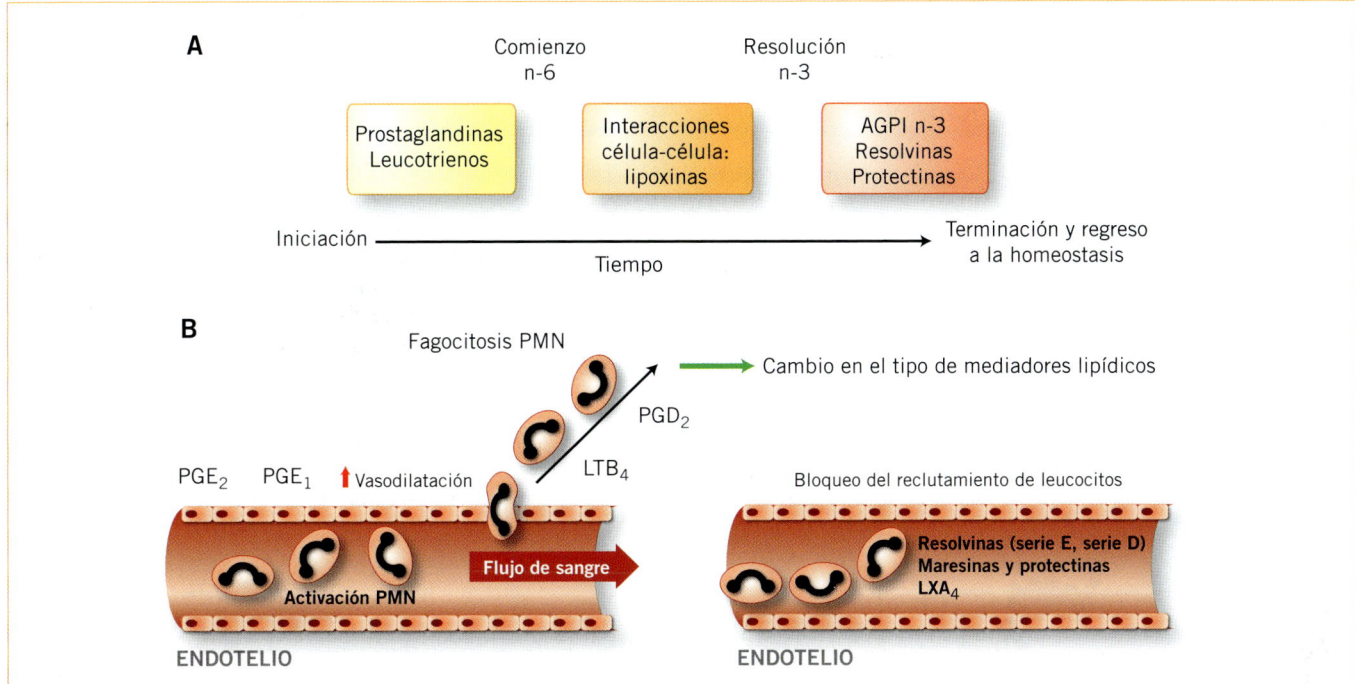

Figura 8-15. Papel de las lipoxinas, las resolvinas, las protectinas y las maresinas en la resolución de la reacción inflamatoria. A) Secuencia hipotética de mediadores derivados de lípidos que moderan la inflamación aguda desde el inicio hasta la resolución y retorno a la homeostasis. B) Mediadores lipídicos que controlan la afluencia al lugar de la inflamación, con sucesión del proinflamatorio leucotrieno B_4 (LTB_4) al factor de resolución lipoxina A_4 (LXA_4). AGPI: ácidos grasos poliinsaturados; PG: prostaglandina; PMN: polimorfonucleares. (Adaptado de Schwab y Serham, 2006).

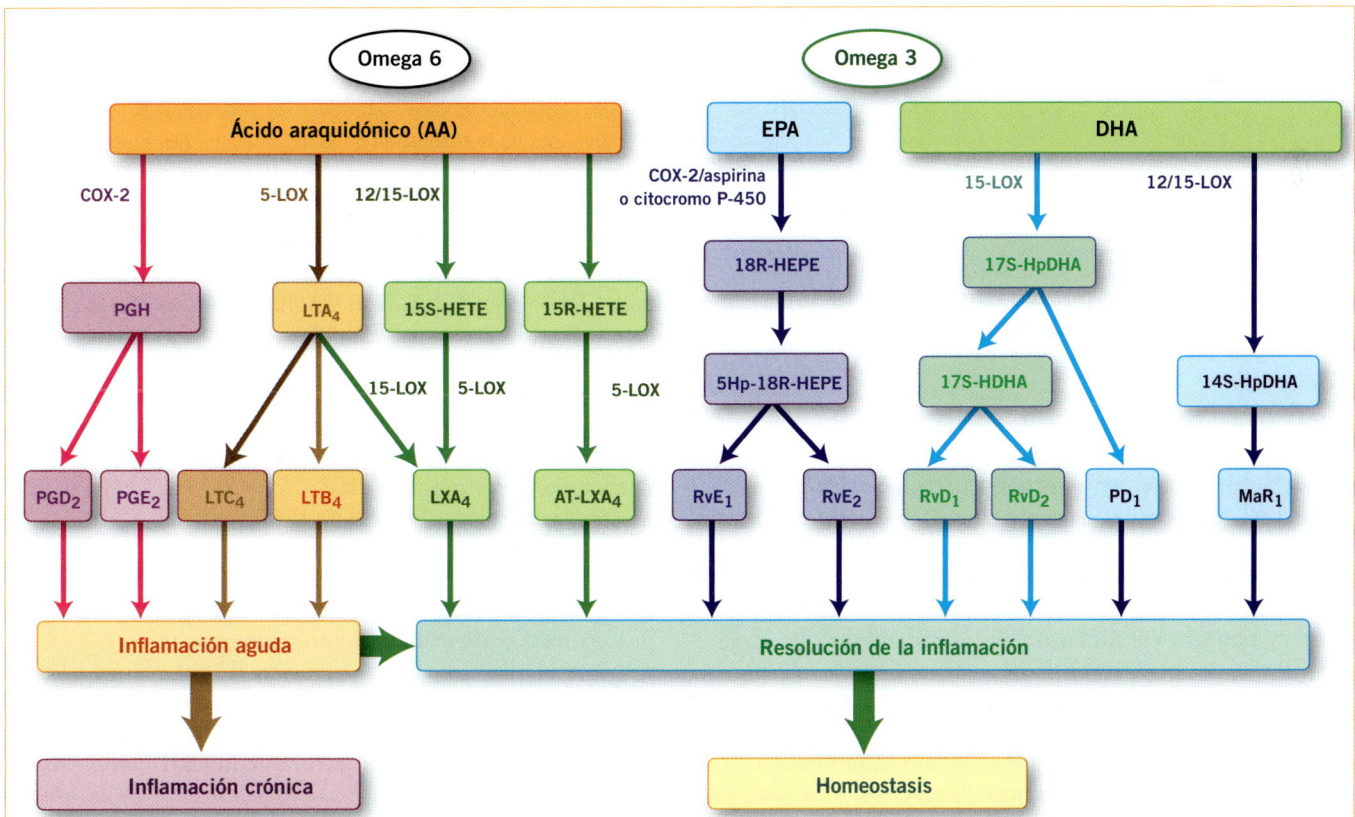

Figura 8-16. Esquema general de la síntesis de eicosanoides y docosanoides y su papel en la inflamación. $AT\text{-}LXA_4$: lipoxina A_4 mediada por aspirina; COX-2: ciclooxigenasa 2; DHA: ácido docosahexaenoico; EPA: ácido eicosapentaenoico; 17S-HDHA: ácido hidroxidocosahexaenoico; 14S-HpDHA y 17S-HpDHA: ácidos hidroperoxidocosahexaenoicos; 5Hp-18R-HEPE: ácido hidroperoxi-hidroxieicosapentaenoico; 18R-HEPE: ácido hidroxieicosapentaenoico; 15S-HETE y 15R-HETE: ácidos hidroxieicosatetraenoicos; LOX: lipoxigenasas; LTA_4, LTB_4 y LTC_4: leucotrienos; LXA_4: lipoxina A_4; MaR_1: maresina 1; PD_1: protectina D_1; PGD_2 y PGE_2: prostaglandinas; PGH_2: prostaglandina hidroperóxido; Rv: resolvinas. (Adaptado de Serhan y Petasis, 2011).

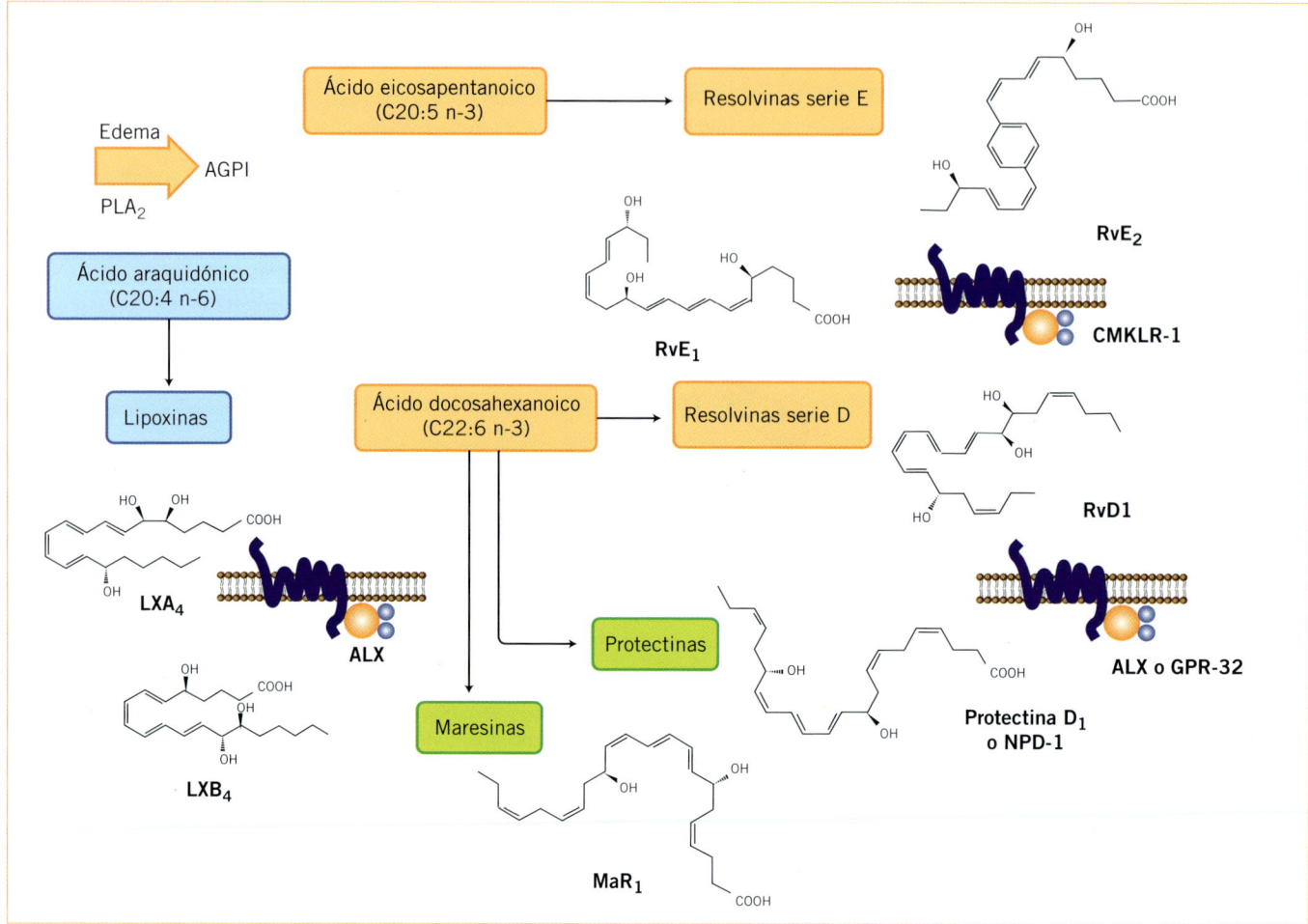

Figura 8-17. Esquema de la síntesis y ejemplos de estructuras de mediadores lipídicos de la resolución de la inflamación. AGPI: ácidos grasos poliinsaturados; ALX: receptor de lipoxina A_4; CMKLR-1: receptor análogo al de quimioquinas 1; GPR-32: receptor acoplado a proteínas G 32; LXA_4 y LXB_4: lipoxinas A_4 y B_4; MaR_1: maresina 1; PLA_2: fosfolipasa A_2; Rv: resolvinas. (Adaptado de Basil y Levy, Nature Rev Immunol 2015; 16: 51-67).

Familias eicosanoides y docosanoides derivados de los ácidos grasos poliinsaturados de la serie n-3 y funciones biológicas específicas

Resolvinas

Las resolvinas de la serie E (RvE_1, RvE_2 y RvE_3) son producidas por el endotelio vascular con la intervención de la COX-2 modificada con aspirina, que transforma el EPA a ácido 18R-hidroperoxieicosapentanoico y el ácido 18S-hidroperoxieicosapentanoico. Dichos intermediarios son rápidamente metabolizados por la 5-LOX para dar lugar a las resolvinas E_1 y E_2 (**Fig. 8-18**). La producción de resolvina E_1 se incrementa en el plasma de los individuos que ingieren EPA en la dieta, resultando en la mejora de los signos clínicos de la inflamación. De manera similar, las resolvinas derivadas del DHA, las resolvinas de la serie D, han demostrado ser eficaces para disminuir la inflamación mediante el descenso de la adhesión plaquetas-leucocitos, y la conversión del ácido docosahexanoico en moléculas con función

dual, antiinflamatoria y proinflamatoria. Cabe destacar que tanto RvE_1 como RvE_2 son resolvinas antagonistas para el receptor endógeno del LTB_4, el receptor BLT-1, lo que permite explicar su gran capacidad para controlar el tráfico de leucocitos al foco inflamatorio (**Fig. 8-20**). Un resumen de los efectos específicos de las resolvinas sobre distintos tipos celulares implicados en la reducción y eliminación del dolor se muestra en la **figura 8-21**.

Protectinas

Con independencia de la acción neuroprotectora de la protectina D_1 mencionada anteriormente (**Fig. 8-19**), las protectinas disminuyen la secreción de interferón gamma (IFN-γ), así como de TNF-α, bloqueando la migración de los linfocitos T. En estudios recientes se ha encontrado una nueva vía de síntesis de protectinas, conocida como protectina D_1, mediada por aspirina. En esta nueva vía, la síntesis de protectinas se produce a partir de DHA por la acción de

Figura 8-18. Síntesis de mediadores especializados en la resolución de la inflamación (SPM), a partir de los ácidos eicosapentanoico (EPA) y docosahexanoico (DHA). PMN: leucocitos polimorfonucleares; Rv: resolvinas. (Adaptado de Buckley y cols., 2014).

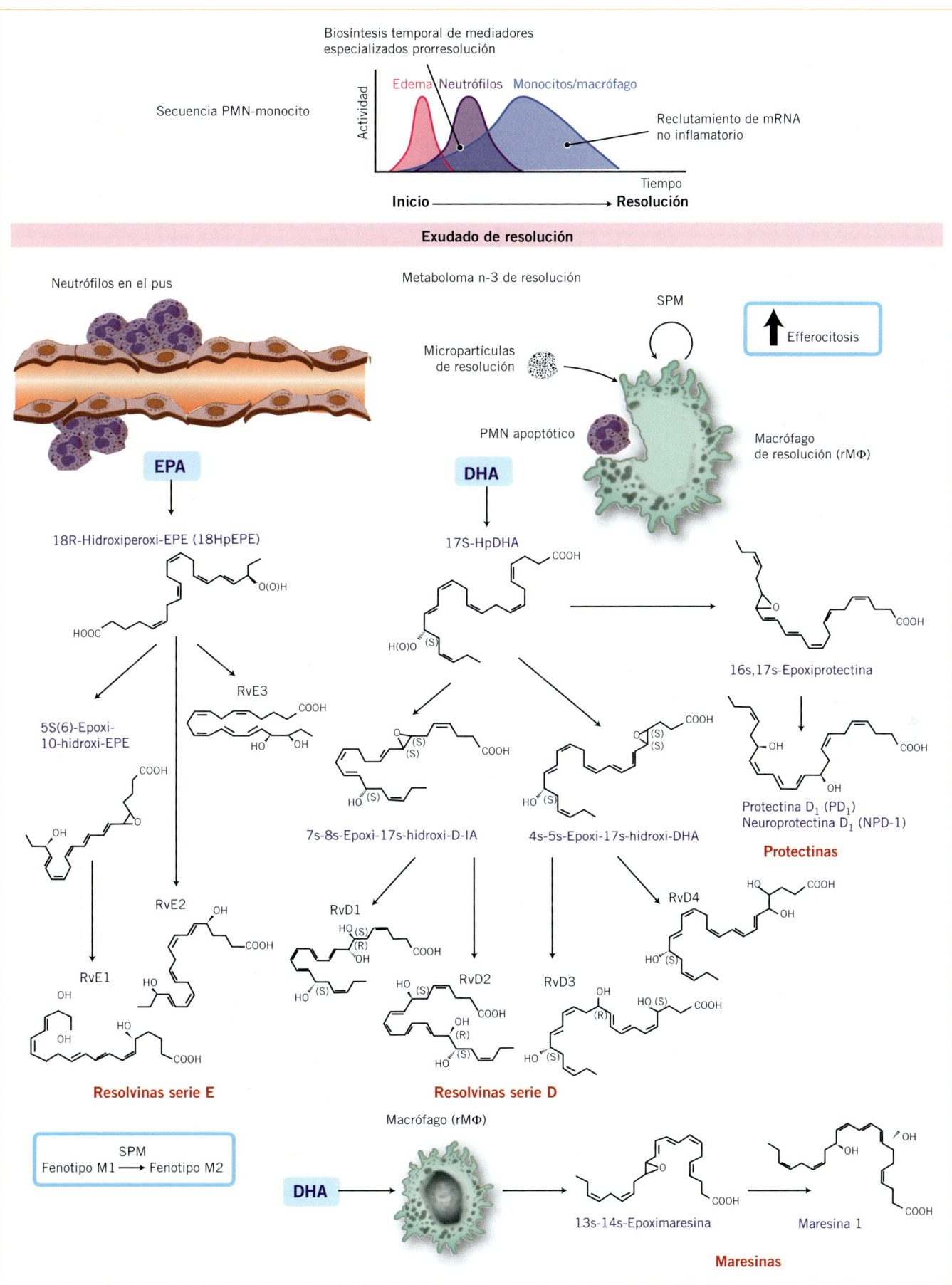

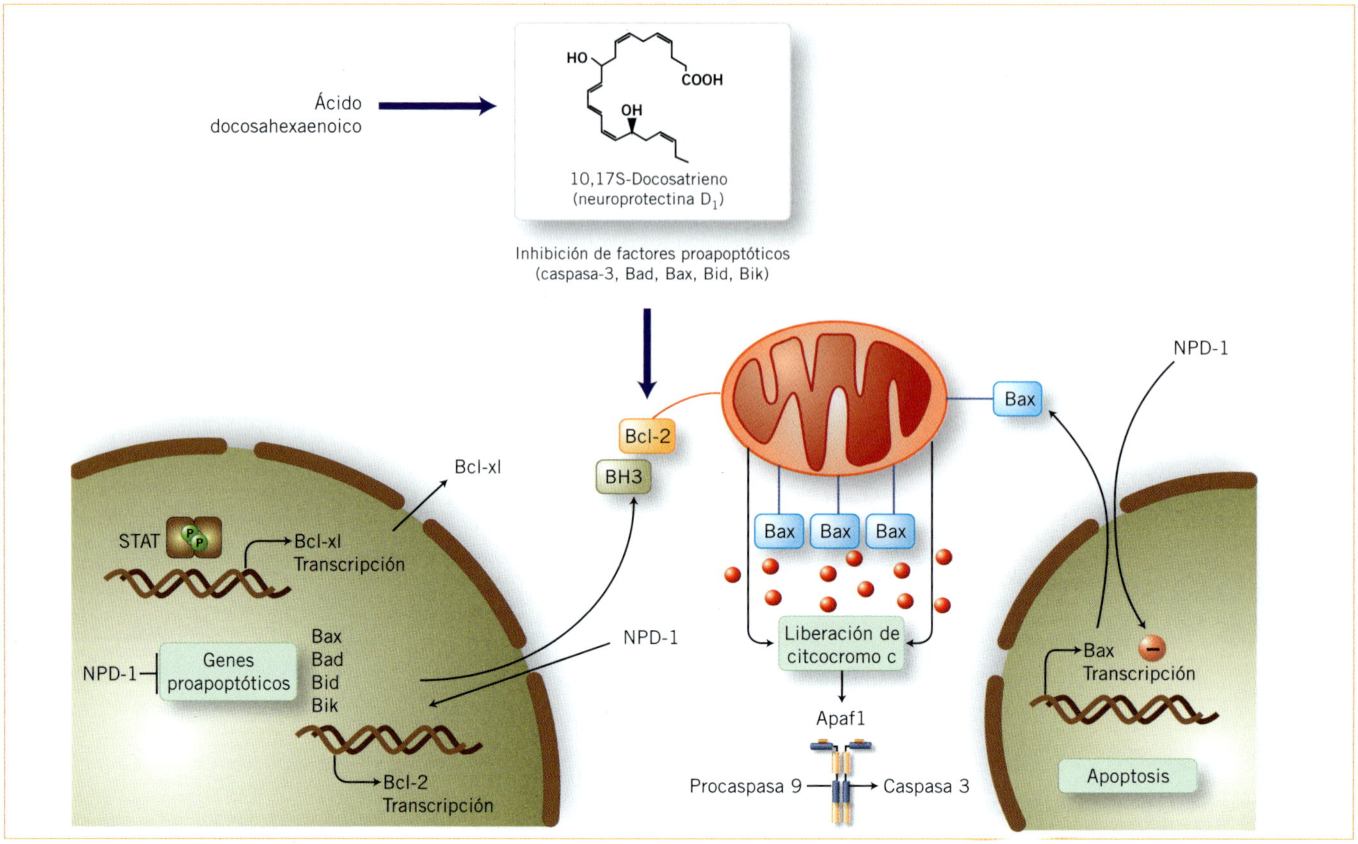

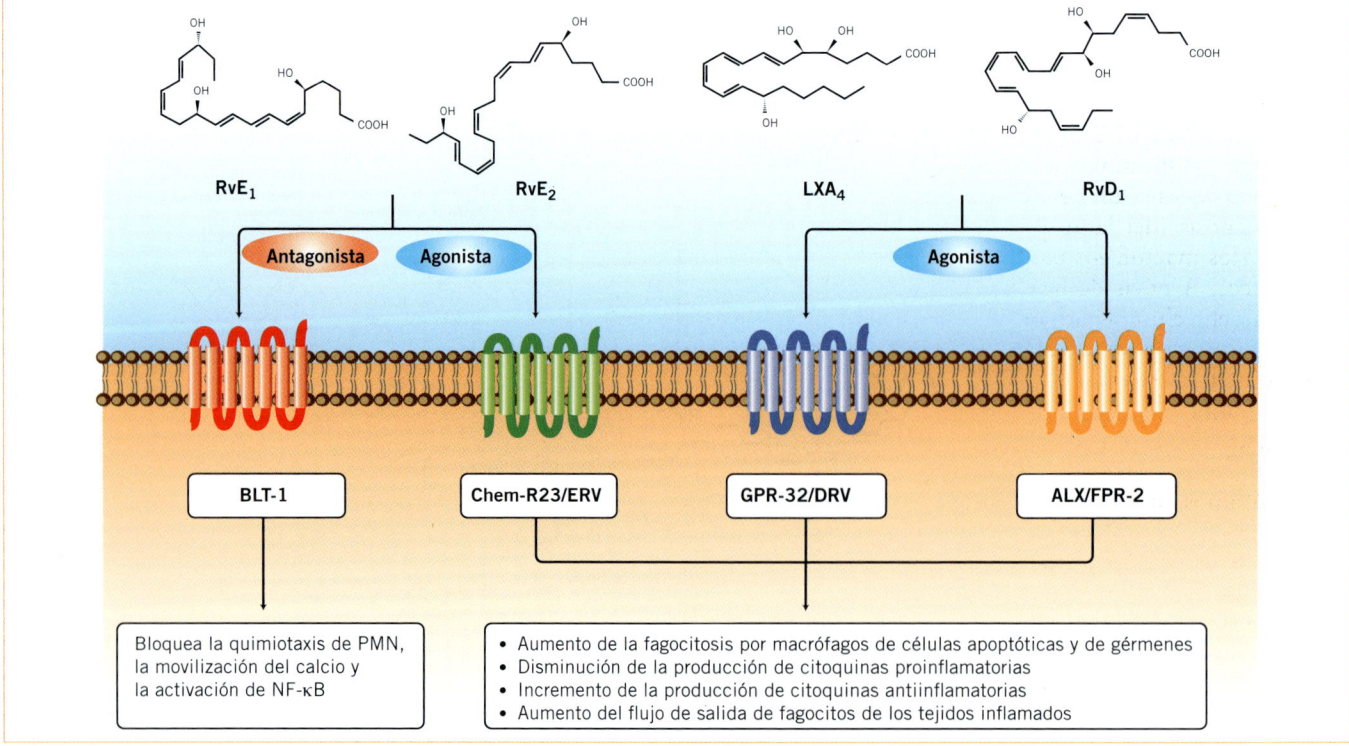

Figura 8-19. Función del ácido docosahexaenoico y de los docosanoides en la neuroprotección. APAF1: factor activador de las proteasas de la apoptosis; NPD-1: neuroprotectina D_1.

Figura 8-20. Receptores de algunos mediadores lipídicos especializados en la resolución de la inflamación aguda y su función. ALX/FPR-2: receptor de lipoxinas; BLT-1: receptor de leucotrienos; Chem R23/ERV: receptor de resolvinas E, quemerina E23/R23; GPR-32/DRV: receptor acoplado a proteínas G, GR32, de resolvinas de la serie D; LXA_2: lipoxina A_2; NF-κB: factor nuclear kappa de linfocitos B; PMN: leucocitos polimorfonucleares; Rv: resolvinas. (Adaptado de Spite y cols., 2014).

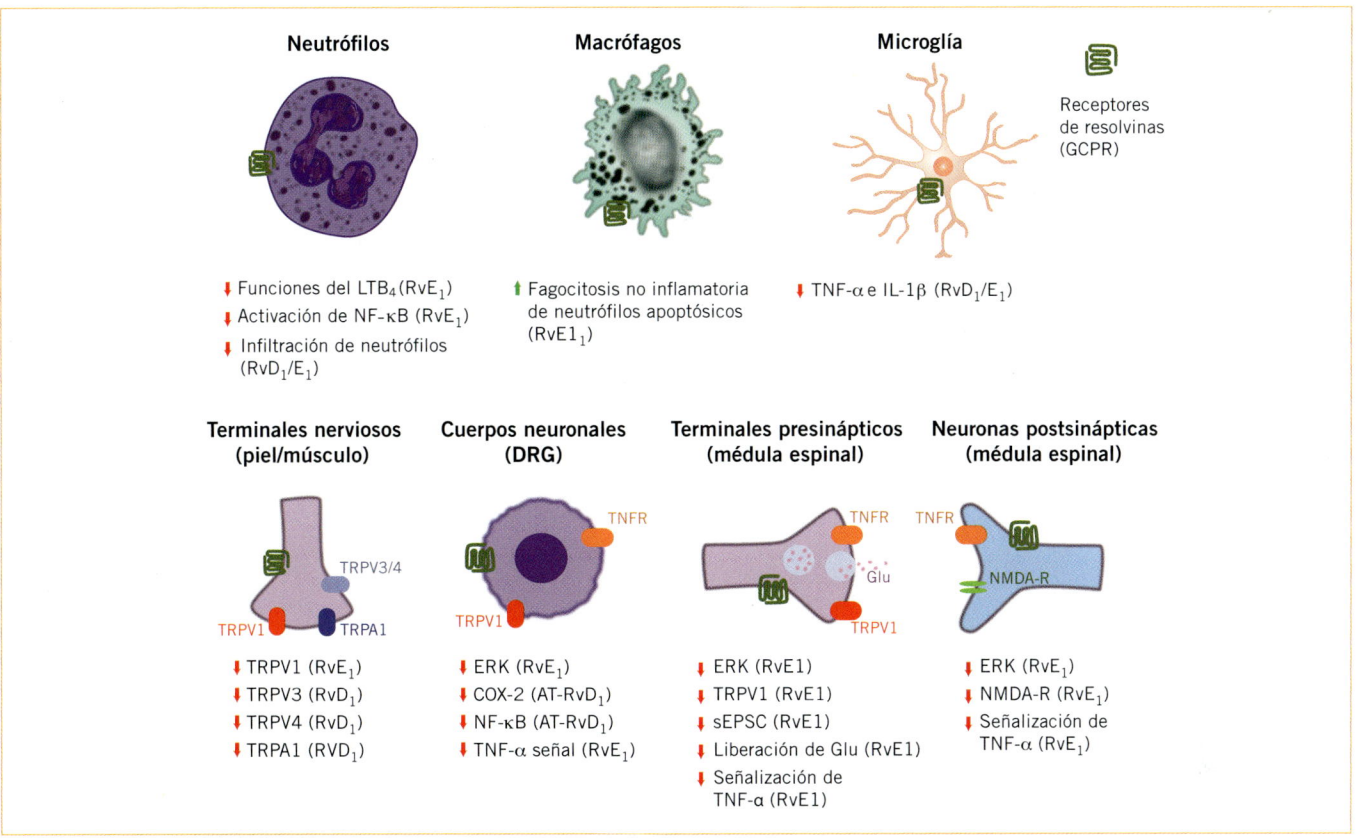

Figura 8-21. Efectos biológicos de las resolvinas sobre distintos tipos celulares y sus efectos en la resolución del dolor. COX-2: ciclooxigenasa 2; DRG: raíz del ganglio dorsal; ERK: proteína quinasa extracelular; IL-1: interleuquina 1; LTB$_4$: leucotrieno B$_4$; NF-κB: factor nuclear kappa de los linfocitos B; NMDA-R: receptores ionotrópicos de glutamato (N-metil-D-aspartato); Rv: resolvinas; sEPSC: corrientes postsinápticas excitatorias espontáneas; TNF-α: factor de necrosis tumoral alfa; TNFR: receptor de TNF-α; TRPA1: canal catiónico receptor transitorio miembro A1; TRPV1, TRPV3 y TRPV 4: canales catiónicos receptores transitorios de la subfamilia V, miembros 1, 3 y 4. (Adaptado de Ji y cols., 2011).

la COX (**Fig. 8-18**); este compuesto presenta interacciones positivas con receptores de la familia PPAR-γ. Ambas protectinas, con independencia de la vía de síntesis por la que se obtengan, disminuyen la transmigración de los neutrófilos a través de las células endoteliales y potencian el proceso de efferocitosis (del latín *effere*, «llevar a la tumba») realizado por los macrófagos para la eliminación de neutrófilos apoptóticos. A pesar de que la protectina D1 es capaz de disminuir el reclutamiento de leucocitos, la llegada de éstos no se bloquea completamente. Sin embargo, este hecho no compromete la defensa del hospedador.

Maresinas

En los últimos años se ha descubierto una nueva familia de mediadores de la resolución de la inflamación aguda, derivados también del DHA y producidos por los macrófagos, a los cuales se los ha denominado maresinas. Los miembros de esta familia tienen potentes acciones directas sobre los fagocitos, entre las que se incluyen la inhibición del reclutamiento de neutrófilos o la estimulación de la efferocitosis, un proceso muy similar al de la macropinocitosis, por el que las células fagocíticas eliminan las células apoptóticas y necróticas.

La biosíntesis de maresinas es iniciada en los macrófagos por la acción de la 14-LOX a partir del DHA. La maresina 1 (MaR$_1$) es el primer miembro que se ha identificado de la familia de mediadores prorresolución derivado de macrófagos y se sabe que ejerce acciones directas sobre los leucocitos (**Fig. 8-18**). La MaR$_1$ es un mediador más potente que RvD$_1$ en el caso de la estimulación de la efferocitosis y ejerce un efecto fundamental en la regulación de la fase de resolución del proceso inflamatorio, regeneración de tejidos y resolución del daño. Recientemente, se ha descubierto la MaR$_2$, que ejerce una acción importante *in vivo* limitando el tráfico de polimorfonucleares.

La presencia de MaR$_1$ en la respuesta inflamatoria se produce en los últimos estadios con la entrada en juego de los macrófagos. Los macrófagos son reguladores clave de la respuesta inflamatoria, con subtipos diferentes vinculados con la propagación o resolución de la inflamación. Dentro de este contexto, existen dos grandes categorías de macrófagos: los macrófagos clásicos o M1, con propiedades proinflamatorias, y los macrófagos M2, vinculados con la fase de resolución de la respuesta inflamatoria y el restablecimiento de la homeostasis. Estudios recientes han demostrado que tanto el DHA como los mediadores de la resolución derivados del DHA, incluyendo RvD$_1$, pueden estimular el fenotipo de macrófagos desde el perfil proinflamatorio hacia el fenotipo de la fase de resolución, M2. Se ha encontrado, además, que los macrófagos con fenotipo M2 están asociados con grandes niveles de MaR$_1$, un descubrimiento que permite relacionarlo con sus acciones regenerativas y homeostáticas.

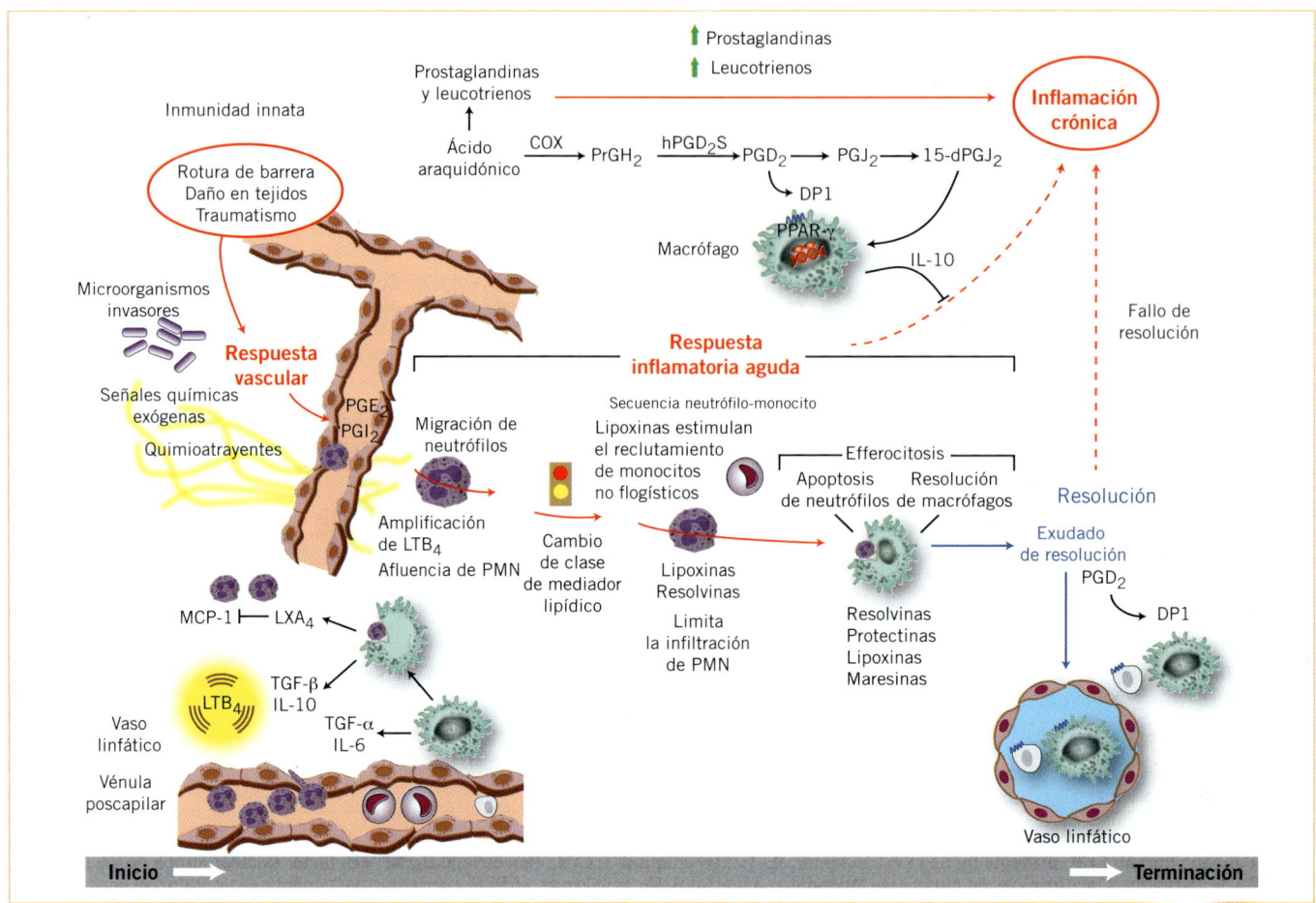

Figura 8-22. Secuencia de acontecimientos desde la iniciación de la respuesta inflamatoria aguda hasta la terminación y papel de los mediadores lipídicos especializados de resolución. COX: ciclooxigenasa; 15-dPGJ$_2$: 15-desoxi-PGJ$_2$; DP1: receptor de PGD$_2$; hPGD$_2$S: PGD$_2$ sintasa humana; IL: interleuquinas; LTB$_4$: leucotrieno B$_4$; LXA$_4$: lipoxina A$_4$; MCP-1, proteína quimiotáctica de monocitos; PGD$_2$: prostaglandina D$_2$; PGE$_2$: prostaglandina E$_2$; PGI$_2$: prostaciclina; PGJ$_2$: prostaglandina J$_2$; PMN: leucocitos polimorfonucleares; PPAR-γ: activador del proliferador de los peroxisomas γ; PrGH$_2$: prostaglandina endoperóxido H$_2$; TGF: factor de crecimiento transformante. (Adaptado de Buckley y cols., 2014).

Además de las acciones sobre los leucocitos, este mediador ejerce acciones directas sobre los tejidos, induciendo la regeneración, probablemente por un mecanismo de regulación de células madre, promoviendo su diferenciación, hecho similar al recientemente descubierto para otro mediador, la protectina D$_1$. La activación de MaR$_1$ puede influir en la resolución de la inflamación a través de la reducción selectiva de LTB$_4$ mediante la inhibición directa de su síntesis.

La **figura 8-22** muestra de forma global la secuencia de acontecimientos desde el inicio hasta la terminación de la inflamación aguda, con indicación de los tipos celulares y mediadores químicos de naturaleza lipídica implicados. Por otra parte, a modo de ejemplo, la **figura 8-23** resume los efectos antiinflamatorios y prorresolución de los SPM en la inflamación pulmonar. Los SPM inducen una respuesta antiinflamatoria al inhibir la migración y activación de los granulocitos, así como la activación neuronal sensorial, y limitar la producción de citoquinas por una variedad de células estructurales, incluyendo células epiteliales, células endoteliales y fibroblastos. Además, los SPM desempeñan acciones múltiples, ya que regulan las células centinela del sistema inmunitario innato y disminuyendo la producción de citoquinas y anfirregulinas. Asimismo, promueven la re-

solución al inducir la producción de células T reguladoras y estimular a las células *natural killer* (NK) para desencadenar la apoptosis de los granulocitos, implicar a los macrófagos a fagocitar bacterias y otros estímulos nocivos y eliminar las células apoptóticas mediante efferocitosis.

La **figura 8-24** resume los efectos de lipoxinas, resolvinas, protectinas y maresinas sobre cada uno de los tipos celulares involucrados en la resolución de la inflamación (polimorfonucleares, células epiteliales de las mucosas y macrófagos).

Docosanoides derivados del ácido docosapentaenoico

El DPA (22:5 n-3) de la dieta se incorpora principalmente en órganos metabólicos y se esterifica en las mismas especies lipídicas que el EPA y el DHA. Se retroconvierte sobre todo en EPA y ligeramente en DHA. Por lo tanto, podría considerarse una fuente de EPA, pero también, en menor medida, de DHA, lo que implica posibles efectos fisiológicos asociados a estos ácidos grasos. El DPA es también el precursor de un amplio panel de mediadores lipídicos (protectinas, resolvinas, maresinas, isoprostanos) sobre todo involucrados en la resolución de la inflamación con efectos específicos en

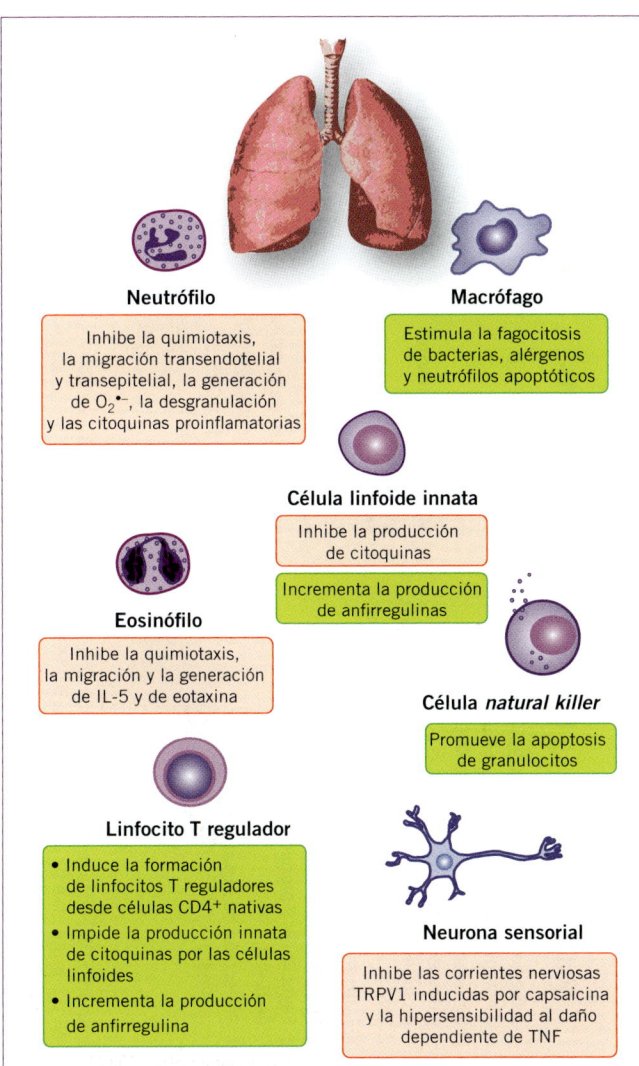

Neutrófilo

Inhibe la quimiotaxis, la migración transendotelial y transepitelial, la generación de $O_2^{\bullet-}$, la desgranulación y las citoquinas proinflamatorias

Macrófago

Estimula la fagocitosis de bacterias, alérgenos y neutrófilos apoptóticos

Célula linfoide innata

Inhibe la producción de citoquinas

Incrementa la producción de anfirregulinas

Eosinófilo

Inhibe la quimiotaxis, la migración y la generación de IL-5 y de eotaxina

Célula *natural killer*

Promueve la apoptosis de granulocitos

Linfocito T regulador

- Induce la formación de linfocitos T reguladores desde células CD4$^+$ nativas
- Impide la producción innata de citoquinas por las células linfoides
- Incrementa la producción de anfirregulina

Neurona sensorial

Inhibe las corrientes nerviosas TRPV1 inducidas por capsaicina y la hipersensibilidad al daño dependiente de TNF

Figura 8-23. Efectos antiinflamatorios y prorresolución de la inflamación mediados por los productos especializados en la resolución de la inflamación de naturaleza lipídica en el pulmón. IL-5: interleuquina 5; $O_2^{\bullet-}$, anión superóxido; TNF: factor de necrosis tumoral; TRPV1: canal catiónico receptor transitorio de la subfamilia V miembro 1. (Adaptado de Basil y Levy, Nature Rev Immunol 2015; 16: 51-67.)

comparación con los otros AGPI n-3. La **figura 8-25** muestra la vía de biosíntesis de metabolitos derivados del DPA, cuyas estructuras son muy similares a las de los derivados del DHA. Varios estudios han mostrado que el DPA está involucrado en la mejora de los marcadores de riesgo de enfermedades cardiovasculares y metabólicas, especialmente los parámetros de lípidos plasmáticos, la agregación plaquetaria, la sensibilidad a la insulina y la plasticidad celular. Además, el DPA es el AGPI n-3 más abundante en el cerebro después del DHA y podría ser específicamente beneficioso para la neuroprotección de los ancianos y para el desarrollo en la primera infancia, al igual que lo es el DHA.

ENDOCANNABINOIDES

Los endocannabinoides son mediadores endógenos de señalización lipídica que participan en diversos procesos fisiológicos y patológicos. El primer endocannabinoide, la *N*-ara-

quidoniletanolamina (AEA), también conocida como anandamida, se aisló e identificó en 1992. Poco después, en 1995, dos grupos de investigadores aislaron de forma independiente un segundo endocannabinoide, el 2-araquidonilglicerol (2-AG). Posteriormente se identificaron varios cannabinoides endógenos putativos (**Fig. 8-26**). El 2-AG es el endocannabinoide más abundante y un agonista completo de los receptores de cannabinoides acoplados a proteínas G (CB1R y CB2R), mientras que la AEA es un agonista parcial de CB1R y CB2R. Ambos receptores son dianas del Δ^9-tetrahidrocannabinol (Δ^9-THC), el principal ingrediente psicoactivo del cannabis.

El sistema endocannabinoide está formado por los receptores cannabinoides (CB1R y CB2R), por los endocannabinoides (p. ej., AEA y 2-AG), los transportadores de los endocannabinoides (p. ej., la proteína 5 de unión a ácidos grasos, FABP-5) y las enzimas que sintetizan y degradan los endocannabinoides (**Fig. 8-27**).

Entre todos los endocannabinoides, se ha demostrado que el 2-AG actúa como un segundo mensajero que modula la transmisión sináptica y la plasticidad en las sinapsis inhibitorias GABA-érgicas y excitatorias glutamatérgicas en el cerebro. Asimismo, cada vez más estudios sugieren que el 2-AG también funciona como un terminador endógeno de la neuroinflamación en respuesta a daños, manteniendo así la homeostasis cerebral. La AEA también interviene en la sensación de dolor y la inflamación crónica a través de la activación de un canal de cationes receptor de potencial transitorio miembro 1 de la subfamilia V (TRPV1), también conocido como receptor vanilloide. El 2-AG se libera de las neuronas postsinápticas y activa el CB1R expresado presinápticamente, lo que provoca una reducción de la liberación de neurotransmisores a través de la inhibición de la actividad de los canales de Ca^{2+} activados por voltaje y un aumento concomitante de la conductancia de los canales de K^+ en las terminales nerviosas presinápticas.

El 2-AG se genera a partir de fosfolípidos de membrana (p. ej., fosfatidilinositol, PIP_2, triacilglicerol o lisofosfatidilinositol) a través de múltiples vías. Sin embargo, la vía primaria de biosíntesis del 2-AG es la conversión de fosfolípidos de membrana a DAG por la PLC-β y luego la hidrólisis de DAG a 2-AG por la diacilglicerol lipasa α y la diacilglicerol lipasa β (DAGL-α/β) (**Fig. 8-28**). Existen pruebas de que la DAGL-α es la principal enzima biosintética de 2-AG en las neuronas y astrocitos del cerebro, mientras que la DAGL-β es responsable de la síntesis de 2-AG en la microglía. La presencia de DAGL-α en el sitio postsináptico y la pérdida de señalización endocannabinoide cuando la DAGL-α se inactiva farmacológica o genéticamente apoyan aún más la noción de que el 2-AG funciona como un segundo mensajero que modula la transmisión sináptica y la plasticidad neuronal.

Al igual que la síntesis de 2-AG, existen varias vías en las que intervienen enzimas que degradan el 2-AG, entre ellas la monoacilglicérido lipasa (MAGL), la proteína 6 y 12 que contiene dominios α/β hidrolasa (ABHD6 y ABHD12) y la COX-2. Se estima que el 85 % del 2-AG en el cerebro es hidrolizado por la MAGL, mientras que alrededor del 12 % del 2-AG es hidrolizado por ABHD6 y ABHD12. Los últi-

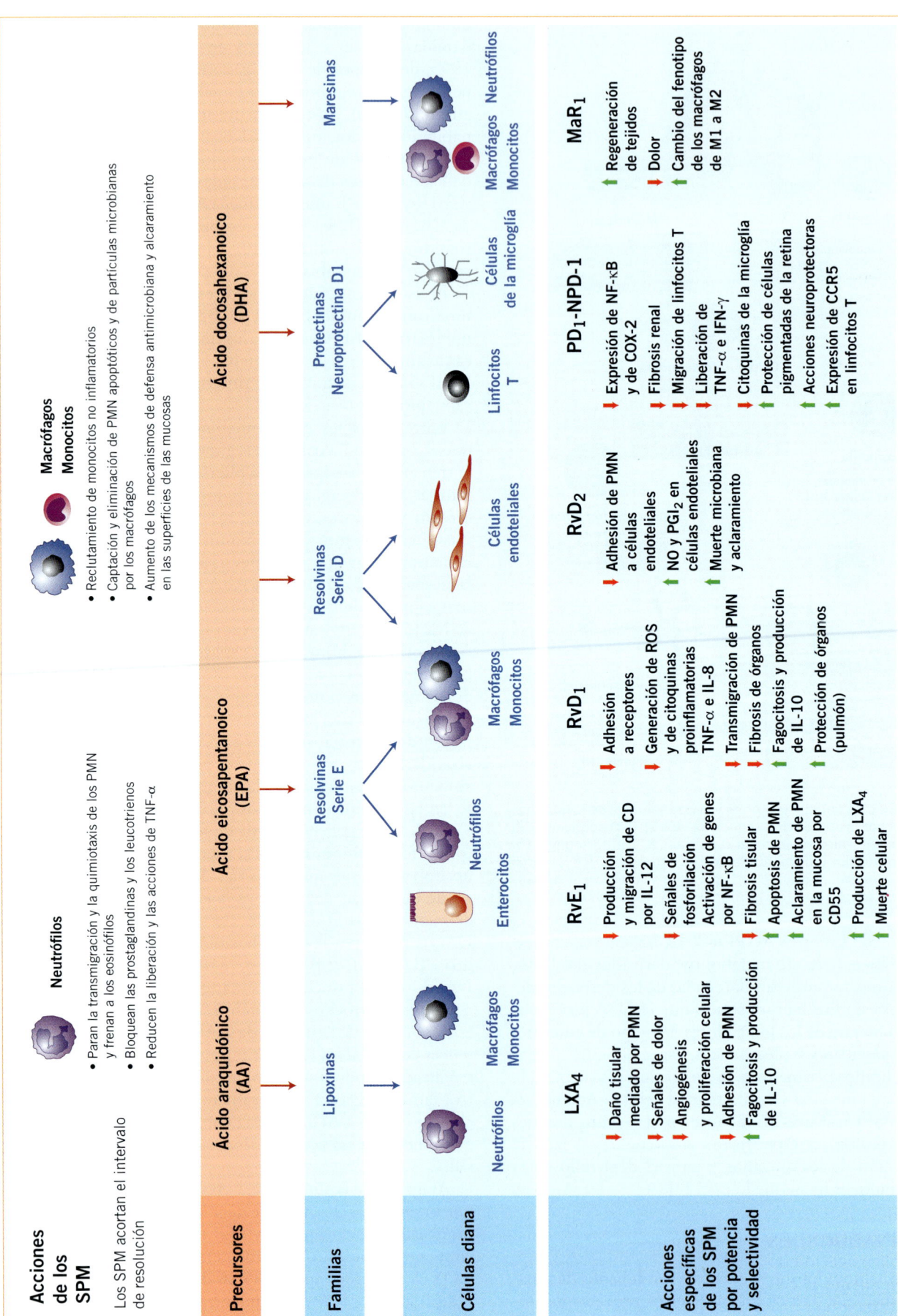

Figura 8-24. Funciones de los mediadores especializados en la resolución de la inflamación (SPM) en la respuesta inmunitaria innata. CD: célula dendrítica; COX-2: ciclooxigenasa 2; IFN-γ: interferón gamma; IL: interleuquina; LXA₄: lipoxina A₄; MaR1: maresina 1; NO: óxido nítrico; PD1-NPD1: protectina D1-neuroprotectina D1; PGI₂: prostaciclina; PMN: leucocitos polimorfonucleares; ROS: especies reactivas de oxígeno; Rv: resolvinas; TNF-α: factor de necrosis tumoral alfa. [Adaptado de Buckley y cols., 2014].

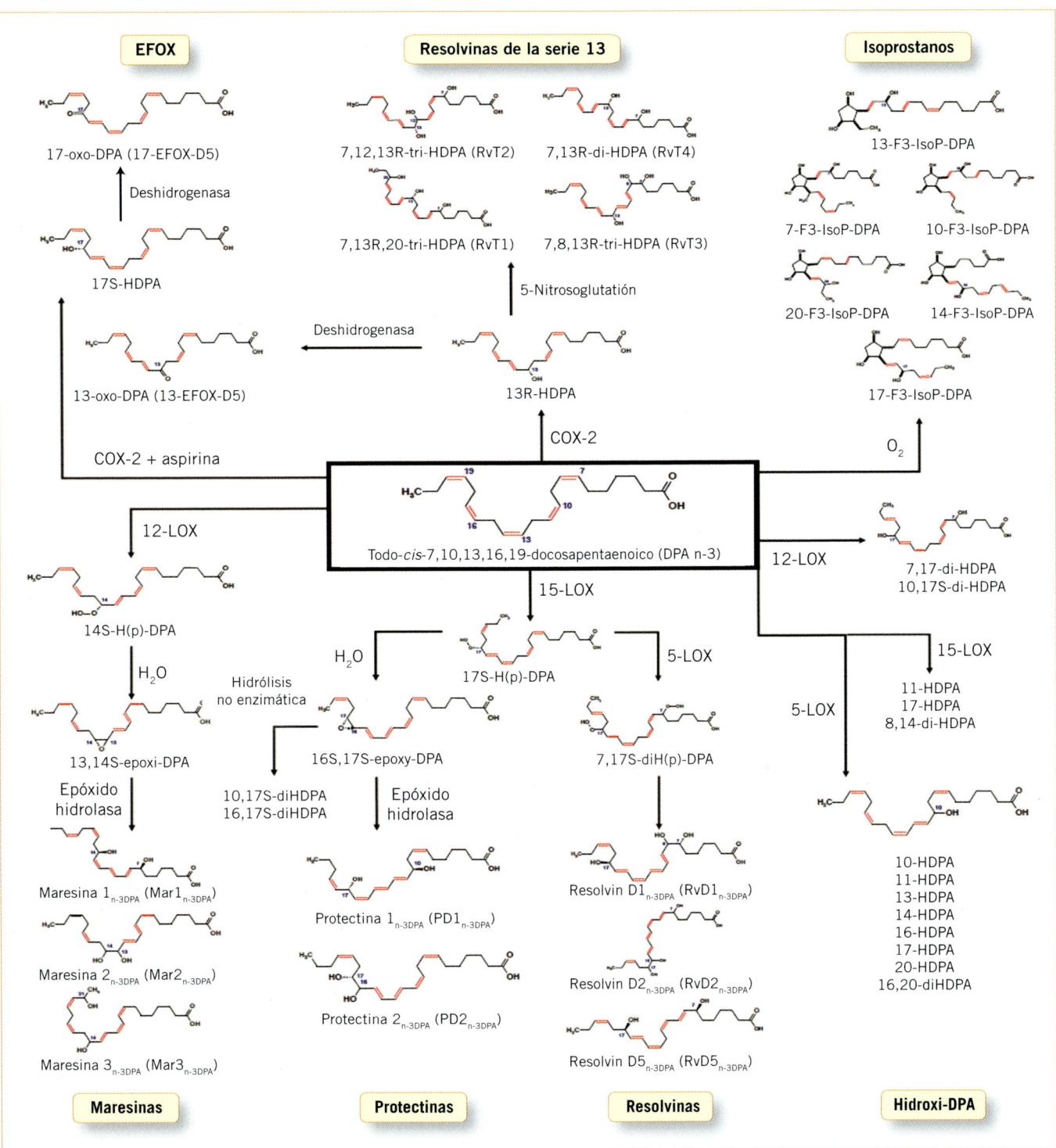

Figura 8-25. Vía de biosíntesis de metabolitos derivados del ácido docosapentaenoico de la serie n-3. COX: ciclooxigenasa; DPA: ácido docosapentaenoico; EFOX: oxo derivado; isoP: isoprostano; LOX: lipoxigenasa; HDPA: hidroxi-DPA; H(p)-DPA: hidro(peroxi)-DPA.

mos estudios han demostrado que la MAGL es la principal enzima que hidroliza 2-AG en las neuronas y los astrocitos, mientras que la ABHD12 es la principal enzima que degrada 2-AG en las células microgliales. Además, la COX-2 puede catalizar la oxidación del 2-AG para formar prostaglandinas, concretamente gliceroles de prostaglandina (PG-Gs), cuando la expresión y la actividad de la COX-2 son elevadas durante la inflamación. Por otra parte, se ha observado que

las carboxilesterasas hidrolizan 2-AG en tejidos periféricos, como el pulmón, el bazo y los macrófagos.

Varias líneas de evidencia indican que la inactivación farmacológica o genética de la MAGL, que aumenta los niveles de 2-AG y reduce sus metabolitos hidrolíticos, resuelve la neuroinflamación, mitiga la neuropatología y mejora las funciones sinápticas y cognitivas en modelos animales de enfermedades neurodegenerativas, incluyendo la enfermedad

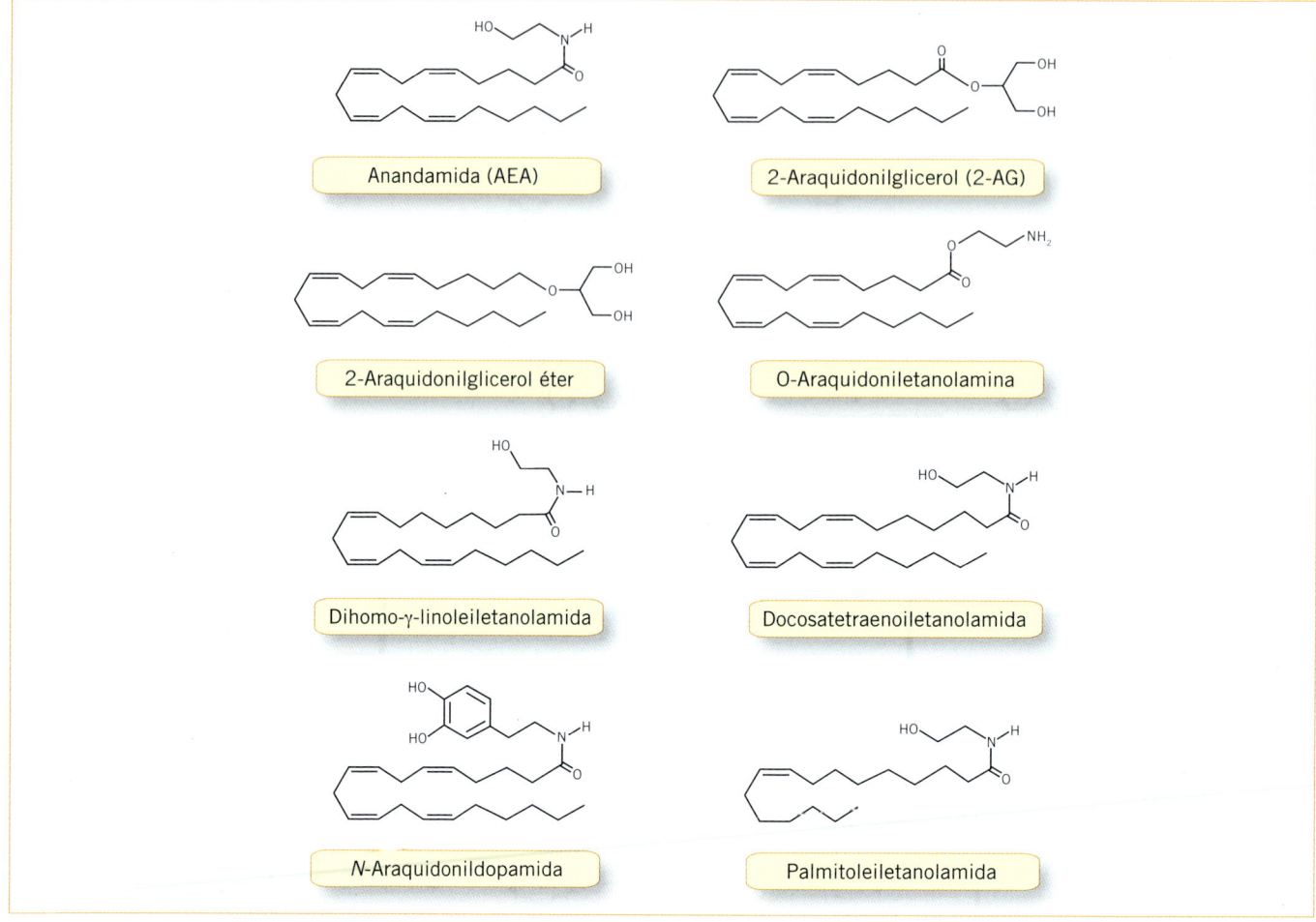

Figura 8-26. Estructura de los principales endocannabinoides.

de Alzheimer, la esclerosis múltiple, la enfermedad de Parkinson y la enfermedad neurodegenerativa inducida por lesión cerebral traumática. Por lo tanto, se ha propuesto que la MAGL es un objetivo terapéutico potencial para el tratamiento de enfermedades neurodegenerativas. Como principal enzima hidrolítica de 2-AG, se han identificado y desarrollado varios inhibidores de dicha enzima. Sin embargo, la comprensión de los mecanismos por los que la inactivación de la MAGL produce efectos protectores en las enfermedades neurodegenerativas sigue siendo limitada.

ESFINGOSINA-1-FOSFATO

La S1P se descubrió en la década de 1960 como producto terminal del metabolismo de los esfingolípidos. Los estudios en cultivos celulares sugirieron su naturaleza bioactiva, aunque la noción predominante en aquel momento la consideraba más afín a los segundos mensajeros clásicos, como el DAG y el Ca²⁺. Ahora se conoce que los vertebrados poseen cinco receptores de S1P (S1PR-1 a S1PR-5) que responden a la S1P extracelular para regular el desarrollo embrionario, la homeostasis fisiológica y los procesos patogénicos en múltiples sistemas orgánicos. Estos S1PR de alta afinidad se acoplan a vías de señalización intracelular clave controladas por proteínas G heterotriméricas, pequeñas guanosintrifosfatasas (GTPasas) de la familia Rho y la proteína quinasa AKT, lo que provoca cambios en el citoesqueleto, la adhesión y la supervivencia celulares.

Aunque las acciones extracelulares de la S1P están bien establecidas, también se han sugerido funciones intracelulares de la S1P. Por ejemplo, se supone que la S1P se une y regula las actividades del mediador citosólico de la transducción de señales 2 asociado al receptor del factor de necrosis tumoral alfa (TRAF-2), la enzima modificadora de la cromatina histona desacetilasa 1 (HDAC-1), el regulador mitocondrial prohibitina 2, la proteína quinasa atípica C y la subunidad catalítica de la telomerasa. No obstante, no está claro si la señalización intracelular de la S1P es fisiológicamente relevante, ya que los estudios genéticos no apoyan los papeles esenciales y/o funcionales de las dianas intracelulares de la S1P.

Los procesos regulados por la S1P contribuyen a varias enfermedades cardiovasculares, autoinmunes, inflamatorias, neurológicas, oncológicas y fibróticas. Además, el éxito de la aprobación por parte de la *Food and Drug Administration* (FDA) estadounidense de un fármaco dirigido a S1PR, el fingolimod en 2010 y, más recientemente, del sipondimod para el tratamiento de la esclerosis múltiple ha dado lugar a un aumento considerable de los esfuerzos de investigación y desarrollo de fármacos. El sipondimod es más específico que el fingolimod y se dirige a los receptores S1PR1 y S1PR5.

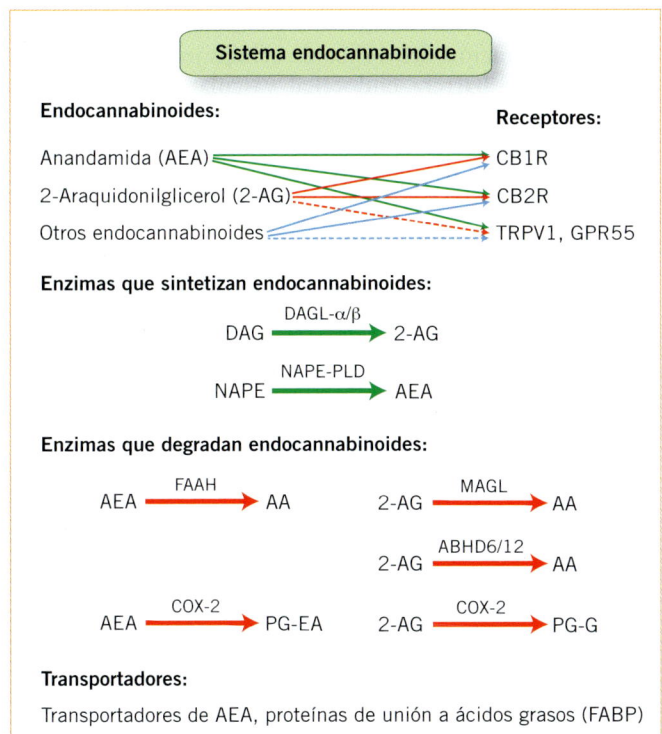

Figura 8-27. Componentes del sistema endocannabinoide. AA: ácido araquidónico; ABHD6/12: dominios α/β-hidrolasa de las monoacilgli- cerol lipasas ABHD6 y ABHD12; AEA: anandamida; 2-AG: 2-araquido- nilglicerol; COX-2: ciclooxigenasa-2; DAG: diacilglicerol; DAGL-α/β: diacilglicerol lipasa α/β; FAAH: ácido graso amida hidrolasa; FABP5: proteína 5 de unión a ácidos grasos; GPR55: receptor 55 acoplado a proteína G; MAGL: monoacilglicerol lipasa; NAPE: N-araquidonil- fosfatidiletanolamina; NAPE-PLD: NAPE-fosfolipasa D; PG-EA: prostaglandina-etanolamina; PG-G: prostaglandina-etanolamina- glicerol; TRPV1: receptor transitorio del potencial vanilloide 1. Las líneas discontinuas indican unión a receptores con menor afinidad.

Las enzimas que generan S1P, a saber, la ceramidasa y la esfingosina quinasa (SPHK), desempeñan una doble fun- ción en el metabolismo intracelular de los esfingolípidos, así como en la señalización extracelular. En muchos tejidos, la S1P es degradada rápidamente por la liasa de S1P residente en el retículo endoplásmico, lo que da lugar a concentracio- nes intracelulares de S1P muy bajas. En cambio, la S1P tam- bién puede acoplarse a procesos de exportación a través de transportadores específicos. Éstos desplazan la molécula de S1P desde el compartimento interno al extracelular, permi- tiendo así la acción extracelular de la S1P. Una vez exporta- da, la S1P es capaz de activar de forma autocrina los S1PRs expresados en la misma célula. Sin embargo, la protección por proteínas chaperonas, que se unen a la S1P y permiten su solubilidad acuosa, conducen a una S1P difusible en el medio extracelular, creando así gradientes espaciales que ac- tivan los S1PR de forma paracrina y/o endocrina.

Las proteínas chaperonas de la S1P, que se unen de forma estable a la S1P y la transportan en los fluidos circulatorios e intersticiales, facilitan la activación del S1PR en las células. La chaperona de S1P prototípica es la apolipoproteína M (apo M), un componente de la lipoproteína de alta densidad (HDL), una lipoproteína circulante asociada a la salud vas- cular. Además, la albúmina sérica se une a la S1P con menor

afinidad. La apo M unida a HDL se une a la S1P de forma estable en el plasma sanguíneo y activa los S1PR de las célu- las endoteliales para suprimir la inflamación, promover la función de barrera, permitir la regeneración hepática tras una hepatectomía y proteger de las respuestas inflamatorias inducidas por endotoxinas bacterianas. En las células proge- nitoras hematopoyéticas, la S1P unida a la apo M suprime la linfopoyesis. La S1P unida a las HDL activa al S1PR1 como un agonista «sesgado» que induce selectivamente ciertas res- puestas biológicas. Otros factores unidos a las HDL, como la apo A1, el receptor celular de HDL *scavenger*-B1 y la ca- pacidad de las HDL para modular la organización de los complejos receptor-efector basada en las balsas de membra- na, pueden estar implicados en la señalización sesgada. Ade- más, la estabilidad relativa de la S1P unida a HDL en com- paración con la S1P unida a albúmina también puede desempeñar un papel en la cinética diferencial de la activa- ción del receptor y la señalización. Por el contrario, la S1P unida a la albúmina tiene una vida corta en el plasma y acti- va los S1PR de una manera distinta a la de la HDL-S1P.

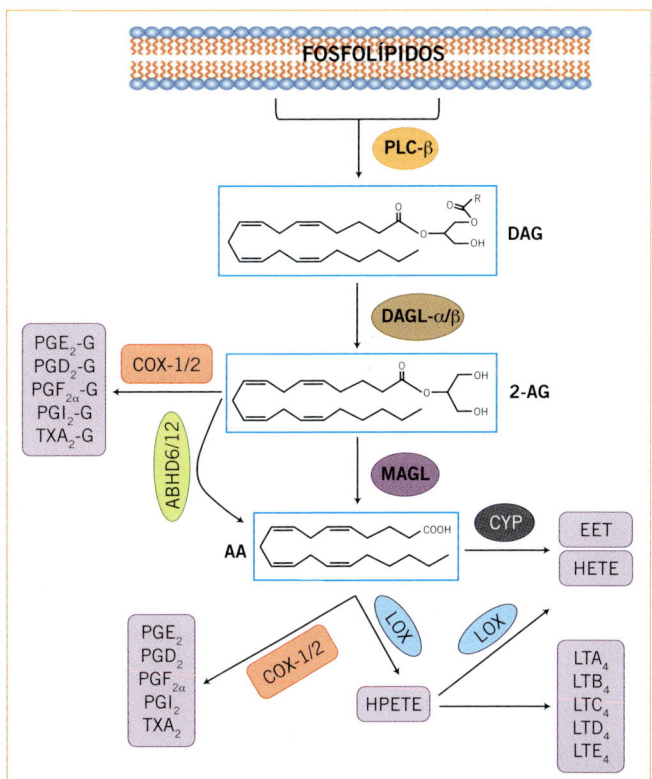

Figura 8-28. Biosíntesis y metabolismo del 2-araquidonilglicerol (2-AG). El 2-AG se genera a partir de fosfolípidos de membrana (p. ej., fosfatidilinositol y fosfatidilinositol-4,5-bisfosfato) a través de la fos- folipasa C β (PLC-β), generándose diacilgliceroles (DAG). A continua- ción, dos isoformas de diacilglicerol lipasa, α y β (DAGL-α/β), con- vierten el DAG en 2-AG. El 2-AG es degradado principalmente por la monoacilglicerol lipasa (MAGL) así como por dominios α/β-hidrolasa de las monoacilglicerol lipasas ABHD6 y ABHD12a ácido araquidónico (AA). El 2-AG también es convertido oxidativamente por la ciclooxige- nasa-2 (COX-2) en gliceroles de prostaglandinas (PG-Gs). El AA tam- bién es metabolizado por la COX-1/2 en prostaglandinas (PG) y por la lipoxigenasa (LOX) en ácidos hidroperoxieicosatetraenoicos (HPETE), hidroxieicosatetraenoicos (HETE) y leucotrienos (LT). El AA también es catalizado por las oxidasas del citocromo P-450 (CYP) a HETE o ácidos epoxieicosatrienoicos (EET).

Una vez activado por S1P unida a albúmina, la expresión de S1PR en la superficie celular se regula a la baja, lo que determina que las células vasculares y hematopoyéticas expuestas a la S1P circulatoria sean refractarias a una mayor estimulación. De hecho, la regulación de la endocitosis de S1PR1 está controlada de forma precisa por una quinasa con actividad de proteínas G, la dinamina y la moesina.

La pérdida de estos fenómenos reguladores de S1PR1 conduce a la alteración del tráfico de células inmunitarias y de la función de barrera endotelial vascular. La endocitosis sostenida de S1PR1 linfocitaria explica la eficacia terapéutica de los antagonistas funcionales de S1PR1 en el tratamiento de enfermedades autoinmunes como la esclerosis múltiple.

PUNTOS CLAVE

- Actualmente se conocen numerosos derivados de los AGPI denominados globalmente como oxilipinas. Son metabolitos oxidados por vía enzimática y no enzimática; entre ellos se encuentran los octadecanoides, los eicosanoides y los docosanoides. Estos lípidos intervienen en múltiples procesos biológicos, como la inflamación y la activación inmunitaria, el crecimiento y la proliferación celulares, el transporte de iones, la contracción del músculo liso de las vías respiratorias y la coagulación sanguínea.

- Los eicosanoides son mediadores químicos con una gran actividad biológica, derivados de ácidos grasos de 20 átomos de carbono. Entre ellos, destacan las prostaglandinas, las prostaciclinas, los tromboxanos y los leucotrienos.

- Los eicosanoides intervienen en la regulación de numerosos procesos biológicos y están implicados, por lo tanto, en muchas alteraciones patológicas. Es destacable también su interés farmacológico porque existen inhibidores de su síntesis con actividad terapéutica.

- A pesar de derivar de ácidos grasos, los eicosanoides no son muy liposolubles, por lo que interaccionan fundamentalmente con receptores de membrana. Los eicosanoides no actúan de manera endocrina, sino paracrina (sobre células vecinas) o autocrina (sobre la misma célula productora).

- Es destacable que la actividad biológica de los distintos eicosanoides está condicionada por la naturaleza de los ácidos grasos de los que proceden. De una manera general, se puede decir que los eicosanoides derivados del ácido araquidónico, el ácido graso de 20 átomos de carbono más abundante en el organismo como resultado de la alimentación habitual, son muy activos. En cambio, los eicosanoides que derivan del ácido eicosapentaenoico, procedente de una alimentación muy rica en animales marinos, suelen presentar menos actividad. Actualmente se está prestando mucha atención a los derivados de los ácidos grasos poliinsaturados araquidónico, eicosapentaenoico y docosahexaenoico (estos últimos llamados docosanoides), denominados lipoxinas, resolvinas, protectinas y maresinas, por sus efectos en la resolución de la inflamación aguda y, en algunos casos, como la neuroprotectina D_1, por su papel en la protección de la muerte neuronal.

- Los dos endocannabinoides anandamida y 2-araquidonil glicerol, los receptores cannabinoides 1 y 2 (CB1 y CB2) y las enzimas anabólicas y catabólicas endocannabinoides forman el sistema endocannabinoide.

- La señalización endocannabinoide interviene en la regulación de la homeostasis de células, tejidos, órganos y organismos, el desarrollo cerebral, la liberación de neurotransmisores y la plasticidad sináptica, así como en la liberación de citoquinas por la microglía.

- La señalización endocannabinoide está alterada en la mayoría de los trastornos neurológicos; los potenciadores o inhibidores de la señalización endocannabinoide pueden tener efectos terapéuticos, dependiendo de las características de la enfermedad y de las funciones de CB1 y CB2.

- La esfingosina 1-fosfato (S1P) es un producto metabólico de los esfingolípidos de la membrana celular que se une a chaperonas extracelulares, se enriquece en fluidos circulatorios y se une a receptores S1P acoplados a proteínas G (S1PR) para regular el desarrollo embrionario, la función de órganos después del nacimiento y varias enfermedades, especialmente algunas de carácter degenerativo e inmunitario.

BIBLIOGRAFÍA

Bäck M, Powell WS, Dahlén SE, Drazen JM, Evans JF, Serhan CN y cols. **Update on leukotriene, lipoxin and oxoeicosanoid receptors: IUPHAR Review 7.** Br J Pharmacol 2014; 171: 3551-74.
Revisión actualizada de los diferentes receptores de leucotrienos, lipoxinas y otros eicosanoides, así como de sus funciones.

Barrientos S, Stojadinovic O, Golinko MS, Brem H, Tomic-Canic M. **Growth factors and cytokines in wound healing.** Wound Repair Regen 2008; 16: 585-601.
Revisión actualizada sobre el papel de los factores de crecimiento y las citoquinas en los procesos de curación de las heridas.

Bazan NG. **Neuroprotectin D1-mediated anti-inflammatory and survival signaling in stroke, retinal degenerations, and Alzheimer's disease.** J Lipid Res 2009; 50 (suppl): S400-S405.

Excelente artículo de revisión sobre las funciones del docosanoide neuroprotectina 1 en la protección neuronal.

Buckley CD, Gilroy DW, Serhan CN. **Proresolving lipid mediators and mechanisms in the resolution of acute inflammation.** Immunity 2014; 40: 315-27.
Revisión sobre los mecanismos de acción de los mediadores lipídicos en la resolución de la inflamación aguda.

Bukiya A, ed. **Recent advances in cannabinoid physiology and pathology. Advances in Experimental Medicine and Biology book series (AEMB, volume 1162),** Springer Cham, 2019.
Libro con ocho capítulos que resumen el conocimiento actual del sistema endocannabinoide desde sus componentes hasta sus funciones fisiológicas y patológicas.

Cartier A, Hla T. **Sphingosine 1-phosphate: lipid signaling in pathology and therapy.** Science 2019; 366: eaar5551.
Excelente revisión sobre las funciones de señalización celular de la

esfingosina-1-fosfato y de su papel en la homeostasis celular y en el desarrollo de algunas enfermedades.

CHANDRASEKHARAN JA, SHARMA-WALIA N. Lipoxins: nature's way to resolve inflammation. J Inflamm Res 2015; 8: 181-92.
Excelente revisión sobre las funciones y los mecanismos de acción de las lipoxinas.

CHEN C. Inhibiting degradation of 2-arachidonoylglycerol as a therapeutic strategy for neurodegenerative diseases. Pharmacol Ther 2023; 244: 108394.
Revisión detallada del metabolismo de los endocannabinoides y de sus efectos biológicos.

CRISTINO L, BISOGNO T, DI MARZO V. Cannabinoids and the expanded endocannabinoid system in neurological disorders. Nat Rev Neurol 2020; 16: 9-29.
Revisión pormenorizada del sistema endocannabinoide y de sus funciones en las enfermedades neurológicas.

DE BUCK M, GOUWY M, WANG JM, VAN SNICK J, PROOST P, STRUYF S Y COLS. The cytokine-serum amyloid A-chemokine network. Cytokine Growth Factor Rev 2016; 30: 55-69.
Excelente revisión sobre el papel de las proteínas amiloides como citoquinas de fase aguda.

DEMPSEY PW, DOYLE SE, HE JQ, CHENG G. The signalling adaptors and pathways activated by TNF superfamily. Cytokine Growth Factor Rev 2003; 14: 193-209.
Revisión sobre los mecanismos de acción del factor de necrosis tumoral y los miembros de la superfamilia.

DROUIN G, RIOUX V, LEGRAND P. The n-3 docosapentaenoic acid (DPA): a new player in the n-3 long chain polyunsaturated fatty acid family. Biochimie 2019; 159: 36-48.
Revisión de las funciones del ácido docosapentaenoico de la serie n-3 y de sus derivados implicados en la resolución de la inflamación.

DYALL SC, BALAS L, BAZAN NG, BRENNA JT, CHIANG N, DA COSTA SOUZA F Y COLS. Polyunsaturated fatty acids and fatty acid-derived lipid mediators: recent advances in the understanding of their biosynthesis, structures, and functions. Prog Lipid Res 2022; 86: 101165.
Excelente actualización sobre la estructura y la función de los ácidos grasos poliinsaturados y de sus derivados oxidados.

ELLERY JM, NICHOLLS PJ. Alternate pathways from the interleukin-2 receptor. Cytokine Growth Factor Rev 2002; 13: 27-46.
Revisión sobre el mecanismo de acción de la interleuquina 2.

FOUSER LA, WRIGHT JF, DUNUSSI-JOANNOPOULOS K, COLLINS M. Th17 cytokines and their emerging roles in inflammation and autoimmunity. Immunol Rev 2008; 226: 87-102.
Excelente revisión sobre el papel de la interleuquina 17 y de sus receptores en los procesos inflamatorios y en la autoinmunidad.

FREDRIKSSON R, SCHIOTH HB. The repertoire of γ-protein–coupled receptors in fully sequenced genomes. Mol Pharmacol 2005; 67: 1414-25.
Revisión detallada de la estructura y función de los receptores de siete dominios transmembrana acoplados a proteínas G.

GEIJSEN N, KOENDERMAN L, COFFER PJ. Specificity in cytokine signal transduction: lessons learned from the IL-3/IL-5/GM-CSF receptor family. Cytokine Growth Factor Rev 2001; 12: 19-25.
Revisión sobre la estructura, los efectos biológicos y el mecanismo de acción de este sistema de citoquinas hematopoyéticas.

HAMIDZADEH K, WESTCOTT J, WOURMS N, SHAY AE, PANIGRAHY A, MARTIN MJ Y COLS. A newly synthesized 17-epi-NeuroProtectin D1/17-epi-Protectin D1: authentication and functional regulation of inflammation-resolution. Biochem Pharmacol 2022; 203: 115181.
Artículo que relata los efectos de una nueva protectina derivada del ácido docosahexaenoico.

HANSEN TV, DALLI J, SERHAN CN. The novel lipid mediator PD1n-3 DPA: an overview of the structural elucidation, synthesis, biosynthesis and bioactions. Prostaglandins Other Lipid Mediat 2017; 133: 103-10.
Revisión sobre los efectos biológicos de la neuroprotectina PD1 derivada del ácido docosapentaenoico.

HARRIS RC, CHUNG E, COFFEY RJ. EGF receptor ligands. Exp Cell Res 2003; 284: 2-13.

Revisión sobre los factores de crecimiento epidérmico y sus funciones biológicas.

HELDIN CH, WESTERMARK B. Mechanism of action and in vivo role of platelet-derived growth factor. Physiol Rev 1999; 1283-1316.
Revisión sobre la estructura, la biosíntesis, las funciones biológicas y el mecanismo de acción de los factores de crecimiento derivados de las plaquetas.

ISHIHARA T, YOSHIDA M, ARITA M. Omega-3 fatty acid-derived mediators that control inflammation and tissue homeostasis. Int Immunol 2019; 31: 559-67.
Excelente revisión de los derivados de los ácidos grasos poliinsaturados implicados en la resolución de los procesos de inflamación aguda.

JI RR, XU ZZ, STRICHARTZ G, SERHAN CN. Emerging roles of resolvins in the resolution of inflammation and pain. Trends Neurosci 2011; 34: 599-609.
Revisión descriptiva de las funciones de las resolvinas en la resolución de la inflamación y del dolor.

KAHNT AS, SCHEBB NH, STEINHILBER D. Formation of lipoxins and resolvins in human leukocytes. Prostaglandins Other Lipid Mediat 2023; 166: 106726.
Revisión sobre la biosíntesis de lipoxinas y resolvinas en los leucocitos humanos a partir de los ácidos grasos poliinsaturados.

KATUSIC ZS, SANTHANAM AV, HE T. Vascular effects of prostacyclin: does activation of PPARδ play a role? Trends Pharmacol Sci 2012; 33: 559-64.
Artículo sobre los efectos de la prostaciclina PGI$_2$ en la activación de PPAR-δ.

KUMAR V, ABBAS AK, FAUSTO N. «Robbins y Cotran» Patología estructural y funcional, 8ª ed. Madrid: Elsevier, 2014.
Descripción básica, pero actualizada, de algunos de los temas patológicos considerados en este capítulo, como la reacción inflamatoria y la respuesta inmunitaria.

LACKEY BR, GRAY SL, HENRICKS DM. The insulin-like growth factor (IGF) system and gonadotropin regulation: actions and interactions. Cytokine Growth Factor Rev 1999; 10: 201-17.
Revisión sobre las funciones biológicas y los mecanismos de acción de los factores de crecimiento análogos de la insulina.

LANGER JA, CUTRONE EC, KOTENKO S. The class II cytokine receptor (CRF2) family: overview and patterns of receptor-ligand interactions. Cytokine Growth Factor Rev 2004; 15: 33-48.
Revisión sobre el papel de los receptores de la clase II de citoquinas en el mecanismo de acción de los interferones y de la familia de interleuquinas 10.

LEVY BD, SERHAN CN. Resolution of acute inflammation in the lung. Annu Rev Physiol 2014; 76: 467-92.
Revisión del papel que tienen los mediadores lipídicos de la resolución de la inflamación aguda en las enfermedades pulmonares.

MENTEN P, WUYTS A, VAN DAMME J. Macrophage inflammatory protein-1. Cytokine Growth Factor Rev 2002; 13: 455-81.
Revisión sobre la estructura, los efectos biológicos y el mecanismo de acción de las quimioquinas MIP.

NAKAHATA, N. Thromboxane A2: physiology/pathophysiology, cellular signal transduction and pharmacology. Pharmacol Ther 2008; 118: 18-35.
Revisión sobre los efectos biológicos del tromboxano A$_2$ y de su mecanismo de acción.

PANIGRAHY D, GILLIGAN MM, SERHAN CN, KASHFI K. Resolution of inflammation: an organizing principle in biology and medicine. Pharmacol Ther 2021; 227: 107879.
Revisión del proceso de resolución de la inflamación y de los mediadores químicos implicados.

QUARANTA A, REVOL-CAVALIER J, WHEELOCK CE. The octadecanoids: an emerging class of lipid mediators. Biochem Soc Trans 2022; 50: 1569-82.
Revisión detallada de los procesos implicados en la biosíntesis de los octadecanoides y de sus funciones biológicas.

RIVERA J, PROIA RL, OLIVERA A. The alliance of sphingosine-1-phosphate and its receptors in immunity. Nat Rev Immunol 2008; 8: 753-63.

Descripción del papel endocrino, paracrino y autocrino de la esfingosina-1-fosfato en la inmunidad.

ROMANO M, CIANCI E, SIMIELE F, RECCHIUTI A. **Lipoxins and aspirin-triggered lipoxins in resolution of inflammation. Eur J Pharmacol 2015; 760: 49-63.**

Descripción detallada de la síntesis de lipoxinas y de sus funciones en la resolución de la inflamación.

SCHEBB NH, KÜHN H, KAHNT AS, RUND KM, O'DONNELL VB, FLAMAND N Y COLS. **Formation, signaling and occurrence of specialized pro-resolving lipid mediators-what is the evidence so far? Front Pharmacol 2022; 13: 838782.**

Revisión sobre los mecanismos de acción de los mediadores químicos involucrados en la resolución de la inflamación.

SERHAN CN. **Pro-resolving lipid mediators are leads for resolution physiology. Nature 2014; 510: 92-101.**

Revisión detallada de los mecanismos de acción de los mediadores lipídicos en la resolución de la inflamación aguda.

SERHAN CN, CHIANG N. **Resolution phase lipid mediators of inflammation: agonists of resolution. Curr Opin Pharmacol 2013; 13: 632-40.**

Revisión de los mediadores lipídicos de la resolución de la inflamación aguda con indicación de los receptores específicos y de sus mecanismos de acción.

SERHAN CN, CHIANG N, DALLI J. **The resolution code of acute inflammation: novel pro-resolving lipid mediators in resolution. Semin Immunol 2015; 27: 200-15.**

Revisión actualizada sobre los mecanismos de acción de los mediadores lípidicos (lipoxinas, resolvinas, protectinas y maresinas) en la resolución de la inflamación aguda.

SERHAN CN, DALLI J, COLAS RA, WINKLER JW, CHIANG N. **Protectins and maresins: new pro-resolving families of mediators in acute inflammation and resolution bioactive metabolome. Biochim Biophys Acta 2015; 1851: 397-413.**

Excelente revisión de las funciones de las protectinas y maresinas en la resolución de la inflamación aguda.

SERHAN CN, PETASIS NA. **Resolvins and protectins in inflammation resolution. Chem Rev 2011; 111: 5922-43.**

Revisión detallada de los efectos de las resolvinas y las protectinas en la resolución de la inflamación aguda y comparación de los efectos con otros eicosanoides.

SPITE M, CLÀRIA J, SERHAN CN. **Resolvins, specialized proresolving lipid mediators, and their potential roles in metabolic diseases. Cell Metab 2014; 19: 21-36.**

Revisión que describe de forma detallada el papel de las resolvinas en las enfermedades metabólicas.

SUITES DP, TERR AI, PARSLOW TG. **Inmunología básica y clínica, 9ª ed. México: El Manual Moderno, 2000.**

Libro de inmunología que incluye un capítulo excelente sobre las funciones y el mecanismo de acción de las interleuquinas, las quimioquinas y otras citoquinas que se hallan involucradas en la hematopoyesis.

 ⓘ **AUTOEVALUACIÓN**

Metabolismo de los aminoácidos

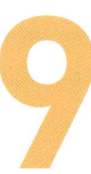

F. Sánchez de Medina Contreras y M. D. Suárez Ortega

 OBJETIVOS

- Tener una visión global del destino metabólico de los aminoácidos de la dieta.
- Conocer los principales tipos de reacciones que intervienen de una manera general en el metabolismo de los aminoácidos.
- Conocer los diferentes destinos del esqueleto carbonado de los aminoácidos.
- Obtener una visión general del destino del nitrógeno aminoacídico, distinguiendo entre la formación de urea por el hígado y la formación de iones amonio por el riñón.
- Conocer las vías de formación de los aminoácidos no esenciales.
- Tener información básica sobre las vías principales del metabolismo de cada uno de los aminoácidos.
- Comprender el papel de muchos aminoácidos como precursores de otros compuestos nitrogenados.
- Tener una visión general del metabolismo de los aminoácidos en los distintos tejidos y de las relaciones intertisulares.

CONTENIDO

- Introducción
- Panorámica general
- Reacciones generales del metabolismo de los aminoácidos
- Destino del esqueleto carbonado de los aminoácidos
- Destino del amonio

- Biosíntesis de aminoácidos no esenciales
- Vías metabólicas principales de los aminoácidos
- Metabolismo de los aminoácidos en los distintos tejidos
- Interrelaciones tisulares. Aminoácidos plasmáticos

INTRODUCCIÓN

Los α-aminoácidos son moléculas que se caracterizan por tener un grupo amino y un grupo carboxilo unidos a un mismo carbono, el carbono α. El tercer sustituyente es siempre un átomo de hidrógeno. El cuarto es variable y se denomina cadena lateral (R de forma abreviada).

Los aminoácidos que constituyen las proteínas difieren entre sí en su cadena R y se clasifican sobre la base de diferentes criterios. La **figura 9-1** recoge las estructuras de los 20 aminoácidos proteicos o canónicos clasificados en función de sus características químicas y su polaridad. Las cadenas alifáticas (glicina, alanina, valina, leucina, isoleucina, metionina y prolina) y aromáticas (fenilalanina y triptófano) son apolares. Más polares son las cadenas con grupos hidroxilo (serina, treonina y tirosina) o tiol (cisteína). Son claramente polares el grupo imidazólico de la histidina, así como las cadenas con grupos básicos (lisina y arginina), ácido carboxílico (glutamato y aspartato) y amida (glutamina y asparagina). La

prolina es, en realidad, un iminoácido, puesto que su cadena lateral es cíclica y está compuesta por tres metilenos que quedan unidos al carbono α y al grupo amino.

Con excepción de la glicina, el carbono α es quiral, estando unido a cuatro sustituyentes distintos. La existencia de este carbono asimétrico da lugar a dos series de estereoisómeros, la L y la D, de acuerdo con su configuración tomando como referencia el gliceraldehído. Todos los aminoácidos proteicos pertenecen a la serie L.

Adicionalmente a los 20 aminoácidos canónicos, existen otros dos también especificados en el código genético (**cap. 8**, Síntesis, degradación y recambio de las proteínas, **tomo II**). Se trata de la selenocisteína y la pirrolisina (**Fig. 9-2**). Sólo unas pocas proteínas en todos los seres vivos contienen selenocisteína, la glutatión peroxidasa y la formiato deshidrogenasa entre ellas. Este aminoácido deriva en realidad de la serina. La pirrolisina se encuentra en un grupo de arqueas anaerobias denominadas metanógenas y en una sola bacteria conocida. Participa en la síntesis de metano.

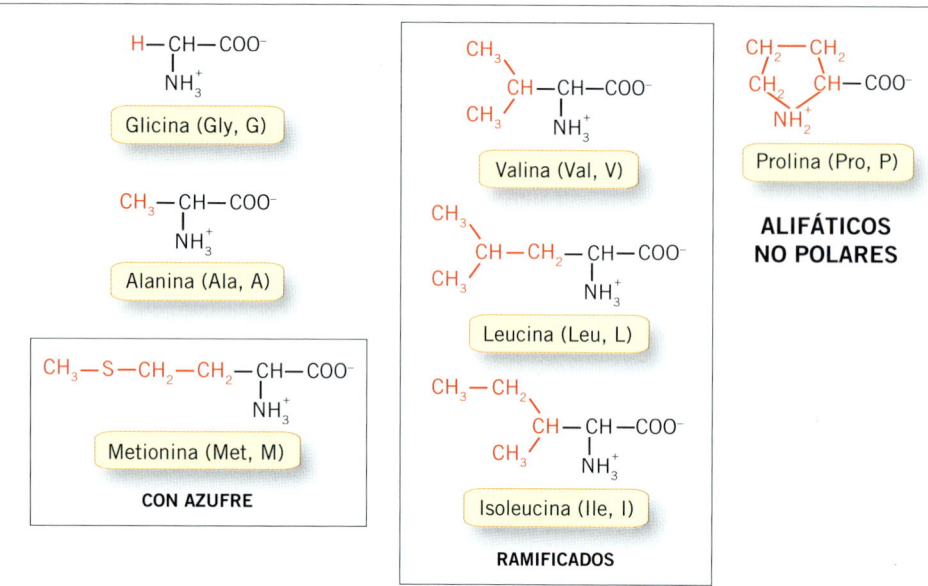

Figura 9-1. Estructura química de los 20 aminoácidos proteicos agrupados por sus características químicas y su polaridad. Se destacan en rojo las cadenas laterales.

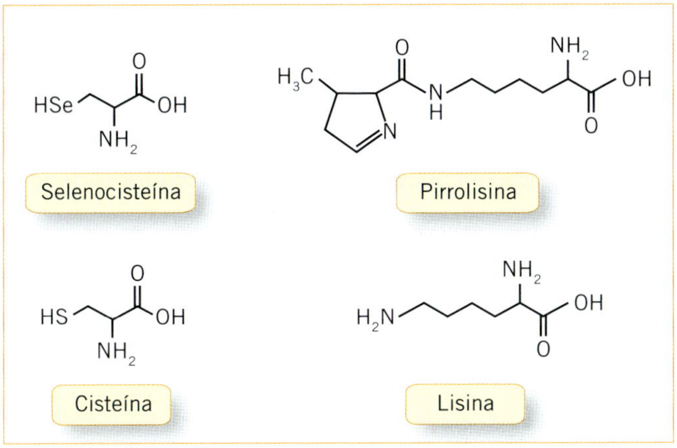

Figura 9-2. Estructuras de la selenocisteína y la pirrolisina.

Los aminoácidos constituyen un grupo de nutrientes muy especiales. Su principal función, lógicamente, es su incorporación a las proteínas corporales, proceso que es importante sobre todo durante el crecimiento. Los aminoácidos forman parte también de péptidos de gran interés fisiológico y son precursores de todas las sustancias nitrogenadas del organismo (con la excepción de las vitaminas): porfirinas, purinas, pirimidinas, creatina, carnitina, aminoazúcares, etc. Pero, además, cuando la dieta es hiperproteica, los aminoácidos pueden utilizarse con fines energéticos. Y si la dieta carece de hidratos de carbono, podrán convertirse en glucosa para su consumo por el sistema nervioso central. Por otra parte, la gluconeogénesis a partir de los aminoácidos musculares es especialmente relevante durante el ayuno.

Dada la multiplicidad de funciones de los aminoácidos, resulta absolutamente fundamental el conocimiento de su metabolismo. Este conocimiento implica tanto a las vías de formación de los aminoácidos no esenciales como a las rutas de su catabolismo y a la síntesis de la multitud de compuestos nitrogenados derivados.

En este capítulo se considerarán especialmente los aspectos generales del metabolismo de los aminoácidos, aunque se esbozarán esquemáticamente las vías que afectan a cada aminoácido en particular. En todos los casos, las rutas metabólicas de los aminoácidos se entroncan con determinados metabolitos intermediarios de la glucólisis y del ciclo de Krebs. Muchas de estas vías metabólicas requieren el concurso de coenzimas derivadas de vitaminas, como la piridoxina, la tiamina, el ácido pantoténico, los folatos, etc., que se consideran con detalle en los **capítulos 15** (Vitaminas con función de coenzimas) y **16** (Folatos, ácido fólico, vitamina B_{12} y colina). Algunas de las vías metabólicas de los aminoácidos pueden estar alteradas genéticamente, originando las correspondientes enzimopatías. Este tema se aborda específicamente en el **capítulo 20** (Nutrición en los errores innatos del metabolismo en el niño) del **tomo V**.

Existen importantes diferencias entre las vías metabólicas de los aminoácidos en los distintos órganos y tejidos. Por ello, se va a prestar especial atención a las características específicas de cada tejido y a la naturaleza de las interrelaciones tisulares.

PANORÁMICA GENERAL

Las proteínas de la dieta se hidrolizan en el tracto gastrointestinal, produciendo aminoácidos y péptidos de pequeño peso molecular que se absorben por las células de la mucosa. Algunos aminoácidos se utilizan en estas células en funciones energéticas y para el recambio tisular, que es muy importante en este tejido, mientras que otros sufren ciertas transformaciones metabólicas (sobre todo la transaminación de los aminoácidos dicarboxílicos), de manera que los aminoácidos que llegan al hígado por vía portal no son exactamente los mismos que se absorbieron en la mucosa intestinal.

Los aminoácidos utilizan gran cantidad de sistemas de transporte para entrar en los diferentes tejidos. Generalmente, cada sistema transporta un número de aminoácidos relacionados, que pueden agruparse de forma muy simplificada de la siguiente forma:

- Aminoácidos neutros alifáticos y aromáticos.
- Aminoácidos dibásicos.
- Aminoácidos dicarboxílicos.
- Prolina y glicina.

Como es lógico, los aminoácidos de cada grupo se inhiben entre sí de forma competitiva al compartir el mismo tipo de transportador.

El destino metabólico de los aminoácidos es extraordinariamente complejo: utilización energética o gluconeogénica, síntesis de aminoácidos no esenciales, formación de otros compuestos nitrogenados, síntesis de péptidos y proteínas, etc. Es importante destacar que todas las sustancias nitrogenadas sintetizadas en el organismo derivan de los aminoácidos, lo que hace especialmente importante la ingesta proteica.

La utilización de los aminoácidos es muy extensa en todos los tejidos, y resultan muy interesantes las relaciones intertisulares entre la mucosa intestinal, el hígado, el músculo y la corteza renal. El hígado metaboliza gran parte de los aminoácidos que le llegan por vía portal, pero libera a su vez aminoácidos a la circulación general. Estos aminoácidos liberados por el hígado son captados por los tejidos periféricos, pero, a su vez, algunos de estos tejidos envían aminoácidos a la circulación, de acuerdo con las circunstancias fisiológicas o patológicas (ayuno, estrés, diabetes, etc.). La insulina estimula la captación de aminoácidos y la síntesis de proteínas en el tejido muscular, mientras que los glucocorticoides favorecen la proteólisis y la salida de los aminoácidos al plasma. En cualquier caso, el aminograma plasmático es bastante constante, a no ser que existan alteraciones patológicas muy graves, como la malnutrición, la insuficiencia hepática o alguna aminoacidopatía.

REACCIONES GENERALES DEL METABOLISMO DE LOS AMINOÁCIDOS

La transaminación es la reacción más frecuente de los aminoácidos. Afecta prácticamente a todos ellos en alguna etapa de su degradación y es utilizada también en la síntesis de los aminoácidos no esenciales. La transaminación se conecta con la desaminación del glutamato a α-cetoglutarato en la utilización catabólica de los aminoácidos. De manera inversa, la transaminación puede acoplarse a la aminación del α-cetoglutarato a glutamato en la biosíntesis de los aminoácidos no esenciales. La descarboxilación tiene otro significado, ya que los productos que se originan suelen tener una gran actividad biológica (aminas biógenas).

En el catabolismo de algunos aminoácidos, especialmente de los ramificados, se produce la descarboxilación oxidativa de los cetoácidos originados previamente por transaminación. La reacción es análoga a la que interviene en el metabolismo de otros cetoácidos como el piruvato y el α-cetoglutarato, y se necesita el concurso de varias coenzimas (pirofosfato de tiamina, coenzima A, FAD y NAD$^+$), como se describe en el **capítulo 15**. Otras reacciones que se producen en el metabolismo de los aminoácidos (carboxilación, oxidaciones, reducciones, etc.) son también comunes al resto del metabolismo intermediario y se describen, asimismo, en los **capítulos 15** y **16**.

Transaminación

La reacción de transaminación consiste en la transferencia de un grupo amino desde un aminoácido a un α-cetoácido. Como resultado de ello, el aminoácido original se convierte en cetoácido, y el cetoácido original, en aminoácido. En casi todos los casos interviene el sistema glutamato/α-cetoglutarato. Las enzimas se denominan aminotransferasas o transaminasas y requieren el concurso del piridoxal-fosfato (PLP), coenzima derivada de la piridoxina.

La conversión de aminoácidos en cetoácidos permite en muchos casos su utilización energética, ya que la mayoría de estos cetoácidos se integran en las vías catabólicas de la glucosa (glucólisis y ciclo de Krebs). En el caso de los aminoácidos glucogénicos (v. más adelante), su transformación en cetoácidos permite igualmente la síntesis de glucosa. A la inversa, las reacciones de transaminación permiten la síntesis de los aminoácidos no esenciales a partir de los cetoácidos correspondientes.

Casi todos los aminoácidos sufren reacciones de transaminación en su metabolismo. En algunos casos (alanina, aspartato, glutamato, tirosina, serina y aminoácidos ramificados), estas reacciones se realizan directamente sobre el propio aminoácido. En otros casos, las reacciones de transaminación se realizan sobre metabolitos de los aminoácidos (lisina, prolina, triptófano o arginina). Existen también algunos aminoácidos que pueden sufrir transaminaciones pero disponen además de vías alternativas para perder el grupo nitrogenado. En la **figura 9-3** se incluyen dos reacciones de transaminación muy frecuentes y de gran interés fisiológico.

Desaminación

El sistema de desaminación más frecuente en el organismo humano es la desaminación oxidativa del glutamato, aunque existen otros sistemas de desaminación con menor trascendencia fisiológica.

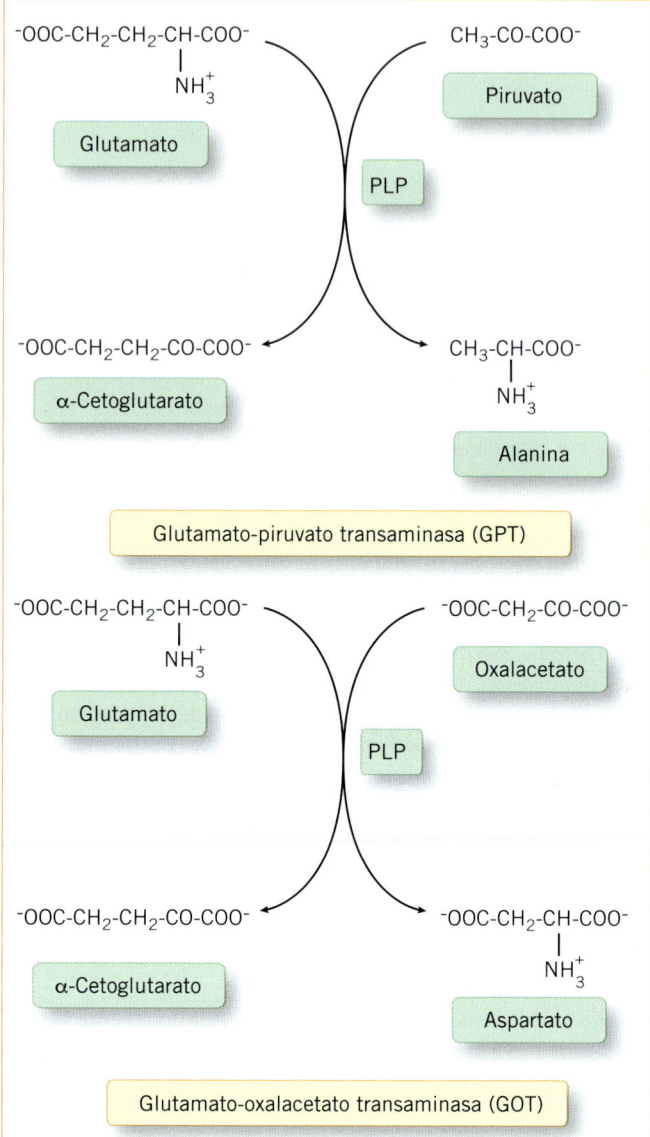

Figura 9-3. Reacciones de transaminación. PLP: piridoxal-fosfato.

Desaminación oxidativa del glutamato

Esta reacción consiste en el paso de glutamato a α-cetoglutarato con pérdida del grupo nitrogenado como amoníaco y oxidación mediada por NAD$^+$ o NADP$^+$. Esta reacción está catalizada por una enzima, la glutamato deshidrogenasa, que abunda especialmente en las mitocondrias hepáticas (**Fig. 9-4**). Esta enzima actúa sobre el glutamato originado en las transaminaciones de distintos aminoácidos. De esta forma, se regenera el α-cetoglutarato y puede utilizarse el cetoácido inicial con fines energéticos. En la **figura 9-5** se esquematiza la conexión de ambos tipos de reacción en la metabolización del aspartato.

La reacción catalizada por la glutamato deshidrogenasa es reversible, de manera que puede servir también como un sistema de aminación (v. a continauación). Sin embargo, parece funcionar sobre todo de manera oxidativa. De hecho, la actividad de esta enzima está regulada negativamente por la concentración de ATP y GTP, que estarían aumentados en

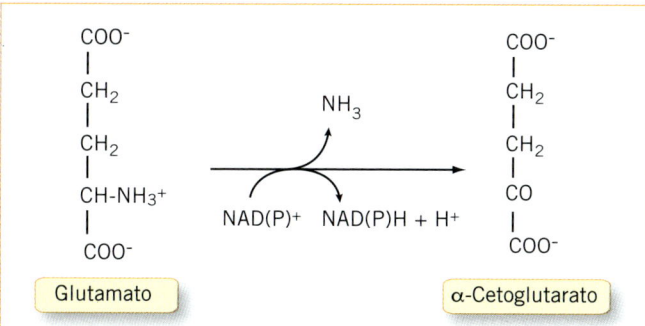

Figura 9-4. Desaminación oxidativa del glutamato. NAD(P)⁺: nicotinamida adenindinucleótido (fosfato); NAD(P)H: nicotinamida adenindinucleótido (fosfato) reducido.

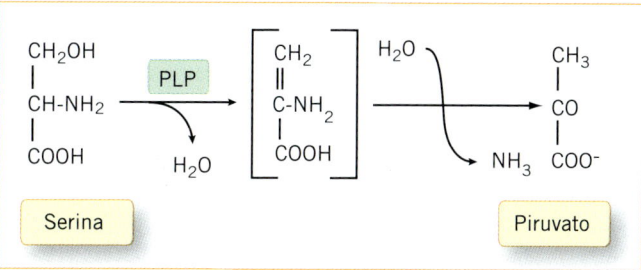

Figura 9-7. Desaminación deshidratante de la serina. PLP: piridoxal-fosfato.

el concurso del PLP. En la **figura 9-7** se esquematiza la desaminación deshidratante de la serina, que es la única relativamente importante desde el punto de vista fisiológico.

condiciones de plétora energética, lo que implicaría el cese de la utilización de aminoácidos con este fin.

Aminoácido oxidasas

Las aminoácido oxidasas son flavoproteínas que funcionan en los peroxisomas, sobre todo en el riñón, y generan peróxido de hidrógeno, el cual es posteriormente metabolizado por la catalasa (**Fig. 9-6**). Estas enzimas pueden actuar también sobre los D-aminoácidos, que no son los habituales (L-aminoácidos), pero que se pueden encontrar en algunos alimentos.

Desaminaciones deshidratantes y desulfhidrantes

Los aminoácidos con grupos alcohólicos o tiólicos pueden sufrir una desaminación deshidratante o desulfhidrante, con

Otros tipos de desaminación

Algunos aminoácidos pueden sufrir la pérdida de su grupo amino por otras clases de reacciones químicas. Éste es el caso, por ejemplo, de la glicina. La desaminación de este aminoácido está catalizada por un complejo enzimático que tiene ciertas similitudes de actuación con la piruvato deshidrogenasa y enzimas relacionadas que catalizan descarboxilaciones oxidativas.

Aminación

La reacción principal de aminación que se produce en el organismo humano es la formación de glutamato a partir del α-cetoglutarato, con el concurso de NADH o de

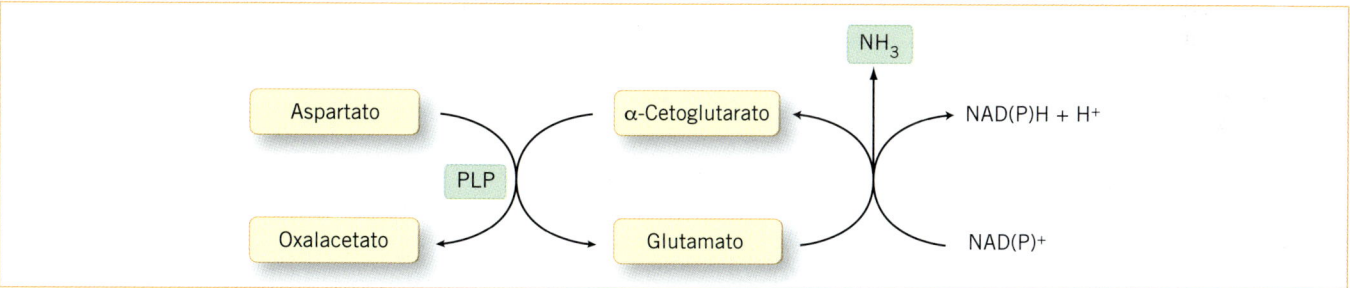

Figura 9-5. Utilización catabólica del aspartato por transaminación y desaminación. NAD(P)⁺: nicotinamida adenindinucleótido (fosfato); NAD(P)H: nicotinamida adenindinucleótido (fosfato) reducido; PLP: piridoxal-fosfato.

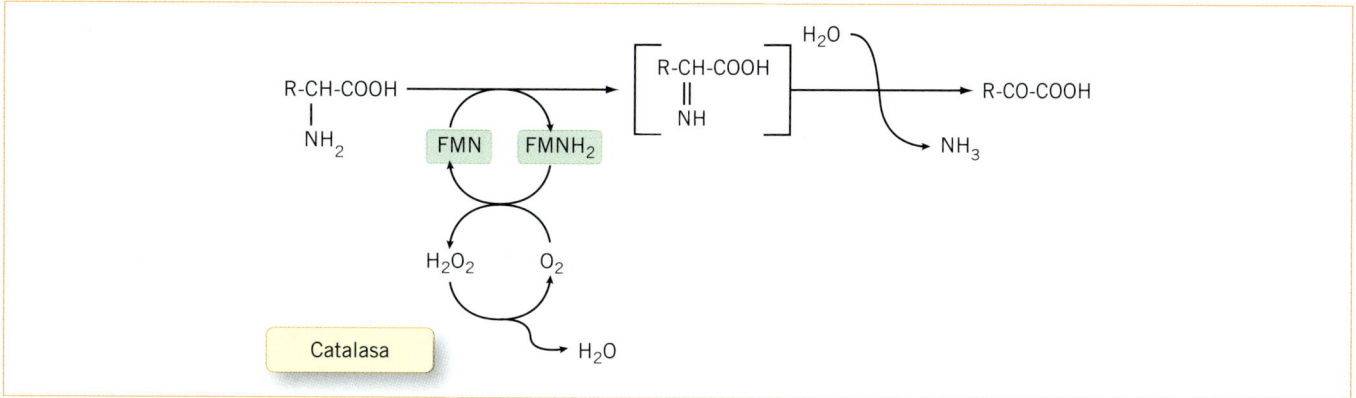

Figura 9-6. Desaminación oxidativa de aminoácidos por aminooxidasas. FMN: flavinmonoculeótido; FMNH₂: flavinmononucleótido reducido.

NADPH y la enzima glutamato deshidrogenasa, como se acaba de describir (**Fig. 9-5**). La coenzima utilizada en el sentido oxidativo sería el NAD^+, mientras que el funcionamiento de la enzima en sentido reductor llevaría a la utilización del NADPH, en consonancia con las funciones características de ambas coenzimas. La transaminación posterior del glutamato con un cetoácido (p. ej., piruvato) origina la formación del aminoácido correspondiente (alanina) (**Fig. 9-8**).

Amidación y desamidación

Los aminoácidos glutamina y asparagina poseen un grupo nitrogenado adicional de tipo amida. Este grupo nitrogenado procede también del amoníaco y se incorpora a los aminoácidos glutamato y aspartato en reacciones que requieren el aporte energético del ATP y que están catalizadas, respectivamente, por la glutamina sintetasa y la asparagina sintetasa. Es interesante señalar que en este último caso el donador del grupo amido podría ser la propia glutamina. La desamidación de la glutamina y la asparagina es un proceso más simple, que libera amoníaco en ambos casos y que está catalizado, respectivamente, por la glutaminasa y la asparaginasa. Como se describirá más adelante, las interconversiones entre glutamato y glutamina desempeñan un papel fundamental en la destoxificación del amoníaco. En la **figura 9-9** se describe esta interconversión.

Descarboxilación

La descarboxilación de aminoácidos origina aminas, muchas de las cuales tienen gran actividad biológica (aminas bióge-

![Figura 9-10](Histidina → Histamina)

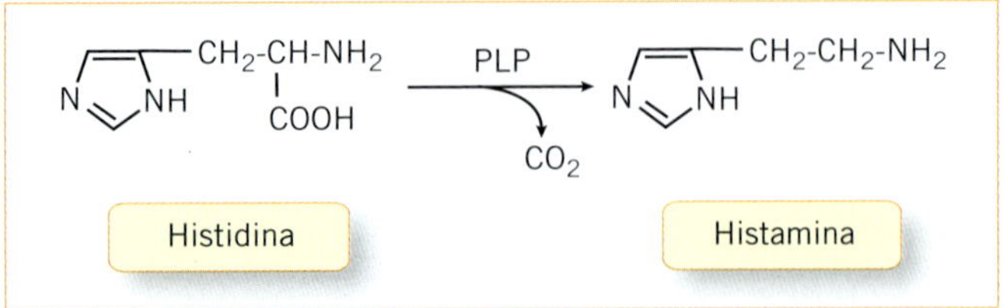

Figura 9-10. Descarboxilación de la histidina. PLP: piridoxal-fosfato.

nas). Las descarboxilasas de aminoácidos utilizan también como coenzima el PLP.

En la **figura 9-10** se describe la descarboxilación de la histidina.

DESTINO DEL ESQUELETO CARBONADO DE LOS AMINOÁCIDOS

El destino que podría denominarse natural de los aminoácidos es su incorporación a péptidos y proteínas o su utilización como precursores de otros compuestos nitrogenados (purinas, pirimidinas, porfirinas, etc.). Sin embargo, cuando el aporte de aminoácidos con la dieta es excesivo, también pueden utilizarse como fuente energética. Otra posibilidad es su conversión en glucosa cuando la dieta carece de hidratos de carbono o en circunstancias como el ayuno, el estrés metabólico o la diabetes. En todos estos casos, se produce la desaminación de los aminoácidos (generalmente a través del sistema transaminasas-glutamato deshidrogenasa).

El esqueleto carbonado restante se utiliza en la obtención de energía o en la formación de glucosa y el amoníaco se transforma en urea. La sede principal de todos estos procesos

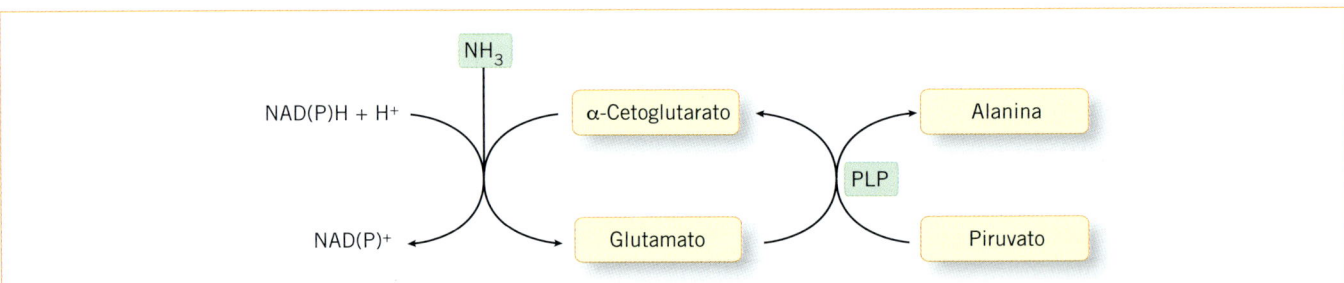

Figura 9-8. Formación de alanina por aminación y transaminación. $NAD(P)^+$: nicotinamida adenindinucleótido (fosfato); $NAD(P)H$: nicotinamida adenindinucleótido (fosfato) reducido; PLP: piridoxal-fosfato.

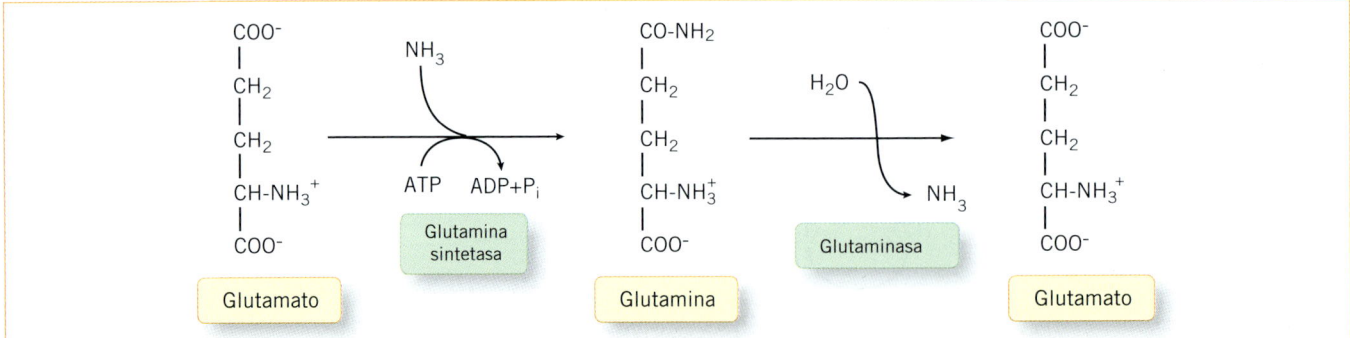

Figura 9-9. Formación de glutamina a partir de glutamato (amidación) y regeneración del glutamato a partir de glutamina (desamidación). ADP: adenosindifosfato; ATP: adenosintrifosfato.

es el hígado, aunque la gluconeogénesis se produce también en la corteza renal y, en menor medida, en el intestino.

Por otra parte, los aminoácidos ramificados (valina, leucina e isoleucina) no se degradan prácticamente en el hígado sino que lo hacen sobre todo en el tejido muscular.

No todos los aminoácidos se pueden convertir en glucosa. Para ello, su metabolización debe llevar a la producción de cetoácidos capaces de incorporarse a la vía gluconeogénica, como piruvato, α-cetoglutarato y oxalacetato. Estos aminoácidos reciben el nombre de aminoácidos glucogénicos. Otros aminoácidos tienen la posibilidad de originar compuestos cetónicos. Son los que llevan a la producción de acetil-CoA, como la leucina (aminoácidos cetogénicos).

Algunos aminoácidos, como la fenilalanina, por ejemplo, originan ambos tipos de intermediarios en su metabolismo, por lo que pueden considerarse glucogénicos y cetogénicos. Por último, vale la pena señalar que la mayoría de los aminoácidos pueden originar ácidos grasos cuando la dieta es hiperproteica e hipocalórica. El destino metabólico de las cadenas carbonadas de los aminoácidos se ilustra en la **figura 9-11**.

Utilización energética

La utilización energética de los aminoácidos es especialmente importante en el hígado, el músculo, los enterocitos y las células del sistema inmunitario.

Hígado. Los aminoácidos sólo se usan como fuente de energía si llegan al hígado en cantidad excesiva tras una dieta muy rica en proteínas. Cuando la ingesta proteica es normal, los aminoácidos resultantes se incorporan preferentemente a las vías biosintéticas (formación de proteínas, purinas, etc.). Esto se debe a las características cinéticas de las enzimas que inician las rutas correspondientes. Mientras que las enzimas que catalizan la incorporación de los aminoácidos a las proteínas (aminoacil-tRNA sintetasas) tienen una K_m muy baja, las enzimas que inician la degradación de los aminoácidos la tienen muy alta. Se podría decir, por lo tanto, que las vías catabólicas sólo utilizan los aminoácidos «cuando sobran».

Músculo. Como se ha mencionado antes, las células musculares utilizan ampliamente los aminoácidos ramificados (valina, leucina e isoleucina) como fuente de energía.

Enterocitos. Estas células utilizan los aminoácidos como importante fuente energética, no sólo los que proceden de la absorción intestinal, sino también los aportados por vía arterial. En la mucosa del intestino delgado humano, el glutamato, la glutamina y el aspartato de la dieta son los principales combustibles metabólicos después de la alimentación, mientras que la glutamina es el principal sustrato energético en el estado de postabsorción. Una gran parte de todos los aminoácidos ingeridos se utiliza en el intestino para la síntesis proteica, dado el elevado recambio celular de este órgano.

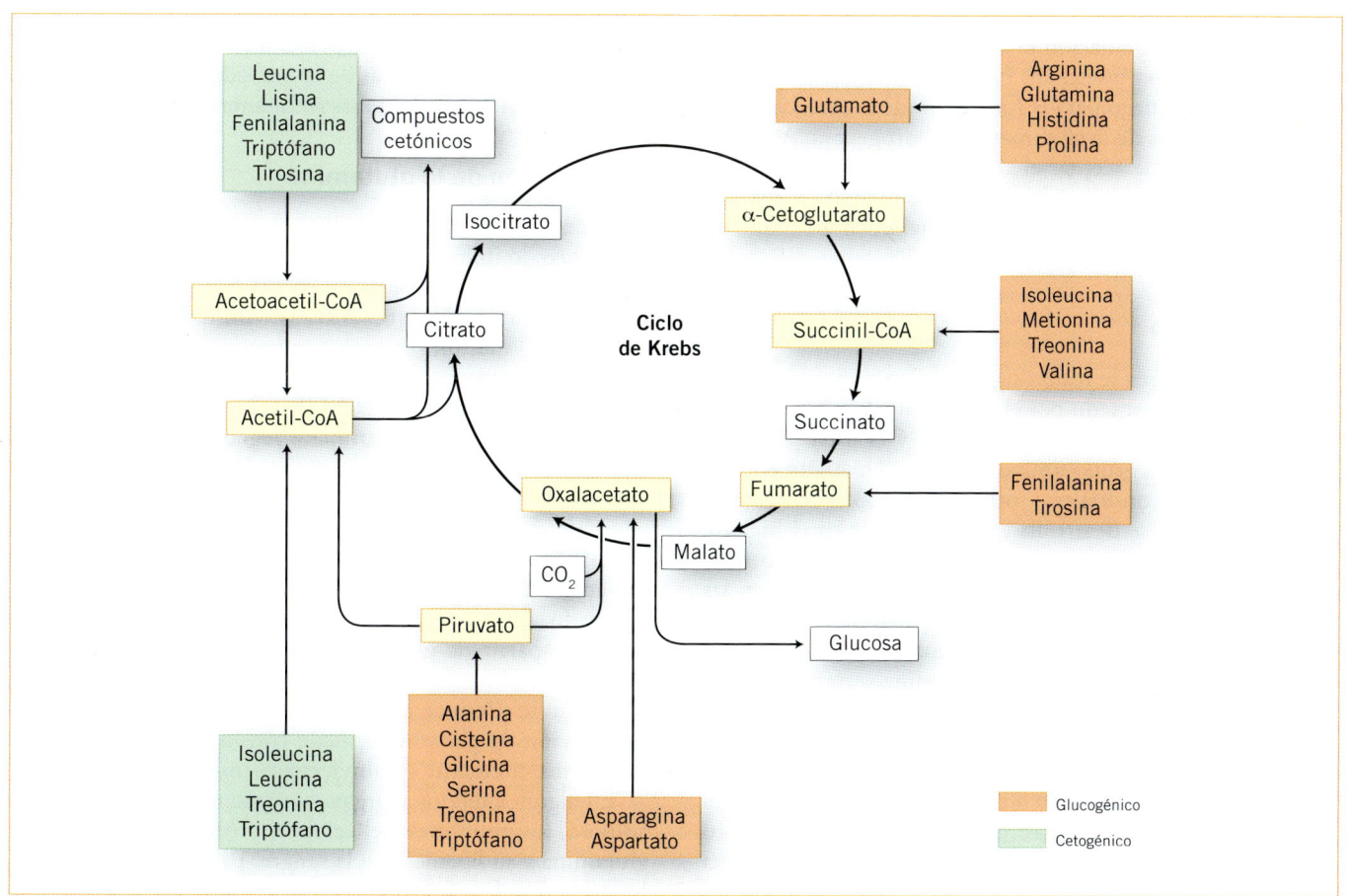

Figura 9-11. Destino de las cadenas carbonadas de los aminoácidos.

Células del sistema inmunitario. Estas células también utilizan la glutamina como fuente energética principal.

La degradación de los aminoácidos transcurre, como puede observarse en la **figura 9-11**, a través de la glucólisis y del ciclo de Krebs. En consecuencia, la energía que se produce es muy similar, aunque un poco menor, como se explicará más adelante, a la que se origina en la degradación de los hidratos de carbono.

Utilización gluconeogénica

Los aminoácidos se utilizan como sustratos gluconeogénicos cuando se consumen dietas sin hidratos de carbono, en el ayuno, en el estrés metabólico, en la diabetes y, en general, en todas aquellas situaciones en las que las hormonas catabólicas predominen sobre la insulina. Durante el ayuno y en las situaciones de estrés metabólico, los aminoácidos proceden de las proteínas musculares, mientras que en las dietas sin hidratos de carbono proceden de las proteínas alimentarias. En la diabetes pueden tener ambos orígenes dependiendo del curso de la enfermedad.

DESTINO DEL AMONIO

La desaminación de los aminoácidos (y también la de otros compuestos nitrogenados, como los nucleótidos de adenina) produce amoníaco, que es una sustancia tóxica para el organismo, sobre todo para el cerebro. Al hígado llega también amoníaco por la circulación portal como resultado de la actividad microbiana intestinal. Las células hepáticas pueden utilizar este amoníaco para la formación de aminoácidos no esenciales, a través de la glutamato deshidrogenasa. A su vez, el glutamato puede aceptar el amoníaco para formar glutamina, como se verá más adelante. Sin embargo, el destino principal del amoníaco es su transformación en urea, que no es tóxica y que se elimina finalmente por la orina.

Ciclo de la urea

La síntesis de la urea se realiza siguiendo un ciclo metabólico de reacciones alimentado por el carbamilfosfato (que se forma a partir de carbónico y amoníaco) y el aspartato, que aporta el segundo grupo amino (**Fig. 9-12**). Algunas reacciones son mitocondriales y otras son citoplasmáticas. El conjunto de ellas se desarrolla exclusivamente en el hígado, aunque algunas de las etapas de este ciclo metabólico pueden llevarse a cabo en otros tejidos. Concretamente, en las células de la mucosa intestinal se desarrollan la mayor parte de estas etapas, aunque el producto final no es la urea, sino los aminoácidos ornitina, prolina, citrulina y arginina.

Etapas enzimáticas

El carbamilfosfato se origina a partir de dióxido de carbono y amoníaco con el concurso de la enzima carbamilfosfato sintetasa. Se gastan dos moléculas de ATP, lo que garantiza energéticamente el funcionamiento de la reacción y, por lo tanto, la desaparición del amoníaco. Como el carbamilfosfa-

to es un compuesto rico en energía de hidrólisis, la reacción de éste con la ornitina, catalizada por la ornitina transcarbamilasa, también está favorecida. Se forma citrulina, que es un aminoácido no proteinogénico. Ambas reacciones son mitocondriales.

Las reacciones siguientes se producen en el citosol. La citrulina se une al aspartato con producción de arginina succinato y gasto de ATP. La enzima se denomina arginina succinato sintetasa. En la etapa siguiente, catalizada por la arginina succinato liasa, se forma arginina y se libera fumarato. Por último, la arginasa hidroliza la arginina produciendo urea y regenerando la ornitina. El funcionamiento del ciclo de la urea supone el gasto de tres moléculas de ATP por cada molécula de urea sintetizada. Este dato es interesante porque explica que el rendimiento energético del catabolismo de los aminoácidos sea un poco menor que el de los hidratos de carbono.

Regulación

A corto plazo, la regulación del ciclo de la urea se realiza a nivel de la carbamilfosfato sintetasa, enzima de carácter alostérico que es activada fuertemente por N-acetilglutamato. Este compuesto se forma a partir de acetil-CoA y glutamato y la reacción es activada por arginina (**Fig. 9-13**). Se puede interpretar que los niveles de glutamato reflejan la magnitud de los procesos de desaminación. Por otra parte, el efecto positivo de la arginina, un intermediario del ciclo, tiene un sentido de autoestimulación que parece interesante en un proceso de destoxificación. A largo plazo, se produce una inducción generalizada de las enzimas de la ureogénesis cuando las dietas son muy ricas en proteínas o durante el ayuno.

Metabolismo de la glutamina

La glutamina es el aminoácido más abundante en el plasma sanguíneo, lo que traduce sus importantes funciones fisiológicas. Estas funciones se basan en sus relaciones metabólicas con el glutamato descritas antes (v. Amidación y desamidación). La glutamina se forma a partir de glutamato y de amoníaco en una reacción catalizada por la glutamina sintetasa con la colaboración del ATP. La hidrólisis de la glutamina (catalizada por la glutaminasa) regenera el glutamato y el amoníaco (**Fig. 9-9**). Como se ha descrito en el apartado anterior, la formación de urea se lleva a cabo exclusivamente en el hígado. La ureogénesis es, sin embargo, un proceso de eficacia limitada, por lo que a veces se necesita otro mecanismo adicional para captar todo el amoníaco que puede llegar al hígado. Este mecanismo consiste en la formación de glutamina a partir de glutamato. Esta reacción sirve también para captar el amoníaco formado en los tejidos periféricos, donde no se produce ureogénesis. De acuerdo con esta última función, la glutamina puede considerarse, por lo tanto, una forma circulante de almacenamiento de amoníaco.

En algunos tejidos y órganos, como el músculo, el tejido adiposo, los pulmones y el cerebro, predomina la síntesis de glutamina y su liberación a la sangre. Para estas células, y sobre todo para las cerebrales, esta reacción tiene un significado muy claro de defensa, dado el carácter tóxico del amoníaco

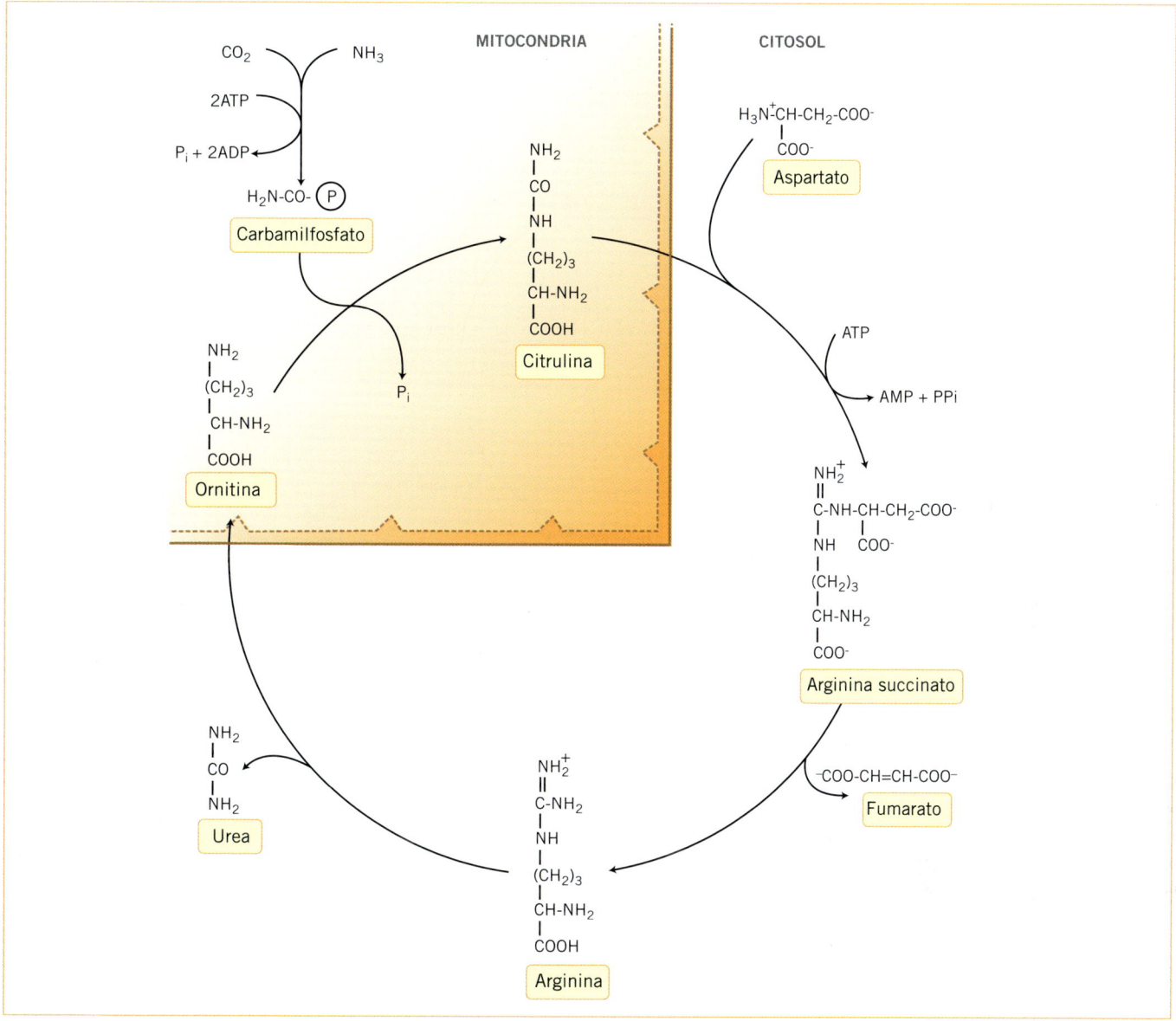

Figura 9-12. Ciclo de la urea. ADP: adenosindifosfato; AMP: adenosinmonofosfato; ATP: adenosintrifosfato; P$_i$: fosfato inorgánico; PPi: pirofosfato.

sobre las células nerviosas. En otros tejidos predomina la hidrólisis de la glutamina que llega por la circulación. En las células de la mucosa intestinal, la glutamina se utiliza como fuente energética y para la síntesis de purinas, que es muy activa en este tejido. En la corteza renal, cuando existen condiciones de acidosis metabólica (p. ej., ayuno), la glutamina cede sucesivamente sus dos grupos nitrogenados en forma de amoníaco, que se elimina por la orina para regular el equilibrio ácido-base del organismo (**Fig. 9-14**). En estas condiciones, el α-cetoglutarato resultante se transforma en glucosa gracias a la actividad aumentada de la fosfoenolpiruvato carboxiquinasa (**cap. 3**, Metabolismo de los hidratos de carbono). En el hígado se llevan a cabo los dos procesos. En los hepatocitos periportales (situados cerca de los espacios porta, donde desembocan la vena porta y la arteria hepática) se realiza la extracción de la glutamina sanguínea y su hidrólisis posterior, utilizándose el amoníaco en la síntesis de urea. En los hepatocitos perivenosos (situados en la vecindad de la

vena hepática), en cambio, se sintetiza glutamina para captar el amoníaco que se hubiera podido «escapar» a la ureogénesis (**Fig. 9-15**).

BIOSÍNTESIS DE AMINOÁCIDOS NO ESENCIALES

En líneas generales, los aminoácidos no esenciales se sintetizan a partir de cetoácidos intermediarios del metabolismo de los hidratos de carbono por transaminación. Cuando los aminoácidos derivan de cetoácidos que no se producen en el organismo humano, su síntesis endógena es imposible; tienen, por lo tanto, que ser aportados por la alimentación y reciben el nombre de aminoácidos esenciales. En la **figura 9-16** se esquematizan las vías de formación de los aminoácidos proteinogénicos, señalándose las etapas que no se producen en nuestro organismo.

Existen nueve aminoácidos claramente esenciales: valina, leucina, isoleucina, treonina, lisina, metionina, histidina, fe-

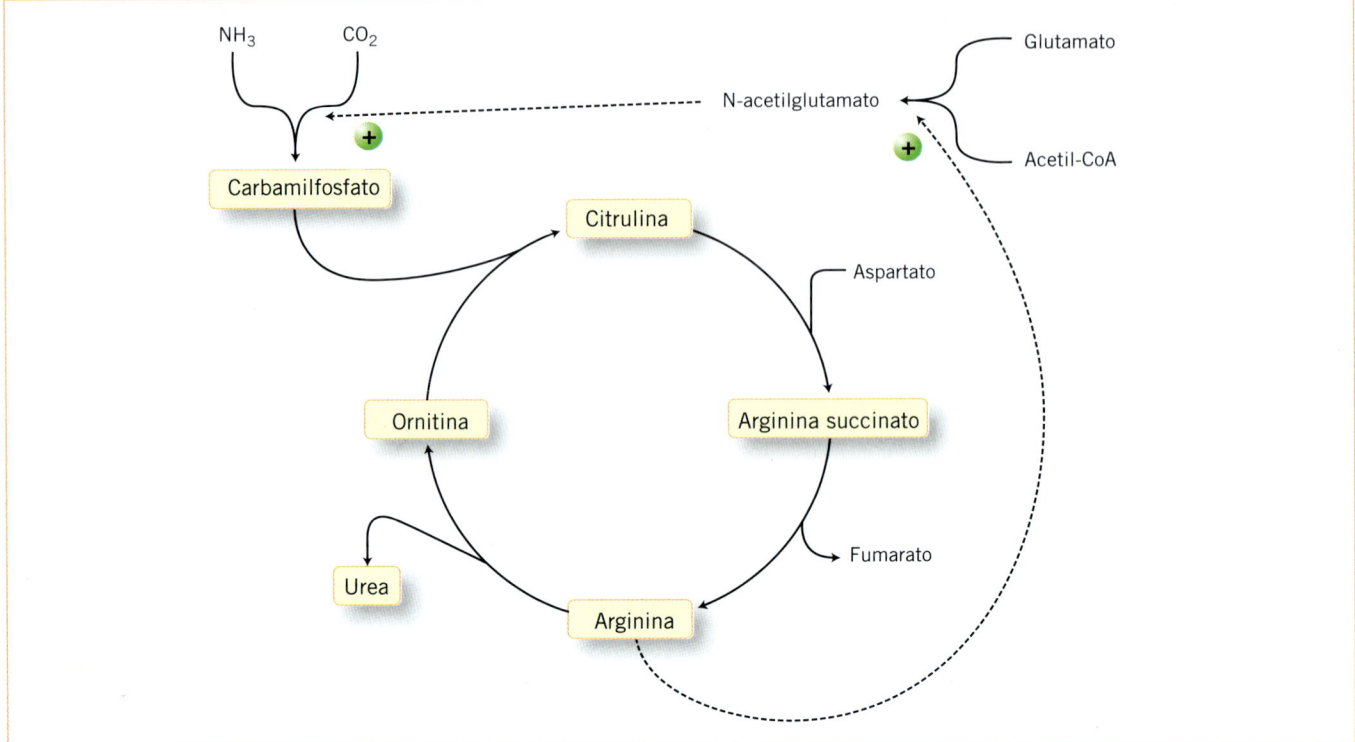

Figura 9-13. Regulación a corto plazo del ciclo de la urea.

nilalanina y triptófano. A esta lista pueden añadirse algunos aminoácidos que deben incluirse en la dieta en determinadas circunstancias, que se considerarán a continuación: arginina, cisteína y tirosina.

La *arginina* se puede sintetizar en nuestros tejidos, especialmente en el hígado, pero forma parte del ciclo de la urea. Por consiguiente, casi toda la arginina sintetizada se degrada habitualmente a ornitina. Por otra parte, la mucosa intestinal libera cierta cantidad de citrulina a la circulación, que puede ser convertida en arginina por el riñón y utilizada posteriormente por los restantes tejidos. En cualquier caso, existe cierta limitación para este aporte endógeno de arginina en los casos de requerimientos aumentados (crecimiento, convalecencia, etc.).

La *cisteína* y la *tirosina* se forman en el organismo a partir de dos aminoácidos esenciales, metionina y fenilalanina. Únicamente se plantea la necesidad de añadir estos aminoácidos a la dieta cuando no funcionen de manera adecuada las enzimas directamente responsables de su formación, lo que puede ocurrir en los recién nacidos, en particular los prematuros. En estos casos es necesario añadir también taurina, amina derivada de la cisteína, que se utiliza en la conjugación de los ácidos biliares y que es también un neurotransmisor central.

A estos aminoácidos (arginina, cisteína y tirosina) se los denomina aminoácidos semiesenciales o condicionalmente esenciales. En esta categoría se puede incluir, asimismo, la glutamina, por sus importantes funciones fisiológicas, que justifican su adición a la dieta en numerosas situaciones (**cap. 10**, Aminoácidos semiesenciales, funcionales y derivados de interés nutricional).

VÍAS METABÓLICAS PRINCIPALES DE LOS AMINOÁCIDOS

La descripción detallada de todas las vías metabólicas de cada uno de los 20 aminoácidos proteinogénicos supera los objetivos de este capítulo. Teniendo siempre en cuenta las aplicaciones nutricionales, se describirán las principales vías metabólicas, sin entrar en detalles químicos que pueden ser consultados en los correspondientes tratados de bioquímica nutricional que se señalan en la bibliografía.

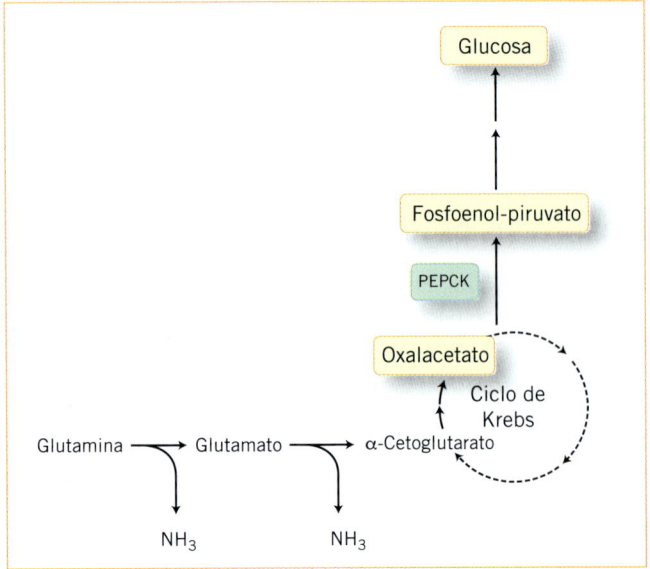

Figura 9-14. Amoniogénesis y gluconeogénesis renales a partir de glutamina. PEPCK: fosfoenolpiruvato carboxiquinasa.

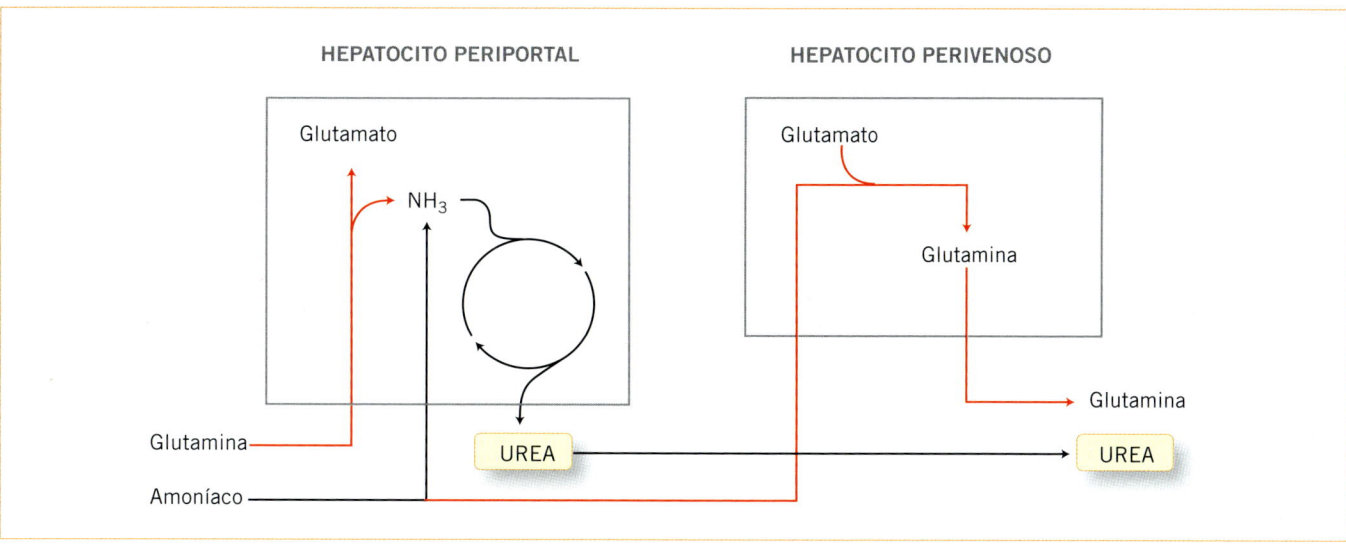

Figura 9-15. Metabolismo de la glutamina y ureogénesis en los hepatocitos.

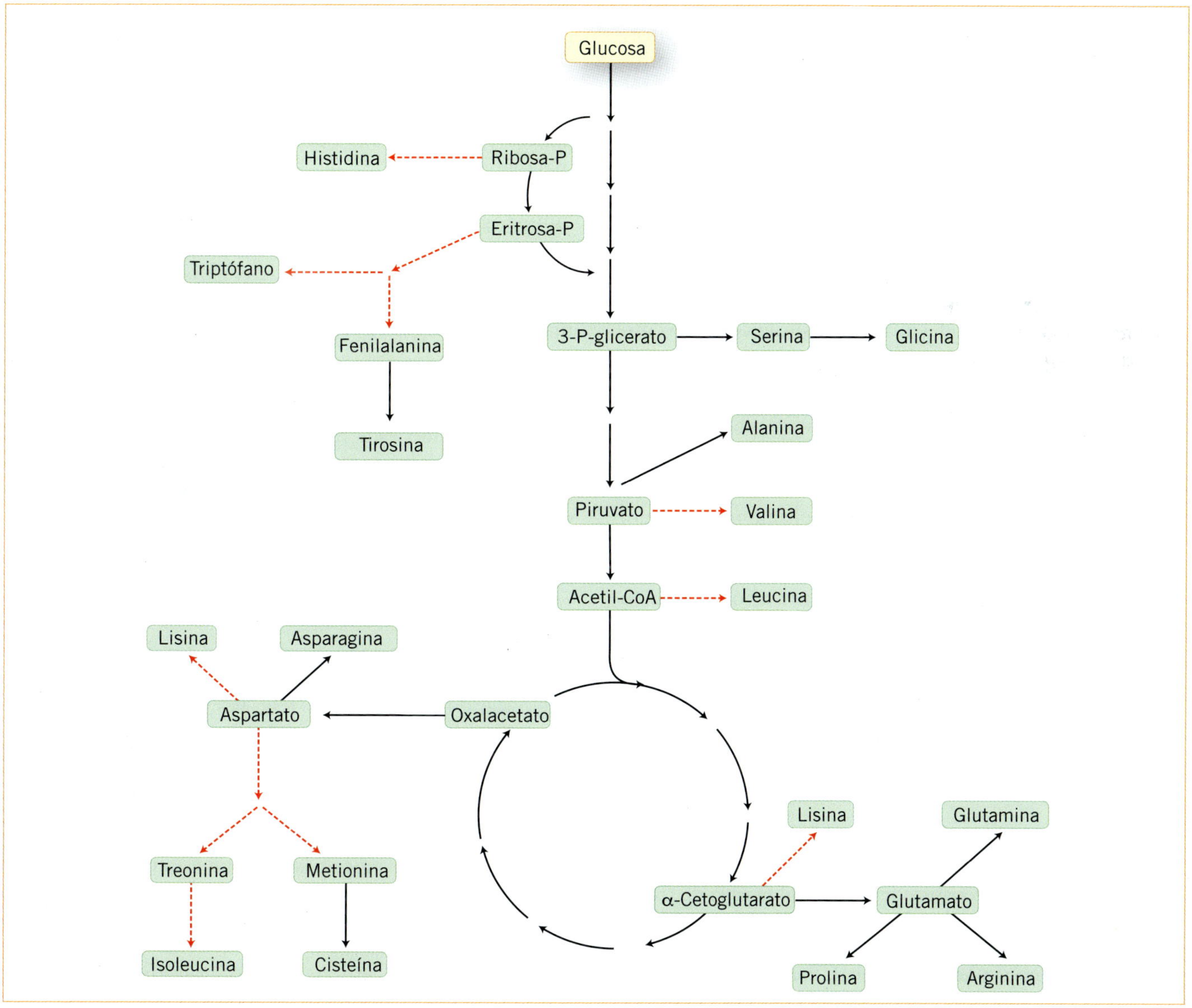

Figura 9-16. Vías de formación de aminoácidos. Las etapas que no se producen en el organismo humano se representan con línea discontinua.

Alanina, glutamato, glutamina, aspartato y asparagina

Todos estos aminoácidos desempeñan un papel central en el metabolismo del nitrógeno. La alanina, el glutamato y el aspartato son sustratos de las principales aminotransferasas que conectan directamente los aminoácidos con los cetoácidos intermediarios de la glucólisis y el ciclo de Krebs. Por ello, tienen carácter no esencial. Además, estas reacciones se utilizan en el catabolismo energético de los aminoácidos y la gluconeogénesis. El glutamato es el aminoácido que relaciona los procesos de transaminación con la aminación y la desaminación. Por otra parte, el aspartato es uno de los dadores del grupo amino para la síntesis de urea.

La glutamina y la asparagina comparten su condición de aminoácidos no esenciales por la posibilidad de su formación a partir de glutamato y aspartato. En cambio, los papeles metabólicos de glutamina y asparagina son muy diferentes. Como ya se ha mencionado (v. Metabolismo de la glutamina, antes), la glutamina desempeña una función principal en el metabolismo del amonio. En cambio, la asparagina sólo parece tener un destino metabólico: su incorporación a proteínas.

A continuación se describen de forma resumida las principales funciones y vías metabólicas de cada uno de estos aminoácidos.

Alanina

Este aminoácido está relacionado reversiblemente con el piruvato por la alanina aminotransferasa. Se puede formar también en el catabolismo del triptófano. Como se detallará más adelante, la alanina es liberada a la sangre por las células de la mucosa intestinal y del músculo esquelético como consecuencia de su síntesis a partir de otros aminoácidos, y puede ser captada posteriormente por el hígado para su transformación en glucosa en las condiciones fisiológicas pertinentes.

Glutamato

Además de su papel central en el metabolismo nitrogenado, el glutamato tiene otras muchas funciones. Por una parte, es un importante neurotransmisor, pero, además, su descarboxilación origina el ácido γ-aminobutírico, que también tiene actividad neurotransmisora, aunque de carácter contrario. Por otra parte, el glutamato forma parte del tripéptido glutatión y de los derivados del ácido fólico. Conviene recordar, además, que la carboxilación de los restos de glutamato en determinadas proteínas regula su actividad. Estas carboxilaciones son especialmente notables en algunas proteínas de la coagulación y requieren vitamina K.

Glutamina

La función más característica de la glutamina es la de transportar grupos nitrogenados desde los tejidos periféricos, especialmente el tejido muscular, al hígado, los enterocitos, las células inmunitarias y la corteza renal. Por eso, es el aminoácido más abundante tanto en el plasma sanguíneo como en los tejidos. Ya se ha mencionado la función de la glutamina

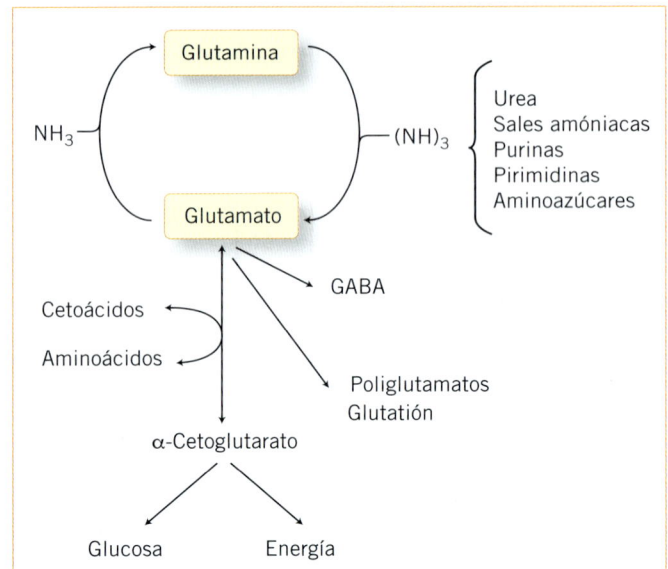

Figura 9-17. Interrelaciones y destinos metabólicos del glutamato y la glutamina. GABA: ácido γ-aminobutírico.

en la desintoxicación del amonio. Además, en los enterocitos y las células inmunitarias, la glutamina puede utilizarse con fines energéticos o como precursor de bases púricas y pirimidínicas para la síntesis de ácidos nucleicos. Otro destino metabólico importante de la glutamina es intervenir en la síntesis de aminoazúcares. Estos últimos compuestos (glucosamina, galactosamina, N-acetilgalactosamina, etc.) se forman a partir de la fructosa y se incorporan a glicoproteínas y proteoglicanos. La relación entre el glutamato y la glutamina, así como sus principales destinos metabólicos se esquematizan en la **figura 9-17**.

Aspartato

Este aminoácido está relacionado reversiblemente con el oxalacetato por la aspartato aminotransferasa. Además, interviene en la biosíntesis de bases púricas y pirimidínicas y en la ureogénesis.

Asparagina

La única función metabólica bien conocida de la asparagina es su incorporación a proteínas. En algunas de ellas, el grupo amida de la asparagina se utiliza para la unión a fracciones de oligosacáridos. En la **figura 9-18** se esquematizan los destinos metabólicos del aspartato y de la asparagina.

Serina, glicina y treonina

Estos tres aminoácidos están interrelacionados metabólicamente, como se describe en la **figura 9-19**, siendo de especial interés la interconversión entre serina y glicina. La enzima que cataliza esta reacción es la serina hidroximetiltransferasa y utiliza como coenzimas el PLP y el ácido tetrahidrofólico (FH_4) (**Fig. 9-20**). Se trata de una reacción reversible. La transformación de serina en glicina se realiza en la mitocondria de la mayoría de los tejidos, mientras que el paso de gli-

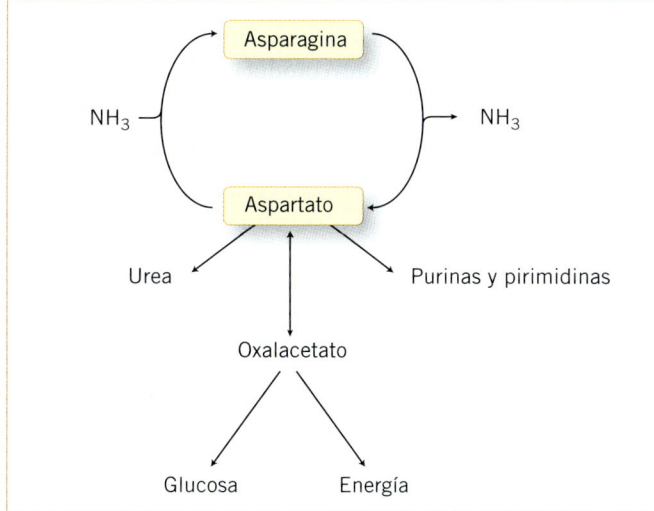

Figura 9-18. Interrelaciones y destinos metabólicos del aspartato y la asparagina.

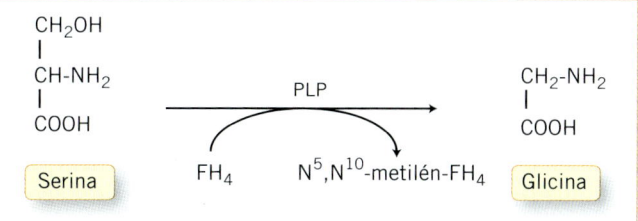

Figura 9-20. Formación de metilén-tetrahidrofólico a partir de la serina. FH_4: ácido tetrahidrofólico; PLP: piridoxal-fosfato.

cina a serina se produce sobre todo en el citosol de las células hepáticas y renales. La conversión de serina en glicina está acoplada a la transformación del FH_4 en N^5,N^{10}-metilén-FH_4. Esta última molécula es la forma coenzimática activa para incorporar fragmentos monocarbonados al núcleo de las purinas y para pasar el uracilo a timina.

Es interesante destacar que la rotura posterior de la molécula de glicina está acoplada también a la formación de N^5,N^{10}-metilén-FH_4. Esta reacción es igualmente reversible. De hecho, la enzima que la cataliza recibe el nombre de glicina sintasa. Sin embargo, parece que el sentido degradativo es el más favorecido en condiciones fisiológicas, porque existe una enzimopatía que afecta concretamente a esta enzima y que se traduce en la acumulación sanguínea de glicina (hiperglicinemia no cetósica). Como se señaló previamente (v. Desaminación, antes), la glicina sintasa es un complejo enzimático que utiliza como coenzimas el PLP, el NAD y el

ácido lipoico, por lo que guarda cierto parecido con las enzimas que catalizan descarboxilaciones oxidativas. El catabolismo de la glicina por este sistema enzimático origina dióxido de carbono y amoníaco. Esto explica que la glicina pueda ser captada y metabolizada por la corteza renal, paralelamente a la glutamina, con fines amoniogénicos, aunque de forma cuantitativamente mucho menor.

Otra posibilidad catabólica de la glicina es su transformación en glioxilato. Esta vía parece menos importante que la anterior. Como el glioxilato puede transformarse a su vez en oxalato, podría ser el origen de los correspondientes cálculos renales.

Además de su formación a partir de la serina, la glicina puede originarse en el metabolismo de la treonina. Este aminoácido es esencial, al contrario que la serina y la glicina, y tiene dos posibilidades catabólicas principales. Una de ellas funciona en la fracción citosólica celular y origina propionil-CoA y, por lo tanto, succinil-CoA (v. más adelante). La otra vía es de carácter mitocondrial y es muy similar a la que rompe la molécula de glicina. Su funcionamiento origina glicina y acetil-CoA. La glicina puede formarse también a partir de la colina por desmetilaciones sucesivas, como se describe en el **capítulo 16**.

La metabolización del propionil-CoA no sólo afecta a la degradación de la treonina, sino que constituye la vía final de varias rutas catabólicas, por lo que resulta especialmente

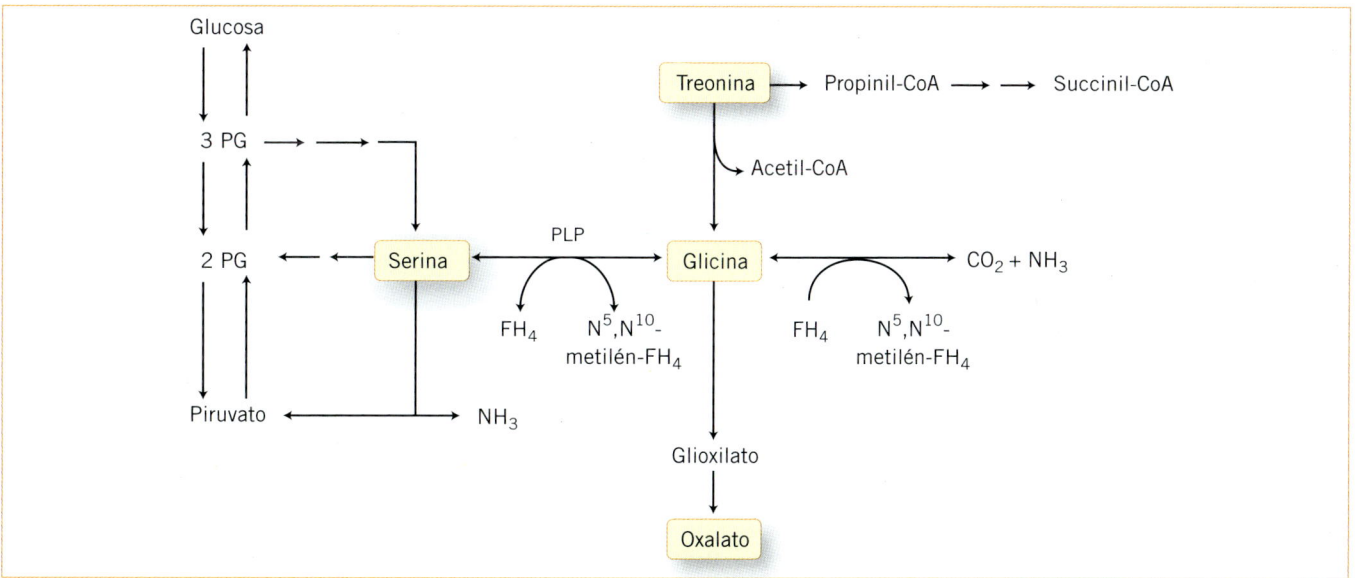

Figura 9-19. Interrelaciones metabólicas entre la serina, la glicina y la treonina. FH_4: ácido tetrahidrofólico; 2 PG: 2-P-glicerato; 3 PG: 3-P-glicerato; PLP: piridoxal-fosfato.

interesante para muchos aminoácidos. Consiste en la carboxilación del propionil-CoA a metilmalonil-CoA, seguida de su transformación en succinil-CoA. La primera reacción está catalizada por la propionil-CoA carboxilasa y requiere biotina y ATP. La formación del succinil-CoA está catalizada por la metilmalonil-CoA mutasa y necesita el concurso de la vitamina B_{12}. El propionil-CoA puede formarse también en la degradación de los ácidos grasos de número impar de átomos de carbono, aunque en pequeña cantidad. El succinil-CoA es un metabolito del ciclo de Krebs que puede convertirse en glucosa. La conversión del propionil-CoA en succinil-CoA se esquematiza en la **figura 9-21**.

La vía fundamental de la síntesis de serina es a partir de un intermediario glucolítico, el 3-fosfoglicerato, a través de reacciones de oxidación, transaminación y pérdida de fosfato. La degradación de la serina puede producirse por dos rutas metabólicas que confluyen finalmente en el piruvato. La primera de ellas conecta con otro intermediario glucolítico, el 2-fosfoglicerato, a través de reacciones que pueden considerarse globalmente como inversas a las de su síntesis. Existe también la posibilidad directa de formación de piruvato por una desaminación deshidratante, como se describió previamente (v. Desaminación, antes).

A continuación se describen de forma resumida las principales funciones y destinos metabólicos de estos aminoácidos.

Serina

Tanto su formación como su utilización catabólica están conectadas a metabolitos de la vía glucolítica; por lo tanto, puede considerarse un aminoácido gluconeogénico importante. Como se verá en el apartado siguiente, la serina interviene en la biosíntesis de cisteína. Otra posibilidad metabólica es su incorporación a glicerofosfolípidos y esfingolípidos (cap. 6, Metabolismo lipídico tisular). Su conversión en glicina se traduce, por otra parte, en una fuente de grupos monocarbonados para la síntesis de purinas y timina.

Glicina

Es uno de los aminoácidos con más funciones fisiológicas. Por una parte, es un neurotransmisor de carácter inhibidor. Además, se utiliza en la síntesis de numerosos compuestos nitrogenados: glutatión, creatina, porfirinas, purinas y con-

jugados de los ácidos biliares. Su degradación puede dar lugar a oxalato, puede originar derivados del ácido tetrahidrofólico con actividad metilante o producir amoníaco utilizable en la corteza renal para la regulación del equilibrio ácido-base. Todas estas vías metabólicas se describen con más detalle en el **capítulo 10**.

Treonina

Es un aminoácido esencial. Su metabolización puede producir glicina y acetil-CoA o, alternativamente, succinil-CoA. Por ello, puede considerarse tanto gluconeogénico como cetogénico.

En la **figura 9-22** se esquematizan las principales interrelaciones y los destinos metabólicos de la serina, la glicina y la treonina.

Aminoácidos azufrados

La metionina es un aminoácido esencial que puede originar cisteína en su metabolización. A su vez, la cisteína es el precursor de la taurina, un compuesto nitrogenado de gran importancia nutricional.

La metionina es el principal donador del grupo metilo. Para ello, tiene que convertirse previamente en S-adenosilmetionina, en reacción con el ATP. El grupo metilo de la S-adenosilmetionina es muy lábil y, por lo tanto, puede transferirse a otros compuestos. Una vez realizada la metilación, la S-adenosilmetionina queda como S-adenosilhomocisteína, compuesto este último que se hidroliza originando homocisteína.

La homocisteína puede regenerar la metionina con el concurso del derivado metilado de la vitamina B_{12}. Este último compuesto se forma a partir del ácido metiltetrahidrofólico. Otra posibilidad de regenerar la metionina es la utilización de los grupos metilo de la betaína, como se estudia con más detalle en el **capítulo 10**.

La homocisteína puede también metabolizarse a cisteína a través de la formación de un intermediario denominado cistationina, mediante la incorporación de serina. La síntesis de cistationina se realiza gracias a la actividad de la cistationina sintasa con el concurso del PLP. A continuación, la molécula de cistationina es convertida en cisteína y ácido α-cetobutírico por la actividad de la cistationasa, enzima que

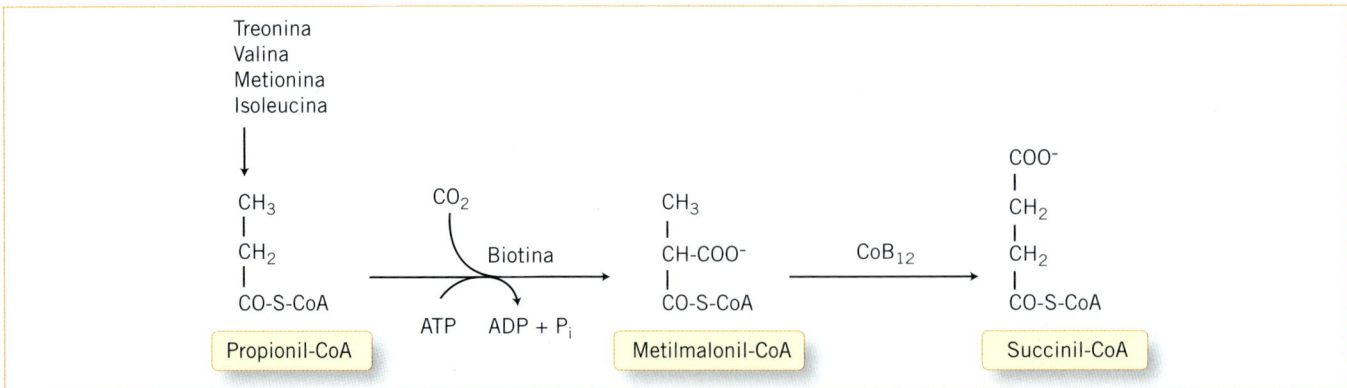

Figura 9-21. Formación de succinil-CoA a partir de aminoácidos. ADP: adenosindifosfato; ATP: adenosintrifosfato; Co-B_{12}: coenzima B_{12}.

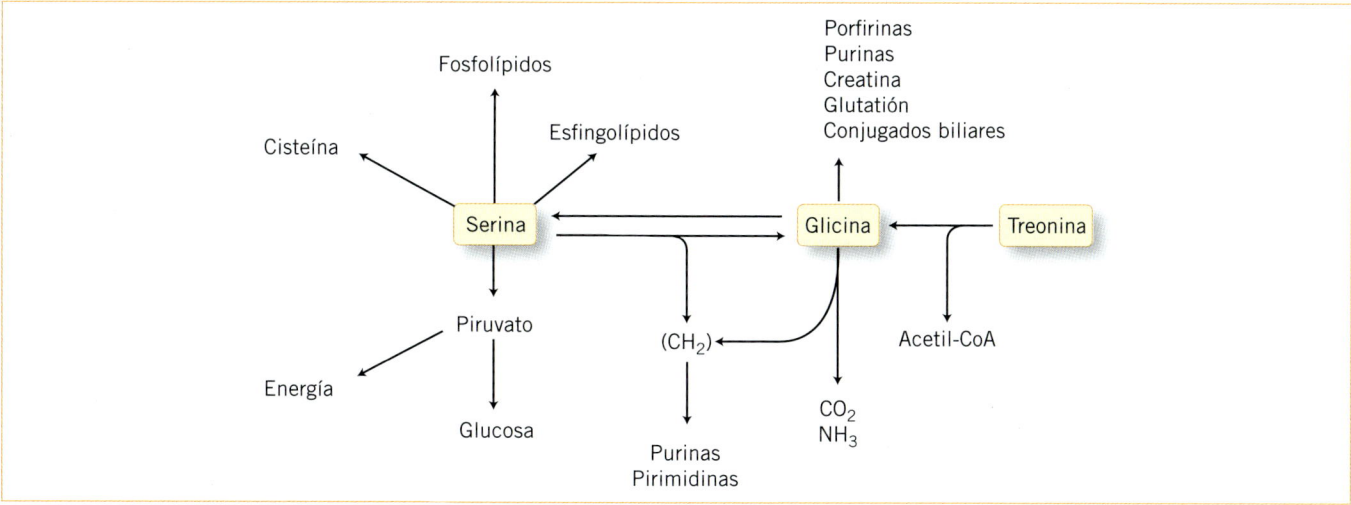

Figura 9-22. Principales destinos metabólicos de la serina, la glicina y la treonina.

también requiere PLP. La metabolización posterior del ácido α-cetobutírico origina propionil-CoA. Por su parte, la cisteína puede originar taurina o degradarse hasta piruvato.

En la **figura 9-23** se esquematizan las vías metabólicas de la metionina que se acaban de describir. Como puede observarse, la homocisteína es un intermediario que puede ser metabolizado por dos vías diferentes:

- En una de ellas, su conversión en metionina, se requiere el concurso de los derivados de dos vitaminas: ácido fólico y vitamina B_{12}.
- En la otra, su conversión en cisteína, se requiere la acción coenzimática del PLP, derivado de otra vitamina: la piridoxina.

Puede deducirse, por lo tanto, que la carencia de alguna de estas vitaminas, especialmente la de ácido fólico, puede desencadenar un aumento en las concentraciones de homocisteína. Este aminoácido no proteinogénico tiene carácter aterotrombótico, por lo que su aumento en plasma puede originar problemas cardiovasculares.

El aumento de la concentración de homocisteína en sangre puede deberse también a un fallo congénito en la cistationina sintasa. Otra posibilidad de reacción de la *S*-adenosilmetionina es la transferencia del grupo aminopropilo, en una reacción en la que se produce también una descarboxilación. El grupo aminopropilo se utiliza sobre todo en la síntesis de poliaminas a partir de ornitina (**Fig. 9-24**).

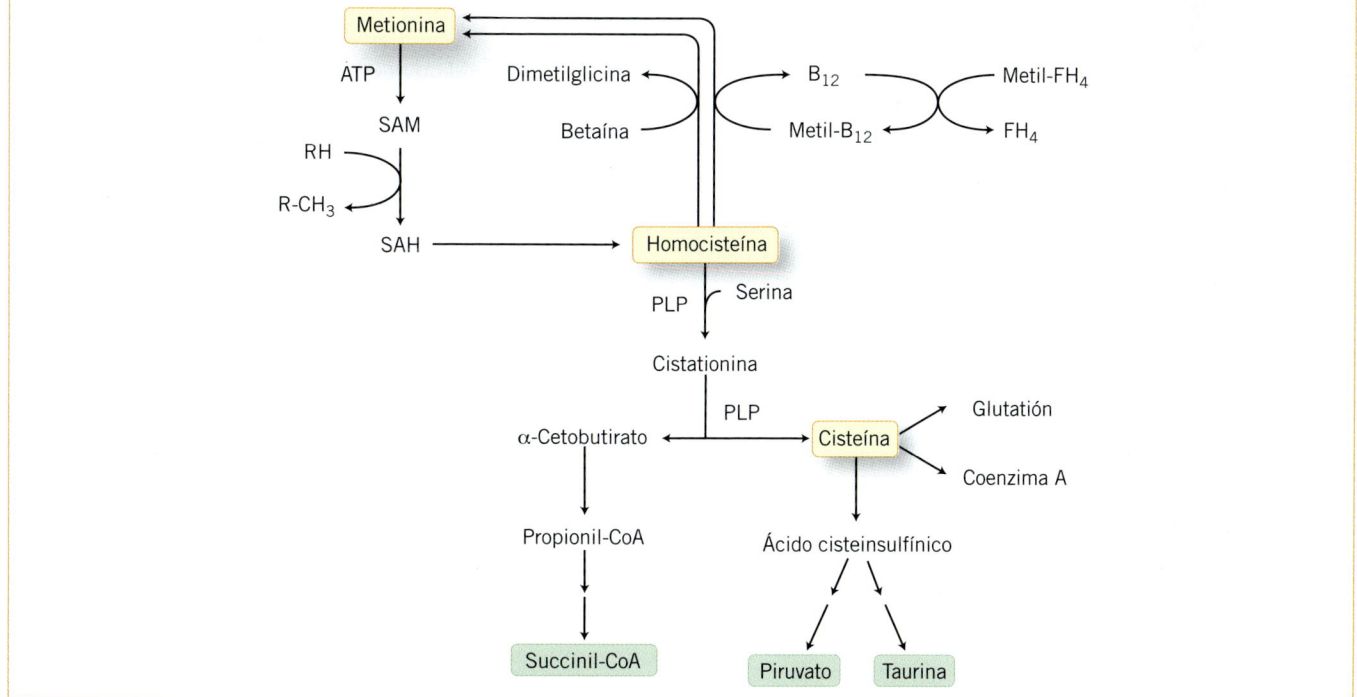

Figura 9-23. Metabolismo de los aminoácidos azufrados. ATP: adenosintrifosfato; B_{12}: vitamina B_{12}; FH_4: ácido tetrahidrofólico; PLP: piridoxalfosfato; SAH: *S*-adenosilhomocisteína; SAM: *S*-adenosilmetionina.

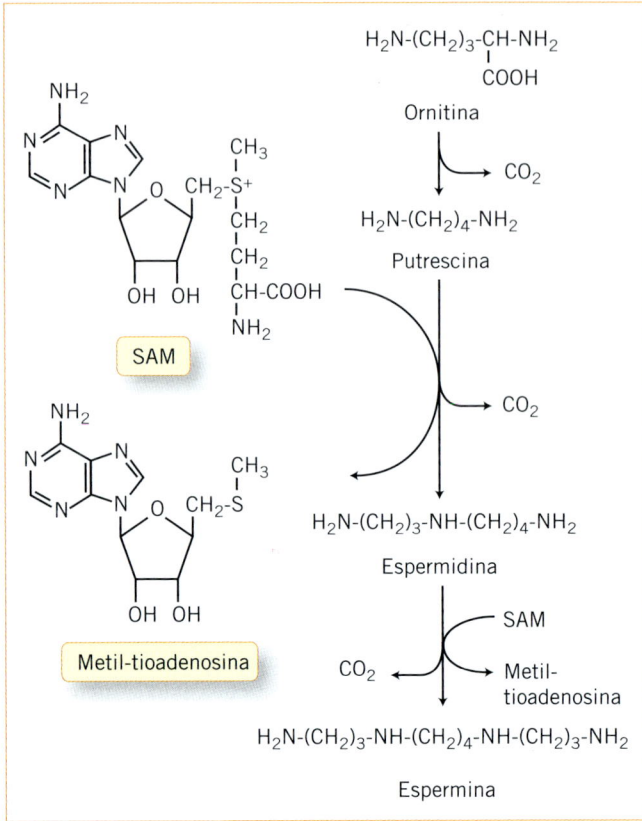

Figura 9-24. Síntesis de poliaminas. SAM: *S*-adenosilmetionina.

La cisteína es un aminoácido de gran interés metabólico. Aparte de ser un precursor de la taurina, forma parte de moléculas tan importantes como la coenzima A o el glutatión. Este compuesto cumple funciones antioxidantes, pero, además, se utiliza en la conjugación de xenobióticos o en la formación de leucotrienos. El glutatión puede funcionar, por otra parte, como un mecanismo de transporte de cisteína desde el hígado, principal sede de su formación, hasta las células de pulmón o riñón.

Una característica importante de la cisteína es la facilidad de su oxidación a cistina (**Fig. 9-25**). De forma análoga, la homocisteína se oxida a homocistina. Por eso, las concentraciones de cistina y homocistina son superiores en sangre a las de cisteína y homocisteína.

Por otro lado, la acumulación de cistina en la orina, producida fundamentalmente por problemas congénitos de transporte (cistinuria), puede traducirse en la formación de cálculos renales.

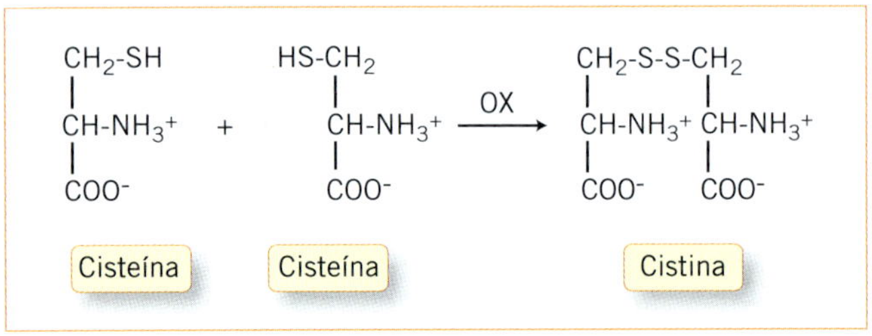

Prolina, arginina e histidina

La prolina y la arginina son dos aminoácidos no esenciales que se forman a partir del glutamato y que pueden originar glutamato en su metabolización. También la histidina, que es un aminoácido esencial, se metaboliza hasta glutamato.

Las interrelaciones metabólicas entre la prolina, la arginina y el glutamato se esquematizan en la **figura 9-26**. El nexo de unión entre los tres aminoácidos es el semialdehído glutámico. Este compuesto se forma de manera reversible a partir del glutamato. A su vez, el semialdehído glutámico puede transformarse reversiblemente en pirrolina-5-carboxilato para conectar con la formación o catabolización de la prolina. Alternativamente, el semialdehído glutámico puede transformarse de forma reversible por transaminación en ornitina. La síntesis y la degradación de la arginina están conectadas con la ornitina a través de las reacciones del ciclo de la urea. Como se ha considerado antes (v. Ciclo de la urea), este ciclo funciona en el hígado de manera cerrada, por lo que no hay formación ni degradación neta de arginina. Sin embargo, en la mucosa intestinal puede sintetizarse citrulina, que posteriormente se transforma en arginina en el riñón.

La degradación de la histidina se produce fundamentalmente en el hígado y en las células de la piel. El proceso comienza con la desaminación del aminoácido gracias a la actividad enzimática de la histidasa, con formación de ácido urocánico. El proceso termina aquí en los queratinocitos, porque el ácido urocánico se comporta como protector cutáneo por su capacidad para absorber las radiaciones ultravioleta. En el hígado, el ácido urocánico es hidrolizado y transformado, en varias etapas enzimáticas, en glutamato. Es importante destacar que la última etapa degradativa supone la formación de un derivado activo del ácido tetrahidrofólico: el N^5-formimino-FH_4, utilizable en reacciones biosintéticas. La histidasa hepática es una enzima muy regulada. El aspecto más notable de esta regulación es su inducción por glucagón, cortisol y estrógenos. El metabolismo de la histidina se muestra esquematizado en la **figura 9-27**.

El carácter esencial de la histidina está bien establecido en la actualidad. Se sabe que este aminoácido no se puede sintetizar en el organismo pero, por otra parte, es difícil demostrar su deficiencia. Ello se debe a que es un aminoácido muy abundante en determinadas proteínas, como la hemoglobina o las proteínas musculares. En el músculo existe, además, una gran riqueza en dipéptidos que contienen histidina (carnosina, anserina) y cuya función no está clara. Por ello, la falta de histidina en la dieta se compensa en parte por la utilización de la histidina de estas proteínas y dipéptidos musculares.

Las funciones metabólicas principales de la prolina, la ornitina, la arginina y la histidina se describen a continuación.

Prolina

Este aminoácido no parece tener derivados metabólicamente activos. Conviene recordar, sin embargo, que es un aminoácido fundamental en la estructura del colágeno, sobre todo tras su transformación postraduccional en hidro-

Figura 9-25. Formación de cistina por oxidación de la cisteína.

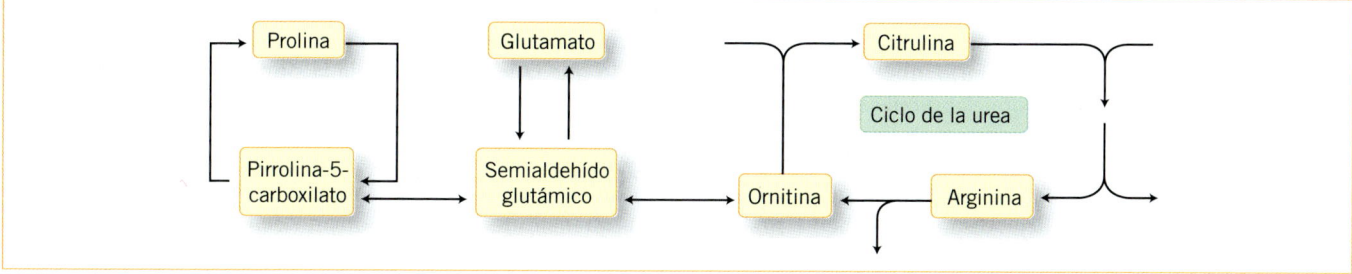

Figura 9-26. Interrelaciones metabólicas entre el glutamato, la prolina y la arginina.

xiprolina, con el concurso de la vitamina C. Ello podría explicar su papel beneficioso en la curación de heridas.

Ornitina

Este aminoácido no es proteinogénico, pero se utiliza en la síntesis de poliaminas en colaboración con la *S*-adenosilmetionina (v. Aminoácidos azufrados, antes). Las poliaminas favorecen la proliferación celular.

Arginina

Además de su implicación como sustrato y regulador del ciclo de la urea, la arginina se utiliza para la síntesis de la creatina y del óxido nítrico. La creatina es una molécula que sirve para almacenar energía (**cap. 1**, Funciones y metabolismo de los nutrientes). El óxido nítrico es una pequeña molécula de enorme funcionalidad, cuya faceta más interesante es su carácter vasodilatador. Las funciones metabólicas de la arginina se estudian con más detalle en el **capítulo 10**.

Histidina

Ya se ha mencionado el interés cutáneo del ácido urocánico producido por desaminación de la histidina. La descarboxilación de la histidina en los mastocitos produce una de las aminas biógenas mejor conocidas, la histamina, implicada básicamente en los procesos anafilácticos.

Aminoácidos aromáticos

La fenilalanina es un aminoácido esencial. Su principal vía metabólica es la transformación en tirosina, que se lleva a cabo fundamentalmente en el hígado mediante un sistema enzimático (la fenilalanina hidroxilasa) que utiliza tetrahidrobiopterina como cofactor. La tirosina es precursora, a su vez, de hormonas tiroideas, catecolaminas y melanina.

La tirosina puede degradarse también con fines energéticos. Esta degradación implica la rotura del anillo aromático, con formación final de fumarato y acetoacetato. Por eso, la fenilalanina y la tirosina pueden considerarse al mismo tiempo aminoácidos glucogénicos y cetogénicos (**Fig. 9-28**).

Existen diversos tipos de anomalías genéticas que afectan al metabolismo de estos aminoácidos, destacando entre ellas la que afecta a la transformación de fenilalanina en tirosina por fallo en la fenilalanina hidroxilasa (fenilcetonuria). En el **capítulo 20** del **tomo V** se describen con detalle las alteraciones metabólicas correspondientes a estas enzimopatías.

Aminoácidos ramificados

Los aminoácidos valina, leucina e isoleucina comparten varias características: su estructura química, que contiene un resto alifático ramificado, su carácter esencial y su catabolización energética preferente en el músculo y otros tejidos periféricos.

Las dos primeras etapas de la degradación de estos aminoácidos son la transaminación y la posterior descarboxilación oxidativa de los cetoácidos originados (**Fig. 9-28**). En ambos casos se utiliza un mismo sistema enzimático para los tres aminoácidos. La actividad de la transaminasa de los ami-

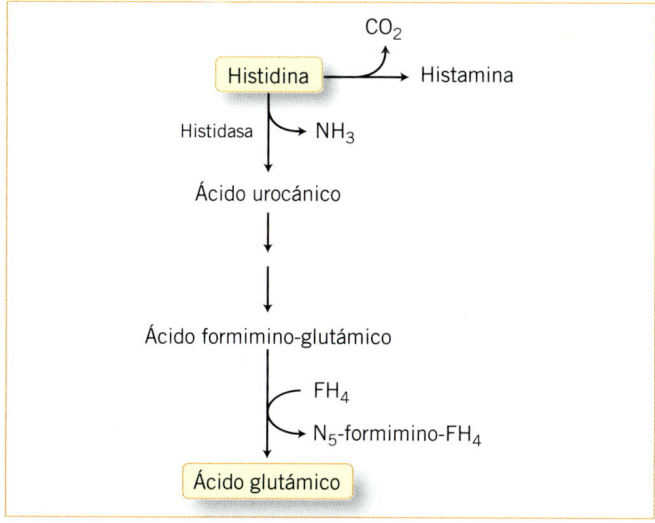

Figura 9-27. Metabolismo de la histidina. FH_4: ácido tetrahidrofólico.

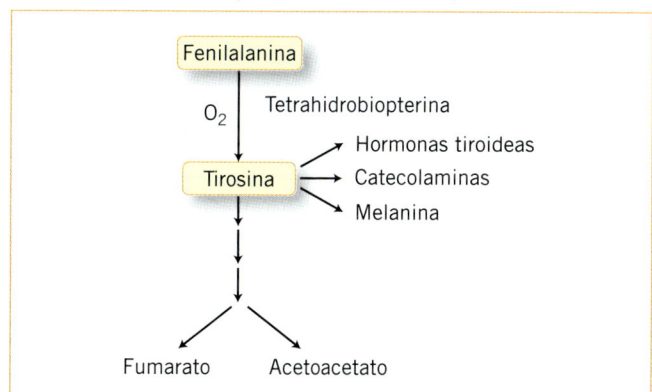

Figura 9-28. Metabolismo de los aminoácidos aromáticos.

noácidos ramificados es muy pequeña en hígado, lo que explica que estos aminoácidos no se metabolicen de forma importante en este órgano, al contrario que los demás. En cambio, las enzimas hepáticas que catalizan la descarboxilación oxidativa de los cetoácidos correspondientes son plenamente activas. Por lo tanto, existe la posibilidad de que el hígado catabolice los cetoácidos liberados por el músculo y demás tejidos periféricos. La degradación de los acil-CoA originados tras las dos primeras etapas se produce por rutas metabólicas lógicamente distintas entre sí, pero existen ciertas analogías en las reacciones enzimáticas utilizadas. Algunas de estas reacciones son similares, además, a las que constituyen la β-oxidación de los ácidos grasos. Como puede observarse en la **figura 9-29**, el metabolismo de la valina origina succinil-CoA; el de la isoleucina, succinil-CoA y acetil-CoA, y el de la leucina, acetil-CoA y acetoacetato. Por ello, la valina puede considerarse glucogénica; la leucina, cetogénica, y la isoleucina, glucogénica y cetogénica.

No se conocen derivados nitrogenados funcionalmente importantes de los aminoácidos ramificados. Está claro que su destino metabólico principal es la producción directa o indirecta de energía.

No obstante, un metabolito derivado de la leucina, el β-hidroxi-β-metilbutirato (HMB), producido a partir del ácido α-cetoisocaproico, se utiliza como suplemento nutricional en el deporte y en nutrición enteral clínica para disminuir la proteólisis muscular.

Hay que señalar que la leucina tiene una función reguladora sobre el metabolismo de las proteínas que ilustra muchas de las vías generales de regulación del metabolismo proteico. En estudios tanto *in vivo* como *in vitro* se ha demostrado que la leucina estimula la síntesis de proteínas porque activa la etapa de iniciación de la traducción. Además, inhibe la degradación de proteínas a través de mecanismos de regulación de la actividad y la transcripción de los genes tanto de la vías autofágica-lisosomal como la de la ubiquitina. Las alteraciones del metabolismo de las proteínas por la leucina pueden producirse tanto a través de la insulina como por la interacción con nutrientes u otras hormonas. Es posible que la leucina sea beneficiosa en individuos con capacidad de secretar insulina, como los pacientes con diabetes tipo 2, pero no lo sea para aquellos con diabetes tipo 1, dependiente de insulina. Si bien los estudios en seres humanos con suplementos de leucina para preservar o restaurar la proteína corporal no están completamente esclarecidos, los estudios en animales sugieren un beneficio potencial. Serán necesarios más estudios que analicen la compleja relación del genotipo y las modificaciones epigenéticas del genoma en respuesta a nutrientes para un mejor conocimiento de la regulación del metabolismo de las proteínas.

Triptófano y lisina

El triptófano y la lisina son dos aminoácidos esenciales de constitución química muy diferente pero que coinciden en su degradación en un metabolito común, el ácido α-cetoadípico.

La degradación del triptófano se esquematiza en la **figura 9-30**. Es destacable que se trata de una vía catabólica muy

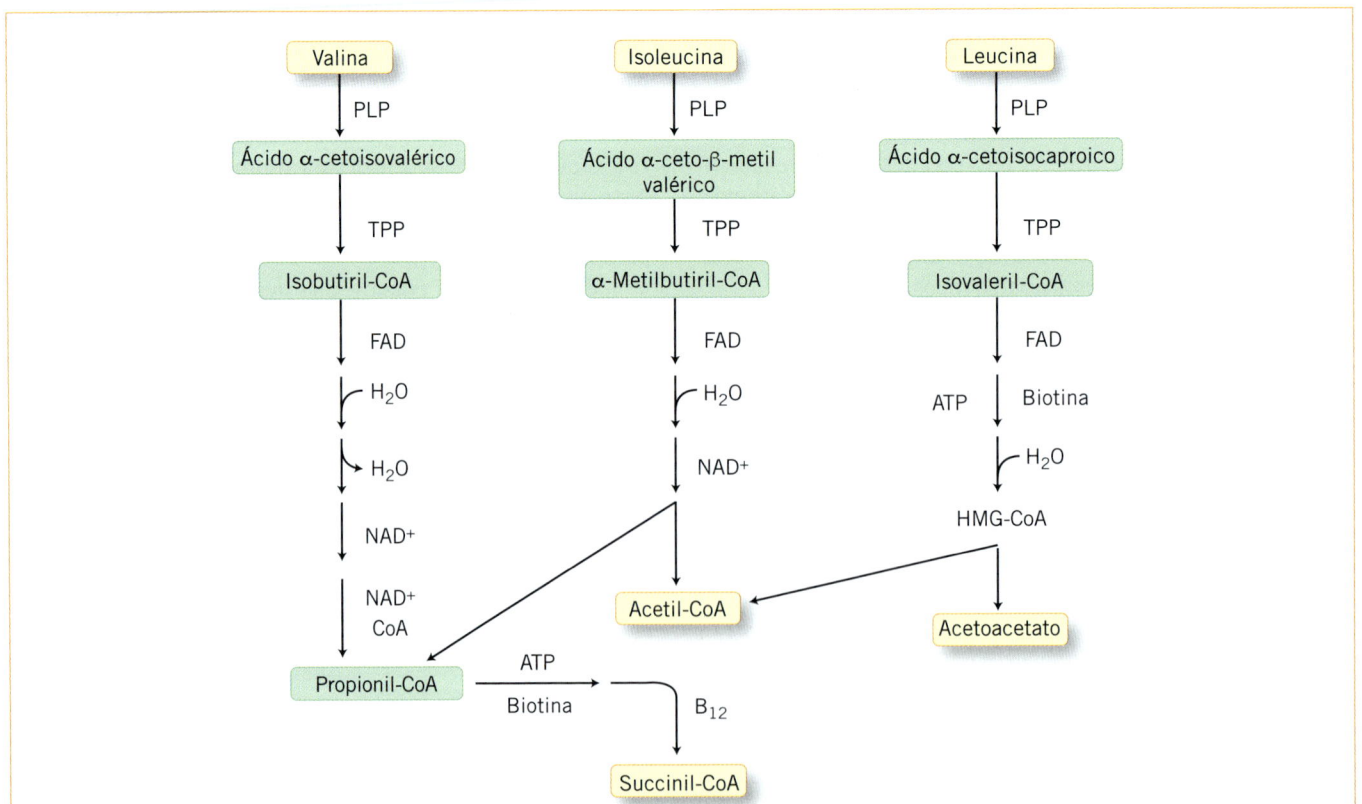

Figura 9-29. Metabolismo de los aminoácidos ramificados. ATP: adenosintrifosfato; B$_{12}$: vitamina B$_{12}$; CoA: coenzima A; FAD: flavina adenindinucleótido; HMGCoA: hidroximetilglutaril coenzima A; NAD: nicotinamida adenindinucleótido; PLP: piridoxal-fosfato; TPP: pirofosfato de tiamina.

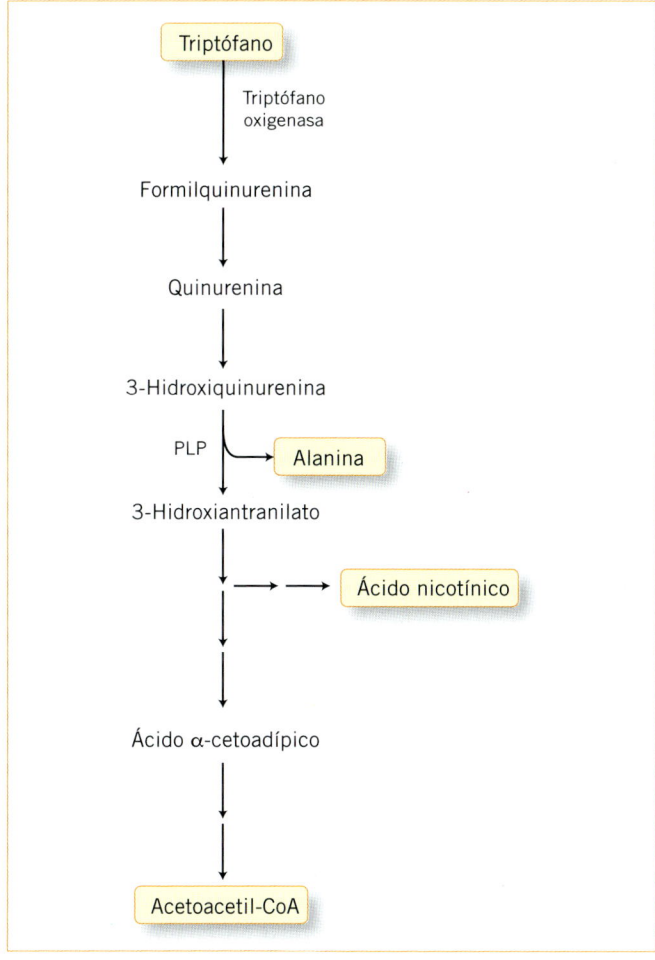

Figura 9-30. Catabolismo del triptófano. PLP: piridoxal-fosfato.

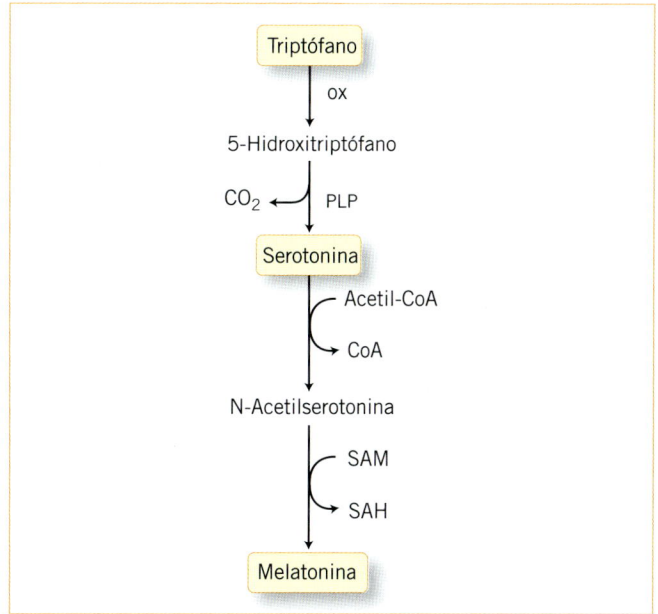

Figura 9-31. Formación de serotonina y melatonina a partir de triptófano. CoA: coenzima A; PLP: piridoxal-fosfato; SAH: *S*-adenosilhomocisteína; SAM: *S*-adenosilmetionina.

regulada. Por una parte, la primera enzima, la triptófano oxigenasa, es inducida por cortisol en el hígado. Además, la presencia de cantidades suficientes de este aminoácido protege a la enzima de su degradación. Otros aspectos interesantes son que parte de la molécula del triptófano origina alanina y que existe una vía secundaria que lleva a la formación de ácido nicotínico. Finalmente, el producto final de esta vía degradativa es el acetoacetil-CoA. Dado que la metabolización del triptófano origina alanina y acetoacetil-CoA, este aminoácido puede considerarse a la vez glucogénico y cetogénico.

Aunque cuantitativamente mucho menos importante, existe otra vía metabólica para el triptófano que origina la producción de dos derivados de gran importancia fisiológica: la serotonina y la melatonina (**Fig. 9-31**). La serotonina es un neurotransmisor que, entre otras funciones, está implicado en la regulación del apetito y cuya disminución en el cerebro está asociada con pérdida de memoria y depresión que se acompaña de deterioro cognitivo. Cuando los niveles de serotonina disminuyen, se manifiestan angustia, tristeza, falta de sueño, enfado y depresión. Por el contrario, los niveles elevados mantienen el apetito controlado y se asocian a una sensación general de saciedad y bienestar. La suplementación con triptófano, por el contrario, tiene efectos positivos en la atención y la memoria. La melatonina es la hormo-

na de la glándula pineal y es el principal regulador del ritmo circadiano. La producción de melatonina durante el ciclo luz-oscuridad es potente en los individuos jóvenes, pero se deteriora con la edad, lo que sugiere una asociación potencial entre la pérdida de melatonina y los signos de envejecimiento. Por ello se ha atribuido a la melatonina cierta capacidad para retrasar el envejecimiento. Recientemente se ha descrito que el triptófano y sus metabolitos influyen en la remodelación ósea. El triptófano es un precursor de serotonina, melatonina, quinurenina y niacina. Se han observado cambios en los niveles de triptófano en enfermedades metabólicas óseas, y algunos trabajos indican que el triptófano desempeña un papel en la diferenciación osteoblástica. La serotonina puede ejercer efectos diferentes en los huesos: la serotonina intestinal inhibe la formación de hueso, mientras que la serotonina cerebral mejora la formación de hueso y disminuye la resorción ósea. La melatonina aumenta la diferenciación de las células madre mesenquimatosas humanas a líneas celulares osteoblásticas. Los resultados de la acción de la melatonina sobre el hueso son anabólicos y antirresortivos. También la quinurenina y sus derivados ejercen efectos sobre la remodelación ósea: el conocimiento exacto de la acción de los metabolitos de triptófano en los huesos puede ayudar a comprender el complicado mecanismo del metabolismo óseo, lo cual, a su vez, puede dar lugar a la búsqueda de un nuevo tratamiento eficaz para las enfermedades óseas.

La degradación de la lisina se esquematiza en la **figura 9-32**. Los dos grupos nitrogenados de este aminoácido son transferidos al α-cetoglutarato, aunque por mecanismos diferentes, en la vía degradativa principal que se realiza en el hígado. En los tejidos extrahepáticos, sin embargo, uno de los grupos nitrogenados es separado como amoníaco por la lisina oxidasa. Finalmente, el esqueleto carbonado de la lisina origina acetoacetil-CoA, por lo que este aminoácido puede considerarse cetogénico.

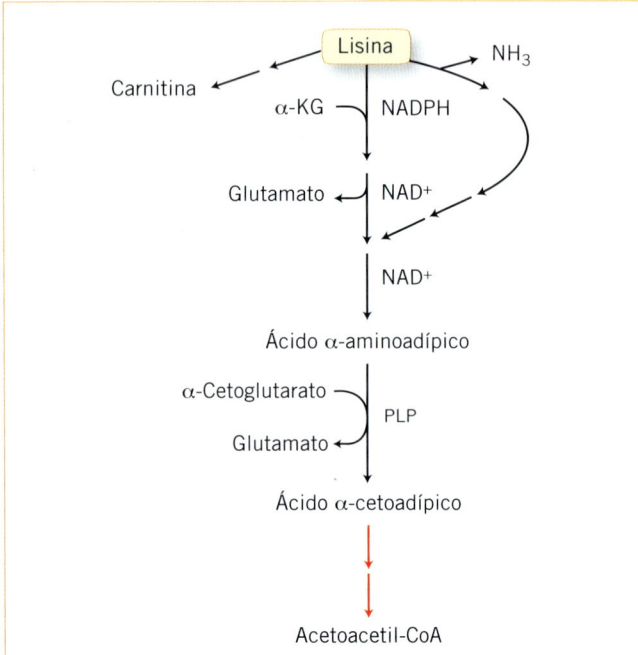

Figura 9-32. Metabolismo de la lisina. CoA: coenzima A; FAD: flavina adenindinucleótido; NAD⁺: nicotinamida adenindinucleótido; NADPH: nicotinamida adenindinucleótido-fosfato reducido; PLP: piridoxal-fosfato.

Es interesante señalar que la lisina, de manera análoga a la prolina, se incorpora a la estructura del colágeno y cumple un papel fundamental en la consistencia de esta proteína tras su conversión en hidroxilisina con el concurso de la vitamina C. Entre los derivados nitrogenados de la lisina, el más interesante, sin duda, es la carnitina, compuesto fundamental para la entrada de los ácidos grasos de cadena larga en las mitocondrias.

METABOLISMO DE LOS AMINOÁCIDOS EN LOS DISTINTOS TEJIDOS

Como se ha descrito en apartados anteriores, el metabolismo de los aminoácidos presenta claras diferencias en los distintos tejidos. A continuación se resumen las rutas metabólicas más características de los principales órganos y tejidos.

Metabolismo de los aminoácidos en el enterocito

Los aminoácidos que llegan al enterocito pueden seguir varias vías metabólicas, entre las que destacan su utilización para la síntesis de proteínas de la mucosa, intercambios entre ellos, consumo energético y liberación a la sangre portal.

Los enterocitos utilizan hasta un 10 % de los aminoácidos absorbidos en la síntesis de proteínas de secreción (p. ej., apoproteínas, como se describe en el **cap. 5**, Metabolismo de las lipoproteínas), proteínas celulares de recambio y proteínas destinadas al reemplazo de las células perdidas por descamación. Los aminoácidos luminales son imprescindibles para los enterocitos. De hecho, al cesar este aporte, por ejemplo, durante la nutrición parenteral total, se produce la atrofia de estas células.

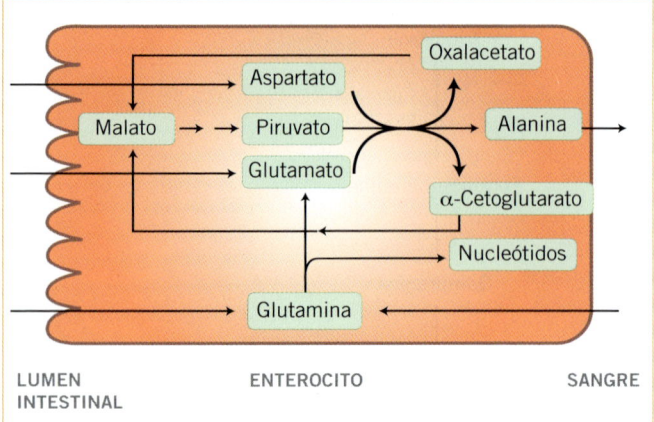

Figura 9-33. Metabolismo de los aminoácidos en el enterocito.

Las células de la mucosa realizan también algunas transformaciones en los aminoácidos absorbidos, especialmente la transaminación del aspartato y del glutamato. Como consecuencia de ello, la sangre portal no contiene cantidades importantes de estos aminoácidos sino de su producto metabólico nitrogenado, que es la alanina. Se cree que estas transformaciones tienen por objeto evitar la posible toxicidad de los aminoácidos dicarboxílicos sobre el sistema nervioso central. Efectivamente, tanto el aspartato como el glutamato son tóxicos para la región hipotalámica de la rata y el ratón, aunque esta toxicidad no ha sido demostrada en los primates.

También la glutamina es metabolizada en las células de la mucosa. Se aprovecha así su esqueleto carbonado con fines energéticos y su nitrógeno amídico en la síntesis de bases púricas. Esta vía metabólica es muy activa en este tejido, que tiene una gran capacidad de proliferación para compensar las pérdidas por descamación. La glutamina no procede sólo de la absorción, sino que es también extraída del plasma (hasta un 25 % del total). En la **figura 9-33** se esquematizan las vías metabólicas características de las células de la mucosa intestinal descritas.

El metabolismo proteico del enterocito, al contrario que el del hígado y el del músculo, no está sujeto a control hormonal.

Metabolismo de los aminoácidos en el hígado

El hígado desempeña un papel fundamental en el metabolismo nitrogenado. Los aminoácidos que llegan por la vena porta pueden seguir alguna de estas vías (**Fig. 9-34**):

- Pasar a la circulación sistémica por la vena suprahepática sin metabolización.
- Originar péptidos, proteínas y otros derivados metabólicos nitrogenados, como purinas y pirimidinas, porfirinas, aminoalcoholes, etc. Algunos de estos compuestos, fundamentalmente ciertas proteínas, serán luego liberadas a la circulación, como la albúmina y demás proteínas plasmáticas.
- Catabolizarse para producir energía. Como se ha considerado anteriormente, este destino sólo es importante cuando el aporte de proteínas de la dieta es elevado. Por

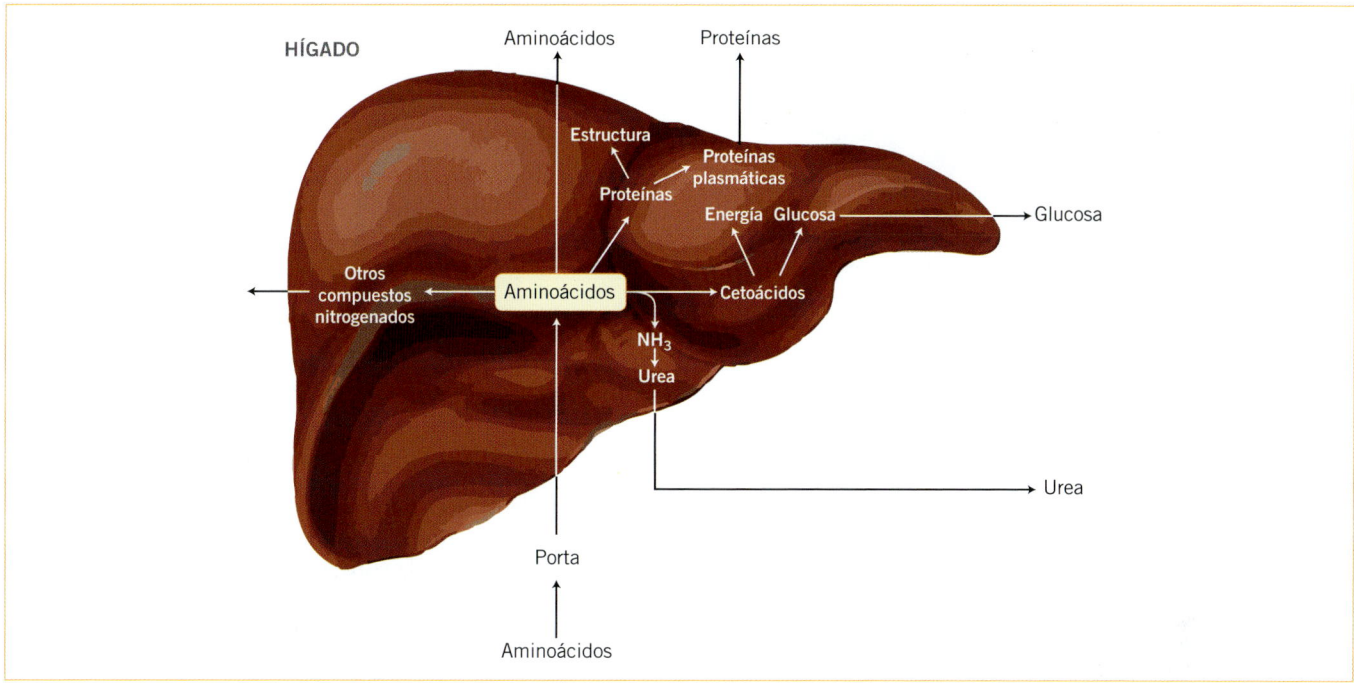

Figura 9-34. Metabolismo de los aminoácidos en el hígado.

otra parte, como también se ha señalado, los aminoácidos ramificados (valina, leucina e isoleucina) no son cataboli-zados de forma importante en el hígado, que carece prác-ticamente de las transaminasas que inician su proceso degradativo. En cambio, estos aminoácidos se metaboli-zan de forma activa en el músculo.

- Utilizarse para sintetizar glucosa, cuando la dieta carezca de suficientes hidratos de carbono.

Metabolismo de los aminoácidos en el músculo

La captación muscular de aminoácidos y su utilización en la síntesis de proteínas es estimulada por la insulina, mientras que los glucocorticoides tienen efectos opuestos. Después de la ingestión de alimento, por lo tanto, predominan la capta-ción y utilización de los aminoácidos para la proteosíntesis, mientras que en los períodos interdigestivos y en el ayuno predomina la liberación de aminoácidos con fines gluconeo-génicos. Como ya se ha mencionado (v. Alanina, glutamato, glutamina, aspartato y asparagina, antes), la alanina es el principal aminoácido gluconeogénico. El origen muscular de este aminoácido no atañe sólo al que se encuentra inicial-mente en las proteínas tisulares, sino que incluye además su formación a partir de piruvato mediante la transferencia del grupo amino de otros aminoácidos, sobre todo de los rami-ficados (**Fig. 9-35**).

El piruvato puede provenir de la glucólisis. Como la glu-cosa procede, a su vez, de la alanina a través de la gluconeo-génesis hepática, se puede establecer un ciclo intertisular «glucosa-alanina» (**Fig. 9-36**).

Otro aminoácido liberado por el músculo es la glutami-na, que se origina a partir de vías similares a las descritas para la alanina. Gran parte de la glutamina es captada por las células de la mucosa intestinal, como ya se ha mencio-nado. Allí se transforma finalmente en alanina, que puede alcanzar el hígado para ser utilizada como sustrato gluco-neogénico.

Otra gran parte de la glutamina plasmática puede ser me-tabolizada por la corteza renal. En este territorio tisular, el esqueleto carbonado de la glutamina se transforma en gluco-sa, mientras que los grupos nitrogenados se excretan como sales amónicas, contribuyendo a la normalización del equili-brio ácido-base. Por lo tanto, la gluconeogénesis renal y, por consiguiente, la captación de glutamina por este tejido son procesos que suceden en condiciones de acidosis metabólica, como en el ayuno o la diabetes (v. Metabolismo de la gluta-mina, antes; **Fig. 9-14**).

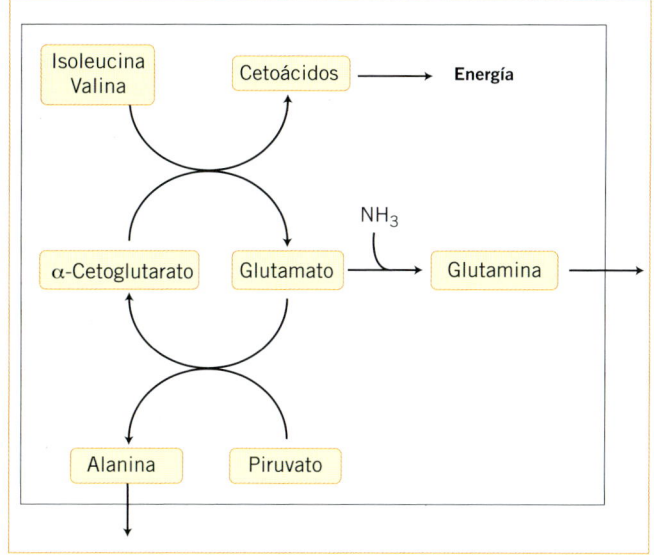

Figura 9-35. Metabolismo de los aminoácidos en el músculo.

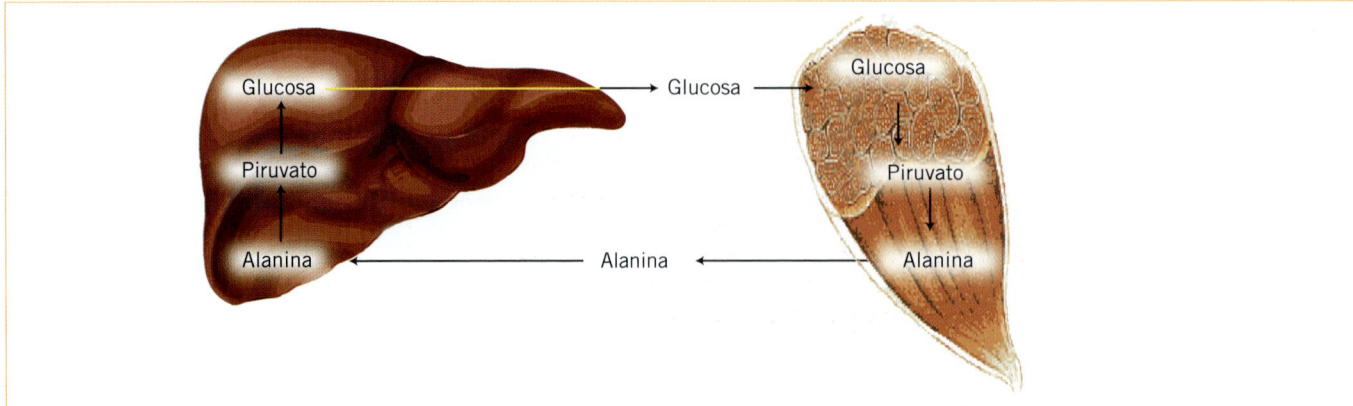

Figura 9-36. Ciclo glucosa-alanina.

Metabolismo de los aminoácidos en el sistema nervioso

Las neuronas utilizan los aminoácidos, sobre todo por sus funciones neurotransmisoras. El aminoácido que se capta en mayor cantidad es, lógicamente, el glutamato, debido a sus propias funciones y a las de sus derivados, el ácido γ-aminobutírico y la glutamina. La formación de este último aminoácido tiene gran relevancia porque supone la captación del amoníaco que se forma en las células nerviosas y que es especialmente tóxico para ellas.

Como ocurre en todos los tejidos, los aminoácidos son captados por las células mediante la utilización de mecanismos de transporte que presentan la peculiaridad de que son compartidos por grupos de aminoácidos. Para el sistema nervioso central es especialmente interesante el hecho de que los aminoácidos aromáticos y los ramificados compartan el mismo sistema de transporte. Cuando existe insuficiencia hepática, los aminoácidos aromáticos no se metabolizan en el hígado, mientras que los aminoácidos ramificados se metabolizan adecuadamente en el músculo. En estas condiciones, la entrada de los aminoácidos aromáticos al cerebro está facilitada por la falta de competencia con los ramificados, y se favorece la formación de los derivados activos de los aminoácidos aromáticos, algunos de los cuales son responsables de la encefalopatía correspondiente. Ello explica la conveniencia de utilizar dietas ricas en aminoácidos ramificados y pobres en aromáticos en estas condiciones (**cap. 45**, Nutrición en las enfermedades hepatobiliares, **tomo V**).

INTERRELACIONES TISULARES. AMINOÁCIDOS PLASMÁTICOS

El aminograma plasmático es el resultado de una red compleja de interacciones entre los tejidos, que incluye fenómenos de liberación y de captación tisular. De hecho, la avidez tisular por los aminoácidos explica que su concentración plasmática global (2 mM) sea 10 veces menor que la tisular (20 mM). Además, la composición plasmática es muy constante, a pesar de los ingresos discontinuos que caracterizan nuestra forma de alimentación.

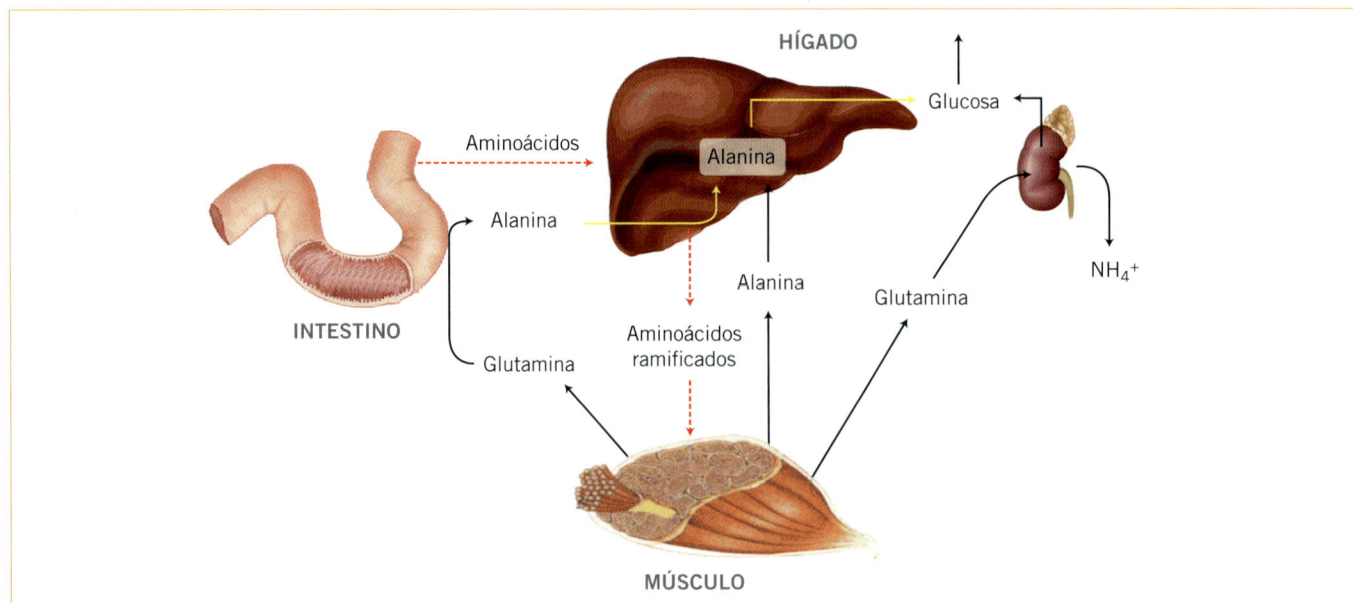

Figura 9-37. Principales movimientos intertisulares de los aminoácidos tras la digestión (línea discontinua) y durante el ayuno (línea continua).

La composición del aminograma plasmático puede afectarse, no obstante, por las condiciones dietéticas. Así, las ingestas elevadas de hidratos de carbono hacen aumentar la captación de los aminoácidos por el músculo a través de la liberación de insulina. Por otra parte, las carencias dietéticas en aminoácidos esenciales pueden reflejarse en el aminograma. No obstante, los estados de malnutrición proteica se valoran mejor con otros datos analíticos, como los valores plasmáticos de albúmina, prealbúmina o transferrina.

Un indicador interesante del catabolismo proteico muscular es la determinación de 3-metilhistidina en orina. Este aminoácido es característico de las proteínas miofibrilares. Se origina por metilación de la histidina previamente incorporada a la cadena peptídica. Una vez hidrolizada la proteína correspondiente, la *N*-metilhistidina no es reutilizable y se excreta en su totalidad. Esto explica la utilidad de llevar a cabo la determinación sistemática de este aminoácido en la orina de pacientes que reciben nutrición parenteral total.

En la **figura 9-37** se ilustran los principales movimientos intertisulares de los aminoácidos tras la digestión y en las etapas de ayuno.

PUNTOS CLAVE

- Existen muchas sustancias nitrogenadas en el organismo, las cuales, con la excepción de los compuestos vitamínicos, derivan metabólicamente de los aminoácidos. Algunas de estas sustancias, como, por ejemplo, las purinas o la colina, pueden ser aportadas por la alimentación, pero existe la capacidad de síntesis endógena, fundamentalmente en el hígado. Por lo que se refiere a los aminoácidos, deben ser aportados globalmente por la dieta en cantidad suficiente. Aunque muchos de ellos pueden sintetizarse en el organismo a partir de algunos metabolitos de los azúcares, requieren el aporte de nitrógeno, que sólo puede provenir de los otros aminoácidos que ingresan con la alimentación.

- El principal destino metabólico de los aminoácidos es su incorporación a proteínas, péptidos y demás sustancias nitrogenadas. Sin embargo, cuando la ingesta proteica es elevada, los aminoácidos pueden utilizarse también como sustratos energéticos o gluconeogénicos. En estos casos, el nitrógeno aminoacídico origina amoníaco, que es tóxico para el organismo. La vía fundamental para eliminar este amoníaco es su transformación en urea por el hígado y su posterior excreción renal. Existe también una vía metabólica adicional de excreción, que consiste en la formación de sales amónicas por la corteza renal. Esta última vía metabólica se utiliza sobre todo cuando existen condiciones de acidosis metabólica (ayuno, diabetes, etc.).

- Existen nueve aminoácidos claramente esenciales: leucina, valina, isoleucina, treonina, metionina, triptófano, lisina, fenilalanina e histidina. Ninguno de ellos puede ser sintetizado por el organismo y tienen que ser aportados por la dieta. Un caso especial es el de la cisteína y la tirosina, que pueden formarse, respectivamente, a partir de metionina y de fenilalanina, que son esenciales; sin embargo, en algunos casos, especialmente en niños prematuros, su formación podría ser deficiente por inmadurez de las enzimas implicadas.

- En cuanto a la arginina, aunque se puede formar en grandes cantidades en el ciclo de la urea, su destino más importante es degradarse a ornitina. Por ello, puede ser interesante la suplementación con arginina en determinadas situaciones metabólicas. A todos estos aminoácidos (cisteína, tirosina y arginina) se los denomina aminoácidos semiesenciales o condicionalmente esenciales. También podrían incluirse en este grupo otros aminoácidos, como la glutamina, por sus importantes funciones fisiológicas.

- El metabolismo de los aminoácidos es bastante diferente en los distintos tejidos y órganos. La mayoría de los aminoácidos se metabolizan en el hígado, con la excepción de los aminoácidos ramificados, que son utilizados por el músculo y los tejidos periféricos. Aunque hay un gran intercambio de aminoácidos entre los tejidos, el aminograma plasmático es bastante estable en ausencia de graves alteraciones metabólicas.

BIBLIOGRAFÍA

Baynes J, Dominiczak M. Medical biochemistry, 6ª ed. Amsterdam: Elsevier, 2022.
El metabolismo global de los aminoácidos está descrito con una gran sencillez y claridad.

Berg JM, Tymoczko JL, Gatto GJ Jr, Stryer L. Biochemistry, 9ª ed. New York: WH Freeman, 2019.
Texto clásico de bioquímica, especialmente destacable por la claridad expositiva y la amenidad de su lectura.

Caballero B. Encyclopedia of human nutrititon, 4ª ed. New York: Elsevier, 2023.
Última edición de un excelente y muy completo texto sobre nutrición humana en 4 volúmenes.

Kennelly PJ, Botham KM, McGuinness OP, Rodwell VW, Weil P. Harper's illustrated biochemistry, 32ª ed. New York: McGraw Hill, 2023.
Libro muy completo y actualizado que relaciona la bioquímica humana con las alteraciones patológicas y la medicina molecular.

Meisenberg G, Simmons WH. Principles of medical biochemistry, 4ª ed. Amsterdam: Elsevier, 2017.
Describe con gran claridad y concisión las vías metabólicas de los aminoácidos.

Nelson DL, Cox MM. Lehninger. Principles of biochemistry, 8ª ed. New York: MacMillan International, 2021.
Última edición de uno de los mejores libros de bioquímica. Proporciona una visión muy clara de los constituyentes biológicos y del metabolismo.

Newsholme EA, Leech AR. Functional biochemistry in health and disease. Oxford: Wiley, 2011.
En este texto se describen las rutas metabólicas de los aminoácidos, centrándose en aspectos diferenciales en los distintos tejidos.

Salway JG. Metabolism at a glance, 4ª ed. Chichester: Wiley Blackwell, 2017.
Libro muy original y didáctico que explica las rutas en forma de mapas metabólicos, reflejando las conexiones entre ellas.

Stipanuk MH, Caudill MA. Biochemical, physiological, and molecular aspects of human nutrition, 4ª ed. Philadelphia: Saunders, 2018.
Tratado de diversos autores que estudia con detalle la estructura y las propiedades de los nutrientes, así como su digestión, absorción, metabolismo y algunos aspectos de la relación dieta y enfermedad.

Vargas Morales AM. **Bioquímica estructural y biología molecular. Granada: Editorial Técnica AVICAM, 2020.**
Texto básico sobre el metabolismo, dirigido a estudiantes, que incluye la clasificación y propiedades de los aminoácidos.

Vargas Morales AM. **Bioquímica metabólica. Granada: Editorial Técnica AVICAM, 2020.**
Texto básico sobre el metabolismo, dirigido a estudiantes, que incluye el metabolismo de los aminoácidos.

Wu G. **Amino acids: chemistry and classification. En: Caballero B, ed. Encyclopedia of human nutrition, 4ª ed. New York: Academic Press, 2023, vol. 1, p. 10-22.**

Capítulo de libro dedicado exclusivamente a la clasificación y las propiedades químicas de los aminoácidos.

Wu G. **Amino acids: metabolism. En: Caballero B, ed. Encyclopedia of human nutrition, 4ª ed. New York: Academic Press, 2023, vol. 1, p. 23-35.**
Capítulo de libro dedicado a las rutas anabólicas y catabólicas de los aminoácidos.

Wu G. **Amino acids: specific functions. En: Caballero B, ed. Encyclopedia of human nutrition, 4ª ed. New York: Academic Press, 2023, vol. 1, p. 36-47.**
Capítulo dedicado a las funciones específicas de los aminoácidos.

(?) AUTOEVALUACIÓN

Aminoácidos semiesenciales, funcionales y derivados de interés nutricional

10

Á. Gil Hernández y F. Sánchez de Medina Contreras

OBJETIVOS

- Entender el significado del concepto de nutrientes condicionalmente esenciales, referido especialmente a los aminoácidos y sus derivados.
- Comprender el concepto de aminoácidos funcionales.
- Conocer las condiciones fisiológicas y patológicas en las que se necesitan los aminoácidos condicionalmente esenciales en cantidades superiores a las posibilidades biosintéticas.
- Conocer las vías metabólicas de los aminoácidos condicionalmente esenciales que justifican su interés fisiológico.
- Relacionar dichas vías metabólicas con las funciones biológicas y las aplicaciones clínicas potenciales.
- Identificar los aminoácidos condicionalmente esenciales y los derivados de aminoácidos fundamentales para los recién nacidos, especialmente para los prematuros.
- Conocer los aminoácidos condicionalmente esenciales y los derivados metabólicos de aminoácidos que ejercen funciones inmunomoduladoras.
- Identificar los aminoácidos condicionalmente esenciales y los derivados de aminoácidos que ejercen funciones fisiológicas importantes en condiciones catabólicas, cáncer, enfermedad cardiovascular y otros procesos.

INTRODUCCIÓN

La concepción clásica de la clasificación nutricional de los aminoácidos divide a éstos en dos categorías: indispensables o esenciales y dispensables o no esenciales. Los nueve *aminoácidos indispensables* (histidina, isoleucina, leucina, lisina, metionina, fenilalanina, treonina, triptófano y valina) constituyen un grupo cuyo esqueleto carbonado no puede ser sintetizado a partir de moléculas simples por los seres humanos y, por lo tanto, deben proveerse con la dieta. Aunque la clasificación nutricional clásica de los aminoácidos se ha mantenido, la definición de aminoácido dispensable se ha abandonado conforme se ha ido disponiendo de más información sobre el metabolismo intermediario y las características nutricionales de estos compuestos. En 1987, Laidlaw y Kopple dividieron los aminoácidos dispensables en dos clases: dispensables verdaderos y condicionalmente dispensables o *condicionalmente esenciales*. Sólo cinco aminoácidos se consideran realmente dispensables (alanina, ácido aspártico, asparagina, ácido glutámico y serina) ya que pueden ser sintetizados a partir de otros aminoácidos o de metabolitos nitrogenados en cantidades suficientes en cualquier circunstancia fisiológica o patológica. Otros seis aminoácidos proteinogénicos (arginina, cisteína, glicina, glutamina, prolina y tirosina) se consideran condicionalmente indispensables o *semiesenciales*, ya que pueden sintetizarse a partir de otros aminoácidos pero su formación está limitada en determinadas circunstancias fisiológicas o fisiopatológicas. No obstante, en el recién nacido, se ha sugerido que solamente la alanina, el aspartato, el glutamato y la serina son verdaderamente dispensables. Además de los aminoácidos proteinogénicos condicionalmente esenciales, hay otro aminoácido no proteinogénico azufrado, la taurina, que se considera semiesencial, en particular para el recién nacido prematuro y en algunas enfermedades hepáticas.

La distinción entre aminoácido esencial y condicionalmente esencial o semiesencial no deja de ser confusa. Así, todos los aminoácidos que requieren para su síntesis endógena cadenas carbonadas preformadas y grupos sustituyentes derivados de otros aminoácidos pueden incluirse en la categoría de semiesenciales. La glicina, la serina y la cisteína son en este sentido aminoácidos interdependientes y una disminución en el suministro de uno de ellos puede limitar la capacidad de síntesis de los otros. De hecho, hoy en día se conoce que existe un requerimiento de nitrógeno como grupo α-amino en forma de glutamato, alanina y aspartato. Desde un punto de vista práctico, las proteínas de la dieta deben suministrar cantidades adecuadas de aminoácidos indispensables, de aminoácidos dispensables y de aminoácidos condicionalmente indispensables, de manera que se satisfagan tanto las necesidades de nitrógeno total como las de los aminoácidos específicos.

Además de servir como sustratos para la síntesis de proteínas, los aminoácidos participan en muchas reacciones para la síntesis de péptidos, así como de sustancias de bajo peso molecular que contienen nitrógeno, azufre y oxígeno, con una enorme versatilidad e importancia fisiológica para los seres humanos. A través de acciones directas e indirectas, las funciones específicas de los aminoácidos en el cuerpo incluyen su papel en la regulación de la expresión génica, la señalización celular, la ingesta de alimentos, la detección química, la digestión y absorción de nutrientes, el desarrollo neurológico y el comportamiento, el metabolismo de la energía y los nutrientes, la inmunidad, la reproducción, la secreción hormonal, las respuestas antioxidantes y antiinflamatorias, la desintoxicación de sustancias endógenas y exógenas, el equilibrio ácido-base y mineral, la osmolaridad, la homeostasis de todo el cuerpo, la salud y el bienestar. Por ejemplo, algunos aminoácidos, como el aspartato, el glutamato y la glicina, son neurotransmisores en el cerebro y la médula espinal, mientras que otros, como los aminoácidos de cadena ramificada, la glutamina y la alanina, participan en el transporte entre órganos y el metabolismo del nitrógeno y el carbono. Además, la arginina, la glutamina, la glicina, la leucina, el triptófano y la valina activan la vía de señalización celular de la diana de la rapamicina para estimular la síntesis de proteínas e inhibir la proteólisis mediada por la autofagia (cap. 12, Regulación de la expresión génica mediada por compuestos nitrogenados, tomo II). Asimismo, otros aminoácidos, como alanina, glutamina, leucina y tirosina, inhiben directamente la autofagia en células como los hepatocitos. Por otra parte, la suplementación dietética con aminoácidos como arginina, glicina y aminoácidos de cadena ramificada puede mejorar la inmunidad, las respuestas antioxidantes, la fertilidad, la cicatrización de heridas, la desintoxicación del amoníaco, la masa de tejido magro y la lactancia, así como el síndrome metabólico, incluida la dislipidemia, la obesidad, la diabetes y la hipertensión, y contribuir al tratamiento de personas con disfunción eréctil, anemia falciforme, distrofia muscular y preeclampsia. Además, el catabolismo, la racemización y la conjugación de los aminoácidos dan lugar a la formación de diversos productos, por ejemplo, hemo, D-serina, D-aspartato, glutatión, creatina,

sales biliares y homoarginina con una enorme versatilidad e importancia fisiológica (v. más adelante). Además, en el ser humano, los aminoácidos de la dieta pueden alterar la microbiota intestinal. En consecuencia, el consumo adecuado de aminoácidos en forma de proteínas y, en su caso, como suplementos es esencial para una nutrición humana óptima.

En 2010, Goyau Wu propuso un nuevo concepto nutricional de «aminoácidos funcionales», que se definen como aquellos que regulan vías metabólicas clave para mejorar el crecimiento, el desarrollo, la reproducción, la lactancia, el rendimiento físico, la inmunidad y la salud de los seres humanos. Estos aminoácidos incluyen fundamentalmente la arginina, la cisteína, el glutamato, la glutamina, la glicina, la leucina, la metionina, la prolina y el triptófano. Este concepto de aminoácidos funcionales está transformando profundamente la investigación sobre nutrición proteica humana, especialmente la nutrición clínica, y la práctica alimentaria.

El término «condicionalmente esencial», aplicado inicialmente a los aminoácidos, se utiliza de forma generalizada para otros nutrientes. Así, un nutriente condicionalmente esencial es un compuesto producido usualmente en cantidades adecuadas por síntesis endógena pero que se requiere de forma exógena en determinadas circunstancias. Algunos derivados de aminoácidos como la carnitina, el hidroximetilbutirato y las poliaminas tienen también el carácter de compuestos condicionalmente esenciales. Asimismo, los nucleótidos de la dieta se consideran compuestos semiesenciales porque algunos tejidos de rápido crecimiento, como el intestino, la médula ósea y los linfocitos, utilizan preferentemente bases púricas y pirimidínicas preformadas para la síntesis de ácidos nucleicos. Las funciones biológicas de los nucleótidos de la dieta se consideran en el capítulo 11 (Metabolismo de los nucleótidos). Por otra parte, el inositol es un derivado glucídico que puede tener una función condicionalmente esencial para el recién nacido prematuro. Por lo que se refiere a los compuestos lipídicos, los ácidos grasos poliinsaturados de cadena larga, derivados de los ácidos grasos esenciales, pueden ser también nutrientes condicionalmente esenciales para los recién nacidos, en particular para los recién nacidos pretérmino, así como para las mujeres gestantes y, muy probablemente, para todos los seres humanos en cualquier período. Las funciones biológicas y nutricionales de los ácidos grasos esenciales y de sus derivados de cadena larga se estudian en el capítulo 7 (Funciones y metabolismo de los ácidos grasos esenciales y de sus derivados activos). El presente capítulo se limita al estudio de los aminoácidos semiesenciales y de algunos derivados de aminoácidos de interés nutricional.

AMINOÁCIDOS CONDICIONALMENTE ESENCIALES

La tabla 10-1 muestra los aminoácidos considerados indispensables, dispensables y condicionalmente indispensables, y la tabla 10-2, los precursores de estos últimos.

Arginina

La discusión sobre la esencialidad de la arginina es tan antigua como el concepto de aminoácido esencial. Hace ya mu-

Tabla 10-1. Aminoácidos indispensables, dispensables y condicionalmente indispensables en la dieta humana

Indispensables	Dispensables	Condicionalmente indispensables
Fenilalanina	Alanina	Arginina
Histidina	Ácido aspártico	Cisteína
Isoleucina	Ácido glutámico	Glicina
Leucina	Asparagina	Glutamina
Lisina	Serina	Prolina
Metionina		Tirosina
Treonina		Taurina
Triptófano		
Valina		

Tabla 10-3. Funciones fisiológicas y bioquímicas de la arginina

- Síntesis proteica
- Regulación de la secreción hormonal (insulina, glucagón, hormona del crecimiento, factor de crecimiento análogo a la insulina, progesterona, lactógeno placentario y prolactina)
- Síntesis de creatina
- Activación alostérica del N-acetilglutamato
- Detoxificación de amonio (síntesis de urea)
- Síntesis de óxido nítrico
- Activación de la síntesis de tetrahidrobiopterina
- Síntesis de agmatina e inhibición de la óxido nítrico sintasa, ornitina descarboxilasa y monoaminooxidasa
- Activación de la vía de señalización de mTOR
- Regulación de la expresión génica
- Metilación de proteínas
- Regulación de la función endotelial, tono vascular, hemodinámica y angiogénesis
- Regulación de la reproducción (espermatogénesis, embriogénesis y fertilidad)
- Regulación de la inmunidad
- Regulación de la función neuronal
- Regulación del recambio y el metabolismo energético muscular
- Reparación tisular
- Regulación de la tumorogénesis

cho tiempo que se admitió que los requerimientos de este aminoácido pueden alterarse en ciertas enfermedades. Así, en algunos defectos congénitos de enzimas del ciclo de la urea, la arginina es un aminoácido esencial. Es evidente por su posición en el ciclo de la urea que la arginina puede sintetizarse fácilmente en el organismo. A pesar de ello, una dieta libre de arginina origina disminución del crecimiento y produce hepatotoxicidad en varios modelos animales. Por otra parte, las soluciones de nutrición parenteral exentas de arginina causan hiperamonemia, acidosis metabólica y coma en la especie humana. Además, la síntesis de arginina está disminuida en los recién nacidos, especialmente en los prematuros, debido a que varias enzimas del ciclo de la urea maduran alrededor del nacimiento. La **tabla 10-3** muestra un resumen de las funciones fisiológicas y bioquímicas de la arginina.

La ingesta media de arginina en el adulto es de 4,4 g/día aunque puede llegar hasta 10,1 g/día, considerándose una ingesta subóptima < 2,6 g/día. Alimentos ricos en arginina son el pescado, la carne, los concentrados proteicos de arroz y de leguminosas (soja y guisante), los frutos secos, la sandía y las algas. Sin embargo, la leche y sus derivados proteicos tienen un contenido bajo de arginina.

Metabolismo

Las vías metabólicas de la arginina se esquematizan en la **figura 10-1**. La síntesis de arginina se realiza fundamentalmente en el hígado, formando parte del ciclo de la urea, pero esta arginina no contribuye a las necesidades de otros tejidos porque la mayoría de la arginina que se forma es degradada a ornitina por la arginasa. De hecho la concentración de arginina en el hígado es muy baja (0,03-0,1 mmol/g) comparada con la de otros aminoácidos (0,5-10 mmol/g). La arginina necesaria para otras funciones debería «escapar» del

Tabla 10-2. Compuestos precursores de los aminoácidos semiesenciales en el ser humano

Aminoácidos semiesenciales	Precursores de los aminoácidos semiesenciales
Arginina	Glutamina/glutamato, aspartato
Cisteína	Aspartato, metionina
Glicina	Serina
Glutamina	Glutamato, amonio
Prolina	Glutamato
Tirosina	Fenilalanina
Taurina	

ciclo, lo que supone una importante limitación en condiciones de requerimientos acentuados. No obstante, como se ha considerado ya en el **capítulo 9** (Metabolismo de los aminoácidos), la arginina puede sintetizarse también en otras zonas del organismo. Concretamente, en la mucosa intestinal se forma citrulina a partir de glutamina, glutamato y prolina, y esta citrulina puede convertirse en el riñón en arginina por una ruta análoga a la que funciona para la ureogénesis hepática (**Fig. 10-2**). El intestino de los mamíferos es el único lugar del organismo donde se expresan las tres enzimas clave para la síntesis de citrulina (pirrolina-5-carboxilato sintasa, prolina oxidasa y N-acetilglutamato sintasa). No obstante, recientemente se ha demostrado la presencia de un ciclo de la urea funcional en los enterocitos que sirve de primera línea de defensa funcional contra la toxicidad por amo-

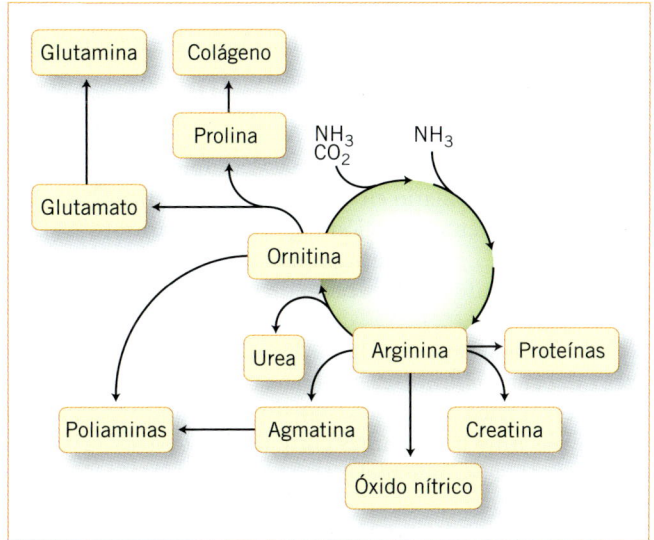

Figura 10-1. Principales vías metabólicas de la arginina.

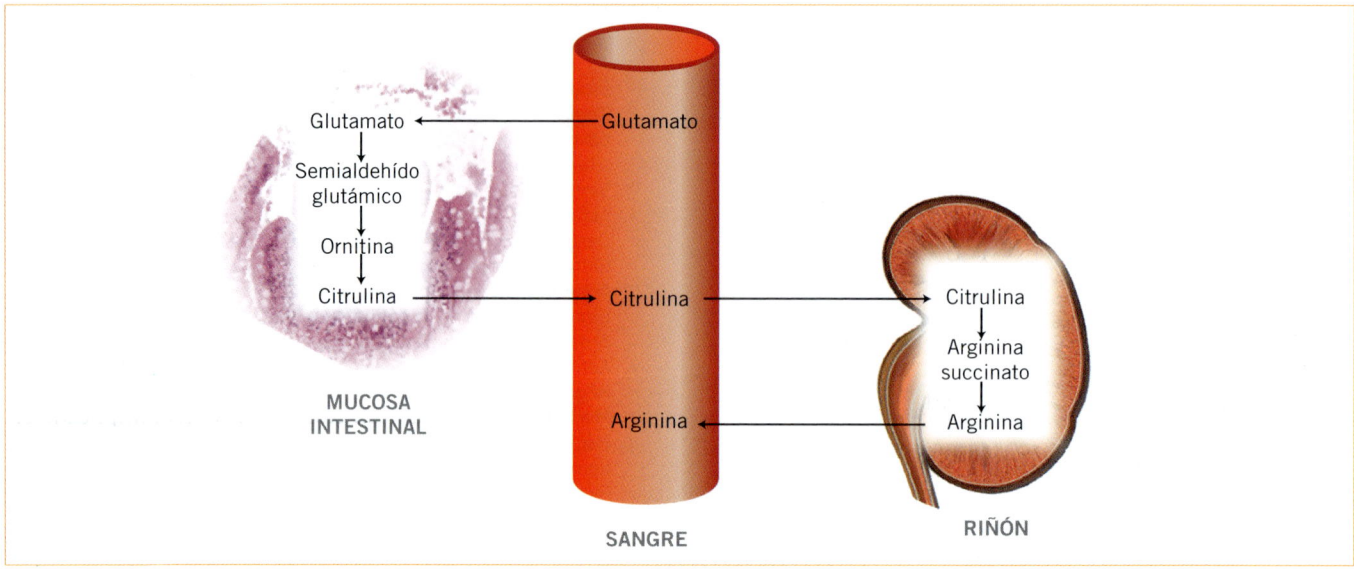

Figura 10-2. Relaciones intertisulares para la síntesis de arginina a partir de glutamato.

nio en los mamíferos. Hay que señalar a este respecto que actualmente se conoce, en contra de la creencia generalizada, que 30-50 % de los aminoácidos esenciales de la dieta son catabolizados a su paso por el intestino. Por ejemplo, el 40 % de la leucina, el 30 % de la isoleucina y el 40 % de la valina procedentes de la dieta son drenados por el intestino y alrededor del 20 % se utilizan por la mucosa intestinal para la síntesis proteica. De acuerdo con ello, los aminoácidos de cadena ramificada son transaminados hasta los cetoácidos correspondientes en una proporción comparable a la que ocurre en el músculo esquelético. La formación de urea intestinal, y no sólo la hepática, es, por lo tanto, un aspecto metabólico clave en la detoxificación por amonio.

El 40 % de la arginina de la dieta no entra en la circulación sistémica y es degradada en el intestino.

Los destinos metabólicos de la arginina son múltiples:

Síntesis de péptidos y proteínas. Como se acaba de indicar, pueden existir situaciones en las que la demanda de arginina supere su disponibilidad. Esto ocurre, por ejemplo, en fases de crecimiento acelerado (recién nacidos) o cuando debe haber una intensa proliferación celular (situaciones de estrés metabólico).

Funcionamiento del ciclo de la urea. La arginina no es solamente un intermediario en el proceso de la ureogénesis, sino que tiene también una acción reguladora positiva sobre esta vía metabólica. La falta de arginina, por lo tanto, puede afectar negativamente la producción de urea.

Formación de óxido nítrico (NO). La arginina es el sustrato a partir del cual se forma el NO gracias a la acción de la enzima óxido nítrico sintasa (NOS). El NO cumple funciones fisiológicas muy importantes entre las que destaca su acción vasodilatadora (v. más adelante).

Formación de creatina. Como se ha mencionado en otras ocasiones (**cap. 1**, Funciones y metabolismo de los nutrien-

tes), la creatina es una molécula que sirve para almacenar energía y constituye una parte cuantitativamente importante del consumo metabólico de arginina (2,3 g/día) (v. Creatina, en Derivados de aminoácidos de interés nutricional, más adelante). Las etapas enzimáticas de la síntesis de creatina se describen en la **figura 10-3**.

Otros procesos biosintéticos. A partir de arginina se forma ornitina dentro del ciclo de la urea. Asimismo, la ornitina se forma prácticamente en las mitocondrias de todos los tejidos extrahepáticos por acción de la arginasa de tipo II, una enzima que desempeña un papel importante en la regulación de la síntesis de NO, prolina y poliaminas. Además de participar en el ciclo de la urea, la ornitina puede seguir otras vías metabólicas. Una de ellas conduce a la síntesis de prolina, aminoácido fundamental para la síntesis de colágeno, que puede explicar la eficacia de la arginina para estimular la curación de heridas. Otra de ellas conduce a la síntesis de glutamato, en reacción inversa a su biosíntesis. Por último, la ornitina se utiliza en la formación de poliaminas, que son compuestos que activan la proliferación celular (v. Poliaminas, en Derivados de aminoácidos de interés nutricional, más adelante). Otro derivado metabólico de la arginina es la agmatina. Este compuesto puede contribuir también a la síntesis de poliaminas y tiene interesantes propiedades reguladoras, como se verá más adelante.

Funciones

Además de las funciones específicas bien conocidas relacionadas directamente con su metabolismo, la arginina parece desempeñar otras funciones fisiológicas importantes. Así, este aminoácido es capaz de estimular la secreción de hormonas diversas, como insulina, glucagón, catecolaminas, prolactina, lactógeno placentario, progesterona, hormona del crecimiento y factor de crecimiento análogo de la insulina, lo que podría explicar, al menos en parte, el efecto beneficioso de la suplementación con arginina a la dieta de los

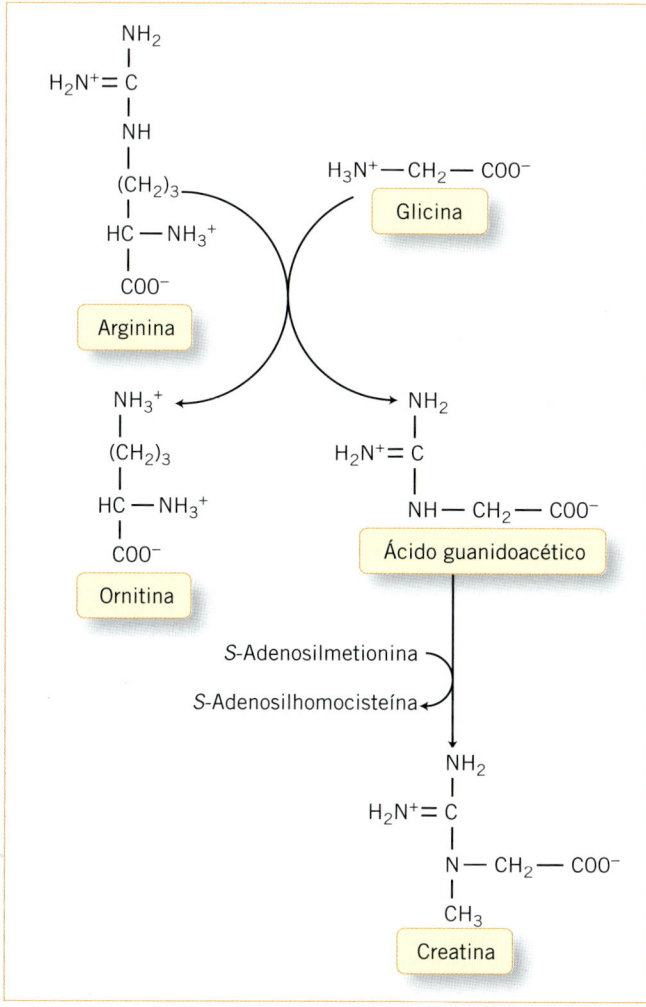

Figura 10-3. Síntesis de creatina.

to deriva enzimáticamente de la arginina y tiene numerosas capacidades funcionales. La formación de NO a partir de arginina está catalizada por la NOS y requiere la aportación de oxígeno molecular y la colaboración de numerosas moléculas coenzimáticas (tetrahidrobiopterina, NADPH, FMN y FAD) (**Fig. 10-4**).

Como se acaba de mencionar, las funciones del NO son muy diversas, dependiendo del tejido en el que se produce y de las circunstancias fisiológicas o patológicas. De hecho, existen tres isoformas de la NOS. Las denominadas NOS neuronal (nNOS o NOS-I) y NOS endotelial (eNOS o NOS-III) son enzimas constitutivas, dependen del sistema calcio-calmodulina y se pueden considerar claramente «protectoras» o «fisiológicas». En efecto, el NO está implicado en la actividad neuronal y en la función endotelial. La producción de NO por las células endoteliales produce efectos vasodilatadores y antiateroscleróticos, siendo además antiagregante plaquetario. Ambas enzimas, nNOS y eNOS, producen NO en pequeña cantidad pero de manera continua. En cambio, la denominada NOS inducible (iNOS o NOS-II) se forma en muchos tejidos (macrófagos, hepatocitos, células de músculo liso de la pared vascular, etc.), no depende del calcio y se forma en cantidades importantes cuando se induce por las citoquinas inflamatorias. En estas condiciones, por ejemplo, el NO producido por los macrófagos se utiliza para destruir a las bacterias fagocitadas.

Es interesante señalar que la agmatina, un compuesto derivado de la arginina por descarboxilación (v. Poliaminas, en Derivados de aminoácidos de interés nutricional, más adelante), parece regular la producción de NO a través de su interacción con las distintas isoformas de la NOS. La propia agmatina activa a las enzimas constitutivas (nNOS y eNOS) porque favorece la liberación de iones calcio. Por otra parte, un derivado oxidado de la agmatina inhibe a la iNOS.

La acción vasoprotectora de la arginina podría explicarse, en consecuencia, por su capacidad de aumentar la producción de NO en el endotelio vascular. Sin embargo, el estudio

pacientes en situaciones catabólicas. El mecanismo de esta activación es todavía poco conocido.

Por otra parte, la arginina desempeña un papel fundamental en el mantenimiento de la respuesta inmunitaria. La suplementación con arginina aumenta el peso del timo y el número de sus linfocitos, y estimula las reacciones de hipersensibilidad retardada. Además, aumenta la capacidad proliferativa de los linfocitos frente a mitógenos y la actividad de las células NK *(natural killer)* (**cap. 22**, Nutrición e inmunidad, **tomo IV**).

De acuerdo con las funciones descritas, la utilización clínica de la arginina se justifica en situaciones de traumatismo digestivo, cirugía mayor, ulceraciones, isquemia, translocación bacteriana, etcétera.

Función endotelial

Desde la década de 1980 se realizaron diversos trabajos epidemiológicos que sugerían una función protectora de la arginina sobre la salud cardiovascular. El mecanismo de esta protección no se pudo explicar hasta que se descubrió la naturaleza química del denominado factor relajante derivado del endotelio, que se identificó como el NO. Este compues-

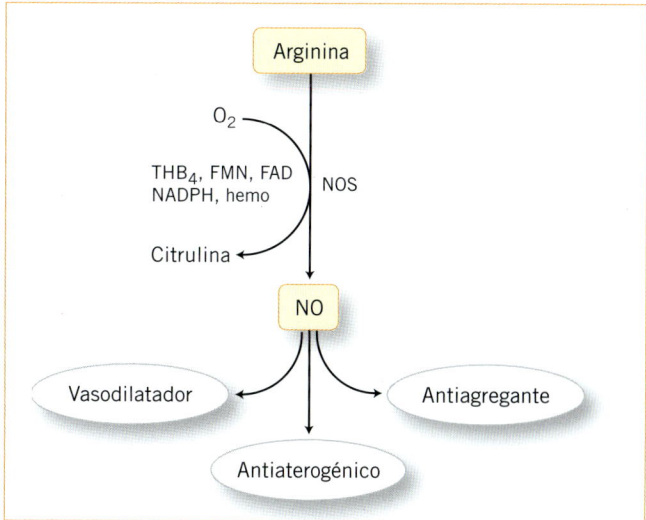

Figura 10-4. Síntesis de óxido nítrico a partir de arginina. FAD: flavina adenindinucleótido; FMN: flavinmononucleótido; NADPH: nicotinamida adenindinucleótido-fosfato reducido; NO: óxido nítrico; NOS: óxido nítrico sintasa; THB₄: tetrahidrobiopterina.

detallado de esta reacción enzimática indica que la eNOS tiene una K_m muy baja (de orden micromolar) y, por lo tanto, una gran afinidad por su sustrato, la arginina, y, por otra parte, que las concentraciones endoteliales de arginina son muy altas (de orden milimolar). Por lo tanto, no debería haber ningún problema para el funcionamiento de la enzima como consecuencia de variaciones en las concentraciones de sustrato debidas a su aporte nutricional. Esto es lo que se denominó «paradoja de la arginina» De hecho, los estudios experimentales no mostraron efectos vasodilatadores directos de la arginina ni en animales ni en seres humanos. Sin embargo, sí se encontraron estos efectos vasodilatadores en condiciones de hipercolesterolemia.

Entre las posibles explicaciones de esta paradoja de la arginina destaca la existencia de un inhibidor competitivo endógeno de la eNOS, descubierto en 1992 en pacientes con insuficiencia renal, denominado dimetilarginina asimétrica (ADMA) (los dos metilos están unidos a un solo nitrógeno del grupo guanido) (**Fig. 10-5**), y que está aumentado en estas condiciones y en otras situaciones patológicas, como la hipercolesterolemia, la aterosclerosis y la hipertensión arterial. El incremento en las concentraciones de ADMA supone un importante efecto inhibidor sobre la enzima, que puede ser atenuado si aumenta la concentración de sustrato disponible. En efecto, algunos estudios de intervención indican que la suplementación con arginina mejora la función endotelial en pacientes con enfermedad coronaria. Asimismo, el tratamiento a largo plazo con arginina disminuye los síntomas de la enfermedad vascular en pacientes con aterosclerosis periférica y coronaria. Además de la ADMA, la dimetil-arginina simétrica (SDMA) es también un inhibidor de la NOS que desempeña funciones importantes en varios procesos del organismo. La mayor parte de la evidencia científica se refiere a su importancia en la enfermedad renal crónica del adulto. En particular, la SDMA refleja bien la tasa de filtración glomerular, siendo, junto con la ADMA, factores de riesgo cardiovascular reconocidos en la enfermedad renal crónica.

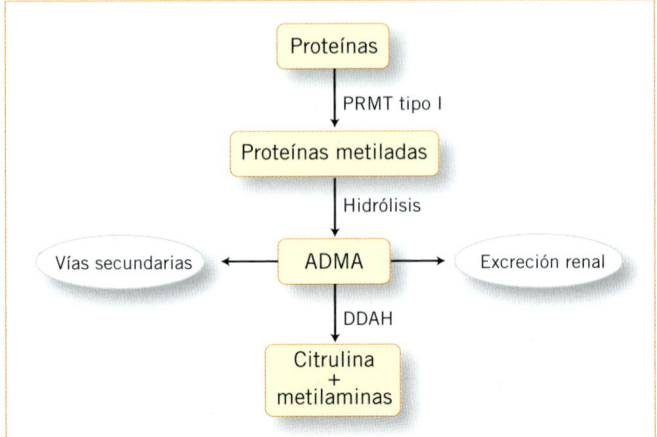

Figura 10-6. Metabolismo de la dimetilarginina asimétrica (ADMA). DDAH: dimetilarginina-dimetilamino hidrolasa; PRMT: proteína-arginina metiltransferasas.

Metabolismo de la dimetilarginina asimétrica. La ADMA procede de la hidrólisis de proteínas nucleares previamente metiladas, implicadas en el procesado y transcripción del RNA. Las enzimas responsables de estas metilaciones se denominan proteína-arginina metiltransferasas (PRMT). La PRMT tipo I es responsable de la formación de restos de ADMA, mientras que la PRMT tipo II produce una metilación simétrica de los restos de arginina que originarán una dimetilarginina simétrica (por metilación en restos nitrogenados distintos en lugar de la dimetilación en un solo grupo nitrogenado que caracteriza a la ADMA) que no interfiere en la eNOS.

Una vez hidrolizadas las proteínas que contienen los restos de ADMA, este metabolito puede tener varios destinos (**Fig. 10-6**):

- Excreción renal.
- Hidrólisis hasta citrulina y metilaminas. La reacción de hidrólisis está catalizada por la enzima dimetilarginina-dimetilamino hidrolasa (DDAH).

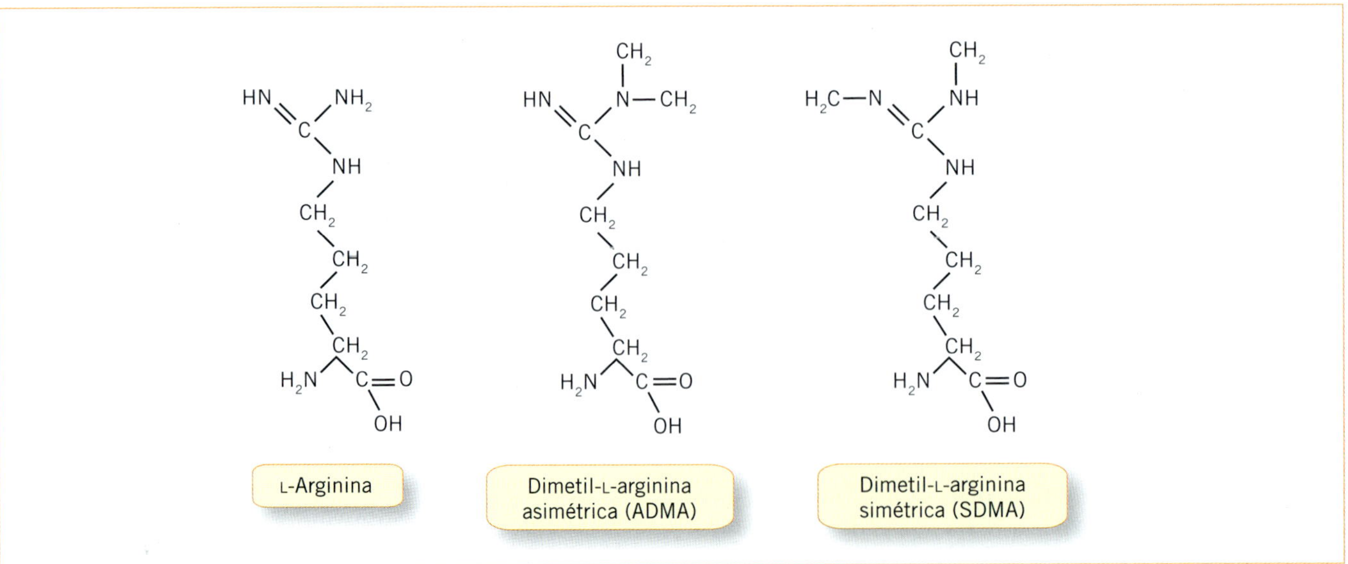

| L-Arginina | Dimetil-L-arginina asimétrica (ADMA) | Dimetil-L-arginina simétrica (SDMA) |

Figura 10-5. Estructura química de la arginina y de la dimetilarginina asimétrica.

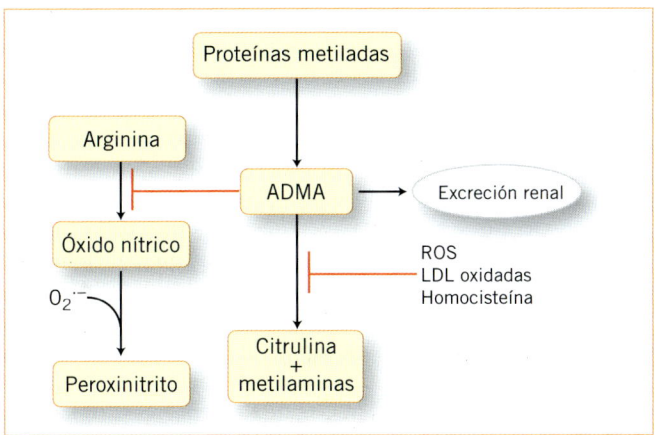

Figura 10-7. Regulación de las concentraciones de óxido nítrico. ADMA: dimetilarginina asimétrica; LDL: lipoproteínas de baja densidad; ROS: especies reactivas de oxígeno.

- Otras vías metabólicas secundarias (reacciones de transaminación en el riñón o reacciones de acetilación en el hígado).

Alteraciones en la concentración endotelial de óxido nítrico. Las concentraciones endoteliales de NO pueden descender por dos mecanismos principales: la inhibición de la eNOS por ADMA y la reacción del NO con el radical superóxido. La causa mejor establecida del aumento de las concentraciones plasmáticas de ADMA es la insuficiencia renal. Además, este metabolito puede aumentar por la inhibición de la enzima responsable de su catabolismo: la DDAH. Esta inhibición la pueden originar en general las especies reactivas de oxígeno y, especialmente, las lipoproteínas de baja densidad (LDL) oxidadas. También se ha demostrado el efecto inhibidor de la homocisteína. En el proceso aterosclerótico hay una producción excesiva del radical superóxido. En este caso, esta molécula reacciona con el NO originando otra especie muy reactiva denominada peroxinitrito. Esto supone, lógicamente, la disminución celular de NO (**Fig. 10-7**).

En resumen, la mayoría de los estudios realizados hasta la fecha sugieren que la suplementación con arginina favorece la función endotelial. La protección cardiovascular a largo plazo no está tan clara y se necesitan más estudios. En cualquier caso, parece claro que la determinación de la ADMA plasmática es un buen marcador biológico de riesgo aterogénico, sobre todo en pacientes con enfermedades renales.

Sistema nervioso

En el sistema nervioso central (SNC) el NO se comporta como un segundo mensajero difusible, cuyas acciones se asocian con el mantenimiento de la función cognitiva, la plasticidad sináptica, la percepción del dolor y el olfato, así como la regulación de los ciclos de sueño-vigilia, apetito, temperatura corporal y neurosecreción. Sin embargo, en ciertas condiciones, el exceso de NO ejerce efectos nocivos debido a una situación de estrés nitroxidativo que se produce en ciertos procesos neurodegenerativos, como la enferme-

dad de Alzheimer y la enfermedad de Parkinson. En estas enfermedades se detectan varias proteínas neuroprotectoras nitrosiladas. En consecuencia, es fundamental comprender que la arginina de la dieta, así como los alimentos ricos en nitratos, pueden afectar los niveles de arginina y de NO en la circulación y en el SNC.

Reproducción

Una nutrición adecuada es crítica para mantener la fertilidad, así como para el desarrollo de la placenta y del feto. Hace más de 50 años se demostró que una dieta deficiente en arginina provoca un descenso del 90 % en el número de espermatozoides y aumenta el número de espermatozoides inmóviles. Posteriormente, en varios estudios se constató que la administración de 0,5-5 g/día de arginina durante 6-8 semanas a hombres infértiles aumenta la espermatogénesis y la fertilidad. Este efecto está relacionado con el papel esencial del NO en la erección y en la regulación de la liberación por el hipotálamo de la hormona liberadora de la hormona luteinizante, así como con la síntesis aumentada de poliaminas y de proteínas ricas en arginina durante la espermatogénesis.

Crecimiento fetal y desarrollo neonatal

La arginina es inusualmente abundante en el fluido alantoideo durante la primera etapa de la gestación (4-5 mmol/l), lo que habla en favor de la función de este aminoácido en la nutrición y el metabolismo de la unidad fetoplacentaria. Las poliaminas y el NO son esenciales para la implantación y el desarrollo del embrión, así como para la angiogénesis de la placenta, lo que permite el suministro adecuado de nutrientes al feto. La deficiencia de arginina causa crecimiento intrauterino retardado y aumento de la mortalidad perinatal en animales. Además, la suplementación con arginina (0,2-2 % en el agua de bebida) previene la hipoxia inducida por el retraso del crecimiento intrauterino en la rata.

A pesar de los estudios realizados en animales, se sabe muy poco de los mecanismos para mantener la homeostasis de la arginina en el feto. No obstante, estudios recientes indican que durante la última etapa de la gestación, la captación uterina de arginina no es suficiente para satisfacer los requerimientos fetales, por lo que probablemente la síntesis fetal endógena a partir de glutamina y citrulina desempeña un papel fundamental durante el período perinatal. Así, un bloqueo en el suministro de glutamina puede causar una deficiencia en la síntesis endógena de arginina y conllevar retraso del crecimiento intrauterino. No obstante, se ha descrito que la actividad de la arginina succinato liasa es baja tanto en la prematuridad como en situaciones de desnutrición en los lactantes, lo que conduce a niveles séricos disminuidos de arginina y, por lo tanto, a la detención del crecimiento.

La preeclampsia es una de las causas fundamentales de retraso del crecimiento intrauterino, de prematuridad y de comorbilidad asociada; en esta situación existen evidencias de disfunción endotelial. La infusión de 30 g de arginina a mujeres con preeclampsia aumenta la producción sistémica de NO y reduce la presión arterial. Asimismo, la administración oral de 3 g/día de arginina desde la semana 29 de gestación durante 4 semanas a mujeres con preeclampsia aumenta la síntesis de NO, reduce la presión arterial, prolonga la gestación, mejora el bienestar fetal y aumenta el crecimiento fetal. Por otra parte, se sabe que el NO inhibe la contractilidad uterina durante la gestación. La infusión de 30 g de arginina durante 30 minutos a mujeres con contracciones prematuras reduce espontáneamente la contractilidad uterina. Todo ello sugiere que la administración de arginina puede ser útil en la prevención de la prematuridad. No obstante, en un estudio aleatorizado a doble ciego en mujeres grávidas con predisposición a tener hijos con retraso del crecimiento intrauterino, para evaluar el efecto de la ingesta de un suplemento oral de arginina sobre el peso y la morbilidad neonatal, no se constató un efecto positivo.

Los requerimientos de arginina por todos los mamíferos jóvenes son muy elevados debido a la abundancia relativa de este aminoácido en las proteínas y a sus funciones en el desarrollo. Paradójicamente, las soluciones utilizadas en nutrición parenteral en la infancia son deficientes en arginina o no contienen glutamina, un aminoácido condicionalmente esencial para el prematuro y precursor mayoritario en la síntesis de arginina. Así, se ha demostrado la existencia de hiperamoniemia en más del 50 % de los niños pretérmino que reciben nutrición parenteral exclusiva con soluciones que no contienen glutamina, ornitina o citrulina, y el tratamiento efectivo por administración intravenosa de arginina. La hiperamoniemia es paralela a la hipoargininemia (< 32 µmol/l, un tercio de la concentración encontrada en los niños alimentados al pecho). Además, en estos niños, los bajos niveles de arginina se asocian a una mayor incidencia y gravedad del síndrome de distrés respiratorio, la enfermedad pulmonar más frecuente en los neonatos, así como enterocolitis necrosante. Asimismo, en los recién nacidos prematuros alimentados por vía enteral con 2 g/kg/día de proteína (una cantidad suficiente para los lactantes sanos), se produce hipoargininemia, lo que indica que el suministro dietético de este aminoácido en cantidad suficiente es fundamental para el desarrollo del niño prematuro. De la misma manera que ocurre en modelos animales, varios estudios clínicos han mostrado una reducción de la enterocolitis necrosante en recién nacidos prematuros y se ha propuesto que la depleción de arginina durante las infecciones bacterianas es un factor limitante en la capacidad de los neonatos para orquestar una respuesta inmunitaria apropiada, en particular en la sepsis.

Se necesitan estudios para definir los requerimientos dietéticos de arginina en la infancia. No obstante, estudios en cerdos lactantes indican que al menos el 60 % de las necesidades de arginina en el período neonatal se satisfacen mediante síntesis endógena. La inhibición de la síntesis de citrulina en el intestino da como resultado inmediato la disminución de la concentración de arginina en el plasma sanguíneo y la detención del crecimiento.

Sistema inmunitario e inflamación

La arginina parece necesaria para mantener la normalidad del sistema inmunitario. En el **capítulo 22** del **tomo IV** se ofrece información detallada sobre los efectos de la arginina y de otros aminoácidos en este sistema. En varios estudios llevados a cabo con células aisladas, así como en seres humanos que han recibido un suplemento de arginina, se ha demostrado que aumenta la proliferación de los linfocitos frente a mitógenos. Sin embargo, se desconoce el mecanismo por el cual la arginina estimula la proliferación linfocitaria, aunque parece que aumenta la expresión génica de la cadena ξ del receptor CD3 de los linfocitos T, el principal elemento en la transducción de señales del receptor.

La arginina desempeña un papel central en la activación de los macrófagos ya que es capaz de inducir la síntesis de NO a través de la iNOS, un proceso mediado por la acción de la arginina extracelular, que se une receptores acoplados a proteínas G (GPCR), como GPCRA6A y el receptor sensible a calcio (CaSR), lo que dispara la activación de cascadas de señalización celular, incluyendo fosfolipasa C (PLC). Además, el lipopolisacárido bacteriano (LPS) también contribuye a aumentar la expresión de iNOS, a través de la señalización celular mediada por receptores *Toll* (TLR, *Toll like receptors*). También se han descrito cambios en la función de los macrófagos mediados por la arginina. Así, la producción de anión superóxido, la fagocitosis, la síntesis proteica y la actividad tumoricida de los macrófagos aumentan en un medio que contiene concentraciones plasmáticas fisiológicas de arginina, mientras que se inhiben con concentraciones de tipo farmacológico. No obstante, se necesitan estudios sistemáticos para determinar la ingesta de arginina mínima que permite mantener las funciones inmunitarias, así como los mecanismos de acción implicados en el ser humano.

Por otra parte, en los linfocitos Th2, la captación de arginina es estimulada por citoquinas tanto antiinflamatorias como proinflamatorias. En un ambiente de citoquinas reguladoras, la arginasa se sobreexpresa y la arginina se convierte mayoritariamente en ornitina y poliaminas, que ejercen un efecto proliferativo y de reparación celular. Ello se traduce en una pérdida de disponibilidad de arginina para la iNOS. Esta última se sobreexpresa en presencia de citoquinas proinflamatorias y endotoxinas, como el LPS, y da lugar a NO y especies reactivas de nitrógeno, existiendo un mecanismo de inhibición cruzada entre ambas vías.

Durante las tres últimas décadas, la suplementación de la dieta con arginina, especialmente en el ámbito clínico, se ha considerado una opción terapéutica lógica para restaurar los niveles de este aminoácido en los enfermos sépticos y críticos, ya que concentraciones aumentadas de arginina pueden contribuir a restaurar importantes procesos fisiológicos, entre ellos, la perfusión de órganos, la síntesis proteica y la curación de las heridas. Algunos estudios han evaluado los efectos de la suplementación de arginina, tanto en individuos sanos como en una variedad de situaciones patológicas. En la actualidad existen varias fórmulas para uso en nutrición enteral clínica cuyo contenido en arginina es superior hasta en cinco veces al de una dieta normal. Una dosis de arginina de 3-8 g/día raramente da lugar a efectos adversos, pero cuando lo dosis excede de 9 g/día, aparecen malestar gastrointestinal, vómitos y diarrea, siendo la gravedad de estos efectos dependiente de la dosis.

Algunos estudios iniciales, incluidas varias revisiones sistemáticas, sugirieron que la arginina es fundamental en el mantenimiento del sistema inmunitario y contribuye a disminuir las complicaciones infecciosas y las estancias hospitalarias, así como la mortalidad en los enfermos críticos. Sin embargo, en muchos de dichos estudios se ha evaluado una mezcla de arginina, ácidos grasos poliinsaturados n-3 y nucleótidos, obteniéndose resultados muy diversos, lo que hace imposible atribuir los efectos de la mejora potencial de respuesta del sistema inmunitario a la arginina.

En un estudio más reciente prospectivo aleatorizado a doble ciego, controlado por placebo, en pacientes de cuidados intensivos, la suplementación a la nutrición enteral exclusivamente con arginina dio lugar a un aumento de las concentraciones plasmáticas de arginina y de ornitina, posiblemente por un aumento en la actividad de la arginasa, sin un incremento en la producción de NO. Sin embargo, no se observaron mejoras en la mortalidad y en la estancia hospitalaria, ni en las complicaciones infecciosas. En línea con este estudio, en enfermos traumáticos, tampoco se han observado mejoras en variables clínicas por la suplementación de arginina. Por el contrario, en pacientes con sepsis a los que se les administraba nutrición enteral suplementada con arginina se han descrito aumentos de mortalidad, si bien esto puede ocurrir sólo en determinados grupos de pacientes. Todo ello cuestiona en la actualidad la efectividad de la suplementación con arginina en nutrición clínica. No obstante, en estudios de endotoxemia en animales de experimentación, como cerdos, con arginina utilizada como monoterapia se observaron efectos beneficiosos, con aumento de las concentraciones plasmáticas de arginina y de la producción de NO, así como del recambio de proteínas, sin efectos negativos. En este mismo sentido, se ha observado que la administración de nutrición enteral enriquecida en arginina conduce a una reducción significativa en las fístulas y en la estancia hospitalaria en pacientes con cáncer de cabeza y cuello. Todo ello indica que se necesitan estudios de buena calidad que examinen la suplementación con arginina de forma exclusiva para poder definir su uso clínico en pacientes críticos.

Obesidad y síndrome metabólico

Nuevas evidencias sobre el papel funcional de la arginina indican que la suplementación de este aminoácido a la dieta puede ser útil en el tratamiento de la obesidad y del síndrome metabólico por sus efectos sobre la disminución de la glucosa, la homocisteína, los ácidos grasos libres y los triacilgliceroles plasmáticos, así como la mejora de la sensibilidad tisular a la insulina. Estos aspectos se han evaluado tanto en animales de experimentación como en seres humanos con obesidad y diabetes de tipo 2. Por otra parte, la suplementación con citrulina o arginina a la dieta retrasa la aterosclerosis inducida por la ingesta de grasa en conejos y reduce la formación de grasa en cerdos, aumentando la masa magra. Los mecanismos de acción de la arginina en la obesidad pueden implicar varias vías de señalización dependientes de NO que favorezcan la oxidación de ácidos grasos y de glucosa.

Funciones gastrointestinal y hepática

Tanto la producción excesiva como la escasa formación de NO son nocivas para el intestino. Así, un exceso de NO altera la barrera intestinal, y el bloqueo de la producción de NO con algunos análogos de arginina potencia el daño intestinal en varios modelos animales de endotoxemia. La depleción de arginina y la disminución en la síntesis de NO, de poliaminas y de colágeno puede predisponer a una recuperación disminuida del intestino dañado por varias causas, como la enterocolitis necrosante, el fallo orgánico multisistémico y la endotoxemia.

Varios estudios han puesto de manifiesto los efectos beneficiosos de la arginina sobre la función gastrointestinal en animales con úlceras intestinales, enteritis por radiación y enterocolitis necrosante. En niños prematuros, la reducción en los niveles plasmáticos de arginina se ha relacionado con una mayor incidencia de esta última afección, aunque se desconoce si el aumento de la concentración de arginina en las soluciones de nutrición parenteral tendrá un efecto positivo en la reducción de la enterocolitis necrosante. Asimismo, se ha observado una translocación bacteriana disminuida en animales que ingieren un suplemento de arginina, lo que sugiere un efecto reparador de la arginina en las ulceraciones de la mucosa. El efecto barrera de la arginina puede incluir la restitución de la mucosa por una mayor migración epitelial y una reducción de la permeabilidad transepitelial inducida por el NO. En apoyo de esta hipótesis, varios estudios han demostrado que una dieta suplementada con arginina disminuye el tamaño y el número de úlceras provocadas por antiinflamatorios no esteroideos. No obstante, se desconoce hasta qué punto en varias afecciones del intestino en los seres humanos existe una disminución de la arginina en la mucosa. Además, en algunos procesos patológicos, como la enfermedad inflamatoria intestinal, la producción de NO por la iNOS es excesiva y no se sabe si la administración de arginina podría agravar la enfermedad.

Un nuevo aspecto de las funciones de la arginina es el descubrimiento de la activación de la vía de señalización mTOR (proteína quinasa diana de la rapamicina de mamíferos) en los enterocitos, lo que estimula la síntesis proteica, la migración celular y la reparación intestinal, así como la reducción de los procesos inflamatorios. No obstante, dosis elevadas de arginina pueden desencadenar efectos adversos, como diarrea secretora dependiente de prostaglandinas.

El daño hepático también se modifica por el NO. Como la síntesis hepática neta de arginina es muy pequeña, la fuente predominante para la producción de NO en el hígado proviene de la arginina exógena. Así, el daño hepático producido por isquemia y reperfusión se atenúa con la infusión de arginina. La depleción de arginina puede conducir a una reducción en la síntesis de NO y poliaminas y predisponer al individuo a un retraso en la recuperación de la enfermedad, fallo orgánico multisistémico y endotoxemia.

Enfermedad renal

El NO, las poliaminas y la prolina desempeñan funciones importantes en la función renal. En concentraciones fisiológicas, el NO regula la hemodinámica glomerular y medular, la liberación de renina y el volumen de fluido extracelular. Sin embargo, la producción excesiva de NO puede provocar la formación del anión peroxinitrito, la nitración de los restos de tirosina en las proteínas y la producción de radicales hidroxilo, y contribuir a la patogenia de varias enfermedades renales comunes, como la glomerulonefritis autoinmune y la insuficiencia renal postisquémica. En estos casos, el exceso de arginina en la dieta (1 % de arginina en el agua de bebida durante 1 semana) puede ser dañino y producir lesión mesangial y fibrosis en situaciones de glomerulonefritis. No obstante, la síntesis disminuida de NO por la iNOS puede contribuir a la patogenia de la hipertensión y a la lesión glomerular. Esto explicaría por qué la mayor parte de los estudios realizados con suplementos de arginina indican que la suplementación de la dieta con este aminoácido es útil en la prevención o disminución de la progresión de varias enfermedades renales caracterizadas por hipertensión intraglomerular e hipertensión sistémica.

Curación de heridas

La curación de las heridas es un aspecto importante en los pacientes con lesiones corporales, ya que disminuye la morbilidad y la mortalidad. El NO producido por la iNOS parece ser un elemento esencial en este proceso. Además, la suplementación de la dieta con arginina, tanto en animales como en seres humanos, acelera la cicatrización, aumentando el contenido de hidroxiprolina. Asimismo, en pacientes pediátricos quemados se ha demostrado que existe una marcada degradación de arginina sin un aumento concomitante de la síntesis, por lo que parece que la administración exógena de arginina es obligatoria para mantener un balance nitrogenado positivo. Por otra parte, en pacientes diabéticos la administración subcutánea de arginina en los lugares ulcerados acelera la cicatrización de las heridas.

Tumorogénesis

El NO inhibe la tumorogénesis *in vivo*, mientras que las poliaminas la estimulan. Sin embargo, la supresión o estimulación de la tumorogénesis por la arginina depende de las actividades relativas de las vías de la arginasa y de la NOS, cuya expresión varía con los estadios de la carcinogénesis. No obstante, la mayoría de los estudios realizados *in vivo* indican que la suplementación dietética con arginina desde la inducción del tumor protege al hospedador y aumenta la supervivencia a través de la citotoxicidad mediada por NO. Así, en modelos experimentales se ha observado que la administración de arginina disminuye la hiperproliferación de las células de las criptas en el cáncer colorrectal.

Cisteína

La cisteína es un aminoácido dispensable para el adulto humano, que en circunstancias fisiológicas puede sintetizarse a partir de metionina y serina. No obstante, este aminoácido está presente en la dieta habitual y su ingesta media es de 1 g/kg/día. Existe una relación compleja entre el metabolismo de la

metionina y de la cisteína, de forma que la metionina de la dieta no siempre es efectiva para suministrar la cantidad de cisteína endógena necesaria. En determinadas condiciones, la absorción o el catabolismo de la metionina están alterados y es necesario incluir la cisteína en la dieta a fin de mantener una síntesis proteica y una homeostasis corporal adecuadas

La cisteína es un nutriente semiesencial que está presente en el espacio extracelular principalmente en forma de cistina, un dímero oxidado de la cisteína. Con la ayuda de un sistema de transporte, la cistina atraviesa la membrana plasmática y se reduce hasta cisteína por la acción de la tiorredoxina y el glutatión. La cisteína intracelular desempeña un papel importante en la homeostasis celular como precursor de la síntesis proteica, para la producción de glutatión, de sulfuro de hidrógeno (H_2S) y de taurina. La síntesis de H_2S está catalizada por dos sistemas enzimáticos dependientes de piridoxal-fosfato (PLP), denominadas cistationina β-sintasa (CBS) y cistationina γ-liasa (CSE), así como por la mercaptopiruvato sulfuro transferasa (MST), que es independiente de PLP, junto con la cisteína aminotransferasa (**Fig. 10-8**). El interés por la cisteína ha aumentado al conocerse que el H_2S, un gas como el NO, es una molécula que tiene funciones en la señalización celular. El H_2S inhibe el desarrollo de la aterosclerosis, es un potente neuroprotector y neuromodulador y regula la homeostasis de las células madre mesenquimales y de los linfocitos T.

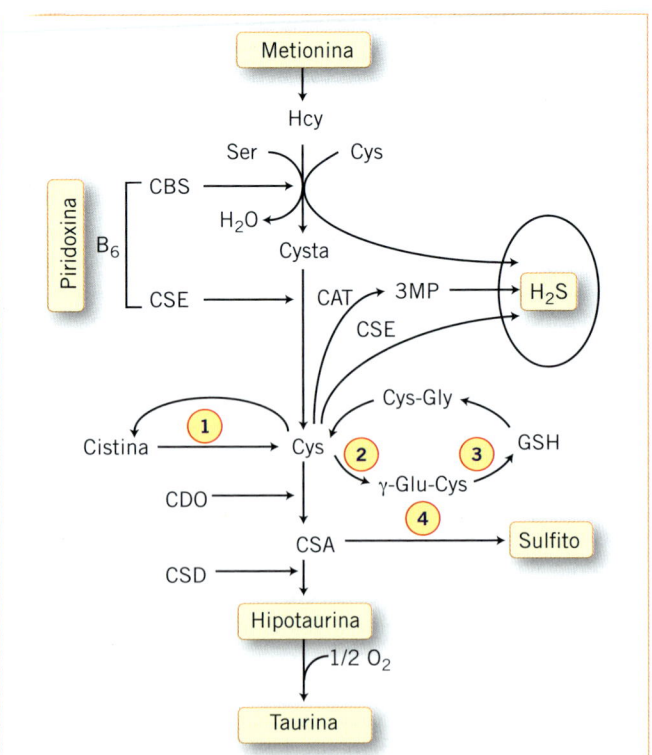

Figura 10-8. Metabolismo de la cisteína. CAT: cisteína aminotransferasa; CBS: cistationina β-sintasa; CDO: cisteína dioxigenasa; CSA: cisteína sulfinato; CSD: cisteína sulfinato descarboxilasa; CSE: cistationina γ-liasa; Cys: L-cisteína; Cysta: cistationina; γ-Glu-cys: γ-glutamilcisteína; Gly: glicina; GSH: glutatión; Hcy: homocisteína; 3MP: 3-mercapto piruvato; L-Ser: serina; TRX: tiorredoxina. 1: sistemas GSH/Trx; 2: GCL (glutamato cisteína ligasa); 3: GS (GSH sintasa); 4: aspartato (cisteína sulfinato) aminotransferasa.

Mientras que la síntesis de glutatión dependiente de cisteína ha recibido una gran atención en numerosas situaciones patológicas, al ser este compuesto clave en el mantenimiento de la defensa antioxidante a nivel intracelular, limitando los efectos negativos de las especies reactivas de oxígeno (**cap. 13**, Estrés oxidativo y mecanismos de defensa antioxidante), las funciones del H_2S son poco conocidas y menos aun en relación con la prevención y el tratamiento de la enfermedad.

En los recién nacidos, especialmente para los prematuros, la cisteína es un aminoácido condicionalmente esencial ya que la proporción de síntesis *de novo* no es suficiente para cubrir los requerimientos corporales. Ello se debe a la escasa actividad de la cistationasa hepática. Así, los lactantes alimentados con leches con predominio de caseínas, ricas en metionina, presentan concentraciones plasmáticas aumentadas de este aminoácido y niveles bajos de cisteína. Cuando los lactantes son alimentados con leche materna o con fórmulas lácteas enriquecidas en proteínas del suero lácteo, ricas en cisteína, las concentraciones de este aminoácido se normalizan. La administración de cisteína con la dieta parece fundamental ya que, en bajas concentraciones tisulares, este aminoácido se incorpora preferentemente a las proteínas y no al glutatión, por lo que se afecta el sistema de defensa antioxidante celular; en efecto, la biodisponibilidad de cisteína es el paso limitante en la síntesis de glutatión.

La suplementación de la dieta con cisteína o su derivado *N*-acetilcisteína (NAC) tiene efectos favorables sobre el envejecimiento y procesos patológicos que cursan con estrés oxidativo, como las enfermedades cardiovasculares, la diabetes de tipo 2, la esteatosis hepática de origen alcohólico, las enfermedades inflamatorias intestinales, las enfermedades neurodegenerativas y la infección por VIH u otros virus. En ese sentido se han descrito mejoras de la salud vascular, la fuerza muscular, la densidad ósea, la inmunidad adquirida celular, la inflamación sistémica, la preservación de la función cognitiva, la progresión de la neurodegeneración, así como el curso clínico de las infecciones por el virus de la gripe, lo que se traduce en efectos positivos sobre la fragilidad y la mortalidad en las personas de edad avanzada, sobre todo en las que ingieren cantidades relativamente pequeñas de proteína, como suele ocurrir en las dietas basadas mayoritariamente en el consumo de productos vegetales. Por otra parte, los pacientes en estado crítico que reciben nutrición parenteral o enteral enriquecida en cisteína, exhiben un menor catabolismo de cisteína y una mayor síntesis de glutatión. Las proteínas naturales ricas en cisteína, como las de suero lácteo o la queratina, al ser manufacturadas con un elevado grado de pureza y calidad, pueden ser utilizadas para el desarrollo de productos en nutrición clínica enriquecidos en cisteína. La cisteína es también un aminoácido indispensable en la enfermedad hepática, ya que su biosíntesis se encuentra afectada. En algunos procesos patológicos, como la cirrosis hepática, la actividad de la cistationasa es muy baja, lo que explica la necesidad absoluta de que estos enfermos ingieran proteínas con abundante cisteína. Ésta es la razón por la que los suplementos dietéticos para el tratamiento de las hepatopatías incorporan proteínas del suero lácteo con una elevada relación de cisteína/metionina.

Glicina

La glicina es un aminoácido con propiedades glucogénicas, precursor importante en la síntesis de creatina, porfirinas, glutatión y nucleótidos, además de estar ampliamente representado en la proteína más abundante de los mamíferos, el colágeno. Asimismo, forma parte de las sales biliares conjugadas, necesarias para la absorción de grasa. Además, este aminoácido regula la entrada de calcio a través de las membranas, aspecto mediado por un canal iónico dependiente de los aminoácidos. También es un inhibidor de la neurotransmisión en el SNC y un coagonista del glutamato para los receptores *N*-acetil-D-aspartato (NMDA).

La glicina se sintetiza a partir de serina, treonina, colina e hidroxiprolina a través del metabolismo interórganos, especialmente el hígado y el riñón. La degradación de la glicina ocurre por tres vías: el sistema de rotura de glicina (GCS, *glycine cleavage system*), la serina hidroximetil-transferasa y la conversión a glioxilato por la D-aminoácido oxidasa, siendo la principal la primera de ellas, que da lugar a la formación de amonio y CO_2. La ingesta media de glicina es de 3,2 g/día, pero existen varias líneas de evidencia que sugieren que la glicina es un aminoácido condicionalmente esencial para los lactantes, en particular para los recién nacidos prematuros. En animales, la proporción de síntesis de glicina disminuye cuando los aminoácidos no esenciales se eliminan de la dieta. Asimismo, se ha sugerido que la deficiencia de glicina puede ser responsable del crecimiento relativamente pobre del niño pretérmino alimentado exclusivamente con leche materna, ya que ésta tiene un contenido relativamente bajo de glicina. Utilizando la excreción urinaria de 5-oxoprolina como índice del estado nutricional de glicina, se ha planteado que los requerimientos de glicina pueden en ocasiones no ser satisfechos por la madre lactante.

La glicina desempeña funciones importantes en la regulación metabólica, en las reacciones de defensa antioxidante, como parte del glutatión, y en las funciones neurológicas. Este nutriente se ha utilizado en la prevención del daño tisular, para aumentar la capacidad antioxidante, para promover la síntesis proteica y la curación de heridas, para mejorar el sistema inmunitario y para tratar algunas enfermedades, como la obesidad, la diabetes de tipo 2, las enfermedades cardiovasculares, los daños por isquemia-reperfusión, varios tipos de cánceres y la enfermedad inflamatoria intestinal. Estos efectos múltiples, unidos a la insuficiente capacidad de síntesis *in vivo*, apoyan la noción de que la glicina es realmente un aminoácido condicionalmente esencial para los seres humanos.

Glutamina

Metabolismo

La glutamina es un aminoácido con propiedades únicas que se sintetiza en cantidades suficientes para satisfacer las necesidades corporales cuando las circunstancias fisiológicas son normales. Por ello, clásicamente se ha considerado un aminoácido no esencial. Sin embargo, en los últimos años se ha argumentado convincentemente que la glutamina debe in-

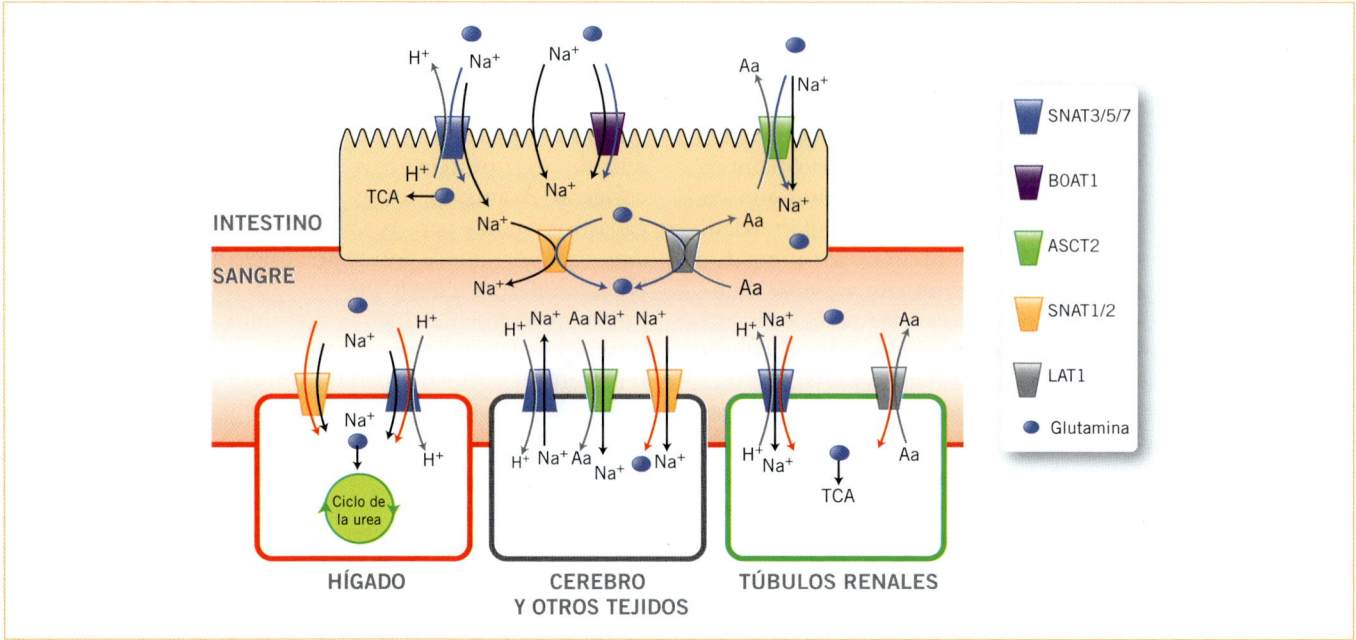

Figura 10-9. Absorción de glutamina por el intestino y distribución a diferentes tejidos. Los diferentes transportadores de la glutamina se muestran en diferentes colores. Las flechas azules indican la absorción de la glutamina desde el lumen intestinal a las células epiteliales y a continuación a la sangre; las flechas rojas muestran la captación de la glutamina por diferentes tejidos desde la sangre; las flechas negras indican el flujo de Na⁺; las flechas grises indican los flujos de otros aminoácidos y de protones. Aa: aminoácido; ASCT2: transportador de aminoácidos ASC2; LAT1: transportador 1 de tipo L; SNAT: transportador de aminoácidos neutros; TCA: ciclo de los ácidos tricarboxílicos.

cluirse entre los aminoácidos condicionalmente esenciales, porque en condiciones de estrés metabólico, como la sepsis, el estrés quirúrgico o el politraumatismo, la demanda de glutamina aumenta y el ser humano es incapaz de sintetizarla en cantidades adecuadas.

En condiciones habituales de salud, gran parte de la glutamina se obtiene a partir de las proteínas de la dieta, ya que en muchas de ellas representa uno de los aminoácidos mayoritarios, como es el caso de las proteínas de la leche y de la carne. Una vez digeridas las proteínas, la glutamina es absorbida en el intestino y se distribuye por la sangre a diferentes tejidos y órganos, utilizando diferentes transportadores de membrana, los cuales determinan los niveles intracelulares de este aminoácido (**Fig. 10-9**). Estos transportadores se dividen en dos categorías, Na⁺-dependientes y Na⁺-independientes. Entre los Na⁺-dependientes se encuentran los del sistema A (utilizan preferentemente alanina) y los del sistema N (utilizan preferentemente aminoácidos con N en su cadena lateral), así como los del sistema ASCT2. El sistema mejor caracterizado entre los Na⁺-independientes es el L (utiliza preferentemente leucina). Dentro del sistema A, el denominado transportador de aminoácidos neutros SNAT1 es el que transporta glutamina de forma notable, estando implicado en la captación por las neuronas. El SNAT2 se expresa en la mayoría de los tejidos, incluido el tejido adiposo. Los transportadores del sistema N son los que tienen mayor afinidad por la glutamina; dentro de esta clase, el SNAT3 se expresa en numerosos tejidos, como el músculo esquelético, los astrocitos y los hepatocitos perivenosos, donde se utiliza para liberar glutamina, mientras que sirve para captarla en la membrana basolateral de las células renales y de los hepatocitos periportales. Finalmente, el ASCT2 capta gluta-

mina en el músculo esquelético, las células epiteliales, los adipocitos y las células tumorales. Una de las funciones más importantes de este transportador es contribuir a la captación de leucina mediante un sistema antiporte catalizado por un transportador de tipo L denominado LAT1. Esto provoca la activación de la vía de señalización del mTOR, el cual a su vez activa la síntesis proteica y puede explicar, al menos en parte, la cooperación de la glutamina con la leucina en la síntesis de proteínas musculares (**Fig. 10-10**).

La glutamina es el aminoácido más abundante en la sangre, con concentraciones basales que alcanzan 650 mmol/l. También es el aminoácido que se encuentra en mayor cantidad en las células. La glutamina constituye el 61 % de los aminoácidos del músculo esquelético, por lo que representa la mitad del total de los aminoácidos corporales. La glutamina, junto con la alanina, transportan más de la mitad del nitrógeno de los aminoácidos circulantes.

Esta gran concentración corporal de glutamina se justifica por las importantes y diversas funciones metabólicas que tiene este aminoácido y que pueden resumirse en las siguientes (**Tabla 10-4**):

1. Incorporación a proteínas.
2. Transformación reversible en glutamato. La glutamina se forma a partir del glutamato por la actividad de la glutamina sintetasa. Con la excepción de su incorporación a proteínas, las demás funciones de la glutamina suponen su conversión a glutamato por la acción de la glutaminasa. Como se ha descrito en este capítulo, la glutamina cumple un papel fundamental en la desintoxicación del amoniaco tisular, puesto que lo utiliza para formarse a partir de glutamato en los tejidos periféricos y lo libera en el hígado y la

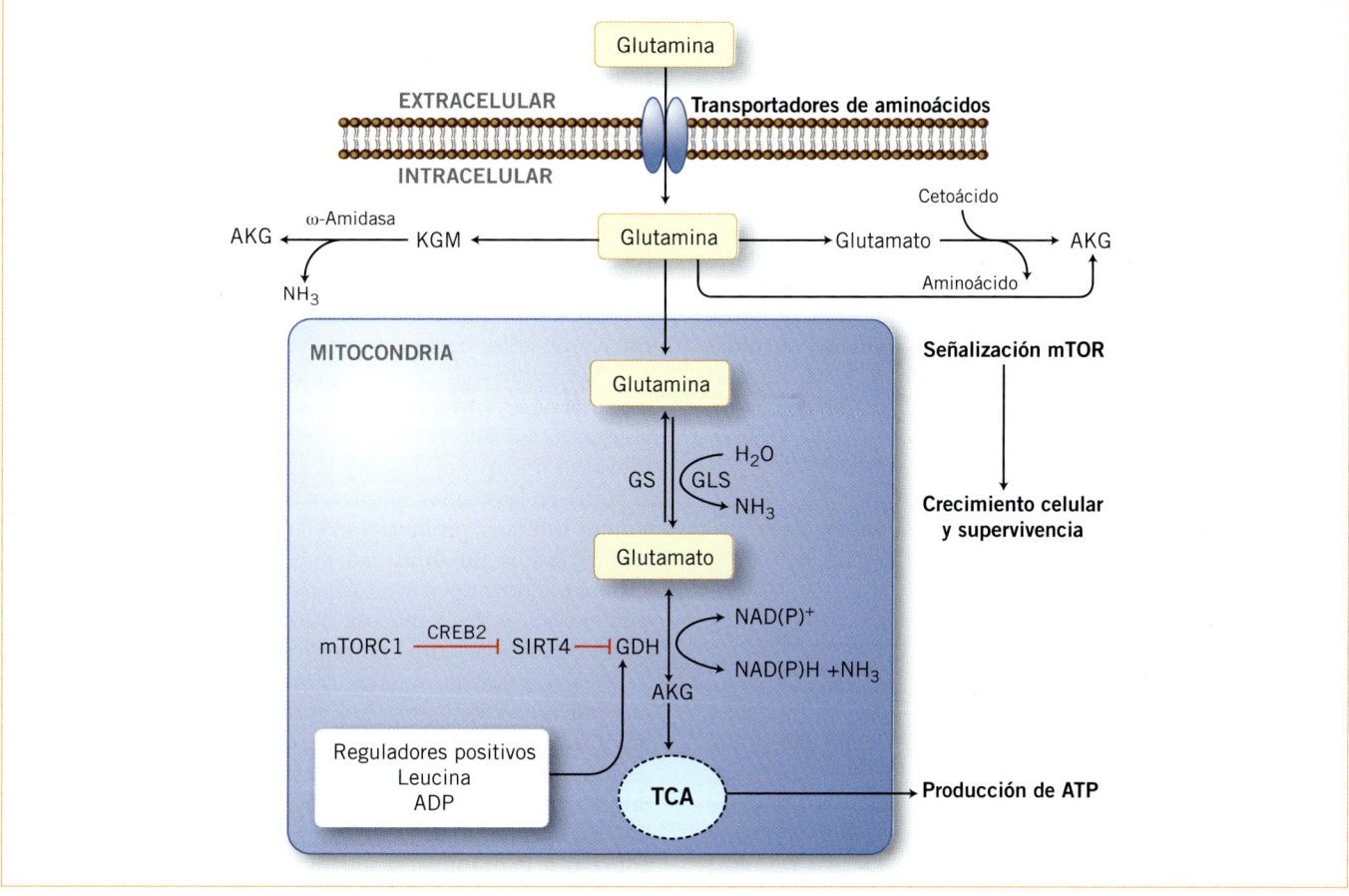

Figura 10-10. Vías metabólicas de la glutamina en el ser humano. Se indican las vías de glutaminólisis y la denominada glutaminasa II (GLS II). La glutaminólisis se asocia a activación de la señalización mTOR (diana de la rapamicina de mamíferos) y a la producción de energía, lo que conduce a la estimulación de la síntesis proteica. El α-cetoglutaramato (KGM) en la vía GLS II es un biomarcador útil en las enfermedades que cursan con hiperamoniemia, como algunos errores congénitos del ciclo de la urea y las encefalopatías hepáticas. AKG: α-cetoglutarato; ADP: adenosindifosfato; ATP: adenosintrifosfato; CREB2: elemento de respuesta 2 de unión a cAMP; GDH: glutamato deshidrogenasa; GLS: glutaminasa; GS: glutamina sintasa; mTORC1: complejo mTOR 1; NADH: nicotinamida adenindinucleótido reducido; NADPH: nicotinamida adenina dinucleótido fosfato reducido; SIRT-4: sirtuina 4; TCA: ciclo de los ácidos tricarboxílicos.

corteza renal. La glutamina puede considerarse, por lo tanto, una forma circulante de almacenamiento de amoníaco. Vale la pena destacar que la síntesis de glutamina a partir de glutamato puede también realizarse en el hígado con fines desintoxicantes. Esto es lo que sucede en los hepatocitos perivenosos para evitar que el amoníaco no utilizado para sintetizar

Tabla 10-4. Funciones fisiológicas y bioquímicas de la glutamina
• Regulación de la secreción de insulina y reducción de la producción de glucocorticoides
• Síntesis de purinas, pirimidinas, ornitina, citrulina, arginina, prolina y asparagina
• Reservorio de nitrógeno
• Regulación del recambio proteico a través de la vía de señalización de mTOR
• Regulación de la expresión génica
• Regulación de la inmunidad
• Combustible metabólico para tejidos de rápido crecimiento como el intestino y el sistema inmunitario
• Inhibición de la apoptosis celular
• Síntesis de aminoazúcares y glucoproteínas
• Regulación renal del equilibrio ácido-básico

urea en los hepatocitos periportales pueda acceder a la circulación general). En la corteza renal, el grupo amida de la glutamina se utiliza para formar iones amonio y contribuir al equilibrio ácido-básico del organismo (cap. 20, Regulación del equilibrio ácido-base).

3. El grupo amida de la glutamina participa en la síntesis de compuestos diversos, como nucleótidos o sus precursores (carbamilfosfato), asparagina y glucosamina. Es especialmente destacable la participación de la glutamina en la síntesis de nucleótidos, ya que resulta fundamental en la proliferación celular, proceso que requiere una intensa formación de ácidos nucleicos.

4. Una vez realizada la desamidación de la glutamina, el glutamato resultante puede utilizarse en la síntesis de proteínas o incorporarse a la molécula de glutatión. Otros destinos metabólicos del glutamato son su descarboxilación a ácido γ-aminobutírico (GABA) o su inclusión en los folatos.

5. El glutamato se utiliza también en la síntesis de aminoácidos a partir de cetoácidos, mediante reacciones de transaminación. Tras su utilización en las reacciones de transaminación, el glutamato se convierte en α-cetoglutarato. Este compuesto es un intermediario del ciclo de Krebs, que puede

utilizarse de forma energética o ser un intermediario en la síntesis de glucosa, lípidos, aminoácidos y bases púricas y pirimidínicas.

6. La glutamina activa un número de factores de transcripción que, a su vez, influyen en la expresión de genes relacionados con la respuesta inflamatoria, la proliferación, diferenciación y muerte celulares y sus propias funciones metabólicas. Así, la glutamina inhibe el factor nuclear kappa B (NF-κB), estimula la proteína activadora 1 e inhibe la proteína de unión a secuencias CAAT (C/EBP) y activa a la proteína c-myc. Estos efectos están mediados, fundamentalmente, por una activación de la vía de las quinasas activadas por mitógenos (**caps. 3**, Señalización celular, y **12**, Regulación de la expresión génica por compuestos nitrogenados, **tomo II**).

De acuerdo con las funciones que se acaban de considerar, las interrelaciones tisulares en el metabolismo de la glutamina se esquematizan en la **figura 10-11**.

Funciones

La utilización clínica de la glutamina está indicada en situaciones catabólicas graves. En estos casos, este aminoácido, administrado en soluciones parenterales como dipéptido, puede ser de gran utilidad en diversos tejidos y células con gran intensidad de proliferación (mucosa intestinal, linfocitos, etc.) y su aporte exógeno puede frenar la salida de este aminoácido desde sus reservas musculares. De esta forma se evita la depleción muscular en glutamina, la atrofia de las vellosidades intestinales y la necrosis intestinal.

Intestino

Entre los años 1974 y 1980, Windmueller y Spaeth demostraron el papel de la glutamina en el desarrollo del intestino y observaron que este órgano utiliza el 25 % del flujo sistémico de glutamina. En el intestino, la glutamina es el principal sustrato energético y la molécula precursora de ornitina, citrulina, prolina y arginina, así como de nucleótidos púricos y pirimidínicos, y de otras moléculas implicadas en la glicosilación de proteínas.

A pesar de que la glutamina y el glutamato son sustratos intercambiables para el sistema celular de la mucosa intestinal, hay evidencias crecientes que indican que la glutamina desempeña un papel específico para el intestino. En efecto, la glutamina no sólo es extraída de la circulación arterial por el intestino sino que es sintetizada tanto en las células de la cripta como en las células apicales, y la inhibición específica de la síntesis inhibe la proliferación y la diferenciación de los enterocitos. Así, la glutamina, además de sus funciones metabólicas, parece desempeñar un papel regulador del crecimiento y diferenciación de la mucosa intestinal a través de la activación de proteínas quinasas implicadas en el ciclo celular.

Varios estudios en seres humanos utilizando nutrición parenteral con soluciones que contienen glutamina en forma de dipéptidos han demostrado que la administración de este aminoácido eleva los niveles plasmáticos circulantes de glutamina y mejora el balance nitrogenado, aunque no en todos los casos se ha podido constatar un beneficio clínico. Por el contrario, la administración de suplementos de glutamina por vía enteral no mejora el balance de nitrógeno pero sí la morbilidad.

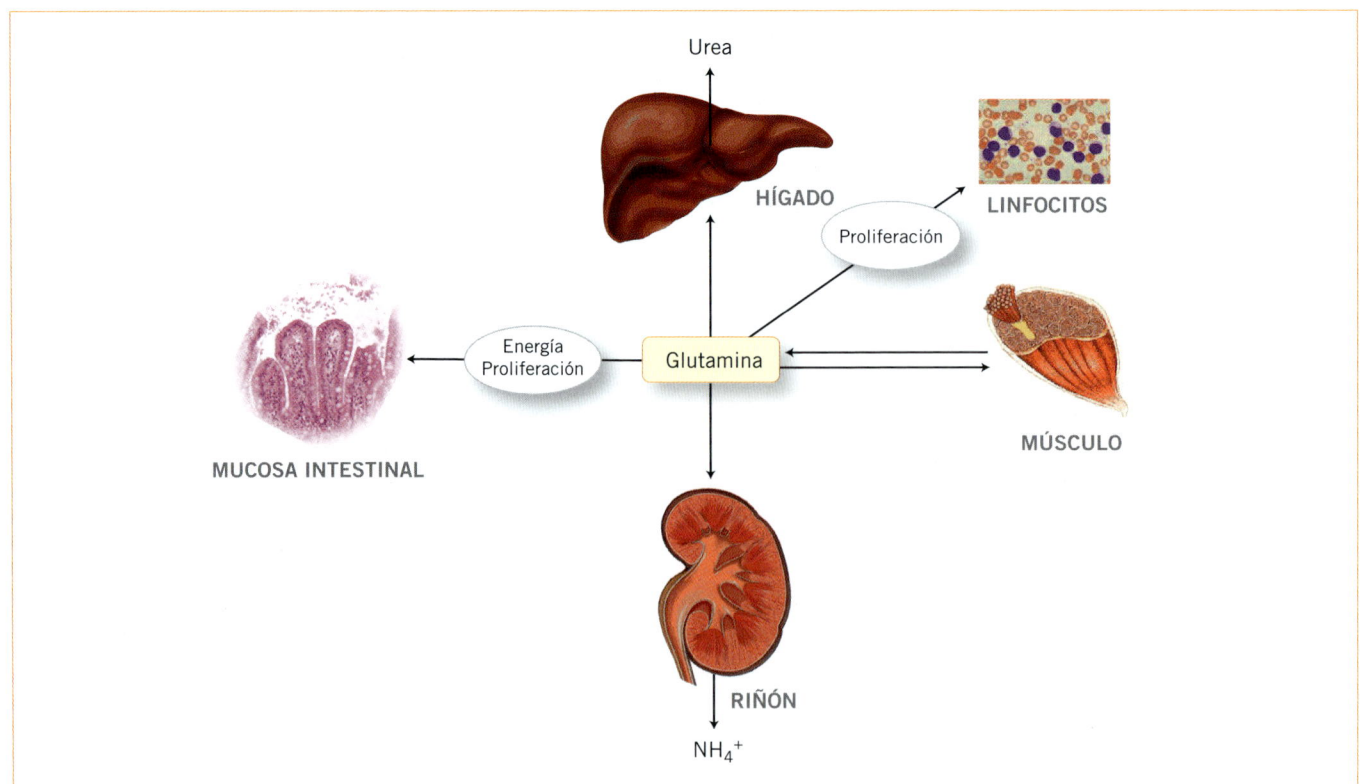

Figura 10-11. Interrelaciones tisulares en el metabolismo de la glutamina.

Un efecto posible de la glutamina es su influencia en la síntesis de aminoazúcares y, como consecuencia, en la síntesis de proteínas de la matriz extracelular y en la estructura de la mucosa, especialmente de las uniones estrechas *(tight junctions)*. Además, como molécula precursora de *N*-acetil-glucosamina y *N*-acetilgalactosamina, la glutamina puede desempeñar un papel fundamental en la síntesis de mucina y, por lo tanto, en el mantenimiento de la barrera pasiva de la mucosa frente al ingreso de microorganismos.

El papel del suministro de glutamina a pacientes cancerosos es controvertido. Por una parte, este aminoácido puede favorecer el crecimiento tumoral. Por otra, tiene claros efectos beneficiosos, como el mantenimiento de la mucosa intestinal y de la masa muscular y la estimulación del sistema inmunitario. Las perspectivas parecen interesantes ya que los estudios en animales de experimentación son claramente positivos en el sentido antitumoral.

Sepsis, infección, traumatismo y otros estados catabólicos

La infección grave altera sensiblemente el flujo de la glutamina entre diferentes órganos y estos cambios están acompañados por alteraciones importantes en el transporte a través de las membranas y del metabolismo intracelular. El músculo esquelético, el mayor depósito corporal de glutamina, aumenta hasta dos veces la liberación de este aminoácido durante la infección, así como la síntesis endógena. No obstante, a pesar del incremento en la actividad de la glutamina sintetasa del músculo esquelético, el *pool* de glutamina intracelular disminuye de forma notable, lo que indica que la utilización es mucho mayor que la síntesis. Además, el *pool* circulante de glutamina disminuye, porque está incrementada la captación por otros órganos. El hígado es el órgano que capta más cantidad de glutamina durante una infección grave. Así, estudios realizados en roedores endotoxémicos han demostrado que el flujo neto de glutamina al hígado aumenta entre 8 y 10 veces, lo cual se debe en parte al mayor flujo de sangre al órgano, pero también al aumento hasta 3 o 4 veces de la actividad del sistema de transporte activo.

Algunas citoquinas, como el factor de necrosis tumoral alfa (TNF-α) y las interleuquinas 1 y 6 (IL-1 e IL-6), y los glucocorticoides parecen ser las moléculas responsables del incremento de la captación de glutamina al aumentar la actividad del sistema de transporte por un mecanismo desconocido, pero probablemente regulado a nivel postranscripcional, ya que tanto las citoquinas como los glucocorticoides no aumentan el mRNA del sistema de transporte. Además, el TNF-α, la IL-1, la IL-6, el interferón gamma (IFN-γ) y los glucocorticoides estimulan la degradación proteica muscular por activación del sistema ubiquitina-proteasoma (**cap. 8**, Síntesis, degradación y recambio de las proteínas, **tomo II**).

El intestino disminuye su capacidad de utilización de glutamina durante la infección grave, una respuesta que parece regulada por el descenso del factor análogo de la insulina de tipo 1 (IGF-1), característico de la sepsis. Por otra parte, los linfocitos y macrófagos aumentan el consumo de glutamina durante los procesos infecciosos y, en ge-neral, en los procesos inflamatorios debido a su mayor proliferación.

En estas condiciones de flujo de glutamina alterado, la disponibilidad de glutamina por el sistema inmunitario limita algunas funciones celulares clave, como la fagocitosis y la producción de anticuerpos. Además, en muchos pacientes críticos, la vía intestinal no suele utilizarse, porque están recibiendo nutrición por vía parenteral, que carece generalmente de glutamina.

En varios estados catabólicos, como el traumatismo grave, la sepsis o el trasplante de médula ósea, y durante la quimioterapia intensiva y la radiación, los niveles plasmáticos de glutamina disminuyen. La disponibilidad reducida de glutamina en estas condiciones conduce a una alteración de las funciones inmunológicas debido a la capacidad disminuida de las células para proliferar. La **figura 10-12** resume las alteraciones en el flujo de glutamina entre órganos durante los estados catabólicos.

En las situaciones catabólicas, se ha demostrado que la administración de glutamina exógena por vía parenteral en forma estable, como dipéptidos solubles alanilglutamina o glicilglutamina, junto con otros agentes anabólicos que promueven la captación de nutrientes, es beneficiosa para los pacientes. La administración de glutamina mejora la respuesta al estrés metabólico y el balance nitrogenado, preservando la glutamina muscular y la distribución de agua corporal al prevenir la expansión del agua extracelular y reducir la retención de fluidos. Además, en los pacientes críticos con alteración de la barrera intestinal, la glutamina exógena puede proteger al hospedador de las complicaciones derivadas de la endotoxemia. Un posible mecanismo de los efectos saludables de la glutamina en las situaciones catabólicas graves es su contribución a la síntesis de arginina y, como consecuencia, de NO, aumentando la vasodilatación.

La administración de dipéptidos permite la esterilización por calor de las soluciones de aminoácidos y el aumento del contenido en glutamina. Por otra parte, los dipéptidos son rápidamente hidrolizados por las hidrolasas que están presentes en las membranas celulares, por lo que son rápidamente aclarados del plasma, sin que existan pérdidas apreciables por orina.

En el caso del trasplante de médula ósea, parece particularmente indicado el uso de nutrición parenteral enriquecida con glutamina, junto con la administración de agentes citorreductores y de factores de crecimiento hematopoyéticos.

Aunque la eficacia terapéutica de las dietas suplementadas con glutamina por vía oral está en duda, debido a que el intestino metaboliza gran parte del aminoácido adicionado, en algunos estudios sobre las evidencias clínicas para el uso de la nutrición enteral con glutamina se ha constatado que las dietas suplementadas con este aminoácido son bien toleradas, mejoran la respuesta inmunológica de los pacientes con traumatismos múltiples y suponen una reducción de costo en los pacientes críticos (**Fig 10-13**). A pesar de que varios metaanálisis basados en todos los estudios controlados y aleatorizados realizados en unidades de cuidados intensivos (UCI), con un número relativamente pequeño de pacientes, han demostrado la eficacia de la glutamina en reducir la mortalidad y el tiempo de estancia hospitalaria, dos

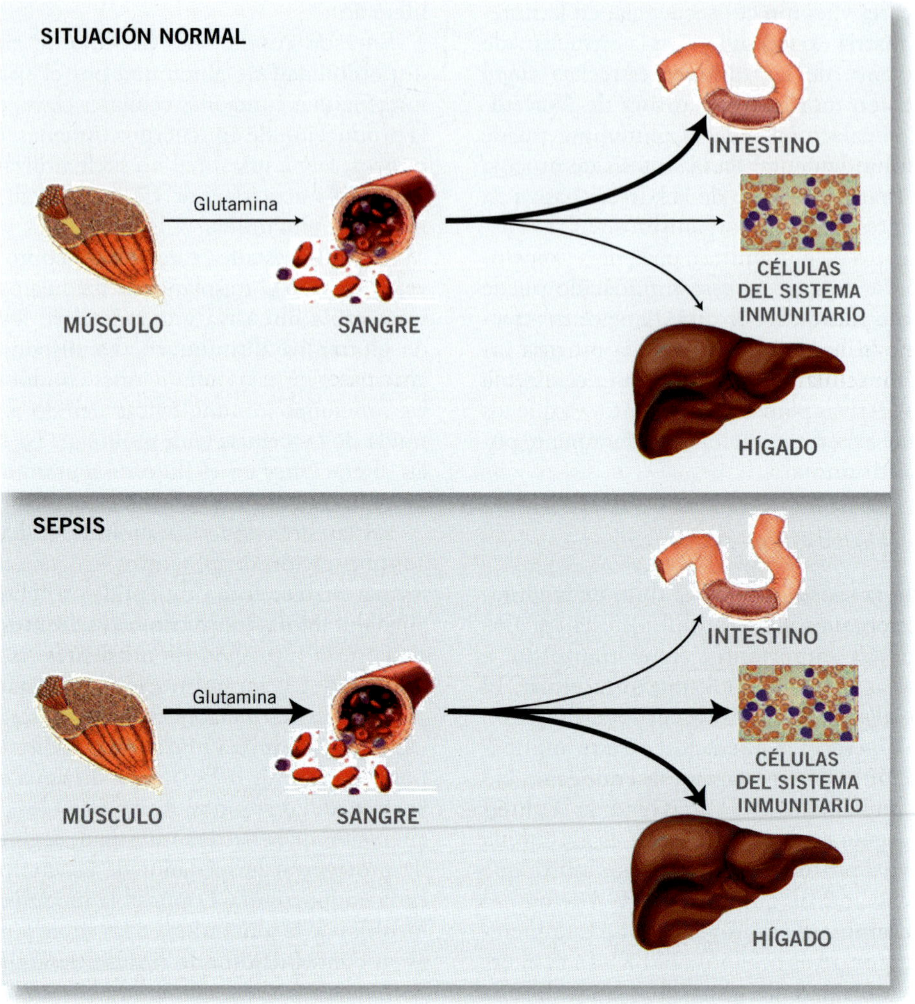

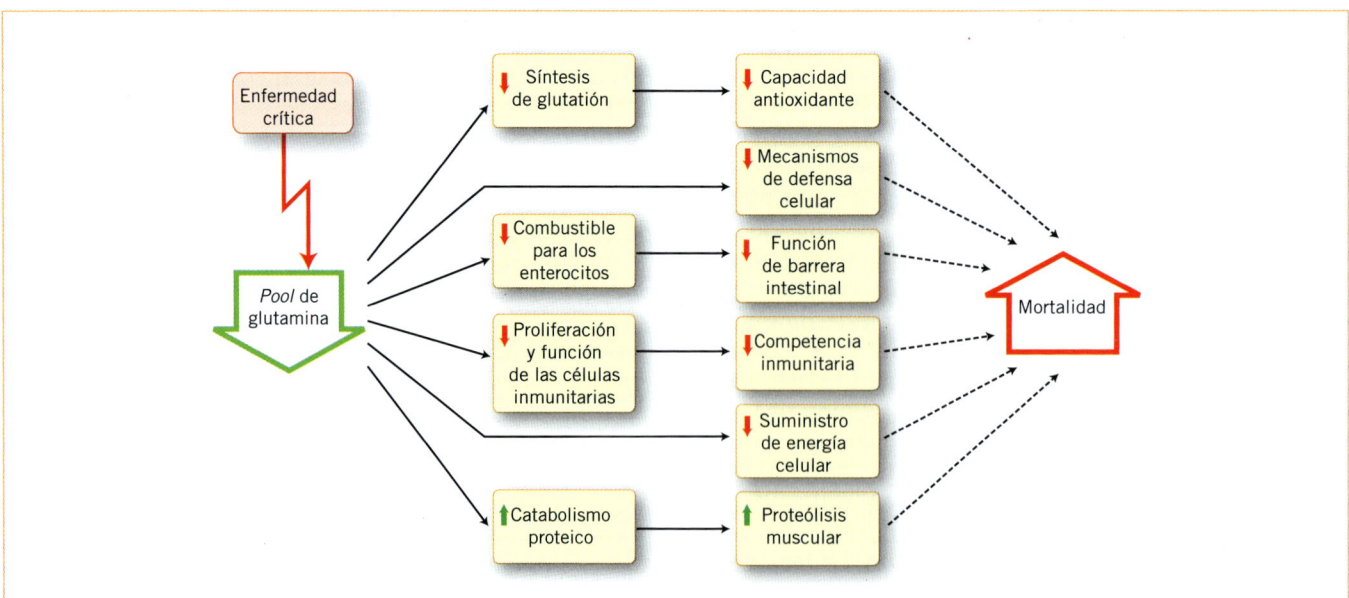

Figura 10-12. Alteraciones en el flujo de glutamina entre órganos durante la sepsis.

Figura 10-13. Efectos de la enfermedad crítica sobre el *pool* de glutamina corporal y alteraciones de funciones que resultan en un aumento de la mortalidad.

grandes estudios multicéntricos recientes con pacientes de UCI ventilados (REDOXS y MetaPlus) han indicado un aumento de la mortalidad, por lo que algunas sociedades internacionales, en sus guías de consenso para el tratamiento de este tipo de pacientes recomiendan no utilizar nutrición parenteral o enteral suplementada con glutamina, al menos mientras no existan nuevas evidencias de su posible utilidad en los pacientes críticos.

Cáncer

La transformación neoplásica se acompaña de aumentos adaptativos en la síntesis de nucleótidos y de proteínas, paralelos a la proliferación celular. Las elevadas tasas de síntesis proteica en los tumores en crecimiento suponen un gasto continuo tanto de aminoácidos esenciales como no esenciales. Así, los tumores actúan como «trampas de nitrógeno», compitiendo activamente con el hospedador por los componentes nitrogenados e incorporando aminoácidos tanto para su oxidación como para la síntesis proteica. Como la glutamina es el aminoácido más abundante, los tumores se consideran «trampas de glutamina». Así, existe un flujo neto de glutamina desde los tejidos del hospedador al tumor. Por el contrario, en el bazo, un órgano importante del sistema inmunitario, hay un aumento de la actividad de la glutaminasa que contribuye a disminuir la disponibilidad de glutamina para la proliferación linfocitaria. Además, la progresión del tumor, asociada con un ávido consumo de glutamina, conduce a una depresión en la actividad de las células NK, implicadas en la eliminación de células malignas.

Por lo tanto, la suplementación de la dieta con glutamina puede producir efectos muy diversos en estos pacientes. Por un lado, facilitaría la actividad de las células NK. Varios estudios clínicos han demostrado que la administración de glutamina restaura la función de las células NK y mejora el metabolismo proteico en los pacientes. Por otro lado, el suministro exógeno de glutamina podría tener el efecto indeseable de alimentar al tumor. Hay que tener en cuenta, además, que se pueden emplear análogos de glutamina como medicación antitumoral, lo que complica todavía más el panorama. Además, la glutamina aumenta la selectividad de los fármacos antitumorales al proteger al paciente del daño oxidativo a través de un aumento del glutatión celular. Por otro lado, en estudios con pacientes con cáncer que reciben radioterapia no se han observado efectos beneficiosos derivados de la administración de glutamina, por lo que actualmente no existe consenso sobre el uso de glutamina en los pacientes con neoplasias.

La última revisión de las evidencias clínicas para el uso de nutrición enteral con glutamina ha mostrado que es útil en la mejoría de la mucositis en pacientes que han recibido quimioterapia. Asimismo, en una revisión sistemática reciente se ha sugerido que la ingesta de glutamina en pacientes con cáncer de colon y colorrectal contribuye a reducir algunas complicaciones provocadas por la quimioterapia, como mucositis intestinal y diarrea, mejorando el balance nitrogenado, el sistema inmunitario y la curación de las heridas tras la cirugía, si bien no parecen existir beneficios para la radioquimioterapia.

Prolina

La prolina es un aminoácido dispensable que puede sintetizarse desde glutamato y, asimismo, puede convertirse en este último aminoácido en el catabolismo nitrogenado. Así, puede ser una buena fuente de glutamato y, a su vez, es utilizado por otros tejidos como fuente de energía.

La prolina se incorpora en los tejidos proteicos y puede hidroxilarse hasta hidroxiprolina (v. más adelante). Tanto la prolina como la hidroxiprolina se encuentran en cantidades elevadas en el colágeno, lo que explica el aumento de sus necesidades durante los períodos de crecimiento.

La entrada de prolina en los enterocitos representa el primer paso de su utilización metabólica a partir de las proteínas de la dieta. Allí se degrada en gran parte, hasta un 40 %, y sólo el 60 % alcanza la circulación portal. En el intestino sirve, además de para la síntesis proteica, para la de ornitina y poliaminas.

La prolina desempeña funciones versátiles en la fisiología y el metabolismo celular (**Tabla 10-5**). Así, es el principal sustrato nitrogenado para la síntesis de poliaminas en la placenta y el intestino delgado de los lactantes, vía prolina oxidasa y ornitina descarboxilasa. Además, la prolina y su metabolito pirrolina-5-carboxilato regulan la expresión de genes y la señalización celular, y la prolina contribuye a la eliminación de radicales libres. Estudios recientes sugieren que la prolina tiene un papel fundamental en la activación de la vía mTOR, que integra las señales de nutrientes como glucosa y aminoácidos, el estado energético celular, de varios factores de crecimiento y de varios factores de estrés que afectan el crecimiento y la función celular. Por lo tanto, la prolina actúa en concierto con arginina, leucina y glutamina, activadores de la vía mTOR y reguladores de la producción de poliaminas, para aumentar la síntesis proteica en células y tejidos, sobre todo del intestino y del músculo esquelético.

La prolina, como otros aminoácidos condicionalmente esenciales, desempeña un papel importante en la actividad del sistema inmunitario. Así, la pérdida de función de la oxidación de la prolina conduce a la alteración de la función inmunitaria en el intestino, probablemente porque el peróxido de hidrógeno liberado en la reacción es un agente citotóxico para las bacterias.

Los requerimientos medios de ingesta dietética para la prolina se han establecido en 5,2 g/día, aunque los jóvenes pueden llegar a ingerir hasta 12 g/día.

Tabla 10-5. Funciones fisiológicas y en el metabolismo celular de la prolina

- Síntesis de proteínas, especialmente colágeno y otras proteínas de la matriz extracelular
- Síntesis de hidroxiprolina
- Síntesis de arginina, especialmente en los recién nacidos alimentados al pecho
- Regulación de la expresión de genes y de la diferenciación celular
- Activación de mTOR (diana de la rapamicina de mamíferos)
- Señalización vía pirrolina-5-carboxilato, anión superóxido y reacciones celulares redox
- Eliminación de antioxidantes

Taurina

La taurina es un aminoácido no proteinogénico cuya estructura química corresponde al ácido β-aminoetanosulfónico; es un compuesto ubicuo y representa la amina intracelular más abundante en los mamíferos. Un hombre de 70 kg contiene aproximadamente 70 g de taurina con una concentración intracelular de 5-50 mmol, mientras que los niveles plasmáticos se sitúan en 100 μmol. Aunque inicialmente se pensó que la taurina era sólo el producto final del metabolismo de los aminoácidos azufrados, en la actualidad parece bien establecido que este compuesto interviene en los procesos de excitación en el SNC y en el músculo. Entre otros procesos, participa en la función de la retina y del corazón, la estabilización del potencial de membrana, la modulación del transporte de calcio, la osmorregulación, la neuromodulación, el mantenimiento de la capacidad antioxidante y la inhibición de la fosforilación de determinadas proteínas, además de ser fundamental para la formación de sales biliares conjugadas y para la función leucocitaria.

La **tabla 10-6** resume las funciones fisiológicas más importantes de la taurina.

Metabolismo

Los requerimientos de taurina se satisfacen con la ingesta dietética y por la síntesis *de novo* a partir de cisteína.

La metabolización de la cisteína hasta taurina ocurre mayoritariamente en el hígado. La cisteína es oxidada hasta ácido cisteinsulfínico por la enzima inducible cisteína dioxigenasa. El cisteinsulfinato puede descarboxilarse hasta hipotaurina mediante la cisteinsulfínico descarboxilasa o puede ser transaminado con α-cetoglutarato hasta sulfinilpiruvato, que espontáneamente se descompone en piruvato y sulfito. Se desconoce si en la oxidación final de hipotaurina a taurina interviene una enzima específica o la reacción es espontánea en presencia de oxígeno. La **figura 10-14** muestra la vía de síntesis de taurina a partir de cisteína en el hígado. En otros tejidos, existen vías alternativas para la síntesis de taurina, aunque cuantitativamente no son importantes. Así, se puede sintetizar a partir de *N*-acetilcisteína y glutatión.

La capacidad biosintética de taurina en el hombre, al contrario de lo que ocurre en otros mamíferos, como los roedores, es limitada y el recambio es escaso. Asimismo, algunos tipos celulares, como los astrocitos, son capaces de sintetizarla, mientras que otros, como las neuronas, no pueden realizar dicha síntesis.

Tabla 10-6. Funciones fisiológicas de la taurina

- Formación de ácidos biliares conjugados
- Excreción de colesterol
- Osmorregulación y regulación del volumen celular
- Transporte iónico (Na^+, Cl^- e intercambio Na^+-Ca^{2+})
- Inhibición de la fosforilación de proteínas
- Citoprotección en el sistema nervioso central
- Neurotransmisor
- Función retiniana
- Formación de *N*-clorotaurina en leucocitos
- Eliminación de compuestos carbonilo reactivos
- Desarrollo del feto y del recién nacido

Funciones

La deficiencia de taurina se produce en monos jóvenes, felinos y otros animales de laboratorio, pero no se considera un compuesto esencial para la especie humana en circunstancias normales, ya que puede sintetizarse a partir de cisteína. La ingesta de taurina es usualmente inferior a 200 mg/día y se debe fundamentalmente a la ingesta de carne y pescado, siendo los niveles plasmáticos dependientes del contenido de aminoácidos azufrados de la dieta.

Taurina y desarrollo del lactante

Los recién nacidos humanos alimentados con fórmula, especialmente los prematuros, pueden tener un mayor riesgo de sufrir una insuficiencia de taurina que los alimentados al pecho, ya que las fórmulas basadas en leche de vaca contienen mucha menos cantidad de este compuesto (1-3 μmol/dl en las fórmulas no suplementadas frente a 25-35 μmol/dl en la leche humana). Por otra parte, se ha descrito que la actividad de la enzima cisteinsulfínico descarboxilasa es muy baja en el prematuro y madura en las primeras semanas después del nacimiento. Esto explica que se hayan encontrado bajos niveles plasmáticos y urinarios de taurina en los recién nacidos pretérmino en relación a los alimentados al pecho. Aun así, se mantienen las dudas acerca de la esencialidad de este compuesto, ya que no condiciona cambios de crecimiento, retención de nitrógeno o cambios metabólicos.

Los niños alimentados al pecho segregan fundamentalmente ácidos biliares conjugados con taurina, mientras que los alimentados con fórmula sin taurina lo hacen en forma de conjugados con glicina. Debido al carácter hidrofílico del ion sulfónico, el taurocolato es más soluble en agua que el

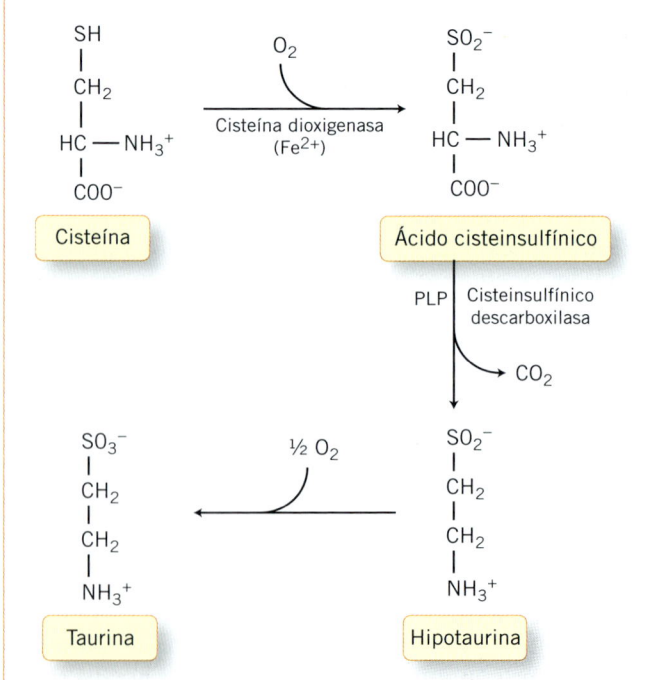

Figura 10-14. Formación de taurina a partir de cisteína. PLP: piridoxal-fosfato.

glicocolato, lo que influye en la digestibilidad de la grasa dietética, así como en su reabsorción. En los neonatos, especialmente en los prematuros de menos de 33 semanas de gestación, la suplementación con taurina a las fórmulas aumenta la síntesis de ácidos biliares tauroconjugados y la absorción de grasa. Asimismo, la taurina parece prevenir la colestasis.

La concentración de taurina en la retina es muy elevada y supone 40-75 % de los compuestos nitrogenados no proteicos libres, aunque su distribución en los diferentes tipos celulares es diferente. Durante las décadas de 1970 y 1980 se sugirió que los niños alimentados con fórmulas carentes de taurina podrían presentar anomalías en la función retiniana, teniendo en cuenta los resultados obtenidos en gatos y monos que ingerían dietas deficientes en este compuesto. Sin embargo, estudios posteriores confirmaron que, al menos en los recién nacidos normales con una ingesta de cisteína adecuada, como ocurre con las fórmulas lácteas adaptadas, no se producen anomalías detectables en la función visual. No obstante, en los lactantes alimentados con nutrición parenteral durante un tiempo prolongado se recomienda la administración de taurina. Con independencia de las evidencias clínicas sobre los efectos reales de la suplementación con este compuesto, prácticamente todas las fórmulas infantiles están adicionadas de taurina para igualar las concentraciones de la leche materna y mantener niveles plasmáticos de taurina similares a los de los niños alimentados al pecho.

Por otra parte, se ha descrito que niños prematuros con peso inferior a 1.500 g que reciben una fórmula suplementada con taurina desarrollan respuestas auditivas más maduras. Asimismo, en el recién nacido de bajo peso alimentado con nutrición parenteral, está en discusión si la inmadurez de la absorción renal de taurina causa depleción del *pool* corporal de este aminoácido.

Taurina y enfermedad cardíaca

La taurina es el compuesto nitrogenado no proteico libre más importante en el tejido cardíaco, donde representa alrededor del 50 % y alcanza concentraciones de 10-20 mM. A pesar de esta concentración tan elevada, el tejido cardíaco no sintetiza taurina y la extrae de la circulación sanguínea mediante un sistema de transporte muy eficiente dependiente del intercambio de sodio y calcio.

Varios estudios, tanto clínicos como experimentales, han mostrado una mortalidad reducida en pacientes con insuficiencia cardíaca congestiva tratados con suplementos de taurina. Es probable que la taurina participe en la regulación de la actividad de algunas proteínas del corazón, como la angiotensina II y el complejo de la piruvato deshidrogenasa.

Taurina e inmunidad

Los contenidos intracelulares de taurina son también muy elevados en las plaquetas y en los leucocitos, donde parece actuar como un potente antioxidante. La mayor concentración se encuentra en los neutrófilos. En estas células, la taurina da lugar a la formación de *N*-clorotaurina, por reacción con el ácido hipocloroso producido por el sistema de la mieloperoxidasa. La *N*-clorotaurina, aún muy reactiva, puede ser utilizada por los neutrófilos en la defensa del hospedador frente a los microorganismos.

Por otra parte, la taurina se clasifica a menudo como un antioxidante, debido a que participa en la protección frente al daño celular provocado por la hipoxia e inhibe la apoptosis al inhibir la formación de radicales libres de oxígeno. Desde el punto de vista químico, la taurina es un compuesto inerte, aunque es capaz de reaccionar con compuestos oxidantes, como el ácido hipocloroso. Sin embargo, la hipotaurina es un verdadero antioxidante; de hecho, cuando se oxida en presencia de oxígeno, se convierte en taurina. No obstante, la taurina parece ser muy efectiva en la reacción con compuestos aldehídicos, por lo que parece tener una función de proteger a las proteínas intracelulares al reaccionar con compuestos carbonilo reactivos.

Taurina y diabetes

Se ha sugerido que la privación de taurina durante el desarrollo fetal puede dar lugar a la aparición de diabetes mellitus de tipo 2. Así, se ha demostrado que cuando existe retraso del crecimiento intrauterino se comprueba una actividad reducida del sistema de transporte de taurina y que los recién nacidos de bajo peso adecuados para la edad gestacional desarrollan diabetes de tipo 2 en la vida adulta con mayor frecuencia.

Por otra parte, la evaluación de las observaciones publicadas en relación con el papel de la taurina en la osmorregulación intracelular provee una explicación razonable para algunas de las alteraciones celulares y vasculares que ocurren en la diabetes, como la disfunción de las plaquetas, la retina, los nervios y el riñón, o la alteración de la respuesta inmunitaria. El estrés osmótico producido por los elevados niveles de glucosa en la diabetes da lugar a la acumulación de sorbitol en los tipos celulares donde la captación de glucosa no depende de la insulina y que tienen actividad aldosa reductasa. Así, la fluctuación en los niveles intracelulares de glucosa causa depleción de varios osmolitos, como la taurina y el mioinositol, en varios tipos celulares, como las plaquetas, los leucocitos y las células endoteliales. Asimismo, se altera el transporte de taurina entre las células gliales y las neuronas y los fotorreceptores retinianos.

La **figura 10-15** muestra un esquema de las consecuencias de la depleción de taurina sobre el endotelio, y las funciones neural, retiniana y renal.

La depleción de taurina origina una menor eliminación de grupos carbonilo reactivos, con lo que aumentan la glicación de las proteínas y la producción de productos avanzados de la glicación (AGE). Todas estas disfunciones celulares son la causa a largo plazo de las complicaciones de la diabetes en la retina, los nervios y los riñones. Además, la depleción de taurina ocasiona una alteración de la composición de la bilis, aumentando la cantidad de conjugados de glicina, menos eficientes en la eliminación de colesterol. Este proceso podría contribuir a la acumulación de colesterol corporal y el consiguiente depósito en el sistema vascular. Ello, junto con la disfunción de plaquetas, células endotelia-

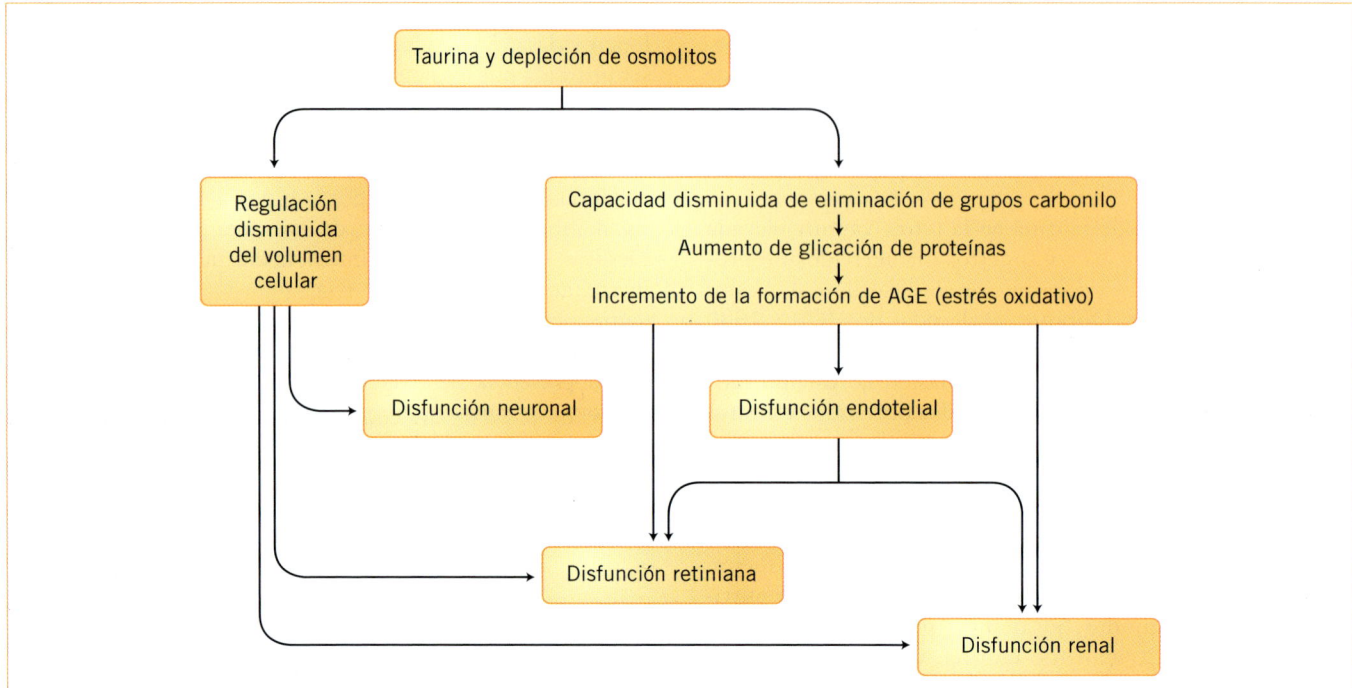

Figura 10-15. Consecuencias de la depleción de taurina. AGE: productos avanzados de la glicación.

les y leucocitos, contribuiría al desarrollo de aterosclerosis. La **figura 10-16** ilustra la relación entre la depleción de taurina y el desarrollo de aterosclerosis.

Citoprotección del tejido nervioso

Se ha sugerido que las elevadas concentraciones de taurina endógena, especialmente en la retina, pueden ser las causantes de la neuroprotección frente a la exotoxicidad inducida por el glutamato. Asimismo, la protección de la retina puede deberse a la acción de la taurina en la prevención de la oxidación de los lípidos inducida por la luz.

No obstante, aun cuando la taurina cumple con todas las condiciones para ser considerada un neurotransmisor, hasta la fecha no se ha descubierto ningún receptor para la taurina.

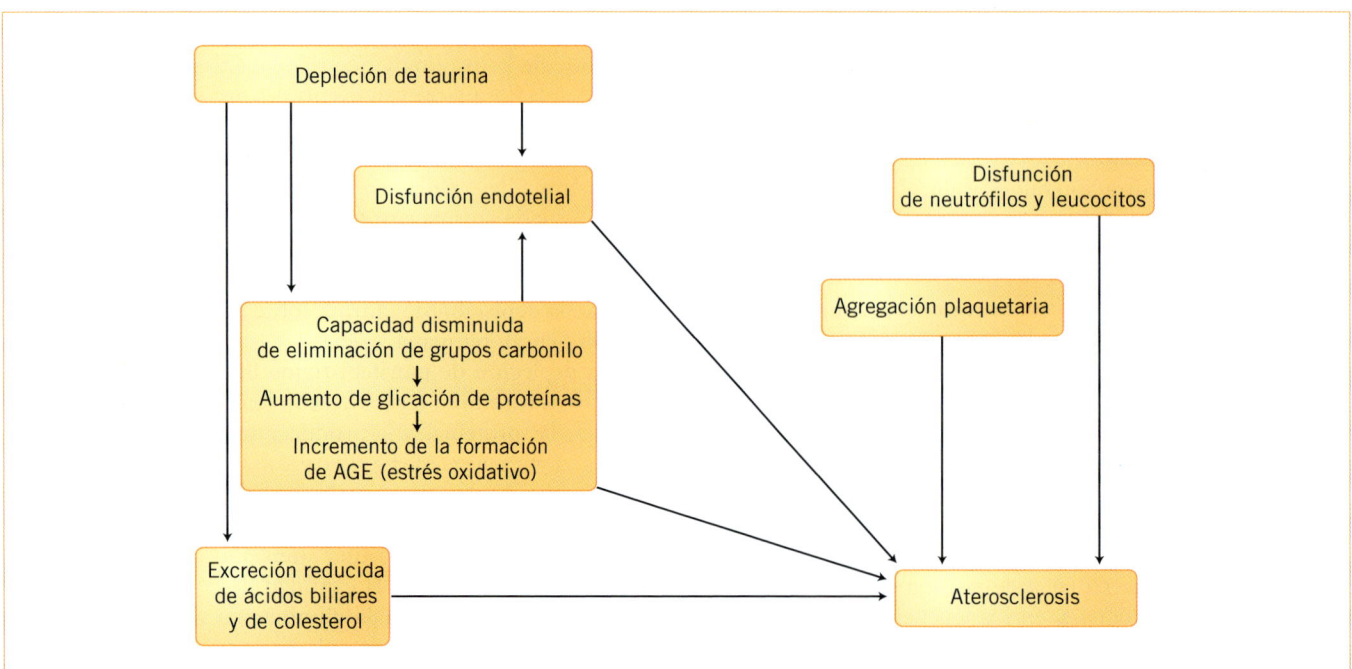

Figura 10-16. Relación entre la depleción de taurina y el desarrollo de aterosclerosis. AGE: productos avanzados de la glicación.

Tirosina

En los adultos sanos, la tirosina se considera un aminoácido dispensable porque puede sintetizarse a partir de fenilalanina en el hígado en una reacción catalizada por la fenilalanina hidroxilasa. Sin embargo, la actividad de esta enzima es baja en la enfermedad hepática y en la insuficiencia renal crónica.

Asimismo, en los recién nacidos, especialmente en los prematuros, la actividad de la fenilalanina hidroxilasa es relativamente baja, pudiendo ser la causa de la aparición de hiperfenilalaninemias transitorias. En estas circunstancias, la tirosina es un aminoácido esencial y debe aportarse en cantidades adecuadas en la dieta.

La tirosina es un aminoácido modulador de las respuestas inmunitarias, indirectamente, a través de la producción de catecolaminas y de tiroxina.

La ingesta media de tirosina es de 2,8 g/día, aunque en los adultos se alcanzan ingestas de hasta 6,4 g/día. La ubicuidad de la tirosina en los alimentos permite la aportación de este aminoácido en cantidades suficientes incluso en situaciones de enfermedad.

DERIVADOS DE AMINOÁCIDOS DE INTERÉS NUTRICIONAL

Carnitina

La L-carnitina (β-hidroxi-γ-trimetilaminobutirato) es un derivado de los aminoácidos lisina y metionina ampliamente distribuido en todos los tejidos de los mamíferos y particularmente abundante en el tejido muscular. Es una molécula fundamental en la oxidación de los ácidos grasos y por lo tanto en el metabolismo energético. Su función mejor conocida es la de actuar como lanzadera de los ácidos grasos de cadena larga, facilitando su entrada en la matriz mitocondrial, donde son oxidados. La L-carnitina parece también facilitar la salida de los ácidos grasos de cadena corta desde la mitocondria al citosol (**cap. 6**, Metabolismo lipídico tisular).

Otras funciones de la carnitina son la protección de la estructura de las membranas celulares y la reducción de la producción de lactato. Por otra parte, numerosas observaciones han puesto de manifiesto su papel en el control del ciclo celular. Varias evidencias sugieren que la apoptosis celular inducida por adición de palmitato o estearato a los medios de cultivo se relaciona con la síntesis *de novo* de ceramida; la carnitina inhibe la muerte celular programada al prevenir la hidrólisis de la esfingomielina y la consecuente síntesis de ceramida. Este efecto es específico para la esfingomielinasa ácida, que disminuye su actividad en presencia de acetilcarnitina.

Metabolismo

Los requerimientos de carnitina se satisfacen por biosíntesis endógena a partir de lisina y metionina, llevada a cabo en el hígado y en el riñón, y por la dieta. La leche y los productos lácteos, la carne y el pescado son fuentes ricas en carnitina.

Por el contrario, los vegetales, y entre ellos los granos, son fuentes pobres de este compuesto. La carnitina libre es absorbida de forma prácticamente completa en el intestino delgado. La proporción de carnitina sintetizada depende de una serie de factores, como la carnitina de la dieta y la coexistencia de estados patológicos, como insuficiencia renal, diabetes mellitus, abuso de alcohol, isquemia del miocardio y cáncer.

En la vía biosintética de la carnitina, los cuatro carbonos de la cadena y el nitrógeno derivan de la lisina, y los tres grupos metilos son aportados por la S-adenosilmetionina (SAM). En todos los mamíferos, algunos residuos de lisina presentes en las proteínas son metilados por proteína-lisina metiltransferasas que usan SAM como donante de grupos metilo. El producto metilado es un residuo de 6-N-trimetil-lisina que se encuentra en numerosas proteínas como las histonas, la miosina, la calmodulina y el citocromo c. La 6-N-trimetil-lisina es liberada por proteólisis y sufre cuatro reacciones hasta convertirse en carnitina. La primera reacción es una hidroxilación catalizada por la trimetil-lisina hidroxilasa. La segunda reacción, catalizada por la β-hidroxitrimetil-lisina aldolasa, libera glicina y γ-trimetilamino-butiraldehído. Este último compuesto es oxidado hasta γ-butirobetaína por la acción de la correspondiente deshidrogenasa, y en la última reacción la γ-butirobetaína es hidroxilada por la γ-butirobetaína hidroxilasa para dar carnitina (**Fig. 10-17**).

Las dos reacciones de hidroxilación están catalizadas por dioxigenasas que requieren hierro, α-cetoglutarato y ácido ascórbico. Como es bien conocido, la fatiga es uno de los síntomas característicos de la deficiencia de vitamina C, que probablemente se debe al déficit en la biosíntesis de carnitina.

El sitio mayoritario para la formación de trimetil-lisina es el músculo esquelético, aunque todos los tejidos tienen capacidad para formarla, dependiendo de la biodisponibilidad de los sustratos. Una vez que la trimetil-lisina es hidroxilada dentro de cada tejido, puede pasar a la circulación sistémica, y la γ-butirobetaína es hidroxilada, fundamentalmente en el hígado y en el riñón, para dar carnitina, que es distribuida de nuevo a otros tejidos.

Funciones

La deficiencia de carnitina en la especie humana se describió por primera vez en 1973. Desde entonces, se han diagnosticado más de 100 casos de deficiencia genética de carnitina. El mecanismo bioquímico que da lugar a la deficiencia de carnitina parece residir en anomalías funcionales de un transportador específico de iones de carnitina. Esta deficiencia puede ser sistémica o simplemente miopática y da lugar a una serie de síndromes, que incluyen debilidad muscular progresiva con infiltración lipídica del músculo esquelético y concentración reducida de carnitina muscular, miocardiopatía, hipoglucemia grave, concentraciones elevadas de amonio en sangre y capacidad disminuida de producción de cuerpos cetónicos en respuesta al ayuno.

La deficiencia de carnitina puede también ocurrir junto con otras alteraciones metabólicas, como la aciduria orgánica, o ser secundaria a algunos tratamientos médicos, como la diálisis renal, la nutrición parenteral de larga duración y el

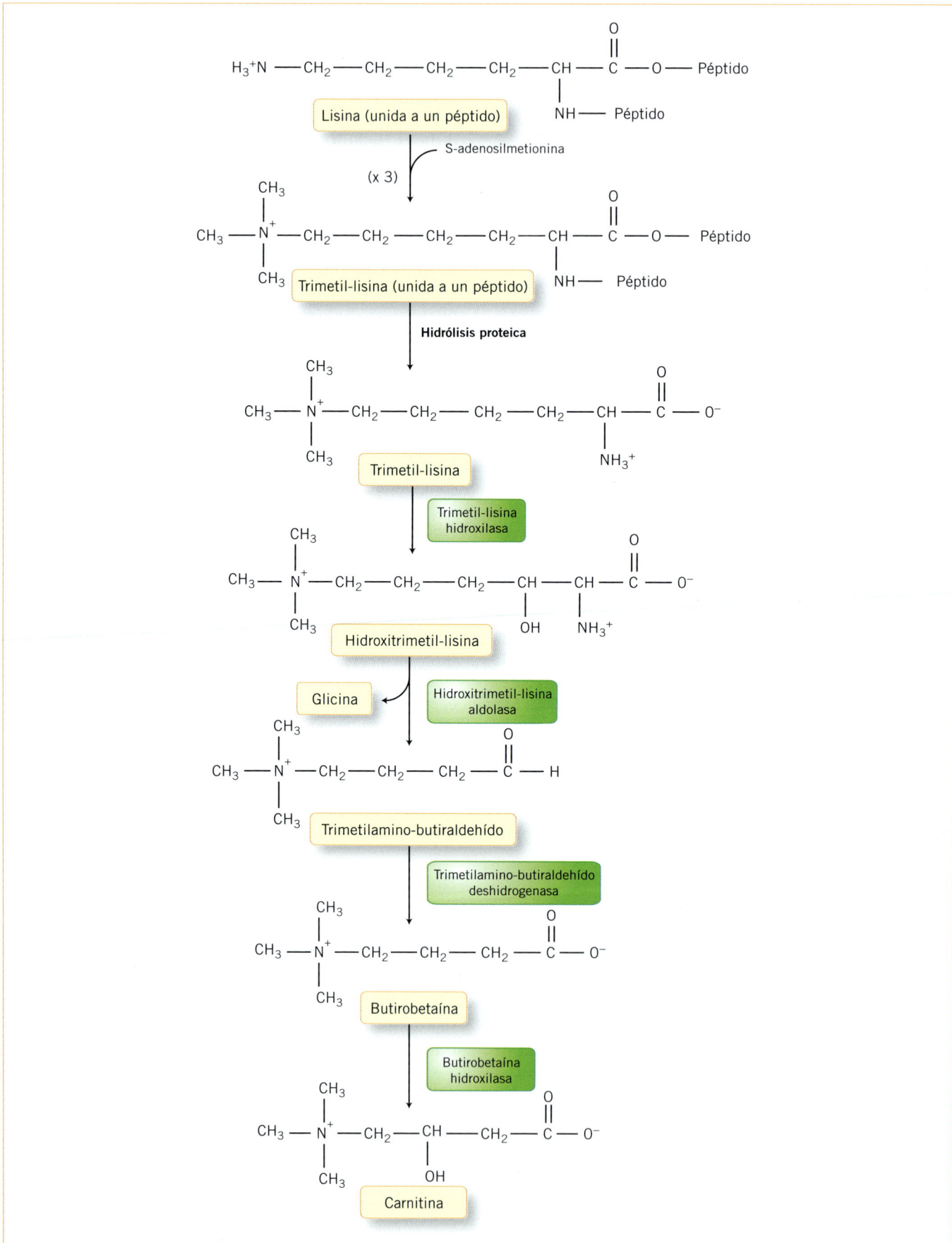

Figura 10-17. Biosíntesis de carnitina.

tratamiento con ácido valproico. En pacientes con trastornos tubulares renales, en los cuales la excreción de carnitina puede ser excesiva, y en pacientes en hemodiálisis, la deficiencia secundaria de carnitina es muy frecuente. En estos últimos, la deficiencia se debe a pérdida de carnitina a través de las membranas de filtración, aunque también su síntesis está disminuida. La depleción de carnitina debe sospechase en los pacientes con terapia de sustitución renal continua y en la nutrición parenteral crónica, así como en los trastornos congénitos de la β-oxidación, debido a la presencia de hipertrigliceridemia e hiperlactacidemia. Cuando los acil-CoA se acumulan en el citoplasma provocan la depleción de coenzima A en el *pool* intramitocondrial, causando disfunción mitocondrial generalizada y fallo multiorgánico, con consecuencias clínicas como debilidad muscular, rabdomiólisis, miocardiopatía, arritmia o muerte súbita. En tales situaciones deben medirse los niveles plasmáticos de carnitina, así como los aminoácidos plasmáticos, acilcarnitina y ácidos orgánicos en orina. Además, debe iniciarse la suplementación con carnitina si la concentración plasmática cae por debajo de 20 mmol/l. En ausencia de guías actuales y en estas circunstancias patológicas, se recomienda una suplementación de carnitina de 0,5-1 g/día.

Numerosos estudios han demostrado que la suplementación con carnitina mejora notablemente las complicaciones cardíacas y la capacidad para realizar ejercicio, así como los síntomas musculares, la hipotensión intradialítica y la anemia resistente a la eritropoyetina, normalizando la actividad reducida de la carnitina palmitoiltransferasa. La *Food and Drug Administration* de Estados Unidos ha aprobado la utilización de la carnitina, no sólo para el tratamiento de la deficiencia de carnitina en los pacientes sometidos a hemodiálisis sino también para su prevención.

Aunque el adulto bien nutrido probablemente puede sintetizar cantidades adecuadas de carnitina, el recién nacido parece tener unos depósitos reducidos de este compuesto, así como una baja capacidad de síntesis. Es posible que la carnitina sea un nutriente condicionalmente esencial para el recién nacido prematuro. Cuando los recién nacidos sanos son alimentados con fórmulas lácteas exentas de carnitina, las concentraciones plasmáticas de carnitina descienden y se asocian a concentraciones plasmáticas elevadas de ácidos grasos libres y excreción aumentada de ácidos dicarboxílicos de cadena media, aunque las implicaciones bioquímicas de estos hallazgos son inciertas. La leche humana contiene 50-100 µmol/l de carnitina. Sin embargo, los neonatos alimentados con fórmulas a base de soja, o a los que se les administra nutrición parenteral total, no reciben carnitina exógena, lo que conduce a bajas concentraciones plasmáticas de este compuesto. Por todo ello, las recomendaciones internacionales de composición de fórmulas infantiles para lactantes durante el primer año de vida incluyen la obligatoriedad de suplementación con carnitina para alcanzar concentraciones similares a las de la leche materna.

β-Hidroxi-β-metilbutirato

La leucina es un aminoácido que clásicamente ha ocupado una posición central en la bioquímica de los aminoácidos y que tiene efectos metabólicos más allá de la síntesis proteica. Así, actualmente se conoce que es el principal regulador, junto con la insulina, de la síntesis proteica, a través de la denominada vía mTOR. Además, la leucina es un potente regulador de la biogénesis mitocondrial y de la oxidación de ácidos grasos en el músculo esquelético, a través de la activación de la sirtuina 1 (SIRT-1) y de la AMP quinasa (AMPK). No obstante, no está del todo claro cómo la leucina y su derivado cetoácido, α-cetoisocaproico (KIC) interaccionan con el metabolismo proteico. El β-hidroxi-β-metilbutirato (HMB) es un metabolito normal de la leucina que se produce de forma endógena en el citosol del músculo y del hígado tanto en los animales como en los seres humanos y que contribuye a la síntesis de colesterol, ya que en su metabolismo se forma hidroximetilglutaril-coenzima A (HMG-CoA). La teoría inicial sobre la acción del HMB en el músculo es que las células musculares dañadas no serían capaces de sintetizar suficiente HMG-CoA para sustentar la síntesis de colesterol y con ello el adecuado funcionamiento de las membranas. Por lo tanto, la suplementación de la dieta con HMB sería una fuente conveniente para la producción de HMG-CoA en los miocitos. Esta hipótesis está apoyada por el hecho de que la suplementación con HMB disminuye el daño muscular, que se traduce en una menor pérdida de creatina fosfoquinasa por las células musculares. Asimismo, se ha descrito que la inhibición de la síntesis de colesterol por algunos fármacos genera daño muscular. En los últimos 20 años se han acumulado evidencias de que el HMB es un importante regulador de la síntesis y, sobre todo, de la degradación proteica, además de participar en la síntesis *de novo* de colesterol en el músculo.

Metabolismo

El suministro tisular de leucina depende de la dieta y de la degradación proteica. El primer paso en el metabolismo muscular de la leucina es la formación de KIC, reacción que ocurre tanto en el citosol como en la mitocondria, acoplada a la formación de alanina. La mayor parte del KIC es oxidado irreversiblemente en la mitocondria a isovaleril-CoA por la enzima cetoácidos de cadena ramificada deshidrogenasa (BCKAD) y el 5 % se convierte en HMB en el citosol gracias a la acción de la KIC dioxigenasa. Esta enzima, que requiere oxígeno molecular y cuya K_m es mucho mayor que la de la BCKAD, es idéntica a la tirosina dioxigenasa que genera ácido homogentísico en la degradación de la tirosina (**Fig. 10-18**).

El HMB deriva en exclusiva de la leucina, y sus concentraciones basales en plasma (2-4 µM) aumentan hasta 15-30 µM al ingerir 20 g de leucina. La ingestión de una cantidad similar de ácido isovalérico hace aumentar también el HMB hasta 15 µM. Este hecho concuerda con los estudios que indican que el HMB puede sintetizarse a partir del β-metilcrotonil-CoA (MC-CoA) cuando las concentraciones de éste son elevadas, como en el caso de algunos errores congénitos del metabolismo y de la deficiencia de biotina. En estas circunstancias, parte de este metabolito puede pasar al citosol y ser hidratado por la enzima enoil-CoA hidratasa. El suministro de 2 g de HMB a cerdos aumenta las concen-

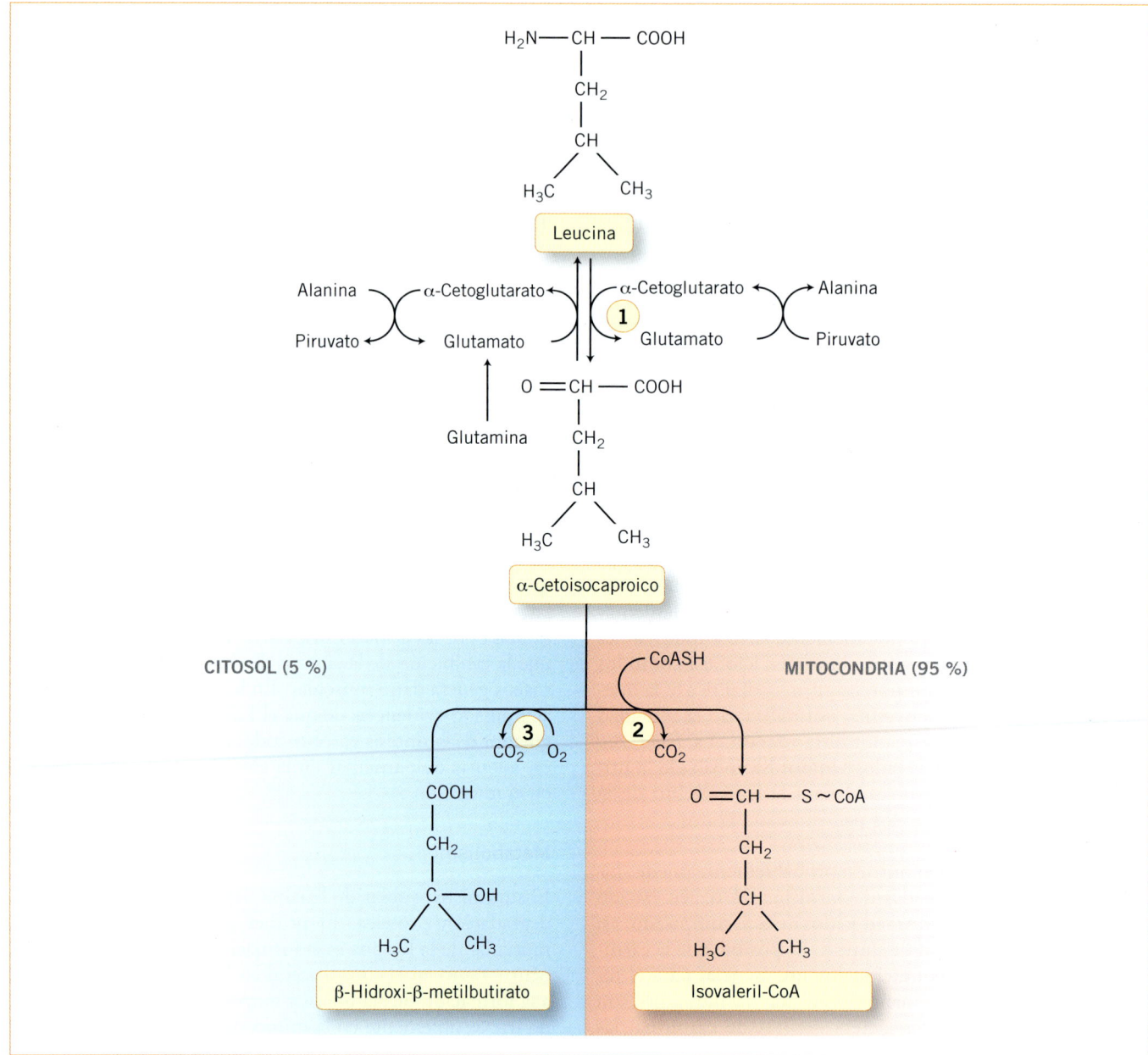

Figura 10-18. Síntesis de β-hidroxi-β-metilbutirato a partir de leucina.

traciones plasmáticas de este compuesto hasta 240 μmol/l en 1 hora, y descienden hasta 50 μmol/l en menos de 8 horas, siendo su vida media de 2 horas.

La vía metabólica mayoritaria del HMB es su conversión en HMG-CoA por carboxilación directa o a través de su deshidratación a MC-CoA (**Fig. 10-19**).

El HMG-CoA formado es un sustrato adecuado para su conversión en colesterol por la HMG-CoA reductasa, ya que ésta se localiza en el retículo endoplásmico. De hecho, se sabe que el HMB es la única fuente alternativa a la síntesis de HMG-CoA que usualmente se produce por condensación del acetil-CoA y del acetoacetil-CoA. Se desconoce, no obstante, la proporción de leucina que contribuye a la síntesis de colesterol en el músculo. Una vía alternativa del HMB es su excreción por orina. De hecho, en seres humanos que

ingieren 3 g de HMB, la mitad es excretado por la orina. La leucina de la dieta no genera una cantidad elevada de HMB, dada su escasa tasa de conversión, como se acaba de mencionar. Por lo tanto, aunque la leucina puede estimular la síntesis proteica, la ingesta directa de HMB provoca un mayor efecto. La cantidad necesaria de leucina que habría que ingerir para provocar un efecto similar a la ingesta de 3 g de HMB sería de 60 g. En consecuencia, el tratamiento de la atrofia muscular debería incluir la suplementación con HMB. No obstante, no debe olvidarse que, en conjunto, la ingesta apropiada de ácidos grasos esenciales y, en particular, de leucina mejora la composición corporal y el estado nutricional en individuos enfermos en los que existe devastación muscular. Así, se ha demostrado en animales de experimentación que, en la inmovilización de las extremidades inferio-

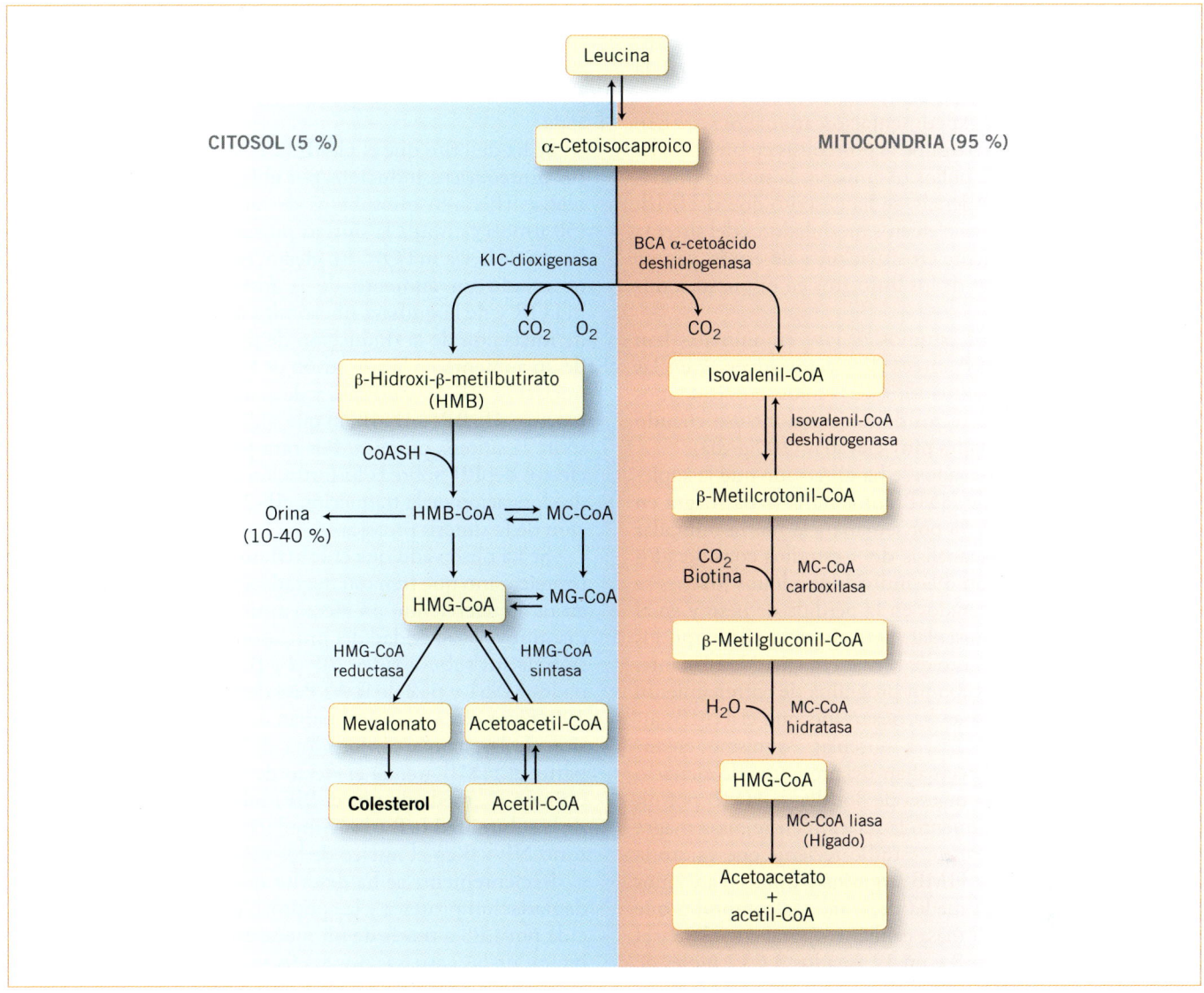

Figura 10-19. Degradación de la leucina y formación de colesterol a partir de β-hidroxi-β-metilbutirato (HMB). HMG-CoA: hidroximetilglutaril coenzima A.

res traseras, la leucina previene de forma más eficaz que el HMB la pérdida muscular, limitando la expresión de las proteínas aterogénicas Mafbx/Atrogin y MuRF1. Además, estudios recientes indican que existe un descenso fisiológico en los niveles endógenos de HMB con la edad y que las concentraciones de HMB se asocian positivamente con la masa magra apendicular y con la fuerza de la mano tanto en adultos jóvenes como en adultos mayores.

Funciones

El mantenimiento de la masa y la fuerza musculares es importante para reducir el riesgo de enfermedades crónicas. Por otra parte, la pérdida de masa y de fuerza musculares se asocia con incapacidad física, fragilidad y muerte, especialmente en los ancianos y en algunas enfermedades crónicas que cursan con caquexia. Así, la ingesta de proteínas en calidad y cantidad apropiadas es fundamental para la salud muscular, ya que asegura un suministro adecuado de ami-

noácidos esenciales, los cuales estimulan y aseguran la síntesis proteica. En particular, las personas mayores se encuentran en riesgo porque muchas de ellas consumen una cantidad de proteínas insuficiente. Además, las recomendaciones de ingesta de proteínas actuales de 0,8 g/kg/día pueden ser inadecuadas para mantener la salud muscular en estos individuos, probablemente como consecuencia de la «resistencia anabólica» del músculo envejecido. Parece que las personas de edad avanzada deben ingerir una cantidad mayor de proteínas para mantener la función muscular, pero la calidad de la proteína es también muy importante. Dado que la leucina es el regulador clave del recambio muscular, la ingesta de proteínas ricas en leucina, como las de la leche, la carne y el pescado, que también son ricas en los demás aminoácidos esenciales, o del metabolito de la leucina HMB pueden ser importantes para preservar la estructura y la función musculares en la vejez.

Se ha demostrado que el HMB es un potente estimulador de la síntesis y un inhibidor de la proteólisis muscular en situaciones de caquexia, y existe evidencia creciente que sugiere que el HMB puede disminuir, o incluso invertir, la pérdida muscular debida a la sarcopenia, así como mejorar la fuerza muscular.

Diversos estudios de experimentación animal *in vitro* han demostrado que el HMB inhibe la proteólisis en un 80 % en el músculo de ratas y de pollos. Asimismo, la síntesis proteica aumenta un 20 %. Además, se ha descrito que el HMB, al igual que la leucina, tiene efectos moduladores del sistema inmunitario, especialmente en situaciones de estrés, ya que aumenta la blastogénesis de los linfocitos en respuesta a mitógenos.

Por otra parte, varios estudios *in vivo* en animales han demostrado que el HMB carece de efectos adversos en las concentraciones usualmente utilizadas en los seres humanos (3 g/día) y no presenta efectos de toxicidad incluso cuando es consumido en cantidades muy elevadas (100 g/día).

En los seres humanos sanos se ha observado que la suplementación de 3 g/día de HMB aumenta la masa magra en una proporción de 0,28 % por semana y la fuerza muscular en 1,40 %. En un metaanálisis de 9 estudios considerados relevantes que incluyeron 394 individuos adultos jóvenes se observaron efectos moderados en la pérdida de peso y en el aumento de la fuerza muscular, pero no se confirmaron los estudios previos de aumento de la masa magra. No obstante, en jóvenes que llevan a cabo un programa de entrenamiento progresivo de resistencia se ha observado que el HMB aumenta la masa magra y la fuerza muscular. Asimismo, en ancianos de 70 años que efectuaban un programa de ejercicio de 5 días a la semana, la ingesta de 3 g/día de HMB por un período de 8 semanas aumentó la relación entre masa magra y masa grasa. Además, en un estudio reciente que valoró la ingesta de una mezcla de HMB, arginina y lisina en ancianos de 76 años durante una media de 1 año, se comprobó que dicha mezcla aumentó la masa celular corporal en 1,2 % y el recambio proteico en un 8 y un 12 % a los 3 y 12 meses de tratamiento, mientras que en el grupo de control disminuyó un 9 y un 11 %, respectivamente. Por otra parte, la ingesta de un suplemento de HMB, arginina y glutamina suprime la pérdida de fuerza muscular después de una artroplastia de rodilla y mantiene la fuerza de cuádriceps, especialmente si los pacientes llevan a cabo un programa de intervención con ejercicio, unido a una nutrición adecuada.

Durante los últimos años se han realizado estudios para valorar la eficacia del HMB en pacientes con diversas enfermedades que cursan con caquexia. En los pacientes con caquexia por artritis reumatoide la suplementación de HMB (3 g/día) junto con glutamina (14 g/día) y arginina (14 g/día) no es más efectiva que una mezcla isonitrogenada formada por alanina, glutamato, glicina y serina en la formación de masa magra y de proteína corporal total, así como en la actividad de la enfermedad.

En pacientes con caquexia por cáncer, estudios preliminares han sugerido que la mezcla de HMB con glutamina y arginina puede aumentar la masa magra corporal. Sin embargo, en un estudio en fase III de 8 semanas de duración con 472 pacientes con cáncer avanzado y pérdida de peso del 2-10 %, dicha mezcla no produjo efectos significativos en la prevención o inversión de la pérdida de masa magra, si

bien la tendencia a un efecto positivo fue muy importante ($p = 0,08$). Está claro que se necesitan más estudios clínicos en diversas enfermedades en las que la caquexia está presente, antes de recomendar el uso de HMB de forma generalizada.

Se ha descrito que el HMB (25-50 μmol) atenúa los efectos proteolíticos inducidos por el factor inductor de la proteólisis (PIF) en miotúbulos de ratón. Asimismo, el HMB (50 μmol) estimula la síntesis proteica a través de la estimulación de la vía mTOR. En efecto, en estas condiciones se ha observado un aumento de la fosforilación de la quinasa mTOR y de la quinasa ribosómica S6K, así como del factor de iniciación de la traducción de proteínas 4E-BP1, además de un aumento en la asociación de los factores eucarióticos de iniciación eIF-4E y eIF-4G y de la disminución del complejo inactivo 4E-BP1-eIF-4E, lo que sugiere un efecto continuado sobre la síntesis proteica. Por otra parte, el HMB atenúa los efectos del PIF sobre la fosforilación de la unidad α del factor de elongación de la traducción eIF-2 que conduce a la inhibición de la síntesis proteica.

Se ha observado que el HMB no sólo aumenta la síntesis proteica sino que frena su degradación en modelos de cáncer en ratón, ejerciendo un efecto anticaquéctico. Así, el HMB disminuye la actividad del proteasoma, reduciendo la expresión de sus subunidades 20S α y β, así como de las subunidades MSS1 y p42 de la ATPasa de la subunidad reguladora 19S. Estos efectos se acompañan de la reducción en la expresión de la enzima conjugadora de ubiquitina E2. Por otra parte, el HMB atenúa el efecto de activación de la proteína quinasa C, mediada por el PIF, inhibiendo la fosforilación de la subunidad IκB y la acumulación del factor proinflamatorio NF-κB en el núcleo de los miotubos.

Recientemente se ha descrito que el HMB disminuye la degradación proteica y la apoptosis de los miotúbulos inducida por LPS a través de un mecanismo que incluye la inhibición de las caspasas 3 y 8, efecto que está mediado por la atenuación de la activación de la vía de la quinasa activa por mitógenos p38MAPK. Estos efectos se observan también cuando los miotúbulos son expuestos a la presencia del factor TNF-α, con interferón gamma o sin él, y angiotensina II. Asimismo, otros estudios han demostrado que la adición de HMB al suero de mioblastos induce la proliferación celular y la expresión de MyoD, así como la fosforilación de la proteína quinasa regulada extracelular MAPK/ERK. El HMB, en estas condiciones, aumenta la expresión de biomarcadores de diferenciación celular, como el IGF-1, y acelera la fusión celular, inhibiendo la apoptosis por reducción en la expresión del gen *BAX* y por aumento de la expresión de Bcl-2 y Bcl-X.

Por otra parte, el HMB aumenta la fosforilación de la proteína Akt (proteína quinasa B) de la vía de la fosfatidilinositol-3-quinasa (PI3K) de la clase I, sugiriendo que el HMB tiene un efecto en la diferenciación y la supervivencia de los mioblastos similar al del IGF-1.

Poliaminas

Las poliaminas son derivados de la ornitina y de la metionina implicados en la multiplicación y el crecimiento celulares. Asimismo, son factores de crecimiento de las células cultivadas de mamíferos y de bacterias, y se considera que intervienen en la estabilización de células intactas, orgánulos subcelulares y membranas. Las poliaminas más importantes son la putrescina y sus derivados espermidina y espermina, ambos polímeros del diaminopropano y del diaminobutano (**Fig. 10-20**). Por sus múltiples cargas positivas, las poliaminas se unen con facilidad a los polianiones como el DNA y el RNA, estabilizando a estas moléculas y contribuyendo a su empaquetamiento. Las poliaminas también ejercen efectos diversos sobre la síntesis proteica y actúan como inhibidores de algunas proteínas quinasas.

Metabolismo

El sustrato para la síntesis de poliaminas es la ornitina. En el proceso de biosíntesis de poliaminas, la ornitina es descarboxilada por la ornitina descarboxilasa (ODC) hasta putrescina (1,4 diaminobutano) y ésta reacciona con la SAM descarboxilada que transfiere un resto de diaminopropano para formar espermidina (1,3-diaminopropano-1,4-diaminobutano) liberando metiltioadenosina. Una nueva reacción de la espermidina con SAM descarboxilada genera espermina (**Fig. 10-21**). Estas dos últimas reacciones están catalizadas por la espermidina sintasa y la espermina sintasa. La descarboxilación de la SAM corre a cargo de la SAM descarboxilasa. Tanto la ODC como la SAM descarboxilasa son enzimas inducibles de vida media muy corta, mientras que la espermina sintasa y la espermidina sintasa no son inducibles y son relativamente estables. Así, la administración de hormona del crecimiento a cultivos de células de mamíferos, de corticoides o de factor de crecimiento epidérmico (EGF) da lugar a incrementos en la actividad de la ODC que oscilan entre 20 y 200 veces.

Aunque la formación de ornitina se lleva a cabo preferentemente en el hígado por la actividad de la arginasa I, existe otra forma de esta enzima, denominada arginasa II, presente en las mitocondrias de casi todos los tejidos, que puede producir la cantidad necesaria de ornitina para la síntesis de poliaminas. Asimismo, dentro de la mitocondria, la prolina puede oxidarse hasta pirrolina-5-carboxilato y convertirse posteriormente de manera espontánea por hidratación en semialdehído glutámico, el que, por transaminación con α-cetoglutarato, forma ornitina. Aunque la ODC es la enzima limitante en la producción de poliaminas, una segunda enzima, la arginina descarboxilasa (ADC), también sintetiza poliaminas; esta enzima descarboxila arginina pero también ornitina. Además, la enzima agmatinasa puede utilizar la agmatina (arginina descarboxilada) como sustrato para la formación de putrescina, tanto en los seres humanos como en animales (**Fig. 10-22**).

La arginina no sólo es el sustrato para la síntesis de poliaminas sino que, indirectamente, estimula la síntesis de poliaminas al activar la liberación de la hormona de crecimiento que, a su vez, estimula la liberación de IGF-1, dando como resultado final un aumento de la ODC. Por otra parte, la agmatina regula las concentraciones intracelulares de poliaminas al disminuir la actividad de la ODC y aumentar la expresión de la antizima, una proteína que hace descender la actividad de la ODC y acelerar su degradación. Además, tanto la agmatina como la antizima disminuyen la actividad del transportador de poliaminas, limitando la captación extracelular de poliaminas.

La degradación de las poliaminas se realiza en los peroxisomas hepáticos por la actividad de la enzima poliamina oxidasa. Esta enzima oxida la espermina hasta espermidina liberando peróxido de hidrógeno y β-aminopropionaldehído. Posteriormente, en una reacción similar, la espermidina se degrada hasta putrescina. Esta última es oxidada hasta amonio y anhídrido carbónico por un mecanismo desconocido. Sin embargo, una proporción importante de las poliaminas circulantes son excretadas en la orina como conjugados, principalmente como derivados acetilo.

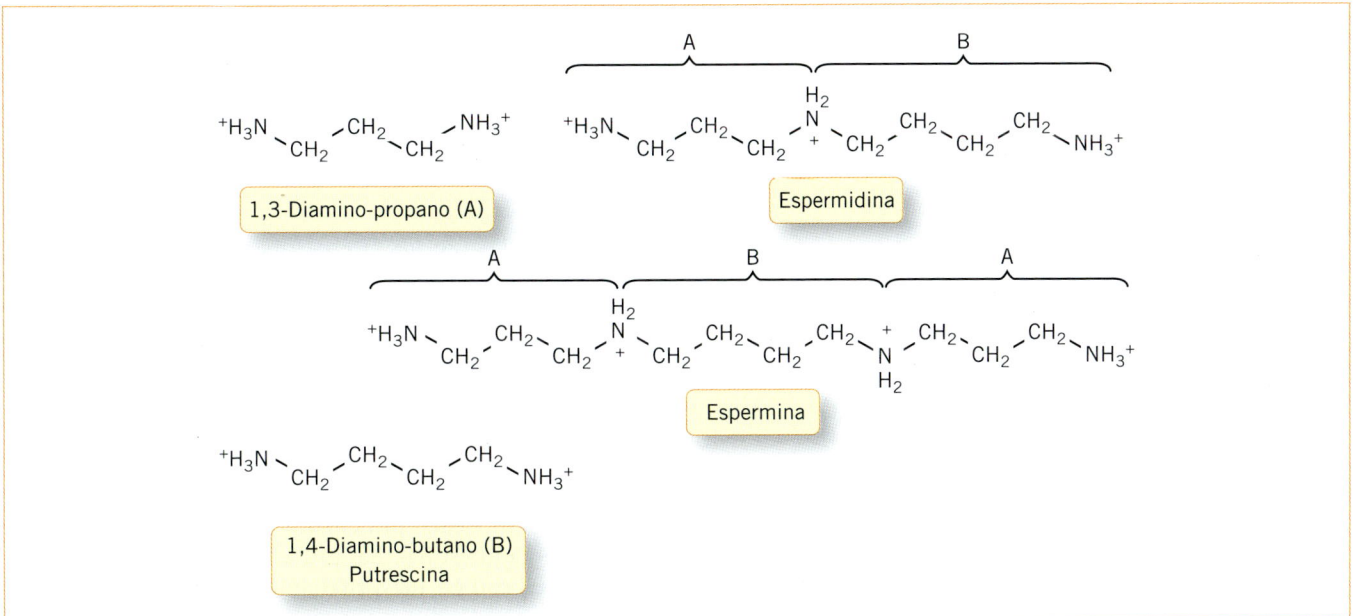

Figura 10-20. Estructura química de las poliaminas.

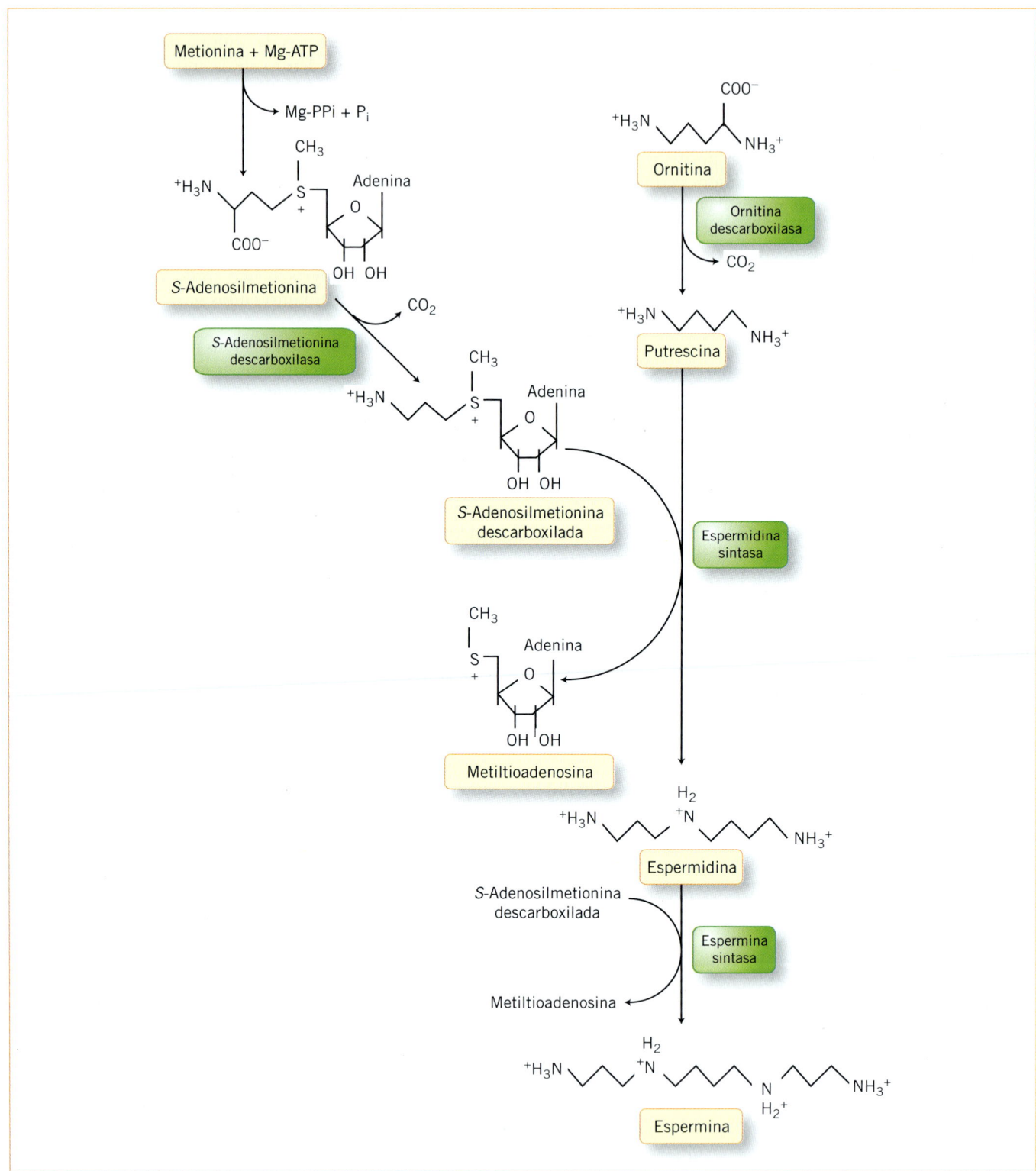

Figura 10-21. Biosíntesis de poliaminas.

Funciones

Las poliaminas presentes en los alimentos pueden tener un papel potencial en el crecimiento y desarrollo del sistema digestivo, al menos en los neonatos, ya que parecen necesarias para mantener un crecimiento y desarrollo adecuados del intestino. Las poliaminas absorbidas en el tracto gastrointestinal proceden principalmente de los alimentos y de la microbiota intestinal. Las procedentes de fuentes alimentarias se reabsorben mayoritariamente en la parte superior del intestino delgado, mientras que las procedentes de la microbiota lo hacen sobre todo en la parte inferior del tracto

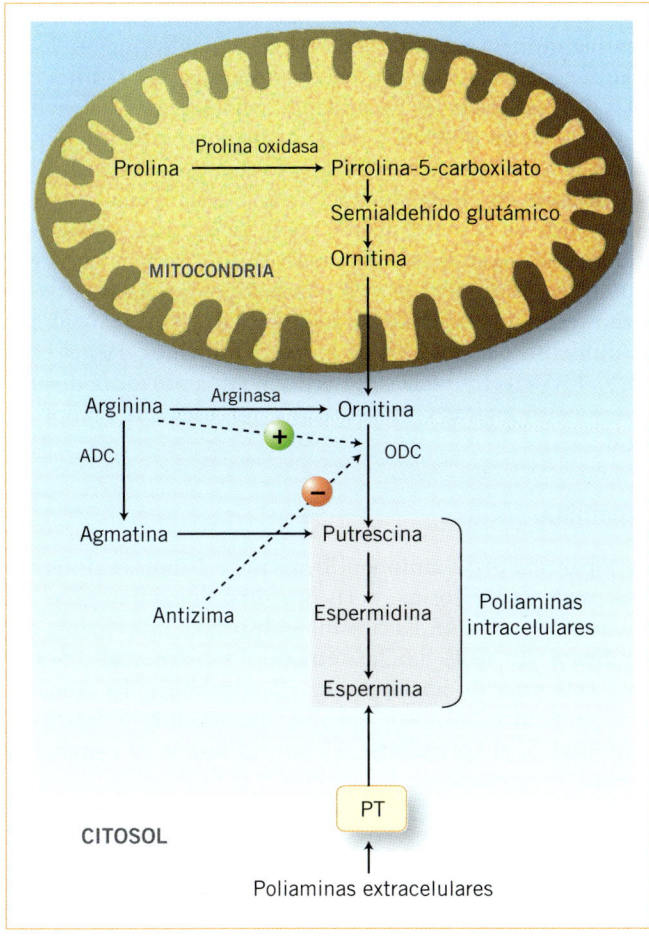

Figura 10-22. Compartimentación celular y regulación de la síntesis de poliaminas. ADC: arginina descarboxilasa; ODC: ornitina descarboxilasa; PT: transportador de poliaminas.

gastrointestinal. Los posibles sistemas celulares de importación de poliaminas en mamíferos incluyen dos modos distintos de endocitosis, varios transportadores y difusión pasiva paracelular. Dependiendo del tejido, las rutas putativas de exportación de poliaminas incluyen la liberación de almacenes vesiculares de poliaminas (como se ha sugerido para neuronas y mastocitos) y el transporte a través de transportadores aún no caracterizados. Sus posibles efectos terapéuticos sobre el tracto gastrointestinal y sobre la curación de heridas se han investigado en los últimos años.

Los beneficios para la salud de la ingesta de poliaminas propuestos en estudios clínicos y epidemiológicos incluyen mejora de la función de la memoria, mejora de la función de los folículos pilosos, reducción de la mortalidad cardiovascular, mejora de la salud cardiovascular y de la función endotelial y reducción de la mortalidad por cáncer. Por otra parte, diversos efectos beneficiosos de la administración de espermidina propuestos en estudios preclínicos no humanos incluyen la prolongación de la esperanza de vida, la mejora de la memoria y de la funciones neuronal, de los folículos pilosos, cardiovascular y muscular e inmunitaria, así como la reducción de la fibrosis hepática y la mejora de la función renal. Las poliaminas se detectan en cantidades elevadas en la leche materna. Por el contrario, en las leches artificiales son prácticamente indetectables. Así, los recién nacidos alimentados con leche materna se benefician de los efectos potenciales de estos compuestos sobre el desarrollo intestinal y sobre la microbiota del intestino grueso. Se ha sugerido que la captación de poliaminas preformadas, putrescina y espermidina por los enterocitos puede contribuir a mantener el *pool* intracelular de poliaminas. Las células intestinales, especialmente las células apicales, pueden transportar putrescina y otras poliaminas en cantidades muy altas dada la elevada afinidad del transportador por estas sustancias.

La depleción total, tanto endógena como exógena, de poliaminas altera las propiedades y funciones de la mucosa intestinal. La restricción se produce en dos situaciones: tras el ayuno y por la administración de inhibidores de la síntesis, especialmente la α-difluorometilornitina. Durante el ayuno prolongado (24-48 horas) se produce una reducción del peso de la mucosa intestinal, con una disminución concomitante en la síntesis de DNA, RNA y proteínas, así como en la síntesis de poliaminas; el contenido de putrescina se reduce en un 50 % y algo menos los de espermidina y espermina. De forma paralela, la actividad de la ODC desciende 50-95 % en todas las células a lo largo del eje vellosidad-cripta. Durante el período de ayuno, la respuesta adaptativa consiste en la activación del transporte basolateral y la captación de poliaminas desde la circulación hasta el enterocito.

La inducción del crecimiento de la mucosa coincide con un incremento en la actividad de la ODC, lo que indica que las poliaminas necesarias para el crecimiento son sintetizadas de forma mayoritaria por esta enzima, aunque la captación de poliaminas procedentes de los alimentos puede también contribuir a restaurar el *pool* intracelular con un menor coste energético. No todas las poliaminas sintetizadas o captadas por los enterocitos son utilizadas para el crecimiento; una parte apreciable de la putrescina, hasta un 30 %, puede ser oxidada hasta amonio y anhídrido carbónico y servir de combustible metabólico.

La renutrición después de la cirugía produce un incremento temprano pero transitorio de la actividad de la ODC. La reperfusión tisular es seguida de un incremento rápido de la ODC muy parecido all que ocurre en la renutrición tras un período de ayuno prolongado.

Aunque el aumento de la síntesis de poliaminas es necesario en todos los procesos de reparación tisular, se desconoce hasta qué punto el aporte de poliaminas en la dieta puede desempeñar un papel relevante en la recuperación de los tejidos dañados, especialmente el intestino y el hígado, así como también en la regeneración de la microbiota intestinal.

Además, se sabe muy poco acerca de los efectos específicos de determinados nutrientes sobre la actividad de la ODC en el intestino. Por otra parte, la combinación de tratamientos farmacológicos con inhibidores de la ODC, activadores de la poliamina oxidasa y dietas exentas de poliaminas podrían ser útiles en el control del crecimiento tumoral. En este sentido, resultados preliminares indican que la administración de una dieta baja en poliaminas es de utilidad en los pacientes con cáncer de colon.

Otros derivados

Carnosina

La carnosina es un dipéptido formado por β-alanina e histidina, muy abundante en el músculo esquelético humano (**Fig. 10-23**). Esta sustancia es un agente antioxidante frente a las especies reactivas de oxígeno, nitrógeno y carbonilo, así como otros oxidantes. Además, la carnosina actúa sobre los receptores de histamina H_1 y H_3 y sobre el núcleo supraquiasmático hipotalámico, un regulador maestro del reloj circadiano en seres humanos. Asimismo, la carnosina activa las cascadas de señalización que implican a la proteína quinasa activada por mitógenos y a la proteína quinasa dependiente de cGMP, al tiempo que inhibe la señalización proapoptótica. Debido a su fracción de histidina, la carnosina también desempeña un papel en la amortiguación del pH, que tiene importancia fisiológica en la contracción del músculo esquelético durante el ejercicio intenso.

Creatina

La creatina es sintetizada a partir de arginina, glicina y metionina (**Fig. 10-23**). La creatina quinasa convierte la creatina y el ATP en fosfocreatina y ADP como mecanismo de almacenamiento de energía en el músculo. El sistema fosfocreatina/creatina quinasa se caracteriza por isoformas de creatina quinasa específicas de células y tejidos, que se localizan de forma diferencial en el citoplasma y las mitocondrias para satisfacer las necesidades metabólicas. Esta enzima está presente en muchos tejidos (incluyendo músculo esquelético, cerebro, corazón, riñones, testículos y ovarios), pero está ausente en el hígado. La creatina desempeña un papel importante en el metabolismo energético celular y en las reacciones antioxidantes, sobre todo en los sistemas nervioso, muscular y reproductor y en condiciones de hipoxia. Se ha demostrado que la administración oral de creatina mejora el rendimiento del ejercicio de los seres humanos. Por el contrario, los defectos en la síntesis de creatina provocan disfunciones neurológicas y musculares y, posiblemente, fallos reproductivos.

Dopamina

La dopamina (4-[2-aminoetil]benceno-1,2-diol) es sintetizada a partir de la tirosina en las neuronas dopaminérgicas del cerebro (**Fig. 10-24**). La tirosina hidroxilasa, una enzima dependiente de (6R)-5,6,7,8-tetrahidro-L-biopterina (BH4), cataliza la reacción inicial de esta vía metabólica. La dopamina es un neurotransmisor del SNC que modula el desarrollo neurológico, el aprendizaje, el control motor, el comportamiento, la recompensa, la emoción y la función ejecutiva en

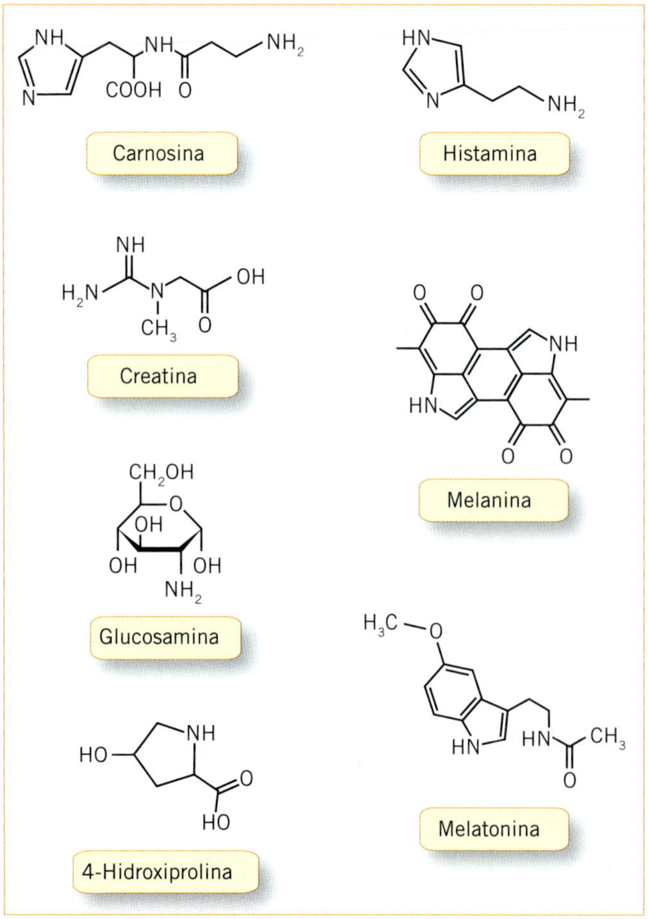

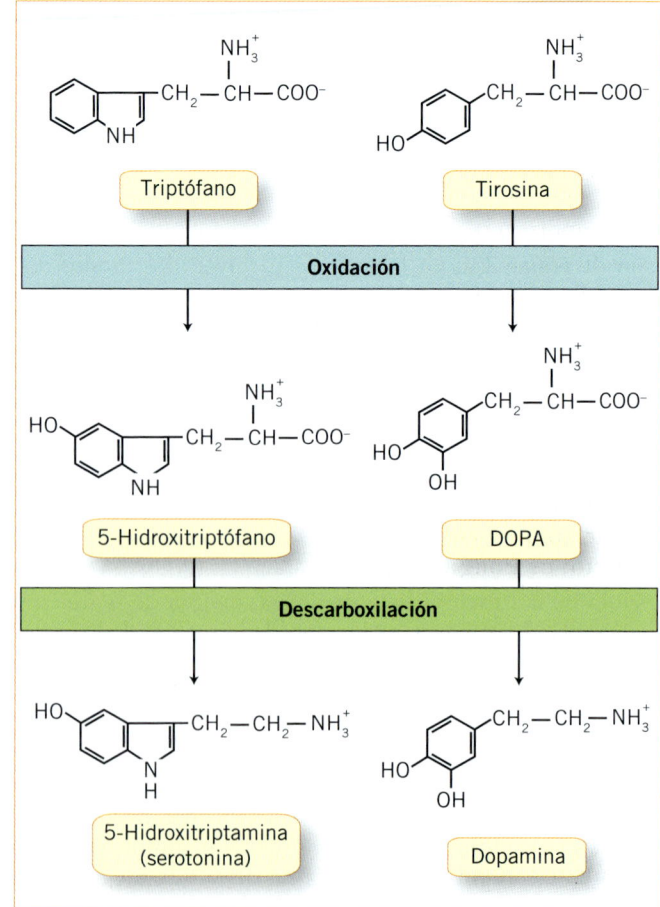

Figura 10-23. Otros derivados de aminoácidos.

Figura 10-24. Biosíntesis de serotonina y dopamina.

los seres humanos y reduce la ingesta de alimentos. La importancia fisiológica de la dopamina queda patente en el descubrimiento de que la alteración de las neuronas dopaminérgicas en los ganglios basales provoca la enfermedad de Parkinson en seres humanos. Además, las células inmunitarias, concretamente los linfocitos T y las células dendríticas, pueden convertir la tirosina en dopamina, modulando así las respuestas inmunitarias en los mamíferos. El retraso mental y los trastornos neurodegenerativos ocurren en individuos con poca o ninguna dopamina en el cerebro debido a una deficiencia de BH4 o fenilalanina hidroxilasa y en pacientes con enfermedad de Parkinson. La L-3,4-dihidroxifenilalanina (L-DOPA), el precursor más inmediato de la dopamina, tiene efectos beneficiosos en el tratamiento de la enfermedad de Parkinson.

Glucosamina

La glucosamina (formada a partir de glutamina y fructosa-6-fosfato; **Fig. 10-23**) inhibe la síntesis constitutiva de NO en las células endoteliales al reducir la actividad del ciclo de las pentosas-fosfato y, por lo tanto, los niveles intracelulares de NADPH. Este aminoazúcar también disminuye la síntesis inducible de NO en macrófagos activados inmunológicamente y otros tipos de células al suprimir la expresión de la proteína iNOS. Además, la N-acetilglucosamina-6-fosfato se utiliza para formar todas las glicoproteínas de las células. Se ha descrito que la administración oral de glucosamina alivia la osteoartritis en seres humanos.

4-Hidroxiprolina

La 4-hidroxiprolina se forma postraduccionalmente a partir de algunos residuos de prolina en el colágeno, la elastina y ciertas proteínas reguladoras (**Fig. 10-23**). Este aminoácido tiene importancia estructural, fisiológica y nutricional en los seres humanos. Por ejemplo, la 4-hidroxiprolina, junto con la prolina, permite la torsión aguda de la hélice de colágeno para establecer la estructura rígida de la molécula de colágeno en los tejidos conectivos. Además, la presencia de 4-hidroxiprolina en los péptidos de colágeno Gly-X-Y inhibe la quimiotaxis y la apoptosis en los neutrófilos. La 4-hidroxi-L-prolina es un sustrato importante para la síntesis de glicina en los tejidos humanos y puede eliminar las especies reactivas del oxígeno. Por último, la formación de residuos de 4-hidroxiprolina en las proteínas quinasas A y B, la actividad del factor de elongación eucariota 2 y el factor de transcripción inducible por hipoxia desempeñan un papel importante en la regulación de su fosforilación y activación catalítica, así como en la señalización celular.

Histamina

La histamina es el resultado de la descarboxilación de la histidina en los mastocitos activados, y actúa sobre los inmunocitos (p. ej., monocitos, células T, macrófagos, neutrófilos, eosinófilos, linfocitos B y células dendríticas) y otros tipos de células (incluidas las células musculares lisas) (**Fig. 10-23**). Esta amina media las reacciones alérgicas en seres humanos al servir como ligando endógeno de los receptores de histamina H_1R-H_4R (una clase de receptores acoplados a proteínas G) presentes en diferentes tejidos. Por ejemplo, el H_1R se encuentra en muchas células (incluidos los mastocitos, las células musculares lisas de los vasos sanguíneos, los bronquios, las neuronas, el epitelio respiratorio y las células endoteliales); el H_2R, en la mucosa gástrica, los linfocitos B, los linfocitos T, las células dendríticas, las células musculares lisas, el cerebro y el corazón; el H_3R, exclusivamente en las neuronas, y el H_4R, en los inmunocitos, los epitelios intestinales, los pulmones, el tejido sinovial y el cerebro. Además, la histamina tiene un efecto vasodilatador por el que aumenta la permeabilidad y reduce la presión arterial en seres humanos. Asimismo, la histamina regula la secreción de acetilcolina por el SNC, al tiempo que estimula la secreción de ácido gástrico y la contracción del corazón y las células musculares lisas de los pulmones, el útero y el estómago.

Melanina

En la piel de los seres humanos, la melanina, un metabolito de la tirosina, es un pigmento de color en los melanocitos de la capa basal de la epidermis (**Fig. 10-23**). La pigmentación por melanina tiene un importante significado biológico, estético y social. La eumelanina (negra o marrón) y la feomelanina (roja o amarilla) son las formas conocidas de melanina presentes en la piel y el pelo. Las personas de piel oscura tienen más melanina que las de piel clara. La melanina protege la piel de la luz ultravioleta y puede afectar a la respuesta al estrés, la inmunidad, la actividad sexual y las respuestas antioxidantes.

Melatonina

La melatonina, un metabolito del triptófano, es producida por la glándula pineal y la retina (**Fig. 10-23**). Esta hormona activa los receptores de melatonina (receptores acoplados a proteínas G) en la membrana plasmática para inducir la señalización celular. Las concentraciones de melatonina en sangre varían de forma cíclica para regular los ritmos circadianos y el patrón sueño-vigilia de los seres humanos. Las concentraciones fisiológicas de melatonina confieren efectos antioxidantes, modulan la función neurológica (p. ej., la memoria y el estado de ánimo), el envejecimiento y la inmunidad. La administración oral de melatonina puede utilizarse para aliviar los trastornos del sueño debidos a anomalías del ritmo circadiano y al desfase horario relacionado con los viajes.

Serotonina

El catabolismo del triptófano a través de la vía de hidroxilación y descarboxilación en las células endocrinas del tracto gastrointestinal y en las neuronas del cerebro genera serotonina (5-hidroxitriptamina) (**Fig. 10-24**), y el 80-90 % de la serotonina de todo el organismo está presente en el tracto gastrointestinal. En el intestino delgado de los seres humanos, este neurotransmisor estimula la secreción gastrointestinal, la motilidad y la ingesta de alimentos. En el cerebro, la serotonina modula los procesos neuropsicológicos y la actividad neuronal para mejorar el estado de ánimo, la cognición, el comportamiento y el sueño nocturno, al tiempo que reduce el comportamiento agresivo. Así pues, los fármacos que inhiben selectivamente la recaptación de serotonina desde la hendidura sináptica (espacio entre dos neuronas) hacia la célula presináptica para aumentar sus concentraciones extracelulares suelen utilizarse para tratar la depresión, los trastornos de ansiedad y otras afecciones psicológicas. Tanto en el intestino como en el cerebro, la serotonina y su metabolito *N*-acetilserotonina inhiben la producción de citoquinas inflamatorias y de superóxido, eliminan los radicales libres y mejoran la inmunidad del hospedador. Además, la *N*-acetilserotonina es un inhibidor de la sepiapterina reductasa, una enzima necesaria para la síntesis de BH4, un cofactor esencial para la NO sintasa, disminuyendo así la síntesis de NO por la iNOS en condiciones inflamatorias. Además, las células gustativas del tubo digestivo pueden sintetizar y liberar serotonina, que transmite impulsos eléctricos del nervio vago al cerebro anterior para amplificar la transducción de la señal gustativa. Así pues, las bajas concentraciones de triptófano en plasma pueden contribuir a los trastornos del estado de ánimo, del comportamiento, intestinales y neurológicos. Hay que tener en cuenta que los aminoácidos de cadena ramificada (leucina, isoleucina y valina) compiten con el triptófano en la captación por el cerebro y, por lo tanto, se han utilizado para aliviar el deterioro cognitivo inducido por el triptófano y los trastornos de fatiga crónica en seres humanos, particularmente en aquellos con encefalopatía hepática.

Oligopéptidos

Los aminoácidos se utilizan para sintetizar oligopéptidos, incluidos el glutatión, otros oligopéptidos que constan de 9 o 10 residuos de aminoácidos y algunos antibióticos producidos por las bacterias y la mucosa intestinal.

El glutatión es sintetizado a partir de la glicina, la cisteína y el glutamato. El glutatión elimina directa y eficazmente los radicales libres y otras especies reactivas del oxígeno, a la vez que reacciona con diversos electrófilos, metabolitos fisiológicos (p. ej., estrógenos, melaninas, prostaglandinas y leucotrienos) y xenobióticos (p. ej., bromobenceno y paracetamol) para formar derivados mercaptúricos que se excretan. Además, el glutatión sirve como cofactor para la conversión de prostaglandina H2 en prostaglandinas D2 y E2 por la endoperóxido isomerasa (**cap. 8**, Derivados lipídicos de interés biológico: eicosanoides, docosanoides y otros compuestos). El glutatión contribuye también a la glutationilación de proteínas (p. ej., tiorredoxina, enzima conjugadora de ubiquitina y citocromo c oxidasa). Por último, el glutatión mantiene el estado redox celular, confiere efectos antiinfecciosos y reduce la susceptibilidad de los seres humanos frente a la infección por el virus del síndrome respiratorio grave (SARS) y por el SARS-CoV-2 que provoca la enfermedad denominada COVID-19.

Algunos ejemplos de oligopéptidos fisiológicamente importantes son angiotensina II [10 aminoácidos; Asp-Arg-Val-Tyr-Ile-His-Pro-Phe-His-Leu (NH₂)], bradiquinina [9 aminoácidos; Arg-Pro-Pro-Gly-Phe-Ser-Pro-Phe-Arg (NH₂)], oxitocina [9 aminoácidos; Cys-Tyr-Ile-Gln-Asn-Cys-Pro-Leu-Gly (NH₂)], y vasopresina [9 aminoácidos; Cys-Tyr-Phe-Gln-Asn-Cys-Pro-Arg-Gly (NH₂)]. A través de acciones que incluyen la vasoconstricción y la estimulación del sistema nervioso simpático, la angiotensina II puede elevar la presión arterial y, por lo tanto, se utiliza para tratar la hipotensión resultante del *shock* séptico. La bradiquinina provoca la dilatación de las arteriolas y aumenta la permeabilidad vascular al incrementar la liberación de prostaciclina, NO y factor hiperpolarizante derivado del endotelio en los vasos sanguíneos. La oxitocina (hormona peptídica y neuropéptido) refuerza las contracciones del útero durante el parto e induce la bajada de la leche de las glándulas mamarias lactantes. La vasopresina (también conocida como hormona antidiurética) aumenta la presión arterial en los seres humanos al estimular la reabsorción renal de agua en la circulación sanguínea y constriñe las arteriolas, por lo que se utiliza para tratar a las personas con *shock* vasodilatador.

PUNTOS CLAVE

- Se consideran aminoácidos condicionalmente esenciales aquellos que pueden sintetizarse en el organismo humano a partir de otros aminoácidos pero cuya formación está limitada en determinadas circunstancias fisiológicas o patológicas (prematuridad, traumatismos, sepsis, etc.). El término «condicionalmente esencial», aplicado inicialmente a los aminoácidos, también se emplea para otros nutrientes, algunos de los cuales son derivados de aminoácidos.

- Asimismo, se consideran aminoácidos funcionales aquellos que, con independencia de su participación en la síntesis proteica, regulan vías metabólicas clave necesarias para el crecimiento, el desarrollo, la reproducción y la inmunidad. Estos aminoácidos incluyen arginina, cisteína, glutamina, leucina, prolina y triptófano.

- La arginina puede sintetizarse en el organismo, sobre todo en el hígado, como intermediario del ciclo de la urea, pero es inmediatamente degradada por la arginasa para producir arginina y urea. Gran parte de la arginina que se forma en los tejidos es degradada a ornitina, y la arginina necesaria para otras funciones debería «escapar» del ciclo de la urea, lo que supone una importante limitación en condiciones de requerimientos acentuados. En estos casos (traumatismo digestivo, cirugía mayor, ulceraciones, isquemia, translocación bacteriana, etc.) puede estar justificada la utilización clínica de la arginina como suplemento nutricional, con ciertas limitaciones impuestas por el tipo de enfermedad.

- La cisteína y la glicina son dos aminoácidos con importantes funciones biológicas, que son condicionalmente esenciales para los recién nacidos. Asimismo, la prolina es un aminoácido semiesencial en las primeras etapas de vida posnatal.

- La glutamina es un aminoácido con propiedades únicas que se necesita en mayor cantidad de la que se sintetiza en condiciones de estrés metabólico, como sepsis, estrés quirúrgico o politraumatismos, debido a su papel como combustible

→

metabólico de los enterocitos y de las células inmunocompetentes, así como por su papel en la regulación de la masa muscular.

- La tirosina se forma a partir de un aminoácido esencial, la fenilalanina, merced a la actividad enzimática de la fenilalanina hidroxilasa. Esta conversión puede ser deficitaria en casos de enfermedades hepáticas e insuficiencia renal crónica. También en los recién nacidos, especialmente prematuros, puede haber una hiperfenilalaninemia transitoria debido a falta de madurez de la enzima fenilalanina hidroxilasa.

- La taurina es un aminoácido azufrado no proteinogénico con múltiples funciones como neurotransmisor, conjugante de ácidos biliares, en la retina y en el órgano de Corti y como antioxidante en varios órganos y sistemas, como el corazón y el sistema nervioso central. Se sintetiza a partir de la metionina y de la cisteína, pero especialmente durante el período neonatal y en determinadas enfermedades hepáticas la síntesis está comprometida, por lo que debe aportarse con la dieta. Además, la taurina parece proteger de la enfermedad cardiovascular y de la diabetes y favorece la respuesta inmunitaria. Asimismo, es un importante citoprotector del sistema nervioso.

- La carnitina, el hidroximetilbutirato y las poliaminas son derivados de aminoácidos considerados condicionalmente esenciales. La síntesis de carnitina puede ser insuficiente en diversos estados patológicos en los adultos y en los recién nacidos prematuros. La colina se necesita en cantidades importantes durante el crecimiento y el desarrollo. Su deficiencia puede conducir a trastornos hepáticos, cardiovasculares y neurológicos.

- El hidroximetilbutirato es un derivado del metabolismo de la leucina que, aunque se produce en pequeña cantidad, parece tener una función importante en el mantenimiento de la masa muscular, ya que disminuye la proteólisis muscular por inhibición de la acción del sistema ubiquitina-proteasoma y por activación de la síntesis proteica a través de la vía de señalización del mTOR.

- Las poliaminas favorecen la proliferación celular, lo que explica su necesidad aumentada en los procesos de reparación celular. Los beneficios para la salud de la ingesta de poliaminas propuestos en estudios clínicos y epidemiológicos incluyen mejora de la función de la memoria, mejora de la función de los folículos pilosos, reducción de la mortalidad cardiovascular, mejora de la salud cardiovascular y de la función endotelial y reducción de la mortalidad por cáncer.

BIBLIOGRAFÍA

ARGILÉS JM, CAMPOS N, LOPEZ-PEDROSA JM, RUEDA R, RODRIGUEZ-MAÑAS L. S keletal muscle regulates metabolism via interorgan crosstalk: roles in health and disease. J Am Med Dir Assoc 2016; 17: 789-96.
Revisión reciente sobre las interacciones metabólicas entre órganos, con especial dedicación a los aminoácidos y, en particular, a las funciones del β-metil-β-hidroxibutirato (HMB).

BADURDEEN S, MULONGO M, BERKLEY JA. Arginine depletion increases susceptibility to serious infections in preterm newborns. Pediatr Res 2015; 77: 290-7.
Excelente revisión que argumenta los problemas en los neonates derivados de la depleción de arginina.

BAIER S, JOHANNSEN D, ABUMRAD N, RATHMACHER JA, NISSEN S, FLAKOLL P. Year-long changes in protein metabolism in elderly men and women supplemented with a nutrition cocktail of beta-hydroxy-beta-methylbutyrate (HMB), L-arginine, and L-lysine. JPEN J Parenter Enteral Nutr 2009; 33: 71-82.
Artículo en el que se demuestra la acción positiva del HMB sobre el metabolismo muscular en ancianos.

BAPTISTA IL, SILVA WJ, ARTIOLI GG, GUILHERME JP, LEAL ML, AOKI MS Y COLS. Leucine and HMB differentially modulate proteasome system in skeletal muscle under different sarcopenic conditions. PLoS One 2013; 8: e76752.
Artículo dedicado a evaluar las diferencias de acción entre la leucina y su metabolito HMB.

BONAFÉ L, BERGER MM, QUE YA, MECHANICK JI. Carnitine deficiency in chronic critical illness. Curr Opin Clin Nutr Metab Care 2014; 17: 200-9.
Revisión detallada sobre los efectos de la deficiencia de carnitina en pacientes críticos.

BROWN JV, MOE-BYRNE T, MCGUIRE W. Glutamine supplementation for young infants with severe gastrointestinal disease. Cochrane Database Syst Rev 2014; (12): CD005947.
Detallada revisión sobre los efectos de la suplementación de glutamina en los niños con enfermedad gastrointestinal grave.

CIPOLLA-NETO J, AMARAL FGD. Melatonin as a hormone: new physiological and clinical insights. Endocr Rev 2018; 39: 990-1028.
Descripción detallada de las funciones fisiológicas y de las implicaciones clínicas de la melatonina, un derivado del triptófano.

CRUZ-JENTOFT AJ, LANDI F, SCHNEIDER SM, ZÚÑIGA C4, ARAI H5, BOIRIE Y Y COLS. Prevalence of and interventions for sarcopenia in ageing adults: a systematic review. Report of the International Sarcopenia Initiative (EWGSOP and IWGS). Age Ageing 2014; 43: 748-59.
Revisión que documenta las posibles intervenciones clínicas para combatir la sarcopenia en los adultos mayores.

DEUTZ NE, PEREIRA SL, HAYS NP, OLIVER JS, EDENS NK, EVANS CM, WOLFE RR. Effect of beta-hydroxy-betamethylbutyrate (HMB) on lean body mass during 10 days of bed rest in older adults. Clin Nutr 2013; 32: 704-12.
Artículo que evalúa la acción del HMB sobre la masa magra en adultos mayores que permanecen en cama durante 10 días.

ELLINGER S. Micronutrients, arginine, and glutamine: does supplementation provide an efficient tool for prevention and treatment of different kinds of wounds? Adv Wound Care (New Rochelle) 2014; 3: 691-707.
Revisión que analiza los efectos de varios aminoácidos y de algunos micronutrientes sobre la curación de las heridas.

FITSCHEN PJ, WILSON GJ, WILSON JM, WILUND KR. Efficacy of β-hydroxy-β-methylbutyrate supplementation in elderly and clinical populations. Nutrition 2013; 29: 29-36.
Revisión sobre los efectos del HMB en la sarcopenia de los adultos mayores y en pacientes con diferentes patologías que cursan con devastación muscular.

GOGOI M, DATEY A, WILSON KT, CHAKRAVORTTY D. Dual role of arginine metabolism in establishing pathogenesis. Curr Opin Microbiol 2016; 29: 43-8.
Excelente revisión sobre el papel dual de la arginina en la proliferación y la reparación celulares y en la inflamación.

INSTITUTE OF MEDICINE, FOOD AND NUTRITION BOARD. Dietary reference intakes for thiamine, riboflavin, niacin, vitamin B_6, folate, vitamin B_{12}, panthotenic acid, biotin and choline. 1999; 390-420.
Revisión detallada de las vías metabólicas, las funciones biológicas y las fuentes dietéticas de colina, así como de los requerimientos dietéticos de esta amina vital.

JOLFAIE NR, MIRZAIE S, GHIASVAND R, ASKARI G, MIRAGHAJANI M.

The effect of glutamine intake on complications of colorectal and colon cancer treatment: a systematic review. J Res Med Sci 2015; 20: 910-8.
Revisión sobre los efectos de la glutamina en las complicaciones clínicas del cáncer colorrectal.

KURIYAN R, LOKESH DP, SELVAM S, JAYAKUMAR J, PHILIP MG, SHREERAM S), KURPAD AV. The relationship of endogenous plasma concentrations of β-hydroxy-β-methyl butyrate (HMB) to age and total appendicular lean mass in humans. Exp Gerontol 2016; 81: 13-8.
Artículo que describe los efectos del HMB en el mantenimiento de la masa apendicular de los seres humanos.

LAMBERT MW, MADDUKURI S, KARANFILIAN KM, ELIAS ML, LAMBERT WC. The physiology of melanin deposition in health and disease. Clin Dermatol 2019; 37: 402-17.
Revisión sobre las funciones de la melanina, un derivado de la tirosina, en la salud y en la enfermedad.

LORIN J, ZELLER M, GUILLAND JC, COTTIN Y, VERGELY C, ROCHETTE L. Arginine and nitric oxide synthase: regulatory mechanisms and cardiovascular aspects. Mol Nutr Food Res 2014; 58: 101-16.
Excelente puesta al día sobre los efectos de la arginina y del NO en la prevención de las enfermedades cardiovasculares.

MADEO F, HOFER SJ, PENDL T, BAUER MA, EISENBERG T, CARMONA-GUTIERREZ D, KROEMER G. Nutritional aspects of spermidine. Annu Rev Nutr 2020; 40: 135-59.
Excelente revisión sobre los aspectos bioquímicos y clínicos de la espermidina.

MCCARTY MF, DINICOLANTONIO JJ. An increased need for dietary cysteine in support of glutathione synthesis may underlie the increased risk for mortality associated with low protein intake in the elderly. Age (Dordr) 2015; 37: 96.
Artículo que revisa el papel de la cisteína en la síntesis de glutatión y sus efectos en la mortalidad asociados a la ingesta baja de proteínas.

MCPHERSON RA, HARDY G. Clinical and nutritional benefits of cysteine-enriched protein supplements. Curr Opin Clin Nutr Metab Care 2011; 14: 562-8.
Revisión que documenta los efectos beneficiosos de la suplementación con cisteína en nutrición clínica.

MOLFINO A, GIOIA G, ROSSI FANELLI F, MUSCARITOLI M. Beta-hydroxy-beta-methylbutyrate supplementation in health and disease: a systematic review of randomized trials. Amino Acids 2013; 45: 1273-92.
Revisión sobre los efectos del HMB en la salud y la enfermedad.

MUNDI MS, SHAH M, HURT RT. When is it appropriate to use glutamine in critical illness? Nutr Clin Pract 2016; 31: 445-50.
Revisión que describe cuándo y cómo debe utilizarse la glutamina en los enfermos críticos.

PANTHI S, CHUNG HJ, JUNG J, JEONG NY. Physiological importance of hydrogen sulfide: emerging potent neuroprotector and neuromodulator. Oxid Med Cell Longev 2016; 2016: 9049782.
Maginífica revisión sobre el papel del sulfuro de hidrógeno, derivado de la cisteína, como neuroprotector y neuromodulador.

PATEL JJ, MILLER KR, ROSENTHAL C, ROSENTHAL MD. When is it appropriate to use arginine in critical illness? Nutr Clin Pract 2016; 31: 438-44.
Revisión que describe cuándo y cómo debe utilizarse la arginina en los enfermos críticos.

POPOLO A, ADESSO S, PINTO A, AUTORE G, MARZOCCO S. L-Arginine and its metabolites in kidney and cardiovascular disease. Amino Acids 2014; 46: 2271-86.
Excelente revisión sobre el papel de la arginina y de sus metabolitos, como la dimetilarginina asimétrica, en la disfunción endotelial y la enfermedad cardíaca.

POSEY EA, BAZER FW, WU G. Amino acids and their metabolites for improving human exercising performance. Adv Exp Med Biol 2021; 1332: 151-66.
Descripción de las funciones de los aminoácidos y de algunos de sus derivados, como la creatina, durante el ejercicio.

RIPPS H, SHEN W. Review: taurine: a "very essential" amino acid. Mol Vis 2012; 18: 2673-86.
Revisión sobre las funciones de la taurina, en especial sobre los aspectos de neuroprotección.

ROWLANDS DS, THOMSON JS. Effects of beta-hydroxy-beta-methyl-butyrate supplementation during resistance training on strength, body composition, and muscle damage in trained and untrained young men: a meta-analysis. J Strength Cond Res 2009; 23: 836-46.
Metaanálisis sobre los efectos del HMB en el aumento de la resistencia al entrenamiento y de la composición corporal.

RYAN P, RIECHMAN SE, FLUCKEY JD, WU G. Interorgan metabolism of amino acids in health and disease. Adv Exp Med Biol 2021; 1332: 129-49.
Análisis del metabolismo entre órganos de los aminoácidos tanto en la salud como en situaciones patológicas.

SAGAR NA, TARAFDAR S, AGARWAL S, TARAFDAR A, SHARMA S. Polyamines: functions, metabolism, and role in human disease management. Med Sci (Basel) 2021; 9: 44.
Revisión detallada y actualizada sobre las funciones de las poliaminas en la salud y en la enfermedad.

SILVAGNO F, VERNONE A, PESCARMONA GP. The role of glutathione in protecting against the severe inflammatory response triggered by COVID-19. Antioxidants 2020; 9 : 624.
Reconocimiento de la función antiinflamatoria del glutatión en la infección por COVID-19.

STEHLE P, KUHN KS. Glutamine: an obligatory parenteral nutrition substrate in critical care therapy. Biomed Res Int 2015; 2015: 545467.
Revisión sobre el papel de la glutamina en nutrición parenteral.

TAN HB, DANILLA S, MURRAY A, SERRA R, EL DIB R, HENDERSON TO, WASIAK J. Immunonutrition as an adjuvant therapy for burns. Cochrane Database Syst Rev 2014; (12): CD007174.
Detallada revisión sobre los efectos de los aminoácidos y otras sustancias inmunomoduladoras en la terapia por quemaduras, con nuevas indicaciones, contraindicaciones y controversias del uso de arginina en nutrición clínica.

TAO KM, LI XQ, YANG LQ, YU WF, LU ZJ, SUN YM, WU FX. Glutamine supplementation for critically ill adults. Cochrane Database Syst Rev 2014; (9): CD010050.
Revisión detallada de los usos de la suplementación de glutamina en pacientes críticos.

THANGAM EB, JEMIMA EA, SINGH H, BAIG MS, KHAN M, MATHIAS CB Y COLS. The role of histamine and histamine receptors in mast cell-mediated allergy and inflammation: the hunt for new therapeutic targets. Front Immunol 2018; 9: 1873.
Revisión sobre el papel de la histamina y de sus receptores en la alergia y la inflamación.

TOMÉ D. The roles of dietary glutamate in the intestine. Ann Nutr Metab 2018; 73 (Suppl. 5): 15-20.
Revisión sobre el papel del glutamato en el metabolismo intestinal.

VAN ZANTEN AR, DHALIWAL R, GARREL D, HEYLAND DK. Enteral glutamine supplementation in critically ill patients: a systematic review and meta-analysis. Crit Care 2015; 19: 294-309.
Metaanálisis sobre los efectos de la glutamina en nutrición enteral en pacientes críticos.

VIDAL-CASARIEGO A, CALLEJA-FERNÁNDEZ A, VILLAR-TAIBO R, KYRIAKOS G, BALLESTEROS-POMAR MD. Efficacy of arginine-enriched enteral formulas in the reduction of surgical complications in head and neck cancer: a systematic review and meta-analysis. Clin Nutr 2014; 33: 951-7.
Revisión sobre los efectos de la glutamina en la reducción de las complicaciones quirúrgicas en el cáncer de cabeza y cuello.

VIRARKAR M, ALAPPAT L, BRADFORD PG, AWAD AB. L-arginine and nitric oxide in CNS function and neurodegenerative diseases. Crit Rev Food Sci Nutr 2013; 53: 1157-67.
Revisión sobre las funciones de la arginina y el NO en las enfermedades neurodegenerativas.

WANDRAG L, BRETT SJ, FROST G, HICKSON M. Impact of supplementation with amino acids or their metabolites on muscle wasting in patients with critical illness or other muscle wasting illness: a systematic review. J Hum Nutr Diet 2015; 28: 313-30.

Interesante descripción de los efectos de varios aminoácidos y de algunos de sus metabolitos sobre la pérdida de masa muscular.

WANG W, WU Z, DAI Z, YANG Y, WANG J, WU G. **Glycine metabolism in animals and humans: implications for nutrition and health. Amino Acids 2013; 45: 463-77.**
Excelente revisión sobre los efectos de la glicina en la salud y la enfermedad.

WIJNANDS KA, CASTERMANS TM, HOMMEN MP, MEESTERS DM, POEZE M. **Arginine and citrulline and the immune response in sepsis. Nutrients 2015; 7: 1426-63.**
Revisión sobre los efectos de la arginina y de la citrulina en la respuesta inmunitaria durante la sepsis.

WILKINSON DJ, HOSSAIN T, HILL DS, PHILLIPS BE, CROSSLAND H, WILLIAMS J y COLS. **Effects of leucine and its metabolite betahydroxy-beta-methylbutyrate on human skeletal muscle protein metabolism. J Physiol 2013; 591: 2911-23.**
Descripción de los efectos de la leucina y del HMB en el metabolismo del músculo esquelético.

WU G. **Important roles of dietary taurine, creatine, carnosine, anserine and hydroxyproline in human nutrition and health. Amino Acids 2020; 52: 329-60.**
Revisión sobre las funciones fisiológicas de algunos derivados de aminoácidos.

WU G. **Amino acids in nutrition, health, and disease. Front Biosci (Landmark Ed) 2021; 26: 1386-92.**
Excelente revisión sobre las funciones fisiológicas de los aminoácidos en la salud y en la enfermedad.

WU G. **Amino acids: specific functions. En: Caballero B, ed. Encyclopedia of Human Nutrition, 4ª ed, vol 1. New York: Academic Press, 2023; p. 36-47.**

Revisión actualizada sobre las funciones fisiológicas de los aminoácidos, más allá de su papel en la síntesis proteica.

WU G, BAZER FW, BURGHARDT RC, JOHNSON GA, KIM SW, KNABE DA y COLS. **Proline and hydroxyproline metabolism: implications for animal and human nutrition. Amino Acids 2011; 40: 1053-63.**
Revisión de las funciones de la prolina y de la hidroxiprolina en nutrición humana.

YIN J, REN W, YANG G, DUAN J, HUANG X, FANG R y COLS. **L-Cysteine metabolism and its nutritional implications. Mol Nutr Food Res 2016; 60: 134-46.**
Revisión actualizada del metabolismo de la cisteína y de sus funciones en nutrición humana.

YONG L, LU QP, LIU SH, FAN H. **Efficacy of glutamine-enriched nutrition support for patients with severe acute pancreatitis: a meta-analysis. JPEN J Parenter Enteral Nutr 2016; 40: 83-94.**
Metaanálisis sobre la eficacia de la nutrición enriquecida en glutamina en la pancreatitis aguda.

ZEISEL SH. **Choline: clinical nutrigenetic/nutrigenomic approaches for identification of functions and dietary requirements. World Rev Nutr Diet 2010; 101: 73-83.**
Revisión excelentemente documentada sobre la esencialidad de la colina para los seres humanos y sobre sus efectos nutrigenómicos.

ZEISEL SH. **Metabolic crosstalk between choline/1-carbon metabolism and energy homeostasis. Clin Chem Lab Med 2013; 51: 467-75.**
Revisión del papel de la colina en la homeostasis energética asociada al metabolismo de los fragmentos monocarbonados.

Metabolismo de los nucleótidos

11

Á. Gil Hernández y A. Sánchez Pozo

 OBJETIVOS

- Conocer los aspectos estructurales y denominaciones que reciben los distintos compuestos llamados genéricamente nucleótidos.
- Conocer cómo se sintetizan y degradan los nucleótidos púricos y pirimidínicos, así como la regulación de todo su metabolismo, identificando los aspectos clave.
- Conocer los procesos celulares y sistémicos en los que participan los nucleótidos, y su papel en el tratamiento del cáncer.
- Comprender los aspectos fisiopatológicos desde una visión de conjunto del metabolismo, así como las principales alteraciones relacionadas con el metabolismo de los nucléotidos y algunos de los tratamientos propuestos.
- Conocer el contenido, el destino metabólico de los nucleótidos de la dieta.
- Conocer el contenido y las funciones biológicas de los nucleótidos de la dieta en distintos tejidos y situaciones fisiopatológicas, así como su posible uso como nutracéuticos.

CONTENIDO

- Introducción
- Nomenclatura y estructuras
- Metabolismo

- Función reguladora y de señalización
- Terapias con derivados de nucleótidos
- Nucleótidos de la dieta

INTRODUCCIÓN

Los nucleótidos son un conjunto de compuestos derivados de los anillos de la purina o de la pirimidina (**Fig. 11-1**) (nucleobases o sencillamente «bases»). Las nucleobases junto con el azúcar ribosa forman los denominados nucleósidos y éstos, al fosforilarse, los nucleótidos. Así, al referirse a los nucleótidos de adenina se consideran: la adenina (base), la adenosina (nucleósido) y el adenosinmonofosfato (AMP), el adenosindifosfato (ADP) y el adenosintrifosfato (ATP) (nucleótidos). Los nucleótidos también pueden contener desoxirribosa, por modificación durante la síntesis, como se verá más adelante.

Los nucleótidos son precursores de los ácidos nucleicos, intermediarios en la biosíntesis de muchos compuestos como el glucógeno, los fosfolípidos, los esfingolípidos y las glicoproteínas, e intermediarios energéticos como el ATP y el guanosintrifosfato (GTP). Asimismo, forman parte de coenzimas como nicotinamida adenindinucleótidos (NAD$^+$, NADP$^+$), flavina adenindinucleótido (FAD) y coenzima A. Son también importantes reguladores metabólicos, como el

AMP cíclico (cAMP) o el guanosinmonofosfato cíclico (cGMP). Algunos de ellos participan en los mecanismos de transducción de señales celulares, como el GTP, el guanosindifosfato (GDP) y el cAMP, y en procesos específicos, como la diadenosintetrafosfato (dAp4) en el crecimiento celular. Por su implicación en numerosas vías metabólicas y procesos celulares, su estudio es imprescindible tanto en nutrición como en clínica.

Se conocen unas pocas alteraciones en el metabolismo de los nucleótidos, entre las cuales destaca la gota úrica, pero existen otras enfermedades de interés. Por otra parte, el estudio de los nucleótidos es de interés para entender la utilización de ciertos derivados como terapia antitumoral. Ello si no se tienen en cuenta otras acciones particulares, como las propiedades vasodilatadoras de la adenosina, etc.

Los nucleótidos están presentes en los alimentos, habitualmente formando parte de los ácidos nucleicos, aunque también pueden estar en el estado libre, y deben ser considerados nutrientes. Clásicamente se ha considerado que los nucleótidos y sus constituyentes, bases y nucleósidos, no se requieren como componentes de la dieta para satisfacer ne-

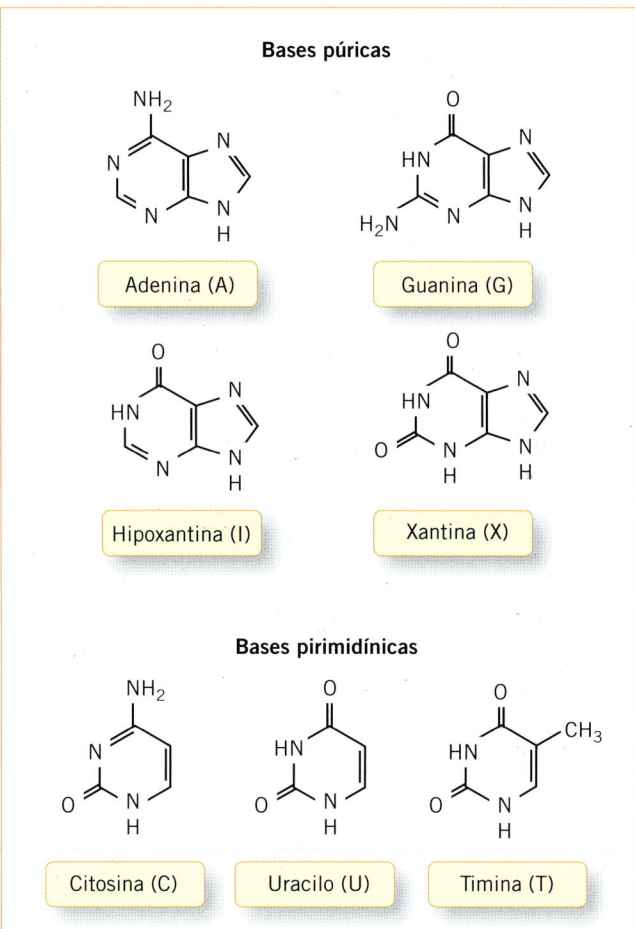

Bases púricas

Adenina (A)　　　　　Guanina (G)

Hipoxantina (I)　　　　Xantina (X)

Bases pirimidínicas

Citosina (C)　　　Uracilo (U)　　　Timina (T)

Figura 11-1. Estructura de las bases púricas y pirimidínicas. Entre paréntesis se indican las iniciales que sirven para nombrarlas.

cesidades nutricionales específicas. Sin embargo, la falta de nucleótidos en la dieta puede ocasionar trastornos importantes en ciertas circunstancias. De hecho, durante las tres últimas décadas se han acumulado numerosas evidencias de que los nucleótidos de la dieta participan en el desarrollo del sistema inmunitario y son importantes para la proliferación y el desarrollo tisular, especialmente para los tejidos con un rápido recambio, como la piel, la mucosa intestinal, las célu-

las de la médula ósea y los linfocitos, por lo que se ha sugerido que debieran considerarse nutrientes semiesenciales.

En el presente capítulo se consideran la nomenclatura y estructura de las nucleobases, los nucleósidos y los nucleótidos; se describen las vías de biosíntesis y degradación de los nucleótidos, así como su regulación, y se revisa el papel de los nucleótidos de la dieta tanto en situaciones fisiológicas como patológicas.

NOMENCLATURA Y ESTRUCTURAS

Los nucleótidos son ésteres-fosfato de pentosas con una base nitrogenada (**Fig. 11-1**). Las bases nitrogenadas son derivados de dos compuestos heterocíclicos denominados purina y pirimidina. Las bases pirimidínicas fundamentales son la citosina, la timina (presente en el DNA) y el uracilo, presente en el RNA. La adenina y la guanina son las purinas más frecuentes encontradas en los seres vivos. La xantina y la hipoxantina son también bases púricas derivadas de la degradación de la adenina y la guanina. Las iniciales de las bases se utilizan para nombrar los diferentes nucleótidos (v. más adelante).

Un nucleósido se forma a partir de una base nitrogenada unida a una pentosa, mediante un enlace glicosídico. La pentosa puede ser ribosa o 2-desoxirribosa. Un nucleótido es un éster-fosfato de un nucleósido. El grupo fosfato puede unirse al carbono C3' o al C5' de una pentosa para formar su 3'-nucleótido o su 5'-nucleótido, respectivamente. Las letras MP, DP o TP, añadidas a la letra que designa a la base, indican los ésteres monofosfato, difosfato o trifosfato, y son la forma habitual de nombrarlos.

En la **figura 11-2** se observan las estructuras de un ribonucleótido (AMP) y de un desoxirribonucleótido (dTMP). La **tabla 11-1** contiene los nombres utilizados para las bases, los nucleósidos y los nucleótidos más comunes, así como las abreviaturas para estos últimos.

METABOLISMO

En la **figura 11-3** se muestra un esquema general del metabolismo de los nucleótidos. Como puede observarse, los nucleótidos (ribonucleótidos y desoxirribonucleótidos) tienen

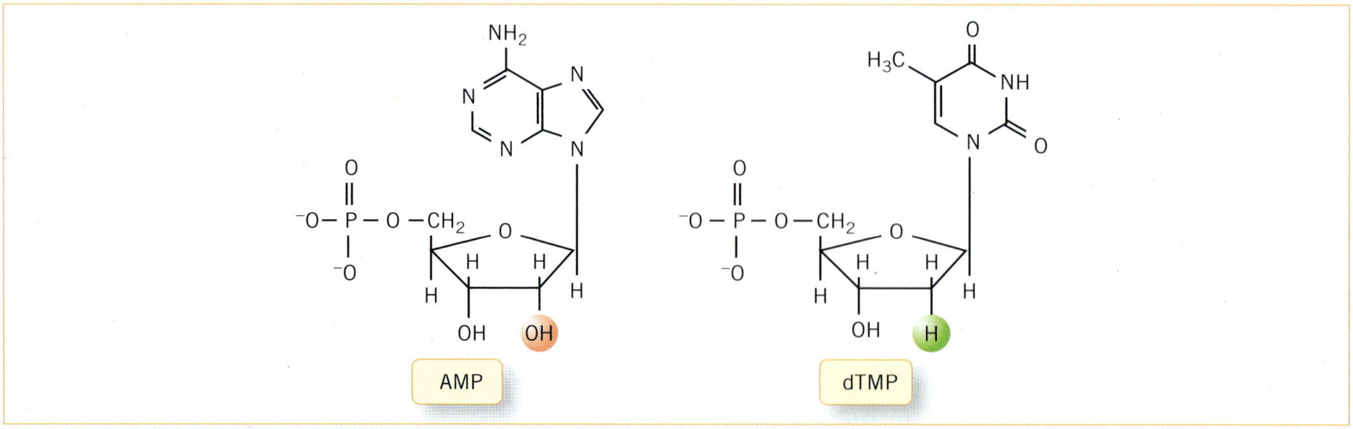

AMP　　　　　dTMP

Figura 11-2. Estructura de un ribonucleótido (AMP) y de un desoxirribonucleótido (dTMP). Se ha destacado la diferencia entre las formas normales y las formas «desoxi».

Tabla 11-1. Nomenclatura de los nucleótidos

Nucleobase	Nucleósido	Nucleótidos	Derivados
Adenina	Adenosina	AMP, ADP, ATP, cAMP	
Guanina	Guanosina	GMP, GDP, GTP, cGMP	
Citosina	Citidina	CMP, CDP, CTP	CDP-colina etc.
Timina	Timidina	TMP, TDP, TTP	
Uracilo	Uridina	UMP, UDP, UTP	UDP-glucosa, etc.

ADP: adenosindifosfato; AMP: adenosinmonofosfato (adenilato); ATP adenosintrifosfato; cAMP: adenosinmonofosfato cíclico; CDP: citidindifosfato; CDP-colina: citidindifosfocolina; cGMP: guanosinmonofosfato cíclico; CMP: citidinmonofosfato; CTP: citidintrifosfato; GDP: guanosindifosfato; GMP: guanosinmonofosfato (guanilato); GTP: guanosintrifosfato; TDP: timidindifosfato; TMP: timidinmonofosfato (timidilato); TTP: timidintrifosfato; UDP: uridindifosfato; UDP-glucosa: uridindifosfoglucosa; UMP: uridinmonofosfato (uridilato); UTP: uridintrifosfato.

varias procedencias: la síntesis desde aminoácidos y otros precursores (síntesis *de novo*) y la recuperación desde nucleósidos y nucleobases. Estos últimos pueden provenir tanto de la dieta, como también de la degradación de ácidos nucleicos (DNA y RNA), nucleótidos libres y coenzimas.

La síntesis de nucleótidos es un proceso costoso en términos energéticos, por lo que tanto la utilización de nucleótidos procedentes de la degradación de ácidos nucleicos como la recuperación de nucleótidos procedentes de la dieta suponen un ahorro energético considerable. Por otra parte, la capacidad biosintética de algunos tipos celulares es limitada, razón por la cual, en circunstancias de rápido crecimiento, se requiere un aporte exógeno para un desarrollo óptimo.

Los nucleótidos sintetizados o recuperados son utilizados en los distintos procesos en los que participan o son degradados, ya que no se almacenan.

Los nucleótidos no utilizados son degradados por enzimas hasta ácido úrico (en el caso de los nucleótidos de purina) o hasta urea (en el caso de los nucleótidos de pirimidi-

na). La formación de ácido úrico es una de las consecuencias del excesivo consumo de nucleótidos, que en las personas susceptibles puede originar la gota, razón por la cual el consumo de nucleótidos no goza de «buena prensa».

Biosíntesis *de novo* de nucleótidos

La síntesis de los nucleótidos púricos (AMP, GMP) y pirimidínicos (UMP, CMP, dTMP) se produce a partir de los mismos precursores: ribosa y aminoácidos, pero el ensamblaje es diferente. En el caso de los púricos en primer lugar se utiliza la ribosa y luego los aminoácidos, mientras que tratándose de los nucleótidos pirimidínicos la secuencia se invierte. Estos procesos se llevan a cabo en el citoplasma celular, con la excepción de la formación del ácido orótico, que se produce en la mitocondria. En ambos casos se requiere el fosforribosilpirofosfato (PRPP), cuya disponibilidad es un factor determinante de la biosíntesis. Dado que para la síntesis se requiere ribosa, la cual procede de la glucosa, la disponibilidad de esta última es fundamental. Por otra parte, el fosfato inorgánico no sólo es necesario para la biosíntesis, sino que además es un activador de la enzima PRPP sintetasa (v. más adelante), lo que resulta de interés, ya que el fosfato indica falta de ATP.

Tras la formación de los nucleótidos monofosfato, lo que representa el genuino proceso de biosíntesis, su paso a difosfato y trifosfato ocurre mediante la acción de una serie de enzimas fosforilantes (quinasas) que utilizan el ATP generado en la oxidación mitocondrial.

Las cantidades relativas de los nucleótidos trifosfato, difosfato y monofosfato suelen mantenerse constantes en la célula. Los niveles de los distintos estados de fosforilación están relacionados con la energía total disponible. De hecho, se utiliza el cociente entre los nucleótidos ATP, ADP y AMP, para establecer la denominada *carga energética* (Qe) de una célula, definida por Atkinson como:

$$Qe = (ATP + \frac{1}{2} ADP)/(ATP + ADP + AMP)$$

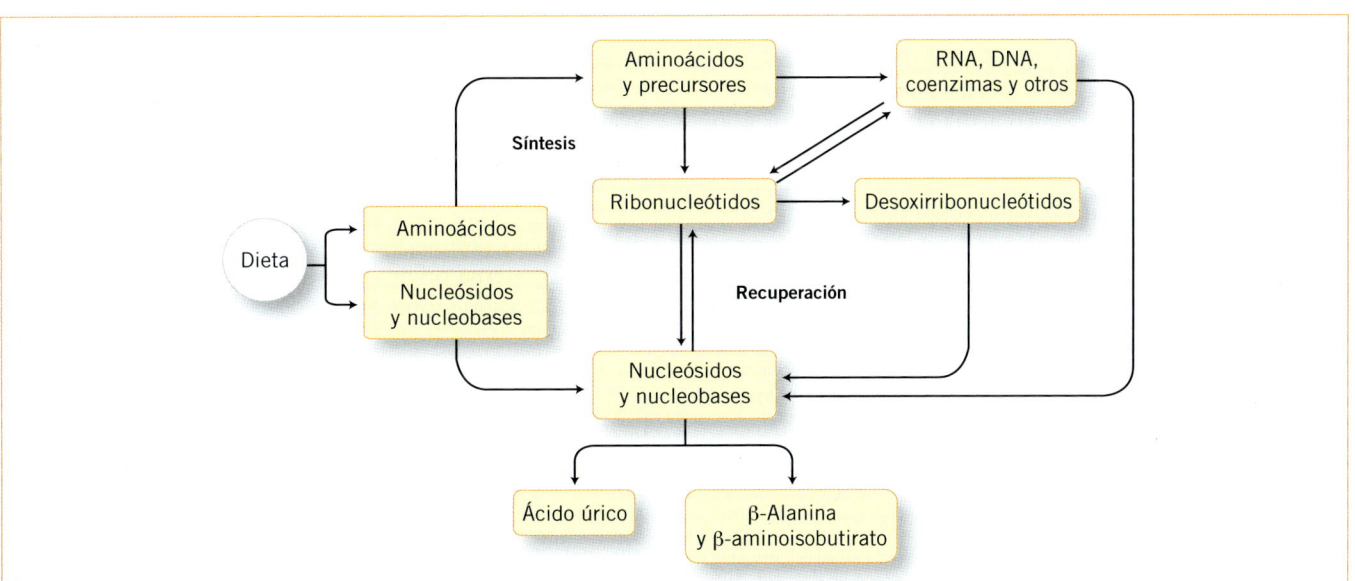

Figura 11-3. Panorámica general del metabolismo de los nucleótidos.

Usualmente, las células tienen una carga energética cercana a 1, lo que significa que el contenido de ATP es muy superior al de ADP y AMP.

La formación de CTP sigue un camino peculiar: tras la síntesis de UMP, se convierte en UTP y éste a su vez en CTP, aspecto de interés en nutrición ya que una dieta que contenga uridina puede satisfacer las necesidades de UTP y CTP, sin que sea necesario disponer de citidina. Del mismo modo ocurre con la inosina. Estos hechos tienen relevancia en nutrición, ya que una dieta equilibrada en nucleótidos no requiere que todos los nucleótidos estén presentes. La formación de desoxirribonucleótidos se lleva a cabo por la enzima ribonucleótido-difosfato reductasa. Todos los desoxirribonucleótidos se generan en su forma difosfato, y como se mencionó anteriormente, pueden pasar a la forma trifosfato por la acción de las enzimas fosforilantes. La excepción es la timina: la formación de dTTP requiere en primer lugar la transformación en dUMP y posteriormente la conversión a dTMP.

A continuación se describen de manera detallada las etapas principales de la biosíntesis de nucleótidos púricos y pirimidínicos, así como la biosíntesis de los desoxirribonucleótidos.

Biosíntesis de fosforribosilpirofosfato

La síntesis de ribosa-5'-fosfato se produce a partir de la glucosa-6-fosfato por la vía denominada de las pentosas-fosfato. La ribosa-5'-fosfato sintetizada es utilizada para la formación de nucleótidos púricos y pirimidínicos y el exceso es convertido nuevamente a fructosa-6-fosfato y gliceraldehído-3-fosfato, a través de una serie de reacciones entre diversos azúcares, lo que constituye la segunda parte de la vía de las pentosas-fosfato (**cap. 3**, Metabolismo de los hidratos de carbono).

La formación de PRPP a partir de ribosa-5'-fosfato y ATP es catalizada por la ribosa-5'-fosfato pirofosfoquinasa, también denominada PRPP sintetasa. Esta enzima es una quinasa atípica, ya que es el grupo pirofosforilo el que se transfiere preferentemente, en lugar del grupo fosforilo. La actividad de esta enzima. que ocupa una posición clave en diversas vías biosintéticas, está regulada por una serie de metabolitos. El fosfato inorgánico actúa como activador y los iones magnesio se comportan como cofactores y activadores de la enzima. Los inhibidores de esta enzima son el ADP y el 2,3-bisfosfoglicerato, que actúan compitiendo con la ribosa-5'-fosfato. Por su parte, el AMP y GMP se comportan como inhibidores de tipo no competitivo. Las concentraciones de todos estos compuestos, así como la cantidad relativa de los sustratos, determinan la actividad de la quinasa. El estudio del metabolismo del PRPP en diversos modelos animales está identificando nuevas dianas terapéuticas, como el síndrome de Arts.

Biosíntesis de ribonucleótidos púricos

El anillo púrico se origina a partir de glutamina, glicina, grupos monocarbonados aportados por el ácido fólico y el dióxido de carbono (**Fig. 11-4**).

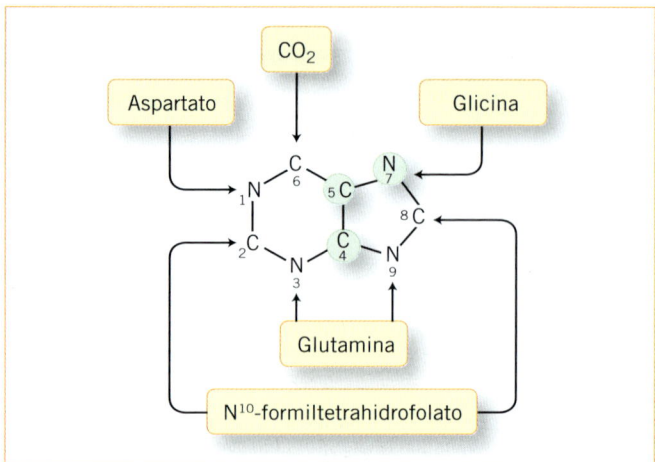

Figura 11-4. Origen de los átomos del anillo púrico.

Síntesis de inosinmonofosfato

La biosíntesis de inosinmonofosfato (IMP) a partir de PRPP ocurre como se muestra de forma esquemática en la **figura 11-5**. En la **figura 11-4** se identifican los átomos del anillo, cuya procedencia se indica a continuación. A partir de aquí, los distintos elementos del anillo púrico se van añadiendo a la fosforribosilamina hasta llegar a la formación del inosinmonofosfato, todo ello con un considerable gasto de ATP. La primera reacción está catalizada por una glutamina amidotransferasa no dependiente de ATP, formándose fosforribosilamina. En la segunda reacción, una molécula de glicina se transfiere, con ayuda del ATP, al nitrógeno de la fosforribosilamina (átomos 4, 5 y 7). Este proceso es seguido por una reacción catalizada por una transformilasa en la cual un grupo formilo se transfiere desde el N^{10}-formiltetrahidrofolato hasta el anillo de la purina creciente (átomo 8). La siguiente reacción está catalizada por una glutamina amidotransferasa dependiente del ATP, que aporta el átomo 3. En la reacción siguiente el ATP proporciona energía para el cierre de la porción imidazólica del anillo de purina. A continuación ocurre una carboxilación reversible que no requiere biotina (átomo 6). Las reacciones séptima y octava ocurren por transferencia de un nitrógeno desde el aspartato (átomo 1), mediante un mecanismo idéntico al que interviene en la conversión de citrulina a arginina en el ciclo de la urea (**cap. 9**, Metabolismo de los aminoácidos). La novena reacción es otra transformilación en la cual se transfiere un fragmento monocarbonado a partir del N^{10}-formiltetrahidrofolato (átomo 9). Finalmente, una reacción de condensación interna origina el primer compuesto nucleotídico púrico, el ácido inosínico o IMP.

Síntesis de GMP y AMP

La **figura 11-6** muestra un esquema de la biosíntesis de GMP y AMP. El IMP no se acumula en la célula, sino que se convierte a AMP, GMP y los correspondientes nucleósidos difosfato y trifosfato. Los dos pasos en la síntesis de AMP son reacciones típicas mediante las cuales se introduce un grupo amino derivado del aspartato. El grupo hidroxilo del IMP en forma ceto es desplazado por el grupo amino del

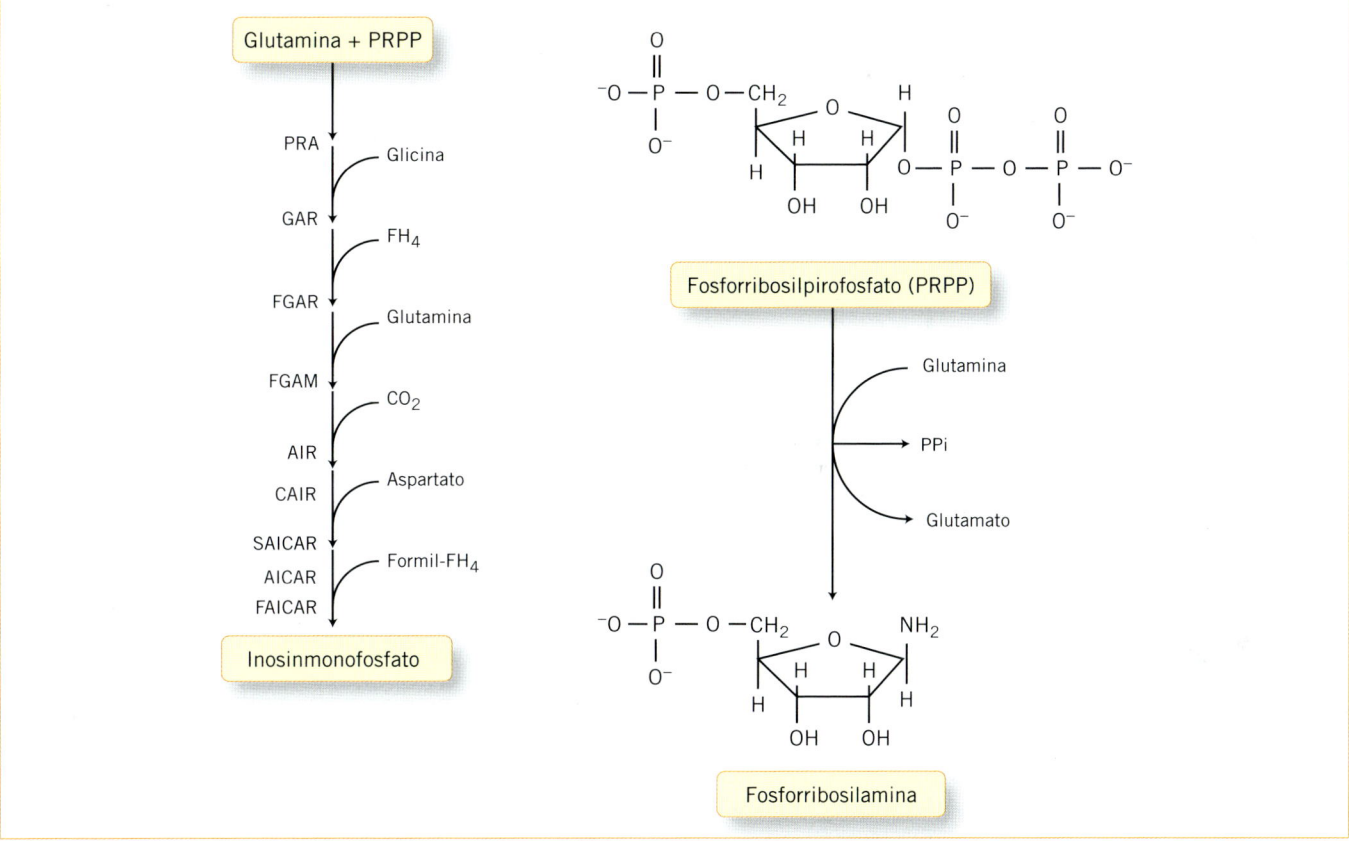

Figura 11-5. Esquema de la biosíntesis de inosinmonofosfato y detalle de la primera reacción de la vía. AICAR: aminoimidazol-carboxamida ribonucleótido; AIR: aminoimidazol ribonucleótido; CAIR: carboxilato-AIR; FAICAR: formimido-AICAR; FGAM: formilglicinaamidina ribonucleótido; FGAR: formil-GAR; FH₄: formiltetrahidrofolato; GAR: glicinamida ribonucleótido; PPi: pirofosfato; PRA: fosforribosilamina; SAICAR: succinaminoimidazolcarboxamida ribonucleótido.

aspartato para dar adenilsuccinato y este último es hidrolizado mediante la adenilsuccinato liasa para generar fumarato y AMP. En la condensación del aspartato con el IMP se produce la hidrólisis de GTP hasta GDP, la cual provee la energía necesaria para el transcurso de la reacción.

La conversión de IMP hasta GMP también se produce mediante dos reacciones, una primera de oxidación del IMP hasta xantosina-5′-fosfato (XMP) y una segunda reacción en la cual se produce la transferencia de un grupo amido desde la glutamina al carbono 2 del anillo de la xantina, y se genera GMP. Esta segunda reacción implica la hidrólisis de ATP hasta AMP y pirofosfato inorgánico, el cual es rápidamente hidrolizado hasta fosfato por la pirofosfatasa inorgánica, enzima presente en la mayor parte de las células, con lo cual se desplaza el equilibrio hacia la formación de GMP.

Síntesis de nucleósidos difosfato y trifosfato

Los nucleótidos metabólicamente activos son sobre todo los nucleósidos trifosfato. El GMP y el AMP son convertidos a sus nucleósidos trifosfato a través de reacciones de fosforilación sucesiva. La conversión a nucleósidos difosfato implica la presencia de quinasas dependientes de ATP. La fosforilación de ADP hasta ATP ocurre a través de una fosforilación a nivel del sustrato o mediante la fosforilación oxidativa (**cap. 1**, Funciones y metabolismo de los nutrientes).

El ATP puede formarse también a partir de ADP por acción de la adenilato quinasa, actuando en sentido contrario a la formación de ADP a partir de AMP. El ATP es la sustancia que aporta el grupo fosfato para la conversión de GDP y la mayor parte de los nucleósidos difosfato, hasta el correspondiente trifosfato a través de la acción de la nucleósido-difosfato quinasa (NDP quinasa). Esta enzima es muy activa pero no es específica en relación al agente donante de fosforilo ni al aceptor.

*Utilización de los nucleótidos de la adenina
en la biosíntesis de coenzimas*

Una función metabólica importante de los nucleótidos púricos es la síntesis de coenzimas, fundamentalmente de aquellas que contienen un resto de adenilato. Éstos incluyen los nucleótidos de la flavina, los nucleótidos de la nicotinamida y la coenzima A (**cap. 15**, Vitaminas con función de coenzimas).

Biosíntesis de ribonucleótidos pirimidínicos

A diferencia de la vía biosintética de los nucleótidos púricos, en la biosíntesis del anillo pirimidínico, éste es construido antes de la incorporación de la ribosa-5′-fosfato para formar el nucleótido. El primer mononucleótido sin-

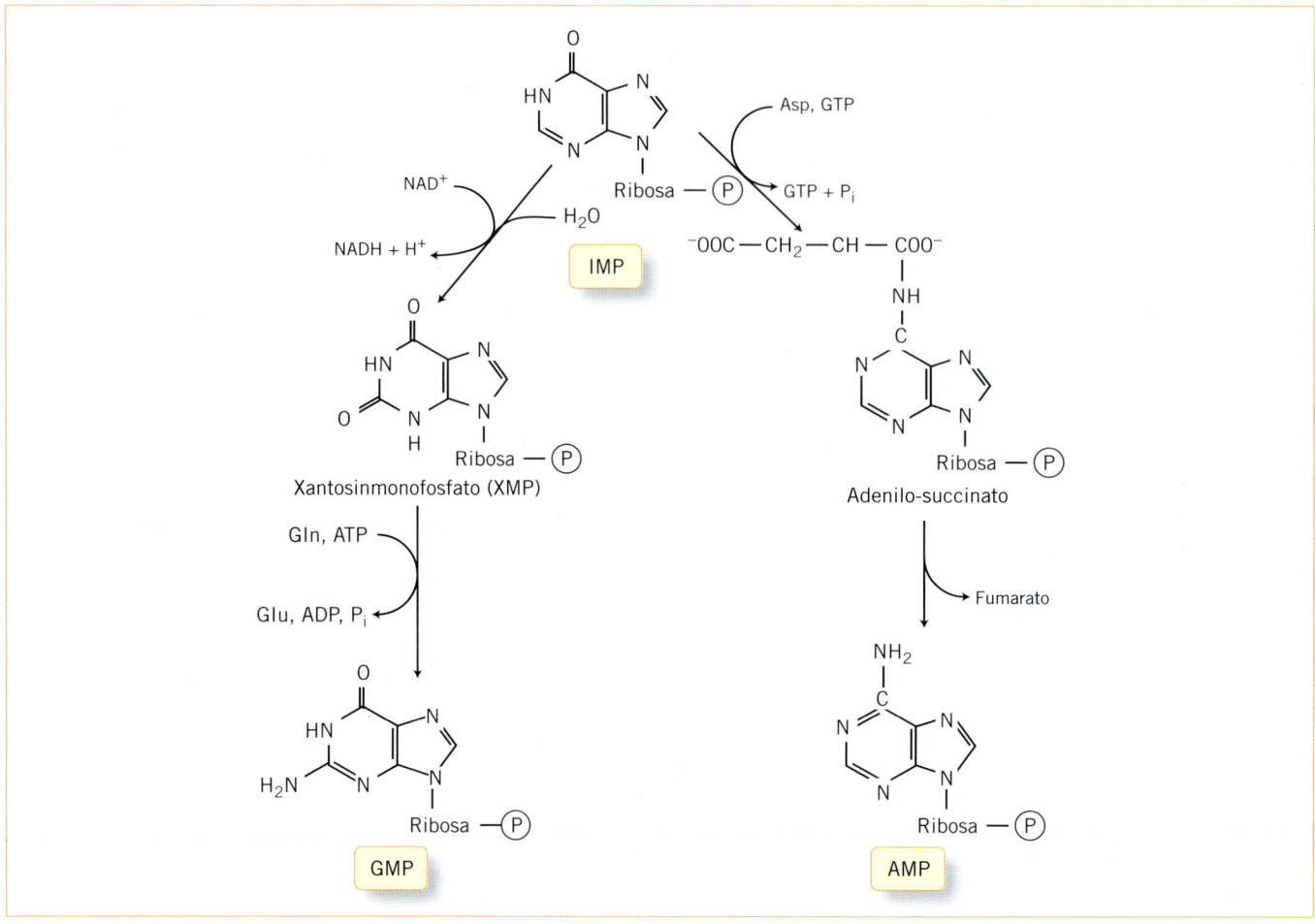

Figura 11-6. Biosíntesis de guanosinmonofosfato (GMP) y adenosinmonofosfato (AMP). IMP: inosinmonofosfato; P_i: fosfato inorgánico.

tetizado es la orotidina-5'-monofosfato (OMP) y, a partir de este compuesto, la vía biosintética conduce a los nucleótidos del uracilo, citosina y timina. El OMP ocupa de este modo un papel central en la biosíntesis de nucleótidos pirimidínicos, algo análogo a la posición del IMP en la biosíntesis de los nucleótidos púricos. Al igual que el IMP, el OMP se encuentra exclusivamente en las células y no es un constituyente de los ácidos nucleicos.

La **figura 11-7** muestra la síntesis de UMP. La vía biosintética comienza con la síntesis de carbamilfosfato catalizado por la enzima carbamilfosfato sintetasa (CPS-II) a partir de glutamina y bicarbonato. Posteriormente, el carbamilfosfato reacciona con el aspartato para formar carbamilaspartato, reacción catalizada por la aspartato transcarbamilasa. En el tercer paso, el anillo de pirimidina se cierra en una reacción catalizada por la enzima dihidroorotasa con formación del dihidroorotato. El dihidroorotato es oxidado hasta orotato por una flavoproteína, la dihidroorotato deshidrogenasa. En los eucariotas, ésta es una enzima asociada a la membrana interna de la mitocondria. En los dos pasos finales de la vía biosintética, la orotato fosforribosil transferasa transfiere el PRPP al orotato, produciendo el primer nucleótido pirimidínico OMP, el cual se convierte en UMP por la acción de una descarboxilasa específica.

Existe una enfermedad genética en los niños, denominada aciduria orótica, caracterizada por un crecimiento anormal,

anemia megaloblástica y excreción de grandes cantidades de orotato en la orina. Esta enfermedad se asocia con bajas actividades de orotidina-fosfato descarboxilasa y de orotato-fosforribosiltransferasa. Cuando a estos niños se les administra por vía oral uridina, la anemia mejora y la excreción de orotato disminuye. Se cree que la mejora se debe a la fosforilación de la uridina administrada hasta UMP, el cual es posteriormente convertido a otros nucleótidos pirimidínicos, lo que permite la síntesis de ácidos nucleicos y de proteínas. Además, las concentraciones intracelulares de nucleótidos de pirimidina aumentan, lo cual se traduce en una inhibición de la carbamilfosfato sintetasa, como se verá más adelante.

La síntesis de CTP y UTP se produce a partir de UMP. El UMP es fosforilado hasta generar UTP, y el CTP se forma por la reacción del UTP con glutamina en una reacción dirigida por la hidrólisis concomitante de ATP, hasta ADP y fosfato inorgánico catalizada por la enzima CTP sintetasa.

Biosíntesis de desoxirribonucleótidos

La mayoría de las células contienen entre cinco y diez veces más RNA que DNA. Por lo tanto, la mayor parte del carbono que se deriva hacia la síntesis de nucleótidos lo hace en el sentido de contribuir al aumento del *pool* de los ribonucleótidos. Sin embargo, la fracción relativamente pequeña de nucleótidos que interviene en la síntesis de desoxirri-

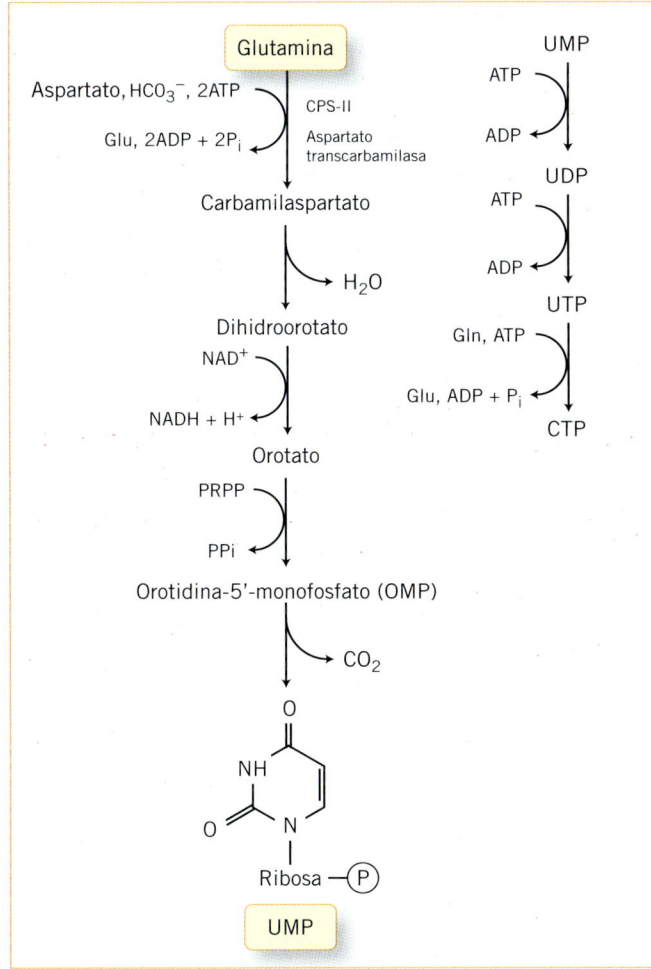

Figura 11-7. Biosíntesis de los nucleótidos pirimidínicos. CPS-II: carbamilfosfato sintetasa; P_i: fosfato inorgánico; PPi: pirofosfato; PRPP: fosforribosilpirofosfato. (V. explicación de abreviaturas en la **Tabla 11-1**).

bonucleótidos (dNTP) es de una importancia vital para las células. Los dNTP se utilizan casi exclusivamente en la biosíntesis de DNA; por consiguiente, existen unas relaciones reguladoras estrechas entre la síntesis de DNA y el metabolismo de los dNTP.

Teniendo en cuenta que el DNA difiere químicamente del RNA en la naturaleza de la pentosa y en la identidad de una de las bases pirimidínicas, se considerarán en la biosíntesis de los desoxirribonucleótidos dos procesos específicos: la conversión de la ribosa a desoxirribosa y la conversión del uracilo a timina. Ambos procesos ocurren en el estado de nucleótidos y son de gran interés, ya que suponen vías metabólicas que pueden ser objetivo para la quimioterapia del cáncer y de enfermedades infecciosas, y desde el punto de vista de la regulación. La vía biosintética *de novo* de los desoxirribonucleótidos se muestra en la **figura 11-8**.

La reducción de los ribonucleótidos a desoxirribonucleótidos implica el reemplazo del grupo 2-hidroxilo de la pentosa por un ion hidrógeno conservándose la configuración del azúcar. Los cuatro ribonucleósidos-difosfato conocidos se reducen por la misma enzima: la ribonucleósido-difosfato reductasa o rNDP reductasa. Esta enzima es un tetrámero

que contiene varios residuos catalíticos en los que participa el hierro. Los electrones para la reducción de los ribonucleótidos proceden finalmente del NADPH, pero son aportados a la rNDP reductasa por una coenzima inusual de naturaleza proteica. Existen dos proteínas donantes de electrones. La primera de ellas es la tiorredoxina, que es reducida por el NADPH a través de una enzima flavoproteica, la tiorredoxina reductasa. La segunda enzima, denominada glutarredoxina, es también reducida por el NADPH a través de la NADPH reductasa dependiente de glutatión.

Una vez formados tres de los difosfatos –dADP, dGDP y dCDP–, éstos se convierten directamente en los correspondientes trifosfatos mediante la acción de la nucleósido difosfato quinasa. La biosíntesis de timidintrifosfato se lleva a cabo, en parte, a partir del dUDP producido a través de la vía de la reductasa y en parte a partir de los nucleótidos de desoxicitidina.

Existen dos vías para la síntesis *de novo* del desoxiuridinmonofosfato (dUMP), el sustrato para la síntesis de nucleótidos de la timina. En la primera vía, el dUDP se fosforila hasta dUTP y, posteriormente, éste es hidrolizado por una difosfohidrolasa muy activa, denominada desoxiuridindifosfatasa dUDP-asa. La razón aparente de este proceso derrochador de energía (puesto que el dTMP se fosforila de nuevo a dTTP), es que las células deben reducir su concentración de dUTP para impedir la incorporación de uracilo al DNA. Hay varias teorías sobre el porqué en el DNA se prefiere la timina al uracilo. La más extendida es que el uracilo puede formarse por la desaminación de la citosina, hecho que puede suceder espontáneamente o inducido por las radiaciones UV.

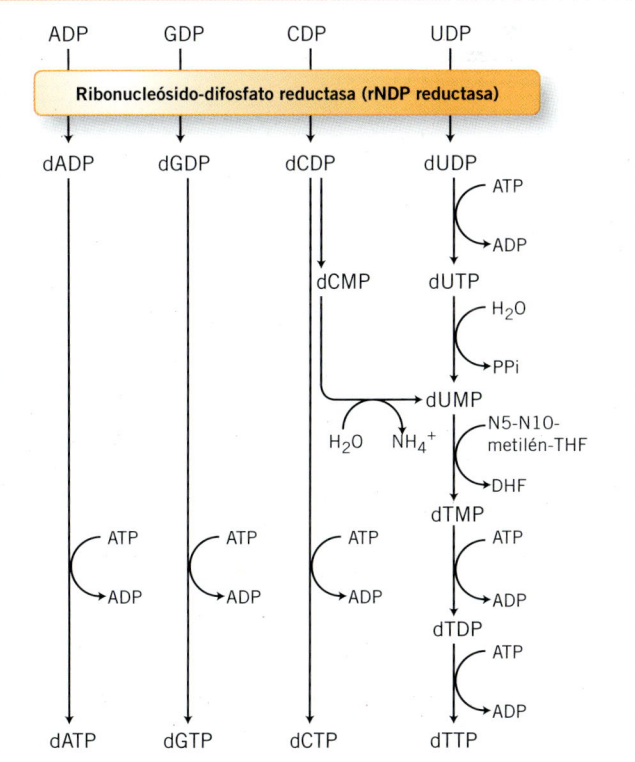

Figura 11-8. Biosíntesis de los desoxirribonucleótidos. DHF: dihidrofolato; THF: tetrahidrofolato.

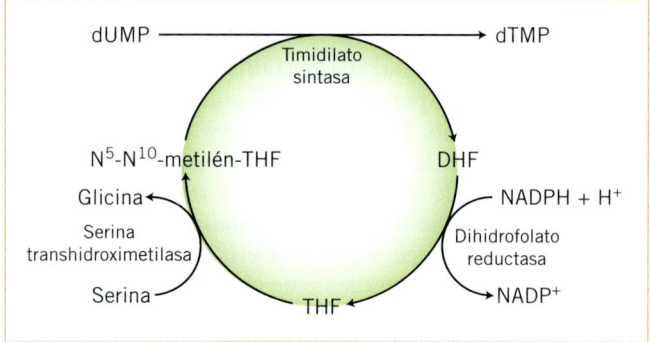

Figura 11-9. Biosíntesis de dTMP. DHF: dihidrofolato; THF: tetrahidrofolato.

Siendo así, se entiende que se evite el uracilo para que se mantenga la secuencia a toda costa. En la segunda vía, el dCDP es desfosforilado hasta dCMP, el cual sufre posteriormente una desaminación hasta dUMP por una aminohidrolasa, denominada dCMP desaminasa. Esta última enzima representa un punto de ramificación para la síntesis de los desoxirribonucleótidos pirimidínicos, requiere dCTP como activador alostérico y es inhibida por dTTP.

El dUMP es utilizado como sustrato para la formación de timidinmonofosfato (dTMP), reacción catalizada por la enzima timidilato sintasa. El donante del fragmento monocarbonado es el N^5-N^{10}-metilentetrahidrofolato, el cual en esta reacción inusual, sirve también como cofactor redox para producir dihidrofolato (**Fig. 11-9**). El cofactor debe ser nuevamente reducido por la dihidrofolato reductasa y adquirir un grupo metileno a través de la vía de la serintranshidroximetilasa (**caps. 9** y **16**, Folatos, ácido fólico, vitamina B_{12} y colina).

Vías de recuperación de nucleótidos a partir de bases y nucleósidos

Además de las rutas biosintéticas de nucleótidos *de novo* ya descritas, existen otras ampliamente distribuidas en los tejidos de los mamíferos, cuyas enzimas catalizan la síntesis de mononucleótidos a partir de bases púricas y pirimidínicas y de nucleósidos denominadas «vías de recuperación» (**Fig. 11-10**).

Conviene recordar que la síntesis de ribonucleótidos *de novo* es energéticamente costosa; se necesitan como mínimo 6 moles de ATP por cada nucleótido púrico formado y 5 moles de ATP por cada nucleótido pirimidínico. Sin embargo, la reutilización de nucleósidos requiere sólo 1 mol de ATP y las bases, 2. La recuperación de nucleósidos y nucleobases es una vía importante de obtención de nucleótidos y, considerando el ahorro energético que supone, se presume que es la que ocurre en condiciones normales. De hecho, hay evidencia de que la síntesis *de novo* sólo se produce cuando escasean los nucleótidos recuperables procedentes de la degradación de los ácidos nucleicos o de la dieta. La puesta en marcha de dicha síntesis requiere, en cualquier caso, un

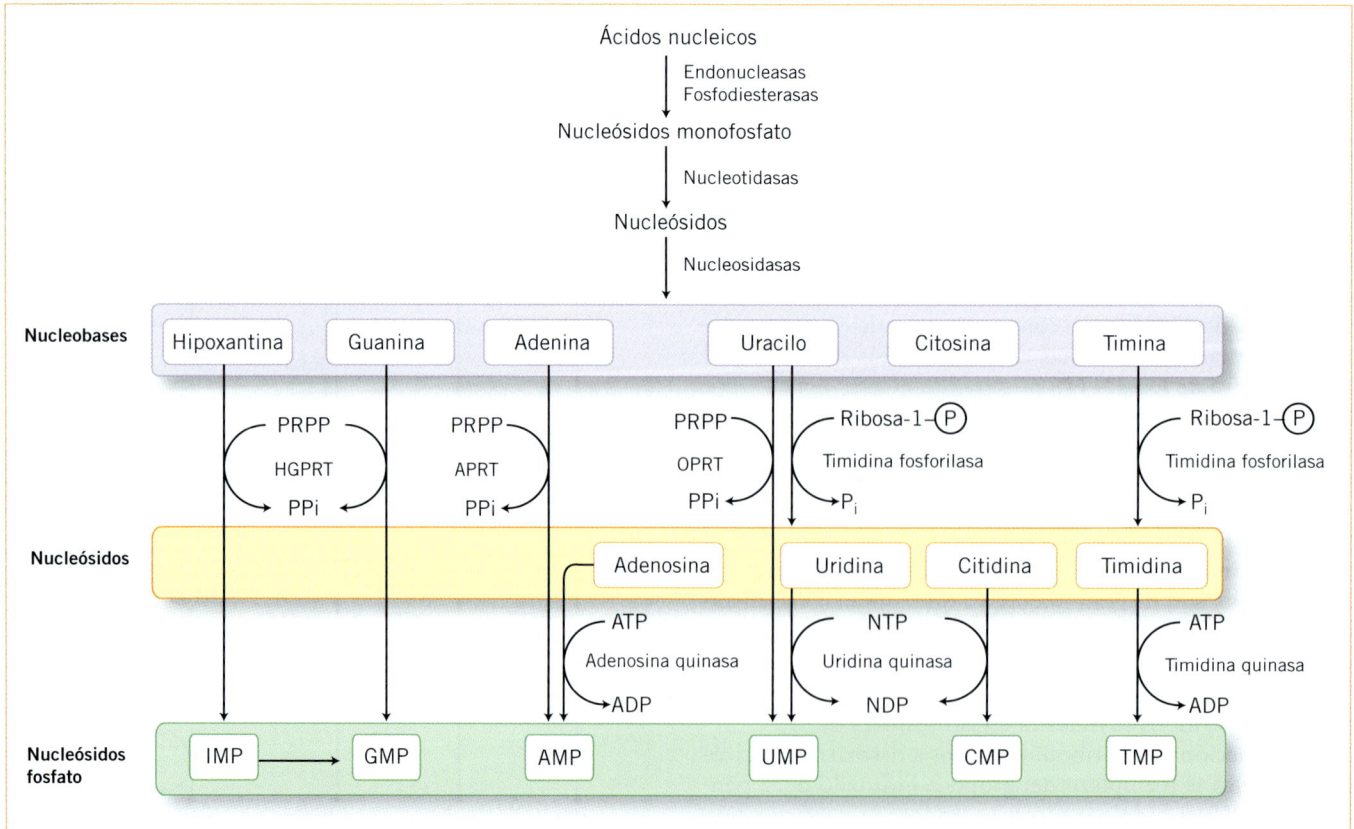

Figura 11-10. Vía de recuperación de las bases y los nucleósidos. APRT: adenina fosforribosiltransferasa; HGPRT: hipoxantina-guanina fosforribosiltransferasa; NDP: nucleósido difosfato; NTP: nucleósido trifosfato; ORPT: orotidato fosforribosiltransferasa; P_i: fosfato inorgánico; PPi: pirofosfato; PRPP: fosforribosilpirofosfato. (V. explicación de otras abreviaturas en la **Tabla 11-1**).

tiempo necesario para la aparición de las enzimas. Durante ese tiempo, dado que no existen reservas de nucleótidos en ningún lugar de la célula, se produce la degradación de los ácidos nucleicos que componen los ribosomas y ello supone una desactivación de todos los procesos de biosíntesis.

La recuperación de nucleótidos es una función necesaria, ya que el recambio de algunos tipos de RNA mensajero es muy rápido y la maduración de células de recambio rápido (como enterocitos o linfocitos) se acompaña de una considerable pérdida de ácidos nucleicos.

Los resultados obtenidos, tanto en individuos como en cultivos celulares, indican que la mayoría de las purinas formadas por la degradación de los ácidos nucleicos se utiliza para la nueva síntesis de nucleótidos. Las nucleobases de purina son recuperadas, transformándose bien en nucleósidos, bien en nucleótidos. No ocurre así con las pirimidinas, al menos en los seres humanos, en los que se recuperan únicamente los nucleósidos.

Las fosforribosiltransferasas catalizan reacciones del siguiente tipo:

$$\text{Base} + \text{PRPP} \rightarrow \text{Ribonucleósido-5'-fosfato} + \text{Pirofosfato}$$

El equilibrio de esta reacción favorece la síntesis de nucleótidos, ya que el pirofosfato inorgánico liberado se hidroliza rápidamente por las pirofosfatasas.

En los mamíferos existen dos fosforribosiltransferasas que convierten las bases púricas a nucleótidos. Estas enzimas están presentes en muchos órganos. Una de ellas, denominada adenina fosforribosiltransferasa (APRT), cataliza la formación de AMP a partir de adenina. La otra, denominada hipoxantina-guanina fosforribosiltransferasa (HGPRT), cataliza la conversión de hipoxantina hasta IMP y de guanina hasta GMP, y probablemente sea la enzima que convierte también la xantina hasta XMP.

La HGPRT, a diferencia de la APRT, es la principal encargada de la recuperación y, además de su acción intracelular, probablemente también interviene en la conversión de la hipoxantina y la guanina de los ácidos nucleicos de la dieta. Asimismo, la hipoxantina y la xantina parecen ser las bases púricas mayoritariamente producidas y liberadas por las células, mientras que la liberación de adenina es escasa o nula. Así, la APRT no parece desempeñar un papel significativo en la recuperación de los nucleótidos. Esta enzima quizá actúe únicamente sobre las pequeñas cantidades de adenina producidas durante la digestión intestinal de los ácidos nucleicos o en el metabolismo de la 5'-desoxi-5'-metiladenosina, un subproducto de la síntesis de poliaminas (cap. 10, Aminoácidos semiesenciales, funcionales y derivados de interés nutricional).

Además del papel anteriormente descrito en la recuperación de las bases púricas, la HGPRT probablemente sea también importante en la transferencia de las purinas desde el hígado hacia los tejidos extrahepáticos. La biosíntesis de nucleótidos púricos es especialmente activa en la células del hígado, mientras que en otros tejidos de recambio rápido, como los enterocitos, los eritrocitos, las células de la médula ósea y los leucocitos, existe una baja capacidad para la síntesis de purinas de novo. Estas células cubren sus necesidades

de nucleótidos a través de la captación de hipoxantina y xantina presentes en la sangre. Parece ser que los niveles sanguíneos de xantina e hipoxantina, normalmente alrededor de 0,04 mmol/l, se mantienen por liberación desde el hígado. Las bases y los nucleósidos liberados por el hígado son captados por las células sanguíneas y se convierten en nucleótidos, que son posteriormente liberados y reutilizados por los tejidos periféricos. Los factores que regulan la liberación de estos nucleótidos son prácticamente desconocidos, si bien la captación de bases púricas por los tejidos extrahepáticos parece estar relacionada con las actividades de las purina fosforribosiltransferasas y de un complejo sistema de transportadores de nucleósidos (v. más adelante).

La importancia de las fosforribosiltransferasas de purinas en el metabolismo de los nucleótidos en el ser humano se demostró por el descubrimiento de una alteración neurológica en los niños, debida a la deficiencia congénita de HGPRT (síndrome de Lesch-Nyhan). El síndrome de Lesch-Nyhan es una enfermedad rara recesiva ligada al cromosoma X causada por una variedad de mutaciones en el gen *HPRT1*. Se conocen en la actualidad 615 mutaciones y sus relaciones con la actividad enzimática y, en definitiva, con el fenotipo. La alteración se caracteriza por un comportamiento agresivo y retraso mental, lo que sugiere que la vía de recuperación es esencial para el sistema nerviosos central.

Aunque los nucleósidos están normalmente presentes en la sangre y en los tejidos en cantidades pequeñas, las células de la mayoría de los vertebrados contienen quinasas capaces de convertir a los nucleósidos de las purinas en nucleótidos.

Una enzima típica de este tipo es la adenosina quinasa, que cataliza la siguiente reacción:

$$\text{Adenosina} + \text{ATP} \leftrightarrows \text{AMP} + \text{ADP}$$

Las nucleósidos quinasas no se han estudiado excesivamente y su especificidad y función en los diferentes tejidos y órganos es incierta. Su función fisiológica puede prevenir la acumulación de nucleósidos, algunos de los cuales desempeñan funciones hormonales específicas, como la adenosina.

Las bases pirimidínicas son relativamente mal utilizadas por las células de los mamíferos, Sin embargo, los nucleósidos pirimidínicos, en particular la uridina, son captados rápidamente por numerosos tejidos. Existen una orotato fosforribosiltransferasa capaz de aceptar uracilo como sustrato, y una uridina quinasa, que forma UMP:

$$\text{Uracilo} + \text{Ribosa-1-fosfato} \leftrightarrows \text{Uridina} + \text{P}_i$$
$$\text{Uridina} + \text{ATP} \leftrightarrows \text{UMP} + \text{ADP}$$

Estudios realizados en células humanas procedentes de cáncer de mama y en células de hepatoma de rata han mostrado que la biosíntesis *de novo* se reduce sustancialmente cuando se suministra uridina exógena. Aunque se ha estimado que la síntesis de nucleótidos pirimidínicos es aproximadamente igual a los requerimientos diarios de purinas (4-16 mmol/día), es posible obtener la mayor parte de los requerimientos de pirimidinas a través de la vía de recuperación, como ocurre en el tratamiento de la aciduria orótica hereditaria, en la que el suministro dietético de uridina permite controlar la enfermedad.

La actividad de la uridina quinasa está presente en una amplia variedad de células animales, especialmente en las que muestran una elevada tasa de recambio. La citidina es el otro nucleósido fisiológico que actúa como sustrato para la uridina quinasa; sin embargo, la timidina es convertida muy débilmente en TMP. Como donantes del grupo fosforilo, además del ATP, pueden actuar una amplia variedad de nucleósidos trifosfato (**Fig. 11-10**).

La actividad de la timidina quinasa en una célula determinada está en relación con el estado proliferativo de dicha célula. Durante el ciclo celular, la actividad de la timidina quinasa aumenta de manera importante cuando la célula entra en la fase S y, en general, las células con rápida división tienen elevados niveles de esta enzima. Ésta es la razón por la que la incorporación de timidina marcada al DNA se utiliza ampliamente para evaluar la proliferación celular. La timidina quinasa es también la enzima implicada en el efecto antivírico del aciclovir. Esta molécula derivada de la guanosina se fosforila en las células que contienen el herpes virus, dando lugar a aciclo-GTP, el cual bloquea la síntesis de ácidos nucleicos.

Otra enzima interesante es la desoxicitidina quinasa, que es inhibida por retroalimentación por el dCTP. Su actividad es relativamente constante a través del ciclo celular, a diferencia de lo que ocurre con la timidina quinasa.

Los defectos en las enzimas implicadas en la recuperación de bases y nucleósidos originan serios trastornos. Así, el defecto en purina nucleósido fosforilasa (PNP) y el déficit en HGPRT originan trastornos neurológicos graves. Esta última, en especial, es la causante del síndrome de Lesch-Nyhan, mencionado anteriormente. La acumulación de nucleósidos y nucleobases probablemente genere derivados tóxicos para las neuronas de los ganglios basales. Se han podido demostrar efectos tóxicos en el caso de la deficiencia de adenosina desaminasa, un trastorno que origina inmunodeficiencia debido al efecto tóxico de la desoxiadenosina que se acumula.

Biosíntesis de nucleótidos especiales con función reguladora en el metabolismo

Además de la función que algunos nucleótidos poseen en la transferencia de energía y como coenzimas, existe un número de nucleótidos y oligonucleótidos que desempeñan una función vital en la regulación de muchos aspectos del metabolismo en todos los tipos celulares. En este apartado se describen brevemente la síntesis y la función de algunos de estos nucleótidos.

El cAMP (adenosín-3',5'-monofosfato cíclico) es una molécula reguladora que se encuentra en la mayoría de las células donde ocurren procesos de control metabólico, tanto en los organismos procarióticos como en los eucarióticos. Su formación a partir de ATP está catalizada por la enzima adenilato ciclasa, denominada también adenilciclasa. En las células de los organismos superiores, esta enzima está ligada a la membrana citoplasmática y es estimulada por una amplia variedad de hormonas. El cAMP se considera un segundo mensajero, ya que transfiere el mensaje llevado por el primer

mensajero (hormonas, factores de crecimiento, citoquinas, etc,). El efecto del cAMP en el metabolismo de los eucariotas está mediado por la activación de proteínas quinasas (**cap. 3**, Señalización celular, **tomo II**).

El cGMP (guanosina-3',5'-monofosfato cíclico) es peor conocido aunque se sabe que está ampliamente distribuido en la naturaleza. La guanilato ciclasa cataliza la reacción de formación del cGMP a partir del GTP. Esta enzima es predominantemente soluble en algunas células como las del hígado y las plaquetas, mientras que es particulada en otras, como las de la mucosa intestinal y los fibroblastos. Aunque las hormonas modifican los niveles de cGMP, los mecanismos y las consecuencias de estas alteraciones son prácticamente desconocidos, si bien se consideran fisiológicamente importantes.

Hay un grupo de dinucleótidos que se producen durante el funcionamiento de las aminoacil-tRNA sintetasas, enzimas implicadas en la síntesis proteica. En ciertas circunstancias, un nucleótido sustituye al sustrato normal que es el tRNA, y se producen dinucleótidos adenilados como la diadenosina-5',5''-tetrafosfato (Ap4A) o su análogo trifosfato (Ap3A). La Ap3A y la Ap4A son, al menos en las bacterias, compuestos que ayudan a la célula a responder al estrés oxidativo provocado por algunos agentes, como el peróxido de hidrógeno. Actualmente existen evidencias de que la Ap4A actúa como un regulador positivo para la replicación de DNA, en las células animales. Se une a la DNA polimerasa y actúa como un agente iniciador de la síntesis de DNA *in vitro*. Así, se ha demostrado que la Ap4A está implicada en los procesos de regeneración hepática después de una hepatectomía parcial.

Existen varios oligonucleótidos de la adenina que se producen como parte del mecanismo mediante el cual los interferones permiten a las células eucariotas resistir los ataques de los virus RNA. Los interferones estimulan la síntesis de una enzima, la oligo-2',5'-adenilato sintetasa, que se activa por RNA de doble cadena. Esta enzima cataliza la síntesis de oligoadenilatos (denominados 2-5A) que se unen, no por enlaces 3',5' fosfodiéster, como en los ácidos nucleicos, sino por enlaces 2',5'. Los 2',5'-oligoadenilatos activan una ribonucleasa endógena que degrada el RNA mensajero vírico, bloqueando la síntesis de las proteínas víricas.

Catabolismo de los nucleótidos

Los ácidos nucleicos de origen endógeno son degradados a través de la acción de endonucleasas y de fosfodiesterasas, produciendo diferentes nucleótidos que posteriormente son hidrolizados hasta nucleósidos por varias nucleosidasas específicas y por una amplia variedad de fosfatasas no específicas. Asimismo, el proceso digestivo de los ácidos nucleicos procedentes de la dieta genera nucleósidos y nucleobases en diferente proporción mediante la acción de las nucleasas pancreáticas y de diversas fosfodiesterasas y fosfatasas. Los nucleósidos pueden ser reutilizados por los tejidos, como se ha descrito anteriormente, por las vías de recuperación para la síntesis de nuevos nucleótidos o bien pueden ser hidrolizados hasta nucleobases a través de la acción de nucleósido fosforilasas y de nucleosidasas, y éstas, a su vez, pueden ser reutilizadas.

Tanto las nucleobases como los nucleósidos originados de forma endógena o en el proceso digestivo pueden ser también degradados. Las nucleobases procedentes del metabolismo de los nucleótidos son degradadas por enzimas hasta ácido úrico y urea según se trate de bases púricas o pirimidínicas, respectivamente. Aunque el ácido úrico es considerado por muchos autores un producto de desecho, se trata de un agente reductor de gran importancia en los seres humanos. Además de la función antioxidante en el plasma, también se le ha asignado un papel antimicrobiano, especialmente en el intestino.

Catabolismo de los nucleótidos púricos

La **figura 11-11** muestra un esquema del catabolismo de los nucleótidos púricos. Como puede observarse, en el catabolismo de los nucleótidos púricos IMP y GMP se forman dos nucleósidos, inosina y guanosina, los cuales son posteriormente convertidos hasta las bases hipoxantina y guanina, respectivamente. Los desoxirribonucleótidos procedentes del DNA, a través de la acción de las fosforilasas presentes en todos los tejidos, producen desoxirribosa-fosfato y la base correspondiente. El AMP, la adenosina y la desoxiadenosina no son atacadas por las fosforilasas en los tejidos de mamíferos, sino que la mayor parte del AMP es convertido a IMP por una aminohidrolasa, denominada adenilato desaminasa, muy activa en el músculo y en otros tejidos. El IMP generado es degradado posteriormente a inosina por acción de una 5'-nucleotidasa ligada a la membrana celular, conocida también como CD73. El AMP puede ser convertido a su nucleósido adenosina por acción de esta última enzima, y el nucleósido es posteriormente metabolizado a inosina por la adenosina desaminasa (ADE), una enzima también presente en muchos tejidos de mamíferos. Esta enzima reviste gran interés debido a que su deficiencia

por causas hereditarias genera un síndrome de inmunodeficiencia grave, ocasionado por la incapacidad de proliferación de los linfocitos y la consiguiente falta de respuesta frente a un estímulo antigénico.

La inosina formada por cualquiera de las dos vías anteriormente citadas es fosforilada para generar hipoxantina a través de la acción de la PNP. La deficiencia congénita de esta enzima se asocia con una deficiencia en la inmunidad celular, aunque no en la inmunidad humoral.

La mayor parte de la hipoxantina y de la guanina producidas en las células de los mamíferos es convertida a IMP y GMP por la HGPRT, que son catabolizadas, alrededor de un 10 %, por la guanina desaminasa y la xantina oxidasa. Esta última, enzima que se encuentra en grandes cantidades en el hígado, la mucosa intestinal y los endotelios vasculares y que está presente en cantidades traza en otros tejidos, oxida la hipoxantina hasta xantina y ésta hasta ácido úrico. La xantina oxidasa es una proteína que contiene FAD, molibdeno, hierro y azufre y que, además de producir peróxido de hidrógeno, es un productor fuerte de anión superóxido. Esta enzima oxida una amplia variedad de purinas, aldehídos y pteridinas. La enzima presenta dos variantes: la proteína recién sintetizada se denomina xantina deshidrogenasa y utiliza NAD^+ como coenzima. Tras una proteólisis parcial y oxidación se convierte en xantina oxidasa. Esta enzima desempeña un papel importante en los mecanismos de daño celular mediados por radicales libres de oxígeno en los procesos de isquemia y reperfusión. Asimismo, está implicada en el cáncer, habiéndose descrito efectos positivos y negativos.

Se conocen algunos casos de deficiencia de xantina oxidasa, como, por ejemplo, el déficit de xantina deshidrogenasa, el déficit combinado de xantina deshidrogenasa y sulfito oxidasa, y los déficits inducidos por el tratamiento prolongado con alopurinol. En todos los casos se observa una concentración muy baja de ácido úrico y una concentración alta de xantina en la orina, razón por la cual estos déficits se denominan xantinurias.

La guanina desaminasa o guanasa, presente en el hígado, el cerebro y otros tejidos de los mamíferos, es la enzima que cataliza la formación de xantina a partir de guanina. La siguiente oxidación de xantina a ácido úrico ocurre mediante la acción de la enzima xantina oxidasa, al igual que con la xantina procedente del metabolismo de la adenina.

Catabolismo de los nucleótidos pirimidínicos

Las vías catabólicas de los nucleótidos pirimidínicos son más simples que las de los nucleótidos púricos. En muchas células existe un número de enzimas capaces de catabolizar nucleósidos o nucleótidos hasta los derivados de uracilo correspondientes. La citidina desaminasa está ampliamente distribuida en los tejidos de los mamíferos y en otros organismos. Una desoxicitidina desaminasa está también presente en varios tejidos de mamíferos. Esta enzima produce dUMP, el cual es susceptible de ser atacado por la 5'-nucleotidasa para dar desoxiuridina. Aunque la función fisiológica de estas desaminasas no se conoce completamente, la uridina y la desoxiuridina formadas pueden ser posteriormente degradadas por la

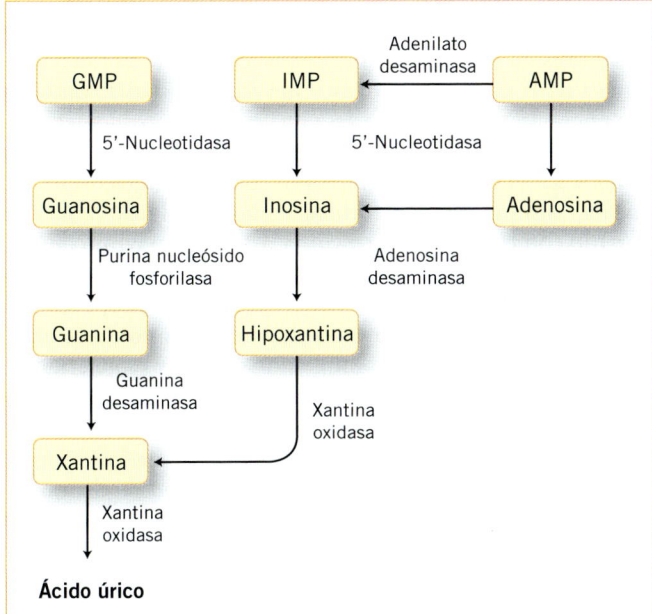

Figura 11-11. Catabolismo de los nucleótidos púricos. (V. explicación de abreviaturas en la **Tabla 11-1**).

uridinfosforilasa hasta uracilo, de manera que estas reacciones proveen una vía para la conversión de nucleótidos de uracilo y citosina hasta uracilo y ribosa-1-fosfato o desoxirribosa-1-fosfato. Del mismo modo, los nucleósidos de la timina y sus nucleótidos pueden ser convertidos por la 5'-nucleotidasa y la fosforilasa hasta timina.

En el hígado existen enzimas capaces de catabolizar tanto uracilo como timina. Una misma enzima reduce el uracilo y la timina hasta los correspondientes 5,6-dihidroderivados. Esta enzima hepática utiliza NADPH como agente reductor. La hidropirimidina hidratasa abre posteriormente el anillo reducido de pirimidina y, por último, el grupo carbamilo es hidrolizado, generándose β-alanina o β-aminoisobutírico, respectivamente, de uracilo y timina. La β-alanina participa en la síntesis de la carnosina, un compuesto de gran interés por su relación con la fatiga muscular y los procesos de lipoperoxidación. El β-aminoisobutírico es un producto de excreción. Sus niveles en orina pueden servir como índice de degradación de pirimidinas y, por consiguiente, de ácidos nucleicos. La **figura 11-12** muestra un esquema del catabolismo de los nucleótidos pirimidínicos. La sobreproducción de catabolitos de las pirimidinas raramente se asocia con anormalidades clínicas debido a su elevada solubilidad. En la hiperuricemia con sobreproducción de PRPP se sintetizan muchos nucleótidos pirimidínicos y aumenta la excreción de β-alanina. Asimismo, en la aciduria orótica, tanto por déficit de la orotato fosforibosiltransferasa como por déficit de la orotidilato descarboxilasa o bien de ambas enzimas, se excretan cantidades importantes de ácido orótico en orina. Por otra parte, en las deficiencias de enzimas del ciclo de la urea hay una aciduria orótica moderada, y el tratamiento con alopurinol de la hiperuricemia también puede provocar esta situación.

Regulación del metabolismo de los nucleótidos

Un aspecto singular es la falta de almacenes, que condiciona que todo debe utilizarse para evitar la degradación. Este aspecto puede observarse en el crecimiento, en el cual la actividad de numerosas enzimas implicadas en la biosíntesis de nucleótidos aparece sólo cuando las células están en estado de proliferación.

Además, se debe mantener un conjunto equilibrado de nucleótidos, ya que la falta de sólo uno de ellos bloquearía el crecimiento celular. La biosíntesis de nucleótidos está regulada por mecanismos de retroinhibición y activación cruzados de forma que se inhiben por exceso de su producto y se activan por otros productos. Tal regulación permite que se produzcan las cantidades necesarias de cada nucleótido en las proporciones adecuadas. Este hecho es relevante, ya que uno de los destinos principales de los nucleótidos es la síntesis de ácidos nucleicos, la cual requiere del conjunto equilibrado de ellos. Es importante destacar que los principales reguladores son los nucleótidos monofosfato.

Regulación de la biosíntesis de nucleótidos púricos

La **figura 11-13** muestra la regulación de la biosíntesis de nucleótidos púricos.

Numerosas evidencias indican que el segundo paso en la biosíntesis de nucleótidos purínicos, catalizado por la glutamina-PRPP amidotransferasa, es el paso limitante. En consecuencia, la regulación de esta enzima es probablemente el factor más importante en el control de la síntesis de purinas *de novo*. La enzima es inhibida por todos los nucleótidos de purina, aunque los nucleótidos más inhibidores varían de acuerdo con la fuente de la enzima. El efecto máximo de esta inhibición se produce por ciertas combinaciones de nucleótidos como AMP y GMP en concentraciones y proporciones que indican aparentemente dos lugares de unión a la enzima. Esto es un ejemplo de inhibición *feedback* «concertada». La velocidad de la reacción de la amidotransferasa está asimismo gobernada por las concentraciones intracelulares de sus sustratos glutamina y PRPP.

El segundo nivel importante de regulación es el camino de ramificación hacia la síntesis de AMP y GMP a partir de IMP. De las dos reacciones que se requieren para convertir IMP en GMP, la primera es irreversible y se inhibe por GMP, y la segunda requiere ATP como fuente de energía. De igual modo, en el caso de la conversión de IMP en AMP, la primera reacción es irreversible y se inhibe por AMP, y la segunda

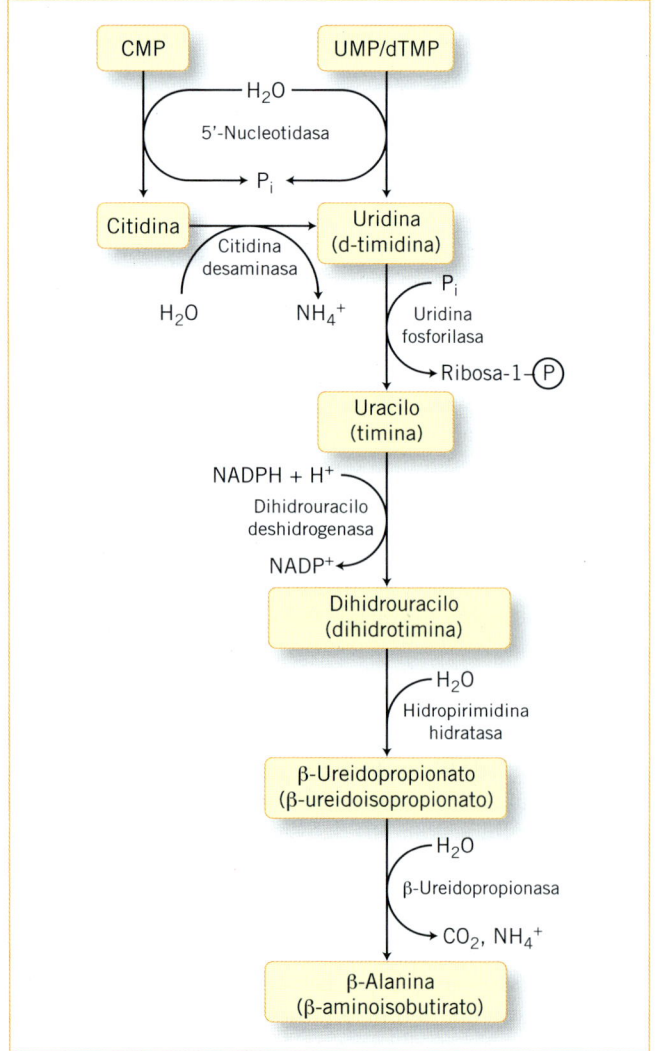

Figura 11-12. Catabolismo de los nucleótidos pirimidínicos.

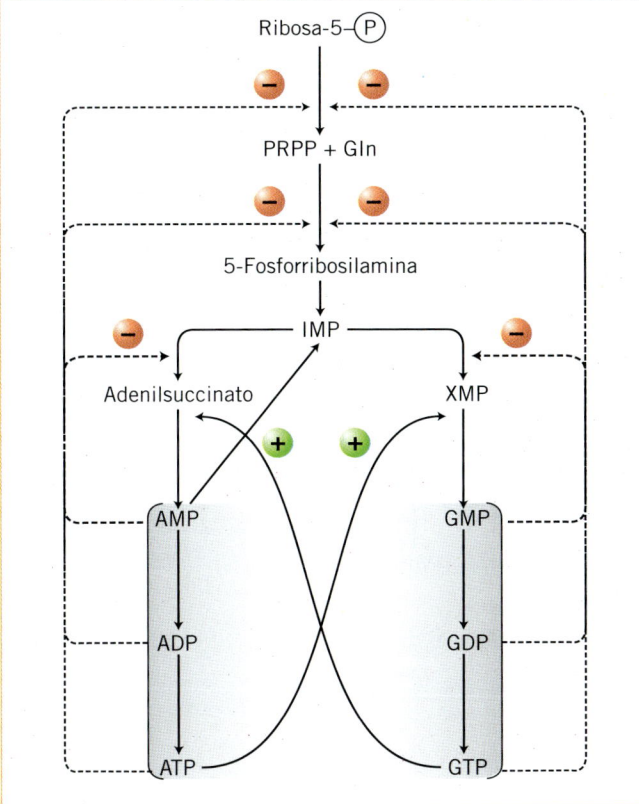

Figura 11-13. Regulación del metabolismo de los nucleótidos púricos. PRPP: fosforribosilpirofosfato.

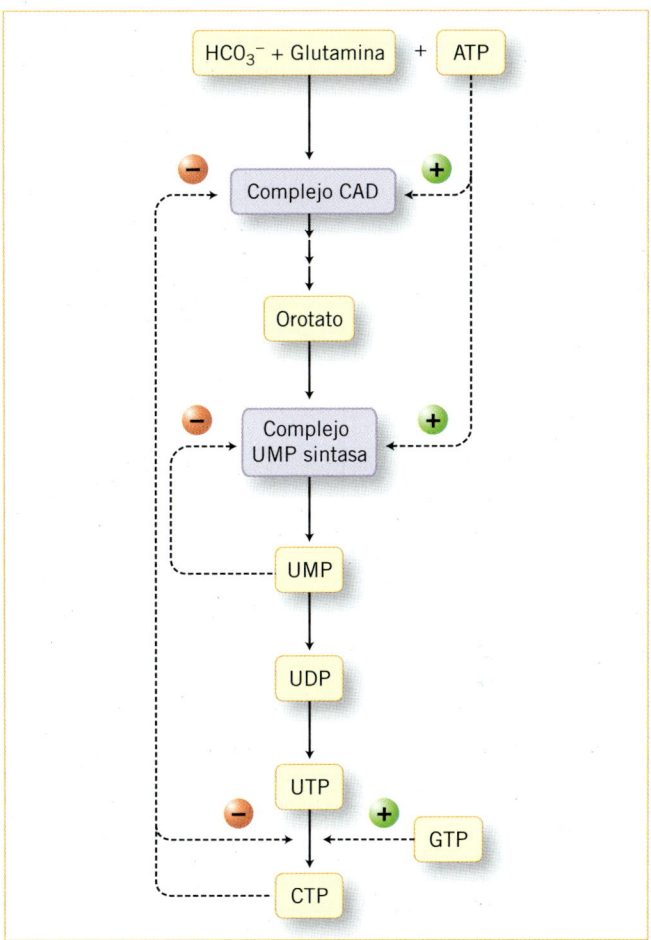

Figura 11-14. Regulación del metabolismo de los nucleótidos pirimidínicos. CAD: complejo enzimático constituido por carbamilfosfato sintasa, aspartato transcarbamilasa y dihidroorotasa.

requiere GTP como fuente de energía. Así, existen dos tipos de regulación de la síntesis de nucleótidos purínicos: un control hacia delante *(forward),* por el cual el GTP acelera la síntesis de AMP, mientras que niveles elevados de ATP aceleran la síntesis de GMP, y una inhibición *feedback,* por la cual el AMP y el GMP regulan su propia síntesis.

El exceso de AMP puede ser convertido en IMP por la adenilato desaminasa y así se constituye en fuente de GMP. La adenilato desaminasa se activa por ATP y se inhibe por GTP, lo cual sirve para controlar la conversión potencial de nucleótidos de adenina a nucleótidos de guanina. Finalmente, cuando las reservas energéticas celulares son bajas, la inhibición *feedback* de la ribosa-5-fosfato pirofosfoquinasa por ADP y GDP restringe la síntesis de PRPP.

Regulación de la biosíntesis de nucleótidos pirimidínicos

La **figura 11-14** muestra la regulación de la biosíntesis de nucleótidos pirimidínicos.

El control de la biosíntesis de nucleótidos pirimidínicos se produce fundamentalmente por una inhibición *feedback* sobre la aspartato transcarbamilasa del complejo CAD. Esta enzima es inhibida en los organismos superiores por nucleótidos pirimidínicos y estimulada por nucleótidos púricos. Se ha sugerido que en algunas condiciones, la UMP sintasa, como complejo funcional, puede ser también un sitio regulador.

Otro punto para el control de la síntesis de nucleótidos pirimidínicos es la amidotransferasa-CTP sintetasa que con-

vierte el UTP en CTP. Esta enzima es inhibida alostéricamente por su producto CTP y activada por GTP.

Las enzimas que participan en la biosíntesis pueden bloquearse mediante análogos que resultan efectivos para impedir el crecimiento celular descontrolado (es decir, tumores). Así, la azaserina bloquea a la enzima CAD, la 6-azapurina a la enzima UMP sintasa, y el 5-fluorouracilo a la timidilato sintasa. Igualmente, la aminopterina, el ácido micofenólico y la ametopterina (metotrexato) bloquean la enzima dihidrofolato reductasa, necesaria para la acción de la enzima timidilato sintasa.

Regulación de la biosíntesis de desoxirribonucleótidos

La **figura 11-15** resume la regulación de la biosíntesis de los desoxirribonucleótidos.

La regulación, tanto de la actividad como de la especificidad de la ribonucleótido reductasa, es esencial para mantener un *pool* equilibrado de precursores de DNA. La unión de ATP a los centros de actividad tiende a aumentar la eficacia catalítica de la ribonucleótido reductasa, mientras que el dATP actúa como un inhibidor general de las cuatro reacciones catalizadas por la enzima. La unión de los nucleótidos a los centros de especificidad modula las actividades de la

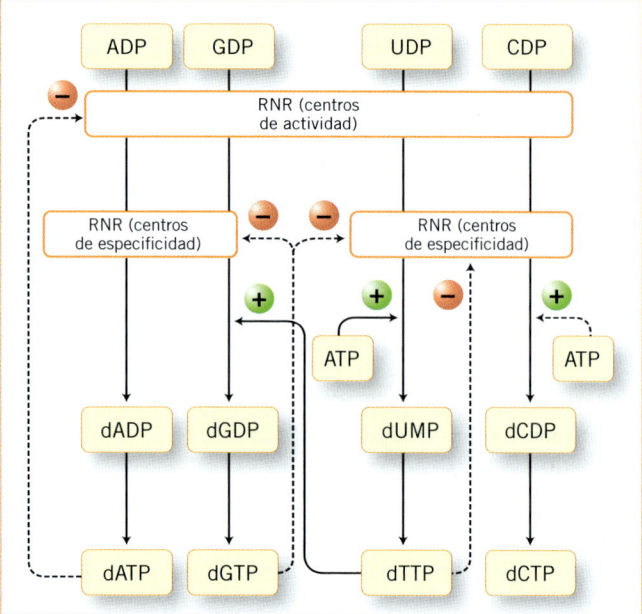

Figura 11-15. Regulación del metabolismo de los desoxirribonucleótidos. RNR: ribonucleótido reductasa.

enzima hacia diferentes sustratos, de modo que se mantengan proporciones equilibradas de los cuatro desoxirribonucleósidos trifosfato. Por ejemplo, la unión del dTTP activa la enzima para la reducción de GDP pero desciende su capacidad para reducir UDP o CDP; estos efectos pueden observarse tanto *in vivo* como con la enzima purificada *in vitro*.

Además, se ha observado que en células que se encuentran en sincronismo celular, en las cuales existe un bloqueo por timidina, se acumula dTTP a partir de la vía de recuperación, mientras que hay una disminución específica de dCTP. La adición de desoxicitidina al medio de cultivo restaura el *pool* normal de dCTP y elimina el bloqueo por timidina.

Por otra parte, el ácido fólico es necesario tanto para la timidilato sintasa como para el complejo de la transformilasa, de ahí que su falta detenga la síntesis de nucleótidos y, con ello, la división celular.

Aspectos fisiopatológicos

En la **figura 11-16** se muestra una visión de conjunto de las principales alteraciones del metabolismo de los nucleótidos.

Se conocen muy pocas enfermedades relacionadas con la biosíntesis, posiblemente porque sin nucleótidos no puede existir vida. El déficit de PRPP sintasa origina el síndrome de Artas, un cuadro neurológico grave. El déficit de adenilsuccinato liasa se caracteriza por la aparición de 5-succinil-amino-4-imidazol-carboxamida ribósido (SAICAr) y succiniladenosina (S-Ado) en el líquido cefalorraquídeo, en la orina y, en menor grado, en el plasma sanguíneo. El déficit de UMP sintasa origina aciduria orótica, y la deficiencia de dihidropiridina deshidrogenasa ocasiona el cuadro conocido como timina-uraciluria. El déficit de esta enzima ha de tenerse en cuenta cuando se usa 5-fluorouracilo, ya que es la enzima responsable de su degradación. En el sentido contrario, la actividad exagerada de la enzima PRPP sintasa origina

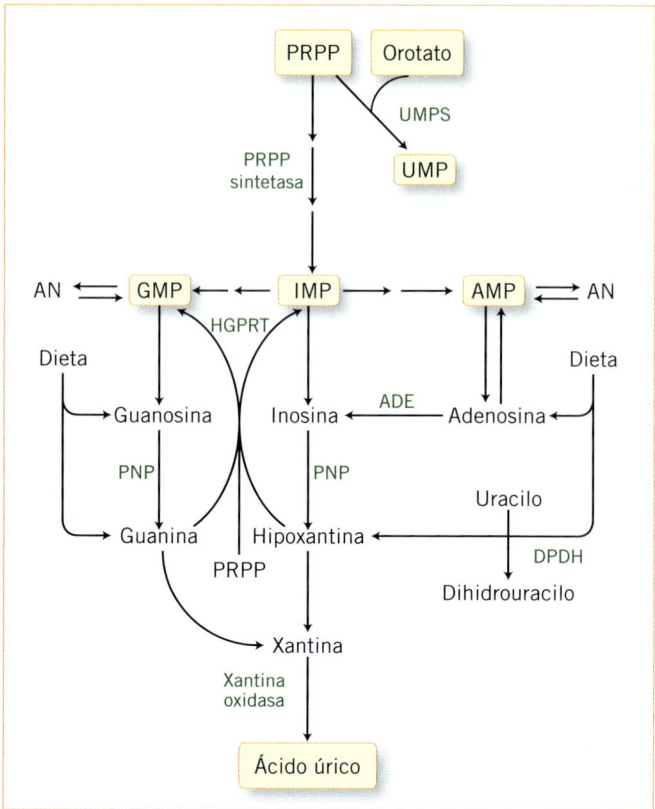

Figura 11-16. Visión de conjunto del metabolismo de los nucleótidos púricos. AN: ácidos nucleicos; ADE: adenosina desaminasa; DPDH: dihidropiridina deshidrogenasa; HGPRT: hipoxantina-guanina fosforribosiltransferasa; PNP: purina nucleósido fosforilasa; PRPP: fosforribosilpirofosfato; UMPS: UMP sintasa.

un aumento de nucleótidos de purina y mayor producción de ácido úrico, que puede provocar gota.

Por lo que respecta a las vías degradativas, hay que mencionar el síndrome de Lesch-Nyhan, causado por una deficiencia de la enzima HGPRT; el síndrome de inmunodeficiencia combinada, ocasionado por el déficit de adenosina desaminasa, y el síndrome de inmunodeficiencia de linfocitos T, causado por el déficit de la purina-nucleótido fosforilasa.

Las alteraciones del metabolismo de nucleótidos, y en especial las que afectan al ATP, tienen un notable efecto sobre los niveles de energía y de transporte, aspectos que son especialmente críticos para ciertos tejidos, como el SNC. De igual manera, las alteraciones afectan a la señalización celular, un aspecto particularmente sensible en el caso del sistema inmunitario.

El principal problema patológico relacionado con el metabolismo de las purinas es la gota úrica, caracterizada por la precipitación de cristales de urato sódico en las articulaciones. La gota se desencadena en los individuos predispuestos como consecuencia de la hiperuricemia, ya que el ácido úrico es muy poco soluble. En los seres humanos, aproximadamente tres individuos de cada 1.000 sufren hiperuricemia. No obstante, es preciso aclarar que la hiperuricemia no equivale a la gota, por cuanto en este trastorno intervienen otros factores además del ácido úrico, especialmente los relacionados con la integridad de los endotelios articulares.

Tabla 11-2. Algunas causas metabólicas de hiperuricemia	
Hiperuricemias primarias	**Hiperuricemias secundarias**
Déficit de hipoxantina fosforribosiltransferasa Fosforribosilpirofosfato sintetasa hiperactiva	Exceso de purinas de la dieta Exceso de fructosa de la dieta Exceso de alcohol Hipoglucemia Glucogenosis I, III, V y VI Enfermedades mieloproliferativas Miopatías Hipoxia

Las principales causas de hiperuricemia son secundarias a determinadas dietas y enfermedades (**Tabla 11-2**). Los defectos primarios tienen una prevalencia muy baja. La hiperuricemia puede estar causada por problemas de excreción renal o por un aumento en la producción de ácido úrico. El URAT-1 y el GLUT-9 son dos transportadores primarios de urato a nivel renal. Los individuos con una baja excreción de urato suelen desarrollar cálculos de urato, y en éstos se ha demostrado que existe una sobreexpresión del transportador URAT-1. A su vez, el aumento en la formación de ácido úrico puede estar motivado por una ingesta muy elevada de purinas, por una destrucción masiva de células o por defectos enzimáticos como el déficit de HGPRT.

El exceso de purinas y el alcohol son dos de las causas dietéticas más frecuentes de hiperuricemia. Comer y beber alimentos ricos en purinas estimula los ataques agudos de gota en los individuos susceptibles.

El alcohol induce la formación de ácido úrico por varias causas (**cap. 30**, Nutrición en las enfermedades cardiovasculares, **tomo V**). Entre ellas está la acumulación de NADH y lactato que acaban dañando al riñón, así como la hidrólisis de acetil-AMP que origina gran cantidad de IMP. La relación entre hipertrigliceridemia e hiperuricemia no es casual, sino que ambos procesos patológicos pueden deberse al consumo excesivo de alcohol. Lo mismo ocurre con el consumo excesivo de azúcares. El consumo de fructosa induce una mayor producción de ácido úrico como consecuencia del atrapamiento de fosfato, al formarse fructosa-1-fosfato en el hígado, lo que supone una menor disponibilidad de aquél para la formación de nucleótidos y el aumento de la vía de degradación de purinas.

En las enfermedades mieloproliferativas, en las miopatías y en cualquier circunstancia en la que se eleve la necrosis celular, como ocurre en la hipoxia, los ácidos nucleicos son degradados por enzimas y contribuyen a aumentar el *pool* de nucleótidos y la consiguiente producción de ácido úrico, al igual que ocurre con el exceso dietético. Asimismo, algunos defectos enzimáticos como la falla de la HGPRT, que origina el síndrome de Lechs-Nyhan mencionado anteriormente, causan gran hiperuricemia, puesto que los individuos con esta alteración genética carecen de la capacidad para recuperar purinas.

Numerosos casos de hiperuricemia se pueden tratar con éxito con un antimetabolito denominado alopurinol, un análogo estructural de la hipoxantina que actúa inhibiendo fuertemente a la xantina oxidasa. Como la hipoxantina y la xantina son más solubles que el ácido úrico, pueden ser ex-

cretadas más fácilmente, teniendo en cuenta que su acumulación por tratamiento con alopurinol no es letal.

Aspectos singulares: participación en ciclos metabólicos

Un aspecto destacable de la adenosina es su participación en el ciclo metionina-homocisteína. En este ciclo, la *S*-adenosilmetionina (SAM) puede aportar grupos metilo o propilamino. En el primer caso, estos grupos metilo se usan para muchas reacciones, entre ellas las de metilación del DNA (epigenética), y su déficit puede provocar inestabilidad genética y, por consiguiente, cáncer. En el segundo caso, los grupos propilamino se usan para la síntesis de poliaminas, necesarias para el crecimiento y la reparación celulares. Como resultado de las reacciones en las que interviene la SAM como agente metilante, se generan adenosina y homocisteína. Cuando la SAM se deriva hacia la síntesis de poliaminas, se genera adenina. Hay que hacer notar la existencia de dos ciclos interconectados entre los nucleótidos de la adenina y los aminoácidos azufrados, siendo la adenosina y la metionina los que mantienen los ciclos mediante el aporte exógeno. La SAM ha demostrado ser beneficiosa en el tratamiento de la depresión, en la artritis y en la enfermedad hepática y se usa como suplemento nutricional.

Otro aspecto destacable del metabolismo de los nucleótidos es el que tiene lugar en el músculo y el hígado y se conoce como ciclo de los nucleótidos de purina (**Fig. 11-17**). Este ciclo permite transformar AMP en IMP, por la acción de la mioadenilato desaminasa (AMP desaminasa) y con ello convertir el AMP en otros nucleótidos. En el músculo sirve también para obtener energía usando aminoácidos. Así, en el ejercicio se estimula la desaminasa y en circunstancias de déficit enzimático se producen mialgias tras aquél.

FUNCIÓN REGULADORA Y DE SEÑALIZACIÓN

A nivel intracelular, los nucleótidos funcionan como señales reguladoras de importancia. Muchos de ellos son efectores alostéricos (ATP, GTP), y otros, inductores enzimáticos

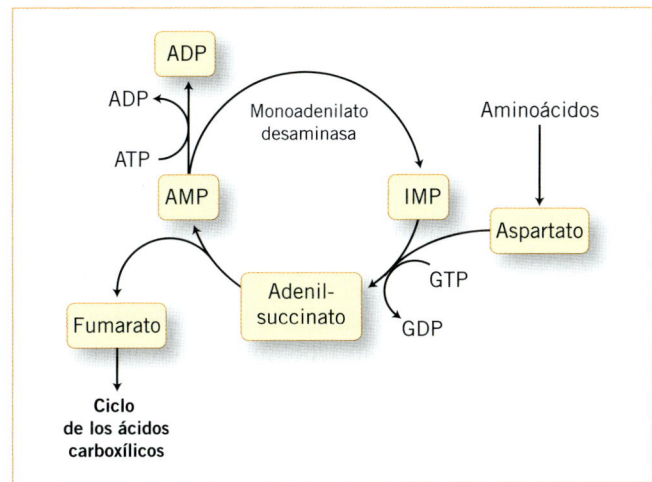

Figura 11-17. Ciclo de los nucleótidos púricos en el músculo y el hígado.

(cAMP, cCMP y cUMP). Otros son cofactores en reacciones clave, como el NAD o la SAM. Igualmente, varias de las enzimas del metabolismo de nucleótidos, como la GMPS, son reguladores de la cromatina.

Por otra parte, los nucleótidos extracelulares, especialmente los de purina, intervienen en la regulación autocrina y paracrina de numerosos tejidos, participando en la proliferación/diferenciación y muerte celular, en la contracción/vasodilatación, en el transporte transepitelial, en la espermatogénesis y en la inflamación. Para ilustrar estos efectos puede tomarse como base el nucleósido adenosina. Éste, formado durante la degradación de los ácidos nucleicos, ya sea de origen endógeno o procedente de la dieta, desempeña una función importante como regulador de la actividad del sistema nervioso central (SNC) en los seres superiores. La unión de la adenosina a receptores ubicados en la membrana celular regula la formación de cAMP, vía la adenilato ciclasa, del mismo modo en que actúan otras hormonas. Desde el punto de vista farmacológico, la adenosina tiene un efecto depresor de las actividades del SNC. Las metilxantinas (cafeína, teína) que actúan como estimulantes son antagonistas de las acciones de la adenosina.

La salida al espacio extracelular de nucleótidos, nucleósidos y bases desde los tejidos es frecuente. El principal aporte es de los nucleósidos, debido a la existencia de transportadores, mientras que la salida de nucleótidos es más esporádica. De hecho, los nucleótidos no pueden atravesar usualmente las membranas. Su salida hacia el torrente sanguíneo puede deberse a la rotura de la célula o a la secreción por exocitosis desde vesículas que los contienen. Así ocurre, por ejemplo, en los infartos y durante la activación de las plaquetas o en las terminaciones simpáticas que inervan el músculo liso de los vasos. La salida de nucleótidos al exterior también puede deberse al transporte transmembrana, llevado a cabo por proteínas específicas, como ocurre en la activación de las células endoteliales vasculares y del músculo liso. En los vasos sanguíneos de un individuo sano los nucleótidos liberados de las plaquetas (especialmente los derivados de adenina) actúan sobre el endotelio estimulando la secreción de prostaciclina y de óxido nítrico, originando una acción relajante y antiproliferativa del músculo liso. Por otra parte, los derivados de la uridina participan en la modulación de la actividad tanto del SNC como del sistema nervioso periférico.

En condiciones normales, las concentraciones de nucleótidos y nucleósidos extracelulares son del orden de nanomoles, pero aumentan en numerosas circunstancias patológicas. Una de estas circunstancias es el cáncer, en el que se observan concentraciones milimolares. El ATP y la adenosina ejercen efectos actuando como ligandos de receptores específicos, activando ectoenzimas y promoviendo la transición epitelio-mesénquima, la migración y la invasión en las células cancerosas. Otra circunstancia destacable es durante el infarto de miocardio. El metabolismo de los nucleótidos durante la hipoxia propia de un infarto es útil para entender cómo la hidrólisis de los nucleótidos puede ser en sí misma una señal para la restauración de la oxigenación durante la reperfusión de los tejidos que sigue a la isquemia (**Fig. 11-18**). La hipoxia origina la rápida degradación del ATP a AMP en el miocardio. El AMP se convierte entonces en ade-

nosina por la 5'-nucleotidasa del endotelio y «escapa» al exterior de la célula. La adenosina tiene efectos vasodilatadores que favorecen la oxigenación (reperfusión) al interaccionar con un receptor de membrana. El dipiridamol es un conocido agente antihipertensivo que actúa bloqueando precisamente el transportador endotelial de la adenosina, lo que facilita la interacción con el receptor.

Volonté y Ambrosi, siguiendo el concepto de «receptosoma», han definido el «purinosoma» o «purinoma» como el complejo molecular responsable de los efectos biológicos de los ligandos púricos y pirimidínicos extracelulares, aunque sería más afortunado llamarlo «nucleotidosoma». Además de una vasta heterogeneidad de ligandos purinérgicos y pirimidinérgicos, el «nucleotidosoma» está formado por ectoenzimas que hidrolizan los nucleótidos, nucleósidos-fosfato, transportadores de nucleósidos por difusión facilitada (equilibradores) y por transporte activo (concentradores), receptores purinérgicos (denominados P1) que interaccionan con adenosina y AMP, y P2 con nucleósidos difosfato y trifosfato, así como canales y transportadores de nucleótidos (v. más adelante).

Hay evidencias suficientes para poder afirmar que los nucleótidos son los más antiguos y ubicuos mensajeros extracelulares que actúan a través de una plétora de enzimas, receptores (P1/ADORA y P2) y transportadores, como se verá a continuación. Los elementos del nucleotidosoma no son independientes, sino que desempeñan acciones concertadas en ciertas condiciones fisiológicas. Ellos desencadenan, mantienen y finalizan la señalización purinérgica/pirimidinérgica de una forma compleja y dinámica, con interacciones cruzadas, y la alteración de su equilibrio participa en numerosos estados patológicos, de ahí el enorme desarrollo de terapias basadas en el control del nucleotidosoma.

Prácticamente todas las células disponen de sistemas de transporte de nucleósidos y de bases, lo que permite a los tejidos, especialmente a aquellos de rápida proliferación, incorporarlos desde el plasma sanguíneo y utilizarlos para la síntesis de nucleótidos a través de las vías de recuperación. Asimismo, estos transportadores permiten el transporte de

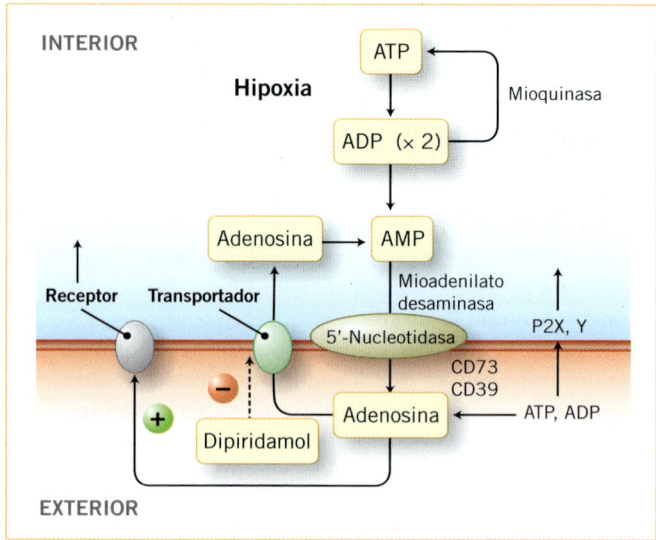

Figura 11-18. Implicaciones de los nucleótidos en la hipoxia.

análogos de nucleósidos utilizados ampliamente como medicamentos en el control del crecimiento de tumores.

Los *transportadores de nucleósidos* pertenecen a dos familias generales: los concentradores y los equilibradores. Los transportadores equilibradores (ENT) actúan en función de gradiente y permiten el flujo de nucleósidos entre células y medios extracelulares o entre compartimentos celulares. Los transportadores concentradores (CNT) requieren gasto de energía y el flujo está acoplado al de los iones sodio. En los seres humanos se han identificado cuatro sistemas de transporte equilibrador (hENT1-4) y tres sistemas de tipo concentrador (CNT1-3). Los transportadores CNT y ENT están codificados por las familias de genes *SLC28* y *SLC29*, respectivamente

Los transportadores ENT están ampliamente distribuidos en todos los tejidos y se subdividen en dos tipos (*es* e *is*), sobre la base de la sensibilidad o insensibilidad a la 6-tiopurina ribonucleótido, nitrobenziltioinosina (NBMPR). Ambos tipos muestran poca especificidad de sustrato para nucleósidos de purina y de pirimidina, incluyendo a la inosina, y los del tipo *ei* pueden transportar también la nucleobase hipoxantina. Se han identificado y clonado dos ENT humanos denominados hENT1 y hENT2, correspondientes respectivamente a los tipos *es* e *is*. El hENT1 se encuentra preferentemente en eritrocitos, placenta, cerebro, corazón, hígado, bazo y colon, y el hENT2 se detecta en numerosos tejidos, siendo particularmente abundante en el músculo esquelético. En eritrocitos, los distintos epítopos de la proteína actúan como antígenos dando lugar al sistema Augustine de grupos sanguíneos.

Los transportadores CNT tienen una distribución más limitada que los ENT y se encuentran fundamentalmente en células como los enterocitos, los hepatocitos, los leucocitos, las del epitelio renal, en el plexo coroideo, y en otras células especializadas del músculo esquelético, el corazón, el páncreas y la placenta. Todos ellos son insensibles a NBMPR y se subdividen en tres tipos fundamentales *cit*, *cif* y *cib*, en función de que acepten transportar timidina, formicina B o un amplio número de permeantes, respectivamente. Los CNT *cit* transportan nucleósidos de pirimidina, aunque la adenosina también es un pobre sustrato; los CNT *cif* aceptan nucleósidos de purina y uridina, y los CNT *cib* aceptan todos los tipos de ribonucleótidos. Al igual que para los transportadores ENT, se han clonado varios tipos de CNT en el ser humano. El hCNT1 se corresponde con el tipo *cit*, el hCNT2 con el sistema *cif* y el hCNT3 con el tipo *cib*. Además, se ha clonado otro tipo denominado hCNT4 que comparte propiedades con el hCNT2 pero además transporta guanosina. Por último, se ha identificado otro CNT, denominado *csg* que es sensible al NBMPR, lo que supone una excepción dentro de este tipo de transportadores, y que es específico para guanosina, estando presente en células promielocíticas.

Son muchos los *receptores* caracterizados tanto para los nucleósidos como para los nucleótidos, algunos de los cuales se muestran en la **tabla 11-3**. Hasta la fecha se han identificado cuatro receptores activados por adenosina y AMP, denominados P1 o ADOR (A1, A2A, A2B y A3), y quince (siete P2X y ocho P2Y) receptores de nucleótidos correspondientes a la clase denominada P2 que responden a ATP, ADP, UTP, UDP, derivados azucarados de nucleótidos, dinucleósido polifosfatos y NAD^+. Dentro de los receptores P2 se distinguen los del tipo X y los del tipo Y. Los receptores P2X están constituidos por siete canales iónicos de apertura por unión a ligandos ($P2X_{1-7}$), y los P2Y son ocho receptores transmembrana acoplados a proteínas G ($P2Y_{1,2,4,6,11-14}$). La complejidad de estos receptores es enorme por su diferente composición en aminoácidos y por su afinidad por los sustratos y, además, porque pueden formar homómeros y heterómeros. La existencia de estos receptores, especialmente en los endotelios de la microvasculatura y en la musculatura lisa de los vasos, así como en las sinapsis de las neuronas y en los astrocitos, indica el importante papel que desempeñan los nucleótidos como señales locales y, de forma particular, en el sentido descrito durante la hipoxia y en la señalización del sistema nervioso. En la actualidad se están ensayando con éxito ligandos para estos receptores de utilidad para el tratamiento de enfermedades neurológicas (depresión, epilepsia, autismo), cardiovasculares (aterosclerosis, infarto de miocardio, diabetes) y otras (osteoporosis, síndrome de colon irritable y cánceres).

La especificidad de los diversos receptores de nucleótidos es variable. Así, todos los receptores P2X y el $P2Y_{11}$ son específicos para ATP y otros nucleótidos derivados de la adenina.

Tabla 11-3. Algunos receptores de nucleótidos

Receptor	Tejido	Agonista	Efecto
P1A₁ (ADORA1)	Corazón	Adenosina	Inotropismo negativo
PA2 (ADORA2A y ADORA2B)	Plaquetas	Adenosina	Desagregación
PA1 (ADORA3)	Nervios	Adenosina	Inhibición de la liberación de neurotransmisores
P2X	Endotelio vascular	ATP y otros nucleótidos derivados de adenosina	Vasoconstricción
P2Y₁	Endotelio vascular	ADP	Vasoconstricción
P2Y₂	Endotelio y musculatura lisa vascular	UTP, ATP, Ap2A y Ap3A	Vasodilatación
P2Y₄	Endotelio y musculatura lisa vascular	UTP	Vasodilatación
P2Y₆	Endotelio y musculatura lisa vascular	UDP	Vasodilatación

El receptor $P2Y_1$ responde exclusivamente a ADP; el $P2Y_2$ se une igualmente a ATP y a UTP, así como a polifosfatos de adenina; los receptores $P2Y_4$ y $P2Y_6$ responden sólo a UTP y UDP, respectivamente, y el $P2Y_{14}$ a UDP-glucosa.

La unión de ATP y otros derivados de adenina a los receptores P2X en las células endoteliales produce vasoconstricción, mientras que la unión de los nucleótidos de adenina y de uridina a los receptores P2Y estimula la producción y liberación de prostaciclina PGI_2, un efecto mediado por la fosfolipasa C.

El efecto de los nucleótidos extracelulares depende del tiempo que estén en la sangre. Dos mecanismos se oponen a su permanencia: la captación por el transportador y las transformaciones en el plasma. Los nucleótidos difosfato y trifosfato son rápidamente hidrolizados por nucleotidasas extracelulares. Los nucleósidos entonces pueden ser captados por los transportadores.

Existen cuatro familias principales de ectonucleotidasas: ectonucleótido trifosfato difosfohidrolasas (E-NTPDasa, también conocida como CD39), que hidrolizan nucleósidos difosfatos y trifosfatos extracelulares, pero no monofosfatos; pirofosfatasas/fosfodiesterasas (E-NPP), que hidrolizan enlaces pirofosfato-5'-monodiéster y se unen a ATP, dinucleósidos polifosfatos o sustratos artificiales; la ecto-5'-nucleotidasa (E-NT, también conocida como CD73), que sólo hidroliza nucleósidos monofosfato, y, finalmente, las fosfatasas alcalinas (AP) que son fosfomonoesterasas inespecífas que comprenden varias isoformas cuya expresión difiere entre tejidos y que liberan fosfato inorgánico a partir de nucleósidos monofosfatos, difosfatos y trifosfatos. Aunque las especificidades y actividades de estas enzimas son heterogéneas, la contribución relativa de las ectonucleotidasas a la modulación de la señalización celular depende no sólo de la disponibilidad y preferencia de los sustratos sino también de su distribución celular. La E-NT está siendo objeto de estudio ya que resulta activada por las estatinas, y así la terapia con estatinas y dipiridamol (que bloquea su recaptación) puede ser muy eficaz como vasodilatadora al mantener niveles elevados de adenosina.

TERAPIAS CON DERIVADOS DE NUCLEÓTIDOS

Dado que el cáncer, las bacterias y los virus necesitan enormes cantidades de nucleótidos para la síntesis de DNA, el bloqueo de su síntesis es una clara alternativa terapéutica. Los llamados antimetabolitos se vienen usando desde mediados del siglo pasado. En el caso de las bacterias, se ha demostrado una estrecha relación entre la biosíntesis de nucleótidos y la producción de factores de virulencia. En el caso de los virus, el tratamiento solventa en parte la resistencia debida a las variaciones víricas tan frecuentes.

Los compuestos que se utilizan pueden ser de dos tipos: análogos de los nucleótidos e inhibidores de las enzimas clave. No obstante, debido a su falta de especificidad también afectan a las células normales y provocan numerosos efectos indeseables. Es por ello que los nuevos tratamientos combinan el efecto quimioterápico con el inmunoterápico.

Los análogos de las purinas incluyen tiopurinas (p. ej., 6-mercaptopurina, tioguanina), desoxipurinas (p. ej., cladri-

bina, clofarabina), derivados de arabinosa (p. ej., nelarabina, fludarabina) y nucleósidos de nucleobase modificada (p. ej., 8-cloro-adenosina, tocladesina). Los análogos de las pirimidinas incluyen las pirimidinas fluoradas (p. ej., 5-fluorouracilo, capecitabina), los azanucleósidos (p. ej., dicitabina, azacitidina) y los derivados de citidina de ribosa modificada (p. ej., gemcitabina).

Los inhibidores enzimáticos en el caso de las purinas no son muchos. Son ejemplos: mizoribina y merimepodib para la IMP deshidrogenasa y desoxiadenosina para la adenosina desaminasa. En el caso de las pirimidinas destacan los inhibidores de la dihidroorotato deshidrogenasa (p. ej., leflunomida y teraflunomida) o la dihidropirimidina deshidrogenasa (p. ej., gimeracil). Estas dos enzimas se han seleccionado por haberse encontrado dominios específicos y, por lo tanto, inhibidores con muy pocos efectos secundarios. En el caso de la IMP deshidrogenasa, los inhibidores se dirigen contra el tipo II, que es el que se expresa en circunstancias anormales como cáncer.

NUCLEÓTIDOS DE LA DIETA

Contenido en nucleótidos de los alimentos

Los nucleótidos están presentes de forma natural en todos los alimentos, tanto de origen animal como vegetal. Se encuentran en su mayor parte como ácidos nucleicos en forma de nucleoproteínas y en pequeñas cantidades como nucleótidos libres. Existen amplias variaciones en los contenidos de DNA, RNA y de nucleótidos, nucleósidos y bases libres. La concentración de ácidos nucleicos en los alimentos depende del contenido en células. Así, las carnes, los pescados y los embriones o semillas, así como los alimentos fermentados con un número elevado de microorganismos, contienen cantidades relativamente elevadas de DNA y RNA. Por el contrario, alimentos como la leche, las frutas y los huevos presentan un bajo contenido.

El RNA y los nucleótidos libres son degradados muy rápidamente en los alimentos, razón por la cual en muchos de ellos se encuentran cantidades significativas de nucleósidos y bases. Entre todos los alimentos conocidos, las vísceras, el pescado y las legumbres son los alimentos con un mayor contenido de bases púricas. El contenido total de RNA oscila entre 50 y 400 mg/100 g para las vísceras animales, de 80 a 350 mg/100 g para los pescados y mariscos y entre 140 y 490 mg/100 g para las legumbres. Las vísceras, como el hígado, el cerebro y el riñón tienen cantidades elevadas de adenina y de hipoxantina. Los compuestos mayoritarios presentes en el pescado y la carne son el AMP, el IMP, la inosina y la hipoxantina, procedentes de la degradación del ATP muscular. La **tabla 11-4** muestra los contenidos de RNA y de derivados de bases púricas de algunos alimentos ricos en estos compuestos.

No se dispone de datos fiables acerca del contenido de pirimidinas en los alimentos. Sin embargo, dado que las nucleoproteínas contienen cantidades equimolares de bases púricas y pirimidínicas, puede asumirse que el contenido de pirimidinas de los alimentos está dentro del mismo orden de magnitud que el contenido de purinas.

Tabla 11-4. Contenido de bases púricas y RNA de algunos alimentos[a]

	A	G	H	X	Total	RNA
Vísceras						
Hígado de buey	62	74	61	0	197	268
Hígado de cerdo	59	77	71	82	289	259
Hígado de pollo	72	78	71	22	243	402
Hígado de cordero	32	43	54	18	147	88
Riñón de buey	42	47	63	61	213	134
Corazón de buey	15	16	38	102	171	40
Cerebro de buey	12	12	26	112	162	61
Pescado y mariscos						
Sardina	6	118	6	215	345	343
Anchoa	8	185	6	212	411	341
Jurel	11	26	5	152	194	203
Salmón	26	80	11	133	250	289
Atún	27	13	11	91	142	5
Ostra	39	22	30	16	107	239
Gamba	16	12	15	191	234	10
Calamar	18	15	24	78	135	100
Legumbres secas						
Garbanzos	17	14	18	7	56	356
Habichuelas blancas	59	74	25	44	202	305
Habichuelas pintas	57	54	16	44	171	485
Habichuelas rojas	54	51	13	42	162	140
Lentejas	104	82	20	16	222	484
Guisantes	88	74	11	22	195	173

[a] Los resultados se expresan en mg/100 g de alimento. A: derivados de adenina; G: derivados de guanina; H: derivados de hipoxantina; X: derivados de xantina.

Desde 1961 se utilizan los nucleótidos IMP y GMP como potenciadores del sabor de los alimentos, como agentes sinérgicos del glutamato monosódico, por lo que la adición sistemática de estos compuestos puede contribuir de manera importante a aumentar la ingesta de nucleótidos púricos. Habitualmente se adicionan a alimentos procesados, como sopas deshidratadas, salsas, mayonesas, Ketchup, *snacks*, conservas de carnes y pescados enlatados y queso procesado, oscilando las cantidades añadidas entre 5 y 150 mg/100 g. No obstante, el nivel de uso recomendado por el Comité de Aditivos de la *Food and Agriculture Organization* (FAO) es de 5-30 mg/100 g.

Los nucleósidos, nucleótidos y ácidos nucleicos constituyen una parte sustancialmente importante del nitrógeno no proteico que se encuentra en la leche de todas las especies. Los ácidos nucleicos de la leche derivan de los macrófagos, linfocitos, leucocitos polimorfonucleares y otras células. Con independencia de los ácidos nucleicos, ligados a los elementos formes de la leche, existen cantidades variables de nucleósidos y nucleótidos libres según la especie. Así, se ha estimado que el total de ribonucleótidos potencialmente disponibles en la leche humana es de unos 70 mg/l (Tabla 11-5).

Tanto la leche humana como la leche de vaca cruda contienen al menos 10 nucleósidos diferentes. La uridina es cuantitativamente la más importante (2-4 μmol/dl), seguida

de la citidina (0,5-1,4 μmol/dl). Por otra parte, la leche tiene una composición particular de nucleótidos libres para cada especie animal. El calostro de todas las especies es rico en UDP-hexosas y UDP-hesoxaminas, así como en CDP-colina y otros derivados glucídicos de CDP. La leche humana madura es también rica en estos compuestos y en otros nu-

Tabla 11-5. Contenido de nucleósidos, nucleótidos y ácidos nucleicos de la leche de mujer y de vaca

	Mujer	Vaca
Nucleósidos libres (μmol/dl)		
Nucleósidos de piridina	1,10-5,15	0,27-3,95
Nucleósidos de purina	0,11-0,25	0,08-0,80
Nucleósidos totales	1,21-5,40	0,35-4,75
Nucleótidos libres (μmol/dl)		
Nucleótidos de pirimidina	4,78-9,14	0,92-4,42
Nucleótidos de purina	0,54-4,89	0,40-2,35
Nucleótidos totales	5,32-14,03	1,32-6,77
Ácidos nucleicos (mg/dl)		
RNA	11-60	8-19
DNA	0,8-12	11-39
Ácidos nucleicos totales	11,8-72	19-58

cleótidos derivados de la guanina y de la adenina, mientras que la leche de rumiantes es muy pobre en nucleótidos. Además, en la leche de vaca aparece en cantidad relativamente elevada el ácido orótico, nucleobase ausente en la leche humana.

Destino metabólico de los nucleótidos de la dieta

La mayor parte de los nucleótidos de la dieta son ingeridos como ácidos nucleicos en forma de nucleoproteínas: Las enzimas proteolíticas presentes en el jugo gástrico y en la secreción pancreática son las encargadas de liberar a los ácidos nucleicos. Éstos no son afectados por las enzimas gástricas, pero en el intestino delgado, la ribonucleasa y la desoxirribonucleasa segregadas en el jugo pancreático, los hidrolizan hasta oligonucleótidos, los cuales son posteriormente hidrolizados hasta nucleótidos libres por la acción de fosfodiesterasas segregadas por el páncreas y por las glándulas de Brunner y de Lieberkühn, bajo la influencia hormonal de la enteroquinina. Tanto la fosfatasa alcalina, situada en el borde en cepillo de la pared intestinal, como diversas fosfatasas presentes en la secreción pancreática parecen ser en gran medida las enzimas responsables de la hidrólisis de nucleótidos hasta nucleósidos. Además, los nucleótidos pueden ser hidrolizados por nucleotidasas y nucleosidasas presentes en la secreción intestinal o en las membranas de los enterocitos, dando lugar a una mezcla de nucleósidos y de bases púricas y pirimidínicas libres (**Fig. 11-19**).

Gran parte de los nucleósidos y de las nucleobases producidos durante la digestión son absorbidos mediante transportadores específicos. Las nucleobases se absorben en mucha menor cantidad que los nucleósidos, siendo en su mayoría degradadas. De hecho, la mayor parte de las bases púricas se transforman en el propio intestino en ácido úrico por la acción de la xantina oxidasa (**Fig. 11-19**).

Como se muestra en la **figura 11-19**, los nucleósidos y nucleobases no absorbidos pueden ser captados por la microbiota intestinal, muchas de cuyas especies son dependientes del aporte exógeno para su crecimiento.

En el enterocito los nucleósidos se utilizan para sus propios fines y una parte se exporta a la circulación que los conduce al hígado. La mucosa intestinal parece ser dependiente para su crecimiento y función del aporte exógeno (al menos el yeyuno), de ahí que los nucleótidos tengan un valor trófico para esta zona. En procesos de recuperación de diferentes agresiones intestinales se ha podido demostrar este efecto beneficioso. Así, durante las tres últimas décadas se han acumulado evidencias que indican que el intestino delgado es incapaz de sintetizar nucleótidos *de novo* en cantidad suficiente para cubrir las necesidades derivadas de la proliferación celular. Sin embargo, este tejido es capaz de utilizar la adenina de la dieta e incorporarla activamente en la síntesis de ácidos nucleicos. La ingesta de una dieta deficiente en purinas estimula la síntesis *de novo* de nucleótidos por parte del intestino pero, aun así, la actividad de la enzima glutamina amido fosforribosiltransferasa es muy pequeña en comparación con otros tejidos, como el intestino grueso o el hígado.

Por otra parte, la presencia de nucleótidos en la dieta aumenta la expresión génica de los transportadores de nucleósidos y de la enzima HGPRT. Por otra parte las células intestinales captan ávidamente la uridina desde el exterior, pero no la citidina, y la incorporan al *pool* de nucleótidos intracelular.

En el hígado, como en los demás tejidos, los nucleósidos pueden ser utilizados por la vía de recuperación incorporán-

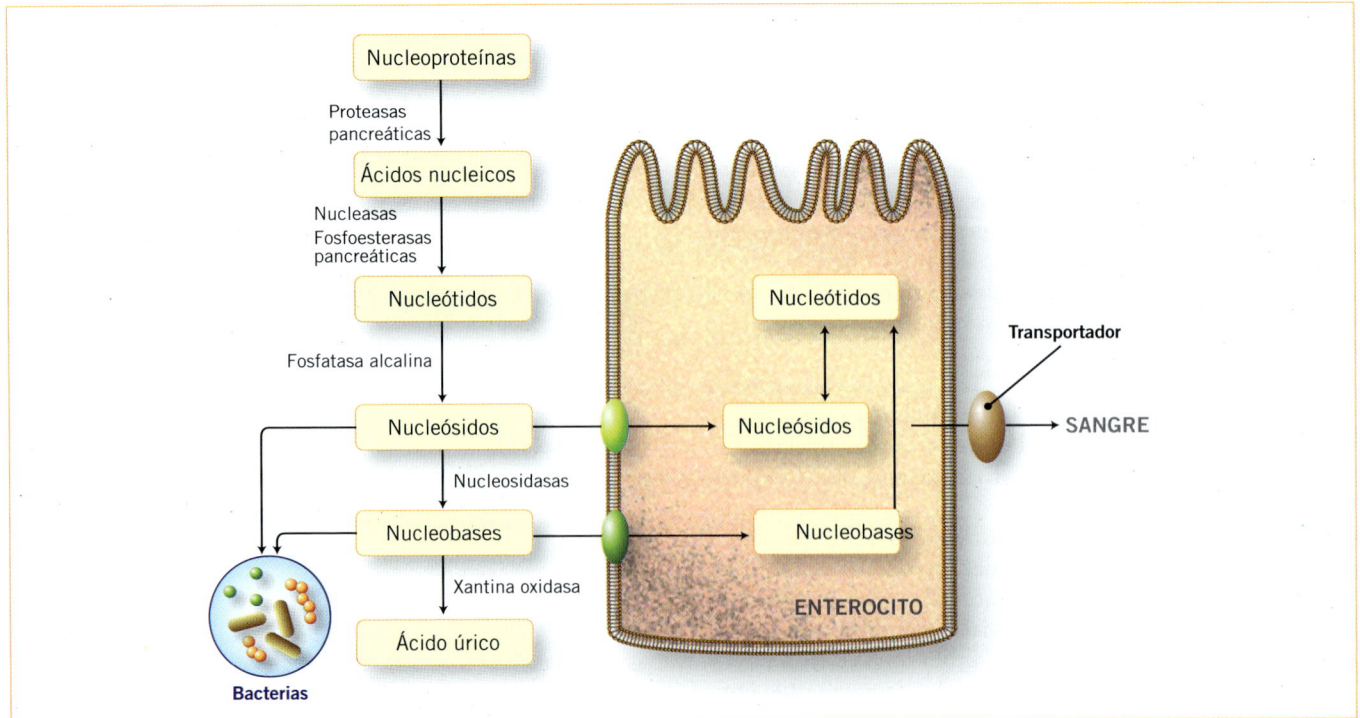

Figura 11-19. Digestión de los nucleótidos.

dose al *pool* celular, con el consiguiente ahorro de energía. No obstante, el hígado parece desempeñar un papel homeostático similar al descrito para otros nutrientes. En efecto, el hígado es capaz de modificar rápidamente la síntesis en función del aporte exógeno y puede eliminar el exceso produciendo sustancias como el ácido úrico. Asimismo, los nucleósidos de la dieta, especialmente la uridina, pueden llegar a la circulación sistémica e incorporarse a las células sanguíneas y a los tejidos periféricos, especialmente el bazo y la médula ósea.

Funciones

Durante muchos tiempo se consideró que los nucleótidos de la dieta no eran nutrientes esenciales para los mamíferos, dado que los tejidos pueden sintetizarlos a partir de aminoácidos y de otros compuestos sencillos y también porque se pensaba que la mayor parte de los nucleótidos ingeridos eran rápidamente degradados, sobre todo hasta ácido úrico. Sin embargo, aunque la deficiencia de nucleótidos en la dieta no se ha relacionado con ninguna enfermedad, y efectivamente una parte importante de las bases púricas son catabolizadas hasta ácido úrico, en las tres últimas décadas se han obtenido evidencias de que los nucleótidos de la dieta son beneficiosos para el ser humano (especialmente los derivados pirimidínicos) durante la infancia y en individuos adultos con enfermedades graves, como sepsis o politraumatismos.

Los tejidos de proliferación rápida, como el intestino, la médula ósea o el sistema inmunitario, no son capaces de satisfacer las necesidades celulares de nucleótidos exclusivamente a través de la síntesis *de novo* y utilizan preferentemente la vía de recuperación de nucleósidos y bases procedentes de la sangre o de la dieta. Así, el aporte de nucleótidos de la dieta es importante para el mantenimiento de un crecimiento adecuado y de la función celular en dichos tejidos.

Como se ha indicado con anterioridad, la leche humana contiene cantidades relativamente importantes de ácidos nucleicos y de nucleótidos libres, y su significación nutricional para el lactante ha sido objeto de numerosos estudios. La adición de nucleótidos a las fórmulas infantiles entraña beneficios para el neonato relacionados con la modulación del metabolismo de las lipoproteínas y de los ácidos grasos poliinsaturados, la proliferación y diferenciación de los enterocitos, la modificación de la microbiota intestinal y la estimulación y modulación del sistema inmunitario.

Por otra parte, en los adultos, los nucleótidos de la dieta, aportados tanto por vía enteral como parenteral, influyen positivamente en el balance nitrogenado y modulan la respuesta inmunitaria, especialmente en individuos con la inmunidad afectada por estrés metabólico. Asimismo, en modelos experimentales inhiben la fibrogénesis hepática. Por otra parte, se ha observado que ratones alimentados con un 0,1 % de AMP muestran una mayor ingesta de alimentos y un menor peso de tejido adiposo, asociados a una estimulación de la termogénesis del tejido adiposo marrón, como lo demuestra el aumento del nivel de la proteína de desacoplamiento de la fosforilación oxidativa UCP-1 y de la temperatura central. Además, se ha demostrado que la suplementación con AMP fomenta la lipólisis del tejido adiposo blanco. Estos resultados abren la posibilidad de que la suplementación dietética con AMP pudiese aumentar el consumo de oxígeno y el gasto energético en humanos y sugieren su potencial como terapia adyuvante en la prevención de trastornos metabólicos energéticos (principalmente obesidad y diabetes).

Finalmente, varias líneas de evidencia sugieren que los nucleótidos de la dieta desempeñan un papel inhibidor contra el estrés oxidativo y la inflamación, que promueven la senescencia en las enfermedades cardiovasculares asociadas a la edad. Todo ello permite considerarlos como nutrientes funcionales e, incluso, como nutracéuticos.

El mecanismo de acción de los nucleótidos de la dieta está en parte mediado por la conversión a derivados metabólicos y estructurales. No obstante, existen evidencias de que los nucleótidos exógenos condicionan cambios importantes en la expresión de numerosos genes, especialmente en células intestinales. En la **figura 11-20** se muestra un esquema de los principales mecanismos implicados.

Un aspecto importante es que no hay evidencias de que la suplementación con nucleótidos en fórmulas lácteas para la infancia y preparados nutricionales de diverso tipo sea tóxica; por el contrario, se ha demostrado que es segura y beneficiosa en todas las circunstancias estudiadas.

Crecimiento, reparación y diferenciación celulares

Intestino

Utilizando nucleótidos marcados radiactivamente o con isótopos estables, en diferentes modelos experimentales se ha demostrado que los nucleótidos de la dieta se incorporan preferentemente al intestino, siendo el dudodeno y el yeyuno los destinos metabólicos principales. Parte de los nucleótidos incorporados son distribuidos al hígado y a los tejidos periféricos, particularmente a aquellos caracterizados por su elevado recambio. Además, la administración por vía oral de ATP aumenta la captación intraluminal de nucleósidos de purina y la capacidad de exportación de éstos a través de la vía portal, acompañándose de una captación incrementada de adenosina por los eritrocitos y conversión a ATP. Por otra parte, estudios llevados a cabo en explantes intestinales indican que, además de los nucleósidos púricos, la uridina se absorbe muy rápidamente y se incorpora preferentemente como UDP.

En el intestino, la síntesis *de novo* de bases púricas y pirimidínicas es poco activa en condiciones normales, abasteciéndose el tejido con los nucleótidos que se recuperan. Sólo cuando se mantiene una dieta sin nucleótidos se observa la activación enzimática, especialmente la actividad de la enzima clave en la síntesis *de novo* de purinas, la fosforribosilpirofosfato amidotransferasa. Así, durante un estado de rápido crecimiento, la disponibilidad de nucleótidos procedentes del *pool* endógeno podría limitar el desarrollo intestinal, especialmente durante un período de alta demanda, como ocurre en el caso de infecciones o en la recuperación de una lesión intestinal.

Varios estudios indican que en la vía de recuperación, una dieta libre de purinas produce una disminución de la

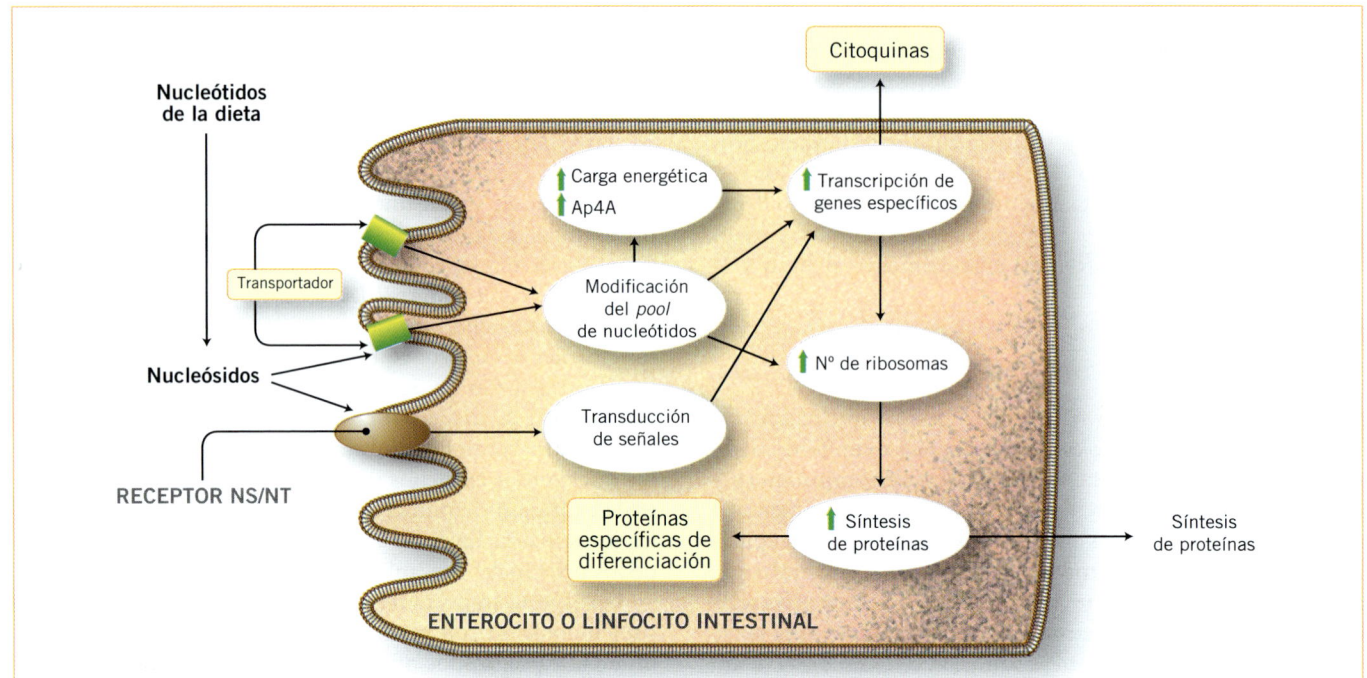

Figura 11-20. Mecanismos implicados en la acción de los nucleótidos en el intestino.

actividad de la HGPRT y del mRNA específico de dicha enzima, así como una disminución del contenido proteico y del RNA intestinal total. Por otra parte, la presencia de nucleótidos en la dieta aumenta la expresión de los transportadores CNT1 y CNT2, tanto en el intestino como en el hígado.

El intestino delgado incorpora proporcionalmente mayores cantidades de nucleótidos que otros tejidos, por lo que es lógico pensar que se trata de un órgano que se ve afectado por la suplementación de nucleótidos a la dieta. Así, varios estudios realizados tanto en animales de experimentación sanos como en modelos animales con desnutrición y diarrea crónica, han puesto de manifiesto que la alimentación con una dieta exenta de nucleótidos produce menor cantidad de proteína, DNA y RNA y menor actividad de disacaridasas en todas las porciones intestinales, siendo más acentuada la disminución en la porción proximal. Por el contrario, los animales alimentados con una dieta adicionada de nucleótidos presentan un mayor contenido proteico y de ácidos nucleicos en el intestino, así como mayor altura de las vellosidades y mayor actividad maltasa. Asimismo, los animales que ingieren la dieta suplementada presentan un menor grado de infiltración linfocitaria, una elevación de la altura y de la superficie de las microvellosidades y una disminución en la profundidad de las criptas, con respecto a los animales controles

Los nucleósidos adicionados a los medios de cultivo son captados eficientemente por células intestinales cultivadas y por explantes intestinales. La guanosina y la uridina son los nucleósidos que se absorben con mayor velocidad. Se ha observado que los nucleósidos aumentan el *pool* intracelular de nucleótidos libres e influyen en la expresión de genes proapoptóticos, con una mayor expresión del gen *Bax* y una menor expresión del gen *bcl-2* (**cap. 4**, Crecimiento, diferencia-

ción, proliferación y muerte celular, **tomo II**). Además, estudios recientes han puesto de manifiesto que la presencia de nucleósidos en el medio de cultivo de células embrionarias de intestino de rata IEC-6 disminuye la expresión del gen *RHOE*. Este gen codifica una GTPasa cuya expresión es elevada en células intestinales poco diferenciadas. Todos estos estudios ponen de manifiesto un importante papel de los nucleótidos de la dieta en la diferenciación intestinal. Más recientemente, en experimentos con *arrays* de DNA se ha podido demostrar que en células intestinales Caco-2, la presencia de nucleósidos en el medio regula la expresión de numerosos genes, en particular de factores de transcripción relacionados con la proliferación celular, la apoptosis y los procesos inmunitarios e inflamatorios. Estudios similares llevados a cabo con hepatocitos fetales y de adultos indican que la guanosina y la uridina son absorbidos e incorporados rápidamente al *pool* intracelular de nucleótidos y modulan la expresión de genes implicados en la matriz extracelular.

Por otra parte, se ha puesto de manifiesto que los nucleótidos de la dieta promueven la restauración de la función mitocondrial en el yeyuno y el íleon en animales con diarrea crónica, y previenen la mucositis inducida por el tratamiento con 5-fluorouracilo.

Otros estudios realizados en animales de experimentación utilizando nutrición parenteral han revelado que las mezclas de nucleótidos y nucleósidos tienen mayor eficacia que la glutamina en el mantenimiento de la estructura y funcionalidad de la mucosa intestinal.

Todos estos trabajos sugieren que los nucleótidos de la dieta pueden ser importantes para el crecimiento y el desarrollo intestinales especialmente en la vida posnatal temprana y de forma particular después de una agresión o lesión tisular. Así, Paul Gyorgy observó un aumento de peso en el momento del destete en ratas alimentadas con una dieta baja en proteínas pero suplementada con nucleótidos. Asimismo, se ha demostrado que hay una mayor incorporación de los nucleótidos de la dieta en el RNA y el DNA hepáticos en ratas en el momento del destete que en ratas adultas.

Se ha descrito que los recién nacidos pequeños para la edad gestacional mejoran su crecimiento cuando son alimentados con una fórmula láctea suplementada con nucleótidos. Asimismo, una revisión sistemática y metaanálisis describe que la suplementación con nucleótidos en la dieta de los lactantes mejora la velocidad de ganancia de peso y la circunferencia occipitofrontal, pero no la ganancia de peso total o la talla. Por lo tanto, se necesitan ensayos controlados aleatorizados a gran escala para llegar a conclusiones definitivas sobre los potenciales efectos de la administración de nucleótidos en la dieta de los lactantes para mejorar su crecimiento.

De igual manera, se ha descrito que la suplementación de la dieta con nucleótidos mejora el desarrollo intestinal y la función inmunitaria en un modelo de cerdos con retraso del crecimiento intrauterino. En estos animales se ha observado que los nucleótidos aumentan la altura de las vellosidades intestinales en el duodeno, las actividades de lactasa y de maltasa, el número de leucocitos periféricos, las concentraciones de interleuquina 1β (IL-1β) y de IgA séricas, así como la expresión de los genes *TLR-9*, *TLR-4* y *TOLLIP*, implicados en la respuesta inmunitaria innata, y de las proteínas de las uniones «cerradas» *(tight junctions)* claudina 1 y *zona occludens* 1, en el íleon. En este mismo modelo animal, también se ha observado que la suplementación dietética con nucleótidos previene el daño del DNA mitocondrial a través de la mejora de las capacidades antioxidantes no enzimáticas y enzimáticas, así como de la biogénesis mitocondrial.

La inclusión de nucleósidos y/o nucleótidos en nutrición clínica tanto enteral como parenteral debe ser considerada en el futuro, ya que podría condicionar una mejor recuperación del intestino en pacientes con diversos síndromes gastroenterológicos y que cursan con afectación grave del intestino delgado.

Hígado

Por lo que se refiere a los efectos de los nucleótidos sobre el hígado, usando un modelo de ratas hepatectomizadas al 70 %, se ha demostrado que una mezcla de nucleótidos y nucleósidos administrados por vía parenteral produce un aumento en la actividad mitogénica en las células hepáticas durante la regeneración, y ello conlleva un mejor balance nitrogenado. Estos estudios sugieren que una suplementación exógena de purinas y pirimidinas podría aumentar la proliferación celular y favorecer la recuperación después de una agresión. No obstante, se ha descrito que la suplementación de nucleósidos a los medios de cultivo provoca un aumento en la proliferación de cultivos primarios de hepatocitos fetales y células de hepatoma.

Sin embargo, estudios más recientes han demostrado que en hepatocitos de animales adultos, la presencia de nucleósidos no aumenta la proliferación celular sino que provoca cambios en la diferenciación, aumentando la expresión de algunos ge-

nes, como los de la albúmina y de otras proteínas implicadas en la matriz extracelular, como laminina y fibronectina, y de algunas proteínas de secreción, como la adiponectina.

Utilizando un modelo de cirrosis experimental inducida por tioacetamida, se ha constatado que los nucleótidos de la dieta influyen favorablemente la recuperación disminuyendo la fibrosis hepática. Este efecto se debe a una disminución de la síntesis de colágeno maduro, ocasionado por una menor actividad de la enzima prolilhidroxilasa, y al aumento de la actividad colagenasa provocada por una menor expresión del gen correspondiente al inhibidor de metaloproteasa 1 (TIMP-1).

Asimismo, parece ser que los nucleótidos de la dieta favorecen la producción y secreción de fosfolípidos por el hígado, contribuyendo a limitar la esteatosis. Además, y al igual que ocurre en el intestino, la presencia de nucleótidos en la dieta condiciona un aumento en la expresión de los transportadores de nucleósidos, así como del RNA ribosómico y del retículo endoplásmico rugoso, lo que indica que los nucleótidos favorecen de manera general la biosíntesis proteica. Se ha observado que, en ratas tratadas con ingesta crónica de alcohol, la suplementación de la dieta con nucleótidos previene la progresión de la esteatosis hepática, reduce las actividades de las transaminasas, del lipopolisacárido plasmático y de citoquinas proinflamatorias. Además, se inhibe la expresión de los genes *TLR4* y *CD4* y la fosforilación del inhibidor kappa Bα y del factor nuclear kappa B p65, lo que indica que los nucleótidos de la dieta suprimen la respuesta inflamatoria asociada al daño hepático provocado por el alcohol.

Sistema inmunitario

La actividad de los nucleótidos en el intestino y en el sistema inmunitario se ha considerado tradicionalmente como dos hechos separados. Sin embargo, en la actualidad es bien conocido que alrededor del 30 % de las células intestinales son células del sistema inmunitario e incluso los propios enterocitos pueden actuar como células presentadoras de antígenos, produciendo citoquinas inmunomoduladoras.

Actualmente se sabe que los nucleótidos de la dieta influyen en las respuestas inmunitarias tanto sistémicas como del sistema linfoide asociado a la mucosa intestinal. En particular, los nucleótidos intervienen en la proliferación, maduración y activación de los linfocitos, estimulan la función fagocítica de los macrófagos y modulan diversas respuestas, como a injertos y tumores, infecciones, reacciones de hipersensibilidad retardada y también la producción de inmunoglobulinas. Estos efectos están mediados por los cambios de expresión de citoquinas y otros factores relacionados con el desarrollo y la activación de las respuestas inmunitarias.

Los efectos de los nucleótidos de la dieta sobre el sistema inmunitario y la prevención de la diarrea y otras enfermedades se consideran de forma detallada en el **capítulo 22** (Nutrición e inmunidad) del **tomo IV**.

Por otra parte, se ha visto que los nucleótidos atenúan la inmunodepresión postejercicio y pueden ser útiles en los procesos de recuperación tras ejercicios intensos.

A la vista de todo lo anterior, no es de extrañar la existencia de preparados comerciales, especialmente formulaciones para nutrición clínica, suplementadas con nucleótidos por sus funciones inmunomoduladoras.

Sistema nervioso

La relación entre los nucleótidos y el sistema nervioso central es bien conocida desde hace tiempo; así, la falta de recuperación de purinas por el déficit de HGPRT causa el síndrome de Lesch-Nyhan, pero la relación con los nucleótidos de la dieta está empezando a conocerse. Se sabe que la inosina induce el crecimiento de las neuritas y aumenta la formación de nuevas proyecciones, sobre todo después de los infartos corticales. La uridina aumenta los fosfolípidos y las proteínas sinápticas, el tamaño de las neuritas y el contenido de neurofilamentos, estimulando así el crecimiento y previniendo la formación de ovillos neurofibrilares. El consumo de uridina y de otros precursores de CDP en ratas estimula la liberación de dopamina y acetilcolina en el cuerpo estriado, lo que indica un papel importante en la funcionalidad neuronal. Muy notable es el efecto del UMP, en el que una sola dosis aumenta los niveles de CDP-colina, lo que indica que este nucleótido alcanza el cerebro rápidamente. En los tratamientos *in situ* (normalmente por inyección intracraneal) con nucleótidos, la adenosina actúa como un neurotransmisor.

El bloqueo farmacológico de los receptores de adenosina (2A) confiere neuroprotección frente a diferentes situaciones neurotóxicas, como la originada por el fragmento 25-35 de la proteína beta-amiloide. Los receptores de adenosina en las sinapsis, inducidos por los nucleótidos u otras sustancias similares, como la cafeína, pueden ayudar a prevenir la pérdida de memoria que se asocia con enfermedades neurodegenerativas. Asimismo, por su papel modulador del sistema inmunitario y su efecto favorecedor del crecimiento, pueden tener relevancia en estas situaciones de inflamación en las que la renovación celular está disminuida, lo que dificulta la recuperación de las zonas afectadas. Animada por estos estudios, la industria ha comenzado el diseño y la evaluación de dietas específicas para personas con enfermedades neurodegenerativas, especialmente para la enfermedad de Alzheimer.

Metabolismo lipídico

La suplementación de nucleótidos a una fórmula láctea estándar, en cantidad cualitativa y cuantitativamente similar a la de la leche humana, aumenta los niveles de colesterol-HDL en lactantes, aproximándose a los encontrados en niños alimentados con leche humana. Asimismo, los nucleótidos de la dieta dan lugar a un aumento de la apoproteína A-IV en recién nacidos prematuros; esta proteína, que forma parte de las HDL, es de origen intestinal exclusivo e interviene como activador de la lecitina-colesterol-aciltransferasa (LCAT) junto a la apoproteína A-I (cap. 5, Metabolismo de las lipoproteínas). Por otra parte, se ha comprobado que la actividad LCAT aumenta en el período neonatal como consecuencia de la ingesta de nucleótidos.

Además, en diferentes estudios llevados a cabo en niños recién nacidos tanto pretérmino como a término, se ha podido demostrar que los nucleótidos de la dieta influyen en la composición de ácidos grasos de las fracciones lipídicas del plasma y de las membranas celulares. Así, los ácidos grasos poliinsaturados (AGPI) de cadena larga, tanto de la serie n-6 como n-3, están significativamente aumentados en los fosfolípidos y ésteres de colesterol plasmáticos de niños alimentados con una fórmula suplementada con nucleótidos.

Resultados similares se han obtenido para los fosfolípidos de los eritrocitos y de células de la mucosa bucal. Los ácidos grasos más afectados son 20:3 y 20:4, para la serie n-6, y 22:6 para la serie n-3. Estos estudios sugieren que, en el período perinatal, los nucleótidos de la dieta pueden influir en la síntesis hepática o intestinal de AGPI, posiblemente modulando la actividad de la Δ6-ácido graso desaturasa hepática. No obstante, en un reciente metaanálisis se ha indicado que la suplementación de nucleótidos a la dieta en lactantes aumenta los niveles de plasmáticos de 18:2 n-6, 20:3 n-6 y 20:4 n-6, pero no afecta la composición de ácidos grasos de los eritrocitos.

Microbiota intestinal

Es bien conocido que la microbiota intestinal de niños alimentados con leche materna es diferente de la de los niños alimentados con fórmulas lácteas. Los primeros tienen un alto porcentaje de bifidobacterias en sus heces y bajos niveles de enterobacterias. Por el contrario, los que consumen fórmulas lácteas presentan un alto número de enterobacterias, enterococos y clostridios, así como niveles relativamente bajos de bifidobacterias. Éstas ejercen una función fisiológica positiva, en el sentido de que su actividad biológica provoca una disminución del pH intestinal, lo que limita el crecimiento de otras poblaciones bacterianas, algunas de ellas potencialmente patogénicas.

Los nucleótidos presentes en la leche humana afectan el microambiente gastrointestinal de los lactantes. Al respecto, se ha demostrado que la adición de nucleótidos a fórmulas infantiles origina un incremento de bifidobacterias y una disminución de enterobacterias en las heces. Además, varios estudios han puesto de manifiesto que la ingesta de una fórmula láctea suplementada con nucleótidos en cantidad y calidad equivalente a la de la leche humana da lugar a una menor incidencia y duración de diarrea aguda en niños lactantes. Este efecto puede estar relacionado, en parte, con los cambios asociados a la microbiota intestinal, mediados por los nucleótidos de la dieta, aunque también puede estar influido por la modulación de la respuesta inmunitaria del sistema linfoide asociado a las mucosas, como se indica a continuación.

Recientemente, utilizando técnicas genómicas (reacción en cadena de la polimerasa [PCR] cuantitativa) se ha podido comprobar que el consumo de una fórmula láctea con nucleótidos añadidos en una proporción de 31 mg/l durante 20 semanas, da lugar a una mayor proporción de *Bifidobacterium* y a una menor proporción del grupo formado por *Bacteroides-Porphyromonas-Prevotella*, comparado con los que consumen una fórmula no suplementada. Dicha proporción no difiere de la de los lactantes alimentados al pecho.

PUNTOS CLAVE

- Los nucleótidos son sustancias constituidas por una base púrica o pirimidínica, un azúcar (ribosa o desoxirribosa) y uno o más grupos fosfatos. Son elementos fundamentales para las células, y participan en muchos procesos de biosíntesis además de la formación de ácidos nucleicos, así como de señalización tanto intracelular como extracelular.

- Las células utilizan gran cantidad de nucleótidos, especialmente en condiciones de crecimiento. Los nucleótidos pueden sintetizarse de forma endógena *de novo* con gran gasto energético u obtenerse a partir de la recuperación de bases y nucleósidos procedentes de la degradación de ácidos nucleicos o de la dieta.

- En la biosíntesis *de novo*, tanto de nucleótidos púricos como pirimidínicos, las fuentes de carbono y de nitrógeno son algunos aminoácidos, como la glutamina, el aspartato y la glicina, y otros compuestos sencillos como el bicarbonato, así como grupos metilo procedentes de derivados activos del folato. Los desoxirribonucleótidos se obtienen por reducción de los ribonucleótidos difosfato.

- Existen muchas interconversiones entre nucleótidos, nucleósidos y nucleobases y el metabolismo supone un todo integrado y muy regulado. Se han descrito algunas enfermedades por deficiencia de enzimas involucradas en el metabolismo de los nucleótidos que afectan a la actividad neurológica, producen inmunodeficiencia o hiperuricemia.

- No existen depósitos de nucleótidos y el exceso se elimina como ácido úrico y otros compuestos. La hiperuricemia primaria o inducida por la dieta o algunas enfermedades secundarias puede originar cálculos renales y artritis gotosa en el caso de individuos susceptibles.

- Los nucleótidos de la dieta son digeridos en el tramo proximal del intestino delgado y se absorben mediante transportadores especializados, tanto por difusión como por transporte activo. Casi todas las células disponen de transportadores, lo que les permite utilizar nucleósidos y bases exógenas para la síntesis de nucleótidos. Estos transportadores pueden utilizarse para vehiculizar análogos de nucleótidos con propiedades antitumorales.

- Los nucleótidos de la dieta influyen en el crecimiento y la proliferación de tejidos con una tasa de recambio elevada, como en el caso del intestino, el sistema inmunitario y la médula ósea. Además, la ingesta de uridina influye en el desarrollo y la actividad neuronal. Por otra parte, los nucleótidos de la dieta modulan el metabolismo de las lipoproteínas y de los ácidos grasos poliinsaturados, así como la microbiota intestinal, especialmente durante el período perinatal. Varias líneas de evidencia actuales sugieren que los nucleótidos de la dieta desempeñan un papel inhibidor contra el estrés oxidativo y la inflamación, responsables de la senescencia en las enfermedades cardiovasculares asociadas a la edad.

- Los nucleótidos de la dieta influyen en la maduración, activación y proliferación de los linfocitos. Asimismo, afectan las subpoblaciones linfocitarias tanto en el intestino como en la sangre. Por otra parte, están implicados en al aumento de la fagocitosis y de la hipersensibilidad retardada, así como en la respuesta a injertos y tumores. Además, contribuyen a la respuesta mediada por inmunoglobulinas en la vida temprana, teniendo un efecto positivo frente a la infección. Así, la incidencia y la duración de la diarrea son menores en los lactantes que toman fórmulas lácteas suplementadas con nucleótidos, y el balance nitrogenado mejora en los pacientes con malnutrición proteicoenergética y con sepsis y traumatismos.

- Los nucleótidos de la dieta modulan la expresión génica de varias citoquinas y factores de transcripción implicados en la proliferación celular, la apoptosis y los procesos inmunitarios y de inflamación.

BIBLIOGRAFÍA

ALLAHHAM M, LERMAN A, ATAR D, BIRNBAUM Y. Why not dipyridamole: a review of current guidelines and re-evaluation of utility in the modern era. Cardiovasc Drugs Ther 2022; 36: 525-32.
Una revisión del dipiridamol como agente vasodilatador y su relación con las estatinas.

ALLEGRINI S, GARCIA-GIL M, PESI R, CAMICI M, TOZZI MG. The good, the bad and the new about uric acid in cancer. Cancers 2022; 14: 4959.
Se describen los efectos negativos sobre el cancer y su posible mediación en enfermedades como el sindrome metabólico, diabetes e inflamación.

ALVAREZ C, TRONCOSO M, ESPELT MV. Extracellular ATP and adenosine in tumor microenvironment: roles in epithelial-mesenchymal transition, cell migration, and invasion. J Cell Physiol 2022; 237: 389-400.
Una revisión de los nucleótidos extracelulares en el cáncer.

BELARDIN L, BROCHU K, LEGARE C, BATTISTONE M, BRETON S. Purinergic signaling in the male reproductive tract. Front Endocrinol (Lausanne) 2022; 13: 1049511.
Una revision del sistema autocrino y paracrino mediado por nucleótidos y su papel en la infertilidad.

BOCK FJ, TODOROVA TT, CHANG P. RNA Regulation by Poly(ADP-Ribose) Polymerases. Mol Cell 2015; 58: 959-69.
Se analiza la regulación PARP-dependiente y cómo esta modulación afecta a múltiples procesos celulares.

CAI X, BAO L, WANG N, REN J, CHEN Q, XU M Y COLS. Dietary nucleotides protect against alcoholic liver injury by attenuating inflammation and regulating gut microbiota in rats. Food Funct 2016; 7: 2898-908.
En este artículo se describen los efectos protectores de los nucleótidos de la dieta frente al daño hepático producido por alcohol en la rata.

CAI X, BAO L, WANG N, XU M, MAO R, LI Y. Dietary nucleotides supplementation and liver injury in alcohol-treated rats: a metabolomics investigation. Molecules 2016; 21: 435.
Se describen también los efectos protectores de los nucleótidos de la dieta frente al daño hepático producido por alcohol en la rata.

CANSEV M, WATKINS CJ, VAN DER BEEK EM, WURTMAN RJ. Oral uridine-5'-monophosphate (UMP) increases brain CDP-choline levels in gerbils. Brain Res 2005; 1058: 101-8.
Describe el efecto de una sola dosis de UMP sobre los fosfolípidos en el cerebro.

CHE L, HU L, LIU Y, YAN C, PENG X, XU Q Y COLS. Dietary nucleotides supplementation improves the intestinal development and immune function of neonates with intra-uterine growth restriction in a pig model. PLoS One 2016; 11: e0157314.
Artículo de interés sobre los efectos de los nucleótidos de la dieta en la función intestinal e inmunitaria en un modelo animal de restricción del crecimiento intrauterino.

Daniels G. **Augustine blood group system and equilibrative nucleoside transporter 1. Transfus Med Hemother 2021; 49: 25-9.**
Describe el conjunto de antígenos del transportador de nucleósidos ENT1, que al igual que otros antígenos e eritrocitos puede originar hemólisis especialmente en el embarazo o tras las transfusiones.

Díaz-Muñoz M, Hernández-Muñoz R, Butanda-Ochoa A. **Structure-activity features of purines and their receptors: implications in cell physiopathology. Mol Biomed 2022; 3 :5.**
Una revisión sobre la relación entre la estructura y la función de los nucleótidos.

Fontana L, Martínez-Augustin O, Gil A. **Nucleotides and the immune system. En: Calder PC, Kulkarni AD, eds. Nutrition, immunity, and infection. London: CRC Press, 2017.**
En este libro se revisa el papel de los nucleótidos de la dieta en el desarrollo y la estimulación del sistema inmunitario.

Fu R, Ceballos-Picot I, Torres RJ, Larovere LE, Yamada Y, Nguyen KV y cols.; **Lesch-Nyhan Disease International Study Group. Genotype-phenotype correlations in neurogenetics: Lesch-Nyhan disease as a model disorder. Brain 2014; 137 (Pt 5): 1282-303.**
Una excelente revisión sobre las características genotípicas y fenotípicas de la enfermedad de Lesch-Nyhan.

Fu W, Li Q, Yao J, Zheng J, Lang L, Li W, Yan J. **Protein expression of urate transporters in renal tissue of patients with uric acid nephrolithiasis. Cell Biochem Biophys 2014; 70: 449-54.**
Revisión sobre los transportadores de urato en el riñón y su importancia en el desarrollo de nefrolitiasis.

Gil A. **Modulation of the immune response mediated by dietary nucleotides. Eur J Clin Nutr 2002; 56 (suppl 3): S1-S4.**
Revisión sobre las funciones de los nucleótidos de la dieta en la regulación del sistema inmunitario.

Goncheva M, Chin D, Heinrichs D. **Nucleotide biosynthesis: the base of bacterial pathogenesis. Trends Microbiol 2022; 30: 793-804.**
Revisión sobre la relación entre la biosíntesis de nucleótidos y la patogenia de una plétora de enfermedades infecciosas.

Hu L, Peng X, Qin L, Wang R, Fang Z, Lin Y y cols. **Dietary nucleotides supplementation during the suckling period improves the antioxidative ability of neonates with intrauterine growth retardation when using a pig model. RSC Adv 2018; 8: 16152-60.**
Artículo que describe los efectos de la suplementación con nucleótidos en la dieta, así como la mejora del sistema de defensa antioxidante mitocondrial en cerdos lactantes con retraso del crecimiento intrauterino.

Jacobson KA, Paoletta S, Katritch V, Wu B, Gao ZG, Zhao Q y cols. **Nucleotides acting at P2Y receptors: connecting structure and function. Mol Pharmacol 2015; 88: 220-30.**
Una interesante revisión sobre las afinidades de los receptores por los diferentes nucleótidos y antagonistas.

Jurecka A, Tylki-Szymanska A. **Inborn errors of purine and pyrimidine metabolism: a guide to diagnosis. Mol Genet Metab 2022; 136: 164-76.**
Una revisión de las principales alteraciones relacionadas con el metabolismo de los nucleótidos y su diagnóstico.

Mahmood A, Iqbal J. **Purinergic receptors modulators: an emerging pharmacological tool for disease management. Med Res Rev 2022; 42: 1661-1703.**
Revisión de los receptores de purinas y tratamientos en curso en numerosas enfermedades.

Mashtoub S, Feo B, Whittaker AL, Lymn KA, Martinez-Puig D, Howart GS. **Oral nucleotides only minimally improve 5-fluorouracil-induced mucositis in rats. Nutr Cancer 2015; 67: 994-1000.**
Describe el posible papel beneficioso de los nucleótidos en los tratamientos anticancerosos.

Ortega MA, Gil A, Sánchez-Pozo A. **Exogenous nucleosides modulate expression and activity of transcription factors in Caco-2 cells. J Nutr Biochem 2011; 22: 595-604.**
Artículo en el que se describen los efectos de los nucleósidos sobre la expresión génica en células intestinales de la línea Caco-2.

Pastor-Anglada M, Errasti-Murugarren E, Aymerich I, Casado FJ. **Concentrative nucleoside transporters (CNTs) in epithelia: from absorption to cell signaling. J Physiol Biochem 2007; 63: 97-110.**
Excelente revisión sobre los tipos, la estructura y la función de los receptores concentradores de nucleótidos en los epitelios, incluido el intestino.

Pooler AM, Guez DH, Benedictus R, Wurtman RJ. **Uridine enhances neurite outgrowth in nerve growth factor-differentiated pheochromocytoma cells. Neuroscience 2005; 134: 207-14.**
Describe efectos beneficiosos de los nucleótidos sobre el crecimiento neuronal.

Rodwell VW, Bender DA, Botham KM, Kennelly PJ, Weil PA, eds. **Harper's illustrated biochemistry, 32ª ed. New York: McGraw Hill Education Lange, 2022.**
En el capítulo 33 de este excelente libro se detallan las estructuras y funciones de los nucleótidos así como su metabolismo.

Sánchez-Pozo A, Gil A. **Nucleotides as semiessential nutritional components. Br J Nutr 2002; 87 (suppl 1): S135-7.**
Revisión sobre las funciones de los nucleótidos de la dieta, especialmente sobre el crecimiento y desarrollo tisular.

Schaller JP, Buck RH, Rueda R. **Ribonucleotides. Conditionally essential nutrients shown to enhance immune function and reduce diarrheal disease in infants. Semin Fetal Neonatal Med 2007; 12: 35-44.**
Revisión sobre el papel de los nucleótidos en la potenciación de la función inmunológica y la reducción de la incidencia de diarrea durante la infancia.

Sepulveda CS, Garcia CC, Damonte EB. **Inhibitors of nucleotide biosynthesis as candidates for a wide spectrum of antiviral chemotherapy. Microorganisms 2022; 10: 1631.**
Una revisión detallada de los inhibidores del metabolismo de los nucleótidos, especialmente frente a infecciones víricas.

Singhal A, Macfarlane G, Macfarlane S y cols. **Dietary nucleotides and fecal microbiota in formula-fed infants: a randomized controlled trial. Am J Clin Nutr 2008; 87: 1785-92.**
Artículo en el que se describe que la suplementación con nucleótidos a una fórmula láctea da lugar a un aumento, comprobado mediante técnicas genómicas, de las bifidobacterias en las heces de los lactantes.

Sterczala AJ, DuPont WH, Comstock BA, Flanagan SD y cols. **Physiological effects of nucleo tide supplementation on resistance exercise stress in men and women. J Strength Cond Re 2016; 30: 569-78.**
Describe el efecto de los nucleótidos sobre la respuesta hormonal e inmunitaria en la recuperación del ejercicio intenso.

Stryer L, Berg JM, Tymoczko JL. **Bioquímica, 7ª ed. Barcelona: Reverté, 2013.**
Texto clásico de bioquímica general, especialmente destacable por la claridad expositiva y la amenidad de su lectura, en el que se describe detalladamente el metabolismo de los nucleótidos.

Suganuma T, Workman JL. **Nucleotide metabolism behind epigenetics. Front Endocrinol (Lausanne) 2021; 12: 731648.**
Describe las conexiones entre nucleótidos y enzimas del metabolismo de nucleótidos y remodelación de la cromatina.

Tal N, Morehouse B, Millman A, Stokar-Avihail A, Avraham C, Fedorenko T y cols. **Cyclic CMP and cyclic UMP mediate bacterial immunity against phages. Cell 2021; 184: 5728-39.**
Un estudio del papel de estos nucleótidos como segundos mensajeros.

Ugbogu EA, Schweizerr LM, Schweizer M. **Contribution of model organisms to investigating the far-reaching consequences of PRPP metabolism on human health and well-being. Cells 2022; 11: 1909.**
Revisión del papel de la enzima en diversos modelos animales y posibles dianas terapéuticas.

Valle D, Beaudet AL, Vogelstein B, Kinzler KW, Antonarakis SE, Ballabio A y cols., eds. **The Online Metabolic and Molecular Bases of Inherited Disease. McGraw-Hill Medical, 2016. Disponible en: http://ommbid.mhmedical.com/**
Libro de excepcional interés accesible electrónicamente, en el que

se analizan con detalle todas las enfermedades asociadas al metabolismo de los nucleótidos.

VOLONTÉ C, AMADIO S. **Rethinking purinergic concepts and updating the emerging role of P2X7 and P2X4 in amyotrophic lateral sclerosis. Neuropharmacology 2022; 221: 109278.**
Una revisión de la señalización intercelular mediada por nucleótidos y su infuencia en la fisiopatología del SNC, y especialmente en la esclerosis lateral amiotrófica.

WANG L, LIU J, LV H, ZHANG X, SHEN L. **Effects of nucleotides supplementation of infant formulas on plasma and erythrocyte fatty acid composition: a meta-analysis. PLoS One 2015; 10: e0127758.**
Metaanálisis que documenta los efectos de los nucleótidos de la dieta sobre la composición lipídica del plasma y de los eritrocitos en los lactantes.

WANG L, MU S, XU X, SHI Z, SHEN L. **Effects of dietary nucleotide supplementation on growth in infants: a meta-analysis of randomized controlled trials. Eur J Nutr 2019; 58: 1213-21.**
Excelente revisión sobre el papel de los nucleótidos en el crecimiento de los lactantes.

WU H, GONG Y, JI P, XIE Y, JIANG Y, LIU G. **Targeting nucleotide metabolism: a promising approach to enhance cancer immunotherapy. J Hematol Oncol 2022; 15: 45.**
Una revisión de los distintos antitumorales de origen nucleotídico y de su papel en la inmunidad.

WU Z, RAO S, LI J, DING N, CHEN J, FENG L y COLS. **Dietary adenosine 5'-monophosphate supplementation increases food intake and remodels energy expenditure in mice. Food Nutr Res 2022; 30: 66.**
Descripción de los efectos de la suplementación en la dieta con AMP sobre la ingesta alimentaria y el aumento de la termogénesis del tejido adiposo pardo y de la lipólisis en el tejido adiposo blanco.

WURTMAN RJ, CANSEV M, ULUS IH. **Synapse formation is enhanced by oral administration of uridine and DHA, the circulating precursors of brain phosphatides. J Nutr Health Aging 2009; 13: 189-97.**
Artículo en el que se describen los efectos del UMP sobre el crecimiento de las neuronas en modelos animales y los resultados de un estudio clínico en fase II en seres humanos para evaluar los efectos de este nucleótido sobre el sistema nervioso.

XU M, LIANG R, LI Y, WANG J. **Anti-fatigue effects of dietary nucleotides in mice. Food Nutr Res 2017; 61: 1334485.**
Artículo en el que se indica que los nucleótidos de la dieta ejercen efectos antifatiga, que pueden atribuirse a la inhibición del estrés oxidativo y a la mejora de la función mitocondrial en el músculo esquelético.

XU M, MA Y, XU L, XU Y, LI Y. **Multigenerations assessment of dietary nucleotides consumption in weaned rats. Birth Defects Res B Dev Reprod Toxicol 2012; 95: 460-6.**
Describe un estudio multigeneracional de la falta de toxicidad de los nucleótidos durante la lactancia en ratas.

YU VY. **Scientific rationale and benefits of nucleotide supplementation of infant formula. J Paediatr Child Health 2002; 38: 543-9.**
Se describe la falta de toxicidad de fórmulas suplementadas con nucleótidos y sus efectos beneficiosos.

ZHU N, LIU X, XU M, LI Y. **Dietary nucleotides retard oxidative stress-induced senescence of human umbilical vein endothelial cells. Nutrients 2021; 13: 3279.**
Estudio que indica las líneas de evidencia actuales que sugieren que los nucleótidos de la dieta desempeñan un papel inhibidor contra el estrés oxidativo y la inflamación, responsables de la senescencia en las enfermedades cardiovasculares asociadas a la edad.

 AUTOEVALUACIÓN

Regulación del balance energético y de la composición corporal

12

M. P. Portillo Baquedano, S. Gómez Zorita y J. A. Martínez Hernández

 OBJETIVOS

- Identificar los procesos fisiológicos y metabólicos involucrados en el control del peso y la composición corporal.
- Conocer las moléculas responsables de la regulación de la ingesta a corto y largo plazo.
- Describir las alteraciones genéticas que pueden ocasionar modificaciones en la regulación de la ingesta de alimento.
- Describir los diferentes componentes del gasto energético.
- Conocer la importancia de la eficiencia en la utilización de la energía contenida en los nutrientes en la regulación del peso corporal.
- Describir las alteraciones genéticas que pueden conducir a un reducido gasto energético.
- Comprender la influencia del estilo de vida en el gasto energético de los individuos.
- Definir los procesos metabólicos que condicionan el depósito de lípidos en el tejido adiposo.
- Exponer la influencia de factores genéticos y ambientales en la acumulación de grasa corporal.

CONTENIDO

- Introducción
- Ingesta de alimento
- Gasto energético
- Acumulación de grasa en el tejido adiposo
- Cronobiología
- Programación fetal y alimentación en las primeras etapas de la vida

INTRODUCCIÓN

El balance entre la energía ingerida y el gasto calórico es el principal factor determinante del peso y de la composición corporal en los adultos. Dado que los depósitos de glucógeno y de proteínas varían poco, la regulación del peso corporal hace referencia fundamentalmente a la regulación del volumen de los depósitos grasos. El ser humano está dotado de un sistema muy complejo para el control del balance energético, integrado por numerosos procesos que en ocasiones resultan redundantes (**Fig. 12-1**). Este sistema permite mantener estable el peso corporal durante períodos de tiempo prolongados, pese a las fluctuaciones diarias en el balance de energía. No obstante, este sistema está aparentemente mejor preparado para hacer frente a situaciones de aporte limitado de energía que a situaciones de exceso de ingesta, es decir, es más eficaz combatiendo la pérdida de peso que evitando su exceso. Esta coyuntura ayuda a explicar, en parte, la elevada prevalencia de obesidad en la actualidad, y se justifica por la tendencia a perdurar durante generaciones de individuos con una predisposición genética a la obesidad (**cap. 4,** Balance energético, **tomo IV**).

La coexistencia de obesidad en varios miembros de una misma familia ha suscitado el interés por el estudio del papel de los factores genéticos en el desarrollo de este trastorno. De hecho, cuando uno de los padres presenta obesidad, la probabilidad de que los hijos también la presenten alcanza el 50 %, proporción que se eleva al 80 % si ambos progenitores la padecen. Los resultados del estudio de la evolución de niños en contacto con los padres biológicos y los adoptivos, y los realizados con gemelos monocigóticos criados separadamente ponen de manifiesto la importancia de la influencia genética. Por otra parte, la gran variabilidad interindividual en la respuesta a la dieta y la predisposición al sobrepeso y a la obesidad reflejan la variabilidad genética de los mecanismos corporales de control del peso (**Tabla 12-1**). En un metaanálisis realizado en 694.649 europeos se identificaron, mediante el empleo de estudios de asociación de genoma completo (GWAS, *Genome-Wide Association Study*), numerosas variantes genéticas asociadas con el índice de masa corporal (IMC),

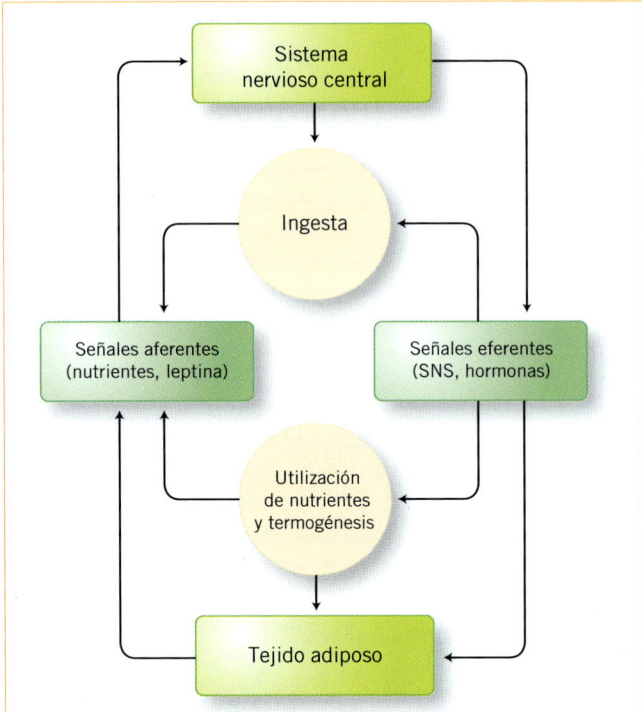

Figura 12-1. Esquema representativo de algunos de los mecanismos generales implicados en la regulación del peso y la composición corporal. SNS: sistema nervioso simpático.

Tabla 12-1. Algunos genes cuyos polimorfismos se han relacionado con la obesidad		
Gen	**Nombre**	**Parámetro relacionado**
MC4R	Receptor de melanocortina 4	Apetito/IMC
UCP-2	Termogenina 2	IMC, pliegues cutáneos, gasto energético, oxidación de nutrientes
UCP-3	Termogenina 3	IMC, circunferencia cintura-cadera, pliegues cutáneos, gasto energético
α-MSH	Hormona estimulante de los melanocitos	IMC
PPAR-γ	Receptor activado por proliferadores de los peroxisomas	IMC, índice cintura-cadera, leptina, oxidación lipídica
ADRB2	Receptor β₂-adrenérgico	IMC, índice cintura-cadera, pliegues cutáneos, lipólisis
ACE	Enzima convertidora de la angiotensina	IMC, circunferencia cintura, grasa corporal
ADIPOQ	Adiponectina	IMC, circunferencia cintura
DRD2	Receptor de dopamina	Peso corporal, pliegues cutáneos, gasto energético
HTR2C	Receptor de hidroxitriptamina 2C	IMC
IL-6	Interleuquina 6	IMC, circunferencia cintura, gasto energético
LEP	Leptina	IMC
LEPR	Receptor de leptina	IMC
TNFA	Factor de necrosis tumoral	IMC, circunferencia cintura
HSL	Lipasa sensible a hormonas	IMC, índice cintura-cadera
FTO	Obesidad y grasa corporal	Apetito y termogénesis (?)
PPARG x ADRB2	Interacción entre receptor activado por proliferadores de peroxisomas y receptor β₂-adrenérgico	Saciedad en tratamiento de restricción energética

IMC: índice de masa corporal.

encontrándose diferencias entre hombres y mujeres, lo que indica la presencia del dimorfismo sexual en esta patología.

Pese a todo ello, el incremento en la prevalencia de obesidad no puede ser explicado por un repentino cambio genético, ya que este tipo de evolución se va produciendo a lo largo de generaciones. Esta consideración indica que los factores ambientales pueden tener una importancia considerable. El proceso de modernización y reestructuración socioeconómica en países desarrollados y en vías de desarrollo ha modificado los modelos dietéticos y la actividad física. Aunque no se conocen bien todos los factores involucrados en la rápida expansión de la obesidad, se cree que la gran disponibilidad de alimentos de gran densidad energética y los estilos de vida sedentarios presentan una clara implicación. En los últimos años ha cobrado gran relevancia el estudio del papel de la microbiota en la obesidad. Este conjunto de microorganismos constituye un ecosistema complicado ubicado en el tracto intestinal, que incluye bacterias, hongos, virus, arqueas, protistas, etc. El número de genes que contiene es más de 100 veces mayor que el del cuerpo humano en el que reside. Hoy en día se sabe que las bacterias intestinales están asociadas al inicio y la progresión de la obesidad. Así, se ha observado que la composición y la biodiversidad de las bacterias intestinales en personas con obesidad difieren significativamente de las de las personas con normopeso. La composición de la microbiota depende de muchos factores, entre los que cabe señalar la edad, el sexo, el patrón de alimentación, la actividad física y el estrés. En definitiva, los fallos en la regulación del peso corporal conducentes al desarrollo de sobrepeso y obesidad son el resultado de la interacción entre factores genéticos y factores ambientales.

En el presente capítulo se analizará el papel de la dotación genética de los individuos y del estilo de vida en la regulación de la ingesta de alimentos y del gasto energético, así como en diversas rutas metabólicas determinantes de la acumulación de grasa corporal.

INGESTA DE ALIMENTO

Bases fisiológicas de la regulación de la ingesta

A pesar de las variaciones cotidianas en la actividad física y en la composición y la cantidad de la ingesta diaria, ésta iguala en gran parte al gasto energético a lo largo del tiempo, gracias a procesos reguladores conocidos como homeostasis energética. Los procesos responsables del control de la ingesta de alimento, en lo que respecta tanto a la cantidad como al tipo de alimento, no dependen únicamente de señales internas sino también de factores ambientales, entre los que se incluyen los hábitos sociales, las características organolépticas y la presentación de los alimentos, que determinan que éstos resulten más o menos apetitosos y atractivos. El complejo y heterogéneo sistema endógeno que controla la ingesta comprende el aparato digestivo, los nutrientes circulantes, los depósitos de grasa y de glucógeno, el metabolismo celular, el sistema nervioso periférico que se encarga de trasmitir las señales y el sistema nervioso central (SNC).

La regulación a corto plazo implica una serie de factores encargados de determinar el inicio y el final de una comida. La entrada de alimento en el tubo digestivo produce señales mecánicas, como la distensión gástrica, y señales químicas generadas por osmosensores y quimiorreceptores situados en el tracto gastrointestinal que responden a los productos de la digestión. Otro tipo de señal nutricional está dado por la glucemia y las concentraciones circulantes de ácidos grasos, aminoácidos y lactato, que ponen en marcha una serie de vías fisiológicas a menudo controladas por el hipotálamo, entre las que se encuentra la aparición de la sensación de hambre, destinados a contrarrestar la situación.

Por otra parte, la ingestión de nutrientes estimula la secreción de péptidos gastroenteropancreáticos, que no sólo coordinan las funciones digestivas, sino que además transmiten señales para regular la ingesta de alimento a través de las fibras aferentes del nervio vago hasta el núcleo del tracto solitario.

Las señales que controlan la ingesta a corto plazo, por sí solas, no son suficientes para regular el balance energético y la adiposidad corporal, ya que necesitan interaccionar con señales a medio/largo plazo para equilibrar de manera integrada el balance energético (**Tabla 12-2**). En la regulación a medio y largo plazo el organismo establece una serie de mecanismos, cuyo objetivo es el mantenimiento del peso corporal y, en especial, de las reservas de grasa en el tejido adiposo. Las señales responsables de este control son hormonas que circulan en sangre en cantidad proporcional al volumen de las reservas grasas, capaces de modular la actividad de sistemas neuronales y neuroendocrinos responsables de la ingesta y el gasto energético. La leptina, que es producida mayoritariamente por el tejido adiposo, es aparentemente la más importante en este tipo de control, pero también participan otras sustancias producidas por los adipocitos y el aparato digestivo.

Estos dos tipos de señales, a corto y a largo plazo, quedan integradas a nivel central. Así, el hipotálamo, y fundamentalmente sus núcleos arqueado y paraventricular, reciben señales de tipo neural (vagales y catecolaminérgicas, fundamentalmente) y de tipo hormonal (insulina, colecistoquinina, leptina, glucocorticoides, etc.), procedentes principalmente del aparato digestivo y del tejido adiposo, que regulan la actividad de los circuitos neuroquímicos centrales involucrados en el control del apetito, coordinando así la conducta de

| **Tabla 12-2. Sustancias implicadas en la regulación de la ingesta de alimento a corto y largo plazo** ||
Aumento de la ingesta	Disminución de la ingesta
Noradrenalina (receptores α_2)	Noradrenalina (receptores α_1)
Dopamina	Serotonina
Péptidos opioides	Histamina
Endocanabinoides	Insulina
Neuropéptido Y (NPY)	Leptina
Galanina	Hormona estimulante de los
Hormona concentradora	α-melanocitos (α-MSH)
de melanina (MCH)	Transcrito regulado por cocaína
Orexinas A y B	y anfetaminas (CART)
Péptido relacionado con	Hormona liberadora de tiroxina
la proteína agouti (AGRP)	(TRH)
Grelinas	Hormona liberadora
	de corticotropina (CRH)
	Colecistoquinina (CCK)
	Péptidos de la familia
	de la bombesina
	Péptido YY
	Péptido análogo al glucagón
	(GLP-1)
	Péptido insulinotrópico
	dependiente de glucosa (GIP)
	Péptido análogo de la galanina
	(GALP)
	Oxintomodulina
	Péptido pancreático
	Amilina
	Obestatina
	Apolipoproteína IV

ingesta con las necesidades del organismo, a corto y a largo plazo.

Sustancias involucradas en la regulación del apetito

Neuropéptidos orexígenos

Neuropéptido Y

El neuropéptido Y (NPY) es uno de los péptidos más abundantes en el cerebro. Las fibras nerviosas NPY-érgicas, procedentes en gran parte de somas neuronales ubicados en el núcleo arqueado que también expresan péptido relacionado con la proteína *agouti* (AGRP), se proyectan principalmente hacia el núcleo paraventricular del hipotálamo, donde ejercen un efecto hiperfágico de gran trascendencia fisiológica, defendiendo al organismo de la desnutrición. De hecho, su administración intracerebroventricular en animales de experimentación desencadena una notable hiperfagia y obesidad.

La principal función de este neuropéptido es orexígena y de promoción de la ganancia de peso, evidenciándose que sus niveles hipotalámicos aumentan de manera fisiológica durante el ayuno y disminuyen con la realimentación. Cabe destacar la preferencia que presentan los animales tratados con NPY por hidratos de carbono, con respecto a grasas o proteínas. También actúa sobre el gasto energético disminuyéndolo, mediante un efecto inhibidor de la acción del sistema simpático. Existen cinco tipos de receptores para el NPY, estimándose que los efectos orexigénicos de este neuropéptido están mediados fundamentalmente por receptores Y_1 e Y_5.

Péptido relacionado con la proteína agouti

El AGRP se caracteriza porque se coexpresa junto con el NPY en determinadas neuronas del núcleo arqueado del hipotálamo y se distribuye hacia el núcleo paraventricular. Este péptido presenta, al igual que el NPY, una potente acción estimulante del apetito y de la ganancia de peso corporal tras su administración central. Sin embargo, y a diferencia de lo que sucede con el NPY, actúa como un agonista endógeno del receptor 4 de la melanocortina (MC4R). Su participación en el control de la ingesta y del aumento del apetito se ha confirmado en estudios con ratones transgénicos que expresaban AGRP humano y que desarrollaron hiperfagia y, consecuentemente, obesidad. El AGRP también se relaciona con las preferencias alimentarias ya que parece fomentar una predilección por la ingesta de dietas ricas en grasa.

La estimulación de la ingesta de alimento producida por la activación de las neuronas que coexpresan NPY y AGRP no requiere la unión de AGRP a los receptores melanocortinérgicos, dado que el bloqueo de estos receptores no reduce la hiperfagia. Esta situación plantea la pregunta del papel fisiológico del AGRP. Es probable que desempeñe un papel regulador en la ingesta de alimento pero que no sea necesario para que ésta se inicie. Es posible que AGRP sea más importante en condiciones de alta demanda energética como el embarazo o la lactancia. De hecho, en estas condiciones la expresión de AGRP se ve aumentada.

Hormona concentradora de melanina

La hormona concentradora de melanina (MCH) se sintetiza en el área lateral del hipotálamo y actúa uniéndose fundamentalmente a receptores MCHR1 situados en el núcleo *accumbens*. Se sobreexpresa en situaciones de ayuno y tras su administración estimula la ingesta. Por el contrario, la inactivación del gen que codifica para MCH da lugar a ratones hipofágicos y delgados. Cuando se inyecta intraventricularmente en el cerebro estimula la ingesta, pero esta acción no se mantiene de forma crónica. No obstante, con los datos actuales se considera que puede desempeñar un papel importante en la regulación del apetito. Su acción inhibidora del eje hipotálamo-hipófiso-tiroideo (HHT) lleva a pensar que junto con los otros dos neuropéptidos orexigénicos, NPY y AGRP, además de regular el apetito puede ser capaz de disminuir el gasto de energía.

Orexinas

En la actualidad se conocen dos tipos, la orexina A y la B, que son codificadas por un mismo gen y proceden de una preproorexina común. Las orexinas A y B son producidas por neuronas situadas en las áreas lateral y dorsal del hipotálamo. Mientras que la orexina A se une con igual afinidad a los receptores OXR1, localizados en el núcleo ventromedial, y a los receptores OXR2, situados en el núcleo paraventricular, la orexina B se une preferentemente al receptor OX2R. Ambas orexinas actúan regulando la aparición de las sensaciones de hambre y sed, el balance energético, la temperatu-

ra corporal y la coordinación de los ritmos de sueño e ingesta. Ambas estimulan el apetito, más la A que la B. El efecto hiperfágico de la orexina A, aunque menos potente que el ejercido por NPY y AGRP, es tan grande como el de otros péptidos considerados orexigénicos, tales como galanina y MCH. La magnitud de la respuesta a la administración intracerebroventricular de orexina A varía según el momento del día en que se realice. Tras la respuesta hiperfágica se genera una hipofagia compensatoria, por lo que al cabo de 24 horas no hay diferencias en la ingesta total. Las neuronas productoras de orexinas están aparentemente más involucradas en el control del apetito como una señal a corto plazo que en el control a largo plazo como reguladoras del peso corporal. Además, parece que la producción de orexinas está regulada por la leptina y la insulina, ya que el 50 % de las neuronas productoras de orexinas expresan receptores para la leptina y, por otra parte, se ha comprobado su activación ante hipoglucemia inducida por insulina.

Dado que las orexinas producen hiperfagia e hiperactividad y ayudan a mantenerse despiertos, en ocasiones resulta difícil saber si el efecto orexígeno de las orexinas es directo o es una consecuencia del aumento del gasto energético. Por otro lado, parece que las orexinas están también relacionadas con las señales de motivación por la comida y de recompensa.

Galanina

Las neuronas que producen galanina se encuentran ampliamente distribuidas en el sistema nervioso, siendo especialmente abundantes en el hipotálamo. Aunque se ha demostrado que la administración central de galanina induce un efecto hiperfágico, ni la sobreexpresión ni la inhibición de la galanina tienen efectos sobre la ingesta de alimentos y el peso corporal. Por ello, el papel real de este neuropéptido en la regulación de la ingesta y el peso corporal no es claro, si bien sí parece intervenir en la regulación de la ingesta de grasas y el metabolismo lipídico.

El péptido análogo de la galanina (GALP, *galanin-like peptide*), pese a tener una estructura similar a la galanina, está codificado por un gen distinto al de la galanina, situado en un cromosoma diferente. Su distribución cerebral está mucho más restringida que la de la galanina. Cuando se administra este péptido por vía intracerebroventricular se aprecia un efecto orexígeno incluso superior al de la galanina, pero posteriormente se produce un efecto anorexígeno. El efecto orexígeno se podría producir tras la interacción con los receptores para galanina, y el efecto anorexígeno, a través de un receptor todavía desconocido. Algunos autores han sugerido que este péptido no tiene una función fisiológica en condiciones normales, pero que sí está involucrado en el control de la ingesta tras el ayuno.

Péptidos opioides

El sistema opioide está implicado tanto en la regulación de los procesos de saciedad como en la estimulación y el mantenimiento de la ingesta, de acuerdo con las características de los alimentos que pueden originar un grado variable de recompensa orosensorial. Estas moléculas actúan en tres localizaciones: *a)* en el tronco del encéfalo, regulando el dintel de saciedad en función de la palatabilidad de los alimentos, *b)* en el hipotálamo, condicionando el apetito en función de las características energéticas del alimento y el estado interno del animal, y *c)* en la amígdala cerebral, donde modulan la apetencia por la comida de acuerdo con las preferencias del individuo. Las moléculas más importantes de este grupo son la dinorfina y la β-endorfina.

Neuropéptidos anorexígenos

Hormona estimulante de α-melanocitos

La hormona estimulante de α-melanocitos (α-MSH) se origina a partir de un precursor, la proopiomelanocortina (POMC), que da lugar también a otro neuromudulador cerebral, la β-endorfina. Se expresa en neuronas del núcleo arqueado que proyectan sus fibras hacia diversas regiones hipotalámicas, como el núcleo paraventricular y el área hipotalámica lateral. Tras su administración central ejerce un efecto anorexígeno, actuando sobre su receptor específico MC4R. Dado que el AGRP coexpresado en muchas neuronas NPY-érgicas es un antagonista fisiológico del MC4R, el balance entre la acción de los circuitos hipotalámicos de melanocortinas y la de NPY es de gran importancia para la regulación de la ingesta y del gasto de energía. Además, la α-MSH influye en las preferencias alimentarias. En este sentido, se ha observado que la activación del receptor MC4R disminuye la ingesta de grasa.

Transcrito regulado por cocaína y anfetamina

El transcrito regulado por cocaína y anfetamina (CART) se expresa en el núcleo arqueado, concretamente, en neuronas POMC/α-MSH, y tiene un marcado efecto anorexígeno cuando se inyecta en el sistema ventricular del cerebro, debido a su acción agonista (fisiológica) sobre el receptor de melanocortinas MC4R. El CART inhibe el apetito actuando sobre el núcleo paraventricular, pero no modifica el gasto de energía. Además, este neuropéptido inhibe la secreción y el vaciado gástrico.

Hormonas liberadoras de corticotropina y tirotropina

La hormona liberadora de corticotropina (CRH) es, además de una hormona que viaja por el sistema portal hipofisario para regular la secreción de la hormona adrenocorticotropa (ACTH) y, por lo tanto, la respuesta suprarrenal frente al estrés, un agente neuromodulador en el hipotálamo lateral y sus regiones cerebrales. El papel de esta hormona en la regulación del apetito parece ser precisamente el control del apetito en situaciones de amenaza para el organismo, ejerciendo un efecto anorexígeno. De hecho, su administración central reduce la ingesta. También produce un aumento de la termogénesis en el tejido adiposo marrón debido a un incremento del tono simpático.

La hormona liberadora de tirotropina (TRH), una hormona hipotalámica estimulante de la secreción hipofisaria

de la hormona estimulante del tiroides (TSH), actúa también como agente neuromodulador y produce un efecto inhibidor de la ingesta de alimento y de líquido tras su administración intracerebroventricular.

Péptido análogo de la galanina

El GALP se sintetiza en el núcleo paraventricular del hipotálamo y comparte el mismo receptor que la galanina. A diferencia de la galanina, es dependiente de los niveles de leptina. Produce una reducción de la ingesta y una estimulación de la termogénesis y, además, limita la ganancia de peso independientemente de la señalización regulada por las melanocortinas.

Neuropéptido W

El neuropéptido W (NPW), que ejerce sus efectos sobre el control del apetito a través de receptores NPBWR1 y NPBWR2, presenta un efecto orexígeno cuando se administra durante la fase de luz. Sin embargo, tiene un efecto anorexígeno cuando se administra durante la fase de oscuridad. Todo ello sugiere que el control que ejerce sobre la ingesta de alimento está modulado por factores circadianos.

El NPW disminuye la producción de AGRP e incrementa la de POMC, pero no afecta a la de NPY en el núcleo arqueado. Por otro lado, el bloqueo de la señalización melanocortinérgica inhibe el efecto anorexígeno del NPW. En conjunto, estos hechos indican que el NPW actúa a través del sistema de las melanocortinas.

Aminas

Noradrenalina

Los circuitos noradrenérgicos cerebrales, responsables de la activación general del SNC, se originan en el *locus cæruleus* troncoencefálico y proyectan sus fibras hacia distintas regiones prosencefálicas, entre las que se encuentra el hipotálamo, regulando entre otras funciones el apetito. La acción de la noradrenalina depende del tipo de receptores a los que se une. Cuando interacciona con receptores α_2 en el núcleo paraventricular del hipotálamo produce un incremento de la ingesta de alimento, así como preferencia por los alimentos hidrocarbonados. Por el contrario, cuando se une a receptores α_1 en el núcleo paraventricular y a receptores β en el área lateral del hipotálamo, ejerce los efectos contrarios sobre el apetito.

Serotonina

Las vías serotoninérgicas cerebrales se originan esencialmente en los núcleos del rafe mesencefálico y ejercen un importante efecto inhibidor del apetito a nivel hipotalámico, que contribuye a la coordinación de la ingesta con los ritmos de sueño, la conducta reproductiva y otras funciones del organismo. La serotonina (5-hidroxitriptamina) produce efectos anorexígenos al interaccionar con receptores específicos 5-HT_{2A} en los núcleos paraventricular y ventromedial del hipotálamo, siendo ésta la causa más probable del característico efecto inhibidor del apetito de ciertos fármacos antidepresivos que elevan los niveles sinápticos del neurotransmisor. La serotonina es capaz de activar la hormona anorexígena α-MSH, un producto de la POMC, e inhibir el NPY, que es orexígeno, y las neuronas del AGRP, ubicadas en el núcleo arqueado del hipotálamo. También se ha relacionado a la serotonina con las preferencias alimentarias respecto a macronutrientes específicos.

Dopamina

Los sistemas dopaminérgicos cerebrales intervienen en la regulación de las conductas emocionales. El apetito no es una excepción, y las neuronas del sistema dopaminérgico mesolímbico, ubicadas en el área tegmental ventral del mesencéfalo, que proyectan sus fibras hacia el estriado y diversas regiones diencefálicas, condicionan que el individuo pase de la motivación a la acción y ejecute el proceso de ingesta. El efecto inhibidor de esta amina sobre el apetito está mediado por receptores D_2.

Histamina

También presenta un efecto anorexígeno que está mediado por receptores H_1 presentes en diferentes regiones hipotalámicas.

Proteínas reguladoras

Insulina

Esta hormona, sintetizada en las células β del páncreas, accede al SNC a través de un sistema de transporte saturable y, una vez allí, interacciona con receptores específicos, que son especialmente abundantes en el núcleo arqueado del hipotálamo, e inhibe la producción de NPY en dicho núcleo, produciendo una disminución de la ingesta de alimento. La insulina, al igual que la leptina, interviene en el control lipostático de la ingesta, ya que sus concentraciones plasmáticas son proporcionales a las reservas grasas. Numerosos trabajos han demostrado que cuando se administra insulina exógena directamente en el cerebro (tercer ventrículo) los animales consumen menos alimento y pierden peso. La interpretación del papel de la insulina en el balance energético no es sencilla, ya que por una parte reduce la ingesta de alimento, pero también favorece el aprovechamiento de los nutrientes ingeridos y la deposición de grasa en el tejido adiposo. Además, es importante distinguir el efecto directo de la insulina cuando actúa a nivel hipotalámico, del efecto producido por las concentraciones de glucosa en sangre. Así, mientras que la insulina es una hormona que reduce el apetito, la reducción de la concentración de glucosa lo que produce es un estímulo para la ingesta.

Leptina

En un principio se consideró que la leptina era una hormona producida exclusivamente por el tejido adiposo blanco. Más tarde se descubrió que otros órganos también la producían. De hecho y, con relación al tema de la regulación de la ingesta de alimento, tiene especial importancia el estómago. La leptina gástrica es liberada en respuesta a la ingesta de alimento y su secreción está regulada por péptidos gastrointestinales, lo que sugiere que puede estar involucrada en la respuesta saciante producida a corto plazo por dichos péptidos. La leptina segregada por el tejido adiposo blanco atraviesa la barrera hematoencefálica y llega al núcleo arqueado del hipotálamo. Tras interaccionar con receptores específicos ObR, actúa sobre las neuronas que coexpresan NPY y AGRP, inhibiendo la síntesis y liberación de estos dos neuropéptidos orexígenos. Además, la leptina actúa sobre neuronas que coexpresan POMC y CART, dos neuropéptidos anorexígenos, estimulando su síntesis y liberación (**Fig. 12-2**). A través de estos efectos inhibidores y estimulantes de la producción de neuropéptidos cerebrales la leptina produce una disminución de la ingesta de alimento y un aumento del gasto energético. Por lo tanto, la leptina desempeña un papel importante en el control de la ingesta, tanto a corto plazo como a largo plazo. La leptina informa a los centros superiores de la magnitud de las reservas grasas, para que se promuevan mecanismos destinados al control de dichas reservas, a través de la regulación de la ingesta a largo plazo. De esta forma la leptina interviene en el control lipostático de la ingesta de

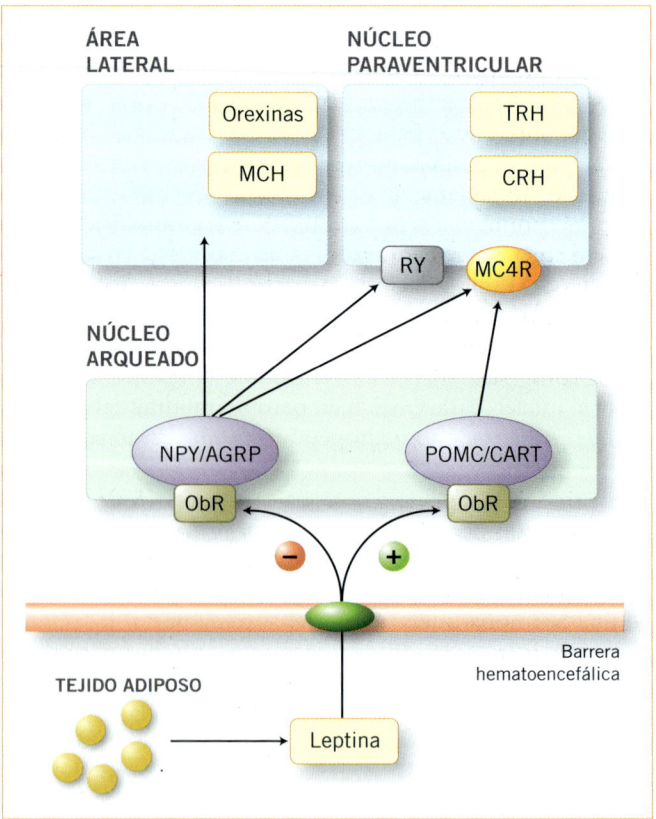

Figura 12-2. Circuitos neuronales reguladores del apetito, modulados por leptina. AGRP: péptido relacionado con la proteína *agouti*; CART: transcrito regulado por cocaína y anfetamina; CRH: hormona liberadora de corticotropina; MC4R: receptor MC4 para α-MSH; MCH: hormona concentradora de melanina; NPY: neuropéptido Y; POMC: proopiomelanocortina; ObR: receptor de leptina; RY: receptor específicos para NPY (Y_1 e Y_5); TRH: hormona liberadora de tirotropina.

alimento. Existe, por lo tanto, un diálogo cruzado entre hipotálamo y tejido adiposo. Además, esta proteína tiene acciones periféricas, como la estimulación de la lipólisis en el tejido adiposo y efectos sobre la reproducción, la inmunocompetencia, etcétera.

Péptidos digestivos

Colecistoquinina

La colecistoquinina (CCK) se produce en la mucosa del duodeno y del yeyuno proximal por estímulo de la grasa de la dieta, aminoácidos y pequeños péptidos resultantes de la digestión. El efecto de este péptido consiste en inducir una reducción de la ingesta de alimento. También hay cierta producción de CCK en el SNC; específicamente, es liberada por las neuronas hipotalámicas en respuesta a la ingesta de alimento. La administración periférica de CCK ejerce un rápido efecto sobre la saciedad y la finalización de la comida. No obstante, aunque el tamaño de las raciones disminuye, su acción sobre el peso corporal se ve reducida por un incremento compensatorio en el número de comidas realizadas.

Péptidos de la familia de la bombesina

En los mamíferos, la bombesina no existe como tal, pero sí se han encontrado péptidos con gran similitud estructural, tales como el péptido liberador de gastrina y la neuromedina B. Estas moléculas promueven la liberación de gastrina, CCK y polipéptidos pancreáticos. Cuando son administradas de manera periférica producen una reducción de la ingesta, que probablemente está relacionada con una disminución del ritmo de vaciamiento gástrico. No obstante, el hecho de que al ser administradas por vía intracerebroventricular, en dosis a las que no ejercen efectos periféricos, también se produzca una reducción de la ingesta, sugiere que estos péptidos pueden ejercer un papel en la regulación central de la ingesta.

Péptido análogo del glucagón

El péptido análogo del glucagón (GLP-1) es un producto derivado del glucagón que se sintetiza en el estómago, el íleon y el colon, así como en un pequeño número de neuronas del tracto solitario en el tronco cerebral. La secreción de GLP-1 está estimulada fundamentalmente por la presencia de los productos de la digestión de los hidratos de carbono en el intestino delgado. Este péptido produce una disminución de la secreción ácida, del vaciamiento gástrico y de la motilidad intestinal, acciones que le confieren un efecto inhibidor de la ingesta.

En las personas con obesidad, las concentraciones de GLP-1 suelen estar disminuidas, normalizándose sus niveles con la pérdida de peso. No se conocen las razones de dicha disminución, pero se ha sugerido que la mayor concentración de ácidos grasos libres circulantes presentes en las personas con obesidad inhibe la liberación de GLP-1. Aunque el GLP-1 producido en el tracto digestivo es capaz de atravesar la barrera hematoencefálica, se cree que las concentraciones que pueden alcanzar el SNC tras el metabolismo no son suficientemente elevadas para ejercer efectos anorexígenos. Además del efecto sobre la ingesta, el GLP-1 incrementa la secreción de insulina e inhibe la de glucagón, actuando como una incretina. De hecho, este péptido es la incretina más potente en los seres humanos, con potencial aplicación en el tratamiento de la obesidad.

Péptido insulinotrópico dependiente de glucosa

El péptido insulinotrópico dependiente de glucosa (GIP) se sintetiza en el intestino delgado y se libera tras la ingesta de dietas ricas en grasas. Posee un efecto directo sobre la secreción de insulina mediada por los niveles de glucosa y sobre la síntesis de ácidos grasos y su posterior incorporación a triacilgliceroles. Aunque su efecto sobre el apetito y el peso corporal es dudoso, parece que esta hormona regula la incorporación de grasas en el tejido adiposo incrementando el peso corporal.

Péptido tirosina-tirosina

El péptido tirosina-tirosina (PYY) es un péptido de la familia del NPY que se produce en las células endocrinas del intestino y se libera a la circulación tras la ingesta, de forma proporcional al contenido energético. El PYY tiene muchas acciones gastrointestinales similares a las ejercidas por el GLP-1. La administración de PPY en humanos produce una marcada reducción de la ingesta, tanto en personas delgadas como en aquellas con obesidad, lo que sugiere que la sensibilidad al efecto anorexígeno del PYY se preserva en las personas con obesidad.

Administrado de manera crónica conduce a una disminución del peso corporal. Parece que esta contribución del PYY a la reducción del peso corporal se produce de dos formas: *a)* ejerciendo una acción anorexígena directamente sobre el núcleo arqueado y *b)* incrementando la sensación de saciedad, al disminuir el vaciamiento gástrico y la motilidad intestinal.

Oxintomodulina

La oxintomodulina es el resultado del procesamiento del preproglucagón en el intestino y en el SNC. Este péptido es liberado desde el intestino al plasma a partir de las mismas células que producen PYY y GLP-1 en respuesta a la ingesta de alimento y en proporción al contenido energético, produciendo una disminución de la ingesta. Su administración crónica en seres humanos conduce a una reducción del peso corporal. La liberación de oxintomodulina puede influir en los circuitos cerebrales que regulan el apetito, actuando posiblemente en los mismos receptores del GLP-1, puesto que sus acciones anorexígenas se bloquean cuando se coadministra un antagonista del receptor de GLP-1, aunque se cree que con menor afinidad. Al igual que el GLP-1, la oxintomodulina actúa como una incretina, dado que estimula la liberación de insulina, pero su efecto es mucho menor que el del GLP-1.

Péptido pancreático

Es un péptido de la familia del NPY producido por las células de los islotes pancreáticos y secretado en respuesta a la ingesta de alimento. La administración intravenosa de este péptido reduce la ingesta. Este efecto está mediado por una disminución de la actividad del NPY, de la grelina y de la orexina A, así como por un aumento de la actividad vagal.

Amilina

La amilina es un péptido liberado junto con la insulina por las células β del páncreas en respuesta al estímulo de hidratos de carbono y proteínas. La amilina produce una disminución del apetito en respuesta a un mecanismo de acción central y periférico encargado de retrasar el vaciamiento gástrico. Las acciones de la amilina a nivel central guardan relación con el incremento de la serotonina en el núcleo paraventricular, secundario a una facilitación del transporte de triptófano al cerebro. También parece que la amilina podría actuar sobre las neuronas que expresan NPY, inhibiendo parcialmente su acción anorexígena. A nivel periférico, las acciones de la amilina están relacionadas con las de la CCK y de los péptidos relacionados con la bombesina, de tal manera que la acción de estos péptidos dependen de la liberación de amilina.

Apolipoproteína A-IV

La apolipoproteína A-IV (apo A-IV) es una glicoproteína sintetizada en el intestino delgado en respuesta a la necesidad de absorción de lípidos. Esta proteína puede funcionar como una señal fisiológica para la saciedad tras la ingesta de grasa en los alimentos. Por otra parte, la infusión de esta proteína en el III ventrículo cerebral produce una reducción de la ingesta, dependiente de la dosis. También se ha demostrado que la concentración de esta proteína aumenta en el líquido cerebroespinal tras la ingesta de lípidos. Estos hechos sugieren que los efectos anorexígenos de esta proteína están mediados por el SNC.

Grelina

La grelina es el único péptido gastrointestinal descrito que aumenta la ingesta de alimento (**Fig. 12-3**). Aunque es producida por diversos órganos y tejidos, el lugar de mayor expresión es el estómago. Estudios llevados a cabo, tanto en animales de experimentación como en seres humanos, han puesto de manifiesto que las concentraciones de grelina se duplican inmediatamente antes de que se inicie la ingesta de alimento y caen en situación posprandrial. Estos hechos indican que la grelina desempeña un papel importante en el inicio de la ingesta y que está involucrada en el control del apetito a corto plazo. Los dos grupos de poblaciones neuronales presentes en el núcleo arqueado del hipotálamo, las neuronas orexígenas que coexpresan NPY y AGRP y las anorexígenas que coexpresan POMC y CART, además de disponer de receptores específicos para leptina, presentan receptores para grelina. Los efectos de la grelina sobre estas poblaciones de neuronas son los contrarios a los descritos para la leptina; por lo tanto, la grelina favorece la síntesis y la liberación de NPY y AGRP. Los efectos de la administración periférica de grelina también podrían estar mediados en parte por la activación de neuronas que expresan orexinas en el área lateral del hipotálamo. La grelina permite la comunicación entre la regulación de la ingesta a corto y a largo plazo. Así, no sólo regula la magnitud de la ingesta en cada comida sino también el peso corporal a largo plazo. La grelina, además de

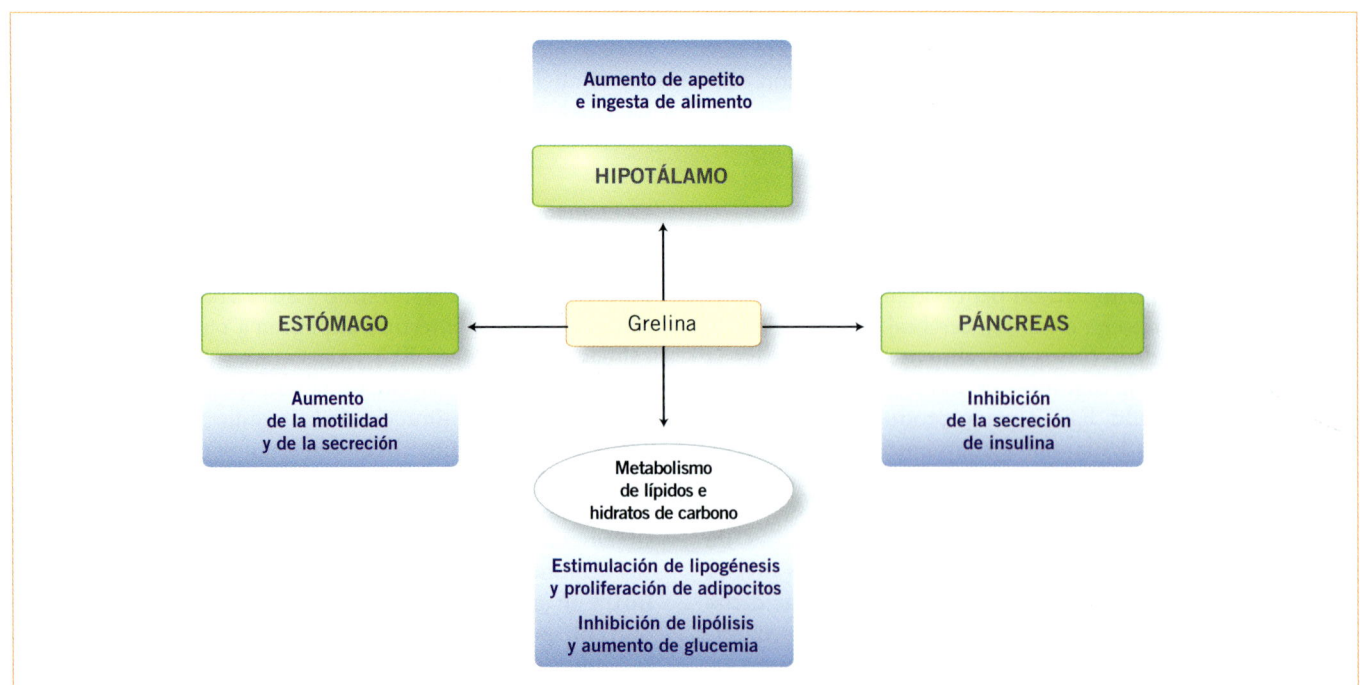

Figura 12-3. Efectos de la grelina relacionados con el control del peso corporal.

aumentar la ingesta, puede disminuir el gasto energético, la actividad del sistema nervioso simpático y el catabolismo de las grasas. De hecho, en estudios llevados a cabo en roedores se ha observado que la administración, tanto periférica como intracerebroventricular, de grelina produce un aumento de la adiposidad y de la ganancia de peso. También se ha propuesto que la insulina puede desempeñar un papel importante en la regulación de la secreción de grelina, disminuyéndola. Diversas observaciones fisiológicas apoyan esta teoría. Así, se ha encontrado una correlación negativa entre las concentraciones séricas de insulina y de grelina. Por otra parte, la ausencia de insulina en pacientes con diabetes de tipo 1 evita la supresión de la secreción de grelina que se produce en situación posprandial. Por último, en las personas con obesidad se observa una reducción de la producción posprandial de grelina.

Obestatina

Este péptido de origen gástrico está codificado por el mismo gen que la grelina. Actúa inhibiendo el apetito y la contracción del yeyuno y disminuyendo el peso corporal. El receptor específico para la obestatina es el GPR39 y se expresa tanto en el sistema gastrointestinal como en el hipotálamo.

Otras moléculas reguladoras: endocannabinoides

Los cannabinoides endógenos, anandamina y 2-araquidonilglicerol, son sustancias de naturaleza lipídica que regulan tanto la ingesta de alimento como las conductas apetitivas de diversos tipos (**cap. 8**, Derivados lipídicos de interés biológico: eicosanoides, docosanoides y otros compuestos). De hecho, están presentes no sólo en el hipotálamo sino también en otras regiones cerebrales, como la corteza cerebral, el núcleo estriado, el hipocampo e incluso el mesencéfalo. Los endocannabinoides ejercen un potente efecto hiperfágico a través de su acción agonista sobre el receptor cerebral CB1 y se les atribuye un papel relevante en la regulación del apetito, relacionado principalmente con el hábito de comer entre horas. Así, regulan la apetencia por los alimentos y condicionan el momento en que se desencadena la ingesta. Es decir, son responsables del momento en el que el individuo desarrolla la conducta psicomotriz que produce físicamente la ingestión del alimento, o dicho de otra manera, el salto cualitativo entre la situación de apetito y el hecho de introducirlo en la cavidad bucal. La actividad cannabinoide cerebral aumenta progresivamente en los intervalos entre comidas, hasta alcanzar un límite en el que se dispara la motivación para comenzar de nuevo la ingesta. Por otra parte, los circuitos neuroquímicos cerebrales de endocannabinoides intervienen en la percepción cerebral de los efectos incentivantes de los alimentos y, por lo tanto, en los fenómenos hedonísticos de recompensa que acompañan a la ingesta. En consecuencia, puede afirmarse que, al potenciar la satisfacción obtenida con los alimentos, son capaces de promover y mantener la ingesta. La actuación de los endocannabinoides se desarrolla de forma coordinada con el circuito cerebral dopaminérgico mesolímbico, encargado de regular el paso de la motivación a la acción y, por lo tanto, de desencadenar la ingesta. Por otra parte, los endocannabinoides actúan también coordinadamente con los circuitos cerebrales opioidérgicos. Así, en el núcleo *accumbens* los terminales dopaminérgicos establecen conexiones sinápticas con neuronas encefalinérgicas que desencadenan conductas de recompensa e incentivación.

Regulación por parte de la microbiota

Si bien es cierto que la microbiota no parece influir en la ingesta de alimento, sí lo hace en la cantidad de energía que el organismo puede extraer a partir de los alimentos ingeridos. Diversos estudios muestran que este efecto se lleva a cabo promoviendo la síntesis de transportadores de nutrientes, como el transportador de glucosa GLUT-2, y de varias enzimas, como α-amilasas y amilomaltasas. En ratones, el trasplante de heces procedentes de un animal obeso a un animal delgado provoca el aumento de peso de este último, lo que sugiere un papel mediador de la microbiota en el desarrollo de la obesidad.

Alteraciones genéticas relacionadas

Estudios en modelos animales

En relación con el NPY, cabe señalar que existen diversos modelos de animales obesos en los que existe una sobreexpresión de este neuropéptido en diferentes regiones hipotalámicas y fundamentalmente en el núcleo arqueado. En la rata Zucker *fa/fa*, el ratón obeso *ob/ob* y el ratón diabético *db/db*, la hiperfagia asociada a la sobreexpresión de NPY está involucrada en el origen de la obesidad. Existen también alteraciones relacionadas con el sistema melanocortinérgico. En ratones *knock-out* modificados genéticamente para inactivar el gen del receptor MC4R de melanocortinas, situado en el hipotálamo, se produce hiperfagia e incremento de grasa corporal, lo que a la larga conduce al desarrollo de sobrepeso u obesidad. En cuanto al agonista del receptor, la α-MSH, los modelos de obesidad anteriormente mencionados, la rata Zucker *fa/fa*, el ratón obeso *ob/ob* y el ratón diabético *db/db*, presentan niveles hipotalámicos más bajos de este neurotransmisor, lo que se relaciona con la hiperfagia que se aprecia en estos animales. Por otra parte, existe un tipo de ratón llamado ratón *agouti* obeso amarillo (A^{vy}/a) en el que la proteína *agouti,* capaz de antagonizar la unión de la α-MSH a sus receptores, se expresa no sólo en los folículos pilosos sino también en otros tejidos, incluido el hipotálamo, debido a una mutación en su promotor génico. El resultado es una obesidad de aparición tardía que se asocia a hiperfagia.

Otra mutación –descrita en el modelo de ratón *fat*– es la encontrada en el gen que codifica la carboxipeptidasa E. Esta enzima está involucrada en el procesamiento de prohormonas tales como la proinsulina o la POMC. Esta mutación causa obesidad debido a la disminución de la producción de insulina y de α-MSH, péptidos que a nivel hipotalámico producen señales de saciedad. También en relación con la insulina existe un modelo de obesidad con hiperfagia, el ratón *tubby*, que presenta una mutación natural que podría afectar a la señalización por insulina en el cerebro.

En algunos de los modelos anteriormente mencionados existen alteraciones en el sistema leptinérgico. El ratón *ob/ob* posee una mutación en el gen que codifica la leptina y, como consecuencia de ello, el tejido adiposo blanco de estos ratones no produce leptina, lo que conduce a una excesiva ganancia de peso. En el ratón *db/db* y en la rata Zucker *fa/fa* existe una mutación en el gen que codifica el receptor de leptina que conduce a una hiperleptinemia asociada a una resistencia a la leptina. En estos tres últimos modelos de obesidad animal, las alteraciones en la expresión de los neuropéptidos reguladores pueden ser consecuencia de una incorrecta señalización leptinérgica a nivel hipotalámico.

También en modelos animales se ha investigado la importante implicación del gen *FTO (fat mass and obesity associated gene)* en el riesgo de desarrollar obesidad. Este gen se expresa en diversos tejidos, incluido el cerebro y, más concretamente, el hipotálamo, habiéndose demostrado que ratones transgénicos que sobreexpresan el gen *FTO* desarrollan sobrepeso y obesidad, mientras que los que no lo expresan presentan un bajo peso.

Estudios en seres humanos

En los últimos años, el fenotipado de cientos de miles de individuos ha hecho posible el descubrimiento de ciertos rasgos genéticos que contribuyen a una mayor o menor ingesta de alimento e, incluso, a ciertas preferencias dietéticas. En relación con la leptina, es importante señalar que en la mayoría de los individuos con obesidad no existen mutaciones en el gen que codifica esta proteína y, por lo tanto, las concentraciones plasmáticas de leptina no son bajas. Por el contrario, dado que la leptina es producida por el tejido adiposo blanco, los individuos con obesidad, con una masa adiposa mayor de lo normal, presentan concentraciones plasmáticas de leptina superiores a las de los individuos con normopeso. Defectos en el gen *ob* sólo han sido detectados en algunos casos aislados.

Dado que la respuesta esperada ante un incremento de los niveles de leptina es una reducción de la ingesta y un incremento del gasto energético, fenómenos que no se aprecian en las personas con obesidad, se entiende que lo que se produce es un fenómeno de resistencia a la leptina, tanto central como periférica. Aunque en un inicio se formuló la hipótesis de que uno de los mecanismos que podía justificar la resistencia a la leptina era la disminución de su transporte a través de la barrera hematoencefálica, en la actualidad, a la luz de nuevas tecnologías como la microperfusión de flujo abierto cerebral hipotalámico, se ha observado que, si bien en la obesidad se produce un deterioro de este transporte, en realidad no desempeña un papel en su etiología. Este fenómeno de resistencia parece deberse a defectos en las vías de señalización molecular de la leptina y en los procesos que regulan las acciones de la leptina en sitios específicos del cerebro.

Algunas de las mutaciones que influyen en la regulación del peso corporal están centradas en el sistema de las melanocortinas. La vía central de las melanocortinas regula el equilibrio energético al activar o inhibir a la leptina, y sus efectos están mediados por los receptores MC3R y MC4R del núcleo arqueado del hipotálamo. El gen *MC4R* codifica la proteína MC4R, que desempeña un papel importante en la homeostasis energética, la ingesta de alimento y la preferencia por los alimentos. Los polimorfismos de este gen se han asociado comúnmente con la obesidad infantil y se encuentran en aproximadamente el 4-5 % de los casos afectados.

Por otra parte, se han detectado deficiencias en el gen del neuropéptido anorexígeno POMC que dan lugar a bajas concentraciones de péptidos de melanocortina en el hipotálamo, o a formas alteradas de ella, con escasa capacidad de activar el receptor MC4R, lo que conduce a un incremento de la ingesta y a obesidad.

En lo que respecta al gen *FTO*, en 2007 diversos GWAS han identificado la asociación entre algunas variantes genéticas con el desarrollo de obesidad en varias poblaciones europeas, americanas y asiáticas. Varios estudios han puesto de manifiesto que la presencia de algunas variantes del gen pueden desempeñar un papel importante en el control de la ingesta de alimento y en las preferencias alimentarias. Así, se ha sugerido que las personas que portan estas variantes presentan hiperfagia, menor sensación de saciedad y preferencia por los alimentos de elevada densidad energética. Hace unos años se sugirió que las variantes en *FTO* podían alterar la función de la grelina, la hormona intestinal que promueve el apetito. Sin embargo, datos más recientes indican que estas variantes alteran el comportamiento alimentario, no a través de la propia grelina, sino a través del modo en que el SNC procesa estas señales de saciedad. Se ha propuesto que las alteraciones hipotalámicas en este proceso pueden ocurrir a través de conexiones entre el gen *FTO* y otros genes, específicamente la proteína 1 que interactúa con el regulador GTPasa de la retinitis pigmentaria *(RPGRIP1L)* y el gen *homeobox* 3 de iroquois *(IRX3)*. Recientemente se ha demostrado que el genotipo *FTO* puede determinar el éxito de la pérdida de peso a través de la modificación del estilo de vida.

Factores dietéticos que influyen en la ingesta

La composición de macronutrientes de la dieta se ha convertido en una importante área de investigación para analizar la acumulación de grasa corporal y la regulación del peso. Además, los avances científicos están demostrando que no sólo se debe prestar atención al aporte específico de hidratos de carbono, proteínas y lípidos, sino también al de aminoácidos, ácidos grasos y diversas moléculas derivadas de hidratos de carbono, así como a sus interacciones con la genética y la composición de la microbiota de las personas que los ingieren. Efectivamente, existen claras diferencias interindividuales en las respuestas de las personas a un mismo tipo de dieta, relacionadas con el genotipo y el microbioma del individuo.

En lo que respecta a la saciedad, no todos los macronutrientes producen el mismo efecto saciante. Las proteínas son consideradas los macronutrientes con mayor efecto saciante, debido en parte a su capacidad de estimular la secreción de CCK. Además, algunos aminoácidos, como triptófano y fenilalanina, también ejercen un efecto saciante por ellos mismos, actuando desde el tracto gastrointestinal o como precursores de neurotransmisores implicados en el control central de la ingesta. Los hidratos de carbono son capaces de incrementar la saciedad a corto plazo y, por lo tanto, de disminuir la ingesta de alimento en la comida en la que están incluidos. Su poder saciante deriva en gran parte de los efectos preabsortivos, como la distensión gástrica y la estimulación de receptores específicos del intestino delgado. Al interaccionar con estos receptores estimulan de secreción de péptidos saciantes, como GLP-1 y amilina. Los distintos hidratos de carbono pueden tener efectos diferentes sobre la saciedad y el apetito en función de diferencias en sus características sensoriales. La fibra y los hidratos de carbono de bajo índice glucémico también provocan sensación de saciedad.

Los lípidos generan menor saciedad a corto plazo que los dos macronutrientes anteriores. Parece que la longitud de la cadena de los ácidos grasos que forman parte de los triacilgliceroles influye en el poder saciante de éstos. Se ha propuesto que los ácidos grasos de cadena larga, que requieren ser incorporados en quilomicrones para ser absorbidos, son los que pueden generar señales de saciedad a través de la Apo A-IV, componente de los quilomicrones que actuaría como señal de saciedad. Por el contrario, los ácidos grasos de cadena media, al ser absorbidos como tales y pasar por vía porta al hígado para allí ser oxidados, no tendrían esta capacidad saciante. No obstante, éste es un tema que requiere más estudios, ya que otras líneas de investigación han sugerido que la oxidación hepática de estos ácidos grasos podría actuar como señal de saciedad.

El papel preciso que desempeñan los lípidos y los hidratos de carbono de la dieta en la epidemia actual de obesidad está sujeto todavía a cierto debate. Los estudios de intervención no han podido aclarar definitivamente la diferencia entre los efectos de la ingesta de lípidos o hidratos de carbono en el control de peso corporal. Mientras algunos estudios sugieren que una reducción en el contenido de grasa en la dieta puede promover una reducción de peso, otros sugieren que las dietas bajas en hidratos de carbono son más efectivas para la reducción del peso corporal, con beneficios específicos en los perfiles sanguíneos de lípidos y glucosa. Por otra parte, existe una evidencia creciente de que la calidad de la grasa (saturada o insaturada) y de los hidratos de carbono de la dieta (con distintos índices glucémicos) son determinantes más fuertes para el mantenimiento del peso que la cantidad de cada macronutriente en la dieta.

En el patrón de alimentación de los países desarrollados es muy frecuente que la grasa represente el 38-42 % de la energía total. Dado que la prevalencia de obesidad en estos países va aumentando, se piensa que este alto contenido de grasa en la dieta es en parte responsable del incremento de obesidad en la población. Esta hipótesis está avalada por diversos hechos, aunque no ha sido suficientemente confirmada. El alto contenido de grasa confiere a la dieta una elevada palatabilidad, lo que conduce a altas ingestas energéticas. Se han llevado a cabo trabajos destinados a analizar los posibles efectos producidos por la palatabilidad de la dieta en los neuropéptidos reguladores de apetito, con el fin de comprender mejor la relación que existe entre la palatabilidad y la ingesta. Estos estudios han puesto de manifiesto un aumento de las concentraciones de mRNA de NPY en el núcleo arqueado del hipotálamo en animales alimentados con una dieta de elevada

Tabla 12-3. Características de los hidratos de carbono y lípidos que influyen en la acumulación de grasa corporal

Hidratos de carbono	Lípidos
Densidad energética: 4 kcal/g	Densidad energética: 9 kcal/g
Saciedad a corto plazo	Saciedad a largo plazo
Elevada termogénesis obligatoria	Baja termogénesis obligatoria
Ingesta relacionada con su oxidación	Ingesta poco relacionada con su oxidación
Almacenamiento en forma de grasa (25 % de coste energético)	Almacenamiento en forma de grasa (3 % de coste energético)

palatabilidad (alta en grasa y en azúcares) respecto a los alimentados con una dieta normal. Debido a que, como ya se ha expuesto, el NPY es un neuropéptido con un potente efecto orexigénico, este incremento puede ser una de las razones que explican el aumento de ingesta de energía provocado por las dietas de alta palatabilidad.

Por otra parte, las dieta ricas en grasa presentan una elevada densidad energética, es decir, aportan más calorías con alimentos de volumen y peso menores (mientras que los hidratos de carbono y las proteínas rinden 4 kcal/g, las grasas aportan 9 kcal/g). También es importante recordar algo que ya se ha expuesto antes: las dietas hipergrasas producen menor saciedad a corto plazo, lo que permite ingerir más comida. Por todo lo expuesto, las dietas excesivamente ricas en grasa facilitan la ingesta de un exceso de calorías (**Tabla 12-3**).

A pesar de las evidencias expuestas, existe controversia acerca de la hipótesis de que el exceso de ingesta de grasa favorece la aparición de obesidad, dado que en algunos estudios la sustitución de las grasas saturadas de la dieta por azúcares se asocia con exceso de adiposidad, y en otros, el consumo de aceites insaturados podría no inducir obesidad. Algunos autores han propuesto un papel sobre la colonización de la microbiota intestinal para explicar, en parte, los distintos efectos de los macronutrientes.

GASTO ENERGÉTICO

Componentes del gasto energético

La energía neta obtenida a partir de los alimentos se destina a cubrir fundamentalmente el gasto energético correspondiente al metabolismo basal, la actividad física y la acción térmica de los alimentos. En ciertas situaciones fisiológicas, como el crecimiento, el embarazo y la lactancia, una parte del aporte energético también se destina a la formación de estructuras corporales, al desarrollo del feto y a la producción de leche materna, respectivamente. Cuando debido a un exceso de ingesta se produce un incremento de peso corporal, el gasto energético total va incrementándose hasta alcanzar un valor equivalente al de la ingesta de energía. Este incremento es un mecanismo homeostático que contribuye a limitar el aumento de peso. Por el contrario, cuando se produce una pérdida de peso corporal, el gasto energético del individuo disminuye debido fundamentalmente a la disminución de las concentraciones plasmáticas de triyodotironina (T_3) y del tono simpático. En definitiva, parece claro que la regulación del gasto energético contribuye a minimizar el depósito de energía en forma de grasa durante los períodos de sobrealimentación o la movilización de energía desde los depósitos corporales de grasa en los períodos de déficit de ingesta.

El metabolismo basal, que representa el 60-75 % del gasto energético total en individuos sedentarios, es aquella fracción del gasto energético destinada al mantenimiento de las funciones vitales: la actividad cardiorrespiratoria, la excreción, el mantenimiento de la temperatura corporal, la transmisión de señales, el mantenimiento del tono muscular, el transporte activo y la síntesis de biomoléculas. Este componente del gasto energético corresponde a la suma de los gastos metabólicos de cada uno de los órganos y sistemas, fundamentalmente corazón, hígado, sistema nervioso, riñón y músculo.

El valor del metabolismo basal se relaciona mejor con la masa magra que con el peso corporal o la superficie corporal, ya que mientras que los tejidos no grasos presentan un elevado gasto energético, el tejido adiposo tiene una baja actividad metabólica en relación con el resto del cuerpo. Por ello, las situaciones fisiológicas o patológicas que condicionan cambios en la masa magra producen cambios en la tasa metabólica basal. Al respecto, cabe señalar que los varones presentan valores de metabolismo basal mayores que las mujeres, así como los atletas presentan valores mayores que los de los individuos sedentarios, debido a su mayor masa muscular. Con el envejecimiento se va produciendo una reducción progresiva del metabolismo basal debido a la reducción de la masa magra. En lo que respecta a los individuos con obesidad, su metabolismo basal es mayor que el de los individuos con normopeso, debido a que el desarrollo del tejido adiposo conlleva también un cierto incremento de la masa magra, que presenta una elevada actividad metabólica; aproximadamente el 75 % del exceso de peso corresponde a grasa corporal y el 25 % a masa magra. Sin embargo, si se hace un ajuste por la masa magra del individuo, el metabolismo basal prácticamente se equipara al de las personas con normopeso.

La actividad física hace referencia tanto al ejercicio físico programado como a la actividad física espontánea que se genera como consecuencia de la actividad laboral, el aseo personal, etc. Es el componente más variable del gasto energético entre los individuos, ya que depende de la intensidad, la duración y la frecuencia con la que se lleve a cabo la actividad, así como del peso corporal del individuo. Para la realización de una misma actividad física las personas con obesidad gastan más energía que las personas delgadas, dado que tienen que hacer más trabajo para desplazar una masa corporal mayor. Sin embargo, cuando se ajustan las diferencias en el peso corporal, se aprecia que los individuos con obesidad presentan valores de gasto energético similares a los delgados. El gasto total por actividad física es habitualmente menor en obesos que en delgados porque suelen ser individuos más sedentarios. Esta menor actividad física puede situarse en la etiología de la obesidad o bien ser una consecuencia de la mayor dificultad que presentan las personas con obesidad para realizar ejercicio físico.

La termogénesis, otro componente del gasto energético total, puede ser inducida por la dieta o por otros factores como el frío, la cafeína o el tabaco. La más importante es la termogénesis secundaria a la alimentación. Ésta comprende dos componentes, la termogénesis obligatoria y la facultativa. La termogénesis obligatoria es el consumo de energía destinado a los procesos de digestión, absorción, transporte, metabolismo y almacenamiento de nutrientes. La termogénesis facultativa es el resultado de la estimulación de la actividad simpática por parte de algunos nutrientes, con producción de calor por desacoplamiento entre la cadena respiratoria y la fosforilación oxidativa (**cap. 6**, Metabolismo lipídico tisular). En una dieta mixta la termogénesis obligatoria inducida por los alimentos no es superior al 5-15 % del gasto energético total. El gasto que genera cada macronutriente, tanto en lo que respecta a su utilización metabólica como a la termogénesis facultativa, es diferente. Las proteínas conllevan la mayor parte del consumo (15-25 %), frente a valores intermedios de los glúcidos (8-12 %) y menores de los lípidos (3-4 %).

Los estudios que han examinado la relación entre termogénesis inducida por la dieta y obesidad arrojan resultados contradictorios. Mientras que en algunos de ellos se han observado valores más bajos en personas con obesidad, en otros no se han encontrado diferencias entre individuos con normopeso y con obesidad. La investigación sobre la influencia de la obesidad en la termogénesis inducida por la dieta es compleja debido a muchas variables metabólicas que pueden introducir sesgos, como el nivel de actividad física y la resistencia a la insulina. Además, la obesidad se asocia con un estado de absorción prolongado, lo que dificulta la medida de este componente del gasto energético. En conjunto, la evidencia es insuficiente para apoyar la teoría de la existencia de valores alterados de termogénesis inducida por la dieta en la obesidad.

Cuando la temperatura ambiental es baja, llega un momento en que se requiere producir calor para mantener la temperatura corporal. Esta producción de calor recibe el nombre de termogénesis inducida por el frío; puede ser una termogénesis con escalofrío, en la cual las contracciones musculares generan calor, o termogénesis sin escalofrío.

El mecanismo de termogénesis facultativa mejor conocido es el que tiene lugar en el tejido adiposo marrón de los mamíferos. Esta liberación de energía se produce gracias a la existencia de una proteína desacoplante o termogenina (UCP-1, *uncoupling protein 1*), transportadora de protones y aniones y situada en la membrana interna mitocondrial. La síntesis de adenosintrifosfato (ATP) o fosforilación oxidativa, que lleva a cabo la ATP sintasa, tiene lugar gracias al gradiente de protones producido por el bombeo de éstos hacia el espacio intermembrana por acción de la cadena respiratoria. La UCP-1 cortocircuita el recorrido de los protones haciéndolos pasar a la matriz mitocondrial, evitando la síntesis de ATP y disipando parte de la energía procedente de la oxidación de nutrientes en forma de calor (**Fig. 12-4**). Por lo tanto, la UCP-1 es la proteína que confiere al tejido adiposo marrón la capacidad de generar calor.

Durante mucho tiempo se ha pensado que, a diferencia de lo que ocurre en los roedores y, especialmente en los hibernantes, en los que este tejido está claramente desarrollado y presenta localizaciones anatómicas muy concretas, en los

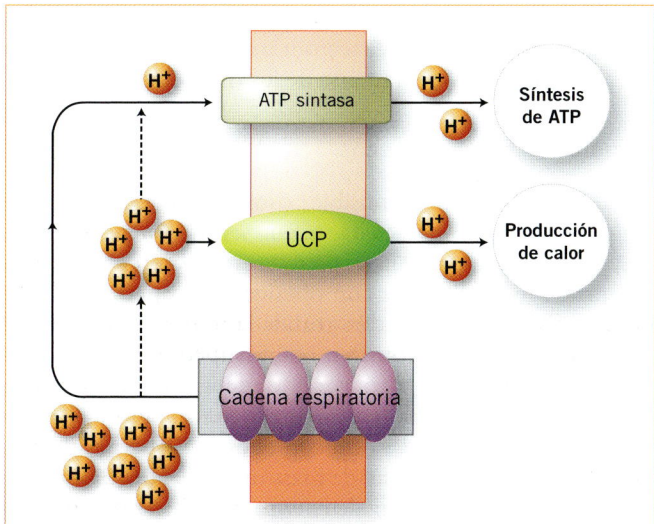

Figura 12-4. Mecanismo de acción de la proteína desacoplante (UCP). Normalmente la energía generada en el transporte electrónico de la cadena respiratoria se destina a la síntesis de ATP. Cuando se activa la termogénesis la mayor parte de esa energía se pierde en forma de calor y sólo una pequeña parte entra en la ruta de síntesis de ATP.

seres humanos es sólo patente en los recién nacidos. En éstos el proceso termogénico es muy importante para el mantenimiento de la temperatura corporal porque, al igual que en los animales de pequeño tamaño (roedores), la relación superficie/volumen corporal es muy elevada y, por lo tanto, las pérdidas de calor son de gran magnitud. Dado que esta relación se va reduciendo con el crecimiento, y por lo tanto también las pérdidas de calor, se pensaba que el tejido adiposo marrón desaparecía en los adultos.

Sin embargo, posteriormente se supo que los adultos disponen de tejido adiposo marrón, que es metabólicamente activo en condiciones adecuadas de estimulación (**cap. 30**, Metabolismo del tejido adiposo). Ya en 1990, en pacientes oncológicos a los que se les realizaba una tomografía por emisión de positrones, se observaron áreas simétricas de tejido no identificado que presentaban una elevada tasa de captación de glucosa. En 2002 se sugirió que ese tejido podía ser tejido adiposo marrón, pero dado que estos hallazgos se difundieron en publicaciones científicas de radiología, pasaron inadvertidos para la comunidad científica, que estaba centrada en los estudios metabólicos desde hacía una década. Más tarde se demostró que, efectivamente, se trataba de tejido adiposo marrón, que se localizaba en la zona del cuello, en las áreas supraclaviculares, paraaórtica, paravertebral y suprarrenal, que presentaba UCP-1 y que era metabólicamente activo. Diversas investigaciones en seres humanos sugieren una relación directa entre una menor cantidad de tejido adiposo marrón y una mayor tasa de obesidad. En estos estudios se ha observado un mayor porcentaje de activación del tejido adiposo marrón en individuos delgados que en individuos con obesidad. Por lo tanto, este tejido podría ser objeto de estudio para el tratamiento y la prevención del sobrepeso y la obesidad.

Los estudios actuales sugieren que las batoquinas, moléculas producidas por el tejido adiposo marrón, ejercen funciones más allá de la termogénesis. Es decir, podría tratarse

de los mediadores endocrinos del tejido adiposo marrón. Estas batoquinas son, generalmente, liberadas en mayor medida cuando se activa la termogénesis. Así, se ha observado, principalmente en animales de experimentación, que ejercen ciertas funciones sobre el hígado, el sistema cardiovascular y el músculo esquelético. Entre estas batoquinas se incluyen el factor de crecimiento de fibroblastos 21 (FGF-21), la neurregulina 4 (NRG-4) y la proteína de transferencia de fosfolípidos (PLTP). Aunque se necesita más investigación para determinar el papel de las batoquinas en humanos, se les atribuye capacidad de reducir la esteatosis hepática y de mejorar la sensibilidad a la insulina, así como efectos cardioprotectores.

En animales de experimentación se ha descubierto que, en respuesta a ciertos estímulos (estimulación β-adrenérgica, estimulación del PPAR-γ) producidos por componentes de los alimentos, fármacos o exposición al frío, se desarrolla en el seno de los depósitos adiposos blancos un tercer tipo de adipocito con morfología similar a la de un adipocito marrón y con capacidad de expresar la UCP-1. A este proceso se lo conoce con el nombre de «marronización» del tejido adiposo blanco. Por sus características intermedias entre el adipocito blanco y el marrón, a este nuevo tipo de adipocito se lo ha denominado adipocito beige o BRITE (de *brown in white*). Las células beige del tejido adiposo blanco, como ocurre con los adipocitos del tejido adiposo marrón, son definidas por su morfología multilocular, el alto contenido de mitocondrias y la expresión de un conjunto de genes específicos de la grasa marrón. Sin embargo, las células marrones y beige también presentan algunas características y genes que permiten diferenciarlas, por lo que deben considerarse tipos de células distintas. En lo que respecta a los seres humanos, todavía existe una importante controversia acerca de si los adipocitos presentes en las localizaciones anatómicas consideradas inicialmente como tejido adiposo marrón son realmente adipocitos marrones o adipocitos beige. Este hallazgo de la marronización del tejido adiposo blanco pone de manifiesto la necesidad de estudiar en qué medida contribuye al gasto energético y si puede constituir una nueva diana para la prevención y el tratamiento de la obesidad.

En 1997 se descubrió la UCP-2, una proteína presente en una gran variedad de tejidos y cuya homología con la UCP-1 es del 57 % en el caso de la rata y del 5 % en su variante humana. Con posterioridad se publicó la existencia de un tercer miembro de la familia de estas proteínas, la UCP-3, localizada fundamentalmente en mitocondrias del músculo esquelético, aunque también está presente en el tejido adiposo marrón. En roedores la UCP-3 y la UCP-1 son homólogas en un 54 %, mientras que en el caso de las variantes humanas la homología es del 57 %. El importante grado de similitud entre la UCP-1 y sus homólogas ha conducido a la realización de un gran número de estudios para demostrar la capacidad desacoplante de la UCP-2 y de la UCP-3. En lo que respecta a la UCP-3, en modelos animales se ha observado que con la exposición al frío, que induce la termogénesis haciendo que el cuerpo tirite, se produce la liberación de irisina, la cual induce la expresión de UCP-3. No obstante, la función termogénica de estas proteínas está sujeta a controversia. En la actualidad, aunque todavía no todos los autores descartan que ésta sea su principal función, se conocen otras funciones importantes de estas proteínas, como la regulación de la secreción de insulina, la prevención del daño oxidativo o el transporte de ácidos grasos (**cap. 35**, Relaciones metabólicas tisulares en el ciclo de ayuno y realimentación).

La regulación de la termogénesis facultativa depende fundamentalmente de la regulación por parte del sistema nervioso simpático, que inerva de forma densa el tejido adiposo marrón. La noradrenalina liberada en los terminales simpáticos incrementa el mRNA de la UCP-1, la concentración de proteína y su actividad. Estos efectos están mediados por los receptores β-adrenérgicos, fundamentalmente β$_3$, y la elevación de las concentraciones de adenosinmonofosfato cíclico (cAMP) que se produce tras su activación. Tanto la insulina como las hormonas tiroideas son necesarias para que la noradrenalina estimule el proceso termogénico.

Algunos de los péptidos implicados en la regulación de la ingesta de alimento también están relacionados con el gasto energético; tal es el caso de la leptina, el NPY y la α-MSH. La leptina y la α-MSH incrementan la actividad simpática en el tejido adiposo marrón de la rata, aumentando así la termogénesis y la eficiencia energética. De hecho es posible que la estimulación de la liberación de α-MSH que produce la leptina esté involucrada en los efectos de esta hormona sobre el gasto energético. El NPY actúa de forma contraria, es decir disminuye la actividad simpática en el tejido adiposo marrón de la rata, disminuyendo así la termogénesis y la eficiencia energética. Es muy probable que los efectos de la leptina también estén mediados por la disminución de la liberación de NPY que produce.

También algunas adipoquinas están involucradas en el control de la termogénesis, ya que se ha comprobado que la administración intravenosa de adiponectina, una hormona sintetizada exclusivamente por el tejido adiposo, se asocia en ratones con un incremento de la termogénesis que conduce a una disminución del peso corporal.

Alteraciones genéticas relacionadas

Estudios en modelos animales

En los modelos animales de obesidad (rata Zucker *fa/fa*, ratón obeso *ob/ob* y ratón diabético *db/db*), las alteraciones en la producción de péptidos reguladores del apetito (aumento de NPY y reducción de α-MSH, fundamentalmente) conducen no sólo a un exceso de ingesta energética, sino también a una disminución del gasto energético. Estas dos situaciones justifican la aparición de obesidad. Un hecho similar ocurre en los ratones que no disponen de receptores MC4R y en los que sobreexpresan la proteína *agouti*, el antagonista de los receptores MC4R (ratones A^{vy}/a).

En lo que respecta a las alteraciones genéticas en la expresión de proteínas desacoplantes, los resultados obtenidos en animales de experimentación son bastante concluyentes. En ratones que sobreexpresan UCP-3 se observa un menor peso corporal. Por otra parte, dado que la noradrenalina incrementa el mRNA de la UCP-1, la concentración de proteína

y su actividad tras su unión a receptores β$_3$-adrenérgicos, los ratones *knockout* para este receptor presentan un incremento del peso corporal y del tamaño de los depósitos adiposos.

Estudios en seres humanos

Cuando se analizan las posibles causas de obesidad parece lógico pensar que una de ellas pueda ser la existencia de una tasa metabólica basal baja (expresada en relación con la masa magra) en los individuos con obesidad. Tras varios años de investigación se sabe que, en realidad, el metabolismo basal en las personas que presentan obesidad, como ya se ha expuesto anteriormente, es mayor que en los delgados. La masa magra del individuo es el principal determinante del gasto energético basal. El individuo con obesidad, además de más grasa, tiene mayor cantidad de masa magra y, por consiguiente, necesita un aporte extra de energía para el mantenimiento de sus procesos vitales. Cuando se hace el cálculo del gasto por masa libre de grasa, los resultados no demuestran, en general, que la persona con obesidad gaste menos energía que la delgada, salvo en algunas ocasiones explicadas por una dotación genética específica.

Dado que el sistema nervioso simpático estimula las respuestas termogénicas al frío y a algunos componentes de la dieta, también parece razonable pensar que un déficit en el tono simpático pueda conducir a un gasto energético reducido y, por lo tanto, estar relacionado con el desarrollo de obesidad. Un problema que surge a la hora de extraer conclusiones de los estudios realizados en relación con este tema es que los resultados varían mucho según la metodología que se haya utilizado para valorar el funcionamiento del sistema nervioso simpático. Por ello, es difícil establecer si un bajo tono simpático, condicionado genéticamente, puede ser causa de obesidad o, al menos, responsable de una mayor propensión a la acumulación de grasa corporal. Pese a todo lo anteriormente expuesto, existen numerosas evidencias en la bibliografía que parecen indicar que en algunos tipos de personas con obesidad existe una respuesta disminuida del sistema nervioso simpático a estímulos como la ingesta de alimento (termogénesis inducida por la dieta), lo cual podría tener relación con la resistencia periférica a la insulina, o la exposición al frío (termogénesis inducida por frío).

En relación con la posible existencia de alteraciones genéticas en la expresión de proteínas desacoplantes, diversos estudios realizados en distintas poblaciones sugieren que, efectivamente, pueden estar asociadas con una mayor o menor susceptibilidad a desarrollar obesidad, así como con la variabilidad interindividual de respuesta en la pérdida de peso. Así, se ha observado una correlación negativa entre la UCP-3 en el músculo esquelético y el IMC, y una correlación positiva entre la UCP-2 y la UCP-3 en el músculo esquelético y el metabolismo energético. Dado que un bajo metabolismo energético es un factor que predispone al desarrollo de obesidad, estos resultados sugieren que la presencia de bajos niveles de UCP-3 en el músculo esquelético puede favorecer el incremento de peso corporal. Asimismo, se ha observado que algunos individuos con obesidad presentan niveles menores de mRNA de UCP-2 en el tejido adiposo blanco intraperitoneal, en comparación con individuos sin obesidad.

En estos estudios, la expresión de UCP-2 de los individuos con obesidad no se vieron incrementados con la pérdida ponderal conseguida tras 5 meses de dieta hipocalórica, lo que sugiere que esta alteración no era una consecuencia de la obesidad que padecían sino que, por el contrario, podría estar en su origen. Por otra parte, algunos estudios han sugerido que determinados polimorfismos para UCP-3 están relacionados con un elevado IMC. Estas variantes genéticas indican una actividad disminuida, lo que originaría un menor gasto por termogénesis y consecuentemente un incremento del peso corporal.

En esta misma línea, en el estudio HELENA, llevado a cabo en adolescentes de Europa, se observó que el alelo C del polimorfismo UCP-1rs6536991 se asociaba con un menor riesgo de sobrepeso y obesidad. Además, las personas con haplotipo AATAG en UCP-1 presentaban mayores concentraciones séricas de apo B, así como una menor relación apo B/apo A-1, que es un factor predictivo del riesgo cardiovascular.

En resumen, la ausencia de estas proteínas o su expresión en formas poco activas podrían conducir a un gasto energético reducido y, por lo tanto, contribuir al desarrollo de la obesidad. Los estudios encaminados a conocer la proporción de personas con obesidad con defecto termogénico muestran que alrededor de un tercio de ellos posee termogénesis reducida, aspecto que es excepcional en los individuos con normopeso. Las UCP podrían, por lo tanto, constituir un posible nuevo objetivo en el tratamiento de la obesidad. No obstante, los resultados recopilados de la bibliografía no resultan tan concluyentes como los obtenidos en animales de experimentación y, por lo tanto, se necesitan más datos acerca del comportamiento de las UCP y de la regulación de sus genes en el ser humano.

Influencia del estilo de vida en el gasto energético

La evidencia científica avala la implicación del escaso gasto por actividad física, debido al estilo de vida sedentario característico de sociedades desarrolladas, en la etiología de la obesidad. Efectivamente, al margen de condicionantes de tipo genético, las dos principales causas de las elevadas tasas de sobrepeso y obesidad en nuestros días parecen ser el exceso de ingesta energética y el déficit de actividad física.

Esta disminución de actividad física afecta a todos los grupos poblacionales, con independencia de la edad. Algunas estimaciones relacionadas con la evolución de las actividades sociales y el empleo de electrodomésticos entre 1950 y 2000 señalan que los hombres y las mujeres realizan ahora mucho menos ejercicio que en la generación pasada. Se gasta mucha menos energía en el trabajo debido al desarrollo de la tecnología. También la vida cotidiana se ve afectada por este fenómeno, debido al empleo de ascensores, escaleras mecánicas, electrodomésticos, transportes motorizados, mejor acondicionamiento y climatización de las viviendas, etc. Así, comprar en el mercado requiere unas 2.500 kcal/semana y comprar en el hipermercado con carrito, menos de 100 kcal/semana, hacer fuego para cocinar exige 11.300 kcal/semana y encender el fuego eléctrico requiere solamente unas pocas kilocalorías, lavar la ropa a mano exige 1.500 kcal/día y lavar con una lavadora automática exige sólo 270 kcal/2 horas. En el caso de los niños, también ha contribuido a este hecho la menor seguridad vial y ciudadana que ha hecho que disminuya de forma considerable el porcentaje de niños que se desplazan a pie o en bicicleta hasta el colegio y que juegan solos en la calle.

Además, el desarrollo de las nuevas tecnologías hace que cada vez se recurra con más frecuencia a actividades de bajo coste energético en el tiempo libre (videoconsolas, videojuegos, internet, etc.). Algunos datos obtenidos en el Reino Unido sugieren que por término medio se dedican 26 horas a la semana a ver la televisión, mientras que en la década de 1960 la media era de alrededor de 13 horas. En España se estima que por término medio cada individuo ve la televisión más de 3 horas al día. Al respecto, numerosos estudios han evidenciado la correlación positiva entre el tiempo dedicado a ver la televisión y la prevalencia de obesidad. Por ejemplo, jugar requiere aproximadamente 225 kcal/hora, y ver la televisión sólo 80 kcal/hora. Cabría además señalar la asociación que se da entre ver la TV y otros hábitos de vida que no son adecuados para mantener un peso corporal estable. Así, es frecuente, sobre todo en algunas sociedades como la norteamericana, que mientras ve la televisión se ingieran grandes cantidades de energía en forma de bebidas, helados, palomitas, galletas, etcétera.

ACUMULACIÓN DE GRASA EN EL TEJIDO ADIPOSO

Una de las principales funciones del tejido adiposo es el almacenamiento de energía en forma de triacilgliceroles, que se produce en momentos y situaciones de exceso. Estos triacilgliceroles almacenados se degradan hasta ácidos grasos libres cuando los diferentes órganos y tejidos del organismo necesitan energía. La regulación del almacenamiento de grasa se produce a través de diversos procesos metabólicos que operan en los propios depósitos grasos: *a)* proliferación de los preadipocitos y diferenciación en adipocitos (adipogénesis), *b)* lipogénesis (síntesis de ácidos grasos), *c)* captación de ácidos grasos a partir de las lipoproteínas circulantes, *d)* lipólisis o hidrólisis de los triacilgliceroles almacenados y *e)* oxidación de lípidos mediante termogénesis (**Fig. 12-5**).

La regulación de estos procesos depende de la interacción entre genes y factores ambientales y, en particular, entre genes y alimentación. La disponibilidad de alimentos condiciona el flujo neto de nutrientes a través de las rutas metabólicas. Además, muchos nutrientes ejercen funciones reguladoras sobre los procesos bioquímicos relacionados con la acumulación de grasa corporal.

Adipogénesis

Bases fisiológicas

La adipogénesis consiste en la diferenciación de adipocitos a partir de células madre y preadipocitos, lo cual genera cambios en la morfología, la sensibilidad a hormonas y la expresión de genes de estas células. Para que el proceso de adipogénesis se produzca es necesario la acción secuenciada y

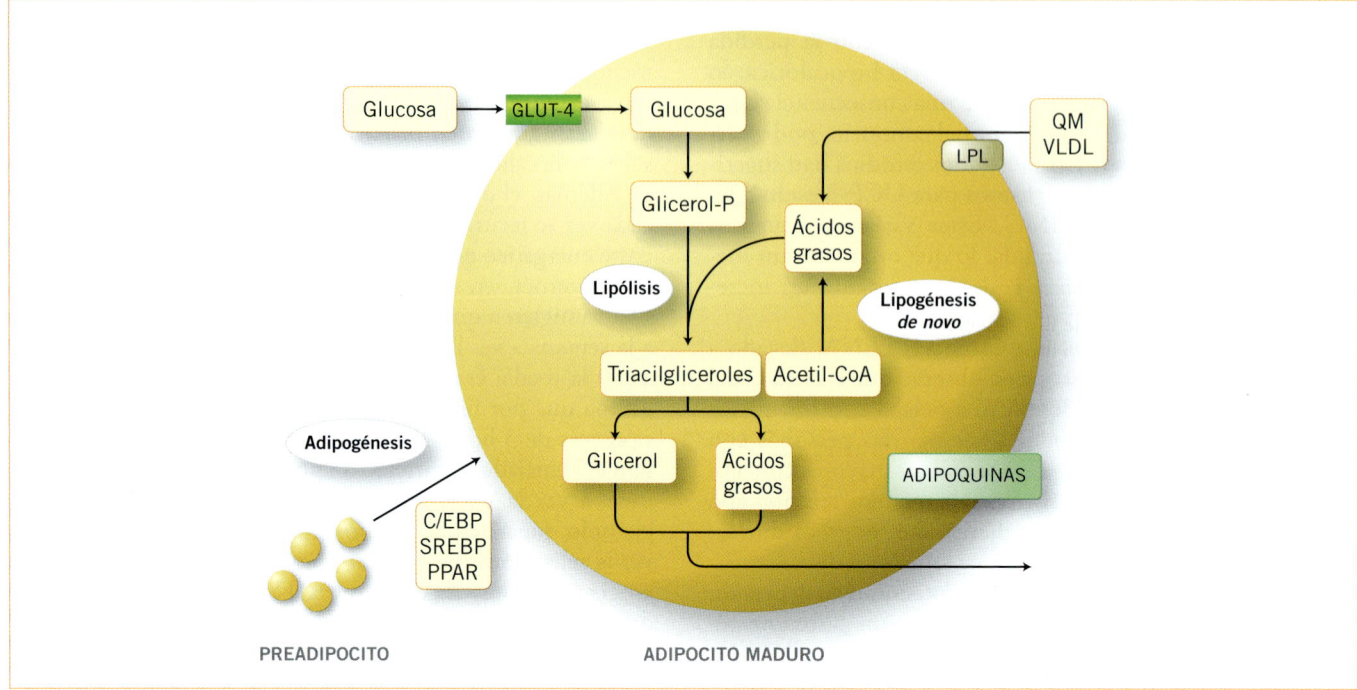

Figura 12-5. Procesos metabólicos que operan en los propios depósitos grasos y que regulan la acumulación de grasa corporal. C/EBP: proteínas de unión a intensificadores CCAAT; GLUT-4: transportador de glucosa; LPL: lipoproteína lipasa; PPAR: receptor activado por proliferadores de los peroxisomas; SREBP: proteína de unión a elementos de respuesta regulados por esteroles; QM: quilomicrones; VLDL: lipoproteínas de muy baja densidad.

coordinada de factores de transcripción que incluyen la familia de las proteínas de unión a intensificadores CCAAT (C/EBP, *CCAAT/enhancer binding protein*), los receptores activados por proliferadores de los peroxisomas (PPAR, *peroxisome proliferator-activated receptor*) y el factor de diferenciación y determinación de los adipocitos/proteína de unión a elementos de respuesta regulados por esteroles (ADD-1/SREBP-1, *adipocyte-differentiation and determination factor 1/sterol response element binding protein 1*) (**Fig. 12-6**). Esta modulación se realiza a través de efectos directos sobre la expresión de genes y de proteínas, así como de efectos indirectos, condicionando el control hormonal. De hecho, el tejido adiposo es un órgano endocrino que produce diferentes adipoquinas (leptina, factor de necrosis tumoral alfa [TNF-α], interleu-

quina 6 [IL-6], adiponectina, etc.) que regulan su propia diferenciación, la adipogénesis y su metabolismo, así como también el metabolismo lipídico en otros órganos y tejidos (**Tabla 12-4**).

Alteraciones genéticas relacionadas

Estudios llevados a cabo en animales de experimentación genéticamente modificados demuestran que la ausencia de los factores de transcripción anteriormente mencionados (ratones *knockout* para C/EBP y PPAR-γ) hace que estos animales no sean capaces de generar y desarrollar con normalidad el tejido adiposo.

En seres humanos se han descrito algunas mutaciones en el gen que codifica para este PPAR. La más frecuente es la sustitución de prolina por alanina en el codón 12, que se presenta en el 0,12 % de la población blanca y en el 0,01 % de la población china. Los resultados existentes en la bibliografía en relación con esta mutación son contradictorios. Así, mientras que unos estudios asocian la mutación a un mayor IMC, en otros no se encuentra esta asociación. Es posible que la trascendencia de esta mutación dependa de si el individuo presenta obesidad o no, o incluso de la relación ácidos grasos poliinsaturados/ácidos grasos saturados de la dieta. Otra mutación consiste en una sustitución de una guanina por una timina en el exón 2, la cual origina una sustitución de prolina por glutamina en la posición 115. En el estudio en el que se descubrió esta mutación, 4 de los 121 individuos con obesidad analizados la presentaban pero estaba ausente en los 237 individuos sin obesidad. En otros estudios no se ha detectado este tipo de mutación. Al menos

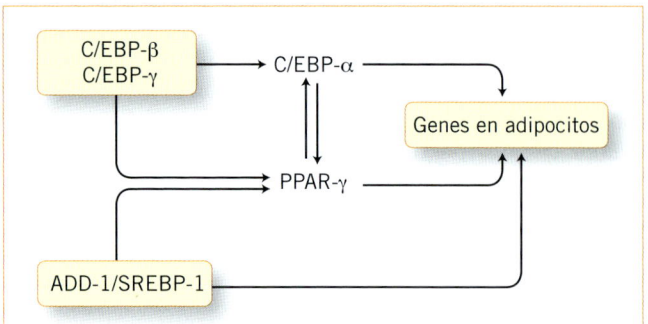

Figura 12-6. Factores de transcripción involucrados en la adipogénesis. ADD-1/SREBP-1: factor de diferenciación y determinación de los adipocitos/proteína de unión a elementos de respuesta regulados por esteroles; C/EBP: proteínas de unión a intensificadores CCAAT; PPAR: receptor activado por proliferadores de los peroxisomas.

Tabla 12-4. Algunas moléculas producidas por el tejido adiposo con efectos sobre el metabolismo lipídico

Molécula	Efecto
Leptina	Informa acerca del tamaño de los depósitos adiposos Estimula la lipólisis Estimula la oxidación de ácidos grasos en el músculo esquelético Reduce la síntesis de triacilgliceroles en el hígado
TNF-α	Estimula la lipólisis Inhibe la lipogénesis Inhibe la lipoproteína lipasa Inhibe la adipogénesis Inhibe la termogénesis Estimula la apoptosis
Adiponectina	Estimula la oxidación de ácidos grasos en el músculo esquelético Estimula la termogénesis
Apelina	Estimula la oxidación de ácidos grasos Estimula la termógenesis
ASP	Estimula la lipogénesis Inhibe la lipólisis
IL-6	Estimula la lipólisis Inhibe la lipoproteína lipasa
IGF-1	Estimula la proliferación y la diferenciación de adipocitos
HGF	Estimula la proliferación y la diferenciación de adipocitos

ASP: proteína estimuladora de la acetilación; HGF: factor de crecimiento de los hepatocitos; IGF-1: factor de crecimiento análogo de la insulina 1; IL-6: interleuquina 6; TNF-α: factor de necrosis tumoral alfa.

600 regiones cromosómicas se han implicado en la regulación del apetito y del gasto energético, y alrededor de 30 genes han sido caracterizados en más de 5 estudios y vinculados a la regulación del peso corporal.

Influencia de factores dietéticos

A través de ensayos realizados en cultivos celulares y en animales de experimentación se ha puesto de manifiesto la relevancia de las factores nutricionales en las etapas tempranas del desarrollo. Los ácidos grasos de cadena larga, independientemente del grado de saturación, promueven la diferenciación de preadipocitos en adipocitos maduros. Este efecto estaría mediado por el PPAR-β (también conocido como PPAR-δ) que se expresa en etapas iniciales de la adipogénesis. Por otro lado, se ha demostrado que el ácido retinoico adicionado al medio de cultivo actúa sobre la diferenciación de los adipocitos, aunque de diferente manera en función de la concentración. Así, mientras que en dosis elevadas inhibe la adipogénesis debido al bloqueo de la actividad transcripcional de C/EBP-β, en concentraciones bajas la estimula. También los polifenoles son capaces de inhibir la adipogénesis, bien en la etapa inicial de la diferenciación, bien en la etapa final, dependiendo del tipo de polifenol y de la dosis.

Cuando en la infancia y la adolescencia, debido a una pauta de alimentación incorrecta (exceso de ingesta energética), a un déficit de actividad física, o a ambas causas a la vez, se produce un balance de energía positivo, el incremento de la masa grasa corporal ocurre fundamentalmente a expensas de un aumento del tamaño de los adipocitos (hipertrofia) y de un incremento del número de adipocitos (hiperplasia), lo cual supone un mal pronóstico para el futuro tratamiento del exceso de grasa corporal. Por el contrario, cuando estas circunstancias se dan en la etapa adulta, el aumento de la masa grasa corporal se produce fundamentalmente por hipertrofia, excepto en el caso de las personas con obesidad mórbida, en las que el tejido adiposo incrementa su tamaño por fenómenos tanto de hipertrofia como de hiperplasia.

Lipogénesis y lipólisis

Bases fisiológicas

La lipogénesis es un proceso por el que se sintetizan *de novo*, a partir de precursores de acetato, ácidos grasos que posteriormente serán esterificados junto con moléculas de glicerol-fosfato para formar triacilgliceroles. En el tejido adiposo la lipogénesis *de novo* a partir de glucosa es relativamente menos importante, porque existe una ruta metabólica muy activa que permite captar ácidos grasos a partir de los triacilgliceroles que viajan en forma de lipoproteínas (quilomicrones y VLDL), gracias a la actividad de la lipoproteína lipasa (LPL).

La lipólisis permite la movilización de los triacilgliceroles desde el tejido adiposo, para su posterior utilización por parte de los diversos órganos y tejidos del organismo. Mediante este proceso, los lípidos acumulados en el tejido adiposo en forma de triacilgliceroles son hidrolizados progresivamente para rendir diacilgliceroles y monoacilgliceroles y, finalmente, tres moléculas de ácidos grasos libres y una de glicerol. El proceso lipolítico comienza con la triacilglicerol lipasa del tejido adiposo (ATGL), enzima que se encarga de hidrolizar los triacilgliceroles en diacilgliceroles y un ácido graso. La lipasa sensible a hormonas (LSH) continúa degradando los diacilgliceroles hasta monoacilgliceroles y, por último, la monoacilglicerol lipasa (MGL) hidroliza los monoacilgliceroles en un ácido graso y glicerol, catalizando así la última etapa de esta ruta metabólica. El glicerol es liberado a la sangre, y los ácidos grasos pueden ser liberados a la sangre (situación que se produce de forma mayoritaria) o ser reesterificados para formar de nuevo triacilgliceroles (**Fig. 12-7**).

Alteraciones genéticas relacionadas

El proceso de adipogénesis puede verse afectado por algunas mutaciones del gen *FTO*, que además de expresarse en el hipotálamo se expresa en diversos tejidos, como el adiposo. Así, se ha observado un incremento en el número de adipocitos en el tejido adiposo gonadal de ratones *knockout* para *FTO* sometidos a una alimentación hipergrasa, en comparación con ratones normales sometidos a la misma alimentación. Además, se cree que el *FTO* influye en la lipogénesis. Por otra parte, los ratones que presentan una deficiencia homocigótica en la enzima acil-CoA diacilglicerol transferasa (DAGT), una enzima microsomal que cataliza el último paso en la biosíntesis de triacilgliceroles, tienen una menor

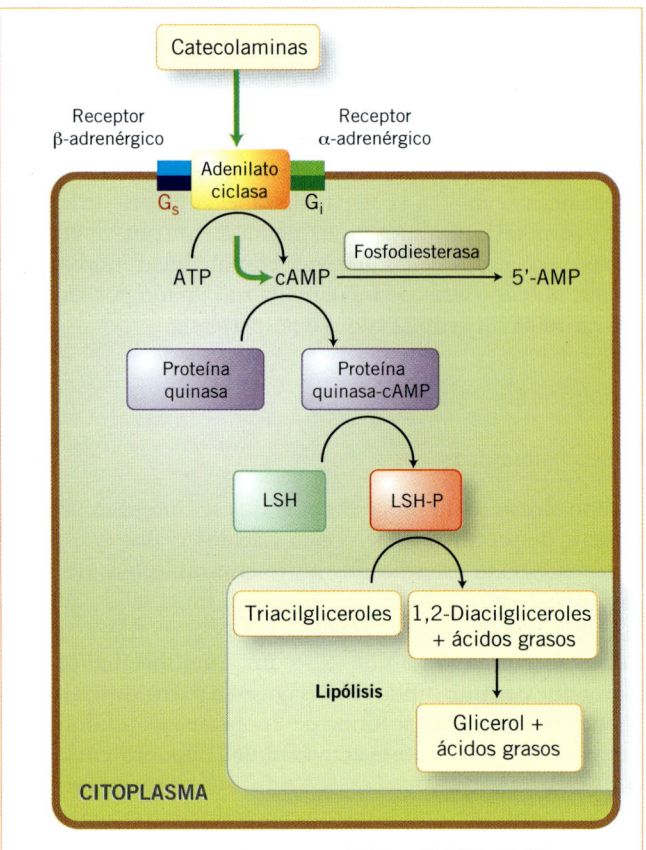

Figura 12-7. Esquema de la cascada lipolítica. LSH: lipasa sensible a hormonas; LSH-P: LSH fosforilada.

masa de tejido adiposo y son resistentes al desarrollo de obesidad. En el caso de la rata Zucker obesa *(fa/fa)* el incremento en la actividad de la LPL y de las enzimas lipogénicas contribuye al desarrollo de obesidad. Dado que el NPY estimula la actividad lipogénica y la actividad de la LPL, favoreciendo la canalización de los nutrientes hacia el almacenamiento y no hacia su oxidación, es posible que las elevadas concentraciones de NPY encontradas en este modelo de obesidad estén involucradas en el aumento de la lipogénesis y la captación de lípidos.

En relación con la lipólisis, cabe señalar que existen modelos animales de obesidad genética como la rata Zucker *fa/fa* que presentan un déficit lipolítico ante estímulos adrenérgicos. En la bibliografía se encuentran diversos argumentos que pueden justificar este déficit: *a)* número reducido de receptores β₃-adrenérgicos, *b)* alteraciones en la adenilato ciclasa y, por lo tanto, en la producción de cAMP y *c)* hipotiroidismo (**Fig. 12-7**).

En estudios realizados con adipocitos humanos aislados se encontró que la inhibición del gen *FTO* conducía a una reducción significativa del proceso lipogénico. En seres humanos también se han detectado polimorfismos para la LPL que producen efectos diferentes en la acumulación de grasa corporal. La variante T93G se asocia con el desarrollo de obesidad, mientras que la variante G53C parece desempeñar un papel protector. Asimismo, se han hallado polimorfismos en factores de transcripción relacionados con la obesidad.

Con respecto a la capacidad lipolítica, en algunos estudios se ha descrito la existencia de variantes poligénicas de los genes que codifican la LSH y los receptores β-adrenérgicos en individuos con obesidad. Respecto a la LSH, la más habitual es la que consiste en una forma más corta del gen, carente del codón 6. Para los receptores β-adrenérgicos, las más frecuentes son Arg16Gly y Gln27Glu. Todas ellas están relacionadas con un mayor depósito adiposo, ya que ni los receptores alterados ni la lipasa ejercen adecuadamente su función y, por lo tanto, no se puede producir una adecuada movilización lipídica. Además, en personas sin obesidad el polimorfismo C60G en la LSH se asocia con valores más elevados de circunferencia de la cintura. Por el contrario, las personas que presentan el polimorfismo Trp64Arg del receptor β₃-adrenérgico tienen una menor relación grasa visceral/grasa subcutánea y una mayor facilidad para perder peso.

En relación con el gen *FTO*, se ha observado una correlación positiva entre la expresión de este gen y la de perilipina, una proteína involucrada en la lipólisis en tejido adiposo, sugiriendo un papel significativo de este gen en la movilización lipídica.

Importancia del estilo de vida

El tipo de alimentación puede influir de manera decisiva en la acumulación de grasa corporal, al afectar a varios de los procesos metabólicos involucrados en el almacenamiento de triacilgliceroles. La composición de la dieta tiene gran importancia en la regulación de la actividad de las enzimas lipogénicas. Las dietas ricas en hidratos de carbono estimulan la expresión de las principales enzimas involucradas en esta ruta metabólica. Este efecto está mediado por dos factores de transcripción, SREBP y proteína de unión a elementos de respuesta regulados por hidratos de carbono (*carbohydrate response element binding protein*, ChREBP), que reconocen determinadas secuencias de nucleótidos en los genes que codifican para estas enzimas, favoreciendo su transcripción. Por otra parte, en el tejido adiposo, la elevación de las concentraciones de insulina inducida por la ingesta de hidratos de carbono induce la actividad de la LPL y con ello la entrada de ácidos grasos procedentes de la lipoproteínas y la disponibilidad de glucosa por translocación del transportador GLUT-4, lo que se traduce en una elevada disponibilidad de glicerol-fosfato. En definitiva, se favorece la acumulación de triacilgliceroles en dicho tejido. También influyen en la lipogénesis, pero en sentido contrario, los ácidos grasos instaurados, ya que éstos disminuyen la expresión de los genes que codifican las enzimas lipogénicas.

En relación con los micronutrientes, estudios realizados en animales, así como estudios epidemiológicos y de intervención en seres humanos, han puesto de manifiesto una relación inversa entre la ingesta de calcio y la adiposidad, lo cual podría deberse a que una ingesta elevada de calcio favorece una disminución de las concentraciones plasmáticas de vitamina D. Como consecuencia de ello, se produce una disminución de la lipogénesis y un aumento de la lipólisis. El hecho de que los productos lácteos resulten más eficaces que los complementos de calcio sugiere la posible participación en este efecto de otros componentes presentes en estos alimentos.

La composición en ácidos grasos de la dieta puede influir en la respuesta lipólitica del tejido adiposo. Son varias las razones que lo justifican: *a)* cambios en la conformación de las proteínas de membrana, *b)* cambios en la eficacia de los sistemas de transducción y *c)* cambios en la composición de triacilgliceroles.

El perfil lipídico de la dieta influye de manera notoria en la composición en ácidos grasos de los fosfolípidos de la membrana plasmática de los adipocitos. Esta composición condiciona las interacciones que se establecen entre dichos lípidos y las proteínas situadas en la membrana, tales como los receptores adrenérgicos y las proteínas G. Según el tipo de interacción que se establezca, las mencionadas proteínas presentan una determinada conformación, de la cual dependen la afinidad por sus agonistas (catecolaminas) en el caso de los receptores, y las interacciones entre los receptores y las proteínas G. La composición lipídica de las membranas también determina sus propiedades fisicoquímicas, entre las que destaca su fluidez. Los cambios en dicha fluidez influyen en la movilidad de los receptores en el seno de la membrana desde la parte más externa de ésta hasta la parte más interna en contacto con el citoplasma, que es donde se produce la unión a la adenilato ciclasa. Se ha descrito que la fluidez de la membrana es mayor cuanto mayor es su contenido en ácidos grasos poliinsaturados. De este modo, estos ácidos grasos facilitarían el desplazamiento de los receptores adrenérgicos en el seno de la membrana.

Por otra parte, la composición en ácidos grasos de la dieta también influye en el perfil de los triacilgliceroles acumulados. La liberación de los ácidos grasos que forman parte de los triacilgliceroles almacenados en los adipocitos es selectiva: para una determinada longitud de cadena, la facilidad de liberación aumenta con el grado de insaturación, mientras que para un mismo grado de insaturación, la liberación disminuye conforme aumenta la longitud de la cadena. La mayoría de los estudios relativos a esta selectividad en la liberación han sido realizados *in vitro*; por ello, todavía es necesario comprobar estos fenómenos *in vivo*. El consumo de proteínas se ha asociado con efectos inhibitorios sobre la ingesta y estimuladores de la termogénesis.

Además de la alimentación, otro de los aspectos importantes del estilo de vida de la población es la actividad física. Diversos estudios llevados a cabo en seres humanos han puesto de manifiesto que la práctica de ejercicio físico incrementa la capacidad lipolítica del tejido adiposo, principalmente debido a la estimulación β-adrenérgica, que produce un aumento en la liberación de adrenalina y noradrenalina. Además, durante la actividad física, los niveles plasmáticos de insulina, hormona antilipólitica, se ven disminuidos. Los ácidos grasos liberados por el tejido adiposo como consecuencia de la lipólisis pueden ser oxidados por el músculo esquelético como sustrato energético.

Distribución tisular de macronutrientes

Bases fisiológicas

El reparto de macronutrientes entre los diferentes tejidos del organismo es un importante determinante del crecimiento del tejido adiposo (**Fig. 12-8**). Alteraciones en la distribución de dichos macronutrientes pueden conducir a un fenotipo característico de las personas con obesidad, como es el caso que se plantea cuando los nutrientes se dirigen preferentemente al tejido adiposo para el almacenamiento, en lugar de al músculo para su oxidación.

El mantenimiento del peso corporal requiere que se produzca no sólo un balance neutro entre la energía ingerida a través de la dieta y la energía consumida por el organismo, sino también un balance neutro de nutrientes. Esto significa que la composición media de los sustratos energéticos que se

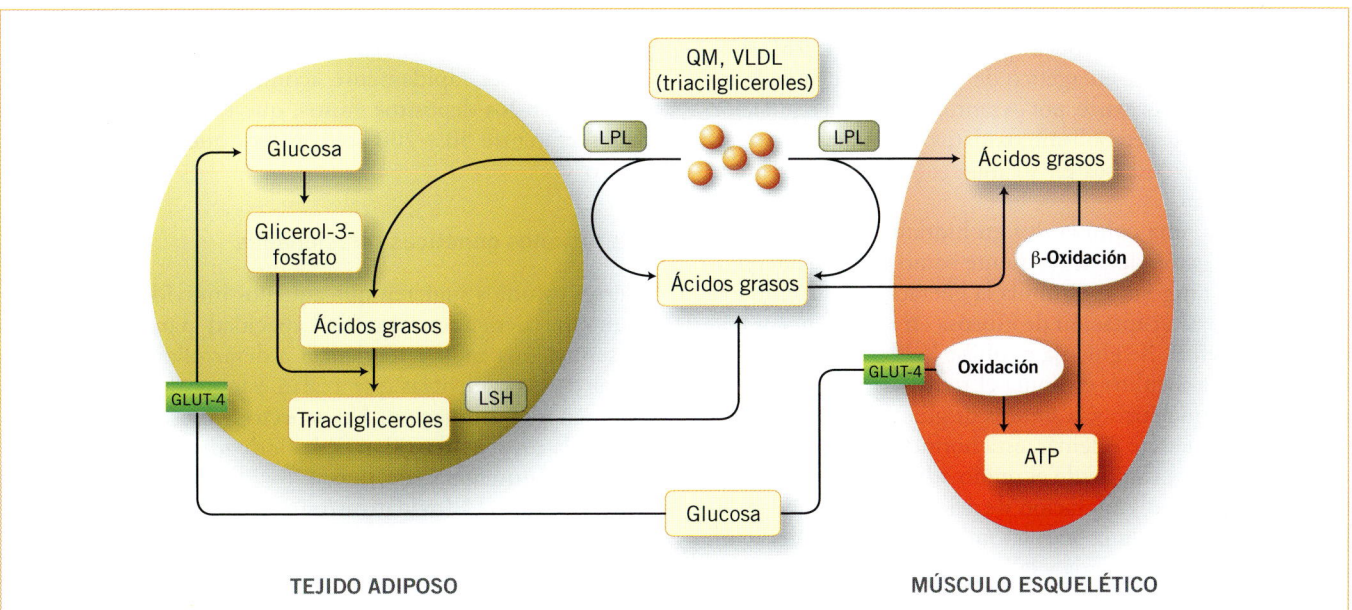

Figura 12-8. Integración de los procesos metabólicos relacionados con el reparto de los macronutrientes entre tejido adiposo y músculo esquelético. GLUT-4: transportador de glucosa, LPL: lipoproteína lipasa; LSH: lipasa sensible a hormonas; QM: quilomicrones; VLDL: lipoproteínas de muy baja densidad.

oxidan se ajusta a la distribución de macronutrientes en la dieta.

Los hidratos de carbono se almacenan en el organismo en forma de glucógeno en hígado y músculo esquelético. Un dato importante es que la capacidad para almacenar glucógeno es limitada. El depósito hepático puede llegar a suponer entre 100 y 120 g. La capacidad de almacenamiento del músculo es menor que la del hígado pero, dado que puede representar del 20 al 30 % del peso corporal de un individuo, la cantidad de glucógeno muscular puede ascender a 200-500 g, en función de la masa magra del individuo y de la cantidad de hidratos de carbono consumida. Esta cantidad oscila a lo largo del día en función de la ingesta de alimento y de la realización de ejercicio físico. Por ello, cuando se ingiere un exceso de hidratos de carbono no resulta posible almacenarlos en su totalidad. Una posible vía de utilización es la transformación de los hidratos de carbono excedentes en lípidos, para su posterior almacenamiento. Este proceso lo realiza el hígado con elevada eficiencia, sintetizando lipoproteínas que transportan triacilgliceroles y colesterol a los tejidos periféricos, especialmente al tejido adiposo. El criterio general es que el ser humano posee el equipamiento enzimático necesario para realizar esta transformación también en tejido adiposo, pero esta ruta metabólica no suele activarse normalmente, quizás por su elevado coste energético (25 %). La transformación de hidratos de carbono en grasa no excede los 12 g/día en el tejido adiposo.

Los depósitos de grasa del organismo, a diferencia de los de glucógeno, son de gran magnitud (varios kilogramos) y, además, poseen una gran capacidad de expansión, generalmente por un proceso de hipertrofia, aunque en algunos casos también por un proceso de hiperplasia. Por ello, y a diferencia de lo que ocurre con el balance de hidratos de carbono, tras una excesiva ingesta de lípidos, siempre que existan suficientes hidratos de carbono, no se estimula su oxidación, sino que los lípidos tienden a almacenarse en los depósitos adiposos corporales en forma de triacilgliceroles. El funcionamiento de la ruta metabólica que permite esta transformación supone un coste energético de tan sólo el 3 % de la ingesta energética. No existe, por lo tanto, una buena regulación a corto plazo del metabolismo oxidativo de la grasa que permita corregir los excesos en su ingesta para evitar el incremento ponderal.

En síntesis, una comida rica en hidratos de carbono potencia la oxidación de este nutriente como sustrato energético. Así, tras la ingesta se estimula la liberación de insulina, la cual promueve la captación de glucosa en los órganos y tejidos dependientes de glucosa e inhibe la liberación hepática de glucosa. La insulina estimula el transporte de glucosa en el músculo esquelético y la síntesis de glucógeno en hígado y músculo esquelético. Además, esta hormona inhibe la liberación de ácidos grasos desde el tejido adiposo porque inhibe la lipólisis y activa la captación de ácidos grasos desde las lipoproteínas debido a la activación de la LPL. La elevación posprandial de la glucemia y la insulina, junto con la disminución de los ácidos grasos, hacen que se incremente el porcentaje de energía obtenida a través de la oxidación de glucosa y disminuya la procedente de la oxidación de los ácidos grasos. Por el contrario, la respuesta habitual a una comida

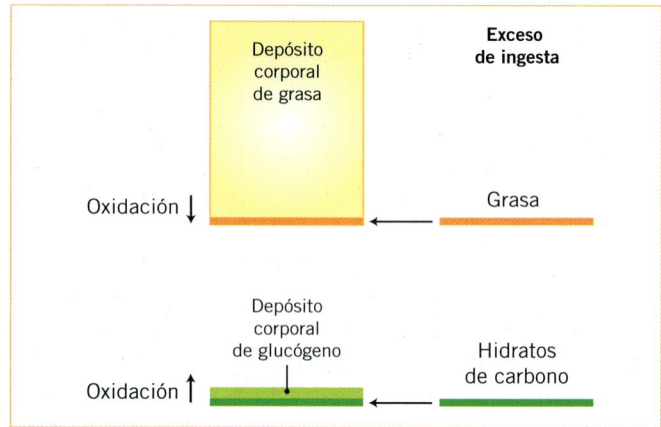

Figura 12-9. Importancia del tamaño de los depósitos corporales de grasa e hidratos de carbono en la oxidación de los macronutrientes de la dieta. La adición de sustrato en el compartimento graso produce cambios insignificantes en su tamaño, por lo que no se produce el estímulo para la oxidación de la grasa de la dieta. Por el contrario, la adición de sustrato al compartimento de glucógeno produce acusados cambios en su tamaño, lo que produce un aumento de la oxidación de los hidratos de carbono ingeridos.

rica en grasas es el incremento del almacenamiento de grasa sin estimulación de la oxidación de ácidos grasos (**Fig. 12-9**).

La composición de la mezcla de sustratos metabólicos destinada a la fosforilación oxidativa varía considerablemente a lo largo del día. Estas oscilaciones afectan mínimamente al contenido proteico y mantienen las concentraciones de glucógeno hepático dentro de ciertos límites, ya que el organismo ha desarrollado mecanismos metabólicos y endocrinos que dan una mayor prioridad a ajustar la oxidación de glucosa y aminoácidos a la ingesta de hidratos de carbono y proteínas, respectivamente, que al mantenimiento del balance de grasa. Estas prioridades metabólicas no resultan sorprendentes si se tiene en cuenta la importancia funcional de las proteínas y la necesidad de aportar la cantidad de glucosa suficiente al cerebro y otras células y tejidos dependientes de glucosa. Así, las diferencias en los balances energéticos diarios pueden ser rápidamente acomodadas por ganancias o pérdidas en los depósitos grasos, que tienen una capacidad de reserva entre 50 y 200 veces mayor que el glucógeno hepático.

Alteraciones genéticas relacionadas

Ciertos estudios sugieren que aquellos individuos que genéticamente tienen una mayor capacidad para oxidar grasa presentan una menor tendencia a desarrollar obesidad. Algunas de las evidencias que avalan esta teoría son las que se exponen a continuación. Un aspecto importante relacionado con la capacidad oxidativa del individuo es la proporción de fibras musculares de tipo 1 (oxidativas de contracción lenta), de tipo 2A (oxidativas/glucolíticas de contracción rápida) y de tipo 2B (glucolíticas de contracción rápida). Las fibras de tipo 1 y de tipo 2A son mucho más sensibles a la acción de la insulina que las de tipo 2B. Estudios llevados a cabo en ratas han puesto de manifiesto que en las ratas proclives a desarrollar obesidad el número de fibras de tipo 1 es mucho menor que en las ratas resistentes a la obesidad. En la misma línea se encuentran los estudios realizados en seres humanos en los que se han encontrado correlaciones negativas entre el porcentaje de fibras lentas oxidativas de tipo 1 en el músculo vasto lateral y el porcentaje de grasa corporal y el metabolismo de reposo. En otro tipo de trabajos se ha demostrado que tras la ingestión de una dieta hiperlipídica la capacidad para aumentar la oxidación de las grasas es mayor en individuos con normopeso que en individuos con obesidad. Esta situación predispone a los individuos con obesidad especialmente a seguir desarrollando esta enfermedad.

En relación con lo anteriormente expuesto, cabe señalar que existe un cofactor, el coactivador de PPAR-γ (PGC-1β) que presenta una correlación positiva con marcadores de fibras oxidativas. Este cofactor experimenta una disminución significativa con la edad. Se ha demostrado que las personas que presentan la variante Ala203Pro del gen no experimentan dicha disminución. Se puede postular, por lo tanto, que quizás estas personas estén más protegidas frente al incremento de la grasa corporal que se produce de manera fisiológica con el paso de los años. En este contexto se han descrito genes que regulan el apetito (*LEP, MC4R*), la adipogénesis (*PPAR, IL-6*), la termogénesis (*UCP*) y la lipólisis (*TNF-α, BAR*), cuyos polimorfismos pueden afectar distintivamente a la ganancia de peso y a la regulación de la composición corporal.

Importancia del estilo de vida

El seguimiento de dietas hiperlipídicas favorece el desarrollo de sobrepeso y obesidad, ya que conducen a un exceso de ingesta energética. No obstante, se cree que el efecto que ejercen las dietas hiperlipídicas sobre la acumulación de grasa no se explica únicamente por este motivo, sino que también está relacionado con la diferente utilización metabólica de la grasa y de los hidratos de carbono en el organismo. Como ya se ha expuesto, el exceso de grasa ingerida no puede ser oxidada en su totalidad por el organismo, por lo que su destino metabólico es el almacenamiento en el tejido adiposo. El papel del consumo elevado de lípidos en algunas dietas de adelgazamiento requiere nuevos estudios, ya que en algunos casos han sido útiles para perder peso.

Por otra parte, la práctica de ejercicio físico incrementa la actividad de la carnitina-palmitoil transferasa, la enzima limitante de la β-oxidación mitocondrial de ácidos grasos libres. Por lo tanto, una vida activa hace que sea más fácil equiparar la oxidación de grasa a la ingesta de este nutriente, o lo que es lo mismo, conseguir un balance neutro de lípidos. Ésta es una situación metabólica necesaria para evitar la acumulación de grasa corporal y para el mantenimiento del peso corporal.

CRONOBIOLOGÍA

El funcionamiento del organismo sigue unos ritmos circadianos endógenos que le permiten adaptar sus funciones conductuales y fisiológicas a los cambios ambientales. El sistema circadiano está compuesto por una red jerarquizada de estructuras, entre las que se encuentran el reloj central, situado en el núcleo supraquiasmático del hipotálamo, y los relojes periféricos ubicados en diversos órganos y tejidos. En el caso del reloj central, el estímulo principal es la luz, pero también es sensible a otros sincronizadores, como el horario de las comidas y la planificación del ejercicio físico. Los relojes periféricos están controlados por el reloj central, pero también pueden estar regulados por factores como el horario de comidas, la temperatura y ciertas hormonas. Estudios de *arrays* han puesto de manifiesto que hasta el 20 % del transcriptoma en roedores y en seres humanos se expresa de acuerdo a un ritmo circadiano. En consecuencia, el sistema circadiano regula numerosos procesos en el organismo, entre ellos, la ingesta de alimento, el gasto energético, el metabolismo lipídico y el metabolismo hidrocarbonado. La desincronización de este sistema, fenómeno conocido como disrupción, puede ser inducida por factores relacionados con una alteración de los *inputs* al marcapasos del ritmo circadiano, como un bajo contraste entre día y noche (luz continua, picoteo frecuente, bajos niveles de ejercicio físico, etc.), una exposición a períodos o fases inusuales (luz de noche, alimentación nocturna, ejercicio físico nocturno) o situaciones como el *jet-lag* o el trabajo por turnos. También se relacionan con el desacoplamiento entre diferentes subpoblaciones de osciladores dentro del sistema nervioso central, causado por el envejecimiento o por alteraciones del gen del reloj, y con el desacoplamiento entre el marcapasos central y osciladores periféricos. Finalmente, la supresión de la melatonina nocturna y la pérdida del ritmo del cortisol son también cronodisruptores. La alteración de la crononutrición puede afectar a numerosas funciones del organismo y originar diversos procesos patológicos, como obesidad, diabetes y enfermedades cardiovasculares, así como envejecimiento prematuro.

Con respecto a la ingesta, los relojes circadianos controlan la producción de leptina, proteína que reduce el apetito, y de grelina, que tiene un efecto orexígeno. Además, existen evidencias experimentales, tanto en animales como en seres humanos, que ponen de manifiesto la relación entre la ingesta de alimento y los genes reloj. Así, se ha demostrado que ratones mutantes *knock-out* homocigóticos para el gen *clock* presentan ritmos de ingesta alterados y obesidad, son hiperfágicos y, además, desarrollan esteatosis hepática y alteraciones en el control glucémico. En seres humanos, evidencias interesantes provienen de estudios realizados en trabajadores por turno y en personas que sufren *jet-lag*. Así, en personas que trabajan por la noche, con exposición a la luz en unas horas en las que habitualmente se está en oscuridad, se han observado valores superiores de IMC, concentraciones plasmáticas mayores de grelina y concentraciones plasmáticas menores de leptina. Estos individuos tienen mayor probabilidad de desarrollar síndrome metabólico. Por otra parte, en situaciones de *jet-lag*, la discordancia entre el reloj circadiano y el reloj social parece estar relacionada con un mayor IMC.

En cuanto al gasto energético, los genes reloj controlan la temperatura corporal y la termogénesis. Así, la termogénesis inducida por la dieta muestra variaciones circadianas en los seres humanos, siendo mayor durante la mañana, intermedia a media tarde y baja por la noche. Este ritmo circadiano en la termogénesis puede contribuir a explicar el mayor peso corporal observado en personas que no desayunan. Por otro lado, la exposición constante a la luz produce una disrupción del sistema circadiano que conduce a una disminución del gasto energético; esto, unido al incremento de ingesta conduce a un incremento del IMC.

Dada la temática abordada en este capítulo, el reloj periférico presente en el tejido adiposo es de especial interés. La ritmicidad circadiana de algunos genes sigue un patrón fisiológico predecible, particularmente para el depósito subcutáneo. La leptina muestra su máxima expresión durante la noche (02:00 horas) y la adiponectina alcanza su cénit durante la mañana (a las 10:00 horas), lo que podría estar implicado en la máxima retirada de ácidos grasos y la mejora en tolerancia a la glucosa en ese momento del día. El factor de transcripción PPAR-γ se relaciona con el patrón circadiano de la adiponectina. De hecho, la elevada expresión de PPAR-γ y de genes relacionados con glucocorticoides durante la mañana (08:00 horas), al inicio de la actividad diaria, es consistente con resultados obtenidos en mamíferos nocturnos y podría relacionarse con el incremento de producción de adiponectina y la mejor sensibilidad a la insulina en esa fase del día.

PROGRAMACIÓN FETAL Y ALIMENTACIÓN EN ETAPAS TEMPRANAS DE LA VIDA

El desarrollo de ciertas alteraciones metabólicas que se manifiestan en la vida adulta, como la obesidad, pueden tener sus raíces antes del nacimiento. Efectivamente, la programación fetal es una clave determinante para el fenotipo y las enfermedades del adulto. Las intervenciones durante la gestación resultan más eficaces para la prevención de enfermedades del adulto que las que se pueden llevar a cabo en el período posnatal. También resulta crucial la alimentación durante las primeras etapas de la vida. En este sentido, tanto una sobrealimentación como un déficit nutricional durante la etapa fetal y la lactancia generan un mayor riesgo de desarrollar obesidad. Por el contrario, una correcta nutrición durante estas etapas resulta protectora frente al desarrollo de obesidad y otras enfermedades crónicas (cap. 24, Bases moleculares de la programación metabólica fetal, tomo II).

En el siglo XXI han aparecido nuevos estudios sobre la programación intrauterina y la relevancia de la dieta del niño durante los 2 primeros años de vida. También se han publicado nuevas hipótesis, como la hipótesis del fenotipo ahorrador, que identificó como personas con mayor riesgo de complicaciones metabólicas aquellas que habían experimentado condiciones desfavorables para el desarrollo normal durante la vida fetal y que tenían acceso a los alimentos sin restricción en la edad adulta. Otra teoría de la programación intrauterina es la del salvamento fetal, según la cual, debido a que la desnutrición materna hace que el feto reciba sólo cantidades limitadas de glucosa, un feto desnutrido desarrolla sucesivas resistencias periféricas a la insulina, y la glucosa disponible se desvía al cerebro, a expensas del músculo esquelético o del pulmón. Ambas hipótesis están relacionadas con la existencia de los denominados momentos críticos del desarrollo fetal. Si la desnutrición se produce en momentos clave de la vida, incluida la formación de células, tejidos u órganos humanos, y la programación de sus funciones, los efectos sobre el metabolismo pueden ser muy graves e incluso irreversi-

bles. Además de las teorías de la vida fetal, existe la hipótesis de la recuperación del crecimiento, que también está indirectamente relacionada con la vida fetal y el peso demasiado bajo al nacer. Esta hipótesis se refiere al crecimiento compensatorio o catch-up del cuerpo en los primeros 2 años de vida de los niños que nacen con bajo peso al nacer (pequeños para su edad gestacional, PEG). Esto se debe a que después de meses de lucha por sobrevivir, el cuerpo del niño experimenta prosperidad en el ambiente posnatal.

El clásico ejemplo de esta situación es el de la hambruna que se produjo en Holanda durante los últimos 6 meses de la Segunda Guerra Mundial. Los hijos de madres que durante la primera mitad de su período de gestación sufrieron un déficit de alimentación, presentaban tasas más elevadas de obesidad, diabetes e hipertensión en la edad adulta.

Aunque se conocen algunos mecanismos que justifican estos efectos, todavía falta mucho por descubrir en relación con este tema. Estudios realizados en ratas cuyas crías habían nacido con bajo peso debido a una malnutrición fetal, demuestran que estas crías desarrollaban hiperfagia posnatal seguida de obesidad en pocas semanas, hecho que se agudizaba cuando eran alimentadas con dietas hipercalóricas. Estos hallazgos parecen estar relacionados con los cambios fisiológicos que se producen en el hipotálamo de las crías procedentes de madres sometidas a un déficit nutricional durante la gestación. En concreto, se produce una reducción de las fibras que se proyectan desde el núcleo arqueado del hipotálamo hasta el núcleo paraventricular y una disminución de la expresión de POMC. En algunos estudios también se ha detectado en las crías de madres sometidas a restricción energética durante el embarazo un cambio en las preferencias alimentarias, con una tendencia a la selección de alimentos ricos en grasa. Todos estos cambios pueden contribuir a la mayor tendencia a desarrollar obesidad. En seres humanos, diversos estudios han obtenido resultados que van en la misma línea. Así, en niños nacidos con bajo peso se ha observado una reducción de la saciedad asociada a niveles bajos de leptina, lo que favorece un aumento de la ingesta, que suele acompañarse de una recuperación rápida de peso, con mayor IMC y mayor porcentaje de grasa corporal total ya en la etapa prepuberal.

También se ha propuesto la participación de anomalías del eje hipotálamo-hipófiso-suprarrenal (HHS), con un tono corticoideo elevado. Esto ha llevado a sugerir que el exceso de glucocorticoides sería el desencadenante de la programación. Al respecto, se ha observado que la desnutrición aguda durante el embarazo activa el eje HHS materno, induciendo, por la transferencia placentaria de corticosterona, cambios en el eje HHS del feto. Tanto el exceso materno de glucocorticoides como la propia desnutrición inhiben la enzima 11β-hidroxiesteroide deshidrogenasa placentaria, lo que se traduce en un aumento de cortisol en el feto y alteraciones del eje HHS. En adultos con bajo peso al nacer, los estudios realizados sobre el eje HHS aportan datos contradictorios; en algunos se han encontrados niveles de cortisol basal elevados con pérdida parcial de ritmo, sin que haya sido posible corroborarlo en otros.

En lo que respecta al período de lactancia, los estudios realizados con roedores suelen basarse en la manipulación del tamaño de la camada. Cuando ésta es pequeña, las crías reciben mayor cantidad de leche, es decir, se induce una hiperfagia que conduce a un incremento del peso y de la grasa corporal de las crías. Por el contrario, un aumento en el tamaño de la camada conduce a una disminución de la ingesta de leche y del peso corporal en las crías. Los estudios en seres humanos llevados a cabo hasta el momento se han basado en restricciones energéticas muy moderadas en la alimentación de las madres. En estos casos no se han producido efectos negativos sobre los lactantes a corto plazo, pero se desconocen los posibles efectos en un plazo más largo de tiempo.

Los efectos que ejercen tanto la alimentación de la madre durante la etapa fetal como la alimentación del recién nacido durante la lactancia están mediados, en parte, por modificaciones epigenéticas, siendo la metilación del DNA y la modificación de las histonas los dos mecanismos principales. La metilación del DNA ocurre en la posición 5 de la citosina, y la modificación de las histonas consiste en su metilación, fosforilación y acetilación, entre otras. Las modificaciones epigenéticas del DNA y de las histonas ocurren al aumentar o disminuir el acceso de la maquinaria de transcripción, tanto potenciadores como represores, al DNA. Los cambios epigenéticos asociados con la exposición prenatal a condiciones ambientales adversas y las adaptaciones fisiológicas o metabólicas resultantes de la descendencia pueden persistir a pesar del cese del agente externo nocivo y, además, pueden ser heredados. Durante estos períodos, la plasticidad del organismo se considera parte de la adaptación a las condiciones ambientales. Sin embargo, en las primeras etapas de la vida, rara vez se manifiesta a nivel tisular y, como sospechan los investigadores, se desarrolla de manera latente a través de mecanismos epigenéticos. Los cambios epigenéticos, por lo tanto, pueden contribuir a la modulación de la homeostasis energética (**cap. 18**, Nutrición y epigenética, **tomo II**).

PUNTOS CLAVE

- El ser humano está dotado de un sistema muy complejo para la regulación del gasto energético y de la ingesta energética, integrado por numerosos procesos que, en ocasiones, resultan redundantes. Este sistema permite a la mayoría de los adultos mantener estable el peso corporal durante períodos de tiempo prolongados, pese a las fluctuaciones diarias en el balance de energía. Está mejor preparado para hacer frente a situaciones de aporte de energía limitado que a situaciones de exceso de ingesta. Es decir, es más eficaz combatiendo la pérdida de peso que evitando su exceso. Esta situación ayuda a explicar la elevada prevalencia de obesidad en la actualidad, que resulta de la intersección entre los inadecuado hábitos alimentarios, el sedentarismo y la regulación genética.

- Las características genéticas de cada individuo constituyen un importante factor que condiciona la mayor o menor tendencia al desarrollo de obesidad. Sin embargo, el mencionado incremento en la prevalencia de obesidad no puede ser explicado por un repentino cambio genético, puesto que este tipo de cambios se va produciendo a lo largo de generaciones. Esto indica que los factores ambientales, fundamentalmente los factores dietéticos y la actividad física, pueden tener una importancia considerable. En definitiva, los fallos en la regulación del peso corporal conducentes al desarrollo de sobrepeso y obesidad son el resultado de la interacción entre factores genéticos y factores ambientales.

- Los procesos involucrados en la regulación del peso y de la composición corporal hacen referencia al balance de energía y a procesos metabólicos que tienen lugar en el propio tejido adiposo. Así, alteraciones en la ingesta de energía o en alguno de los componentes del gasto energético (metabolismo basal, termogénesis, actividad física) pueden dar lugar a un balance positivo de energía, que a la larga conducirá a un incremento de la masa adiposa. Los procesos responsables del control de la ingesta de alimento, tanto en cuanto a la cantidad como al tipo de alimento, dependen no sólo de señales internas sino también de factores ambientales, entre los que se incluyen los hábitos sociales, las características organolépticas y la presentación de los alimentos, que hacen que éstos resulten más o menos apetitosos. Con respecto a los procesos metabólicos propios del tejido adiposo, cabe señalar la importancia de la adipogénesis o formación de adipocitos maduros a partir de preadipocitos, la lipogénesis o síntesis de ácidos grasos para su posterior almacenamiento en forma de triacilgliceroles, la lipólisis o movilización de los triacilgliceroles almacenados para aportar ácidos grasos como fuente de energía a diferentes órganos y tejidos, y la distribución de macronutrientes entre los diferentes tejidos.

- En el presente capítulo se ha analizado en qué medida la dotación genética de los individuos y el estilo de vida influyen en la regulación de la ingesta de alimentos y del gasto energético, así como en diversas rutas metabólicas determinantes de la acumulación de grasa corporal.

BIBLIOGRAFÍA

ABETE I, PARRA MD, ZULET MA, MARTÍNEZ JA. **Different dietary strategies for weight loss in obesity: role of energy and macronutrient content. Nutr Res Rev 2006; 19: 5-17.**
Artículo que describe diferentes intervencio nes nutricionales, relacionadas con la distribución de macronutrientes, para favorecer la pérdida de peso en la obesidad.

BELLIDO D. **Sobrepeso y obesidad. Sociedad Española para el Estudio de la Obesidad, 2015.**
Texto que aborda aspectos muy variados de la obesidad. Algunos capítulos están relacionados con la temática del presente capítulo.

BOUCHARD C. **Genes and obesity, vol 94. Progress in molecular biology and translational science. Amsterdam: Elsevier Science and Technology, 2010.**
Este libro describe diversos genes involucrados en el desarrollo de obesidad.

BRAY GA. **An atlas of obesity and weight control. Baton Rouge: Parthenon, 2003.**
Se trata de un libro que aporta Figuras y gráficos muy claros acerca del balance de energía y su control y acerca de las señales aferentes y eferentes relacionadas con la ingesta de alimento.

BRAY MS, LOOS RJF, MCCAFFERY JM, LING C, FRANK PW, WEINSTOCK GM. **NIH Working Group Report using genomic infor-**

mation to guide weight management: from universal to precision treatment. Obesity 2016; 24: 14-22.
En este artículo se analiza cómo las bases moleculares de la variabilidad en los cambios de peso de las personas pueden servir para mejorar y personalizar los tratamientos destinados al control del peso corporal.

Campión J, Milagro FI, Martínez JA. Individuality and epigenetics in obesity. Obes Rev 2009; 10: 383-92.
Revisión dedicada a la programación fetal y el papel de la epigenética en la homeostasis energética.

Garaulet M, Ordovás JM, Madrid JA. The chronobiology, etiology and pathophysiology of obesity. Int J Obes 2010; 34: 1667-83.
Se trata de un artículo de revisión en el que se abordan diversos aspectos de la cronobiología: biología de los genes reloj, regulación del metabolismo por genes reloj, genes reloj en tejido adiposo, patologías asociadas a la disrupción del ritmo circadiano.

Huang T, Hu FB. Gene-environment interactions and obesity: recent development and future directions. BMC Med Genomics 2015; 8 (suppl. 1): S2.
En este artículo se revisan los descubrimientos más recientes sobre la importancia de la interacción entre los genes y la dieta en el desarrollo de obesidad.

Kim SH, Plutzky J. Brow fat and browning for the treatment of obesity and related metabolic disorders. Diabetes Metab J 2016; 40: 12-21.
Esta revisión presenta los aspectos más importantes relacionados con los adipocitos marrones y aborda su posible interés en el tratamiento de la obesidad en seres humanos.

Marti A, Martinez-González MA, Martinez JA. Interaction between genes and lifestyle factors on obesity. Proc Nutr Soc 2008; 67: 1-8.
Revisión actualizada de interacciones entre genes y nutrición.

Martínez JA, Enríquez L, Moreno MJ, Martí A. Genetics of obesity. Public Health Nutr 2007; 10: 1138-44.
Revisión que trata sobre el papel de la genética sobre la regulación del peso corporal a nivel del apetito y del gasto energético.

Martínez JA, Navas-Carretero S, Saris WH, Astrup A. Personalized weight loss strategies–the role of macronutrient distribution. Nat Rev Endocrinol 2014; 10: 749-60.
En este artículo de revisión se analizan los efectos de la composición en macronutrientes de la dieta sobre el peso corporal. También se analizan las diferentes respuestas de los individuos en función de sus variantes genéticas.

Martínez-Jiménez CP, Sandoval J. Epigeneic crosstalk: a molecular language in human metabolic disorders. Front Biosci 2015; 7: 46-57.
Artículo de revisión que aborda la importancia de la regulación epigenética (la metilación, entre otras) en la obesidad y algunas de sus comorbilidades, como el hígado graso y la diabetes mellitus tipo 2.

Needergaard J, Cannon B. The browning of white adipose tissue: some burning issues. Cell Metab 2014; 20: 396-407.
Revisión en la que se abordan aspectos diversos del proceso de marronización del tejido adiposo blanco: origen de los adipocitos beige, efectos del frío, efectos de la estimulación β-adrenérgica, agentes marronizantes, diferente marronización de los tejidos según su localización anatómica y efectos metabólicos, entre otros. Completa la revisión de Kim y Plutzky.

Newell A, Zlot A, Silvey K, Arail K. Addressing the obesity epidemic: a genomics perspective. Prev Chronic Dis 2007; 4: 1-6.
Los autores comentan los aspectos más relevantes de la genómica nutricional relacionada con el balance energético y la obesidad.

Obesidad. Anales del Sistema Sanitario de Navarra 2002; 25 (suppl. 1).
Suplemento de una revista que trata aspectos estrechamente relacionados con la temática de este capítulo, como la leptina, las proteínas desacoplantes, la importancia de la distribución de los macronutrientes en la composición corporal y las causas de la obesidad.

Palou A, Bonet L, Serra F. Study on obesity and functional foods in Europe. Bruxelles: Unión Europea, 2003.
Este libro contiene diversos capítulos relacionados con la termogénesis, la adipogénesis, la importancia de los hábitos alimentarios y de la actividad física en el desarrollo de la obesidad y con las interacciones entre genes y medio ambiente.

Parker J, Bloom SR. Hypothalamic neuropeptides and the regulation of appetite. Neuropharmacology 2012; 63: 18-30.
Este artículo revisa los principales neuropéptidos reguladores del apetito.

Steemburgo T, Azevedo MJ, Martinez JA. Interaçâo entre gene e nutriente e sua associaçâo à obesidade e ao diabetes melito. Arq Bras Endocrinol Metab 2009; 53: 485-49.
Manuscrito enfocado a considerar la nutrigenética y nutrigenómica en relación con la etiología y el tratamiento de la obesidad.

Walley AJ, Asher JE, Froguel P. The genetic contribution to non-syndromic human obesity. Nat Rev Genet 2009; 10: 431-42.
Revisión de el papel de la genética en la regulación del peso corporal.

Estrés oxidativo y mecanismos de defensa antioxidante

13

M. Martínez Cayuela

OBJETIVOS

- Reconocer que el oxígeno es tóxico en determinadas condiciones celulares y que esa toxicidad está mediada por la formación de radicales libres a partir de él.
- Conocer qué es un radical libre y valorar la importancia de su elevada reactividad.
- Identificar los diferentes tipos de radicales libres de oxígeno y describir sus características fundamentales.
- Describir las fuentes exógenas de radicales libres de oxígeno y los principales sistemas intracelulares productores de estas especies altamente reactivas.
- Analizar los daños oxidativos producidos por los radicales libres de oxígeno en los diferentes constituyentes celulares.
- Relacionar los daños oxidativos producidos por los radicales libres de oxígeno con el desarrollo de distintos tipos de enfermedades y alteraciones clínicas.
- Describir los principales sistemas enzimáticos de defensa antioxidante.
- Enumerar los distintos tipos de antioxidantes secuestradores de radicales libres y evaluar su papel como sistemas de defensa frente al estrés oxidativo.
- Entender el papel de las especies reactivas de oxígeno en la regulación de la expresión génica.

CONTENIDO

INTRODUCCIÓN

Todos los organismos aerobios requieren oxígeno para la producción eficiente de energía; sin embargo, el oxígeno puede resultar tóxico en concentraciones elevadas e incluso en concentraciones similares a las del aire. Una de las primeras enfermedades asociadas a la toxicidad del oxígeno fue la fibroplasia retrolental, que produjo, durante la década de 1940, un gran número de casos de ceguera en niños prematuros. Hasta 1954 no se descubrió que esta enfermedad estaba relacionada con el uso de altas concentraciones de oxígeno en las incubadoras. La vasculatura retiniana no está completamente desarrollada en los niños recién nacidos y menos aún en los prematuros. El crecimiento de los vasos retinianos en condiciones de hiperoxia está inhibido pero, al volver a la atmósfera normal, se induce su recrecimiento debido a la segregación de factores angiogénicos por parte de las células de la retina. Esto da lugar a la formación de

tejido fibroso detrás del cristalino, desprendimiento de retina y ceguera.

La toxicidad del oxígeno no se debe a la propia molécula de oxígeno, sino a la producción, a partir del oxígeno, de especies parcialmente reducidas altamente reactivas. Fueron Rebecca Gershman y Daniel L. Gilbert quienes propusieron que la mayor parte de los efectos nocivos del oxígeno podían ser atribuidos a la formación de radicales libres que se originaban a partir de él.

Los radicales libres forman parte de muchas reacciones metabólicas y se producen en el organismo incluso en condiciones normales de disponibilidad de oxígeno. Algunos resultan útiles en muchos procesos, por ejemplo, en la degradación de la bilirrubina del recién nacido por la luz, en el tratamiento de la psoriasis o de ciertos tipos de cáncer de piel, en la fagocitosis, etc. Ahora bien, cuando estas especies reactivas se producen en exceso, o cuando los sistemas de defensa antioxidante fallan, los radicales libres pueden reaccionar con los diferentes componentes celulares y se produce el daño oxidativo.

Los radicales libres de oxígeno son los principales mediadores en las reacciones de los radicales libres, posiblemente por la ubicuidad del oxígeno molecular o por su capacidad para captar fácilmente electrones; es por ello que se estudiarán en este capítulo, fundamentalmente, estos radicales libres. Otros radicales libres, como los derivados del nitrógeno, serán también tratados en algunos apartados de este capítulo.

Se repasarán, en primer lugar, el concepto de radical libre y los principales radicales libres de oxígeno que existen. Después se estudiarán los sistemas biológicos de producción de estos radicales, se analizarán también los daños que ocasionan en los componentes estructurales de las células y, a continuación, se tratarán los sistemas que poseen éstas para defenderse del daño oxidativo. Muchas especies reactivas de oxígeno (ROS) y de nitrógeno (RNS) afectan a la transcripción de distintos genes, por lo que, en ocasiones, se han considerado moléculas señalizadoras intracelulares. En este capítulo, finalmente, se abordará el papel de estas especies reactivas en el control de la expresión génica.

NATURALEZA DE LOS RADICALES LIBRES DE OXÍGENO

Un radical libre es una especie química que contiene uno o más electrones desapareados en sus orbitales externos. Debido a su configuración electrónica, los radicales libres son inestables y extremadamente reactivos, puesto que rápidamente extraen electrones de las moléculas cercanas; por lo tanto, presentan una vida media corta y una concentración en estado estacionario baja. En la **tabla 13-1** se indican los principales tipos de reacciones biológicas en las que participan los radicales libres. Un compuesto no radical libre puede convertirse en radical libre por ganancia o pérdida de un electrón. Los radicales libres también pueden formarse fácilmente cuando un enlace covalente se rompe, dejando un electrón de la pareja compartida en cada uno de los átomos que estaban unidos; a este proceso se lo denomina fisión homolítica (ecuación 1). Normalmente, cuando un enlace covalente se rompe lo hace de forma heterolítica, es decir, uno de los átomos retiene ambos electrones y resulta un ion cargado negativamente, y el otro átomo pierde un electrón y, por lo tanto, se convierte en un ion cargado positivamente (ecuación 2).

$$A:B \rightarrow A^{\cdot} + B^{\cdot} \qquad [1]$$

$$A:B \rightarrow A:^{-} + B^{+} \qquad [2]$$

La molécula de oxígeno puede ser calificada de birradical, puesto que tiene dos electrones desapareados, cada uno localizado en un orbital antienlazante π^* diferente. Éste es el estado más estable del oxígeno y se denomina estado fundamental. El oxígeno en su estado fundamental, a pesar de ser un potente oxidante, es poco reactivo. La reactividad que cabría esperar en la molécula de oxígeno como tal birradical se encuentra reducida a causa de las direcciones paralelas de los espines de sus dos electrones desapareados. Si el oxígeno intenta oxidar otro átomo o molécula no radical aceptando un par de electrones, éstos han de tener espines paralelos para acoplarse en los espacios vacantes de los orbitales π^*. Según el principio de exclusión de Pauli, los espines de los electrones en un orbital atómico o molecular han de tener direcciones opuestas. Este hecho, por lo tanto, impone una restricción en las reacciones de oxidación por el oxígeno. Aunque, en principio, la restricción de espín parece ventajosa para los organismos aerobios, porque enlentece las reacciones del oxígeno, ésta crea una situación en la que la transferencia de un electrón puede ocurrir, permitiéndose, de este modo, la formación de un radical libre.

La reactividad del oxígeno molecular puede aumentar por inversión del espín de uno de los electrones de sus orbitales externos para formar los oxígenos singlete, o bien por su reducción secuencial y univalente para producir intermediarios radicales libres de oxígeno (**Figs. 13-1** y **13-2**). En la **tabla 13-2** se indican ROS que se producen en los sistemas biológicos.

Oxígeno singlete

Los espines paralelos de los dos electrones de los orbitales externos del oxígeno molecular pueden convertirse en antiparalelos mediante un impulso de energía, originando los oxígenos singlete. Hay dos tipos de oxígenos singlete: el oxígeno singlete delta ($^1\Delta gO_2$), que es el de mayor importancia biológica debido a su larga vida media, y el oxígeno singlete sigma ($^1\Sigma g^+O_2$), muy reactivo, pero con una vida media corta porque, tras formarse, rápidamente decae al estado de oxígeno singlete delta. La excitación del oxígeno molecular a

Oxígeno molecular (O_2)	↑	↑
Oxígeno singlete delta ($^1\Delta gO_2$)	↑↓	
Oxígeno singlete sigma ($^1\Sigma g^+O_2$)	↑	↓

Figura 13-1. Disposición de los electrones en los orbitales antienlazantes π^* del oxígeno.

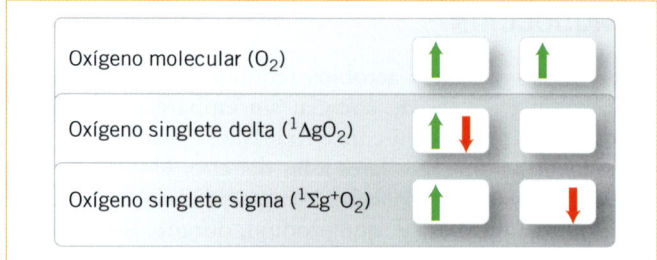

$$O_2 \xrightarrow{e^-} O_2^{\cdot -} \xrightarrow{e^- + 2H^+} H_2O_2 \xrightarrow[H_2O]{e^- + H^+} OH^{\cdot} \xrightarrow{e^- + H^+} H_2O$$

Figura 13-2. Reducción secuencial y univalente del oxígeno molecular.

Tabla 13-1. Principales reacciones biológicas en las que participan los radicales libres

$A^{\cdot} + B^{\cdot} \rightarrow A - B$	Combinación
$A^{\cdot} + B - C - D^{\cdot} \rightarrow A - B + C = D$	Desproporcionación
$A - B^{\cdot} \rightarrow A^{\cdot} + B$	Fragmentación
$A^{\cdot} + B - C \rightarrow A - B + C^{\cdot}$	Transferencia de radical
$A^{\cdot} + B = C \rightarrow A - B - C^{\cdot}$	Adición

Tabla 13-2. Principales especies reactivas de oxígeno que se producen en los sistemas biológicos

$O_2^{\bullet-}$	Radical anión superóxido
$HO_2^{\bullet}$	Radical perhidroxilo
H_2O_2	Peróxido de hidrógeno
$OH^{\bullet}$	Radical hidroxilo
$RO^{\bullet}$	Radical alcoxilo
$ROO^{\bullet}$	Radical peroxilo
$^1\Delta gO_2$	Oxígeno singlete delta
O_2	Oxígeno molecular

oxígeno singlete puede llevarse a cabo por distintos pigmentos biológicos, como la clorofila o el retinal, cuando son iluminados con luz de una determinada longitud de onda en presencia de O_2. El pigmento absorbe la luz, entra en un estado de excitación electrónica más elevado y, entonces, transfiere energía al O_2 para formar oxígeno singlete mientras que vuelve a su estado original.

Radical superóxido

El ion radical superóxido ($O_2^{\bullet-}$) se forma cuando la molécula de oxígeno molecular es reducida por un electrón. Esta especie química es muy reactiva y bastante inestable en soluciones acuosas, puesto que es capaz de reaccionar espontáneamente consigo misma, mediante una reacción de dismutación, para producir peróxido de hidrógeno (H_2O_2) y oxígeno molecular (ecuación 3). Con pH neutro o fisiológico esta reacción de dismutación está catalizada por la superóxido dismutasa (SOD), enzima de la que se hablará más adelante. El oxígeno singlete puede ser formado también durante la dismutación del superóxido; sin embargo, sólo menos del 0,008 % del oxígeno producido de este modo está en el estado singlete.

$$O_2^{\bullet-} + O_2^{\bullet-} + 2H^+ \rightarrow H_2O_2 + O_2 \qquad [3]$$

Con pH bajo el radical superóxido puede estar en su forma protónica como radical perhidroxilo ($HO_2^{\bullet}$), a partir del cual rápidamente se genera peróxido de hidrógeno (ecuación 4).

$$HO_2^{\bullet} + e^- + H^+ \rightarrow H_2O_2 \qquad [4]$$

Peróxido de hidrógeno

Cuando dos electrones reducen la molécula de oxígeno se produce el ion peróxido (O_2^{2-}), cuya forma protonada es el peróxido de hidrógeno. La dismutación del $O_2^{\bullet-}$ por la SOD es la fuente principal de peróxido de hidrógeno. Este compuesto no es un radical libre y, en general, no es tan reactivo para oxidar muchas moléculas orgánicas en un medio acuoso; no obstante, se considera un oxidante biológicamente importante porque a partir de él, por su interacción con metales de transición, se genera el radical hidroxilo ($OH^{\bullet}$). El peróxido de hidrógeno es muy peligroso para las células, porque generalmente no está ionizado y puede difundir a través de las membranas.

Radical hidroxilo

La reducción del oxígeno molecular por tres electrones origina el radical libre hidroxilo. Ésta es una especie química altamente reactiva que puede reaccionar con cualquier molécula biológica a una velocidad de 10^7-10^{10} mol/seg; su vida media y su radio de acción, por lo tanto, son extremadamente cortos (fracciones de microsegundo y 30 Å, respectivamente). La principal fuente de radicales hidroxilo es la reacción de Haber-Weiss (ecuación 7), que resulta del balance de dos reacciones (ecuaciones 5 y 6), la segunda de las cuales es la reacción de Fenton, que necesita un quelato de hierro para producirse. Otros metales de transición, del mismo modo, aceleran la producción de radicales hidroxilo.

$$O_2^{\bullet-} + Fe^{3+} \rightarrow O_2 + Fe^{2+} \qquad [5]$$

$$Fe^{2+} + H_2O_2 \rightarrow Fe^{3+} + OH^- + OH^{\bullet} \qquad [6]$$

$$O_2^{\bullet-} + H_2O_2 \rightarrow O_2 + OH^- + OH^{\bullet} \qquad [7]$$

PRODUCCIÓN DE RADICALES LIBRES DE OXÍGENO EN LOS SISTEMAS BIOLÓGICOS

Los radicales libres se pueden producir en las células por varios procesos y reacciones:

- Radiaciones sobre fotosensibilizadores como el retinal, la riboflavina, la clorofila o la bilirrubina.
- Reacciones redox con metales de transición.
- Reacciones redox catalizadas por enzimas.

Fuentes exógenas de radicales libres de oxígeno

La radiación ionizante, la radiación ultravioleta y las radiaciones particuladas son fuentes de radicales libres por transferir su energía a componentes celulares como el agua. Estas radiaciones causan la fisión heterolítica del agua para producir átomos de hidrógeno, electrones hidratados y radicales hidroxilo y, en presencia de oxígeno, radical superóxido y peróxido de hidrógeno (Tabla 13-3).

La luz visible de longitud de onda apropiada puede causar fotólisis de los enlaces químicos para generar radicales libres. Este proceso ocurre especialmente en presencia de fotosensibilizadores.

Tabla 13-3. Efectos de la radiación ionizante en un sistema acuoso y en presencia de oxígeno

$H_2O \rightarrow H_2O^+ + e^-$
$H_2O + e^- \rightarrow H_2O^-$
$H_2O^+ \rightarrow H^+ + OH^{\bullet}$
$H_2O^- \rightarrow H^{\bullet} + OH^-$
$O_2 + H^{\bullet} \rightarrow HO_2^{\bullet}$
$O_2 + e^- \rightarrow O_2^{\bullet-}$
$O_2^{\bullet-} + H^+ \rightarrow HO_2^{\bullet}$
$2HO_2^{\bullet} \rightarrow H_2O_2 + O_2$

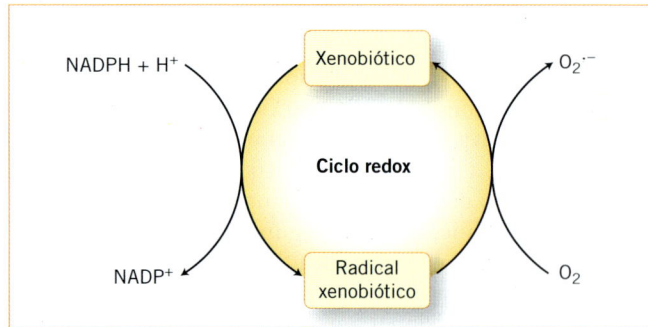

Figura 13-3. Ciclo redox de xenobióticos. NADP⁺: nicotinamida adenindinucleótido-fosfato; NADPH: nicotinamida adenindinucleótido-fosfato reducido.

Distintos compuestos entre los que se hallan pesticidas, contaminantes atmosféricos, el humo del tabaco, anestésicos, antimicrobianos, fármacos anticancerígenos y otros medicamentos, cuando son metabolizados en el organismo, dan lugar a radicales libres. Muchos de estos xenobióticos ejercen su efecto tóxico mediante su activación metabólica a productos intermediarios que son radicales libres. Cuando estos compuestos son reducidos por un electrón, se producen especies que reaccionan con el oxígeno molecular para formar radical superóxido y generar la molécula original. Esta reacción normalmente está catalizada por la NADPH-citocromo P-450 reductasa, una flavoproteína que utiliza NADPH (nicotinamida adenindinucleótido-fosfato reducido) como dador electrónico (**Fig. 13-3**). Si estas moléculas oxidadas se reducen de nuevo, se establece un ciclo redox en el que hay un consumo desproporcionado de oxígeno molecular y de equivalentes redox. Un equivalente redox se define como la cantidad de una sustancia necesaria para producir un cambio de una unidad en el estado de oxidación. Por ejemplo, la ganancia o pérdida de un protón (H^+) o un electrón cambia el estado de oxidación en una unidad. De esta manera, las ROS que se forman dan lugar a un estrés oxidativo que provocará graves daños celulares. La **tabla 13-4** muestra compuestos cuya toxicidad puede ser atribuida a los radicales libres de oxígeno.

Aunque no está totalmente demostrado, se cree que muchas nanopartículas presentan citotoxicidad y, en algunos casos, esta toxicidad está mediada por la formación de radicales libres de oxígeno. La producción de estas ROS por las nanopartículas se puede deber a la composición de las propias nanopartículas; así, por ejemplo, pueden contener metales de transición o diversos compuestos orgánicos, que pueden servir como iniciadores de las reacciones de formación de ROS. Las nanopartículas también pueden interaccionar con distintos compartimentos subcelulares, como el retículo endoplásmico o la membrana mitocondrial, alterar su integridad y, de este modo, provocar una alteración del flujo electrónico y la generación de radicales libres de oxígeno.

Fuentes intracelulares de radicales libres de oxígeno

Además de las fuentes exógenas de radicales libres de oxígeno, hay distintos sistemas intracelulares que están implicados en la producción de estos radicales (**Fig. 13-4**).

Tabla 13-4. Compuestos cuya toxicidad puede estar relacionada con la formación de radicales libres	
Xenobiótico	**Uso**
Adriamicina	Antitumoral
Bleomicina	Antitumoral
Cloroformo	Disolvente orgánico
Daunomicina	Antitumoral
Dióxido de nitrógeno	Contaminante atmosférico
Etanol	Bebida alcohólica
Fleomicinas	Antitumoral
Halotano	Anestésico
Hidralazina	Antihipertensor
Iproniazida	Antidepresivo
Isoniazida	Antimicobacteriano
Metronidazol	Antimicrobiano
Nitrofurantoína	Antimicrobiano
Paracetamol	Analgésico y antipirético
Paraquat	Herbicida
Primaquina	Fármaco antimalaria
Psoralenos	Tratamiento de enfermedades de la piel
Sulfamidas	Antibacteriano
Talisomicinas	Antitumoral
Tetracloruro de carbono	Disolvente orgánico

Pequeñas moléculas citosólicas

La autooxidación de pequeñas moléculas citosólicas puede producir radicales libres de oxígeno. Algunos ejemplos de estas moléculas son las catecolaminas, flavinas, tetrahidropterinas y quinonas o los tioles y difenoles.

En todos los casos, como consecuencia de la reducción univalente del oxígeno molecular, se produce $O_2^{\bullet-}$. Además, si la molécula original es regenerada por agentes reductores, se establece un ciclo redox no enzimático.

Este proceso de autooxidación comienza o se acelera en presencia de metales de transición.

Hemoglobina y mioglobina

Las cadenas polipeptídicas de la hemoglobina y la mioglobina pueden autooxidarse al igual que el hierro de sus grupos hemo. Cuando el hierro de la hemoglobina y la mioglobina liga O_2, está en general como hierro ferroso, pero cierta deslocalización electrónica que existe permite que se dé este equilibrio:

$$\text{Hemo-Fe}^{2+}\text{-O}_2 \rightarrow \text{Hemo-Fe}^{3+}\text{-O}_2^{\bullet-}$$

Estas moléculas oxigenadas en ocasiones se descomponen para dar radical superóxido y metahemoglobina o metamioglobina (hemo-Fe³⁺), que no pueden unirse al oxígeno. Normalmente, sólo un 3 % de la hemoglobina de los glóbulos rojos está como metahemoglobina. La oxidación de la hemoglobina y la mioglobina se puede acelerar por la presencia de metales de transición o nitritos (NO_2^-).

En las zonas rurales donde se abona excesivamente con nitratos (NO_3^-), éstos pueden pasar al intestino y ser reducidos por las bacterias intestinales a nitritos, los cuales pueden absorberse y provocar suficiente metahemoglobina para interferir en la oxigenación de los tejidos corporales. Las hemoglobinas anormales presentan mayores porcentajes de metahemoglobina.

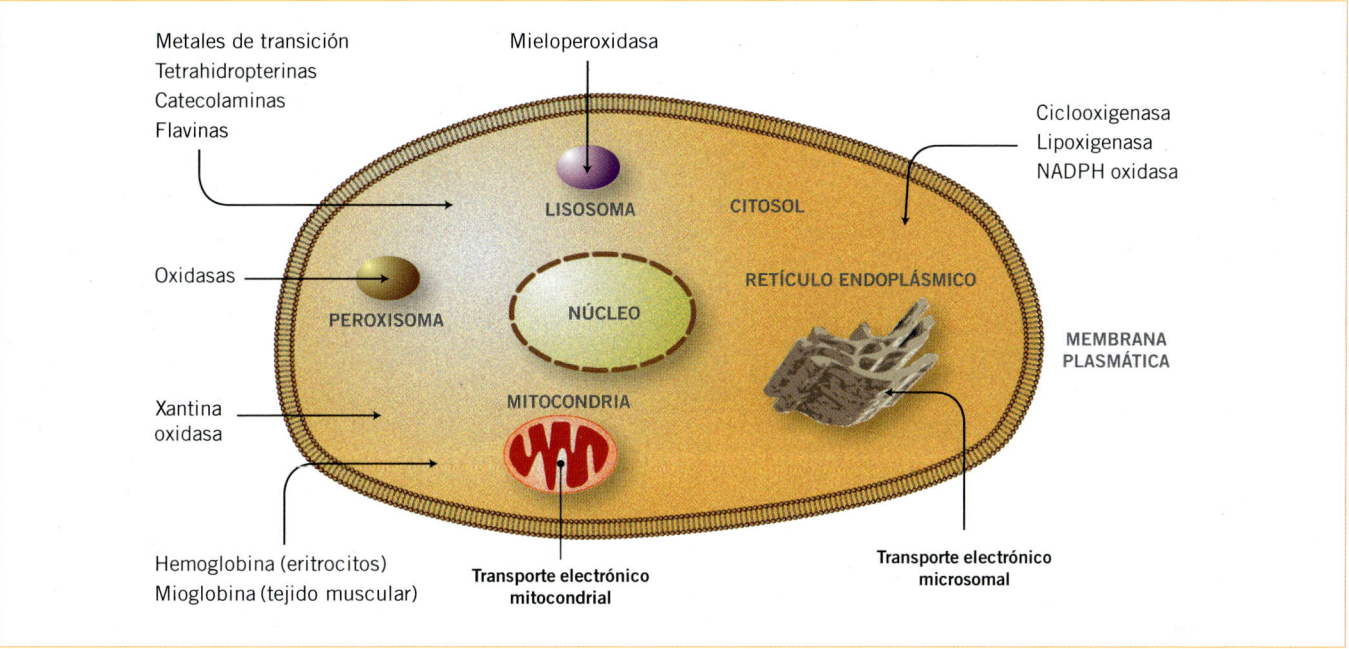

Figura 13-4. Fuentes intracelulares de radicales libres de oxígeno.

Proteínas enzimáticas

Algunas enzimas generan radicales libres de oxígeno durante su ciclo catalítico; por lo tanto, regulando la actividad de estas enzimas se puede controlar la concentración de radicales libres de oxígeno. La monoaminooxidasa desamina la dopamina y forma peróxido de hidrógeno en las neuronas. La aldehído oxidasa oxida aldehídos en hígado y libera $O_2^{\bullet-}$. La ciclooxigenasa y la lipoxigenasa, enzimas de la ruta biosintética de prostaglandinas, tromboxanos y leucotrienos, también liberan radicales libres de oxígeno. Estos radicales pueden inactivar las enzimas que los originan y, de esta forma, regular la ruta en la que participan. Por otra parte, se ha demostrado que la ciclooxigenasa es capaz de metabolizar asimismo ciertos xenobióticos hasta especies más tóxicas que pueden reaccionar con el oxígeno molecular para dar lugar a nuevas ROS.

La óxido nítrico sintasa (NOS) cataliza la formación de óxido nítrico ($NO^{\bullet}$) a partir de arginina, pero en determinadas situaciones patológicas la actividad de NOS se desacopla para producir $O_2^{\bullet-}$ en lugar de $NO^{\bullet}$. Así ocurre cuando las concentraciones de arginina o del cofactor tetrahidrobiopterina de NOS son bajas. El óxido nítrico puede reaccionar con el ion radical superóxido y originar peroxinitrito ($ONOO^-$) y otras RNS especialmente nocivas para las células (ecuaciones 8 a 10).

$$NO^{\bullet} + O_2^{\bullet-} \rightarrow ONOO^- \qquad [8]$$

$$ONOO^- + H^+ \rightarrow ONOOH \rightarrow NO_2^{\bullet} + OH^{\bullet} \qquad [9]$$

$$NO^{\bullet} + NO_2^{\bullet} \rightarrow N_2O_3 \qquad [10]$$

Además de las anteriores, una fuente importante de radicales libres de oxígeno es la xantina oxidasa. Esta enzima, en condiciones normales, presenta actividad deshidrogenasa y oxida la xantina a ácido úrico utilizando NAD^+. Ahora bien, cuando la carga energética desciende, por ejemplo, como consecuencia de una isquemia, la enzima funciona como oxidasa, utiliza oxígeno molecular para oxidar su sustrato y produce radical superóxido y peróxido de hidrógeno. La disfunción de los canales de calcio durante un período isquémico libera los iones calcio de sus reservorios y éstos activan a las proteasas que catalizan la conversión de la xantina deshidrogenasa en xantina oxidasa. La xantina oxidasa no actúa como tal hasta la reoxigenación (**Fig. 13-5**). Esto es lo que justificaría el daño producido en muchos tejidos durante la reperfusión de un órgano después de un período isquémico.

Otra fuente importante de radicales libres de oxígeno está constituida por las NADPH oxidasas. Estas enzimas catalizan la transferencia de electrones desde el NADPH hasta el oxígeno molecular para producir radicales libres de oxígeno. Hay distintas isoformas de las NADPH oxidasas que presentan distintas características estructurales y diferentes distribución tisular, localización subcelular, patrón de formación de ROS y regulación. Cuando partículas extrañas invaden el organismo, se dispara la respuesta inflamatoria. Durante el proceso, los macrófagos y los neutrófilos, activados por contacto con la sustancia extraña, incrementan su consumo de O_2 que es transformado en $O_2^{\bullet-}$, el cual es entonces convertido en peróxido de hidrógeno y radical hidroxilo (**Fig. 13-6**). Esta «llamarada respiratoria» es debida a la NADPH oxidasa de las células fagocíticas, también denominada Nox2, un complejo enzimático que está localizado en la cara externa de la membrana plasmática.

Distintas rutas de transducción de señales de membrana están implicadas en la translocación de las proteínas citoplasmáticas que permiten el ensamblaje y la activación del complejo enzimático de esta NADPH oxidasa. La NADPH oxidasa contiene flavina adenindinucleótido (FAD) y un tipo de citocromo b_5 con un potencial redox suficientemen-

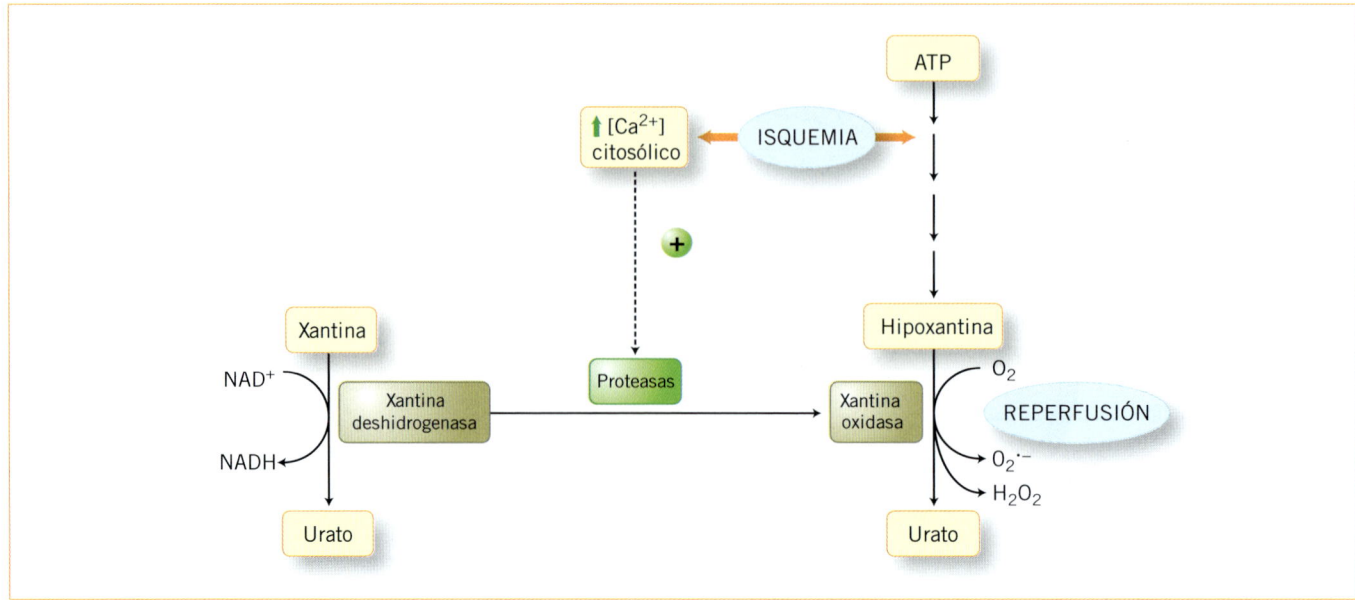

Figura 13-5. Producción de especies reactivas de oxígeno durante el proceso de isquemia-reperfusión. NAD$^+$: nicotinamida adenindinucleótido; NADH: nicotinamida adenindinucleótido reducido.

te bajo para reducir con electrones del NADPH el O_2 a $O_2^{\cdot-}$. De esta manera, las partículas extrañas quedan expuestas a la toxicidad de los radicales libres de oxígeno en la vacuola fagocítica. La mieloperoxidasa lisosómica que se libera en la vacuola puede formar, en presencia de H_2O_2 y haluros, ácido hipocloroso (**Fig. 13-6**). Este ácido es muy reactivo y puede oxidar distintas moléculas biológicas; además, puede reaccionar con el $O_2^{\cdot-}$ para producir $OH^{\cdot}$, o con el H_2O_2 para producir oxígeno singlete. Los fagocitos también generan óxido nítrico, que contribuye a la actividad microbicida.

Peroxisomas

Se ha demostrado que los proliferadores de peroxisomas provocan estrés oxidativo y cáncer. Los peroxisomas son orgánulos con una gran capacidad para formar H_2O_2, porque contienen muchas oxidasas que catalizan la reducción divalente del O_2 sin formación del radical superóxido. Algunas de estas enzimas son: las aminoácido oxidasas, la glicolato oxidasa o la urato oxidasa. Asimismo, en el metabolismo de los ácidos grasos, durante la β-oxidación peroxisómica, también se genera H_2O_2.

En cualquier caso, los peroxisomas contienen catalasa, una enzima que puede reducir el peróxido de hidrógeno para dar agua y oxígeno molecular; por lo tanto, no se puede saber cuál es la contribución real del H_2O_2 producido en estos orgánulos al estrés oxidativo.

Cadena de transporte electrónico mitocondrial

Las mitocondrias han sido descritas como «centrales energéticas celulares», porque son capaces de extraer la energía interna de los sustratos energéticos oxidables, convirtiéndola en adenosintrifosfato (ATP).

Durante las oxidaciones biológicas se generan transportadores electrónicos reducidos, NADH y FADH$_2$, que se oxidan en la cadena respiratoria (**cap. 1**, Funciones y metabolismo de los nutrientes). La cadena respiratoria o cadena de transporte electrónico mitocondrial, localizada en la membrana interna mitocondrial, está constituida por dos transportadores móviles, la coenzima Q o ubiquinona y el citocromo c, y cuatro complejos multiproteicos denominados NADH-ubiquinona oxidorreductasa (complejo I), succinato-ubiquinona oxidorreductasa (complejo II), ubiquinol-citocromo c oxidorreductasa (complejo III) y citocromo c oxidasa (complejo IV). Los complejos I y II reciben los electrones de la oxidación del NADH (nicotinamida adenindinucleótido reducido) y del succinato, respectivamente, y los ceden a la coenzima Q. El complejo III oxida la forma reducida de la coenzima Q y, a su vez, reduce el citocromo c. Finalmente, el complejo IV acopla la oxidación del citocromo c con la reducción del O_2 a agua.

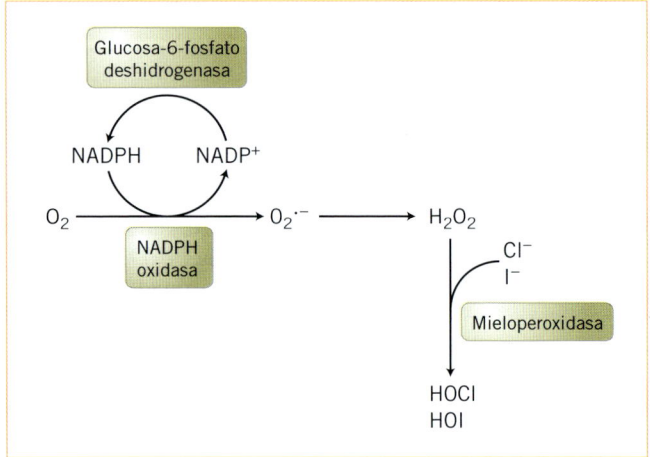

Figura 13-6. Producción de especies reactivas de oxígeno durante la «llamarada respiratoria». NADP: nicotinamida adenindinucleótido-fosfato; NADPH: nicotinamida adenindinucleótido-fosfato reducido.

Durante el transporte de estos electrones, se bombean protones desde la matriz mitocondrial al espacio intermembranoso, creándose de este modo un gradiente de protones. Cuando los protones vuelven a entrar a la matriz mitocondrial a través de la ATP sintasa, la energía liberada al romperse este gradiente impulsa la síntesis de ATP a partir de ADP (adenosindifosfato) y fosfato inorgánico (P$_i$).

Entre el 80 y el 90 % del oxígeno respirado lo consumen las mitocondrias en la cadena respiratoria y, de ese porcentaje, entre el 1 y el 3 % se emplea para generar O$_2$$^{•-}$; de ahí que la mitocondria sea la fuente principal de radicales libres de oxígeno. Este hecho justifica que con la restricción calórica disminuyan los niveles basales de lesiones oxidativas y se retrasen los cambios asociados a la edad. Realmente, se ha comprobado que la longevidad de las especies es inversamente proporcional a la generación de O$_2$$^{•-}$ y H$_2$O$_2$ en la mitocondria (**cap. 20**, Nutrición del adulto mayor, **tomo IV**).

Los radicales superóxido aparecen en la mitocondria a ambos lados de la membrana mitocondrial interna. Si se producen en la cara exterior se convierten en H$_2$O$_2$ por la CuZn superóxido dismutasa (CuZnSOD) y si aparecen en la interior, por la Mn superóxido dismutasa (MnSOD). El H$_2$O$_2$ se puede eliminar por la glutatión peroxidasa dependiente de selenio (SeGSHpx) y, si no se elimina, puede participar en la reacción de Fenton para formar radicales hidroxilo en presencia de iones de cobre o de hierro (**Fig. 13-7**).

La citocromo oxidasa cataliza la reducción tetravalente del oxígeno molecular para producir agua (ecuación 11). Este sistema está diseñado de manera que no se liberan intermediarios parcialmente reducidos que serían radicales libres de oxígeno. Sin embargo, los radicales libres de oxígeno sí se producen en otros lugares diferentes de la citocromo oxidasa. Esos lugares son el complejo I y el complejo III. Las ubisemiquinonas (QH$^•$) que se generan en estos complejos durante las reacciones del transporte electrónico en la cadena respiratoria donan sus electrones al oxígeno y proporcionan una fuente constante de radicales superóxido.

$$O_2 + 4e^- + 4H^+ \rightarrow 2\ H_2O \qquad [11]$$

El mecanismo exacto de cómo y dónde se generan las semiquinonas por los componentes del complejo I no está totalmente claro. Se cree que los sitios de formación de esas semiquinonas están próximos a los sitios de unión de los inhibidores rotenona y piericidina; de ahí que estos inhibidores incrementen la producción de radicales superóxido en la mitocondria al bloquear el sitio donde la semiquinona cede su electrón a un aceptor.

Con respecto al complejo III, se pueden generar especies semiquinona de dos formas diferentes. El ubiquinol (QH$_2$) dona un electrón a la proteína ferrosulfurada del complejo, generando una semiquinona, que está próxima a la superficie externa de la membrana interna mitocondrial y que reduce al citocromo b (b$_L$) y forma ubiquinona (Q). Otro citocromo b (b$_H$), que está más próximo al lado de la matriz mitocondrial de la membrana, acepta un electrón del citocromo b$_L$ y reduce la ubiquinona a semiquinona que, con otro electrón, se convertirá en ubiquinol (**Fig. 13-8**). Se ha demostrado que los O$_2$$^{•-}$ se generan, fundamentalmente, a partir de las semiquinonas que se forman cerca del lado citosólico de la membrana interna mitocondrial.

En cualquier caso, la velocidad fisiológica de producción de radicales libres de oxígeno mitocondrial en la cadena respiratoria depende del estado metabólico de la mitocondria. Así, a una velocidad de respiración baja y sin disponibilidad de ADP, se favorece la liberación de O$_2$$^{•-}$ y H$_2$O$_2$, probablemente como consecuencia del alto estado de reducción de los componentes de la cadena respiratoria. Sin embargo, cuando hay una elevada captación de oxígeno y una gran disponibilidad de ADP, la producción de O$_2$$^{•-}$ y H$_2$O$_2$ disminuye, debido al estado de oxidación de esos componentes de la cadena respiratoria.

Cadena de transporte electrónico microsomal

Los sistemas de transporte electrónico microsomal también producen O$_2$$^{•-}$ y H$_2$O$_2$. Se ha comprobado que cuando las

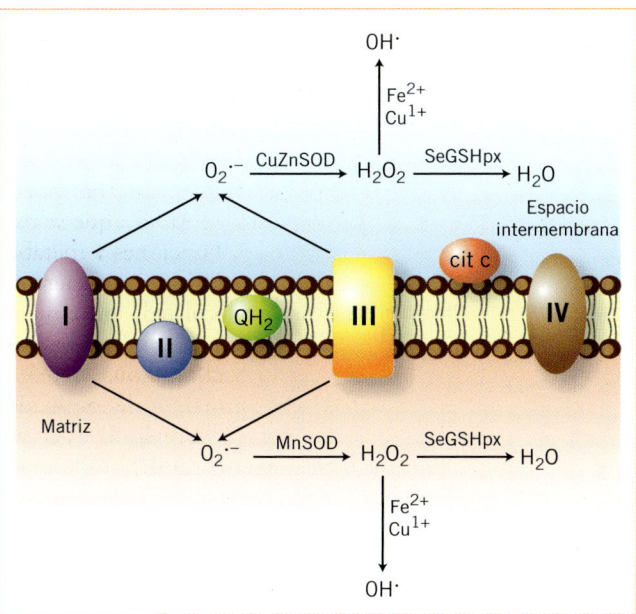

Figura 13-7. Generación de especies reactivas de oxígeno en la mitocondria. CuZnSOD: CuZn superóxido dismutasa; MnSOD: Mn superóxido dismutasa; QH$_2$: ubiquinol; SeGSHpx: glutatión peroxidasa dependiente de selenio.

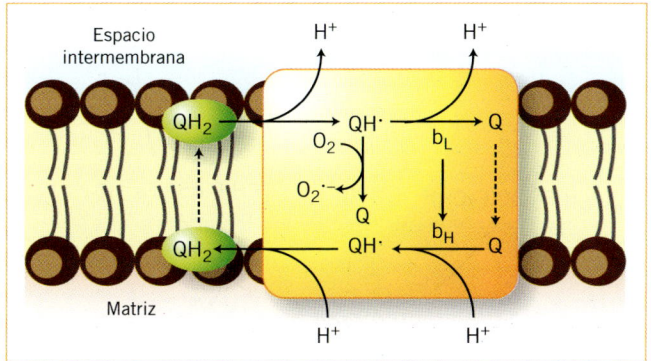

Figura 13-8. Producción de radical superóxido en el complejo III. b$_L$: citocromo b$_L$; b$_H$: citocromo b$_H$; Q: ubiquinona; QH$^•$: semiquinona; QH$_2$: ubiquinol.

fracciones microsomales se incuban con NADPH se producen radicales libres de oxígeno, a mayor velocidad cuanto mayor es la concentración de oxígeno.

El citocromo P-450 es un conjunto de proteínas hemínicas localizadas fundamentalmente en el retículo endoplásmico e implicadas en el metabolismo de xenobióticos (**cap. 36**, Metabolismo del alcohol y de otros componentes de los alimentos). Su función es oxidar sustratos a expensas del O_2; un átomo de oxígeno se une al sustrato y otro forma agua. Los electrones requeridos por el citocromo P-450 los dona el NADPH a través de una flavoproteína denominada NADPH-citocromo P-450 reductasa. Los radicales libres de oxígeno en este sistema se producen de dos maneras: por la autooxidación de la NADPH-citocromo P-450 reductasa o por desacoplamiento del ciclo catalítico del P-450. El desacoplamiento del ciclo redox normal de estos citocromos es inducido por distintos compuestos por razones desconocidas y provoca un desvío del flujo de electrones hasta el O_2 para producir $O_2^{\bullet-}$, en lugar de reducir el sustrato. En la **figura 13-9** se muestra la oxidación dependiente de O_2 y NADPH de un sustrato RH. La generación de $O_2^{\bullet-}$ podría ser el precio que los animales han de pagar por su capacidad para destoxificar.

El sistema desaturante microsomal encargado de la introducción de dobles enlaces en los ácidos grasos contiene una flavoproteína que es una reductasa, una desaturasa y un citocromo b_5. Este sistema necesita también NADH o NADPH y O_2 para oxidar sus sustratos. Los electrones se transfieren por la citocromo b_5 reductasa desde el NADH o NADPH al citocromo b_5 y de ahí a la desaturasa, que oxida el ácido graso con O_2 y forma agua. Por causas desconocidas, el citocromo b_5 y la flavoproteína pueden ceder electrones al oxígeno molecular y formar $O_2^{\bullet-}$.

La membrana nuclear tiene también una cadena de transporte electrónico, de función desconocida, que es capaz de ceder electrones al O_2 para generar $O_2^{\bullet-}$ a altas concentraciones de O_2 y en presencia de NADH o NADPH.

CITOTOXICIDAD DE LOS RADICALES LIBRES DE OXÍGENO

Los radicales libres de oxígeno se están produciendo continuamente en los sistemas biológicos (v. Fuentes intracelulares de radicales libres de oxígeno, antes). Muchos de ellos son necesarios para la actividad celular normal e incluso, en determinadas circunstancias, hasta resultan beneficiosos. Las células humanas funcionan realmente en un estado reducido; sin embargo, se necesita un cierto grado de oxidación localizada. Por ejemplo, para que se plieguen adecuadamente las proteínas y se permita la formación de puentes disulfuro es importante que éstas se encuentren en un ambiente más oxidado que el resto de la célula; también se sabe que algunos factores de transcripción se activan por oxidación; por último, se ha demostrado que la oxidación excesiva puede inactivar las caspasas, suprimiendo de este modo la apoptosis.

A pesar de lo anterior, cuando hay una sobreproducción de estos radicales libres, o bien cuando los sistemas de defensa están deteriorados, estas especies químicas tan altamente reactivas resultan perjudiciales.

Las interacciones de los radicales libres de oxígeno con los constituyentes celulares dan lugar a alteraciones en el metabolismo celular y provocan daños subcelulares que pueden conducir a la aparición de la enfermedad e incluso a la muerte (**Fig. 13-10**). Realmente, la principal amenaza para la homeostasis de los organismos aerobios proviene de los intermediarios reactivos de oxígeno y de los subproductos ge-

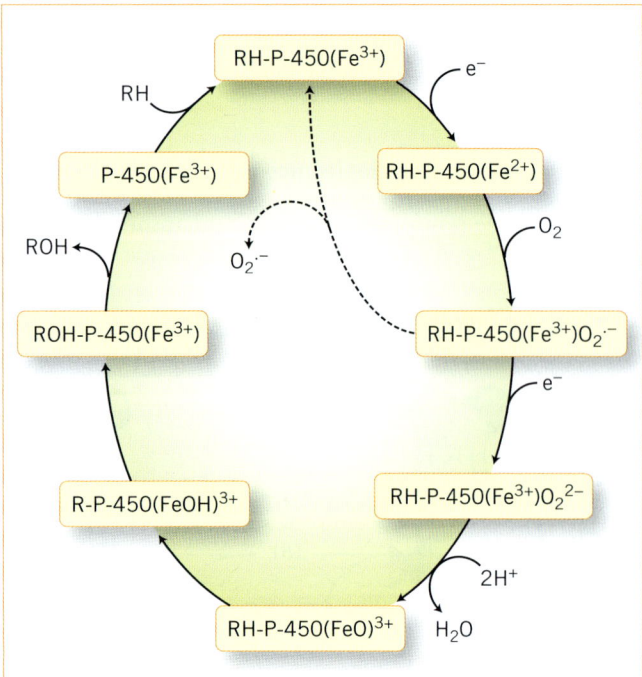

Figura 13-9. Producción de radical superóxido durante la hidroxilación enzimática con intervención de NADPH y citocromo P-450.

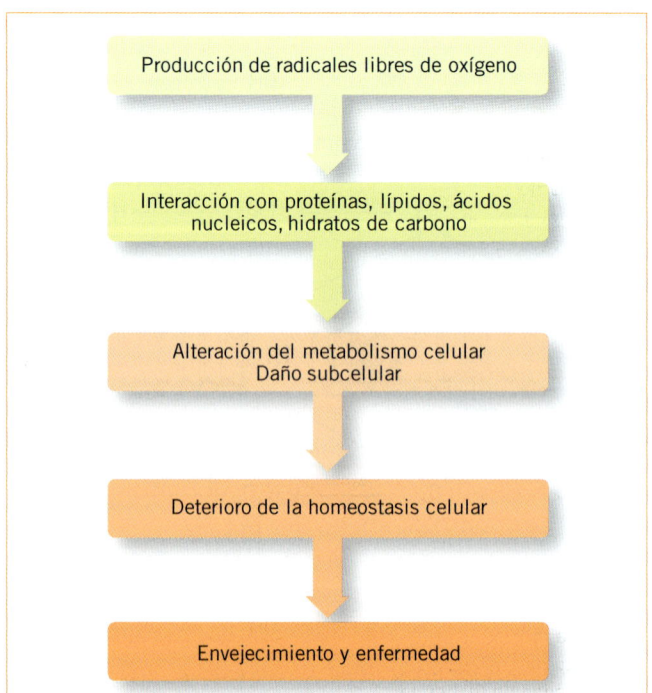

Figura 13-10. Esquema general de cómo la generación de radicales libres puede dar lugar a la disfunción celular.

nerados durante el metabolismo oxidativo. Las ROS primarias, como el radical superóxido o el peróxido de hidrógeno, representan sólo un daño potencial débil para las células; además, sus niveles están controlados por enzimas específicas, como la superóxido dismutasa o la catalasa. Sin embargo, los radicales libres de oxígeno secundarios son altamente reactivos y pueden tener mayores efectos deletéreos, puesto que no existen sistemas enzimáticos específicos que controlen sus niveles. Numerosos datos demuestran la implicación de los radicales libres de oxígeno en el desarrollo de muchas enfermedades y en los procesos de envejecimiento. En la **tabla 13-5** se enumeran solamente algunas de las enfermedades y alteraciones clínicas que están relacionadas con la formación de radicales libres.

La obesidad es un factor de riesgo para diversas enfermedades. Se ha sugerido que el estrés oxidativo podría ser el mecanismo que relaciona la obesidad y las enfermedades asociadas a ella. Realmente se ha comprobado que los niveles de ROS y RNS son más elevados en individuos con obesidad que en individuos con peso normal; lo contrario ocurre con los sistemas de defensa antioxidante. El estrés oxidativo promueve la inflamación vascular y favorece el desarrollo de aterosclerosis y la aparición de la enfermedad cardiovascular; asimismo, induce la resistencia a la insulina, que puede desembocar en una diabetes de tipo 2. Se ha demostrado que el peróxido de hidrógeno y el radical superóxido introducen cambios químicos en muchos componentes celulares, lo que origina deterioro de las células β del páncreas y, por lo tanto, afecta a la producción de insulina.

La obesidad ocurre cuando la ingesta calórica excede al gasto energético. La ingesta elevada de alimentos, fundamentalmente grasas y carbohidratos, puede inducir estrés oxidativo. El tejido adiposo puede segregar angiotensina II, que estimula la actividad de la NADPH oxidasa, principal

fuente de ROS en los adipocitos. Pero las ROS también se pueden producir durante la degradación mitocondrial y peroxisomal de los ácidos grasos, y cuando hay un sobreconsumo de oxígeno y saturación de la cadena electrónica mitocondrial. A medida que aumenta el almacén de grasa, los adipocitos generan más ROS que promueven la producción de adipoquinas inflamatorias como la interleuquina 6 y la leptina; éstas, a su vez, inducen la formación de más ROS, con lo que se establece un círculo vicioso. La leptina, además de promover la inflamación vascular, funciona regulando la ingesta de alimentos. Altos niveles de esta hormona provocan resistencia a ella y, por lo tanto, decrecimiento de sus efectos anoréxicos. Recientes estudios han sugerido un nuevo papel de las ROS en el control del peso corporal mediante su interacción con neuronas del hipotálamo que regulan la sensación de hambre.

Los radicales libres, incluyendo los derivados del oxígeno molecular, son capaces de interaccionar con casi cualquiera de las biomoléculas que constituyen las células. Las proteínas, los lípidos, los ácidos nucleicos y los hidratos de carbono son los blancos fundamentales de las reacciones de los radicales libres de oxígeno y son los que se estudiarán en este apartado (**Fig. 13-11**). No obstante, otros componentes celulares también pueden ser sensibles a los efectos de estos potentes oxidantes; entre estos componentes se encuentran neurotransmisores como la serotonina o la adrenalina, distintos cofactores enzimáticos, antioxidantes, aminoácidos aromáticos y con azufre y bases púricas y pirimidínicas.

Tabla 13-5. Enfermedades y alteraciones clínicas en las que pueden estar implicados los radicales libres de oxígeno	
Aterosclerosis	Envejecimiento
Alcoholismo	Esclerosis múltiple
Anemia de Fanconi	Favismo
Anemia falciforme	Fibroplasia retrolental
Artritis reumatoide	Gastritis crónica autoinmune
Cáncer	Glomerulonefritis
Caratogénesis	Gota
Cirrosis	Hemocromatosis
Colitis ulcerosa	Hipertensión arterial
Daño por isquemia-reperfusión	Lipofuscinosis
Deficiencias nutricionales	Lupus eritematoso sistémico
Demencia senil	Miastenia grave
Dermatitis por contacto	Obesidad
Dermatomiositis	Paludismo
Diabetes	Pancreatitis
Displasia broncopulmonar	Porfiria
Distrés respiratorio agudo	Retinitis degenerativa
Distrofia muscular	Síndrome nefrótico autoinmune
Encefalomielitis alérgica	Talasemia
Enfermedad de Alzheimer	Toxicidad de xenobióticos
Enfermedad de Parkinson	Traumatismo
Enfisema pulmonar	Vasculitis autoinmune

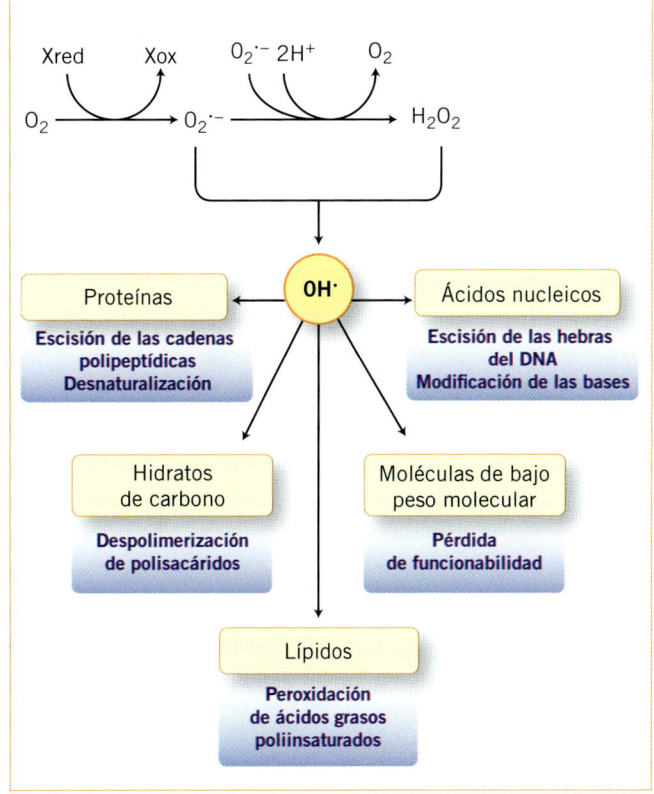

Figura 13-11. Componentes celulares dañados por los radicales libres de oxígeno.

Proteínas

La susceptibilidad de las proteínas al daño por radicales libres depende de su composición de aminoácidos. Debido a la reactividad de los radicales libres con las moléculas con dobles enlaces o que contengan grupos azufre, las proteínas con gran proporción de los aminoácidos triptófano, tirosina, fenilalanina, histidina, metionina y cisteína pueden sufrir fácilmente el ataque de los radicales libres. En cualquier caso, la magnitud del daño oxidativo dependerá de si estos aminoácidos forman parte de grupos funcionales responsables de la actividad y/o la conformación de esas proteínas. Al respecto, se ha comprobado que enzimas como la papaína o la gliceraldehído-3-fosfato deshidrogenasa, cuya actividad catalítica depende de esos aminoácidos, se inhiben en presencia de radicales libres. La α_1-antiproteasa también se inactiva cuando la metionina de su centro activo es oxidada a sulfóxido. Esta proteína constituye el principal protector del tejido pulmonar frente a la actividad proteolítica de la elastasa; así, se ha sugerido que su inactivación por parte de los radicales libres contenidos en el humo del tabaco podría relacionarse con el desarrollo de enfisema pulmonar en fumadores. Los radicales libres del humo del tabaco también incrementan la acumulación de neutrófilos en el pulmón que, cuando se activan, provocan un daño adicional al generar aún más radicales libres. La consecuencia final es que la elastina del tejido conectivo pulmonar se destruye (**Fig. 13-12**).

Las reacciones de los radicales libres con las proteínas también dan lugar a alteraciones estructurales en éstas, las cuales provocan entrecruzamientos y fenómenos de agregación que pueden estar mediados por la formación de puentes disulfuro intramoleculares e intermoleculares. Cuando un compuesto que contiene un grupo sulfhidrilo (RSH) es oxidado por un radical libre se forma un radical tiilo (RS˙) que puede interactuar con otro para formar un puente disulfuro (RSSR) (ecuaciones 12 y 13). Estas reacciones podrían

explicar el efecto protector de los compuestos que contienen grupos sulfhidrilo frente al ataque por radicales libres (v. Sistemas de defensa antioxidante, más adelante).

$$RSH + A^{\cdot} \rightarrow RS^{\cdot} + AH \qquad [12]$$

$$RS^{\cdot} + RS^{\cdot} \rightarrow RSSR \qquad [13]$$

Los enlaces peptídicos y aminoácidos como la prolina o la lisina, que normalmente son más resistentes a las modificaciones, también pueden verse afectados por la acción de algunas especies de oxígeno altamente reactivas. La oxidación de residuos de prolina, mediada por radicales hidroxilo o superóxido, seguida de la hidrólisis de los enlaces peptídicos, es el mecanismo propuesto para explicar la escisión oxidativa y desaminación de las proteínas.

Además de oxidar aminoácidos, los radicales libres de oxígeno pueden reaccionar directamente con los ligandos metálicos de muchas metaloproteínas, modificando el estado redox de éstos. Por ejemplo, el hierro de la hemoglobina o de la catalasa puede reaccionar con el radical superóxido y convertirse en su forma inactiva Fe^{3+}. El cobre de la CuZn superóxido dismutasa puede reaccionar con el peróxido de hidrógeno para generar radical hidroxilo, que es capaz de atacar un residuo de histidina del centro activo de la enzima.

Finalmente, las reacciones de los radicales libres de oxígeno con las proteínas también pueden generar subproductos que pueden amplificar el daño inicial. Por ejemplo, la *N*-formilquinurenina, que se origina por la oxidación del triptófano, puede reaccionar con compuestos que contengan grupos amino y provocar entrecruzamientos entre lípidos y/o proteínas.

Las proteínas también son blanco de las RNS. El óxido nítrico puede reaccionar con el grupo hemo de las proteínas de la cadena respiratoria o con sus centros Fe-S y, de esta manera, regular la fosforilación oxidativa y otros aspectos de la función mitocondrial. Pero más nocivo resulta el peroxinitrito, que es capaz de nitrosilar muchas proteínas volviéndolas afuncionales. La nitrosilación, como se expone más adelante, se considera un mecanismo de señalización celular en la regulación de la expresión génica.

Lípidos

Aunque la reactividad de los radicales libres es variable, la mayor parte de ellos son extremadamente reactivos e inestables. Debido a su reactividad, como ya se ha mencionado, los radicales libres se encuentran solamente en bajas concentraciones y no viajan lejos del lugar donde se forman. No obstante, cuando un radical libre reacciona con un compuesto no radical libre, otros radicales libres pueden formarse. De este modo, es posible que se induzcan reacciones en cadena que pueden dar lugar a daños celulares lejos del lugar donde inicialmente se originó el radical. La peroxidación lipídica es un claro ejemplo de este hecho.

Los radicales libres pueden reaccionar con los ácidos grasos poliinsaturados de los lípidos de membrana, provocando el deterioro oxidativo de éstos. Este fenómeno, conocido como peroxidación lipídica, es el responsable, por

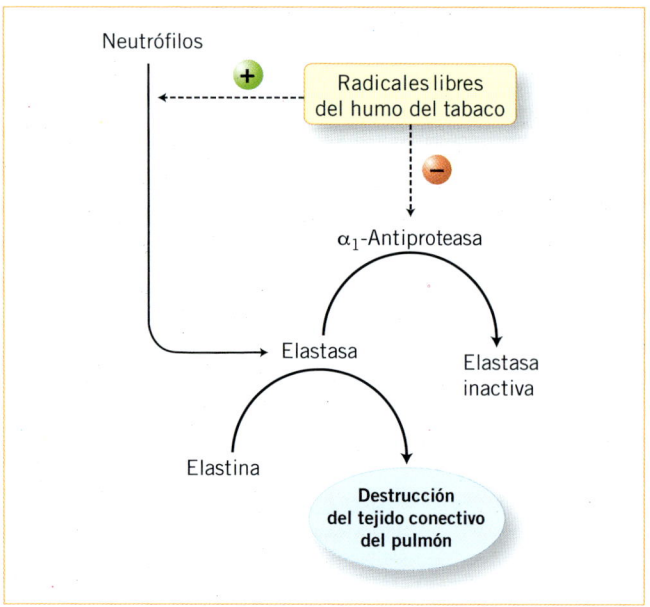

Figura 13-12. Implicación de los radicales libres del humo del tabaco en el enfisema pulmonar.

ejemplo, de la alteración de la cubierta de las lipoproteínas de baja densidad (LDL). La oxidación de los ácidos grasos poliinsaturados de estas lipoproteínas las modifica de tal manera, que las hace susceptibles de ser captadas por los macrófagos de la íntima arterial, iniciándose así el proceso aterosclerótico.

La peroxidación lipídica puede ser iniciada por los radicales hidroxilo e hidroperoxilo, pero no por el radical superóxido. El peroxinitrito activa la peroxidación lipídica, mientras que el óxido nítrico la inhibe.

El $O_2^{•-}$ puede tener un pequeño papel en la rotura de los hidroperóxidos que se forman (ecuación 14).

$$O_2^{•-} + ROOH \rightarrow O_2 + OH^- + RO^• \qquad [14]$$

El proceso comienza cuando el radical libre quita un átomo de hidrógeno ($H^•$) de un grupo metileno ($-CH_2-$) para rendir un radical libre lipídico ($R^•$). La presencia de un doble enlace en el ácido graso debilita los enlaces C–H del átomo de carbono adyacente a ese doble enlace y, de esta manera, facilita la liberación de $H^•$. El radical lipídico formado tiende a estabilizarse por medio de un reajuste molecular que produce un dieno conjugado, el cual entonces reacciona con el oxígeno molecular para originar un radical peroxilo ($ROO^•$). El radical peroxilo puede quitar un átomo de hidrógeno de otra molécula lipídica para convertirse en un hidroperóxido ($ROOH$) y formar un nuevo radical libre lipídico. Este radical libre lipídico puede reaccionar con otra molécula de oxígeno y así puede establecerse una cadena de propagación del daño oxidativo. Por su parte, el hidroperóxido, en presencia de metales de transición como el hierro y el cobre, puede descomponerse para dar lugar a más radicales libres que estimularán la reacción en cadena de la peroxidación lipídica. Algunos radicales peroxilo forman endoperóxidos, que pueden tener el mismo destino que los hidroperóxidos (**Fig. 13-13**).

Cuando en una membrana se está produciendo la peroxidación lipídica, los radicales libres que se forman pueden reaccionar unos con otros mediante la formación de enlaces covalentes lípido-lípido. Esos radicales libres también pueden quitar átomos de hidrógeno de las proteínas de membrana y así, los radicales aminoacídicos que se originan pueden formar puentes disulfuro y otros enlaces covalentes proteína-proteína y proteína-lípido.

Las reacciones de los hidroperóxidos con los metales de transición en estado reducido liberan frecuentemente gases como el etano, el etileno o el pentano y otros compuestos de cadena corta que pueden ejercer sus efectos dentro de la membrana que se está peroxidando y en cualquier otro sitio de la célula.

El malondialdehído, un importante indicador de la peroxidación lipídica, es un aldehído bifuncional que puede reaccionar con los grupos sulfhidrilo y amino de las proteínas y producir entrecruzamiento y agregación de éstas (ecuación 15). El malondialdehído puede también unir el grupo amino de la fosfatidiletanolamina a otras moléculas de fosfatidiletanolamina, de fosfatidilserina o a proteínas. Además, puede difundir y reaccionar con las bases nitrogenadas del DNA.

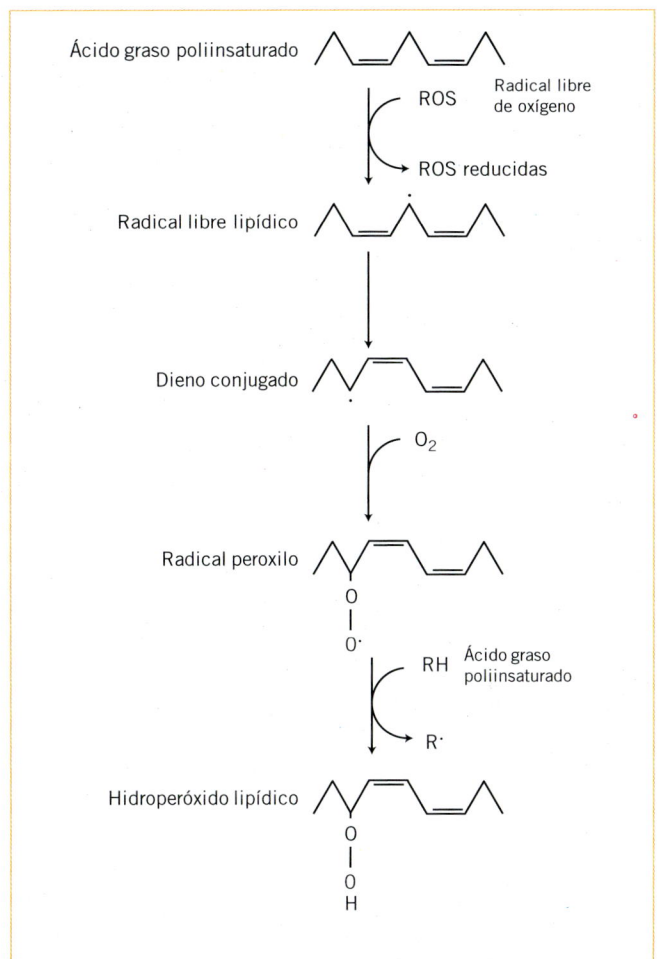

Figura 13-13. Reacciones de la peroxidación lipídica.

$$R_1\text{-}NH_2 + O{=}CH\text{-}CH_2\text{-}CH{=}O + H_2N\text{-}R_2 \rightarrow \qquad [15]$$
$$\rightarrow R_1\text{-}N{=}CH\text{-}CH{=}CH\text{-}NH\text{-}R_2 + 2H_2O$$

De lo anteriormente expuesto cabe deducir que los efectos perjudiciales de la peroxidación lipídica para la célula son múltiples.

La alteración de la estructura de la membrana provoca una disminución de su fluidez y la inactivación de las enzimas ligadas a ella. Una fragmentación continuada de las cadenas de los ácidos grasos puede incluso dar lugar a la completa pérdida de integridad de esa membrana: los ribosomas se separan del retículo endoplásmico; el transporte electrónico mitocondrial se deteriora y las mitocondrias se lisan; los lisosomas también se lisan y su contenido enzimático se vierte al citosol, y la membrana nuclear, también peroxidada, libera aldehídos de bajo peso molecular que pueden inhibir la síntesis de proteínas y tener efectos mutagénicos si reaccionan con las bases del DNA.

Ácidos nucleicos

Los ácidos nucleicos también pueden ser atacados por los radicales libres, fundamentalmente el radical hidroxilo. Las mutaciones y la muerte celular —originadas por la generación de radicales libres durante el metabolismo normal, la hiperoxia o la acción de agentes externos– pueden asociarse a las reacciones con el DNA. Al respecto, está demostrado que la oxidación del DNA codificante de determinadas proteínas oncogénicas puede iniciar la carcinogénesis.

El daño causado al DNA por los radicales libres se debe a alteraciones que se producen en algunos de sus componentes, siendo los más susceptibles las pirimidinas (timina y citosina), seguidos de las purinas (adenina y guanina) y, después, del monosacárido (desoxirribosa). Los principales productos de la reacción del radical hidroxilo con las bases o el monosacárido del DNA son radicales libres que experimentan una amplia variedad de reacciones, siendo una de las más significativas la reacción con el oxígeno molecular para formar hiperóxidos orgánicos, que luego pueden reducirse química o enzimáticamente para producir un alcohol. La glicoltimina y la 8-hidroxiguanina son ejemplos de compuestos que se producen tras el daño oxidativo a la timina y a la guanina, respectivamente (**Fig. 13-14**).

La exposición del DNA al estrés oxidativo puede dar lugar a la rotura de sus hebras, o generar sitios apurínicos o apirimidínicos que han de ser reparados para que el proceso de replicación no quede bloqueado. En cualquier caso, las modificaciones químicas del DNA pueden provocar reacciones de entrecruzamiento entre bases y/o azúcares de la misma cadena de DNA o de la complementaria, dando lugar a diferentes aberraciones cromosómicas que causan citotoxicidad.

Se ha demostrado que el estrés oxidativo también puede provocar la rotura de hebras sencillas o dobles del DNA mediante la activación de endonucleasas dependientes de Ca^{2+}.

La mitocondria, como se ha indicado anteriormente, es la principal fuente de radicales libres superóxido y de peróxido de hidrógeno en los mamíferos, de ahí que sus componentes estén expuestos a un flujo constante de estas especies químicas. El peróxido de hidrógeno generado durante la oxidación de ciertas aminas por la monoaminooxidasa de la membrana externa mitocondrial parece también contribuir a las reacciones oxidativas de la matriz mitocondrial, ya que puede difundir fácilmente. El DNA mitocondrial está cercano a los sitios de producción de radicales libres de oxígeno y carece de las histonas que están asociadas al DNA nuclear; por lo tanto, es un blanco muy sensible al ataque por los radicales de oxígeno. Si el DNA mitocondrial es dañado, no se forman correctamente los complejos I y IV de la cadena respiratoria, se altera así la integridad y funcionabilidad de las mitocondrias y, de este modo, disminuye la producción de ATP con la consiguiente alteración de la función celular.

Actualmente los gerontólogos estudian el DNA mitocondrial por el papel fundamental que tiene en el envejecimiento, de hecho se ha demostrado que son frecuentes las deleciones del DNA mitocondrial conforme se envejece.

La oxidación de las bases del RNA conduce a modificaciones estructurales de estos ácidos nucleicos que pueden afectar la síntesis de proteínas a distintos niveles. Los ribosomas pueden reconocer el RNA mensajero oxidado, pero esto puede dar lugar a disfunción ribosomal. En los últimos años se ha demostrado la importancia de las pequeñas moléculas de RNA, especialmente los micro-RNA, en la regulación de la expresión génica. Los denominados redoxi-miRs son micro-RNA que influyen en la expresión de genes implicados en la generación de ROS y defensa antioxidante. Alteraciones de estas moléculas de RNA se han asociado a distintas enfermedades del sistema nervioso central, fundamentalmente la enfermedad de Alzheimer. En cualquier caso, se necesitan estudios que investiguen cómo la oxidación de estas moléculas de tan corta vida media puede afectar la aparición o el desarrollo de las enfermedades a las que se las asocian.

Hidratos de carbono

Los hidratos de carbono también son blancos de los radicales libres de oxígeno. Monosacáridos como la glucosa, el manitol, los desoxiazúcares y también ciertos nucleótidos pueden fácilmente reaccionar con los radicales hidroxilo para producir nuevos radicales libres altamente reactivos. La glicosilación de las proteínas, por lo tanto, las hace más susceptibles a la oxidación por radicales libres.

Los radicales libres también pueden reaccionar con polímeros de hidratos de carbono, induciendo normalmente su fragmentación. El ácido hialurónico es un glucosaminoglicano que está constituido por unidades repetidas de ácido glucurónico y N-acetilglucosamina y cuya función es mantener la viscosidad del líquido sinovial de las articulaciones. Cuando el ácido hialurónico se expone a sistemas generadores de radicales libres de oxígeno, se despolimeriza y, consecuentemente, pierde sus propiedades como lubricante.

Se ha postulado que los pacientes con artritis reumatoide, una enfermedad caracterizada por una inflamación crónica de las articulaciones, poseen un factor reumatoide que es

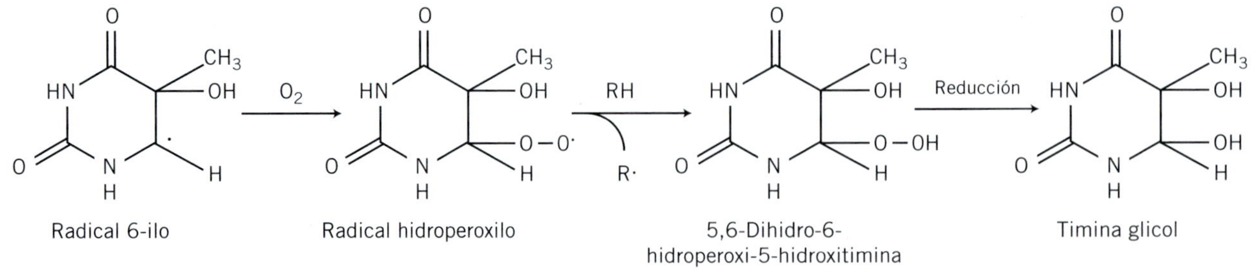

Figura 13-14. Mecanismo de formación de la timina glicol en células aerobias.

capaz de unirse a la inmunoglobulina G cuando ésta se modifica por la exposición a radicales libres de oxígeno. Los complejos que se forman en el líquido sinovial y en el suero estimulan la generación de más radicales libres por los neutrófilos, como resultado de lo cual el ácido hialurónico se despolimeriza. Por otra parte, la matriz del cartílago, que también es susceptible al ataque por radicales libres de oxígeno, puede degradarse y provocar una sobreactivación de los fagocitos con la consiguiente sobreproducción de radicales libres.

SISTEMAS DE DEFENSA ANTIOXIDANTE

Para contrarrestar el efecto pernicioso de los radicales libres de oxígeno existe en los sistemas biológicos una gran diversidad de sustancias, de naturaleza enzimática y no enzimática, que constituyen los denominados sistemas de defensa antioxidante (**Fig. 13-15**). Estos sistemas de defensa antioxidante funcionan muy eficientemente de forma coordinada y su misión es proteger la homeostasis celular frente a la alteración oxidativa causada por radicales libres y otras especies reactivas originadas durante el metabolismo del oxígeno.

Entre los sistemas de defensa antioxidante se distinguen los sistemas de defensa antioxidante primarios o preventivos y los sistemas de defensa antioxidante secundarios o rompedores de cadena. Las defensas primarias interactúan con los radicales libres generados directamente del O_2 y, de esta manera, disminuyen la velocidad de inicio de las reacciones de los radicales libres. Por su parte, las defensas secundarias atrapan los radicales propagadores, deteniendo su efecto nocivo en las etapas iniciales.

Sistemas de defensa antioxidante primarios

Enzimas

Existen diversas enzimas cuya función primaria es disminuir las concentraciones intracelulares e intercelulares de las ROS. Entre ellas se encuentran las superóxido dismutasas, la catalasa, la glutatión peroxidasa, la glutatión reductasa, la glucosa-6-fosfato deshidrogenasa y otras. La **figura 13-16** resume la acción concertada de estas enzimas intracelulares.

Superóxido dismutasas

Las superóxido dismutasas (SOD) son una familia de metaloenzimas que catalizan la dismutación del $O_2^{\bullet-}$ para producir H_2O_2 y O_2. Su función catalítica fue descubierta por McCord y Fridovich. La velocidad de dismutación es 10^4 veces superior a la velocidad de la dismutación espontánea que se produce con pH fisiológico (ecuación 3). Estas enzimas tienen una variedad de grupos prostéticos y se clasifican en función de éstos.

La forma isoenzimática prevalente de las SOD es la CuZnSOD, una proteína dimérica de 32 kDa que se ha encontrado en casi todas las células eucarióticas. El átomo de cobre es esencial para la actividad catalítica de la enzima, mientras que el átomo de cinc le proporciona estabilidad. Esta proteína ha sido encontrada mayoritariamente en el citosol de las células eucarióticas, aunque también puede estar presente en el núcleo.

Se ha encontrado otra CuZnSOD en los fluidos extracelulares. En este caso se trata de una proteína de 135 kDa constituida por cuatro subunidades unidas no covalentemente.

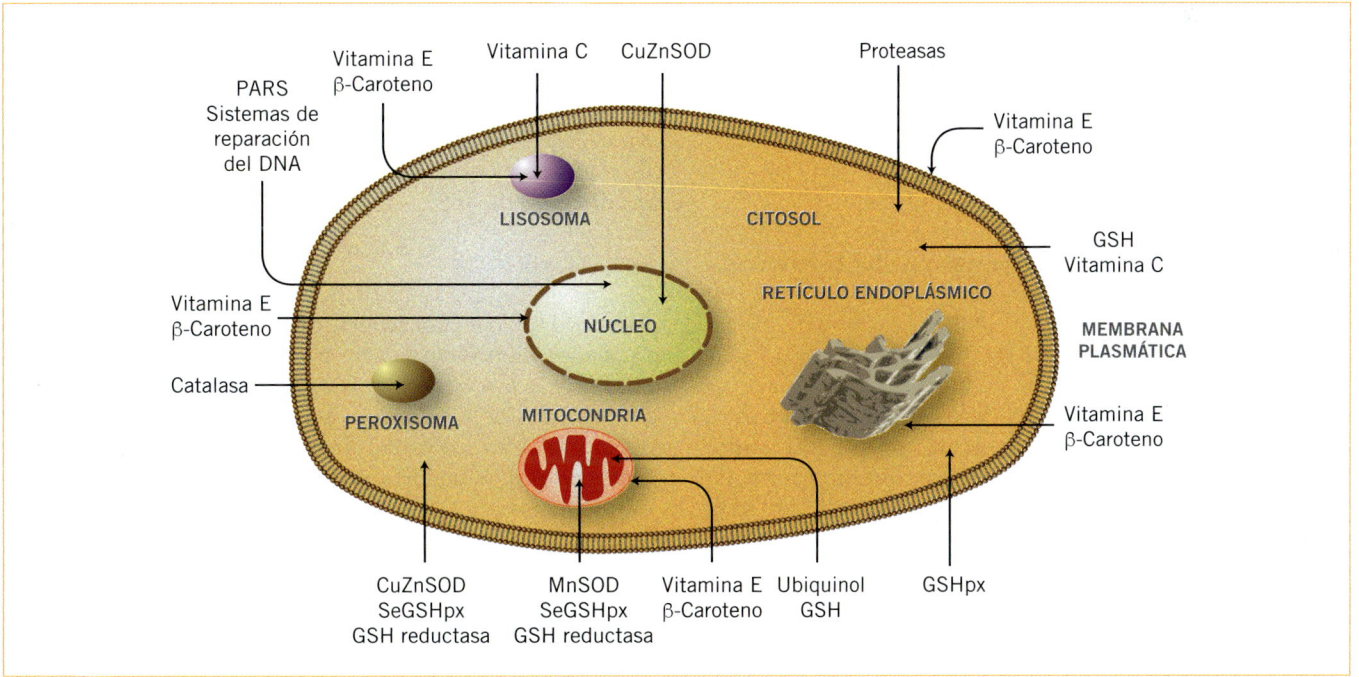

Figura 13-15. Sistemas de defensa antioxidante intracelulares. CuZnSOD: CuZn superóxido dismutasa; GSH: glutatión; GSH reductasa: glutatión reductasa; GSHpx: glutatión peroxidasa; MnSOD: Mn superóxido dismutasa; PARS: poli-(ADP-ribosa) sintetasa; SeGSHpx: glutatión peroxidasa dependiente de selenio.

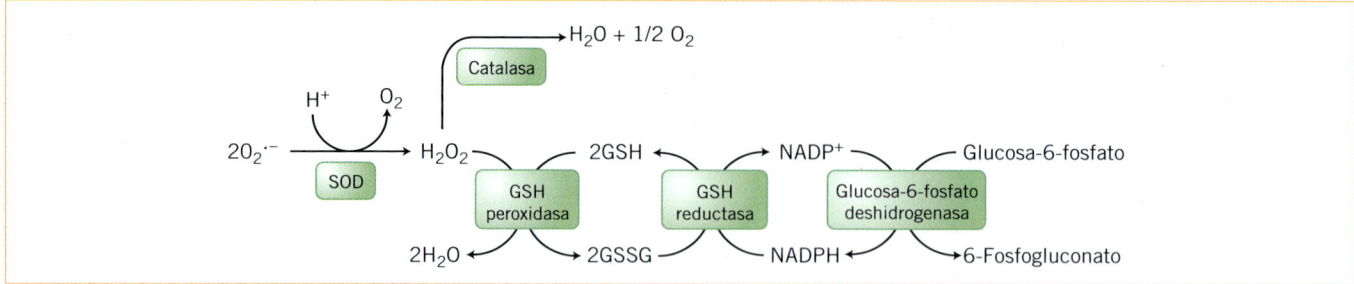

Figura 13-16. Sistemas enzimáticos de defensa antioxidante. GSH: glutatión; GSSG: glutatión oxidado; NADP: nicotinamida adenindinucleótido-fosfato; NADPH: nicotinamida adenindinucleótido-fosfato reducido; SOD: superóxido dismutasa.

Además de las anteriores, se ha identificado una superóxido dismutasa que contiene manganeso. Ésta es una proteína tetramérica de subunidades idénticas, que posee un peso molecular de 88 kDa. La MnSOD está localizada preferentemente en la mitocondria, protegiendo a este orgánulo de los $O_2^{\cdot-}$ producidos durante el transporte electrónico mitocondrial. En algunas especies animales se ha encontrado una MnSOD en el citosol de las células hepáticas.

Finalmente, se ha aislado una SOD que contiene hierro (FeSOD) en bacterias aerobias y plantas, pero no en animales.

La actividad de las SOD varía entre los tejidos. En general, se han encontrado los niveles más altos en hígado, glándulas suprarrenales, riñón y bazo. Estas enzimas se regulan en función de la oxigenación de los tejidos en los se encuentran, la cual afecta a la síntesis de la proteína. La inducción de las SOD también ocurre cuando hay una sobreproducción de $O_2^{\cdot-}$.

Un exceso de SOD no acompañado por la actividad de la catalasa puede ser perjudicial para el organismo, puesto que el peróxido de hidrógeno se acumula. El gen humano que codifica la CuZnSOD se encuentra en el cromosoma 21; por lo tanto, los individuos que tienen el síndrome de Down, con trisomía de este cromosoma, presentan una sobreproducción de peróxido de hidrógeno, a partir del cual se puede formar el radical hidroxilo que resulta extremadamente nocivo.

Catalasa

La catalasa es una hemoproteína que cataliza la reducción del H_2O_2 a H_2O y O_2 (ecuación 16).

$$2\,H_2O_2 \rightarrow 2\,H_2O + O_2 \qquad [16]$$

Esta enzima tiene constantes de velocidad relativamente elevadas, pero su afinidad es baja; de ahí que su papel resulte fundamental en condiciones de elevadas concentraciones de peróxido de hidrógeno. Tiene un peso molecular de 240 kDa y está constituida por cuatro subunidades, cada una de las cuales contiene un grupo hemo que forma parte de su centro activo.

La mayoría de las células contienen catalasa, aunque en animales ésta abunda en el hígado, el riñón y en los eritrocitos. En cuanto a su localización subcelular, la actividad catalasa de las células eucarióticas se localiza fundamentalmente en los peroxisomas, orgánulos que, por otra parte, contienen muchas de las enzimas generadoras de H_2O_2 de las células aerobias.

Glutatión peroxidasa dependiente de selenio

La enzima glutatión peroxidasa dependiente de selenio (SeGSHpx) pertenece a la familia de las peroxidasas que cataliza la reducción del H_2O_2 y de hidroperóxidos orgánicos empleando el glutatión (GSH) como cosustrato (ecuaciones 17 y 18), el cual se oxida pasando a glutatión oxidado (GSSG).

$$H_2O_2 + 2\,GSH \rightarrow GSSG + 2\,H_2O \qquad [17]$$

$$ROOH + 2\,GSH \rightarrow GSSG + ROH + H_2O \qquad [18]$$

La SeGSHpx es una proteína tetramérica de peso molecular 85 kDa que contiene cuatro átomos de selenio, unidos como selenocisteína, los cuales le confieren actividad catalítica. A diferencia de la catalasa, la SeGSHpx tiene una elevada afinidad por su sustrato pero baja actividad catalítica. Esta enzima está localizada fundamentalmente en el citosol de las células eucarióticas, aunque también puede encontrarse en las mitocondrias.

En cuanto a su distribución en los tejidos humanos, hay una gran heterogeneidad, aunque la actividad más alta se encuentra en hígado. Esta enzima se regula por una variedad de estímulos ambientales, especialmente el suplemento de selenio en la dieta.

Glutatión reductasa

La SeGSHpx tiene un requerimiento absoluto de GSH para funcionar. La principal enzima responsable de mantener elevada la relación GSH/GSSG es la glutatión reductasa. Esta enzima cataliza la reducción del glutatión oxidado utilizando equivalentes redox en forma de NADPH (ecuación 19). Otros disulfuros también pueden ser reducidos por la glutatión reductasa.

$$GSSG + NADPH + H^+ \rightarrow 2\,GSH + NADP^+ \qquad [19]$$

Esta proteína enzimática, de peso molecular 120 kDa, contiene dos subunidades, cada una de ellas con un grupo FAD en su centro activo. Su localización es citosólica y mitocondrial, y su distribución tisular es similar a la de la SeGSHpx.

Glucosa-6-fosfato deshidrogenasa

Las actividades de la SeGSHpx y de la glutatión reductasa están acopladas a la producción de NADPH por la glucosa-6-fosfato deshidrogenasa en la vía de las pentosas-fosfato (ecuación 20) (**cap. 3**, Metabolismo de los hidratos de carbono).

$$\text{Glucosa-6-fosfato} + NADP^+ \rightarrow \qquad [20]$$
$$\rightarrow \text{6-fosfogluconolactona} + NADPH + H^+$$

La glucosa-6-fosfato deshidrogenasa humana de los eritrocitos está en equilibrio entre el tetrámero de 210 kDa y el dímero de 105 kDa. Esta enzima se inhibe en presencia de quelantes de metales.

Otras enzimas

Existen diversas peroxidasas que se han identificado en distintos sistemas biológicos y que tienen afinidad por el H_2O_2. Entre estas enzimas se encuentra la peroxirredoxina, que reduce el H_2O_2 hasta H_2O en un sistema redox en el cual la tiorredoxina aporta los electrones. El efecto protector de algunas de estas peroxidasas es limitado, porque muchas de ellas son capaces de transformar determinados xenobióticos en prooxidantes.

Las enzimas que previenen la formación y/o el metabolismo de especies prooxidantes pueden desempeñar, por sí mismas, un papel importante en la defensa antioxidante de los sistemas biológicos. Un ejemplo lo constituye la NADPH-quinona oxidorreductasa (DT-diaforasa), que cataliza la reducción divalente de muchas quinonas utilizando NADH o NADPH como dador electrónico y originando hidroquinonas estables, que pueden sufrir reacciones de conjugación para ser eliminadas. Igualmente, las epóxido hidrolasas, que se encuentran en distintos tipos celulares, también constituyen un sistema de defensa antioxidante primario, puesto que son capaces de reaccionar con diferentes especies epóxido producidas durante la peroxidación lipídica.

Secuestradores no enzimáticos

Además de las enzimas descritas anteriormente, existe otra línea de defensa antioxidante que funciona sin intervención enzimática secuestrando los radicales libres que escapan de las enzimas antioxidantes. Dentro de este grupo de secuestradores no enzimáticos se encuentran diversas proteínas y moléculas de bajo peso molecular como el glutatión, la vitamina C, el ácido úrico o la taurina (**Fig. 13-17**).

Proteínas

Los metales de transición, como el hierro o el cobre, están implicados en la generación de radicales libres hidroxilo mediante reacciones como la de Fenton o la de Haber-Weiss (ecuaciones 6 y 7, respectivamente). Asimismo, participan en reacciones con radicales libres en las que convierten especies poco reactivas en otras con mayor reactividad. Ahora bien, cuando estos metales están ligados a proteínas, difícilmente

pueden llevar a cabo esta catálisis. Existen distintas proteínas que son capaces de unirse a metales y que, por lo tanto, reducen los niveles de iones metálicos libres; estas proteínas también se consideran mecanismos de defensa antioxidante.

La ferritina y la transferrina son proteínas que se encargan de mantener bajas las concentraciones intracelulares y extracelulares de hierro. La ferritina está implicada en el almacenamiento intracelular del hierro y posee 24 subunidades con un peso molecular cada una de ellas de 18,5 kDa. Esta proteína es capaz de almacenar hasta 4.500 átomos de hierro, que se localizan en la cavidad interna que resulta de la asociación de las distintas subunidades. La capacidad antioxidante de la ferritina depende del grado de saturación con hierro que presente, de manera que cuando está parcialmente saturada actúa como un potente antioxidante en el plasma al secuestrar el hierro de éste, y cuando está totalmente saturada puede liberarlo convirtiéndose en un prooxidante. La transferrina es una glicoproteína de 80 kDa que transporta hierro en el plasma. Cada molécula de transferrina puede ligar hasta 2 átomos/gramo de hierro. Al igual que la ferritina, esta proteína puede funcionar como un prooxidante cuando está totalmente cargada de hierro.

La ceruloplasmina y la albúmina transportan cobre en el plasma y previenen la descomposición de los hidroperóxidos a radicales libres. La primera es una proteína de 130 kDa que puede transportar hasta 6 o 7 iones cobre por molécula. La ceruloplasmina, además, es capaz de oxidar el Fe^{+2} a Fe^{+3}, evitando, de este modo, que el Fe^{+2} pueda catalizar reacciones generadoras de radicales libres. La albúmina es una proteína pequeña con un peso molecular de 69 kDa y entre sus funciones se encuentra la regulación de la presión osmótica y el transporte de distintos tipos de moléculas en plasma. Se ha demostrado que esta proteína, en concentraciones inferiores a las fisiológicas, es capaz de inhibir la peroxidación lipídica estimulada por cobre. La albúmina inhibe la generación de radicales hidroxilo en sistemas que contienen iones cobre y H_2O_2, y es capaz de secuestrar los radicales hidroxilo y los peroxilo. Asimismo, puede unirse a los ácidos grasos libres protegiéndolos de la peroxidación; sin embargo, en este caso, su efecto sobre la peroxidación estimulada por hierro es mínimo.

Glutatión

El tripéptido glutatión (GSH), γ-glutamilcisteinilglicina, constituye el tiol de bajo peso molecular más abundante de las células de mamíferos, pudiendo alcanzar concentraciones de hasta 10 mM. La acumulación de esta molécula, en parte, es debida al enlace peptídico γ-glutamilo que es insensible a la mayoría de las peptidasas normales. Los fluidos corporales, como la bilis, el filtrado glomerular, el plasma sanguíneo y la cubierta de las células epiteliales también contienen GSH.

El glutatión puede reaccionar con los radicales libres de oxígeno de diferentes maneras. Primero, mediante la acción de la glutatión peroxidasa puede reducir especies como el H_2O_2 u otros peróxidos orgánicos, oxidándose a GSSG (ecuaciones 17 y 18). Segundo, puede reaccionar directamente con radicales libres como $O_2^{\cdot-}$, $OH^\cdot$, y $RO^\cdot$, donando un átomo de hidrógeno y formando un radical tiilo, que

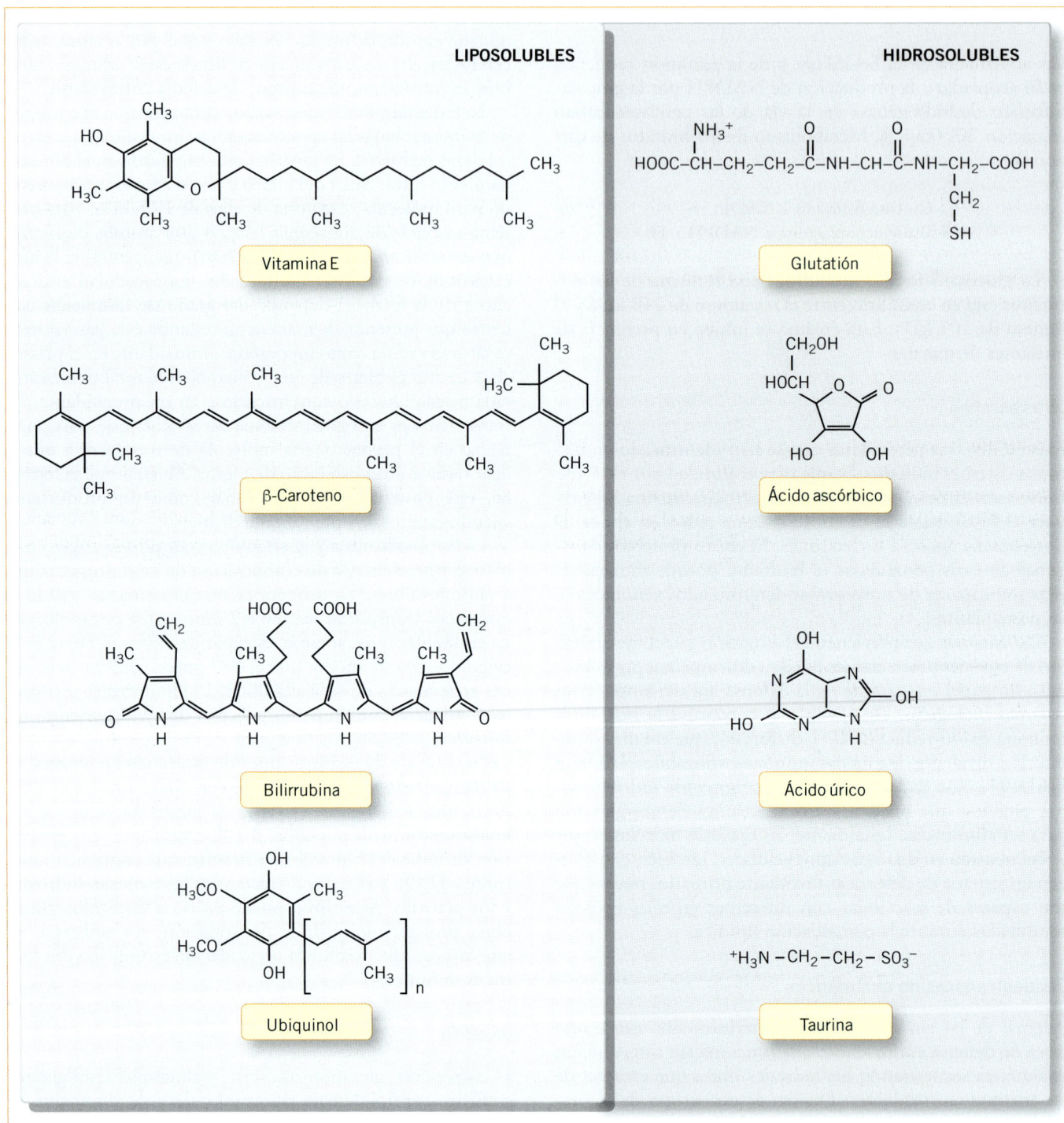

Figura 13-17. Estructuras de antioxidantes liposolubles e hidrosolubles.

posteriormente se puede transformar en GSSG. Tercero, puede reaccionar con electrófilos para formar aductos covalentes mediante reacciones catalizadas por las glutatión transferasas.

Al igual que ocurre con otras defensas antioxidantes, los niveles de GSH fluctúan en diversas condiciones fisiológicas. Se ha comprobado que la concentración de GSH disminuye con la edad. Las causas pueden ser un incremento de su tasa de oxidación o una disminución en el recambio de GSH debido a una mayor utilización o degradación y/o a una me-

nor biosíntesis. La pérdida del GSH y de otros tioles celulares favorece la peroxidación lipídica y la lesión celular; por ello, muchos investigadores proponen mantener un elevado cociente GSH/GSSG para prevenir los efectos nocivos del agotamiento de glutatión.

La inhibición de la peroxidación lipídica por el GSH parece estar relacionada con la regeneración de la vitamina E en la que está implicado (ecuación 21) (v. Vitamina E, en Secuestradores no enzimáticos, más adelante). En la reacción se produce un radical tiilo, que se puede combinar con otro radical tiilo (GS⁺) para formar GSSG, el cual se puede reducir hasta GSH por la glutatión reductasa (ecuaciones 22 y 19, respectivamente).

$$\text{Vitamina E}^{\cdot} + \text{GSH} \rightarrow \text{vitamina E} + \text{GS}^{\cdot} \qquad [21]$$

$$2\text{GS}^{\cdot} \rightarrow \text{GSSG} \qquad [22]$$

Además del GSH, otros tioles que presentan propiedades antioxidantes han sido utilizados en tratamiento y en medicina preventiva para proteger las células del daño oxidativo: entre ellos cabe citar el dihidrolipoato, la *N*-acetilcisteína, la mercaptopropionilglicina, la penicilamina y el captopril.

Vitamina C

La vitamina C o ácido ascórbico es una molécula que se ha encontrado intracelularmente y extracelularmente en la mayor parte de los sistemas biológicos. En el plasma es el antioxidante hidrosoluble que ejerce un mayor efecto protector frente a la peroxidación lipídica. Debido a que el pK del ácido ascórbico es 4,25, el anión ascorbato (AH⁻) es la forma predominante que existe a pH fisiológico. El papel antioxidante del anión ascorbato radica en su capacidad para reaccionar directamente con el radical superóxido, el radical hidroxilo y diversos hidroperóxidos lipídicos. Cuando el ascorbato reduce estos radicales libres, se convierte en deshidroascorbato (A) a través de la formación de un intermediario radical libre, el semideshidroascorbato (A⁺⁻) (**Fig. 13-18**). El deshidroascorbato es una molécula inestable y se puede romper en una ruta compleja que lleva a la producción de los ácidos oxálico y L-treónico.

No obstante, el ácido ascórbico se puede regenerar y lo hace a partir del deshidroascorbato por la deshidroascorbato reductasa que utiliza glutatión reducido oxidándolo a GSSG,

o bien, a partir del semideshidroascorbato por la NADH-semideshidroascorbato reductasa que oxida el NADH a NAD⁺. Se cree que el semideshidroascorbato también puede reducirse por el glutatión hasta ascorbato originando un radical tiilo (ecuación 23).

$$\text{A}^{\cdot-} + \text{GSH} \rightarrow \text{AH}^{-} + \text{GS}^{\cdot} \qquad [23]$$

Otra función importante de la vitamina C es la de restaurar las propiedades antioxidantes de la vitamina E. En este caso, el ascorbato se oxida al reducir los radicales tocoferilos (vitamina E⁺) originados en las reacciones de la vitamina E con los radicales libres (ecuación 24) (v. Vitamina E, en Secuestradores no enzimáticos, más adelante).

$$\text{Vitamina E}^{\cdot} + \text{AH}^{-} \rightarrow \text{Vitamina E} + \text{A}^{\cdot-} \qquad [24]$$

El ascorbato, en determinadas condiciones, también puede funcionar como prooxidante. En altas concentraciones (≈1 mM) y en presencia de metales de transición, este antioxidante puede inducir la generación de radicales libres de oxígeno por su capacidad para reducir los iones metálicos que están implicados en las reacciones de formación de radicales hidroxilo (**cap. 14**, Vitaminas con función antioxidante y coenzima Q).

Ácido úrico

El ácido úrico es producido en las células animales durante el catabolismo de las bases púricas. Este compuesto puede funcionar como un antioxidante puesto que, en las concentraciones que generalmente mantiene en el plasma, es capaz de interaccionar directamente con radicales libres de oxígeno como el OH⁺. El ácido úrico, además, puede acomplejar metales de transición como el hierro o cobre y, de esta forma, preservar el ascorbato del plasma.

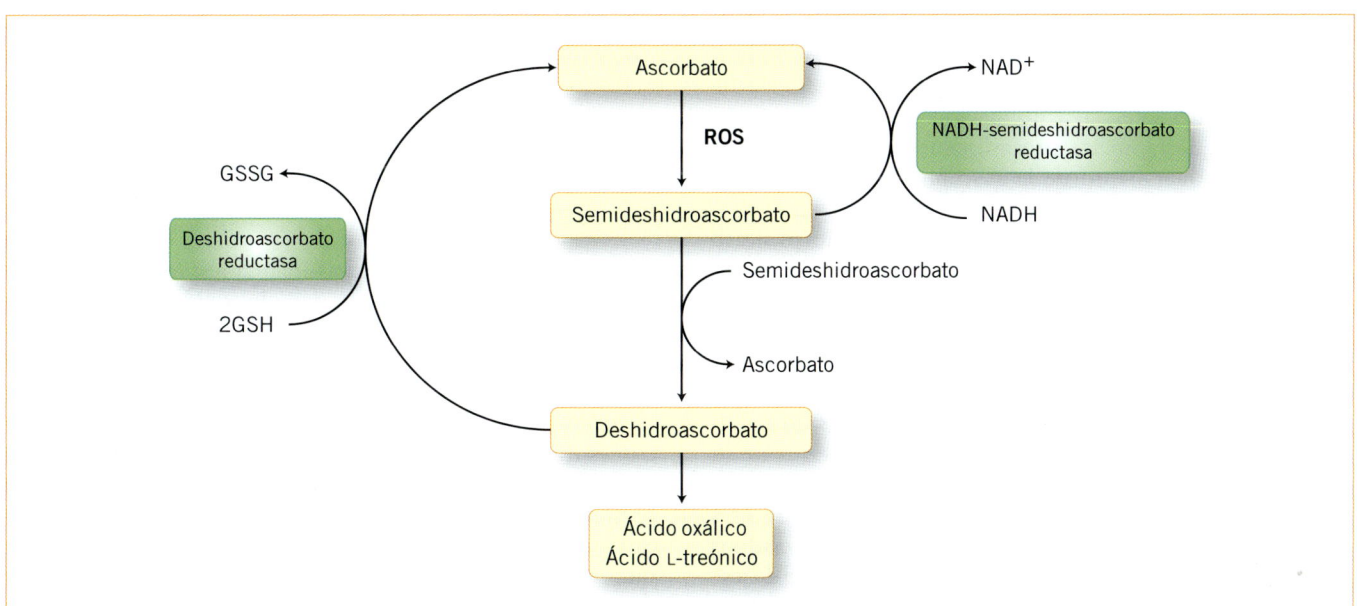

Figura 13-18. Oxidación del ascorbato por especies reactivas de oxígeno (ROS), regeneración y descomposición. G⁺: radical tiilo del glutatión; GSH: glutatión; GSSG: glutatión oxidado; NAD⁺: nicotinamida adenindinucleótido; NADH: nicotinamida adenindinucleótido reducido.

Taurina

Este β-aminoácido se encuentra en la mayoría de las células eucarióticas y, extracelularmente, en distintos fluidos corporales. Puesto que no puede formar parte de las proteínas, se acumula en el interior de las células, donde alcanza altas concentraciones. La taurina forma parte de algunos ácidos biliares y también tiene una función importante en las reacciones de conjugación para la eliminación de distintos xenobióticos. Asimismo, se ha demostrado su papel como antioxidante, ya que puede reaccionar directamente con distintas ROS convirtiéndolas en formas menos reactivas.

Sistemas de defensa antioxidante secundarios

Enzimas

Los sistemas de defensa antioxidante descritos no siempre son efectivos al 100 % y los componentes intracelulares sufren daños oxidativos. Las células disponen de otra serie de enzimas que son capaces de reparar y/o eliminar los productos que resultan del daño a proteínas, lípidos y DNA. Estos sistemas enzimáticos de reparación se describen a continuación.

Oxidorreductasas específicas de proteínas

Existen diversas enzimas que catalizan reacciones redox de los grupos sulfhidrilo de las proteínas, entre las que se encuentran las que reducen los puentes disulfuro. Estas últimas podrían contribuir a la defensa antioxidante de las células, puesto que funcionarían reduciendo los puentes disulfuros mixtos formados por la acción de los radicales libres de oxígeno. Entre estas enzimas se encuentra la pareja tiorredoxina reductasa y glutarredoxina.

Proteasas

Las enzimas proteolíticas pueden actuar como sistemas de defensa secundarios, porque son capaces de degradar muchas proteínas modificadas y dañadas oxidativamente y, de esta manera, previenen su acumulación en las células. Se ha demostrado que tanto los procariotas como los eucariotas muestran un incremento de la susceptibilidad proteolítica cuando sufren estrés oxidativo.

La macroxiproteinasa (MOP) es un complejo proteico de elevado peso molecular que está implicado en la degradación no lisosómica e independiente de ATP/ubiquitina de las proteínas modificadas por oxidación. Parece ser que la desnaturalización provocada por las modificaciones oxidativas de las proteínas podría representar una señal para la proteólisis intracelular de éstas. En las proteínas no dañadas los restos hidrofóbicos se sitúan hacia el interior de su estructura tridimensional; sin embargo, durante las modificaciones oxidativas la desnaturalización parcial de esas proteínas puede dar lugar a la exposición de esos residuos hacia el exterior de las proteínas, incrementando, de ese modo, su hidrofobicidad. Esta conformación proporciona enlaces peptídicos muy susceptibles de ser hidrolizados por la MOP.

El proteasoma es otro gran complejo proteico que aparece en las células eucarióticas y que está constituido por distintas subunidades proteolíticas (**cap. 8**, Síntesis, degradación y recambio de las proteínas, **tomo II**). Su componente central está formado por varias subunidades catalíticas dispuestas en forma de cilindro, que son las responsables de la rotura proteolítica de las proteínas marcadas con ubiquitina. Durante la proteólisis se liberan fragmentos peptídicos y las unidades de ubiquitina que pueden ser reutilizadas. Por su parte, los componentes laterales del proteasoma presentan actividad ATPasa y son los que reconocen específicamente los conjugados de proteína-ubiquitina. Aunque el papel preciso del proteasoma en la degradación de proteínas oxidadas no es del todo conocido, se cree que podría estar relacionado con el de la MOP. El proteasoma, por lo tanto, podría formar parte de los sistemas de defensa responsables de la degradación y eliminación de las proteínas dañadas de forma irreversible por oxidación.

Glutatión peroxidasa no dependiente de selenio

De todas las peroxidasas implicadas en el metabolismo de los hidroperóxidos lipídicos, la glutatión peroxidasa no dependiente de selenio (GSHpx) es la principal responsable de la reducción de los hidroperóxidos reactivos hasta sus correspondientes alcoholes. Esta enzima citosólica, a diferencia de la SeGSHpx, no es dependiente de selenio, no metaboliza el H_2O_2 y sólo muestra especificidad por los hidroperóxidos orgánicos de bajo peso molecular. La GSHpx muestra baja actividad frente a los hidroperóxidos que están embebidos en las membranas; por lo tanto, su efecto protector antioxidante depende de la liberación de estos hidroperóxidos de las correspondientes membranas donde se encuentran. Se ha propuesto que la fosfolipasa A_2 facilita la actividad de la GSHpx porque libera los ácidos grasos peroxidados de los fosfolípidos de la membrana.

Además de esta GSHpx, se ha descubierto en mamíferos otra peroxidasa que cataliza la reducción directa de los hidroperóxidos lipídicos sin la intervención de la fosfolipasa A_2. Se trata de una proteína pequeña de 23 kDa, que contiene selenio y que se denomina fosfolípido hidroperóxido glutatión peroxidasa.

Fosfolipasas

La fosfolipasa A_2 es la principal enzima responsable de la eliminación de los ácidos grasos dañados oxidativamente en la membrana. Existen diversas formas isoenzimáticas de la fosfolipasa A_2 y todas ellas desempeñan un papel crucial en el metabolismo y el recambio de los fosfolípidos de membrana. La actividad de la fosfolipasa A_2 resulta esencial para las reacciones de acilación-desacilación implicadas en la síntesis *de novo* de especies fosfolipídicas específicas. Esta fosfolipasa presenta una alta especificidad sobre los fosfolípidos oxidados y, posiblemente, funciona en respuesta a alteraciones que se producen en la membrana. Mediante las reacciones de transacilación que cataliza se puede ajustar la composición en ácidos grasos de los fosfolípidos de la membrana y, de este modo, regular la fluidez de ésta.

Otra fosfolipasa, la fosfolipasa C, también muestra una alta actividad sobre los sustratos oxidados. La actuación secuencial de esta fosfolipasa y de la diacilglicerol lipasa podría también estar implicada en la reestructuración de la membrana tras el daño oxidativo.

Sistemas de reparación del DNA

Las enzimas implicadas en la reparación del DNA pueden considerarse sistemas de defensa antioxidante, porque previenen la hidrólisis del DNA estimulada por el daño oxidativo causado por los radicales libres de oxígeno.

La mayoría de los datos disponibles sobre la reparación del DNA dañado oxidativamente se han obtenido en estudios realizados en procariotas. En los microorganismos se han identificado endonucleasas AP que son capaces de reconocer y cortar bases dañadas o modificadas, formando sitios apurínicos-apirimidínicos, proporcionando, de esta manera, sustratos para la DNA polimerasa I y la DNA ligasa. La DNA polimerasa I realiza la síntesis del nuevo trozo de DNA utilizando como cebador el extremo 3' de la hebra escindida y como molde la hebra complementaria. Por su parte, la DNA ligasa une el fragmento del DNA recién sintetizado con la región original de la cadena de DNA.

Algunas exonucleasas son también capaces de quitar fragmentos de nucleótidos desde el extremo 3' en las roturas de las hebras del DNA, permitiendo la reparación del DNA por la DNA polimerasa I y la DNA ligasa.

Con respecto a eucariotas, se han descrito algunas actividades endonucleasas AP o glicosidasas; sin embargo, el papel concreto de estas enzimas en la reparación del DNA dañado oxidativamente aún no está claro.

El hecho de que todas estas proteínas se encuentren en células tanto eucarióticas como procarióticas sugiere que los mecanismos de reparación del DNA son tan críticos para las células que se han conservado a lo largo de la evolución.

Poli-(ADP-ribosa) sintetasa

La poli-(ADP-ribosa) sintetasa, también denominada poli-(ADP-ribosa) polimerasa (PARS) o poli-(ADP-ribosa) transferasa (pADPRT), es una enzima nuclear que polimeriza nucleótidos y modifica las proteínas. Esta enzima contiene un dominio aminoterminal de unión al DNA, un dominio central de automodificación y un dominio carboxilo terminal catalítico involucrado en la síntesis de polímeros de ADP-ribosa.

La PARS se activa por la rotura de una o ambas hebras del DNA duplohelicoidal, y funciona construyendo homopolímeros de unidades de ribosa adenosindifosfato utilizando como sustrato el NAD⁺ (nicotinamida adenindinucleótido) o el NADP⁺ (nicotinamida adenindinucleótido-fosfato) (**cap. 15**, Vitaminas con función de coenzimas). Los aceptores de la poli-(ADP-ribosa) pueden ser las histonas, las topoisomerasas I y II, las DNA polimerasas, la DNA ligasa e incluso la propia PARS. La poli-ADP-ribosilación puede inhibir la actividad de muchas de estas proteínas y, en el caso de las histonas, estimular la relajación de la cromatina.

Durante el estrés oxidativo, el glutatión se emplea para eliminar distintos radicales de oxígeno y peróxidos orgáni-

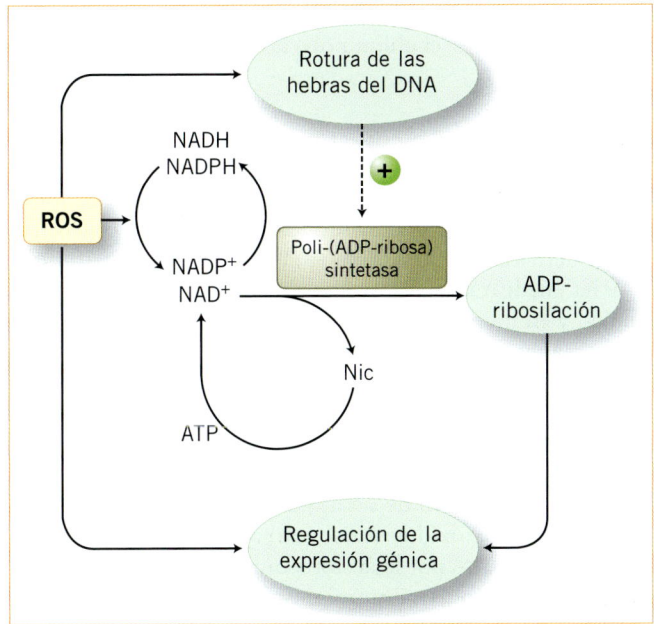

Figura 13-19. Implicación de las especies reactivas de oxígeno (ROS) en la regulación de la expresión génica mediada por la poli-(ADP-ribosa) sintetasa. ATP: adenosintrifosfato; NAD: nicotinamida adenindinucleótido; NADH: nicotinamida adenindinucleótido reducido; NADP: nicotinamida adenindinucleótido-fosfato; NADPH: nicotinamida adenindinucleótido-fosfato reducido; Nic: nicotinamida.

cos. En esta situación, los niveles de nucleótidos oxidados de piridina aumentan. Puesto que estos nucleótidos son los sustratos de la PARS, cuando esta enzima se activa, se produce una rápida poli-ADP-ribosilación de las proteínas, que provoca un descenso de los niveles de NAD⁺, se enlentecen la glucólisis, el transporte electrónico mitocondrial y, por lo tanto, la formación de ATP, procesos todos ellos que, entre otros, son necesarios para regenerar el NAD⁺ (**Fig. 13-19**).

De este modo, se puede producir una disfunción celular y, en la mayor parte de los casos, la muerte de las células.

Es posible que la poli-ADP-ribosilación de las proteínas cromosómicas esté implicada en la modulación de la expresión génica; de esta manera, la PARS podría regular procesos como la diferenciación celular, la división celular y la replicación del DNA, así como la apoptosis. La inhibición farmacológica de la PARS, por lo tanto, podría ser una medida terapéutica para limitar el daño celular de diferentes situaciones patológicas asociadas con una sobreproducción de ROS.

Aunque el daño al DNA generalmente se repara, durante un estado prooxidante prolongado pequeñas lesiones del DNA se pueden acumular y causar cambios permanentes. Cuando el daño al DNA es demasiado grande para ser reparado, las células han de eliminarse. La citotoxicidad, en esta situación, puede ser iniciada por la PARS. Por tal motivo, la PARS puede considerarse un sistema de defensa antioxidante.

Secuestradores no enzimáticos

Existen diversas moléculas pequeñas que son capaces de reaccionar no enzimáticamente con intermediarios radicales libres. Entre esas moléculas se encuentran la vitamina E, distintos carotenoides, el ubiquinol o la bilirrubina (**Fig. 13-17**).

Vitamina E

El término genérico de vitamina E se refiere a un conjunto de compuestos estrechamente relacionados entre sí, denominados tocoferoles. De entre todos éstos, el que posee una mayor actividad antioxidante es el α-tocoferol. La vitamina E se ha encontrado en las membranas de la mayoría de las células, y en mamíferos es especialmente abundante en hígado, corazón, glándulas suprarrenales y testículos. También hay vitamina E en algunos fluidos corporales como el plasma sanguíneo. Debido a su carácter lipofílico, la molécula de tocoferol es capaz de reaccionar con ROS como los radicales peroxilo, convirtiéndolos en hidroperóxidos lipídicos mediante la donación de un átomo de hidrógeno (ecuación 25). Los hidroperóxidos que se forman posteriormente pueden ser eliminados por la acción conjunta de las GSH peroxidasas y las fosfolipasas antes descritas. De esta manera, la vitamina E interrumpe los procesos de reacción en cadena que propagan la peroxidación lipídica.

$$\text{Vitamina E} + ROO^{\bullet} \rightarrow \text{Vitamina E}^{\bullet} + ROOH \qquad [25]$$

El radical tocoferoxilo (vitamina E$^{\bullet}$) que se origina puede reaccionar con otro radical peroxilo para formar un aducto estable (ecuación 26) o puede reducirse por la pareja redox arcorbato-GSH presente en el citosol de las células (ecuaciones 21 y 24).

$$\text{Vitamina E}^{\bullet} + ROO^{\bullet} \rightarrow ROO\text{-vitamina E} \qquad [26]$$

Una revisión más detallada de las funciones de la vitamina E se encuentra en el **capítulo 14**.

Carotenoides

Los carotenoides son polímeros de isopreno, la mayoría de los cuales poseen actividad antioxidante (**cap. 17**, Vitamina A). Concretamente, el β-caroteno, que es un precursor de la vitamina A, se encuentra en elevadas concentraciones en las membranas de distintos tejidos. Este carotenoide, además de secuestrar oxígenos singlete, es capaz de reaccionar con los radicales peroxilo que se generan durante la peroxidación lipídica para formar radicales centrados en el carbono de resonancia estable que, a su vez, pueden reaccionar con otros radicales peroxilo para formar un compuesto no radical libre (ecuaciones 27 y 28). De esta manera, y al igual que la vitamina E, el β-caroteno funciona como un inhibidor de la propagación de la lipoperoxidación de las membranas.

Estas reacciones ocurren más fácilmente con bajas concentraciones de oxígeno y complementan la acción de la vitamina E, que reacciona más eficientemente con altas concentraciones de oxígeno.

$$\beta\text{-Caroteno} + ROO^{\bullet} \rightarrow ROO\text{-}\beta\text{-caroteno}^{\bullet} \qquad [27]$$

$$ROO\text{-}\beta\text{-caroteno}^{\bullet} + ROO^{\bullet} \rightarrow ROO\text{-}\beta\text{-caroteno-OOR} \qquad [28]$$

Una sola molécula de β-caroteno puede reaccionar con muchos radicales peroxilo y formar distintos tipos de radicales centrados en el carbono, que luego quedan bloqueados al interaccionar con otros radicales peroxilo.

El β-caroteno, al igual que ocurre con la vitamina C, parece funcionar también como prooxidante. Con presiones parciales de oxígeno inferiores a 150 torr es un excelente secuestrador de radicales libres, mientras que con presiones de oxígeno muy elevadas muestra efectos prooxidantes autocatalíticos.

Ubiquinol

El ubiquinol o coenzima Q reducida (QH$_2$) puede ser considerado un antioxidante, porque interviene en el reciclaje de la vitamina E hasta su forma reducida (ecuación 29) y porque es capaz de reaccionar con los radicales alcoxilo y peroxilo de los lípidos, deteniendo, de este modo, la cadena de propagación del daño peroxidativo (**Fig. 13-20**).

El papel antioxidante de esta molécula, sin embargo, es discutido, porque cuando el QH$_2$ interacciona con los radicales libres se forma el radical semiquinona (QH$^{\bullet}$), que tiene actividad prooxidante.

$$QH_2 + \text{vitamina E}^{\bullet} \rightarrow QH^{\bullet} + \text{vitamina E} \qquad [29]$$

Bilirrubina

Este producto del catabolismo de las hemoproteínas, que se consideraba tóxico para los tejidos si se acumulaba en altas concentraciones, se ha propuesto como un antioxidante de los rompedores de cadena con una gran importancia fisiológica. Con presiones de oxígeno fisiológicas, la bilirrubina es capaz de reaccionar directamente con los radicales peroxilo que se originan durante la peroxidación lipídica.

Muchos de los antioxidantes que se han descrito en este apartado se están ensayando actualmente como complementos nutricionales para prevenir procesos patológicos en los que están implicados los radicales libres de oxígeno. Aunque se han obtenido resultados positivos, en ciertos casos no se ha demostrado un efecto protector por parte de dichos antioxidantes e incluso alguno de ellos ha presentado carácter prooxidante. Probablemente el efecto preventivo de los anti-

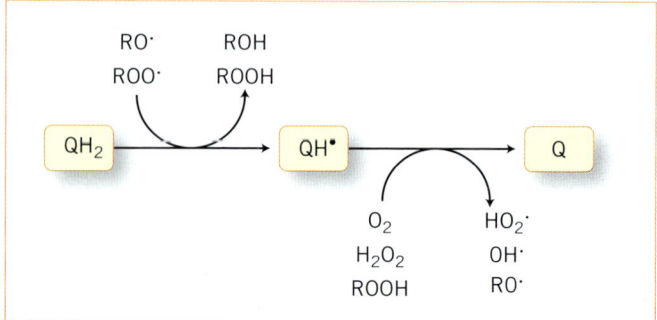

Figura 13-20. Actividad antioxidante del ubiquinol (QH$_2$) y prooxidante de la semiquinona (QH$^{\bullet}$). Q: ubiquinona; RO$^{\bullet}$: radical alcoxilo; ROO$^{\bullet}$: radical peroxilo.

oxidantes sólo se produce cuando éstos se administran antes de que ocurra la lesión oxidativa. Una vez producida ésta, los antioxidantes podrían acelerar el daño celular al reducir los iones metálicos liberados de metaloproteínas y, de este modo, favorecer la formación de OH· a partir de H_2O_2 (v. Radical hidroxilo, antes). Por lo tanto, y antes de recomendar la utilización de antioxidantes para el tratamiento de enfermedades asociadas a los radicales libres de oxígeno, lo aconsejable sería evaluar previamente el estado oxidativo del paciente.

ESTRÉS OXIDATIVO Y SEÑALIZACIÓN CELULAR

Los radicales libres de oxígeno son generados por todas las células aerobias y, como se ha descrito anteriormente, son responsables de muchas reacciones perjudiciales que influyen en diversos procesos bioquímicos. Pero estas especies reactivas, además, influyen en la expresión de un gran número de genes y regulan muchas rutas de transducción de señales de membrana (cap. 3, Señalización celular, tomo II). Como ya se ha mencionado, las ROS primarias están bien controladas y sus reacciones con las biomoléculas pueden ser reversibles, motivo por el cual son consideradas las principales mediadoras en la señalización celular. Se ha demostrado que las células producen H_2O_2 para mediar respuestas fisiológicas como la proliferación celular, la diferenciación y la migración. Se ha comprobado, por ejemplo, que el H_2O_2 generado durante el metabolismo de los ácidos grasos regula la expresión del receptor activado por proliferadores de los peroxisomas (PPAR) gamma y, de esta manera, la expresión de genes implicados en la diferenciación de adipocitos. La peroxirredoxina, una de las proteínas implicadas en la eliminación del peróxido de hidrógeno, también participa en procesos de señalización redox, afectando la fosforilación de proteínas, la regulación transcripcional y la apoptosis.

Los mecanismos moleculares mediante los que el estado redox regula la transducción de señales de membrana no están totalmente dilucidados; sin embargo, se postula que podrían estar implicadas la oxidación o la reducción de los grupos sulfhidrilo de las proteínas, los cuales podrían conducir a modificaciones conformacionales de éstas que alterarían su funcionalidad. Así, por ejemplo, esos cambios conformacionales en las proteínas podrían liberar subunidades inhibidoras, promover la formación de determinados complejos proteicos necesarios para que la transducción de señales o la transcripción se lleven a cabo, o aumentar o disminuir su capacidad para unirse al DNA.

Existen distintas rutas de transducción de señales que son sensibles al estado redox de la célula, así como distintas posibilidades de actuación de las ROS en estas rutas. El estrés oxidativo puede: estimular la fosforilación de distintos receptores de membrana, activándolos; incrementar la actividad de enzimas reguladas por receptores como las fosfolipasas A_2, C y D, algunos de cuyos productos de reacción son segundos mensajeros; incrementar la actividad de distintas quinasas, o puede regular la actividad de factores de transcripción, como el factor de transcripción Nrf2, el factor nuclear kappa B (NF-κB), la proteína activadora 1 (AP-1), la p53, la proteína 153 inducible por daño al DNA y bloqueadora del crecimiento, también denominada CHOP (Gadd

153/CHOP) y el transductor de señales y activador de la transcripción 3 (STAT-3). En este apartado sólo se describirán algunos de los sistemas más estudiados; en concreto, se tratarán las MAP quinasas, la proteína quinasa C, el factor de transcripción Nrf2 y el factor de transcripción NF-κB.

Las RNS y las originadas de su reacción con los radicales libres de oxígeno también son importantes componentes de las cascadas de señalización intracelular. El óxido nítrico, además de participar en vías de señalización celular mediante la producción de cGMP, puede regular la transcripción de genes por S-nitrosilación de proteínas que son factores transcripcionales o bien intermediarios en diferentes rutas de señalización. La S-nitrosilación, modificación postraduccional de los tioles de las cisteínas de las proteínas, se considera un mecanismo de señalización en la regulación de la expresión génica. El peroxinitrito participa en rutas de transducción de señales reguladas por fosforilación/desfosforilación de restos de tirosina. Este compuesto produce la nitración de la tirosina y, de esta manera, bloquea cascadas de señalización. Sin embargo, la unión del peroxinitrito a las proteínas es irreversible y, por consiguiente, no debería considerarse un regulador de la señalización intracelular.

MAP quinasas

Muchas señales extracelulares, como los factores de crecimiento o las citoquinas, inducen cambios en el comportamiento celular mediante la utilización de una vía de señalización desde la membrana plasmática al núcleo, donde se regula la expresión génica. El primer paso de esta vía de señalización implica la activación por fosforilación de receptores de membrana con actividad tirosina quinasa. En la vía de Ras, el receptor activado estimula una serie de quinasas citosólicas, la última de las cuales, después de activarse por fosforilación, migra al núcleo y activa, a su vez, genes específicos mediante la fosforilación de determinados factores de transcripción. De este modo, se activa la transcripción de genes que codifican las proteínas correspondientes a la respuesta celular deseada ante la señal extracelular recibida.

Las MAP quinasas (proteínas quinasas activadas por mitógenos) son una familia de quinasas que actúan en diferentes cascadas de transducción de señales. Hay distintas subfamilias MAP quinasas y todas las rutas en las que participan son sensibles al estado redox de la célula. Se ha demostrado que, en la vía de señalización de Ras para el factor de crecimiento epidérmico (EGF) algunos oxidantes, como el H_2O_2, son capaces de estimular la unión de dos proteínas, GRB y SOS. El complejo GRB/SOS se une al receptor fosforilado y activa a su vez a Ras. La activación de Ras tiene lugar cuando la molécula de guanosindifosfato (GDP) que lleva unida se intercambia por guanosintrifosfato (GTP), pero dicho intercambio sólo se produce cuando Ras está en contacto con GRB/SOS unido al receptor. Distintos oxidantes también son capaces de inducir el intercambio GDP-GTP posiblemente por interacciones de dichos oxidantes con la cisteína 118 de Ras. El óxido nítrico, por ejemplo, mediante la S-nitrosilación de esa cisteína 118 incrementa la actividad de Ras, favoreciendo el intercambio de nucleótidos de guanina. Ras unida a GTP activa una cascada de tres quinasas: la primera quinasa es Raf, que necesita

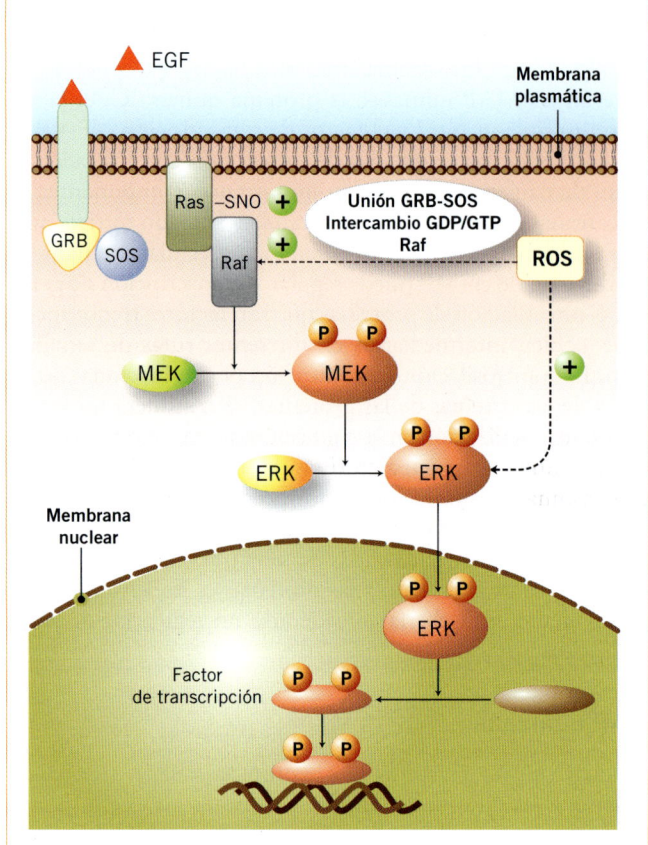

Figura 13-21. Activación de la vía de Ras por especies reactivas de oxígeno (ROS). EGF: factor de crecimiento epidérmico; ERK: proteína quinasa regulada por señales extracelulares; GDP: guanosindifosfato; GTP: guanosintrifosfato; MAP quinasa: proteína quinasa activada por mitógenos; MEK: MAP quinasa/ERK; SNO: nitrosilación.

interaccionar con Ras para activarse, Raf se fosforila y fosforila a su vez a MEK (MAP quinasa/ERK); la segunda quinasa, que fosforila a ERK (proteína quinasa regulada por señales extracelulares), y la última de las tres quinasas, que es la que entra en el núcleo y fosforila a los factores de transcripción diana (**Fig. 13-21**).

Algunas de estas quinasas se estimulan por tratamiento con H_2O_2, lo que sugiere que son sensibles al estado redox de la célula. Efectivamente, los efectos de muchos oxidantes sobre genes sensibles al estado redox celular están mediados por efectos sobre las MAP quinasas (**Fig. 13-21**).

Proteína quinasa C

Las proteína quinasas C (PKC) son una familia de quinasas que catalizan una de las primeras etapas en las cascadas de señalización que regulan procesos como la proliferación celular. En condiciones normales, los activadores de las PKC son los diacilgliceroles (DAG) formados a partir del fosfatidilinositol-4,5-bisfosfato (PIP_2), en respuesta a estímulos proliferativos (**Fig. 13-22**). Ahora bien, las ROS también pueden activar las PKC. Es bien conocido que las PKC están dentro del grupo de moléculas señalizadoras que son susceptibles de modificación oxidativa, se activan por estrés oxidativo y se inhiben por antioxidantes.

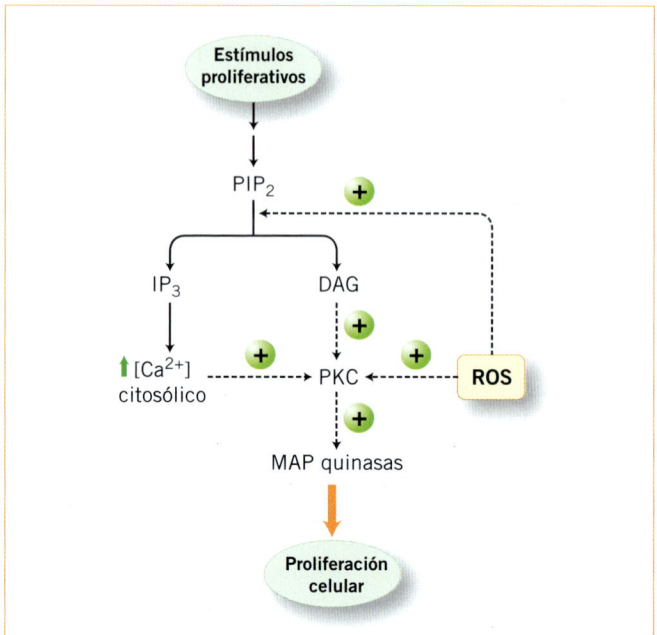

Figura 13-22. Regulación de las proteínas quinasas C. DAG: diacilglicerol; IP_3: inositol-1,4,5-trisfosfato; MAP quinasas: proteína quinasas activadas por mitógenos; PIP_2: fosfatidilinositol-4,5-bisfosfato; PKC: proteína quinasa C; ROS: especies reactivas de oxígeno.

La activación de las PKC por las ROS se puede llevar a cabo directamente o mediante la activación de las fosfolipasas que metabolizan el PIP_2 a IP_3 (inositol-1,4,5-trisfosfato) y DAG. El IP_3 favorece la salida de los iones calcio de sus reservorios al citosol y, de esta manera, junto al DAG estimula la actividad PKC. Estas quinasas tienen un dominio N-terminal regulador rico en cisteínas fácilmente oxidable. Cuando estas cisteínas están oxidadas, el dominio regulador pierde su función autoinhibidora y la PKC se activa. Se ha demostrado que las PKC activan a las MAP quinasas. En concreto, se ha demostrado que son capaces de fosforilar a Raf, y de este modo las ROS también podrían regular la expresión génica.

La activación de las PKC podría tener un papel fundamental en la promoción tumoral. Así, la regulación redox podría ser un mecanismo para relacionar la PKC con la promoción tumoral mediada por oxidantes, y permitiría comprender el papel protector de los antioxidantes frente a la aparición de cáncer.

Factor de transcripción Nrf2

El factor 2 relacionado con el factor nuclear eritroide 2 p45 (Nrf2) es un factor de transcripción que regula la expresión de genes que codifican enzimas antioxidantes y detoxificantes, por lo que tiene un papel fundamental en la regulación de la homeostasis celular frente al estrés oxidativo. La actividad de Nrf2 está reprimida por su unión a una proteína citoplasmática denominada Keap1, de manera que, cuando ambas proteínas están unidas, se favorece la degradación de Nrf2 en el proteasoma, previa ubiquitinación. En situaciones de estrés oxidativo, distintos tioles de Keap1 se oxidan, lo que provoca cambios conformacionales en esta proteína que impiden la ubiquitinación de Nrf2 y, por lo tanto, su degradación. Nrf2, entonces, se transloca al núcleo. En el núcleo, Nrf2 se une a secuencias específicas de DNA denominadas elemento de respuesta antioxidante (ARE), que inducen la expresión de genes antioxidantes y de detoxificación.

Recientemente se han descubierto otras proteínas que podrían controlar la actividad de Nrf2. Además, aunque el control de la estabilidad de la proteína Nrf2 parece ser el principal mecanismo regulador de su actividad, se ha demostrado que Nrf2 puede ser regulado a nivel transcripcional mediante una expresión diferencial de Nrf2 en la que estarían implicados otros factores de transcripción. Modificaciones postraduccionales, como fosforilación o acetilación, también podrían regular la actividad de Nrf2.

Nrf2 puede regular el metabolismo intermediario. Así, distintos investigadores han demostrado que la inhibición de Nrf2 provoca un incremento de la producción de células tumorales por la reprogramación del metabolismo de la glucosa hacia rutas anabólicas requeridas para el crecimiento celular. En este sentido, se ha sugerido que agentes inductores de Nrf2 podrían resultar quimioprotectores frente a ROS y RNS. Ciertas prostaglandinas o el óxido nítrico activan Nfr2, pero sustancias exógenas pueden hacerlo también, como algunos componentes del brócoli, el wasabi, la miel y la cúrcuma. No obstante, la expresión continuada de los genes inducidos por Nfr2 favorece la supervivencia de las células, incluidas las cancerígenas. Por lo tanto, es necesario controlar la actividad de Nfr2 en los tejidos que no son los blancos de actuación antes de aplicar una terapia concreta.

Factor nuclear kappa de linfocitos B

Este factor de transcripción está presente en muchos tipos de células y desempeña un papel fundamental en diversos procesos fisiológicos. Está implicado, por ejemplo, en las respuestas inmunitaria e inflamatoria, la apoptosis y la proliferación celular. La activación de la respuesta antioxidante también está mediada, al menos parcialmente, por el NF-κB.

El prototipo de NF-κB es un complejo proteico constituido por dos subunidades de peso molecular 50 kDa (p50) y 65 kDa (p65), respectivamente, y que se encuentra en la mayoría de las células unido a una proteína inhibidora denominada IκB. Este complejo permanece inactivo en el citoplasma mientras que está unido a IκB. Sin embargo, cuando IκB se fosforila, se activa una señal para su ubiquitinación que estimula la degradación de la proteína inhibidora por el proteasoma. El heterodímero NF-κB activo puede ahora translocar al núcleo, donde se une a secuencias específicas del DNA y estimula la transcripción de genes específicos (**Fig. 13-23**). La activación del NF-κB se produce en respuesta a un amplio espectro de estímulos que incluyen citoquinas, factores de crecimiento, infecciones víricas, estrés oxidativo y diversos xenobióticos. Un estudio más detallado del NF-κB se realiza en el **capítulo 9** (Regulación de la expresión génica en organismos eucariotas) del **tomo II**.

Las ROS parecen activar el NF-κB de diferentes maneras. Las reacciones citosólicas que conducen a la activación del factor nuclear NF-κB están mediadas por diferentes quinasas que están reguladas por reacciones redox, de modo que el estado oxidante del citosol las activa: se incrementa así la

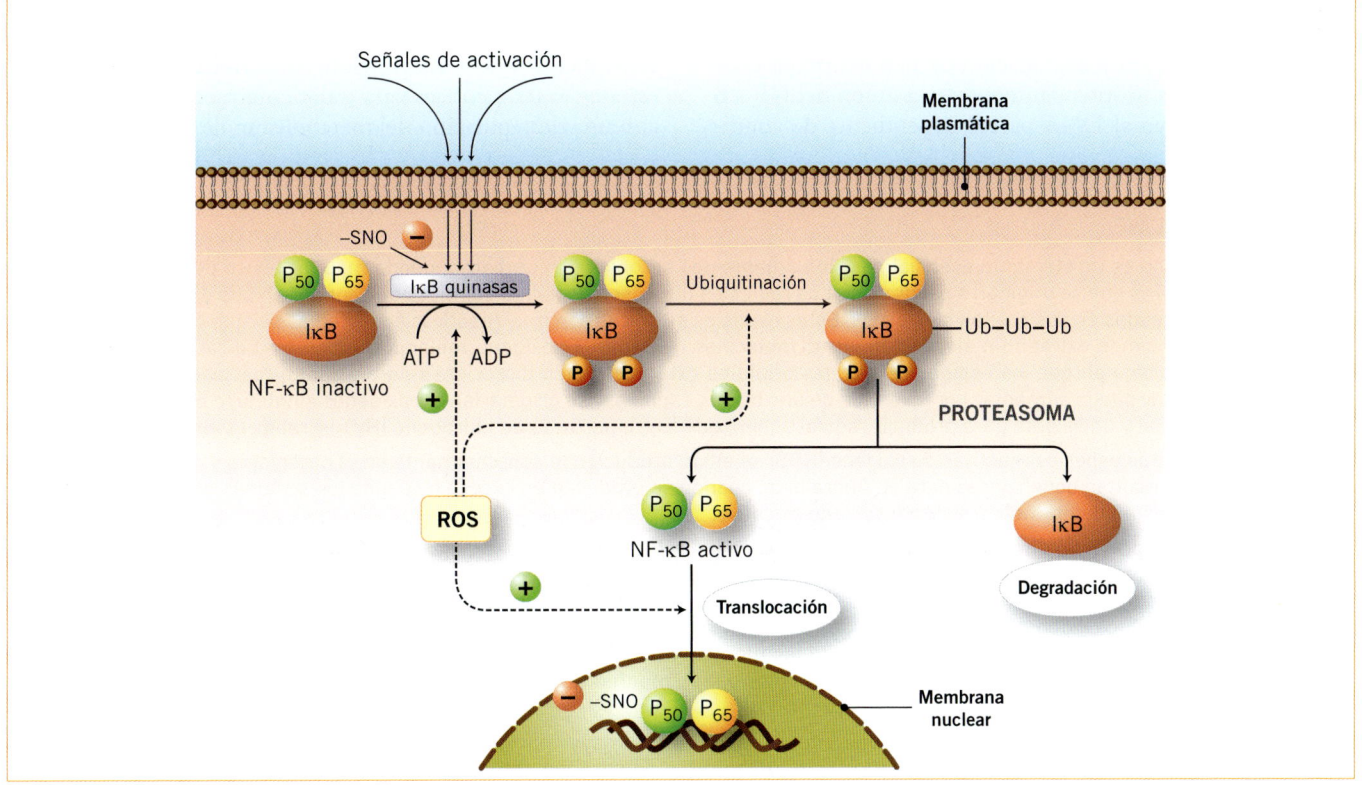

Figura 13-23. Activación del factor de transcripción nuclear kappa (NF-κB). ADP: adenosindifosfato; ATP: adenosintrifosfato; IκB: proteína inhibidora del NF-κB; ROS: especies reactivas de oxígeno; Ub: ubiquitina.

fosforilación y, por lo tanto, la degradación del IκB. Muchas de las enzimas que están implicadas en la fosforilación de proteínas se pueden regular por reacciones de oxido-reducción. Ahora bien, las moléculas que son objeto de regulación redox durante la activación de NF-κB aún no se conocen con exactitud. Distintas evidencias apuntan a que la fosforilación de IκB se lleva a cabo por unas quinasas, denominadas IκB quinasas (IKK), que están agrupadas formando complejos proteicos y que, a su vez, pueden regularse por fosforilación. Otras quinasas como las MAP quinasas, la proteína quinasa A (PKA) o la PKC también podrían estar implicadas en este proceso. En cualquier caso, la fosforilación de las proteínas podría dar lugar a cambios estructurales en éstas, que expondrían sus grupos tioles a las ROS. La oxidación de cisteínas críticas para la función de la proteína sería el mecanismo mediante el cual las ROS podrían regular su actividad.

Las fosfatasas son un componente importante en muchas rutas de transducción de señales de membrana porque revierten la acción de las quinasas. Las ROS también son capaces de modular la actividad de estas enzimas y, en muchos casos, lo hacen inhibiéndolas mediante la oxidación de aniones tiolato de sus centros catalíticos. Todo este sistema se complica bastante, pues muchas fosfatasas se regulan por procesos de fosforilación/desfosforilación.

Además del papel de las ROS en la liberación de la subunidad inhibidora IκB, varios estudios han demostrado que la ubiquitinación y la translocación del NF-κB pueden estar relacionadas con señales redox.

Por último, el NF-κB que transloca al núcleo también puede estar sujeto a una modificación postraduccional por fosforilación que aumenta su actividad transcripcional.

Aunque se ha demostrado que la activación del NF-κB mediante la liberación y degradación de IκB ocurre en condiciones oxidativas, sorprendentemente, la unión del NF-κB translocado y activo al DNA parece dependiente de condi-

ciones reductoras. De hecho, en estudios realizados con glutatión, se ha comprobado que es necesario el GSSG para iniciar la activación del NF-κB, mientras que se requiere GSH para la unión óptima de este factor de transcripción al DNA.

Al estar el NF-κB implicado en las respuestas inflamatoria e inmunitaria y, como se ha señalado, al activarse por oxidantes, podrían emplearse terapias que condujesen a una modificación del estado redox de la célula y decreciesen la activación de este factor de transcripción para controlar la iniciación y la progresión de muchas enfermedades.

El factor de necrosis tumoral alfa (TNF-α) es una citoquina producida, entre otras, por las células del tejido adiposo y, como ya se ha indicado, activa al NF-κB (**cap. 2**, Comunicación intercelular: hormonas, citoquinas y factores de crecimiento, **tomo II**). Por lo tanto, terapias que incluyesen suplementos con antioxidantes podrían ser consideradas también para el tratamiento de enfermedades asociadas a la obesidad.

El NF-κB es sensible a los niveles de óxido nítrico. Éste inhibe la unión de NF-κB al núcleo por S-nitrosilación de la cisteína 62 de su subunidad p50. Por otra parte, el óxido nítrico también es capaz de inhibir la actividad de las quinasas que lo fosforilan, las IKK, mediante la S-nitrosilación de un residuo conservado de cisteína (C179). La estimulación del TNF-α parece inducir la desnitrosilación y la activación de IKK. No obstante, la desnitrosilación como respuesta celular generalizada a la estimulación de citoquinas es algo que aún tiene que ser estudiado.

Está claro que la S-nitrosilación/desnitrosilación cumple un papel crucial en la regulación de la transcripción génica. Es amplia la lista de los factores de transcripción regulados por S-nitrosilación: factor 1 inducible por hipoxia (HIF-1), AP-1, PARS-1 o NF-κB, descrito previamente, son algunos ejemplos. El conocimiento de las rutas en las que participan estos factores de transcripción permitirá desarrollar nuevas estrategias terapéuticas para tratar enfermedades relacionadas con una desregulación del metabolismo de la S-nitrosilación.

PUNTOS CLAVE

- El oxígeno es un elemento esencial para los organismos aerobios; sin embargo, puede resultar tóxico debido a los radicales libres que se originan a partir de él. Los radicales libres son especies químicas que contienen uno o más electrones desapareados en sus orbitales externos. Estas especies químicas son muy reactivas e inestables porque inmediatamente que se forman extraen un electrón de otras moléculas cercanas. El oxígeno molecular es un birradical pero su reactividad es baja porque los espines de sus dos orbitales externos tienen direcciones paralelas. La reactividad del oxígeno molecular puede aumentar por inversión de uno de sus espines, y se originarían los oxígenos singlete, o por su reducción secuencial y univalente para producir radical superóxido ($O_2^{\bullet-}$), peróxido de hidrógeno (H_2O_2) y radical hidroxilo ($OH^{\bullet}$).

- Todas estas especies reactivas de oxígeno (ROS) se están produciendo continuamente en el organismo y muchas de ellas incluso resultan beneficiosas para él. Ahora bien, cuando se producen en exceso o cuando los sistemas de defensa antioxidante están deteriorados, se produce daño oxidativo.

- La fuente principal de radicales libres de oxígeno en las células eucarióticas es la cadena respiratoria, pero los sistemas de transporte electrónico microsomal también producen radicales libres. Diversas enzimas generan radicales libres durante su ciclo catalítico y, entre ellas, cabe destacar la xantina oxidasa o la NADPH oxidasa. La óxido nítrico sintasa (NOS) produce óxido nítrico, que, al reaccionar con el ion radical superóxido, genera especies reactivas de nitrógeno (RNS) nocivas para las células. Además de las fuentes intracelulares, existen fuentes exógenas de radicales libres de oxígeno y aquí se incluyen distintos tipos de radiaciones y muchos xenobióticos que al metabolizarse dan lugar a un ciclo redox en el que se generan radicales superóxido.

- Los radicales libres de oxígeno pueden interaccionar con la mayor parte de los constituyentes celulares. Cuando las proteínas, los lípidos, los ácidos nucleicos o los hidratos de carbono son dañados oxidativamente por estas especies químicas, sufren diversos tipos de modificaciones estructurales que alteran su funcionalidad. Las consecuencias son

→

el deterioro de la homeostasis celular, el desarrollo de enfermedades e incluso la muerte. Las RNS también dañan las estructuras celulares.

- Para contrarrestar los efectos nocivos de los radicales libres de oxígeno las células disponen de sistemas de defensa antioxidante. En ellos se incluyen enzimas, como las superóxido dismutasas, las glutatión peroxidasas, la glutatión reductasa, la catalasa, distintos tipos de proteasas, fosfolipasas, la poli-(ADP-ribosa) sintetasa y algunas más, así como moléculas de bajo peso molecular, como el glutatión, el ácido ascórbico, el ácido úrico, la taurina, los carotenoides, la vitamina E, el ubiquinol o la bilirrubina. Algunos de estos sistemas funcionan eliminando los radicales libres antes de que reaccionen con cualquier molécula y otros retiran los radicales propagadores deteniendo su efecto nocivo en las etapas iniciales.

- Se ha demostrado que el estrés oxidativo y nitrosativo regula la expresión génica. En unos casos, la regulación del gen se ejerce por la susceptibilidad a las ROS de intermediarios de la ruta de transducción de señales de membrana y, en otros casos, por las modificaciones oxidativas de la expresión, la translocación o la unión al DNA de factores de transcripción. La regulación por el estado redox de las MAP quinasas, las proteínas quinasas C, el factor de transcripción Nrf2 o el factor de transcripción NF-κB son algunos de los ejemplos mejor estudiados. La *S*-nitrosilación de las proteínas también regula la expresión de muchos genes

BIBLIOGRAFÍA

CHENG X, KU CH, SIOW RC. **Regulation of the Nrf2 antioxidant pathway by microRNAs: new players in micromanaging redox homeostasis. Free Radic Biol Med 2013; 64: 4-11.**
En esta revisión se estudia el papel de los micro-RNA como reguladores de las homeostasis redox mediante el control postranscripcional de los niveles de Nrf2 y la expresión de genes asociados.

HALLIWELL B, GUTTERIDGE JMC. **Free radicals in biology and medicine, 5ª ed. Oxford University Press, 2015.**
Este libro, que ha sido reeditado varias veces, aborda la mayor parte de los aspectos de los radicales libres. Toda la obra aporta valiosa información para completar la presentada en este capítulo.

HAYES JD, DINKOVA-KOSTOVA AT. **The Nrf2 regulatory network provides an interface between redox and intermediary metabolism. Trends Biochem Sci 2014; 39: 199-218.**
Este artículo es una revisión sobre el factor de transcripción Nrf2, en el que se estudian la estructura, la regulación y el efecto citoprotector de dicho factor de transcripción.

JACKSON MJ, POPA S, BOLAÑOS J Y COLS. **Antioxidants, reactive oxygen and nitrogen species, gene induction and mitochondrial function. Mol Aspects Med 2002; 23: 209-85.**
Completísima revisión en la que se describen rutas que son reguladas por distintos tipos de radicales libres. También se analiza con detalle el papel de los oxidantes y antioxidantes en la mitocondria.

JANSSEN-HEININGER YMW, MOSSMAN BT, HEINTZ NH Y COLS. **Redox-based regulation of signal transduction: Principles, pitfalls, and promises. Free Radic Biol Med 2008; 45: 1-17.**
En esta revisión se estudian los resultados más recientes que demuestran el papel de los oxidantes como moduladores de la transducción de señales de membrana.

KERMANIZADEH A, CHAUCHE C, BROWN DM, LOFT S, MØLLER P. **The role of intracellular redox imbalance in nanomaterial induced cellular damage and genotoxicity: a review. Environ Mol Mutagen 2015; 56: 111-24.**
En esta revisión se analiza el papel de los radicales libres de oxígeno en la nanotoxicología.

LINGAPPAN K. **NF-κB in oxidative stress. Curr Opin Toxicol 2018; 7: 81-6.**
El autor de este artículo estudia la regulación por estrés oxidativo del factor de transcripción NF-κB y analiza los efectos prooxidante y antioxidante de su activación.

POULSEN HE, SPECHT E, BROEDBAEK K, HENRIKSEN T, ELLERVIK C, MANDRUP-POULSEN T Y COLS. **RNA modifications by oxidation: a novel disease mechanism? Free Radic Biol Med 2012; 52: 1353-61.**
Los autores de esta revisión proporcionan datos que implican la oxidación del RNA en el desarrollo de algunas enfermedades.

RHEE SG, CHAE HZ, KIM K. **Peroxiredoxins: a historical overview and speculative preview of novel mechanism and emerging concepts in cell signalling. Free Radic Biol Med 2005; 38: 1543-52.**
Los autores de esta revisión hacen un estudio exhaustivo de los distintos tipos de peroxirredoxinas y discuten su implicación en procesos de señalización redox.

SCHULZ E, WENZEL P, MUNZEL T, DAIBER A. **Mitochondrial redox signaling: interaction of mitochondrial reactive oxygen species with other sources of oxidative stress. Antioxid Redox Signal 2014; 20: 308-24.**
Los autores analizan el papel de las mitocondrias en el daño oxidativo y su relación con otras fuentes de radicales libres de oxígeno.

SHA Y, MARSHALL HE. **S-nitrosylation in the regulation of gene transcription. Biochim Biophys Acta 2012; 1820: 701-11.**
Revisión que muestra vías de señalización mediadas por *S*-nitrosilación y describe el papel del óxido nítrico sobre distintos factores de transcripción.

SIES H, BERNDT C, JONES DP. **Oxidative stress. Annu Rev Biochem 2017; 86: 715-48.**
Revisión en la que se describen conceptos básicos relacionados con el estrés oxidativo, se estudian sus efectos sobre las biomoléculas y se analizan el papel de éstas en la señalización celular. Los autores proponen, asimismo, estrategias redox para el tratamiento de distintas enfermedades.

SIES H, JONES DP. **Reactive oxygen species (ROS) as pleiotropic physiological signalling agents. Molecular Cell Biology 2020; 21: 363-83.**
Este artículo se centra en el papel de los radicales libres de oxígeno en las rutas de señalización redox, fundamentalmente analizando las vías de señalización en las que están implicadas modificaciones postraduccionales. Asimismo, propone posibles terapias para tratar enfermedades asociadas a los radicales libres de oxígeno.

SINGH A, KUKRETI R, SASO L, KUKRETI S. **Mechanistic insight into oxidative stress-triggered signaling pathways and type 2 diabetes. Molecules 2022; 27: 950.**
En este artículo se estudia la interrelación entre el estrés oxidativo y la diabetes mellitus y se analiza el papel protector de los antioxidantes frente a complicaciones de esta enfermedad.

TRUONG TH, CARROLL KS. **Redox regulation of protein kinases. Crit Rev Biochem Mol Biol 2013; 48: 332-56.**
En este artículo se revisan los mecanismos moleculares de regulación redox de las proteínas quinasas y el papel del peróxido de hidrógeno en la señalización celular.

 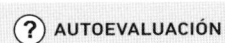

AUTOEVALUACIÓN

Vitaminas con función antioxidante y coenzima Q

14

M. C. Ramírez Tortosa, J. M. Gálvez Navas y J. Díaz Castro

OBJETIVOS

- Identificar la estructura de las vitaminas E y C y de la coenzima Q.
- Conocer su importancia como antioxidantes de la dieta.
- Analizar los efectos fisiológicos de dichos antioxidantes.
- Estudiar el metabolismo de las vitaminas E y C y de la coenzima Q.
- Conocer las deficiencias y los estados carenciales de dichas vitaminas y de la coenzima Q.
- Identificar las fuentes alimentarias más importantes para cada tipo de antioxidante estudiado.
- Reconocer los principales efectos sobre la salud de las vitamina E y C y de la coenzima Q.

CONTENIDO

INTRODUCCIÓN

Existen muchas evidencias de que la enfermedad cardiovascular y el cáncer, causantes de los mayores índices de mortalidad, pueden prevenirse o disminuirse realizando algunos cambios en la dieta, como por ejemplo reducir la ingesta de grasas y aumentar el consumo de alimentos ricos en antioxidantes como frutas, cereales y verduras. Debido a que los antioxidantes endógenos no son totalmente eficientes, es razonable pensar en la importancia de las suplementaciones de la dieta con este tipo de sustancias para disminuir los efectos acumulados del daño oxidativo a lo largo de la vida.

Existen numerosos componentes de la dieta que poseen propiedades antioxidantes, como el α-tocoferol, γ-tocoferol, tocotrienol, ácido ascórbico, β-caroteno, los flavonoides y otras sustancias como el ubiquinol y los compuestos fenólicos. Se han realizado numerosos estudios epidemiológicos que muestran que la ingesta dietética de vitamina E, y probablemente también la de β-caroteno, está inversamente asociada con el riesgo de enfermedades vasculares. Dos investigaciones refirieron que la quinta parte de los individuos con una ingesta alta de vitamina E disminuyeron en un 50 % el riesgo de enfermedades cardiovasculares y se ha comprobado que los niveles normales de la dieta no son suficientes para prevenir la oxidación *ex vivo* de las lipoproteínas de baja densidad (LDL). Ciertas comparaciones entre diferentes poblaciones de Europa muestran una relación in-

versa entre la velocidad de evolución/progresión de la enfermedad cardiovascular y algunos tipos de cáncer y los niveles plasmáticos de vitamina E, vitamina C y ciertos compuestos fenólicos. Sin embargo, en varios estudios aleatorizados, como es el caso del Estudio de salud de los médicos *(The Pysicians' Health Study II Randomized Controlled Trial)*, en el que participaron más de 14.000 médicos varones de 50 años de edad media, la suplementación diaria de la dieta con 400 UI de vitamina E y 500 mg de vitamina C en días alternos, durante un promedio de 8 años, no redujo el riesgo de enfermedad cardiovascular.

Un hecho destacable es el efecto sinérgico que puede existir entre los antioxidantes lipofílicos y los hidrofílicos. Se ha demostrado que la vitamina C mantiene los niveles de las vitaminas E y A a nivel celular, disminuyendo el estrés oxidativo al secuestrar radicales libres.

El escaso aporte diario requerido para estos compuestos puede ser el causante de serias enfermedades como escorbuto, anemia, metabolismo disminuido de la creatinina, disminución de la respuesta inmunitaria y otras complicaciones relacionadas con la falta de protección antioxidante que ejercen estos compuestos.

VITAMINA C

La vitamina C es un antioxidante hidrosoluble con un alto poder reductor. Actúa como cofactor de numerosas enzimas implicadas en la biosíntesis de colágeno, carnitina y algunos neurotransmisores y puede «atrapar» una gran variedad de especies reactivas del oxígeno y del nitrógeno en medios acuosos. La vitamina C se considera esencial ya que no puede ser sintetizada por los seres humanos, ni por otros primates, cobayas y ciertas especies de peces, aves e insectos. Algunos animales sintetizan vitamina C a partir de la glucosa mediante la vía del ácido glucurónico. Los que no pueden sintetizarla carecen de la enzima que cataliza la etapa final de oxidación, por lo tanto deben ingerir o adquirir la vitamina a través de la alimentación.

Esta vitamina se distribuye ampliamente en la naturaleza, pero se la encuentra sobre todo en los alimentos de origen vegetal. En ellos aparece de forma natural bajo dos formas químicas interconvertibles: ácido ascórbico (forma reducida) y ácido deshidroascórbico (forma oxidada). Ambas formas poseen acción biológica similar.

Estructura química

Dentro del término vitamina C se engloba a todos los compuestos que presentan la actividad biológica del ácido L-ascórbico (ácido 2,3-enediol gulónico o 2-oxo-L-treo-hexono-1,4-lactona-2,3-enediol). Éste es un compuesto químicamente sencillo aunque presenta una estructura atípica, cuya fórmula empírica es $C_6H_8O_6$. Es un derivado lactónico del ácido hexurónico y se corresponde con una forma oxidada de la glucosa. En concreto es una δ-cetolactona de seis átomos de carbono que muestra un anillo de lactona de cinco miembros y un grupo enediol bifuncional con un grupo carbonilo adyacente. El grupo enediol es esencial para su actividad biológica (**Fig. 14-1**).

El ácido ascórbico o ascorbato (AscH) es un buen agente reductor; al perder un electrón se forma un radical relativamente estable, el radical semihidroascórbico, en el cual ocurre una segunda oxidación y se produce ácido deshidroascórbico. Este último paso es reversible por lo que pueden encontrarse ambas formas en la naturaleza. Si el ácido ascórbico pierde agua por deshidratación se transforma en ácido dicetogulónico mediante una reacción irreversible que origina un producto que no es biológicamente activo (**Fig. 14-2**).

Absorción y metabolismo

La vitamina C se absorbe rápidamente en el tracto intestinal por transporte activo dependiente de iones sodio mediante el transportador sodio-dependiente de la vitamina C (SVCT,

sodium-dependent vitamin C transporter), proceso que es saturable y dependiente de la dosis. Parece ser que el ácido deshidroascórbico es absorbido mediante procesos de difusión facilitada, aunque otros autores consideran que pueden existir otras vías alternativas de absorción como la conversión a ascorbato en el lumen intestinal. En el plasma el ácido ascórbico es transportado en forma de ascorbato, pero no se han identificado las proteínas específicas para su transporte. Al interior de las células sanguíneas es transportado en forma de deshidroascorbato, ya que la membrana es más permeable a esta forma. Una vez en el interior de la célula se transforma inmediatamente a ascorbato. El transporte celular de ácido ascórbico y deshidroascórbico es mediado por transportadores que varían según el tipo de células. La acumulación de ascorbato en los neutrófilos y linfocitos es mediada por transportadores de alta y baja afinidad y la vitamina se localiza principalmente en el citosol. Estos transportadores celulares para la vitamina C son SVCT1 y SVCT2, cuya naturaleza es glicoproteica. Ellos son los responsables de la diferente distribución de esta vitamina en los tejidos. SCVT1 se encuentra mayoritariamente en el tejido epitelial del intestino y el riñón, donde facilita la entrada de gran cantidad de vitamina C. Por otro lado, SVCT2 se localiza principalmente en cerebro, músculo esquelético, placenta y ojo, donde la contribución de ascorbato en los procesos celulares es muy importante. El ascorbato no atraviesa la barrera hematoencefálica, pero sí llega como ácido deshidroascórbico gracias al transportador de la glucosa (GLUT-1) y ya en la neurona es reducido a ascorbato.

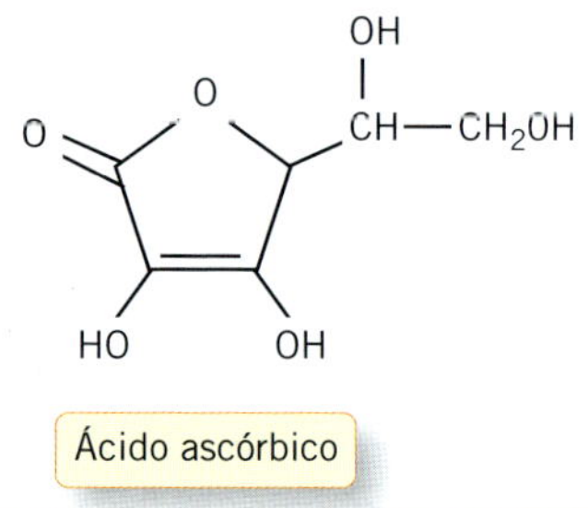

Debido a que las formas oxidadas de la vitamina C son inmediatamente reducidas a ácido ascórbico, es muy poca la cantidad de vitamina que se cataboliza y se transforma en los metabolitos excretables: ácido deshidroascórbico, ácido oxálico y ácido dicetogulónico. A pesar de su absorción dosis-dependiente, un segundo mecanismo de regulación del contenido de ascorbato en el organismo es el renal, mediante el cual se excretan metabolitos o el propio ácido ascórbico, lo que permite su determinación en orina. Algunas investigaciones más recientes han demostrado que se excretan muy bajas cantidades de ascorbato, pero esta excreción aumenta de forma proporcional al incremento de su ingesta por la dieta, de tal forma que se ha observado que altas ingestas de ácido ascórbico en niños origina problemas de litiasis renal debido a la gran excreción urinaria de oxalato.

El cuerpo humano no cuenta con ningún órgano en que la vitamina C se almacene, aunque las células de la serie blanca tienen la capacidad de retener pequeñas cantidades de ácido ascórbico. La concentración de vitamina C en los tejidos es mayor que en el plasma y la saliva. Los niveles más elevados se encuentran en las glándulas pituitaria y adrenal, en los leucocitos, el páncreas, los riñones, el bazo y el cerebro.

Propiedades y funciones fisiológicas

Las funciones biológicas del ácido ascórbico se basan en su capacidad reductora en una gran variedad de reacciones bioquímicas. Gracias a su poder reductor, esta vitamina también puede reducir especies reactivas del oxígeno. Su princi-

Ácido ascórbico

Figura 14-1. Estructura química de la vitamina C o ácido ascórbico.

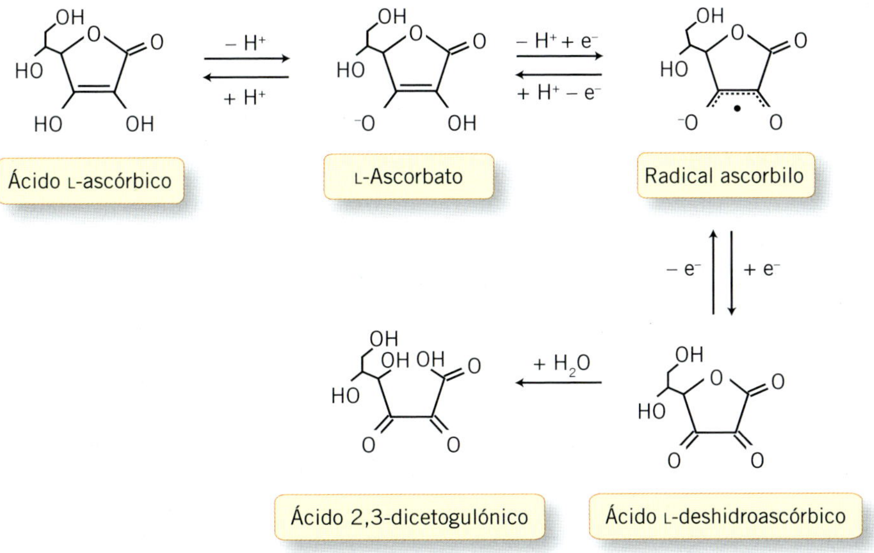

Figura 14-2. Metabolitos intermediarios del ácido ascórbico.

pal función es como cofactor de numerosas reacciones que requieren cobre o hierro reducido y como antioxidante hidrosoluble que actúa tanto a nivel intracelular como a nivel extracelular. Los productos de oxidación de la vitamina son regenerados *in vivo* de una forma muy rápida por glutatión, nicotinamida adenindinucleótido (NADH) y nicotinamida adenindinucleótido-fosfato (NADPH).

Es conocida la propiedad de la vitamina C de donar un electrón a ocho enzimas humanas. Tres de ellas participan en la hidroxilación del colágeno; dos enzimas lo hacen en la biosíntesis de carnitina y otras tres intervienen en la biosíntesis de hormonas y aminoácidos. Algunos estudios sugieren que el ascorbato desempeña un papel importante en la expresión génica del colágeno, la secreción celular de procolágeno y en la biosíntesis de otras sustancias del tejido conectivo, además del colágeno, como son la elastina, la fibronectina, los proteoglicanos y la elastina asociada a la fibrilina.

El ácido ascórbico está implicado también en la síntesis y regulación de algunos componentes hormonales del sistema nervioso, como, por ejemplo, la hidroxilación de la dopamina a noradrenalina.

Son muchas las enfermedades que cursan con un aumento del estrés oxidativo, como la enfermedad cardiovascular. Es conocido el papel de las LDL oxidadas en el desarrollo de la aterosclerosis. Ciertos estudios realizados *in vitro* han confirmado que la vitamina C en una concentración de 0,8 mg/dl inhibe la oxidación de las LDL provocada por metales. Esta propiedad de la vitamina C se debe a su capacidad de secuestrar especies reactivas del oxígeno y del nitrógeno previniendo de su ataque a las LDL. Por lo tanto, en todos los ensayos *in vitro* se demuestra claramente que la vitamina C tiene función antioxidante. Sin embargo, en la bibliografía hay mayor controversia acerca de los ensayos *in vivo* con respecto a las consecuencias de una suplementación con dicha vitamina y su efecto inhibitorio de la peroxidación lipídica, en particular sobre las LDL. Parece que tal efecto se debe a que la vitamina C es hidrosoluble y no es transportada dentro de las LDL.

La adhesión de las células mononucleares al endotelio vascular es una etapa clave en el desarrollo de la aterosclerosis, la cual se acompaña de un gran estrés oxidativo. Muchos estudios llevados a cabo en fumadores que recibían suplementos de vitamina C han demostrado que esta molécula inhibe la adhesión de los monocitos al endotelio e impide la inactivación del óxido nítrico (NO) por el radical superóxido potenciando su síntesis, lo cual favorece la vasodilatación.

Algunos estudios han puesto de manifiesto la capacidad antioxidante de esta vitamina en los leucocitos, en los que se genera gran cantidad de radicales libres durante la fagocitosis y activación de los neutrófilos como consecuencia de procesos inflamatorios e infecciosos. La vitamina C es transportada dentro de los neutrófilos, las plaquetas y los linfocitos por un transportador dependiente de ATP, consiguiendo niveles en su interior 30, 40 u 80 veces mayores respectivamente a los detectados en plasma. La vitamina C neutraliza al hipoclorito, potente oxidante generado por la mieloperoxidasa producida por los neutrófilos y los monocitos activados.

A pesar del importante poder antioxidante de la vitamina C, en determinadas dosis y situaciones fisiológicas se ha encontrado un efecto prooxidante debido a la potente acción reductora que presenta, capaz de reducir Fe^{3+} y Cu^{2+} a Fe^{2+} y Cu^+, respectivamente. Estos metales reducidos pueden generar, en presencia de oxígeno, un gran estrés oxidativo. Es importante destacar que se requieren bajas concentraciones de ascorbato para actuar como prooxidante si la concentración de metales en el medio es elevada. En la bibliografía existe mucha controversia acerca de cuál es la concentración a la cual el ascorbato actúa como prooxidante, lo que se debe a la disparidad de concentraciones de la vitamina y de los metales empleados en los distintos estudios.

Una de las funciones más importantes del ascorbato (AscH) es su capacidad de reciclar el radical tocoferilo (TO), generando tocoferol (TOH) y el radical ascorbilo (Asc) mediante la siguiente reacción:

$$TO + AscH^{·} \rightarrow TOH + Asc^{·}$$

Requerimientos nutricionales y valores fisiológicos normales

En la **tabla 14-1** se muestran los requerimientos nutricionales de vitamina C por edades y sexos. Para la prevención de la aparición de escorbuto es suficiente una dosis diaria de 10 mg de ácido ascórbico, aunque se cree que son mayores las necesidades para mantener, en general, una buena salud como se muestra en la tabla de requerimientos. La ingesta se incrementará en aquellas situaciones en las que exista un mayor gasto de esta vitamina como ocurre en individuos fumadores o alcohólicos, en personas que realizan intensa actividad física (deportistas) y en definitiva en aquellas situaciones fisiológicas y patológicas en las que se requiera más vitamina C. Debido a los efectos beneficiosos de la suplementación con esta vitamina en algunas enfermedades como el cáncer, enfermedades degenerativas y crónicas se ha sugerido aumentar la ingesta dietética recomendada (*recommended daily allowance* [RDA]), aconsejando 1 g de vitamina C diario acompañado de una dieta rica en frutas y vegetales. Sin embargo, se han descrito efectos adversos a la ingesta elevada de vitamina C, como un aumento de la excreción de 8-hidroxiguanosina lo que indica daño oxidativo del DNA. Por consiguiente, la administración de cantidades elevadas de vitamina C en términos generales es desaconsejable.

El intervalo de concentración de vitamina C considerado normal en el plasma es muy amplio: desde 0,4 mg/dl hasta 1,5 mg/dl. Los valores que se encuentran entre 0,2 mg/dl y 0,4 mg/dl se consideran bajos, y los inferiores a 0,2 mg/dl, deficientes. Los niveles plasmáticos de vitamina C son más bajos en los varones que en las mujeres, y en ambos sexos disminuyen con la edad. Algunas investigaciones han comprobado que en situaciones fisiológicas sólo existen niveles plasmáticos normales de ácido ascórbico y no de ácido deshidroascórbico. Otros estudios han demostrado que existe una correlación negativa entre la concentración de ácido ascórbico y la de colesterol, triacilgliceroles, urato y apolipoproteínas.

La concentración de esta vitamina en los tejidos es mayor que en el plasma, lo que sugiere que debe existir un

Tabla 14-1. Ingestas diarias de vitamina C recomendadas para la población española por edad y sexo

Edad	Sexo	Condición	Vitamina C		
			Comité Científico AESAN (2019)[a]	FESNAD (2010)	EFSA (2017)
		Valor de referencia	DRNI	DRI	PRI
		Unidades	mg/día	mg/día	mg/día
0-6 meses	–	–	35	35	–
7-12 meses	–	–	30	35	20
1-3 años	–	–	30	40	20
4-5 años	–	–	30	45	30
6-9 años	–	–	45	45	45
10-13 años	Hombre	–	60	60	70
	Mujer	–	60	60	70
14-19 años	Hombre	–	75	60	100
	Mujer	–	75	60	90
20-29 años	Hombre	–	75	60	110
	Mujer	–	75	60	95
30-39 años	Hombre	–	75	60	110
	Mujer	–	75	60	95
40-49 años	Hombre	–	75	60	110
	Mujer	–	75	60	95
50-59 años	Hombre	–	75	60	110
	Mujer	–	75	60	95
60-69 años	Hombre	–	75	70	110
	Mujer	–	75	70	95
> 70 años	Hombre	–	75	70	110
	Mujer	–	75	70	95
	Mujer	Embarazo	85	80	105
	Mujer	Lactancia	120	100	155

[a] Informe del Comité Científico de la Agencia Española de Seguridad Alimentaria y Nutrición (AESAN) sobre Ingestas Nutricionales de Referencia para la Población Española. Número de referencia: AESAN-2019-003. Informe aprobado por el Comité Científico en su sesión plenaria de 22 de mayo de 2019.
DRI: ingesta dietética de referencia; DRNI: ingesta recomendada diaria de nutrientes; PRI: ingesta de referencia para la población; EFSA: Autoridad Europea de Seguridad Alimentaria; FESNAD: Federación Española de Sociedades de Nutrición, Alimentación y Dietética.

Tabla 14-2. Contenido de ascorbato en los tejidos humanos		
Tejido	**Peso (mg)**	**Porcentaje sobre el ascorbato total del organismo**
Tejido esquelético	1.050	52
Cerebro	225	11
Hígado	175	9
Piel	147	7
Tejido adiposo	140	7
Pulmón	79	4
Sangre	49	2
Riñón	19	2
Corazón	15	2

Tabla 14-3. Alimentos ricos en vitamina C	
Alimento	**mg/100 g de porción comestible**
Guayaba	273
Grosella negra, coles y repollo	200
Perejil	190
Pimiento rojo	152
Guindilla picante	143,7
Col de Bruselas	110
Berro	87
Zumo de pomelo	84
Brécol	75
Coliflor	67
Mostaza	64
Col rizada	62
Fresa, fresón y litchi	60

Base de Datos Española de Composicion de Alimentos www.bedca.net

mecanismo activo de captación del el ácido ascórbico en las células. La mayor parte de la vitamina C se encuentra libre en el citoplasma celular. La **tabla 14-2** muestra la distribución del ascorbato en los distintos tejidos de un ser humano adulto.

Deficiencia y estados carenciales

El escorbuto es una enfermedad ocasionada por una deficiencia en vitamina C (< 0,2 mg/dl), cuyos síntomas están relacionados con alteraciones en el tejido conectivo. El escorbuto puede definirse como la disminución en la capacidad del organismo para sintetizar colágeno, lo que ocasiona una elevada fragilidad de los capilares sanguíneos, aparición de derrames en la piel, los órganos y el músculo esquelético, retraso en la cicatrización, caída de los dientes, astenia, somnolencia, anemia y dolores articulares. El déficit de vitamina C en los niños produce anormalidades en el crecimiento y problemas de osificación, hemorragias y anemias intensas.

Actualmente el escorbuto es una enfermedad poco frecuente en los países desarrollados, que aparece en individuos que no consumen frutas ni verduras, con dietas muy estrictas o que abusan del alcohol y las drogas. Esta enfermedad tiene mayor incidencia en hombres de edad avanzada y con un bajo poder adquisitivo. El escorbuto infantil es muy escaso gracias a la ingesta de leche materna, que aporta grandes cantidades de vitamina C, y a las fórmulas infantiles que están suplementadas con esta vitamina.

Diversos estudios han demostrado que el déficit de vitamina C aumenta el riesgo de padecer una enfermedad cardiovascular y preeclampsia e incrementa el desarrollo de infecciones pulmonares.

Fuentes alimentarias

La vitamina C está muy extendida en la naturaleza. En general, todas las frutas y verduras la contienen en mayor o menor cantidad, y es escaso su contenido en los cereales. Las frutas con mayor contenido son las ácidas ya que el pH ácido estabiliza a la vitamina C (kiwis, fresas, grosellas, mango). Entre los alimentos de origen animal la vitamina C es escasa

aunque se encuentra cierta cantidad en hígado, riñón y cerebro. La **tabla 14-3** muestra los alimentos con mayor contenido de vitamina C.

Vitamina C y expresión génica

La expresión génica puede verse afectada por diversos factores, como los nutrientes. Los primeros genes cuya transcripción se demostró que puede ser inducida por ácido ascórbico fueron el procolágeno y otros componentes de la matriz extracelular. Asimismo, se ha relacionado la vitamina C con una mejora en la enfermedad Charcot-Marie-Tooth 1A en ratones transgénicos, mediante la disminución en la expresión del gen *PMP22*. Sin embargo, en humanos no se han obtenido resultados similares. Otros genes cuya transcripción se ve aumentada por la presencia del ácido ascórbico son el *RKIP*, que codifica la proteína inhibidora de la Raf quinasa, y el *ANXA5*, que codifica la anexina A5. Por otro lado, existen genes en los que la vitamina C tiene un efecto contrario, disminuyendo su transcripción, entre los que destacan aquellos pertenecientes a la familia de las tRNA sintetasas y los factores de iniciación de la traducción.

De acuerdo con estudios recientes, la vitamina C es un importante regulador epigenético, lo que repercute en la estabilidad genómica.

Vitamina C y desmetilación del DNA

La metilación del DNA en mamíferos desempeña un papel fundamental en el control de la expresión génica, tanto en condiciones normales como patológicas. Suele ocurrir en forma de 5'-metilcitosina (5mC), la cual se induce por acción de las DNA metiltransferasas 3A y 3B (DNMT3A y DNMT3B) y se mantiene por la DNMT1.

La metilación del DNA es un proceso reversible, de modo que la 5mC puede ser convertida de nuevo en citosina por las proteínas TET (*ten-eleven translocation proteins*), dioxigenasas dependientes de α-cetoglutarato/hierro II (α-KGDD).

El complejo mecanismo de acción de estas enzimas comienza con la oxidación de la 5mC a 5-hidroximetilcitosina (5hmC), 5-formilcitosina (5fC) y 5-carboxilcitosina (5caC). Estos compuestos intermedios pueden dar lugar a la citosina (C) de dos formas: pasiva y activa. La reversión pasiva ocurre a través de la replicación del DNA, mientras que la reversión activa ocurre mediante la oxidación y posterior reparación por escisión de bases, mediada por la timina DNA glicosilasa (TDG). Las TET encargadas de llevar a cabo la desmetilación del DNA son la TET1, la TET2 y la TET3. Éstas se caracterizan por tener una estructura típica, en la que se encuentra un dominio con actividad catalítica en el extremo carboxilo (compuesto por un dominio rico en cisteína y un dominio de doble hélice β). Asimismo, la TET1 y la TET3 presentan un dominio de unión al DNA denominado dominio CXXC, compuesto por dos motivos estructurales de dedos de cinc alojados en el extremo amino terminal.

De acuerdo con varios estudios, la vitamina C aumenta la actividad de las TET. En ellos se observa que, en cultivos de células madre embrionarias, al incubarse en presencia de ácido ascórbico 0,25 mM, disminuyen los niveles de 5mC y, consecuentemente, aumentan los niveles de 5hmC.

Hasta la fecha se han propuesto dos mecanismos que explican la actividad moduladora del ácido ascórbico en la función catalítica de las TET. El primero de ellos sugiere que la vitamina C podría actuar como cofactor de las TET, uniéndose directamente a su dominio catalítico e incrementando su actividad gracias a la capacidad del ascorbato de inducir cambios en el plegamiento de la proteína. El segundo mecanismo plantea el papel de la vitamina C se debe a su capacidad de reducir el hierro III a II, elemento clave en la actividad de las TET.

Cabe destacar que se ha observado un aumento en los niveles de 5hmC en líneas celulares de melanoma humano incubadas en presencia de ácido ascórbico en concentraciones fisiológicas (p. ej., 0,1 mM), con reducción de la malignidad de los melanocitos sin afectar a su proliferación. Además, la vitamina C, en esas concentraciones bajas y casi fisiológicas, también se ha relacionado con el desencadenamiento de la apoptosis mediante la inhibición epigenética de la clusterina, responsable de la activación de la proteína Bax y el secuestro de Bcl-XL en la mitocondria, lo que se relaciona con la inducción de dicho proceso.

Vitamina C y desmetilación de las histonas

Además del DNA, también las histonas pueden ser metiladas (en sus residuos de lisina y arginina), lo que supone un mecanismo clave de control epigenético de la cromatina. Esto puede derivar en una activación o represión de la expresión génica. La metilación y la desmetilación de las histonas constituyen un proceso dinámico que engloba metiltransferasas, como la MLL, y varias desmetilasas, que pueden actuar sobre histonas monometiladas, dimetiladas y trimetiladas. Se han identificado dos grupos de este último conjunto de enzimas: las *desmetilasas de histonas específicas de lisina* (LSD1 y LSD2), que llevan a cabo la desmetilación de residuos de lisina monometilados y dimetilados, y las *desmetilasas de histonas que contienen un dominio JmjC*, capaces de desempeñar su actividad sobre residuos de lisina y arginina monometilados, dimetilados y trimetilados.

La vitamina C es capaz de favorecer la reprogramación celular junto con factores externos, a través de un mecanismo no únicamente imputable a su capacidad antioxidante. Este efecto del ácido ascórbico ocurre por su capacidad de estimulación de la desmetilasa de histonas Jhdm 1a/1b. Asimismo, promueve la pluripotencialidad de las células madre pluripotentes humanas mediante el aumento de la expresión de la desmetilasa de histonas JARID1A, y mejora la diferenciación de las neuronas dopaminérgicas en el cerebro fetal a través de la modulación de las actividades TET1 y JMJD3. Finalmente, la vitamina C puede influir en la estabilidad genómica no sólo por su influencia en las enzimas TET, sino también por participar como cofactor de otros miembros de la familia de las α-KGDD, como las prolilhidroxilasas del factor inducible de hipoxia (HIF) y homólogos de AlkB (ALKBH).

Vitamina C y salud

Enfermedad cardiovascular

Muchos estudios indican que la concentración de vitamina C en la sangre es un indicador de riesgo vascular. El proceso inflamatorio producido durante el desarrollo de la aterosclerosis es inhibido por una ingesta adecuada de vitamina C, que previene la agregación leucocitaria y la adhesión plaquetaria. Asimismo, la vitamina C también inhibe la oxidación de las LDL y, consecuentemente, la captación de dichas LDL oxidadas por los macrófagos.

En el *British Regional Heart Study* se constató una asociación inversa entre las concentraciones plasmáticas de vitamina C y marcadores de inflamación y disfunciones endoteliales en hombres sin historia clínica de enfermedad cardiovascular y diabetes. Además, se ha descrito que la administración aguda de 3 g de vitamina C mejora la vasodilatación del endotelio en pacientes con hipertensión. Asimismo, en pacientes con enfermedad coronaria mejoraron los procesos de vasodilatación vía óxido nítrico con una única dosis de 6 g durante 2 días o con una administración intraarterial de 24 mg/min durante 10 minutos. El mecanismo de acción postulado es que la vitamina C es un *scavenger* («basurero») de radicales libres, mejora la biodisponibilidad del óxido nítrico al inducir a la óxido nítrico sintasa o incrementa la síntesis del cofactor (tetrahidrobiopterina BH4) para activar la óxido nítrico sintasa. Por otro lado, un ensayo llevado a cabo en médicos de mediana y avanzada edad de Estados Unidos concluyó que la suplementación con vitamina C no reduce el riesgo de enfermedad cardiovascular.

El estudio *European Prospective Investigation into Cancer and Nutrition* (EPIC) llevado a cabo con 20.000 individuos de edad comprendida entre 45 y 79 años, halló una correlación inversa entre la concentración plasmática de vitamina C y la incidencia de enfermedad cardiovascular.

Cáncer

En la última década se ha prestado una gran atención al papel de la vitamina C en la prevención del cáncer, sobre todo en determinados subtipos tumorales de cáncer de mama y colon no dependientes de hormonas, altamente agresivos y dependientes de factores dietéticos. De acuerdo con diversos estudios epidemiológicos, una ingesta de vitamina C de aproximadamente 300 mg/día disminuye en un 37 % el riesgo de sufrir cáncer de mama. No obstante, y al igual que ocurre con otras enfermedades, hay estudios que contradicen lo anteriormente mencionado y plantean que con una ingesta de 500 mg/día no se ha encontrado asociación entre la vitamina C y el cáncer de mama.

En relación con el cáncer de colon, los resultados de los estudios han sido más homogéneos, indicando que una ingesta de 60 mg/día puede disminuir en un 30 % el riesgo de padecerlo. Otras clases de cáncer donde se han visto potenciales efectos de la vitamina C son los de páncreas, pulmón y estómago. Se ha constatado que el efecto de la vitamina C sobre el cáncer de estómago se debe a su capacidad de inhibir la formación de los compuestos cancerígenos derivados del nitrógeno y a su efecto como secuestrador de los radicales del oxígeno y del nitrógeno generados en la mucosa gástrica. En relación con el cáncer de pulmón, ensayos clínicos aleatorizados no han mostrado ningún efecto beneficioso de la suplementación con vitaminas A, C, D y E en la prevención y la mortalidad en personas sanas. De hecho, se ha observado que la vitamina C aumenta la incidencia de cáncer de pulmón en mujeres.

Muchas otras investigaciones concluyen que altas dosis de vitamina C administradas por vía oral no son efectivas para frenar el desarrollo del cáncer en etapas avanzadas. Sin embargo, al igual que se describirá más adelante con respecto a la vitamina E, se han comprobado efectos de la suplementación con vitamina C en el aumento o la disminución de la eficacia de diferentes citostáticos. Así, resultados tanto *in vivo* como *in vitro* han demostrado que el tratamiento con doxorubicina, cisplatino, adriamicina, gemcitabina y paclitaxel aumenta su eficacia con la suplementación simultánea de vitamina C. Un ejemplo es el cáncer de páncreas, en el que la combinación de vitamina C y gemcitabina disminuye el crecimiento del tumor primario y mejora el estado del paciente.

Cataratas

Diversos estudios epidemiológicos han puesto de manifiesto el efecto inhibidor de la vitamina C en el desarrollo de esta enfermedad. La ingesta de más de 300 mg/día disminuye el riesgo de desarrollar cataratas en un 75 % en comparación con dosis inferiores a 125 mg/día. Un estudio realizado con 4.003 individuos (*Age-Related Eye Disease Study* [AREDS]) ha corroborado que la vitamina C disminuye el riesgo de padecer drusas y degeneración macular, mientras que los carotenoides no mostraron efecto alguno. Aunque muchos estudios sugieren un efecto protector de la vitamina C sobre el desarrollo de cataratas, los datos no son consistentes para estimar los requerimientos de vitamina C basándose en el desarrollo de cataratas. Es un hecho que en ensayos clínicos aleatorizados no se ha observado que la vitamina C prevenga la aparición o disminuya la progresión de cataratas.

Resfriado común

La mayoría de los estudios sobre la vitamina C y el resfriado común concluyen que ésta no tiene efecto alguno sobre la incidencia del resfriado aunque se utilicen megadosis (1 g/día). No obstante, sí se ha constatado efecto sobre la duración y la gravedad de los episodios en algunos grupos poblacionales, gracias a su acción antihistamínica. Algunos trabajos han mostrado que 1 g/día de vitamina C acorta la duración de los resfriados un 18 % en niños y un 8 % en adultos. Sin embargo, se requieren más investigaciones en este campo para conocer la dosis de vitamina C necesaria para ejercer su efecto sobre el resfriado común.

Vitamina C y COVID-19

El estrés oxidativo es una característica frecuente durante las infecciones y la inflamación, debido a la liberación de especies reactivas del oxígeno de los fagocitos activados como parte de la respuesta del hospedador a los patógenos. En cuanto a la COVID-19, el estrés oxidativo derivado de los neutrófilos produce daño tisular. El estado óptimo de vitamina C se asocia con menos estrés oxidativo y repara el daño oxidativo en el epitelio bronquial, previniendo el daño pulmonar inducido por radicales libres. El papel antioxidante del ácido ascórbico interactúa con su actividad inmunomoduladora a través del factor nuclear potenciador de las cadenas ligeras kappa de los linfocitos B activados (NF-κB). La reducción de especies reactivas del oxígeno promovida por la vitamina C atenúa la función de NF-κB, evitando así la transcripción de genes proinflamatorios. Esto conduce a una regulación a la baja de la producción de citoquinas inflamatorias y, como consecuencia, a una mitigación de la gravedad de la tormenta de citoquinas provocada por el síndrome de dificultad respiratoria aguda. Asimismo, la regulación epigenética de los genes por la vitamina C también mejora los mecanismos enzimáticos antioxidantes naturales humanos, como la superóxido dismutasa, la catalasa y la glutatión peroxidasa, cuya expresión aumenta con la vitamina C.

VITAMINA E

Estructura química

La vitamina E natural contiene cuatro tocoferoles y cuatro tocotrienoles. El RRR-α-TOH es la forma más abundante en la naturaleza y la de mayor actividad biológica. El término vitamina E se utiliza a menudo para referirse a todos los tocoferoles («complejo vitamínico E»), pero estrictamente hablando sólo debería aplicarse al α-TOH. Todos los tocoferoles (**Fig.14-3**) derivan del tocol, el cual consiste en un anillo central de cromanol al que se une una cadena lateral saturada de fitol. Existen ocho tocoferoles distintos que difieren en el número y posición de los grupos metilo que están unidos al anillo central de cromanol.

La actividad biológica de la vitamina E en los alimentos depende de la presencia de los distintos tocoferoles. El α-TOH es el que tiene la actividad biológica más elevada y, por consiguiente, es el miembro más importante del com-

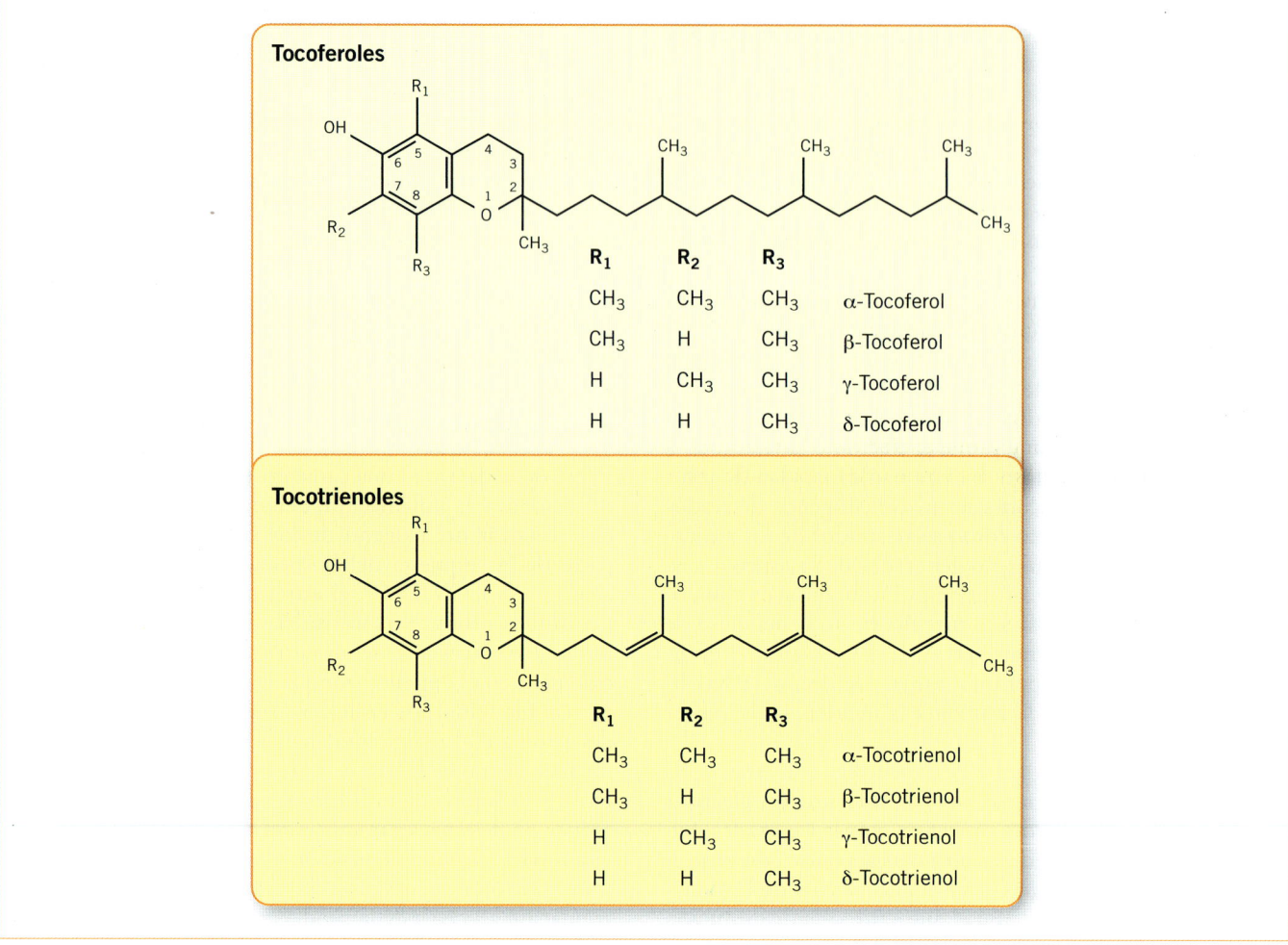

Figura 14-3. Estructura química de los tocoferoles y tocotrienoles.

plejo vitamínico E. Las actividades biológicas (relativas al α-TOH) del β-TOH, γ-TOH y δ-TOH son del 30, 15 y 1 %, respectivamente, mientras que las actividades biológicas del ε-TOH, ε$_1$-TOH, ε$_2$-TOH y η-TOH son prácticamente insignificantes.

Absorción y metabolismo

La vitamina E es absorbida en la porción media del intestino delgado en presencia de sales biliares y lipasa pancreática; la absorción depende de la capacidad del individuo para absorber la grasa. Se absorbe aproximadamente el 50 % de una ingesta diaria normal (5-15 mg/día). Debido a su hidrofobicidad necesita mecanismos de transporte especiales en el medio acuoso del plasma, los fluidos corporales y las células. Parte de la vitamina E esterificada es hidrolizada parcialmene por la lipasa gástrica, un hecho relevante, puesto que a veces la vitamina E es ingerida como suplemento en neonatos deficitarios o en pacientes con insuficiencia pancreática, en los cuales la actividad de la lipasa pancreática no es óptima.

Esterasas existentes en las membranas de los enterocitos liberan vitamina E de la matriz del alimento. Existen ciertas proteínas en el enterocido encargadas de favorecer la capta-

ción de la vitamina E por la célula. Estas proteínas son ABCA1 *(ATP-binding cassette A1)*, SR-B1 *(scavenger receptor class B type 1)* y NPC1L1 *(Niemann-Pick C1-like 1)*. La vitamina es transportada en las lipoproteínas plasmáticas y su distribución es paralela a la de los lípidos totales. Después de su absorción intestinal es incorporada a los quilomicrones, los cuales son secretados por la vía linfática hacia la circulación sistémica. Mediante la acción de la lipoproteína lipasa (LPL), parte de los tocoferoles transportados en los quilomicrones son captados por los tejidos extrahepáticos, y los quilomicrones remanentes transportan el resto de los tocoferoles al hígado. Allí, mediante la acción de la proteína que transfiere el α-TOH, la mayor parte es incorporada a las lipoproteínas de muy baja densidad (VLDL) nacientes, mientras que el exceso de α-TOH y de las otras formas de vitamina E son secretadas en la bilis. Una vez liberadas a la circulación, las VLDL son convertidas en lipoproteínas de densidad intermedia (IDL) y en LDL por la acción de la LPL (**cap. 5**, Metabolismo de las lipoproteínas). El exceso de componentes superficiales, incluyendo el α-TOH, es transferido a las lipoproteínas de alta densidad (HDL). Junto a la acción de la LPL, la llegada de α-TOH a los tejidos ocurre mediante la captación de lipoproteínas por parte de éstos, a través de los correspondientes receptores. La vitamina E se almacena mayoritariamente en el tejido adiposo y en el hígado, se elimina principalmente por la bilis, y el resto se excreta por la orina.

Aunque en la actualidad existe mucha información sobre la acción, los efectos y el metabolismo de la vitamina E, quedan todavía diversas cuestiones por aclarar. Una de las más importantes es la interacción con otros antioxidantes, lo cual puede explicar cómo los alimentos que contienen pequeñas cantidades de vitamina E proporcionan más beneficios que grandes dosis aisladas de la vitamina.

Propiedades y funciones fisiológicas

La vitamina E es un antioxidante muy efectivo en la protección de los ácidos grasos insaturados y otras sustancias fácilmente oxidables. Esta acción protectora se ejerce tanto *in vitro* (sobre las grasas, los aceites y las emulsiones grasas alimenticias) como *in vivo* (protegiendo a los lípidos de las membranas y las lipoproteínas). Además, los tocoferoles actúan en el organismo estabilizando a otras vitaminas, en particular a la vitamina A, y también a hormonas y enzimas. Entre las propiedades más destacables de la vitamina E se encuentran:

- *Estabilización de membranas biológicas:* la vitamina E protege a la membrana celular, así como a las diversas membranas subcelulares de los efectos de la peroxidación lipídica. Tiene una función de mantenimiento de la estructura de las membranas mediante la formación de complejos con restos del ácido araquidónico. El efecto estabilizador de la membrana puede ser independiente de su actividad antioxidante.
- *Agregación plaquetaria:* la vitamina E interfiere en el metabolismo del ácido araquidónico, inhibiendo con ello la síntesis de tromboxanos y, por consiguiente, la agregación plaquetaria.
- *Hemólisis:* el déficit de vitamina E aumenta la sensibilidad de los eritrocitos a la hemólisis.
- *Efecto sobre las actividades enzimáticas:* la vitamina E puede inhibir la síntesis de la creatina quinasa y la xantina oxidasa y contribuir a proteger varias enzimas de la membrana celular de la oxidación.

De estas propiedades de la vitamina E se deriva su participación en distintos procesos patológicos, como cataratas, cáncer, diabetes, alteraciones en la respuesta inmunitaria, enfermedad de Alzheimer, fibroplasia retroventricular en lactantes, anomalías funcionales y morfológicas del sistema neuromuscular.

Vitamina E como antioxidante

La vitamina E es un potente antioxidante que puede proteger al organismo frente al daño oxidativo celular que producen algunas sustancias y situaciones en distintos órganos y tejidos. Existen muchos metales, como el mercurio, el cadmio o el plomo, que resultan muy tóxicos para el organismo, principalmente para los órganos por los que tienen que pasar para su biotransformación y eliminación, como el hígado y el riñón. Estos órganos están expuestos a un elevado estrés oxidativo. Recientemente, se ha comprobado que la administración combinada de vitamina E y cadmio controla la peroxidación lipídica provocada por el metal, y protege tanto al hígado como al riñón de la toxicidad que provoca su administración en ratas. El α-TOH actúa como un potente antioxidante lipofílico y supresor del daño oxidativo en membranas biológicas, lipoproteínas y tejidos, mediante la eliminación de radicales libres, como el oxígeno singlete, el radical superóxido y el radical hidroxilo.

El sitio activo de la vitamina E se encuentra en el grupo 6-hidroxilo del anillo cromanol que se sitúa en la membrana cerca de la superficie polar, mientras que la cadena fitilo lo hace junto a los fosfolípidos en su región no polar. El α-TOH elimina el radical peroxilo mediante la transferencia de un átomo de hidrógeno:

$$\alpha\text{-TOH} + \text{ROO}^{\bullet} \rightarrow \alpha\text{-TO}^{\bullet} + \text{ROOH}$$

Esta reacción ocurre de una forma más rápida de la que pueden reaccionar las proteínas de membrana o los ácidos grasos. Ahora el TOH ha perdido un átomo de hidrógeno convirtiéndose así en el radical tocoferilo (α-TO$^{\bullet}$). Aunque este radical no es tan reactivo, es reciclado mediante la acción de dos posibles moléculas, el ácido ascórbico y la coenzima Q, mediante las siguientes reacciones:

$$\alpha\text{-TO}^{\bullet} + \text{Ascorbato} \rightarrow \text{Semideshidroascorbato} + \text{Tocoferol-OH}$$

Teniendo en cuenta que el ascorbato es hidrosoluble y la vitamina E liposoluble, se supone que lo que ocurre es que la vitamina E se sitúa en la membrana con la cola fitilo estrechamente alineada con las colas apolares de los fosfolípidos y la cabeza cromanol cerca de la superficie de la membrana. De este modo, cuando se forma un radical α-TO$^{\bullet}$, éste está obligado a proyectarse fuera de la región apolar y situarse en la zona polar, interactuando con la vitamina C que se sitúa en la región acuosa, regenerando la región cromanol de la vitamina E. Otra posible vía de regeneración del radical tocoferilo sería:

$$\alpha\text{-TO}^{\bullet} + \text{CoQH}_2 \rightarrow \text{Tocoferol-OH} + \text{CoQH}^{\bullet}$$

El radical es regenerado en la cadena de transporte electrónico de la mitocondria.

Se ha observado que las concentraciones plasmáticas de vitamina E son inversamente proporcionales a la sensibilidad a la oxidación *in vitro* en pacientes con diabetes mellitus no insulino-dependiente. Esta correlación no se ha observado en individuos sanos. Sin embargo, algunos investigadores han planteado que la suplementación con una dosis farmacológica de α-TOH en individuos no diabéticos disminuye la susceptibilidad a la oxidación *in vitro* de las LDL.

En cultivos celulares la vitamina E, al igual que las HDL, disminuye la citotoxicidad de las LDL oxidadas (LDL-ox) y disminuye el daño lisosómico ya que no se altera la estabilidad de las membranas, evitándose así la liberación de las enzimas lisosómicas. Parece estar fuera de duda que la principal acción de los tocoferoles es como antioxidantes. Mediante esta oxidación, los tocoferoles protegen a otras moléculas, especialmente a los ácidos grasos poliinsaturados a los que acompañan en las membranas celulares.

Es posible que éste no sea el único mecanismo de acción de los tocoferoles. Sin embargo, esta forma de actuar explica razonablemente bien su efecto protector sobre las membranas de los eritrocitos y de las células nerviosas, las cuales son ricas en ácidos grasos poliinsaturados y se ven afectadas especialmente en situaciones de deficiencia del antioxidante.

El mecanismo antioxidante de los tocoferoles supone su destrucción. Por lo tanto, sus necesidades dependerán del nivel de agentes oxidantes (fundamentalmente los radicales libres de oxígeno), de la cantidad de grasa poliinsaturada de la dieta y de la presencia de otros sistemas antioxidantes, como la glutatión peroxidasa, la ceruloplasmina y el ácido ascórbico.

Peroxidación mediada por tocoferol

El modelo de peroxidación mediada por tocoferol (PMT) predice que el α-TOH puede promover la peroxidación lipídica de las LDL mediante las actividades de transferencia de fase y transferencia de cadena.

La actividad de transferencia de fase del α-TOH refleja que, como la molécula lipídica más abundante y de elevada reactividad en la superficie de las LDL es esta vitamina (más que los hidrógenos bis-alílicos de los lípidos), sería la que con mayor probabilidad reaccione con radicales acuosos. Por ejemplo, el radical ROO$^{\bullet}$ reacciona 10^5 veces más rápidamente con α-TOH que con los ácidos grasos poliinsaturados. De esta forma, el α-TOH hace oxidables los lípidos lipoproteicos y facilita la transferencia de radicales acuosos a la partícula lipoproteica. La importancia de esta actividad de transferencia de fase del α-TOH en la promoción de la peroxidación lipídica de las lipoproteínas queda demostrada por el hecho de que las LDL deficientes en α-TOH son resistentes a la iniciación de la peroxidación lipídica inducida por varios oxidantes.

Independientemente de que el radical se incorpore a las LDL mediante reacción con el α-TOH, el radical predominante en la lipoproteína oxidada es α-TO$^{\bullet}$ porque es el más estable termodinámicamente. Debido a su extremo fitilo lipofílico, el α-TO$^{\bullet}$ no puede salir de la lipoproteína. Esto significa que el α-TO$^{\bullet}$ en una emulsión de lipoproteínas no puede realizar reacciones de terminación radical-radical, a menos que un segundo radical entre en la lipoproteína.

La actividad de transferencia de fase del α-TOH solo constituye una reacción protectora ya que previene la oxidación directa de los lípidos de las lipoproteínas. Sin embargo, es el destino del α-TO$^{\bullet}$ resultante el que determina si la actividad de la vitamina E es prooxidante o antioxidante. La presencia o ausencia de coantioxidantes y la frecuencia de los encuentros entre radicales y partículas LDL (flujo de radicales) es lo que determina el destino del radical α-TO$^{\bullet}$. En condiciones de elevado flujo de radicales son frecuentes las reacciones de terminación radical-radical que implican al α-TO$^{\bullet}$, lo que origina la prevención de la peroxidación lipídica y el consumo del α-TOH. Esto explica por qué el α-TOH muestra actividad antioxidante cuando las LDL se exponen a elevadas concentraciones de oxidantes.

Sin embargo, en condiciones de bajo flujo de radicales, son infrecuentes las reacciones de terminación que implican al α-TO$^{\bullet}$. Teniendo en cuenta su larga vida media y su imposibilidad de escapar de la partícula de LDL, el α-TO$^{\bullet}$ acaba captando un hidrógeno bis-alílico e iniciando la peroxidación lipídica. Esta acción representa la actividad de transferencia de cadena, refleja la reactividad limitada del α-TO$^{\bullet}$ y explica por qué la peroxidación lipídica de las LDL ocurre como una reacción de radicales libres en cadena en presencia de la vitamina.

Aunque el modelo de PMT controla la peroxidación lipídica en todas las lipoproteínas plasmáticas humanas que contienen TOH, el grado en que la actividad de transferencia de cadena del α-TO$^{\bullet}$ influye en la peroxidación lipídica depende del tamaño de la partícula lipoproteica implicada, disminuyendo al hacerlo el tamaño de la partícula (VLDL > LDL > HDL). Este hecho puede ocasionar un aumento tanto del área de la partícula como del volumen y del tiempo relativo de residencia del α-TOH en la superficie y en el interior de la lipoproteína. Un mayor tiempo de residencia en la superficie aumenta la probabilidad de participación de α-TO$^{\bullet}$ en una reacción de terminación radical-radical que disminuya la actividad de transferencia de cadena y, por lo tanto, la extensión de la peroxidación lipídica.

La PMT representa un nuevo modelo para explicar las acciones moleculares de la vitamina E en el control de la peroxidación lipídica y justifica muchos hallazgos encontrados *in vitro* que resultan incompatibles con una acción antioxidante de rotura de cadena de la vitamina E. La PMT, por ejemplo, proporciona una explicación verosímil de las razones por las cuales pueden acumularse cantidades sustanciales de lípidos oxidados en presencia de niveles normales de α-TOH en las lesiones humanas.

En concordancia con estos hallazgos, se ha puesto de manifiesto que los isómeros *cis/trans* del α-TOH predominan sobre otros productos en las lesiones humanas de la aorta, las carótidas y las lipoproteínas. Además, la suplementación dietética con vitamina E en los conejos, tras daño arterial, aumenta de forma significativa los niveles de α-TOH en la aorta y el contenido total de isómeros *cis/trans*. Estos datos concuerdan con la acción del α-TOH como donante de átomos de hidrógeno durante la oxidación lipídica *in vivo*, lo que sugiere que éste no previene la oxidación de los lípidos lipoproteicos en la pared vascular.

El modelo de PMT explica también por qué aumenta la actividad antioxidante e incluso es dependiente de la presencia de coantioxidantes, que actúan junto con el α-TOH. Su deficiencia, más que la del α-TOH solo, parece ser la responsable de la lipoperoxidación. Se han identificado varios coantioxidantes, incluyendo compuestos de la dieta, como ubiquinol 10 ($CoQ_{10}H_2$), α-tocoferilhidroquinona, ascorbato, bilirrubina y el ácido 3-hidroxiantranílico, metabolito del triptófano.

Requerimientos nutricionales y valores fisiológicos normales

Una ingesta oral diaria de entre 12 y 15 mg de equivalentes de α-TOH se considera esencial para mantener las concen-

Tabla 14-4. Ingestas diarias de vitamina E recomendadas para la población española por edad y sexo					
			Vitamina E		
Edad	Sexo	Condición	Comité Científico AESAN (2019) [a]	FESNAD (2010)	EFSA (2017)
		Valor de referencia	DRNI	DRI	AI
		Unidades	mg/día	mg/día	mg/día
0-6 meses	–	–	4	4	–
7-12 meses	–	–	5	5	5
1-3 años	–	–	6	6	9
4-5 años	–	–	7	7	9
6-9 años	–	–	7	7	9
10-13 años	Hombre	–	11	11	13
	Mujer	–	11	11	11
14-19 años	Hombre	–	13	15	13
	Mujer	–	11	15	11
20-29 años	Hombre	–	13	15	13
	Mujer	–	11	15	11
30-39 años	Hombre	–	13	15	13
	Mujer	–	11	15	11
40-49 años	Hombre	–	13	15	13
	Mujer	–	11	15	11
50-59 años	Hombre	–	13	15	13
	Mujer	–	11	15	11
60-69 años	Hombre	–	13	15	13
	Mujer	–	11	15	11
> 70 años	Hombre	–	13	15	13
	Mujer	–	11	15	11
	Mujer	Embarazo	12	15	11
	Mujer	Lactancia	15	19	11

[a] Informe del Comité Científico de la Agencia Española de Seguridad Alimentaria y Nutrición (AESAN) sobre Ingestas Nutricionales de Referencia para la Población Española. Número de referencia: AESAN-2019-003. Informe aprobado por el Comité Científico en su sesión plenaria de 22 de mayo de 2019.
AI: ingesta adecuada; DRI: ingesta dietética de referencia; DRNI: ingesta recomendada diaria de nutrientes; EFSA: Autoridad Europea de Seguridad Alimentaria; FESNAD: Federación Española de Sociedades de Nutrición, Alimentación y Dietética.

traciones plasmáticas normales de vitamina E en un adulto sano. Este requerimiento se incrementa al aumentar la ingesta nutricional de ácidos grasos poliinsaturados (0,6-1,8 mg de α-TOH/g de ácidos grasos poliénicos), al aumentar la edad y en una gran variedad de estados patológicos. Los valores de ingesta recomendados para la vitamina E se detallan por sexo y edad en la **tabla 14-4**.

Una ingesta inadecuada o un aumento del catabolismo conducen a una gran disminución de la concentración plasmática de vitamina E. El intervalo normal de las concentraciones de TOH en plasma se sitúa entre 0,7 y 1,6 mg/dl. Los valores que se encuentran por debajo de 0,4 mg/dl indican un déficit de vitamina E. En ciertas ocasiones las concentraciones plasmáticas se expresan también en relación con los lípidos séricos (como miligramos de vitamina E por gramo de lípidos totales).

La relación con los lípidos séricos es importante ya que, por ejemplo, los pacientes con hipolipidemia y niveles bajos de vitamina E no presentan necesariamente un estado carencial de vitamina E, mientras que un déficit de vitamina E no puede excluirse en individuos con hiperlipidemia y concentraciones plasmáticas elevadas de vitamina E (el déficit de vitamina E existe con concentraciones séricas de vitamina E menores de 0,8 mg de α-TOH/g de lípidos plasmáticos).

Las concentraciones reducidas de TOH en plasma están siempre asociadas a una reducción paralela de la resistencia osmótica de los eritrocitos a agentes oxidantes como el peróxido de hidrógeno o el ácido dialúrico. En el caso de déficit grave, la disminución de la resistencia puede alcanzar el 100 %. Sin embargo, sólo aparecen reducciones marcadas en la resistencia de los eritrocitos cuando las concentraciones plasmáticas de TOH descienden por debajo de 0,4 mg/dl. Las tasas de hemólisis de hasta el 10 % están todavía dentro del intervalo normal, mientras que niveles superiores al 25 % ya indican un déficit significativo de vitamina E. En niveles plasmáticos de vitamina E de 0,5 mg/dl, que se encuentran en el punto más bajo del intervalo normal, se han observado hemólisis y disminución de la vida media de los hematíes.

Deficiencia y estados carenciales

La mayoría de los síntomas de déficit de vitamina E están claramente relacionados con la falta de protección antioxidante que ésta proporciona. Esta conclusión se ha obtenido a partir de numerosos estudios realizados con animales donde se ha visto que otros antioxidantes pueden suplir a la vitamina E en la mayoría de sus funciones. En estos estudios, el déficit de vitamina E (valores plasmáticos < 12 μmol/l) causa una variedad de cambios orgánicos histológicos, distrofia muscular, formación de pigmento lipoide, anemia, metabolismo disminuido de la creatinina, disminución de la respuesta inmunitaria y reducción de la fertilidad. A nivel celular, el déficit de TOH causa un aumento de la permeabilidad de las membranas lisosómicas y del flujo de salida de las enzimas lisosómicas.

Las condiciones que interfieren en la digestión normal, la absorción o el transporte de grasa proveniente de la dieta se han relacionado con niveles bajos de vitamina E sérica. Las concentraciones séricas de vitamina E pueden estar un 20 % por debajo de lo normal en pacientes con síndromes de malabsorción, como la enfermedad celíaca, la atresia biliar y la fibrosis quística.

En los individuos sanos, que presentan condiciones nutricionales normales, casi nunca se observan estados deficitarios de vitamina E. Los estados carenciales más graves de esta vitamina se observan en la abetalipoproteinemia, una enfermedad en la cual los quilomicrones y las LDL están casi ausentes en el suero debido a una carencia genética de la fracción de apolipoproteína B. Estas lipoproteínas actúan como portadores de los compuestos lipofílicos, incluyendo la vitamina E. Los pacientes con este trastorno presentan esteatorrea masiva y desarrollan retinopatía progresiva y neuropatía atáxica. La administración oportuna de dosis orales elevadas de vitamina E puede prevenir las manifestaciones clínicas y, a la vez, aliviar cualquier alteración hematológica y neurológica ya existente.

La disfunción neurológica en los adultos con deficiencia de vitamina E generalmente es el resultado de una malabsorción de grasa y vitamina E durante períodos de entre 10 y 20 años, y demuestra la importancia de esta vitamina en el desarrollo y mantenimiento óptimos de la función e integridad del sistema nervioso y del músculo esquelético. En niños con deficiencias en el aporte de vitamina E los síntomas se desarrollan dentro de los primeros 18 a 24 meses de edad. Se ha demostrado que la función neurológica mejora con la terapia adecuada con vitamina E y que puede prevenirse el daño neurológico progresivo en los niños con enfermedad colestásica prolongada mediante la terapia con vitamina E durante los primeros años de vida.

La evidencia clínica de que la deficiencia de vitamina E puede mejorarse mediante la administración exógena de dicha vitamina se ha documentado en individuos con síndrome de malabsorción crónica, recién nacidos prematuros y pacientes con nutrición parenteral total.

También se han observado estados carenciales clínicamente manifiestos de vitamina E en pacientes con hepatitis crónica activa y después de resecciones intestinales extensas (p. ej., como consecuencia de la enfermedad de Crohn).

La fibrosis quística en adultos puede estar asociada a cambios neurológicos graves y a una ausencia casi total de vitamina E en el suero. Debido a que tanto la inyección intramuscular de vitamina E como la administración oral de una mezcla de vitamina E con ácidos biliares han producido una

mejoría del estado neurológico, el déficit de vitamina E debe considerarse la causa del metabolismo nervioso disminuido. Al igual que ocurre con otros componentes lipofílicos del quimo, la absorción de vitamina E se encuentra gravemente limitada en los pacientes con cirrosis biliar primaria. En contraste con los niños, en los que la colestasis crónica evoluciona a un déficit de vitamina E en el 50-75 % de los casos, dicho déficit es mucho más raro en los adultos debido a la presencia de depósitos corporales. Cuando estos depósitos se agotan, los pacientes adultos también corren el riesgo de padecer un déficit clínico de vitamina E.

En cuanto a su toxicidad, la vitamina E está clasificada como una sustancia prácticamente no tóxica. Una dosis inferior a 1.000 mg/día es segura y carece de efectos secundarios. No se han observado hipervitaminosis ni siquiera después de la administración de dosis elevadas durante muchos años. Sin embargo, en pacientes deficientes en las enzimas glutatión S-transferasa (GST), de gran importancia en mecanismos de desintoxicación celular, eliminando xenobióticos o sustancias nocivas para las células, una suplementación con dosis altas de vitamina E puede resultar tóxica por su efecto inhibidor sobre dicha enzima.

Fuentes alimentarias

La vitamina E está ampliamente distribuida en la naturaleza. Como fuentes alimentarias ricas en dicha vitamina se encuentran los aceites vegetales (de soja, maíz, de semilla de algodón y de cártamo) y los productos derivados de estos aceites, como margarinas y mayonesas. También el germen de trigo, las nueces y otros cereales son ricos en vitamina E. Ésta se encuentra en las hojas y otras partes verdes de las plantas y en el tejido adiposo de los animales. En la **tabla 14-5** se presentan los alimentos ricos en vitamina E.

Vitamina E y salud

Enfermedad cardiovascular

Varios estudios sobre la enfermedad cardiovascular se han centrado en el efecto de la suplementación con vitamina E, si bien no está totalmente determinado el potencial de dicha vitamina en la atenuación e incluso en la prevención de la aterosclerosis. La posible aplicación de la vitamina E en la enfermedad cardiovascular está basada en su potente acción antioxidante en los medios lipídicos. Estudios realizados en seres humanos han demostrado que la administración de su-

Tabla 14-5. Alimentos ricos en vitamina E

Alimento	mg/100 g de porción comestible
Aceite de germen de trigo	215
Aceite de girasol	56
Pepitas de girasol	37,8
Almendra tostada	26,3
Avellana	26,2
Aceite de soja	16,75
Mayonesa con aceite de girasol	15,5
Nueces	10,94

plementos orales de vitamina E aumenta la resistencia de las LDL a la oxidación, y otras investigaciones han sugerido que una ingesta dietética adecuada y/o la administración de un suplemento pueden aumentar la concentración de colesterol ligado a las HDL.

Sin embargo, muchos de los resultados de estudios tanto en seres humanos como en animales no muestran efecto alguno de la vitamina E en la prevención de la aterosclerosis, independientemente del posible efecto protector de dicha vitamina relacionado con la prevención de la oxidación de las LDL y otras funciones no antioxidantes, como su actividad antiinflamatoria o la inhibición de la proliferación de las células musculares lisas o de la agregación plaquetaria (**cap. 30**, Nutrición en las enfermedades cardiovasculares, **tomo V**).

Otros datos sugieren que el α-TOH (la forma más activa de la vitamina E) no es efectivo por sí solo en la prevención de los procesos oxidativos *in vivo*, siendo crucial el balance entre la vitamina E y los coantioxidantes (que pueden proceder de la dieta) para que el α-TOH presente actividad prooxidante o antioxidante. Asimismo, existen resultados que ponen de manifiesto que no se produce deficiencia de vitamina E durante el proceso aterosclerótico, que el α-TOH se oxida de forma mínima en las lesiones *in vivo*, y que la lipoperoxidación en la íntima ocurre en presencia de α-TOH. Todos estos resultados pueden explicar la ambivalencia de los efectos de la suplementación con vitamina E y otros antioxidantes en la aterosclerosis.

Los resultados de estudios llevados a cabo en animales y ciertos datos epidemiológicos sugieren que la disminución en la protección antioxidante puede incrementar el riesgo de aterosclerosis y que el aumento del consumo de nutrientes antioxidantes puede desempeñar un papel en la prevención de la enfermedad cardíaca coronaria. Sin embargo, ensayos clínicos con el principal antioxidante liposoluble de la dieta, la vitamina E, han proporcionado resultados ambiguos, dado que ciertos estudios indican un efecto beneficioso; algunos, un efecto adverso, y otros, incluso, ausencia de efecto en pacientes con enfermedad cardiovascular.

En muchos estudios con animales, la vitamina E ha demostrado disminuir la aterosclerosis; sin embargo, cuando se la administra en dosis farmacológicas es inefectiva. Los problemas con la suplementación de vitamina E por sí sola se deben, al parecer, a una corregulación del metabolismo o a la absorción de los suplementos de antioxidantes. Por ejemplo, la suplementación con vitamina E disminuye los niveles plasmáticos de ubiquinol 10. Incluso elevadas dosis de vitamina E no ejercen actividad antioxidante en individuos sanos. Es posible que cuando otros antioxidantes son insuficientes, la vitamina E pueda actuar como prooxidante y, en las circunstancias adecuadas, la suplementación con elevadas dosis de vitamina E pueda promover, más que reducir, la peroxidación lipídica o garantizar el efecto de otros antioxidantes.

Debido a la controversia hallada en los estudios realizados en seres humanos sobre los efectos de las vitaminas E, por ejemplo, en la prevención de la enfermedad cardiovascular, se han realizado estudios de larga duración, aproximadamente de 10 años, en varones administrando un suplemento de 400 UI diarias de vitamina E. Entre los resultados más destacables se ha encontrado que la vitamina E no reduce el riesgo de sufrir cualquier enfermedad relacionada con el sistema cardiovascular. El mismo estudio realizado en mujeres corroboró que no existe asociación entre la ingesta de vitamina E y una disminución del riesgo en la enfermedad vascular. El análisis de todos estos estudios llevó a la *American Heart Association* a no apoyar el uso de la vitamina E como suplemento nutricional para la prevención de la enfermedad cardiovascular.

Cáncer

Se sabe que el desarrollo del cáncer está influido por factores hereditarios y factores ambientales. Aproximadamente en el 80 % de todos los tipos de cáncer humanos están involucrados factores medioambientales, entre los cuales la dieta desempeña un papel muy importante. Tanto en los procesos de iniciación del cáncer como durante su desarrollo participan los radicales libres. Ciertos estudios epidemiológicos demuestran que tanto la vitamina E como otros antioxidantes de la dieta alteran la incidencia y el crecimiento del algunos tumores mediante su acción como secuestradores de radicales libres y sus productos. Se ha observado que en los individuos con concentraciones plasmáticas bajas de vitamina E aumenta el riesgo de padecer cáncer, el cual es mayor para el cáncer de pulmón en los varones y para el cáncer de mama en las mujeres.

Otro tipo de cáncer muy influido por la dieta es el de colon, en el que la vitamina E desempeña un papel importante. Algunas investigaciones describen que los individuos con ingesta elevada de vitamina E tenían un 68 % menos de riesgo de padecer cáncer de colon. Todos los estudios concluyen que deben realizarse más estudios epidemiológicos en este campo para evaluar y confirmar el papel de los antioxidantes en la prevención del cáncer.

En estudios realizados en mujeres con endometriosis se ha observado que existe una correlación entre los niveles plasmáticos de vitamina E y los niveles de estrés oxidativo en los linfocitos, y se ha determinado que las mujeres que ingerían mayor cantidad de vitamina E tenían menor estrés oxidativo.

Otros estudios llevados a cabo en cohortes de varones que padecían cáncer de páncreas exocrino concluyeron que no existe una asociación entre el consumo de tocoferoles y tocotrienoles y el desarrollo del cáncer de páncreas. Sin embargo, una alta concentración de α-TOH sí se asoció con una disminución del riesgo de padecer cáncer de páncreas, por lo que se ha postulado el uso de este compuesto como preventivo y no en el tratamiento. Estudios de cohortes y de casos y controles tambien han puesto de manifiesto que una alta ingesta de vitamina E podría reducir el riesgo de padecer cáncer de vesícula.

La estrecha relación existente entre la dieta y el desarrollo de algunos cánceres, como el de próstata, ha llevado a la comunidad científica a realizar una importante investigación en la que participaron 35.533 individuos que fueron suplementados en su dieta con 400 IU/día durante 9 años. Este estudio concluyó que la suplementación con vitamina E no previe el desarrollo de cáncer de próstata en la población aparentemente sana.

Aunque los ensayos clínicos llevados a cabo para conocer el papel de la vitamina E en el desarrollo de algunos cánceres han llegado a la conclusión de que no ejerce un efecto preventivo, otras investigaciones parecen indicar que sí puede tenerlo durante el tratamiento con quimioterapia. La hipótesis que se ha planteado es que la vitamina E disminuye los efectos secundarios de los citóstaticos al neutralizar la gran producción de radicales libres que dichos compuestos generan.

Otras enfermedades

Además del cáncer y la enfermedad cardiovascular, existen otros procesos patológicos, como la enfermedad de Alzheimer, la demencia senil, la pérdida de masa ósea o la sensibilidad y resistencia a la insulina, en los que se ha planteado la posibilidad de que las vitaminas E tengan algún papel preventivo. Esto se debe a los buenos resultados hallados tanto *in vivo* en animales de experimentación como en cultivos celulares *in vitro*.

Con respecto al papel de la vitamina E en la prevención y el desarrollo de cataratas, algunos estudios han descrito que con una ingesta de, al menos, 20 mg/día podría reducirse el riesgo de padecer dicha patología. Sin embargo, los resultados no son concluyentes, ya que en otros trabajos la intervención con un suplemento de vitamina E no tuvo efecto en la prevención y el desarrollo de cataratas.

Vitamina E e infecciones respiratorias

Se ha observado una relación inversa entre los niveles de vitamina E y la lipoperoxidasa plasmática en pacientes con síndrome de dificultad respiratoria aguda, lo que respalda el hecho de que la deficiencia de vitamina E produce niveles más altos de peroxidación lipídica. El efecto antioxidante de la vitamina E podría ser beneficioso durante la infección por SARS-CoV-2, ya que un desequilibrio en el estado oxidante-antioxidante debido a la oxidación excesiva, el estrés y la inflamación es uno de los principales mecanismos patológicos que subyace al síndrome de dificultad respiratoria aguda derivado de la COVID-19. Estudios del síndrome de dificultad respiratoria aguda también han mostrado una mejora en la distensibilidad pulmonar y el intercambio de gases debido a la administración enteral de TOH, demostrando también efectos dependientes de la dosis relacionados con la permeabilidad vascular y la presión de las arterias pulmonares. Cabe destacar que la vitamina E funciona sinérgicamente con la vitamina C para mejorar su actividad antioxidante, aunque la administración de vitamina E tiene mejores resultados en la reducción del estado oxidativo alterado resultante de la infección por influenza en comparación con el ácido ascórbico. Sin embargo, la combinación de ambas es la intervención que reduce con mayor éxito la peroxidación lipídica durante la infección por virus respiratorios.

Además, la vitamina E interviene en el funcionamiento del sistema inmunitario y presenta efectos inmunomoduladores y antiinflamatorios. Numerosos estudios destacan que la deficiencia de vitamina E afecta negativamente tanto a la inmunidad humoral como a la celular. Esta vitamina interviene en la regulación y maduración de las células dendríticas, y también mejora su interacción con los linfocitos T CD4$^+$. Interviene en el funcionamiento de las células *natural killer* (NK) y promueve su actividad mediante la modulación de los niveles de óxido nítrico (NO). La disminución en la producción de NO generada por esta vitamina también da como resultado la inhibición de COX-2 y la regulación a la baja de prostaglandina E$_2$. Un mecanismo antiinflamatorio adicional que ejerce la vitamina E es la inhibición de la proteína quinasa C, que afecta a la proliferación de monocitos y neutrófilos, junto con una reducción en la producción de radicales superóxido por parte de estas células. Además, se ha demostrado que la suplementación mejora la fagocitosis y la quimiotaxis de neutrófilos y macrófagos en personas de edad avanzada.

Análogos de la vitamina E

α-Tocoferil succinato

Al estudiar las diversas actividades biológicas de varios análogos de la vitamina E se ha visto que el α-tocoferil succinato (α-TOS) posee cualidades que permiten calificarlo como un agente de múltiples acciones. Al contrario que el α-TOH, no tiene propiedades redox debido a la sustitución del grupo hidroxilo. La presencia del grupo succinilo le confiere actividad proapoptótica, que es muy específica para las células malignas; esta actividad requiere que el compuesto esté intacto, y las células malignas, incluso, parecen ser incapaces de hidrolizar de forma significativa el éster. Por el contrario, ciertas células normales, incluidos los hepatocitos y las células epiteliales intestinales, tienen una actividad esterasa relevante. En cuanto a los mecanismos por los cuales el succinato de vitamina E dispara la apoptosis, hay al menos dos rutas moleculares no relacionadas responsables de este hecho: una asociada al efecto desestabilizador de membrana de la unidad succinilo y la otra relacionada con la modulación de señales celulares por la unidad tocoferilo.

Cuando llega a la circulación, el α-TOS se asocia con las lipoproteínas, que lo transportan hasta la microvasculatura del tumor, donde desarrolla su actividad antineoplásica. Finalmente, las lipoproteínas son eliminadas al atravesar el hígado, donde el α-TOS es hidrolizado por esterasas competitivas. El producto resultante, el α-TOH, es secretado en parte en la bilis e incorporado en parte en las VLDL nacientes, que son resecretadas a la circulación. Esto da lugar al enriquecimiento del suero y los tejidos con α-TOH, aumentando por lo tanto las defensas antioxidantes.

A pesar de la actividad proapoptótica demostrada del α-TOS, no se sabe si esto se traduce en una potencial eficacia antineoplásica. Ciertos resultados han demostrado que el análogo succinilo es mucho más selectivo en inhibir el crecimiento tumoral que la vitamina E, posiblemente debido al hecho de que el α-TOH es incapaz de inducir apoptosis.

Por otro lado, el α-TOH inhibe la ciclooxigenasa II, una enzima crucial en la formación de prostaciclinas, que son potentes factores angiogénicos. Estas formas de acción aumentarían el potencial antineoplásico general de los análogos de la vitamina E, si éstos inhibiesen el crecimiento del tumor mediante la supresión de la angiogénesis, además de ejercer acciones proapoptóticas directas sobre las células malignas.

La evidencia experimental demuestra que el α-TOS o, potencialmente, sus derivados que presentan, al menos, dos potentes actividades biológicas tienen un alto potencial terapéutico.

Derivado hidrosoluble de la vitamina E: 2-(α-D-glucopiranosil)-metil-2,5,7,8-tetrametilcromán-6-ol

La capacidad de este derivado para inhibir el desarrollo de la aterosclerosis se ha evaluado en conejos hiperlipidémicos (conejos Watanabe con hiperlipidemia hereditaria) y en conejos alimentados con una dieta rica en colesterol (conejos New Zealand White) con los siguientes resultados: si bien el 2-(α-D-glucopiranosil)-metil-2,5,7,8-tetrametilcromán-6-ol (TMG) pasó rápidamente a la circulación tras la administración oral, la concentración sanguínea permaneció baja mientras que ni el TMG ni sus metabolitos aparecieron en la fracción de LDL. El TMG no disminuyó el colesterol sérico total ni el asociado a las fracciones lipoproteicas, aunque sí redujo la concentración sérica de indicadores de daño oxidativo en los conejos alimentados con una dieta rica en colesterol, pero no en los hiperlipidémicos. La inhibición de la peroxidación lipídica en este modelo puede explicarse parcialmente por los datos obtenidos previamente *in vitro*, que muestran una importante actividad antioxidante de este derivado en la interfaz acuosa/oleosa, a pesar de no localizarse en las LDL. No obstante, el TMG inhibió la aterosclerosis aórtica con igual efectividad que el probucol, en ambos modelos.

Los resultados indican que el TMG evita la progresión de la aterosclerosis no sólo impidiendo la oxidación de las LDL, sino por otros mecanismos desconocidos. Los resultados también muestran que la aterosclerosis puede prevenirse de manera efectiva inhibiendo el cambio oxidativo en la superficie de las LDL, incluso sin inhibir la oxidación dentro de dichas partículas.

En resumen, el derivado hidrosoluble de la vitamina E, el TMG, en bajas concentraciones séricas puede proteger frente al desarrollo de aterosclerosis experimental en los conejos, de lo que se deduce una posible y considerable actividad antiaterogénica de los antioxidantes hidrosolubles.

γ-Tocoferol

El α-TOH es cuantitativamente la forma principal de la vitamina E en los seres humanos y los animales y ha sido estudiado ampliamente. Sin embargo, en contraste con la presunción de que el γ-TOH no sería importante porque no se alcanzan las mismas concentraciones corporales que de α-TOH, diversos estudios han demostrado las propiedades que el γ-TOH tiene para la salud humana no compartidas con el α-TOH. Las cualidades que diferencian a ambas formas son el resultado de su distinta reactividad química, metabolismo y actividad biológica.

El γ-TOH parece ser más efectivo en la neutralización de compuestos electrófilos lipofílicos que el α-TOH. Además, el γ-TOH muestra una buena absorción, acumulándose de forma significativa en algunos tejidos humanos. Sin embargo, se metaboliza, ampliamente hasta 2,7,8-trimetil-2-(β-carboxietil)-6-hidroxicromán (γ-CEHC), que es excretado principalmente por la orina. El γ-CEHC, pero no el metabolito correspondiente derivado del α-TOH, presenta actividad natriurética, lo que puede ser importante fisiológicamente.

Tanto el γ-TOH como su metabolito, el γ-CEHC, inhiben la actividad ciclooxigenasa, lo que les confiere propiedades antiinflamatorias. Algunos estudios realizados en seres humanos y en ciertos animales indican que las concentraciones plasmáticas de γ-TOH están inversamente relacionadas con la incidencia de enfermedad cardiovascular y cáncer. Estas posibilidades deberían ser evaluadas, considerando especialmente que dosis elevadas de α-TOH disminuyen los niveles plasmáticos y tisulares de γ-TOH, en contraste con los efectos de la suplementación con γ-TOH, que aumenta los niveles de ambas formas.

Eficacia de la vitamina E natural frente a la sintética

La vitamina E de origen natural (RRR-α-TOH o *d*-α-TOH) que proviene de los aceites vegetales es un estereo-isómero simple. La vitamina E sintética (all-rac-α-TOH, también conocido como *dl*-α-TOH) es una mezcla de estereoisómeros que se produce comercialmente uniendo la trimetilhidroquinona con isofitol. Esta reacción química produce una mezcla de ocho isómeros difícil de separar y sólo uno de ellos es el *d*-α-TOH. Los otros siete isómeros tienen diferentes configuraciones moleculares, todas con actividad biológica más baja que la del *d*-α-TOH.

Basándose en los bioensayos realizados en ciertos animales y en estudios con seres humanos, se ha demostrado que la potencia biológica de las formas naturales de la vitamina E es mayor que la de las formas sintéticas. La investigación adicional sugiere que los pulmones, los glóbulos rojos, el plasma sanguíneo y el cerebro muestran retención preferencial de la vitamina E de origen natural en comparación con uno de los isómeros de la forma sintética. Las diferencias fisiológicas entre la vitamina E natural y sintética se relacionan con la retención preferencial del *d*-α-TOH sanguíneo y tisular, en comparación con los otros tocoferoles.

Los últimos estudios realizados en seres humanos usando TOH marcado con deuterio, han demostrado que la proporción de la biodisponibilidad entre la vitamina E de origen natural y la sintética es aproximadamente de 2:1. En un estudio realizado en seis individuos, se vio que la administración competitiva del acetato de vitamina E de origen natural originó concentraciones de vitamina E plasmática dos veces más altas que el acetato de vitamina E sintética. En otro estudio realizado en siete mujeres que recibieron diariamente suplementos de vitamina E durante tres períodos individuales de 28 días cada uno, la biodisponibilidad de la vitamina E de origen natural administrada en una dosis de 100 mg/día, fue similar a la del acetato de vitamina E sintética con una dosis diaria de 300 mg.

Usando concentraciones equimoleculares de acetato de vitamina E marcada con deuterio de origen natural y sintética, la relación entre ambas formas en el plasma varió de 1,5 a 1,8 durante 8 días de suplementación en voluntarios sanos y se incrementó a 2,0 una vez finalizada la suplementación. De acuerdo a los resultados de estos estudios, los investigadores concluyeron que la biodisponibilidad de la vitamina E sintética es aproximadamente la mitad de la de la vitamina E de origen natural.

COENZIMA Q

Estructura química

En 1957 Crane aisló un compuesto amarillo a partir de corazón de vaca. Posteriormente Karl Folkers determinó su estructura, la 2,3-dimetoxi-5-metil-6-decaprenil-1,4-benzoquinona (**Fig. 14-4**). El compuesto fue denominado coenzima Q_{10} (CoQ_{10}) debido a que presentaba una actividad coenzimática en los sistemas enzimáticos mitocondriales. Morton, quien también contribuyó al aislamiento de la molécula, llamó a este compuesto ubiquinona, debido a su difusión ubicua en los organismos vivos. Si bien no es una vitamina, la dieta puede contribuir notablemente a satisfacer las necesidades celulares de este compuesto.

Desde el punto de vista químico se trata de un lípido. La letra Q hace referencia a su grupo quinónico, mientras que el número 10 representa el número de unidades isoprenoides en su cadena lateral. La forma predominante en los seres humanos y en la mayoría de los mamíferos es la de coenzima Q_{10}, esto es, el grupo quinona con 10 isoprenoides. También está presente en menor cantidad la forma de coenzima Q_9 (aproximadamente en una relación 1 a 10). En la rata, por ejemplo, la forma 9 es la predominante.

La CoQ_{10} puede provenir de la dieta o bien formarse mediante síntesis endógena. En este caso, el anillo proviene del aminoácido tirosina, mientras que la cadena poliisoprenoide se forma utilizando acetil-CoA como material de inicio (**Fig. 14-5**). Esta ruta, que va hacia el mevalonato y sus posteriores intermediarios, es común con la del colesterol (**cap. 6**, Metabolismo lipídico tisular). De hecho, el colesterol, el dolicol y la CoQ_{10} son los productos finales de esta importante ruta biosintética que está bajo el control de la enzima hidroximetilglutaril-coenzima A reductasa (HMG-CoA reductasa). Los inhibidores de esta enzima ejercen un impor-

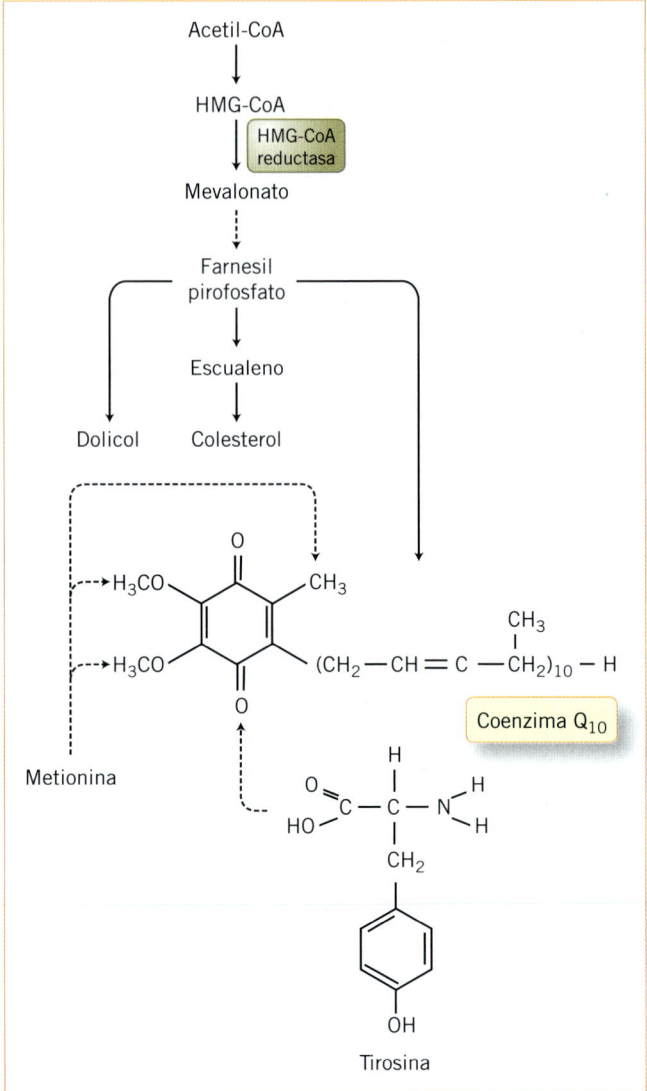

Figura 14-5. Esquema de la síntesis endógena de coenzima Q_{10} a partir de acetil-CoA, metionina y tirosina. HMG-CoA: hidroximetilglutaril-coenzima A.

tante control de represión de la formación de CoQ_{10} y de su presencia en la sangre.

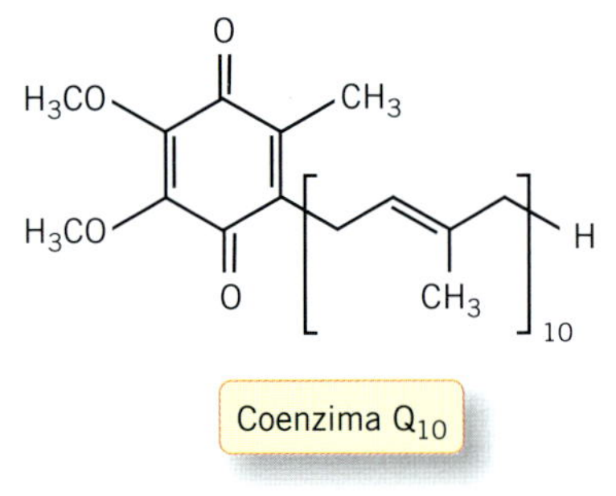

Localización y niveles tisulares

La CoQ posee carácter lipofílico y, por lo tanto, a nivel biológico se halla en este tipo de entornos. Su principal localización es en las membranas celulares. Aunque puede hallarse en los eritrocitos o en las membranas de otras células del organismo, su principal localización es en la membrana mitocondrial interna. Por otro lado, también existen niveles elevados de esta molécula en las LDL, inmersa en el cuerpo lipídico de las partículas.

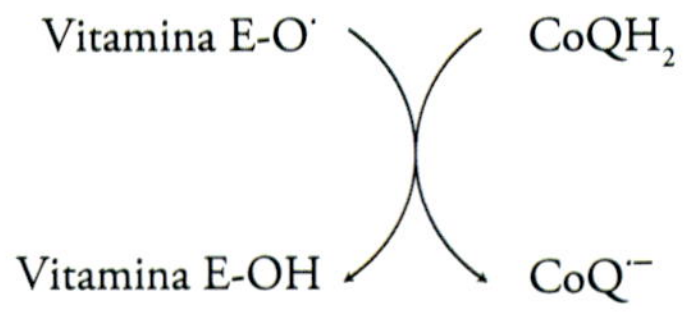

Vitamina E-O⁻ $CoQH_2$

Vitamina E-OH CoQ^-

Figura 14-4. Estructura química de la coenzima Q_{10}.

En la sangre, los niveles de CoQ varían de 35 μg/dl a 165 μg/dl, dependiendo de la población investigada y de su estado de salud. Los factores reconocidos que afectan a dichos niveles son el grado de envejecimiento, la realización de ejercicio físico y el grado de entrenamiento, los hábitos alimentarios, las enfermedades cardiovasculares y otros procesos patológicos de diversa índole. En las LDL, los valores están entre 0,35 y 0,6 μg/mg de proteína.

En cuanto a los diferentes órganos y tejidos, en el corazón es donde probablemente se hallen, proporcionalmente, los mayores niveles de CoQ de todo el organismo. Así, se detectan niveles de 37-110 μg/g de órgano fresco. En el hígado, por ejemplo, se hallan valores de 12-60 μg/g. En el músculo esquelético los niveles son próximos a los 30 μg/g, y en el cerebro, a los 10-15 μg/g.

Propiedades y funciones fisiológicas

Además de su papel como transportador electrónico, la CoQ tiene un importante protagonismo como antioxidante de membrana, el cual ha ido ganando importancia en los últimos años, como lo demuestra el gran número de estudios realizados, tanto *in vivo* como *in vitro*, en muy diferentes localizaciones: vesículas de los fosfolípidos, membranas reconstituidas, partículas submitocondriales, mitocondrias, microsomas, células y animales intactos, así como también observaciones clínicas. En relación con el presente capítulo, la acción antioxidante es la que más interesa y, por lo tanto, se hará especial hincapié en ella.

Las primeras observaciones sobre la CoQ fueron realizadas por Lea y Kwietny y por Mellors y Tappel, quienes demostraron que la CoQ_6H_2 era considerablemente más potente como inhibidor de la peroxidación lipídica que su forma oxidada, en emulsiones de ácido araquidónico catalizadas por hemoglobina, y que en este sistema, el quinol era tan efectivo como el α-TOH. Un sustento adicional para la función antioxidante de la CoQ reducida lo han dado Booth y cols., quienes describieron que la forma reducida es un inhibidor efectivo de la peroxidación inducida por el sistema ascorbato-Fe^{2+} en liposomas de fosfatidilcolina de yema de huevo.

En estudios sobre la peroxidación lipídica realizados en partículas submitocondriales de las cuales se había extraído la CoQ y luego reincorporado en varios grados conocidos, se vio que la oxidación del succinato se inhibía de forma directamente proporcional a la reincorporación de la CoQ. Estos autores han aportado evidencias en otros estudios en favor de un mayor papel antioxidante de la forma reducida de la CoQ frente a la forma oxidada. Prepararon liposomas de lípidos mitocondriales dentro de los cuales incorporaron diversas concentraciones de CoQ. Posteriormente, los liposomas fueron incubados con partículas submitocondriales, NADH y rotenona, condiciones necesarias para sufrir peroxidación lipídica. Las observaciones se orientan nuevamente hacia una inhibición de la peroxidación en forma proporcional al grado de reincorporación de la CoQ.

Además de su efecto sobre los sistemas de la membrana mitocondrial, se ha visto que la CoQ interfiere en la peroxidación lipídica catalizada por microsomas oxidados de hígado de rata. Se han obtenido evidencias adicionales del efecto de la CoQ como antioxidante a partir de la demostración de la regulación por la CoQ de la peroxidación lipídica catalizada por microsomas y mitocondrias aisladas de ratas tratadas con CCl_4 y etanol. Ciertos estudios, en los que se emplearon mitocondrias de corazón de vaca parcialmente desprovistas de CoQ por extracción con pentano, hallaron que la peroxidación lipídica inducida por un complejo adriamicina-hierro era superior que cuando se reincorporaba la CoQ.

Algunos estudios con animales de experimentación han puesto de manifiesto la participación de la CoQ en la modificación del nivel de peroxidación inducido por la adriamicina (una antraciclina empleada en la terapia contra el cáncer y caracterizada por la gran capacidad de generación de radicales libres como uno de sus efectos secundarios) y/o por manipulación dietética de la grasa. Así, en un experimento similar al anterior sobre el contenido en malondialdehído (MDA), CoQ_9 y CoQ_{10} en mitocondrias de hígado, el aceite de maíz de la dieta, altamente poliinsaturado, originaba unos niveles de peroxidación lipídica considerablemente superiores a los correspondientes obtenidos con las dietas ricas en aceite de oliva virgen. Por su parte, el tratamiento con adriamicina indujo en ambos grupos los niveles más altos de peroxidación lipídica, junto a un descenso en los niveles de CoQ_9 y CoQ_{10}. Hay que tener en cuenta que para la dieta rica en aceite de maíz se partía de niveles superiores de CoQ_9, la especie predominante de esta molécula en la rata. Los autores reafirman la hipótesis de que las ratas sintetizan más CoQ cuanto más peroxidable es el sustrato que se halla presente, como es el caso de la grasa poliinsaturada del aceite de maíz.

Otros autores han postulado un efecto protector de la CoQ sobre las membranas biológicas: cuando la CoQ era extraída previamente, la exposición de estas membranas mitocondriales al daño oxidativo producido por los rayos gamma, originaba una importante pérdida de sus ácidos grasos poliinsaturados. Los mismos autores pusieron a prueba también el efecto protector de la CoQ cuando ésta se añadía a cultivos celulares: cuando en el medio había CoQ, la supervivencia de las células frente al daño oxidativo fue del doble.

Los efectos antiperoxidativos de la CoQ también se han estudiado en liposomas expuestos al daño por radicales libres y en micelas de ácidos grasos poliinsaturados sometidos a una autooxidación termal.

Los mecanismos por los cuales la CoQ actúa como un antioxidante, principalmente en su forma reducida, siguen sin conocerse. Como han sugerido varios autores, existen varias posibilidades (**Fig. 14-6**). La CoQ reducida puede reaccionar con iones ADP-perferrilo:

$$ADP\text{-}Fe^{3+} + O_2^{\bullet-} + CoQH_2 \rightarrow ADP\text{-}Fe^{2+} + H_2O_2 + CoQ^{\bullet-}$$

El peróxido de hidrógeno podría ser eliminado por las enzimas catalasa, peroxidasa o glutation peroxidasa. Alternativamente, la $CoQH_2$ podría reaccionar directamente con el superóxido como un destructor o «*quencher*» de radicales libres:

$$2O_2^{\bullet-} + CoQH_2 \rightarrow H_2O_2 + O_2 + CoQ^{\bullet-}$$

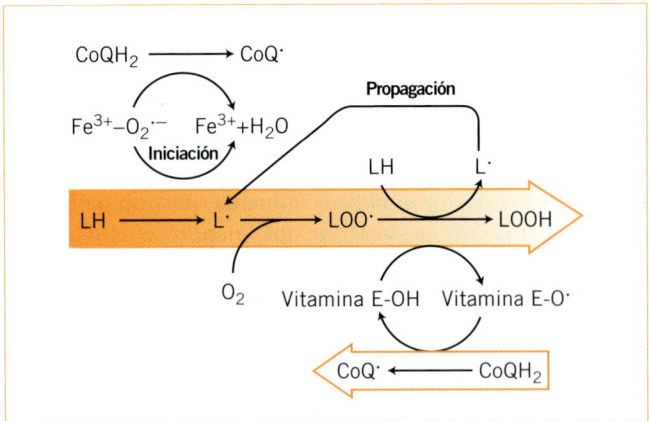

Figura 14-6. Mecanismos antioxidantes de la coenzima Q_{10} en las fases de iniciación y propagación en la formación de radicales libres y sobre el radical tocoferilo de la vitamina E. L: radical lipídico; LH: lípido; LOO: radical peróxido; LOOH hidroperóxido.

De esta forma, interferiría en la iniciación de la peroxidación lipídica. La CoQ reducida podría también reaccionar con radicales libres lipídicos (L·) o peroxilipídicos:

$$2L· + CoQH_2 \rightarrow 2LH + CoQ·^-$$
$$2LOO· + CoQH_2 \rightarrow 2LOOH + CoQ·^-$$

De este modo, prevendría la propagación de la peroxidación lipídica. Otro posible modelo para explicar la capacidad antioxidante de la $CoQH_2$ se deriva de las observaciones de Cadenas y cols. acerca de que la enzima superóxido dismutasa (SOD) puede interactuar con varias hidroquinonas y, junto a la acción de la DT-diaforasa (enzima que cataliza la transferencia de dos electrones desde el NADH o NADPH a las quinonas para producir un quinol, una molécula relativamente estable), previene la formación de la semiquinona y la consiguiente producción de radicales libres. Se propone así una nueva actividad para la SOD como $O_2·^-$ semiquinona oxidorreductasa, en la que la SOD-Cu^{2+} podría reducirse por el $O_2·^-$ seguida de una oxidación de la SOD-Cu^+ por un intermediario semiquinona:

$$SOD\text{-}Cu^{2+} + O_2·^- \rightarrow SOD\text{-}Cu^+ + O_2$$
$$SOD\text{-}Cu^+ + Q·^- \rightarrow SOD\text{-}Cu^{2+} + Q^{2-}$$

Otro mecanismo por el cual el ubiquinol ejercería su acción antioxidante sería que la CoQ reducida regenera la forma activa de la vitamina E, el α-TOH, reduciendo el radical α-tocoferilo:

En estas reacciones se forma el radical ubisemiquinona, cuya presencia en la cadena respiratoria mitocondrial se conoce desde hace unos 20 años. La ubisemiquinona se estabiliza a través de su unión con unas proteínas especiales denominadas proteínas Q. La presencia de SOD y catalasa podrían poner bajo control el $O_2·^-$ y el H_2O_2 que podrían producirse a partir de la autooxidación de la ubisemiquinona, si bien en el entorno fosfolipídico esta autooxidación es poco probable.

Diversos autores han visto que tanto la CoQ_3H_2 como la $CoQ_{10}H_2$ son igualmente efectivas como antioxidantes en vesículas sonicadas de fosfolípidos. La longitud de la cadena poliisoprenoide de la CoQ no parece ser, por lo tanto, un factor determinante en el mecanismo de la antioxidación por este compuesto. Se ha planteado que la CoQ es la única molécula antioxidante liposoluble que las células pueden sintetizar *de novo* y para la que existen mecanismos enzimáticos apropiados para regenerar la forma reducida. La DT-diaforasa es capaz de convertir la CoQ a $CoQH_2$ mediante el proceso que se muestra en la **figura 14-7**.

Se ha demostrado que la forma reducida de la CoQ ejerce también su acción antioxidante inactivando la ferrilmioglobina, una especie capaz de conducir la peroxidación lipídica en los tejidos cardíaco y muscular. Estos mismos autores en colaboración con otros demostraron que las ubiquinonas de cadena corta y las de cadena larga pueden proteger a las enzimas del ataque oxidativo, tanto en solución como unidas a la membrana.

Otros estudios han demostrado una fuerte correlación entre la fenilcetonuria, la aciduria mevalónica y los niveles plasmáticos de CoQ_{10}. En el caso de la aciduria mevalónica, la disminución de la CoQ_{10} se atribuye a una deficiencia en la mevalonato quinasa, enzima implicada en la síntesis de colesterol y la CoQ_{10}. Para la fenilcetonuria se cree que los altos niveles de fenilalanina son los responsables de inhibir a la enzima HMG-CoA reductasa involucrada tanto en la síntesis de colesterol como de CoQ_{10}.

Deficiencia y estados carenciales

Los niveles normales de CoQ_{10} en la sangre y en diversos tejidos están bien establecidos. Debido a su implicación en la síntesis de ATP, una deficiencia de CoQ_{10} afecta a todas las células y, especialmente, a las que demandan un alto consumo de energía para su buen funcionamiento. Además, es un antioxidante liposoluble de síntesis endógena que previene de la oxidación de proteínas, lípidos y DNA. Se han descrito descensos significativos en los niveles de esta molécula en una amplia variedad de enfermedades. La deficiencia en CoQ_{10} puede producirse como consecuencia de un aporte insuficiente a través de la dieta, por alteraciones en la biosíntesis, por excesiva utilización de la molécula en el organismo o por una combinación de las tres causas anteriores. El aporte insuficiente a través de la dieta ocurre durante los procesos de caquexia. La deficiencia de CoQ_{10} es corregible, por lo que su diagnóstico es esencial, especialmente para pediatras y neurólogos por su implicación en encefalopatías, enfermedades multisistémicas en neonatos, ataxia cerebelosa, síndrome de Leigh con retraso en el crecimiento, síndrome nefrótico y miopatías aisladas, entre otras.

En la actualidad, se está estudiando la importancia relativa de la biosíntesis endógena y de la ingesta por la dieta en relación con la CoQ_{10}. Folkers sugirió que la fuente predominante de la molécula es su síntesis endógena. Este proceso complejo, llevado a cabo en 17 pasos, requiere del trabajo de, al menos, siete vitaminas (riboflavina, niacina, piridoxina, ácido fólico, vitamina B_{12}, vitamina C y ácido pantoténico), así como numerosos elementos traza. La participación de tantos elementos se traduce en la alta vulnerabilidad del proceso.

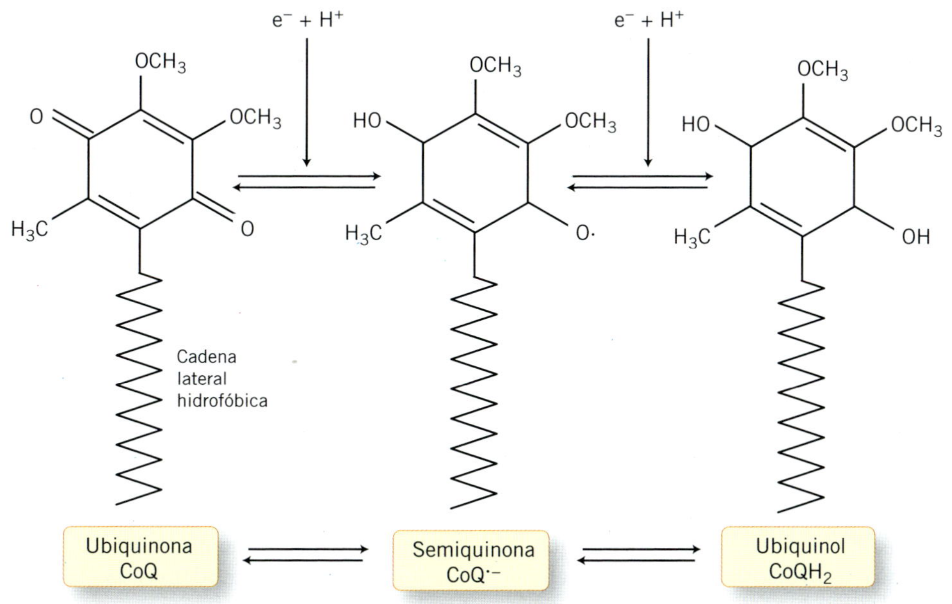

Figura 14-7. Conjunto de reacciones reversibles en las que la forma oxidada de la enzima (CoQ) se transforma en la forma reducida (CoQH$_2$) y viceversa.

Diversos autores sugieren que la ingesta de CoQ$_{10}$ es subóptima y que en ciertas circunstancias esto potencia la aparición de procesos carenciales. Esto se ve agravado cuando el proceso de biosíntesis endógena se encuentra dificultado o impedido, como ocurre, por ejemplo, cuando se utilizan fármacos (estatinas) para el tratamiento de la hipercolesterolemia que inhiben la enzima HMG-CoA reductasa. En este caso, se bloquea la biosíntesis de colesterol, pero también se bloquea la biosíntesis de CoQ$_{10}$. En pacientes con insuficiencia cardíaca esto es algo más que una observación de laboratorio y representa un efecto sumamente perjudicial que debe ser compensado mediante la suplementación oral de la enzima.

El consumo elevado de CoQ$_{10}$ es la causa presumible de los bajos niveles de dicha molécula que se observa tras la realización de ejercicio físico intenso, en casos de hipermetabolismo o en estados de *shock* agudo. No obstante, parece que una combinación de los tres mecanismos (ingesta insuficiente, biosíntesis alterada o excesiva utilización) está presente en la mayoría de los casos de deficiencia en CoQ$_{10}$.

La deficiencia primaria de esta molécula es rara y es de tipo autosómico recesivo. Hace unos 20 años se encontró el primer caso y hoy en día se han diagnosticado unos 40 pacientes. Se conocen cuatro fenotipos distintos de esta deficiencia: *a)* encefalopatía caracterizada por la intolerancia al ejercicio, miopatía mitocondrial, mioglobinuria, epilepsia y ataxia; *b)* encefalopatía grave y enfermedad renal; *c)* miopatía mitocondrial con mioglobinuria e intolerancia al ejercicio, y *d)* ataxia, la forma más común en los casos detectados.

El diagnóstico de estas enfermedades se realiza estudiando si hay, o no, alteraciones en la cadena de transporte de electrones determinando la actividad de los complejos CI + II y CII + III. El tratamiento de estas anomalías consiste en la administración oral de CoQ$_{10}$ en una dosis de 90-2.000 mg/día, que consigue una gran mejoría en todos los

pacientes. Al ser tan pocos los casos descritos, no pueden valorarse estadísticamente los resultados del tratamiento.

Fuentes alimentarias

La CoQ$_{10}$ está ampliamente distribuida en la naturaleza y se halla en muchos tejidos vegetales y animales que son parte de nuestra dieta habitual. En los animales se han detectado alrededor de 0,36 mg/100 g de este compuesto en la carne de ternera, 0,14 mg/100 g en la de pollo, 0,2 mg/100 g en la de cerdo, 1,26 mg/100 g en el corazón de cerdo, 0,08-0,1 mg/100 g en el pescado, 0,01 mg/100 g en los huevos y 0,01 mg/100 g en la leche. En los vegetales se han detectado alrededor de 0,63 mg/100 g de esta molécula en diversos tipos de aceites, 0,02 mg/100 g en la coliflor, 0,013 mg/100 g en la pera y 0,014 mg/100 g en la naranja.

También se han calculado de forma indirecta los niveles de CoQ$_{10}$ que son ingeridos a través de la dieta, en base a la ingesta de alimentos y a la cantidad de enzima que contienen. En general, los varones ingieren alrededor de 5,4 mg/día, y las mujeres, unos 3,8 mg/día. No obstante, al igual que ocurre con otros muchos nutrientes, estos valores son muy variables en función de los hábitos alimentarios de los individuos y, debido a la escasez documental, deben ser tomados con cierta precaución. Los expertos sugieren que la dosis segura y bien tolerada para un adulto no debe sobrepasar los 1.200 mg/día y para los niños no más de 10 mg/kg/día, para condiciones fisiológicas normales, ya que estas dosis se incrementan en situaciones patológicas.

Coenzima Q$_{10}$ y salud

Una de las primeras aplicaciones de la CoQ$_{10}$ fue en el tratamiento de las miopatías mitocondriales. En diversos estudios se comprobó que mediante la suplementación de este antioxidante los pacientes afectados con diversos tipos de miopatía mitocondrial mejoraban de forma considerable. Hoy en día son muchas los procesos patológicos en los que se encuentra involucrada la CoQ$_{10}$. Entre ellos destacan: alteraciones mitocondriales, fibromialgia, enfermedades cardiovasculares (aterosclerosis, hipertensión, dislipemias), alteraciones neurológicas (enfermedades de Parkinson, Huntington y Alzheimer, ataxia de Friedreich), cáncer, diabetes, infertilidad masculina, enfermedad periodontal y migrañas.

Una de las mayores aplicaciones de la CoQ$_{10}$ es en las dolencias cardíacas, como ponen de manifiesto los hallazgos iniciales relacionados con ciertas deficiencias en los niveles de este antioxidante en pacientes con insuficiencia cardíaca. Así, la suplementación con CoQ$_{10}$ produce elevaciones en sus niveles plasmáticos y una mejoría de la función miocárdica y de otras anomalías clínicas. Sin embargo, no se han encontrado efectos en los casos de isquemia cardíaca.

Desde el punto de vista clínico es bien conocido que la exposición aguda y crónica a diversos tipos de antraciclinas genera una alta toxicidad y conduce a un grave deterioro de las funciones sistólicas y diastólicas. Habitualmente, estas alteraciones están relacionadas con una mayor producción de radicales libres en el tejido cardíaco y son parcialmente prevenidas o retardadas cuando de forma combinada con la quimioterapia se aplican suplementos de CoQ$_{10}$.

Si bien la presencia de CoQ$_{10}$ en las lipoproteínas plasmáticas humanas se conoce desde hace tiempo, su significado biológico se ha establecido recientemente. Su papel consiste básicamente en proteger a la partícula de LDL de la oxidación así como preservar al resto de antioxidantes presentes en la lipoproteína. Esto ha sido demostrado en observaciones en las que sólo cuando la CoQ$_{10}$ se agotaba comenzaba realmente la peroxidación lipídica inducida de diferentes formas. Del mismo modo, sólo comenzaba a utilizarse la vitamina E presente en las lipoproteínas cuando los niveles de CoQ$_{10}$ caían por debajo de ciertos límites. Este papel de la coenzima se enmarca, por lo tanto, en un contexto de coantioxidación.

Ha sido ampliamente demostrado que la producción de radicales libres en la cadena de transporte electrónico mitocondrial representa aproximadamente el 3 % del oxígeno total consumido a ese nivel. Esta proporción se mantiene constante prácticamente en cualquier situación fisiológica; sin embargo, en ciertas situaciones, como, por ejemplo, durante la realización de ejercicio físico, la cantidad total de radicales libres formados en la cadena respiratoria aumenta debido al mayor volumen de oxígeno respirado. En estas circunstancias de estrés oxidativo por ejercicio físico, los niveles mitocondriales de CoQ son muy importantes, de modo que la suplementación con dicha molécula disminuye la producción de radicales. Por otra parte, los niveles bajos debidos a estados carenciales aumentan el estrés oxidativo relacionado con el ejercicio físico.

Muchas de las enfermedades neurodegenerativas, como la enfermedad de Parkinson, la enfermedad de Huntington y la esclerosis lateral amiotrófica, llevan asociadas una alteración en la función mitocondrial y una gran producción de radicales libres. Ciertos estudios llevados a cabo en animales de experimentación han demostrado un efecto beneficioso en las manifestaciones de dichas enfermedades con la suplementación de CoQ$_{10}$. Será necesario realizar estudios clínicos en el futuro para corroborar estos buenos resultados.

Finalmente, si bien no se han encontrado resultados contundentes sobre la administración de CoQ$_{10}$ y el aumento en la expectativa de vida, hay ciertas evidencias de que los animales con mayor contenido de CoQ$_9$ o de CoQ$_{10}$ presentan una curva de supervivencia mayor.

Coenzima Q reducida (ubiquinol) y ejercicio

La suplementación con ubiquinol (CoQH$_2$) durante el ejercicio incrementa la tasa de secreción de parathormona (PTH), lo que indica un efecto anabólico óseo. Este efecto positivo sobre la formación ósea se debe a diversos mecanismos, ya que estimula la diferenciación y proliferación de los osteoblastos, incrementa los niveles de osteocalcina y disminuye la esclerostina. Además, la PTH aumenta el flujo sanguíneo al hueso, mediante un efecto vasodilatador local, lo cual favorece un correcto recambio óseo. Por otra parte, la suplementación con CoQH$_2$ incrementa la concentración de la fosfatasa alcalina, revelando un aumento de la actividad osteoblástica y, por lo tanto, una mejora del proceso de formación ósea. El CoQH$_2$ también induce un aumento de leptina, hormona involucrada, junto a la osteocalcina, en el vínculo fisiológico entre recambio óseo y metabolismo energético. La leptina estimula la formación ósea, favorece la diferenciación de osteoblastos, inhibe la apoptosis de las células progenitoras óseas, aumenta la mineralización e induce la expresión de osteoprotegerina. Asimismo, estimula la secreción de insulina, mejorando la biodisponibilidad de glucosa y ácidos grasos, efecto que se ve reforzado por el aumento de adrenalina y noradrenalina.

El CoQH$_2$ también induce un aumento en la concentración plasmática del coactivador 1α del receptor gamma activado por proliferadores de peroxisomas (PGC-1α), mejorando la funcionalidad muscular y el metabolismo energético, al ser esta molécula un factor importante involucrado en la regulación de adipogénesis, el metabolismo de los lípidos, la sensibilidad a la insulina y la inflamación. En el músculo esquelético, el CoQH$_2$ también regula la regeneración de fibras musculares (favoreciendo el intercambio de fibras glucolíticas a fibras oxidativas), el transporte de glucosa, la utilización de lípidos y la biogénesis mitocondrial. Además, esta inducción del PGC-1α mejora el recambio óseo, debido a su efecto sobre el estrés oxidativo y la inflamación. Además, la suplementación con CoQH$_2$ durante el ejercicio de alta intensidad modula la señalización inflamatoria, disminuyendo la expresión de citoquinas proinflamatorias y aumentando las antiinflamatorias. También induce aumentos de glóbulos rojos, hemoglobina, hematócrito y factor de crecimiento endotelial vascular, lo que revela un efecto proangiogénico, que mejora el suministro de oxígeno, con efecto ergogénico, y ejerce un efecto protector sobre otras alteraciones fisiológicas inducidas durante el ejercicio extenuante.

PUNTOS CLAVE

- Cada vez es mayor la incidencia de ciertas enfermedades, como las cardiovasculares, el cáncer, la obesidad, el síndrome metabólico, etc. Estas enfermedades transcurren con la producción de radicales libres que atacan a proteínas, a lípidos y al material genético de las células. Debido a la presencia de antioxidantes es posible eliminar gran parte de estos radicales y reducir, por lo tanto, el estrés oxidativo celular. Estos antioxidantes pueden ser de origen endógeno o exógeno. Debido a que los antioxidantes endógenos no son suficientes para reducir dicho estrés, se requiere su ingesta. Los antioxidantes de origen exógeno, incluso en cantidades muy pequeñas, pueden ejercer una potente acción antioxidante.

- Hoy en día se conocen más de 10.000 compuestos distintos con capacidad antioxidante que se localizan principalmente en semillas, aceites de semillas, frutas, vegetales y bebidas como el vino y la cerveza. Debido a su baja ingesta, ha resultado difícil para la comunidad científica determinar cuál es su mecanismo de absorción, distribución y excreción en el organismo, pero gracias a los isótopos radiactivos y estables se ha conseguido un gran avance en dicho campo. En muchos estudios epidemiológicos se ha demostrado que el consumo incrementado de frutas y vegetales disminuye en un 50 % el riesgo de padecer ciertos cánceres, como los digestivos y el cáncer de mama (por su efecto de modular la reacción de los estrógenos), y el desarrollo de aterosclerosis, por hacer las LDL menos susceptibles de oxidarse, reducir la producción de moléculas de adhesión e inhibir la agregación plaquetaria.

- Debido a su mayor abundancia en la naturaleza y su alta actividad antioxidante, cabe destacar a las vitaminas E y C y a la coenzima Q_{10}. El principal mecanismo de acción de estos tres compuestos es la captura de oxígeno reactivo, especialmente en forma de anión superóxido, radicales hidroxilo, peróxidos lipídicos o hidroperóxidos. No hay que olvidar el efecto sinérgico entre estos compuestos, así como su posible acción prooxidante que se produce en dosis altas y en determinadas condiciones.

BIBLIOGRAFÍA

Díaz-Castro J, Mira-Rufino PJ, Moreno-Fernández J, Chirosa I, Chirosa JL, Guisado R, Ochoa JJ. Ubiquinol supplementation modulates energy metabolism and bone turnover during high intensity exercise. Food Funct 2020; 11: 7523-31.
Artículo original en el que se expone el efecto de la suplementación con ubiquinol en el ejercicio físico.

Díaz-Castro J, Moreno-Fernández J, Chirosa I, Chirosa LJ, Guisado R, Ochoa JJ. Beneficial effect of ubiquinol on hematological and inflammatory signaling during exercise. Nutrients 2020; 12: 424.
Estudio aleatorizado en el que se midió el efecto de la suplementación con ubiquinol en los mediadores hematológicos y de inflamación durante el ejercicio físico.

Garg A, Chung-Yung Lee J. Vitamin E: where are we now in vascular diseases? Life 2022; 12: 310.
Esta revisión describe detalladamente la actividad de la vitamina E en las enfermedades cardiovasculares.

Mastrangelo D, Pelosi E, Castelli G, Lo-Coco F, Testa U. Mechanisms of anti-cancer effects of ascorbate: cytotoxic activity and epigenetic modulation. Blood Cells Mol Dis 2018; 69: 57-64.
Revisión interesante en la que se aborda el papel de la vitamina C en el cáncer y su influencia en la expresión génica.

Raizner AE. Coenzyme Q10. Methodist Debakey Cardiovasc J 2019; 15: 185-91.
Amplia revisión en la que se detallan la estructura, la actividad y la relación con la salud de la coenzima Q10.

Taira A, Palin K, Kuosmanen A, Välimäki N, Kuittinen O, Kuisim O y cols. Vitamin C boosts DNA demethylation in TET2 germline mutation carriers. Clin Epigenetics 2023; 15: 7.
Artículo original en el que se evidencia el papel reforzador de la vitamina C en la cascada de desmetilación del DNA.

Testai L, Martelli A, Flori L, Cicero AFG, Colletti A. Coenzyme Q10: clinical applications beyond cardiovascular diseases. Nutrients 2021; 13: 1697.
Revisión en la que se detallan las funciones de la coenzima Q10 en diversas afecciones neurológicas, oncológicas y musculares y su impacto en la calidad de vida.

Toledano JM, Moreno-Fernández J, Puche-Juarez M, Ochoa JJ, Díaz-Castro J. Implications of vitamins in COVID-19 prevention and treatment through immunomodulatory and anti-oxidative mechanisms. Antioxidants 2021; 11: 5.
Esta revisión describe detalladamente la actividad inmunomoduladora y antioxidante de diversas vitaminas, entre las que se incluye la vitamina C, en la COVID-19.

Yang SC, Luo P, Zeng Z, Wang H, Malafa M, Suh N. Vitamin E and cancer prevention: studies with different forms of tocopherols and tocotrienols. Mol Carcinog 2020; 59: 365-89.
Revisión en la que se incluyen diversos estudios que describen la relación de la vitamina E en la prevención del cáncer.

Zhao D, Liang Y, Dai S, Hou S, Liu Z, Liu M y cols. Dose-response effect of coenzyme Q10 supplementation on blood pressure among patients with cardiometabolic disorders: a grading of recommendations assessment, development, and evaluation (GRADE)-assessed systematic review and meta-analysis of randomized controlled trials. Adv Nutr 2022; 13: 2180-94.
Excelente revisión sistemática y metaanálisis en la que se describe el papel de la coenzima Q10 en las enfermedades cardiometabólicas.

 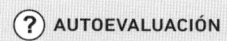 AUTOEVALUACIÓN

Vitaminas con función de coenzimas

15

F. Sánchez de Medina Contreras y L. Fontana Gallego

OBJETIVOS

- Obtener una visión general del papel de las vitaminas tiamina, riboflavina, niacina, ácido pantoténico, piridoxina y biotina en el metabolismo intermediario.
- Comprender la relación entre la estructura química de estos compuestos vitamínicos, sus propiedades fisicoquímicas y su función biológica.
- Conocer de forma esquemática los procesos de absorción de estas vitaminas, las formas circulantes y la formación de las coenzimas correspondientes.
- Conocer las funciones coenzimáticas de la vitamina K.
- Saber las fuentes alimentarias más importantes de estas vitaminas y el efecto de las principales manipulaciones culinarias o industriales sobre su estabilidad química.
- Tener información sobre las ingestas dietéticas de referencia y/o las ingestas adecuadas de cada una de estas vitaminas.
- Tener una visión general de las alteraciones patológicas características de la deficiencia vitamínica, relacionándolas con los trastornos metabólicos que las originan.
- Conocer las indicaciones terapéuticas de estas vitaminas y la existencia, en su caso, de problemas por dosificación excesiva.

CONTENIDO

INTRODUCCIÓN

Las vitaminas constituyen un grupo de sustancias químicamente heterogéneas y cuyas funciones son también muy diversas. Muchas de ellas comparten, sin embargo, un mecanismo de acción común: la participación como coenzimas en el metabolismo de los macronutrientes. Dentro de este grupo de vitaminas, se pueden considerar dos subgrupos. El primero de ellos está constituido por tiamina, riboflavina, niacina, ácido pantoténico, piridoxina y biotina. Estas vitaminas ejercen sus funciones fisiológicas como coenzimas, que actúan de manera muy general en el metabolismo, y son las que se van a considerar en este capítulo. Al otro subgrupo pertenecen la vitamina B_{12} y el ácido fólico. Estas vitaminas (que se tratan en el **cap. 16**, Folatos, ácido fólico, vitamina B_{12} y colina) se caracterizan también por su actuación metabólica como coenzimas, pero, en este caso, sus funciones coenzimáticas están implicadas especialmente y de manera directa en los fenómenos proliferativos. Aunque la vitamina C interviene de forma que se puede considerar coenzimática en algunas reacciones, su función principal es la de ser un agente antioxidante, por lo que se considera en detalle en el **capítulo 14** (Vitaminas con función antioxidante y coenzima Q). Otra vitamina que tiene funciones coenzimáticas es la vitamina K. En este caso, se trata de reacciones de carboxilación sobre restos de glutamato en proteínas implicadas en procesos como la coagulación o el metabolismo óseo.

Las vitaminas del subgrupo con funciones coenzimáticas generales pertenecen al denominado «complejo B»; todas ellas son hidrosolubles, están ampliamente distribuidas en los alimentos, no se almacenan especialmente en el organismo y generalmente no suelen producir toxicidad por sobre-dosificación.

Las deficiencias en algunas de estas vitaminas han tenido relevancia histórica (beriberi, pelagra) y son todavía importantes en algunos países subdesarrollados. En los países industrializados, sin embargo, estas deficiencias vitamínicas tienen menos repercusiones clínicas. De manera general, se pueden establecer las siguientes causas o circunstancias para dichas deficiencias:

1. Desnutrición originada por hábitos de alimentación inadecuados, especialmente el consumo de alimentos ricos en calorías pero deficientes en vitaminas y minerales. Esta situación reviste importancia, sobre todo en niños, embarazadas y madres lactantes, debido al aumento de las necesidades específicas de vitaminas en estas etapas de la vida. También puede producirse una situación similar en los deportistas y en las personas que utilizan dietas hipocalóricas para adelgazar.

2. Malabsorción originada por alteraciones gastrointestinales diversas.

3. Consumo elevado de alcohol. En estas personas pueden coincidir las dos causas anteriores: por un lado, los alcohólicos suelen comer menos, ya que el alcohol aporta una notable cantidad de calorías; por otro, el alcohol produce alteraciones gastrointestinales y hepáticas que limitan mucho la absorción y la metabolización de los nutrientes en general. Además, el propio alcohol necesita el concurso de algunas de estas vitaminas para su metabolismo.

4. Consumo de medicamentos. Existe un considerable número de fármacos que pueden interferir con la absorción o la metabolización correcta de algunas de estas vitaminas: antiácidos, anticonceptivos, esteroides, isoniazida, etcétera.

5. Los ancianos constituyen un grupo de riesgo importante, puesto que en ellos pueden coincidir los desequilibrios dietéticos con los problemas absortivos, y el consumo de alcohol y medicamentos.

Algunas de las vitaminas de este subgrupo (especialmente, tiamina y pirodoxina) se utilizan en el tratamiento de alteraciones neurológicas diversas, síndromes dolorosos, intoxicación alcohólica, etc. Por otra parte, el ácido nicotínico (una de las formas químicas de la niacina) tiene un importante efecto hipolipemiante cuando se utilizan dosis muy altas.

En este capítulo se van a considerar, especialmente, los aspectos metabólicos de las vitaminas con funciones coenzimáticas. Se describirán también las fuentes alimentarias principales y los procesos de absorción, transporte y metabolismo, las consecuencias patológicas de las deficiencias, la evaluación del estado nutricional y la posible utilización terapéutica. Las pérdidas por los procedimientos tecnológicos se estudian en detalle en el **capítulo 26**, Influencia de los procesos tecnológicos sobre el valor nutritivo de los alimentos, **tomo III**. Por otra parte, en el **capítulo 2** (Ingestas dietéticas de referencia y objetivos nutricionales) del **tomo IV** y en el **tomo III** se aportan datos más completos tanto sobre las recomendaciones de ingesta como sobre las fuentes alimentarias de estas vitaminas, respectivamente.

TIAMINA

La tiamina desempeña un papel fundamental en el metabolismo de los hidratos de carbono a través de la formación de su derivado coenzimático, el pirofosfato de tiamina (TPP o cocarboxilasa). Esta coenzima interviene en la formación de acetilcoenzima A (acetil-CoA) a partir de piruvato, en una etapa del ciclo de Krebs, en varias etapas de la vía de las pentosas-fosfato y en la metabolización de los aminoácidos ramificados. La deficiencia en tiamina produce, sobre todo, alteraciones neurológicas.

Estructura química y propiedades

La tiamina (vitamina B_1, aneurina, vitamina antineurítica) está constituida por un anillo pirimidínico y un anillo tiazólico, unidos por un metileno, y con diversos grupos funcionales sustituyentes. Entre estos grupos destaca un radical β-hidroxietilo que puede fosforilarse para originar la forma coenzimática activa (TPP o cocarboxilasa) (**Fig. 15-1**). La carga positiva del nitrógeno tiazólico confiere un ligero carácter básico a la tiamina, por lo que las formas comerciales de esta vitamina son sales. Esa carga positiva del nitrógeno facilita la pérdida de un protón en el carbono situado entre el nitrógeno y el azufre, induciendo la formación de un carbanión muy reactivo, que es la base del mecanismo de acción del TPP. El resto de la molécula es imprescindible también para la acción biológica de la tiamina, porque las moléculas resultantes de modificaciones leves en su estructura química no sólo carecen de actividad, sino que se comportan como antagonistas, como es el caso de la oxitiamina y la piritiamina, dos compuestos sintéticos.

En su forma más habitual de clorhidrato, la tiamina se presenta como cristales solubles en agua, algo menos solubles en alcohol e insolubles en disolventes orgánicos. Es una molécula termolábil y sensible a la oxidación y los sulfitos, que destruyen su actividad biológica.

Absorción y metabolismo

Las formas coenzimáticas de la tiamina se hidrolizan por fosfatasas intestinales. La vitamina se absorbe fundamentalmente en el yeyuno por un proceso de transporte activo. Cuando las cantidades de vitamina son muy grandes, se satura el sistema activo y funciona entonces un proceso de difusión pasiva.

La tiamina es transportada al hígado por vía portal. En este órgano se realiza su fosforilación, pero la mayor parte de la vitamina circulante no está fosforilada. La transformación

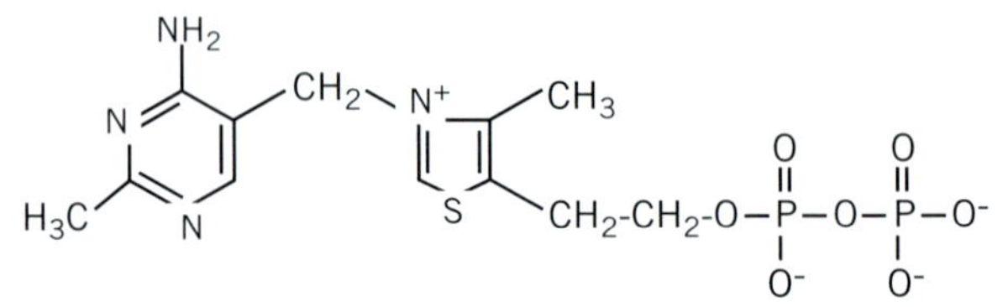

Figura 15-1. Estructura química del pirofosfato de tiamina.

en TPP se produce en cada tejido. Es interesante resaltar que las cantidades de tiamina que se encuentran en los tejidos son muy pequeñas, por lo que no puede hablarse propiamente de tiamina almacenada. Por eso, los niveles tisulares adecuados de tiamina dependen de su aporte alimentario continuo.

Una vez utilizada la vitamina en su forma coenzimática, es degradada rápidamente por el hígado con producción de numerosos metabolitos inactivos, que se eliminan por la orina.

Funciones metabólicas

El TPP participa como coenzima en algunas reacciones clave del metabolismo de los hidratos de carbono:

- Descarboxilación oxidativa del piruvato (formación de acetil-CoA). Reacción catalizada por la piruvato deshidrogenasa.
- Descarboxilación oxidativa del α-cetoglutarato (formación de succinilcoenzima A). Reacción catalizada por la α-cetoglutarato deshidrogenasa.
- Transcetolaciones. Reacciones catalizadas por diversas transcetolasas en la vía de las pentosas-fosfato.

Las descarboxilaciones oxidativas del piruvato y del α-cetoglutarato son reacciones similares muy complejas, en las que intervienen también otras coenzimas. La descarboxilación oxidativa del piruvato origina acetil-CoA (**Fig. 15-2**). Este metabolito no es sólo el combustible del ciclo de Krebs, sino que, además, puede ser utilizado para la síntesis de ácidos grasos, colesterol, acetilcolina, etc. La descarboxilación oxidativa del α-cetoglutarato es una etapa importante del ciclo de Krebs.

En todas estas descarboxilaciones oxidativas intervienen complejos multienzimáticos y un gran número de coenzimas. A título de ejemplo, a continuación se describe de manera resumida la transformación del piruvato en acetil-CoA, que se detalla en el **capítulo 3** (Metabolismo de los hidratos de carbono).

El complejo multienzimático que realiza la descarboxilación oxidativa del piruvato recibe el nombre genérico de piruvato deshidrogenasa. A su vez, este complejo está constituido por tres tipos de enzimas: piruvato deshidrogenasa, dihidrolipoiltransacetilasa y dihidrolipoildeshidrogenasa. Cada una de estas enzimas está representada por varias unidades proteicas, de manera que el complejo tiene un gran peso molecular.

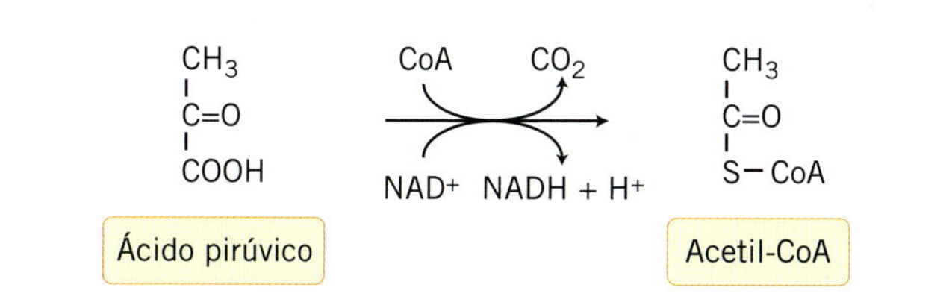

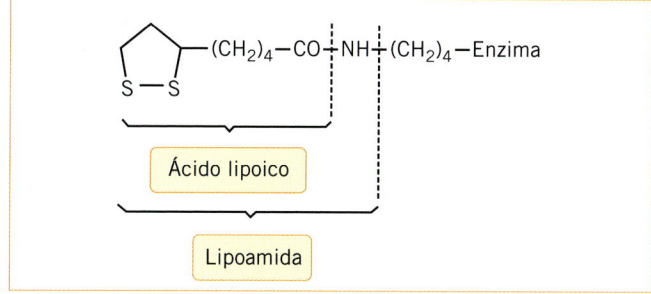

Figura 15-3. Estructura química del ácido lipoico y la lipoamida.

Para que se produzca la descarboxilación oxidativa del piruvato se necesita, además, la colaboración de cinco coenzimas: TPP, nicotinamida adenindinucleótido (NAD⁺), flavina adenindinucleótido (FAD), coenzima A y ácido lipoico. El NAD⁺ y el FAD son coenzimas de óxido-reducción derivadas, respectivamente, de la niacina y la riboflavina. La coenzima A deriva del ácido pantoténico. Todas ellas se describen a continuación, en este mismo capítulo. El ácido lipoico no tiene carácter vitamínico. Su estructura química corresponde al ácido ditío-octanoico. Está unido covalentemente a la dihidrolipoil transacetilasa mediante un enlace amida con un resto ε-amino de lisina (**Fig. 15-3**).

La reacción transcurre en varias etapas, siendo precisamente la primera de ellas la que es dependiente del TPP. Consiste en la descarboxilación del piruvato, que está catalizada por la piruvato deshidrogenasa. El piruvato se une covalentemente al carbono del anillo tiazólico del TPP, situado entre el nitrógeno y el azufre. Como se ha indicado antes, este carbono es muy reactivo por la influencia de la carga positiva del nitrógeno. Una vez formado el compuesto de adición entre piruvato y TPP, se produce una reordenación electrónica que origina la descarboxilación del piruvato. El compuesto resultante recibe el nombre de «acetaldehído activo» o, más propiamente dicho, «hidroxietil-TPP» (**Fig. 15-4**).

En las demás etapas, el resto del hidroxietilo es transferido al ácido lipoico y convertido en acetil-CoA. Las restantes reacciones tienen por objeto la reconstitución de las moléculas coenzimáticas originales, para asegurar la continuidad del proceso. El ácido dihidrolipoico es oxidado a ácido lipoico por la enzima dihidrolipoil deshidrogenasa, mediante el concurso del FAD, que pasa a flavina adenindinucleótido reducido (FADH₂). Finalmente, el FAD se regenera y se reduce el NAD⁺ (**Fig. 15-5**).

Como puede observarse, la dihidrolipoil transcetilasa desempeña un papel central en esta serie de reacciones. De hecho, las proteínas con esta actividad enzimática se encuentran en el interior del complejo multienzimático. Esto permite

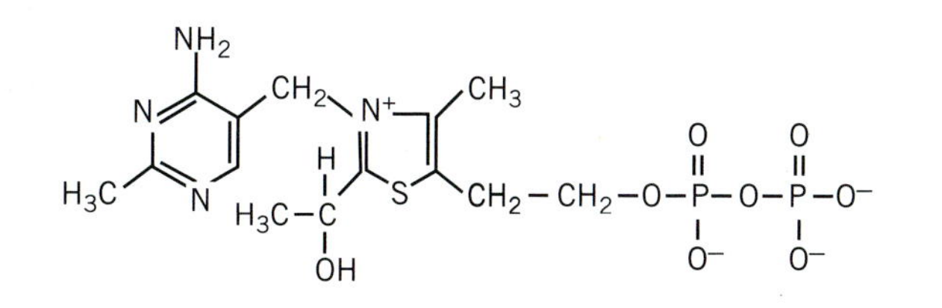

Figura 15-2. Formación del acetil-CoA a partir de piruvato en reacción catalizada por la piruvato deshidrogenasa. CoA: coenzima A; NAD: nicotinamida adenindinucleótido; NADH: nicotinamida adenindinucleótido reducido.

Figura 15-4. Estructura química del hidroxietil-pirofosfato de tiamina.

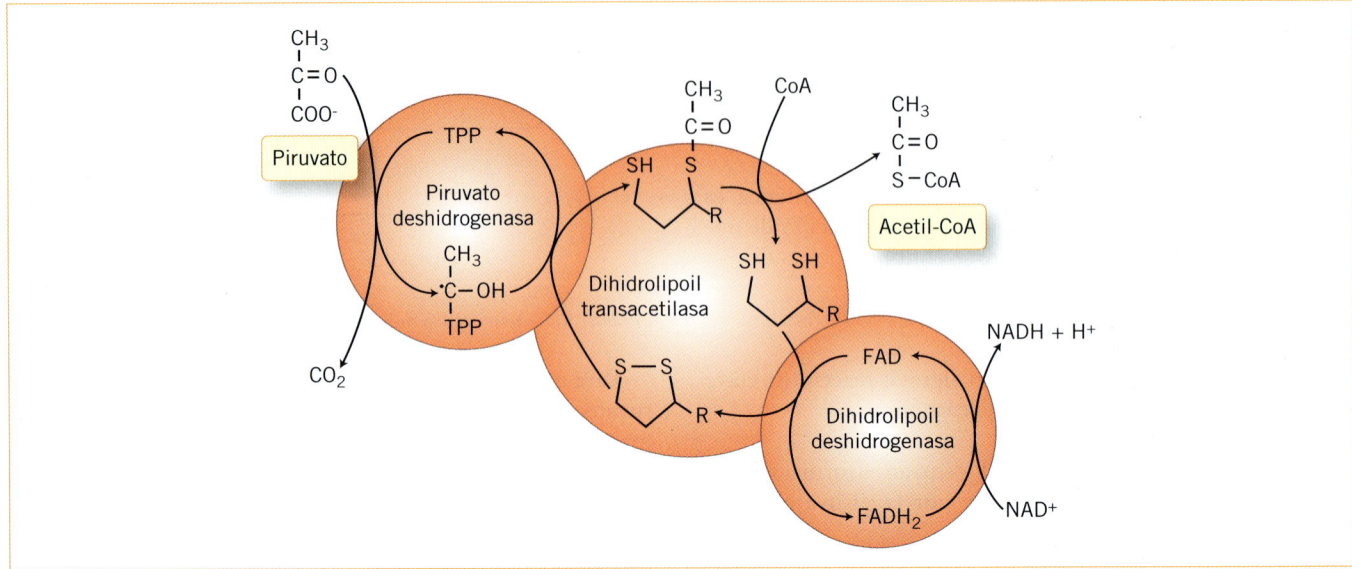

Figura 15-5. Mecanismo del complejo piruvato deshidrogenasa. CoA: coenzima A; FAD: flavina adenindinucleótido; FADH$_2$: flavina adenindinucleótido reducido; NAD: nicotinamida adenindinucleótido; NADH: nicotinamida adenindinucleótido reducido; TPP: pirofosfato de tiamina.

que la cadena formada por la lipoamida pueda desplazarse entre las otras proteínas enzimáticas (piruvato deshidrogenasa y dihidrolipoil deshidrogenasa), para realizar adecuadamente las transferencias moleculares descritas.

Como se consideró en el **capítulo 1** (Funciones y metabolismo de los nutrientes), el complejo de la α-cetoglutarato deshidrogenasa es regulado por la inhibición de los productos finales inmediatos, nicotinamida adenindinucleótido reducido (NADH) y succinil-CoA, así como por el adenosintrifosfato (ATP) (producido ulteriormente en la cadena respiratoria). La regulación de la piruvato deshidrogenasa es similar, ya que resulta inhibida por NADH, acetil-CoA y ATP.

Las reacciones de transcetolación intervienen en las transformaciones de azúcares que se producen en el ciclo de las pentosas-fosfato, vía metabólica que tiene como funciones principales la síntesis de nicotinamida adenindinucleótido-fosfato reducido (NADPH) (para la formación de ácidos grasos, colesterol, hormonas esteroides, etc.) y de ribosa-fosfato (para la síntesis de nucleótidos y ácidos nucleicos).

Además de estas reacciones implicadas en el metabolismo de los hidratos de carbono, el TPP participa como coenzima en la utilización energética de los aminoácidos ramificados (valina, leucina e isoleucina) (**cap. 9**, Metabolismo de los aminoácidos). Estos aminoácidos pierden el grupo amino, originando los correspondientes cetoácidos, que sufren entonces el proceso de la descarboxilación oxidativa, de manera análoga al piruvato y el α-cetoglutarato. El catabolismo de los aminoácidos ramificados origina, finalmente, acetil-CoA y succinil-CoA, que se integran en el ciclo de Krebs (**Fig. 15-6**).

Los errores genéticos en la cetoácido descarboxilasa que interviene en el metabolismo de los aminoácidos ramificados están asociados a la leucinosis o «enfermedad de la orina con olor a jarabe de arce» (**cap. 20**, Nutrición en los errores innatos del metabolismo en el niño, **tomo V**), en la que se eliminan por la orina los cetoácidos no metabolizados.

En la **figura 15-7** se esquematiza el papel del TPP en el metabolismo energético. Como puede observarse, la tiamina desempeña un papel fundamental en el metabolismo glucídico. Por ello, su carencia afecta, sobre todo, a los tejidos que dependen mucho de este suministro energético, como el cerebro y el músculo cardíaco. Además, las necesidades nutricionales de tiamina dependen lógicamente de la cantidad de hidratos de carbono de la dieta.

La tiamina parece tener, por otra parte, un papel específico en el sistema nervioso, además de su intervención en la formación de acetilcolina. En efecto, el cerebro tiene la capacidad de sintetizar un derivado trifosforilado de la tiamina, el TTP. Este derivado se integra en la membrana celular y parece desempeñar una función importante en los fenómenos de conducción nerviosa, actuando como donador de fosfato.

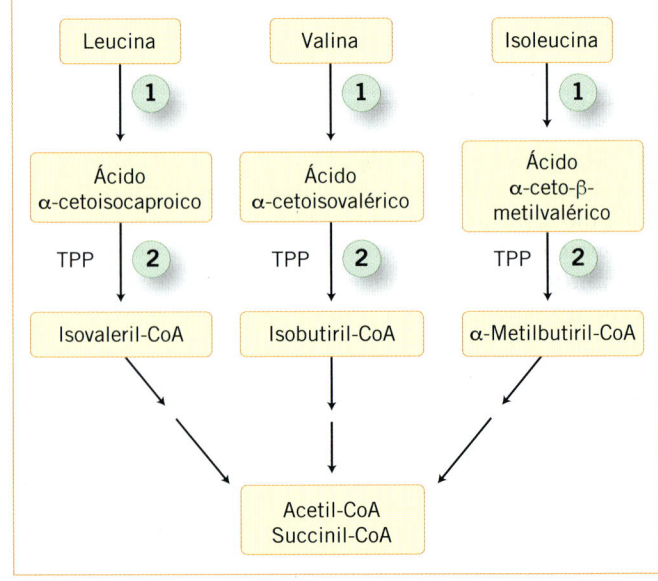

Figura 15-6. Esquema simplificado del catabolismo de los aminoácidos ramificados. 1: transaminación; 2: descarboxilación oxidativa. CoA: coenzima A; TPP: pirofosfato de tiamina.

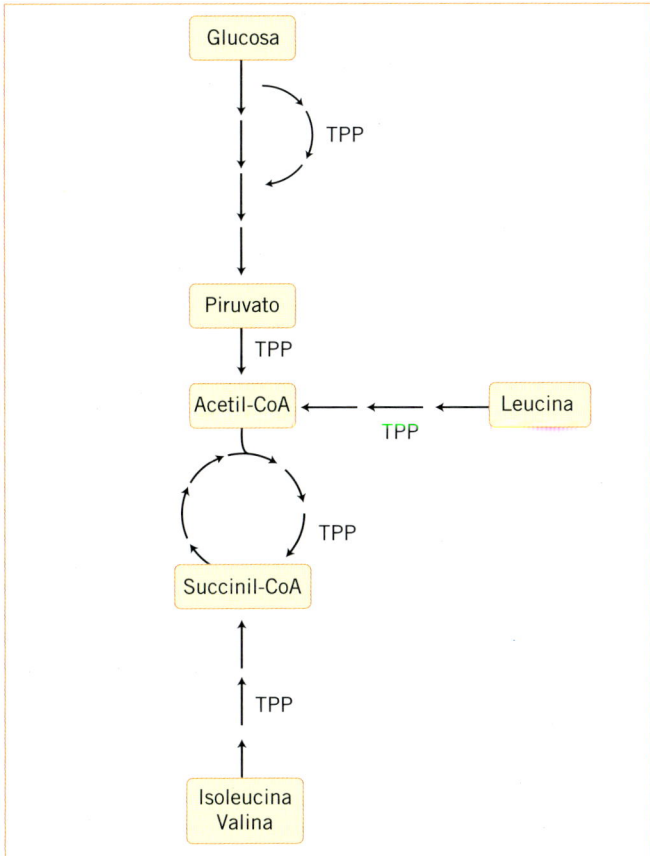

Figura 15-7. Papel del pirofosfato de tiamina (TPP) en el metabolismo energético. CoA: coenzima A.

Fuentes alimentarias y requerimientos nutricionales

La tiamina se encuentra ampliamente distribuida en los alimentos, aunque por lo general en pequeña cantidad. Dentro del mundo vegetal, la tiamina se halla en cantidades relativamente importantes en los cereales (sobre todo, en el pericarpio), la levadura de cerveza y las legumbres secas, siendo su presencia muy escasa en las frutas. En estos alimentos, la tiamina está en su forma vitamínica libre. En cambio, en los alimentos de origen animal, la forma predominante es el TPP. Las principales fuentes animales de tiamina son la carne y el hígado, especialmente si son de origen porcino.

Como se ha mencionado antes, la tiamina es una molécula termolábil y sensible a la oxidación y a los sulfitos. Por eso, determinadas manipulaciones culinarias o industriales pueden destruir gran parte de la tiamina en los alimentos. Así, la tiamina se altera al calentarse en agua a 100 °C en medio alcalino. En cambio, prácticamente no se afecta por la congelación. Por otra parte, algunos pescados contienen tiaminasas, enzimas que destruyen la molécula vitamínica. Además, en ciertos vegetales (coles, hojas de té, etc.) se encuentran compuestos polihidroxifenólicos que inactivan a la tiamina por oxidación.

Las necesidades nutricionales son difíciles de precisar, aunque las organizaciones internacionales recomiendan, como mínimo, de 1 a 1,5 mg diarios para los adultos. Es importante resaltar que la ausencia de reservas orgánicas im-

Tabla 15-1. Ingestas dietéticas de referencia (DRI) o ingestas adecuadas (AI) para la tiamina

Grupo/edad	DRI/AI (mg/día)
0-6 meses	0,2
7-12 meses	0,3
1-3 años	0,5
4-8 años	0,6
Varones	
9-13 años	0,9
14->70 años	1,2
Mujeres	
9-13 años	0,9
14-18 años	1,0
19-> 70 años	1,1
Embarazo	1,4
Lactancia	1,4

Tomado de Institute of Medicine. Dietary reference intakes: the essential guide to nutrient requirements. Washington, DC: The National Academies Press, 2006.

portantes hace necesario el aporte cotidiano de las cantidades recomendadas (**Tabla 15-1**). Por otra parte, las necesidades dependen en gran parte de la ingesta de hidratos de carbono, como se ha indicado antes.

Deficiencia y estados carenciales

La deficiencia de tiamina origina una enfermedad denominada beriberi, que fue descrita a finales del siglo pasado, en el sudeste asiático, donde la base de la alimentación era el arroz descascarillado (siendo la cutícula precisamente la parte más rica en tiamina). Los síntomas iniciales están constituidos por astenia, anorexia, alteraciones gastrointestinales y debilidad muscular. Posteriormente aparecen los signos clínicos de la polineuritis (beriberi seco) o los problemas cardiovasculares que originan la formación de edema (beriberi húmedo). La afectación cerebral puede ser muy grave (encefalopatía de Wernicke y síndrome de Korsakoff).

Cuando la madre tiene carencia de tiamina, el recién nacido puede desarrollar una forma aguda gravísima de beriberi. Ésta es una de las causas más importantes de mortalidad perinatal en el sudeste asiático, donde el arroz descascarillado continúa siendo la base de la alimentación.

Aunque las alteraciones neurológicas debidas a la deficiencia de tiamina pueden explicarse razonablemente por su papel en el metabolismo energético cerebral, existen datos que sugieren otros mecanismos adicionales. Concretamente, la falta de eficacia de la enzima α-cetoglutarato deshidrogenasa, debida a la carencia de TPP, podría originar el funcionamiento incrementado de una vía alternativa denominada vía del ácido γ-aminobutírico (GABA) (**Fig. 15-8**). Con el funcionamiento de esta vía metabólica se garantiza el suministro de ATP a través del ciclo de Krebs, pero, además, el aumento en la síntesis del GABA puede explicar la anorexia característica de esta situación, ya que este aminoácido inhibe el apetito a través de su acción hipotalámica.

En los países industrializados pueden desarrollarse carencias en tiamina por el consumo casi exclusivo de alimentos muy refinados, la anorexia, el alcoholismo, las alteraciones gastrointestinales, el exceso de hidratos de carbono en la die-

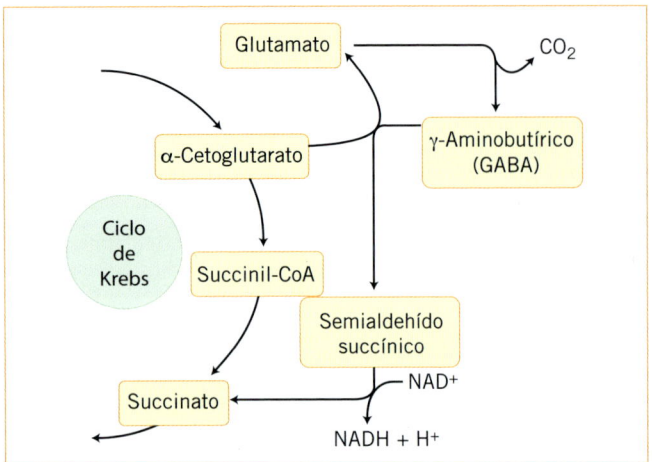

Figura 15-8. Ciclo del ácido γ-aminobutírico (GABA). CoA: coenzima A; NAD⁺: nicotinamida adenindinucleótido; NADH: nicotinamida adenindinucleótido reducido.

ta (deportistas) y la nutrición parenteral total a base de glucosa. También pueden existir deficiencias de esta vitamina secundariamente a la tirotoxicosis, ya que en esta situación aumentan los requerimientos de tiamina por el aumento del ritmo metabólico.

Para confirmar el diagnóstico de una deficiencia en tiamina se puede recurrir a su determinación en plasma o a la medida de su excreción urinaria. Más útil es su estimación indirecta por medio de la valoración de la actividad transcetolasa eritrocitaria, que es una enzima muy sensible a la falta de su coenzima, el TPP (**cap. 3**, Carnes y derivados, **tomo III**).

Indicaciones terapéuticas e hipervitaminosis

Además de su indicación específica en los estados carenciales, la tiamina suele utilizarse en el tratamiento de enfermedades con síntomas similares: polineuritis, neuritis y síndromes dolorosos de etiología diversa. Algunas enfermedades congénitas del metabolismo responden a dosis altas de tiamina, cuando el fallo enzimático radica en la afinidad por el TPP, como ocurre en algunos casos de leucinosis.

Por lo general, el exceso de tiamina no produce efectos nocivos y no puede hablarse, por lo tanto, de hipervitaminosis B_1. Se han observado, sin embargo, fenómenos de sensibilización en algunos individuos tras su administración intravenosa repetida.

RIBOFLAVINA

La riboflavina desempeña un papel fundamental en el metabolismo de los hidratos de carbono, los lípidos y los aminoácidos a través de la formación de las coenzimas denominadas flavina mononucleótido (FMN) y flavina adenindinucleótido (FAD). Estas coenzimas están íntimamente unidas a las enzimas correspondientes (flavoenzimas) que catalizan reacciones de óxido-reducción. Por ello, estas enzimas forman parte también de la defensa antioxidante celular. Aunque los derivados coenzimáticos de la riboflavina no participan directamente en los fenómenos de proliferación celular, su importancia fundamental en el metabolismo puede explicar

que la deficiencia en esta vitamina se manifieste especialmente en los tejidos de recambio celular más rápido, como son la piel y los epitelios.

Estructura química y propiedades

La riboflavina (vitamina B_2, lactoflavina) es un derivado de un compuesto flavínico, la isoaloxacina. Tiene carácter básico débil, cristaliza en agujas amarillentas y es soluble en agua, pero mucho menos que otras vitaminas de su grupo. Es resistente al calor y la oxidación, estable en solución ácida, pero inestable en solución alcalina, y especialmente sensible a la luz ultravioleta, que la destruye de manera irreversible, formando lumiflavina, si es en medio alcalino, o lumicromo, si es en medio ácido o neutro.

La riboflavina tiene dos derivados coenzimáticos responsables de su actividad biológica –FMN y FAD–, que son mucho más solubles en agua (**Fig. 15-9**).

Absorción y metabolismo

La mayor parte de la riboflavina de la leche se encuentra libre. En los demás orígenes alimentarios (tejidos vegetales y animales), esta vitamina se encuentra, sobre todo, en forma coenzimática, unida estrechamente a las apoenzimas correspondientes. La separación de las formas coenzimáticas se realiza en el estómago, mientras que la vitamina se libera por la acción de pirofosfatasas y fosfatasas inespecíficas intestinales.

La riboflavina se absorbe en la parte proximal del intestino delgado por un proceso de transporte activo saturable que parece incluir procesos de fosforilación-desfosforilación. La secreción biliar favorece la absorción de la riboflavina y existe una cierta circulación enterohepática de ésta. En la mucosa intestinal se pueden formar de nuevo los derivados coenzimáticos, aunque la vitamina sólo pasa a la circulación portal en forma libre.

En la sangre, la riboflavina circula unida en cierta proporción a la albúmina, aunque presenta más afinidad por las inmunoglobulinas. Es interesante señalar que durante el em-

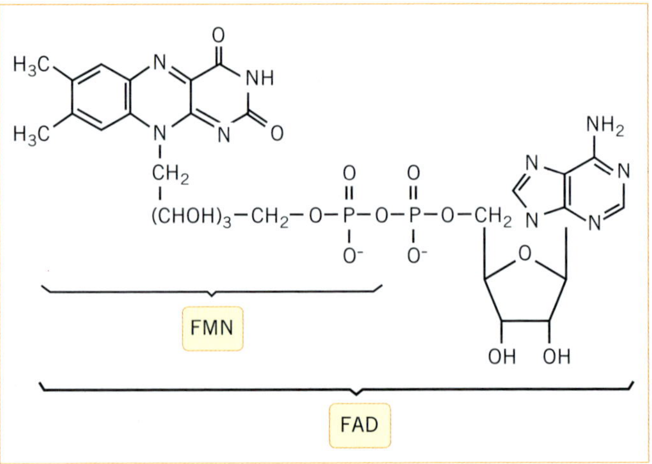

Figura 15-9. Estructura química de las coenzimas derivadas de la riboflavina. FAD: flavina adenindinucleótido; FMN: flavina mononucleótido.

barazo se forman unas proteínas que ligan específicamente a la riboflavina y pueden ayudar a transportarla al feto.

La capacidad de formar derivados coenzimáticos es grande en casi todos los tejidos, especialmente en el hígado, el riñón y el miocardio, donde hay cierto almacenamiento de esas coenzimas ligadas a las apoproteínas correspondientes. El hígado es sede de su metabolización degradativa, que es escasa, eliminándose fundamentalmente la riboflavina sin modificar tanto por la orina y el sudor como por vía biliar, dada su precaria hidrosolubilidad. La riboflavina se excreta también por la glándula mamaria.

Funciones metabólicas

El FMN y el FAD se encuentran estrechamente unidos a un gran número de proteínas (flavoproteínas o flavoenzimas) que realizan funciones de transporte electrónico a través de procesos de óxido-reducción. En algunos casos, estas reacciones implican la transferencia de dos electrones, de manera que tanto el FMN como el FAD aceptan los dos átomos de hidrógeno cedidos por el sustrato. En estos casos, se produce la transformación del anillo de la isoaloxacina descrita en la **figura 15-10**. Un ejemplo típico de estas reacciones es el paso de succinato a fumarato en el ciclo de Krebs, reacción catalizada por la succinato deshidrogenasa. Otra reacción de este tipo, de gran interés metabólico, es la oxidación de los acil-CoA por las acil-CoA deshidrogenasas, que constituye una etapa fundamental en el catabolismo mitocondrial de los ácidos grasos (**cap. 6**, Metabolismo lipídico tisular).

En otros casos, estas coenzimas pueden aceptar un solo electrón, originando una especie química estable del tipo semiquinona. Esta clase de reacciones es esencial en las cadenas de transporte electrónico mitocondriales (cadenas respiratorias). En concreto, los electrones del $FADH_2$ ligado a la acil-CoA deshidrogenasa (enzima que se acaba de citar) se transfieren a otra flavoproteína, denominada flavoproteína transferidora de electrones (ETF), por este mecanismo. A su vez, esta proteína transfiere los electrones a unas proteínas con hierro y azufre que tienen actividad ETF:ubiquinona reductasa. Finalmente, el aceptor de los electrones es la ubiquinona.

También se producen estas reacciones en las cadenas de transporte electrónico localizadas en el retículo endoplásmico (cadenas de transporte electrónico microsomal). Existen dos tipos principales de estas cadenas. Una de ellas realiza la desaturación de los ácidos grasos. En este proceso están involucrados proteínas enzimáticas (desaturasas), citocromos (citocromo b_5) y flavoproteínas. Como se observa en la **figura 15-11**, existe un transporte electrónico desde el NADH o NADPH hasta el oxígeno, como en las cadenas respiratorias. La diferencia es que, en este caso, se utilizan también los hidrógenos del sustrato para formar el agua, originando así la formación del doble enlace.

Otras cadenas de transporte electrónico microsomal realizan la hidroxilación de moléculas con núcleo esteroide, posibilitando, por ejemplo, la formación de colesterol y de 1,25-dihidroxicalciferol (o calcitriol). Este sistema funciona de manera análoga al anterior, aunque se trata de un proceso más complicado. En este caso, la fuente de electrones exclusiva es el NADPH, y se utiliza un citocromo especial denominado citocromo P-450, además de las correspondientes proteínas enzimáticas y flavoproteínas. Como se trata de enzimas de muy poca especificidad de sustrato, este sistema realiza también oxidaciones sobre moléculas exógenas (xenobióticos), como el alcohol y los fármacos (**cap. 36**, Metabolismo del alcohol y de otros componentes de los alimentos).

Una capacidad adicional de las flavoenzimas es la de reaccionar directamente con el oxígeno, formando agua oxigenada. Así funciona, por ejemplo, la xantina oxidasa, enzima responsable de la formación del ácido úrico (**cap. 11**, Metabolismo de los nucleótidos).

Dada la gran versatilidad de las coenzimas derivadas de la riboflavina, no es extraño que existan numerosas enzimas

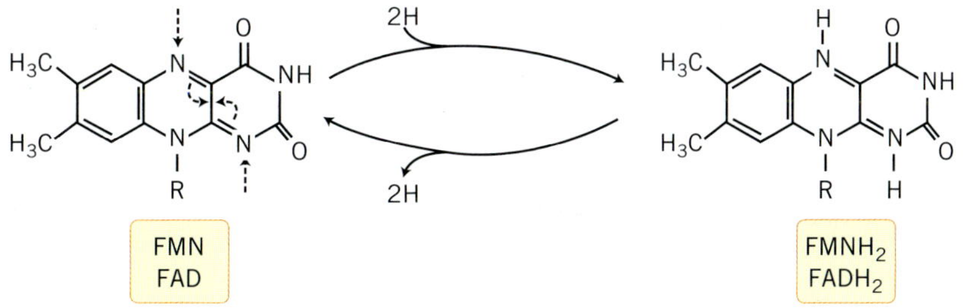

Figura 15-10. Formas oxidada y reducida del flavina mononucléotido (FMN) y la flavina adenindinucléotido (FAD).

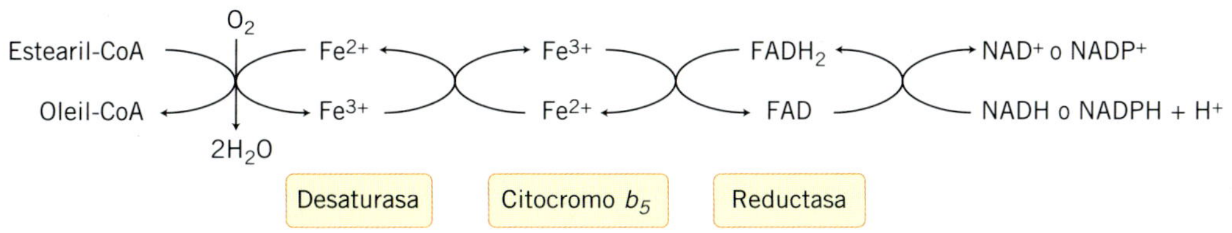

Figura 15-11. Mecanismo de acción de las desaturasas de los ácidos grasos. CoA: coenzima A; FAD: flavina adenindinucléotido; $FADH_2$: flavina adenindinucléotido reducido; NAD: nicotinamida adenindinucléotido; NADH: nicotinamida adenindinucléotido reducido.

flavínicas. La mayoría de ellas están involucradas en el metabolismo oxidativo de los nutrientes en sus distintas etapas. Pero, además, algunas forman parte de la defensa antioxidante, como la glutatión reductasa (**cap. 13**, Estrés oxidativo y mecanismos de defensa antioxidante), o se utilizan en la biosíntesis de otras coenzimas, como el piridoxal-fosfato (v. más adelante) o el 5'-metiltetrahidrofólico. Por todo ello, es fácil deducir que la deficiencia en riboflavina puede influir en muchas áreas bioquímicas. Sin embargo, todavía son necesarias evidencias experimentales y clínicas que relacionen de forma clara las alteraciones biológicas características de los estados carenciales con los puntos metabólicos afectados.

Fuentes alimentarias y requerimientos nutricionales

La riboflavina abunda en la leche (por eso, recibe también el nombre de lactoflavina) y se encuentra en cantidades relativamente importantes en los tejidos animales (sobre todo, en las vísceras), el pescado, los huevos y los vegetales verdes.

Como se ha indicado antes, la riboflavina es estable al calor, por lo que no le afectan los tratamientos térmicos culinarios. Sin embargo, la exposición a la luz puede originar pérdidas vitamínicas sustanciales.

Las dosis recomendadas para adultos varones son de 1,3 mg/día, siendo un poco menores para las mujeres (1,1 mg/día), excepto durante el embarazo y la lactancia. Los requerimientos de riboflavina aumentan cuando lo hace la ingesta calórica o proteica, aunque la dependencia no es tan acusada como en el caso de la tiamina para los hidratos de carbono (**Tabla 15-2**).

Deficiencia vitamínica y estados carenciales

La deficiencia aislada de riboflavina (arriboflavinosis) es muy rara, dada la abundancia de esta vitamina en los alimentos naturales. Los casos descritos responden casi siempre a hipovitaminosis generalizadas, siendo característica la producida por el consumo excesivo de alcohol, que interfiere con su digestión y absorción. El aporte inadecuado y los problemas

Tabla 15-2. Ingestas dietéticas de referencia (DRI) o ingestas adecuadas (AI) para la riboflavina

Grupo/edad	DRI/AI (mg/día)
0-6 meses	0,3
7-12 meses	0,4
1-3 años	0,5
4-8 años	0,6
Varones	
9-13 años	0,9
14-> 70 años	1,3
Mujeres	
9-13 años	0,9
14-18 años	1,0
19-> 70 años	1,1
Embarazo	1,4
Lactancia	1,6

Tomado de Institute of Medicine. Dietary reference intakes: the essential guide to nutrient requirements. Washington, DC: The National Academies Press, 2006.

de absorción pueden explicar también las carencias de riboflavina en los ancianos.

En los recién nacidos hiperbilirrubinémicos tratados con fototerapia, puede producirse un caso especial de deficiencia, ya que este tratamiento altera la estructura de la riboflavina. También se pueden producir deficiencias de riboflavina por la administración de ciertos medicamentos (p. ej., clorpromazina) o en algunas alteraciones endocrinas (hipotiroidismo o insuficiencia suprarrenal).

Las carencias en riboflavina ocasionan, por lo general, afectación de las mucosas, sobre todo de la lengua (glositis) y los labios (queilitis), así como hipervascularización de la córnea. Aparecen, además, lesiones cutáneas seborreicas. Como se ha explicado antes, puede entenderse perfectamente que la deficiencia en riboflavina provoque alteraciones patológicas muy diversas, en virtud de su papel fundamental en todo tipo de reacciones metabólicas. A pesar de ello, no resulta fácil establecer una relación clara entre los fallos bioquímicos y las lesiones originadas. Es posible que algunas de estas lesiones estén ocasionadas, al menos en parte, por la disminución en la síntesis del piridoxal-fosfato (PLP), coenzima necesaria para la formación del colágeno maduro y, por lo tanto, para la fortaleza de la piel.

En ocasiones, la deficiencia de riboflavina puede ir acompañada de una anemia microcítica. Parece que esta vitamina facilitaría tanto la absorción del hierro como su movilización a partir de los depósitos de ferritina.

Para evitar la deficiencia en riboflavina es fundamental la recomendación de guardar la leche (una de sus mejores fuentes alimentarias) en envases opacos, para que no se destruya la vitamina por la luz.

Para confirmar el diagnóstico de este tipo de deficiencia, se puede acudir a la determinación bien de la excreción urinaria de la vitamina, bien de la actividad glutatión reductasa eritrocitaria, enzima que es muy sensible a la falta de FAD.

Indicaciones terapéuticas e hipervitaminosis

No existen indicaciones terapéuticas especiales claras para la riboflavina, a excepción de su indicación específica en la hipovitaminosis correspondiente. Por otra parte, la excreción de la riboflavina es directamente proporcional a su ingesta, por lo que no existen casos de hipervitaminosis.

NIACINA

El término niacina designa dos especies químicas relacionadas y fácilmente interconvertibles: el ácido nicotínico y la nicotinamida. Las formas coenzimáticas de la nicotinamida (NAD$^+$ y NADP$^+$) son esenciales en el metabolismo, colaborando con enzimas que catalizan reacciones de óxido-reducción. El NAD$^+$ funciona fundamentalmente transportando el hidrógeno de los nutrientes a las cadenas de transporte electrónico mitocondrial. El NADP$^+$ se utiliza preferentemente en funciones biosintéticas. Un aspecto peculiar de esta vitamina es que puede sintetizarse en parte en el organismo a partir del triptófano. La deficiencia en niacina produce alteraciones clínicas muy diversas (trastornos gastrointestinales, dermatitis, trastornos neurológicos, etc.). Por otra parte, el ácido nicotínico se puede emplear en dosis muy altas como hipolipemiante.

Estructura química y propiedades

Con la denominación de niacina –vitamina B$_3$, factor PP (preventivo de la pelagra)– se engloba al ácido nicotínico, la nicotinamida y los demás compuestos relacionados metabólicamente (**Fig. 15-12**). El ácido nicotínico y la nicotinamida son solubles en agua y alcohol. Son muy estables tanto al calor como a la luz, a la oxidación y a los cambios de pH.

A partir de la nicotinamida se originan dos dinucleótidos con actividad biológica: NAD$^+$ y NADP$^+$ (**Fig. 15-13**).

Absorción y metabolismo

Tanto el ácido nicotínico como la nicotinamida se absorben a lo largo del intestino delgado por un proceso de difusión facilitada, que es suplementado por un mecanismo de difusión pasiva, cuando aumentan las cantidades ingeridas.

La niacina se transporta en el plasma como ácido nicotínico y nicotinamida, no ligados a proteínas. Ambas moléculas entran en los tejidos por difusión pasiva, aunque en algunos casos se ha demostrado la existencia de sistemas específicos que facilitan la captura tisular. Los tejidos transforman estos compuestos en las coenzimas NAD$^+$ y NADP$^+$. Generalmente, la cantidad de NAD$^+$ es superior a la de NADP$^+$, estando esta última coenzima sobre todo en forma reducida (NADPH). El principal producto de la degradación de la niacina es la *N*-metilnicotinamida, que se excreta por vía urinaria.

Biosíntesis de niacina

Aunque la mayor parte de los requerimientos de niacina provienen de los alimentos, existe cierta síntesis endógena de áci-

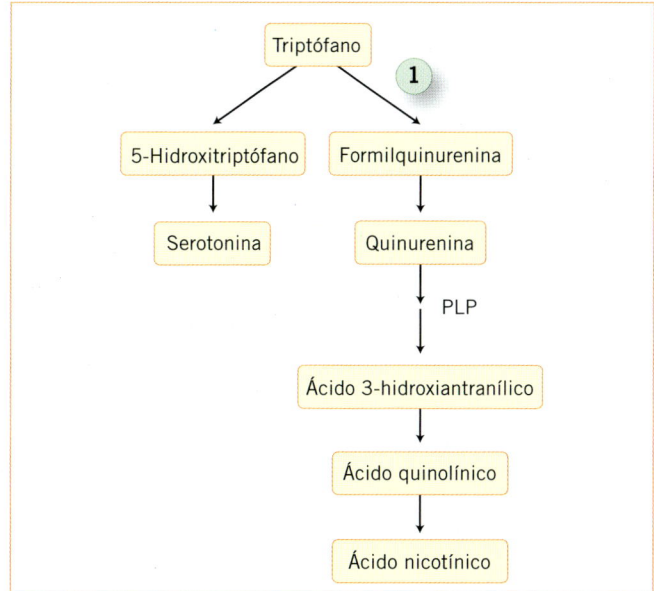

Figura 15-14. Biosíntesis de ácido nicotínico a partir de triptófano. 1: triptófano oxigenasa. PLP: piridoxal-fosfato.

do nicotínico a partir de triptófano, que complementa dichos aportes (**Fig. 15-14**). La cantidad de ácido nicotínico que se forma por esta vía es difícil de precisar, porque depende de muchos factores, entre ellos la ingesta de proteínas y piridoxina, así como los niveles de cortisol, hormona que induce la triptófano oxigenasa. En cualquier caso, se puede estimar que se forma al menos 1 mg de vitamina por cada 60 mg de triptófano. Esta relación puede no ser tan válida en situaciones como el ayuno o el embarazo, porque el triptófano puede utilizarse en estos casos para otros destinos metabólicos.

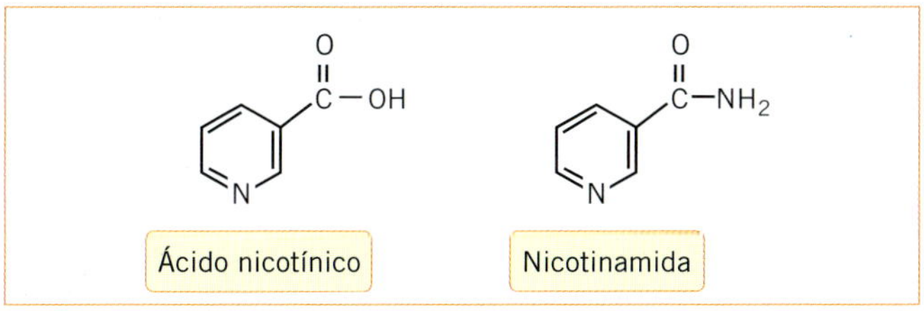

Funciones metabólicas

El NAD$^+$ y el NADP$^+$ participan en numerosas reacciones de óxido-reducción (más de 200), en el metabolismo de hidratos de carbono, lípidos y aminoácidos. En estas reacciones, la nicotinamida sufre la transformación que se describe en la **figura 15-15**. Las enzimas que utilizan estas coenzimas sólo se asocian al NAD$^+$ y el NADP$^+$ durante el transcurso de la reacción, de manera que éstos permanecen generalmente libres en la célula, al contrario que las coenzimas derivadas de la riboflavina.

Aunque existen muchas excepciones, se puede establecer de manera general que el NAD$^+$ colabora, sobre todo, con

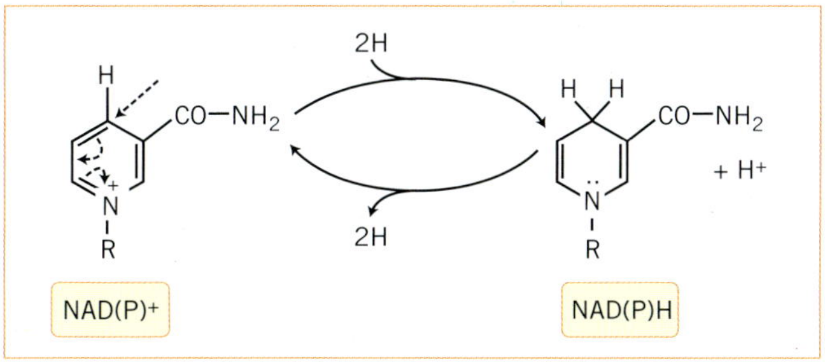

Figura 15-12. Estructura química del ácido nicotínico y la nicotinamida.

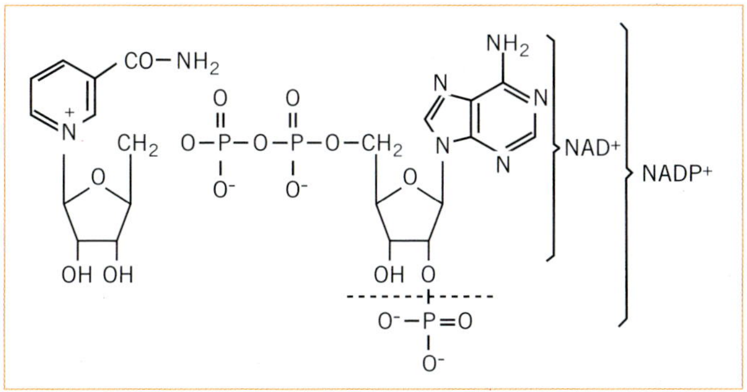

Figura 15-13. Estructura química de la nicotinamida adenindinucleótido (NAD$^+$) y la nicotinamida adenindinucleótido-fosfato (NADP$^+$).

Figura 15-15. Formas oxidada y reducida del nicotinamida adenindinucleótido (fosfato) [NAD(P)$^+$].

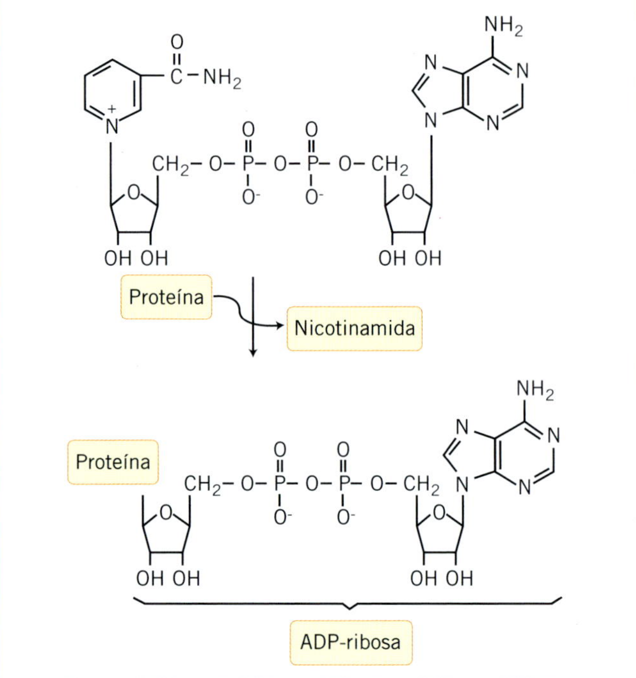

Figura 15-16. Reacción catalizada por la poli-ADP-ribosa polimerasa. ADP: adenosindifosfato.

enzimas mitocondriales conectadas con la cadena respiratoria, mientras que el NADP⁺ colabora con enzimas citoplasmáticas, de modo que el NADPH originado en la oxidación de los diferentes sustratos se utiliza en procesos biosintéticos: formación de ácidos grasos, colesterol, hormonas esteroideas, etcétera. Además de su participación en reacciones de óxido-reducción, el NAD⁺ puede transferir una parte de su molécula (ADP-ribosa) a determinadas proteínas (**Fig. 15-16**). La principal enzima que utiliza este tipo de transferencia es la poli-ADP-ribosa polimerasa. Se trata de una enzima localizada en el núcleo celular que cataliza la poliadenilación de proteínas diversas. Estas proteínas están implicadas en funciones trascendentales para la célula, como la replicación del DNA, la regulación de la transcripción y, muy especialmente, la reparación del DNA alterado por fenómenos oxidativos. En este caso, la poliadenilación modifica la arquitectura de la cromatina en la vecindad de las zonas afectadas del DNA, permitiendo así el reclutamiento de las proteínas reparadoras. Es interesante resaltar que este proceso requiere un considerable gasto de NAD⁺.

Otro aspecto interesante de la niacina es su participación en la composición del denominado «factor de tolerancia a la glucosa». Se trata de un complejo de niacina y cromo que se encuentra en la levadura y que parece facilitar la respuesta a la insulina (**cap. 24**, Selenio, manganeso, cromo, molibdeno, yodo y otros oligoelementos minoritarios). Sin embargo, la función de este complejo no está bien establecida todavía.

Fuentes alimentarias y requerimientos nutricionales

La niacina está ampliamente distribuida en la naturaleza. Los alimentos más ricos en niacina son las vísceras, los pes-

cados, las harinas y las leguminosas. En el maíz y los cereales, la niacina se encuentra formando parte de ésteres no hidrolizables por el organismo y, por lo tanto, no utilizables. El tratamiento con álcalis hidroliza a estos ésteres, facilitando así su utilización nutricional.

Como la niacina se puede sintetizar en el organismo a partir del triptófano (v. Funciones metabólicas, antes), es importante también tener en cuenta el aporte de este aminoácido por la dieta. Se consideran entonces los «equivalentes de niacina», para referirse a la cantidad de niacina en los alimentos más la cantidad de triptófano dividida por sesenta, de acuerdo con la proporción de triptófano utilizada para la síntesis de niacina. Se calcula que las cantidades necesarias de niacina podrían cubrirse, teóricamente, con la ingestión de ≈ 100 g de proteína.

Dado que existe una vía de formación endógena, los requerimientos se cubren sobre todo a partir de la propia vitamina, pero debe considerarse también el aporte proteico. Por lo que se refiere a la niacina, los requerimientos pueden estimarse en un mínimo de 16 mg/día para los hombres y de 14 mg/día para las mujeres, debiéndose aumentar en 4 mg durante el embarazo y en 3 mg durante la lactancia (**Tabla 15-3**).

Deficiencia y estados carenciales

La enfermedad carencial característica de la niacina es la pelagra, descrita ya en el siglo XVIII por el médico español Gaspar Casal, quien la observó en los campesinos asturianos y a la que denominó «mal de la rosa». La enfermedad aparece cuando la base de la alimentación es el maíz, que contiene niacina no utilizable y poco triptófano.

Tabla 15-3. Ingestas dietéticas de referencia (DRI), ingestas adecuadas (AI) y máximo nivel de ingesta sin riesgo para la niacina

Grupo/edad	DRI/AI (mg/día)	Máximo nivel de ingesta sin riesgo (mg/día)
0-6 meses	2	No determinado
7-12 meses	4	No determinado
1-3 años	6	10
4-8 años	8	15
Varones		
9-13 años	12	20
14-18 años	16	30
19-> 70 años	16	35
Mujeres		
9-13 años	12	20
14-18 años	14	30
19-> 70 años	14	35
Embarazo		
Hasta 18 años	18	30
19-50 años	18	35
Lactancia		
Hasta 18 años	17	30
19-50 años	17	35

Tomado de Institute of Medicine. Dietary reference intakes: the essential guide to nutrient requirements. Washington, DC: The National Academies Press, 2006.
Nota: teniendo en cuenta los «equivalentes en niacina», 1 mg de niacina equivale a 60 mg de triptófano. Sin embargo, los lactantes hasta los 6 meses de edad deben tomar sólo niacina.

En los países industrializados, las deficiencias en niacina no suelen ser puras y obedecen a las causas generales (desnutrición, alcoholismo, etc.), a las que hay que añadir, además, las siguientes:

- Alimentación casi exclusiva a base de maíz, sorgo, mijo o centeno. Estos alimentos son pobres en niacina, pero, además, contienen mucha leucina, aminoácido que se comporta como antivitamina, aunque por mecanismos no bien esclarecidos.
- Pacientes con enfermedad de Hartnup. La absorción de aminoácidos neutros es deficiente en estos individuos, por lo que se produce una carencia de triptófano y disminuye la síntesis endógena de vitamina.
- Pacientes con carcinoides de intestino. Posiblemente, la gran producción de serotonina por estos tumores origina una disminución de la vía de producción de ácido nicotínico.
- Pacientes tratados con isoniazida, benserazida o carbidopa. Estos fármacos se unen al piridoxal-fosfato, formando complejos inactivos, lo que impide la formación de ácido nicotínico por interrupción de la etapa en la que interviene esta coenzima.

Las manifestaciones clínicas clásicas de la pelagra incluyen signos cutáneos (dermatitis), digestivos (diarreas y vómitos) y nerviosos (irritabilidad, delirio, alucinaciones y confusión mental). Por eso, a la pelagra se la ha denominado a veces la enfermedad de las tres «D»: dermatitis, diarrea y demencia. Como en el caso de la deficiencia en riboflavina, no es fácil relacionar estos signos clínicos con las alteraciones bioquímicas correspondientes.

Para confirmar el diagnóstico de hipovitaminosis se determina la excreción de *N*-metilnicotinamida en orina.

Indicaciones terapéuticas e hipervitaminosis

Adicionalmente a su empleo en los cuadros hipovitamínicos correspondientes, la principal indicación terapéutica del ácido nicotínico es como hipolipemiante, aunque en dosis muy altas (3-12 g), por lo que ocasiona numerosos efectos secundarios.

Las dosis adecuadas para el tratamiento de la hipovitaminosis, en los casos más graves, son del orden de 500 mg diarios, por lo que no hay riesgo importante de toxicidad.

En la **tabla 15-3** se indican las dosis diarias máximas de niacina que no entrañan riesgo de aparición de efectos secundarios. Como en el caso de la tiamina, también se han descrito reacciones anafilácticas, cuando la administración se realiza por vía intravenosa, aunque las dosis sean moderadas.

ÁCIDO PANTOTÉNICO

El ácido pantoténico tiene dos derivados coenzimáticos de gran importancia biológica. La proteína transportadora de grupos acilo (ACP) forma parte del complejo enzimático utilizado para la síntesis de los ácidos grasos, por lo que resulta imprescindible en la lipogénesis. La coenzima A se ne-

cesita para activar metabólicamente a todos los restos acilo, incluyendo tanto a los ácidos grasos como a los metabolitos ácidos originados en el catabolismo de los hidratos de carbono y de algunos aminoácidos. El ácido pantoténico resulta, por lo tanto, esencial en el aprovechamiento energético de todo tipo de macronutrientes. Dada su abundancia en los alimentos, las deficiencias aisladas de ácido pantoténico son muy raras.

Estructura química y propiedades

El ácido pantoténico (antigua vitamina B_5) está constituido por una molécula de ácido pantoico (3-dimetil-2,4-dihidroxibutírico), unido por un enlace peptídico a la β-alanina (**Fig. 15-17**). Se trata de un compuesto soluble en agua, termolábil e inestable en medio ácido o alcalino.

La unión de una molécula de β-tioetanolamina al resto de β-alanina del ácido pantoténico mediante la formación de un nuevo enlace peptídico origina un compuesto denominado panteteína. El éster fosfórico de este compuesto, la fosfopanteteína, es la base estructural de la coenzima A y de la ACP, que son las formas biológicamente activas del ácido pantoténico. En la ACP, la fosfopanteteína se une por su grupo fosfato a un residuo de serina de la proteína correspondiente (**Fig. 15-18**). En la coenzima A, la unión se hace a un derivado fosforilado del AMP (**Fig. 15-19**).

Absorción y metabolismo

El ácido pantoténico se encuentra en los alimentos fundamentalmente en forma de sus derivados activos, ACP y coenzima A, que son hidrolizados en el intestino. La vitamina se absorbe, sobre todo, en el yeyuno por un proceso de transporte activo.

La circulación plasmática es en forma de vitamina libre, que es captada y transformada en sus formas activas por los tejidos. No existe casi metabolismo degradativo hepático, por lo que el ácido pantoténico se excreta como tal, especialmente por vía urinaria, aunque en parte también por heces.

Funciones metabólicas

Tanto la coenzima A como la ACP se unen a los ácidos grasos por su grupo tiólico terminal, originando tioésteres muy reactivos, que facilitan su metabolización posterior:

- La ACP interviene exclusivamente en la biosíntesis de los ácidos grasos, formando parte del complejo multienzimático de la sintetasa correspondiente.

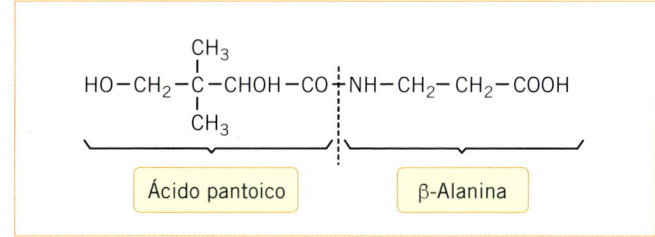

Figura 15-17. Estructura química del ácido pantoténico.

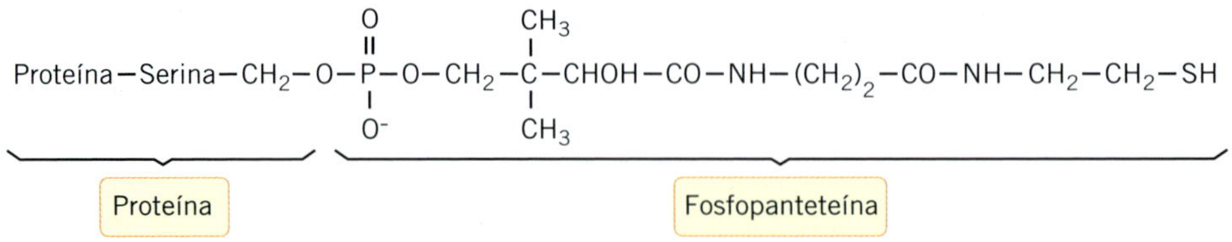

$$\text{Proteína—Serina—CH}_2\text{—O—}\overset{\displaystyle O}{\underset{\displaystyle O^-}{\overset{\|}{P}}}\text{—O—CH}_2\text{—}\overset{\displaystyle CH_3}{\underset{\displaystyle CH_3}{C}}\text{—CHOH—CO—NH—(CH}_2)_2\text{—CO—NH—CH}_2\text{—CH}_2\text{—SH}$$

Proteína   Fosfopanteteína

Figura 15-18. Estructura química de la fracción coenzimática de la proteína transportadora de acilos.

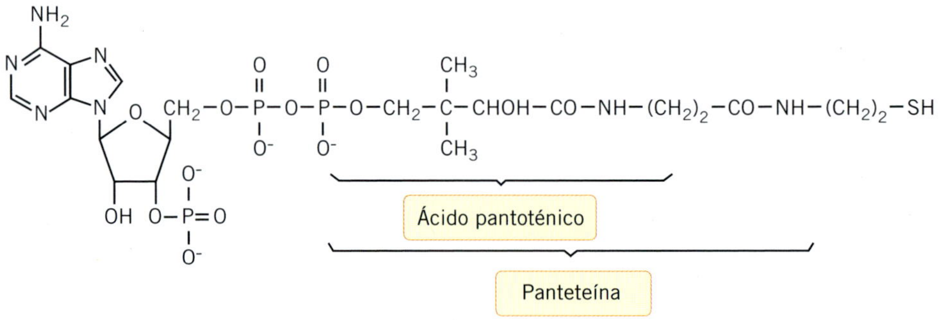

Ácido pantoténico

Panteteína

Figura 15-19. Estructura química de la coenzima A.

- Los acil-CoA son las formas activas de cualquier ácido graso o metabolito ácido para todas las demás vías metabólicas: degradación, síntesis de triacilgliceroles y lípidos complejos, formación de cuerpos cetónicos, síntesis de colesterol, síntesis de porfirinas, etcétera.

En la **figura 15-20** se esquematizan las principales vías metabólicas en las que interviene la coenzima A.

Fuentes alimentarias y requerimientos nutricionales

El ácido pantoténico se encuentra prácticamente en todos los alimentos. Su nombre hace referencia, precisamente, a este hecho (la palabra griega *pantos* significa «en todas partes»). En cualquier caso, es destacable que la carne, los cereales y las leguminosas son alimentos muy ricos en ácido pantoténico. En cambio, las frutas y verduras contienen menos cantidad de esta vitamina. Se estima que los adultos deben ingerir entre 4 y 5 mg de ácido pantoténico al día, aumentándose ligeramente la dosis durante el embarazo y la lactancia (**Tabla 15-4**).

Deficiencia y estados carenciales

Dada su abundancia en la naturaleza, es excepcional la deficiencia grave de ácido pantoténico. Las carencias sólo se producen en los casos de desnutrición generalizada, junto con otros déficits vitamínicos. Los signos y síntomas clínicos de la deficiencia se han obtenido en voluntarios humanos tratados con antagonistas de la vitamina. Consisten en malestar general, alteraciones gastrointestinales, calambres musculares y alteraciones neurológicas. La confirmación del diagnóstico de hipovitaminosis se puede realizar mediante la deter-

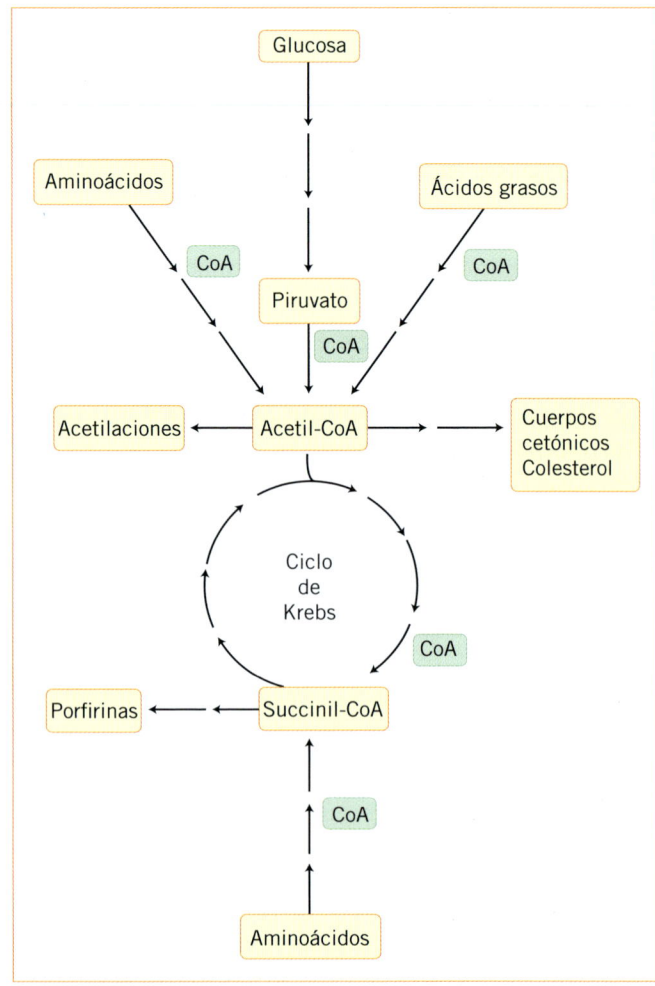

Figura 15-20. Principales vías metabólicas en las que interviene la coenzima A (CoA).

Tomado de Institute of Medicine. Dietary reference intakes: the essential guide to nutrient requirements. Washington, DC: The National Academies Press, 2006.

Tabla 15-4. Ingestas dietéticas de referencia (DRI) o ingestas adecuadas (AI) de ácido pantoténico	
Grupo/edad	**DRI/AI (mg/día)**
0-6 meses	1,7
7-12 meses	1,8
1-3 años	2
4-8 años	3
Varones	
9-13 años	4
14-> 70 años	5
Mujeres	
9-13 años	4
14-> 70 años	5
Embarazo	6
Lactancia	7

minación de las concentraciones vitamínicas en plasma o de su excreción urinaria.

Indicaciones terapéuticas e hipervitaminosis

El ácido pantoténico se administra, por lo general, asociado a otras vitaminas. En dosis relativamente elevadas, este ácido se ha utilizado para favorecer procesos de cicatrización, en el íleo paralítico postoperatorio, en las parestesias de miembros inferiores y como antialopécico, así como en la intoxicación por salicilatos, que se comportan como antivitaminas.

No se han descrito casos de toxicidad, cuando se utilizan dosis altas de esta vitamina.

PIRIDOXINA

La piridoxina es uno de los tres derivados piridínicos interconvertibles que constituyen la vitamina B_6. El principal derivado de esta vitamina es el PLP. Esta coenzima colabora con un gran número de enzimas que intervienen, sobre todo, en el metabolismo de los aminoácidos. Las deficiencias aisladas de piridoxina no son frecuentes y originan, especialmente, problemas neurológicos. Por otra parte, la piridoxina es una de las vitaminas de este grupo con mayor empleo terapéutico.

Estructura química y propiedades

La piridoxina (o piridoxol), el piridoxal y la piridoxamina son compuestos cíclicos derivados de la piridina. Son metabólica-mente interconvertibles y constituyen la vitamina B_6 (**Fig. 15-21**). La piridoxina es la forma utilizada habitualmente en las preparaciones comerciales en estado de clorhidrato. Este último compuesto es muy soluble en agua, estable al calor (excepto si se encuentra en medio alcalino) e inestable frente a la luz cuando se halla en soluciones ácidas o neutras.

La forma activa de la piridoxina es el PLP, que actúa como coenzima de más de medio centenar de enzimas relacionadas con el metabolismo de los aminoácidos. En las reacciones de transaminación, también interviene la piridoxamina-fosfato.

Absorción y metabolismo

Los derivados fosforilados de la vitamina B_6 son hidrolizados, en parte, por fosfatasas inespecíficas en el intestino. Tanto las formas fosforiladas como las no fosforiladas son absorbidas en el yeyuno por un proceso de transporte activo.

Las coenzimas activas se originan fundamentalmente en el hígado, con el concurso del FMN. Luego se almacenan junto con las proteínas enzimáticas correspondientes, a las que se une el PLP de forma covalente mediante la formación de una base de Schiff (aldimina) con el grupo ε-amino de una lisina. El PLP es la forma mayoritaria de la vitamina B_6 en el plasma, donde circula unido covalentemente a la albúmina (formando también una aldimina). De la misma manera, los eritrocitos transportan PLP unido a la hemoglobina. Las formas fosforiladas son captadas por los tejidos, pero son hidrolizadas en la membrana por la actividad de la fosfatasa alcalina. Una vez en el interior de las células, se realiza de nuevo la fosforilación. El ácido piridóxico constituye el principal metabolito degradativo de la vitamina B_6. Se origina, sobre todo, en el hígado y se elimina junto al piridoxal por vía urinaria.

Funciones metabólicas

El PLP interviene fundamentalmente en el metabolismo de los aminoácidos. Las enzimas que utilizan esta coenzima se unen al PLP mediante la formación de una base de Schiff entre el grupo aldehído del piridoxal y el grupo ε-amino de un resto de lisina situada en el centro activo de la enzima. Posteriormente, el sustrato de la reacción enzimática desplaza al resto de lisina, para formar una nueva base de Schiff con su grupo α-amino. La carga positiva del nitrógeno piridínico actúa entonces como un «pozo de electrones», de manera que se produce la reordenación de los enlaces descrita en la **figura 15-22**.

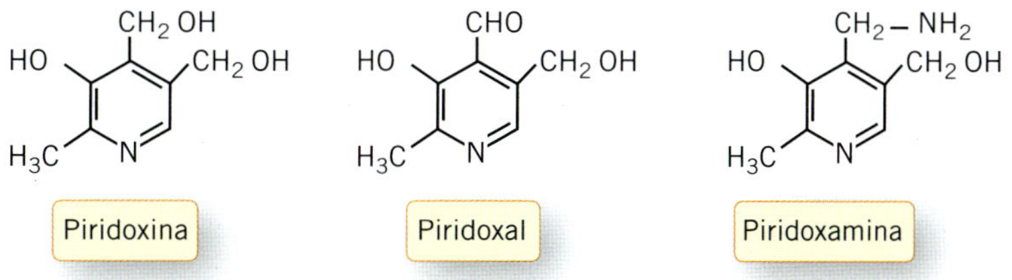

Figura 15-21. Compuestos químicos que constituyen la vitamina B_6.

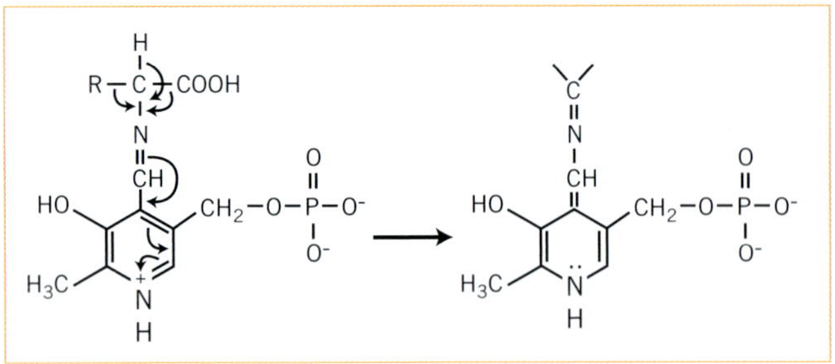

Figura 15-22. Mecanismo de acción del piridoxal-fosfato.

Al formarse un doble enlace entre el carbono en α y el nitrógeno amínico, «sobra» alguno de los demás enlaces del carbono α. Se abren así tres posibilidades de reordenación, que explican los distintos tipos de reacciones que experimentan los aminoácidos:

1. Pérdida de la cadena lateral del aminoácido. Este mecanismo se utiliza en varias reacciones del metabolismo de la treonina, la serina y los aminoácidos azufrados. Es destacable la reacción que se produce sobre la serina con producción de glicina, así como la consiguiente metilación del ácido tetrahidrofólico.

2. Pérdida del grupo carboxilo. Las reacciones de descarboxilación de los aminoácidos son muy numerosas; destacan, por su trascendencia fisiológica, las reacciones que originan aminas de carácter neurotransmisor: serotonina, GABA, histamina, dopamina, etc. La descarboxilación de aminoácidos también origina aminas con otro interés biológico, como la etanolamina (utilizable en la síntesis de lípidos complejos) o la taurina (que entra a formar parte de los conjugados con ácidos biliares). En otros casos, la descarboxilación está ligada con la formación de un nuevo enlace, como ocurre en la síntesis del grupo hemo (en la reacción catalizada por la δ-aminolevulínico sintetasa) y en la síntesis de esfingolípidos (en la reacción catalizada por la serina-palmitoiltransferasa).

3. Pérdida del hidrógeno. Esta última posibilidad explica las transaminaciones, detalladas en la **figura 15-23**. Puede observarse que la entrada de un protón y la hidrólisis posterior del doble enlace entre carbono y nitrógeno originan un α-cetoácido. En una secuencia inversa, la formación de una base de Schiff entre otro α-cetoácido y la piridoxamina-fosfato originará un nuevo aminoácido y PLP. Las transaminaciones constituyen una etapa decisiva en la utilización catabólica de todos los aminoácidos y en la biosíntesis de los aminoácidos no esenciales.

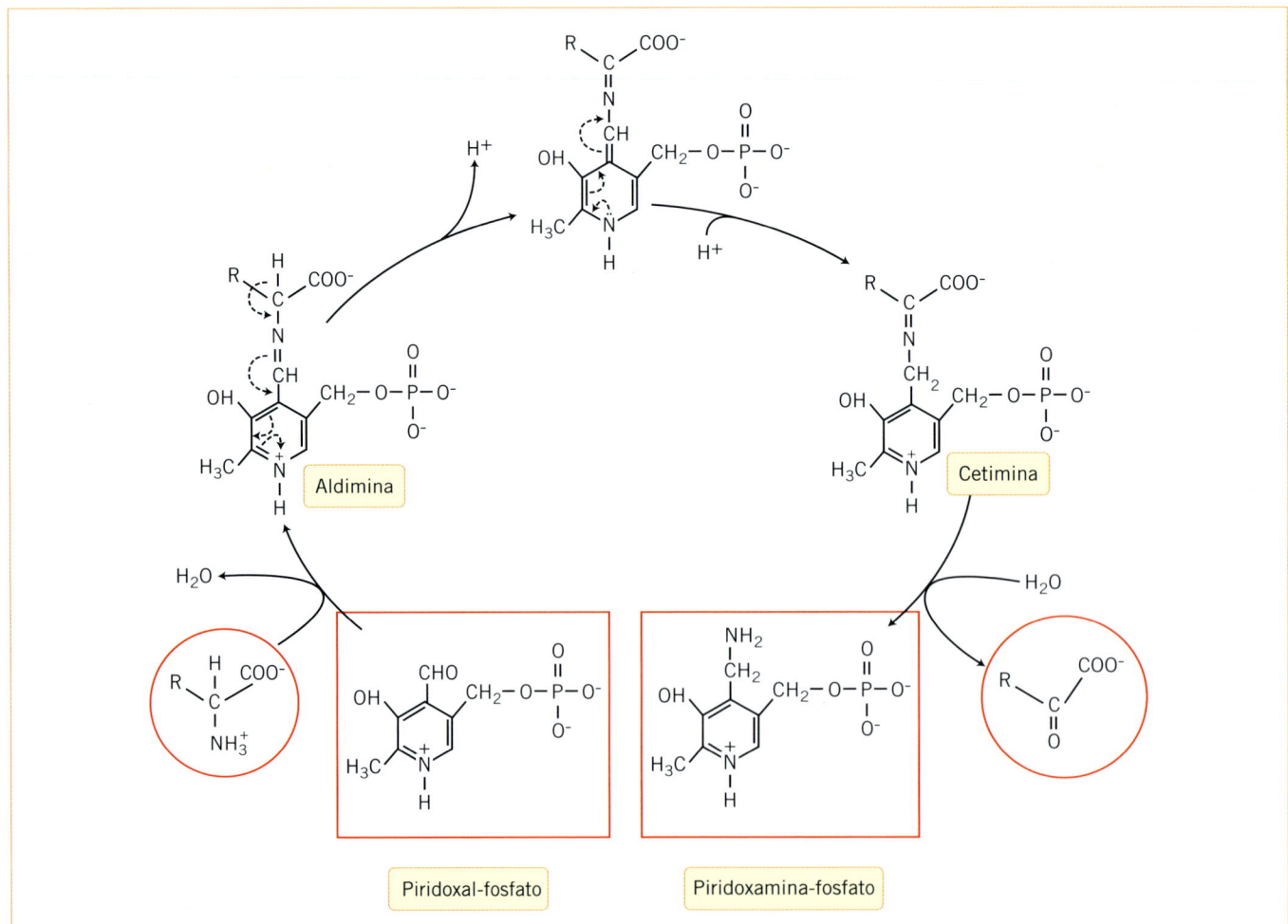

Figura 15-23. Funciones coenzimáticas del piridoxal-fosfato y la piridoxamina-fosfato en la transaminación.

Otras funciones del PLP se conocen menos. Así, esta coenzima se encuentra unida a la fosforilasa del glucógeno, aunque no se conoce muy bien su función específica. Parece ser que podría intervenir en la función catalítica de la enzima a través de su grupo fosfato. Datos recientes indican, por otra parte, que el PLP modula la acción del cortisol y otras hormonas esteroides, uniéndose a los correspondientes receptores nucleares. También se han descrito funciones inmunoestimulantes para esta coenzima. Además, la unión del piridoxal o del PLP a la hemoglobina aumenta su afinidad por el oxígeno y disminuye los problemas relacionados con la anemia falciforme.

Fuentes alimentarias y requerimientos nutricionales

En cualquiera de sus formas, la vitamina B_6 es muy abundante en los alimentos, especialmente en hígado, leguminosas, frutos secos y plátanos. En los vegetales predominan la piridoxina y la piridoxamina, mientras que en los animales prevalece el piridoxal.

Los procesos térmicos pueden afectar la disponibilidad de la vitamina, ya que favorecen la formación de complejos entre las formas coenzimáticas del piridoxal y las proteínas, con pérdida de la actividad vitamínica.

Las recomendaciones dependen de muchos factores, sobre todo de la ingesta proteica y el uso de determinados medicamentos (v. más adelante). En cualquier caso, las organizaciones internacionales aconsejan 1,3-1,7 mg/día para el hombre y 1,3-1,5 mg para la mujer (1,9 mg durante el embarazo y 2,0 mg durante la lactancia) (**Tabla 15-5**).

Tabla 15-5. Ingestas dietéticas de referencia (DRI), ingestas adecuadas (AI) y máximo nivel de ingesta sin riesgo para la piridoxina

Grupo/edad	DRI/AI (mg/día)	Máximo nivel de ingesta sin riesgo (mg/día)
0-6 meses	0,1	No determinado
7-12 meses	0,3	No determinado
1-3 años	0,5	30
4-8 años	0,6	40
Varones		
9-13 años	1,0	60
14-18 años	1,3	80
19-50 años	1,3	100
> 50 años	1,7	100
Mujeres		
9-13 años	1,0	60
14-18 años	1,2	80
19-50 años	1,3	100
> 50 años	1,5	100
Embarazo		
Hasta 18 años	1,9	80
19-50 años	1,9	100
Lactancia		
Hasta 18 años	2	80
19-50 años	2	100

Tomado de Institute of Medicine. Dietary reference intakes: the essential guide to nutrient requirements. Washington, DC: The National Academies Press, 2006.

Deficiencia y estados carenciales

Las carencias de aporte son muy raras en los países industrializados, dada la abundancia de piridoxina en los alimentos. Existe, además, una cantidad almacenada de vitamina y tampoco es desdeñable la contribución de la microbiota intestinal. Las deficiencias suelen producirse cuando coinciden en un individuo algunas de las circunstancias siguientes:

1. Alimentación a base de cereales. La vitamina B_6 abunda en los cereales, pero se encuentra como glucósido, que no es absorbible y se pierde en gran parte durante la molienda y demás procesos industriales.
2. Alcohólicos crónicos. Además del escaso aporte y de los problemas de absorción que afectan en general a la mayoría de las vitaminas, los individuos alcohólicos crónicos presentan alteraciones del metabolismo de la piridoxina. Se observan disminución de la fosforilación y aceleración de la desfosforilación, así como un aumento de la excreción renal.
3. Tratamiento con isoniazida en un «acetilador lento». Estos individuos metabolizan muy poco a la isoniazida. Este fármaco, así como la carbidopa o la benserazida, se unen al PLP, formando complejos inactivos.
4. Tratamiento con penicilamina. Este fármaco favorece la eliminación urinaria de la piridoxina.
5. Tratamiento con anticonceptivos orales en dosis elevadas. Parece que estos fármacos inducen la triptófano oxigenasa, por lo que aumenta el flujo de degradación del triptófano por la vía de la quinureninasa, con gasto excesivo de su coenzima, el PLP.
6. Hemodiálisis crónica. Estos pacientes tienen mayores requerimientos de piridoxina, aunque no se conocen bien las causas. Es posible que las toxinas circulantes inhiban la fosforilación del piridoxal.

La deficiencia en piridoxina produce retraso del crecimiento, anemia hipocrómica, dermatitis seborreica, glositis, depresión y convulsiones. La anemia puede explicarse porque el PLP es la coenzima de la δ-aminolevulínico sintasa, primera enzima en la síntesis del anillo porfirínico, como se ha indicado antes. Las convulsiones pueden tener origen en un desequilibrio de aminas neurotransmisoras.

Hay que recordar que algunas deficiencias en piridoxina suelen conducir secundariamente a carencias en niacina, al no funcionar de manera adecuada su síntesis endógena a partir de triptófano. La falta de piridoxina origina la eliminación creciente de catabolitos de aminoácidos. La determinación de estos metabolitos puede utilizarse para confirmar la deficiencia en piridoxina tras la correspondiente sobrecarga. También se puede acudir a la determinación directa del PLP en plasma o a la medida de la glutamato-oxalacetato aminotransferasa eritrocitaria en presencia o en ausencia de PLP exógeno.

Indicaciones terapéuticas e hipervitaminosis

La piridoxina es una de las vitaminas con mayor empleo terapéutico, debido a sus implicaciones metabólicas, especialmente en la síntesis de aminas biógenas. Además de las indicaciones específicas, cabe destacar las siguientes:

- Síndromes depresivos en general y síndrome premenstrual.
- Corea de Huntington y crisis convulsivas del recién nacido.
- Anemias sideroblásticas resistentes a otros tratamientos (por su implicación en la síntesis del grupo hemo).
- Errores congénitos del metabolismo relacionados con enzimas dependientes de la piridoxina.
- Polineuritis.
- Etilismo agudo.

La utilización excesiva de piridoxina (dosis de 2-4 g diarios) puede producir efectos tóxicos, concretamente neuropatía periférica. En la **tabla 15-5** se indican las dosis diarias máximas para las que no se han descrito efectos secundarios.

BIOTINA

Entre todas las vitaminas del subgrupo con funciones coenzimáticas generales en el metabolismo, la biotina es la única que se comporta como coenzima sin necesidad de modificaciones estructurales. Unida por enlaces covalentes a las proteínas enzimáticas, interviene siempre en reacciones de carboxilación que afectan al funcionamiento del ciclo de Krebs, la lipogénesis y la degradación de algunos aminoácidos. Las deficiencias nutricionales en biotina son muy raras, porque ésta se encuentra en la mayoría de los alimentos y es sintetizada por la microbiota intestinal.

Estructura química y propiedades

La biotina (vitamina B_8, vitamina H) es una molécula compuesta por un ciclo imidazolínico y un ciclo tetrahidrotiofeno con una cadena lateral de ácido valérico. La biotina se encuentra unida de modo covalente a las proteínas enzimáticas con las que colabora, mediante un enlace amídico entre el carboxilo de la cadena lateral y un grupo epsilón-amino de un residuo de lisina, cuya formación está catalizada por la holocarboxilasa sintetasa (HCS). La N-biotinil-lisina se denomina biocitina (**Fig. 15-24**).

Es una molécula soluble en agua y soluciones alcalinas. Es estable en solución acuosa y resistente al calor, pero muy sensible a las radiaciones UV.

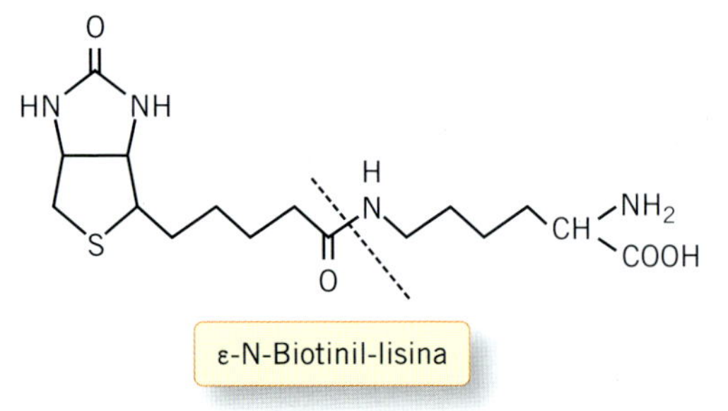

Figura 15-24. Estructura de la biocitina (biotinil-lisina).

Absorción y metabolismo

La biotina se encuentra generalmente unida a proteínas en los alimentos. Una vez hidrolizadas estas proteínas, los restos oligopeptídicos que contienen biotina son hidrolizados por medio de una enzima pancreática específica, la biotinidasa, que ataca el enlace amídico de la biocitina. La biotina libre es absorbida por un proceso de transporte activo en el yeyuno y el íleon proximal. Los tejidos más ricos en biotina son el hígado, el riñón y el sistema nervioso central. La biotina circula en el plasma de forma libre y ligada a las proteínas. Se excreta fundamentalmente inalterada por vía urinaria.

Funciones metabólicas

La biotina es una coenzima de carboxilasas. En todos los casos, la carboxilación se lleva a cabo a través de la unión del dióxido de carbono a uno de los nitrógenos del anillo imidazolínico, en una reacción que requiere el concurso del ATP. Posteriormente, el carboxilo se trasfiere al sustrato correspondiente, como se detalla en la **figura 15-25** para la enzima piruvato carboxilasa. Existen cuatro carboxilasas fundamentales:

- *Piruvato carboxilasa:* cataliza la formación de oxalacetato a partir de piruvato (**Fig. 15-25**), favoreciendo el funcionamiento del ciclo de Krebs. También es una enzima clave en la gluconeogénesis a partir de lactato o alanina.
- *Acetil-CoA carboxilasa:* cataliza la formación de malonil-CoA a partir de acetil-CoA. Esta reacción constituye un paso crucial en la biosíntesis de los ácidos grasos.
- *Propionil-CoA carboxilasa:* cataliza la formación de metilmalonil-CoA a partir de propionil-CoA. Este último metabolito se origina en la degradación de diversos aminoácidos. La conversión posterior del metilmalonil-CoA en succinil-CoA, en una reacción en la que interviene como coenzima un derivado de la vitamina B_{12}, permite la utilización energética de estos aminoácidos (metionina, treonina, valina e isoleucina).
- *β-Metilcrotonil-CoA carboxilasa:* esta enzima interviene en la degradación de la leucina hasta acetil-CoA.

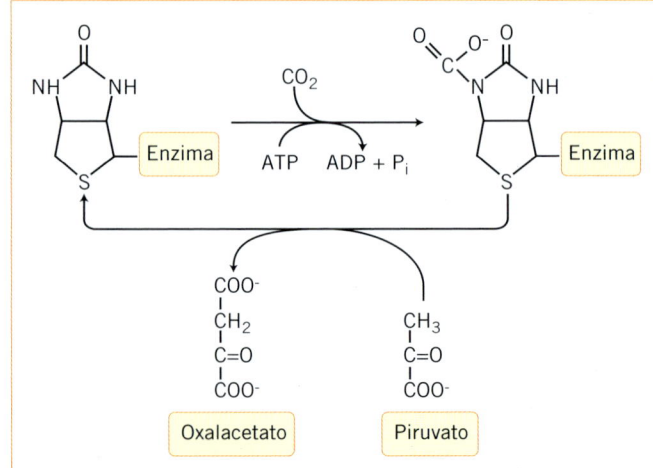

Figura 15-25. Mecanismo de acción de la biotina en la carboxilación del piruvato. ADP: adenosindifosfato, ATP: adenosintrifosfato.

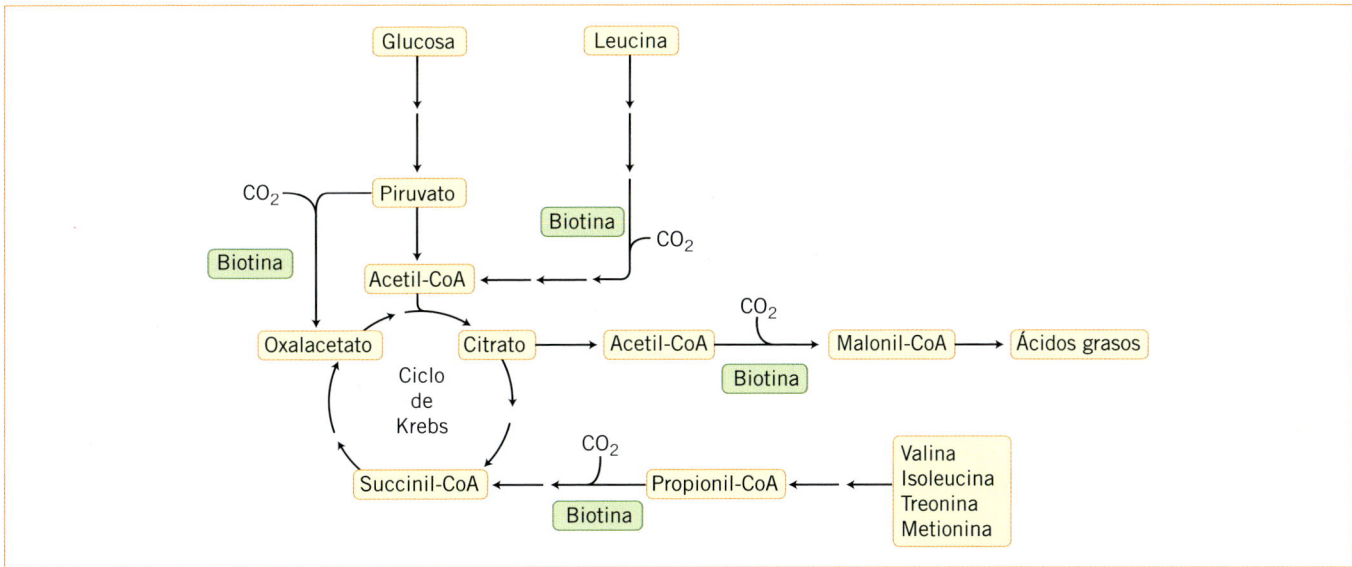

Figura 15-26. Principales vías metabólicas en las que interviene la biotina. CoA: coenzima A.

En la **figura 15-26** se indican los puntos del metabolismo en los que interviene la biotina.

Fuentes alimentarias y requerimientos nutricionales

La biotina se encuentra en abundancia en casi todos los alimentos y es sintetizada, en parte, por la microbiota intestinal, por lo que los requerimientos (de 15 a 100 µg diarios) se cumplen fácilmente con una dieta equilibrada. Los alimentos más ricos en biotina son el hígado y la yema de huevo. En la **tabla 15-6** se indican las ingestas dietéticas de referencia y/o las ingestas adecuadas de biotina, de acuerdo con la edad, el género y las circunstancias biológicas.

Deficiencia y estados carenciales

Las deficiencias en biotina son muy raras, debido a la existencia de biotina en la mayoría de los alimentos y al aporte suplementario de la microbiota intestinal. Sin embargo, se pueden producir déficits cuando se ingieren abundantes huevos crudos, porque la clara de huevo contiene una glicoproteína (avidina) que se une fuerte y específicamente con la biotina, impidiendo su absorción intestinal. La avidina se desnaturaliza por el calor, por lo que la mayoría de los tratamientos culinarios le hacen perder sus propiedades antivitamínicas.

Las consecuencias clínicas de la deficiencia son fundamentalmente acidosis metabólica, alteraciones digestivas, hipotonía y alopecia. La deficiencia se confirma, sobre todo, investigando la existencia de acidosis metabólica con cetosis, originada por el mal funcionamiento de las carboxilasas. También se pueden medir los sustratos orgánicos de las carboxilasas afectadas.

Indicaciones terapéuticas e hipervitaminosis

La biotina tiene una indicación específica en situaciones de deficiencia de esta vitamina, que conducen a alopecia, como es el caso del déficit múltiple de carboxilasas. Como en estas condiciones resulta eficaz contra la alopecia concomitante, se suele utilizar como antialopécica en general.

También se utiliza en los errores congénitos de las enzimas dependientes de la biotina, como en el caso del déficit múltiple de carboxilasas. No se han descrito fenómenos de toxicidad por sobredosificación.

Papel de la biotina en la regulación de la expresión génica

Hymes y Wolf sugirieron que la biotinilación postraduccional de las histonas podría desempeñar un papel como modificador covalente en el código epigenético que regula la transcripción del DNA. Sin embargo, trabajos posteriores demostraron que < 0,001 % de las histonas humanas (principalmente H3 y H4) están biotiniladas, lo que sugiere que su abundancia es demasiado baja para provocar efectos bio-

Tabla 15-6. Ingestas dietéticas de referencia (DRI) o ingestas adecuadas (AI) para la biotina	
Grupo/edad	**DRI/AI (mg/día)**
0-6 meses	5
7-12 meses	6
1-3 años	8
4-8 años	12
Varones	
9-13 años	20
14-18 años	25
19-> 70 años	30
Mujeres	
9-13 años	20
14-18 años	25
19-> 70 años	30
Embarazo	30
Lactancia	35

Tomado de Institute of Medicine. Dietary reference intakes: the essential guide to nutrient requirements. Washington, DC: The National Academies Press, 2006.

lógicos *in vivo*. No obstante, la HCS se localiza predominantemente en el núcleo, y la inactivación *(knockout)* del gen *Hcs* en *Drosophila*, así como en células humanas y de otros mamíferos en cultivo, produce fenotipos distintos, incluyendo la desrepresión de las repeticiones terminales largas y la inestabilidad cromosómica; algunos aspectos de este fenotipo de *knockout* de HCS se han atribuido a los efectos sobre la expresión génica más que a la reducción de las actividades de las carboxilasas dependientes de biotina.

Zempleni y cols. han propuesto que los efectos biológicos de la biotina sobre la expresión génica son causados por un complejo multiproteico, que incluye proteínas implicadas en la metilación del DNA, la metilación de las histonas y la desacetilación de las histonas. Estos autores propusieron que el acoplamiento de la HCS en la cromatina provoca una biotinilación ocasional de las histonas («marcas») cerca de los distintos sitios de unión de la HCS. Sus estudios aportan pruebas de que la HCS entra en el compartimento nuclear y es reclutada a la cromatina a través de interacciones físicas con la DNA metiltransferasa 1 y la proteína 2 de unión a metil-CpG. Se ha demostrado que la HCS unida a la cromatina recluta a la metiltransferasa EHMT1, una histona metiltransferasa que metila la lisina 9 de la histona H3 eucariota, lo cual constituye una marca de represión génica. Además, la HCS interactúa con el correpresor del receptor nuclear, una proteína conocida por facilitar la unión de las histonas desacetilasas (HDAC) en la cromatina. Las HDAC eliminan las marcas de acetilación de las histonas y, por lo tanto, desempeñan un papel fundamental en la represión de los genes. En general, los nuevos datos sugieren que las marcas de biotinilación de las histonas son un efecto secundario de la proximidad física de las HCS a las histonas y no desempeñan ningún papel directo en la represión de los genes, a pesar de que contribuyen a la condensación de la cromatina.

Pero, además de modificaciones epigenéticas, el estado nutricional de la biotina afecta a la transcripción génica. El conocimiento sobre la participación de la biotina en la expresión génica derivó de dos observaciones diferentes. En primer lugar, se demostró que la privación de biotina en diferentes modelos experimentales afectaba a la transcripción o a la actividad enzimática de enzimas hepáticas como la glucoquinasa, la piruvato quinasa, la fosfofructoquinasa 1 y la ornitina transcarbamilasa. Del mismo modo, en ratas con deficiencia de biotina se ha demostrado que los niveles de mRNA de las enzimas del ciclo de la biotina están regulados a la baja en hígado y riñón (aunque siguen expresándose de forma constitutiva en el cerebro).

En segundo lugar, en células en cultivo y en tejidos de rata se ha demostrado que la biotina tiene una función similar a la del óxido nítrico, capaz de aumentar la concentración intracelular del segundo mensajero cGMP mediante la activación de la forma soluble de la enzima guanilato ciclasa (sGC). En hepatocitos humanos se ha comprobado que la biotina regula la expresión del receptor de asialoglicoproteína (ASGR) a través de la activación de la sGC y de la proteína quinasa dependiente del cGMP (PKG). Asimismo, se ha descrito que la vía de transducción de señales sGC-PKG regula la transcripción de los genes que codifican piruvato carboxilasa, propionil-CoA carboxilasa, acetil-CoA carboxilasa

1, transportador multivitamínico dependiente del sodio y HCS en hepatocitos humanos. Curiosamente, los fibroblastos de un paciente portador de una mutación homocigótica en *HCS*, R508W, que aumenta la K_m de la enzima para la biotina 370 veces, requirieron 100 veces más biotina, en comparación con los fibroblastos normales, para aumentar los niveles de mRNA de HCS hasta los valores normales. Recientemente, se ha demostrado que el biotinil-AMP, producto de la HCS, es la forma transcripcionalmente activa de la biotina e indica que la vía HCS-sGC-PKG regula la transcripción de las enzimas del ciclo de la biotina.

VITAMINA K

La vitamina K resulta fundamental en la coagulación sanguínea debido a su papel coenzimático en la carboxilación de restos de glutamato de proteínas implicadas en dicho proceso. Este mecanismo produce la activación de dichas proteínas (factores de la coagulación), porque favorece la unión a iones calcio. Además, la carboxilación de restos de glutamato también interviene en la activación de otras proteínas no coagulatorias.

La deficiencia en vitamina K puede ser especialmente importante en recién nacidos.

Estructura química y propiedades

La denominación vitaminas K designa un conjunto de sustancias de carácter vitamínico derivadas de la 2-metilnaftoquinona (**Fig. 15-27**), que intervienen fundamentalmente en el proceso de la coagulación sanguínea («*koagulation*»).

Las formas naturales son la filoquinona o fitomenadiona (vitamina K_1), de origen vegetal, con una cadena isoprenoi-

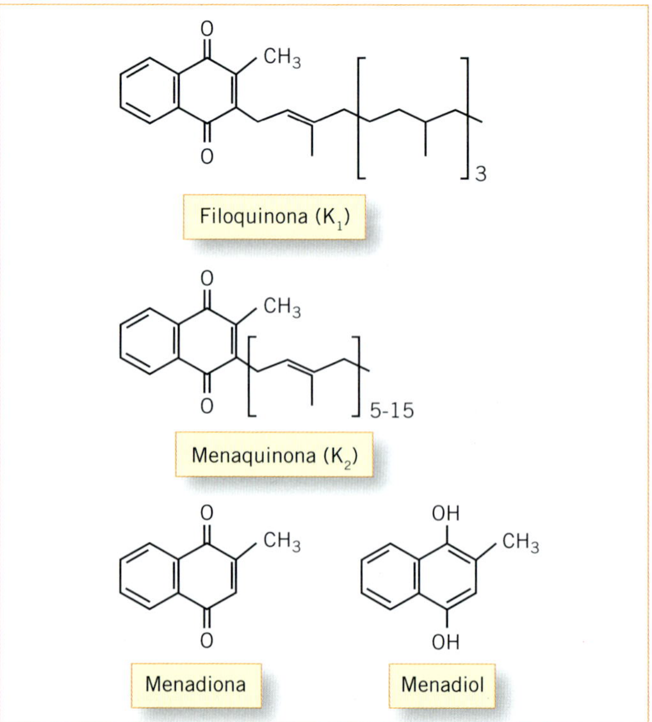

Figura 15-27. Compuestos químicos con actividad vitamínica K.

de lateral que proviene del fitol, y la menaquinona (vitamina K_2), de origen microbiano, con una cadena lateral de tipo isoprenoide de longitud variable (con 5-15 unidades de isopreno, aunque son más frecuentes las formas con 6-10 unidades).

La menadiona y el menadiol (vitaminas K_3) son de origen sintético y carecen de cadena lateral. El menadiol es la forma hidroquinona de la menadiona. La filoquinona, la menaquinona y la menadiona son liposolubles. En cambio, algunas sales de la menadiona y del menadiol son hidrosolubles y permiten la administración parenteral. Son estables al calor, pero se degradan por efecto de la luz.

Absorción y metabolismo

Las vitaminas K liposolubles se absorben con la ayuda de las sales biliares. Las que proceden de la dieta lo hacen preferentemente en la parte alta del intestino por un proceso de transporte activo, mientras que la menaquinona sintetizada por la microbiota intestinal se absorbe en el íleon y el colon por simple difusión. Una vez en los enterocitos, estas formas se incorporan a los quilomicrones y alcanzan el hígado en las partículas remanentes. Los derivados hidrosolubles llegan al hígado por la circulación portal.

Las vitaminas K son transportadas a los tejidos por las lipoproteínas de muy baja densidad (VLDL) y de baja densidad (LDL). A pesar de tratarse de una vitamina liposoluble, su almacenamiento corporal es escaso, aunque es algo mayor en el hígado.

Existe cierta metabolización degradativa de las vitaminas K, que incluye el acortamiento de la cadena lateral isoprenoide y la glucuronoconjugación. La eliminación se realiza fundamentalmente por vía biliar, pero también aparecen metabolitos en la orina.

Funciones metabólicas

Las vitaminas K intervienen en la coagulación sanguínea mediante la carboxilación de residuos de glutamato en algunas de las proteínas implicadas en el proceso. Estas proteínas son las siguientes: protrombina, factor VII, factor IX, factor X y proteínas C, S y Z. Todas ellas tienen regiones peptídicas análogas entre las posiciones 1 y 40 y requieren, para su actividad biológica, la carboxilación de entre 10 y 12 residuos de glutamato.

La carboxilación se realiza sobre el carbono en posición γ, que soporta el grupo carboxilo de la cadena lateral del glutamato. Se forman así dos restos contiguos cargados negativamente (**Fig. 15-28**), que son esenciales para conectar estas proteínas con los fosfolípidos de las membranas plaquetarias o tisulares por medio de los iones de calcio y mediante cambios conformacionales.

La enzima que cataliza esta reacción se denomina γ-glutamilcarboxilasa o carboxilasa dependiente de vitamina K y se localiza en el retículo endoplásmico. Su mecanismo de acción es complejo y no se conoce demasiado bien. Se necesita oxígeno molecular y dióxido de carbono o bicarbonato. Utiliza como sustratos a la vitamina K (cualquiera de sus formas), previamente reducida (como hidroquinona), y a la

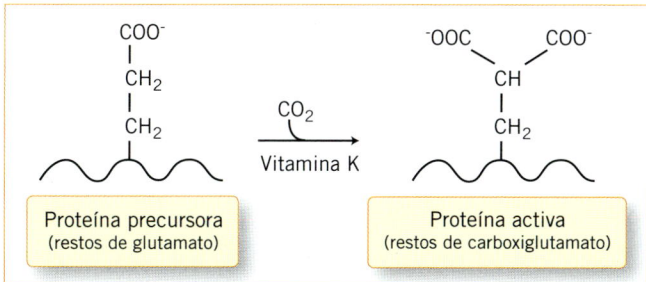

Figura 15-28. Reacción de carboxilación dependiente de vitamina K.

fracción peptídica que incluye los residuos de glutamato. La reacción no necesita ATP. Es probable que la oxidación de la vitamina K suministre la energía para la carboxilación.

La regeneración del sustrato (forma reducida de la vitamina K) necesita la actuación de dos enzimas: la epóxido reductasa y la quinona reductasa. Estas enzimas utilizan como donadores de hidrógeno restos tiólicos (epóxido reductasa) y NADPH (quinona reductasa) (**Fig. 15-29**).

El reciclaje de la vitamina K durante su actuación explica que no sea necesario almacenarla en gran cantidad. Es interesante añadir, además, que son estas etapas de recuperación las que se inhiben específicamente por los antagonistas de las vitaminas K utilizados como anticoagulantes.

Las carboxilaciones dependientes de vitamina K no son exclusivas del hígado ni afectan únicamente a la coagulación. Las carboxilasas de restos γ-glutamilos se encuentran también en otros tejidos, especialmente en le tejido óseo, la placenta, el páncreas, los pulmones, el bazo y el riñón. Todas las proteínas carboxiladas de esta forma («proteínas Gla») están involucradas en el metabolismo del calcio. Entre ellas, la proteína mejor conocida es la osteocalcina del tejido óseo, que desempeña un papel importante en la mineralización de este tejido y parece tener, incluso, funciones hormonales de regulación metabólica general. Otra proteína con funciones semejantes es la denominada «proteína Gla de la matriz», que se encuentra en los tejidos óseo y conectivo. Las demás proteínas relacionadas encontradas en otros tejidos (aterocalcina, nefrocalcina, etc.) están peor caracterizadas y no se conocen bien sus funciones fisiológicas. Algunas de ellas parecen estar relacionadas, incluso, con la señalización celular.

Fuentes alimentarias y requerimientos nutricionales

La filoquinona es especialmente abundante en verduras y leguminosas. Los tejidos animales contienen una mezcla de filoquinona y menaquinona, pero sólo el hígado almacena cantidades relativamente importantes.

Es discutible la cantidad aprovechable de la menaquinona que es producida por la microbiota intestinal, aunque es un hecho constatado que el tratamiento durante un tiempo prolongado mediante antibióticos puede originar una deficiencia en vitamina K.

Las necesidades diarias de vitamina K en los adultos se estiman en 120 μg para el hombre y 90 μg para la mujer (**Tabla 15-7**).

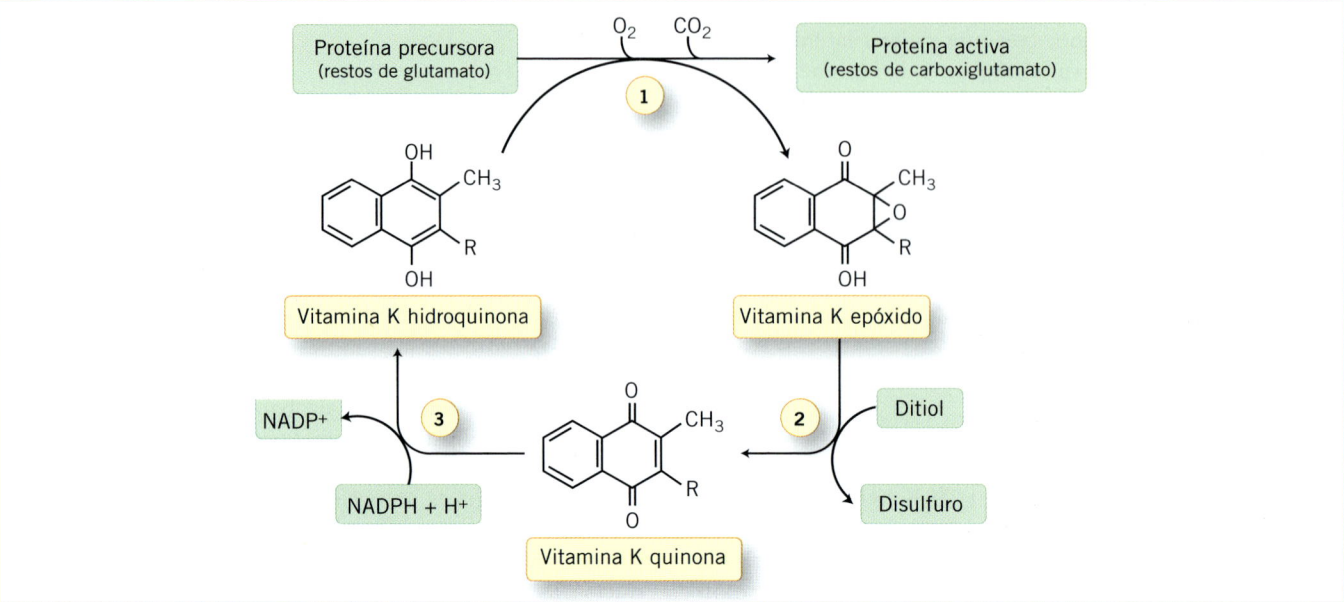

Figura 15-29. Enzimas implicadas en la carboxilación dependiente de vitamina K. 1: carboxilasa dependiente de vitamina K; 2: epóxido reductasa; 3: quinona reductasa. NADP⁺: nicotinamida adenindinucleótido fosfato; NADPH: nicotinamida adenindinucleótido-fosfato reducido.

Deficiencia y estados carenciales

Las deficiencias en vitamina K son poco frecuentes, debido a su abundancia en la alimentación y al aporte de la microbiota intestinal. Las causas de hipovitaminosis pueden agruparse de la siguiente manera:

- Aporte alimentario escaso: sólo ocurre en circunstancias de nutrición parenteral total de larga duración sin suplementación vitamínica.
- Alteraciones en la absorción: se pueden producir en pacientes con resecciones intestinales, obstrucción biliar, etcétera.

Tabla 15-7. Ingestas adecuadas (AI) para la vitamina K	
Grupo/edad	**AI (μg/día)**
0-6 meses	2,0
7-12 meses	2,5
1-3 años	30
4-8 años	55
9-13 años	60
14-18 años	75
> 19 años Varones Mujeres	 120 90
Embarazo ≤ 18 años 19-50 años	 75 90
Lactancia ≤ 18 años 19-50 años	 75 90

Tomado de Institute of Medicine. Dietary reference intakes: the essential guide to nutrient requirements. Washington, DC: The National Academies Press, 2006.

- Medicamentos: los más característicos son los antagonistas de la vitamina K utilizados en la terapia anticoagulante. Otros medicamentos que pueden interferir son los siguientes: la colestiramina (dificulta su absorción); el tratamiento con antibióticos que destruyan la microbiota intestinal; los laxantes, y la sobredosificación con vitaminas A o E. Al parecer, el retinol actúa inhibiendo la absorción de la vitamina K. Se desconoce el mecanismo por el cual el tocoferol antagoniza a la vitamina K.

Los recién nacidos tienen mayor riesgo de presentar esta deficiencia. Sus reservas corporales son muy limitadas y carecen prácticamente de microbiota intestinal.

Las insuficiencias leves no producen signos clínicos, mientras que las carencias importantes producen un síndrome hemorrágico.

La confirmación del diagnóstico se realiza midiendo el tiempo de protrombina. Cuando concurre una enfermedad hepática grave, la alteración de este parámetro puede deberse a la falta de síntesis del precursor de la protrombina, denominado preprotrombina (protrombina no carboxilada). En estos casos, la inyección de vitamina K no modifica el resultado de la prueba, mientras que lo normaliza en los casos de deficiencia pura.

Un medio más sensible para detectar deficiencias marginales de vitamina K consiste en la determinación de las concentraciones plasmáticas de preprotrombina. Asimismo, otra forma muy sensible es la medida de osteocalcina no carboxilada.

Indicaciones terapéuticas e hipervitaminosis

En los casos de deficiencia que se acaban de describir, suele utilizarse la filoquinona por vía oral o parenteral, según los casos. La posología depende de la edad, la vía de administración y las circunstancias patológicas, no siendo superior a 100 mg diarios.

A pesar de ser una vitamina liposoluble, no se han descrito casos de toxicidad por sobredosificación para las formas naturales. La menadiona, en cambio, parece más peligrosa, especialmente en los recién nacidos, en los que puede producir anemia hemolítica e hiperbilirrubinemia. Es posible que la menadiona pueda reaccionar con grupos tiólicos de proteínas y competir con la glucuronoconjugación de la bilirrubina.

En los últimos años se está prestando atención al efecto hipoglucemiante de la vitamina K_2. Así, se han realizado estudios clínicos para evaluar la ingesta diaria de 360 μg de menaquinona durante 12 semanas, comprobándose que reduce la glucemia y la hemoglobina glicosilada en pacientes con diabetes mellitus de tipo 2. Estos efectos parecen estar mediados a través de la inducción del gen de la osteocalcina antes mencionado.

PUNTOS CLAVE

- La tiamina, la riboflavina, la niacina, el ácido pantoténico, la piridoxina y la biotina constituyen un grupo de vitaminas que se caracterizan, fundamentalmente, porque actúan como coenzimas en el metabolismo intermediario. Todas estas vitaminas son hidrosolubles, están ampliamente distribuidas en los alimentos, no se almacenan de forma especial en el organismo y no suelen producir toxicidad por sobredosificación. Las deficiencias en estas vitaminas se producen, por lo general, de forma global en los países industrializados por la existencia de malnutrición, malabsorción y consumo elevado de alcohol o de determinados medicamentos, y pueden ser especialmente relevantes en la población anciana.

- La tiamina cumple un papel fundamental en el metabolismo de los hidratos de carbono a través de la formación de su derivado coenzimático, el pirofosfato de tiamina (TPP). Dada la importancia del metabolismo de la glucosa para el sistema nervioso, es fácil comprender que la deficiencia de tiamina produzca, sobre todo, alteraciones neurológicas.

- La riboflavina tiene dos formas coenzimáticas: flavinmononucleótido (FMN) y flavina adenindinucleótido (FAD). Se trata de coenzimas de óxido-reducción que colaboran con numerosas enzimas del metabolismo intermediario. La deficiencia aislada de riboflavina es rara, debido a su abundancia en los alimentos.

- Con el nombre de niacina se designa al conjunto de dos especies químicas, ácido nicotínico y nicotinamida. Las formas coenzimáticas de la nicotinamida son la nicotinamida adenindinucleótido (NAD) y la nicotinamida adenindinucleótido-fosfato (NADP). Ambos intervienen en numerosas reacciones de óxido-reducción. Un aspecto peculiar de esta vitamina es que puede sintetizarse en el organismo a partir de triptófano, aunque en cantidades muy pequeñas. Por otra parte, el ácido nicotínico tiene un efecto hipolipemiante muy significativo, cuando se utiliza en dosis muy altas.

- El ácido pantoténico tiene dos derivados coenzimáticos de gran importancia biológica. La proteína transportadora de grupos acilo (ACP) forma parte del complejo enzimático utilizado para la síntesis de ácidos grasos. La coenzima A se necesita para activar metabólicamente a todos los restos acilo, incluidos tanto los ácidos grasos como diversos metabolitos originados en la degradación de la glucosa y de algunos aminoácidos. Debido a su abundancia en los alimentos, las deficiencias aisladas de ácido pantoténico son muy raras.

- La piridoxina es uno de los tres derivados piridínicos interconvertibles que constituyen la vitamina B_6. El principal derivado de esta vitamina es el piridoxal-fosfato (PLP). Esta coenzima interviene, sobre todo, en el metabolismo de los aminoácidos. Las deficiencias aisladas de piridoxina no son frecuentes y originan, especialmente, problemas neurológicos. Por otra parte, la piridoxina es una de las vitaminas de este grupo con mayor empleo terapéutico.

- Entre todas las vitaminas del subgrupo con funciones coenzimáticas generales en el metabolismo, la biotina es la única que se comporta como coenzima sin necesidad de modificaciones estructurales. Unida por enlace covalente a las proteínas enzimáticas, interviene siempre en reacciones de carboxilación que afectan el funcionamiento del ciclo de Krebs, la lipogénesis y la degradación de algunos aminoácidos. Las deficiencias aisladas de biotina son muy raras, porque esta vitamina se encuentra ampliamente distribuida en los alimentos. Estudios recientes han demostrado que esta vitamina puede ejercer efectos epigenéticos así como afectar a la transcripción de multitud de genes.

- La vitamina K pertenece al grupo de vitaminas liposolubles, pero actúa como coenzima en reacciones de carboxilación. En este caso se trata de reacciones de carboxilación sobre restos de glutamato de proteínas implicadas fundamentalmente en la coagulación y el metabolismo óseo. Las deficiencias de esta vitamina son raras en el adulto, pero pueden ser muy graves en los recién nacidos.

BIBLIOGRAFÍA

BATES CJ, FONTANA L. Pantothenic acid. En: Caballero B, ed. Encyclopedia of Human Nutrition, vol. 1, 4ª ed. New York: Elsevier, Academic Press, 2023; p. 340-5.
Capítulo de libro muy actualizado que recoge todos los aspectos del ácido pantoténico.

BATES CJ, FONTANA L. Riboflavin. En: Caballero B, ed. Encyclopedia of Human Nutrition, vol. 1, 4ª ed. New York: Elsevier, Academic Press, 2023; 410-1.
Capítulo de libro muy actualizado que recoge todos los aspectos de la riboflavina.

CABALLERO B. Encyclopedia of Human Nutrititon, vol. 1, 4ª ed. New York: Elsevier, Academic Press, 2023.

Última edición de un excelente y muy completo texto sobre nutrición humana en cuatro volúmenes que incluye capítulos específicos sobre todas las vitaminas.

COMBS GF JR, MC CLUNG JP. The vitamins. Fundamental aspects in nutrition and health, 5ª ed. London: Academic Press, 2016.
Libro dedicado al estudio exhaustivo de las vitaminas y su papel en el metabolismo.

EUROPEAN FOOD SAFETY AUTHORITY. Dietary reference va-lues for nutrients. Summary report, 2017. Disponible en: https://efsa.onlinelibrary.wiley.com/doi/pdf/10.2903/sp.efsa.2017.e15121
Última edición disponible de los valores de referencia de nutrientes de la Autoridad Europea de Seguridad Alimentaria (EFSA).

INSTITUTE OF MEDICINE. Dietary reference intakes: the essential guide to nutrient requirements. Washington, DC: The National

Academies Press, 2006. Disponible en: https://nap.nationala-cademies.org/catalog/11537/dietary-reference-intakes-the-es-sential-guide-to-nutrient-requirements
Última edición disponible de los valores de referencia de nutrientes del *Institute of Medicine of the National Academies* de Estados Unidos.

León-Del-Río A. Biotin in metabolism, gene expression, and human disease. J Inherit Metab Dis 2019; 42: 647-54.
Revisión sobre el papel de la biotina en la activación de las carboxilasas y los mecanismos propuestos sobre su implicación en la expresión génica y en la mejora de las enfermedades neurológicas.

McCance and Widdowson's composition of foods integrated dataset, 2021. Disponible en: https://www.gov.uk/government/publications/composition-of-foods-integrated-dataset-cofid
Documento más reciente sobre los contenidos de nutrientes de los alimentos.

Mills PB, Footittb EJ, Clayton PT. Vitamin B₆. En: Caballero B, ed. Encyclopedia of Human Nutrition, vol. 1, 4ª ed. New York: Academic Press, 2023; p. 489-503.
Capítulo de libro muy actualizado que recoge todos los aspectos de la piridoxina.

Mock DM, Fontana L. Biotin. En: Caballero B, ed. Encyclopedia of Human Nutrition, vol. 1, 4ª ed. New York: Academic Press, 2023.
Capítulo de libro muy actualizado que recoge todos los aspectos de la biotina.

Shea MK, Booth SL. Vitamin K. En: Caballero B, ed. Encyclopedia of Human Nutrition, vol. 1, 4ª ed. New York: Academic Press, 2023; p. 569-76.
Capítulo de libro muy actualizado que recoge todos los aspectos de la vitamina K.

Stipanuk MH, Caudill MA. Biochemical, physiological, and molecular aspects of human nutrition, 4ª ed. Filadelfia: Saunders, 2018.
Tratado de diversos autores que estudia con detalle la estructura y las propiedades de los nutrientes, así como su digestión, absorción, metabolismo y algunos aspectos de la relación entre dieta y enfermedad.

Thurnham DI. Thiamin: beriberi. En: Caballero B, ed. Encyclopedia of Human Nutrition, vol. 1, 4ª ed. New York: Academic Press, 2023; 428-39.
Capítulo de libro muy actualizado sobre la deficiencia de tiamina.

Thurnham DI. Thiamin: physiology. En: Caballero B, ed. Encyclopedia of Human Nutrition, vol. 1, 4ª ed. New York: Academic Press, 2023; 440-7.
Capítulo de libro muy actualizado que recoge todos los aspectos de la tiamina.

(?) AUTOEVALUACIÓN

Folatos, ácido fólico, vitamina B$_{12}$ y colina

16

E. Alonso Aperte y G. Varela Moreiras

OBJETIVOS

- Identificar la estructura química y las propiedades físicas de los nutrientes implicados en el metabolismo monocarbonado (folatos, vitamina B$_{12}$ y colina).
- Conocer los puntos críticos en su digestión, absorción y metabolismo.
- Reconocer las funciones y los mecanismos de acción, especialmente los compartidos por los tres nutrientes.
- Identificar y evaluar la importancia de estas vitaminas en relación con la salud: desde la anemia a la prevención de los defectos del tubo neural y las enfermedades cardiovasculares.
- Conocer las estrategias de salud pública que persiguen incrementar la ingesta de folatos y ácido fólico.
- Conocer las principales fuentes alimentarias y las ingestas adecuadas en diferentes situaciones fisiológicas.
- Evaluar el riesgo de toxicidad aguda y crónica.
- Conocer los biomarcadores más adecuados para la valoración del estado nutricional.
- Identificar las principales causas de deficiencia de ácido fólico y vitamina B$_{12}$, así como de colina.
- Comprender la relación entre los tres nutrientes y reconocer la importancia de mantener su equilibrio nutricional.

CONTENIDO

INTRODUCCIÓN. UNA HISTORIA EN COMÚN EN LA ANEMIA MACROCÍTICA

Fue Combe el primero en describir, en la década del 1820, una anemia letal debida a «algún trastorno de los órganos digestivos o de asimilación». Durante aproximadamente un siglo, esta anemia siempre tuvo un carácter «mortal», y de ahí su denominación de anemia perniciosa. Fueron Minot y Murphy, en 1926, quienes demostraron que la enfermedad podía curarse ingiriendo grandes cantidades de hígado, lo que les valió el Premio Nobel. Por otro lado, Castle y Townsend observaron que el mecanismo causal era «una incapacidad para completar alguno de los pasos esenciales de la digestión gástrica».

El descubrimiento de los folatos y la vitamina B$_{12}$ y su relevancia nutricional la debemos también en gran medida a los trabajos conducidos por Lucy Wills en la India. En 1928 viajó a Bombay para investigar un tipo de anemia macrocítica que padecían con frecuencia las mujeres embarazadas.

Tras descartar deficiencias en vitaminas A y C y una etiología infecciosa, demostró que esta anemia macrocítica podía ser tratada con levadura y con un extracto de levadura denominado Marmite.

De vuelta en Inglaterra, Wills reprodujo la anemia macrocítica en monos, alimentados con el mismo tipo de dieta que las mujeres de Bombay, y los trató con extractos de levadura y de hígado. El extracto de levadura resultaba efectivo en el tratamiento, pero el extracto de hígado no. Este mismo extracto de hígado era el remedio entonces conocido para otro tipo de anemia macrocítica, la anemia perniciosa. De los trabajos de Wills se deducía que el extracto de levadura contenía un factor activo, al que se denominó vitamina M en honor a los monos que participaron en la experimentación.

Al mismo tiempo, otros investigadores demostraron que los pollos no eran capaces de sobrevivir con una dieta que aportara todas las vitaminas conocidas hasta el momento, si no se les añadía un factor denominado vitamina Bc y que era un conocido factor de crecimiento bacteriano.

Finalmente, Robert Stockstad y sus colaboradores, en los Laboratorios Lederle, aislaron el ácido N-([6-pteridinil]-metil)-p-aminobenzoico en 1946, a partir de las hojas de espinaca, y lo denominaron ácido fólico, término derivado del latín *folium*. A partir de ese momento, el ácido fólico (vitamina M, vitamina Bc) comenzó a emplearse en el tratamiento de la anemia macrocítica en monos y en seres humanos.

La nueva vitamina demostró ser eficaz, cuando se administraba en dosis alta e inyectada, en el tratamiento de la anemia perniciosa, ya que estimulaba la hematopoyesis. No obstante, el extracto de hígado, que hasta entonces se usaba para la anemia perniciosa, debía contener otro factor activo diferente del ácido fólico. Además, el ácido fólico no resultaba 100 % eficaz en el tratamiento de la anemia perniciosa, dado que, después de un tiempo, los pacientes desarrollaban una alteración neurológica que solamente respondía al tratamiento con extracto de hígado.

La búsqueda de un principio activo en el hígado culminó con el aislamiento de la vitamina B_{12} en 1948, que llevó a cabo un grupo de investigación de Merck en Estados Unidos. Finalmente, en 1964 se concedió otro Premio Nobel relacionado con la vitamina B_{12}, concretamente a Dorothy Crowfoot Hodgkin, por su participación en el descubrimiento de su estructura química mediante cristalografía por rayos X. Se trataba de un factor extrínseco que se encontraba en carnes y extracto de hígado y que era capaz de unirse a un factor intrínseco producido por las células de la pared intestinal. El factor extrínseco se denominó vitamina B_{12}.

El análisis de la molécula de vitamina B_{12} demostró la presencia de cobalto, por lo cual fue denominada también cobalamina. Esta sustancia era la única capaz de tratar la anemia perniciosa y de evitar los trastornos neurológicos que aparecen en los casos más graves de la enfermedad.

Así, ácido fólico y vitamina B_{12} aparecen juntos en la historia como factores cuya ausencia en la dieta provocaba dos tipos de anemia macrocítica y a cuyo descubrimiento se llegó por el estudio de las enfermedades. El hallazgo de la necesidad nutricional de la colina es más actual, y hasta el momento no se han descrito manifestaciones clínicas de su deficiencia. No obstante, a los tres nutrientes, (folatos, vitamina B_{12} y colina) los une una misma función fisiológica y un encuentro en el metabolismo, además de un estrecho equilibrio nutricional. Ésta es la razón de su estudio en conjunto. Asimismo, la colina tiene también un papel fundamental en el metabolismo de compuestos monocarbonados y en el mantenimiento de los niveles de homocisteína. Actualmente, se empieza a reconocer el papel fundamental de la colina en numerosos procesos bioquímicos, al ser precursora de cuatro compuestos biológicos clave: fosfatidilcolina, fosfolípido primario de las membranas celulares; esfingomielina, que forma la vaina de mielina alrededor de los axones neuronales; acetilcolina, neurotransmisor fundamental para la transmisión colinérgica tanto en el sistema nervioso periférico como en el central, y betaína, involucrada en el metabolismo de compuestos monocarbonados dependiente del ácido fólico y de otras vitaminas del grupo B.

FOLATOS Y ÁCIDO FÓLICO

Estructura química

Todos los folatos tienen en común la estructura del ácido pteroilglutámico (PteGlu) o ácido fólico, molécula constituida por un anillo de pteridina unido por un puente metileno a un residuo de ácido p-aminobenzoico que, a su vez, se une por un enlace amida a un residuo de ácido glutámico (**Fig. 16-1**). Los distintos folatos se diferencian en el anillo de pteridina, que puede presentar varias formas reducidas y varios tipos de sustituciones, y en el residuo de p-aminobenzoglutamato, que puede presentar unidos por enlaces peptídicos un número variable de residuos de glutamato.

El anillo de pteridina puede encontrarse parcialmente reducido en la posición 7,8 ($H_2PteGlu_n$ o dihidrofolato [DHF]) o completamente reducido en las posiciones 5, 6, 7 y 8 ($H_4PteGlu_n$ o tetrahidrofolato [THF]). El tetrahidrofolato, a su vez, es capaz de aceptar unidades de un sólo átomo de carbono que se fijan en las posiciones 5, 10 o ambas y pueden encontrarse en diferentes estados de oxidación:

1. En las formas más oxidadas, la sustitución se puede producir en la posición 5 (5-formil-$H_4PteGlu_n$), en la posición 10 (10-formil-$H_4PteGlu_n$) o en ambas (5,10-metenil-$H_4PteGlu_n$).
2. En las formas intermedias, la sustitución ocupa ambas posiciones (5,10-metilén-$H_4PteGlu_n$).
3. En las formas más reducidas, la sustitución ocupa la posición 5 (5-metil-$H_4PteGlu_n$).

Asimismo, todos los folatos pueden presentar un número variable de residuos de glutamato unidos a la estructura, siendo los más frecuentes en el organismo los monoglutamatos, pentaglutamatos y hexaglutamatos. Los derivados reducidos de los poliglutamatos son los que constituyen las formas biológicamente activas, y las posiciones N5 y N10 son los sitios activos de la molécula de los folatos. El ácido fólico (ácido pteroilmonoglutámico) es una forma sintética que raramente aparece en la naturaleza, pero es la forma más

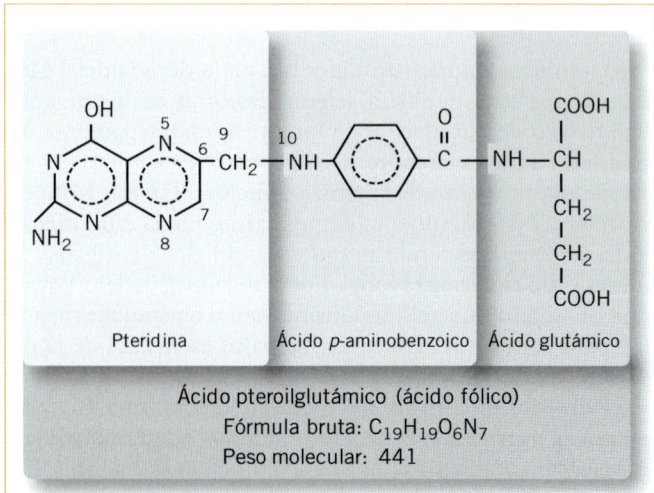

Figura 16-1. Estructura química del ácido pteroilglutámico.

oxidada y más estable y, por ello, es la más usada en la suplementación farmacológica o en la fortificación de alimentos.

En la **tabla 16-1** quedan reflejados los diferentes derivados que constituyen la familia de los folatos y las nomenclaturas más frecuentemente utilizadas.

Propiedades fisicoquímicas

El ácido fólico se presenta como un polvo cristalino de color amarillo anaranjado. Es poco soluble en agua (0,5 g/l) pero fácilmente soluble en soluciones ácidas o básicas débiles. Es insoluble en alcohol, acetona, éter y cloroformo. El ácido fólico cristalizado es estable al calor y al aire. En solución neutra, por el contrario, es sensible a la luz, a la radiación ultravioleta, a los ácidos, a los álcalis, a los oxidantes y a los reductores. Las formas reducidas (dihidrofolato y tetrahidrofolato) son inestables en presencia de aire.

Fuentes alimentarias

Formas

En los alimentos, los folatos se encuentran mayoritariamente como derivados poliglutámicos y pueden presentarse todas las formas según el estado de oxidación y las sustituciones sobre el anillo de pteridina. El término «ácido fólico» fue introducido por primera vez por Mitchell y cols., en 1941, para describir un factor aislado de las hojas de espinaca, de las cuales tomó el nombre. El propio nombre, del latín *folium*, es indicativo de los alimentos más ricos en esta vitamina: las hojas. El ácido fólico, entendido como ácido pteroilmonoglutámico, está totalmente oxidado y es la forma sintética que normalmente aparece en los suplementos y alimentos fortificados, pero no de forma natural en cantidades significativas. A lo largo del capítulo se utilizará el término ácido fólico para hacer referencia a la forma sintética de la vitamina, y el término folatos para los vitámeros de origen natural.

Alimentos

Las principales fuentes alimentarias de folatos son, por lo tanto, las verduras y hortalizas, entre las cuales cabe destacar las acelgas y espinacas (140 µg/100 g de porción comestible [PC]), los grelos y las nabizas (140 µg/100 g PC), la remolacha (90 µg/100 g PC), las coles y los guisantes (78 µg/100 g PC). Asimismo, los garbanzos que, hay que recordar, son una leguminosa de amplio consumo en la dieta española y también en la mediterránea, presentan un elevado contenido de folatos (180 µg/100 g PC). Algunas frutas frescas, como la naranja, el melón o el plátano aportan también folatos, pero su contenido es menor (20-40 µg/100 g PC), y los frutos secos, como almendra o avellana, o el aguacate, presentan un contenido alto de folatos (96-110 µg/100 g PC). Otra buena fuente de folatos y ácido fólico son los cereales de desayuno fortificados (150-200 µg/100 g PC). La leche y los derivados lácteos contienen 5-50 µg/100 g PC, y las carnes y pescados son, por lo general, fuentes pobres de folatos, con la excepción del hígado (182 µg/100 g PC).

Los alimentos también pueden contener ácido fólico añadido, como es el caso de muchas matrices de base cereal. El nivel de fortificación, no obstante, depende del producto, del fabricante y de la legislación vigente en cada país.

Procesos culinarios

Los folatos son sensibles a la luz, los ácidos, los álcalis, los oxidantes y los reductores. Por su carácter hidrosoluble también pueden perderse con el agua de cocción de los alimentos. Por ello, se estima que casi el 50 % del contenido inicial

Tabla 16-1. Esquema de las estructuras y nomenclaturas de los folatos

Nombre del compuesto	Característica estructural	Abreviaturas
Ácido pteroilglutámico Ácido fólico	No reducido, sin sustituciones	PteGlu
Dihidrofolato Ácido dihidrofólico	–H en 5,6	H$_2$PteGlu$_n$ DHF
Tetrahidrofolato Ácido tetrahidrofólico	–H en 5,6,7,8	H$_4$PteGlu$_n$ THF
5-Formiltetrahidrofolato[a] Ácido 5-formiltetrahidrofólico	–CHO en 5	5-Formil-H$_4$PteGlu$_n$ 5-Formil-THF
10-Formiltetrahidrofolato Ácido 10-formiltetrahidrofólico	–CHO en 10	10-Formil-H$_4$PteGlu$_n$ 10-Formil-THF
5,10-Meteniltetrahidrofolato[a] Ácido 5,10-meteniltetrahidrofólico	–CH= en 5,10	5,10-Metenil-H$_4$PteGlu$_n$ 5,10-Metenil-THF
5,10-Metilentetrahidrofolato[a] Ácido 5,10-metilentetrahidrofólico	–CH$_2$– en 5,10	5,10-Metilén-H$_4$PteGlu$_n$ 5,10-Metilén-THF
5-Metiltetrahidrofolato[a] Ácido 5-metiltetrahidrofólico	–CH$_3$ en 5	5-Metil-H$_4$PteGlu$_n$ 5-Metil-THF
...monoglutamato ...poliglutamato	1 glutamato n glutamatos	...PteGlu ...PteGlu$_n$

[a] A pesar de la presencia de sustituyentes en el anillo de pteridina y, por lo tanto, de saturarse el doble enlace con un solo hidrógeno, el prefijo indicando reducción (tetrahidro) sigue manteniéndose por convenio.

de folatos en los alimentos se pierde en los procesos culinarios. La elaboración al vapor o la fritura conducen a pérdidas de hasta el 90 % del contenido inicial en folatos. Las verduras pierden casi el 70 % de su contenido en folatos al hervirlas durante 8 minutos, en gran parte por disolución en el agua de cocción.

Biodisponibilidad

La estimación de la eficacia con que se absorben los folatos y de su biodisponibilidad es todavía incompleta. Sólo los monoglutamatos se absorben directamente en el intestino, en tanto que los poliglutamatos deben ser primero hidrolizados a monoglutamatos por acción de una enzima intestinal, la pteroilpoliglutamato hidrolasa. En conjunto, se absorben alrededor del 90 % de los monoglutamatos, y entre el 50 % y el 90 % de los poliglutamatos, aunque las cifras varían mucho según el tipo de alimento y la metodología de análisis empleada. Estas diferencias entre alimentos se deben a la presencia de inhibidores de la hidrolasa o a otros factores desconocidos. Las diferencias entre ensayos radican principalmente en la dificultad que entraña la determinación de los folatos en alimentos y en la estimación del verdadero folato endógeno que se elimina, ya que existe una síntesis bacteriana del folato.

Digestión, absorción, transporte, metabolismo y eliminación

Digestión

Los folatos en la alimentación se encuentran en su mayor parte (90 %) en forma de poliglutamatos ligados a proteínas. En el intestino, son liberados de las proteínas alimentarias por acción de las proteasas digestivas. Posteriormente, los folilpoliglutamatos deben perder sus residuos glutámicos para poder ser absorbidos en el intestino. La pteroilpoliglutamato hidrolasa presente en la membrana del «borde en cepillo» de las células intestinales es la enzima que cataliza la reacción.

Absorción y distribución

Los monoglutamatos así formados ingresan en la célula intestinal mediante un mecanismo de transporte activo, aunque con dosis elevadas el mecanismo de absorción de elección es la difusión pasiva. En el «borde en cepillo» de los enterocitos se ha descrito una proteína de alta afinidad por los folatos, llamada *proteína ligante de folatos*, que podría estar involucrada en el transporte activo.

En la célula intestinal, los folatos naturales ya sufren biotransformación: se reducen y metilan para formar 5-metil-THF. La enzima dihidrofolato reductasa, presente en el intestino y también en el hígado, cataliza la reducción a dihidrofolato (DHF) y tetrahidrofolato (THF). La actividad de esta enzima es singularmente baja en la especie humana, en comparación con otros mamíferos. Las formas activas son siempre las formas reducidas.

Los folatos absorbidos son subsecuentemente transferidos a través de las venas mesentéricas al hígado. Allí pueden

sufrir también biotransformación a 5-metil-THF, el cual es cedido de nuevo a la circulación, por medio de la que llegará a todos los tejidos. El hígado tiene una alta afinidad para metabolizar formas de folato diferentes de 5-metil-THF, pero una escasa capacidad de eliminar 5-metil-THF, por lo que esta forma prosigue prácticamente de forma ininterrumpida en la circulación sanguínea, donde normalmente aparece, en situaciones de ayuno, como la forma predominante de folato en plasma que se distribuye a los diferentes tejidos. Además, el hígado también almacena folatos en forma de poliglutamatos, principalmente como pentaglutamatos. Estas reservas (en torno a los 5-10 mg) son suficientes para cubrir las necesidades durante aproximadamente 4 meses (**Fig. 16-2**).

Aunque la mayor parte de los folatos naturales sufren su primera biotransformación en la célula intestinal, parece que no es así cuando se ingiere ácido fólico sintético. Gracias a los trabajos llevados a cabo con radioisótopos estables, se postula que el hígado, en lugar de las células de la mucosa intestinal, constituye el órgano inicial para el metabolismo del ácido fólico sintético en la especie humana. Este hecho puede tener especial relevancia cuando el ácido fólico sintético se utiliza para la fortificación de alimentos o como suplemento farmacológico, ya que la baja capacidad dihidrofolato reductasa del hígado humano y su baja afinidad por el ácido fólico podrían originar la saturación del sistema metabólico, dando lugar a la presencia crónica y significativa de ácido fólico sin metabolizar en la circulación sistémica, cuyos efectos para la salud permanecen desconocidos (v. Fortificación de alimentos con ácido fólico, más adelante).

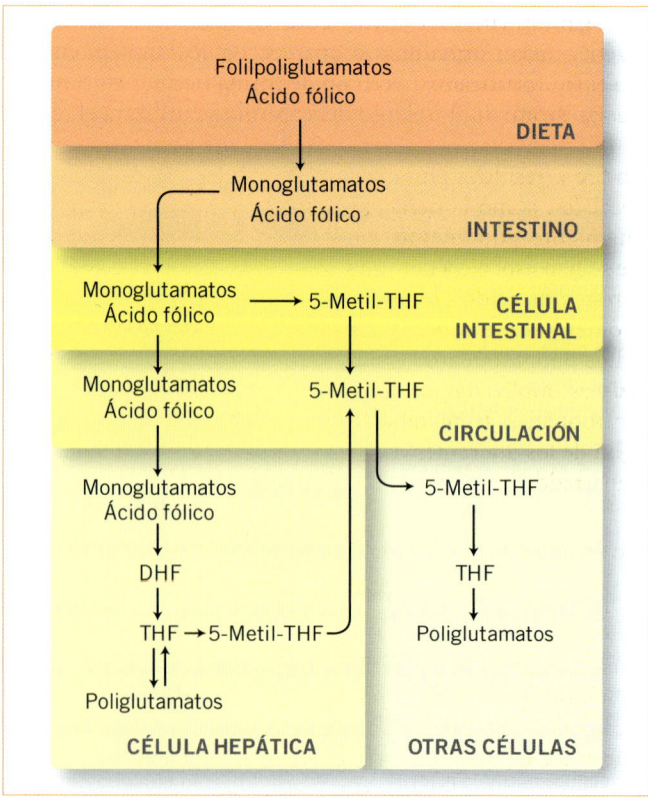

Figura 16-2. Absorción y distribución de los folatos en el organismo. DHF: dihidrofolato; THF: tetrahidrofolato.

En la circulación, el 5-metil-THF se encuentra unido a proteínas, principalmente a albúmina y a una proteína de alta afinidad por los folatos, denominada proteína ligante de folatos. La tasa plasmática de folatos es de 10-30 nmol/l, mientras que en los eritrocitos se encuentra en una concentración de 10 a 30 veces más alta.

Los folatos se distribuyen en el organismo a través de la circulación principalmente hacia tejidos de rápida división celular, como la médula ósea o la mucosa gastrointestinal, ya que estos tejidos necesitan el folato para la síntesis de DNA. En los tejidos de mamíferos se encuentran principalmente como derivados poliglutamatos, encontrándose los pteroil-monoglutamatos únicamente en plasma y orina. La poliglutamilación y la proteína ligante de folatos asociada a las membranas son las responsables de la retención de los folatos en los tejidos.

El contenido total de folatos en el organismo se encuentra entre 5 y 10 mg, siendo los órganos más ricos en folatos el hígado (2,7-15,6 µg/g) y el cerebro. La tasa de folatos en el líquido cefalorraquídeo es de 3 a 4 veces superior a la tasa plasmática.

Metabolismo

En los tejidos periféricos, el 5-metil-THF penetra en el interior de la célula gracias a un sistema de transporte específico. Allí pierde su grupo metilo al cederlo a la homocisteína en la síntesis de metionina, reacción catalizada por la metionina sintasa, enzima que también requiere vitamina B$_{12}$ para su actividad. El THF formado es el sustrato preferente en las reacciones de poliglutamilación, en las que la folilpoliglutamato sintasa vuelve a añadir los residuos glutámicos, y los folatos quedan retenidos en el interior de la célula, ya que sólo pueden abandonarla si se transforman de nuevo en derivados monoglutámicos. El mecanismo de poliglutamilación implica que la mayoría de los folatos celulares contienen 5 o 6 residuos glutamato. Sin embargo, hay situaciones especiales, como la deficiencia dietética, el alcoholismo o el tratamiento con metotrexato y otros fármacos antifolato, que se han asociado con una mayor elongación de la cadena de restos de ácido glutámico, aunque el mecanismo de este fenómeno no se conoce bien.

Los poliglutamatos son coenzimas de las pteroproteínas, enzimas implicadas en el metabolismo de las unidades monocarbonadas. El metabolismo específico y la función fisiológica de los diferentes derivados se describirán en el siguiente apartado.

Eliminación

Los folatos se eliminan del organismo a través de las vías fecal y urinaria. En las heces aparecen folatos procedentes de la fracción alimentaria no absorbida (aproximadamente un 20 %), de la secreción biliar y de la síntesis por las bacterias intestinales. Parte de los folatos secretados en la bilis son reabsorbidos de nuevo, estableciéndose un ciclo enterohepático. Asimismo, los folatos sintetizados por las bacterias intestinales pueden ser absorbidos, contribuyendo en pequeña proporción al estado y al equilibrio corporal de folatos.

A través de la orina se eliminan los folatos metabolizados como pteridinas y ácido benzoilglutámico, compuestos que se forman tras la rotura del enlace C9-N10 de la molécula. En el riñón se produce también una importante reabsorción tubular de los folatos filtrados. El intervalo de folatos eliminados por vía urinaria oscila entre 1 y 10 µg/día, en forma de metabolitos.

Funciones bioquímicas y actividad biológica

Funciones bioquímicas

En la célula, la función de los folatos reside principalmente en su capacidad para donar y captar unidades de carbono. El THF es capaz de captar el grupo metilo de la serina en una reacción reversible catalizada por la enzima serina hidroximetiltransferasa, que da lugar a 5,10-metilén-THF (**Fig. 16-3**) (**cap. 9**, Metabolismo de los aminoácidos).

El 5,10-metilén-THF es el derivado más inestable y se disocia enseguida en formaldehído y THF, pero participa en una serie de reacciones de gran importancia:

1. Cede el grupo metileno y dos electrones del anillo de pteridina para la síntesis de monofosfato de desoxitimidina a partir de monofosfato de desoxiuridina, y participa por ello en la síntesis de timidilato y DNA (**cap. 11**, Metabolismo de los nucleótidos). En esta reacción, catalizada por la timidilato sintasa, se genera DHF, el cual debe reducirse para volver a entrar en el ciclo de derivados activos.

2. Puede oxidarse en una reacción reversible catalizada por la metilentetrahidrofolato deshidrogenasa (MTHFD) y dar lugar a 5,10-metenil-THF, el cual a su vez puede transformarse en 10-formil-THF por acción de la metilentetrahidrofolato ciclohidrolasa. El 5,10-metenil-THF y el 10-formil-THF participan en la síntesis de purinas.

3. Puede reducirse en una reacción irreversible catalizada por la metilentetrahidrofolato reductasa (MTHFR), que genera 5-metil-THF.

Como se ha mencionado antes, el 5-metil-THF es el derivado que cede su grupo metilo en la síntesis de metionina a partir de homocisteína en una reacción catalizada por la metionina sintasa, enzima que, además, requiere la presencia de vitamina B$_{12}$ como cofactor. Ésta es una de las reacciones principales del ciclo de la metilación, en el cual se sintetiza *S*-adenosilmetionina, molécula que actúa como donante de grupos metilo en un sinfín de reacciones de transmetilación involucradas en el metabolismo celular y en la regulación epigenética de la expresión génica. Además, es la única reacción en la que el 5-metil-THF puede perder su grupo metilo.

Como se ha indicado anteriormente, los folatos en la circulación se encuentran principalmente en la forma de 5-metil-THF. Para que puedan ser retenidos en la célula es necesario que adquieran residuos glutamato adicionales, pero el 5-metil-THF no es buen sustrato de la folilpoliglutamato sintasa. El 5-metil-THF debe desmetilarse en la reacción catalizada por la metionina sintasa para convertirse en THF y ser susceptible de poliglutamilación, por lo que

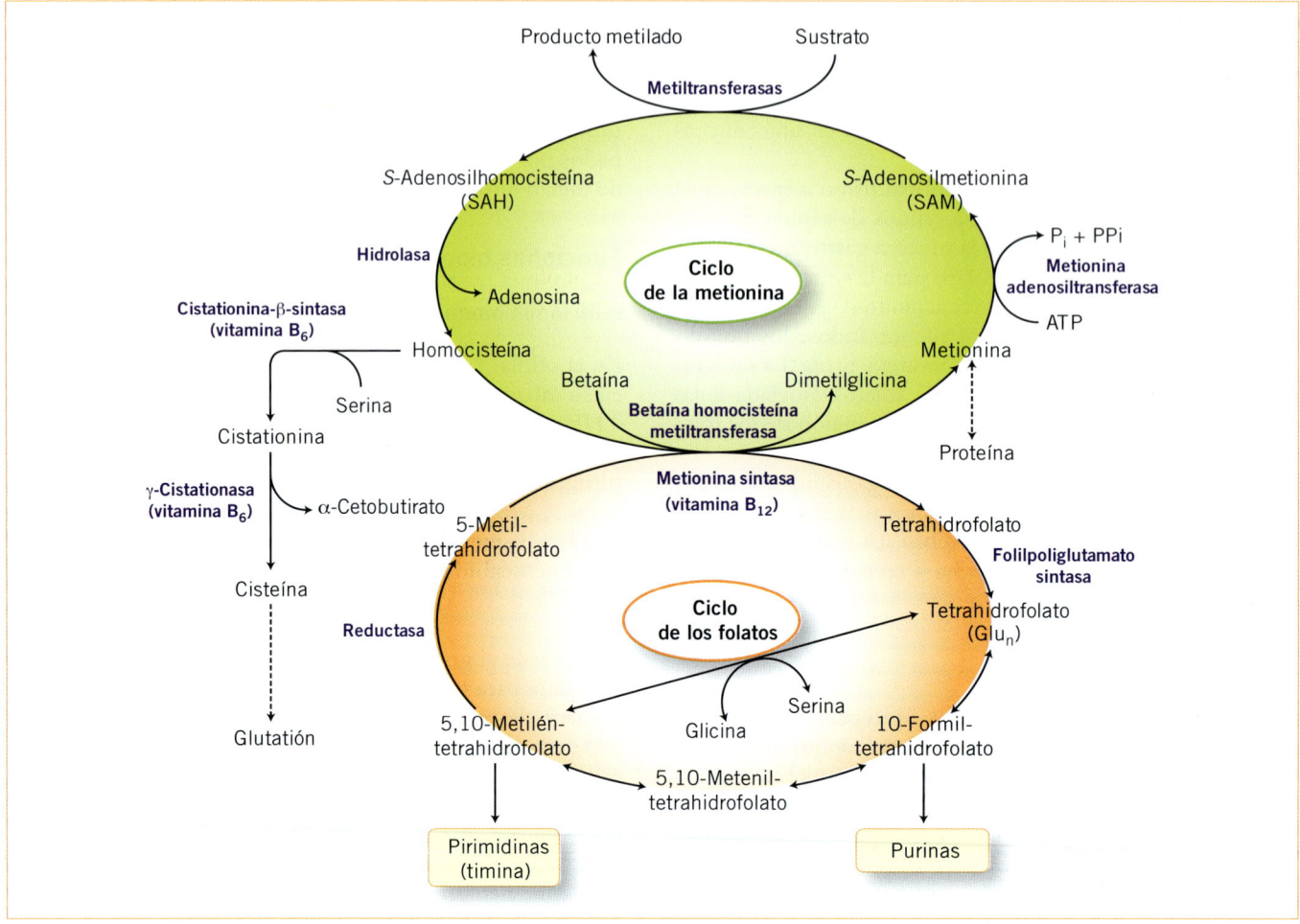

Figura 16-3. Metabolismo y función de los folatos en el organismo.

esta reacción es también necesaria para la captación de los folatos circulantes.

Es importante añadir que el 5,10-metilén-THF se origina también durante el metabolismo de la glicina. Por otra parte, la degradación de la histidina proporciona también cierta cantidad de este derivado a través de la formación sucesiva de formimino-THF y metenil-THF.

En resumen, los folatos participan en el metabolismo de ciertos aminoácidos, en la síntesis de *S*-adenosilmetionina, en la síntesis de purinas y pirimidinas y, especialmente, en la síntesis de timina, base específica del DNA. Estas últimas funciones explican adecuadamente el papel crucial de los folatos en la proliferación celular y la relación de su deficiencia con la aparición de la anemia megaloblástica.

Polimorfismos genéticos relacionados con el metabolismo de los folatos

La MTHFR es una enzima crítica en el metabolismo de los folatos. Cataliza la reducción irreversible del 5,10-metilén-THF a 5-metil-THF (**Fig. 16-3**), la forma del folato que predomina en el plasma y la que rige la función principal como donante de grupos metilo. Destacamos esta enzima pues a finales de los años 1980 se identificó una variante de la enzima que presenta menor actividad y es más termolábil en el

laboratorio. Esta variante se debe a un polimorfismo de un solo nucleótido (SNP, *single nucleotide polymorphism*) en el gen que codifica la enzima: en la posición 677 pueden encontrarse una citosina o una timina, lo que da lugar a la incorporación de un residuo de alanina o de valina en la proteína resultante (**cap. 16**, Nutrigenética: variantes genéticas que responden a nutrientes, **tomo II**).

Los individuos homocigotos para el alelo T677 de la MTHFR tienen significativamente elevada la homocisteína plasmática y tienden a presentar concentraciones de folatos en sangre y en eritrocitos más bajas, en hasta un 20-25 %, que los individuos heterocigotos u homocigotos para el alelo C677. Además, la presencia del polimorfismo MTHFR 677C → T se asocia a efectos sobre la salud, en general desfavorables, pues se relaciona con un mayor riesgo de defectos del tubo neural, enfermedad cardiovascular e incluso cáncer. Por último, cuando se han realizado intervenciones con ácido fólico, los estudios muestran que la respuesta en suero en individuos con el genotipo 677TT es menor que la respuesta de aquellos con el genotipo CC, lo que sugiere un mayor requerimiento de folatos en los individuos con el genotipo MTHFR 677TT. El polimorfismo 677C → T tiene una prevalencia de hasta el 24 % en algunos países europeos.

Existen otros polimorfismos genéticos relacionados con el metabolismo del folato, como MTHFR 1298A → C, metionina sintasa 2756A → G o metionina sintasa reductasa 66A → G, que se han asociado con alteraciones leves en los biomarcadores de folato, pero su impacto en la salud o en los requerimientos nutricionales de folatos no es concluyente.

Folatos y salud

Carencia clásica: anemia megaloblástica

Los folatos son nutrientes esenciales para la vida celular, por lo que su deficiencia da lugar al desarrollo de enfermedades. El trastorno más frecuente que se produce como consecuencia de una deficiencia de folatos es la anemia macrocítica y megaloblástica, cuyos síntomas clínicos son muy similares a los de la anemia inducida por deficiencia de vitamina B$_{12}$. Si se instaura de forma crónica aparecen, además de signos hematológicos, signos generales y neuropsiquiátricos. Entre los signos generales cabe destacar la astenia y la anorexia, que van surgiendo de forma progresiva. Entre los signos neuropsiquiátricos se observan trastornos del sueño y de la memoria, irritabilidad y convulsiones. En algunos casos, también se pueden producir neuropatía periférica, síndrome cerebeloso, depresión y demencia.

Cuando la deficiencia se produce de forma aguda, como en el caso de la administración de fármacos antifolato (p. ej., metotrexato), se manifiesta a través de síntomas digestivos, cutáneos y hematológicos. En lo que atañe al aparato digestivo, se producen náuseas y diarrea. En cuanto a los síntomas cutáneos, la deficiencia aguda produce ulceración en las mucosas bucofaríngeas y dermatitis de aspecto variable (herpetiforme, eccematosa, exfoliativa o de tipo acneico).

Cuando los depósitos corporales de folatos son normales, la deficiencia tarda unos 4 meses en desarrollarse. Si hay depleción inicial de los depósitos, los síntomas aparecen a los 2-3 meses. Los síntomas y signos de la carencia revierten o mejoran con la administración de ácido fólico, siempre que las lesiones, sobre todo las de tipo neurológico, no sean ya irreversibles. La carencia de folatos se produce especialmente en ciertas poblaciones de riesgo y en una serie de circunstancias especiales. Entre ellas cabe destacar:

Mujer embarazada. La anemia por carencia de folatos es muy frecuente en el tercer trimestre del embarazo. Se produce principalmente debido al incremento en los requerimientos nutricionales. Es frecuente tanto en países en vías de desarrollo como en los más industrializados.

Personas de edad avanzada. La carencia de folatos en las personas de edad avanzada suele manifestarse a través de signos hematológicos y puede asociarse a trastornos en el comportamiento y en la memoria, y a demencia. En la mayor parte de los casos se produce por un aporte inadecuado a través de la dieta.

Prematuros y recién nacidos. La carencia de folatos se produce cuando los recién nacidos no han podido acumular suficientes reservas durante la vida intrauterina, cuando son alimentados con leche pobre en folatos o cuando la madre del lactante presenta deficiencia en la vitamina.

Alteraciones intestinales. Ciertos trastornos, como la enfermedad de Crohn, la enfermedad celíaca, la colitis ulcerosa y la resección intestinal pueden dar lugar a una deficiencia en folatos debido a una alteración de su absorción.

Alcoholismo crónico. La deficiencia en folatos es frecuente en los alcohólicos crónicos, sobre todo en los bebedores de vino y bebidas alcohólicas de alta graduación, pero lo es menos entre los consumidores de cerveza, ya que ésta contiene folatos. En los alcohólicos, la deficiencia se produce como consecuencia de varios mecanismos: la disminución de la ingesta, la disminución en la absorción y la perturbación del metabolismo de los folatos por efecto del alcohol, que secuestra folatos en el hígado.

Cáncer. Las enfermedades neoplásicas malignas suelen asociarse a carencia de folatos, debido principalmente a una disminución en la ingesta y a un aumento en los requerimientos por parte de los tejidos en rápido crecimiento.

Carencia de vitamina B$_{12}$. La carencia de esta otra vitamina también puede inducir deficiencia funcional en folatos, ya que altera su metabolismo. La carencia de B$_{12}$ inhibe el funcionamiento de la enzima metionina sintasa, lo que conduce a la acumulación de los folatos como metil-THF en detrimento de otros derivados activos.

Interacciones medicamentosas. Ciertos fármacos interfieren en la absorción o el metabolismo de los folatos, dando lugar a la anemia megaloblástica característica. En la tabla 16-2 se resumen los fármacos antifolato de mayor relevancia. En algunos casos, la interacción con el metabolismo de los folatos se produce como consecuencia del propio mecanismo de acción del fármaco, como en el caso de metotrexato, trimetoprima, pirimetamina y triamtereno, que son inhibidores de la dihidrofolato reductasa. En otros casos, el efecto antifolato es un efecto secundario y muchas veces de mecanismo desconocido.

Errores congénitos del metabolismo. Son anomalías genéticas en el metabolismo de los folatos que conducen a trastornos en general graves y de difícil tratamiento (cap. 20, Nutrición en los errores innatos del metabolismo en el niño, tomo V). Se han descrito especialmente en niños, en los que los principales síntomas son anemia megaloblástica y retraso mental grave. Entre esos errores congénitos cabe destacar:

● Déficit congénito en la absorción: está inhibida la absorción de todos los folatos. Se manifiesta inicialmente con anemia megaloblástica y luego se agrava con retraso mental y convulsiones.

Tabla 16-2. Principales fármacos antifolatos	
Actividad farmacológica	**Fármacos antifolatos**
Antitumorales/citotóxicos	Metotrexato
Antipalúdicos	Pirimetamina
Antibacterianos	Trimetoprima
Diuréticos	Triamtereno
Antirreumáticos	Sulfasalazina
Antiepilépticos	Primidona, fenitoína, fenobarbital, ácido valproico, carbamazepina
Anticonceptivos orales	Etinilestradiol

- Déficit de metionina sintasa: se produce por una anomalía genética en el metabolismo de la vitamina B_{12}.
- Déficit de formiminoglutamato transferasa: produce de forma variable retraso mental, convulsiones y anemia megaloblástica. Su mecanismo es desconocido.
- Déficit de dihidrofolato reductasa: da lugar a anemia megaloblástica y signos neurológicos. El déficit total es incompatible con la vida.
- Déficit de metilén-THF reductasa: da lugar a manifestaciones neurológicas graves, retraso psicomotor y alteraciones del comportamiento. Además, también se observan homocistinuria, hiperhomocisteinemia y deficiencia en metionina, ya que al inhibirse la formación de 5-metil-THF no puede realizarse la síntesis de metionina a partir de la homocisteína.
- Síndrome del cromosoma X frágil: da lugar a malformaciones y retraso mental. Su mecanismo etiológico es todavía desconocido, pero se sospecha que puede estar relacionado con la carencia de folatos.

La anemia megaloblástica suele tratarse con dosis de 10-20 mg/día de ácido fólico por vía oral. La forma farmacológica más utilizada es el 5-formil-THF o ácido folínico. Se presenta en formas de administración oral y parenteral, normalmente bajo la forma de folinato cálcico.

Nuevas funciones

La anemia megaloblástica sigue siendo una enfermedad frecuente, especialmente en poblaciones de riesgo como embarazadas o alcohólicos, pero en la actualidad la deficiencia de folatos parece también relacionarse con otro tipo de trastornos, de manera que se han propuesto nuevas fórmulas de terapia o de prevención basadas en el ácido fólico.

Prevención de los defectos del tubo neural

Los defectos del tubo neural (DTN) son malformaciones congénitas que afectan a la formación de dicha estructura. En sus diferentes formas (anencefalia, meningocele, espina bífida) son especialmente graves y muchas veces incompatibles con la vida. La etiología de estos DTN es multifactorial y en ella están implicados factores tanto genéticos como ambientales, entre los que el estado nutricional en folatos desempeña un papel importante.

Los estudios de intervención, en los que se ha determinado el efecto de la suplementación materna con ácido fólico durante la gestación sobre la prevalencia de DTN en los hijos, han sido los más definitivos para establecer el papel preventivo del ácido fólico en las primeras etapas de la gestación. El más significativo fue el realizado por el *Medical Research Council* (MRC) del Reino Unido. Este organismo planificó un ensayo a doble ciego y aleatorizado para evaluar el papel de la suplementación con ácido fólico en la prevención de DTN. El estudio se realizó en 33 centros en siete países diferentes e involucró a un total de 1.817 mujeres de alto riesgo, es decir, que ya habían tenido una gestación afectada por DTN, y que planeaban una nueva gestación. Las mujeres fueron clasificadas aleatoriamente en cuatro grupos

experimentales que recibieron respectivamente: ácido fólico, ácido fólico y suplemento polivitamínico sin ácido fólico, suplemento polivitamínico sin ácido fólico, o placebo. La dosis de ácido fólico empleada fue de 4 mg/día. Se completaron 1.195 gestaciones antes de que el ensayo se interrumpiera al considerarse que los resultados eran suficientemente concluyentes: entre las 593 mujeres que tomaron el suplemento de ácido fólico, sólo se observaron 6 casos de DTN (1 %), mientras que entre las 602 mujeres que no lo recibieron, padecieron DTN 21 hijos (3,5 %). Es decir, la suplementación con 4 mg diarios de ácido fólico en la etapa periconcepcional redujo el riesgo de repetición de DTN en un 72 %. El preparado polivitamínico sin ácido fólico no ejerció, sin embargo, ningún efecto protector.

El estudio del MRC descrito anteriormente fue un ensayo de recurrencia, es decir, se evaluaba la capacidad del ácido fólico para prevenir un embarazo afectado por DTN en una mujer que ya había padecido uno o más embarazos afectados y que, por lo tanto, era considerada de alto riesgo. En un ensayo realizado en Hungría, Czeizel y Dudás evaluaron la capacidad del ácido fólico para prevenir la aparición de DTN, es decir, un primer embarazo afectado. El ensayo fue a doble ciego y aleatorizado y en él se administró diariamente un suplemento multivitamínico con 0,8 mg de ácido fólico o un suplemento mineral. Ningún niño nació con DTN entre las 2.391 madres que recibieron el suplemento vitamínico con ácido fólico, y se detectaron 6 casos entre las 2.052 madres que recibieron el suplemento mineral. La suplementación con 0,8 mg diarios de ácido fólico en la etapa periconcepcional redujo, por lo tanto, significativamente el riesgo de aparición de DTN.

El mecanismo protector de la suplementación con folatos no está bien establecido. Es probable que existan problemas en la proliferación celular que impidan el desarrollo embrionario correcto cuando hay una deficiencia vitamínica relativa y defectos genéticos latentes en el metabolismo de los folatos. Se ha sugerido también un efecto teratogénico de la homocisteína, aminoácido que se acumula en estas circunstancias y del que se ha demostrado su acción tóxica vascular, como se detalla en el apartado siguiente.

Regulación de la homocisteinemia

La homocisteína es un aminoácido no proteinogénico que se produce durante el metabolismo de la metionina. Resulta citotóxico y, por ello, el organismo dispone de dos vías para evitar su acumulación: su conversión en metionina y su metabolización a cisteína. En la primera de estas vías se necesita el concurso de los folatos, la vitamina B_{12} y la colina, como ya se ha considerado anteriormente. En la segunda vía se necesita el concurso del piridoxal-fosfato o vitamina B_6 (**Fig. 16-3**). La implicación de los folatos en la metabolización de la homocisteína explica el hecho de que la suplementación con ácido fólico pueda ser efectiva en el tratamiento de la hiperhomocisteinemia.

Los niveles elevados de homocisteína han sido identificados como factor de riesgo independiente para la enfermedad cardiovascular y la enfermedad cerebrovascular. Pueden producirse como consecuencia de una ingesta inadecuada de folatos o por insuficiencias dietéticas de vitamina B$_{12}$, vitamina B$_6$, por determinadas condiciones como la insuficiencia renal, el polimorfismo de la MTHFR o por el uso de ciertos medicamentos. De hecho, la concentración plasmática de homocisteína puede estar también influida por otros factores dietéticos, como riboflavina, alcohol y cafeína, y por factores de estilo de vida, como el tabaco o la hipertensión.

No obstante, sigue debatiéndose si la observación epidemiológica de una concentración elevada de homocisteína en la enfermedad cardiovascular se debe a que la homocisteína es agente causal de los trastornos vasculares o si es únicamente un marcador resultante de éstos. Los metaanálisis realizados hasta el momento dan resultados controvertidos, dependiendo fundamentalmente de la afectación coronaria o cerebrovascular. Asimismo, aunque sí se ha demostrado la capacidad del ácido fólico para reducir la hiperhomocisteinemia, no se ha podido demostrar hasta el momento que la suplementación con ácido fólico sea capaz de reducir el riesgo de enfermedad cardiovascular. Los primeros ensayos se realizaron en 1990 y primeros años del 2000 y las revisiones y metaanálisis más recientes muestran resultados contradictorios: desde la ausencia de efecto de la suplementación con ácido fólico sobre la mortalidad por cualquier causa, hasta un efecto beneficioso del folato sobre la mortalidad en general y ciertos procesos patológicos, como el accidente cerebrovascular, la enfermedad coronaria, los defectos del nacimiento, determinados tipos de cáncer y algunas afecciones neurológicas.

Es difícil establecer una ingesta recomendada de ácido fólico para mantener normalizada la concentración de homocisteína. Hasta ahora, se viene considerando normal la concentración plasmática de homocisteína entre 5 y 15 µmol/l y se consideran hiperhomocisteinémicos aquellos que la presenten por encima. Algunos estudios parecen indicar que la suplementación con ácido fólico en dosis de 400 y 500 µg/día puede reducir más aún la concentración de homocisteína en personas cuya concentración se considera normal, lo que indica que el intervalo de valores normales puede encontrarse por debajo de lo que se considera hasta ahora. Basado en lo que se conoce hasta el momento, sería necesaria una ingesta de al menos 350 µg/día de ácido fólico para mantener «normal» la concentración plasmática de homocisteína y un suplemento de al menos 650 µg/día para reducir concentraciones elevadas de homocisteína.

Prevención del cáncer

El bajo estado nutricional en folatos constituye un factor de riesgo en el desarrollo de cáncer, especialmente de tipo colorrectal. Esto es debido, posiblemente, a la inestabilidad genómica que se produce como consecuencia de la incorporación de uracilo al DNA o a alteraciones en el patrón de metilación del DNA, fenómenos que acontecen cuando existe un déficit de folatos. Por lo tanto, un adecuado estado nutricional en folatos, obtenido a través de la ingesta de folatos naturales o ácido fólico sintético, resultaría beneficioso en la prevención del cáncer. Sin embargo, cuando la lesión premaligna ya está instaurada, la suplementación con ácido fólico y la disponibilidad de elevadas cantidades de ácido fólico sin metabolizar podría estimular la capacidad celular para la división, provocando un efecto acelerador que sería muy perjudicial en el contexto del cáncer. Gran parte de la quimioterapia utilizada en el tratamiento del cáncer consiste, precisamente, en inducir un déficit funcional de folatos en las células cancerosas para evitar así su multiplicación. Además, el exceso de ácido fólico suplementario y la presencia de ácido fólico sin metabolizar en plasma parecen relacionarse con una alteración de la respuesta inmunitaria determinada por una menor citotoxicidad de los linfocitos NK *(natural killer)*. Algunos autores sostienen que los linfocitos NK podrían estar implicados en la destrucción de células tumorales y que pueden considerarse como una primera línea de defensa contra la carcinogénesis. En definitiva, el estado nutricional en folatos parece asociado al cáncer colorrectal siguiendo un patrón en forma de «U», de manera que la concentración tanto elevada como disminuida de folatos en plasma se asocia a un mayor riesgo de este tipo de cáncer.

Función cognitiva y enfermedades neurodegenerativas

Existe una creciente evidencia de la interacción entre factores nutricionales y el mantenimiento de la función cognitiva con la edad. El hecho de que el principal componente que se asocia a la pérdida de la función cognitiva sea la propia edad no se justifica plenamente si se considera que muchas personas de edad mantienen dicha función en una buena condición. Es un proceso multicausal que incluye demencia vascular, estrés oxidativo e inflamación, condiciones claramente modificables a través de la nutrición. Además, potencialmente, el envejecimiento puede afectar los requerimientos de nutrientes que están implicados en el metabolismo cerebral: síntesis de neurotransmisores y mantenimiento de la señalización celular, conectividad y capacidad de reparación tisular.

En los últimos años, numerosos estudios han mostrado una alta incidencia de deficiencia en folatos relacionada con síntomas mentales, especialmente depresión y deterioro cognitivos en población con problemas psiquiátricos o neurológicos y en ancianos. Más aun, estudios recientes en personas de edad avanzada sugieren una conexión entre ácido fólico, homocisteína, envejecimiento y depresión, incluyendo la enfermedad de Alzheimer. A este respecto, se ha demostrado que niveles elevados de homocisteína plasmática constituyen un factor de riesgo independiente para el desarrollo de la demencia y la enfermedad de Alzheimer. La etiología de este factor de riesgo no está clara, pero puede ser debida a un efecto neurotóxico de la homocisteína, o a la menor disponibilidad de *S*-adenosilmetionina, que da lugar potencialmente a una hipometilación del tejido cerebral. Lo que sí se conoce es que los niveles elevados de homocisteína están relacionados con una deficiencia en folatos, vitaminas B$_{12}$ y B$_6$, deterioro de la función cognitiva y demencia, pero todavía no hay pruebas de que el tratamiento con estas vitaminas pueda revertir el deterioro cognitivo o la demencia, aunque devuelvan los niveles de homocisteína a su estado normal.

Del mismo modo, se ha postulado que, independientemente de la hiperhomocisteinemia, las concentraciones bajas de folato sérico son un factor de riesgo del desarrollo de algunas formas de demencia, de enfermedad de Alzheimer y del declive de la función cognitiva en personas de edad avanzada, aunque todavía no se ha proporcionado una evidencia clara del efecto de la vitamina B_6 o B_{12}, o ácido fólico, solo o en combinación, en pruebas de función cognitiva tanto en personas con estado normal como en personas con la función cognitiva deteriorada.

Salud auditiva

La incidencia de los trastornos auditivos está aumentando de forma alarmante agravada por el aumento de la longevidad. La etiología de la pérdida auditiva es multifactorial, ya que intervienen tanto factores genéticos como ambientales (ruido, sustancias ototóxicas y estado nutricional). Recientes estudios han demostrado una interrelación entre la pérdida auditiva y ciertos déficits nutricionales.

Concretamente, niveles inadecuados de ingesta de ácido fólico se han correlacionado con la aparición de pérdida auditiva en presencia de concentraciones reducidas de vitamina B_{12} o hiperhomocisteinemia. En este sentido, otros estudios han aportado evidencias de un potencial efecto protector de la pérdida auditiva con la suplementación dietética con ácido fólico.

Ingestas recomendadas y toxicidad

Ingestas recomendadas

Se trata de uno de los apartados más dinámicos de este capítulo, ya que las nuevas propiedades de estas vitaminas han supuesto en muchos países su revisión. Así, teniendo en cuenta el concepto de requerimiento mínimo diario como la cantidad mínima de la vitamina obtenida de fuentes exógenas necesaria para mantener la normalidad, definida esta última como ausencia de cualquier manifestación de hipofunción bioquímica, se estimaría en aproximadamente 50 µg para la edad adulta. Sin embargo, las ingestas recomendadas de todos los países son intencionadamente mucho mayores, para así poder contar con un almacenamiento corporal suficiente de la vitamina.

Así, en 1998 el *Food and Nutrition Board* (FNB) del *Institute of Medicine* (IOM) (Comisión sobre Alimentación y Nutrición del Instituto de Medicina) de Estados Unidos estableció unas «ingestas de referencia» para los folatos notablemente más altas que las emitidas por este mismo organismo en 1989 o por otras instituciones sanitarias (**Tabla 16-3**). Esta nueva visión de las ingestas de referencia tiene en cuenta por primera vez la función de la vitamina más allá de la deficiencia nutricional y considera las nuevas funciones, de manera que plantea una mayor necesidad para prevenir los DTN. Por otra parte, las ingestas de referencia para los folatos se expresan como «equivalentes dietéticos de folato» (DFE, *dietary folate equivalents*), que tratan de reflejar la mayor disponibilidad del ácido fólico sintético utilizado para la fortificación de los alimentos o la suplementación farmacológica, en comparación con el folato presente de manera natural en los alimentos. Así, los «equivalentes dietéticos de folato» se definen de la siguiente forma:

1 DFE = 1 µg de folato natural contenido en los alimentos
1 DFE = 0,6 µg de ácido fólico sintético ingerido en alimentos fortificados o como suplemento farmacológico con las comidas
1 DFE = 0,5 µg de ácido fólico sintético tomado sin alimento

Tabla 16-3. Ingestas dietéticas de referencia para los folatos

Grupo de edad y sexo	Ingestas dietéticas de referencia (EE.UU.)[a] (µg de DFE/día)	Grupo de edad y sexo	Ingestas recomendadas (España)[b] (µg de folato/día)	Grupo de edad y sexo	Ingestas dietéticas de referencia (EFSA)[c] (µg de DFE/día)
Lactantes		**Lactantes**		**Lactantes**	
0-6 meses	65[d]	0-5 meses	40	7-11 meses	80[d]
7-12 meses	80[d]	5-12 meses	60		
Niños (ambos sexos)		**Niños (ambos sexos)**		**Niños (ambos sexos)**	
1-3 años	150	1-3 años	100	1-3 años	90
4-8 años	200	4-9 años	200	4-9 años	110-160
				7-10 años	200
Varones		**Varones**		**Adultos (ambos sexos)**	
9-13 años	300	10-12 años	300	11-14 años	270
14 a > 70 años	400	13 a > 60 años	400	≥ 15 años	330
Mujeres		**Mujeres**			
9-13 años	300	10-12 años	300		
14 a > 70 años	400	13 a > 60 años	400		
Embarazo	600	**Embarazo**	600	**Embarazo**	600[d]
Lactancia	500	**Lactancia**	500	**Lactancia**	500

[a] Tomado de Dietary Reference Intakes: https://ods.od.nih.gov/factsheets/Folate-HealthProfessional/#h2
[b] Tomado de Moreiras y cols. Tablas de composición de alimentos/guía de prácticas, 17ª ed. Madrid: Ediciones Pirámide, 2015.
[c] Tomado de Autoridad Europea de Seguridad Alimentaria (EFSA), 2014.
[d] Ingesta adecuada (ingesta media diaria en lactantes sanos alimentados con leche materna).
DFE: equivalente dietético de folato; 1 DFE = 1 µg de folato natural contenido en los alimentos; 1 DFE = 0,6 µg de ácido fólico sintético tomado con alimentos; 1 DFE = 0,5 µg de ácido fólico sintético tomado sin alimento.

Las ingestas recomendadas para población española están expresadas en cantidades de folato total por día (**Tabla 16-3**).

Además de las ingestas de referencia para la mujer, de 400 μg diarios, todas las mujeres en edad de procrear que puedan quedarse embarazadas deben consumir 400 μg adicionales con el fin de reducir el riesgo de un embarazo afectado por espina bífida u otro tipo de DTN. Los 400 μg adicionales deben ser de origen sintético y sumarse a los folatos procedentes de una dieta variada. Durante el embarazo, las ingestas dietéticas de referencia son de 600 μg diarios.

Efectos adversos

En principio, el ácido fólico no debería presentar problemas de toxicidad, incluso en un amplio espectro de dosis. Por su carácter hidrosoluble, las cantidades ingeridas en exceso tienden a ser eliminadas en la orina y no a acumularse en los tejidos, como ocurre con las vitaminas liposolubles, dado que para su depósito celular requieren unirse a polipéptidos de fijación que tienen una determinada capacidad, superada la cual no pueden quedar retenidos. Sin embargo, este criterio clásico se ha basado en ensayos agudos de toxicidad, muy diferentes al patrón de consumo actual para las vitaminas, cronificado y con frecuencia en forma de suplemento o complemento alimenticio, y para el cual no se tiene suficiente información en la actualidad.

Clásicamente, se ha considerado que el mayor riesgo de exposición a dosis elevadas de la vitamina es el posible enmascaramiento de una deficiencia en vitamina B$_{12}$ en la anemia perniciosa, ya que la suplementación o fortificación continuada con folato puede reducir los síntomas hematológicos pero no los neurológicos. Al respecto, el IOM de Estados Unidos y la Autoridad Europea de Seguridad Alimentaria (EFSA) recomiendan no superar la ingesta de 1 mg/día.

En cualquier caso, parece claro que los folatos no producen toxicidad incluso cuando se ingieren en cantidades que supongan cien veces los requerimientos mínimos. Por lo tanto, no se han descrito efectos tóxicos de la vitamina cuando se ingiere a través de la dieta.

Cuando el ácido fólico se ingiere en forma de suplemento farmacológico, las dosis administradas pueden ser mucho más elevadas y, aunque dosis diarias de 15 mg en individuos sanos no producen toxicidad, pueden darse reacciones adversas en ciertas situaciones. Entre ellas cabe destacar:

Enmascaramiento de la deficiencia en vitamina B$_{12}$. Los suplementos de ácido fólico pueden enmascarar el diagnóstico de la anemia perniciosa, enfermedad producida por la carencia de vitamina B$_{12}$. La anemia perniciosa se manifiesta en primer lugar por signos hematológicos, similares a los inducidos por deficiencia de folatos, y en su progreso da lugar a lesiones neurológicas de carácter irreversible. El ácido fólico en suplementos es capaz de corregir los signos hematológicos, pero no previene las lesiones neurológicas, lo que dificulta el diagnóstico de la deficiencia en vitamina B$_{12}$. Éste es un problema potencial de especial relevancia en las personas de edad, debido a los frecuentes problemas de absorción de vitamina B$_{12}$ asociados al envejecimiento.

Efecto convulsivante. Dosis muy elevadas de ácido fólico (unas 100 veces las ingestas recomendadas) pueden interferir en la acción farmacológica de fármacos anticonvulsivantes como fenobarbital, fenitoína o primidona, precipitando crisis convulsivas en pacientes que reciben este tipo de terapia.

Interacción con cinc. Los suplementos de ácido fólico en dosis no muy elevadas pueden inhibir la absorción del cinc, aunque los efectos y la magnitud de esta interacción no han sido claramente definidos.

Valoración del estado nutricional

Métodos de evaluación

La valoración del estado nutricional en folatos puede realizarse de varias formas. La medida más ampliamente utilizada consiste en la determinación de la concentración de la vitamina en sangre; también se pueden llevar a cabo pruebas funcionales indicativas del estado nutricional.

A continuación, se exponen las determinaciones más utilizadas:

Concentración de folato total en suero y eritrocitos. En sangre, se puede determinar el contenido de folato total en suero o en eritrocitos. La medida en suero es más dependiente de la ingesta y, por lo tanto, refleja el efecto de la ingesta reciente, pero no es buen indicador del verdadero estado corporal. La medida de los folatos eritrocitarios es más estable y, por lo tanto, es la más utilizada en el diagnóstico de la carencia de folatos. Para interpretar los resultados del estado en folatos se puede hacer uso de la **tabla 16-4**.

Concentración de homocisteína en suero. La medida de este aminoácido es una de las pruebas funcionales que se emplean en la actualidad para determinar el estado corporal en folatos. Es indicativa de la disponibilidad de los folatos para participar en la reacción catalizada por la metionina sintasa, una de las reacciones de metabolización de la homocisteína. Su poder diagnóstico reside en que existe una correlación negativa entre los folatos y la homocisteína, de manera que cuando existe una deficiencia de ácido fólico, suele producirse un aumento en la concentración sérica de homocisteína.

Prueba de excreción de ácido formiminoglutámico (FIGLU). El FIGLU es un producto del catabolismo de la histidina y es el compuesto sobre el que actúa la formiminoglutamato transferasa, enzima dependiente del folato, para dar lugar a ácido glutámico. La prueba se basa en la administración de una dosis (15 g) de histidina por vía oral. Si la excreción de FIGLU en la orina de 8 horas es mayor que lo que se considera normal (18 mg), se puede sospechar una carencia en folatos. Se utilizó mucho en las décadas de 1960 y 1970 para

Tabla 16-4. Pautas para interpretar el estado corporal en folatos

Estado	Folatos en suero (μg/l)	Folatos en eritrocitos (μg/l)
Normal	> 6	> 160
Marginal	3-6	140-160
Deficiente	< 3	< 140

diagnosticar la deficiencia de ácido fólico, pero, hoy en día, su aplicación es cada vez más limitada.

Prueba de la supresión con desoxiuridina. Es una herramienta muy utilizada en investigación para identificar los estados deficitarios de folatos o vitamina B$_{12}$. Consiste en evaluar, de forma indirecta, la capacidad de una preparación de células de médula ósea para sintetizar DNA. Para ello, se mide si la adición de desoxiuridina a la preparación es capaz de inhibir la incorporación de timina radiomarcada en la molécula de DNA.

Diagnóstico de carencia

Es necesario comenzar diciendo que la deficiencia en folatos es difícil de interpretar y presenta numerosos factores generadores de confusión. De hecho, una deficiencia en folatos no suele presentarse de forma aislada, sino que generalmente se asocia también a deficiencias en la ingesta de otros nutrientes o a problemas de malabsorción que afecten a varios componentes de la dieta. Además, ninguno de los métodos de evaluación descritos anteriormente es perfecto por sí solo para el diagnóstico, porque no resulta suficientemente específico o porque su sensibilidad no permite distinguir deficiencias subclínicas. Por ello, es necesario tener en cuenta toda la información clínica, morfológica y bioquímica para llevar a cabo un diagnóstico correcto acerca de la presencia o la ausencia de una carencia en folatos. A continuación se describen las distintas etapas que conducen al desarrollo de la anemia por deficiencia en folatos y las modificaciones que sufren los marcadores más empleados (**Fig. 16-4**).

Etapa 1. La primera etapa de la carencia en folato se caracteriza por una reducción de la concentración sérica de la vitamina a valores por debajo de 3 µg/l. Por el contrario, el contenido de folatos en eritrocitos se mantiene dentro del intervalo de valores normales. En todos los experimentos llevados a cabo en voluntarios humanos sometidos a priva-

ción de folato, el descenso en el nivel sérico de folato normalmente se produce en un plazo de 1 a 3 semanas, aunque también se ha visto en otros individuos que la depleción se puede dar hasta en un plazo de 2 meses. Sin embargo, la concentración sérica de folatos puede ser baja y no obstante no existir ningún signo de deficiencia, o no llegar a inducirse la enfermedad. Por ello, no debe considerarse esta situación como un estado real de deficiencia, tal como se hace en numerosas ocasiones, sino como un estado de balance negativo de folatos.

Etapa 2. A medida que la deficiencia progresa, se van agotando las reservas corporales de folatos, lo que conduce a un descenso manifiesto en la concentración de folatos en eritrocitos hasta valores por debajo de 160 µg/l. En general, no se alteran todavía los parámetros morfológicos o bioquímicos, pero en algunos pacientes de alto riesgo, como los alcohólicos, puede manifestarse también una elevación ligera de la concentración sérica de homocisteína.

Etapa 3. En esta etapa, la deficiencia de folatos conduce a alteraciones en el metabolismo y la eritropoyesis queda afectada. Esta situación se detecta porque es insuficiente la síntesis de DNA y porque los granulocitos presentan hipersegmentación nuclear. Además, la prueba de supresión con desoxiuridina resulta anormal (aunque se normaliza mediante la adición *in vitro* de folatos) y se eleva significativamente la concentración sérica de homocisteína.

Etapa 4. A medida que la deficiencia de folatos se mantiene en el tiempo, se desarrolla la anemia megaloblástica. Su primera manifestación será una reducción del número de eritrocitos y un aumento en el volumen corpuscular medio, mientras que otros parámetros como el hematócrito o la concentración de hemoglobina se mantendrán en sus valores normales debido al aumento en el tamaño celular. Posteriormente, quedarán afectados los tres parámetros mensurables

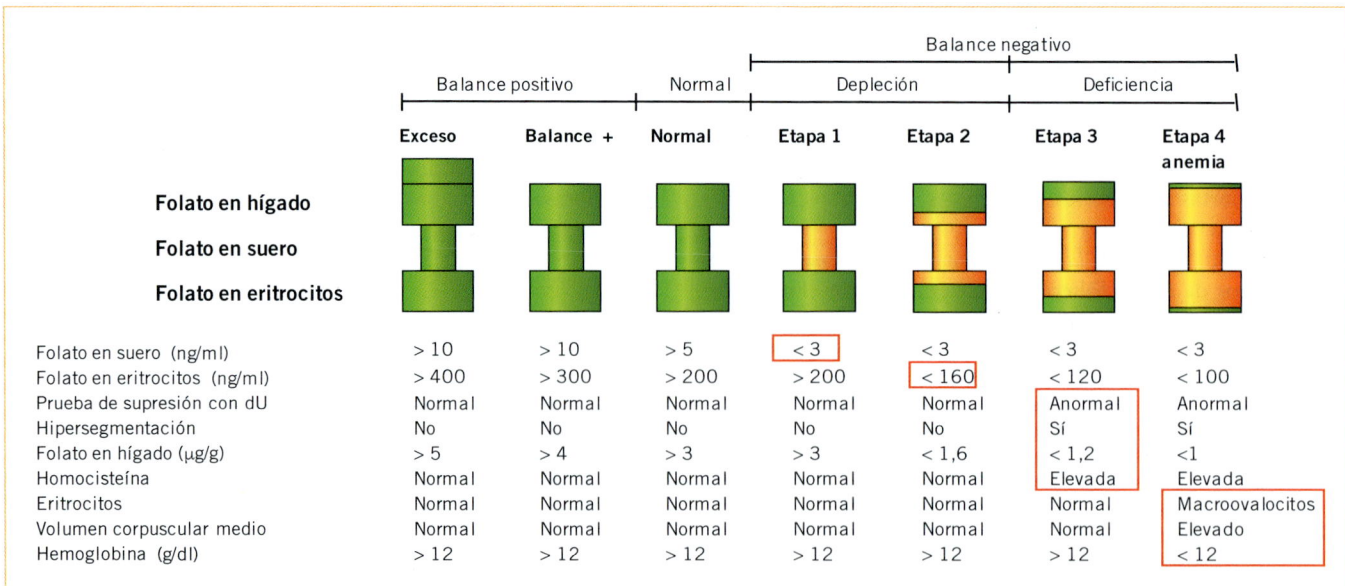

Figura 16-4. Deficiencia de folatos (etapas y marcadores). dU: desoxiuridina.

propios de la anemia: hematócrito, concentración de hemoglobina y número de eritrocitos. En este momento, son muchas veces detectables en sangre periférica macroovalocitos y macrocitos, y la hipersegmentación es mucho más manifiesta. Al agravarse la anemia, aparecen nuevos signos y se acentúan los ya existentes. Por ejemplo, la médula ósea se hace megaloblástica con una manifiesta hiperplasia eritroide. El número de plaquetas en ocasiones también puede descender y pueden producirse neutropenia y trombocitopenia. Los síntomas característicos de la anemia, como debilidad, fatiga, dificultad en la concentración, irritabilidad, cefaleas y palpitaciones, surgen también en esta etapa.

Estrategias en salud pública para mejorar el estado nutricional en folatos. Fortificación y suplementación

La nueva función preventiva del ácido fólico frente a los DTN, así como otras funciones menos demostradas ya mencionadas, ha dado lugar a la consideración de tres posibles estrategias nutricionales: la mejora de la ingesta de folatos naturales en la dieta, la suplementación farmacológica con ácido fólico y la fortificación de alimentos con la vitamina.

Mejora del estado vitamínico a través de la dieta

La posible mejora del estado vitamínico a través de la dieta resulta muy difícil, ya que incluso un país como España, que tiene ingestas elevadas de folatos, no cubre las nuevas recomendaciones de la vitamina. La valoración nutricional de la dieta española de acuerdo al Panel de Consumo Alimentario, realizada por la Fundación Española de la Nutrición, revela que la dieta media española aporta 84,9 µg de ácido fólico por cada 1.000 kcal y cubre sólo el 58 % de las ingestas recomendadas para folatos. En mujeres, según datos del estudio ANIBES realizado en España, la ingesta es algo mayor (141 µg/día), pero aun así no alcanza la ingesta recomendada para esta vitamina. Más aun, la biodisponibilidad del folato natural en un número muy amplio de alimentos es incompleta y muy variable y, sin embargo, es un claro determinante del estado vitamínico. En general, la biodisponibilidad del ácido fólico (ya sea en forma de suplementos o en alimentos fortificados) es siempre más elevada que la que se obtiene a partir de los folatos contenidos de manera natural en los alimentos. También los factores genéticos han despertado la atención en el presente, ya que los diferentes polimorfismos enzimáticos pueden influir en la biodisponibilidad y en el metabolismo y, por lo tanto, en el éxito potencial de esta estrategia.

Suplementación farmacológica con ácido fólico

Una segunda estrategia en salud pública sería el empleo de suplementos, pero los factores de tiempo, universalidad y coste económico limitan enormemente su elección. Además, no se conoce aún la dosis de ácido fólico más baja que sea efectiva para una gestación adecuada y con menor riesgo, y es necesario cuestionarse hasta qué punto la suplementación prolongada con ácido fólico puede asociarse con posibles efectos adversos, como se ha analizado en el apartado «Ingestas recomendadas y toxicidad» y en el que se analiza la seguridad de la vitamina.

Fortificación de alimentos con ácido fólico

Por último, se ha sugerido que la fortificación de alimentos con ácido fólico podría conducir a un estado adecuado de la vitamina para todas las mujeres con posibilidad de quedar embarazadas. De hecho, la fortificación de cereales y derivados con ácido fólico es obligatoria en Estados Unidos y Canadá desde 1998 (140 µg de ácido fólico/100 g de cereal o derivado). La política de fortificación obligatoria iniciada por Estados Unidos y Canadá ha sido seguida hasta el momento por otros muchos países, aunque ninguno del ámbito europeo.

En Europa, las mayores reservas a la hora de introducir la fortificación obligatoria derivan del riesgo de que ingestas elevadas de ácido fólico (> 1 mg/día) enmascaren y retrasen el diagnóstico de la deficiencia en vitamina B$_{12}$, que podría progresar a lesiones neurodegenerativas de carácter grave, especialmente en las personas de edad avanzada. De hecho, en Europa se practica la fortificación voluntaria con ácido fólico, pero un estudio realizado en Irlanda en 2019 ya reveló que el número de alimentos básicos fortificados con ácido fólico había descendido de forma significativa en la última década. La falta de fortificación podría comprometer la prevención de los DTN.

Otro grupo de población para el que se desconocen casi por completo los efectos de ingestas elevadas de ácido fólico a medio y largo plazo son los niños, para los que las ingestas máximas tolerables se sitúan mucho más cerca de las ingestas recomendadas. Paradójicamente, no se han realizado ni se están llevando a cabo estudios en la población infantil para comprobar los efectos de la exposición a largo plazo de varias veces sus ingestas recomendadas de ácido fólico. Éste es un problema relevante, ya que las ingestas recomendadas para los niños son de 200-300 µg/día, y los niños suelen ingerir gran cantidad de cereales, fundamentalmente cereales de desayuno, que contienen 100-400 µg de ácido fólico por ración.

Esta medida de política nutricional ha suscitado, en definitiva, una fuerte polémica, puesto que se desconocen en gran medida los efectos derivados del consumo de una amplia gama de productos fortificados y durante períodos de tiempo prolongados.

Riesgos de la fortificación de alimentos y ácido fólico sin metabolizar

Diez años después de iniciarse la fortificación obligatoria de alimentos con ácido fólico, comenzaron a publicarse estudios, especialmente en población estadounidense, que revelan posibles efectos adversos, o al menos no esperados, como consecuencia de la fortificación. Si bien la política nutricional ha resultado efectiva en la prevención de los DTN, con una reducción en la prevalencia del 19-55 % dependiendo del país, también se ha observado la presencia anómala de ácido fólico sin metabolizar en individuos expuestos a alimentos fortificados. La presencia de ácido fólico sin metabolizar en la circulación sistémica se ha detectado tras la administración de ácido fólico sintético en cantidades superiores a 260-280 μg, es decir, cantidades relativamente bajas y próximas a una situación fisiológica. El problema reside en que el ácido fólico (ácido pteroilglutámico sintético usado en la fortificación) se tiene que metabolizar a 5-metil-THF antes de entrar en la circulación portal, y las ingestas superiores a 200 μg/día parece que saturan esta capacidad metabólica, lo que conduce a la aparición de ácido fólico no metabolizado en el plasma. Teniendo en cuenta este fenómeno, es probable que se produzca una presencia constante de ácido fólico no metabolizado en sangre en poblaciones que ingieren alimentos fortificados con ácido fólico.

Por otra parte, la exposición a altas dosis de ácido fólico a través de alimentos fortificados podría acelerar la patogenia del cáncer colorrectal, a través de la promoción y progresión de lesiones premalignas aún no diagnosticadas, a pesar de que un estado nutricional pobre en folatos también se asocia a un mayor riesgo de este tipo de cáncer. Cabe recordar en este punto que los folatos son esenciales para la síntesis de DNA y que el tejido canceroso tiene un gran requerimiento de la vitamina. Asimismo, como se ha mencionado previamente, se ha observado una capacidad citotóxica reducida de las células NK en mujeres posmenopáusicas que ingieren alimentos fortificados. Las células NK constituyen una de las primeras defensas contra el cáncer.

La fortificación con ácido fólico también se ha asociado a mayor declive cognitivo en adultos mayores de 65 años y riesgo incrementado de anemia, especialmente cuando se combina una alta ingesta de ácido fólico con un bajo estado nutricional en vitamina B_{12}.

Otro de los posibles efectos adversos asociado a la exposición a cantidades elevadas de ácido fólico de forma continuada es la posible interacción con la farmacoterapia basada en el efecto antifolato. Por ejemplo, el metotrexato, fármaco utilizado en el tratamiento del cáncer, la artritis reumatoide y la psoriasis, actúa como inhibidor de la dihidrofolato reductasa, disminuyendo la formación de folatos activos y ocasionando un déficit funcional de folatos, que normalmente afecta más a las células diana y es responsable del efecto terapéutico. Se ha comprobado que el ácido fólico, en cantidades superiores a las habitualmente obtenidas en la dieta, reduce la eficacia del metotrexato en pacientes con artritis reumatoide.

A la vista de todas estas consideraciones, se mantiene abierto el debate sobre la idoneidad de esta medida de política nutricional y se plantea la necesidad de evaluar los efectos tanto potencialmente beneficiosos como adversos, a medio y largo plazos, sobre la población en general y, de forma especial, en determinados subgrupos de población más vulnerables. Así, teniendo en cuenta las nuevas funciones propuestas para la vitamina, pero también los posibles efectos adversos en función de la edad, la situación fisiológica y la progresión de una determinada enfermedad, el ácido fólico se considera en la actualidad un magnífico modelo para evaluar el concepto de beneficio-riesgo, necesario para la toma de decisiones en política nutricional y de salud pública en general.

VITAMINA B_{12}

Estructura química, propiedades fisicoquímicas y fuentes alimentarias

Estructura química

Las cobalaminas son corrinoides constituidos por cuatro anillos pirrólicos de forma muy similar a los de las porfirinas, con cobalto como núcleo central. Poseen diferentes sustituyentes, muchos de ellos de naturaleza amídica, y con el mencionado átomo de cobalto en el centro unido a los cuatro nitrógenos tetrapirrólicos. El quinto enlace se realiza con un átomo de nitrógeno de un grupo bencimidazol asociado a uno de los sustituyentes amídicos de los pirroles. El sexto enlace puede realizarse con diversos ligandos, dando origen a diferentes formas de la vitamina B_{12}:

- Un ion cianuro (cianocobalamina).
- Un grupo hidroxilo (hidroxicobalamina).
- Un grupo metilo (metilcobalamina).
- Un resto 5'-desoxiadenosilo (desoxiadenosilcobalamina).

Tanto la adenosilcobalamina como la metilcobalamina son las formas coenzimáticas activas, mientras que la cianocobalamina y la hidroxicobalamina son formas sintéticas que aparecen como consecuencia del análisis químico de la vitamina o bien se usan en preparados terapéuticos (**Fig. 16-5**).

Propiedades fisicoquímicas

En solución, la vitamina B_{12} pura se destruye rápidamente por la luz y los rayos ultravioletas. Es poco estable en medios ácidos, alcalinos, y en presencia de agentes reductores. Presenta un aspecto de polvo cristalino de color rojo, soluble en alcohol, poco soluble en agua e insoluble en éter y cloroformo.

Fuentes alimentarias

La vitamina B_{12} es producida sólo por los microorganismos. Los vegetales no la necesitan y no la contienen, salvo raras excepciones (p. ej., la convivencia con microorganismos simbióticos). La fuente de vitamina B_{12} para los animales es, en general, la ingestión de microorganismos o la producción por la microbiota intestinal. Por todo ello, las fuentes alimentarias de esta vitamina son los productos animales. A continuación se indican los más destacados de estos productos:

- Muy buenas fuentes (50-100 μg/100 g): hígado, riñón y sesos.
- Buenas fuentes (5-50 μg/100 g): yema de huevo, almejas, ostras, cangrejo, sardinas, salmón, hígado de pollo.
- Fuentes de contenido bajo (0,2-5 μg/100 g): carnes (vaca, cordero, cerdo, pollo); huevo entero, queso, leche de vaca, bacalao, merluza, lenguado, atún.

Los procesos industriales y culinarios afectan al contenido total de vitamina B_{12}; así, al pasteurizar la leche durante 2-3 segundos se pierde aproximadamente el 7 % del contenido de vitamina B$_{12}$; si se la hierve durante 2-5 minutos las pérdidas alcanzarán hasta el 30 %, mientras que la esterilización lenta (13 minutos a 119-120 °C) llega a provocar unas pérdidas de hasta el 77 %.

Digestión, absorción, metabolismo y eliminación

Digestión

Las cobalaminas unidas a las proteínas alimentarias necesitan ser liberadas gracias al ácido clorhídrico gástrico y la pepsina, para unirse después a otras proteínas (proteínas R o haptocorrinas) procedentes de la saliva y del jugo gástrico. La vitamina B$_{12}$ se libera de las proteínas fijadoras por la acción de las proteasas pancreáticas, y se une al denominado factor intrínseco, procedente principalmente de las células parietales gástricas.

Absorción

Para que la vitamina B$_{12}$ se pueda absorber, es necesario que tres sectores del tracto digestivo estén anatómica y funcionalmente íntegros: estómago, páncreas e íleon terminal. El estómago debe aportar la acidez y las enzimas necesarias para liberar la vitamina (factor extrínseco de Castle) de su fuerte unión a las proteínas alimentarias, y posteriormente ligarla a una proteína R de origen salival y gástrico. Por otra parte, el factor intrínseco de Castle, una glicoproteína segregada por las células parietales gástricas, es esencial para que la vitamina se absorba en el íleon. El páncreas, con la producción de tripsina y bicarbonato, facilita su absorción, que tiene lugar en el íleon terminal.

La entrada en la célula de la mucosa es un mecanismo saturable que hace que sólo una cantidad determinada de la vitamina B$_{12}$ de la dieta (1-2 µg/ración) se pueda aprovechar. Con dosis grandes se produce una absorción pasiva no saturable; con niveles fisiológicos de ingesta, la absorción puede llegar a suponer un 60 % de la cantidad ingerida, y disminuye a menos del 10 % con ingestas muy superiores.

Metabolismo

Al penetrar el complejo vitamina B$_{12}$-factor intrínseco, lo hace a través de un receptor específico situado en íleon. Una vez disgregado este complejo, las cobalaminas pasan a plas-

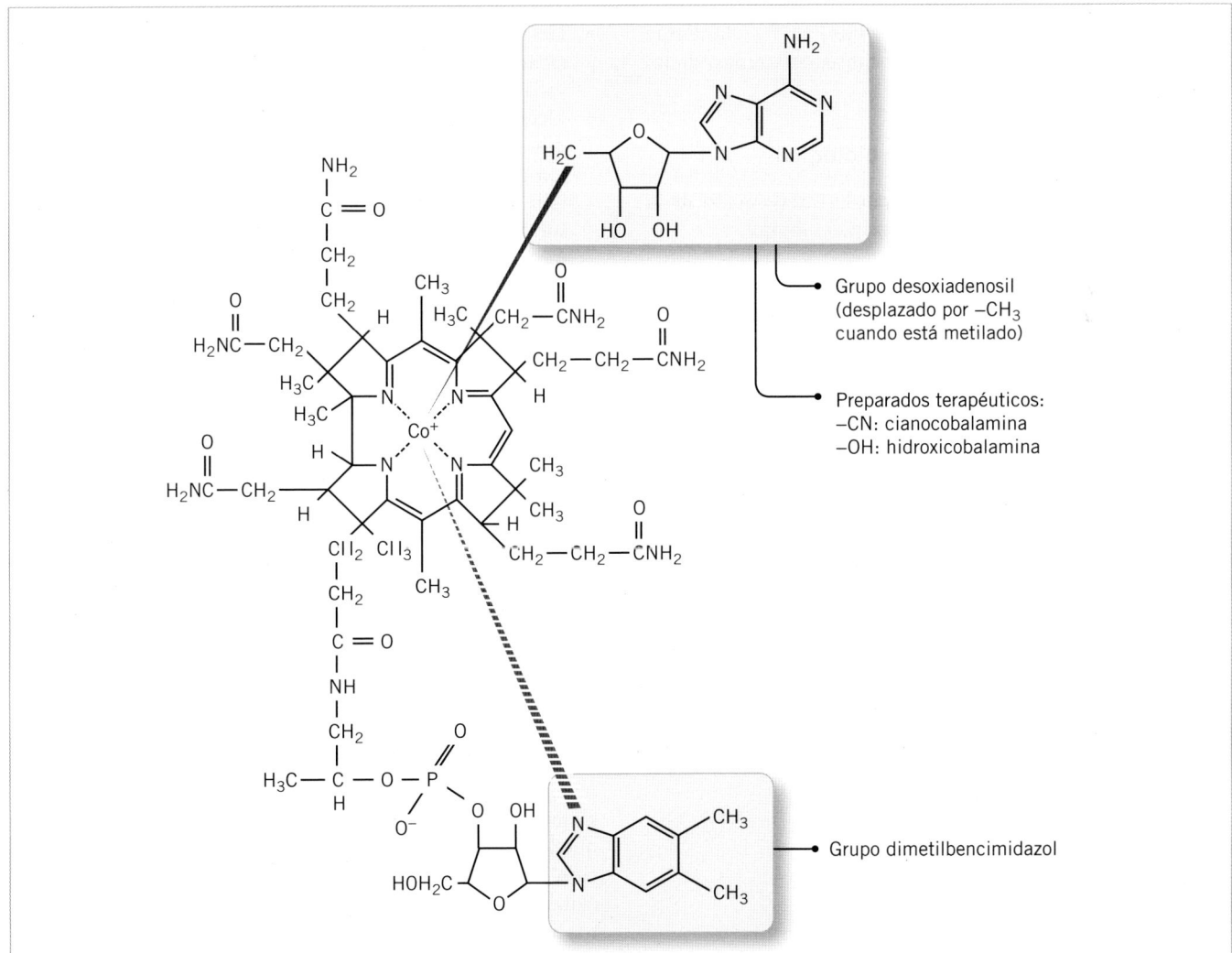

Figura 16-5. Estructura de la vitamina B$_{12}$. CN: cianocobalamina; OH: hidroxicobalamina.

ma ligadas a proteínas específicas, las transcobalaminas (TCI, TCII y TCIII).

La cobalamina que pasa a la sangre desde el enterocito aparece ligada a la TCII y, en menor proporción, ligada a la TCI. Esta última transporta la cobalamina metilada, mientras que la TCII es una globulina que transporta la vitamina hacia el hígado a través del sistema porta y también a otros tejidos. Este complejo TCII-B_{12} interactúa con el receptor celular y hace que la cobalamina se convierta en dos coenzimas, una citosólica y otra mitocondrial.

Una vez en el espacio intracelular, la cobalamina es sometida a la acción de las reductasas que originan las formas con cobalto II y cobalto I. Una vez obtenida la forma reducida (cobalamina reducida, CBlr), puede seguir dos vías: en la mitocondria se origina la desoxiadenosilcobalamina, que se une a la metilmalonil-CoA mutasa, mientras que en el citoplasma se forma la metilcobalamina que actúa con la metionina sintasa; ambas formas constituyen el 95 % del total corporal.

La cantidad de cobalamina almacenada en los tejidos del individuo adulto oscila entre 2 y 3 mg, y la mitad se encuentra en el hígado. Hay circulación enterohepática con una ligera excreción por las heces (aproximadamente, unos 2 mg/día), no conociéndose ningún mecanismo metabólico degradativo. La excreción se produce en tracto gastrointestinal, riñón y piel. Si la cantidad de vitamina B_{12} circulante excede la capacidad de unión a las transcobalaminas, dicho exceso se excreta por vía urinaria.

Función bioquímica y actividad biológica

Dos reacciones metabólicas requieren la intervención de la vitamina B_{12}, en una de ellas coparticipa el folato:

- Conversión de homocisteína a metionina: en esta reacción interviene el metil-THF. Este último compuesto cede el radical metilo a la cobalamina, y ésta lo transfiere a la homocisteína para formar metionina.
- Conversión de la L-metilmalonil-CoA en succinil-CoA: esta reacción es catalizada por la metilmalonil-CoA mutasa, que utiliza a nivel mitocondrial la 5'-desoxiadenosil cobalamina. Se trata de una etapa metabólica fundamental en el metabolismo de algunos aminoácidos, como la valina y la isoleucina, entre otros.

A través de estas funciones bioquímicas, la vitamina B_{12} es necesaria para los procesos de metilación, especialmente de la mielina, los neurotransmisores y los fosfolípidos de membrana, y resulta esencial para el mantenimiento de la integridad de los sistemas nerviosos central y periférico. Su intervención en el ciclo de los folatos (**Fig. 16-3**) determina también su participación final en la síntesis de purinas y pirimidinas para el DNA.

Valoración del estado nutricional

Métodos de evaluación

La valoración del estado nutricional en vitamina B_{12} se puede realizar mediante distintos procedimientos, aunque no

existe un método de referencia y es éste precisamente uno de los principales problemas a la hora de valorar la adecuación del estado vitamínico:

- Determinación de la vitamina B_{12}: la concentración de B_{12} en suero refleja de manera tardía la deficiencia vitamínica.
- Determinación del ácido metilmalónico en suero u orina: el ácido metilmalónico es un compuesto que se produce habitualmente en cantidades muy pequeñas durante la metabolización de aminoácidos (proteínas). Normalmente, la vitamina B_{12} actúa como factor conjunto en la conversión del cofactor metilmalonil-CoA a succinil-CoA. Si no existe cantidad suficiente de B_{12} para actuar como cofactor, entonces las concentraciones de metilmalonil-CoA comienzan a elevarse y el organismo convierte, en su lugar, el metilmalonil-CoA en ácido metilmalónico. Esto hace que los niveles del ácido metilmalónico se eleven tanto en la sangre como en la orina cuando los niveles de B_{12} son bajos. En personas mayores de 70 años, el ácido metilmalónico se encuentra elevado en el 25-30 % de los individuos, pero no todos presentan por ello deficiencia en vitamina B_{12}. Por lo tanto, el uso de este marcador es muy limitado en los ancianos.
- Determinación de homocisteína plasmática: una deficiencia en vitamina B_{12} incrementa de manera significativa la concentración de este aminoácido.
- Determinación de holotranscobalamina: distintos estudios han demostrado que este parámetro es un marcador temprano de la deficiencia de esta vitamina, aunque hace falta realizar nuevos estudios que determinen si puede ser suficiente utilizarlo como único marcador y/o acompañarlo con otros marcadores.
- Prueba de Schilling: mide la absorción de la vitamina, pero no su acumulación. Se considera el mejor estándar en la determinación de la absorción, pero su mayor inconveniente es el uso de radiactividad. Se administra una determinada dosis oral de la vitamina B_{12} marcada con un isótopo radiactivo y luego se determinan los niveles de radiactividad en sangre.

Diagnóstico de carencia

Debido a que el desarrollo progresivo de la atrofia gástrica está determinado genéticamente, la carencia en vitamina B_{12} aparecerá en algún momento entre los 50 y 90 años de edad en la mayoría de las personas, con una disminución de la capacidad para absorber la vitamina B_{12} de los alimentos. Resultará, por lo tanto, necesario, a partir de los 50 años de edad y cada 5 años, medir la holotranscobalamina II (holo-TCII) en el suero. La razón es que la holo-TCII es la proteína circulante que libera la vitamina B_{12} hacia las células que sintetizan DNA. Esta holo-TCII sérica disminuye antes de que lo haga la vitamina B_{12} total, por lo que su determinación permitirá iniciar la administración de B_{12} con el fin de evitar que el balance negativo inicial progrese hasta una situación clínica peligrosa.

También se emplea bastante a menudo la prueba de Schilling, que mide la absorción de vitamina B_{12} (pero no sus depósitos). Asimismo, la medición de los niveles séricos totales de vitamina B$_{12}$ es un indicador relativamente tardío de deficiencia.

En definitiva, la persona que deje de ingerir y/o absorber vitamina B$_{12}$ pasa por cuatro estadios diferentes de balance negativo:

- Depleción sérica (holo-TCII).
- Depleción celular (descenso de la holohaptocorrina y de la vitamina B$_{12}$ en los hematíes).
- Deficiencia bioquímica (disminución de la velocidad de síntesis de DNA, así como elevación de la homocisteína y del ácido metilmalónico séricos).
- Deficiencia clínica (anemia).

La **tabla 16-5** resume los métodos y los valores de los parámetros utilizados en la valoración del estado nutricional de la vitamina B$_{12}$.

Deficiencia, ingestas recomendadas y toxicidad

Deficiencia

La falta de vitamina B$_{12}$ es la causa evidente de dos enfermedades, la anemia megaloblástica y la neuropatía. Más recientemente se ha asociado a esta vitamina con el proceso de aterosclerosis y con malformaciones congénitas como los DTN.

Anemia macrocítica. La deficiencia de vitamina B$_{12}$ origina una anemia macrocítica normocrómica que resulta indistinguible de la que caracteriza a la deficiencia en folatos. Al igual que en el caso de la deficiencia en folatos, la «megaloblastosis» o aumento del tamaño celular se presenta también en los precursores de los eritrocitos.

Neuropatía. La deficiencia de vitamina B$_{12}$ produce una neuropatía con desmielinización discontinua, difusa y progresiva. Se caracteriza por parestesias en manos y pies, sensación propioceptiva y vibratoria anormales, con pérdida del senti-

do postural, y ataxia espástica. Aunque no está perfectamente establecido, se considera que la lesión neurológica podría deberse a una carencia de grupos metilo como consecuencia de la imposibilidad de sintetizar metionina y *S*-adenosilmetionina, o de eliminar la homocisteína, tóxica para el encéfalo. Cabe recordar que la homocisteína se convierte en una neurotoxina y en una vasculotoxina cuando se elevan sus niveles.

Aterosclerosis. Ya se ha mencionado, al referirse a los folatos, que los niveles sanguíneos aumentados del aminoácido homocisteína constituyen un evidente factor de riesgo en el proceso aterosclerótico. La elevación del aminoácido se puede deber a la deficiencia de ácido fólico, de vitamina B$_{12}$ o de vitamina B$_6$.

Causas de deficiencia

Entre las principales causas de deficiencia, destacan las que se describen a continuación.

Ingesta disminuida. Si la dieta contiene alimentos de origen animal el desarrollo de deficiencia es prácticamente imposible, y sólo en el caso del vegetarianismo estricto se pueden producir problemas, después de muchos años de seguimiento de este tipo de dietas. Habitualmente, los vegetarianos estrictos suelen tomar suplementos vitamínicos con B$_{12}$. Además, no debe olvidarse que existe una importante circulación enterohepática, lo que asegura su reutilización, y una pequeña biosíntesis por la microbiota del colon.

Alteraciones gástricas. La deficiencia también se puede producir en aquellas situaciones en las que el fallo reside en una producción disminuida de factor intrínseco. Esto ocurre en la edad avanzada o en situaciones caracterizadas por atrofia gástrica de origen genético. La menor producción de factor intrínseco puede ocurrir en pacientes que hayan sufrido gastrectomía total, o también parcial cuando se acompaña de úlcera gástrica.

La cirugía derivativa gástrica para el tratamiento de la obesidad también supone un factor de riesgo. Por último, la hipoclorhidria de la edad avanzada puede ser causa de deficiencia, al no liberarse la vitamina de las proteínas alimentarias.

Alteraciones intestinales. Habitualmente se producen por una secreción pancreática disminuida, con niveles menores de enzimas pancreáticas y de bicarbonato, impidiendo la liberación de la vitamina de las proteínas de fijación. La resección o daño ileal, donde están localizados los receptores para el complejo B$_{12}$-factor intrínseco, puede conducir a la deficiencia vitamínica. Los síndromes de malabsorción producen también deficiencia vitamínica, como es el caso del esprue tropical y la enfermedad de Crohn.

Errores congénitos. Hay diversos errores que conducen a la formación de cobalaminas anormales, como es el caso de dos adenosilcobalaminas anormales (Cbl A y B), y de cobalaminas mutantes anormales de la metilcobalamina y de la ade-

Tabla 16-5. Métodos para la valoración del estado nutricional en vitamina B$_{12}$

Método	Valores	Observaciones
Vitamina B$_{12}$ sérica (cobalaminas)	Deficiente: < 100 pmol/l	Bien aceptado
Transcobalamina II ligada a la vitamina B$_{12}$	Deficiente: < 15 pmol/l	Refleja repleción tisular
Índices hematológicos	VCM > 100 Hb < 7,5 mg/dl	Inespecífico
Ácido metilmalónico	Deficiencia: > 1 μmol/l (suero)	Mejor prueba funcional
Prueba de supresión de la desoxiuridina	En deficiencia, aumento	No disponible como prueba sistemática
Homocisteína total	Deficiencia: > 14 μmol/l	Inespecífico

Hb: hemoglobina; VCM: volumen corpuscular medio de los eritrocitos.

nosilcobalamina (Cbl1 C, Cbl D y Cbl F), que conducen a trastornos metabólicos como aciduria metilmalónica, acidosis metabólica, cetonemia, hiperamoniemia, hiperglicinemia, e hipoglucemia.

Interacciones con fármacos y alcohol. El etanol y algunos fármacos tienen capacidad de interaccionar con la vitamina B_{12}, lo que puede producir una deficiencia vitamínica en personas susceptibles. La mayor parte de los fármacos interaccionan a nivel de la absorción de la vitamina B_{12}. Por ejemplo, la colestiramina, y otras resinas captadoras de sales biliares usadas en el tratamiento de la hipercolesterolemia, se unen al factor intrínseco que normalmente favorece la absorción de la vitamina B_{12}. Estos mismos fármacos también podrían afectar a la absorción de folatos. El etanol inhibe la absorción de vitamina B_{12} principalmente debido a su efecto lesivo sobre la mucosa digestiva. Recientemente, el caso del omeprazol y otros inhibidores de la secreción ácida han merecido especial atención. Dado que la producción del factor intrínseco por parte de las células parietales requiere un medio ácido, la inhibición de la secreción ácida estomacal podría impedir la absorción de la vitamina B_{12}. Este principio básico se demostró en un estudio publicado en 2013, en el cual se comprobó que el uso de inhibidores de la bomba de protones (p. ej., omeprazol) y antagonistas de los receptores H_2 de la histamina (p. ej., cimetidina y ranitidina) se asociaba significativamente con la deficiencia en vitamina B_{12}. Estos resultados deberán considerarse al analizar los riesgos y beneficios de usar este tipo de medicación, sobre todo si el tratamiento se prolonga durante más de 2 años. Además, hay que tener en cuenta que el omeprazol es uno de los fármacos más utilizados, junto con paracetamol e ibuprofeno, y el más frecuente en el tratamiento de afecciones gástricas. El antidiabético metformina también disminuye la absorción intestinal de vitamina B_{12}.

La **tabla 16-6** muestra los principales fármacos con actividad antivitamina B_{12}.

Ingestas recomendadas y toxicidad

Las necesidades de vitamina B_{12} se estiman en torno a 1-2 μg diarios (**Tabla 16-7**). Respecto a la toxicidad, la vitamina B_{12} no debe emplearse en cuadros mieloproliferativos, especialmente en el caso de leucemia. En cualquier caso, no se han descrito casos de toxicidad por sobredosificación, hasta ingestas de 1.000 μg.

Interacción dual entre el ácido fólico y la vitamina B_{12}

En diferentes apartados de este capítulo ya se ha mencionado la conexión «histórica» y metabólica entre ambas vitaminas. No obstante, la relación parece ir más allá de una coincidencia en el metabolismo de los grupos metilo, la metilación de la homocisteína a metionina mediante la metionina sintasa o una misma manifestación clínica de la deficiencia, la anemia megaloblástica.

¿Podría un estado nutricional inadecuado en vitamina B_{12} influir en el metabolismo de los folatos y ser responsable de las complejas relaciones que se establecen entre las ingestas elevadas de ácido fólico y algunas funciones fisiológicas? Según la teoría de la «trampa de los metilfolatos», el déficit de vitamina B_{12} disminuye la actividad de la enzima metionina sintasa, gracias a la cual el 5-metil-THF cede su grupo metilo a la homocisteína para la síntesis de metionina. Ésta es la única forma en la que el 5-metil-THF puede perder su grupo metilo, por lo que si la reacción está inhibida, se produce un atrapamiento de los metilfolatos. La consecuencia de esto es que el 5-metil-THF procedente de la circulación no puede perder su grupo metilo y no es susceptible a la poliglutamilación, proceso que resulta fundamental para que los folatos queden retenidos en el interior de la célula. Por lo tanto, la hipótesis de la trampa de los metilfolatos explicaría que la concentración de folatos en suero en la deficiencia de vitamina B_{12} sea normal o elevada. Sin embargo,

Tabla 16-6. Principales fármacos que afectan al estado nutricional en vitamina B_{12}		
Fármacos	**Vitaminas**	**Efecto más destacable**

Hipocolesterolemiantes
  Clofibrato
  Colestiramina
  Neomicina
	Vitaminas liposolubles
	Vitamina B_{12}
	Ácido fólico
		↓ Absorción de vitaminas al impedir la reabsorción de sales biliares

Anticonceptivos orales	Vitamina B_1 Vitamina B_6 Ácido fólico Vitamina B_{12} Vitamina A	Deficiencia vitamínica
Cimetidina Ácido p-aminosalicílico Trifluoperazina	Vitamina B_{12}	↓ Absorción de vitamina B_{12} por inhibición de la secreción ácida
Colchicina	Vitamina B_{12}	↓ Absorción de vitamina B_{12} por lesión de la mucosa digestiva
Inhibidores de la bomba de protones (omeprazol, pantoprazol, lansoprazol, esomeprazol)	Vitamina B_{12}	↓ Absorción de vitamina B_{12} por inhibición de la secreción ácida
Antagonistas de receptores H_2 de histamina (ranitidina, cimetidina, famotidina)	Vitamina B_{12}	↓ Absorción de vitamina B_{12} por inhibición de la secreción ácida
Metformina	Vitamina B_{12}	↓ Absorción de vitamina B_{12}

Tabla 16-7. Ingestas dietéticas de referencia para la vitamina B$_{12}$

Grupo de edad y sexo	Ingestas dietéticas de referencia (EE.UU.)[a] (µg/día)	Grupo de edad y sexo	Ingestas recomendadas (España)[b] (µg/día)	Grupo de edad y sexo	Ingestas adecuadas (EFSA)[c] (µg/día)
Lactantes 0-6 meses 7-12 meses	0,4[d] 0,5[d]	**Lactantes** 0-5 meses 5-12 meses	0,3 0,3	**Lactantes** 7-11 meses	1,5
Niños (ambos sexos) 1-3 años 4-8 años	0,9 1,2	**Niños (ambos sexos)** 1-3 años 4-9 años	0,9 1,5	**Niños (ambos sexos)** 1-3 años 4-6 años 7-10 años	1,5 1,5 2,5
Varones 9-13 años 14 a > 70 años	1,8 2,4	**Varones** 10-12 años 13 a > 60 años	2 2	**Adultos (ambos sexos)** 11-14 años ≥ 15 años	3,5 4
Mujeres 9-13 años 14 a > 70 años	1,8 2,4	**Mujeres** 10-12 años 13 a > 60 años	2 2		
Embarazo	2,6	**Embarazo**	2,2	**Embarazo**	4,5
Lactancia	2,8	**Lactancia**	2,6	**Lactancia**	5

[a] Tomado de Dietary Reference Intakes: https://ods.od.nih.gov/factsheets/VitaminB12-HealthProfessional/#h2
[b] Tomado de Moreiras y cols. Tablas de composición de alimentos/guía de prácticas, 17ª ed. Madrid: Ediciones Pirámide, 2015.
[c] Tomado de Autoridad Europea de Seguridad Alimentaria (EFSA), 2015.
[d] Ingesta adecuada (ingesta media diaria en lactantes sanos alimentados con leche materna).

los estudios realizados en humanos demuestran que la relación entre la concentración en sangre de folatos y vitamina B$_{12}$ existe, pero es directa y no inversa, y muchas veces independiente del estado en vitamina B$_{12}$ o del uso de suplementos de esta vitamina. Sin embargo, algunos estudios muestran una notable evidencia científica que se debe considerar. Así, estudios llevados a cabo, especialmente en personas sometidas a la fortificación obligatoria de los alimentos con ácido fólico, parecen demostrar que el ácido fólico y la vitamina B$_{12}$ interactúan, dando lugar a efectos dicotómicos del ácido fólico dependiendo del estado nutricional en vitamina B$_{12}$.

Por ejemplo, aunque la relación entre la ingesta de folato y la función cognitiva todavía es controvertida e inconcluyente, la mayor parte de los estudios demuestran que una ingesta baja de folatos o un estado nutricional inadecuado en esta vitamina se asocia a un mayor riesgo de declive en la función cognitiva. Sin embargo, en un trabajo reciente en humanos, una alta ingesta de folatos, como consecuencia de la exposición a cantidades elevadas de ácido fólico sintético, se ha asociado a un declive más rápido en la función cognitiva de personas mayores, posiblemente asociado a un estado nutricional inadecuado en vitamina B$_{12}$. En personas mayores residentes en Estados Unidos y, por lo tanto, expuestas a la fortificación obligatoria de los alimentos con ácido fólico, se ha demostrado que existe una fuerte correlación inversa entre el estado nutricional en folatos y el declive cognitivo en aquellos individuos con un estado nutricional adecuado en vitamina B$_{12}$. Sin embargo, también se confirma que en personas mayores con un bajo estado nutricional en vitamina B$_{12}$, una concentración de folato en sangre elevada se asocia a un mayor declive cognitivo, lo cual podría ser debido a la presencia de ácido fólico sin metabolizar en plasma. Por lo tanto, la suplementación con ácido fólico o la fortificación de los alimentos con esa vitamina podrían comportarse como

una espada de doble filo, mostrando características dicotómicas, tipo efecto «Jekyll y Hyde», en función del estado nutricional en vitamina B$_{12}$. Por lo tanto, parece necesario un mayor estudio de la interacción entre los folatos y la vitamina B$_{12}$ a nivel molecular, que permita extraer conclusiones definitivas.

COLINA

Propiedades nutricionales de la colina

No puede hablarse de metabolismo monocarbonado sin mencionar otro de los sustratos donantes de grupos metilo con el que cuenta el organismo humano: la colina. Aún hoy en día se cuestiona si la colina puede definirse como un verdadero nutriente y, por ello, confirmarse como necesario en la dieta, o si se trata de un metabolito de importancia en el organismo. De lo que no cabe duda es del papel fundamental que desempeña en el metabolismo monocarbonado y como precursor de moléculas fundamentales en la fisiología humana: fosfatidilcolina, fosfolípido primario de las membranas celulares; esfingomielina, que forma la vaina de mielina alrededor de los axones neuronales; acetilcolina, neurotransmisor fundamental para la transmisión colinérgica tanto en el sistema nervioso periférico como en el central, y betaína, involucrada en el metabolismo de los compuestos monocarbonados dependiente del ácido fólico y de otras vitaminas del grupo B.

La colina se encuentra en la dieta y en los complementos alimenticios y es un nutriente esencial en ratas, cobayas, perros y gatos, pero no en humanos, quienes pueden sintetizarla en el hígado a partir de la etanolamina y de grupos metilo derivados de la metionina. Debido a la presencia ubicua de la colina en la dieta y su capacidad de síntesis por parte del ser humano, la colina se ha considerado un nutriente dispensable. No obstante, existen varias líneas de evidencia que parecen demostrar que existe un requerimiento nutricional de colina en la especie humana:

- Es necesario añadirla en el medio de cultivo de células, y éstas mueren por apoptosis en su ausencia.
- Debe añadirse a las formulaciones de nutrición parenteral para evitar el desarrollo de lesiones hepáticas durante el tratamiento prolongado.
- La concentración en plasma responde al nivel de consumo en la dieta.
- Las mujeres antes de la menopausia parecen necesitar una cantidad menor de colina en la dieta que los niños y varones, porque los estrógenos son capaces de inducir la expresión del gen *PEMT* (fosfatiletanolamina *N*-metiltransferasa) que cataliza la biosíntesis hepática de fosfatidilcolina.
- Las dietas muy bajas en colina (50 mg/día) en los hombres y en las mujeres menopáusicas pueden dar lugar a hígado graso y provocan daño muscular que revierte con la ingesta de aproximadamente 550 mg/día.
- La ingesta dietética de colina influye en la metilación del DNA y de las histonas, alterando la regulación epigenética de la expresión génica. El hígado es el órgano principal donde esto ocurre y están implicados muchos genes relacionados con el desarrollo de hígado graso, la fibrosis hepática y los hepatocarcinomas.

No obstante, todavía no se ha demostrado que la síntesis endógena de colina sea insuficiente para cubrir las necesidades cuando el estado nutricional para otros nutrientes relacionados (metionina, folato, vitamina B$_{12}$) sea adecuado, lo que impondría la necesidad de ingerirla a través de la dieta. Es decir, no se ha evidenciado un requerimiento nutricional «absoluto». Tampoco se ha podido identificar una afección carencial ocasionada por su falta y que únicamente responda tras la administración de colina. En definitiva, la colina cumple sólo parcialmente las condiciones necesarias para ser considerada nutriente esencial. No obstante, su relación con el metabolismo monocarbonado y su papel en el metabolismo de la homocisteína hacen que le dediquemos un apartado en este capítulo.

Estructura química

La colina es una amina cuaternaria, la trimetiletanolamina, cuya presencia en los mamíferos se conoce desde que se descubrió y aisló de la bilis en la segunda mitad del siglo XIX (**Fig. 16-6**).

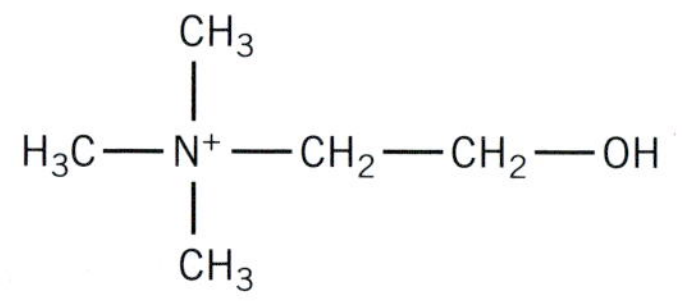

Figura 16-6. Estructura química de la colina.

La importancia de la colina en la fisiología se debe a estudios pioneros realizados con la insulina, en perros pancreatectomizados tratados con insulina, que desarrollaban esteatosis hepática y morían, pero la administración de fosfatidilcolina podía prevenir el daño hepático. Asimismo, en la rata, la infiltración grasa en el hígado se asoció con la deficiencia de colina en la dieta. Además, se sugirió que la terapia con colina podría ser útil para tratar la patología hepática alcohólica. Por otra parte, en 1975 se descubrió que la administración de colina aceleraba la síntesis y liberación de acetilcolina por las neuronas.

Fuentes alimentarias

La colina se encuentra ampliamente distribuida en los grupos de alimentos. Las principales fuentes alimentarias de colina son de origen animal, como carne, aves, pescado, productos lácteos y huevos. Las crucíferas y algunas legumbres también son ricas en colina, así como los frutos secos, las semillas y los cereales integrales.

La colina se encuentra en los alimentos en forma libre o en forma esterificada como fosfocolina, glicerofosfocolina, esfingomielina y fosfatidilcolina. El 50 % aproximadamente de la colina ingerida se encuentra en la forma de fosfatidilcolina. Muchos alimentos contienen además lecitina, una sustancia rica en fosfatidilcolina, que se produce durante la purificación comercial de fosfolípidos. La lecitina es un aditivo alimentario común que se utiliza como agente emulsificador en alimentos procesados.

El alimento fresco que contiene mayor cantidad de colina es la yema de huevo con 820 mg/100 g. Le siguen los frutos secos (525 mg/100 g), la carne de vaca y ternera (375-510 mg/100 g), el cerdo (195-471 mg/100 g), el pescado (291-335 mg/100 g), el pollo (290-327 mg/100 g) y los cereales de desayuno (163-179 mg/100 g). Una ración de huevo o carne de vaca proporciona en torno al 25 % de la ingesta adecuada. La leche y los derivados lácteos son también buenas fuentes alimentarias de colina. Entre los alimentos de origen vegetal, destacan por su contenido la soja (116 mg/100 g), las judías blancas (66 mg/100 g), algunas crucíferas como las coles de Bruselas (19 mg/100 g) y el brócoli (18,7 mg/100 g) y las patatas (12 mg/100 g). La colina también se encuentra añadida en bebidas proteicas, alimentos para usos médicos especiales, fórmulas infantiles y complementos alimenticios.

Los datos disponibles en cuanto a la ingesta dietética de colina en España se refieren a mujeres en edad fértil (18-45 años, n = 641), participantes en el estudio ANIBES, de carácter longitudinal y representativo de la población española. Así, la carne y los productos cárnicos fueron los principales contribuyentes a la ingesta de colina (28,3 %) para toda la muestra, con una contribución significativamente mayor en mujeres más jóvenes que en las de más edad. Los huevos fueron los segundos mayores contribuyentes, seguidos por la leche y los productos lácteos. También hay datos recientes disponibles para las mujeres embarazadas participantes en la Encuesta Nacional de Alimentación en población adulta, mayores y embarazadas (ENALIA-2) (n = 133): las principales fuentes alimentarias fueron alimentos de origen animal, con 25,6 % de la ingesta total procedente de las carnes y derivados, 21,3 % a partir de la leche y los productos lácteos y 15,9 % procedente de los huevos.

La colina está presente en la leche humana en mayor cantidad que en la leche de vaca, por lo que suele añadirse a las fórmulas infantiles comerciales. La leche bovina madura y las fórmulas lácteas infantiles fabricadas a partir de ella contienen aproximadamente 200 μmol/l de cada una de las especies químicas (colina, fosfatidilcolina y esfingomielina), mientras que el calostro y la leche de transición contienen cantidades tres a cuatro veces mayores.

Por último, también es frecuente encontrar colina, bien sola bien combinada con otras vitaminas del complejo B, multivitaminas o multiminerales, en complementos alimenticios. Las dosis que suelen incluir van desde los 10 a los 250 mg y habitualmente se encuentra en forma de bitartrato de colina, fosfatidilcolina y lecitina. Hasta el momento, no se dispone de estudios que comparen la biodisponibilidad de la colina en estas formas.

Digestión y absorción

La colina en los alimentos se encuentra en forma liposoluble, como fosfatidilcolina y esfingomielina, y en forma hidrosoluble, como fosfocolina, glicerolfosfocolina y colina libre. Cuando estos compuestos se ingieren, las enzimas pancreáticas y mucosas liberan la colina de aproximadamente el 50 % de las formas liposolubles y parte de las formas hidrosolubles. Colina libre, fosfocolina y glicerolfosfocolina se absorben en el intestino delgado, ingresan en la circulación portal y se almacenan en el hígado, donde son fosforiladas y posteriormente distribuidas al resto del organismo para construir las membranas celulares. Los restantes fosfolípidos liposolubles, fosfatidilcolina y esfingomielina, se absorben como tales, se incorporan a los quilomicrones y son secretados a la circulación linfática, desde donde son distribuidos a los tejidos y otros órganos, incluidos el cerebro y la placenta. El grado de absorción de cada una de las formas en las que se encuentra la colina todavía es desconocido. La absorción de la colina en el intestino delgado se produce mediante un proceso de transporte activo. Antes de su absorción, parte es metabolizada a betaína y trimetilamina por las bacterias, y la betaína también puede ser absorbida y servir en el organismo como donante de grupos metilo.

En el caso del cerebro existe un mecanismo específico de transporte de colina en la barrera hematoencefálica, cuya velocidad es proporcional a la concentración de colina sérica y cuya capacidad es muy elevada en el neonato, para luego disminuir con la edad.

Funciones bioquímicas y actividad biológica

Como se ha mencionado, la colina es una fuente de grupos metilo necesarios en varios pasos del metabolismo. Además, se utiliza para la síntesis de acetilcolina, un neurotransmisor de vital importancia para los procesos de memoria, estado de ánimo, control muscular y otras funciones del cerebro y del sistema nervioso central. También es precursor de los fosfolípidos fosfatidilcolina y esfingomielina, que forman parte de la membrana celular y de las lipoproteínas plasmáticas, a través de las cuales participa en el transporte y metabolismo de lípidos. Todas las células animales y vegetales necesitan estos fosfolípidos para mantener su integridad. Por último, la colina también modula la expresión genética, la señalización a través de la membrana celular y el desarrollo temprano del cerebro.

Donante de grupos metilo

La oxidación de la colina da lugar a betaína (**Fig. 16-7**), un importante donante de grupos metilo en el metabolismo monocarbonado y en reacciones de metilación. La betaína transfiere su grupo metilo a través de la betaína-homocisteína metiltransferasa a la homocisteína, convirtiéndola en metionina. Esta reacción es una alternativa a la vía metabólica de regeneración de metionina que utiliza metil-THF; por lo tanto, la colina supone un ahorro de metil-THF para la síntesis de ácidos nucleicos. Cuando la dieta es deficiente en folatos, el requerimiento nutricional de colina dietética se incrementa, porque la colina se constituye en el principal donante de grupos metilo. Al igual que en el caso del déficit de folato, la deficiencia de colina también puede conducir a hiperhomocisteinemia, situación que, como ya se ha mencionado, es un factor de riesgo para la enfermedad cardiovascular.

Otro producto final de esta reacción es la dimetilglicina, que en dos reacciones de desmetilación se convierte en glicina, por lo que la colina también puede considerarse fuente alternativa para este aminoácido.

Síntesis de acetilcolina

En la síntesis de acetilcolina, la colina es acetilada por la colina acetiltransferasa en varios tejidos, especialmente en las terminaciones de las neuronas colinérgicas (**Fig. 16-7**). La biodisponibilidad de colina y de acetil-CoA influye en la actividad de la colina acetiltransferasa.

Síntesis de fosfatidilcolina

La fosfatidilcolina puede ser sintetizada en el organismo a través de dos vías: la vía de recuperación y la síntesis *de novo*. En la vía de recuperación, la predominante, la colina, procedente de la dieta o de la degradación endógena de fosfolípidos, es fosforilada y convertida sucesivamente hasta citidindifosfato-colina y fosfatidilcolina. En la vía alternativa, o biosíntesis *de novo*, la fosfatidiletanolamina es metilada secuencialmente para formar fosfatidilcolina utilizando como donante de grupos metilo la *S*-adenosilmetionina, en una reacción catalizada por la enzima fosfatidiletanolamina-*N*-metiltransferasa (**Fig. 16-7**). La vía biosintética *de novo* es muy activa en el hígado, aunque se ha demostrado en muchos otros tejidos. Aproximadamente del 15 al 40 % de la fosfatidilcolina hepática procede de síntesis *de novo*, pero no se dispone de datos acerca de la colina obtenida por procesos de recambio celular de fosfolípidos.

La fosfatidilcolina y la esfingomielina formadas a partir de la colina forman parte de las membranas biológicas (**cap. 6**, Metabolismo lipídico tisular) y están preferentemente localizadas en su parte externa. Además, sirven como precursores

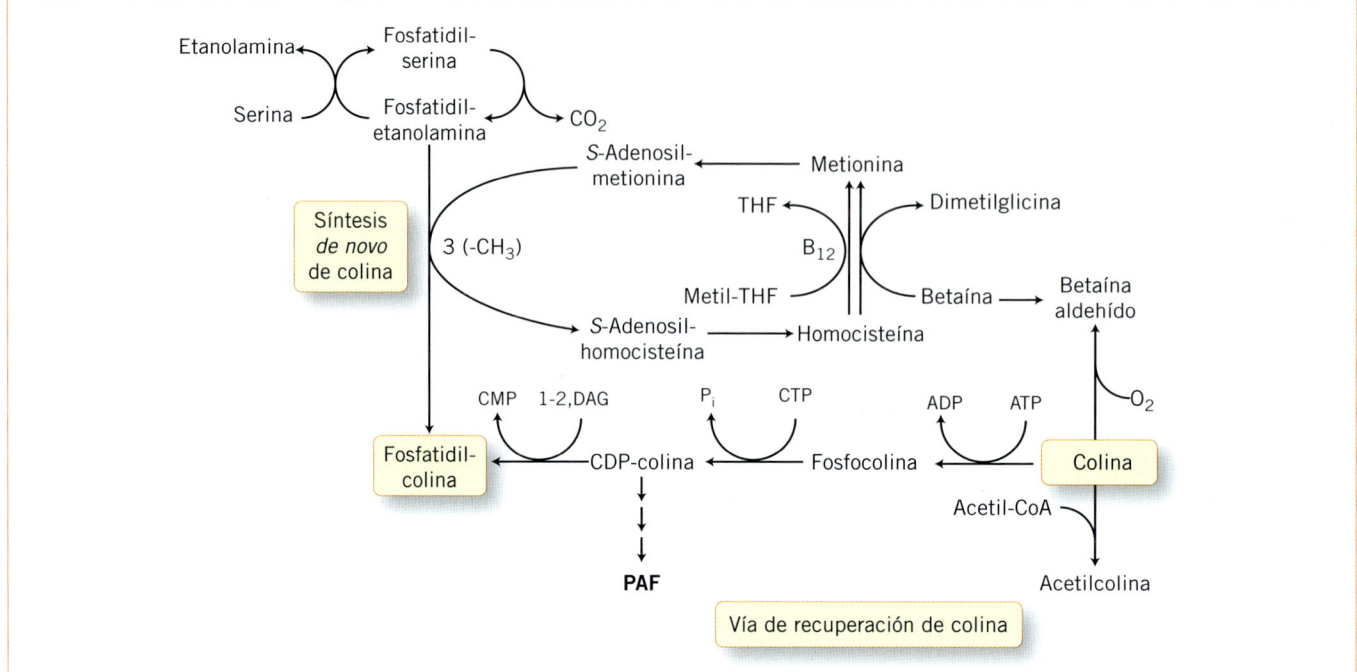

Figura 16-7. Biosíntesis de la fosfatidilcolina. ADP: adenosindifosfato; ATP: adenosintrifosfato; CDP: citidindifosfato; CMP: citidinmonofosfato; CTP: citidintrifosfato; DAG: diacilglicerol; PAF: factor activador de las plaquetas; THF: tetrahidrofolato.

de mensajeros intracelulares, como el diacilglicerol o la ceramida (**cap. 3**, Señalización celular, **tomo II**). Los fosfoacilgliceroles que contienen colina representan los fosfolípidos más abundantes de las membranas celulares, constituyendo el depósito corporal de colina más importante para el ser humano. Asimismo, la fosfatidilcolina es un componente estructural importante de las lipoproteínas plasmáticas, que permite la exportación de quilomicrones y lipoproteínas de muy baja densidad (**cap. 5**, Metabolismo de las proteínas).

Señalización celular

La colina es también la precursora de dos lípidos implicados en la señalización celular, el factor activador de las plaquetas (PAF) y la esfingosilfosforilcolina. El PAF se forma en muchas células sanguíneas y otros tejidos, y agrega las plaquetas en concentraciones tan pequeñas como 10^{-5} µmol. También posee propiedades hipotensoras y antiulcerosas y está implicado en una serie variada de respuestas biológicas que incluyen la inflamación, la quimiotaxis y la fosforilación de proteínas.

En definitiva, la colina es un componente de la dieta importante para el metabolismo de los fragmentos monocarbonados, la neurotransmisión, la integridad de las membranas celulares, la señalización intracelular y el transporte y el metabolismo lipídico. La **figura 16-8** resume los destinos metabólicos de la colina.

Colina y salud

Deficiencia en colina

Hasta el momento, no se ha descrito un déficit clínico de colina por ingesta deficitaria de esta amina. Algunos autores

sugieren que la falta de colina pueda producir daño muscular y hepático y esteatosis hepática.

El estado nutricional en colina no suele determinarse de forma sistemática en personas sanas. La concentración en plasma suele ser de 7-20 µmol/l en condiciones normales. En situación de ayuno, incluso prolongado, la concentración plasmática de colina no suele caer por debajo del 50 % de lo normal, posiblemente debido a la síntesis endógena y a la hidrólisis de los fosfolípidos de membrana, que constituyen otra fuente de colina.

El riesgo de un estado nutricional inadecuado en colina es mayor en situaciones en las que la disponibilidad corporal de grupos metilo necesarios para el metabolismo puede verse comprometida. Éste es el caso, por ejemplo, de mujeres embarazadas cuya ingesta de colina es marginal, no toman su-

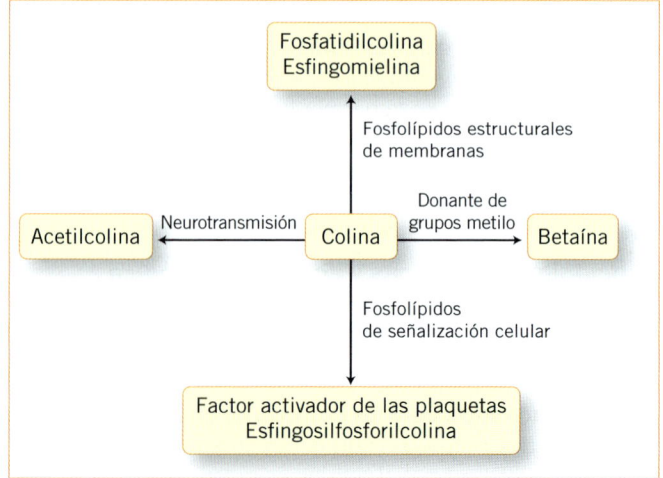

Figura 16-8. Destinos metabólicos de la colina.

plementos de ácido fólico, tienen un estado nutricional bajo en vitamina B$_{12}$ o presentan el polimorfismo C677T en la metilén-THH deshidrogenasa (rs1801133). También son personas de riesgo para la deficiencia en colina las sometidas a nutrición parenteral. Ni los complementos alimenticios para embarazadas ni las formulaciones de nutrición parenteral suelen incluir colina en su composición.

De acuerdo con los datos obtenidos en una muestra representativa en mujeres en edad fértil residentes en España, participantes en el estudio ANIBES, la mediana total de ingesta es de 303,9 mg/día de colina, siendo más elevada en el subgrupo de mayor edad (31-45 años), 311,8 mg/día, que en el subgrupo más joven (18-30 años), 292,4 mg/día. Estas cifras suponen que la prevalencia de adecuación de colina en la población total del estudio fue del 39,5 %, y del 35,1 % según los criterios de la EFSA y del IOM, respectivamente.

También hay datos disponibles en mujeres embarazadas del estudio ENALIA-2, que arrojan cifras de ingestas medias diarias de 271,1 mg/día, y unos niveles de adecuación a las recomendaciones insuficientes (< 60 %).

Colina y gestación

La colina participa en procesos fisiológicos clave en la división celular, el desarrollo del sistema nervioso y la regulación epigenética, siendo especialmente necesaria para el desarrollo del cerebro fetal y la función placentaria. Estos hallazgos la convierten en crucial para vigilar su estado antes y durante el embarazo o, mejor aún, para optimizar el estado nutricional de las mujeres gestantes. Además, diferentes estudios ya han demostrado que la suplementación con colina reduce el riesgo de preeclampsia, parto prematuro y otras anomalías congénitas no neurales, como las hendiduras orofaciales y las malformaciones uretrales y diafragmáticas. Además, en cuanto a los DTN, estudios observacionales han mostrado una asociación entre una ingesta materna adecuada de colina y un menor riesgo de estas alteraciones.

Colina y desarrollo infantil

La demanda de compuestos que contienen colina es muy elevada durante el crecimiento y el desarrollo, por lo que las necesidades diarias estresan el metabolismo en la gestante y pueden exceder la capacidad de síntesis del recién nacido. Por ello, ya desde la gestación y en la lactancia, diversos mecanismos fisiológicos preparan al recién nacido para esta situación. Así, se ha demostrado que la placenta humana es capaz de sintetizar colina *de novo* y transportarla eficientemente a partir del plasma materno, y que el calostro y la leche humana contienen una cantidad significativa de colina. Además, recientemente se ha investigado si la colina influye en el desarrollo del sistema nervioso y defunciones asociadas a éste. En estudios en animales de experimentación se ha demostrado que la capacidad cognitiva de las crías depende de la ingesta materna de colina, de manera que su privación genera efectos adversos permanentes y la suplementación resulta beneficiosa para el desarrollo cognitivo.

En humanos se están llevando a cabo algunos ensayos clínicos. Por ejemplo, en dos estudios en los que se ha ensayado la suplementación materna con 930 mg/día de colina (unas dos veces la ingesta adecuada) en el tercer trimestre de la gestación, se ha demostrado que mejoran la velocidad de procesado de la información y la memoria visual en los recién nacidos y hasta 1 año de edad, además de aumentar la capacidad de mantener la atención en niños, con efectos perceptibles a los 7 años de edad, en comparación con la suplementación con dosis equivalente a la ingesta adecuada recomendada.

Diversos estudios han mostrado también que la suplementación con colina durante el embarazo y en edades tempranas es capaz de evitar y reducir algunos efectos adversos asociados a la exposición prenatal al alcohol, mejorando la capacidad somática y funcional de los niños, la memoria, la reducción del volumen cerebral y el trastorno por déficit de atención.

Colina y enfermedades crónico-degenerativas

Además del déficit nutricional de colina, la vitamina podría relacionarse con otras tres situaciones patológicas: enfermedad cardiovascular y arterial periférica, alteraciones neurológicas y enfermedad del hígado graso no alcohólico. En estas situaciones se debe considerar, no obstante, que la colina participa en funciones que se solapan con las del folato y otras vitaminas B, y que no en todos los estudios se valora el estado nutricional de todas las vitaminas B, lo cual podría confundir los resultados y enmascarar la verdadera relación de la colina con estas afecciones.

Enfermedad cardiovascular y arterial periférica

La evidencia científica disponible hasta el momento sugiere que la colina puede tanto proteger como incrementar el riesgo de enfermedad cardiovascular. Algunos investigadores sostienen que la colina podría proteger la salud cardiovascular a través de la reducción de la presión arterial, la mejora del perfil lipídico y la reducción en los niveles de homocisteína plasmática. Tal es el caso del estudio PREDIMED Plus, en el que se demostró que el aumento en la ingesta de colina y betaína se asocia a una mejora en los parámetros cardiovasculares (colesterol sanguíneo, colesterol unido a lipoproteínas de baja densidad y peso corporal). Además, la lecitina se ha usado para reducir los niveles de colesterol, y la colina o la betaína para reducir los de homocisteína. Sin embargo, otros estudios epidemiológicos han obtenido resultados diferentes. Por ejemplo, en el análisis realizado en el estudio de las enfermeras en Estados Unidos y el estudio de seguimiento de los profesionales sanitarios, sobre un número elevado de hombres y mujeres, no se identificó asociación entre la ingesta de colina y el riesgo de enfermedad arterial periférica. Otros estudios prospectivos tampoco encontraron una asociación entre la ingesta de colina y el riesgo cardiovascular, después de seguimientos prolongados en el tiempo. Otros investigadores sugieren que una ingesta elevada de colina podría tener el efecto contrario e incrementar el riesgo cardiovascular, porque la colina y otros componentes de los alimentos ricos en ella, como la carnitina, se convierten en trimetilamina por acción de las bacterias intestinales. Esta trimetilamina se absorbe y se convierte en el hígado en óxido de trimetilamina, una sustancia que se ha relacionado con un riesgo elevado de enfermedad cardiovascular. En definitiva, es necesario avanzar en la investigación para determinar la verdadera relación entre la ingesta de colina y la enfermedad cardiovascular y arterial periférica, así como profundizar en los riesgos y beneficios potenciales que podrían derivarse de la suplementación con colina.

Trastornos neurológicos

La evidencia de una posible asociación entre la ingesta de colina y trastornos neurológicos, como el deterioro cognitivo o la enfermedad de Alzheimer, es prometedora. Se ha observado que los pacientes con enfermedad de Alzheimer presentan niveles reducidos de la enzima que convierte la colina en acetilcolina en el cerebro. Algunos estudios observacionales, además, han demostrado que las personas con ingestas más altas de colina y niveles plasmáticos más elevados presentan mejor memoria verbal y visual, velocidad sensomotora, función ejecutiva y cognición global que los cuartiles con menor ingesta. Desde el punto de vista teórico, la fosfatidilcolina también podría contribuir a mantener la integridad de la estructura de las neuronas y, por lo tanto, promover la función cognitiva en los mayores. Los ensayos de intervención con colina son todavía contradictorios, pero dos metaanálisis recientes, publicados en 2023, indican que tanto la suplementación con citicolina como con L-α-glicerilfosforilcolina (alfoscerato de colina) podría tener efectos positivos en la función cognitiva en pacientes neurológicos.

Enfermedad del hígado graso no alcohólico

Esta enfermedad se caracteriza por la acumulación de lípidos en el hígado en personas que consumen menos de 20 g al día de etanol y que no tienen otras causas conocidas de esteatosis. Está muy ligada al sobrepeso y a la obesidad y, aunque con frecuencia es benigna, puede desencadenar esteatohepatitis, fibrosis, cirrosis, insuficiencia hepática y cáncer. La fosfatidilcolina es esencial para transportar lípidos fuera del hígado. Por ello, cuando hay una deficiencia de colina la grasa tiende a acumularse en el hígado y esto puede provocar la enfermedad del hígado graso no alcohólico. Los estudios epidemiológicos apoyan esta hipótesis, al haberse observado una relación inversa entre el déficit de colina y el riesgo de enfermedad del hígado graso no alcohólico. Sin embargo, todavía hay muy pocos datos disponibles sobre el uso de la colina para tratar o prevenir esta enfermedad.

Ingestas adecuadas y toxicidad

Actualmente no se han determinado ingestas recomendadas para la colina. Dado que se no se ha identificado un parámetro indicativo del estado nutricional y se desconocen en gran medida los posibles requerimientos, no es posible establecer una ingesta dietética de referencia como tal. No obstante, el FNB de Estados Unidos y el Panel sobre Productos Dietéticos, Nutrición y Alergias de la EFSA han establecido valores de referencia, concretamente en forma de las denominadas ingestas adecuadas (Tabla 16-8). Así, para los adultos se establecen unas ingestas adecuadas de 400 mg/día. Para todos los niños de 7-11 meses se proponen unas ingestas adecuadas de 160 mg/día, basadas en una extrapolación al alza de la colina estimada a partir de la ingesta de los lactantes alimentados exclusivamente con leche materna desde el nacimiento y hasta los 6 meses. Para todos los niños y adolescentes de 1 a 17 años se propone la extrapolación a la baja de la ingesta adecuada de los adultos, aplicando factores relacionados con la edad: 140 mg/día (1-3 años) y 400 mg/día (15-17 años). Finalmente, para las mujeres embarazadas, el panel estableció una ingesta adecuada de 480 mg/día, calculada por extrapolación de la obtenida para las mujeres no embarazadas y con-

Tabla 16-8. Ingestas adecuadas para colina

Grupo de edad y sexo	Ingesta adecuada (EE.UU.)[a] (µg/día)	Grupo de edad y sexo	Ingesta adecuada (EFSA)[b] (µg/día)
Lactantes 0-6 meses / 7-12 meses	125 / 150	Lactantes 7-11 meses	160
Niños (ambos sexos) 1-3 años / 4-8 años	200 / 250	Niños (ambos sexos) 1-3 años / 4-6 años / 7-10 años / 11-14 años	140 / 170 / 250 / 340
Varones 9-13 años / 14-18 años / > 19 años	375 / 550 / 550	Adultos (ambos sexos) 15-17 años / ≥18 años	400 / 400
Mujeres 9-13 años / 14-18 años / ≥ 19 años	375 / 400 / 425		
Embarazo	450	Embarazo	480
Lactancia	550	Lactancia	520

[a] Tomado de https://ods.od.nih.gov/factsheets/Choline-HealthProfessional/#en2
[b] Tomado de Autoridad Europea de Seguridad Alimentaria (EFSA), 2016.

siderando el aumento medio del peso corporal durante la gestación. Para las mujeres lactantes se determina la cantidad de colina secretada al día en la leche humana durante los primeros 6 meses de lactancia materna exclusiva (120 mg/día), a la que se añade la ingesta adecuada de las mujeres no lactantes, y se establece una cantidad de 520 mg/día.

La ingesta adecuada se estima a partir de la dosis necesaria para la prevención de daño hepático, medido a través de los niveles en sangre de alanina aminotransferasa. Además, la cantidad de colina que las personas necesitan depende de la cantidad de metionina, betaína y folato en la dieta, el género, el estado de gestación o lactación, el crecimiento, la habilidad para producir colina de manera endógena y mutaciones genéticas que afectan las necesidades de colina. Por ejemplo, el gen *PEMT*, que codifica una enzima que transforma la fosfatidiletanolamina en fosfatidilcolina por metilación en el hígado, presenta un SNP que reduce la síntesis de colina inducida por estrógenos en mujeres.

La ingesta diaria media de colina se estima alrededor de 400-900 mg en el adulto, mientras que la ingesta media de fosfatidilcolina en los países occidentales oscila entre 6 y 10 g/día. En el caso del lactante, suponiendo una ingesta de leche de 150 ml/kg/día, la ingesta de colina es de 200-250 μmol/kg/día, lo que supone dos o tres veces la de un adulto, indicando un especial requerimiento de colina en los primeros meses de vida.

Un exceso de colina puede provocar hipotensión, sudoración y salivación excesiva y un olor corporal a pescado ocasionado por su metabolito, la trimetilamina. Además, el consumo excesivo de colina conduce a la acumulación de óxido de trimetilamina, una sustancia que se ha ligado a un riesgo elevado de enfermedad cardiovascular. Así, el FNB ha establecido un nivel máximo tolerable de ingesta de colina de 1.000 mg para niños de 1 a 8 años, 2.000 mg para adolescentes de 9 a 13 años, 3.000 mg para adultos de 14 a 18 años y 3.500 mg para adultos mayores de 19 años. El establecimiento del nivel máximo se basa en las dosis de colinas que se asocian con hipotensión y olor corporal a pescado. La EFSA no propone niveles máximos tolerables para colina.

PUNTOS CLAVE

- Los folatos ceden y aceptan unidades de carbono, participando así en la síntesis de DNA y en las reacciones de transmetilación. La vitamina B$_{12}$ permite la entrada de los folatos en el ciclo de la metilación, a través de la enzima metionina sintasa. La oxidación de la colina da lugar a betaína, otro donante de grupos metilo. En conjunto, folatos, vitamina B$_{12}$ y colina participan en el metabolismo de la homocisteína, metabolito cuya concentración elevada en sangre se ha identificado como factor de riesgo cardiovascular.

- La colina es precursora de la fosfatidilcolina de las membranas celulares, de la esfingomielina, que forma la vaina de mielina alrededor de los axones neuronales, y del neurotransmisor acetilcolina.

- Para poder absorberse, la vitamina B$_{12}$ debe unirse a una glicoproteína producida por las células parietales del estómago, denominada factor intrínseco.

- Para ser activos, los folatos deben reducirse a través de la metilentetrahidrofolato reductasa (MTHFR), enzima cuyo gen presenta un polimorfismo 677C → T por el cual los individuos con el alelo T presentan mayores requerimientos nutricionales. Además, la MTHFR es la diana de fármacos antineoplásicos, antibióticos y antipalúdicos como metotrexato, trimetoprima o pirimetamina.

- Las principales fuentes alimentarias de folatos son las verduras de hoja verde y las legumbres, pero la vitamina B$_{12}$ se encuentra restringida a los alimentos de origen animal, especialmente carne y lácteos.

- El déficit de ambas vitaminas, folatos o B$_{12}$, da lugar a anemia megaloblástica.

- Se han descrito múltiples interacciones de fármacos con los folatos, que incluyen a los inhibidores de la MTHFR, los antiepilépticos y diuréticos como el triamtereno. Además, todos los fármacos que reducen la secreción ácida del estómago reducen, a su vez, la absorción de folatos y de vitamina B$_{12}$.

- El ácido fólico en embarazadas, en una dosis de 0,4 mg diarios, previene los defectos del tubo neural. Además, la vitamina actúa en la prevención de la enfermedad cardiovascular, el cáncer (sobre todo de tipo colorrectal), el deterioro cognitivo y el mantenimiento de la función auditiva.

- Debido a su acción en la prevención de los defectos del tubo neural, en muchos países (excepto Europa) se fortifican los alimentos con ácido fólico sintético, el cual presenta una mayor biodisponibilidad que los folatos naturales.

- La suplementación con ácido fólico (por encima de 1 mg diario) puede enmascarar la deficiencia en vitamina B$_{12}$, puesto que reduce los síntomas hematológicos, pero no corrige la deficiencia. De ahí la importancia de hacer un diagnóstico correcto de la anemia megaloblástica. En caso de no tratarse, la deficiencia de vitamina B$_{12}$ puede evolucionar a un trastorno neurodegenerativo de los cordones de la médula espinal que puede ser irreversible.

BIBLIOGRAFÍA

Bahnfleth CL, Strupp BJ, Caudill MA, Canfield RL. **Prenatal choline supplementation improves child sustained attention: a 7-year follow-up of a randomized controlled feeding trial. FASEB J 2022; 36: e22054.**
Ensayo clínico en el que se demuestra que la suplementación materna con 930 mg/día de colina (unas dos veces la ingesta adecuada) en el tercer trimestre de la gestación aumenta la capacidad de mantener la atención en niños, con efectos perceptibles a los 7 años, en comparación con la suplementación con dosis equivalente a la ingesta adecuada recomendada.

Bailey LB. **Dietary reference intakes for folate: the debut of dietary folate equivalents. Nutr Rev 1998; 56: 294-9.**

Artículo que presenta las últimas ingestas dietéticas de referencia para los folatos, así como la evidencia científica que sustenta su definición. En él se introduce también por primera vez el concepto de equivalentes dietéticos de folato, parámetro que considera la diferente biodisponibilidad del ácido fólico sintético con respecto al folato natural.

BONVICINI M, TRAVAGLINI S, LELLI D, ANTONELLI INCALZI R, PEDONE C. **Is citicoline effective in preventing and slowing down dementia?: a systematic review and a meta-analysis. Nutrients 2023; 15: 386.**
Metaanálisis reciente que indica que la suplementación con citicolina podría tener efectos positivos en la función cognitiva en pacientes neurológicos.

CAUDILL MA, STRUPP BJ, MUSCALU L, NEVINS JEH, CANFIELD RL. **Maternal choline supplementation during the third trimester of pregnancy improves infant information processing speed: a randomized, double-blind, controlled feeding study. FASEB J 2018; 32: 2172-80.**
Ensayo clínico que demuestra que la suplementación materna con 930 mg/día de colina (unas dos veces la ingesta adecuada) en el tercer trimestre de la gestación mejora la velocidad de procesado de la información y la memoria visual en los recién nacidos y hasta un año de edad en comparación con la suplementación con dosis equivalente a la ingesta adecuada recomendada.

CAWLEY S, MULLANEY L, MCKEATING A, FARREN M, MCCARNEY D, TURNER MJ. **A review of European guidelines on periconceptional folic acid supplementation. Eur J Clin Nutr 2016; 70: 143-54.**
El artículo es una revisión de las recomendaciones que se emiten en los diferentes países para la prevención de los defectos del tubo neural mediante la administración periconcepcional de ácido fólico.

CRIDER KS, QI YP, YEUNG LF, MAI CT, HEAD ZAUCHE L, WANG A Y COLS. **Folic acid and the prevention of birth defects: 30 years of opportunity and controversies. Annu Rev Nutr 2022; 42: 423-52.**
Revisión de los efectos de la fortificación de alimentos con ácido fólico sobre la prevención de los defectos del tubo neural y otros aspectos de la salud en 71 países.

DEL POZO S, GARCÍA V, CUADRADO C, RUIZ E, VALERO T, ÁVILA JM, VARELA MOREIRAS G. **Valoración nutricional de la dieta española de acuerdo al Panel de Consumo Alimentario. Fundación Española de la Nutrición-Ministerio de Agricultura, Alimentación y Medio Ambiente, 2012.**
Monografía que reúne los resultados y conclusiones de la valoración nutricional de la dieta española de acuerdo al Panel de Consumo Alimentario, realizado por el Ministerio de Agricultura, Alimentación y Medio Ambiente (antes MARM y MAPA), desde hace más de 20 años. La monografía hace una valoración nutricional de los hasta 2008 y ofrece, entre otros, datos de ingesta de folatos y vitamina B_{12} en la población española.

DÍEZ-RICOTE L, SAN-CRISTOBAL R, CONCEJO MJ, MARTÍNEZ-GONZÁLEZ MÁ, CORELLA D, SALAS-SALVADÓ J Y COLS. **One-year longitudinal association between changes in dietary choline or betaine intake and cardiometabolic variables in the PREvención con DIeta MEDiterránea Plus (PREDIMED-Plus) trial. Am J Clin Nutr 2022; 116: 1565-79.**
Publicación correspondiente al estudio de intervención con dieta mediterránea PrediMED Plus, en el que se demuestra que el aumento en la ingesta de colina y betaína se asocia a una mejora en los parámetros cardiovasculares (colesterol sanguíneo, colesterol unido a las LDL y peso corporal). En cuanto al papel de la colina en la prevención de la enfermedad cardiovascular, los estudios son todavía contradictorios, por lo que se recomienda consultar la bibliografía.

EFSA NDA Panel (EFSA Panel on Dietetic Products, Nutrition and Allergies), 2014. **Scientific opinion on dietary reference values for folate. EFSA Journal 2014; 12: 3893.**
Informe científico de la Autoridad Europea de Seguridad Alimentaria (EFSA) que revisa y propone nuevas ingestas de referencia para los folatos en función de la evidencia disponible, teniendo en cuenta el papel del nutriente en la promoción de la salud y los ma-

yores requerimientos nutricionales de individuos que presenten el polimorfismo MTHFR 677C → T.

EFSA NDA Panel (EFSA Panel on Dietetic Products, Nutrition and Allergies), 2015. **Scientific opinion on dietary reference values for cobalamin (vitamin B_{12}). EFSA Journal 2015; 13: 4150.**
Informe científico de la Autoridad Europea de Seguridad Alimentaria (EFSA) que revisa y propone nuevas ingestas de referencia para la vitamina B_{12}, en función de la evidencia disponible, teniendo en cuenta los diferentes marcadores del estado nutricional. La monografía concluye que no hay suficientes datos disponibles para estimar un requerimiento medio y, por ello, propone las ingestas adecuadas para la vitamina.

Food and Nutrition Board. IOM (Institute of Medicine). **Dietary reference intakes for thiamine, riboflavin, niacin, vitamin B_6, folate, vitamin B_{12}, pantothenic acid, biotin, and choline. Washington DC: National Academic Press, 1998; 8: 196-305.**
El texto corresponde a una serie de volúmenes que han supuesto una auténtica revolución, en cuanto a la transformación del concepto de ingesta dietética recomendada o RDA *(recommended dietary allowances)*, en el de ingestas dietéticas de referencia DRI *(dietary reference intakes).*

GUÉANT JL, GUÉANT-RODRIGUEZ RM, OUSSALAH A, ZUILY S, ROSENBERG I. **Hyperhomocysteinemia in cardiovascular diseases: revisiting observational studies and clinical trials. Thromb Haemost 2023; 123: 270-82.**
Artículo que revisa el papel de la hiperhomocisteinemia en la enfermedad cardiovascular, a la vista de los resultados obtenidos en los metaanálisis de los estudios que intervienen en la reducción de la homocisteína para la reducción del riesgo de enfermedad cardiovascular y accidente cerebrovascular.

MARTÍNEZ-VEGA R, MURILLO-CUESTA S, PARTEARROYO T, VARELA-MOREIRAS G, VARELA-NIETO I, PAJARES MA. **Long-term dietary folate deficiency accelerates progressive hearing loss on CBA/Ca mice. Front Aging Neurosci 2016; 8: 209.**
Resultados de un ensayo en ratones CBA//Ca, resistentes a la pérdida auditiva, en el que se demuestra que una dieta pobre en folatos produce pérdida auditiva a los 8 meses, acompañada de alteraciones histológicas en la cóclea. Además, la deficiencia de folato en la dieta causa, en estos animales, concentración reducida de folatos en suero, hiperhomocisteinemia y síntomas de anemia.

PUGA AM, PAJARES MA, VARELA-MOREIRAS G, PARTEARROYO T. **Interplay between nutrition and hearing loss: state of art. Nutrients 2018; 11: 35.**
Revisión narrativa en la que se expone la asociación entre la disponibilidad de nutrientes y su metabolismo y la pérdida auditiva. La pérdida auditiva afecta aproximadamente al 10 % de los niños y va progresando con la edad, llegando a afectar al 30 % de las personas mayores de 65 años. Se analiza el efecto de la restricción calórica, los ácidos grasos omega-3, los antioxidantes, la vitamina A y el yodo, como nutrientes potencialmente activos en la prevención de la pérdida de la función auditiva.

PUGA AM, RUPERTO M, SAMANIEGO-VAESKEN ML, MONTERO-BRAVO A, PARTEARROYO T, VARELA-MOREIRAS G. **Effects of suplementation with folic acid and its combinations with other nutrients on cognitive impairment and Alzheimer's disease: a narrative review. Nutrients 2021; 13: 2966.**
Artículo que revisa el efecto de la suplementación con ácido fólico en el deterioro cognitivo y la enfermedad de Alzheimer, demostrando que la vitamina puede tener un impacto positivo en estas patologías, pero que se necesita más investigación al respecto.

REDRUELLO-REQUEJO M, CARRETERO-KRUG A, RODRÍGUEZ-ALONSO P, SAMANIEGO-VAESKEN ML, PARTEARROYO T, VARELA-MOREIRAS G. **Dietary intake adequacy and food sources of nutrients involved in the methionine-methylation cycle in women of childbearing age from the ANIBES Spanish population. Nutrients 2021; 13: 2958.**
Estudio realizado en una muestra representativa de la población española perteneciente al estudio ANIBES en la que se describen datos de ingesta y fuentes alimentarias de los nutrientes implicados en el ciclo de la metionina-metilación (folatos, vitamina B_{12}, vitamina B_6, colina y betaína) en población femenina.

REDRUELLO REQUEJO M, CARRETERO KRUG A, SAMANIEGO VAESKEN ML, PARTEARROYO CEDIEL T, VARELA MOREIRAS G. **Cuantificación, adecuación de la ingesta y fuentes alimentarias de nutrientes relacionados con el ciclo metionina-metilación (colina, betaína, folatos, vitamina B₆ y vitamina B₁₂) en mujeres embarazadas en España. Nutr Hosp 2021; 38: 1026-33.**
Estudio realizado en una muestra representativa de mujeres embarazadas del estudio ENALIA-2 en el que se describen datos de ingesta, adecuación a recomendaciones y fuentes alimentarias de los nutrientes implicados en el ciclo de la metionina-metilación (folatos, vitamina B₁₂, vitamina B₆, colina y betaína) en población femenina.

SAGARO GG, TRAINI E, AMENTA F. **Activity of choline alphoscerate on adult-onset cognitive dysfunctions: a systematic review and meta-analysis. J Alzheimers Dis 2023; 92: 59-70.**
Metaanálisis reciente que demuestra que la suplementación con L-α-glicerilfosforilcolina (alfoscerato de colina) podría tener efectos positivos en la función cognitiva en pacientes neurológicos.

SAMANIEGO VAESKEN ML, ALONSO-APERTE E, VARELA MOREIRAS G. **Voluntary fortification with folic acid in Spain: un updated food composition database. Food Chem 2016; 193: 148-53.**
El artículo describe la disponibilidad de alimentos fortificados con ácido fólico en España, teniendo en cuenta los productos, los grupos de alimentos, el nivel de fortificación y la población a la que van dirigidos.

SCIENTIFIC ADVISORY COMMITTEE ON NUTRITION. **Folate and Disease Prevention. Food Standards Agency, Department of Health, United Kingdom. The Stationery Office (TSO), 2006.**
Informe realizado por el Comité Científico Asesor en Nutrición del Departamento de Salud y la Agencia de Estándares Alimentarios del Reino Unido. El informe recoge y evalúa todos los datos publicados en relación con el ácido fólico y sus nuevas funciones en la prevención de la enfermedad. Disponible en www.sacn.gov.uk.

SMITH AD, KIM YI, REFSUM H. **Is folic acid good for everyone? Am J Clin Nutr 2008; 87: 517-33.**
Revisión completa de la fortificación de alimentos con ácido fólico en la que, además, se exponen todos los efectos adversos que pueden derivarse de esa política de intervención nutricional.

VARELA MOREIRAS G, MURPHY MM, SCOTT JM. **Cobalamin, folic acid and homocysteine. Nutr Rev 2009; 67 (suppl.1): S69-72.**
Revisión de las posibilidades de interacción entre la vitamina B₁₂ y los folatos y su impacto en la salud de las poblaciones.

WORLD HEALTH ORGANIZATION (WHO). **Noncommunicable diseases 2022. Disponible en: https://www.who.int/news-room/fact-sheets/detail/noncommunicable-diseases**
Infografía de la Organización Mundial de la Salud en la que se definen las enfermedades no transmisibles, las personas de riesgo y los factores de riesgo que las condicionan. Además se dan datos de su impacto socioeconómico y se proponen medidas para su prevención y control.

 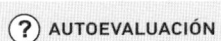
AUTOEVALUACIÓN

Vitamina A

17

E. Rodríguez-Rodríguez, M. C. Mena Valverde y R. M. Ortega Anta

 OBJETIVOS

- Esquematizar las estructuras más importantes de los compuestos que presentan la actividad biológica del retinol.
- Identificar los alimentos en los que se encuentra presente la vitamina A en mayor medida y las formas predominantes en ellos.
- Profundizar en el conocimiento de los procesos que afectan a la vitamina A en el organismo para ejercer sus funciones: absorción, distribución, metabolismo, almacenamiento y eliminación.
- Recordar las funciones de la vitamina A, así como aprender los mecanismos de acción implicados en ellas y en las funciones más recientemente identificadas.
- Establecer los requerimientos de la vitamina A para cada colectivo.
- Conocer los métodos empleados en la valoración de la situación en vitamina A, así como los cuadros que se producen ante una deficiencia o un exceso de la vitamina.
- Resumir la situación epidemiológica actual con respecto a la ingesta de vitamina A.
- Definir las posibles interrelaciones con otros nutrientes y con fármacos y las principales aplicaciones terapéuticas de la vitamina.

CONTENIDO

- Introducción
- Vitamina A: conceptos e historia
- Bioquímica: estructura y propiedades
- Fuentes alimentarias y biodisponibilidad
- Absorción, distribución, metabolismo, almacenamiento y eliminación
- Funciones
- Requerimientos

- Evaluación de la situación nutricional en vitamina A: deficiencia y exceso
- Cuantificación
- Epidemiología
- Interrelaciones con otros nutrientes y con medicamentos
- Indicaciones terapéuticas
- Suplementación: preparados de retinol

INTRODUCCIÓN

La vitamina A es un nutriente de gran importancia, ya que su deficiencia es la causa más común de enfermedades oculares como la xeroftalmía, que puede llevar a la ceguera, principalmente a niños de países en vías de desarrollo. Debido a esto y al mayor riesgo de padecer infecciones, la deficiencia de esta vitamina es responsable del aumento de la morbilidad y la mortalidad infantiles.

Además, esta vitamina antioxidante ejerce un efecto protector frente a los procesos de oxidación celular mediados por radicales libres implicados en la aparición de enfermeda-

des crónicas como el cáncer, aterosclerosis, cataratas e incluso envejecimiento. Así, unos bajos niveles de vitamina A pueden aumentar el riesgo de padecer diversas enfermedades crónicas. Por otra parte, la vitamina A está implicada en un gran número de procesos fisiológicos, por lo que es necesario que sus requerimientos se cubran adecuadamente.

Pese a haber sido la primera vitamina aislada, muchas de sus acciones fisiológicas han sido reconocidas muy recientemente y es previsible, teniendo en cuenta las últimas investigaciones, que todavía quede mucho por aclarar en torno a la acción, los beneficios y los riesgos de las diferentes dosis y formas de esta vitamina.

VITAMINA A: CONCEPTOS E HISTORIA

Vitamina A es el término genérico que se utiliza para describir a los compuestos que presentan la actividad biológica del retinol, como los retinoides y los carotenoides con actividad provitamínica A. Como su letra indica, la vitamina A fue la primera vitamina en ser definida y, ya desde los tiempos de los antiguos egipcios y griegos, se utilizaba el jugo de hígado para la curación de la ceguera nocturna, aunque el componente exacto responsable del beneficio no fuera conocido.

En 1915 la vitamina fue denominada por McCollum y Davis «factor liposoluble A», atribuyéndosele como propiedad principal la estimulación del crecimiento. En 1920 Drummond le asignó el término «vitamina A», aunque no fue aislada hasta 1937 por Morton. Por otro lado, en 1930 Moore mostró que la molécula del β-caroteno presentaba actividad vitamínica A y desde entonces hasta ahora han sido numerosas las funciones fisiológicas que se le han atribuido, tanto al β-caroteno como al resto de compuestos englobados en la denominación de vitamina A.

BIOQUÍMICA: ESTRUCTURA Y PROPIEDADES

Los retinoides con actividad vitamínica A se encuentran en la naturaleza en tres formas: el alcohol (retinol), el aldehído (retinal o retinaldehído) y el ácido (ácido retinoico) (**Fig. 17-1**). Además del todo-*trans*-retinol, otros cinco isómeros (7-*cis*, 9-*cis*, 11-*cis*, 13-*cis* y 9,13-*cis*-retinal) tienen actividad vitamínica A. El isómero 11-*cis*-retinal presenta una especial importancia para la visión (**Fig. 17-1**).

Las formas con mayor actividad fisiológica son el retinal y el ácido retinoico, siendo el palmitato de retinol la forma de depósito más importante.

Al metabolizarse, los carotenoides generan retinoides, de los cuales alrededor de 50 producen retinol, por lo que se los denomina provitaminas A, siendo el más activo de todos el β-caroteno, un dímero de retinol. Otros carotenoides con actividad provitamínica A son el α-caroteno, el γ-caroteno y la β-criptoxantina (**Fig. 17-2**).

Los compuestos vitamínicos A pertenecen al grupo de los isoprenoides, formados por cuatro unidades de isopreno que contienen cinco dobles enlaces conjugados, mientras que los carotenoides son hidrocarburos poliénicos sintetizados por las plantas a partir de ocho unidades de isopreno.

Los carotenoides pueden ser clasificados en dos grandes grupos, según su estructura:

- Carotenoides con estructura de hidrocarburos o carotenos, que no contienen oxígeno.
- Xantofilas u oxicarotenoides, que contienen grupos carboxilo y/o hidroxilo en sus grupos constituyentes.

Tanto los retinoides como los carotenoides son liposolubles y, por lo tanto, solubles en la mayor parte de los solventes orgánicos e insolubles en medios acuosos.

En cuanto a las propiedades físicas, la mayoría de las formas de vitamina A son compuestos cristalinos con un punto

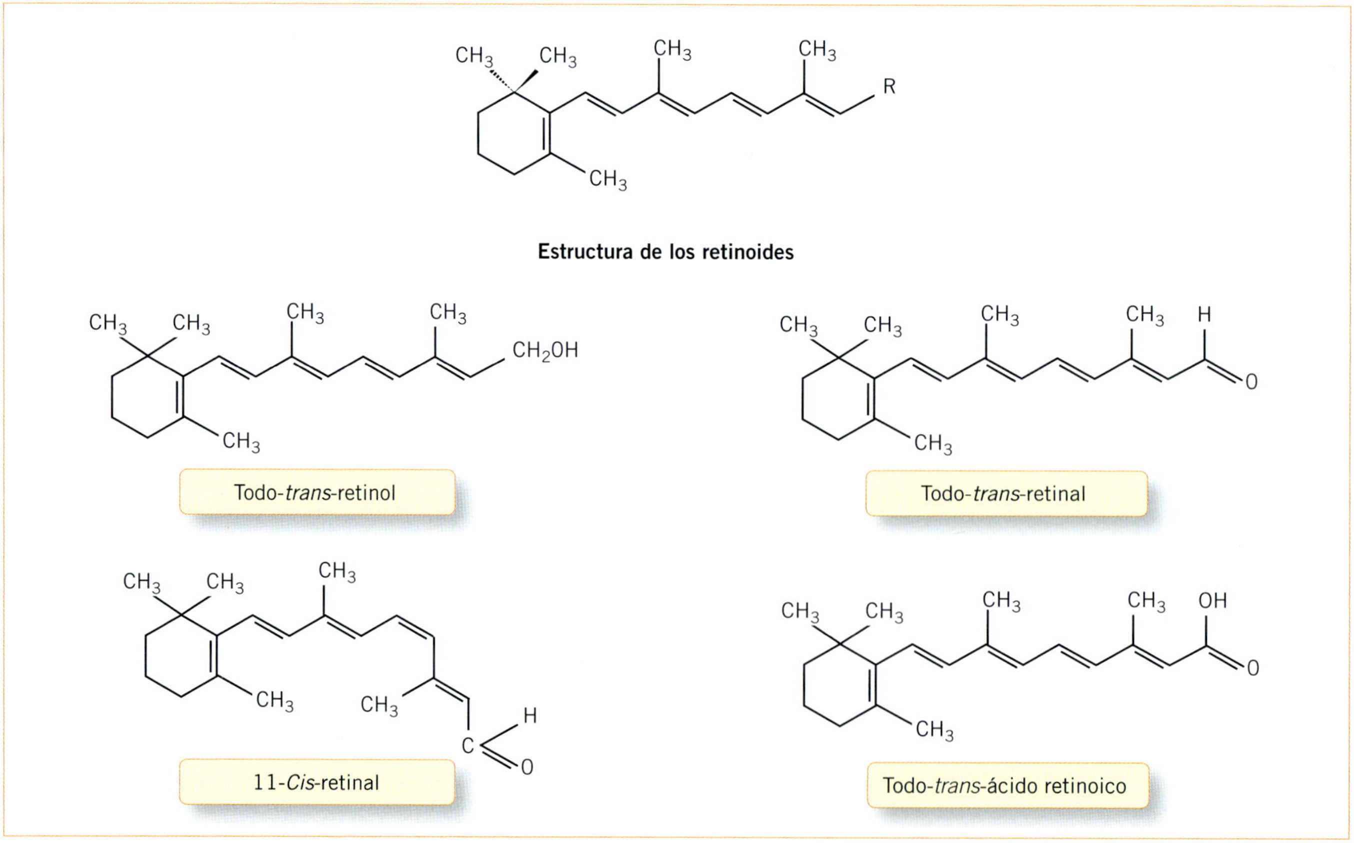

Estructura de los retinoides

Todo-*trans*-retinol

Todo-*trans*-retinal

11-*Cis*-retinal

Todo-*trans*-ácido retinoico

Figura 17-1. Estructuras químicas de algunos retinoides.

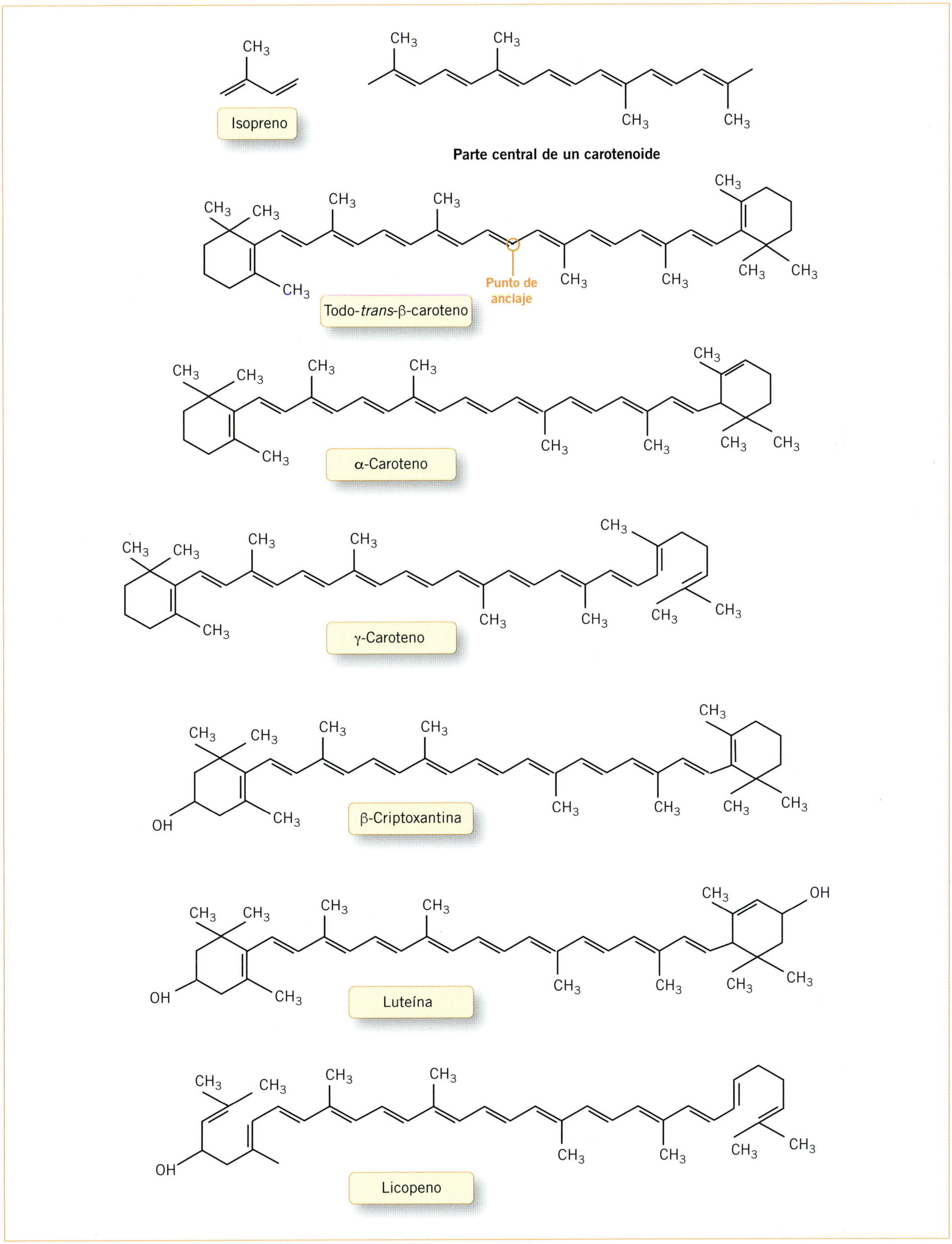

Figura 17-2. Estructuras químicas de algunos carotenoides.

de fusión relativamente bajo y, debido a su estructura, presentan un espectro de absorción característico que se utiliza para su identificación.

Por sus propiedades fisicoquímicas, esta vitamina es estable al tratamiento térmico moderado así como a los agentes reductores y al medio alcalino. Sin embargo, es muy sensible a la luz, la oxidación, la isomerización y la polimerización, debido a su estructura de dobles enlaces conjugados. En general, los ésteres son más estables que las formas alcohólicas y los carotenoides son algo menos estables que los retinoides.

FUENTES ALIMENTARIAS Y BIODISPONIBILIDAD

La vitamina A está presente en los alimentos en diferentes formas. Así, en forma de retinoides preformados se encuentra en los tejidos grasos animales, mientras que como carotenoides con actividad provitamínica A aparece en los pigmentos coloreados de muchas plantas, principalmente en las de color verde, rojo, naranja y amarillo.

En la leche, la carne y los huevos la vitamina A está presente en varias formas, principalmente como ésteres de áci-

dos grasos de cadena larga, siendo uno de los predominantes el palmitato de retinol.

Los carotenoides, además de estar presentes en el reino vegetal, se encuentran en alimentos de origen animal, en función del contenido de la dieta seguida por los animales. Esto es debido a que los animales, aunque son incapaces de sintetizar los carotenoides, pueden asimilar estos pigmentos a partir de los pastos que ingieren, cambiando su estructura a las formas activas de la vitamina A.

En general, los alimentos con un mayor contenido en vitamina A son los siguientes: hígado, aceites de pescado, mantequilla, leche, queso, yema de huevo, algunos pescados grasos como atún y sardinas, verduras de hoja oscura y hortalizas muy pigmentadas. No obstante, no todos los pigmentos carotenoides muestran actividad provitamínica A. Así, algunas xantofilas como luteína, zeaxantina, cataxantina y equineona (pigmentos amarillos asociados con clorofila) y licopeno (pigmento rojo del tomate) no presentan dicha actividad, aunque sí ejercen otras funciones fisiológicas (Tabla 17-1).

Además del aporte de vitamina A a partir del contenido que de forma natural se encuentra en los alimentos, en nu-

Tabla 17-1. Contenido en vitamina A (µg RE/100 g de porción comestible) de algunos alimentos

Alimentos	Vitamina A (µg/100 g)	Alimentos	Vitamina A (µg/100 g)
Hígado de cerdo	36.000	Tomate	217
Hígado de cordero	20.010	Mango	207
Foie gras	5.068	Papaya	153
Boniato	1.581	Plátano	149
Zanahoria	1.455	Calabaza	128
Congrio	1.043	Puerro	123
Angula	1.043	Yogur tipo griego	121
Yema de huevo	886	Melón	112
Mantequilla	739	Caballa	100
Atún	655	Escarola	94
Margarina	638	Almeja	90
Grelos y nabizas	579	Dorada	83
Espinacas	542	Ciruela seca	78
Pimiento rojo	539	Calamar	77
Queso de cabra	486	Brécol	71
Queso tipo y queso en lonchas	437	Zumo de tomate	80
Menestra congelada	420	Judía blanca o pinta	67
Queso de cabra	407	Mandarina	65
Leche	400	Repollo	64
Nata	339	Soja	63
Queso en porciones	308	Sardina	63
Calamar en su tinta	302	Guisante verde	61
Caqui	267	Aceituna	55
Endivia	251	Espárrago verde	55
Acelga	227	Mejillón	53
Huevo de gallina	227	Sardina en aceite	49
Pomelo	219	Calabacín	48

Tomado de Ortega RM y cols., 2021 y Ortega RM y cols., 2016.
RE: equivalentes de retinol.

merosos países se enriquecen los productos lácteos, las margarinas y los cereales de desayuno con ésteres de retinol, constituyendo de este modo una fuente importante de la vitamina.

Debido a la variedad del origen de esta vitamina, para cuantificar el contenido en vitamina A de los alimentos se utilizan medidas estandarizadas, empleándose para ello dos sistemas: las unidades internacionales (UI) y los equivalentes de retinol (RE).

Los RE que aporta una dieta se calculan sumando el retinol procedente de la vitamina A preformada y los RE de los carotenoides con actividad provitamínica A (1 μg de RE equivale a 1 μg de retinol, 6 μg de β-caroteno y 12 μg de otros carotenoides provitamina A, según la Autoridad Europea de Seguridad Alimentaria [EFSA]) (Tabla 17-2). Además, la ingesta total no sólo depende del contenido de la vitamina en los alimentos, sino también de la biodisponibilidad y la bioconversión de la vitamina, que están condicionadas, entre otros factores, por la ingesta de grasa y la capacidad de absorción del intestino.

La biodisponibilidad de la vitamina A mejora en presencia de vitamina E y de otros antioxidantes. Asimismo, la cocción moderada incrementa la biodisponibilidad de los carotenoides, debido a que destruye su asociación con una proteína a la que inicialmente están unidos. Además, en los alimentos ricos en fibra, el cocinado también mejora la absorción de los carotenoides. Por otro lado, algunos estudios han puesto de manifiesto que el β-caroteno está menos biodisponible en las verduras crudas de hoja verde oscura que en las frutas.

El procesamiento inadecuado de los alimentos también puede producir pérdidas vitamínicas, ya que la vitamina A se destruye a temperaturas moderadas, en presencia de oxígeno y de elementos de transición como el hierro (III) y el cobre (II), que favorecen su oxidación. Además, a pH ácido se degrada y la deshidratación reduce el caroteno presente en zanahorias, brécol y espinacas, principalmente debido a que este proceso favorece los cambios oxidativos durante el almacenamiento.

El enlatado de las verduras, por su parte, puede provocar la conversión de todo *trans*-carotenoides en sus isómeros *cis*, que poseen una menor actividad biológica. Por otra parte, el consumo prolongado y excesivo de alcohol, además de disminuir la biodisponibilidad de retinoides y carotenoides, acelera el catabolismo del retinol por inducción de las enzimas encargadas de su degradación. Se puede producir una competición entre el etanol y los precursores del ácido retinoico, ya que en ambos casos se trata de moléculas alcohólicas que utilizan rutas enzimáticas similares.

ABSORCIÓN, DISTRIBUCIÓN, METABOLISMO, ALMACENAMIENTO Y ELIMINACIÓN

Los principales procesos de absorción, distribución, metabolismo (incluyendo la metabolización implicada en el proceso visual), almacenamiento y eliminación se resumen en la figura 17-3.

Absorción

La absorción de vitámeros y provitaminas A requiere de su digestión inicial. Así, por la acción de enzimas proteolíticas gastrointestinales en estómago e intestino, estas moléculas son liberadas de las proteínas a las que estaban unidas.

A su vez, en el intestino delgado los ésteres de retinol son hidrolizados a retinol por las esterasas pancreáticas y las lipasas, para cuya activación son necesarias las sales biliares, que también intervienen en la emulsificación de los lípidos y en la formación de las micelas implicadas en el proceso de absorción de la vitamina. De este modo, el retinol en forma libre se absorbe de forma más eficiente que los ésteres en el duodeno y el yeyuno, principalmente por difusión facilitada a partir de la fase micelar, así como por transporte activo mediante la proteína celular de unión al retinol tipo II (CRBP-II) presente en los enterocitos del intestino y que transporta el retinol a través de la superficie absortiva del aparato de Golgi.

Por otra parte, y también en el intestino delgado, los carotenoides pueden absorberse intactos o ser desdoblados enzimáticamente en moléculas de retinal por la acción de las dioxigenasas dentro de la célula de la mucosa intestinal. Posteriormente, estos compuestos son reducidos a retinol mediante una retinaldehído reductasa.

Una vez en el interior del enterocito, por medio de la enzima lecitina-retinol aciltransferasa (LRAT) contenida en los microsomas, las moléculas de retinol son reesterificadas a ésteres de retinilo con ácidos grasos de cadena larga (palmítico, esteárico u oleico, en función de la composición grasa de la dieta). Estos ésteres de palmitato, estearato y oleato de retinilo, junto con otros lípidos de la dieta, son incorporados a los quilomicrones que serán secretados posteriormente en la circulación general a través del torrente linfático o se almacenarán en los hepatocitos.

La eficacia de esta absorción no es muy alta, estimándose que se absorben del 80 al 95 % de los ésteres de retinol ingeridos y sólo un 40-60 % del β-caroteno. La fracción de vitamina A no absorbida, que oscila entre el 10 y el 20 %, se elimina por heces.

Además, esta absorción puede verse afectada por otros factores alimentarios como: la cantidad y el tipo de grasa, que, vía colecistoquinina, estimulan la secreción de sales biliares; la cantidad y la calidad de la proteína, debido a que una suficiente cantidad de proteína de alta calidad favorece la conversión de carotenos a retinol, además de estimular también la secreción de sales biliares, y la digestibilidad de

Tabla 17-2. Equivalencias y unidades de vitamina A	
1 unidad internacional (UI)	= 0,3 μg retinol = 0,344 μg acetato de retinilo = 0,55 μg palmitato de retinilo = 0,6 μg β-caroteno = 1,2 μg otros carotenoides con actividad provitamínica A
1 equivalente de retinol (RE)	= 1 μg retinol = 12 μg β-caroteno = 24 μg α-caroteno o 24 μg β-criptoxantina = 3,33 UI de actividad vitamínica A de retinol = 20 UI de actividad vitamínica A de β-caroteno

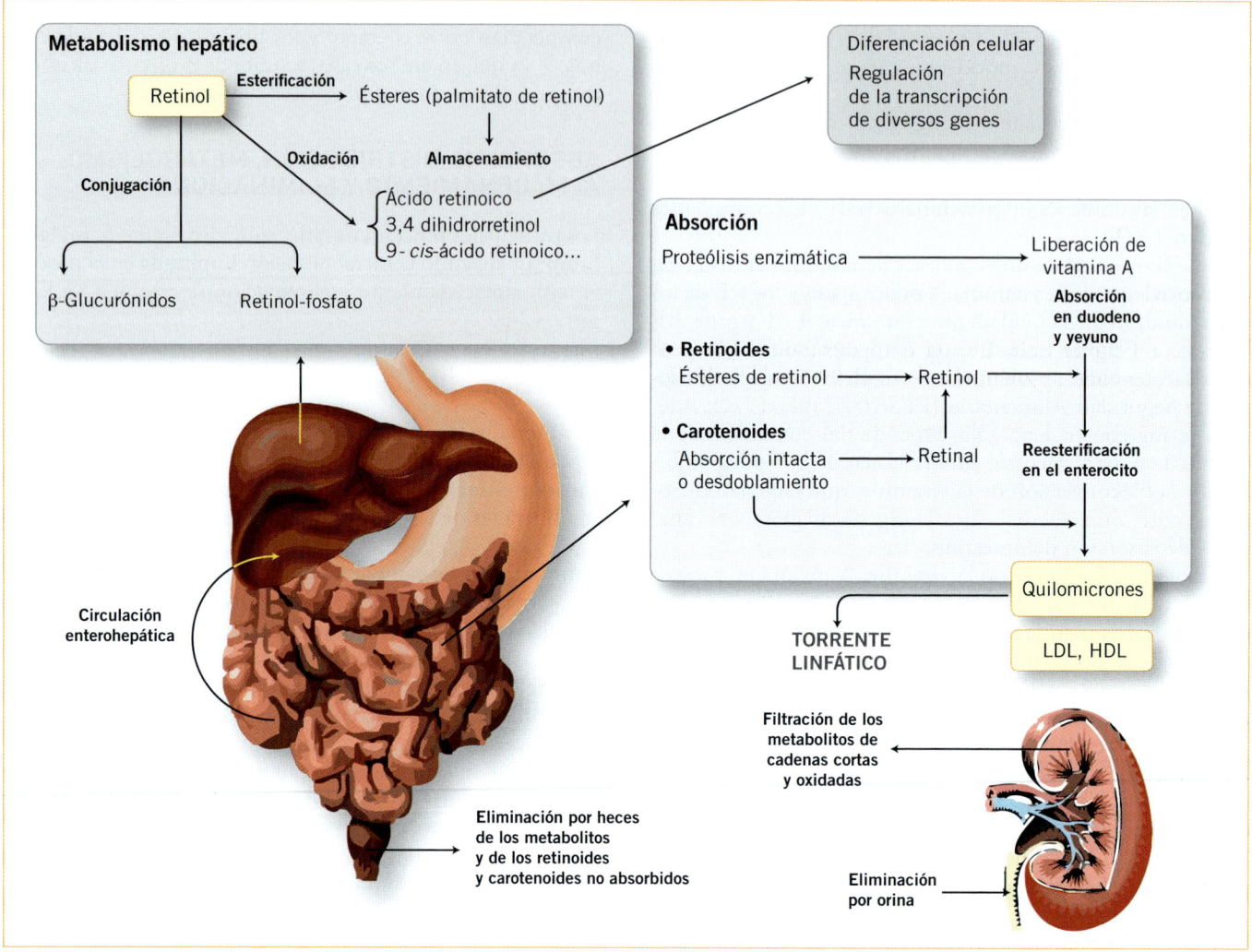

Figura 17-3. Vitamina A en el organismo. GMP: guanosinmonofosfato; cGMP: guanosinmonofosfato cíclico; HDL: lipoproteínas de alta densidad; LDL: lipoproteínas de baja densidad.

las proteínas unidas a los carotenoides en los alimentos. Asimismo, la presencia de antioxidantes como el α-tocoferol y la lecitina contribuyen a mejorar la absorción al disminuir la oxidación de los carotenoides.

Por otro lado, la absorción de esta vitamina se ve empeorada con la presencia de aceites minerales en el tracto intestinal, los cuales son utilizados a veces como laxantes, ya que dichos aceites no pueden ser absorbidos y además arrastran consigo a la vitamina haciendo que se excrete en heces, mientras que los parásitos intestinales también impiden la absorción de la vitamina A.

Distribución

Dentro de la célula intestinal, los quilomicrones recién formados contienen ésteres de retinol, retinol en forma libre y algunos carotenoides que no han sido hidrolizados previamente, además de ésteres de colesterol, fosfolípidos, triacilglicéridos y apolipoproteínas. Dichos quilomicrones son liberados al torrente linfático, alcanzando así la vía sanguínea. Por otra parte, algún retinol no esterificado y ácidos retinoicos pueden ser transportados al hígado vía circulación portal.

Durante el transporte de los quilomicrones desde la linfa a la circulación general, se produce una metabolización inicial de éstos, hidrolizándose los triacilglicéridos, dando lugar a la formación de los quilomicrones remanentes. Estas partículas remanentes vehiculizan los ésteres de retinol hacía el hígado, donde se almacenan. Sin embargo, entre el 25 y el 33 % de todos los retinoides alimentarios absorbidos por el intestino llegan a través de los quilomicrones y sus remanentes a tejidos distintos del hígado.

Los carotenoides no metabolizados en la mucosa intestinal son transportados en los quilomicrones por vía linfática al hígado donde son transferidos a lipoproteínas. Los carotenoides que no contienen oxígeno (menos polares) son transportados principalmente por las lipoproteínas de muy baja densidad (VLDL), mientras que los más polares son transportados tanto por las lipoproteínas de baja densidad (LDL) como por las lipoproteínas de alta densidad (HDL). El β-caroteno permanece en gran medida en los quilomicrones remanentes, siendo internalizado en el hígado y secretado posteriormente en las lipoproteínas de muy baja densidad (VLDL).

Para que la vitamina A pueda circular por el torrente sanguíneo y, de este modo, acceder a todos los tejidos y cubrir los requerimientos de éstos, es necesario que se transporte unida a una proteína específica. Así, previamente a la secreción de la vitamina A a la circulación general por el hígado, en el interior del hepatocito el todo-*trans*-retinol se une a la proteína de unión al retinol (apo-RBP), formando el complejo holo-RBP (retinol-RBP) en proporción 1:1 equimolar y de esta forma es secretado al plasma.

Este complejo, a su vez, se une con la transtirretina plasmática (prealbúmina) también en proporción 1:1. La formación de este último complejo minimiza las pérdidas renales de holo-RBP por filtración glomerular y aumenta la estabilidad del retinol.

En condiciones normales, el complejo holo-RBP (retinol-RBP) supone aproximadamente el 99 % de todos los retinoides presentes en sangre. Sin embargo, tras la ingestión de una comida rica en vitamina A, la mayor parte del retinol circulante se encuentra en forma de ésteres en los quilomicrones y quilomicrones remanentes.

Además, los niveles del complejo holo-RBP suelen mantenerse bastante constantes, excepto en los casos en los que el estado en vitamina A es deficitario, o en ciertas enfermedades. Cuando la disponibilidad de la vitamina a partir de la dieta es insuficiente, la RBP es capaz de movilizar retinol a partir de los depósitos de vitamina A del hígado, para así cubrir las necesidades de las células y tejidos. No obstante, si los depósitos hepáticos también están deplecionados, el holo-RBP en sangre disminuye, afectándose la funcionalidad de numerosos tejidos.

El transporte de retinol puede verse influido negativamente por la disminución de la ingesta, principalmente proteica, por un desequilibrio hormonal (ya que la secreción de RBP desde el hígado está regulada en parte por los estrógenos), así como por enfermedades del intestino, del hígado o del riñón, que disminuyen la absorción, el metabolismo o la síntesis de RBP y transtirretina.

Este retinol transportado, además de ir a los tejidos diana, también es reciclado de nuevo por el hígado, siendo de este modo escasas las pérdidas. En cuanto al ácido retinoico, éste no es transportado por la RBP, sino que lo hace unido a la álbumina y a otras proteínas.

El complejo holo-RBP interacciona con los receptores superficiales de las células de los tejidos diana y es internalizado por endocitosis. Dentro de la célula el retinol es liberado y se une a proteínas transportadoras celulares específicas: la proteína celular de unión al retinol (CRBP); la proteína celular de unión al ácido retinoico (CRABP); la proteína celular de unión al retinal (CRALBP), y la proteína de unión al retinol interfotorreceptor (IRBP) a nivel ocular. Los niveles tisulares de estas proteínas están influidos por la situación nutricional en vitamina A, ya que los genes que codifican dichas proteínas son inducidos por la vitamina A de la dieta (**Tabla 17-3**).

Metabolismo

La vitamina A es ampliamente metabolizada en diversos lugares del organismo. Las principales reacciones metabólicas comprenden: esterificación, conjugación, fosforilación, oxidación a C-15, oxidación a C-4, isomerización y escisión de las cadenas. Dado que todos estos procesos están relacionados con las funciones metabólicas de la vitamina A, algunos de ellos se tratarán con más detalle al hablar de dichas funciones en el siguiente apartado.

Esterificación

El retinol es esterificado en las células intestinales y en otros tejidos por las enzimas del retículo endoplásmico, las cuales utilizan los grupos acilo de la fosfatidilcolina o de la acilcoenzima A (acil-CoA). Estos sistemas presentan una acusada especificidad por los ácidos grasos saturados y, especialmente, por el ácido palmítico, por lo que el producto más abundante que se produce es el palmitato de retinol.

Conjugación

El retinol puede ser conjugado por dos posibles vías. La más importante, que se produce principalmente en el hígado, es su reacción con el ácido uridindifosfato-glucurónico (UDP-glucurónico) para formar β-glucurónidos, que posteriormente son secretados con la bilis al intestino, reabsorbidos en el lumen intestinal y transportados de nuevo al hígado vía porta. Este proceso constituye la circulación enterohepática de la vitamina, que contribuye al mantenimiento de sus niveles, salvo en casos de malabsorción, en los que los metabolitos se perderían, siendo la concentración de metabolitos de vitamina A en la bilis directamente proporcional al grado de depleción de los depósitos hepáticos.

La otra vía de formación de conjugados es un proceso fosforilativo dependiente del ATP, que da lugar al retinol-fosfato, aunque no está clara su importancia biológica, ya que se produce en muy baja cantidad.

Oxidación

Dentro del citoplasma, el retinol puede ser oxidado a ácido retinoico y otros compuestos como el 3,4-deshidrorretinol y ácido 9-*cis*-retinoico. A su vez, tanto el ácido retinoico como los restantes metabolitos, y el propio retinol, pueden ser metabolizados a formas más polares mediante la oxidación de su anillo β-ionona. Los compuestos formados pueden sufrir también una conjugación, dando lugar a retinoil-glucurónidos.

Por otro lado, la oxidación de retinol a retinal requiere la presencia de la coenzima NAD$^+$, siendo esta reacción reversible. Sin embargo la oxidación de retinal a ácido retinoico es irreversible.

Tabla 17-3. Proteínas fijadoras de vitamina A
● Proteína de unión al retinol (RBP)
● Proteína celular de unión al retinol (CRBP)
● Proteína celular de unión al retinol tipo II (CRBP-II)
● Proteína celular de unión al retinal (CRALBP)
● Proteína celular de unión al ácido retinoico (CRABP)
● Proteína de unión al retinol interfotorreceptor (IRBP)
● Receptores nucleares α, β, y γ de ácido retinoico (RAR-α, RAR-β, RAR-γ)
● Receptores X retinoides α, β, y γ (RXR-α, RXR-β, RXR-γ)

Isomerización

La interconversión de las formas todo-*trans* de la vitamina A en las formas *cis* ocurre en el ojo y es un aspecto fundamental de la función visual, ya que este cambio conformacional causado por la isomerización varía la afinidad en la unión del retinal al pigmento visual opsina. En el ojo, la luz induce la conversión del 11-*cis*-retinal a todo-*trans*-retinal por la enzima retinal isomerasa. La conversión de nuevo a la forma 11-*cis* es catalizada también por la misma enzima (**Fig. 17-3**).

Hidrólisis

Los ésteres de retinilo almacenados son hidrolizados por un grupo de hidrolasas intracelulares, algunas de las cuales son dependientes de las sales biliares.

Las proteínas celulares de unión al retinol desempeñan un papel importante en la modulación de los procesos metabólicos de oxidación/reducción y transesterificación del retinol, ya que en función de las necesidades y reservas de la vitamina pueden hacer que el retinol permanezca inaccesible, protegiéndolo de los procesos metabólicos, o favorecer dichos procesos mediante la interacción proteína-proteína con las enzimas implicadas.

La mayoría de los carotenoides son metabolizados por una 15,15'-dioxigenasa en el citosol de la mucosa intestinal, de hepatocitos y de otros tejidos. El β-caroteno da lugar a dos moléculas de retinol, que es reducido y esterificado a éster de retinilo. Estos procesos requieren oxígeno molecular y metales como el hierro, que actúa como catalizador de la reacción.

El retinol y el retinal, así como otros de los metabolitos formados, poseen actividad biológica. El ácido retinoico y su glucurónido participan en el crecimiento celular, pero no en el ciclo visual ni en la reproducción. Con excepción del ácido 14-hidroxirretinoico, los productos más oxidados, como el ácido 4-hidroxirretinoico, el ácido 5,6-epoxirretinoico y los metabolitos C-19, carecen de actividad biológica.

Almacenamiento

El almacenamiento de esta vitamina se produce principalmente en el hígado, aunque también se almacena en pequeñas cantidades en pulmones, riñones y grasa corporal. La mayor parte del β-caroteno que se acumula lo hace en los adipocitos; por ello, en los seres humanos, las capas del tejido graso presentan una coloración amarillenta.

En las células parenquimatosas del hígado, los quilomicrones remanentes son degradados por enzimas lisosomales. El retinol puede ser transferido desde estas células a las células estelares, donde es reesterificado por la enzima microsomal LRAT, que también está presente en otros tejidos en los que el retinol sufre procesos metabólicos.

La velocidad con la que se produce el almacenamiento de la vitamina A depende del estado con respecto a ésta. Así por ejemplo, cuando los niveles son adecuados, la vitamina ingerida es transferida en unas pocas horas a las células estelares, las cuales, como ya se ha indicado, constituyen la principal reserva. Sin embargo, en los casos de deficiencia en vitamina A, ésta tiende a liberarse al plasma y distribuirse por los tejidos, más que a almacenarse.

De este modo, el hígado es el principal depósito de la vitamina A, en el que se encuentra el 50-80 % del total del organismo, aproximadamente un 90 % en las células estelares. La mayor parte de esta vitamina se encuentra esterificada en cadenas largas de retinol, siendo la forma predominante el palmitato de retinol.

La cantidad de vitamina A tiende a aumentar con la edad, aunque en forma dependiente de la cantidad ingerida y absorbida a partir de la dieta. Este aumento de vitamina A en los tejidos, principalmente en el vascular, puede formar parte de un proceso autorregulado por parte del organismo para contrarrestar los efectos oxidativos debidos al envejecimiento.

Se estima que los adultos sanos pueden almacenar suficiente vitamina A para cubrir las necesidades durante 4-12 meses. No obstante, en los niños estas reservas son mucho menores, por lo que son más susceptibles a sufrir deficiencias.

En cuanto a la vitamina A presente en la leche materna y en los fluidos, las concentraciones son mayores en el calostro que en la leche madura, mientras que en el líquido amniótico los niveles de retinol son casi 10 veces más bajos que en el plasma.

Eliminación

Aproximadamente el 5-20 % de los retinoides ingeridos y un mayor porcentaje de los carotenoides, dependiendo de su naturaleza, biodisponibilidad y cantidad, no son absorbidos por el tracto intestinal y son excretados intactos en heces.

El 10-40 % de la vitamina absorbida es oxidada y/o conjugada en el hígado, siendo secretada en la bilis y, a pesar de que un 30 % de los metabolitos biliares son reabsorbidos y transportados de nuevo al hígado por medio de la circulación enterohepática, la mayor parte de ellos son excretados en heces junto a la vitamina A no absorbida procedente de la dieta.

En general, los metabolitos cuyas cadenas de carbono han permanecido intactas se excretan por heces, mientras que las formas de cadenas acortadas y oxidadas son eliminadas por la orina, aunque cuantitativamente la excreción es mayor por heces que por vía urinaria.

La cantidad de metabolitos de vitamina A que se elimina por heces y orina depende de la ingesta, así como de las reservas hepáticas de la vitamina.

Por su parte, el dióxido de carbono producido durante la oxidación y la escisión de las cadenas es eliminado en el aire espirado.

En resumen, y en términos cuantitativos, de la vitamina A ingerida a partir de la dieta, un 10 % no es absorbido, un 38-60 % aparece en heces (sumando a lo no absorbido la vitamina de procedencia biliar), un 18-37 % se excreta por orina, un 18-39 % aparece como dióxido de carbono y el resto es almacenado principalmente en el hígado (**Fig. 17-3**).

FUNCIONES

Cada una de las formas de la vitamina A presenta diversas funciones. Así, el retinol participa principalmente en la reproducción; el retinal, en la visión, y el ácido retinoico, en la diferenciación epitelial, la regulación de transcripción génica y la reproducción.

Visión

En el proceso visual está implicado el retinal, el cual se forma a partir del retinol circulante, que es incorporado en la retina principalmente mediante el reconocimiento específico, por medio de los receptores de la retina, receptores de la RBP a la que está unido el retinol.

El 11-*cis*-retinal actúa como grupo prostético cromóforo fotosensitivo de los pigmentos visuales de los conos y los bastones localizados en la retina. A estos pigmentos se los denomina de forma colectiva opsinas, y están localizados en segmentos externos altamente especializados de los conos y los bastones.

Los bastones contienen el pigmento rodopsina y son los responsables de la visión nocturna o carente de colores, mientras que los conos pueden contener uno de los tres pigmentos fotosensibles denominados yodopsinas y actúan en la visión diurna o con colores. En ambos casos, el 11-*cis*-retinal se une de forma covalente mediante la formación de una base de Schiff a un residuo específico de lisina de la correspondiente opsina, localizado en uno de los segmentos transmembrana de estas células.

Las funciones visuales de la rodopsina y las yodopsinas difieren solamente en cuanto a sus propiedades en el espectro de absorción de la luz, las que dependen de la opsina que esté implicada. La absorbancia máxima de los pigmentos de la retina en seres humanos es de 498 nm para la rodopsina, 420 nm para la yodopsina de los conos azules, 534 nm para la yodopsina de los conos verdes y 563 nm para la yodopsina de los conos rojos.

La fotorrecepción, y por lo tanto el proceso visual, comienzan en la retina cuando la luz es absorbida por los pigmentos visuales. La captura de un solo fotón provoca la fotoisomerización del 11-*cis*-retinal a la forma todo-*trans*-retinal. Esto conduce a la disociación del todo-*trans*-retinal de la opsina, lo cual lleva a la progresión del pigmento a través de una serie de sustancias inestables intermedias (batorrodopsina, luminorrodopsina y metarrodopsina I) para producir, finalmente, metarrodopsina II.

La metarrodopsina II interacciona con la transducina, una proteína G de membrana heterotrimérica (Tα + β + γ), que a su vez activa a la guanosinmonofosfato cíclico (cGMP) fosfodiesterasas que catalizan la hidrólisis del cGMP a guanosinmonofosfato (GMP), produciéndose una disminución en los niveles de cGMP. Esta disminución origina una caída en el flujo de iones Na$^+$, debido al cierre de sus canales en las membranas de las fotocélulas, ya que el cGMP los mantenía abiertos.

De este modo, se produce una hiperpolarización de la membrana, lo cual desencadena la estimulación nerviosa de los centros visuales del cerebro a través de la terminación sináptica de los bastones y los conos, según qué células estén implicadas en la visión (en función de que se trate de visión nocturna o diurna). Al pasar a un ambiente en oscuridad, se produce una serie de procesos que llevan a la inactivación de la cascada de transducción y a la reiniciación de la sensibilidad de las células fotorreceptoras. La enzima rodopsina quinasa fosforila la rodopsina en los residuos de serina y treonina. Las arrestinas, una familia de proteínas moduladoras presentes en conos y bastones, se unen a la rodopsina fosforilada, impidiendo que continúe la activación de la transducina.

Finalmente, se produce la hidrólisis de la base de Schiff formada y se libera el todo-*trans*-retinal de la opsina. La proteína RGS9 estimula la actividad intrínseca guanosintrifosfatasa (GTPasa) de la transducina, y se reactivan los complejos inactivos, tanto de la transducina como de la fosfodiesterasa de cGMP. Los niveles citoplasmáticos de cGMP son restaurados mediante la activación de guanilato ciclasas específicas de los fotorreceptores.

Este proceso visual es cíclico y la regeneración de los pigmentos visuales hace que el todo-*trans*-retinal, tras su liberación de la opsina, sea reducido enzimáticamente a todo-*trans*-retinol y transportado al epitelio pigmentado de la retina. Dentro de este epitelio, el todo-*trans*-retinol es isomerizado a 11-*cis*-retinol, el cual es oxidado a 11-cis-retinal y, posteriormente, de este epitelio se transfiere a la opsina pudiendo ser almacenado en forma de ésteres de retinol en la capa pigmentada de los bastones, para poder ser posteriormente utilizado de nuevo en el proceso de la visión (**Fig. 17-4**).

En condiciones normales, la tasa de degradación de la rodopsina por la luz es igualada por la velocidad de regeneración y el aporte de vitamina A a partir de los almacenes o del plasma.

Diferenciación de células epiteliales

Tanto el retinol como el retinal y el ácido retinoico son activos en la diferenciación del tejido epitelial y producción de mucosidad, aunque el más activo de los tres es el ácido retinoico.

Uno de los posibles mecanismos que explican la actuación de la vitamina A en la diferenciación del tejido epitelial es mediante la regulación de la expresión génica. En el interior de la célula, el todo-*trans*-retinol unido a la CRBP puede ser oxidado a ácido todo-*trans*-retinoico y también puede ser isomerizado a 9-*cis*-retinol y a su vez oxidado a ácido 9-*cis*-retinoico.

Tanto el ácido todo-*trans*-retinoico como el 9-*cis*-retinoico son formas activas del ácido retinoico y son transportados por la CRABP, u otra proteína transportadora de retinol, al núcleo celular, donde se unen a receptores específicos, similares a los receptores nucleares de hormonas esteroideas como la 1,25-(OH)$_2$-vitamina D$_3$ y las hormonas tiroideas. Se han identificado dos familias de receptores específicos retinoicos nucleares, los receptores de ácido retinoico (RAR) y los receptores X retinoides (RXR), existiendo para ambos diversas variantes.

El primer receptor del ácido retinoico de procedencia humana (RAR-α) fue aislado en 1987 y se demostró que la transcripción de determinados genes era activada tras la unión del ácido todo-*trans*-retinoico a este receptor. Poco después se aislaron los receptores RAR-β y RAR-γ, a los que también se une el ácido todo-*trans*-retinoico, así como el ácido 9-*cis*-retinoico. Una segunda clase de receptores, los re-

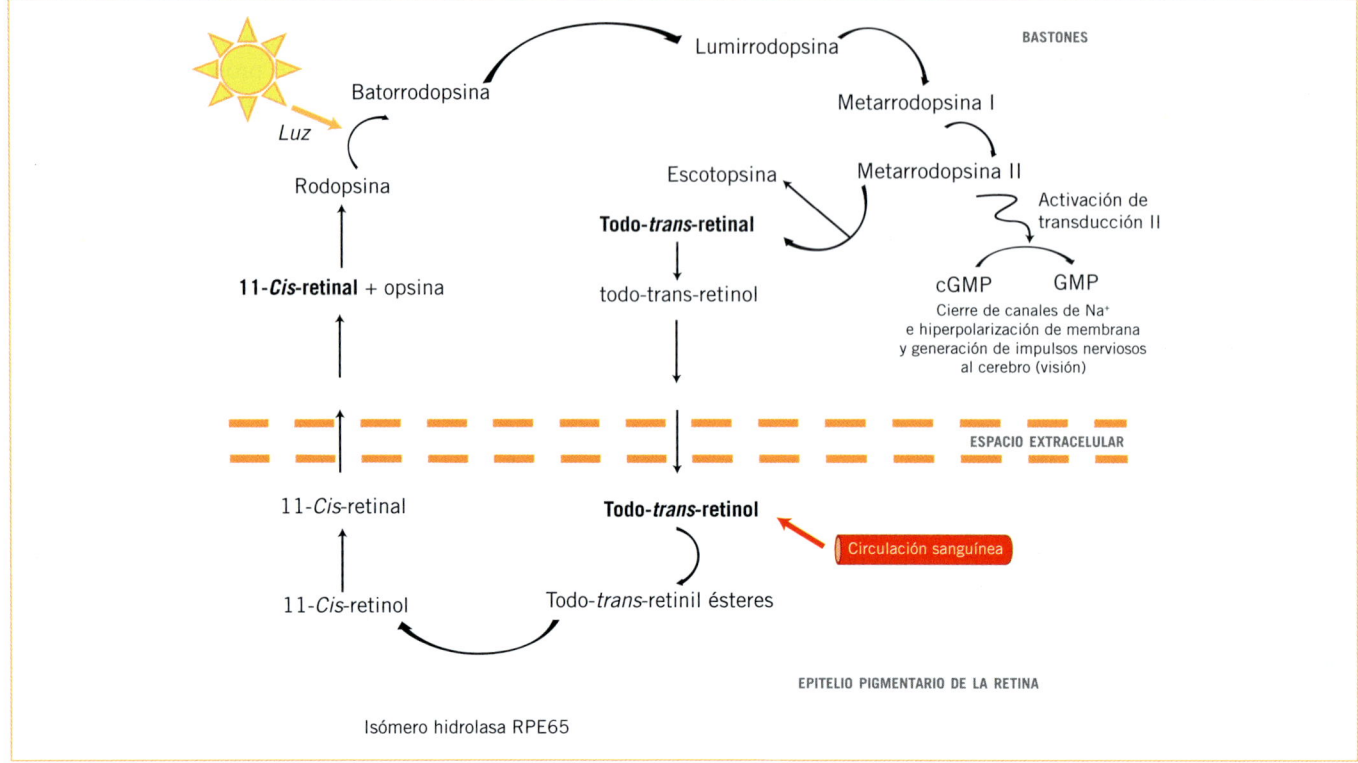

Figura 17-4. Ciclo visual. cGMP: guanosinmonofosfato cíclico; GMP: guanosinmonofosfato.

ceptores X retinoides (RXR-α, RXR-β y RXR-γ) fueron aislados en 1990. Estos receptores se unen sólo al ácido 9-*cis*-retinoico.

Tanto los receptores RAR como los RXR tienen múltiples isoformas y son expresados en diferentes células según los estados de desarrollo y diferenciación u otras circunstancias en las que está implicado el ácido retinoico. Además, los RXR pueden formar heterodímeros con una gran variedad de receptores.

Todas estas posibles interacciones están relacionadas con los efectos pleiotrópicos de los retinoides, los cuales regulan de este modo la expresión de numerosos genes implicados en muchos procesos fisiológicos. La transcripción de determinados genes da lugar a las correspondientes moléculas de mRNA que codifican proteínas celulares implicadas en la diferenciación de las células epiteliales. Además, este mecanismo también está implicado en la estimulación de la producción de mucosidad por dichas células.

No obstante, algunos retinoides pueden estimular la diferenciación por otros mecanismos distintos, aunque dichos procesos no están del todo claros.

Crecimiento

La vitamina A interviene en la formación y el crecimiento de las células, por lo que es esencial para el desarrollo de los niños. En concreto, el ácido retinoico puede estimular la expresión del gen que codifican la hormona del crecimiento. Al respecto, en algunos estudios realizados en niños, se observa una disminución en la secreción nocturna de hormona del crecimiento en aquellos con baja ingesta de vitamina A.

Metabolismo óseo

En el crecimiento óseo, la vitamina A es esencial para la correcta actividad de las células del cartílago epifisario, mediante su efecto sobre la síntesis de proteínas y la diferenciación celular ósea (**cap. 21**, Calcio, fósforo, magnesio y flúor). Además, durante el remodelado óseo esta vitamina modula la actividad de osteoclastos y osteoblastos. En este papel, así como en la diferenciación celular y en el crecimiento, la función de la vitamina A se asemeja a la de una hormona, mediante la regulación de genes específicos (**cap. 13**, Regulación de la expresión génica mediada por vitaminas, **tomo II**).

No obstante, a pesar del papel fundamental de la vitamina A en la salud ósea, la ingesta excesiva se ha asociado con desmineralización ósea y con una mayor incidencia de fracturas osteoporóticas.

Por otra parte, algunas formas de provitamina A (carotenos y β-criptoxantina) también parecen tener un papel protector de los huesos. La evidencia *in vitro* ha demostrado que el caroteno y la β-criptoxantina pueden servir como precursores de los retinoides, específicamente del ácido todo-*trans*-retinoico, que sirve como ligando para los RAR para promover la osteogénesis y suprimir la activación del factor nuclear kappa B, inhibiendo así la diferenciación y la maduración de los osteoclastos.

Desarrollo dentario

La vitamina A también es necesaria para el desarrollo normal de las células epiteliales que forman el esmalte de los dientes.

Además, esta vitamina puede estimular la expresión de la proteína de unión a calcio, calbindina D28k, que desempeña un importante papel en la homeostasis y en la citoprotección de los fibroblastos del ligamento periodontal.

Reproducción

La vitamina A tiene un efecto directo sobre la espermatogénesis. El ácido retinoico mantiene la síntesis de testosterona en las células intersticiales de Leydig, y el retinol o análogos conservan el epitelio de las vesículas seminales.

La vitamina A también participa en la regulación del ciclo menstrual, el desarrollo de la placenta y la producción de progesterona.

Embriogénesis

El ácido todo-*trans*-retinol controla el desarrollo embrionario, ya que induce la diferenciación de un grupo de células que producen señales paracrinas para las células cercanas a ellas, causando la diferenciación específica o la migración en una dirección dada durante la morfogénesis. Estos procesos incluyen el establecimiento de una polaridad axial en respuesta a moléculas señal, como el ácido retinoico.

Los receptores RAR y RXR están implicados en la morfogénesis. Así, la expresión de subtipos e isoformas de receptores RAR y RXR en las diferentes etapas y regiones de la morfogénesis condiciona el fenotipo de la futura célula diferenciada. Numerosos estudios ponen de manifiesto que la expresión de los receptores RAR-α y RXR-β se produce de forma masiva, mientras que el resto de los receptores se expresan solamente en tejidos específicos y en períodos concretos del desarrollo embrionario.

Además, el ácido retinoico puede inducir la muerte celular programada o apoptosis, fenómeno necesario para una correcta embriogénesis, pero que debe ser regulado para evitar posibles procesos teratogénicos.

Función pulmonar

La vitamina A, en concreto el ácido retinoico, es importante para la regulación del desarrollo pulmonar, la formación alveolar y el mantenimiento y desarrollo de las células epiteliales del tracto respiratorio, que se producen durante el desarrollo embrionario. Además, en el período posnatal, el ácido retinoico es esencial para el crecimiento pulmonar, la alveolarización y la expresión de los principales componentes de la matriz extracelular que desempeñan un papel fundamental en la resistencia y la elasticidad y en la reparación y la remodelación del pulmón.

Hematopoyesis

Los retinoides están involucrados en la diferenciación de las células mieloides a neutrófilos. Además, la vitamina A es necesaria para la reutilización de los depósitos de hierro en el bazo y el hueso en la eritropoyesis. Asimismo, interviene en la síntesis de transferrina, que permite el transporte del hierro.

Vitamina A como coenzima

Los retinoides, actuando como portadores de azúcares, y mediante la síntesis intracelular del manosilretinil-fosfato, participan en la transferencia de residuos de manosa a las glicoproteínas específicas de la superficie de las membranas celulares que están implicadas en los procesos de adhesión celular, interacción con hormonas y comunicación intercelular. Así, la vitamina A es fundamental en el mantenimiento de las paredes del estómago y del intestino, y en el funcionamiento de glándulas sexuales, útero y membranas del aparato urinario.

Comunicación intercelular

Además de su participación en la síntesis de glicoproteínas, los retinoides y, en mayor proporción los carotenoides, favorecen la comunicación intercelular mediante la inducción de la síntesis de la conexina 43, una proteína implicada en las uniones intracelulares *gap* necesarias para el funcionamiento de las células, y que puede ser de interés en la supresión del crecimiento neoplásico.

Acción anticancerígena

La vitamina A, tanto en forma de retinoides como de carotenoides, parece tener un papel protector frente a diversos tipos de cáncer, principalmente de pulmón, próstata, mama, vejiga y piel.

Este papel protector podría deberse a los efectos de esta vitamina sobre el mantenimiento de la integridad de los epitelios, la respuesta inmunitaria, la diferenciación celular, la comunicación intercelular y la regulación de la apoptosis. También influyen sus propiedades antioxidantes, ya que secuestra radicales libres y especies reactivas de oxígeno (ROS) que podrían dañar las membranas celulares y provocar mutaciones génicas (**cap. 13**, Estrés oxidativo y mecanismos de defensa antioxidante).

Diversos estudios han relacionado la ingesta de frutas y verduras con un menor riesgo de padecer cáncer; parte de este beneficio podría deberse al contenido en vitamina A de estos alimentos, pero también puede ser importante la presencia de otros componentes (aportados por ellos) y los cambios en la dieta (por desplazamiento de otros productos).

En concreto, se sabe que los retinoides promueven el crecimiento celular y el desarrollo de tejidos a través de su interacción con los receptores nucleares, y algunos estudios han sugerido que los retinoides pueden considerarse compuestos promotores del cáncer. De forma contraria a lo expuesto, se considera que el ácido todo-*trans*-retinoico tiene actividad antineoplásica al unirse a su receptor RAR y, de hecho, se utiliza en clínica en el tratamiento de la leucemia promielocítica aguda y del cáncer renal por su actividad para inhibir proteínas implicadas en el desarrollo celular y activar la apoptosis celular.

Por su parte, el papel de los carotenoides en el cáncer es controvertido, especialmente en el caso del β-caroteno, ya que diversos estudios han puesto de manifiesto que la suplementación con altas dosis de β-caroteno en fumadores incrementa la aparición de cáncer de pulmón, principalmente para individuos que fuman más de 20 cigarrillos por día y además consumen alcohol de forma regular. Estos estudios sugieren que la suplementación masiva nunca está justificada, aunque sí puede ser ventajosa para corregir las deficiencias en esta vitamina.

Con respecto al cáncer de próstata, no todos los estudios han encontrado una relación directa entre el β-caroteno y una menor incidencia de este tipo de cáncer. No obstante, sí se ha demostrado el efecto protector frente al cáncer de próstata ejercido por el licopeno, un carotenoide que no presenta actividad provitamínica A. El licopeno se acumula en cantidades importantes en el tejido prostático, reduciendo el riesgo de cáncer en este tejido. Este compuesto es un carotenoide acíclico que contiene 11 dobles enlaces conjugados normalmente en configuración todo-*trans*, y es capaz de reaccionar con radicales de oxígeno y varios radicales catiónicos. Además, el licopeno induce las uniones *gap* que median la comunicación entre las células, lo cual puede estar relacionado con su protección frente al desarrollo del cáncer.

Por otra parte, otros carotenoides, como el α-caroteno y la luteína, pueden reducir la actividad del citocromo P-450, un activador de procarcinógenos.

Además, la β-criptoxantina puede estimular la expresión del gen *RB* y del *p73*, siendo este último un gen relacionado con el *p53* que, como el gen *RB*, son genes supresores de tumores, que, entre otros mecanismos, actúan induciendo la apoptosis en las células neoplásicas.

Antioxidante

Tanto los retinoides como los carotenoides pueden actuar como antioxidantes, aunque los carotenoides son más activos debido a que el sistema de dobles enlaces conjugados es más largo. Ambos pueden reaccionar en las membranas lipídicas con las ROS, eliminando radicales libres y disminuyendo la peroxidación lipídica. Los carotenoides presentan una mayor efectividad como antioxidantes a bajas presiones de oxígeno.

El β-caroteno, además, puede actuar sinérgicamente con otros antioxidantes, como el α-tocoferol y el ácido ascórbico. De este modo, diversos estudios han puesto de manifiesto que los carotenoides pueden disminuir la oxidación del LDL-colesterol, las concentraciones plasmáticas de peróxidos y la excreción urinaria de marcadores de estrés oxidativo como la 8-oxo-7,8-dihidro-2'-desoxiguanosina.

Prevención de enfermedades cardiovasculares

Diversos estudios epidemiológicos han encontrado una relación inversa entre el consumo de frutas y hortalizas con alto contenido en provitaminas A y la aparición de enfermedades cardiovasculares. Así, los niveles plasmáticos de retinol están relacionados inversamente con el riesgo de aparición de procesos isquémicos, mientras que las bajas concentraciones de β-caroteno aumentan el riesgo de sufrir un infarto de miocardio. Esta protección frente a enfermedades cardiovasculares ha sido atribuida a las propiedades antioxidantes de la vitamina A, ya que disminuye la oxidación de las LDL, con la consiguiente reducción en la formación de células espumosas en el endotelio vascular. Además, el β-caroteno contenido en las LDL puede eliminar especies reactivas de oxígeno de estas lipoproteínas.

Por otro lado, y del mismo modo que ocurre en la prevención del cáncer, la protección cardiovascular puede deberse a otros componentes presentes en las frutas y verduras. Por ejemplo, el licopeno, que no tiene actividad provitamínica A, puede ejercer un papel beneficioso, posiblemente debido a sus propiedades antioxidantes.

Inmunidad

La vitamina A desempeña un papel primordial en la respuesta inmunitaria (**cap. 22**, Nutrición e inmunidad, **tomo IV**). El retinol puede actuar como un factor de crecimiento específico para los linfocitos B. Además, contribuye a la producción de linfocitos T (CD3 y CD4, pero no CD8) y al aumento en el número y la actividad de las células NK *(natural killer)*, favorece la respuesta de los linfocitos a las fitohemaglutininas, incrementa la producción de interleuquina 2 (IL-2) y la expresión de su receptor, y mejora la respuesta de los anticuerpos ante determinadas infecciones.

Parece ser que los retinoides actúan más en la diferenciación de las células inmunitarias, incrementando la mitogénesis de linfocitos y la fagocitosis de monocitos y macrófagos, mientras que los carotenoides afectan más a la activación de células NK y linfocitos T colaboradores (Th) mediante la modulación de la liberación de citoquinas.

Regulación de los depósitos de grasa corporal

La vitamina A, por su capacidad de modificar la expresión génica y la función de las células diana, puede intervenir en la regulación de los niveles y la funcionalidad de la reserva grasa del organismo. El ácido retinoico actúa como activador de la transcripción de genes que codifican para proteínas desacoplantes, por lo que, en animales, se ha comprobado que la capacidad termorreguladora está asociada con la situación en vitamina A.

Además, el ácido retinoico tiene influencia sobre la diferenciación de los adipocitos, ya que se ha observado, en medios de cultivo, que las dosis altas de este compuesto inhiben la adipogénesis mientras que las dosis bajas la promueven; por lo tanto, la deficiencia en vitamina A podría favorecer el depósito de grasa corporal.

Otras funciones

A nivel de expresión génica, una vez que la vitamina A entra en la célula, diversas proteínas la transportan hacia el núcleo, donde se une a receptores específicos, RAR y RXR, lo que permite la modulación de la expresión génica de numerosos genes, y explicaría las funciones tan variadas que desempeña la vitamina A.

La vitamina A también actúa sobre las enzimas del citocromo P-450, participando así en la eliminación de xenobióticos del organismo. Por otra parte, el ácido retinoico puede inducir a transglutaminasas, necesarias para la función de los macrófagos, la coagulación sanguínea, la adhesión celular y la apoptosis. También interviene en la expresión de glucosiltransferasas y lecitinas.

Además, la vitamina A desempeña un importante papel en la regulación de la homeostasis de la glucosa, ya que afecta la liberación tanto de la insulina como del glucagón. Asimismo, la vitamina A puede actuar sobre la transcripción de diversas enzimas implicadas en el metabolismo de la glucosa, como la glucoquinasa y la fosfoenolpiruvato carboxiquinasa.

REQUERIMIENTOS

La vitamina A es un nutriente esencial que no puede ser sintetizado por el organismo, por lo que para cubrir sus requerimientos es necesario obtenerlo a partir de la dieta en forma de vitamina A preformada o de carotenoides con actividad provitamínica A. Los requerimientos en seres humanos se han calculado a partir de estudios en los que se ha intentado corregir estados de deficiencia producidos experimentalmente y se expresan como microgramos (µg) de RE. Las recomendaciones actuales del *Food and Nutrition Board* del *National Research Council* (2001) se basan en la cantidad necesaria para evitar la deficiencia, mantener el crecimiento adecuado en los niños y asegurar las reservas de la vitamina, más un aporte de seguridad adicional para cubrir variaciones en la absorción y utilización de la vitamina.

Niños

El feto comienza a acumular vitamina A durante el tercer trimestre de la gestación, y es necesario que se mantenga una ingesta adecuada durante varios meses después del nacimiento para conseguir niveles hepáticos adecuados de la vitamina.

En los niños recién nacidos, los requerimientos se calculan a partir de la vitamina A aportada por la leche humana. Durante al menos los 6 primeros meses, la lactancia es suficiente para proporcionar las cantidades de vitamina A necesarias para mantener la salud, permitir el adecuado crecimiento y mantener los almacenes de la vitamina en el hígado. Así, teniendo en cuenta que el contenido medio de RE en leche materna es de 50 µg/dl, la ingesta de 850 ml de leche materna proporciona alrededor de 400 µg de RE, que cubren los requerimientos del niño.

Para niños mayores de 6 meses las recomendaciones se han establecido sobre la base de la observación de la ingesta de leche materna en poblaciones en las que la lactación materna se continúa durante más tiempo, estimándose en 400-500 µg RE las ingestas recomendadas.

En niños mayores las recomendaciones indican 20-39 µg RE/kg de peso/día.

Adultos

Se establece que la ingesta recomendada en varones y mujeres adultos normales es de 1.000 y 800 µg RE/día, respectivamente, suponiendo que el 50 % de la vitamina en la dieta deriva del retinol y el 50 % del β-caroteno. Estas cifras corresponden a 10-50 µg RE/kg de peso/día.

Aunque no existe una ingesta recomendada para el β-caroteno, teniendo en cuenta que las recomendaciones para la vitamina A total son de 1000 y 800 µg RE para varones y mujeres, respectivamente, esto correspondería aproximadamente a 6,0 y 4,8 mg de β-caroteno, respectivamente, en el caso de que todo el aporte de vitamina A proviniese del β-caroteno.

Embarazo y lactancia

Las cifras dadas para los requerimientos de la vitamina A durante el embarazo y lactancia varían en función de la región y de la existencia o inexistencia de una deficiencia endémica en vitamina A.

Así, aun cuando durante el embarazo y la lactancia los requerimientos se ven incrementados para cubrir el almacenamiento fetal y la vitamina A presente en la leche materna, las ingestas dietéticas recomendadas (RDA, *recommended daily allowances*) en Estados Unidos para embarazadas son las mismas que para mujeres adultas no gestantes. De hecho, el aumento de las recomendaciones podría tener efectos perjudiciales en los países en los que no existe deficiencia endémica de la vitamina, por el posible riesgo de teratogenicidad de las dosis excesivas de vitamina A. En el caso de las mujeres lactantes, la EFSA considera que el aumento de los requerimientos medios estimados en 1.020 µg RE/día se basa en la ingesta de vitamina A necesaria para compensar la pérdida de retinol en la leche materna. Basándose en una cantidad media de retinol secretado en la leche materna de 424 µg/día y una eficiencia de absorción del retinol del 80 %, se ha considerado que una ingesta adicional de vitamina A de 530 µg RE/día es suficiente para reemplazar estas pérdidas, y teniendo en cuenta un coeficiente de variación del 15 %, se ha propuesto una ingesta de 1.300 µg RE/día para las mujeres lactantes.

En los países en los que sí existe una deficiencia endémica para esta vitamina, es necesario valorar la relación riesgo/beneficio de la suplementación con vitamina A en mujeres en edad fértil y en embarazadas.

En cuanto a la lactancia, en general las ingestas recomendadas durante este período se aumentan en 500 µg RE con respecto a las ingestas recomendadas para las mujeres en edad fértil.

La composición de la leche materna en vitamina A está influida por la ingesta y las concentraciones séricas de la vitamina durante el último trimestre de gestación. El calostro y la leche de transición son muy ricos en vitamina A, e incluso la leche de una mujer desnutrida puede satisfacer las necesidades del neonato durante las primeras semanas.

Ancianos

En esta etapa de la vida se pueden dar en mayor medida enfermedades que impiden que se efectúen correctamente la absorción, el transporte, el metabolismo y la acción de la vitamina, aunque los almacenes suelen ser algo superiores a los de individuos de menor edad; por ello, los requerimientos de vitamina A en ancianos son similares a los señalados para adultos (**Tabla 17-4**).

Tabla 17-4. Ingestas recomendadas de vitamina A (µg RE)

Edad (años)	Población española[a]	Edad (años)	DRI (IOM)[b,c]	EAR (IOM)[b,c]	UL (IOM)[b]	Edad (años)	PRI (Unión Europea)[d]	Edad (años)	RNI (Reino Unido)[e]
Niños y niñas		**Niños y niñas**				**Niños y niñas**		**Niños y niñas**	
0,0-1	375	0,0-0,5	400[f]	–	600	0,0-0,5	250	0,0-0,5	350
1-3	400	0,5-1	500[f]	–	600	0,5-1	250	0,5-1	350
4-5	500	1-3	**300**	210	600	1-3	250	1-3	400
5-9	700	4-8	**400**	275	900	4-6	300	4-6	500
Varones		**Varones**				**Varones**		**Varones**	
10-12	1.000	9-13	**600**	445	1.700	7-10	400	7-10	500
13-19	1.000	14-18	**900**	630	2.800	11-14	600	11-14	600
20-29	1.000	19-30	**900**	625	3.000	15-17	750	15-18	700
30-49	1.000	31-50	**900**	625	3.000	≥ 18	750	19-50	700
50-70	1.000	51-70	**900**	625	3.000			> 50	700
> 70	900	> 70	**900**	625	3.000				
Mujeres		**Mujeres**				**Mujeres**		**Mujeres**	
10-12	800	9-13	**600**	420	1.700	7-10	400	7-10	500
13-19	800	14-18	**700**	485	2.800	11-14	600	11-14	600
20-29	800	19-30	**700**	500	3.000	15-17	650	15-18	600
30-49	800	31-50	**700**	500	3.000	≥ 18	650	19-50	600
50-70	800	51-70	**700**	500	3.000			> 50	600
> 70	700	>70	**700**	500	3.000				
Gestación	800	**Gestación**				**Gestación**	700	**Gestación**	
		14-18	**750**	530	2.800			16-50	700
		19-50	**770**	550	3.000				
Lactancia	1.300	**Lactancia**				**Lactancia**	1.300	**Lactancia**	950
		14-18	**1.200**	885	2.800				
		19-50	**1.300**	900	3.000				

[a] Ortega RM y cols., 2019.

[b] Food and Nutrition Board. Institute of Medicine (IOM). Dietary reference intakes for vitamin A, vitamin K, arsenic, boron, chromiun, copper, iodine, iron, manganese, molybdenum, nickel, silicon, vanadium and zinc. Washington DC: National Academy Press, 2001.

[c] Expresados como equivalentes de actividad de retinol (RAE). 1 RAE= 1 µg retinol, 12 µg β-caroteno, 24 µg α-caroteno o β-criptoxantina.

[d] Scientific Opinion on Dietary Reference Values for vitamin A European Food Safety Authority Panel on Dietetic Products, Nutrition, and Allergies (NDA). EFSA Journal 2015; 13: 4028.

[e] European Food Safety Authority (EFSA). Dietary reference values for nutrients. Summary report, 2017. Institute of Medicine. Dietary reference intakes: The essential guide to nutrient requirements. Washington, DC: The National Academies Press, 2006.

[f] Ingestas adecuadas.

DRI: ingestas dietéticas de referencia recomendadas (ingestas dietéticas recomendadas en negrita e ingestas adecuadas con asteriscos); EAR: requerimientos medios estimados; PRI: ingestas de referencia para la población; RE: equivalentes de retinol RNI: ingesta de nutrientes de referencia. UL: ingesta máxima tolerable.

EVALUACIÓN DE LA SITUACIÓN NUTRICIONAL EN VITAMINA A: DEFICIENCIA Y EXCESO

Diversos factores, además de la ingesta, pueden condicionar el estado en vitamina A. Así por ejemplo, algunos estudios han demostrado que la exposición excesiva de la piel a la luz solar o rayos ultravioleta A (UVA) causan una degradación importante de los carotenoides, disminuyendo por lo tanto sus niveles plasmáticos. Además, se ha observado que en fumadores, tanto activos como pasivos, los niveles de carotenos en plasma son significativamente inferiores a los de no fumadores.

Por otra parte, las infecciones crónicas y el estrés pueden acelerar el catabolismo y la excreción de la vitamina A. Por ejemplo, en los casos de cáncer, tuberculosis, neumonía, infecciones del tracto urinario y enfermedades prostáticas, la excreción de la vitamina se ve aumentada y disminuyen por lo tanto sus niveles. Además, durante la pirexia, en la hepatitis infecciosa, así como en niños con fiebre reumática, se han encontrado niveles plasmáticos reducidos para la vitamina.

Las infecciones provocan una alteración en la utilización y distribución de la vitamina A en los tejidos. Así, diversos estudios han puesto de manifiesto que en los procesos infecciosos, incluso en el período de incubación, se produce una disminución en los niveles plasmáticos de retinol. A su vez, estos menores niveles de retinol están asociados con el aumento de las proteínas de fase aguda que se producen durante estos procesos infecciosos y en los traumatismos.

Por ello, además de que la deficiencia en vitamina A puede contribuir a la aparición de infecciones, al valorar la situación en la vitamina hay que tener en cuenta que la presencia de infecciones puede ser responsable de una aparente deficiencia en personas correctamente nutridas.

En los niños prematuros también se han observado valores más bajos de esta vitamina que en los nacidos a término. Parece que el paso transplacentario de vitamina A no es completamente efectivo, lo que unido a la inmadurez en la producción hepática de RBP pueden ser los responsables de los bajos niveles de vitamina A detectados en estos casos. Por lo tanto, y ya que la vitamina A es necesaria para la correcta diferenciación y el mantenimiento de las células secretoras de mucosidad, se considera que la deficiencia puede ser un factor que predispone al padecimiento de la enterocolitis necrosante en los niños prematuros.

Asimismo, en alcohólicos crónicos los niveles plasmáticos de vitamina A se ven disminuidos debido a que el alcohol tiene efectos adversos sobre el metabolismo de la vitamina A y provoca una reducción en el almacenamiento hepático de la vitamina y en la síntesis de RBP.

En pacientes con insuficiencia pancreática, enfermedades hepáticas, colitis ulcerosa y otras enfermedades que conllevan una malabsorción, los valores de la vitamina también pueden estar disminuidos.

En el caso de enfermedad hepática grave, los niveles de retinol decrecen, entre otras causas, por la falta de síntesis de RBP. Sin embargo, las concentraciones de caroteno tienden a aumentar dado que no se efectúa su conversión a vitamina A activa.

Por otra parte, en la fibrosis quística la reducción en los niveles de vitamina A puede estar asociada a la disminución de cinc, RBP y prealbúmina. Además, la deficiencia en cinc limita la síntesis de RBP, ya que este mineral es necesario para la síntesis hepática de esta proteína transportadora.

La degradación de la RBP se realiza en el riñón, por lo que la enfermedad renal eleva los niveles séricos de la vitamina.

Se ha observado que durante el embarazo se pueden elevar los niveles séricos de RBP y, con ello, el retinol.

La situación nutricional en vitamina A puede ser evaluada por medio de métodos bioquímicos, fisiológicos y clínicos. La Organización Mundial de la Salud (OMS) recomienda utilizar varios criterios simultáneamente para evaluar el grado de riesgo de deficiencia. Dentro de estos métodos se incluyen el control de la ingesta alimentaria, los niveles de RBP plasmáticos y los síntomas clínicos.

El estado en vitamina A puede clasificarse en cuatro categorías: deficiencia grave, deficiencia marginal, estado satisfactorio y estado excesivo o tóxico.

En la **tabla 17-5** se detallan los indicadores más importantes de la situación en vitamina A.

Deficiencia grave

Se estima que alrededor de 250 millones de personas, y principalmente lactantes y niños pequeños, presentan deficiencia de vitamina A, siendo ésta una de las causas más impor-

tantes de la elevada morbimortalidad infantil en países en desarrollo (**cap. 1**, Desnutrición por deficiencia de energía y nutrientes, **tomo V**).

Las deficiencias primarias de la vitamina son debidas a una ingesta insuficiente, mientras que las secundarias aparecen como resultado de otros trastornos, como enfermedades del hígado, fibrosis quística, cirrosis alcohólica, malabsorción, colestasis, enfermedades graves del intestino, resección, infecciones gastrointestinales, abetalipoproteinemia, insuficiencia de ácidos biliares, desnutrición proteicoenergética o deficiencia en cinc. En los adultos es rara la deficiencia en vitamina A y suele ser más de tipo secundario a enfermedades.

Durante las etapas iniciales de la deficiencia se utiliza principalmente la vitamina A almacenada en el hígado, se disminuye la excreción de sus metabolitos y se favorecen los mecanismos de conservación de la vitamina, de manera que las concentraciones en plasma y en la retina permanecen normales. No obstante, si la deficiencia se mantiene, o se agrava, los mecanismos homeostáticos no son suficientes y se producen los signos clínicos característicos.

La deficiencia en esta vitamina causa diversas enfermedades, entre las cuales cabe destacar la ceguera nocturna, la xeroftalmía, las infecciones y los trastornos cutáneos.

Ceguera nocturna (nictalopía)

La capacidad de adaptación a la oscuridad está directamente relacionada con la cantidad de rodopsina presente en el ojo; por lo tanto, si la vitamina A sérica disminuye también lo hace a nivel ocular, dificultándose la visión nocturna. Esta falta de síntesis de suficiente rodopsina se ve exacerbada por la desnutrición proteicocalórica y por la deficiencia en cinc.

La ceguera nocturna también se produce cuando existe un defecto en la síntesis de RBP. Así, por ejemplo, las mutaciones en el gen *RBP4* implicado en la codificación de la proteína RBP provocan la aparición de signos como la ceguera nocturna.

Xeroftalmía

Esta enfermedad se produce por una deficiencia grave de vitamina A. Es el resultado de una atrofia de las glándulas perioculares y de hiperqueratosis de la conjuntiva. Las células conjun-

Tabla 17-5. Interpretación de los niveles séricos de vitamina A y caroteno

Estado	Vitamina A (retinol)	Caroteno	Signos oculares	Ceguera nocturna	Causas y signos clínicos
Deficiencia grave	< 20 µg/dl	> 40 µg/dl	Presentes	Presente	Hepatopatía grave
	< 10 µg/dl	Variable	Presentes	Presente	Depósitos insuficientes Queratomalacia
Deficiencia marginal	10-19 µg/dl	20-39 µg/dl	Ausentes	Ausente	Baja ingesta, depósitos limitados Reducción en el apetito y el crecimiento
	> 20 µg/dl	> 40 µg/dl	Ausentes	Ausente	Situación normal
	> 20 µg/dl	< 40 µg/dl	Ausentes	Ausente	Situación normal, pero con muy baja ingesta de productos vegetales o sin ella
Excesivo	> 65 µg/dl		Algunos	Ausente	Ingesta excesiva de vitamina A
		> 300 µg/dl	Algunos	Ausente	Ingesta excesiva de carotenoides

tivales descamadas tienden a acumularse en el ángulo del ojo, produciendo las características manchas de Bitot.

En la córnea se producen sequedad, xerosis y ulceración corneal, perdiéndose la transparencia necesaria para el correcto proceso de la visión. Todo ello conduce al reblandecimiento o queratomalacia y queratinización de la córnea, lo que lleva a la perforación y uveítis, y puede concluir en una ceguera definitiva.

Patologías oculares

La degeneración macular asociada con la edad es una de las principales causas de pérdida de visión en los países occidentales, estimándose que afecta al 25 % de las personas mayores de 75 años. La etiología de esta enfermedad es multifactorial, estando también favorecida por la deficiencia en vitamina A.

En concreto, la luteína, a pesar de no tener actividad provitamínica A, desempeña un importante papel en la prevención de esta enfermedad y en la protección de la mácula, al actuar como un filtro de luz azul y presentar acción antioxidante y antiinflamatoria. Así, algunos estudios epidemiológicos han puesto de manifiesto una asociación entre elevada ingesta o altos niveles séricos de luteína y un menor riesgo de desarrollo de degeneración macular asociada a la edad. Además, se han encontrado algunas pruebas de que la suplementación con luteína puede reducir los niveles de algunos biomarcadores de estrés oxidativo y mejorar la función visual. Por otra parte, diversos trabajos han mostrado que la luteína, la zeaxantina y los alimentos ricos en estos carotenoides pueden disminuir el riesgo de sufrir cataratas. Esto se debe a su capacidad antioxidante, ya que la oxidación de las proteínas de las lentes del cristalino desempeña un papel importante en el desarrollo de cataratas asociadas a la edad.

Infecciones

La pérdida de la integridad de la mucosa debido a la deficiencia vitamínica A aumenta la susceptibilidad a las infecciones bacterianas, víricas y parasitarias. Además, la deficiencia conlleva a una alteración de la inmunidad celular, lo cual también contribuye al mayor riesgo de padecer infecciones.

Enfermedades respiratorias

La deficiencia de vitamina A conduce a un desequilibrio entre la producción de especies reactivas de oxígeno y la defensa antioxidante en el pulmón, con un aumento de las primeras. Éstas actúan como mensajeros intracelulares secundarios activando factores de transcripción como la proteína activadora 1 (AP-1) e inducen la síntesis del factor de crecimiento transformante beta 1 (TGF-β1) y de varias proteínas de matriz extracelular. Por su parte, TGF-β1 induce la expresión del colágeno tipo I y tipo IV en fibroblastos y células epiteliales-endoteliales. Todo ello contribuye al aumento de la inflamación y disfunción endotelial en el pulmón, y es la causa por la que el estrés oxidativo parece tener un papel clave en la patogenia de muchos trastornos pulmonares inflamatorios como el asma, la enfermedad pulmonar obstructiva crónica, la fibrosis pulmonar idiopática o la fibrosis quística. Además, la deficiencia de vitamina A produce la alteración de las células epiteliales cilíndricas, metaplasia escamosa y la disminución de la capacidad defensiva de las células glandulares del tracto respiratorio, lo que podría conducir a un mayor riesgo de padecer asma. De hecho, se ha establecido una relación inversa entre el estado de la vitamina A y el grado de obstrucción de las vías respiratorias evaluado por el volumen espiratorio forzado en un segundo (FEV$_1$), lo que también se asocia a un mayor riesgo de asma grave.

Trastornos cutáneos

Ante una deficiencia de vitamina A las células epiteliales secretoras de mucosidad tienden a ser reemplazadas por células escamosas y queratinizantes. Por ello, los epitelios de la tráquea, las glándulas salivales y la vagina, entre otros, pueden queratinazarse, viéndose por lo tanto gravemente afectados.

Además, puede producirse una hiperqueratosis folicular (frinoderma), en la que la obstrucción de los folículos pilosos con tapones de queratina produce la «piel de gallina» o «piel de sapo», volviéndose la piel seca, escamosa y áspera.

Alteraciones cognitivas

En el cerebro, la vitamina A se transforma, de una forma muy eficiente, en ácido retinoico, que activa los receptores RAR y RXR que regulan procesos de transcripción y controlan acciones no genómicas en el citoplasma, proporcionando, por ejemplo, neuroprotección a través de la inhibición de la respuesta inflamatoria. Por ello, la deficiencia de vitamina A produciría una disminución de la expresión de dichos receptores y la aparición de neuroinflamación, estrés oxidativo, disfunción mitocondrial y neurodegeneración, pudiendo estar todo ello asociado a la aparición de afecciones neurodegenerativas, como la enfermedad de Alzheimer.

Otros trastornos

La deficiencia de vitamina A también conlleva un retraso en el crecimiento en los niños, anormalidades en el remodelado óseo, atrofia de los odontoblastos y, por lo tanto, alteración de la dentina y la formación de los dientes, disminución de la fertilidad y alteraciones en la reproducción.

Además, se pueden producir quistes en glándulas endocrinas como la hipófisis y las glándulas suprarrenales, alteraciones tiroideas y movimientos descoordinados, calambres de generación cerebral y aumento de la presión intracraneal.

Por otro lado, se pueden formar cálculos renales, por la queratinización del epitelio del tracto urinario. Asimismo, estudios realizados en Francia han puesto de manifiesto que los niveles medios de vitamina A eran significativamente más bajos en los individuos formadores de cálculos renales de forma idiopática respecto a los que los forman metabólicamente y a los individuos de control. Estos resultados sugieren que la litiasis renal idiopática puede estar favorecida por la deficiencia de vitamina A.

Deficiencia marginal

Esta situación se da cuando la gravedad de la deficiencia de la vitamina es menor y los signos son similares a los indicados anteriormente para el estado de deficiencia grave, pero de menor intensidad. La deficiencia marginal se produce cuando los depósitos hepáticos empiezan a verse afectados, pero suele presentarse de forma subclínica, por lo que en muchos casos no se diagnostica.

Estado satisfactorio

Este estado implica la ausencia de signos clínicos, la posibilidad de llevar a cabo todas las funciones fisiológicas que dependen directa o indirectamente de la vitamina y la existencia de una reserva suficiente para cubrir las necesidades en caso de estrés o en períodos de menor ingesta nutricional.

En individuos sanos, el retinol plasmático se mantiene en un estrecho intervalo (40-50 µg/dl en adultos y aproximadamente la mitad en niños), variando en función de las ingestas de vitamina A preformada así como de sus provitaminas. En el control de dichas concentraciones influyen varios factores, como la regulación de la expresión de la proteína C-II en las células estrelladas del hígado y la regulación de las enzimas que esterifican el retinol e hidrolizan los ésteres formados. El hígado y los riñones desempeñan un papel muy importante en estas regulaciones.

Sin embargo, los niveles plasmáticos de carotenoides no parecen estar regulados, sino que reflejan directamente la ingesta de alimentos ricos en dichos carotenoides.

Estado tóxico o excesivo

Se considera que existe hipervitaminosis cuando la concentración plasmática de retinol es mayor de 2,09 µM. La hipervitaminosis A se puede dar tanto en niños como en adultos al ingerir más de 50.000 UI (12 veces las RDA) durante varios meses (toxicidad crónica) o bien más de 660.000 UI (200 mg) en una sola dosis (toxicidad aguda). Por ello, hay que tener precaución en las personas que reciben dosis terapéuticas. La toxicidad crónica puede aparecer con una ingesta prolongada de 10 mg/día de vitamina A durante varios meses en adultos, y de 7,5-15 mg/día en niños. La toxicidad aguda usualmente aparece con dosis superiores a 500 mg/día en adultos y 100 mg/día en niños.

Los síntomas de la hipervitaminosis (relacionados con el aumento en la presión cerebroespinal) son fatiga, anorexia, vómitos, incoordinación motora, dolor de cabeza y diplopía. Además, se producen queilitis, estomatitis, conjuntivitis y, en general, alteraciones cutáneas y de las membranas de la mayor parte de las mucosas. Otros síntomas son dolor óseo, hepatomegalia con anormalidades en el hígado, hipercalcemia e hipoprotrombinemia.

Pueden producirse otras alteraciones oculares debido a que los niveles tóxicos de vitamina A, y sus metabolitos pueden acumularse en la retina como resultado de un bloqueo en su empleo y su metabolismo en presencia de dosis elevadas.

Las mujeres embarazadas, o con posibilidad de estarlo, deben evitar las megadosis de vitamina A, debido a que los retinoides en exceso son teratogénicos. Los efectos más comunes son las anormalidades craneofaciales como microcefalia, alteraciones cardíacas congénitas, defectos en el riñón y el timo y trastornos del sistema nervioso central. Los efectos teratogénicos de los retinoides pueden derivar de la actuación sobre la expresión del gen *Hoxb-1*, que regula la diferenciación de las células en el embrión en las primeras fases de su desarrollo.

El etanol puede promover la hepatotoxicidad del retinol y, en menor medida, del β-caroteno. Las células estrelladas del hígado constituyen el principal almacén de retinol, y el etanol interacciona con dichas células promoviendo su proliferación y capacidad de producir tejido fibroso. Por todo ello, el consumo de etanol afecta las funciones fisiológicas de la vitamina A. De hecho, en pacientes con hepatitis y cirrosis alcohólica se ha observado una menor concentración de retinol y de RBP.

Los efectos tóxicos de los carotenoides son bajos. No obstante, se pueden acumular en la piel, produciéndose una hipercarotenodermia que no se manifiesta en la esclerótica y que es reversible al cesar el consumo excesivo de caroteno. Tampoco se ha observado que los carotenoides tengan efectos teratogénicos.

En fumadores, un exceso de β-caroteno puede favorecer el aumento de derivados químicos carcinogénicos del humo del tabaco en el pulmón, al estimular enzimas metabólicas, por lo que puede aumentar la incidencia de cáncer de pulmón. Esto es debido a que el β-caroteno puede actuar como prooxidante a altas presiones de oxígeno (como ocurre en el pulmón) y bajo las condiciones de atmósfera rica en radicales libres producidas por los químicos presentes en el humo del tabaco, por lo que puede provocar una inflamación pulmonar. Algunos autores sugieren que el β-caroteno puede actuar como un promotor de cánceres preexistentes de forma latente en el pulmón.

Algunos de los compuestos formados durante la oxidación del β-caroteno, y que pueden ser tóxicos, son el 4-nitro-β-caroteno, los β-apocarotenos y los epóxidos de β-caroteno. Además, los superóxidos generados por la autooxidación de los retinoides pueden dismutar a peróxidos, que son los responsables del daño que se produce sobre el DNA en presencia de metales endógenos que catalizan estos procesos.

El nivel de dosis sin efectos adversos observados (NOAEL, *no observed adverse effects level*) establecido para la vitamina A total es de 5.000 UI (4.500 µg RE). Por su parte, el nivel de dosis mínimo de efectos adversos observados (LOAEL, *lowest observed adverse effect level*) fue establecido en 46.000 UI (14.000 µg RE). Estos valores son determinados por el *Food and Nutrition Board* (FNB) del *Institute of Medicine*, de Estados Unidos y Canadá, y el *Council for Responsible Nutrition* (CRN). Considerando sólo el β-caroteno, se ha establecido un NOAEL de 41.666 UI, no existiendo valores establecidos para el LOAEL.

CUANTIFICACIÓN

Los indicadores biológicos, funcionales e histológicos del estado de vitamina son: xeroftalmía, ceguera nocturna, citología de impresión conjuntival y adaptometría a la oscuridad. No obstante, para la deficiencia marginal en esta vitamina estos indicadores son insuficientes.

Las concentraciones séricas de retinol están controladas homeostáticamente, por lo que no disminuyen hasta que las reservas hepáticas de la vitamina están muy bajas. Por ello, se han desarrollado diversos métodos que reflejen las reservas de vitamina A e indiquen de forma más precisa su deficiencia, destacando la prueba de la respuesta a la dosis relativa (RDR) y la prueba de la respuesta modificada a la dosis relativa (MRDR). La prueba RDR se basa en el principio de que durante la depleción de vitamina A se acumula apo-RBP en el hígado, ya que no hay suficiente vitamina que ligar. En esta prueba se administran pequeñas dosis de ésteres de retinol y se mide la vitamina en sangre en el momento inicial y a las 5 horas. De este modo, al administrar esta dosis de vitamina A, ésta se unirá al exceso de RBP pasando al suero en forma de complejo holo-RBP, con lo cual se producirá un incremento de la vitamina en suero respecto al valor inicial, que se valora en forma de porcentaje.

La prueba MRDR se basa en el mismo principio que el RDR, pero se utiliza 3,4-dideshidrorretinil-acetato, debido a que las concentraciones de este compuesto de forma natural en el plasma humano son muy bajas, por lo que se requiere una sola muestra para realizar una medida de la vitamina a las 4-6 horas de la administración del compuesto.

Estas dos pruebas presentan el inconveniente de que no permiten calcular las reservas totales de vitamina A en el organismo. Para ello, en algunas ocasiones se ha utilizado la prueba de la dilución del isótopo de retinol deuterado.

Los métodos usados para el análisis de la vitamina A en plasma, leche, tejidos y alimentos son la cromatografía líquida de alta eficacia (HPLC, *high-performance liquid chromatography*) con detector de ultravioleta/visible.

La medida de la RBP también se utiliza para diagnosticar la deficiencia en vitamina A. Esta proteína puede determinarse mediante radioinmunoanálisis (RIA), análisis de enzimoinmunoabsorción ligado a enzimas (ELISA), nefelometría o inmunodifusión radial (RID), siendo este último método el más simple, el que requiere un menor volumen de suero y el más barato.

EPIDEMIOLOGÍA

La OMS ha clasificado la deficiencia de vitamina A como un problema de salud pública que afecta a alrededor de un tercio de los niños entre 6 y 59 meses, estando las tasas más elevadas en África subsahariana (48 %) y el sur de Asia (44 %) y siendo la responsable de unos 500.000 casos anuales de ceguera infantil. En los países en desarrollo, la avitaminosis A es una consecuencia muy frecuente de malnutrición, mientras que en los países desarrollados se produce principalmente de forma secundaria ante diversas enfermedades. Concretamente, en los países industrializados, aunque la prevalencia de deficiencia de vitamina A es baja, los niños y los ancianos son poblaciones de especial riesgo. Esto se debe a que los niños tienen requerimientos elevados por el rápido crecimiento, la diferenciación celular y el metabolismo, y en los ancianos una ingesta insuficiente y problemas de malaab-

sorción pueden llevar a desarrollar carencias. Las mujeres durante la gestación y lactación también son más vulnerables a sufrir una deficiencia en vitamina A.

En numerosos estudios epidemiológicos se ha observado que en los países en desarrollo es muy frecuente la coexistencia de una deficiencia en vitamina A con una deficiencia en hierro. Asimismo, se ha puesto de manifiesto que la suplementación con vitamina A puede contribuir a reducir los casos de anemia, ya que esta vitamina moviliza los depósitos de hierro del hígado, favorece la eritropoyesis y reduce las infecciones y, por lo tanto, la anemia asociada a éstas.

En la cuantificación de la ingesta de vitamina A pueden presentarse problemas debido a que, como ya se ha indicado, la biodisponibilidad de la vitamina preformada y de los carotenoides con actividad provitamínica A puede estar influida por numerosos factores.

En cuanto a la ingesta de esta vitamina en España, el estudio eVe, que engloba datos de investigaciones realizadas entre 1990 y 1998 sobre muestras aleatorias representativas de diversas poblaciones españolas, encuentra una ingesta media de 686 µg RE en los varones y de 665 µg RE en las mujeres. Los aportes medios representan el 67 % de las RDA para España en los varones (98 % de las RDA para Europa) y el 83 % (111 % de los valores europeos) en las mujeres.

El porcentaje de población que realiza ingestas insuficientes para la vitamina A es elevado, cifrándose en el 60,5 % en varones (38,6 % al considerar las RDA para Europa) y 48,5 % en mujeres (30 % para valores europeos).

En el estudio ANIBES (Olza y cols., 2017), en una muestra representativa de la población española se encontró que la ingesta media de vitamina A era de 668 µg RE/día (2-11.017 µg RE/día), la de retinol 364 ± 18 µg/día (0-10.881 mg/día) y la de carotenos 1.735 ± 35 µg/día (13-13.962 mg/día). Las principales fuentes de la vitamina fueron los vegetales (31 %), lácteos (22 %), huevos (11 %), frutas (7 %), aceites y grasas (6 %), platos precocinados (5 %), cereales (5 %), pescado (4 %), cárnicos (3 %) y otros alimentos en cantidades inferiores.

El metaanálisis de los estudios realizados en España en el período 1990-1999 pone de manifiesto que, aunque la ingesta media de vitamina A está dentro del intervalo de referencia, en los estudios revisados se encuentra entre el 14 y el 64,4 % de personas con ingestas inferiores a las aconsejadas. Además, en cuanto al estudio bioquímico de esta vitamina, se observa que, en general, las cifras son bastante adecuadas, aunque el 0-33,3 % de los individuos estudiados presentaban valores deficitarios.

En Estados Unidos la ingesta media de vitamina A es de 620 µg RE, de los cuales la vitamina A preformada representa el 75 % y los carotenoides el 25 %.

INTERRELACCIONES CON OTROS NUTRIENTES Y CON MEDICAMENTOS

Interrelacciones con otros nutrientes

La eficacia en la absorción de la vitamina A depende de la presencia de grasa en la dieta. La proteína también es necesaria para el normal metabolismo y transporte de la vitamina;

por ello, en la malnutrición proteicoenergética tanto la absorción de la vitamina A como la formación de RBP están disminuidas. La deficiencia de hierro y la de vitamina A están asociadas epidemiológicamente; además, la vitamina A puede afectar a la liberación del hierro almacenado en el hígado para su utilización. Asimismo, la deficiencia en hierro también puede disminuir la movilización de vitamina A desde el hígado, disminuyendo por lo tanto sus niveles en sangre.

Los signos clínicos de la deficiencia en cinc y en vitamina A son similares en algunos aspectos, como queratosis, anorexia y ceguera en la oscuridad. Asimismo, el cinc es necesario para la formación de proteínas fundamentales para la funcionalidad de la vitamina A, como la RBP y las opsinas.

Cuando existe deficiencia de vitamina E, la vitamina A no se absorbe ni se almacena correctamente debido a que la vitamina E estabiliza los lípidos de las membranas, principalmente las que contienen una alta proporción de ácidos grasos insaturados como los bastones de la retina. Por lo tanto, la vitamina E puede actuar como un antioxidante que protege a la vitamina A tanto en el lumen intestinal como en el interior de las células. La vitamina E, además, mejora la esterificación de la vitamina A en el hígado e inhibe la hidrólisis de los ésteres de retinilo.

Por otra parte, el consumo de alcohol de forma crónica disminuye los niveles de vitamina A hepáticos y sanguíneos.

Interacciones con medicamentos

Los fármacos que disminuyen la absorción en el intestino pueden reducir también la absorción de vitamina A. Al respecto, los agentes catárticos y laxantes dificultan la absorción, y se ha comprobado que el uso crónico de aceite mineral como laxante puede reducir los niveles séricos de β-caroteno.

Los medicamentos que afectan la actividad de las sales biliares también impiden la correcta absorción de la vitamina. La colestiramina y la neomicina secuestran ácidos biliares, inhibiendo la digestión y la absorción de grasas y vitamina A.

Por otra parte, el fenobarbital y la cafeína pueden disminuir las reservas de vitamina A. Asimismo, la inyección de corticosterona causa una rápida pérdida de vitamina A del plasma, hígado, glándulas adrenales y timo.

Los anticonvulsivantes incrementan las concentraciones sanguíneas de vitamina A y RBP. Por su parte, los anticonceptivos orales que contienen estrógenos también aumentan dichas concentraciones dado que aumentan la síntesis hepática de las proteínas transportadoras específicas, pero disminuyen las reservas hepáticas debido a que se exporta a la sangre el complejo holo-RBP. No obstante, la movilización de las reservas a partir del hígado es más frecuente en personas malnutridas, mientras que en mujeres con un estado adecuado de vitamina A el consumo de anticonceptivos orales no supone variaciones importantes.

INDICACIONES TERAPÉUTICAS

La vitamina A para su uso terapéutico se distribuye principalmente en forma de retinol y su potencia biológica se expresa en unidades internacionales.

De los retinoides sintéticos utilizados en terapéutica, los más efectivos y de menor toxicidad son el ácido todo-*trans*-retinoico (tretinoína), el ácido 13-*cis*-retinoico (isotretinoína) y un éster etílico del ácido todo-*trans*-retinoico (etretinato). Los más efectivos en el tratamiento del acné son la tretinoína y la isotretinoína, que reducen en gran medida la producción de grasa por las glándulas sebáceas.

Estos compuestos son irritantes para la piel, por lo que debe evitarse el contacto con mucosas. Durante las primeras semanas de tratamiento se produce eritema y exfoliación, debido a la rotura de los comedones preexistentes, razón por la cual es recomendable evitar la exposición directa al sol. Además, este compuesto es teratogénico, por lo que no se puede utilizar en mujeres embarazadas y en mujeres en edad fértil su utilización debe ser supervisada.

La vitamina A, debido a su papel en el mantenimiento de la integridad y el buen estado de la piel, se utiliza en el tratamiento de ciertas afecciones cutáneas. Así, el retinol se ha utilizado en el tratamiento de algunos trastornos dermatológicos queratinizantes, como la ictiosis, la enfermedad de Darier, la pitiriasis *rubra pilaris* y las queratodermias palmoplantares.

Los mecanismos de acción en las aplicaciones terapéuticas de los retinoides siguen investigándose, ya que pueden actuar de diversas formas.

Parece que los retinoides disminuyen las alteraciones producidas por la luz ultravioleta sobre la piel con la edad, mediante la estimulación de la producción de colágeno. Además, se ha observado que algunos ésteres de retinol, principalmente el palmitato de retinol, debido a que se concentran en la epidermis y absorben la radiación ultravioleta a una longitud de onda máxima ($\lambda_{máx}$) de 325 nm, son eficaces para prevenir los problemas causados por la luz ultravioleta, el eritema provocado por las quemaduras solares y la formación de dímeros de timina en la estructura del DNA.

El efecto terapéutico del ácido 13-*cis*-retinoico en el acné se debe a la disminución de la secreción sebácea, la inhibición de la comedogénesis, la disminución del número de bacterias tanto en los conductos como en la superficie de la piel y la reducción de la inflamación mediante la inhibición la respuesta quimiotáctica de monocitos y neutrófilos. Los retinoides de última generación además tienen un efecto antiinflamatorio, contribuyendo a la mejoría de los síntomas del acné. La acción de los retinoides en la psoriasis se debe a la reducción que producen sobre el estrato córneo y la disminución de la proliferación de los queratocitos y de la inflamación.

En algunos niños con síndrome de Down se ha utilizado un suplemento de 5.000 UI de vitamina A para prevenir las infecciones respiratorias a las que estos niños son especialmente susceptibles.

Los alcohólicos con cirrosis suelen responder bien al tratamiento de la ceguera nocturna mediante un suplemento oral de 10.000 UI durante 1-4 semanas. No obstante, si existe también una deficiencia de cinc o una malnutrición proteicocalórica, es necesario tratar previamente estas afecciones, ya que, como se ha indicado antes, estos nutrientes son necesarios para el correcto funcionamiento de la vitamina A.

Por otra parte, en fumadores de un gran número de cigarrillos se ha descrito una reducción de la metaplasia bronquial con el etretinato. Además, en un estudio realizado en una mujer con enfermedad de Crohn, se observó que la suplementación con vitamina A contribuyó a la recuperación del normal funcionamiento de la barrera intestinal, por lo que, aun tratándose de un solo caso, resulta interesante su mención aunque sean necesarias investigaciones posteriores.

Asimismo, en pacientes africanos que padecían glaucoma resultó de utilidad la suplementación oral con vitaminas A, E, C y con proteínas para el tratamiento de esta afección ocular.

Los retinoides, tanto naturales como sintéticos, tienen efectos terapéuticos en el tratamiento de algunos casos de cáncer, debido a su capacidad de inhibir la proliferación de células tumorales e inducir su apoptosis. Además, pueden regular la diferenciación de las células y prevenir que se produzcan más rediferenciaciones en varios tejidos neoplásicos. En concreto, el todo-*trans*-retinoico ha proporcionado buenos resultados en la leucemia promielocítica aguda, en la que existe una anomalía cromosómica específica que implica la translocación del cromosoma 15 y del cromosoma 17 (t15;17).

La utilización terapéutica de preparados de vitamina A está contraindicada en las mujeres embarazadas por su capacidad teratogénica, como ya se ha explicado, así como en pacientes con enfermedades renales, debido a que el riñón no puede metabolizar correctamente la RBP ni oxidar el retinol a ácido retinoico.

SUPLEMENTACIÓN: PREPARADOS DE RETINOL

Una manera eficaz de suplementar a la población, principalmente en las zonas donde es más necesario, es la fortificación y el enriquecimiento con vitamina A de los alimentos de uso común, como leche, margarina, mantequilla, aceites, queso, harina, pan y arroz, entre otros. Además, el té es vitaminado en los países donde se consume diariamente en grandes cantidades, como en India y Asia. A su vez, en Filipinas se ha vitaminizado el glutamato sódico (**cap. 23**, Alimentos fortificados, **tomo III**).

Retinol

Existen múltiples preparados multivitamínicos que contienen dosis de 1,2-3,0 mg/día (4.000-10.000 UI). También hay cápsulas con megadosis de 7,5-15 mg de retinol (25.000-50.000 UI), aunque estas dosis deben usarse con precaución por sus posibles efectos teratógenos y de toxicidad crónica. También está disponible una preparación hidrosoluble que contiene 50.000 UI/ml de retinol, empleada por vía intramuscular en pacientes que padecen problemas de malabsorción.

Tretinoína

El ácido todo-*trans*-retinoico se puede utilizar de forma tópica en forma de solución (0,05 %), crema (0,05-0,10 %) o gel (0,01-0,025 %) para el tratamiento del acné y otras alteraciones de la piel.

Isotretinoína

El ácido 13-*cis*-retinoico se presenta en forma de cápsulas de 10, 20 y 40 mg para el tratamiento del acné globular.

β-Caroteno

El β-caroteno puede ser administrado por vía oral por medio de cápsulas recubiertas, con un contenido variable. Deben controlarse el tiempo de consumo y la dosis con el fin de no sobrepasar la dosis máxima tolerable (en adultos, 3 mg/día).

PUNTOS CLAVE

- La vitamina A pertenece al grupo de las vitaminas liposolubles y se encuentra fundamentalmente en los tejidos grasos de los animales en forma de retinoides, y en las plantas muy pigmentadas en forma de carotenoides.

- Una vez absorbida en el duodeno y el yeyuno, mediante la acción de enzimas digestivas y sales biliares, es transportada mediante proteínas específicas a los diferentes tejidos donde ejercerá su función, siendo previamente reconocida por receptores celulares específicos y en algunos casos metabolizada a las correspondientes formas activas.

- Así, en el proceso visual está implicado directamente el 11-*cis*-retinal, que se forma a partir del retinol circulante, siendo necesarias para la fotorrecepción la isomerización de este compuesto y la progresión de los pigmentos visuales a través de una serie de sustancias intermedias.

- El ácido retinoico es el compuesto más activo involucrado en la diferenciación de las células epiteliales. Además, la vitamina A tiene un importante papel en el crecimiento, el metabolismo óseo, el desarrollo dentario, la reproducción, la embriogénesis, la hematopoyesis, la comunicación intercelular, la protección frente al cáncer y enfermedades cardiovasculares (en parte debido a sus propiedades antioxidantes), la inmunidad y la regulación de los depósitos de grasa corporal. Por otra parte, algunos carotenoides no provitamínicos A, como luteína, zeaxantina y licopeno, también presentan funciones relevantes en el organismo.

- Debido al gran número de funciones que posee esta vitamina, su deficiencia desencadena cuadros clínicos de gran importancia en todo el mundo, como ceguera nocturna, xeroftalmía, infecciones y diversos trastornos cutáneos. Por ello, es imprescindible mantener una ingesta adecuada de esta vitamina que asegure el mantenimiento de la salud, sin llegar a superar la ingesta máxima tolerable y teniendo en cuenta que la vitamina A también presenta una alta toxicidad en dosis excesivas.

BIBLIOGRAFÍA

Bos A, Van Egmond M, Mebius R. **The role of retinoic acid in the production of immunoglobulin A. Mucosal Immunol 2022; 15: 562-72.**
En esta revisión se analiza el importante papel de la vitamina A y su derivado (el ácido retinoico) en la respuesta inmunitaria.

Brown CC, Noelle RJ. **Seeing through the dark: new insights into the immune regulatory functions of vitamin A. Eur J Immunol 2015; 45: 1287-95.**
En esta revisión se describe el papel del ácido retinoico en el sistema inmunitario, principalmente debido a su papel en la regulación de la diferenciación de linfocitos y más específicamente en la inmunidad de la mucosa intestinal. Además, se describe el potencial uso de los retinoides en inmunoterapia.

Carazo A, Macáková K, Matoušová K, Krčmová LK, Protti M, Mladěnka P. **Vitamin A update: forms, sources, kinetics, detection, function, deficiency, therapeutic use and toxicity. Nutrients 2021; 13 (5): 1703.**
En esta revisión se proporciona una visión actual sobre la vitamina A: sus fuentes, su metabolismo, sus funciones fisiológicas, las consecuencias de su deficiencia, la posible administración farmacológica y su potencial toxicidad.

Choi EH, Daruwalla A, Suh S, Leinonen H, Palczewski K. **Retinoids in the visual cycle: role of the retinal G protein-coupled receptor. J Lipid Res 2021; 62: 100040.**
Esta revisión, además de explicar el ciclo clásico de los retinoides en la visión, menciona la existencia de una vía alternativa para la regeneración del 11-cis-retinal.

Combs GF. **The vitamins. Fundamental aspects in nutrition and health. San Diego: Academic Press, 2012.**
En esta última edición se han actualizado los contenidos. Además de contar con un capítulo entero dedicado a la vitamina A, a lo largo de todo el libro se presenta información acerca de la bioquímica de la vitamina A, sus funciones y los mecanismos de acción. Se incluye una variedad de esquemas con estructuras químicas y varios casos clínicos, así como datos sobre el contenido en vitamina A en alimentos y su biodisponibilidad.

Combs GF Jr, McClung JP. **The vitamins. Fundamental aspects in nutrition and health, 5ª ed. London: Academic Press, 2016.**
Excelente libro sobre los aspectos más relevantes de la estructura, el metabolismo y las funciones de las vitaminas.

Das BC, Thapa P, Karki R, Das S, Mahapatra S, Liu TC y cols. **Retinoic acid signaling pathways in development and diseases. Bioorg Med Chem 2014; 22: 673-83.**
En esta revisión se describen de forma exhaustiva numerosos estudios acerca de la implicación de los retinoides en la prevención de la aparición de varias enfermedades, incluyendo gráficos y figuras ilustrativos. Asimismo, se detalla su uso en el desarrollo de diversos fármacos para uso clínico.

Eggersdorfer M, Wyss A. **Carotenoids in human nutrition and health. Arch Biochem Biophys 2018; 652: 18-26.**
En este trabajo se hace una revisión sobre los resultados encontrados en diferentes investigaciones encaminadas a conocer los efectos de la ingesta de carotenoides sobre enfermedades oculares, cardiovasculares, cognitivas y cáncer.

European Food Safety Authority (EFSA). **Dietary reference values for nutrients. Summary report, 2017.**
Resumen de los valores de referencia para la ingesta de nutrientes recomendados por la Autoridad Europea de Seguridad Alimentaria.

Ghyselinck NB, Duester G. **Retinoic acid signaling pathways. Development 2019; 146 (13): dev167502.**
En este trabajo se explican detalladamente las vías de señalización que regulan el desarrollo de órganos y tejidos en el que está implicado el ácido retinoico, con el fin de poder usarlo como agente terepéutico.

Institute of Medicine (US) Panel on Micronutrients. **Vitamin A. En: Dietary Reference Intakes for vitamin A, vitamin K, arsenic, boron, chromium, copper, iodine, iron, manganese, molybdenum, nickel, silicon, vanadium, and zinc. Washington DC: National Academies Press, 2001; p. 82-161.**
Revisión de todos los aspectos generales de la vitamina A. Asimismo, se detallan para la población norteamericana las ingestas dietéticas de referencia recomendadas y los factores que pueden afectarlas, los requerimientos medios estimados y la ingesta máxima tolerable. También se incluyen datos sobre valoración del estado nutricional y cifras de ingestas medias en la población.

Jia YP, Sun L, Yu HS, Liang LP, Li W, Ding H y cols. **The pharmacological effects of lutein and zeaxanthin on visual disorders and cognition diseases. Molecules 2017; 22: 610.**
En este artículo se hace una revisión sobre la ingesta de luteína y zeaxantina en las patologías oculares y congitivas, así como sobre la ingesta adecuada y los efectos adversos de una ingesta elevada de estos carotenoides.

McLaren DS, Kraemer K. **Manual on vitamin A deficiency disorders (VADD). Basel: Karger, 2012.**
En este libro se describen con gran detalle las enfermedades derivadas de la deficiencia en vitamina A. También se incluyen aspectos generales, como fuentes alimentarias, biodisponibilidad, interacción con otros micronutrientes, métodos de análisis y evaluación nutricional del estado en esta vitamina.

Ni X, Hu G, Cai X. **The success and the challenge of all-trans retinoic acid in the treatment of cancer. Crit Rev Food Sci Nutr 2019; 59 (suppl 1): S71-80.**
Este artículo trata sobre el metabolismo y las vías de señalización del todo-trans-retinol, así como su posible papel en el tratamiento de diferentes tipos de cáncer.

O'Connor C, Varshosaz P, Moise AR. **Mechanisms of feedback regulation of vitamin A metabolism. Nutrients 2022; 14: 1312.**
Se revisan los mecanismos que gobiernan la señalización y el metabolismo de la vitamina A, especialmente los de retroalimentación controlados por el ácido retinoico y que contribuyen a la homeostasis de la vitamina A.

Olza J, Aranceta J, González-Gross M, Ortega RM, Serra-Majem L, Varela G, Gil Á. **Reported dietary intake and food sources of zinc, selenium, and vitamins A, E and C in the Spanish population: findings from the ANIBES Study. Nutrients 2017; 9: 697.**
Artículo que resume las ingestas de vitamina A y de otros micronutrientes en la población española desde los 9 años hasta mayores de 75 años.

Ortega RM. **Nutrición clínica y salud nutricional 2ª ed. Madrid: Editorial Médica Panamericana, 2022.**
Libro especializado en diversos aspectos de la nutrición en situaciones patológicas. Se presenta la alimentación más correcta en diversas etapas de la vida, para prevenir y tratar diversas enfermedades, analizando la importancia de la vitamina A en diversos capítulos.

Ortega RM, López-Sobaler AM, Andrés P, Aparicio A. **Composición nutricional de los alimentos. Herramienta para el diseño y valoración de alimentos y dietas. Departamento de Nutrición y Ciencia de los Alimentos. Universidad Complutense de Madrid, 2021. Disponible en: https://www.ucm.es/idinutricion/file/tca-2021**
Libro que contiene datos de composición de casi 1.000 alimentos. Entre los nutrientes se encuentra el contenido en vitamina A.

Ortega RM, López-Sobaler AM, Andrés P, Requejo AM, Aparicio A, Molinero LM. **Programa DIAL para valoración de dietas y cálculos de alimentación. Departamento de Nutrición (UCM) y Alce Ingeniería, S.L. Madrid, España, 2016. Disponible en: http://www.alceingenieria.net/nutricion/descarga.htm**
Programa de tabulación de dietas que permite conocer el contenido global ingerido de vitamina A (en microgramos de equivalentes de retinol, microgramos de retinol y microgramos de β-caroteno), el aporte de vitamina A a partir de la dieta y la cobertura de las ingestas recomendadas de esta vitamina. También permite ordenar los alimentos por su contenido en vitamina A.

Ortega RM, Requejo AM, Navia B, López-Sobaler AM, Aparicio A. **Ingestas diarias recomendadas de energía y nutrientes para la población española. Departamento de Nutrición, Universidad Complutense de Madrid, 2019.**
Libro que resume las ingestas diarias de nutrientes recomendadas para la población española. Los datos se indican para los diferentes grupos de población.

PREEDY VR. **Vitamin A and carotenoids: chemistry, analysis, function and effects. Cambridge: Royal Society of Chemistry, 2012.**
Este libro detalla las estructuras, bioquímica y funciones de la vitamina A y los carotenoides. Además, se hace referencia a la suplementación con ésta y otras vitaminas, así como a las técnicas analíticas que pueden emplearse para determinar estos compuestos en diferentes tipos de muestras.

STEINHOFF JS, LASS A, SCHUPP M. **Retinoid homeostasis and beyond: how retinol binding protein 4 contributes to health and disease. Nutrients 2022; 15; 14: 1236.**
Profundiza sobre la importancia de la proteína transportadora de retinol tipo 4 (RBP4) como transportador específico del retinol en la sangre. Los defectos o mutaciones en RBP4 pueden causar gran variedad de afecciones y enfermedades que afectan al desarrollo embrionario, la visión, el metabolismo y el sistema cardiovascular. Incluye también interesantes esquemas sobre este tema.

STUTZ H, BRESGEN N, ECKL PM. **Analytical tools for the analysis of β-carotene and its degradation products. Free Radic Res 2015; 49: 650-80.**
Revisión bibliográfica de los efectos beneficiosos de los suplementos de β-caroteno en la salud, como en la prevención de algunas enfermedades degenerativas y algunos tipos de cáncer. Se detallan los problemas de su uso en determinados colectivos y se describen diferentes técnicas que pueden emplearse para extraer y analizar el β-caroteno y sus derivados, así como sus productos de oxidación.

TIMONEDA J, RODRÍGUEZ-FERNÁNDEZ L, ZARAGOZÁ R, MARÍN MP, CABEZUELO MT, TORRES L Y COLS. **Vitamin A deficiency and the lung. Nutrients 2018; 10: 1132.**
En esta revisión se trata la relación que existe entre la deficiencia de vitamina A y los cambios histopatológicos que se producen en el revestimiento epitelial pulmonar y que alteran la fisiología pulmonar normal, predisponiendo a la aparición de enfermedades respiratorias, como asma, infecciones o enfermedad pulmonar obstructiva crónica.

WOŁOSZYNOWSKA-FRASER MU, KOUCHMESHKY A, MCCAFFERY P. **Vitamin A and retinoic acid in cognition and cognitive disease. Annu Rev Nutr 2020; 40: 247-72.**
Se describe la función del ácido retinoico en el hipocampo y cómo regula el proceso cognitivo. Además, se aborda la relación de la vitamina A y el ácido retinoico con enfermedades cognitivas como el autismo, la demencia o el alzheminer.

WRIGHT CB, REDMOND TM, NICKERSON JM. **A History of the classical visual cycle. Prog Mol Biol Transl Sci 2015; 134: 433-48.**
Extensa revisión en relación al ciclo visual, incluyendo los avances de la investigación en esta área a lo largo de la historia. Además, se describen las estructuras y los mecanismos de acción de las moléculas, proteínas específicas y receptores que intervienen en el proceso de la visión. Por otro lado, se detallan las enfermedades visuales asociadas a los cuadros carenciales en esta vitamina.

YEE MMF, CHIN KY, IMA-NIRWANA S, WONG SK. **Vitamin A and bone health: a review on current evidence. Molecules 2021; 26: 1757.**
En esta revisión se estudia la relación entre la vitamina A y la salud ósea, centrándose en la relación entre la ingesta/concentración sérica de vitamina A/provitamina A y la densidad mineral ósea, la osteoporosis y el riesgo de fracturas.

Vitamina D

18

O. Martínez Augustin, F. Sánchez de Medina López-Huertas y M. D. Suárez Ortega

OBJETIVOS

- Conocer y comprender el metabolismo de la vitamina D.
- Saber las necesidades nutricionales de vitamina D y los alimentos ricos en esta vitamina.
- Conocer las formas moleculares activas de la vitamina D y relacionarlas con su mecanismo de acción.
- Describir el efecto de la vitamina D sobre la homeostasis mineral e identificar los órganos diana y conocer los mecanismos de regulación.
- Explicar los efectos derivados de la deficiencia y del consumo excesivo de vitamina D.
- Conocer las enfermedades relacionadas con alteraciones en el metabolismo de la vitamina D o en la respuesta a la vitamina D y relacionar la utilización de distintas formas y análogos de esta vitamina en el tratamiento de estas enfermedades.
- Conocer las acciones no clásicas de la vitamina D sobre el sistema inmunitario, el sistema nervioso, el sistema cardiovascular, etc. Valorar su relevancia clínica actual.

CONTENIDO

- Introducción
- Absorción de la vitamina D
- Fotobiogénesis
- Metabolismo hepático y renal de la vitamina D
- Inactivación y excreción de la vitamina D
- Control de la síntesis y la degradación de la vitamina D

- Fuentes de vitamina D
- Requerimientos nutricionales de vitamina D
- Hipovitaminosis D
- Mecanismo de acción de la vitamina D
- Acciones de la vitamina D
- Enfermedades relacionadas con alteraciones en el metabolismo de la vitamina D o en la respuesta a ella

INTRODUCCIÓN

Existen algunas referencias a enfermedades óseas parecidas al raquitismo atribuidas a Soranus de Éfeso, médico que practicó la medicina en Roma durante los reinados de Adriano y Trajano. No obstante, hasta el siglo XVII, cuando el raquitismo era endémico en Europa, no aparecen más descripciones de esta enfermedad. Aunque la asociación entre el raquitismo y la deficiencia de vitamina D se estableció a principios del siglo XX (se cumplió el centésimo aniversario en 2022), ya en 1807 Bardsley escribió sobre el uso del aceite de hígado de bacalao en la prevención de la osteomalacia y, en 1890, Palm sugirió que la luz del sol poseía acción antirraquítica.

El concepto de vitamina fue introducido por primera vez en 1911 por Funk; en 1913, McCollum y Davis describieron la existencia de un factor en el aceite de hígado de bacalao

que era esencial para el crecimiento y que denominaron vitamina A. Unos años después, en Inglaterra (1919), Edward Mellanby y cols. indujeron raquitismo a perros mediante manipulación dietética y observaron que la administración de aceite de hígado de bacalao era capaz de producir la curación, asumiendo que la vitamina A era capaz de prevenir y curar el raquitismo. Posteriormente, McCollum y cols. (1922) demostraron que la destrucción de la vitamina A del aceite de hígado de bacalao mediante oxidación no eliminaba la actividad de prevención del raquitismo, por lo que dedujeron que este efecto debía deberse a un factor resistente al calor y la aireación al que denominaron vitamina D, al existir ya otras tres vitaminas identificadas.

Simultáneamente, Huldschinsky (1919) demostró mediante estudios clínicos que la exposición de niños a la luz solar o a la luz ultravioleta era también capaz de prevenir o curar esta enfermedad. Por lo tanto, la cura del raquitismo parecía estar relacionada tanto con la exposición a la luz solar como con sustancias presentes en el aceite de hígado de bacalao.

Steenbock y cols. describieron, en los años veinte, que la irradiación de ciertos alimentos y productos biológicos podía inducir actividad antirraquítica en estos productos. Este descubrimiento proporcionó información crucial para el aislamiento y la identificación de la vitamina D_2 y para la curación y eliminación del raquitismo como un problema médico importante, ya que llevó a la idea de que los alimentos podían ser fácilmente suplementados con esta vitamina y que la irradiación de ciertos alimentos, como la leche o el pan, podía hacer que éstos fueran útiles en el tratamiento del raquitismo.

La vitamina D tiene, efectivamente, características tanto de vitamina como de hormona. Así, el calciferol es una vitamina en la medida en que se trata de un compuesto orgánico que actúa como micronutriente cuya ingestión es necesaria para gran cantidad de personas. De hecho, como la vitamina D no es muy abundante en la dieta, es adicionada a distintos alimentos en varios países y su deficiencia es frecuente en invierno en los países en los que los períodos de tiempo sin sol son largos. No obstante, es un nutriente prescindible, por lo que no se trata de una vitamina en sentido estricto o, si se quiere, se trata de una «vitamina condicional», cuyas necesidades dependen por entero de la capacidad del individuo de realizar la síntesis metabólica por sí mismo, lo que a su vez depende fundamentalmente de la cantidad y la calidad de la exposición a la luz solar. Por otra parte, los efectos biológicos de la vitamina D se deben a su carácter precursor de una hormona, el calcitriol.

La vitamina D producida en la piel por irradiación u obtenida a través de la dieta es a continuación metabolizada sucesivamente en el hígado y el riñón, predominantemente, produciéndose la forma activa, la $1\alpha,25$-dihidroxivitamina D_3 (calcitriol). La denominación genérica «vitamina D» agrupa a dos moléculas distintas: el ergocalciferol o vitamina D_2 y el colecalciferol o vitamina D_3 (también denominados ercalciol y calciol, respectivamente). La vitamina D_2 posee un doble enlace adicional en la cadena lateral y se produce mediante irradiación del ergosterol procedente de plantas, por lo que proviene necesariamente de la alimentación. Por su parte, la vitamina D_3 es la principal fuente de vitamina D en la naturaleza, que puede ser producida de manera endógena mediante la irradiación del 7-deshidrocolesterol o bien proceder de la alimentación. Tanto la vitamina D_2 como la D_3 pueden utilizarse con el fin de suplementar la dieta, e históricamente la primera se utilizó con mayor frecuencia, porque era más barata y porque se creía que ambas eran igual de potentes. Sin embargo, el colecalciferol es más potente que el ergocalciferol

y presenta asimismo diferencias no desdeñables en cuanto a su cinética en el organismo (unión a DBP [*D-binding protein:* proteína de unión a la vitamina D] v. más adelante, semivida plasmática). Por esta razón, en este capítulo se hará referencia preferentemente a la vitamina D_3. La **tabla 18-1** recoge la nomenclatura antigua y moderna de los compuestos relacionados con la vitamina D.

ABSORCIÓN DE LA VITAMINA D

La vitamina D ingerida en la dieta es generalmente absorbida con las grasas en el intestino delgado, siendo necesaria la presencia de ácidos biliares para que se produzcan las correspondientes micelas. Como consecuencia, la inhibición de la absorción de grasas da lugar a una disminución en la absorción de vitamina D. Por ejemplo, en pacientes con pancreatitis crónica, enfermedad celíaca u obstrucción biliar, etc., se produce malabsorción de la vitamina D. El mecanismo de absorción puede depender de transportadores específicos, como SR-B1, CD36 y NPC1L1 *(Nieman-Pick C1-like 1 intracellular cholesterol transporter 1)*, aunque en concentraciones elevadas probablemente se produzca por difusión pasiva.

Una vez absorbida por la mucosa intestinal, la vitamina D se incorpora a los quilomicrones y es exportada por vía linfática al hígado, donde se libera. La captación de la vitamina D por el hígado se realiza con el concurso de una proteína específica, denominada DBP, que es sintetizada en el propio hígado. La DBP fue conocida originalmente como componente del suero específico del grupo (globulina Gc). Se trata de una α-globulina que actúa como transportadora en sangre de vitamina D y de todos sus metabolitos; se han descrito al menos 37 metabolitos de la vitamina D_3 a los que la DBP se une, con distinta afinidad. Se puede considerar que, además de proporcionar un sistema de transporte para la vitamina D, la DBP constituye el lugar principal de almacenamiento de ésta (principalmente en forma 25(OH)-vitamina D_3; v. Metabolismo hepático y renal de la vitamina D, más adelante). El tejido adiposo puede constituir un depósito secundario. La DBP está presente en niveles sustancialmente mayores que la vitamina D y sus metabolitos, de forma que sólo el 5 %, aproximadamente, de los sitios de unión están ocupados. Por lo tanto, la vitamina D exógena, es decir, procedente de la dieta, se transporta en quilomicrones y otras lipoproteínas, mientras que el resto lo hace unida a DBP. La albúmina es un transportador secundario (10-15 %). El medio de transporte determina, entre otras cosas, la velocidad con que la vitamina D es suministrada al hígado, siendo más rápida su captación cuando está unida a lipoproteínas.

Tabla 18-1. Nomenclatura de los compuestos relacionados con la vitamina D		
Vitamina D_3	Colecalciferol	Calciol
25-Hidroxivitamina D_3	25-Hidroxicolecalciferol	Calcidiol
$1\alpha,25$-Dihidroxivitamina D_3	$1\alpha,25$-Dihidroxicolecalciferol	Calcitriol, calcifediol
24R,25-Dihidroxivitamina D_3	24R,25-Dihidroxicolecalciferol	24-Hidroxicalcidiol
Vitamina D_2	Ergocalciferol	Ercalciol
25-Hidroxivitamina D_2	25-Hidroxiergocalciferol	Ercalcidiol
$1\alpha,25$-Dihidroxivitamina D_2	$1\alpha,25$-Dihidroxiergocalciferol	Ercalcitriol

La DBP es una proteína multifuncional que, además de las acciones relacionadas con el transporte y almacenamiento de vitamina D, puede actuar como portadora de actina liberada como consecuencia de lesiones tisulares, a modo de *scavenger*, impidiendo el desencadenamiento de fenómenos de coagulación. La DBP es también un transportador de ácidos grasos, como la propia albúmina, y un captador/neutralizador de endotoxinas, además de estar implicada en la quimiotaxis de neutrófilos (a menos que esté unida a calcitriol).

FOTOBIOGÉNESIS

La fotobiogénesis es el proceso por el cual se obtiene vitamina D_3 a partir del 7-deshidrocolesterol, un metabolito del colesterol producido en el hígado y exportado a la piel. En virtud de este proceso, tanto los animales como el hombre pueden sintetizar vitamina D_3 simplemente con una exposición suficiente a la luz solar (o a la radiación ultravioleta B [UVB]). Se calcula que la exposición de la cara y las manos a la luz solar durante 15 minutos tres veces a la semana puede proporcionar cantidades adecuadas de vitamina D, aunque esto depende bastante de la latitud, el tipo de piel y la edad.

La primera fase de la síntesis endógena de vitamina D_3 se produce en los estratos germinativo y espinoso (capas basal y mucosa, respectivamente) de la piel, y consiste en la fotoconversión del 7-deshidrocolesterol (o provitamina D_3) en previtamina D_3 o precalciferol. En este proceso, la luz UVB se absorbe por el anillo B del 7-deshidrocolesterol, produciéndose la rotura del enlace 9,10. La tasa de fotoconversión depende tanto de la cantidad como de la calidad de la radiación que llega a estas capas de la epidermis. De hecho, las longitudes de onda requeridas son del orden de 290-315 nm, aunque la idónea es la de 295 nm (**Fig. 18-1**).

Posteriormente, la previtamina D_3 puede seguir transformándose en taquicolesterol y lumisterol mediante una nueva fotoconversión, o puede sufrir una isomerización química inducida por calor, obteniéndose la vitamina D_3. El proceso de isomerización es un fenómeno que dura varios días (a la temperatura normal del cuerpo la isomerización del 50 % de la previtamina D_3 se produce en 28 horas y son necesarias 36 horas para que se transforme el 96 %). Debe destacarse que la propia vitamina D_3 es susceptible de fotoconversión, lo que supone su inactivación. Este fenómeno contribuye a que no se produzcan hipervitaminosis por exceso de exposición al sol. Finalmente, la vitamina D producida en la epidermis llega al lecho dérmico capilar, desde donde es transportada al hígado (unida a la DBP) para iniciar su transformación metabólica.

METABOLISMO HEPÁTICO Y RENAL DE LA VITAMINA D

La vitamina D_3 es transportada hasta el hígado, donde es rápidamente hidroxilada en el carbono 25 por la enzima vitamina D_3 25-hidroxilasa para obtener la 25(OH)-vitamina D_3 (calcifediol o calcidiol) (**Fig. 18-1**). Esta reacción de hidroxilación se produce indistintamente sobre el colecalciferol (vitamina D_3) y el ergocalciferol (vitamina D_2), y no está sujeta a regulación de forma importante. Este hecho, unido a la semivida plasmática larga de la 25(OH)-vitamina D_3 (2-3 semanas), determina que sus niveles plasmáticos sean indicativos de los depósitos de vitamina D del individuo. La 25(OH)-vitamina D_3 puede ser excretada por vía biliar, sufriendo un ciclo enterohepático. La vitamina D_3 25-hidroxilasa forma parte de un sistema enzimático dependiente del citocromo P-450, y se han identificado varias

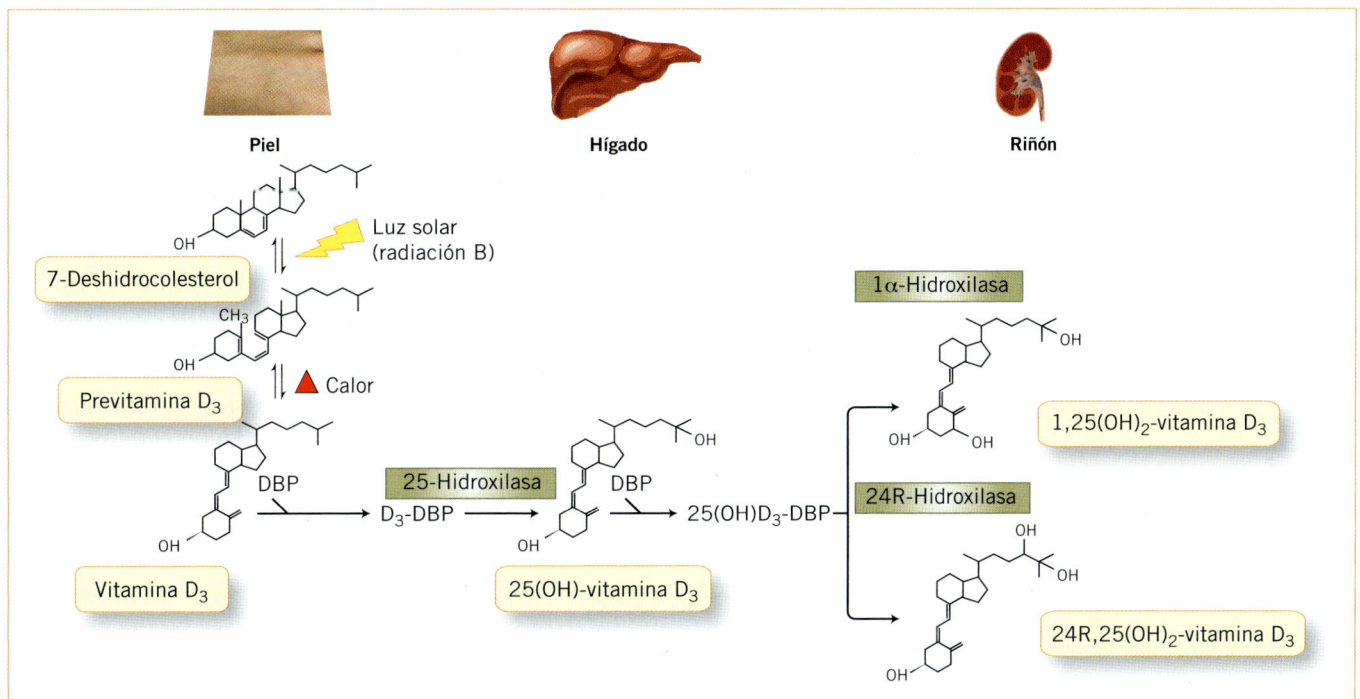

Figura 18-1. Metabolismo de la vitamina D. DBP: proteína de unión a la vitamina D.

formas implicadas, incluyendo CYP2R1, pero también CYP27A1 y CYP2D25, que se localizan principalmente en microsomas (aunque también se ha localizado un citocromo P-450 que cataliza esta actividad en mitocondrias hepáticas) y que requieren NADPH, oxígeno molecular y iones magnesio. Es interesante señalar que la vitamina D_3 25-hidroxilasa puede actuar también sobre la 1α-hidroxivitamina D_2 y sobre la 1α-hidroxivitamina D_3. Este último (alfacalcidol) se usa en el tratamiento de diversas enfermedades renales.

Una vez sintetizada, la 25(OH)-vitamina D_3 es enviada a la circulación sistémica, donde es la forma más abundante de vitamina D_3 y, como se ha indicado, constituye la reserva principal, por lo que este metabolito es el que se determina de forma sistemática cuando se estudian los niveles de vitamina D de un paciente. En el riñón, la 25(OH)-vitamina D_3 es nuevamente hidroxilada en posición 1 para generar la forma activa, el calcitriol (1α,25[OH]$_2$-vitamina D_3). Esta reacción tiene lugar en las mitocondrias de las células del túbulo contorneado proximal, y está catalizada por la 25(OH)-vitamina D_3 1α-hidroxilasa, asimismo dependiente del sistema P-450, concretamente de CYP27B1. Dado que este paso comporta la activación de la vitamina D, está estrechamente regulado, de forma que los niveles de calcitriol tienden a mantenerse inalterados, excepto cuando la concentración de calcifediol es muy baja y llega a ser limitante. Cuando existen fallos genéticos inactivadores de la enzima se produce raquitismo de tipo I dependiente de vitamina D, también denominado raquitismo con seudodeficiencia de vitamina D, porque la deficiencia no reside en la disponibilidad de vitamina, sino en su activación. Los demás derivados más oxidados de la 25(OH)-vitamina D_3 que se forman *in vivo* son inactivos.

Las células del túbulo proximal contienen asimismo otra enzima clave en la biología de la vitamina D, la vitamina D_3 24-hidroxilasa, nuevamente asociada al citocromo P-450 (CYP24A1) y de localización mitocondrial. Esta enzima está presente en todas las células que expresan el receptor de la vitamina D (VDR), y se cree que su función es inactivar el calcitriol, contribuyendo significativamente a regular los niveles bioactivos de la vitamina, tanto a nivel sistémico como dentro de la propia célula. Se ha sugerido que las mutaciones inactivadoras de este gen pueden ser causa de hipercalcemia infantil idiopática, cuyas características son notablemente parecidas a las de los ratones en los que se silencia el gen equivalente.

Aunque el calcitriol es producido principalmente por el riñón (y, durante el embarazo, también por la placenta), en los últimos años se ha descrito actividad 25(OH)-vitamina D_3 1α-hidroxilasa en múltiples tipos celulares, incluyendo varios tipos de células de piel, pulmón, colon, próstata, sistema inmunitario, etc. Por lo tanto, además de la generación sistémica de vitamina D activa en el riñón, existe una producción local que se considera relevante desde el punto de vista fisiológico. Por ejemplo, en macrófagos, el CYP27B1 se induce en condiciones de activación, dando lugar a una mayor generación de vitamina D *in situ*, que modula su función biológica (v. Raquitismo hipofosfatémico hereditario o hipofosfatemia familiar, más adelante). En general, estos sistemas locales incluyen la propia inactivación, de forma que el calcitriol generado es independiente de sus niveles plasmáticos, en tanto que la relación con los niveles de calcifediol es incierta. Dicha relación puede incidir en el posible impacto de la vitamina D más allá de la homeostasis esquelética (las denominadas acciones no clásicas de la vitamina D).

INACTIVACIÓN Y EXCRECIÓN DE LA VITAMINA D

La bilis es la principal vía de excreción de los metabolitos de la vitamina D. En la bilis, sólo el 2-3 % de la vitamina D está en forma de colecalciferol, 25(OH)-vitamina D_3 o calcitriol, siendo predominantes una serie de metabolitos hidroxilados y polares, y sus conjugados con glucurónico. En la mayoría de los tejidos, la principal vía de inactivación del calcitriol se inicia con su 24-hidroxilación, seguida de diversas oxidaciones y, en algunos casos, conjugación con glucurónico. El complejo DBP-vitamina D es filtrado en el glomérulo y reabsorbido mediante un proceso de captación específica mediado por la proteína megalina, que se une específicamente a DBP. El resultado es que la excreción renal es normalmente muy baja (menos del 5 %).

Los compuestos que inducen hidroxilasas dependientes de citocromo P-450, como los barbitúricos y los anticonvulsivantes primidona y difenilhidantoína, provocan un incremento en la degradación de 25(OH)-vitamina D_3 y en la excreción de metabolitos de la vitamina D por vía biliar. Como resultado, el uso prolongado de anticonvulsivantes puede asociarse con el desarrollo de deficiencia de vitamina D. Además, los barbitúricos producen también la inducción de la 25-hidroxilasa, incrementando por lo tanto la hidroxilación de la vitamina D_3. El exceso de vitamina D_3 se almacena en el tejido adiposo, al que llega transportada por la DBP, aunque, como ya se ha mencionado, se considera que el depósito principal desde el punto de vista cuantitativo es el propio plasma. Por otra parte, la obesidad es un factor de riesgo para la hipovitaminosis D y tiende a atenuar la respuesta al tratamiento con vitamina exógena.

CONTROL DE LA SÍNTESIS Y LA DEGRADACIÓN DE LA VITAMINA D

La regulación de los niveles de calcitriol depende del balance de la actividad de la 1α-hidroxilasa (CYP27B1) y la 24-hidroxilasa (CYP24A1), que se encuentra estrechamente regulada en ambos casos. En condiciones de hipocalcemia o insuficiencia de vitamina D, se elevan los niveles de hormona paratiroidea (PTH), la cual actúa: *a)* incrementando la transcripción de la 1α-hidroxilasa y, por lo tanto, su actividad, aumentando la síntesis de calcitriol, mediante acciones dependientes de AMP cíclico y proteína quinasa A (cAMP/PKA), y *b)* inhibiendo la 24-hidroxilasa (**Fig. 18-2**). Tanto el calcitriol como el calcio inhiben la secreción de PTH por las glándulas paratiroideas, de forma que cuando se alcanzan niveles normales, los niveles de PTH son bajos. El mecanismo de inhibición por calcitriol es tanto directo, reduciendo los niveles de mRNA y proteína, como indirecto, mediante la inducción del receptor CaSR de calcio, lo que aumenta su sensibilidad

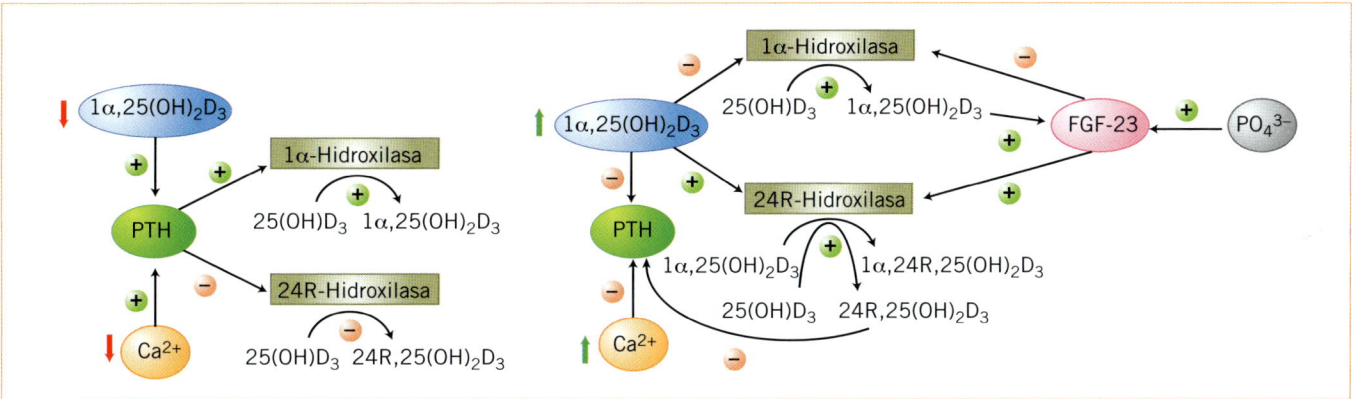

Figura 18-2. Control de la síntesis y degradación de la vitamina D.

al calcio circulante. Además, el calcitriol inhibe su propia producción y estimula su inactivación modulando la expresión de las enzimas correspondientes en el riñón. El fosfato también influye en la regulación de la vitamina D, a través de la estimulación de la producción de factor de crecimiento de fibroblastos 23 (FGF-23) por osteoblastos y osteocitos. Además, la síntesis de FGF-23 está regulada positivamente por el propio calcitriol. El FGF-23 actúa como hormona, inhibiendo la reabsorción de fosfato en el túbulo proximal, pero también disminuye la expresión de CYP27B1 e induce la expresión de CYP24A1, lo que tiende a reducir los niveles de calcio en condiciones de hiperfosfatemia. Estas acciones dependen del correceptor α-Klotho. La expresión de CYP27B1 es estimulada también por la calcitonina y la prolactina.

FUENTES DE VITAMINA D

La principal fuente de vitamina D para la mayoría de los seres humanos (80-90 %) es la endógena, es decir, mediante la exposición diaria a la luz del sol. Sin embargo, numerosos factores pueden disminuir notablemente el rendimiento de este proceso. Así, la ingesta de calcio y fósforo, la edad, el sexo o la cantidad de pigmentación de la piel pueden influir en la síntesis de vitamina D. Además, el grado de exposición al sol, que varía con la aplicación tópica de pantallas solares, la contaminación atmosférica, la tendencia a vivir en ciudades cuyos elevados edificios pueden obstaculizar la radiación del sol, la tendencia a habitar en interiores o vivir en regiones geográficas del mundo que no reciben suficiente cantidad de luz solar son factores que pueden contribuir a que la piel encuentre dificultades para la síntesis de vitamina D_3.

De los factores mencionados, el que tiene más importancia general en la producción de vitamina D_3 es el ángulo de incidencia de la radiación solar, determinado por la latitud, la estación del año y la hora del día. Así, cuanto más lejos se esté del ecuador, menor es la porción del año en la que la radiación solar es suficiente para la fotoconversión del 7-deshidrocolesterol. Esto es debido a que las ondas UVB procedentes del sol son absorbidas cuando pasan a través de la atmósfera; a mayor latitud, el ángulo de los rayos del sol es mayor y, por lo tanto, el camino a través de la atmósfera es más largo, llegando menos UVB a la superficie de la tierra. Por ejemplo, en Vigo (42,14° N), el ángulo de incidencia del sol es tan obli-

cuo en invierno que muy pocos fotones de radiación UVB con la energía necesaria llegan a la superficie de la tierra. Por lo tanto, en Vigo, durante los meses de noviembre a febrero se sintetizará muy poca vitamina D_3 en la piel. Por el contrario, en Algeciras, el ángulo es menos oblicuo a lo largo del año, por lo que la producción de vitamina D_3 ocurrirá durante casi todo el año. Como regla general, en latitudes por encima de 40° al norte y al sur del ecuador, la producción de vitamina D_3 en la piel está significativamente disminuida o es virtualmente inexistente durante el invierno.

La vitamina D_3 es particularmente abundante en productos animales, concretamente en los pescados marinos grasos, como los arenques, el salmón o las sardinas. También se encuentra en aceites de hígado de pescado, como el de hígado de bacalao. Además, los huevos, la carne bovina, la mantequilla y los aceites vegetals contienen pequeñas cantidades de vitamina D_3 (**Tabla 18-2**), mientras que las plantas, las frutas y los frutos secos son muy pobres en esta vitamina. En todos los casos, la vitamina D presente en los alimentos es estable y no es destruida por el calor ni por procesos tecnológicos.

En general, cuando las vitaminas son adicionadas a alimentos de uso general como la leche, el pan o la margarina con objeto de asegurar una ingesta adecuada, se habla de fortificación (**cap. 23**, Alimentos fortificados, **tomo III**). Por el contrario, cuando las vitaminas se añaden para restaurar las pérdidas de vitaminas ocurridas durante el procesado, se habla de enriquecimiento vitamínico. Varios países, incluidos Estados Unidos, Canadá y algunos países de Europa, fortifican con vitamina D alimentos como la leche, la margarina, los cereales, algunos panes y pastas o el zumo de naranja. En España, gran parte de la leche desnatada o semidesnatada se enriquece con vitaminas A y D.

La adición de complejos multivitamínicos es obligatoria para algunos productos utilizados durante largo tiempo como nutriente único por algunas poblaciones; es el caso de las fórmulas lácteas, los cereales infantiles y los productos para nutrición enteral y parenteral de uso predominantemente hospitalario, además de las dietas de bajo valor energético para reducción de peso.

La **tabla 18-3** recoge las recomendaciones de la Unión Europea para la suplementación con vitamina D_3 de distintos preparados. Estas recomendaciones son de obligado cumplimiento para todos los Estados miembros.

Tabla 18-2. Contenido en vitamina D de distintos alimentos (µg/100 g)

Alimento	Vitamina D (µg/100 g)
Cereales Semillas, harinas, almidones	0
Leche y productos lácteos Leche de vaca Leche humana Leche en polvo Nata Queso Yogur	 0,01-0,03 0,04 0,21 0,1-0,28 0,03-0,5 Trazas-0,04
Huevo Entero Yema	 1,75 4,94
Grasas y aceites Mantequilla Aceite de hígado de bacalao	 1,00-3,00 330,00
Carne y productos cárnicos Ternera, vaca, cerdo, cordero Pollo, gallina Hígado	 Trazas Trazas 0,2-1,1
Pescado Pescado blanco Pescado graso Salmón Arenque Anguila	 Trazas Trazas-27,00 16,00 27,00 20,00
Crustáceos o moluscos	Trazas
Vegetales	0

REQUERIMIENTOS NUTRICIONALES DE VITAMINA D

Aunque pueda parecer sorprendente, en la actualidad no está plenamente establecido el límite cuantitativo de la hipovitaminosis D, es decir, cuáles son los niveles deseables de esta vitamina. En general se establece una distinción entre deficiencia (a veces diferenciando entre deficiencia y deficiencia grave) e insuficiencia de vitamina D. La deficiencia corresponde al aumento del riesgo de la homeostasis ósea a niveles muy bajos de vitamina D, por debajo de 10-12 ng/ml (25-30 nM). En este sentido, es interesante considerar que la concentración limitante para la síntesis de calcitriol y la absorción intestinal de calcio parece estar en torno a los 4 ng/ml. Así, el *Scientific Advisory Committee on Nutrition* del Reino Unido establece el límite de 10 ng/ml, mientras que el *Insti-*

Tabla 18-3. Recomendaciones de la Unión Europea para el contenido con vitamina D de distintos preparados (µg/100 kcal)

	Mínimo	Máximo
Preparados para lactantes	2	2,5
Preparados de continuación para lactantes	2	3
Alimentos de uso médico especiales para lactantes	2	3
Alimentos de uso médico especiales para niños y adultos	0,5	3

tute of Medicine (IOM) de la Academia Nacional de Estados Unidos considera 12 ng/ml como nivel de riesgo a nivel poblacional. El *Australian Working Group* distingue entre deficiencia grave (< 5 ng/ml) y moderada (5-11,6 ng/ml). Por el contrario, la *Endocrine Society* fija el límite de la deficiencia en < 20 ng/ml (< 50 nM), considerando entre otros criterios la supresión de la secreción de PTH, que, aunque variable, se ha documentado en 75-100 nM (30-40 ng/ml) de calcifediol. La insuficiencia corresponde a un estado no deseable pero no tan crítico de hipovitaminosis. La propia terminología carece de definición precisa; por ejemplo, el IOM habla de niveles inadecuados para algunas personas (30-50 nM o 12-20 ng/ml). El *Australian Working Group* habla de deficiencia leve para el mismo intervalo (12,0-19,6 ng/ml). La Organización Mundial de la Salud (OMS) y la Autoridad Europea de Seguridad Alimentaria (EFSA) definen la insuficiencia como niveles inferiores a 50 nM de 25(OH)-vitamina D_3. La *Endocrine Society*, por su parte, considera insuficiencia con valores comprendidos entre 21 y 29 ng/ml (52,5-72,5 nM) y aconseja un nivel de 75-250 nM (30-100 ng/ml) como idóneo. La Sociedad Española de Investigación Ósea y del Metabolismo Mineral (SEIOMM) considera un nivel mínimo para la población general de 25 ng/ml. Por lo tanto, los límites de referencia para la hipovitaminosis D corresponden a los niveles de 20 y 30 ng/ml, según las distintas sociedades, mientras que los niveles idóneos no se han establecido. Existen indicios de que los niveles superiores a 50 ng/ml pueden ser perjudiciales. Es conveniente recordar que la medida de la vitamina D es técnicamente compleja y que existen ciertas variaciones cuantitativas en función del método.

Los niveles normales de calcitriol son mucho menores (16-65 pg/ml o 40-160 pM, aproximadamente 1.000 veces inferiores a los del calcifediol). Como se ha indicado, estas concentraciones pueden ser normales o incluso elevadas con niveles deficitarios de calcifediol, lo que refleja la plasticidad del sistema de regulación. La semivida plasmática del calcitriol es de sólo unas horas.

Debido a que la principal fuente de vitamina D es la derivada de la síntesis endógena en la piel, la determinación de los requerimientos o del aporte recomendado de vitamina D es difícil, ya que, cuando la radiación solar es suficiente, la vitamina D exógena es innecesaria. La OMS define la unidad internacional (UI) de vitamina D_3 como la actividad vitamínica de 0,025 mg de la preparación de referencia internacional de vitamina D cristalizada. Es decir, 1 UI de vitamina D_3 equivale a 25 ng, lo que a su vez equivale a 65 pmol. Cuando se descubrió el metabolismo de la vitamina D_3, se recomendó que una unidad de calcitriol fuera considerada como el equivalente molar de una unidad de vitamina D_3. Por lo tanto, una unidad de $1\alpha,25(OH)_2$-vitamina D_3 equivale a 65 pmol.

El IOM ha formulado recientemente los siguientes valores de referencia, en forma de requerimientos medios estimados (EAR) o de ingestas dietéticas recomendadas (RDA) o, en su defecto, de ingesta adecuada. Los valores de EAR se refieren a la mediana en la población, mientras que los valores de RDA cubren las necesidades del 97,5 % de la población, como mínimo, y por lo tanto son superiores a los que necesita la mayor parte de la población. Cuando no se dispone de evidencia suficiente, se utilizan los valores de ingesta adecuada. La referencia fundamental en los tres casos es el conjunto de efectos sobre el hueso y la homeostasis del calcio. Las recomendaciones consideran una ingesta suficiente de calcio, dado que la vitamina D no puede suplir las deficiencias de éste en ningún caso y una exposición mínima al sol.

De 0 a 1 año. En la leche materna hay niveles relativamente bajos de vitamina D, excepto cuando se suplementa la dieta de la madre con grandes dosis de esta vitamina, por lo que los niños alimentados al pecho son propensos a desarrollar deficiencia vitamínica. Dado que las fórmulas infantiles están normalmente suplementadas con vitamina D, los niños alimentados de esta forma suelen recibir cantidades adecuadas de esta vitamina. En este grupo de edad no se aportan valores de RDA o EAR, por falta de datos suficientes. En su lugar, se ofrecen sólo valores de ingesta adecuada, es decir valores de ingesta que se presumen adecuados, en el sentido de que se correlacionan con un buen estado de salud, pero pueden estar por encima de los valores mínimos que el organismo necesita. En concreto, el valor es de 400 UI. La EFSA comparte esta recomendación. La OMS/FAO, por el contrario, sugiere ingestas de 200 UI. El *Scientific Advisory Committee on Nutrition* recomienda 340-400 UI, mientras que la *Endocrine Society* recomienda valores superiores (400-1.000 UI).

Niños mayores de 1 año y adultos. Los niños y adolescentes necesitan la vitamina D para el desarrollo óptimo del esqueleto y la mineralización ósea. La mayoría de los niños reciben suficiente radiación solar que ayuda a asegurar niveles adecuados de vitamina D. La edad avanzada, por el contrario, disminuye la capacidad de producir vitamina D_3 porque se reduce la concentración de su precursor, el 7-deshidrocolesterol; además, se calcula que la capacidad de producir vitamina D_3 en la piel de una persona de 65 años es 3-4 veces menor que la capacidad de la piel de un adulto joven saludable. A estos hechos hay que añadir que con la edad disminuye la capacidad renal de hidroxilación de la 25(OH)-vitamina D_3, y probablemente aumente la actividad 24-hidroxilasa. Un factor adicional es que muchos ancianos tienen menos exposición a la luz solar porque salen menos del hogar. La versión más reciente de las recomendaciones de la IOM concluye que la relación dosis-respuesta a la vitamina D no presenta diferencias sustanciales en función de la edad. Por este motivo, las recomendaciones de ingesta son las mismas durante toda la vida, con pocas excepciones. Así, el EAR es de 400 UI y la DRA de 600 UI, con la salvedad de que este último valor pasa a ser de 800 UI a partir de los 70 años de edad. El *Scientific Advisory Committee on Nutrition* y la EFSA recomiendan 400 y 600 UI, respectivamente. La Sociedad Española de Endocrinología y Nutrición recomienda una ingesta de 600 UI (800 UI a partir de los 70 años). La OMS/FAO recomienda valores dietéticos de referencia de 200 UI, excepto en ancianos (400-600 UI). Otras organizaciones y países presentan valores de referencia algo diferentes. Por ejemplo, Suiza recomienda 800 UI.

Embarazo y lactancia. Aunque cabría pensar que el embarazo y la lactancia deberían incrementar los requerimientos de vitamina D, no existen datos suficientes en la literatura científica que avalen esta hipótesis. La prevalencia de la hipovitaminosis D en embarazadas es relativamente frecuente, en particular en ciertos países como China o Irán, pero también en Canadá, Suecia, entre otros. Diversos estudios observacionales han mostrado una asociación entre los niveles bajos de vitamina D en el embarazo y un riesgo incrementado de complicaciones, como diabetes gestacional, parto prematuro o aborto espontáneo, y tal vez tenga consecuencias a largo plazo en el niño; al menos algunos ensayos clínicos han confirmado dicha asociación, aunque los resultados son por ahora variables. Las recomendaciones de la IOM y otras sociedades en embarazadas y en la lactancia son idénticas a las de las mujeres en general. No obstante, algunas sociedades sugieren incrementar el aporte dietético en el embarazo, como la *Canadian Society of Endocrinology and Metabolism*.

En caso de hipovitaminosis D (especialmente deficiencia), el protocolo usual es utilizar dosis elevadas iniciales, pero no está claro si se trata de la mejor opción. Algunos estudios han sugerido que la variación de los niveles hormonales es perjudicial sobre el hueso, lo que haría deseable un tratamiento más constante, evitando dichas oscilaciones.

Ingesta máxima tolerable de vitamina D

Aunque el consumo excesivo de vitamina D en la dieta es poco probable, a menos que se consuman grandes cantidades de hígado de bacalao, no es descartable que se produzcan ingestas altas procedentes de suplementos vitamínicos. No puede producirse hipervitaminosis D por exposición al sol. El riesgo parece ser mayor en pacientes en estado crítico y cuando se utilizan dosis extremadamente elevadas de vitamina D. El IOM considera que una ingesta de 1.000 UI/día para niños menores de 6 meses, de 1.500 UI/día entre 7 y 12 meses, de 2.500 UI/día hasta los 3 años y de 3.000 UI/día hasta los 8 años, es la ingesta máxima tolerada. Los valores máximos para niños mayores y adultos es de 4.000 UI/día. La EFSA ha fijado niveles máximos comparables. Dosis excesivas de vitamina D producen hipercalcemia y, como consecuencia de ésta, calcificación de tejidos blandos como el riñón y el cerebro, con producción de hipertensión arterial e insuficiencia renal. La administración continuada de dosis tóxicas puede, incluso, producir la muerte. Los síntomas de sobredosis moderada de vitamina D pueden incluir náuseas, vómitos, anorexia, fatiga, poliuria y cefaleas. Además, el exceso de vitamina D en sangre puede producir cambios en el estado mental (confusión).

Prevalencia de la hipovitaminosis D

Actualmente se considera muy extendida la hipovitaminosis D a nivel mundial, y algunos autores llegan a hablar de pandemia. Dada la importancia de la luz solar en este sentido, cabría esperar que los países situados en latitudes centrales tuvieran una prevalencia sustancialmente menor que el resto; aun así, en países como España se encuentran muchos casos de deficiencia o insuficiencia. Por ejemplo, en un estudio realizado en donantes de sangre en España, el 51 % presentó valores < 20 ng/ml. Se ha estimado que 4 de cada 10 personas menores de 65 años presenta hipovitaminosis D, proporción que aumenta hasta 8 de cada 10 en personas mayores. La ingesta media de vitamina D en embarazadas en España es de 124 ± 48 UI/día, muy inferior a la ingesta de referencia. En Europa, las cifras de hipovitaminosis D varían ampliamente, pero se considera que el 40 % de la población está por debajo de 50 nM (20 ng/ml). En este sentido, se ha identificado una prevalencia elevada de hipovitaminosis D incluso en las poblaciones de África y Oriente Medio, pese a la abundancia de luz solar, debido a factores culturales y/o religiosos. En países como Estados Unidos se ha estimado que aproximadamente el 8-10 % de la población podría tener niveles inferiores a 30 nM, y el 24 % entre esta cifra y 49 nM (es decir, insuficiencia vitamínica D).

HIPOVITAMINOSIS D

Los cambios bioquímicos característicos que se producen cuando hay deficiencia de vitamina D incluyen niveles plasmáticos bajos de calcio y fósforo inorgánico, mientras que la fosfatasa alcalina se encuentra incrementada en el plasma, debido a la activación de los osteoblastos. Inicialmente la deficiencia produce una disminución de la absorción de calcio y un hiperparatiroidismo secundario, secretándose PTH en respuesta a los bajos niveles de calcio. Esta hormona, en presencia del calcitriol remanente, promueve la movilización del calcio óseo, restaurándose los niveles de calcio séricos a valores normales a expensas de la masa del hueso. Además, la PTH causa fosfaturia e hipofosfatemia, que da lugar a fallos en la mineralización ósea y, eventualmente, a la aparición de los signos clínicos óseos característicos del raquitismo y la osteomalacia. En ambos casos, el diagnóstico se realiza mediante la determinación de las concentraciones plasmáticas de calcio, fósforo, fosfatasa alcalina, PTH y 25(OH)-vitamina D_3, además del diagnóstico radiográfico de las deformaciones óseas, en su caso.

Los signos clínicos óseos característicos del raquitismo incluyen tumefacciones en las epífisis de los huesos largos e incurvaciones producidas por ablandamiento de los huesos. Otros síntomas óseos típicos del raquitismo consisten en la aparición de protuberancias en las costillas y las rodillas, denominados rosario costral, craneomalacia o aplastamiento anteroposterior del tórax. Estos signos pueden aparecer acompañados de hipotonía muscular y retraso motor e incluso de convulsiones, que pueden producirse ocasionalmente en niños con raquitismo por los bajos niveles de calcio en sangre.

El raquitismo se cura rápidamente con la administración durante 1 mes de 4.000 UI de vitamina D por vía oral. Durante este período se deben monitorizar los niveles de 25(OH)-vitamina D_3 con el fin de asegurar que los niveles se han normalizado. Además de la administración de vitamina D, se aconseja que estos niños reciban luz solar o radiación de una lámpara de luz ultravioleta durante, al menos, 20 minutos al día.

En el adulto, la deficiencia en vitamina D provoca defectos en la mineralización del hueso que se manifiestan con la aparición de dolores en la zona dorsolumbar, cintura pélvica y huesos. En el control radiológico se aprecia un aspecto borroso y algodonoso de la sustancia ósea, con una transparencia anormalmente aumentada. La osteomalacia se trata con la ingestión diaria de 2.500 UI de vitamina D durante, al menos, 3 meses. Se aconseja también la exposición diaria al sol o, en su defecto, el uso de lámparas de luz ultravioleta. Los niveles plasmáticos de 25(OH)-vitamina D_3 deben ser evaluados al final de este período para asegurar la eficacia del tratamiento.

Dado que la vitamina D puede ser tóxica en dosis superiores o iguales a las 4.000 UI al día en adultos y 1.000-3.000 UI al día en niños, en ambos tratamientos se debe tener cuidado por si aparecen síntomas de toxicidad producidos por un exceso de vitamina D.

El pronóstico de la osteomalacia y el raquitismo es excelente. El tratamiento con vitamina D produce la normalización de la mineralización ósea y la corrección de los niveles plasmáticos de calcio. Además, las anormalidades óseas en los niños generalmente desaparecen en un período de 3-9 meses, aunque en casos graves pueden persistir de por vida.

Los grupos de riesgo en el padecimiento de raquitismo u osteomalacia son las personas de piel oscura, aquellas que viven en países en los que los inviernos son largos, las que suelen llevar cubierto todo el cuerpo (mujeres en sociedades islamistas), los enfermos que tienen impedida su movilidad, los ancianos y los niños; en definitiva, aquellos grupos de población en los que la exposición al sol no es suficiente. Se ha estimado que la suplementación de productos lácteos con vitamina D es eficaz en la prevención de fracturas osteoporóticas, siendo coste-eficaz a partir de 70 años o bien desde los 60 cuando concurren factores de riesgo específicos.

Por otra parte, la deficiencia de vitamina D puede aparecer en pacientes con alteraciones del funcionamiento renal y hepático o de la absorción intestinal que interfieran en los mecanismos de absorción, transporte o metabolismo de la vitamina D, por ejemplo, síndromes de malabsorción y esteatorrea producidos por enfermedades como enfermedad celíaca, enfermedad inflamatoria intestinal, pancreatitis crónica o insuficiencia hepática. Además, determinadas situaciones quirúrgicas, como resecciones gástricas o *bypass* yeyunoileal, pueden producir esta deficiencia.

Los pacientes con insuficiencia renal crónica presentan a menudo baja absorción de calcio, hipocalcemia, hiperparatiroidismo secundario y osteodistrofia. La osteodistrofia es el conjunto de anomalías esqueléticas que se producen como consecuencia de la insuficiencia renal crónica. Estos pacientes sufren frecuentemente osteítis fibrosa y/u osteomalacia. Varios mecanismos pueden contribuir a este efecto, incluyendo alteraciones en las células del túbulo proximal y la disminución de la excreción de fósforo, con la consiguiente inhibición de los niveles de PTH y la disminución de la actividad de la 25(OH)-vitamina D_3 1α-hidroxilasa renal. También tiende a perderse calcifediol en orina, por una recaptación insuficiente en el túbulo. La propia fotoactivación dérmica puede estar alterada. A estos pacientes se les suele administrar 1α-hidroxivitamina D_3 (alfacalcidol), que es metabolizada por la 25-hidroxilasa hepática para obtener el calcitriol, o bien el propio calcitriol.

MECANISMO DE ACCIÓN DE LA VITAMINA D

La vitamina D en su forma activa (calcitriol) ejerce sus distintos efectos a través de la unión a receptores específicos. El receptor fundamental es el receptor nuclear de vitamina D (VDR), que media acciones predominantemente genómicas. Se han descrito también efectos no genómicos, que corresponderían principalmente a receptores de membrana. El receptor VDR pertenece a la familia de receptores nucleares, en la que se incluyen también los receptores de retinoides, corticoides, hormonas tiroideas, etc. Dichos receptores actúan como factores de transcripción en las células diana, de forma concertada con moléculas colaboradoras. Los genes sometidos a regulación presentan típicamente los denominados elementos de respuesta a vitamina D (VDRE, *vitamin D-responsive element*), constituidos por dos repeticiones directas imperfectas de una secuencia de hexanucleótidos separadas por tres nucleótidos (5'-GGGTCA-NNN-GGTTCA-3').Los detalles correspondientes a los receptores de vitamina D se tratan más en profundidad en el **capítulo 13** (Regulación de la expresión génica mediada por vitaminas) del **tomo II**.

ACCIONES DE LA VITAMINA D

Acciones clásicas. Homeostasis mineral

La vitamina D_3 participa de manera activa en el mantenimiento de la concentración circulante de calcio, actuando sobre su absorción intestinal y excreción renal, y sobre la síntesis y degradación del hueso. Además, la vitamina D afecta a la absorción y excreción de fosfato. La primera depende aproximadamente en un 30 % de la vitamina D. Como se ha mencionado anteriormente, una disminución de la concentración sérica de calcio estimula la liberación de PTH, que, a su vez, estimula la síntesis de calcitriol (**Fig. 18-2**). Tanto el calcitriol como la PTH estimulan la reabsorción renal de calcio y la movilización de calcio del hueso (resorción ósea) (**Fig. 18-3**).

Por el contrario, el incremento de los niveles séricos de calcio produce la inhibición de la secreción de la PTH, lo que implica la disminución de la biosíntesis de calcitriol y de la movilización de calcio. Además, cuando los niveles plasmáticos de calcio suben por encima de lo normal, las células C del tiroides secretan la hormona calcitonina, que bloquea la movilización de calcio del hueso y, posiblemente, estimula la excreción de calcio y fósforo en el riñón. La PTH actúa en cuestión de minutos, mientras que la estimulación del calcitriol requiere muchas horas. Por lo tanto, la regulación a corto plazo del control del calcio circulante depende de la acción de la PTH en el riñón y el hueso, con ayuda del calcitriol existente, mientras que una hipocalcemia prolongada provocará un incremento del calcitriol, estimulando la absorción de calcio intestinal. Los efectos intestinales de la PTH están mediados por el calcitriol, mientras que ambas moléculas tienen actividad directa sobre el riñón y el hueso.

A continuación, se describe con mayor profundidad la acción del calcitriol sobre sus tres órganos diana tradicionales: el intestino, el hueso y el riñón (**Fig. 18-3**).

Intestino

Es bien conocido que la administración de calcio intravenoso o el tratamiento a largo plazo con dosis orales de calcio producen la curación de niños que sufren raquitismo grave, incluyendo el raquitismo hereditario resistente a vitamina D. De forma análoga, los ratones con silenciamiento genético de *Vdr* (que suponen el correlato de esta última enfermedad) nacen normales fenotípicamente y sólo desarrollan hiperparatiroidismo, hipocalcemia, osteomalacia y raquitismo una vez que son destetados. Aun así, la alimentación con una dieta enriquecida en calcio, fósforo y lactosa normaliza los niveles de calcio y de PTH, a la vez que previene la aparición de raquitismo y osteomalacia. Por otra parte, las anormalidades óseas producidas por deficiencias graves de vitamina D son prácticamente normalizadas mediante la infusión prolongada de calcio. Estos hechos indican que el principal efecto del calcitriol sobre la homeostasis del calcio y el hueso se produce sobre su absorción intestinal.

En general, la absorción neta de calcio es el resultado del balance entre la absorción intestinal de calcio vía transcelular y paracelular, y la secreción de calcio por diferentes órganos en el intestino (secreción gástrica, biliar, pancreática e intestinal). A su vez, el transporte neto intestinal de calcio está determinado por la disponibilidad de este ion en la dieta, por su solubilidad en el intestino y por la capacidad neta de absorción intestinal. El transporte paracelular de calcio es un proceso pasivo, no saturable, que depende de la concentración luminal de calcio y de la integridad de las uniones estrechas

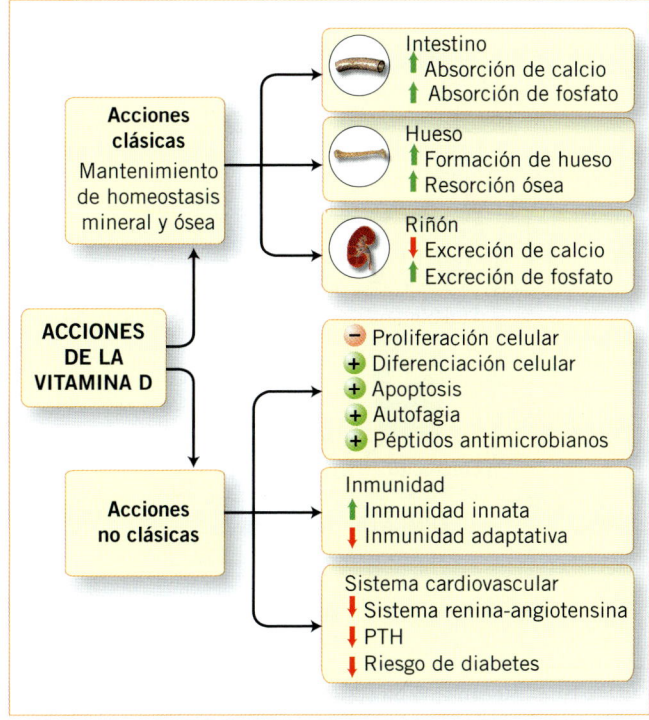

Figura 18-3. Acciones de la vitamina D.

(tight junctions). Es posible que este tipo de transporte esté regulado en parte por la vitamina D. Por el contrario, el transporte transcelular de calcio es un proceso saturable y, en todo caso, mucho más regulado, que es funcionalmente importante en condiciones de baja ingesta o deficiencia de calcio. En este caso, es necesario captar el máximo posible de calcio del lumen intestinal; la absorción paracelular no será suficiente y se necesitará la ayuda de la absorción transcelular (activa). Por el contrario, cuando la ingesta de calcio sea elevada (alta concentración luminal de calcio), la vía transcelular no será importante, ya que se absorberá suficiente calcio por la vía paracelular.

El transporte transcelular consta de tres fases: *a)* la entrada de calcio a través de la membrana del borde en cepillo mediante canales de calcio específicos; *b)* el transporte intracelular, y *c)* la expulsión del calcio hacia el torrente sanguíneo en la cara basolateral. El calcitriol es el principal factor que controla la absorción intestinal de calcio, actuando sobre las tres fases (**Fig. 18-4**).

Otros factores, como la PTH (acción mediada a través de la propia vitamina D), los glucocorticoides, los estrógenos, factores relacionados con el embarazo, la hormona del crecimiento o el factor de crecimiento análogo de la insulina (IGF, *insulin-like growth factor*), pueden también influir en el transporte de calcio. No obstante, actualmente no está claro hasta qué punto su efecto es directo o está mediado por la vitamina D. Tradicionalmente se ha achacado la mayor parte de la capacidad de absorción al duodeno y al yeyuno proximal, pero estudios más recientes indican que las regiones distales del tubo digestivo pueden tener asimismo un papel importante. El canal TRPV6 parece el principal canal implicado en la absorción transcelular de calcio en el intestino, con posible participación de otros canales. Además, el calcitriol parece potenciar la vía paracelular mediante la inducción de

la expresión de claudina 2 y 12, que aumenta la permeabilidad en las uniones estrechas.

Una vez en el interior del enterocito, el calcio se une a la proteína calbindina, que actúa a modo de transportador, de modo que hace llegar el calcio a la membrana basolateral, desde donde es expulsado al exterior mediante transporte activo. Así, la calbindina se encarga de mantener los niveles de calcio intracelular bajos, contribuyendo a incrementar la captación a nivel apical, así como a evitar respuestas biológicas al calcio. Existen dos subclases de calbindina, denominadas en función de su peso molecular: calbindina-D_{9k} (9 kDa) y calbindina-D_{28k} (28 kDa). La calbindina-D_{9k} se expresa en el intestino de mamíferos y en el riñón de ratón, mientras que la calbindina-D_{28k} se expresa en el intestino de aves y en el riñón y el páncreas de aves y mamíferos, así como en el cerebro de mamíferos. La relación entre el calcitriol y la producción de calbindina es tal que la medida de calbindina es una medida directa de la deficiencia o suficiencia de vitamina D.

La expulsión de calcio a través de la membrana basolateral del epitelio intestinal es un proceso activo (en contra del gradiente electroquímico) mediado fundamentalmente por la bomba de calcio de la membrana plasmática (PMCA1b), que es una ATPasa. Una fracción minoritaria (~20 %) es expulsada a través del intercambiador Na^+/Ca^{2+} NCX, que no está regulado por la vitamina D. Por el contrario, el calcitriol aumenta los niveles de mRNA y la síntesis proteica de la PMCA1b. Así, se ha demostrado que los pollos adaptados a una dieta baja en calcio y fósforo presentan un incremento de la síntesis de proteína y de mRNA de la PMCA, en comparación con el grupo de control.

En las células intestinales se dan dos respuestas distintas a la administración de calcitriol. La principal de ellas es una respuesta lenta consistente en la síntesis de más canales de calcio, así como de calbindina y de transportadores de calcio basolaterales. Por otra parte, se han descrito mecanismos reguladores rápidos, de naturaleza no transcripcional. El calcitriol aumenta también la absorción intestinal de fosfato a través del transportador PIT2, pero los mecanismos no han sido dilucidados.

Riñón

En el riñón, el calcio es inicialmente filtrado de forma masiva (hasta 10 g/día) en el túbulo proximal e igualmente reabsorbido a continuación en el túbulo contorneado proximal. No obstante, en el riñón, el sitio clave para la regulación hormonal del calcio es el túbulo distal. Es en esta región donde se produce la reabsorción selectiva de calcio, controlándose así las pérdidas urinarias netas. Este proceso está regulado a nivel molecular por mecanismos similares a los implicados en el transporte activo de calcio en el intestino. El calcitriol afecta al transporte de calcio a través de la membrana celular, ejerciendo su efecto sobre la entrada a través de la membrana apical (incrementa los niveles de mRNA del transportador ECaC1/TRPV5), sobre la difusión a través del citosol mediante la calbindina (incrementa los niveles de esta proteína por el mismo mecanismo descrito en el intestino) y sobre la salida activa de calcio a través la membrana basolateral. La PTH tiene acciones reguladoras similares al

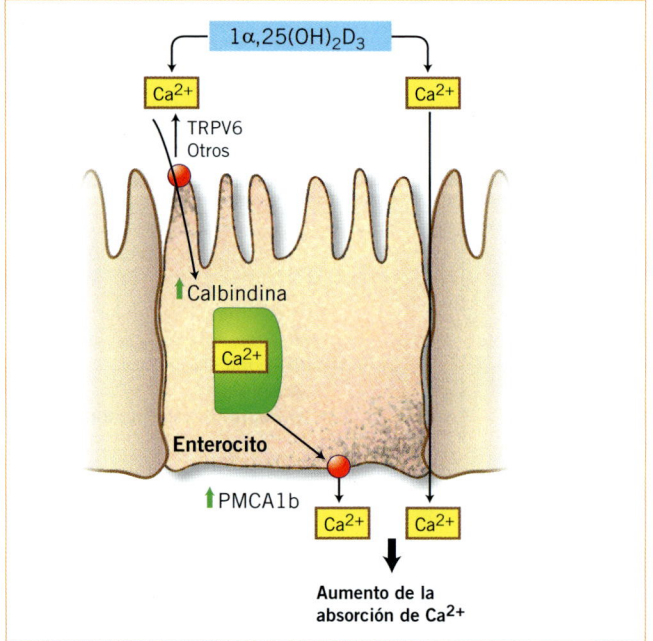

Figura 18-4. Mecanismo de acción intestinal de la vitamina D. CaT: transportador de calcio; ECaC: canal epitelial de calcio; PMCA: bomba de calcio de la membrana plasmática.

calcitriol a este nivel. TRPV5 está regulado asimismo por FGF-23.

Al igual que el calcio, el fosfato es filtrado libremente a nivel glomerular y reabsorbido casi totalmente en el túbulo proximal, mediante procesos de transporte asociados a la entrada de sodio (NPT2a y NPT2c). La vitamina D tiene efectos complejos a este nivel. Por una parte, inhibe la reabsorción de fosfato de forma directa, a través de la inducción de α-Klotho (correceptor de FGF-23) en el túbulo distal, así como indirecta, mediante el aumento de la expresión de FGF-23 en osteocitos. La acción concertada de FGF-23 y α-Klotho reduce la expresión de los transportadores de fosfato. La PTH tiene también acciones reguladoras a este nivel, pues promueve la internalización y degradación de los transportadores de fosfato, favoreciendo la excreción de este ion. Existe además una forma soluble de α-Klotho liberada por proteólisis, que promueve la internalización del transportador NPT2a (acción independiente de FGF-23). α-Klotho puede tener funciones protectoras adicionales. Por otra parte, la reabsorción está regulada por la PTH, que promueve la internalización y degradación de los transportadores de fosfato, y favorece, por tanto, su eliminación en la orina. El calcitriol reduce los niveles de PTH, lo que favorece la reabsorción renal de fosfato. Esta última acción tiende a predominar, de forma que en la hipervitaminosis D se produce hipercalcemia e hiperfosfatemia.

Hueso

En general, la incorporación de calcio al hueso es un fenómeno que depende de la concentración de calcio circulante, la cual, a su vez, depende fundamentalmente de la absorción intestinal y secundariamente de la excreción renal. Como ya se ha indicado, el principal efecto del calcitriol sobre el metabolismo óseo del calcio se produce indirectamente, favoreciendo la absorción intestinal. No obstante, el calcitriol tiene efectos directos sobre el hueso que afectan tanto a la formación como a la resorción ósea (**Fig. 18-5**) (**cap. 21**, Calcio, fósforo, magnesio y flúor).

El hueso está constituido por elementos celulares, la matriz orgánica, y el componente mineral. La matriz orgánica extracelular, también denominada osteoide, está compuesta fundamentalmente por proteínas colágenas y proteoglicano, y constituye el armazón sobre el que se deposita posteriormente el componente mineral (hidroxiapatita). Tanto la síntesis de osteoide como la mineralización son realizados por los osteoblastos, células mesenquimales que constituyen el principal componente celular del hueso. Los osteoblastos están situados en la superficie ósea, aunque algunos quedan integrados en el interior de la matriz, pasando a ser denominados osteocitos. La mineralización del osteoide es fundamental para que el hueso tenga suficiente resistencia física, y depende del funcionamiento correcto de los osteoblastos y de la existencia de niveles adecuados de calcio y fosfato. Asimismo, los osteoblastos participan activamente en la reparación de lesiones a lo largo de la vida.

La estructura ósea está sometida continuamente a un proceso de erosión controlada y reconstrucción, por medio de las denominadas unidades de remodelado óseo. Este proceso es llevado a cabo por los osteoclastos, células derivadas de células progenitoras de granulocitos y macrófagos, que son captadas por el hueso por vía sanguínea. La diferenciación y la activación de los osteoclastos están reguladas por los osteoblastos, como se indica más adelante. El proceso completo de remodelado llevado a cabo por cada unidad de remodelado óseo dura unos 6 meses, y se estima que en todo momento hay entre 1 y 2 millones de unidades activas en el organismo. A partir de los 35-40 años el balance neto de ambos procesos es negativo, de forma que globalmente se pierde masa ósea de forma paulatina. La densidad del hueso

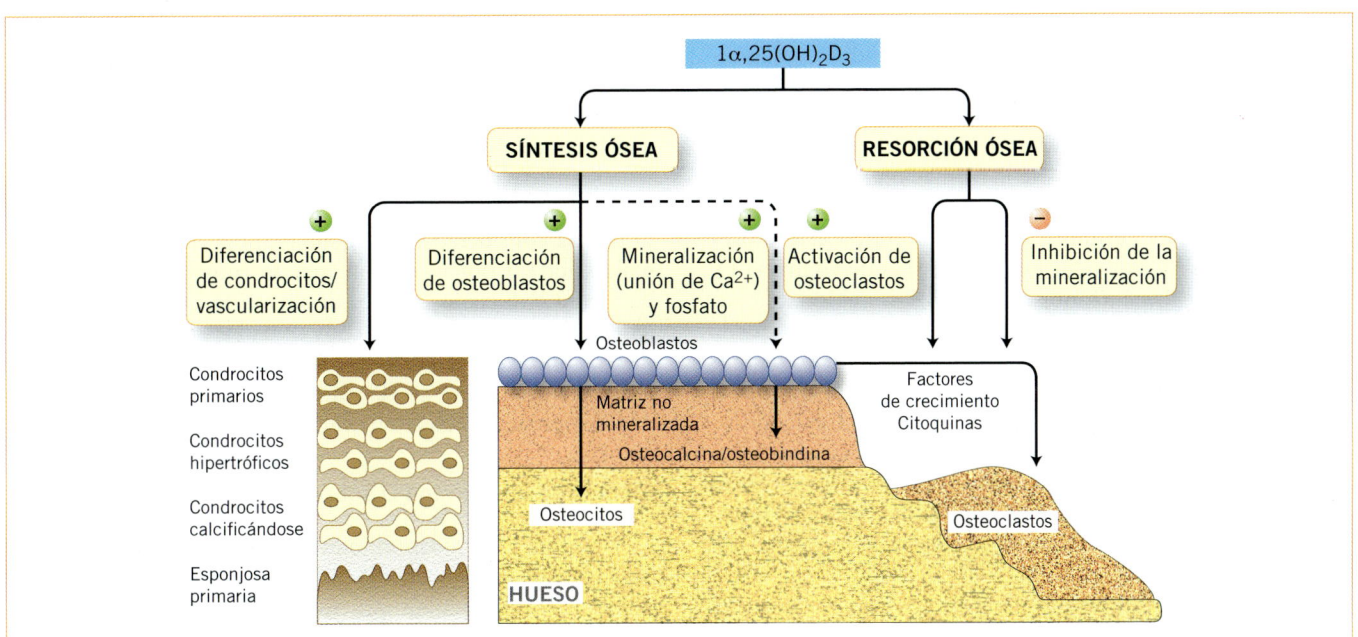

Figura 18-5. Acciones óseas de la vitamina D. La vitamina D favorece la mineralización, de manera indirecta, propiciando una calcemia adecuada.

depende, por consiguiente, tanto de la cadencia de dicha pérdida en el tiempo como de la densidad máxima alcanzada previamente.

La activación de los osteoclastos se potencia cuando existe una demanda de calcio, ya que el hueso constituye la reserva de este elemento en el organismo. Dado que el osteoclasto no presenta receptores para PTH, es necesario que esta hormona actúe indirectamente a través del calcitriol. Así, cuando se produce una disminución de los niveles plasmáticos de calcio, se incrementan los niveles de PTH y, como consecuencia, aumenta la síntesis de calcitriol. La actuación de este metabolito de la vitamina D sobre los osteoblastos hace que se produzcan citoquinas y factores de crecimiento, especialmente RANKL (ligando de RANK, receptor activador del factor nuclear κB), que estimulan la actividad y la formación de los osteoclastos. Además, el calcitriol actúa directamente incrementando la formación de nuevos osteoclastos y su diferenciación, aunque estas acciones parecen ser de escasa importancia. Asimismo, la vitamina D inhibe el proceso de mineralización mediante el aumento de los niveles de pirofosfato (PPi) y osteopontina.

Por otra parte, se han descrito acciones antirresortivas de la vitamina D, pero su importancia fisiológica es discutible. En todo caso, el calcitriol estimula directamente, mediante su unión al receptor VDR, la diferenciación de osteoblastos.

La vitamina D tiene también un papel destacado en el crecimiento del hueso. En el proceso de formación del hueso en el feto se produce inicialmente un esqueleto formado por cartílago. A continuación, este cartílago se calcifica, produciéndose la invasión vascular del cartílago calcificado y la formación de hueso utilizando como molde el cartílago. Como última etapa, el cartílago es reemplazado por la médula ósea. Con el fin de permitir el crecimiento del hueso en la etapa posnatal, es necesario mantener cartílago. Así, se conservan unas zonas denominadas placas de crecimiento, en las que se mantienen condrocitos capaces de producir cartílago, de proliferar, diferenciarse y, finalmente, sufrir el proceso de calcificación para formar el hueso. Este proceso produce como resultado el crecimiento longitudinal del hueso.

En el proceso de vascularización de las placas de crecimiento y la formación posterior de hueso interviene asimismo el calcitriol. Éste promueve la formación y el crecimiento del hueso favoreciendo la diferenciación de condrocitos, por lo que la hipovitaminosis D tiende a inhibir este proceso. Además, en caso de deficiencia sostenida de vitamina D, las placas de crecimiento no se mineralizan, debido a la ausencia de niveles adecuados de calcio y fosfato. Dado que la vascularización y la formación subsiguiente de hueso dependen de la mineralización, se producen zonas hipertróficas que crecen de forma desorganizada, en las que hay condrocitos maduros no proliferativos. Por otra parte, en estas condiciones el cartílago no se elimina por los condroclastos, lo que contribuye a la merma de resistencia del hueso. El resultado es el arqueamiento característico de las piernas asociado al raquitismo en niños.

Por lo tanto, la vitamina D tiene efectos opuestos sobre el hueso: por una parte, promueve la formación de masa ósea mediante la diferenciación de osteoblastos, la vascularización y la mineralización a través del aumento de los niveles plasmáticos de calcio y, por otra, favorece la pérdida de masa ósea para mantener dichos niveles. El mantenimiento de niveles apropiados de vitamina D y una ingesta adecuada de calcio se consideran importantes para el mantenimiento de la homeostasis ósea, mientras que los niveles elevados pueden ser perjudiciales. En este sentido, las dosis elevadas e intermitentes de vitamina D pueden aumentar el riesgo de fracturas. Se ha descrito, por otra parte, que la vitamina D podría reducir el riesgo de caídas, debido a una potenciación de la función muscular, lo que redundaría en la prevención de las fracturas. Los estudios son, no obstante, contradictorios. El efecto, aún dudoso, se aprecia sobre todo en personas con elevado riesgo y niveles previos bajos de vitamina D, tratadas con dosis moderadas (no superiores a 800-1.000 UI/día).

Acciones no clásicas

Además de las acciones clásicas de la vitamina D sobre la absorción y el uso del calcio y el fosfato, se ha descrito que esta vitamina es capaz de afectar a la proliferación y a la diferenciación celular y que tiene efectos sobre las respuestas inmunitaria y del sistema nervioso, entre otras (**Fig. 18-3**). Estas acciones no clásicas de la vitamina D han hecho que se asocien parámetros como la ingesta de vitamina D, las concentraciones plasmáticas de 25(OH)-vitamina D_3 o variaciones alélicas en el gen del VDR con la incidencia de múltiples enfermedades, como ciertos tipos de cáncer, infecciones, enfermedades autoinmunes, enfermedades inflamatorias, diabetes, hipertensión o enfermedades cardiovasculares. En consecuencia, el estudio de las posibles aplicaciones de la vitamina D más allá de la homeostasis ósea y la obtención de análogos sintéticos de las moléculas activas de la vitamina D se han convertido, en los últimos años, en un campo de investigación muy activo. A continuación se analizarán las acciones no clásicas de la vitamina D y su posible papel en el tratamiento y la prevención de ciertas enfermedades. En general, se han puesto de manifiesto múltiples asociaciones entre la hipovitaminosis D y diversas enfermedades, en tanto que, con pocas excepciones, los ensayos clínicos no han mostrado efectos biológicos significativos del tratamiento con vitamina D. En este sentido, es probable que la asociación epidemiológica sea de carácter no causal, sencillamente porque las personas con estilo de vida menos saludable tiendan a tener niveles menores (la hipovitaminosis D podría considerarse de alguna manera como marcador de mala salud) o por causación inversa (muchas enfermedades tienden a reducir los niveles de vitamina D). Es importante tener en cuenta que en muchos casos los ensayos clínicos no tienen como objetivo la corrección de la hipovitaminosis ni se centran en pacientes que la sufren, lo que reduce la probabilidad de obtener un efecto biológico.

Efectos de la vitamina D sobre el cáncer

La vitamina D es antiproliferativa, promueve la maduración celular e induce tanto la diferenciación como la apoptosis en diferentes líneas celulares, incluidas líneas cancerosas. La respuesta típica de múltiples células tumorales al calcitriol es la inhibición del crecimiento mediante la modulación de la maquinaria del ciclo celular y la consiguiente detención de las células en la fase G_0/G_1. También parece afectar a la capacidad de migración e invasión y a la angiogénesis, así como a la actividad metabólica de las células tumorales (que típicamente dependen de la glucólisis, frente a las células normales). Por lo tanto, en los últimos años se ha hecho patente que la vitamina D desempeña un papel importante en el crecimiento y en la diferenciación celular y que podría proteger frente al inicio y la progresión del cáncer. Se estima que la mayor parte de los tumores expresan el VDR, y este factor se correlaciona con un mejor pronóstico. Igualmente, los tumores más diferenciados tienden a tener niveles mayores de CYP27B1 y menores de CYP24A1.

En modelos animales se ha constatado que la ausencia de señalización VDR potencia el crecimiento de los tumores, mientras que la suplementación con vitamina D tiene el efecto contrario. En algunos estudios se ha conseguido reproducir este efecto mediante la exposición a luz UVB. En el ser humano, existe una correlación constatada entre una alta exposición a la luz solar y una baja tasa de mortalidad por cáncer de mama, colon y próstata. Además, la distribución geográfica del raquitismo coincide con la de muertes por cáncer. Los metaanálisis de estudios observacionales han constatado una relación inversa entre los niveles de 25(OH)-vitamina D_3 y el cáncer de vejiga, mama, colorrectal, cabeza y cuello, hígado, pulmón, ovario, renal, tiroideo y pancreático, y en cambio una asociación positiva con el cáncer de próstata. Existen estudios que sugieren efectos protectores en el cáncer de mama, pero de forma no consistente o sólo en determinados grupos de pacientes. Cuando se analizan los niveles de 25(OH)-vitamina D_3 en el momento del diagnóstico de cáncer (incluyendo cáncer colorrectal, de mama y linfoma) se obtienen mejores resultados de supervivencia con niveles altos de vitamina, lo que sugeriría un efecto protector en cuanto a limitar la agresividad del tumor.

En cuanto a la evidencia generada en ensayos clínicos, el estudio VITAL no mostró cambios globales en la incidencia de cáncer, únicamente en un análisis secundario en el subgrupo de pacientes con índice de masa corporal < 25, o si se excluían los primeros 1-2 años de seguimiento. Según un metaanálisis reciente de ensayos clínicos, la suplementación con vitamina D carece de efecto sobre la incidencia, pero reduce la mortalidad hasta un 16 %. Por su parte, el estudio D-Health mostró, en un análisis secundario excluyendo los 2 primeros años de suplementación, un incremento del riesgo de muerte por cáncer.

Efectos de la vitamina D sobre el sistema inmunitario

El calcitriol tiene importantes acciones inmunomoduladoras, que a grandes rasgos consisten en una potenciación del sistema inmunitario innato y una inhibición del sistema inmunitario adaptativo, asociada a una mayor producción de interleuquina 4 (IL-4) por linfocitos Th2 y a la promoción de las células T reguladoras. Distintos tipos celulares del sistema inmunológico expresan VDR. Además, como se ha indicado anteriormente, distintas células pueden producir calcitriol de forma autónoma y con una regulación independiente, que responde a la estimulación con agentes proinflamatorios, como lipopolisacárido o factor de necrosis tumoral alfa (TNF-α).

Las citoquinas derivadas de los macrófagos producen la diferenciación de los linfocitos T colaboradores en reposo (Th) hasta células Th0. Posteriormente, y gracias a la influencia de factores adicionales como citoquinas exógenas y moléculas coestimuladoras producidas por células presentadoras de antígenos (macrófagos y células dendríticas), las células Th0 se diferencian a células Th1 o Th2, entre otras. Ambos tipos de células secretan un perfil específico de citoquinas que están implicadas en la proliferación y la diferenciación de células T y B (**cap. 29**, Sistema inmunitario). El calcitriol puede regular la respuesta inmunitaria, tanto en órganos linfoides secundarios como en tejidos diana, mediante varios mecanismos (**Fig. 18-6**):

1. Tanto las células dendríticas como los macrófagos median la respuesta inmunitaria innata. Son además células presentadoras de antígenos, cruciales en la inducción de la respuesta inmunitaria mediada por células. En general, el calcitriol incrementa la capacidad defensiva de los macrófagos, induciendo su diferenciación, su capacidad fagocítica y su actividad antimicrobiana. Así, el calcitriol potencia la defensa antimicrobiana de monocitos/macrófagos promoviendo la síntesis de catelicidina, un péptido antimicrobiano. Por otra parte, el calcitriol inhibe la producción del factor estimulante de colonias de granulocitos y macrófagos (GM-CSF), responsable de la producción de nuevos monocitos, a

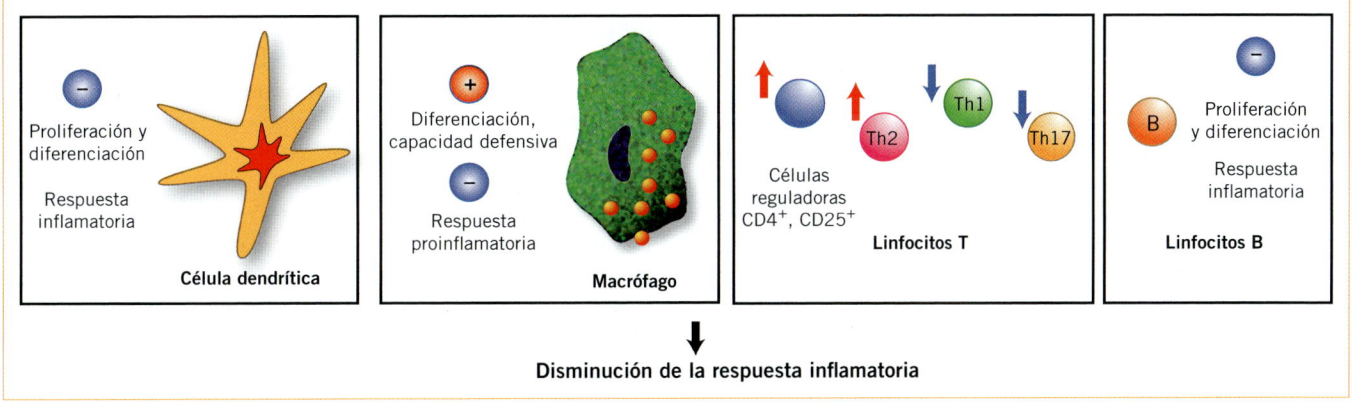

Figura 18-6. Acciones de la vitamina D sobre la inmunidad. IFN-γ: interferón gamma; IL: interleuquina; Th: linfocito T colaborador.

la vez que es capaz de inducir la diferenciación de monocitos a macrófagos. Este efecto está mediado por un incremento en la expresión de receptores de superficie-Fc específicos y por un incremento de la respiración celular. En cuanto a las células dendríticas, el calcitriol inhibe su diferenciación, su maduración y su capacidad inmunoestimuladora. Las células dendríticas resultantes tienen un perfil tolerogénico, en virtud de la inducción de células T reguladoras. De hecho, la consecuencia sobresaliente de la deficiencia de vitamina D, desde el punto de vista inmunológico, es la tendencia a la pérdida de tolerancia.

2. La respuesta proinflamatoria mediada por macrófagos y células presentadoras de antígenos es en general inhibida por el calcitriol. Así, el calcitriol actúa inhibiendo la síntesis del mRNA de citoquinas producidas por estas células, como la IL-1, la IL-6, la IL-12 y el TNF-α. Además, el calcitriol disminuye la actividad presentadora de antígenos de los macrófagos a linfocitos mediante la disminución de la expresión en la superficie celular de moléculas del complejo principal de histocompatibilidad de clase II (MHC-II). Los macrófagos representan la primera línea de defensa inespecífica del sistema inmunitario. En cuanto a la diferenciación de linfocitos, el calcitriol inhibe el desarrollo de células Th1 y Th17, en tanto que induce el desarrollo de células T reguladoras y de células Th2. Estos dos últimos tipos celulares son capaces de inhibir a las células Th1. Así, el calcitriol inhibe la producción de IL-12 y estimula la producción de IL-10, a la vez que disminuye la expresión de las moléculas coestimuladoras (CD40, CD80, CD86) en células dendríticas (presentadoras de antígenos). Como consecuencia, se inhibe el desarrollo de células Th1. Por otra parte, el calcitriol actúa directamente sobre las células T, inhibiendo la secreción de IL-2 (esencial para la expansión clonal de los linfocitos) y de interferón gamma (IFN-γ) por células Th1.

3. La vitamina D inhibe la producción de anticuerpos y la diferenciación de linfocitos B.

Además de los mecanismos anteriores, el calcitriol ejerce acciones biológicas relevantes en otros tipos celulares importantes en la respuesta inflamatoria, como los queratinocitos o las células epiteliales intestinales. Así, la vitamina D inhibe la apoptosis de los enterocitos asociada a la inflamación, promueve la síntesis de péptidos antimicrobianos y reduce la proliferación de los queratinocitos en la psoriasis, favoreciendo en ambos casos la diferenciación celular.

Infecciones

A pesar de la capacidad constatada de la vitamina D para estimular la actividad antimicrobiana *in vitro*, éste no ha sido el caso en modelos animales. La razón puede ser el efecto inmunosupresor sobre el sistema inmunitario adaptativo, en la medida en que éste adquiera un papel predominante en la defensa frente a determinados patógenos. La suplementación con vitamina D tiene efectos beneficiosos en cuanto a la prevención de infecciones del aparato respiratorio en el ser humano. Un metaanálisis de 46 ensayos clínicos puso de manifiesto que la suplementación con 400-1000 UI/día de vitamina D reduce el riesgo de infección aguda de las vías

respiratorias, aunque los resultados son variables. El efecto es más pronunciado, como cabría esperar, en los pacientes con niveles bajos previos de vitamina D. Puede haber asimismo un efecto beneficioso en cuanto a la duración y a la intensidad de los síntomas.

Diversos estudios observacionales han hallado una asociación inversa entre los niveles plasmáticos de calcifediol y el riesgo de infección por COVID-19, así como con su gravedad, riesgo de hospitalización y muerte, aunque es preciso tener en cuenta que la propia enfermedad tiende a reducir dichos niveles. Los resultados obtenidos en ensayos clínicos son contradictorios.

La administración de vitamina D puede tener efectos protectores sobre las exacerbaciones del asma y la enfermedad pulmonar obstructiva crónica (EPOC), aunque probablemente sólo en pacientes con déficit previo.

Artritis reumatoide

La artritis reumatoide se caracteriza por la infiltración de macrófagos, linfocitos T y células plasmáticas en el líquido sinovial, que provoca un estado de inflamación crónica caracterizado por la producción de citoquinas como IL-6 y TNF-α. Entre otros signos, los pacientes con artritis reumatoide poseen altos niveles de proteína C reactiva, un marcador bioquímico de inflamación. Varios estudios han indicado que existe una correlación entre el padecimiento de artritis reumatoide y la gravedad de la enfermedad y los niveles bajos de vitamina D, aunque se desconoce por el momento si existe una relación causa-efecto. Hay también estudios contradictorios al respecto. Sin embargo, los estudios animales realizados con ratones desprovistos del gen *Vdr* apoyan su validez, puesto que la artritis experimental se agrava en estas condiciones. No obstante, es claro que el propio padecimiento de la enfermedad tiende a reducir los niveles de 25(OH)-vitamina D_3, por la concurrencia de factores como la menor movilidad y en consecuencia menor exposición a la luz solar. Globalmente, la evidencia disponible es más sólida en lo que respecta al agravamiento de la enfermedad y a su pronóstico que a su incidencia. En el estudio VITAL, la suplementación con vitamina D (2.000 UI/día) redujo el riesgo combinado de enfermedades autoinmunes, incluida la artritis reumatoide, pero también psoriasis, esclerosis múltiple y otras, como la enfermedad inflamatoria intestinal. Asimismo, se ha constatado, en ensayos clínicos de pequeño tamaño, que la suplementación con vitamina D/calcitriol/alfacalcidol mejora la enfermedad y aumenta la proporción de linfocitos T reguladores a corto plazo. Los metaanálisis publicados sugieren cierto beneficio, aunque con resultados variables.

Enfermedad inflamatoria intestinal

La enfermedad inflamatoria intestinal (EII) es otro tipo de enfermedad inflamatoria que ha sido relacionada con niveles bajos de vitamina D. De hecho, se ha observado que los pacientes afectados por EII poseen niveles más bajos de vitamina D y que la cantidad de vitamina D disponible puede ser un factor importante en el desarrollo de la enfermedad. Se ha identificado también una relación desfavorable con el desarrollo de la EII (requerimiento de cirugía y hospitalización). Como cabría esperar, existe una asociación epidemiológica negativa entre la exposición al sol y el riesgo de EII. En varios estudios se ha demostrado que la eliminación del gen *Vdr* produce la aceleración del desarrollo de EII y, además, un incremento en su gravedad y en la mortalidad en distintos modelos experimentales en ratones. Por el contrario, la vitamina D tiene efectos protectores en modelos animales de EII, los cuales paradójicamente requieren la inclusión de calcio en la dieta. Además de los mecanismos de modulación inmunológica ya descritos, la vitamina D puede proteger frente a la EII mediante la potenciación de la función de barrera y la producción de péptidos antimicrobianos. De hecho, estudios en animales han establecido la importancia del *Vdr* en el epitelio intestinal en este sentido.

La administración de vitamina D disminuyó el riesgo de desarrollar la enfermedad en seres humanos en estudios observacionales, y se ha estimado que un aumento de los niveles plasmáticos de 25(OH)-vitamina D_3 de 1 ng/ml se asocia a una disminución del 6 % del riesgo para la enfermedad de Crohn, mientras que un incremento de la ingesta de 100 UI/día se asocia a una reducción del riesgo de colitis ulcerosa del 10 %. Se han realizado algunos ensayos clínicos de pequeño tamaño. En un primer ensayo en pacientes con enfermedad de Crohn e insuficiencia de vitamina D hubo una tendencia a menor probabilidad de recaída tras la suplementación con vitamina D. Se han realizado otros ensayos en pacientes con colitis ulcerosa y enfermedad de Crohn que sugieren resultados positivos, pero que no incluyeron un grupo de control que permita establecer la eficacia clínica. Recientemente, un ensayo llevado a cabo en niños con deficiencia de vitamina D indicó que se redujo la actividad de la enfermedad y mejoró la calidad de vida, tras 6 meses de suplementación con 2.000 UI/día de colecalciferol. Según un metaanálisis reciente, el tratamiento con vitamina D reduce la probabilidad de recaída en la enfermedad de Crohn.

Esclerosis múltiple

La esclerosis múltiple es una enfermedad en la que se produce una desmielinización del SNC que parece estar causada por procesos autoinmunes mediados por los linfocitos T. La enfermedad se manifiesta, generalmente, entre los 20 y los 40 años. Varios hechos indican que un estatus inadecuado de vitamina D es un factor patogénico importante en el desarrollo de esta enfermedad. Así, la prevalencia de esta enfermedad es prácticamente nula en zonas cercanas al ecuador y manifiesta un gradiente de prevalencia norte-sur. Por otra parte, varios estudios indican que, en gran parte de los pacientes afectados, los niveles de vitamina D son insuficientes. El calcitriol y la propia vitamina D en dosis altas tienen efectos beneficiosos en ratones con encefalomielitis autoinmune experimental, un modelo de esclerosis múltiple. Este efecto requiere la inclusión de calcio en la dieta, y se potencia con IFN-γ. Se ha sugerido, asimismo, que la hipovitaminosis D puede estar asociada con un mayor riesgo de conversión temprana a la forma secundaria progresiva de esclerosis múltiple. Diversos estudios apuntan a una relación de la hi-

povitaminosis D no sólo con la esclerosis múltiple sino también con otras enfermedades neurodegenerativas, como la enfermedad de Parkinson, la enfermedad de Alzheimer o la esclerosis lateral amiotrófica.

Sin embargo, los ensayos clínicos realizados no han demostrado efecto de la suplementación en cuanto a probabilidad de recaída o al deterioro de la capacidad física, aunque sí existen ciertos indicios de mejora. Hay evidencia clínica asimismo de mejora de la calidad de vida y también de reducción de la fatiga con el alfacalcidol.

Psoriasis

La psoriasis es una enfermedad autoinmune que produce una lesión descamativa de la piel asociada a un incremento de la proliferación y menor diferenciación de los queratinocitos de la epidermis. La vitamina D y ciertos análogos son eficaces en el tratamiento de esta enfermedad, inhibiendo la activación de linfocitos T y normalizando la función de los queratinocitos.

Efectos de la vitamina D sobre el sistema cardiovascular

La hipovitaminosis D (< 30 ng/ml) se ha asociado a un mayor riesgo cardiovascular, incluyendo infarto de miocardio, ictus, insuficiencia cardíaca, enfermedad vascular periférica y estenosis aórtica con calcificación. La asociación parece ser mayor para la reducción de la mortalidad que para la de la incidencia. Desafortunadamente, la evidencia disponible derivada de ensayos clínicos es bastante limitada y no apoya dicha hipótesis. Por lo tanto, son necesarios estudios adicionales para dilucidar su veracidad.

Efectos de la vitamina D sobre la diabetes

Los niveles de vitamina D son bajos por lo general en los pacientes con diabetes, hipertrigliceridemia o síndrome plurimetabólico. Además de las acciones sobre el sistema inmunitario ya descritas, la vitamina D regula la apoptosis de adipocitos a través de la modulación de señales intracelulares de calcio, así como la secreción de insulina por las células β pancreáticas. De hecho, existen estudios prospectivos que indican que la suplementación con vitamina D puede reducir el riesgo de diabetes de tipo 1 y 2, aunque, como en otros casos, se requieren ensayos clínicos de intervención para corroborar este efecto y para definir sus características.

El estudio D2d examinó el posible efecto protector de la vitamina D (4.000 UI/día) frente al desarrollo de diabetes de tipo 2 en individuos prediabéticos. Aunque no hubo cambios significativos en el análisis global, se verificó una relación cuantitativa entre el incremento de los niveles plasmáticos y la reducción del riesgo. Varios metaanálisis recientes han puesto de manifiesto un efecto protector frente a la progresión en pacientes prediabéticos sin obesidad (presumiblemente porque los efectos de la vitamina D son menores en éstos), aunque los resultados son variables. Actualmente no se dispone de evidencia similar para la propia diabetes de tipo 2.

ENFERMEDADES RELACIONADAS CON ALTERACIONES EN EL METABOLISMO DE LA VITAMINA D O EN LA RESPUESTA A ELLA

Raquitismo de tipo I dependiente de vitamina D

El raquitismo de tipo I dependiente de vitamina D es una enfermedad hereditaria con carácter autosómico recesivo producida por la deficiencia de la actividad 25(OH)-vitamina D_3 1α-hidroxilasa, lo que da lugar a la existencia de niveles séricos anormalmente bajos de calcitriol y, entre otros efectos, la consecuente disminución en la absorción intestinal de calcio. Se ha demostrado que existen múltiples mutaciones en el gen que codifica esta enzima responsables de la enfermedad. El fenotipo resultante se caracteriza por la existencia de niveles anormalmente bajos en sangre de calcio y fosfato, además de retraso en el crecimiento, anormalidades óseas características del raquitismo y miopatía. La administración diaria de calcitriol o alfacalcidol es suficiente para contrarrestar los síntomas de la enfermedad.

Raquitismo de tipo II dependiente de vitamina D

El raquitismo de tipo II dependiente de vitamina D es una enfermedad autosómica recesiva poco frecuente producida por mutaciones específicas en el gen *Vdr*, que ocasionan resistencia a las acciones del calcitriol (generalmente resistencia no total). En consecuencia, los niveles de calcitriol están elevados, los de 25(OH)-vitamina D_3 son normales, y los del 24-R-calcitriol son indetectables. Los pacientes presentan raquitismo u osteomalacia con hipocalcemia e hiperparatiroidismo secundario. En algunos casos se produce también alopecia, lo que se ha relacionado con acciones del VDR independientes de la vitamina D. Así pues, se distinguen dos tipos de esta enfermedad, el tipo IIA (con alopecia) y el tipo IIB (sin alopecia). El tratamiento clásico de esta enfermedad requiere dosis elevadas de calcio y vitaminas D por vía parenteral.

Como se ha indicado anteriormente, se han descrito distintas mutaciones en la secuencia de DNA del VDR que son responsables de esta enfermedad y que afectan tanto a la unión del receptor a su ligando como a la localización nuclear del complejo hormona-receptor, a la unión del receptor a su secuencia diana o a la unión del receptor a un coactivador.

Raquitismo hipofosfatémico hereditario o hipofosfatemia familiar

La hipofosfatemia familiar es una enfermedad hereditaria cuya disfunción principal consiste en la pérdida de fosfato a nivel del túbulo renal, lo que conlleva a una disminución de sus niveles séricos y al incremento de la fosfatasa alcalina plasmática. Además, la absorción intestinal de calcio y fosfato se encuentra disminuida y se observan concentraciones elevadas de PTH en los individuos afectados. Se ha descrito, asimismo, que el metabolismo de la vitamina D se encuentra alterado, aunque ésta no es la causa de la hipofosfatemia.

La mayor parte de casos presentan anomalías genéticas asociadas al cromosoma X (hipofosfatemia ligada al cromosoma X), pero también existen variantes autosómicas. El gen implicado en el primer caso es *PHEX* (*phosphate regulating gene with homologies to endopeptidases, on the X chromosome*; gen regulador de fosfato con homología con endopeptidasas, en el cromosoma X), que codifica una proteína de 749 aminoácidos que posee homología con metalopeptidasas de membrana con afinidad por el cinc. Estas endopeptidasas están, en general, implicadas en la degradación o activación de una gran variedad de hormonas peptídicas. A través de mecanismos mal caracterizados se produce un aumento de la producción de FGF-23, el cual inhibe la producción de calcitriol y potencia la excreción renal de fosfato. Las variantes autosómicas también se han relacionado con incrementos de los niveles de esta hormona, a través de alteraciones genéticas en su propio gen.

La hipofosfatemia familiar habitualmente se manifiesta en la infancia y la pubertad durante la fase rápida de crecimiento, y su signo más evidente es un retraso de éste. Aunque la administración individual de vitamina D o de fósforo inorgánico no restaura el crecimiento, la administración conjunta de ambos ha dado buenos resultados, posiblemente porque la administración de fosfato contrarresta su pérdida renal (usando las dosis más bajas posibles), mientras que la vitamina D en forma de calcitriol o de vitamina D incrementa la absorción de calcio y previene el hiperparatiroidismo secundario a la enfermedad. También se ha descrito que la suplementación con 24-R-calcitriol es capaz de disminuir los niveles de PTH y de mejorar los síntomas de raquitismo y osteomalacia en los enfermos afectados. Por otra parte, en algunos estudios, el tratamiento con hormona de crecimiento ha demostrado ser efectivo, aunque no se ha demostrado que aumente la talla final. Por último, desde hace unos años existe la posibilidad de tratamiento con un anticuerpo monoclonal anti-FGF-23, el burosumab.

Hipoparatiroidismo

El hipoparatiroidismo aparece generalmente como resultado de la extirpación quirúrgica de las glándulas paratiroideas, pero también por enfermedades autoinmunes o de otro tipo. Como se ha mencionado antes, la PTH estimula la síntesis de calcitriol, por lo que el hipoparatiroidismo se acompaña de una disminución en la síntesis de esta vitamina. En consecuencia, los pacientes afectados por esta enfermedad producen cantidades inadecuadas de vitamina D en respuesta a la hipocalcemia, que además no pueden ser compensadas por la PTH. La administración de 25(OH)-vitamina D_3, 1α(OH)-vitamina D_3, calcitriol u otro derivado adecuado es eficaz en el tratamiento de estos pacientes, siempre que la ingesta de calcio sea adecuada.

El hipoparatiroidismo cursa con convulsiones y espasmos tetánicos, por lo que los pacientes con esta enfermedad de forma primaria pueden ser sometidos a terapia con anticonvulsivantes antes de que se detecte la verdadera enfermedad. Como se ha indicado, el uso prolongado de anticonvulsivantes acelera la degradación metabólica de la vitamina D, lo que podría acentuar la sintomatología de la enfermedad.

PUNTOS CLAVE

- El raquitismo y la osteomalacia son producidos por la deficiencia prolongada de vitamina D. Ambos trastornos se conocen desde la antigüedad, ya que tuvieron una incidencia bastante alta en siglos pasados y aún son prevalentes en ciertos grupos de población. Los ancianos, los niños y aquellas personas que por cualquier causa no reciben suficiente luz solar son grupos de riesgo de deficiencia de vitamina D. El déficit continuo de vitamina D produce la aparición de raquitismo y osteomalacia. Ambos términos definen esencialmente el mismo trastorno, aunque el raquitismo se produce en niños y la osteomalacia sólo en adultos. Los signos más característicos del raquitismo se localizan en el esqueleto y consisten en la aparición de deformaciones óseas. La administración de dosis altas de vitamina D por vía oral durante unos meses es suficiente para curar ambas enfermedades.

- El mantenimiento de niveles adecuados de vitamina D y una ingesta adecuada de calcio se consideran fundamentales para el tratamiento y la prevención de la osteoporosis.

- La incidencia o la gravedad de diversas enfermedades, como el cáncer, la esclerosis múltiple, la hipertensión, la diabetes o la enfermedad inflamatoria intestinal, se han relacionado con niveles bajos de vitamina D. De hecho, se ha descrito que la vitamina D actúa sobre múltiples dianas adicionales, regulando procesos como la diferenciación y la proliferación celulares o la apoptosis, y es capaz de actuar sobre el sistema inmunitario, el sistema nervioso o el sistema renina-angiotensina. Sin embargo, en la mayoría de los casos no parece existir una relación causa-efecto. Los ensayos clínicos disponibles indican cierta protección frente a infecciones respiratorias y exacerbaciones de asma y EPOC, así como frente a enfermedades inflamatorias autoinmunes y a enfermedades relacionadas con el embarazo, aunque son necesarios estudios adicionales en este sentido.

- Por sus características, actualmente se considera que la vitamina D es tanto una vitamina como una hormona. Así, es un compuesto orgánico que actúa como micronutriente y su ingestión es necesaria para la mayoría de las poblaciones urbanas; de aquí que se considere una vitamina. No obstante, la suplementación con vitamina D es innecesaria en individuos que son capaces de completar sus requerimientos mediante síntesis endógena de vitamina D y de su metabolito activo, el calcitriol. Por lo tanto, se trata estrictamente de una «vitamina condicional». El calcitriol actúa sobre distintos órganos diana, por lo que puede considerarse una hormona, y la vitamina D, una prohormona.

- La síntesis endógena de vitamina D incluye la activación por irradiación (luz solar) del 7-deshidrocolesterol, un metabolito del colesterol que se produce en el hígado y es exportado a la piel. La vitamina D producida en la piel es, a continuación, metabolizada sucesivamente en el hígado (por la 25-hidroxilasa) y el riñón (por la 1α-hidroxilasa), produciéndose calcitriol. La enzima clave en la regulación de la vitamina D es la 1α-hidroxilasa renal. Esta enzima se regula en función del calcio circulante, interviniendo en la regulación la PTH y el propio calcitriol. Así, una disminución de la concentración sérica de calcio estimula la liberación de PTH, que, a su vez, promueve la síntesis del calcitriol. Por su parte, el calcitriol inhibe su propia síntesis y estimula su inactivación por medio de la 24R-hidroxilasa.

- El calcitriol ejerce sus distintos efectos fundamentalmente a través de la unión de su receptor, denominado VDR, que actúa esencialmente como factor de transcripción.

- La vitamina D_3 participa de manera activa en la regulación de la homeostasis mineral, concretamente en el mantenimiento de la concentración circulante de calcio, mediante la potenciación de la absorción intestinal de calcio y la inhibición de su excreción renal. Además, actúan sobre el hueso, estimulando la movilización del calcio óseo (resorción ósea).

- Recientemente se ha descrito que la vitamina D actúa sobre múltiples dianas adicionales, regulando procesos como la diferenciación celular, la proliferación celular o la apoptosis. Por otra parte, la vitamina D es capaz de actuar sobre el sistema inmunitario, el sistema nervioso o el sistema renina-angiotensina. De hecho, como se ha comentado antes, se ha relacionado la presencia de niveles bajos de vitamina D con la mayor incidencia de enfermedades como el cáncer, la enfermedad inflamatoria intestinal, la esclerosis múltiple, la hipertensión, la diabetes o la artritis reumatoide, aunque en general la evidencia disponible no permite avalar su uso en el manejo de estas enfermedades, con excepción de la psoriasis.

BIBLIOGRAFÍA

Aispuru Lanche R, Martínez García FV. **Vitamina D y salud musculoesquelética. Trends in AP. Semergen, 2022.**
Resumen de los aspectos sobresalientes de la suplementación con vitamina D.

Álvarez-Mercado AI, Mesa MD, Gil A. **Vitamin D: role in chronic and acute diseases En: Encyclopedia of human nutrition, 4ª Ed, Vol 1. En: Caballero B, Cheskin LJ, Franco M, Gil A, Hoffman D, Kurpad A y cols., eds. New York: Elsevier, 2023; p. 535-44.**
Excelente revisión sobre la función de la vitamina D en la prevención y el tratamiento de enfermedades tanto agudas como crónicas

Feige J, Moser T, Bieler L, Schwenker K, Hauer L, Sellner J. **Vitamin D supplementation in multiple sclerosis: a critical analysis of potentials and threats. Nutrients 2020; 12: 783.**
Análisis del efecto de la suplementación con vitamina D en pacientes con esclerosis múltiple.

Fleet JC. **Vitamin D-mediated regulation of intestinal calcium absorption. Nutrients 2022; 14: 3351.**
Artículo de revisión sobre la regulación de la absorción intestinal de calcio por la vitamina D.

Ganmaa D, Enkhmaa D, Nasantogtokh E, Sukhbaatar S, Tumur-Ochir KE, Manson JE. **Vitamin D, respiratory infections, and chronic disease: review of meta-analyses and randomized clinical trials. J Intern Med 2022; 291: 141-64.**
Revisión sobre el papel regulador del calcitriol en el sistema inmunitario y sobre el efecto de la suplementación con vitamina D en enfermedades infecciosas y no infecciosas.

Grant WB, Boucher BJ, Anouti FA, Pilz S. **Comparing the evidence from observational studies and randomized controlled trials for nonskeletal health effects of vitamin D. Nutrients 2022; 14: 3811.**
Análisis comparativo de los resultados obtenidos en estudios observacionales y ensayos clínicos de suplementación con vitamina D, centrado en aplicaciones no musculoesqueléticas.

Holick MF, Binkley NC, Bischoff-Ferrari HA, Gordon CM, Hanley DA, Heaney RP y cols. **Evaluation, treatment, and prevention of vitamin D deficiency: an Endocrine Society clinical**

practice guideline. **J Clin Endocrinol Metab 2011; 96: 1911-30.**
Guía para la evaluación el tratamiento y la prevención de la deficiencia en vitamina D.

ISMAILOVA A, WHITE JH. **Vitamin D, infections and immunity. Rev Endocr Metab Disord 2022; 23: 265-77.**
Revisión sobre el papel regulador del calcitriol en el sistema inmunitario y sobre el efecto de la suplementación con vitamina D.

JACQUILLET G, UNWIN RJ. **Physiological regulation of phosphate by vitamin D, parathyroid hormone (PTH) and phosphate (Pi). Pflügers Archiv 2019; 471: 83-98.**
Artículo de revisión sobre la regulación de la fosfatemia por la vitamina D y la PTH.

JONES G. **Historical aspects of vitamin D. Endocr Connect 2022; 11: e210594.**
Perspectiva histórica de la investigación sobre vitamina D.

KIMBALL SM, HOLICK MF. **Official recommendations for vitamin D through the life stages in developed countries. Eur J Clin Nutr 2020; 74: 1514-8.**
Información comparativa sobre las recomendaciones de ingesta de vitamina D.

LANGLOIS PL, SZWEC C, D'ARAGON F, HEYLAND DK, MANZANARES W. **Vitamin D supplementation in the critically ill: a systematic review and meta-analysis. Clin Nutr 2018; 37: 1238e1246**
Revisión sobre el efecto de la suplementación con vitamina D en pacientes críticos.

MANSON JE, BRANNON PM, ROSEN CJ, TAYLOR CL. **Vitamin D deficiency– Is there really a pandemic? N Engl J Med 2016; 10: 1817-20.**
Perspectiva crítica sobre los niveles de referencia de calcifediol.

OLMEDILLA ALONSO B, GRANADO LORENCIO F. **Libro blanco de la nutrición en España. Vitaminas.. Madrid: Fundación Española de Nutrición, 2013.**
Se proporciona información detallada sobre la ingesta de vitaminas en la población española según grupos de edad y sexo. Además, se definen los grupos de riesgo de deficiencia vitamínica en la población española.

PILZ S, TRUMMER C, THEILER-SCHWETZ V, GRÜBLER MR, VERHEYEN ND, ODLER B Y COLS. **Critical appraisal of large vitamin D randomized controlled trials. Nutrients 2022; 14: 303.**
Análisis crítico de los ensayos clínicos más recientes llevados a cabo con suplementación con vitamina D.

RAMASAMY I. **Vitamin D metabolism and guidelines for vitamin D supplementation. Clin Biochem Rev 2020; 41: 103.**
Revisión sobre la vitamina D, centrada en las recomendaciones de ingesta por distintas sociedades y en el metabolismo.

? AUTOEVALUACIÓN

Metabolismo hidromineral: agua y electrólitos

19

F. J. López Hernández y J. M. López Novoa

OBJETIVOS

- Describir el contenido en agua del organismo y sus posibles variaciones.
- Comprender las características principales de los diferentes compartimentos líquidos del organismo y su regulación.
- Describir los principales electrólitos de los líquidos corporales y sus funciones.
- Comprender el papel esencial de la función renal en el balance hidroelectrolítico.
- Comprender los mecanismos involucrados en la regulación del flujo sanguíneo renal.
- Definir la filtración glomerular y explicar su regulación y los métodos para cuantificarla.
- Explicar los mecanismos de transporte de agua y electrólitos presentes en cada uno de los segmentos de la nefrona.
- Describir los mecanismos implicados en la regulación de la reabsorción y la secreción tubular.
- Comprender los mecanismos implicados en el mantenimiento del balance de sodio y potasio.
- Describir la regulación del balance de agua, incluidos los mecanismos de concentración y dilución urinaria, así como la regulación de la sed.
- Definir el concepto de agua libre.

CONTENIDO

INTRODUCCIÓN

La mayoría de las reacciones químicas que sostienen los procesos vitales en los mamíferos superiores se producen en un medio líquido formado por agua, en la que están disueltas diversas sales minerales, hidratos de carbono, proteínas y otros componentes en menor cuantía. Sin embargo, el agua no actúa sólo como solvente, sino que participa activamente como sustrato en numerosas reacciones químicas y es el producto final de todas las reacciones de oxidación.

El agua es esencial en todos los procesos fisiológicos que requieran transporte convectivo, es decir, con flujos netos de líquido, como por ejemplo en la absorción de nutrientes en el tubo digestivo y en la excreción renal. Asimismo, la funcionalidad del aparto circulatorio se basa en el hecho de que la sangre, al poseer gran fluidez, debido a su gran contenido en agua extracelular, puede ser fácilmente transportada a todos los tejidos.

El agua también desempeña un papel fundamental en la homeostasis de la temperatura corporal. Por un lado, debido a su elevado calor específico, es capaz de captar una gran cantidad de energía térmica (calorías), variando relativamente poco su temperatura. También contribuye el agua a dicha función mediante la sudación y la transpiración. La evaporación de 1 l de agua en la superficie de la piel disipa del organismo alrededor de 600 kcal.

Por otro lado, los electrólitos y otros solutos mantienen el equilibrio osmótico entre los diversos compartimentos líquidos de nuestro organismo. Por otra parte, las diferencias en las concentraciones de los diversos iones entre estos compartimentos son responsables de los potenciales transmembrana y, por lo tanto, de los fenómenos de excitación celular.

En este capítulo se ofrece una revisión general de las funciones básicas del agua, los electrólitos y otros solutos disueltos en el agua del organismo, de su distribución en los diversos compartimentos del organismo y de la regulación del contenido corporal de éstos por parte del riñón.

CONTENIDO EN AGUA DEL ORGANISMO

En nuestro organismo, el agua es el componente individual de mayor magnitud y representa una media de un 60 % del peso corporal, lo cual, para un individuo de 70 kg, correspondería a unos 42 l de agua (**Fig. 19-1**). Sin embargo, el contenido de agua varía mucho entre los diversos tejidos, siendo máximo en las células de músculos y vísceras, y mínimo en el tejido adiposo y los tejidos calcificados (**Tabla 19-1**). El contenido corporal total de agua presenta notables variaciones entre los diversos individuos. Estas variaciones están determinadas, fundamentalmente, por la edad, la cantidad de tejido adiposo y el sexo.

Edad

Cuanto mayor es la edad, menor es el contenido de agua del organismo. Esto ha de tenerse especialmente en cuenta, para mantener una correcta hidratación, en los casos más extremos de la vida: recién nacidos y ancianos. En los recién nacidos, el contenido de agua es muy grande, pudiendo alcanzar hasta cerca del 80 %. Sin embargo, el riesgo de pérdidas de agua por vómitos, sudación o diarreas también puede ser muy elevado, con lo que este aparente exceso de agua sirve de colchón frente a las pérdidas grandes y frecuentes. Es por

Tabla 19-1. Contenido en agua de los diversos órganos o tejidos en un adulto joven	
Órgano o tejido	**Contenido en agua (%)**
Riñón	> 80
Pulmón	> 80
Corazón	79
Músculo esquelético	75
Piel	70
Hueso	20
Tejido adiposo	10

ello que los niños menores de 1 año son muy susceptibles a la deshidratación, y ésta es un hallazgo frecuente en las urgencias pediátricas hospitalarias.

Por el contrario, los ancianos tienen un contenido en agua muy bajo, alrededor del 45 %, nivel muy cercano al límite mínimo compatible con la función normal. Esto, unido a alteraciones en los mecanismos de concentración urinaria y en la sed, hace que las personas mayores sean también muy susceptibles a la deshidratación, y que la pérdida de cantidades de agua relativamente pequeñas provoque alteraciones muy importantes, que ponen en riesgo la vida de estos individuos.

Tejido adiposo

Cuanto mayor es el contenido en tejido adiposo del organismo, menor es el porcentaje de agua total de éste. Esto se explica con facilidad al saber que, en las células del tejido

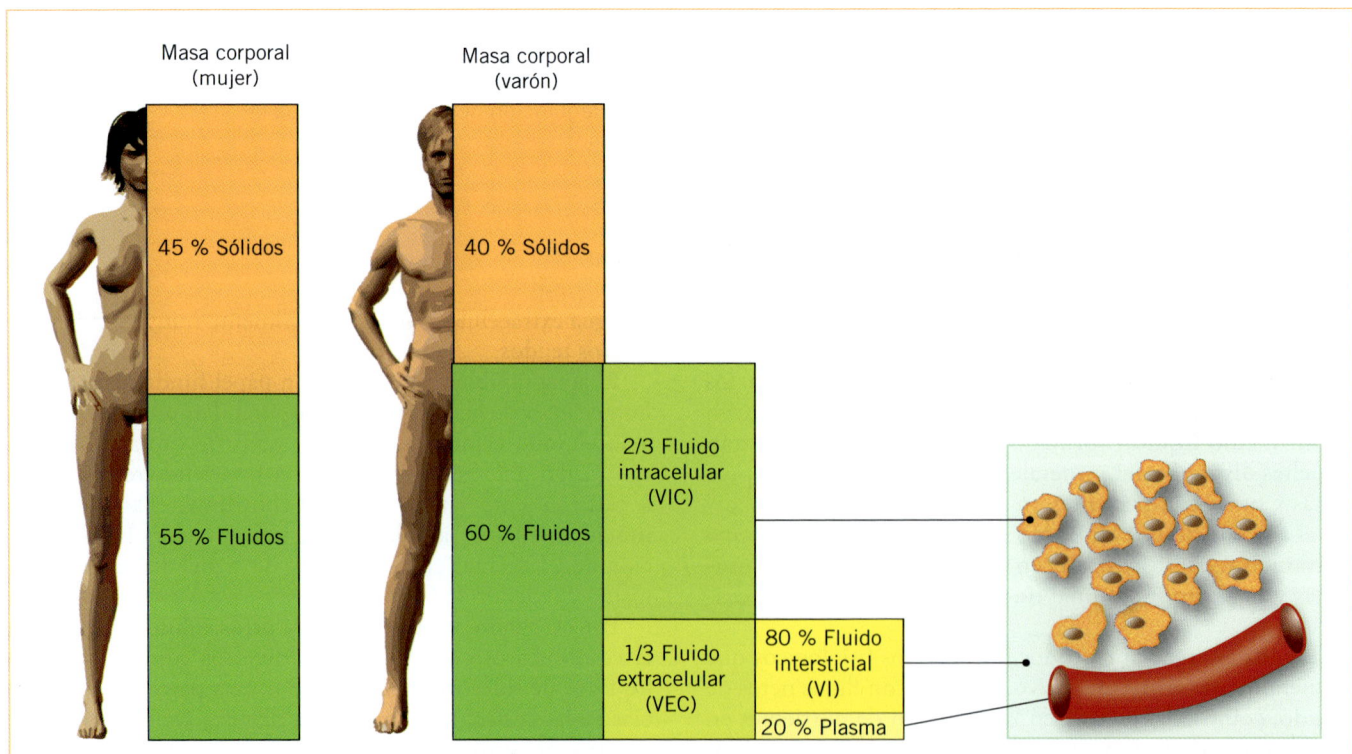

Figura 19-1. Contenido promedio del agua corporal y distribución en sus diversos compartimentos, en el hombre y la mujer. VEC: volumen extracelular; VIC: volumen intracelular.

adiposo, la mayor parte del citosol ha sido sustituido por vacuolas conteniendo lípidos, fundamentalmente triacilglicéridos, que apenas contienen agua. Por lo tanto, el agua total del organismo no se relaciona directamente con el peso del individuo, sino con su peso magro, es decir, con su peso si se le resta el contenido en grasa. De hecho, el agua corporal total representa alrededor del 73 % del peso magro, y este porcentaje apenas varía de individuo a individuo. El peso magro no es fácil de calcular, por lo que a menudo se utiliza otro parámetro de cálculo más simple, la superficie corporal, que está más relacionada con el peso magro que el peso total.

Sexo

Las mujeres tienen, en promedio, una menor cantidad de agua que los varones, debido a que, también en promedio, su proporción de tejido adiposo es mayor.

COMPARTIMENTOS LÍQUIDOS DEL ORGANISMO

Este medio líquido está dividido en dos compartimentos principales separados por las membranas celulares: el *compartimento extracelular* y el *compartimento intracelular*, con características fisicoquímicas diferentes, pero idéntica osmolaridad. El mayor de ellos es el compartimento intracelular, que, siendo más precisos, es la suma de millones de compartimentos formados por el citosol de cada una de las células del organismo. Este compartimento representa, aproximadamente, dos terceras partes del agua corporal total, es decir, unos 28 l. El menor es el compartimento extracelular (o *volumen extracelular* [VEC]), que representa, por lo tanto, unos 14 l. A su vez, el compartimento extracelular puede subdividirse en otros dos compartimentos: el líquido que rodea a las células

de los tejidos sólidos, o *líquido intersticial*, y el líquido correspondiente al *plasma* sanguíneo. Estos dos compartimentos representan, respectivamente, las tres cuartas partes (unos 10,5 l) y la cuarta parte (unos 3,5 l) del VEC (**Fig. 19-1**).

Composición de los compartimentos líquidos

Los compartimentos intracelular y extracelular tienen la misma osmolaridad total, pero su composición en sustancias disueltas es completamente diferente. La concentración de los principales aniones y cationes en los compartimentos líquidos se representa en la **figura 19-2**. El principal catión del líquido extracelular (LEC) es el sodio, mientras que los principales aniones son el cloruro y el bicarbonato (**Tabla 19-2**). Por lo tanto, estos tres iones son los principales determinantes de la osmolaridad del LEC. Es más, esta osmolaridad puede calcularse, aproximadamente, multiplicando la concentración de sodio por 2.

La composición del líquido intracelular (LIC) es más difícil de medir y puede variar considerablemente de un tejido a otro. Los principales aniones del LIC son el fosfato, las proteínas (que, mayoritariamente, son aniones a pH fisiológico) y otros aniones orgánicos, mientras que la concentración de cloruro es muy baja. El catión principal es el potasio, seguido por el magnesio, mientras que la concentración de sodio es muy baja (**Tabla 19-2**). La concentración de calcio en el LIC es casi mil veces menor que en el LEC. Estas diferencias en concentraciones iónicas entre el LIC y el LEC son fundamentales para la generación de los potenciales de reposo, la excitación celular, la transmisión nerviosa, la secreción y la contracción muscular. Los electrólitos son los solutos más abundantes en los diversos compartimentos líquidos del organismo, atendiendo a su concentración molar, y determi-

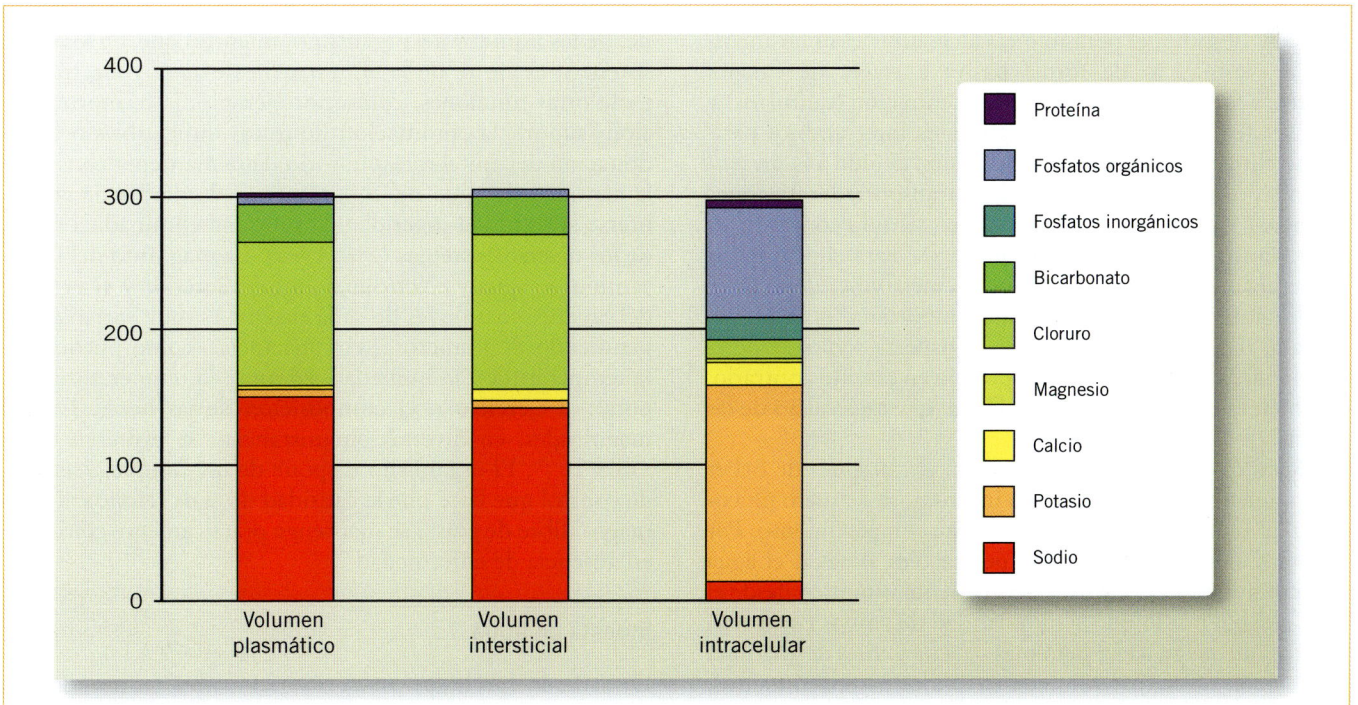

Figura 19-2. Concentración de los iones más importantes en los diferentes volúmenes líquidos del organismo.

Iones	Plasma	Volumen intersticial	Volumen intracelular
Na	142	145	14
K	4	4	160
Cl	101	114	1
Ca	2	1	1
Mg	1	1	31
Bicarbonato	27	31	10
Sulfato	0,5	0,5	10
Fosfatos	1	1	50
Proteinatos	2	1	8
Aniones orgánicos	6	8	?

nan la mayor parte de las propiedades físicas y químicas de aquél. Sin embargo, si se tiene en cuenta la concentración en masa total (g/l), las proteínas y los lípidos (fosfolípidos, colesterol y triacilglicéridos) dan cuenta de alrededor del 90 % de la masa de solutos disueltos en el plasma, del 60 % de los disueltos en el fluido intersticial y del 97 % del intracelular. No obstante, al ser macromoléculas, su concentración molar es baja y contribuyen poco a la osmolaridad o a la carga eléctrica de dichos fluidos. Por el contrario, los no electrólitos de pequeño peso molecular (glucosa, urea, etc.) sí pueden tener un efecto osmótico importante.

Regulación de los compartimentos líquidos

Mediante procesos activos y pasivos, el LIC se mantiene en constante intercambio con el LEC. El agua pasa de un compartimento a otro de forma pasiva, a favor de gradientes osmóticos. El sodio, el potasio o el calcio atraviesan las membranas plasmáticas de forma pasiva a través de canales iónicos, a favor de gradientes de concentración (químicos) y de carga (eléctricos). Sin embargo, estos intercambios pasivos no eliminan los gradientes existentes, debido a la presencia en las membranas plasmáticas de transportadores activos (bombas), que transportan los iones en sentido contrario, es decir, contra gradientes electroquímicos. Para ello, utilizan la energía obtenida en la degradación metabólica del ATP y, por lo tanto, son ATPasas. La más importante es la Na/K-ATPasa, o bomba de sodio, que transporta sodio desde el interior al exterior de la célula y potasio en sentido contrario. También es importante la Ca-ATPasa, que saca calcio de las células.

Cuando se añade agua al LEC (p. ej., después de beber copiosamente, o tras la infusión intravenosa de suero glucosado), se reduce la osmolaridad de este compartimento. Por lo tanto, al ser las membranas permeables al agua, el agua entra pasivamente a favor de un gradiente osmótico desde el LEC al LIC, por lo que la osmolaridad de ambos compartimentos queda igualada, pero más baja que antes de añadir el agua, y con un mayor volumen en ambos compartimentos. Sin embargo, cuando se añade cloruro sódico al LEC (ingesta de un alimento con mucho sodio o infusión intravenosa

de suero salino), este sodio se queda casi exclusivamente en el LEC, por lo que sólo este compartimento aumenta de volumen significativamente.

Tanto el volumen como las propiedades fisicoquímicas del LIC y el LEC, incluida la composición individual de los diferentes solutos, deben mantenerse dentro de unos estrechos márgenes, para que las células funcionen normalmente. Diversos factores tienden a modificar el volumen y la composición del LEC: los más importantes son la ingesta o eliminación de agua y electrólitos y el vertido al medio de productos de deshecho del metabolismo celular.

Intercambio de agua y electrólitos entre el interior y el exterior del organismo

En el organismo existe una regulación activa para mantener la constancia del medio interno, frente a todas las circunstancias que pudieran alterarlo. Esta regulación activa se basa, sobre todo, en dos sistemas que ejercen de forma relativamente independiente su capacidad reguladora: el ajuste de la ingesta por parte del aparato digestivo (sed, apetito) y el ajuste de las eliminaciones por el riñón. También, aunque en menor medida, la composición del líquido intersticial puede ser regulada por otros sistemas. Por ejemplo, el aparato respiratorio regula la concentración de CO_2 del plasma y, por lo tanto, el equilibrio ácido base de éste. El agua y los electrólitos, que en condiciones fisiológicas penetran al organismo exclusivamente a través del aparato digestivo, pueden perderse no sólo por el riñón, sino también por otros múltiples sistemas, como la piel (transpiración, sudor), el aparato respiratorio (agua en el aire espirado) o el aparato digestivo (agua en heces) (Fig. 19-3). La diferencia fundamental entre el riñón y los restantes sistemas se basa en el hecho de que el riñón ajusta la cantidad de agua y electrólitos eliminados en función de la composición de los volúmenes de los líquidos del organismo, mientras que, en los otros sistemas, el ajuste de la eliminación de agua y electrólitos tiene otras funciones, como por ejemplo, la termorregulación (sudor), la eliminación de restos indigeribles o la hidratación del epitelio respiratorio. Para mantener constante la cantidad de agua del organismo, cada día ha de equilibrarse la cantidad ingerida y la cantidad eliminada a través de los diversos sistemas (Fig. 19-3). La magnitud del intercambio de agua y electrólitos entre el interior y el exterior del organismo a través de cada sistema es muy variable, dependiendo de numerosas circunstancias, como pueden ser la temperatura y la humedad externas, la temperatura corporal, el ejercicio o la composición de las heces. Dichas magnitudes, en diversas circunstancias, se expresan en la tabla 19-3. El organismo dispone de un complejo sistema de control que hace que la cantidad de agua referida al peso magro (libre de grasa) se mantenga prácticamente constante en ausencia de enfermedad.

Ingesta de agua

De acuerdo con lo que se ha expuesto antes, las necesidades diarias de agua de los individuos dependen mucho de las circunstancias externas. En condiciones normales, las necesi-

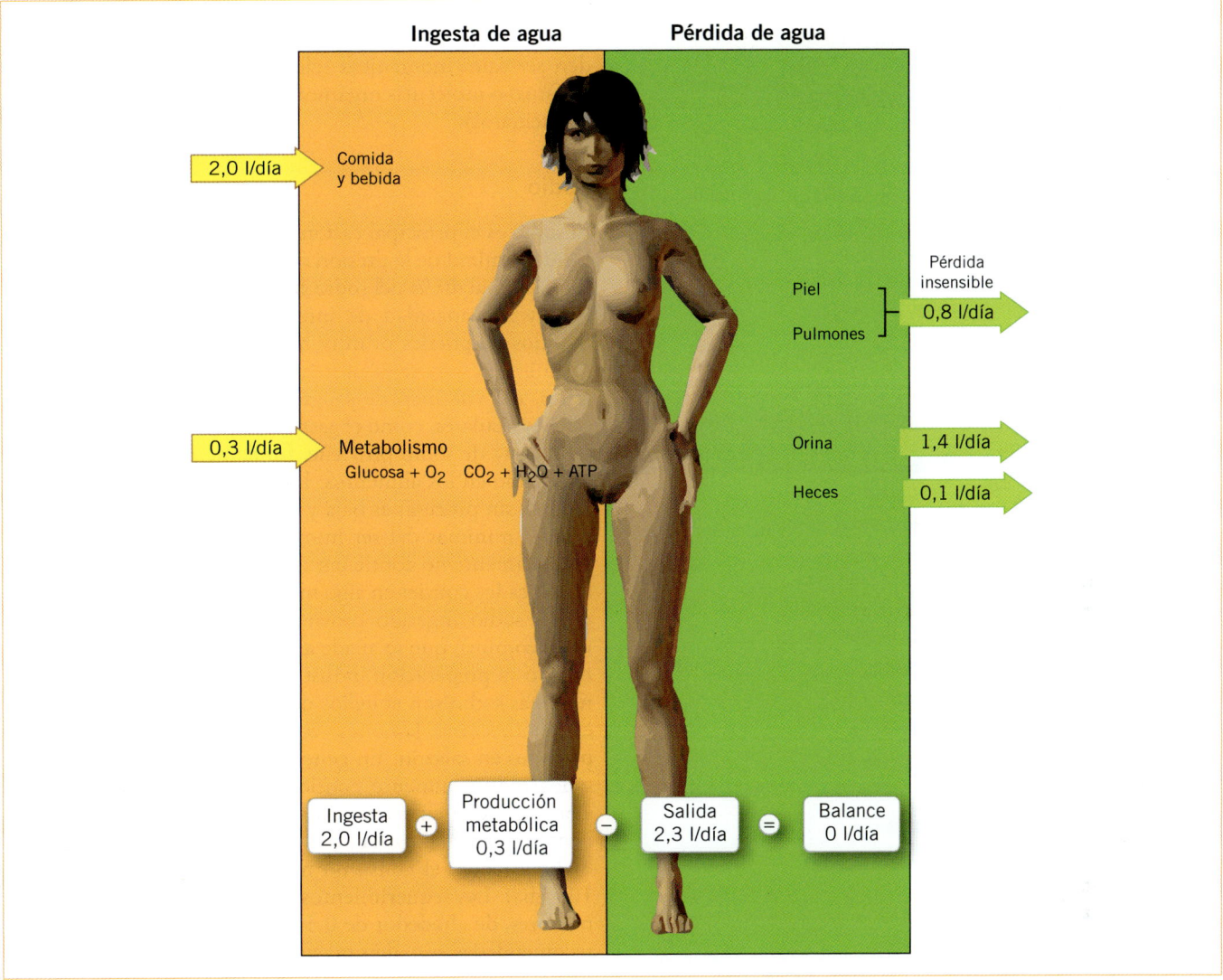

Figura 19-3. Ingestas y pérdidas de agua por las diversas vías en condiciones normales.

dades diarias de agua corresponden a unos 35 ml/kg de peso en los adultos, y a 50-60 ml/kg de peso en los lactantes. Estos últimos tienen una mayor necesidad de agua, debido a que sus riñones tienen una capacidad limitada para producir orina concentrada y, por lo tanto, pierden más agua para la misma cantidad de solutos eliminados. El suministro de agua no proviene sólo de la ingesta de líquidos, pues muchos alimentos sólidos contienen una gran cantidad de agua (**Tabla 19-4**). Asimismo, también se produce agua en la oxidación de los principios elementales (**Tabla 19-5**) (**cap. 9**, Hidratación en el estado de salud, **tomo IV**).

Cuando la ingesta de agua es inferior a la eliminación, se produce deshidratación. Debido a lo mencionado antes, ésta es una circunstancia muy frecuente en lactantes y ancianos. Los signos de deshidratación son los siguientes: falta de turgencia y flacidez de la piel, orina muy concentrada y con poco volumen, sequedad de mucosas, taquicardia y desorientación. La deshidratación tiene efectos muy negativos en el funcionamiento del organismo, que dependen del grado de pérdida de agua. Cuando se pierde entre el 1 y el 2 % del peso corporal, la única consecuencia es la aparición de

sed. Pérdidas entre el 3 y el 4 % provocan disminución del volumen sanguíneo y alteración en el rendimiento físico. Deshidrataciones mayores producen dificultad para concentrarse, desorientación y fallos en la regulación de la temperatura corporal. Pérdidas entre el 8 y el 10 % producen lipotimias, espasmos musculares y delirios, y, a partir del 11 %, fallos circulatorios y renales.

La intoxicación hídrica ocurre como resultado de un exceso de ingesta de agua con respecto a su eliminación, lo que lleva como consecuencia un aumento del volumen del LIC y una disminución de la osmolaridad de los líquidos corporales. El aumento del volumen celular en las neuronas produce síntomas como cefaleas, náuseas, vómitos, ceguera, contracciones musculares involuntarias, convulsiones y, a veces, la muerte del paciente. Esta intoxicación sólo sobreviene cuando el riñón no es capaz de ajustar la excreción de agua, debido a un exceso de producción de hormona antidiurética (ADH), lo que ocurre como consecuencia de traumatismos craneales o intervenciones quirúrgicas o en trastornos conductuales como la potomanía (deseo impulsivo de beber grandes cantidades de líquido).

Tabla 19-3. Cantidad de agua (ml) eliminada por distintas vías

Vía	Condiciones normales	Clima cálido	Ejercicio intenso
Orina	1.400	1.200	500
Heces	100	100	100
Piel (sudación)	100	1.400	5.000
Piel (transpiración insensible)	350	350	350
Respiración	350	250	650
Total	2.300	3.300	6.600

Tabla 19-4. Contenido en agua (%) de algunos alimentos comunes

Vegetales	Contenido	Otros alimentos	Contenido
Lechuga	96	Huevos	75
Col	95	Pescado al horno	74
Pepinos	95	Pollo magro a la plancha	70
Sandía	92	Filete de ternera a la plancha	59
Brócoli cocido	91	Queso	30-40
Espinacas	91	Pan	37
Zanahorias crudas	89	Bizcocho	34
Naranjas	87	Mantequilla	15
Manzanas	84	Galletas	3
Uvas	81	Azúcar	1
Patatas cocidas	77	Aceite vegetal	0
Plátanos	74		
Maíz hervido	65		

Nota: en estos valores no se tiene en cuenta el agua producida por el metabolismo de los principios inmediatos que contienen los alimentos.

Tabla 19-5. Producción metabólica de agua

Principio inmediato (100 g)	Agua (ml)
Grasas	107
Hidratos de carbono	55
Proteínas	41

Sed

En los individuos sanos, el consumo de agua es controlado fundamentalmente por la sed. Sin embargo, en lactantes, ancianos, personas tras un ejercicio intenso o en diversas enfermedades puede reducirse la sensación de sed, con lo que se corre el riego de deshidratación. Los mecanismos de regulación de la sed se explican en detalle más adelante (v. Regulación de la sed).

ELECTRÓLITOS

Una buena parte de los solutos disueltos en el agua del organismo son electrólitos, es decir, sustancias que al disolverse en agua se disocian en iones, que son partículas con carga positiva (cationes) o negativa (aniones). Los electrólitos pueden ser sales inorgánicas (cloruros, bicarbonatos, fosfatos, sulfatos) o moléculas orgánicas simples (lactato) o complejas (proteinatos).

Sodio

El sodio es el principal catión del LEC y él solo es responsable de la mitad de la presión osmótica de este compartimento. Del 30 al 40 % del sodio corporal está fijado en el esqueleto, y su capacidad de intercambio con el sodio de los líquidos corporales es muy baja. La cantidad de sodio del organismo es un regulador fundamental del VEC y, por lo tanto, del volumen de sangre y de numerosos parámetros cardiovasculares, como el gasto cardíaco o la presión arterial. La ingesta de sodio proviene, fundamentalmente, del sodio contenido en los alimentos. La cantidad de sodio de los alimentos sin procesar es baja y rara vez puede cubrir las necesidades mínimas del ser humano. Las frutas y las verduras prácticamente no contienen sodio, mientras que las carnes y los pescados contienen algo más. Sin embargo, la mayor parte del sodio ingerido proviene del cloruro sódico (sal de mesa común), que se añade a los alimentos durante su cocinado o su preparación industrial. Los alimentos que contienen más sodio son aquellos que sufren procesos de salado y curación, como jamones, cecinas, embutidos, chacinas y pescados en salazón. En general, todos los alimentos procesados industrialmente contienen cantidades relativamente altas de sal. El consumo medio de sodio en los países occidentales es de 4-5 g/día (170-200 mEq/día).

En España, el consumo medio es bastante superior (7-10 g/día). Los requerimientos mínimos de sodio son mucho menores, de alrededor de 0,5 g/día, aunque las dosis diarias recomendadas son algo mayores (**Tabla 19-6**). La cantidad diaria recomendada, de alrededor de 1,5 g en los adultos normales, debe reducirse ligerament a partir de los 70 años (1,2 g/día) y de forma más importante en las personas hipertensas. El exceso de consumo de sal se asocia a hipertensión en muchos individuos. El sodio se absorbe rápidamente y en una gran proporción en el intestino y pasa al LEC. La eliminación de sodio se hace, sobre todo, por los riñones en la orina. También pueden perderse cantidades importantes de sodio en las heces (en caso de diarrea) y por la piel (en caso de sudoración intensa). La eliminación de sodio ha de ser igual a la ingesta, para mantener constantes tanto el VEC

Tabla 19-6. Dosis diarias recomendadas de electrólitos en personas sanas, según la edad

Edad (años)	Peso (kg)	Sodio (mg)	Cloruro (mg)	Potasio (mg)
0-0,5	4,5	120	180	400
0,5-1	9	370	550	700
2-5	16	1.000	1.500	3.000
6-9	25	1.200	1.800	3.800
10-18	50	1.500	2.250	4.500
> 18	70	1.500	2.250	4.700

como la función cardiovascular. El balance entre ingesta y eliminación de sodio es una de las funciones principales del riñón, que regula también de esta manera el VEC, la función cardiovascular y la presión arterial.

La hiponatremia (concentración de sodio en sangre por debajo de 135 mEq/l) es el trastornos electrolítico más frecuente y puede producir daño cerebral permanente, demencia y muerte.

Existen dos mecanismos generales de producción de hiponatremia: ganancia neta de agua, manteniéndose el sodio total normal (o aumentado, si el agua aumenta proporcionalmente más), o pérdida de sodio corporal. Con frecuencia coexisten ambos mecanismos.

La ganancia neta de agua puede ocurrir en dos circunstancias:

1. Aporte excesivo de agua, por ingesta o por aporte intravenoso. Esta causa de hiponatremia es rara en individuos normales, ya que un riñón normal puede eliminar, si es necesario, hasta 15 l de agua en 24 horas.

2. Alteración de los mecanismos de eliminación renal de agua. Esta segunda causa es mucho más frecuente que la primera y consiste en la incapacidad del riñón para producir una orina muy diluida. Esta capacidad disminuida se puede producir por las siguientes causas: *a)* disminución del filtrado glomerular; el filtrado glomerular está muy reducido en la insuficiencia renal crónica o en situaciones de hipoperfusión renal; *b)* alteración de la capacidad de los túbulos renales para producir orina muy diluida, como ocurre en la insuficiencia renal avanzada, y *c)* alteración en la capacidad de reducir adecuadamente la secreción hipofisaria de ADH, lo que permitirá reabsorber menos agua en el túbulo distal y colector y, por lo tanto, eliminar un gran volumen de orina diluida.

En resumen, la hiponatremia se debe siempre a un exceso de agua, absoluta o relativa (o ambas) con respecto al sodio. Con frecuencia hay una disminución de la capacidad para eliminar agua libre o, lo que es lo mismo, existe un defecto en la capacidad del riñón para generar una orina máximamente diluida, bien por alteración intrínseca renal, bien por exceso de ADH.

Cloruro

El cloruro es el principal anión del LEC y, junto con el sodio, da cuenta de la mayor parte de la presión osmótica de este compartimento. Además, junto con el sulfato, el fosfato y el bicarbonato, mantiene el equilibrio ácido-base de los líquidos del organismo. La mayor parte del cloruro que se ingiere proviene de la sal de mesa (60 % de cloruro), que se añade a los alimentos en sus diversas fases de preparación. La cantidad de cloruro de los alimentos sin preparación es muy baja, al igual que la que se ingiere con el agua (incluso en aguas cloradas). La ingesta media de cloruro en los países occidentales oscila entre 6 y 7 g/día (170-200 mEq/día), siendo algo mayor en España. Los requerimientos mínimos de cloruro son mucho menores (**Tabla 19-6**). La eliminación de cloruro se hace, fundamentalmente, por los riñones

en la orina, aunque también pueden perderse cantidades importantes en las heces (en caso de diarrea) y por la piel (en caso de sudoración muy intensa).

Potasio

El potasio es el principal catión de LIC, por lo que desempeña un papel fundamental en el mantenimiento del equilibrio osmótico de este compartimento. Alrededor de un 98 % del potasio está en el compartimento extracelular, mientras que sólo un 2 % está en el compartimento extracelular. La concentración de potasio en el LEC es de alrededor de 4-5 mEq/l, variando entre 3,5 y 5,5 mEq/l, mientras que la concentración de potasio en el LIC supera con frecuencia los 120 mEq/l. Los alimentos más ricos en potasio son las frutas y los vegetales, especialmente los de hojas verdes. Entre las frutas destacan por su contenido en potasio plátanos, uvas, naranjas, ciruelas pasas, dátiles y melón. Asimismo, hay gran cantidad de potasio en legumbres, semillas y carnes. Los frutos secos (almendras, nueces, avellanas, etc.) y el cacao son también una fuente de potasio importante. La deficiencia en el consumo de potasio no es normal, debido a la amplia distribución de este ion en los alimentos. El requerimiento mínimo de potasio en los adultos es de 1,6-2 g/día (40-50 mEq/día), siendo la dosis diaria recomendada algo más del doble (**Tabla 19-6**), pero la ingesta media es mucho más elevada (3 o 4 veces más). El potasio se absorbe fácilmente en el intestino, y la mayor parte del potasio ingerido se elimina por la orina (90 %), y el resto, por las heces. En condiciones de insuficiencia renal, la secreción de potasio en el aparato digestivo (colon) desempeña un papel importante en el mantenimiento del balance de este elemento. Sin embargo, es el riñón el que regula de manera precisa el balance entre la ingesta y la excreción de potasio, como se detalla más adelante (v. Regulación del balance de potasio, más adelante). El exceso de consumo de potasio no suele tener consecuencias de ningún tipo, excepto en el caso de disminución grave de la función renal, ya que se acumula en el plasma (hiperpotasemia) y puede producir un paro cardíaco. Así, la hiperpotasemia (concentración plasmática de potasio mayor de 5,5 mEq/l) puede ser consecuencia de tres mecanismos diferentes que, a veces, pueden estar asociados: *a)* un exceso de aporte de potasio, *b)* una disminución de las capacidades de excreción renal del potasio y *c)* movimientos de potasio entre los volúmenes intracelular y extracelular, que se producen por diversas circunstancias, como alteraciones del equilibrio ácido-base, los niveles de insulina, catecolaminas, aldosterona o glucagón, la osmolaridad plasmática, la necrosis celular, y fármacos o tóxicos. Las causas más frecuentes de hiperpotasemia se muestran en la **tabla 19-7**, y las causas medicamentosas y tóxicas, en la **tabla 19-8**. Las consecuencias más importantes de la hiperpotasemia son: debilidad muscular en los miembros, parálisis muscular temporal, hormigueo o adormecimiento de los miembros, malestar gastrointestinal y palpitaciones y arritmias cardíacas, que en los casos más graves pueden causar paro cardíaco.

La hipopotasemia es un trastorno electrolítico frecuente, que se encuentra en los pacientes hospitalizados en cifras

Tabla 19-7. Causas de hiperpotasemias

Seudoiperpotasemias
Hiperleucocitosis
Trombocitemia
Hemólisis
Anomalía de la membrana de hematíes
 	
Aporte de potasio
Exógeno
  Aporte yatrogénico (por boca, i.v.)
  Sal de régimen
  Penicilina K (bolo i.v.)
  Exanguinotransfusión
Endógeno
  Rabdomiólisis
  Aplastamiento de miembros
  Hemólisis
  Quimioterapia
  Hemorragia digestiva
  Quemaduras
 	
Redistribución transcelular del potasio
Acidosis
Ejercicio muscular
Diabetes de tipo 1
Medicamentos e intoxicaciones
Parálisis periódica familiar
	Disminución de la capacidad de excreción renal del potasio
	Insuficiencia renal
	  Insuficiencia renal aguda
	  Insuficiencia renal crónica
	Afectación del eje renina-angiotensina
	  Insuficiencia corticosuprarrenal
	  Enfermedad de Addison
	  Déficits enzimáticos
	  Síndrome de hipoaldosteronismo con hiporreninemia
	  Hipoaldosteronismo adquirido con hiporreninemia
	  Síndrome de hipoaldosteronismo inducido por medicamentos
	Anomalías de la secreción tubular renal del potasio
	  Seudohipoaldosteronismo de tipo 1
	  Seudohipoaldosteronismo de tipo 2
	  Acidosis tubular renal distal con hiperpotasemia
	  Uropatía obstructiva
	  Trasplante renal
	  Lupus eritematoso diseminado
	  Drepanocitosis
	Inhibición de la secreción tubular renal del potasio
	  Diuréticos ahorradores de potasio
	  Ciclosporina
	  Trimetoprima
	  Litio

Tabla 19-8. Causas medicamentosas y tóxicas de hiperpotasemias

Exceso de ingesta de potasio
Cloruro de potasio
Penicilina potásica
Sal de régimen
Quimioterapia anticancerosa
Consumo de hierbas medicinales (alfalfa, diente de león, cola de caballo, ortiga)

Transferencia extracelular del potasio
Bloqueantes β-adrenérgicos
Succinilcolina
Digital, digoxina y hierbas con efeto digitálico (algodoncillo, muguet, ginseng siberiano, zarzamora)
Monohidrocloruro de arginina
Fluoruros
Cianuros

Defecto de excreción renal del potasio
Bloqueantes β-adrenérgicos
Inhibidores de la enzima convertidora de la angiotensina (captopril, enalapril y similares)
Antagonistas de los receptores de angiotensina II (losartán y similares)
Heparina
Antiinflamatorios no esteroideos
  Indometacina
  Ibuprofeno
  Piroxicam
Diuréticos ahorradores de potasio
  Espironolactona y similares
  Amilorida
  Triamtereno
Ciclosporina, tacrolimús y similares
Trimetoprima
Antifúngicos azólicos (inhiben la síntesis de esteroides suprarrenales, lo que puede provocar una deficiencia de aldosterona)
Litio
Esplerenona

que oscilan entre el 7 y el 11 %. Es más frecuente en pacientes ingresados en unidades de cuidados intensivos. Las causas más frecuentes son las pérdidas digestivas y el tratamiento prolongado con diuréticos, que hacen perder potasio debido a una administración mal controlada. Otras causas descritas en la bibliografía son las siguientes: corticoterapia prolongada, anorexia mental, anastomosis ureterosigmoidea y otras, que se detallan en la **tabla 19-9**. Las variaciones de la concentración de potasio en suero y del contenido neto de potasio en el organismo no son siempre paralelas, ya que hay numerosas influencias que pueden inducir hipopotasemia, independientemente de los cambios del potasio total, modificando el movimiento de potasio hacia el interior de la célula. Así, una alcalosis metabólica, una sobrecarga de insulina con glucosa, los agentes β-adrenérgicos y ciertas intoxicaciones tienden a desplazar el potasio extracelular hacia el interior de las células, y a disminuir la concentración plasmática de potasio (**Tabla 19-9**). La tolerancia clínica de la hipopotasemia depende tanto de la velocidad de su instauración como de la circunstancia subyacente. Las hipopotasemias sintomáticas graves se dan, sobre todo, entre los pacientes de edad avanzada, con cardiopatías y multitratados. Los síntomas más importantes de hipopotasemia son cardíacos, musculares, renales y metabólicos, y se detallan en la **tabla 19-10**.

FUNCIÓN RENAL Y REGULACIÓN DEL BALANCE HIDROELECTROLÍTICO

De todo lo expuesto puede deducirse que el riñón desempeña un papel fundamental en la excreción de agua y de los principales electrólitos del organismo. Por lo tanto, para poder conocer adecuadamente la regulación del equilibrio hidroelectrolítico, hay que estudiar la función del riñón y su regulación.

Tabla 19-9. Causas de hipopotasemias

Por pérdidas de potasio

Digestivas
  Vómitos, aspiración gástrica
  Diarreas, uso excesivo de laxantes
  Causas infecciosas
  Tumores intestinales
  Fístulas digestivas
  Síndrome de Zollinger-Ellison
  Síndrome de Verner-Morrison (cólera pancreático)
  Síndrome de malabsorción
  Abuso de laxantes
  Cortocircuito ileoyeyunal
  Diarrea congénita al cloro
Renales
Diuréticos tiazídicos y del asa
Otros medicamentos
  Antibióticos
  Cisplatino
  Litio
  L-DOPA
Intoxicación por talio
Depleción de magnesio
Alcalosis metabólica
Exceso de mineralcorticoides
Hiperaldosteronismo primario
Síndrome de Cushing y tratamiento por corticoides
Hiperreninismo
Exceso aparente de mineralcorticoides
Afecciones renales
Acidosis tubular renal
Enfermedades familiares o idiopáticas: síndromes de Bartter
  o de Liddle
Otras causas
  Acidosis del diabético
  Hipercalcemia
  Leucocitosis

Por entrada del potasio en las células

Elevación del pH extracelular
Insulina
Fármacos β-adrenérgicos
Parálisis periódica familiar
Otras causas
  Intoxicación por bario y tolueno
  Intoxicación por cloroquina
  Tratamiento de la anemia y la neutropenia
  Hipotermia
  Estados anabólicos: alimentación parenteral

Tabla 19-10. Consecuencias clínicas de la disminución de los niveles de potasio

Cardíacas

Anomalías en el electrocardiograma
Anomalías de la contractilidad

Musculares

Astenia, mialgias, hipotonia muscular
Elevación de la CPK sérica
Mioglobinuria, rabdomiólisis
Insuficiencia respiratoria aguda
Paresia intestinal y vesical

Renales

Trastorno de la concentración urinaria
Disminución de la tasa de filtración glomerular y del flujo
  sanguíneo renal
Retención de sodio
Aumento de la secreción de renina y de la excreción urinaria
  de las prostaglandinas
Alteración morfológica de los túbulos contorneados proximales

Metabólicas

Alcalosis metabólica
Intolerancia a la glucosa
Disminución de la secreción de insulina
Retraso estato-ponderal
Disminución de la síntesis y del almacenamiento de glucógeno
  hepático y muscular

Generalidades

La misión fundamental del riñón es homeostática y consiste en estabilizar el volumen y las características fisicoquímicas del LEC e, indirectamente, del compartimento intracelular mediante la formación de orina. Para ello, el riñón conserva el agua y los solutos presentes normalmente en el organismo; también conserva los electrólitos constituyentes de los fluidos del organismo, sobre todo sodio, potasio, cloruro y bicarbonato; elimina el exceso de agua, electrólitos y otras sustancias con efecto osmótico (p. ej., urea), procedentes de la ingesta, así como los productos metabólicos de desecho (urea, creatinina, hidrogeniones) o productos tóxicos que pueden haber penetrado en el organismo. Esto se realiza mediante dos procesos fundamentales: *a)* la formación de un gran volumen de ultrafiltrado (alrededor de 150 l/día) de LEC mediante un mecanismo pasivo de filtración transcapilar en los ovillos capilares de los glomérulos renales y *b)* el procesamiento de este fluido mediante reabsorción y secreción selectiva de agua y electrólitos, con el resultado de la producción de una cantidad de orina cuyo volumen y composición dependen, en condiciones fisiológicas, del volumen y la composición del LEC (**Fig. 19-4**). De esta forma, en condiciones normales, la eliminación urinaria de los iones más importantes del LEC (Na^+, Cl^-, K^+) y del agua que los diluye es similar a la ingesta (menos las pérdidas por otras vías, como la transpiración o la ventilación pulmonar), por lo que su cantidad total en el organismo y, por lo tanto, su concentración en los diversos compartimentos líquidos, no varía.

En estas circunstancias, aproximadamente el 99 % del agua filtrada es conservada, permitiendo sólo la excreción de una cantidad similar a la ingesta. Por lo tanto, el balance entre ingesta y eliminación urinaria de agua y de electrólitos es cero. Si la eliminación urinaria es menor que la ingesta, se produce un balance positivo, mientras que, si es mayor, el balance es negativo. Un hecho de relevancia fisiológica fundamental es que el riñón realiza un balance cero, teniendo en cuenta las pérdidas que se producen en otros órganos (piel, intestino, pulmones), en los cuales las pérdidas vienen reguladas por factores distintos al volumen y la composición del LEC. De esta manera, el riñón consigue compensar posibles alteraciones hidroelectrolíticas producidas en otros órganos. Además, la orina normal no contiene cantidades apreciables de glucosa, aminoácidos, lactato, citrato y otras moléculas orgánicas, que son filtradas en cantidades notables. Esto se debe a que estas sustancias son reabsorbidas en su totalidad durante su paso por los túbulos renales. Los cristaloides son selectivamente conservados o excretados mediante procesos de intercambio tubular –reabsorción o secreción–, de forma que, en la orina, sólo se elimina el exceso de agua o de solutos procedente de la ingesta o del metabolismo.

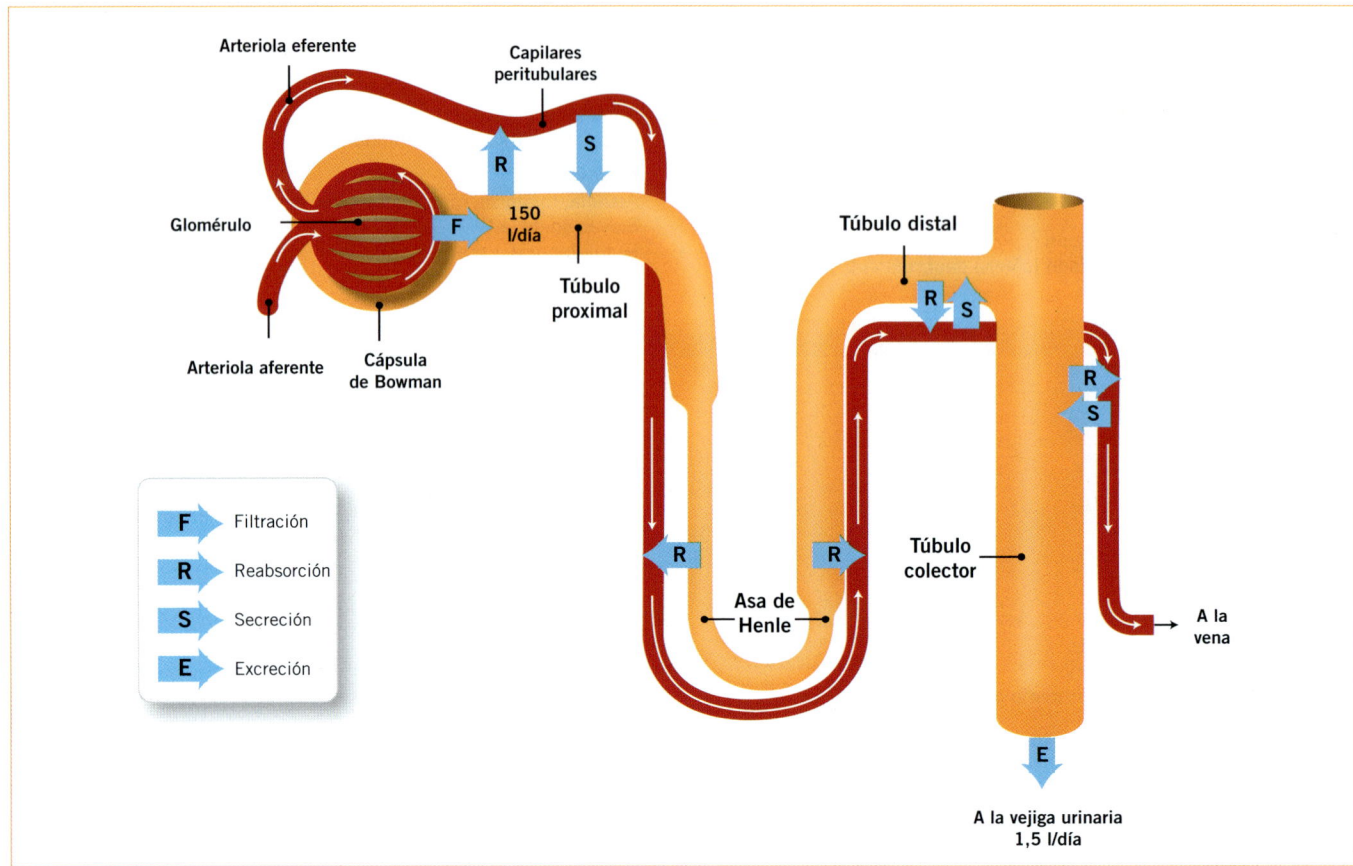

Figura 19-4. Estructura general de la nefrona y esquema de sus principales mecanismos: filtración, reabsorción y secreción.

El riñón es capaz también de sintetizar diversas hormonas o precursores que desempeñan un papel importante en la regulación del sistema cardiovascular e, incluso, en la propia función renal.

Flujo sanguíneo renal y su regulación

La formación de una gran cantidad de ultrafiltrado de plasma en los glomérulos renales requiere una notable irrigación sanguínea. El riñón humano normal recibe un flujo sanguíneo de alrededor de 1.200 ml/min, que, considerando un hematócrito del 45 %, corresponde a 660 ml de flujo plasmático renal (FPR) por minuto, el mayor flujo de todos los órganos del cuerpo en relación con su peso. Esto se debe a una resistencia vascular relativamente baja, cuyos componentes se sitúan a lo largo del recorrido de la sangre a través del riñón. La primera resistencia importante está situada en la arteriola aferente, antes de iniciarse el ovillo capilar glomerular. En ella se produce, por lo tanto, una gran caída en la presión hidrostática de la sangre, que no es tanta como pudiera preverse de la magnitud de la resistencia, debido al hecho de que a la salida del ovillo capilar se sitúa otra resistencia importante, la que realiza la arteriola eferente (**Fig. 19-4**). La presión hidrostática dentro de los capilares glomerulares es un parámetro dinámico regulado por la presión de perfusión renal, la resistencia de las arteriolas aferente y eferente, dando como resultado una presión hidrostática media de 55 mmHg. La presión hidrostática de la sangre en los capilares peritubulares de la corteza y en los de la médula y papila (vasos rectos) es regulada por la presión intraglomerular, la resistencia de la arteriola eferente y la resistencia que hace el conjunto del sistema venoso. En estos capilares posglomerulares, la presión hidrostática depende de la zona del riñón, pero es siempre menor que la de los capilares glomerulares.

Autorregulación del flujo sanguíneo renal

Una característica básica de la regulación del flujo sanguíneo por cualquier órgano, y más especialmente por el riñón, es que se mantiene constante con relativa independencia de la presión arterial. Como el flujo sanguíneo depende de forma directa de la presión de perfusión y de forma inversa de la resistencia que ese órgano ejerce frente al paso de sangre a través suyo, es fácil deducir que, frente a cambios en la presión de perfusión, se producen en el riñón cambios cuantitativamente similares en la resistencia vascular renal. Es ésta una propiedad intrínseca del riñón, que se da incluso en riñones aislados y perfundidos *ex vivo*. La respuesta adaptativa frente a los cambios de presión arterial se produce, fundamentalmente, en las arteriolas aferentes, lo que permite que la presión en el interior de los capilares glomerulares se mantenga también constante y que, por lo tanto, los cambios en la presión arterial afecten sólo mínimamente al filtrado glomerular (FG). Esta propiedad, denominada autorregulación, es operativa sólo en ciertos límites de presión arterial, que en el hombre oscilan entre 80 y 140 mmHg.

Regulación exógena del flujo sanguíneo renal

Además de los procesos de autorregulación, el flujo sanguíneo renal (FSR) es modificado por distintas sustancias vasoactivas provenientes de la circulación, de las propias células renales, de células infiltrantes o residentes o de los terminales nerviosos. En cualquier caso, la modificación del FSR se basa en la modificación del grado de contracción del músculo liso vascular, sobre todo de las arterias de pequeño calibre y de las arteriolas aferentes y eferentes. Una característica fundamental de este proceso es que, al tener las diferentes sustancias vasoactivas efectos preferenciales en cada una de las diferentes zonas vasculares, los diferentes agentes afectan también de forma diferente a las presiones en las diferentes áreas de la circulación renal. Entre las sustancias vasoactivas cuyo efecto sobre el riñón está mejor estudiado, cabe citar las siguientes: angiotensina II, noradrenalina, vasopresina, endotelina y tromboxano A_2, entre las sustancias vasoconstrictoras, y factor natriurético atrial, dopamina, histamina, acetilcolina, bradiquinina, prostaciclina, glucagón y PGE_2, entre las sustancias vasodilatadoras. Otras sustancias, como el factor activador de las plaquetas o la adenosina, tienen efectos variables, dependiendo de la dosis y otras circunstancias fisiológicas.

Especial importancia reviste el control, por parte del endotelio, del FSR. Los cambios en las relaciones físicas entre la sangre y el endotelio que tapiza los vasos (distensión, rozamiento) o la acción sobre el endotelio de moléculas provenientes de la sangre modifican la capacidad del endotelio renal para liberar sustancias vasodilatadoras (prostaciclina, óxido nítrico) o vasoconstrictoras (tromboxano A_2, endotelina).

Medida del flujo sanguíneo renal

La técnica clásica de aclaramiento renal para la determinación del FSR se basa en la aplicación del principio de Fick a la desaparición de una molécula indicadora de la sangre que pasa a través de los riñones, y su aparición en la orina. Si el indicador no es sintetizado ni metabolizado por el riñón, su tasa de aparición en la orina debería ser igual a su tasa de desaparición del plasma, que, a su vez, es igual a la diferencia entre las concentraciones arterial y venosa de dicha molécula, multiplicada por el FPR. Esta relación puede expresarse matemáticamente de la siguiente manera:

$$Ox \times FU = (Ax - Vx)\,FPR$$

donde Ox es la concentración del indicador x en orina; Ax, su concentración en plasma arterial; Vx, su concentración en plasma venoso renal, y FU, el flujo urinario (volumen de orina por unidad de tiempo de recogida).

Reorganizando esta ecuación, se obtiene:

$$FPR = Ox \times FU/(Ax - Vx)$$

La diferencia arteriovenosa para un indicador puede expresarse también por la fracción de extracción (E), que es la fracción del indicador que es extraído durante un solo paso

del plasma por el riñón. Expresando la ecuación anterior en función de la concentración arterial del indicador y la fracción de extracción, la ecuación quedaría de la siguiente manera:

$$FPR = Ox \times FU/(E \times Ax)$$

Uno de los indicadores utilizados con mayor frecuencia para la estimación del FPR es el ácido paraaminohipúrico (PAH) o alguno de sus derivados. Como esta sustancia es activamente secretada por los túbulos, la fracción de extracción en humanos varía entre 0,7 y 0,9, siempre que la concentración plasmática de PAH se mantenga en valores por debajo del transporte máximo, es decir, entre 10 y 20 mg/l. En la práctica, la fracción de extracción se supone igual a 1, y la concentración plasmática de PAH se mantiene relativamente constante mediante una infusión continua. De esta manera, la ecuación se reduce a:

$$FPR = OPAH \times FU/APAH \text{ o bien: } FPR = OPAH \times FU/PPAH$$

dado que la concentración arterial de PAH es prácticamente la misma que en cualquier otro segmento del árbol vascular. En consecuencia, si se recuerda la fórmula del aclaramiento, el FPR puede medirse, de forma bastante aproximada y no invasiva, mediante la evaluación del aclaramiento de PAH. El cálculo del FSR a partir del FPR se hace, simplemente, corrigiendo por el hematócrito:

$$FSR = FPR/(1 - \text{Hematócrito})$$

Esta técnica ha sido muy usada en estudios clínicos y experimentales, a pesar de que, al ser la extracción de PAH inferior a 1, infraestima el verdadero FSR. Además, la extracción de PAH es todavía más reducida en pacientes con insuficiencia renal o después de ciertas maniobras que incrementan el FSR, de forma que, cuando se necesita una medida más precisa del FSR, hay que medir simultáneamente las concentraciones de PAH en arteria y vena renal, lo que complica mucho la técnica. Por otro lado, esta técnica no puede aplicarse cuando no puede recogerse la orina, o cuando la recogida es presumiblemente incorrecta. Por ello, se han desarrollado métodos alternativos para medir el FSR; los más importantes son los siguientes:

- Medida directa de la dilución de un indicador infundido directamente en la arteria renal.
- Cinética de captación renal, de tiempo de tránsito o de desaparición del riñón de sustancias indicadoras radioactivas monitorizadas selectivamente desde el exterior.
- Técnicas de imagen cuantitativa: tomografía por emisión de positrones, tomografía computarizada y resonancia magnética.

Filtración glomerular y su regulación

La formación de orina comienza por la filtración de unos 125 ml de plasma por minuto, lo que corresponde, aproximadamente, a un 20 % del plasma que pasa por el riñón.

Este proceso de formación de ultrafiltrado a través de las membranas capilares glomerulares no necesita gasto local de energía metabólica, sino que la presión necesaria es producida por el sistema cardiovascular. Considerando el capilar glomerular como una membrana porosa, la fuerza mínima que se necesita para filtrar fluido a través suyo es la que se necesita para: *a)* vencer las resistencias de fricción de los poros de la membrana al flujo del filtrado; *b)* vencer la presión del ultrafiltrado, y *c)* separar las proteínas de la fase acuosa. Esta última fuerza es la presión oncótica del plasma en los capilares glomerulares (πg). La fuerza hidrostática neta que genera la filtración es igual a la diferencia entre la presión hidrostática de la sangre glomerular (Pg) y la presión de la cápsula de Bowman (Pi). Una cuarta fuerza, que teóricamente debe tenerse en cuenta, sería la presión coloidosmótica del espacio de Bowman (πi), pero, al estar ésta virtualmente libre de proteínas, es prácticamente cero. Así, para un coeficiente de ultrafiltración (Kf) fijo o, lo que es lo mismo, para una permeabilidad fija de la membrana de filtración, la tasa de FG es directamente proporcional a la suma algebraica de esas fuerzas, o presión de filtración efectiva (ΔPf) (**Fig. 19-5**).

$$FG = Kf \times \Delta Pf = Kf \times (Pg - Pi - \pi g)$$

De esta ecuación se desprende que la tasa de FG depende de dos factores: *a)* las características ultraestructurales del elemento ultrafiltrante, es decir, de la permeabilidad y la superficie de la membrana glomerular (simbolizada por Kf) y *b)* la hemodinámica del suministro de sangre a la nefrona (simbolizada por ΔPf).

Sin embargo, tanto la Pg como la πg no son dos constantes, sino que van variando a lo largo del capilar desde la arteriola aferente a la arteriola eferente. Así, mientras que la Pg va disminuyendo ligeramente, debido al rozamiento de la sangre con las paredes del capilar y a la disminución del volumen contenido en ellas, la πg va aumentando progresivamente a lo largo del capilar, ya que, al filtrarse sólo agua y cristaloides pero no proteínas, éstas van concentrándose y, por lo tanto, aumenta la πg. De hecho, hay un punto del capilar glomerular en el que Pg – Pi = πg, por lo que la fuerza neta de ultrafiltración es cero, y la sangre discurre a través del capilar restante sin que haya más filtración. A este fenómeno se lo denomina equilibrio de ultrafiltración. La importancia fisiológica de este fenómeno radica en que, si se modifica el FSR sin modificar los determinantes del FG, la tasa de aumento de πg también se modifica y, por lo tanto, se modifica el FG en el mismo sentido que lo hacen los cambios en el FPR.

La estructura de la barrera de filtración determina la composición del FG, ya que ejerce una restricción al paso de solutos a su través, en función de su tamaño y su carga eléctrica. Con independencia de su carga, las moléculas con un radio inferior a 18 Å son libremente filtradas, mientras que aquellas con radio molecular superior a 45 Å no se filtran. Dentro de este intervalo de tamaños, para un determinado radio molecular, las moléculas catiónicas se filtran más fácilmente que las moléculas aniónicas. Esto se explica por la presencia de glicoproteínas cargadas negativamente en la superficie de todos los componentes de la barrera de ultrafiltra-

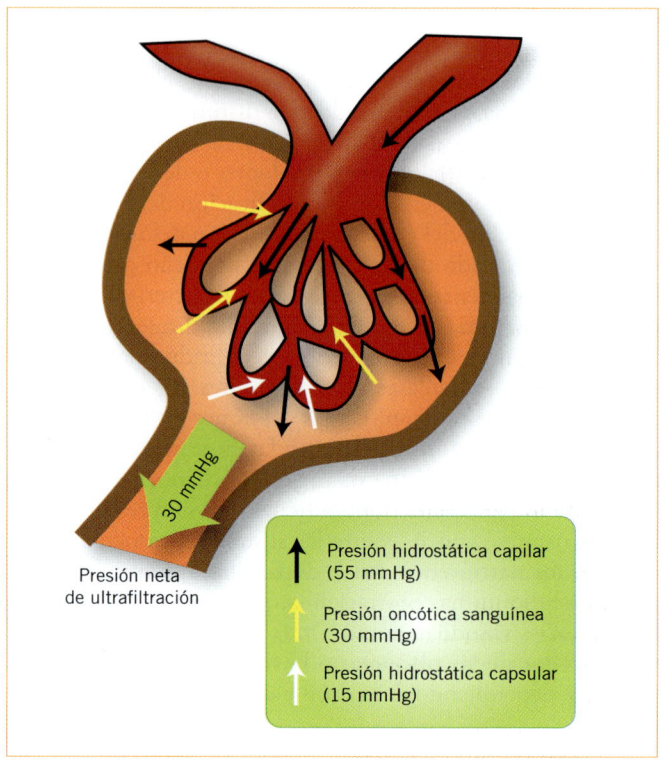

Figura 19-5. Fuerzas que actúan en el capilar glomerular durante el proceso de filtración.

ción, y la consiguiente interacción electrostática con las moléculas aniónicas. La repercusión fisiológica de este hecho es que, debido a que la mayor parte de las proteínas plasmáticas están cargadas negativamente, su filtración está muy restringida.

Como se ha explicado antes, frente a cambios en la presión de perfusión renal, el FSR se mantiene constante, fundamentalmente por adaptación de la resistencia arteriolar aferente. Esto permite mantener constante la presión capilar intraglomerular y, por consiguiente, la tasa de FG. Por lo tanto, los mecanismos detallados para explicar la autorregulación del FSR son también aplicables a la autorregulación de la tasa de FG.

Medida de la filtración glomerular

La medida más precisa de la tasa de FG se realiza aplicando la teoría del aclaramiento renal, descrita antes (v. Medida del flujo sanguíneo renal, antes), utilizando como indicador una sustancia que se filtre libremente en el glomérulo, pero que no sea secretada ni reabsorbida por el riñón, de forma que la cantidad neta que se filtre en el glomérulo aparezca íntegramente en la orina. La molécula que mejor cumple estas condiciones es la inulina, un polisacárido de origen vegetal. La inulina tiene que ser inyectada en la circulación y, si se quieren mantener unos niveles constantes, debe ser continuamente infundida. Ante esta complicación, para medir el FG, en la clínica suele utilizarse el aclaramiento de una sustancia endógena, la creatinina, que es continuamente producida por el metabolismo del músculo esquelético y cuyos niveles se mantienen relativamente constantes en intervalos cortos de tiempo. Aunque la creatinina no cumple exactamente los criterios expuestos antes, el valor de su aclaramiento renal se aproxima bastante al de la tasa de FG. Además, como su eliminación es casi exclusivamente renal, un aumento de los niveles plasmáticos de creatinina en plasma indica, con gran probabilidad, una disminución de la tasa de FG.

Mecanismos de transporte a lo largo de la nefrona

En las próximas páginas se revisan los mecanismos implicados en el manejo tubular de los componentes más importantes del LEC en las diferentes partes de la nefrona, así como su regulación.

Túbulo proximal

En el túbulo proximal se reabsorben, aproximadamente, las dos terceras partes del agua, el cloruro y el sodio, así como casi todo el bicarbonato, los azúcares, los aminoácidos y los péptidos filtrados. La reabsorción es isosmótica, es decir, el líquido que abandona el túbulo proximal tiene una osmolaridad similar a la del plasma.

La reabsorción en el túbulo proximal renal está basada fundamentalmente en la existencia, exclusivamente en la región basolateral de su membrana plasmática, de la enzima Na^+/K^+-ATPasa o bomba de sodio. Esta enzima, que precisa energía para su funcionamiento, saca sodio desde el espacio intracelular hacia el intersticio peritubular, intercambiándolo con potasio. En consecuencia, la concentración intracelular de sodio disminuye y la célula se hiperpolariza, cargándose negativamente con respecto al exterior. Se genera así un gradiente electroquímico para el sodio entre la luz tubular y el compartimento intracelular, permitiendo la entrada de sodio por el borde en cepillo a través de sistemas de canales de Na^+ (**Fig. 19-6**). El sodio también entra a la célula mediante sistemas de cotransporte o de contratransporte. En el primer caso, el sodio, acompañado por la glucosa u otros monosacáridos, aminoácidos, ácidos orgánicos, fosfato, etc., pasa desde la luz tubular al compartimento intracelular (**Fig. 19-7**). En el segundo caso, la entrada de sodio al interior de la célula se acompaña de la salida, utilizando el mismo transportador, de hidrogeniones desde la célula a la luz del túbulo. Esta salida de hidrogeniones hace que la concentración de HCO_3^- en el túbulo proximal disminuya, al reaccionar ambos iones, dando lugar a CO_2 y H_2O, en una reacción catalizada por la anhidrasa carbónica del borde en cepillo tubular.

El transporte de sodio por la bomba de sodio genera un potencial negativo en el interior de la luz tubular con respecto al intersticio peritubular (potencial transepitelial) de −4 a −5 mV, debido al hecho de que estos cotransportadores transportan cargas netas positivas al espacio intersticial. Los otros transportadores, como por ejemplo el contratransportador Na^+/H^+ o los cotransportadores Na^+/ácidos orgánicos, son electroneutros y, por consiguiente, no contribuyen a la diferencia de potencial transepitelial. También se reabsorben en el túbulo proximal otros iones, como el cloruro, el magnesio o el calcio (**Fig. 19-8**).

A lo largo de todo el túbulo proximal, el paso de solutos de las vertientes luminal a basolateral se acompaña de H_2O, que sigue por ósmosis el mismo camino. Este transporte de agua puede realizarse por las vías paracelular o transcelular; en el segundo de los casos, el agua es transportada por una proteína de membrana conocida con el nombre de acuaporina 1, que funciona, como todas las acuaporinas, como canales de membrana para el agua. Una vez en el intersticio, el fluido reabsorbido pasa a los capilares peritubulares, siguiendo las leyes del intercambio capilar de Starling. El contenido capilar a este nivel tiene una baja presión hidrostática (por estar precedido por la arteriola eferente, que es un vaso de resistencia) y una elevada presión oncótica (por haberse producido en el glomérulo filtración de plasma, pero no de macromoléculas). El intersticio tiene una presión hidrostática elevada, debido al transporte activo iónico transepitelial. La resultante de estas fuerzas es una reabsorción capilar neta. El bombeo activo transepitelial es importante y, sin él, la presión oncótica capilar no es suficiente para impulsar la reabsorción proximal.

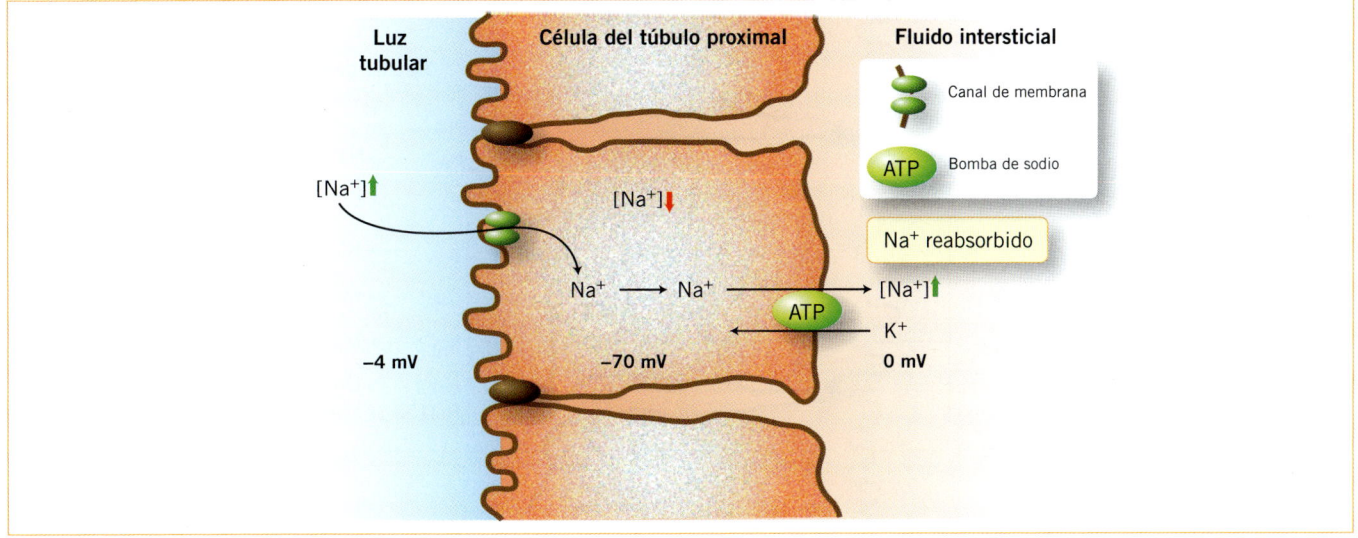

Figura 19-6. Mecanismos de reabsorción de sodio en el túbulo proximal.

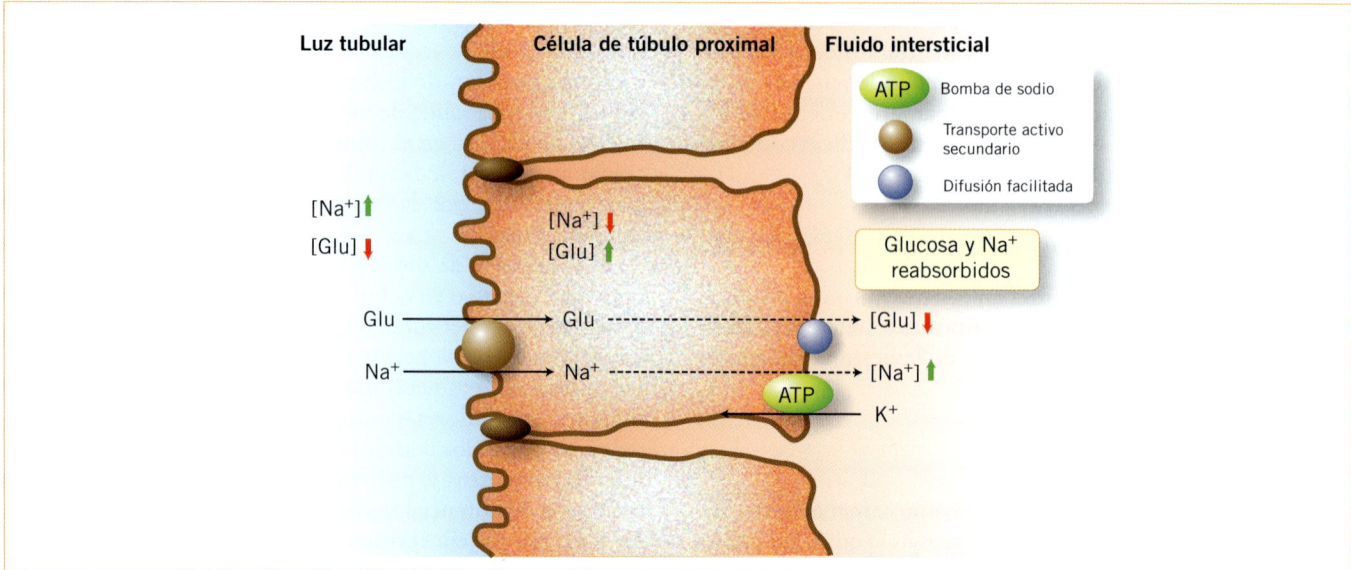

Figura 19-7. Mecanismos de reabsorción de glucosa y otras moléculas orgánicas por cotransporte con sodio en el túbulo proximal.

En el túbulo proximal se reabsorben, aproximadamente, dos terceras partes del Na⁺ y del agua filtrados, excepto que haya cambios en el VEC, que hacen que este porcentaje se modifique, como se verá más adelante, cuando se explique la regulación del balance de sodio. Esta constancia de la proporción del sodio reabsorbido, aun en presencia de cambios de la carga filtrada, se denomina *equilibrio glomerulotubular*. Aunque son varios los mecanismos que explican este equilibrio, probablemente el más importante, cuantitativamente, es el hecho de que la mayor parte de los pequeños cambios producidos en el FG ocurren sin cambios en el FSR y, por lo tanto, con cambios en la fracción de filtración. Un aumento de la tasa de FG, por lo tanto, conllevaría una mayor fracción de líquido ultrafiltrado y, por consiguiente, la concentración de proteínas en el plasma de la sangre eferente sería mayor. También lo sería la presión coloidosmótica (oncótica) de ese plasma, que, al circular por los capilares peritubu-

lares, tendría una mayor capacidad de absorción de agua desde el intersticio, siguiendo la ley de Starling, y, por lo tanto, aumentaría la reabsorción neta de agua y solutos, manteniéndose el equilibrio entre filtración y reabsorción. La importancia fisiológica de este fenómeno es evidente, si se tiene en cuenta que un aumento del 1 % en la carga filtrada conduce a un aumento en la filtración de 225 mEq de Na⁺, que, si no fueran reabsorbidos en su mayoría, generarían un balance negativo de más de 1 l de VEC.

El túbulo proximal también reabsorbe, aproximadamente, dos tercios de la carga filtrada de potasio (alrededor de 700 mmol/día) mediante el proceso de reabsorción isosmótica descrito antes. El asa de Henle reabsorbe otro 20 % de la carga filtrada. El hecho de que la reabsorción de potasio sea menor que la de sodio, a pesar de que ambos son transportados al interior de la célula por el mismo transportador en las mismas proporciones, se debe a que una parte del po-

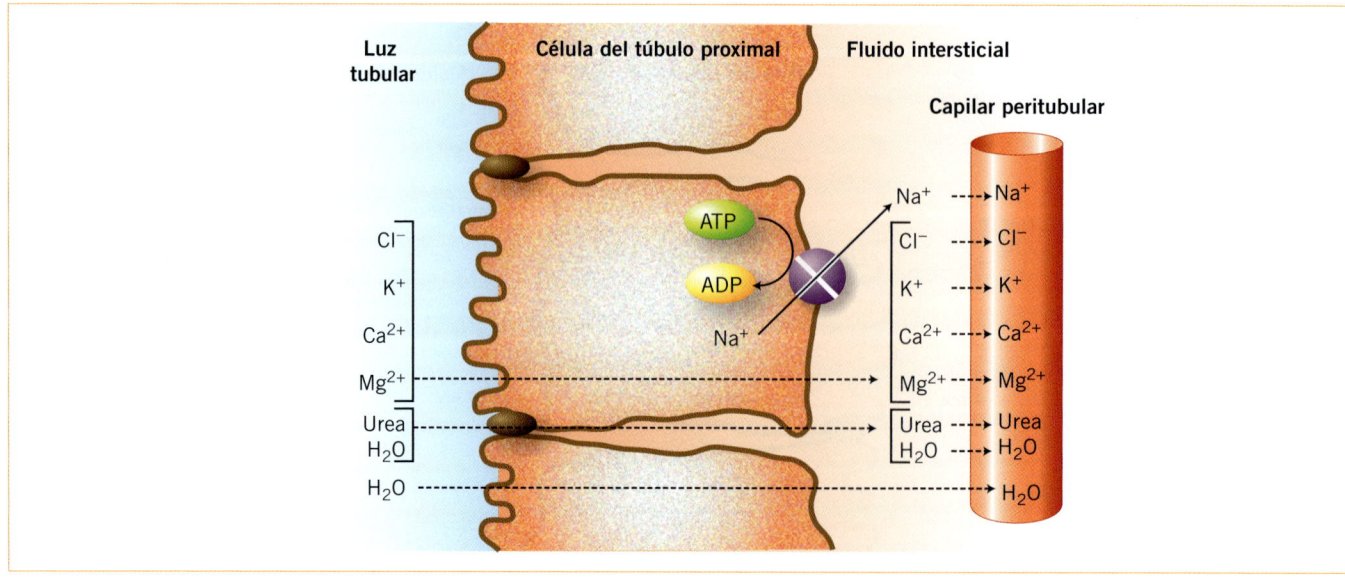

Figura 19-8. Transportes transcelular y paracelular de agua, urea y iones en el túbulo proximal.

tasio vuelve al interior de la luz tubular a través de los canales de K⁺ apicales, como se ha descrito antes.

Asa de Henle

En el asa de Henle, la reabsorción de sodio es siempre una fracción fija (aproximadamente, 25 %) de la carga filtrada. Actúa como un sistema de amortiguación, a fin de reducir la carga filtrada que escapa del túbulo proximal a unas dimensiones manejables por los túbulos distal y colector.

El asa de Henle comprende tres segmentos funcionalmente diferentes: rama descendente delgada, rama ascendente delgada y rama ascendente gruesa. La actividad Na/K-ATPasa, es decir, la existencia de transporte activo de ClNa en la *rama descendente* del asa de Henle es indetectable o mínima. A su vez, esta porción de la nefrona es prácticamente impermeable al ClNa y muy permeable al agua, debido, entre otras razones, a la presencia en sus células de acuaporina 1. Además, como se detallará más adelante, su permeabilidad a la urea es relativamente alta, lo que reviste gran importancia en el mecanismo de concentración y dilución urinarias. Como consecuencia de todo ello, al ir pasando el fluido por este segmento de la nefrona e ir aumentando la concentración de solutos en el intersticio medular, el agua va saliendo pasivamente del túbulo y cierta cantidad de solutos, sobre todo urea, penetran al interior de la luz tubular, aumentando la osmolaridad del fluido tubular de forma paralela a como lo hace la osmolaridad intersticial (**Fig. 19-9**).

En la *rama ascendente delgada* persiste la ausencia de transporte activo de sodio, pero el epitelio tubular es más permeable al ClNa y es completamente impermeable al agua. Las bases moleculares de estas permeabilidades características no se conocen con precisión, pero no se han detectado concentraciones apreciables de transportadores de agua (acuaporinas) en este segmento de la nefrona, y la conductancia transepitelial al cloro es muy elevada a ese nivel. Con respecto a la urea, la permeabilidad de ese segmento es elevada, aunque cuantitativamente menor que la de ClNa. Como el fluido tubular es rico en sodio y pobre en urea, mientras que el intersticio contiene cantidades similares de ambos, hay una difusión pasiva de ClNa al exterior de la nefrona y de urea al interior de ésta. Esto, junto con la impermeabilidad del segmento al agua, determina que el líquido que fluye por el asa ascendente delgada se vaya haciendo progresivamente menos hipertónico. Estos fenómenos de intercambio en los segmentos estrechos del asa de Henle sólo tienen importancia cuantitativa en las nefronas yuxtamedulares, con glomérulos mayores y asas de Henle que penetran profundamente en el parénquima renal, hasta llegar cerca de la papila. Dado que en estas porciones del riñón la concentración de urea intersticial es muy elevada, estas nefronas yuxtamedulares reabsorben más NaCl que las asas de Henle de las nefronas de la médula externa. La diferencia entre ambas nefronas y la posibilidad de dirigir el flujo hacia

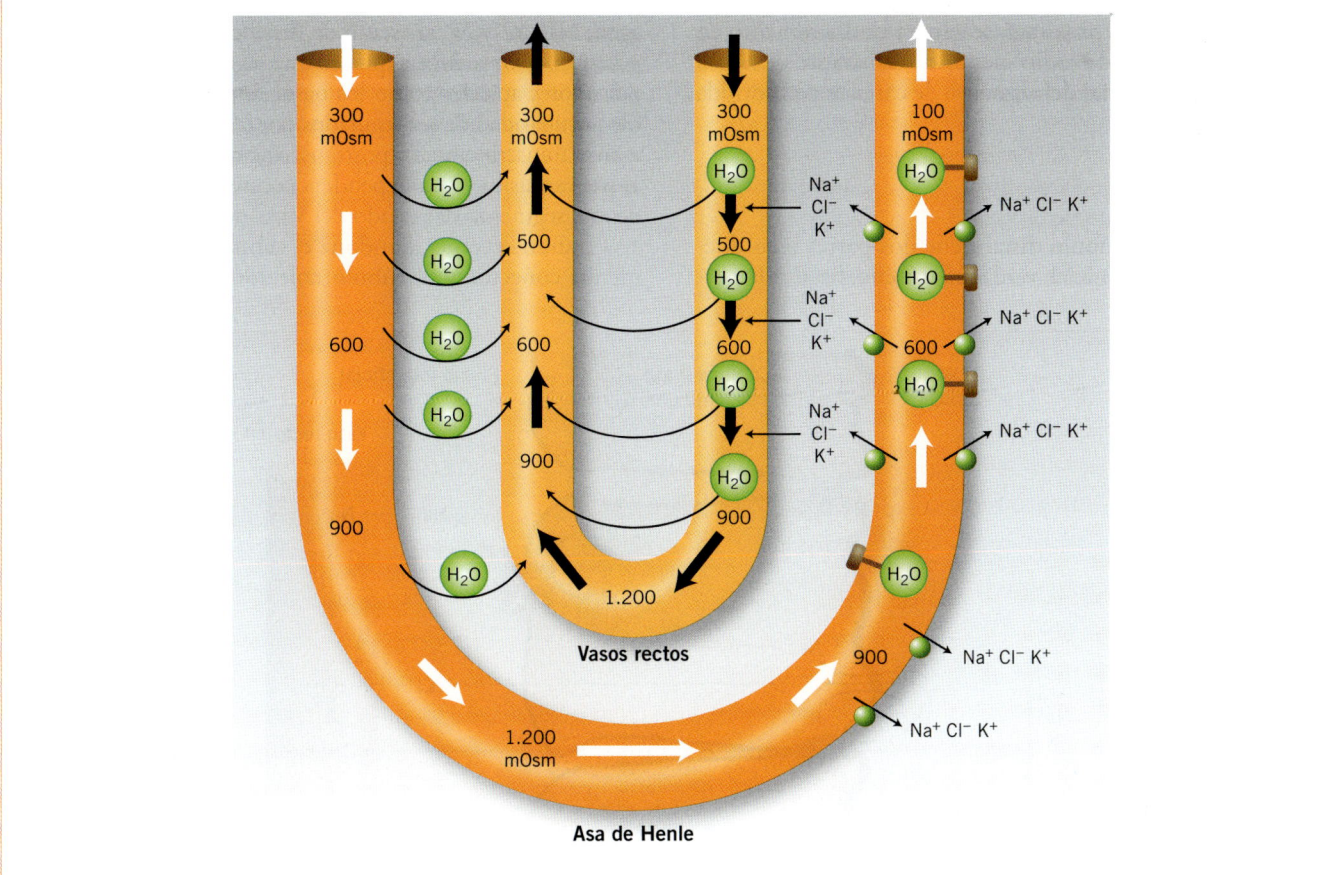

Figura 19-9. Mecanismos de transporte que se producen en el asa de Henle.

unas u otras son importantes en la homeostasis renal del sodio y del agua en la regulación del VEC.

La parte gruesa de la rama ascendente del asa de Henle es impermeable al agua y existe un transportador en el borde en cepillo de la célula que transporta Na^+, K^+ y Cl^- a su interior (cotransportador $Na^+/K^+/2Cl^-$), acoplado a la bomba de sodio presente en el espacio basolateral. El sodio es expulsado de la célula al espacio intersticial basolateral por la bomba de sodio, mientras que el cloro y el potasio difunden a través de transportadores específicos de la membrana basolateral, siguiendo sus respectivos gradientes de concentración. El resultado final es que el Cl^-, el Na^+ y el K^+ pasan de la luz tubular al espacio intersticial basolateral y, de ahí, de una forma similar a lo que sucede en el túbulo proximal, a los capilares peritubulares. Sin embargo, una parte del potasio abandona la célula por el borde en cepillo, volviendo a la luz tubular. Esto hace que el cotransportador sea electrogénico, y que genere un potencial transepitelial positivo en la luz tubular.

La rama ascendente gruesa es el sitio de acción de la familia de diuréticos más potentes, los diuréticos del asa (furosemida, bumetanida, ácido etacrínico, etc.), que inactivan el cotransportador $Na^+/K^+/2Cl^-$ (**Fig. 19-10**).

La reabsorción de solutos en ausencia de reabsorción de agua hace que el líquido que sale del asa ascendente gruesa sea hipotónico, por lo cual se denomina a esta parte de la nefrona «segmento dilutor». La cantidad de ClNa resorbida en este segmento depende de la cantidad que llega a él; por lo tanto, cuanta más cantidad llega, más se reabsorbe. Esta propiedad explica el hecho de que, al inhibir la reabsorción de sodio en el túbulo proximal, se genera un incremento en la excreción urinaria de sodio menor del esperado, debido a que una parte sustancial del aumento de carga es reabsorbida por el asa de Henle.

Túbulo distal

Funcionalmente, el túbulo distal tiene dos partes bien diferenciadas, la porción inicial, verdadero túbulo distal, y la por-
ción final o *túbulo conector*, similar histológica y funcionalmente al túbulo colector, por lo que su función se describe junto con la de éste. La porción inicial del túbulo distal resorbe una fracción relativamente constante (5 %) de la carga filtrada: si aumenta la carga, aumenta la reabsorción; si disminuye la primera, lo hace también la segunda. La reabsorción de sodio en el túbulo distal obedece al mismo esquema general visto en segmentos anteriores: un transporte activo basolateral llevado a cabo por la Na^+/K^+-ATPasa y distintos transportadores apicales de sodio que permiten el transporte facilitado de este ion desde la luz al interior de la célula. Entre ellos, destaca un contratransportador Na^+/Ca^+, que es la diana molecular de las tiazidas, otro tipo de diuréticos.

Al igual que la rama ascendente gruesa del asa de Henle, la parte inicial del túbulo distal es completamente impermeable al agua. Por lo tanto, al reabsorber solutos dejando el agua en la luz tubular, hace que la osmolaridad del fluido tubular, isosmótica o hiposmótica con respecto al plasma y el intersticio cortical al abandonar el asa de Henle, disminuya todavía más, haciéndose hiposmótica con respecto al plasma y el intersticio cortical por el que esta porción del túbulo discurre. Por esta razón, a esta porción del túbulo se la denomina *segmento dilutor cortical*.

Túbulos conector y colector

Este segmento de la nefrona reabsorbe una parte muy pequeña de la carga filtrada, inferior al 3 %. Sin embargo, es la parte más importante a la hora de ajustar la excreción renal de agua, Na^+, K^+ y H^+ al estado de llenado del VEC y a su composición. Esto se debe a que, en este segmento, tanto los transportadores apicales como los basolaterales presentan la notable peculiaridad de ser regulados por la aldosterona y la ADH a nivel transcripcional y postranscripcional, lo que permite un ajuste exquisito y una dependencia casi absoluta de la función de este segmento del estado del VEC del organismo.

Cuando el sodio abandona el túbulo distal y llega al segmento conector y al túbulo colector cortical, el gradiente

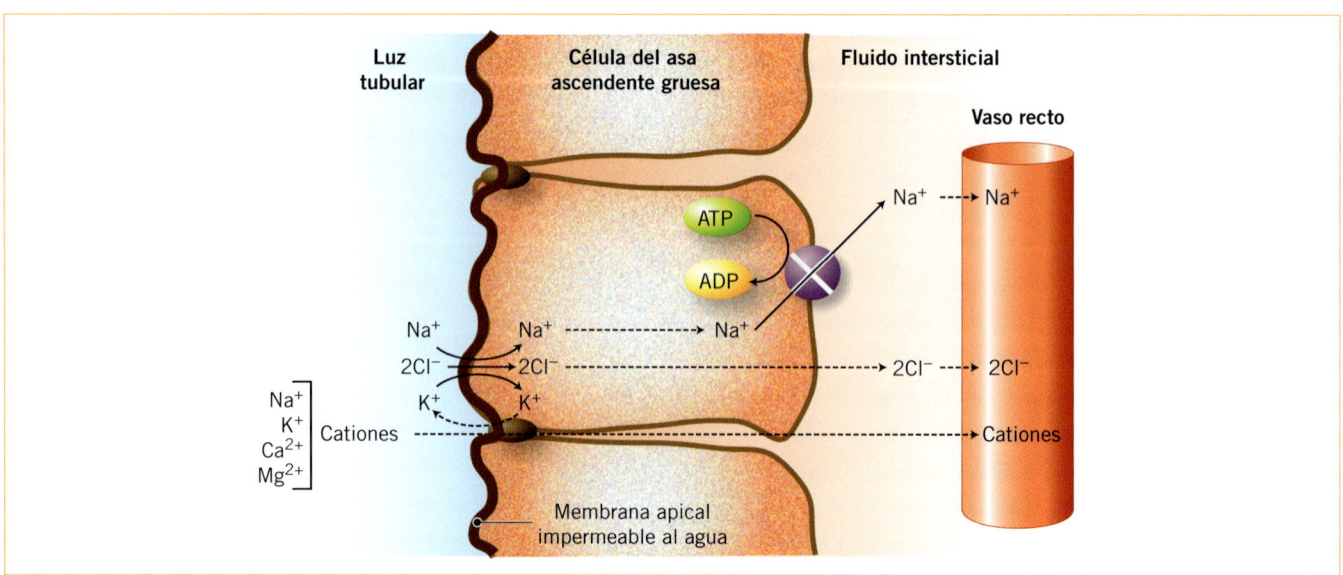

Figura 19-10. Reabsorción tubular de sodio, cloro y potasio, en el asa de Henle ascendente gruesa.

electroquímico generado por la Na⁺/K⁺-ATPasa arrastra Na⁺ al interior de la célula a través de unos canales para el Na⁺ existentes en la membrana apical de las células epiteliales. Dado que la permeabilidad de la membrana a los aniones acompañantes es menor, este movimiento de Na⁺ genera una diferencia de potencial negativa en la luz del túbulo, que provoca la salida de K⁺ a través del canal de K⁺ apical y favorece el bombeo activo de H⁺ a la luz del túbulo por la bomba de H⁺ (**Fig. 19-11**). Los tres procesos son activados por la aldosterona, como se describirá más adelante.

Regulación de la reabsorción tubular

Aldosterona

La liberación de aldosterona por la zona glomerulosa de la corteza suprarrenal es estimulada por la angiotensina II y por la elevación del K⁺ plasmático, así como, de modo menos específico, por la hormona adrenocorticotropa (**Fig. 19-12**). En el riñón, existen receptores para la aldosterona en los túbulos conector y colector. La aldosterona aumenta la transcripción y traducción de las subunidades de la Na⁺/K⁺-ATPasa y del canal de Na⁺, incrementa el número de unidades insertadas en la membrana y aumenta su probabilidad de apertura al favorecer la externalización (**Fig. 19-13**). La aldosterona también activa la transcripción y traducción de la H⁺/K⁺-ATPasa, una bomba de H⁺ similar a la del estómago, implicada en la secreción tubular de hidrogeniones y, por lo tanto, en la acidificación de la orina, el atrapamiento intraluminal del NH_3 en forma de NH_4^+ y la generación de la acidez titulable. La aldosterona también activa el canal apical para K⁺. Por todo ello, el resultado de la acción de la aldosterona es un aumento de la reabsorción de Na⁺ y de la secreción de potasio e hidrogeniones. La acción rápida de la aldosterona se explica por su efecto sobre la externalización de las unidades preformadas del canal apical de Na⁺ y sobre la activación del canal apical de K⁺. La acción lenta, pero más potente y mantenida, se explica por su efecto sobre la síntesis de nuevas subunidades de la Na⁺/K⁺-ATPasa y del canal apical de sodio (**Fig. 19-13**).

Hormona antidiurética

La permeabilidad al agua de los túbulos conector y colector es regulada por la ADH, una hormona de origen hipotalámico secretada por el lóbulo posterior de la hipófisis en respuesta a los cambios en la osmolaridad y, secundariamente, en el volumen del LEC y en la presión arterial (**Fig. 19-14**). El líquido tubular que alcanza los túbulos conector y colector es hipotónico, debido a que, durante su paso por el asa ascendente estrecha, asa de Henle ascendente gruesa y túbulo distal, se le han ido restando solutos (fundamentalmente, ClNa), pero no agua (**Fig. 19-15**). La permeabilidad al agua del túbulo colector es proporcional a los niveles circulantes de ADH. Por ello, en presencia de ADH, una parte muy importante del agua que circula por los túbulos conectores y colectores abandona a éstos a favor de un gradiente de concentración. En los túbulos conector y colector cortical se produce, cuantitativamente, la mayor salida de agua, aunque el gradiente osmótico es pequeño (el intersticio cortical es sólo isosmótico con respecto al plasma).

En el túbulo colector medular y papilar, la osmolaridad del intersticio se va haciendo progresivamente mayor, al ir avanzando este segmento de la nefrona hacia la papila, lo que determina una reabsorción adicional de agua, hasta alcanzar una osmolaridad máxima de 1.200 mOsm/l (**Fig. 19-16**). En ausencia de ADH o de sus receptores funcionales (diabetes insípida), los túbulos conector y colector cortical y medular son impermeables al agua, por lo que casi toda el agua que sale del túbulo distal es eliminada por la orina, produciéndose entonces una gran cantidad de orina muy diluida (**Fig. 19-16**). El túbulo colector papilar, a diferencia del resto del túbulo colector, es permeable a la urea, aun en ausencia de ADH. De hecho, este segmento es crítico en el aporte de urea a la papila, mecanismo necesario para optimizar el fenómeno de contracorriente en el asa de Henle.

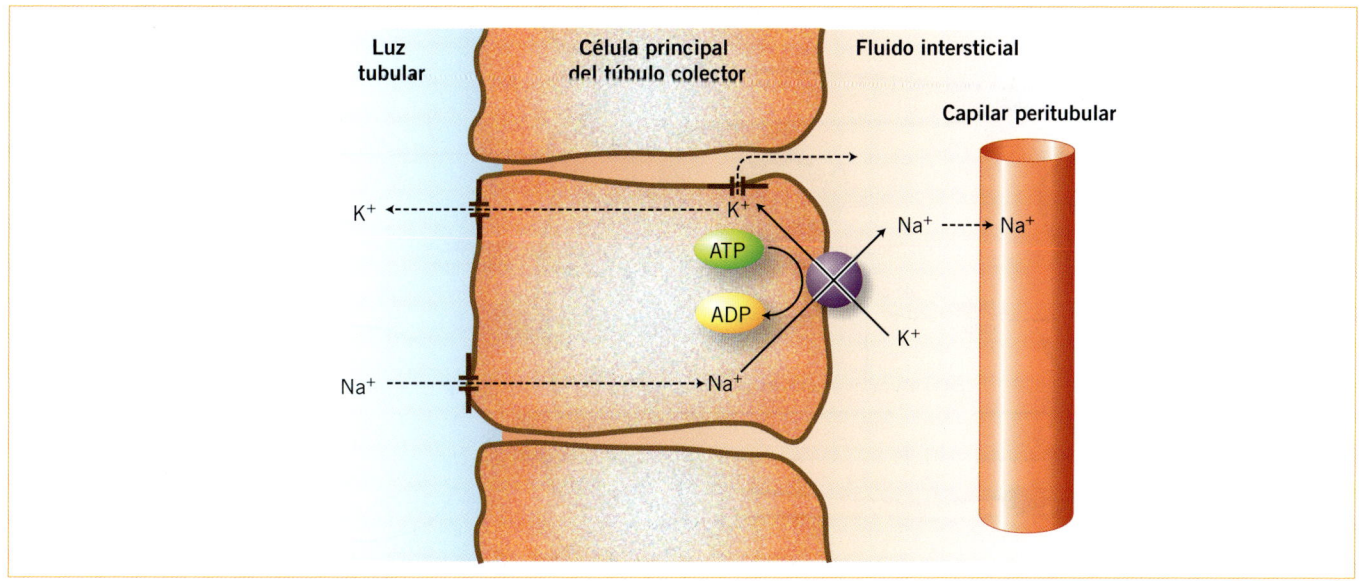

Figura 19-11. Mecanismos de reabsorción de sodio y secreción de potasio en el túbulo colector.

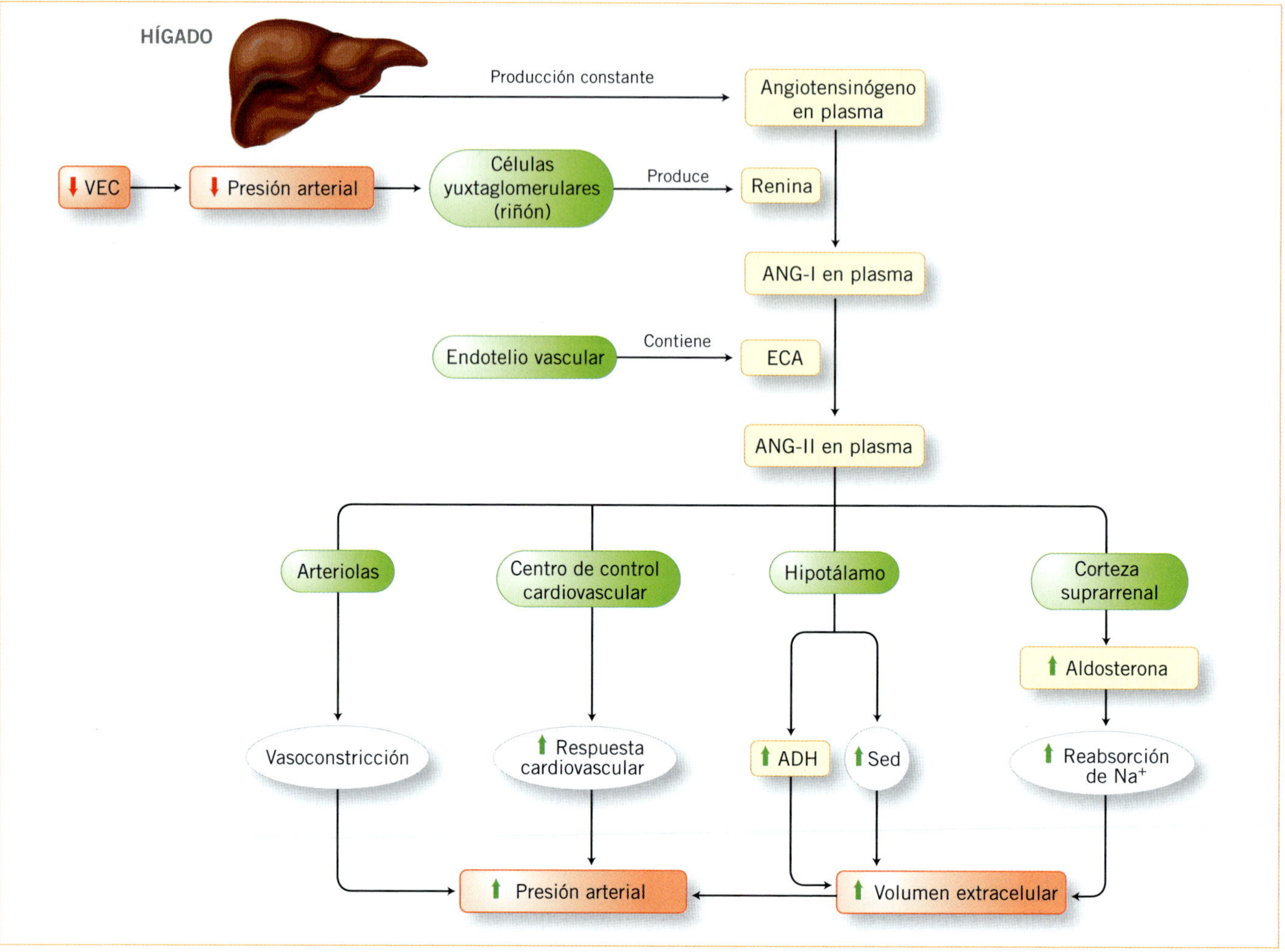

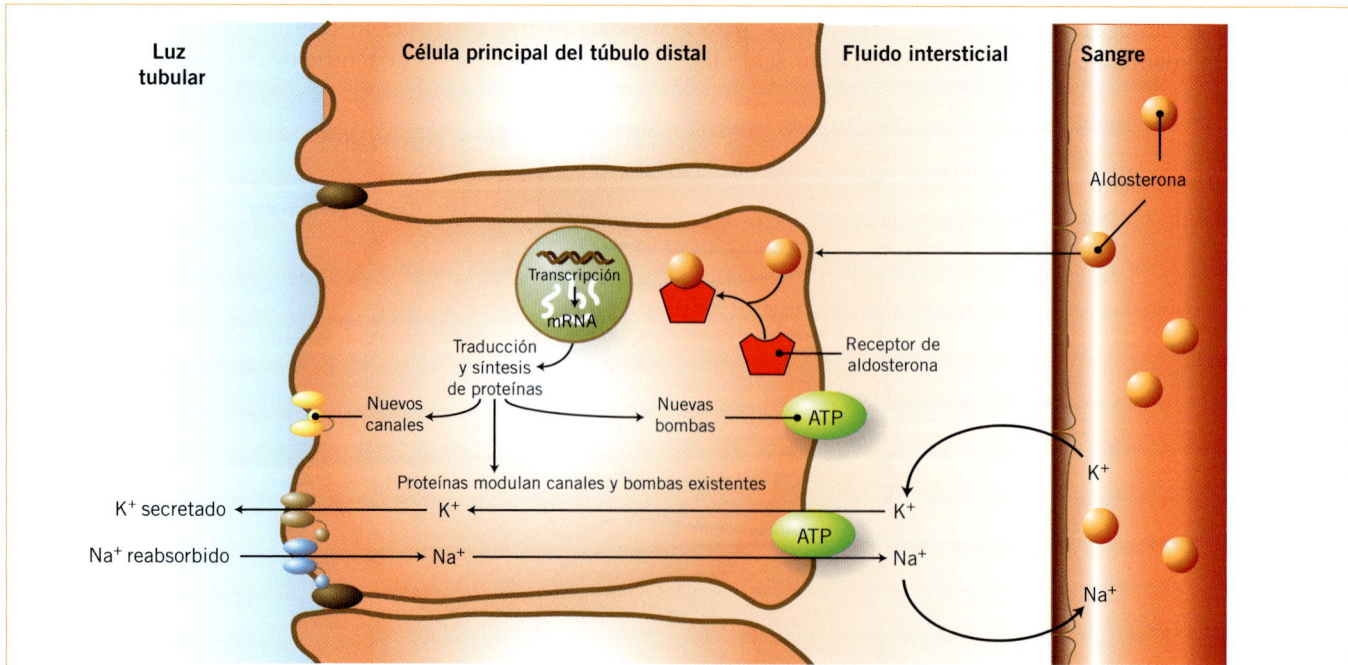

Figura 19-12. Regulación por parte del sistema renina-angiotensina-aldosterona del volumen extracelular (VEC) y la presión arterial. ADH: hormona antidiurética; ANG: angiotensina; ECA: enzima convertidora de la angiotensina.

Figura 19-13. Mecanismos celulares de acción de la aldosterona.

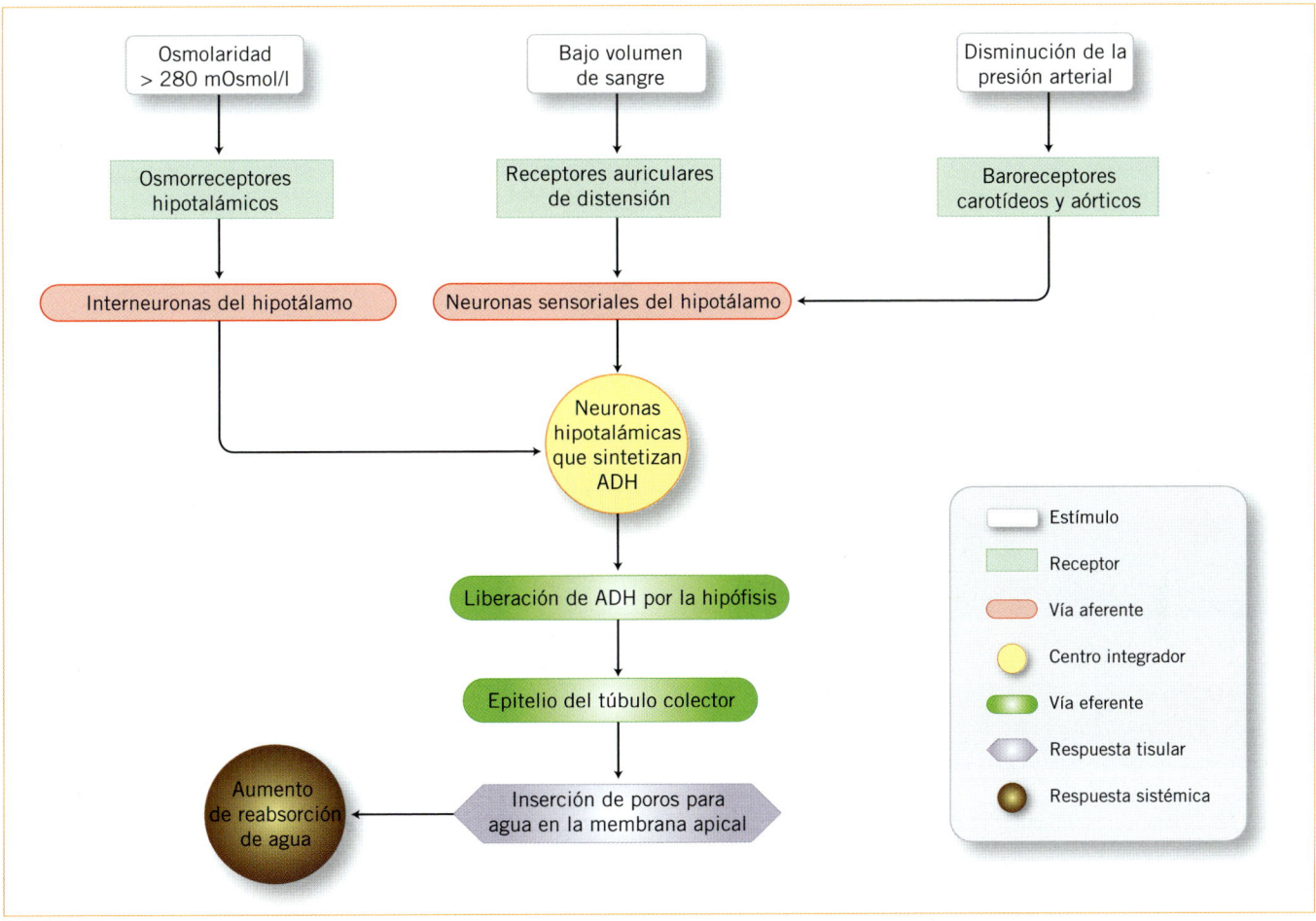

Figura 19-14. Mecanismos de regulación de la liberación de la hormona antidiurética (ADH) y efectos fisiológicos.

El mecanismo por el cual la ADH aumenta la permeabilidad tubular al agua se debe a la existencia de una proteína, la *acuaporina 2*, que se expresa exclusivamente en el túbulo colector medular. La funcionalidad de la acuaporina 2 es estimulada por la unión de ADH a sus receptores V2, que activan por medio de proteínas G la adenilato ciclasa, con la consiguiente elevación de cAMP, activación de la proteína quinasa A (PKA) y fosforilación de un residuo de serina de la acuaporina 2, presente en un compartimento de vesículas subapicales, que modifica su interacción con la actina del citoesqueleto y activa un proceso de exocitosis que permite su inserción en la membrana apical, lo que conlleva el aumento de la permeabilidad de la membrana al agua. Hay que señalar que las acuaporinas 3 y 4 están constitutivamente presentes en la membrana basolateral de estas células. La ADH es la única hormona que eleva el cAMP en el túbulo colector medular (**Fig. 19-17**). A su vez, la ADH también estimula la apertura de UT-2, un *transportador de urea* de alta capacidad, de gran relevancia en el proceso de concentración de la orina.

El aumento de la osmolaridad plasmática y la disminución del VEC o de la presión arterial inducen la liberación hipofisaria de ADH, lo que conlleva un aumento de la reabsorción tubular de agua, que es devuelta, libre de solutos, a la circulación, lo que permite restaurar la osmolaridad extracelular y contribuye a aumentar el VEC y, por lo tanto, a devolver a la normalidad la presión arterial. Este mecanismo se esquematiza en la **figura 19-14**.

Péptido natriurético auricular

Ante un aumento de la cantidad de sodio del organismo, del VEC o del volumen plasmático, se produce una distensión de la aurícula, lo que hace que los miocardiocitos auriculares liberen un péptido conocido como péptido natriurético auricular (**Fig. 19-18**). Este péptido tiene acción a muchos niveles del organismo: actúa sobre el hipotálamo, inhibiendo la liberación de ADH, y sobre las arteriolas, produciendo vasodilatación, especialmente en las arteriolas glomerulares renales, por lo que aumenta el FG. También actúa sobre la corteza suprarrenal, inhibiendo la liberación de aldosterona. Todo ello hace que, además de disminuir la presión arterial, el péptido natriurético auricular aumente la excreción renal de agua y electrólitos, colaborando a devolver el VEC a sus niveles basales (**Fig. 19-18**).

BALANCE DE SODIO

De todas las funciones del riñón, probablemente la más importante es el mantenimiento del balance de sodio. El sodio es el principal catión del LEC, siendo fundamental en la regulación de la homeostasis del medio interno. Pero, además,

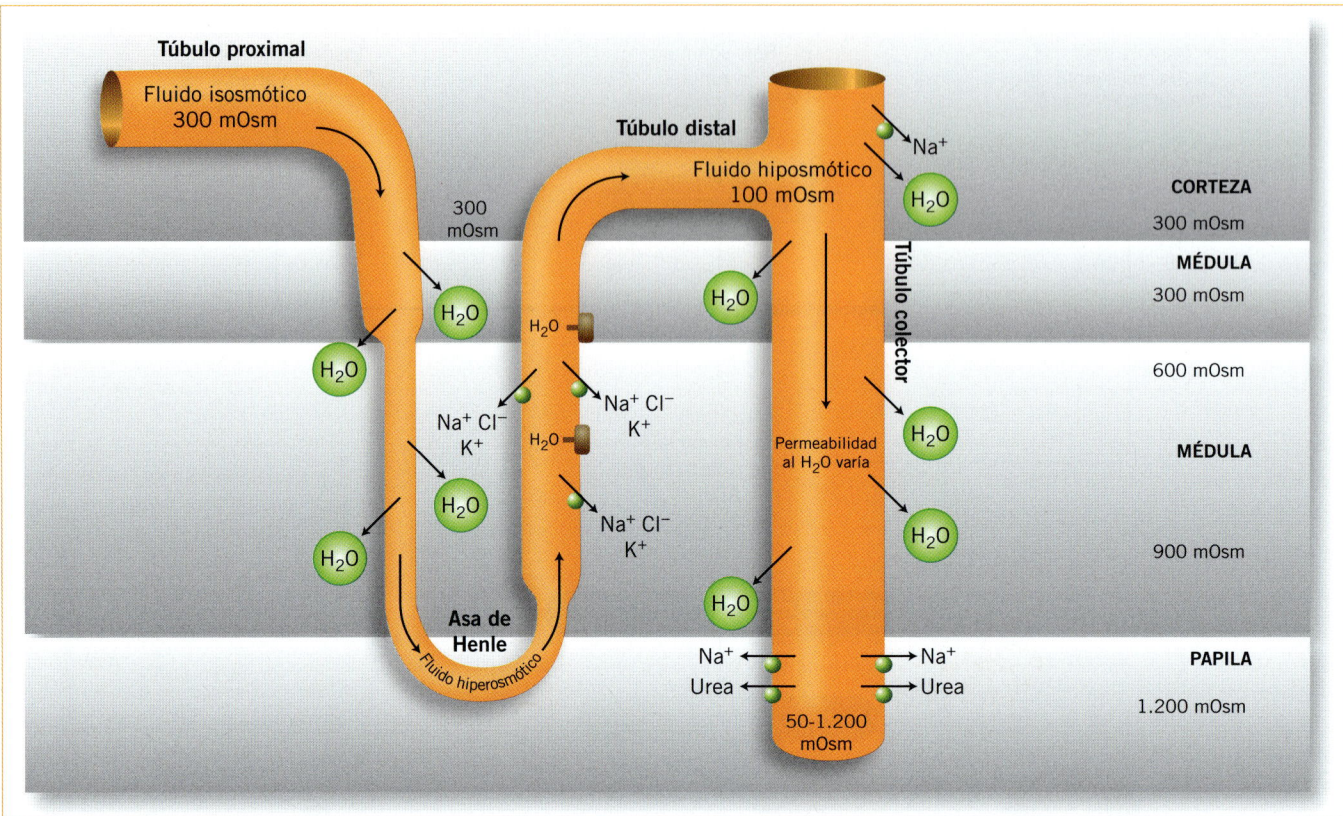

Figura 19-15. Reabsorción tubular de agua y solutos a lo largo de la nefrona, en condiciones de antidiuresis.

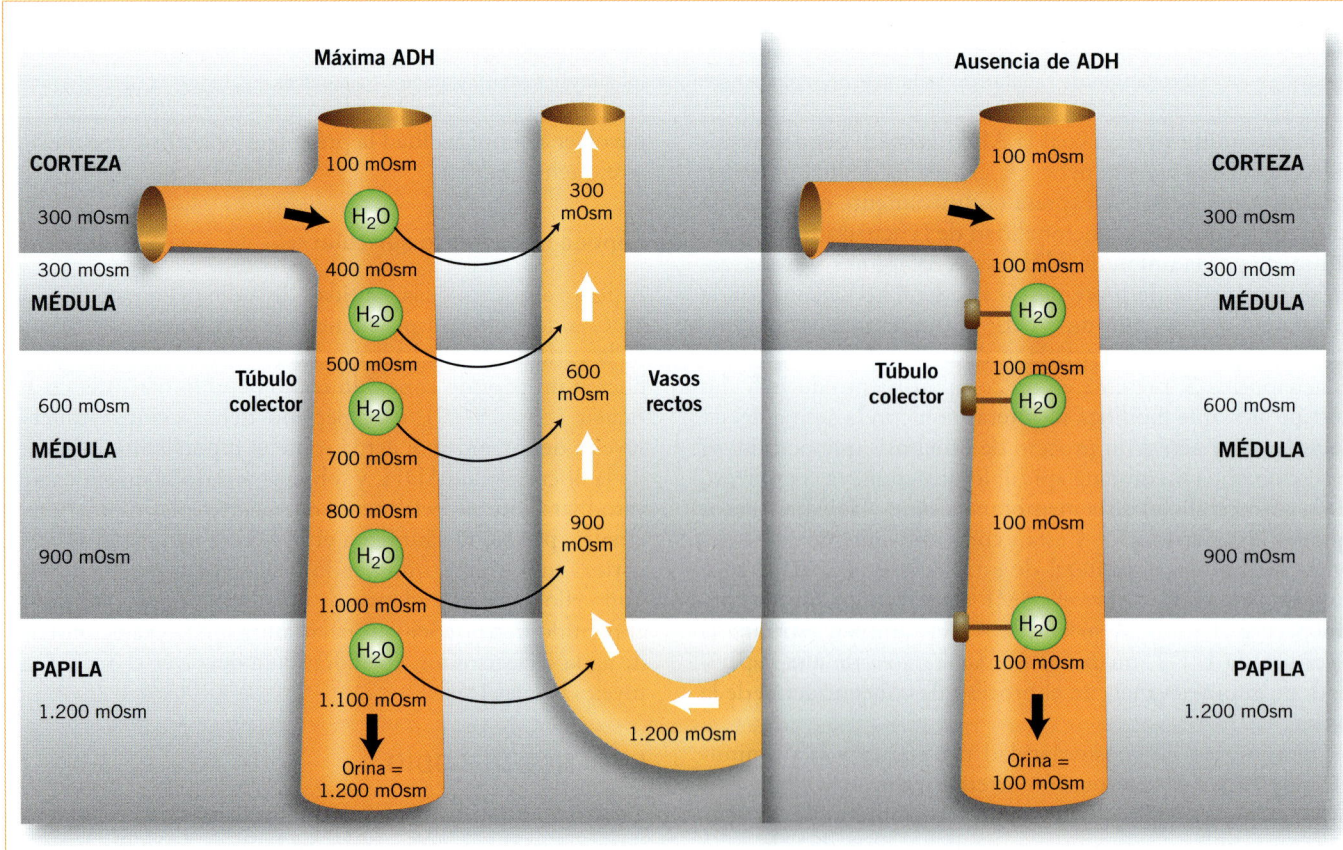

Figura 19-16. A la izquierda, reabsorción tubular de agua en el túbulo colector y transporte por los vasos rectos, en condiciones de antidiuresis. A la derecha, reabsorción tubular de agua en el túbulo colector, en condiciones de diuresis osmótica máxima.

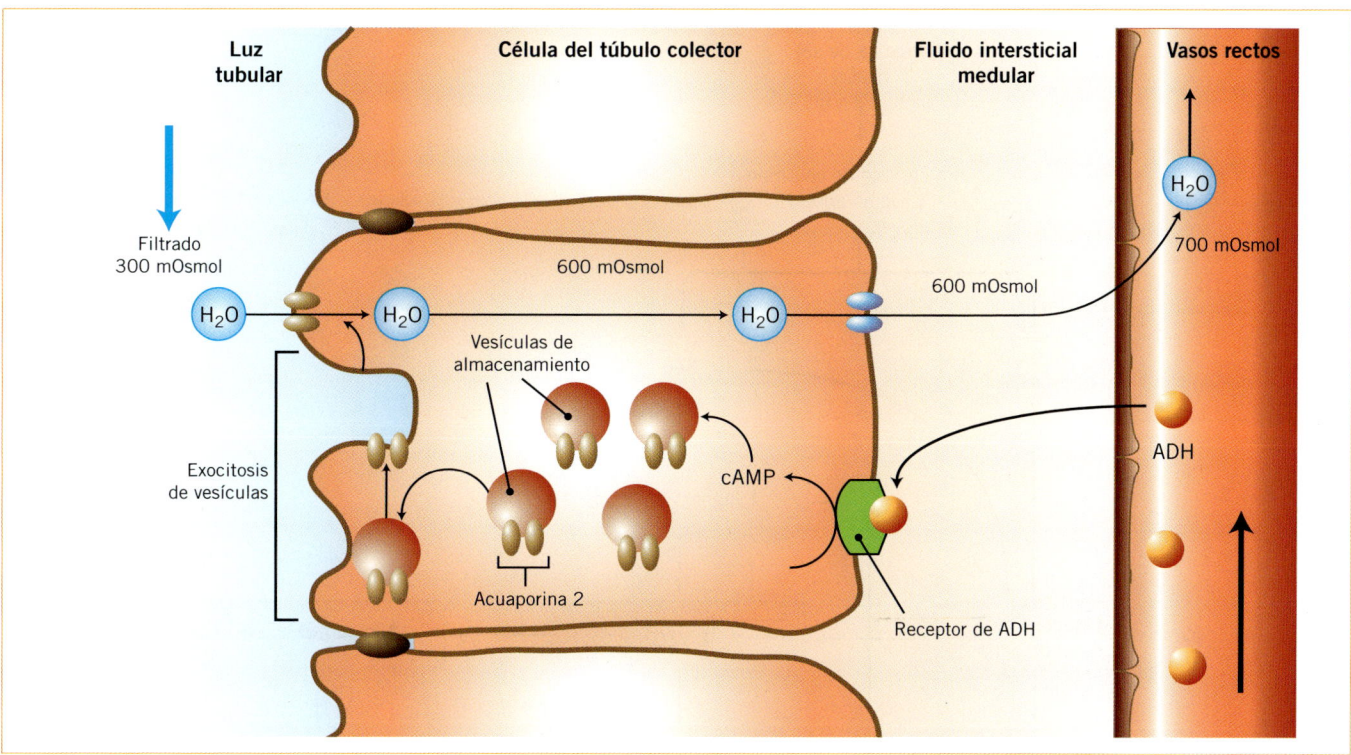

Figura 19-17. Mecanismos celulares de acción de la hormona antidiurética (ADH), en las células del túbulo colector.

dado que se localiza principalmente fuera de las células, los cambios en el contenido corporal de sodio se reflejan en cambios en el volumen del LEC, que, a su vez, determinan el volumen sanguíneo, el gasto cardíaco y la presión arterial, como se esquematiza en la **figura 19-19**. Por lo tanto, los mecanismos renales que participan en el control de la reab-

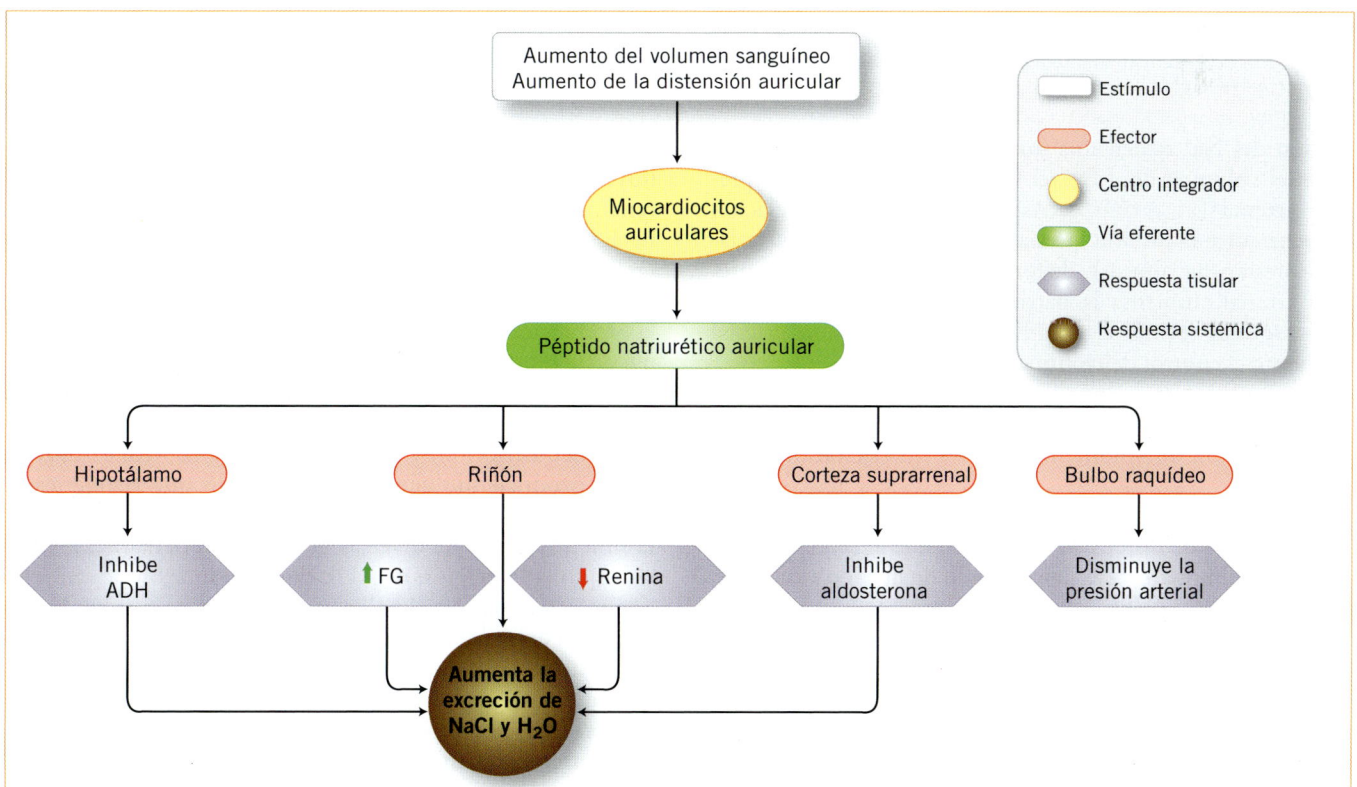

Figura 19-18. Liberación de péptido natriurético auricular, ante un aumento del volumen extracelular, y mecanismos de acción. ADH: hormona antidiurética; FG: filtrado glomerular.

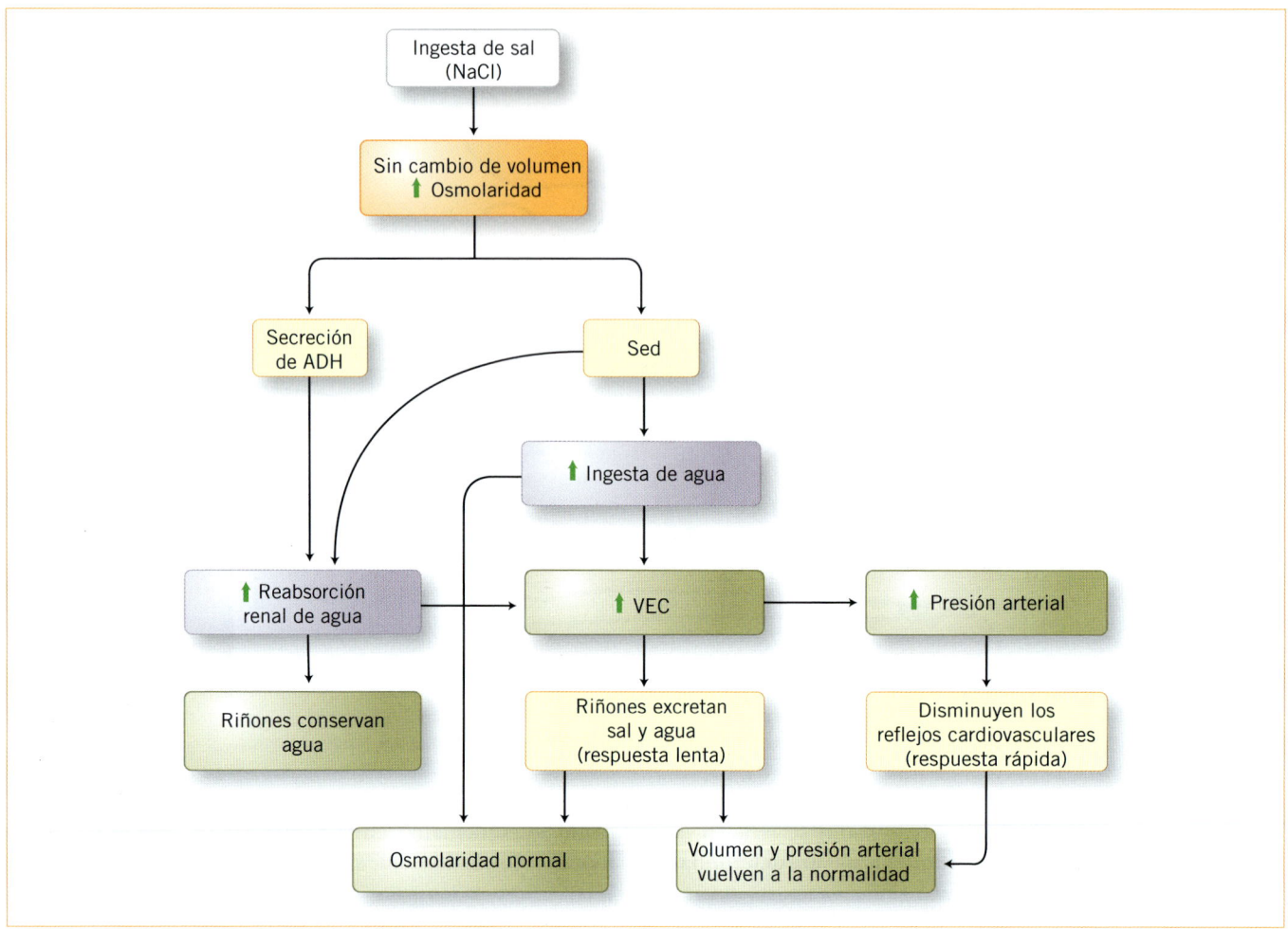

Figura 19-19. Mecanismos integrados de respuesta del organismo ante un aumento de la ingesta de sal. ADH: hormona antidiurética; VEC: volumen extracelular.

sorción del Na⁺ tienen una importancia decisiva para controlar el volumen del LEC, el volumen sanguíneo y la presión arterial (**Fig. 19-19**). Asimismo, existe una relación estrecha entre la presión arterial y la excreción de Na⁺ (relación presión-natriuresis), de forma que, al aumentar la presión arterial, aumenta la natriuresis, y viceversa (**Fig. 19-19**). De esta forma, el riñón controla la presión arterial mediante el control del volumen del LEC.

Los cambios en la ingesta de sodio y en el volumen del LEC son detectados por una serie de receptores de volumen y composición de volumen, entre los que destacan los siguientes:

- Receptores de distensión presentes en la aurícula y las arterias pulmonares: evalúan el grado de llenado vascular y, por lo tanto, el VEC.
- Barorreceptores arteriales (situados en el arco aórtico y el seno carotídeo): evalúan la presión arterial, que, como se ha indicado antes, está directamente relacionada con el volumen circulante.
- Receptores intracraneales: evalúan el volumen intracelular.
- Receptores hepaticoportales: evalúan la ingesta de sodio antes de que llegue al torrente circulatorio.

Cuando el volumen del LEC o la presión arterial disminuyen, se produce una activación de la actividad simpática renal, lo que produce vasoconstricción y aumento de la liberación de renina por parte de las células del aparato yuxtaglomerular. También puede liberarse renina por un efecto directo de activación de la mácula densa por un aumento de la producción de óxido nítrico (NO) (**Fig. 19-20**). La renina, a través de una cascada de reacciones descritas en la **figura 19-12**, produce angiotensina II, que es una sustancia con efecto directo sobre las arteriolas vasculares, produciendo vasoconstricción, y sobre el centro de control cardiovascular, produciendo cardioaceleración, lo que tiende a aumentar la presión arterial (**Fig. 19-12**). La angiotensina II también actúa sobre diversas neuronas hipotalámicas, favoreciendo la liberación de ADH y la producción de sed, que está relacionada con el balance de agua, que se ha analizado antes. La angiotensina II tiene también efectos directos sobre el túbulo proximal, aumentando la reabsorción tubular de sodio y agua. Estos cambios en la reabsorción proximal no son, sin embargo, los responsables fundamentales del aumento o la disminución de la eliminación renal de sodio, ya que, como se ha descrito anteriormente, tanto el asa de Henle como la parte inicial del túbulo distal reabsorben una fracción fija de la carga de Na⁺ que les llega (25 y 5 %, res-

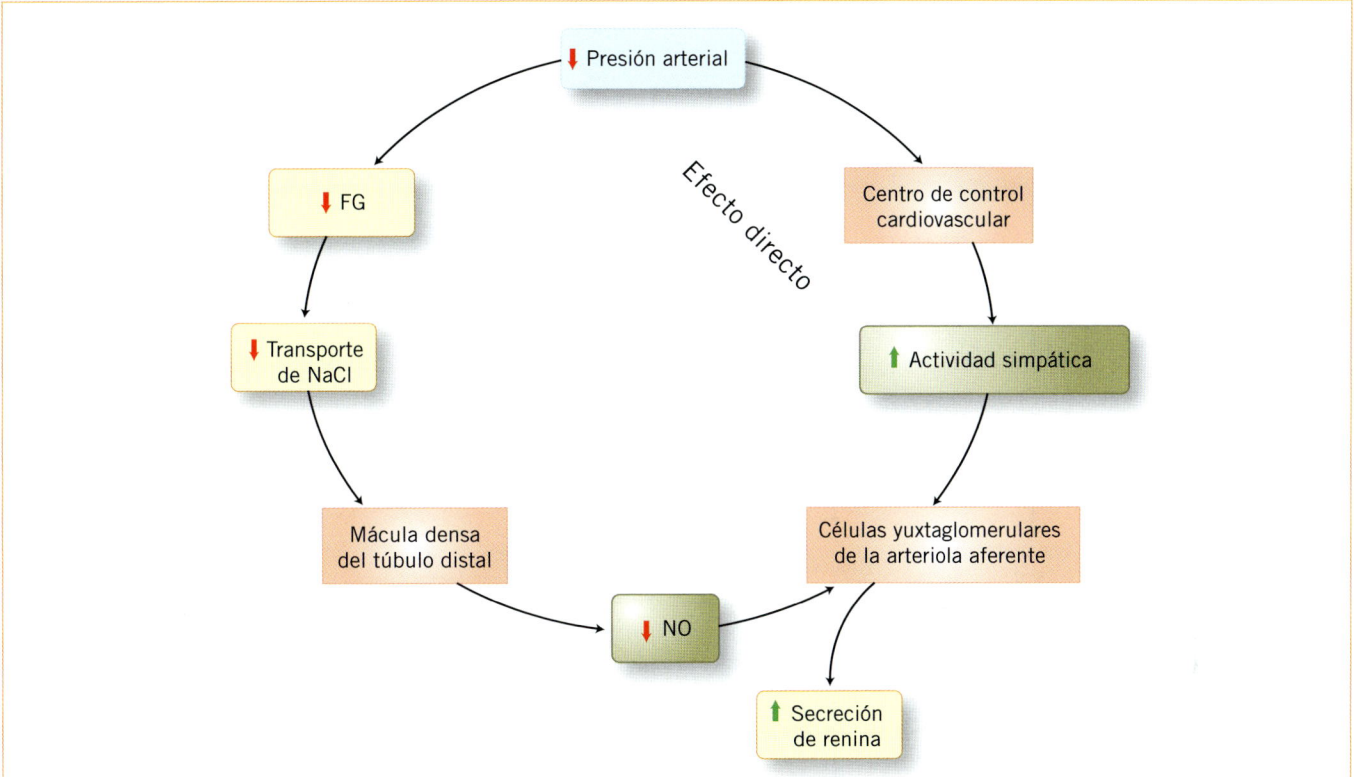

Figura 19-20. Efecto de la disminución de la presión arterial sobre la liberación renal de renina y mecanismos implicados. FG: filtrado glomerular.

pectivamente), de forma que estos segmentos tamponan parcialmente los cambios producidos en la carga filtrada y hacen que, a la parte final de la nefrona, llegue una cantidad de Na$^+$ relativamente constante, con independencia de los cambios en el VEC.

La angiotensina II también tiene efecto sobre la corteza suprarrenal, ya que hace que se libere aldosterona de la zona glomerulosa de dicha corteza. La aldosterona actúa sobre el túbulo colector, haciendo que aumente la reabsorción tubular de sodio, como se ha explicado antes (v. Aldosterona, antes), por lo que aumenta el contenido de sodio en el organismo y, por lo tanto, el VEC (**Fig. 19-12**).

Cuando el VEC o la presión arterial disminuyen, estos cambios son percibidos por los receptores de volumen (distensión) auriculares y por los barorreceptores del arco aórtico y del seno carotídeo, los cuales, mediante reflejos homeostáticos mediados por activación del sistema nervioso simpático y de sistemas hormonales (como el sistema renina-angiotensina-aldosterona o la ADH) inducen, sobre el sistema cardiovascular, un aumento del gasto cardíaco y vasoconstricción.

Como se ha descrito antes, la acción de estos sistemas sobre el riñón induce un aumento de la reabsorción tubular de agua y sodio, que, junto con el estímulo de la sed y la ingestión oral de agua, hace que aumenten los volúmenes intracelular y extracelular y se recupere la presión arterial (**Fig. 19-21**). Cuando se produce un aumento del VEC o de la presión arterial, los mismos mecanismos actúan en sentido contrario, haciendo que disminuyan el VEC y la presión arterial (**Fig. 19-22**).

BALANCE DE POTASIO

La reabsorción de potasio en el túbulo proximal y el asa de Henle es constante en casi todas las condiciones fisiológicas, por lo que a los túbulos distal y colector aproximadamente el 13 % de la carga filtrada (alrededor de 90 mmol/día), y este segmento se encarga de los ajustes finales de la excreción de potasio de acuerdo con la dieta. Como se ha indicado antes, la ingesta de potasio puede ser mayor o menor que esa cantidad, por lo que estos segmentos pueden resorber o secretar potasio de forma neta, según lo requiera el balance de este ion. En el caso de una persona con dieta baja en potasio, hay una reabsorción adicional de potasio en las células intercaladas de los túbulos conector y colector, mientras que, en el caso de una dieta rica en potasio, se produce secreción de este ion por parte de las células principales de estos segmentos tubulares.

La reabsorción de potasio por parte de las células intercaladas α se basa en la existencia, en su membrana luminal, de una H$^+$/K$^+$-ATPasa similar a la de las células del estómago. El potasio entra en la célula en contra de un gradiente de concentración en intercambio por H$^+$ mediante este transporte activo, y sale de la célula a favor de un gradiente de concentración a través de los canales de K$^+$ de la membrana basolateral. En las células principales, el potasio entra a las células contra un gradiente de concentración a través de la bomba de sodio de su membrana basolateral, y sale de la célula hacia el fluido tubular a través de los canales de K$^+$ de la membrana apical. Por lo tanto, la cantidad neta de potasio resorbida o secretada depende de la diferencia entre

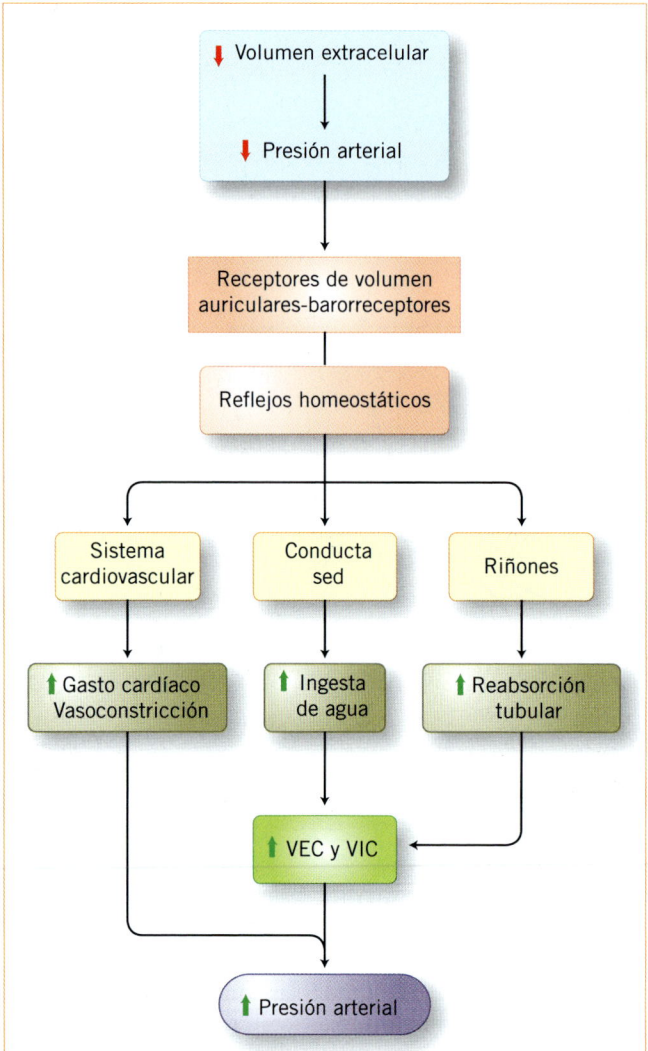

Figura 19-21. Mecanismos integrados de respuesta del organismo ante la disminución del volumen extracelular (VEC) y la presión arterial. VIC: volumen intracelular.

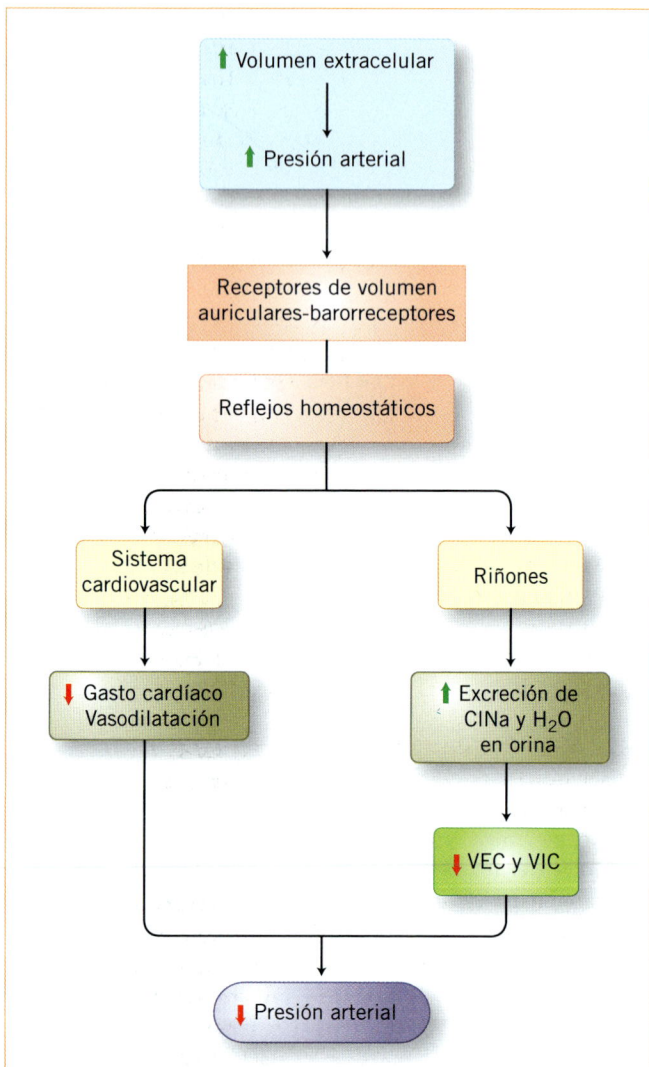

Figura 19-22. Mecanismos integrados de respuesta del organismo ante el aumento de la presión arterial o del volumen extracelular (VEC). VIC: volumen intracelular.

la cantidad resorbida por las células intercaladas y la secretada por las células principales. El determinante fundamental de la secreción de potasio es el gradiente electroquímico de potasio a través de la membrana luminal, cuyo determinante principal es, a su vez, la concentración intracelular de potasio. El aumento de la ingesta de potasio incrementa la concentración de potasio intracelular y, por lo tanto, aumenta la secreción y disminuye la reabsorción. Además, se incrementa la liberación de aldosterona, que, aumentando la actividad y la cantidad de la Na^+/K^+-ATPasa, incrementa la cantidad de potasio que entra en la célula y, por lo tanto, el gradiente electroquímico, lo que asociado al aumento de canales de K^+ de la membrana apical favorece la secreción. Otro factor fundamental es el equilibrio ácido-base. Si hay acidosis, los H^+ entran a la célula y salen de ella los iones K^+, por lo que disminuye tanto su concentración intracelular como su secreción. Por ello, en esta circunstancia, se observa hiperpotasemia en presencia de baja excreción urinaria de potasio. Por el contrario, en la alcalosis, los iones H^+ abandonan las células para actuar como amortiguador en el

LEC, lo que hace que el potasio penetre en ellas manteniendo la electroneutralidad. Esto hace que se secrete más potasio en la orina, a pesar de que la concentración plasmática de potasio sea baja. La presencia de aniones no resorbibles en la luz de los túbulos distal y colector aumenta la electronegatividad de la luz tubular, lo que favorece también la secreción de potasio.

REGULACIÓN DEL BALANCE DE AGUA

El mantenimiento de la osmolaridad del medio interno, en un entorno donde el acceso al agua puede ser limitado e inconstante, ha hecho que los mamíferos superiores hayan desarrollado un sistema homeostático de mantenimiento del balance de agua en el que el riñón desempeña un papel fundamental. El organismo de los mamíferos pierde, de forma obligada, cierta cantidad de agua: por la orina, como disolvente de los metabolitos de desecho; por la piel, como sudor, y por la respiración, como vapor de agua. Por otra parte, como consecuencia de la ingesta de alimentos, aumenta el contenido en el organismo de sustancias osmóticamente activas. Todo esto condiciona un incremento en la osmolaridad plasmática, que puede resultar nocivo. La consecuencia directa de esta hiperosmolaridad es la activación del mecanismo de la sed, mediante el cual los animales superiores tratan de incrementar su ingesta de agua por el tubo digestivo. En un ámbito natural con agua abundante, el incremento del aporte de agua normalizará la osmolaridad del medio interno. No obstante, si la disponibilidad de agua es limitada o ha de transcurrir un cierto tiempo hasta tener acceso a ella, deben existir mecanismos alternativos de ahorro de agua, para mantener la osmolaridad del organismo. Por otra parte, en ciertas ocasiones, los mamíferos pueden ingerir cantidades muy abundantes de agua, superiores a sus necesidades, que podrían disminuir la osmolaridad del medio interno. También, en este caso, es necesario un sistema de eliminación de agua que pueda ser finamente regulado. Estas acciones de ahorro y de eliminación de agua, en respuesta a las necesidades concretas del organismo, son realizadas por el riñón mediante la generación de una orina más o menos concentrada.

Mecanismos de concentración y dilución urinaria

Los mecanismos de concentración y dilución urinaria pueden ser descritos, en sus aspectos fundamentales, mediante conceptos simples, muchos de los cuales se han expuesto antes. No obstante, algunos de los mecanismos íntimos responsables del fenómeno no se conocen con precisión y se explican mediante una serie de hipótesis que, en un grado más o menos satisfactorio, han sido documentadas experimentalmente. A continuación se analizan estos mecanismos de forma progresiva, haciendo especial hincapié en su grado de certeza.

Los fenómenos de concentración y dilución se producen en el riñón por la conjunción de una serie de propiedades:

- Existe un gradiente de concentración en el parénquima renal, de forma que las porciones externas del parénquima tienen osmolaridades próximas a las del plasma, alrededor de 300 mOsm/kg, mientras que, en la papila, la osmolaridad puede llegar a ser de 1.200 mOsm/kg.
- El fluido tubular, después de atravesar el túbulo proximal, el asa de Henle y el verdadero túbulo distal, llega al túbulo conector con una osmolaridad muy baja, de alrededor de 100 mOsm. Esto es así prácticamente en todas las condiciones fisiológicas, y sólo la manipulación farmacológica de los transportadores de los segmentos diluyentes (porción ascendente gruesa del asa de Henle y túbulo distal verdadero) altera esta osmolaridad.
- La permeabilidad al agua de los túbulos conector y colector es muy variable, estando regulada por la ADH.
- El flujo de sangre peritubular tiene una disposición tal que puede retirar del intersticio el agua reabsorbida sin disipar el gradiente de concentración axial existente en el riñón.

Estos mecanismos se integran de la siguiente manera. Como se ha indicado antes, el fluido que llega al túbulo conector es hiposmótico con respecto al intersticio renal que lo rodea. En los casos en que sea necesario ahorrar agua, es decir, concentrar la orina, la ADH sintetizada en el hipotálamo y liberada en la neurohipófisis como respuesta a estímulos osmóticos condicionará un incremento en los transportadores de agua efectivos (acuaporina 2) del túbulo colector (**Fig. 19-17**), haciendo que la pared tubular sea permeable al agua. Ésta pasará, por un gradiente osmótico, desde la luz tubular al intersticio, determinando la formación de un fluido tubular cada vez más concentrado, dado que el parénquima renal tiene una osmolaridad progresivamente creciente. El agua reabsorbida será retirada hacia los capilares peritubulares, permaneciendo constante la osmolaridad del intersticio (**Fig. 19-16**). Por el contrario, cuando no sea necesario retener agua, las concentraciones de ADH serán bajas, con lo que la pared tubular mantendrá su impermeabilidad, haciendo que el fluido hiposmótico progrese de esta forma por el túbulo colector, dando lugar a una orina diluida (**Fig. 19-17**).

Concepto de agua libre

El agua libre es el agua que se elimina en la orina libre de solutos. Su cuantificación da una idea de la eficacia de los mecanismos de dilución urinaria, de forma que una orina con más agua libre será más diluida. Evidentemente, en una orina concentrada no se elimina agua libre, sino que se eliminan solutos en exceso de agua. La eliminación de agua libre se valora cuantitativamente midiendo lo que se conoce como *aclaramiento de agua libre* (CH_2O), que no es un aclaramiento en el sentido estricto de la palabra, sino que se calcula restando al flujo urinario el aclaramiento osmolar (Cosm).

La fórmula que permite el cálculo es la siguiente:

$$CH_2O = \text{Diuresis} - \text{Cosm} = \text{Diuresis} - (\text{Diuresis} \times \times \text{Osmolaridad urinaria/Osmolaridad plasmática})$$

De donde se deduce:

$$CH_2O = \text{Diuresis} (1 - \text{Osmolaridad urinaria/Osmolaridad plasmática})$$

Observando la última expresión de la fórmula, es fácil entender que, en las orinas diluidas, el numerador de la fracción es inferior al denominador, con lo que el CH_2O será positivo. No obstante, en las orinas concentradas, la fracción será superior a la unidad, dando un aclaramiento de agua libre negativo. Este concepto, que se suele representar como TCH_2O, da una idea de la reabsorción tubular de agua en proporción con los solutos reabsorbidos, es decir, del grado de concentración urinaria.

Regulación de la sed

Los centros de control de la sed están situados en la porción ventromedial y posterior del hipotálamo (pared anteroventral del III ventrículo y núcleo supraóptico), en estrecha relación con los centros reguladores de la liberación de ADH, que es la principal hormona reguladora de la eliminación renal de agua. El estímulo principal para la sed es la disminución del volumen de agua extracelular (p. ej., durante una hemorragia) o el aumento de la presión osmótica de este compartimento. También induce sed la disminución de la presión arterial. Al menos una parte sustancial de los estímulos de la sed están mediados por la angiotensina II.

Tanto la disminución del VEC como de la presión arterial inducen la liberación renal de renina, que cataliza la hidrólisis de una proteína circulante de origen hepático, el angiotensinógeno, dando lugar a un decapéptido, la angiotensina I, que a su vez es transformada en angiotensina II, un octapéptido, por una exoenzima endotelial, la enzima convertidora de la angiotensina II (**Fig. 19-12**). La angio-

tensina II actúa sobre el órgano subfornical y sobre el órgano vasculoso de la lámina terminal (situado inmediatamente por debajo de la pared ventral del tercer ventrículo). Ambos órganos están fuera de la barrera hematoencefálica, por lo que hasta ellos pueden acceder los péptidos circulantes.

También reviste gran importancia, en el estímulo de la sed, la sequedad de las mucosas bucales y esofágicas. Esto explica que una persona sedienta pueda sentir alivio de su sed inmediatamente después de haber bebido, sin que haya dado tiempo a absorber el agua por la mucosa del aparato digestivo. Esta sensación de saciedad también puede explicarse por la distensión gastrointestinal, especialmente la del estómago.

PUNTOS CLAVE

- En este capítulo se hace una revisión general de las funciones básicas del agua y los electrólitos, de su distribución y de la regulación del contenido corporal de éstos por parte del riñón. En nuestro organismo, el agua es el componente individual de mayor magnitud, y representa una media del 60 % del peso corporal. El contenido corporal total de agua presenta notables variaciones entre los diversos individuos. Estas variaciones vienen determinadas, sobre todo, por la edad, la cantidad de tejido adiposo y el sexo.

- Este medio líquido está dividido en dos compartimentos principales, separados por las membranas celulares. El mayor de ellos es el compartimento intracelular o líquido intracelular (LIC), que representa aproximadamente dos terceras partes del agua corporal total, mientras que el resto está en el compartimento extracelular o líquido extracelular (LEC). A su vez, el compartimento extracelular puede subdividirse en otros dos: el líquido que rodea las células de los tejidos sólidos, o líquido intersticial, y el líquido correspondiente al plasma sanguíneo.

- Los compartimentos intracelular y extracelular tienen la misma osmolaridad total, pero su composición en sustancias disueltas es completamente diferente. El principal catión del LEC es el sodio, mientras que los principales aniones son el cloruro y el bicarbonato. Los principales aniones del LIC son el fosfato, las proteínas (que son aniones a pH fisiológico) y otros aniones orgánicos, mientras que la concentración de cloruro es muy baja. El catión principal es el potasio, seguido por el magnesio, mientras que la concentración de sodio es muy baja.

- Tanto el volumen como las propiedades fisicoquímicas del LIC y el LEC, incluida la composición individual de los diferentes solutos, deben mantenerse dentro de unos estrechos márgenes, para que las células funcionen normalmente. Diversos factores tienden a modificar el volumen y la composición del LEC: los más importantes son la ingesta o eliminación de agua y electrólitos y la adición al medio de productos de desecho del metabolismo celular.

- En el organismo existe una regulación activa para mantener la constancia del medio interno frente a todas las circunstancias que pudieran alterarlo. Esta regulación activa se basa, fundamentalmente, en dos sistemas que ejercen de forma independiente su capacidad reguladora: *a)* el ajuste de la ingesta por parte del aparato digestivo (sed, apetito) y *b)* el ajuste de las eliminaciones por el riñón.

- La misión fundamental del riñón consiste en estabilizar el volumen y las características fisicoquímicas del LEC e, indirectamente, del compartimento intracelular mediante la formación de orina. Para ello, el riñón conserva el agua y los solutos presentes normalmente en el organismo, así como los electrólitos constituyentes de los fluidos del organismo, fundamentalmente sodio, potasio, cloruro y bicarbonato; elimina el exceso de agua, electrólitos y osmoles procedentes de la ingesta, así como los productos metabólicos de desecho (urea, creatinina, hidrogeniones) o productos tóxicos que puedan haber penetrado en el organismo. Esto se realiza mediante dos procesos fundamentales: *a)* la formación de un gran volumen de ultrafiltrado (150 l/día) de LEC mediante un mecanismo pasivo de filtración transcapilar en los ovillos capilares de los glomérulos renales y *b)* el procesamiento de este fluido mediante reabsorción y secreción selectiva de agua y electrólitos, con el resultado de la producción de una cantidad de orina cuyo volumen y composición dependen, en condiciones fisiológicas, del volumen y la composición del LEC (**Fig. 19-4**).

- De esta forma, en condiciones normales, la eliminación urinaria de los iones más importantes del LEC (Na^+, Cl^-, K^+) y del agua que los diluye es similar a la ingesta, por lo que su cantidad total en el organismo y, por lo tanto, su concentración en los diversos compartimentos líquidos no varían. En estas circunstancias, aproximadamente el 99 % del agua filtrada es conservada, permitiendo la excreción de sólo 1-2 l/día, una cantidad similar a la ingesta. Por lo tanto, el balance entre ingesta y eliminación urinaria de agua y de electrólitos es 0.

- En la regulación de este balance intervienen varios sistemas sensoriales (receptores de volumen, de presión y quimiorreceptores), el sistema nervioso autónomo, diversos sistemas hormonales –entre los que destacan el sistema renina-angiotensina-aldosterona, la hormona antidiurética (ADH) y el péptido natriurético auricular– y adaptaciones integradas de las funciones renal y cardiovascular.

BIBLIOGRAFÍA

ALBALATE RAMÓN M, DE CASAS ARROYO R, DE SEQUERA ORTIZ P, RODRÍGUEZ-PUYOL D. **Alteraciones en la homeostasis del agua: estados hiperosmolares e hipoosmolares. En: Hernando L, ed. Nefrología clínica, 5ª ed. Madrid: Editorial Médica Panamericana, 2022; p. 93-110.**
Capítulo sobre los mecanismos del manejo renal del agua y de sus alteraciones más importantes.

ATUCHA NM, ROMECÍN P, GARCÍA GUILLÉN AI, GARCÍA ESTAÑ J. **Hemodinámica renal y filtración glomerular. Tresguerres JAF, ed. Fisiología humana, 5ª ed. Madrid: McGraw-Hill, 2020; p. 380-98.**
Capítulo que revisa y actualiza los mecanismos de la filtración glomerular y su regulación.

CARRIAZO F, ORTIZ ARDUÁN A, SÁNCHEZ-NIÑO MD. **Alteraciones en la regulación de la homeostasis del sodio. Contracción y expansión del volumen extracelular. Fundamentos del uso de diuréticos. En: Hernando L, ed. Nefrología clínica, 5ª ed. Madrid: Editorial Médica Panamericana, 2022; p. 74-92.**
Revisión de las enfermedades derivadas del desequilibrio de sodio en el organismo.

EATON DC, POOLER JP. **Chapters 6 (Basic renal processes for sodium, chloride, and water), 7 (Regulation of sodium and water excretion) and 8 (Regulation of potassium balance). En: Vander's Renal Physiology, 9ª ed. McGraw Hill/Medical, 2018; p. 78-104, 105-32, 133-49.**
Capítulos que describen los mecanismos de regulación de los balances de sodio, potasio, cloro y agua.

FERNÁNDEZ PRADO R, CASTILLO RODRÍGUEZ E, ORTIZ ARDUÁN A. **Fisiología del riñón. En: Hernando L, ed. Nefrología clínica, 5ª ed. Madrid: Editorial Médica Panamericana, 2022; p. 47-68.**
Descripción de los mecanismos de formación de orina.

HERNÁNDEZ J, CARBONELL DI MOLA JA. **Regulación del volumen y la osmolaridad de los líquidos corporales. Mecanismos de concentración y dilución de la orina. En: Tresguerres JAF, ed. Fisiología humana, 3ª ed. Madrid: McGraw-Hill Interamericana, 2005; p. 402-19.**
Capítulo de revisión sobre la participación del riñón en el control del volumen y la osmolaridad de los líquidos del organismo.

MCLAFFERTY E, JOHNSTONE C, HENDRY C, FARLEY A. **Fluid and electrolyte balance. Nurs Stand 2014; 28: 42-9.**
Revisión sobre la regulación de la excreción renal de agua y electrólitos corporales, y de algunas enfermedades provocadas por el desequilibrio entre su ingesta y excreción.

MORLA L, EDWARDS A, CRAMBERT G. **New insights into sodium transport regulation in the distal nephron: role of G-protein coupled receptors. World J Biol Chem 2016; 7: 44-6.**
Revisión sobre la regulación del transporte de sodio en la parte distal de la nefrona (túbulo distal y túbulo colector).

NAVAR LG, MADDOX DA, MUNGER KA. **Circulaciones renales y filtración glomerular. En: Brenner y Rector, ed. El riñón. Madrid: Elsevier, 2021; p. 80-115.**
Descripción en profundidad de la circulación renal y sus mecanismos de regulación.

STANHEWICZ AE, KENNEY WL. **Determinants of water and sodium intake and output. Nutr Rev 2015; 73 (Suppl 2): 73-82.**
Texto accesible que revisa la regulación fisiológica de la ingesta y la eliminación de agua y electrólitos, y la relevancia del manejo del sodio en la regulación de la presión arterial.

(?) **AUTOEVALUACIÓN**

Regulación del equilibrio ácido-base

20

C. Martínez Salgado y J. M. López Novoa

OBJETIVOS

- Comprender la importancia del mantenimiento de la constancia de la concentración de hidrogeniones para el correcto funcionamiento de las funciones celulares y del organismo en su conjunto.
- Explicar las fuentes de ácido y álcali en el organismo humano.
- Entender el mecanismo de actuación de los sistemas amortiguadores y su importancia relativa.
- Comprender el papel del aparato respiratorio en la regulación de la concentración de hidrogeniones.
- Definir el papel del riñón en el mantenimiento a largo plazo del equilibrio ácido-base.
- Definir los conceptos de alcalosis y acidosis.
- Distinguir entre acidosis respiratoria y acidosis metabólica y entre alcalosis respiratoria y alcalosis metabólica y explicar las causas y las consecuencias de cada una de ellas.
- Comprender las bases del tratamiento de las alcalosis y las acidosis.

CONTENIDO

INTRODUCCIÓN

La regulación de las concentraciones de hidrogeniones [H⁺] en los líquidos corporales es uno de los aspectos más importantes de la homeostasis. La concentración de hidrogeniones en un líquido determina su grado de acidez. La concentración de hidrogeniones se expresa normalmente como pH ($-\log$ [H⁺]). Un pH superior a 7 (10^{-7} Eq/l) indica que el líquido es alcalino, mientras que un pH inferior a 7 indica que el líquido es ácido. En otras palabras, cuanto menor es el pH mayor es la acidez y cuanto mayor es el pH, mayor es la alcalinidad del líquido. La concentración de hidrogeniones en el líquido extracelular humano se mantiene en valores de alrededor de 4×10^{-8} Eq/l, o 7,35 expresado como pH, mientras que en la sangre arterial el pH es de 7,4. Cuando el pH arterial es inferior a 7,4 se dice que hay una situación de *acidosis*, mientras que si es mayor que 7,4 se dice que hay *alcalosis*.

Pequeños cambios en la concentración de hidrogeniones en el líquido intracelular modifican de forma sustancial la velocidad de muchas reacciones químicas catalizadas por enzimas. Por ello, si cambia el pH del líquido extracelular y, en consecuencia, cambia el del líquido intracelular, la actividad de diferentes enzimas puede modificarse de diferentes formas y, por ello, los procesos metabólicos que mantienen la función celular se ven gravemente alterados. Por lo tanto, la regulación del pH ha de ser muy fina para mantener la función celular. El intervalo de valores del pH en sangre arterial compatible con la vida es de 6,8 a 8,0, aproximadamente.

Tanto la dieta como el metabolismo tisular añaden continuamente a los fluidos del organismo cantidades sustanciales de ácidos o de álcalis (o bases). Los ácidos volátiles (fundamentalmente CO_2 o, mejor dicho, ácido carbónico, como se verá más adelante) provienen de los procesos metabólicos oxidativos de los hidratos de carbono y de las grasas. Los ácidos no volátiles (sulfatos, fosfatos) provienen respectivamente del metabolismo de las proteínas (especialmente de las que contienen cisteína) y de los lípidos (fosfolípidos) y proteínas (fosfoproteínas). También se genera una cantidad menor de ácidos no volátiles en otros procesos, por ejemplo: ácido láctico, que se produce en la oxidación incompleta de los hidratos de carbono; ácido acetoacético y ácido β-hidroxibutírico, que se producen en la oxidación de los lípidos, sobre todo en ausencia de insulina. Los álcalis o bases provienen de la ingesta de vegetales, aunque su producción neta, en el caso del hombre, sólo tiene importancia en los vegetarianos estrictos.

En el organismo de los mamíferos superiores hay muchos mecanismos que se han desarrollado para compensar estos cambios en el pH. A continuación se analizarán los aspectos más importantes de estos mecanismos. También se mencionarán las causas y las características de las enfermedades más comunes que cursan con acidosis o con alcalosis.

FISIOLOGÍA DEL EQUILIBRIO ÁCIDO-BASE

Definición de ácido y de base

La primera aproximación científica a los conceptos de ácido y de base fue hecha por Arrhenius en 1887. Arrhenius definió un ácido como una sustancia capaz de disociarse en una solución acuosa para producir hidrogeniones. Esta definición identificaba la mayor parte de los ácidos conocidos en aquel tiempo. Por otro lado, definió una base como una sustancia que se disocia en una solución acuosa dando lugar a iones hidroxilo. Esta teoría no era totalmente satisfactoria, ya que varias sustancias ácidas no contienen hidrogeniones, mientras que algunas sustancias básicas no contienen hidroxilo. Además, la teoría podía aplicarse solamente a soluciones acuosas. El siguiente avance fue propuesto por Bronsted y Lowry en 1923, y es la teoría más utilizada generalmente en los textos médicos. Un ácido es definido como una sustancia que dona hidrogeniones a otra. Esta teoría no requiere una solución acuosa o una disociación, como en el caso de la teoría de Arrhenius. La sustancia que acepta el hidrogenión del ácido es llamada base conjugada. Esta idea del par ácido-base conjugada es una parte importante de la teoría de Bronsted-Lowry. La fuerza de un ácido se define como su capacidad para donar hidrogeniones al solvente, por ejemplo, el agua en los sistemas biológicos. Un ácido fuerte tiene una gran capacidad para donarle un protón al agua, de forma que la concentración de hidrogeniones es muy alta. Una definición más general de ácidos y bases fue realizada por Lewis en 1923. La base de esta teoría eran las sustancias que exhiben propiedades ácidas en solución (como el CO_2) pero no contienen hidrogeniones. Lewis definió un ácido como cualquier sustancia que es un receptor potencial de electrones, y una base como cualquier sustancia que es un donador potencial de electrones. En la teoría de Lewis, el hidrogenión es un ácido por sí mismo. Desde el punto de vista médico y biológico, la teoría de Bronsted-Lowry es la más fácil de entender y explica la función de la mayor parte de los ácidos que se encuentran en los sistemas biológicos. Aunque el CO_2 no sería un ácido en esta teoría, puede entenderse como tal si se tiene en cuenta que se une al agua para dar ácido carbónico.

Fuentes de ácidos y álcalis en el organismo humano

Como resultado de los procesos metabólicos oxidativos en el hombre, las células del organismo producen diariamente al-

rededor de 14 moles de CO_2. El CO_2 es un gas que estructuralmente no contiene hidrogeniones, pero funcionalmente, disuelto en los líquidos, se comporta como un ácido, ya que está en equilibrio con su forma hidratada $CO_2 H_2O$, que a su vez está en equilibrio con ácido carbónico, que es un ácido débil, el más abundante en el líquido extracelular.

$$CO_2 + H_2O \rightarrow CO_2 H_2O \rightarrow CO_3H_2 \rightarrow CO_3H^- + H^+$$

Por lo tanto, la oxidación celular aporta gran cantidad de ácido volátil, así denominado porque puede ser eliminado por la respiración. También se produce una cantidad menor de ácidos no volátiles, por ejemplo: ácido láctico, que se genera en la oxidación incompleta de los hidratos de carbono; ácido acetoacético y β-hidroxibutírico, que se originan en la oxidación de los lípidos, sobre todo en ausencia de insulina; ácido sulfúrico, que se genera en la oxidación de las proteínas, y ácido fosfórico, que se produce en la degradación de fosfoproteínas, fosfolípidos y adenosintrifosfato (ATP). Se estima que la producción diaria de ácidos no volátiles con una dieta proteica normal (1-2 g/kg de peso corporal) es de 1 mEq/día/kg peso, o sea, 60-80 mEq/día. Hay que tener en cuenta que estos valores se alteran de manera sustancial cuando varían las características de la dieta. Por ejemplo, cuando se consume una dieta hiperproteica, la cantidad de ácido no volátil producido aumenta mucho, en proporción a la cantidad de proteína ingerida. Por el contrario, las dietas vegetarianas aportan muy poco ácido volátil e, incluso, en función de su composición, pueden producir aportes netos de álcali.

En condiciones normales, la suma de las concentraciones plasmáticas de los principales cationes (sodio y potasio) es algo mayor que la suma de las concentraciones plasmáticas de los principales aniones (cloruro y bicarbonato), debido a la presencia en el plasma de aniones que no se miden normalmente en el laboratorio, a los que se denomina *aniones innominados* (β-hidroxibutirato, acetoacetato, lactato, fosfato, sulfato). A la diferencia entre la concentración de aniones y la concentración de cationes en plasma se la denomina *anion gap*. La suma usual es como sigue (entre paréntesis, los valores normales de concentración plasmática expresada en mEq/l):

$$[Na^+] (140) + [K^+] (5) = [Cl^-] (105) + [HCO_3^-] (25) + anion\ gap\ (15)$$

Para impedir los cambios bruscos en la concentración de hidrogeniones en los fluidos del organismo, existen tres sistemas principales de control:

- Sistemas amortiguadores (también conocidos como sistema tamponadores o «*buffers*») existentes en la sangre y en los fluidos corporales.
- Regulación de la frecuencia y la intensidad de la respiración por el centro respiratorio.
- Regulación de la excreción de hidrogeniones por el riñón.

Sistemas amortiguadores

Los sistemas amortiguadores están formados por un ácido y una base, y son capaces de amortiguar en cortísimos períodos de tiempo un aumento del aporte de iones hidrógeno o hidroxilo, sin que aumente mucho la concentración de éstos. Los sistemas amortiguadores están presentes en el plasma, el líquido intersticial y el líquido intracelular, y los más importantes son el sistema carbónico/bicarbonato, el sistema de los fosfatos y el sistema de las proteínas.

Sistema carbónico/bicarbonato

Este sistema consiste en una mezcla de ácido carbónico (H_2CO_3) y bicarbonato sódico ($NaHCO_3$) en la misma solución. El ácido carbónico es un ácido débil, ya que el grado de disociación de sus hidrogeniones es muy pequeño, en comparación con los ácidos fuertes, cuyo grado de disociación es muy grande. Cuando se añade a la solución amortiguadora un ácido fuerte, como el clorhídrico, en el cual el grado de disociación de sus hidrogeniones es muy elevado, y, por lo tanto, genera pH muy bajos, ocurre la siguiente reacción:

$$HCl + NaHCO_3 \rightarrow H_2CO_3 + NaCl$$

De esta manera, el ácido clorhídrico, un ácido fuerte, se convierte en ácido carbónico, un ácido débil, y la disminución del pH en el medio es mucho menor de la que se generaría si no existiera el bicarbonato. Si lo que se añade a la solución amortiguadora es una base o álcali fuerte (con una gran capacidad para captar hidrogeniones), como hidróxido sódico, ésta reacciona con el ácido carbónico del medio:

$$NaOH + H_2CO_3 \rightarrow NaHCO_3 + H_2O$$

De esta manera, el ion hidroxilo del hidróxido sódico se combina con el hidrogenión del ácido carbónico y se forma agua, con una baja capacidad de disociación, y bicarbonato sódico que es una base débil, por lo que el aumento del pH es mucho menor del que ocurriría en una solución sin amortiguadores. Así, el amortiguador carbónico/bicarbonato es capaz de impedir grandes aumentos o disminuciones de la concentración de hidrogeniones, o sea, del pH.

En todos los líquidos corporales, tanto intracelulares como extracelulares, existen concentraciones importantes de este par amortiguador carbónico/bicarbonato, por lo que desempeña un papel básico en la homeostasis del pH. Otra característica fundamental de este amortiguador es que el elemento ácido, ácido carbónico, está parcialmente en forma de gas, dióxido de carbono (CO_2). El interés fisiológico de este hecho radica en que las concentraciones de ácido carbónico son reguladoras de la función del aparato respiratorio, que a su vez controla dichas concentraciones.

Existe una relación matemática entre las concentraciones de los elementos de un sistema amortiguador en una solución y el pH de la solución. La siguiente ecuación, denominada de Henderson-Hasselbalch, expresa esta relación para el sistema amortiguador del bicarbonato:

$$pH = 6,1 + \log ([CO_3H^-]/[CO_2])$$

Por lo tanto, cuando aumenta la concentración del bicarbonato con respecto a la de dióxido de carbono, el medio se alcaliniza y el pH aumenta, y a esta situación se la denomina *alcalosis*. Cuando aumenta la concentración de dióxido de carbono con respecto a la de bicarbonato, el medio se acidifica y el pH disminuye. A esta situación se la denomina *acidosis*.

Sistema amortiguador de los fosfatos

En el líquido extracelular existe otro sistema formado por el fosfato monosódico (H_2PO_4Na), que actúa como un ácido débil, y el fosfato disódico (HPO_4Na_2), que actúa como una base débil. Cuando se agrega ácido clorhídrico a la disolución, ocurre la siguiente reacción:

$$HCl + Na_2HPO_4 \rightarrow NaH_2PO_4 + NaCl$$

El resultado neto de esta reacción es que los hidrogeniones del ácido clorhídrico se transfieren al fosfato ácido, un ácido débil, de modo que al tener una baja capacidad de disociación, el pH varía muy poco. Si lo que se añade a la disolución es hidróxido sódico, la reacción que ocurre es la siguiente:

$$NaOH + NaH_2PO_4 \rightarrow Na_2HPO_4 + H_2O$$

De esta forma, el ion hidroxilo del hidróxido sódico se combina con el hidrogenión del fosfato monosódico (ácido) y forman agua, con una bajísima capacidad de disociación, y fosfato disódico que es una base débil, por lo que el aumento del pH es mucho menor del que ocurriría en una solución sin amortiguadores.

Sistema amortiguador de las proteínas

Las proteínas tanto intracelulares como extracelulares, estructurales y en solución, forman uno de los sistemas amortiguadores más importantes del organismo, debido a sus altas concentraciones. La mayor parte de las proteínas, con un pH en el espectro del pH fisiológico, están en forma aniónica, con una cierta cantidad de hidrogeniones disociados (proteinatos). Esto les permite aceptar un exceso de hidrogeniones (actuando como base débil) o liberar hidrogeniones que reaccionan con los iones hidroxilo para formar agua, actuando como un ácido débil. Otra ventaja adicional de las proteínas como sistema amortiguador es que, al tener un amplio espectro de pK, son eficaces en un amplio espectro de pH.

Es interesante el hecho de que la generación de hidrogeniones ocurre en los procesos metabólicos de oxidación y catabolismo y, por lo tanto, ocurre intracelularmente. Es en el interior celular donde ocurre también la mayor parte de los procesos de amortiguación (alrededor de un 75 %), de manera que la continua generación intracelular de hidrogeniones no afecta, en condiciones normales, al pH de los líquidos extracelulares. También la amortiguación intracelular es capaz de amortiguar los cambios en pH de los líquidos extracelulares, aunque esto está limitado en el tiempo por la lentitud de la difusión de hidrogeniones a través de las membranas celulares, excepto en los eritrocitos, en los cuales la difusión es mucho más rápida.

Regulación respiratoria del equilibrio ácido-base

La concentración de dióxido de carbono en el plasma, uno de los determinantes del pH plasmático, según la ecuación de Henderson-Hasselbalch, regula la función pulmonar, que a su vez controla los niveles de CO_2 plasmático. El CO_2 esta continuamente formándose en el interior de las células en los procesos metabólicos de oxidación de moléculas hidrocarbonadas. El CO_2 difunde al líquido intersticial y de ahí a la sangre, por la cual es transportado a los pulmones, donde difunde hacia el interior de los alvéolos, saliendo a la atmósfera. Si aumenta o disminuye la velocidad de formación de CO_2 sin modificarse la ventilación alveolar, la concentración de CO_2 en el plasma aumenta o disminuye proporcionalmente, con los cambios consiguientes en el pH plasmático (siempre que no haya cambios simultáneos en la concentración de CO_3H^-). Sin embargo, la concentración de CO_2 disuelto en el plasma (que se mide como presión parcial de CO_2, o PCO_2) es también capaz de modificar la ventilación pulmonar, ya que un aumento de ella, y –por lo tanto– una disminución del pH hace aumentar la concentración de hidrogeniones en el centro respiratorio del bulbo raquídeo. Se produce una activación del centro respiratorio mediante una acción directa de los hidrogeniones sobre las neuronas que lo forman. Esta activación del centro respiratorio hace que aumenten la frecuencia y la profundidad de los movimientos inspiratorios, lo que aumenta mucho la ventilación alveolar y, por lo tanto, la capacidad de eliminación de CO_2. El incremento de la ventilación induce una disminución de las concentraciones plasmáticas de CO_2 y, por lo tanto, hace que el pH aumente hacia valores normales.

Este sistema homeostático, que complementa al de los amortiguadores plasmáticos, es más lento en su capacidad de restauración del pH plasmático, y no puede devolver el valor del pH a niveles normales cuando la causa que originó su variación radica fuera del sistema respiratorio. La explicación a este fenómeno es que la capacidad del CO_2 (o del pH) para activar el centro respiratorio disminuye rápidamente cuando sus valores se aproximan a los fisiológicos, de forma que el efecto estimulador de pH con valores próximos al 7,3 es prácticamente nulo y, por lo tanto, es difícil corregir más allá de ellos. Además, la corrección respiratoria de la acidosis tiene una limitación fundamental, y es que consume las sustancias integrantes del par tampón, al eliminar el CO_2 al exterior.

Control renal del equilibrio ácido-base

Los riñones son capaces de controlar la concentración de hidrogeniones de los líquidos del organismo mediante el ajuste de la excreción urinaria de estos hidrogeniones y de bicarbonato. La excreción de más hidrogeniones que los producidos reduce su concentración en los líquidos del organismo, mientras que la excreción de menos hidrogeniones que los producidos la aumenta. El bicarbonato excretado en la orina proviene del plasma, ya que es filtrado libremente en el proceso de filtración glomerular, con una concentración de alrededor de 25 mmol/l. Si diariamente se filtran unos 150 l de plasma, eso significa que diariamente se filtran

3,75 moles de bicarbonato, lo que, en el caso de perderse por la orina, supondría una acusada disminución de su concentración plasmática. Sin embargo, en condiciones normales, prácticamente nada de ese bicarbonato es excretado por la orina, ya que es devuelto a la sangre por un proceso complejo que se describirá más adelante. Sólo en situación de alcalosis aparece una cantidad sustancial de bicarbonato en la orina, lo que ayuda a disminuir su concentración plasmática y, por lo tanto, a disminuir el pH.

Tanto la eliminación urinaria de hidrogeniones como la secreción de bicarbonato están basadas en la capacidad de las células tubulares renales (excepto el asa de Henle estrecha) para secretar hidrogeniones hacia la luz tubular. Hay dos mecanismos capaces de secretar hidrogeniones, el contratransporte Na^+-H^+, y la bomba de hidrogeniones dependiente de ATP (H^+-ATPasa). El primer mecanismo, el *contratransporte Na^+-H^+*, que se esquematiza en la **figura 20-1**, es un sistema de transporte activo secundario que transporta hidrogeniones hacia la luz tubular, intercambiándolos por iones sodio, que entran de la luz tubular al interior de la célula a favor de un gradiente electroquímico (de concentración y de carga eléctrica). Este gradiente es generado por la presencia en las membranas basolaterales de las células epiteliales de otro transportador, la bomba de sodio, o ATPasa dependiente de sodio y potasio (Na^+/K^+-ATPasa). Este transportador, presente en prácticamente todas las células del organismo, transporta sodio contra gradiente electroquímico, desde el interior al exterior de la célula, al mismo tiempo que transporta una menor cantidad de potasio en dirección contraria, utilizando la energía derivada de la hidrólisis del ATP. Esto

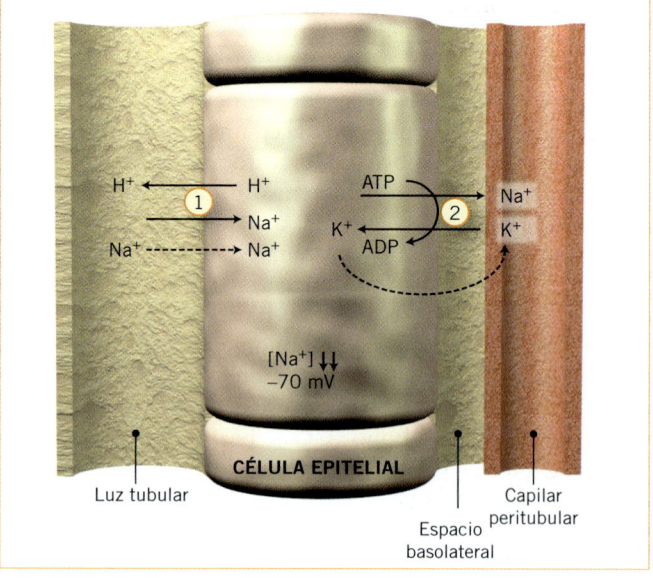

Figura 20-1. Transporte activo secundario de hidrogeniones en la mayor parte del túbulo renal, excepto en el túbulo colector. Los hidrogeniones son secretados desde el citosol a la luz tubular a través del borde en cepillo de las células epiteliales contra un pequeño gradiente de concentración mediante un cotransportador Na^+-H^+ (1). Al mismo tiempo, el sodio entra en la célula a favor de un gradiente eléctrico (el interior de la célula tiene un potencial de –70 mV con respecto al exterior) y químico (la concentración intracelular de Na^+ es mucho menor que la extracelular), generados ambos por la bomba de sodio (Na^+/K^+-ATPasa) presente en la membrana basolateral de las células epiteliales tubulares (2).

genera un potencial negativo en el interior de la célula con respecto al exterior, y una menor concentración del sodio en el interior de la célula con respecto al exterior. Esto hace que en las células del túbulo proximal y en las del túbulo distal, donde hay una gran densidad de cotransportadores Na⁺-H⁺ como proteínas integrales de la membrana apical de los túbulos, el sodio presente en el fluido tubular entre a las células epiteliales tubulares desde la luz tubular a favor de un gradiente electroquímico, mientras que los hidrogeniones son transportados por la misma proteína en dirección contraria, o sea, desde el fluido intracelular hasta la luz tubular. Esto permite la reabsorción tubular de sodio al mismo tiempo que se secretan grandes cantidades de hidrogeniones, varios equivalentes por día, pero nunca contra un gradiente de hidrogeniones muy grande, por lo que en estos segmentos el pH del fluido tubular no desciende muy por debajo del plasmático.

El segundo tipo de transporte, la *bomba de hidrogeniones dependiente de ATP (H⁺-ATPasa)*, se esquematiza en la **figura 20-2**, y tiene lugar fundamentalmente en los túbulos distales finales y en los túbulos colectores. Es un sistema de transporte activo primario mediante el cual el hidrogenión se une a una proteína integral de membrana que lo transporta contra un gradiente eléctrico y de concentración desde el interior al exterior de la célula, utilizando la energía derivada de la hidrólisis de ATP. Desde el punto de vista cuantitativo, este mecanismo sólo da cuenta de una pequeña parte de los hidrogeniones secretados por los túbulos renales (< 5 %), pero sin embargo es capaz de transportar hidrogeniones frente a un enorme gradiente de concentración: el gradiente de hidrogeniones en la luz tubular puede ser hasta 900 veces mayor que en el plasma, lo que supone un pH urinario mínimo en el hombre de alrededor de 4,5.

En general, cuanto mayor es la concentración de hidrogeniones en el líquido extracelular, mayor es la secreción de hidrogeniones al fluido tubular. Desde un punto de vista estricto, sin embargo, la tasa de secreción de hidrogeniones por parte de las células tubulares depende de su concentración en el líquido intracelular y de la tasa de reabsorción de sodio, la que a su vez depende fundamentalmente del volumen de líquido extracelular. La concentración intracelular de hidrogeniones, en la mayor parte de las ocasiones, está estrictamente relacionada con la concentración en el líquido extracelular, pero no siempre es así, por dos razones diferentes. La primera es que los hidrogeniones y el potasio compiten por concentrarse en el líquido intracelular, y cambios en la concentración intracelular de potasio se asocian a cambios en dirección contraria de la concentración intracelular de hidrogeniones. La segunda razón es que la mayor parte de los hidrogeniones secretados por las células tubulares son generados por la propia célula tubular en un proceso catalizado por la enzima anhidrasa carbónica (**Fig. 20-3**):

$$CO_2 + H_2O \rightarrow CO_3H_2 \rightarrow CO_3H^- + H^+$$

El dióxido de carbono procedente del metabolismo celular o del plasma se une al agua para dar ácido carbónico, en un proceso reversible y que puede ocurrir espontáneamente, pero que es acelerado por la presencia de la enzima anhidrasa carbónica. El ácido carbónico se disocia en bicarbonato (que difunde a favor de gradiente hacia el líquido extracelular) e hidrogeniones, que son transportados hacia la luz tubular por los mecanismos anteriormente descritos.

En condiciones normales, cuanto mayor es la concentración de CO_2 en el líquido extracelular (menor pH, mayor acidosis), mayor es la concentración en el fluido intracelular y mayor es, por lo tanto, la velocidad de la reacción que se acaba de describir, mayor la generación de hidrogeniones y mayor su tasa de secreción. En condiciones de alcalosis, y por el mismo razonamiento, disminuiría la secreción de hidrogeniones.

Una vez secretados, los hidrogeniones pueden intervenir en diversas reacciones químicas en la luz tubular, que dependen de la parte del túbulo en que hayan sido secretados y de la situación de alcalosis o acidosis. En el túbulo proximal, los hidrogeniones secretados se encuentran con una elevada concentración de bicarbonato filtrado en el glomérulo, por lo que se produce una reacción entre ellos que produce ácido carbónico, que se disocia en CO_2 y agua (**Fig. 20-3, A**). Esta reacción, que es la misma que se acaba de describir en el interior celular, pero en dirección contraria, no daría tiempo a que transcurriera de forma espontánea antes de que la orina abandonase los túbulos renales, debido a las grandes cantidades de bicarbonato e hidrogeniones que se aportan al fluido tubular proximal, provenientes, respectivamente, de la filtración glomerular y de la secreción proximal. Sin embargo, la existencia en la parte exterior del borde en cepillo tubular de la enzima anhidrasa carbónica, anteriormente descrita, hace que la reacción ocurra a gran velocidad y se complete en el interior de los túbulos. El CO_2 formado difunde hacia el interior de las células tubulares renales y es utilizado en la reacción de síntesis de nuevos hidrogeniones.

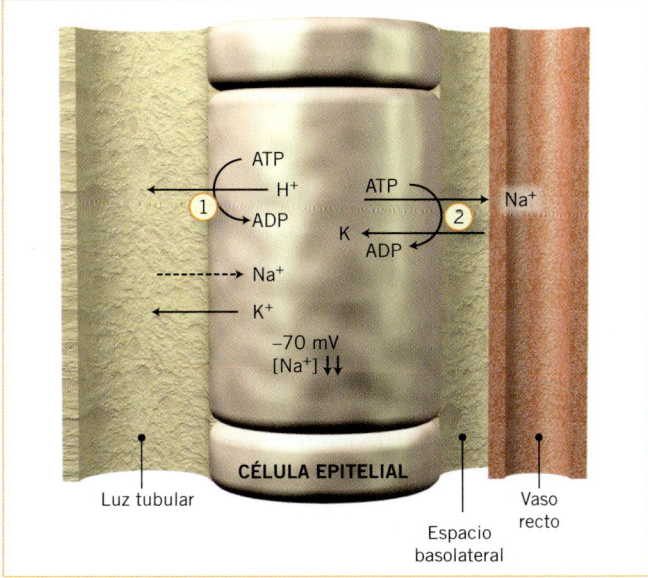

Figura 20-2. Transporte activo primario de hidrogeniones en el túbulo colector. Los hidrogeniones son secretados activamente a la luz tubular contra un gradiente de concentración normalmente muy alto, por un transportador que hidroliza ATP, la bomba de hidrogeniones dependiente de ATP bomba de protones (H⁺-ATPasa) (1). Al mismo tiempo, el Na⁺ es excretado activamente, con intercambio simultáneo de K⁺ (2).

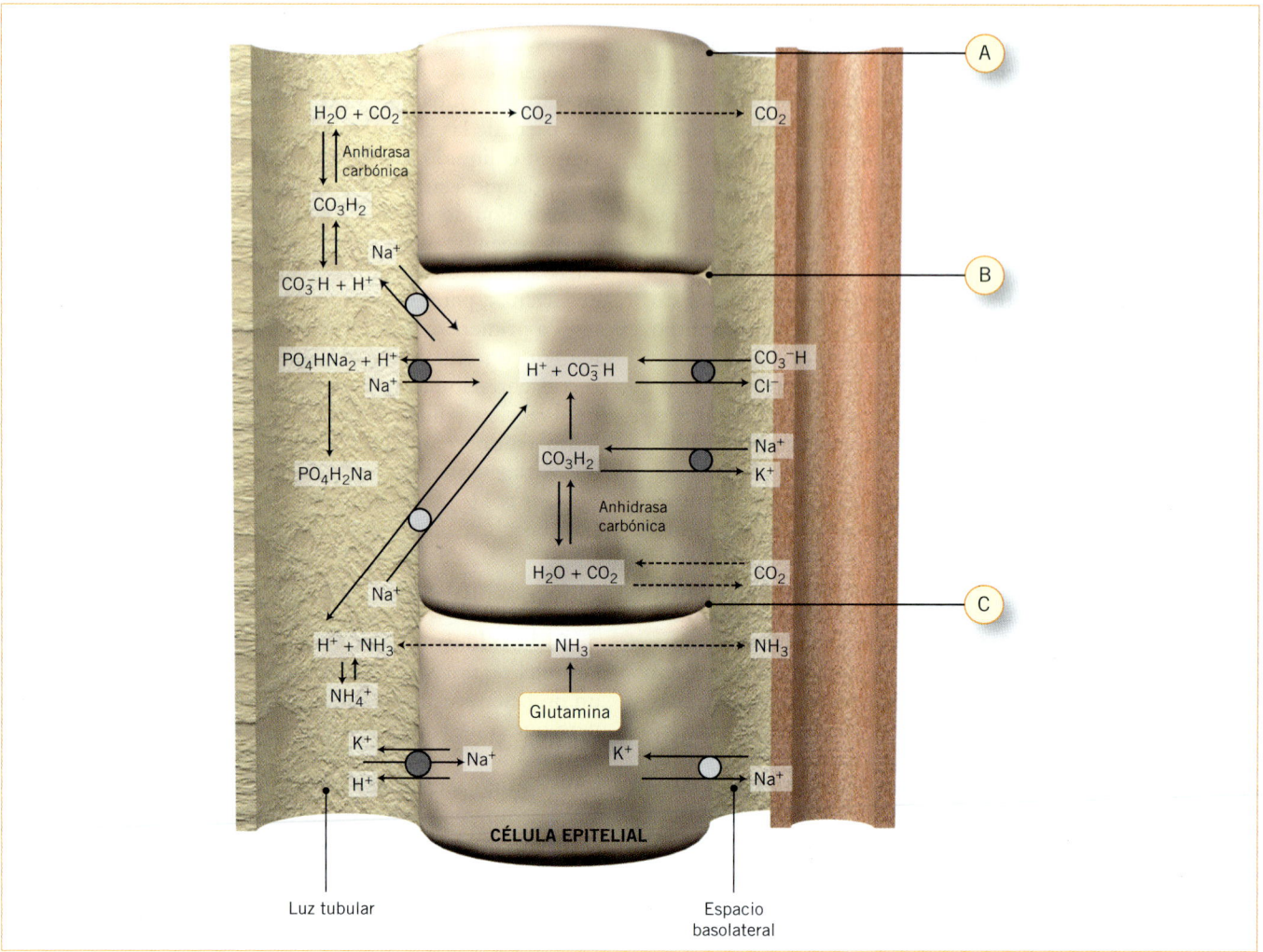

Figura 20-3. Mecanismos de reabsorción tubular de bicarbonato y acidificación urinaria. Los hidrogeniones generados por la hidratación intracelular de CO_2 son secretados a la luz tubular, donde reaccionan con el bicarbonato filtrado, dando como resultado final su desaparición de la luz tubular y su aparición en el plasma (A). Una vez agotado el bicarbonato tubular, los hidrogeniones reaccionan con las sales presentes en el fluido tubular (fosfatos, sulfatos), dando lugar a sales más ácidas, responsables de la acidez de la orina (B). Si es necesario excretar más hidrogeniones, éstos se eliminan en forma de ion amonio unidos a amoníaco, sintetizado en las células tubulares (C).

El resumen funcional de estas reacciones acopladas que ocurren en la célula tubular y en la luz tubular es que el bicarbonato filtrado desaparezca del fluido tubular y, por lo tanto, no se pierda en la orina, y que una cantidad similar de bicarbonato fabricado por las células tubulares sea restituido al plasma, desde donde se había perdido en el proceso de filtración glomerular.

En condiciones normales de pH extracelular, la secreción de iones hidrógeno es ligeramente superior a la cantidad de iones bicarbonato filtrada, por lo que hay un pequeño exceso de iones hidrógeno que se quedan dentro de los túbulos. Por ello, más adelante en la luz tubular, cuando ya no hay cantidades sustanciales de bicarbonato, existen dos sistemas que pueden amortiguar este exceso de hidrogeniones: el primero de ellos es el par fosfato monosódico (NaH_2PO_4)/fosfato disódico (Na_2HPO_4), que proviene de las sales filtradas en el glomérulo y que funciona de una forma similar a como funciona en el plasma, con la ventaja de que, debido a su pobre reabsorción y a la reabsorción de agua, los componente de este sistema amortiguador se concentran en el fluido

tubular, por lo que es más eficaz en la orina que en el plasma. Así, al añadirse hidrogeniones a la luz tubular, éstos reaccionan con el Na_2HPO_4, para dar NaH_2PO_4, que es una sal más ácida (**Fig. 20-3, B**), lo que da cuenta de la acidez neta de la orina (acidez titulable). El otro sistema amortiguador está formado por el par amoníaco (NH_3)/ion amonio (NH_4^+). Las células epiteliales tubulares sintetizan constantemente amoníaco mediante desaminación oxidativa de la glutamina y del glutamato (**Fig. 20-3, C**). El amoníaco sintetizado difunde hacia la luz tubular, donde reacciona con los hidrogeniones secretados para formar ion amonio, que al tener una muy baja capacidad de disociación de hidrogeniones, hace que no disminuya el pH del fluido tubular por debajo de 4,5, valor por debajo del cual el gradiente se hace mayor que el que puede vencer la bomba de hidrogeniones. Esto permite que, al no aumentar la concentración de hidrogeniones en fluido tubular, puedan seguir secretándose éstos hacia la luz tubular. Otro factor importante es que la cantidad de amoníaco sintetizada por el riñón aumenta en respuesta a la acidosis, con lo cual aumenta también la capacidad renal para excretar en la orina hidrogeniones sin disminuir el pH urinario.

El sistema renal de la corrección de las alteraciones del equilibrio ácido-base es más lento que el mecanismo respiratorio y necesita horas o días para poder completar su función. Sin embargo, su eficacia es superior, de forma que, aunque de forma más lenta, es capaz de corregir completamente cualquier desviación del pH plasmático.

Papel del hígado en la regulación del equilibrio ácido-base

El hígado desempeña un papel importante en la regulación del equilibrio ácido-base, porque es un órgano metabólicamente activo que puede ser un importante consumidor o productor de hidrogeniones, ya que produce CO_2 a partir de la oxidación completa de sustratos lipídicos o hidrocarbonados, puede producir o eliminar aniones no volátiles como ácido láctico, cetonas o aminoácidos, metaboliza el ion amonio para producir urea y también sintetiza proteínas plasmáticas como la albúmina. El papel del hígado en la regulación del pH extracelular es a menudo olvidado en la mayoría de los textos. Los trastornos más comunes del hígado dan lugar a *alcalosis respiratoria* y, con menor frecuencia, a *alcalosis metabólica*.

Oxidación de sustratos

La oxidación completa de hidratos de carbono y grasas que ocurre en el hígado produce CO_2, pero no ácidos no volátiles. El metabolismo hepático representa aproximadamente un 20 % de la producción total de CO_2, que difunde fuera de las células hepáticas y da lugar a la producción de ácido carbónico.

Metabolismo de ácidos no volátiles y aminoácidos

El hígado es capaz de metabolizar distintos cationes orgánicos como lactato, proveniente de la glucólisis anaerobia, o cetoácidos producidos por la degradación incompleta de los lípidos, lo que da lugar a la eliminación de hidrogeniones y a la regeneración de bicarbonato extracelular.

Con un pH fisiológico, los aminoácidos son iones dipolares, ya que tienen tanto grupos amino como grupos carboxilo. Estos grupos participan en la formación de los enlaces peptídicos. Como estos grupos están presentes en todos los aminoácidos, su oxidación da lugar a cantidades similares de bicarbonato y amonio, alrededor de 1 mol por día de cada uno. Los aminoácidos tienen también cadenas laterales y su metabolismo incompleto puede tener efectos sobre el equilibrio ácido-base. Así, del metabolismo de metionina y cisteína se puede producir ácido sulfúrico. La arginina, la lisina y la histidina tienen nitrógeno en sus cadenas laterales, de forma que su metabolismo produce hidrogeniones.

El glutamato y el aspartato tienen ácidos carboxílicos en sus cadenas laterales, por lo que su metabolismo consume hidrogeniones y produce bicarbonato.

El balance de todas estas reacciones es una producción neta de hidrogeniones y aniones ácidos (50 mmol/día). El hígado es el mayor productor neto de ácidos no volátiles.

Metabolismo del amonio

El hígado es el responsable de la transformación del amonio producido en el catabolismo de los grupos amino a urea. Mientras el amonio es muy tóxico para distintas funciones celulares, la urea no tiene ningún efecto tóxico y es la forma mayoritaria de eliminación renal de nitrógeno en el hombre. La conversión de amonio a urea da lugar a una producción equivalente de hidrogeniones. Por ello, la producción hepática de hidrogeniones depende de la ingesta proteica y del metabolismo de los aminoácidos de la dieta.

Síntesis de proteínas plasmáticas

El hígado es el mayor productor de proteínas plasmáticas, ya que sintetiza casi todas las que hay presentes en el plasma. excepto las inmunoglobulinas. La síntesis de albúmina da cuenta de la a mitad de todas las proteínas sintetizadas en el hígado.

La albúmina desempeña un papel muy importante en el equilibrio ácido-base, porque representa el mayor anión no medible del plasma y actúa como amortiguador extracelular de CO_2 y ácidos no volátiles. En la fijación de hidrogeniones libres, la hemoglobina es más importante que la albúmina.

ALTERACIONES DEL EQUILIBRIO ÁCIDO-BASE

Conceptos de acidosis y alcalosis

Cuando el pH arterial es inferior a 7,4 se dice que hay una situación de acidosis, mientras que si es mayor se dice que hay alcalosis. Estas alteraciones están basadas en situaciones patológicas que posteriormente se detallarán, y tienen efectos manifiestos sobre la función de diversos sistemas del organismo.

Como se ha señalado antes, cualquier factor que modifique la respiración (ventilación o difusión) modifica también la capacidad de eliminación de CO_2 y, por lo tanto, su concentración plasmática. Una disminución de la ventilación induce un aumento de la concentración de CO_2 y, en consecuencia, una disminución del pH denominada *acidosis respiratoria*. Por el contrario, un exceso de ventilación pulmonar produce el exceso inverso, que se denomina *alcalosis respiratoria*. Por otra parte, un aumento de la producción endógena de ácidos no volátiles o una disminución de la capacidad del organismo para su eliminación inducen una disminución del pH que se denomina *acidosis metabólica*, mientras que al proceso contrario se lo denomina *alcalosis metabólica*.

Acidosis

Acidosis respiratoria

La acidosis respiratoria se caracteriza por un incremento en la PCO_2 y, a veces, por una ligera disminución del pH. Este trastorno refleja un desequilibrio entre la tasa de formación y de eliminación de CO_2, casi siempre causada por una disminución de esta última, ya que la tasa de producción de CO_2 se modifica poco y es fácilmente compensada por una función pulmonar normal. A medida que aumenta la PCO_2, aumenta la cantidad de CO_2 disuelto, lo que favorece la formación de ácido carbónico y, por lo tanto, de hidrogeniones libres en los líquidos del organismo:

$$CO_2 \rightarrow H_2CO_3 \rightarrow CO_3H^- + H^+$$

A medida que el pH intracelular se reduce, las células tubulares aumentan su secreción de iones hidrógeno, lo que genera nuevo bicarbonato y una mayor excreción de orina ácida y iones amonio y cloruro, lo que puede conllevar una disminución de la concentración plasmática de cloruro y un aumento de los niveles de bicarbonato, lo cual, de acuerdo con la ecuación de Henderson-Hasselbalch, impide cambios bruscos del pH del líquido extracelular.

Los datos de laboratorio que caracterizan a la acidosis respiratoria son, por lo tanto, un incremento de la PCO_2, y un aumento del bicarbonato, que pocas veces supera los 30 mEq/l, en la acidosis respiratoria aguda, y hasta 40 mEq/l en la acidosis respiratoria crónica compensada, con una reducción, en este caso, del cloruro plasmático, sin cambios en sodio o en potasio. El pH urinario es ácido en las acidosis respiratorias crónicas, con aumento de la excreción de ion amonio, y puede ser normal en las agudas (**Tabla 20-1**). Las causas de la acidosis respiratoria aguda y crónica se sistematizan en la **tabla 20-2**.

Tabla 20-1. Diagnóstico de las acidosis

PCO_2 plasmática baja y bicarbonato bajos: acidosis metabólica
Cloruro alto: *acidosis metabólica hiperclorémica*
- Bicarbonato urinario alto o pH urinario alto: acidosis tubular renal
  - Bicarbonato en orina alto: acidosis tubular renal proximal
  - Bicarbonato urinario normal y pH urinario alto: acidosis tubular renal distal
- Bicarbonato urinario normal y pH urinario alto: pérdidas de bicarbonato
  - Pérdida gastrointestinal de bicarbonato
- pH urinario bajo: administración de sustancias con alto cloruro
Cloruro normal: *acidosis metabólica sin hipercloremia*
- Aumento de butirato o acetoacetato: diabetes, inanición, ayuno
- Aumento de ácido láctico: ejercicio excesivo, hipoxia tubular, administración de fenformina, cirrosis, pancreatitis
- Aumento de sulfatos: administración de metionina
- Sin aumento de aniones conocidos:
  - No genético: intoxicación por cadmio, etilenglicol, paraldehído, salicilatos
  - Genético: déficit de propionil-CoA-carboxilasa

PCO_2 plasmática alta: acidosis respiratoria
Bicarbonato < 30 mEq/l, cloruro normal, pH urinario normal o bajo: *acidosis respiratoria aguda*
- Obstrucción de los conductos respiratorios
- Supresión de centros respiratorios (hipnóticos, sedantes)
- Trastornos musculares o neuromusculares
- Enfermedad aguda pulmonar o de la pared torácica
Bicarbonato entre 30 y 40 mEq/l, cloruro bajo, pH urinario bajo: *acidosis respiratoria crónica*
- Enfermedad pulmonar crónica
- Anomalías neuromusculares crónicas
- Supresión crónica de centros respiratorios
- Obesidad masiva con reducción de la ventilación (síndrome de Pickwick)
- Hipoventilación alveolar primaria o idiopática

Tabla 20-2. Causas de las acidosis respiratorias

Acidosis respiratoria aguda
Obstrucción de los conductos respiratorios
- Pasiva
  - Causas endomurales (aspiración de vómito o alimentos, cuerpo extraño)
  - Causas intramurales (neoplasias, edemas, estructuras fibrosas, edema laríngeo)
  - Causas extramurales (hipertrofia de ganglios linfáticos, bocio, tumores tímicos)
- Activa: espasmo laríngeo, broncospasmo grave
Supresión de la función de los centros respiratorios (hipnóticos, sedantes)
Trastornos musculares o neuromusculares
- Miastenia grave
- Lesiones cerebelosas
- Síndrome de Guillain-Barré
- Botulismo
- Hipopotasemia
Enfermedad aguda pulmonar o de la pared torácica
- Lesiones de la pared torácica (neumotórax)
- Neumonía
- Inhalación de humos
- Edema pulmonar o embolia pulmonar

Acidosis respiratoria crónica
Enfermedad pulmonar crónica
- Enfisema obstructivo o bronquitis crónica
- Enfermedad pulmonar intersticial en fase final
Anomalías neuromusculares
- Poliomielitis
- Parálisis diafragmática
- Miastenia grave
Supresión crónica de la función de los centros respiratorios
Obesidad masiva con reducción de la ventilación (síndrome de Pickwick)
Hipoventilación alveolar primaria o idiopática

Acidosis respiratoria aguda

La hipoventilación aguda responsable de este tipo de acidosis se debe a cuatro causas fundamentales: obstrucción de las vías respiratorias, supresión de la actividad de los centros respiratorios, anormalidades musculares o nerviosas y enfermedad aguda de los pulmones o de la pared torácica.

La obstrucción de las vías respiratorias puede ser activa (por espasmo agudo de los bronquios o de la laringe) o pasiva. Esta última puede deberse a causas intrínsecas a la pared de las vías (endomurales: secreciones bronquiales, aspiración de alimentos o vómito, o cuerpos extraños), causas propias de las pared de las vías (intramurales: neoplasias, edemas, estructuras fibrosas) o causas que comprimen las vías desde fuera (extramurales: hipertrofia o tumores de ganglios linfáticos, tumores del cuello, bocio, etc.). Ciertos barbitúricos, derivados del opio, tranquilizantes y otros fármacos pueden producir la depresión de los centros respiratorios, por lo que éstos no responden al aumento de la PCO_2. Los trastornos agudos de la musculatura de la pared torácica o de los centros y vías nerviosas encargados de su control también producen una disminución de la ventilación. Entre las causas más frecuentes están los trastornos de los músculos respiratorios (distrofias musculares, polimiositis), los trastornos de la placa motora (miastenia grave, botulismo, tóxicos con acción anticolinesterásica como la paradiona) o los trastornos de las vías y los centros nerviosos. Estos últimos pueden ser puramente periféricos (síndrome de Guillain-Barré, difteria, porfiria intermitente), lesiones del asta anterior de la médula (poliomielitis, esclerosis lateral amiotrófica), lesiones espinales (traumatismos, mielitis aguda, compresión espinal alta, tumores espinales) o lesiones de las neuronas de los centros respiratorios medulares (infecciones como poliomielitis y encefalitis, traumatismos, hemorragias cerebelosas o tumores locales). Por último, las afecciones agudas del pulmón (neumonía grave, edema pulmonar, embolia pulmonar) y de la pared torácica (neumotórax) también pueden disminuir drásticamente la función pulmonar y dar lugar a acidosis respiratoria aguda.

Acidosis respiratoria crónica

Tiene como causas fundamentales la enfermedad pulmonar obstructiva crónica (asma, bronquitis crónica, enfisemas), anormalidades musculares o nerviosas, ya consideradas anteriormente para la acidosis aguda, insuficiencia cardiocirculatoria por obesidad excesiva en pacientes con peso superior a 150 kg (síndrome de Pickwick, en atención al singular personaje de la novela de Charles Dickens) y, por último, hipoventilación alveolar idiopática, enfermedad de causa desconocida, probablemente genética, en la que –junto con otras alteraciones– hay disminución de la ventilación sin bronquitis ni alteraciones neuromusculares o de la caja torácica.

Tratamiento de la acidosis respiratoria

Se basa en la corrección de la capacidad de ventilación, instaurando ventilación mecánica en los casos de sobredosis de fármacos o disfunción neuromuscular. La administración de pequeñas dosis de bicarbonato sódico a pacientes gravemente acidóticos puede, además de corregir la acidosis, mejorar la ventilación en pacientes con asma aguda, por su efecto broncodilatador. Sin embargo, la administración de bicarbonato tiene también complicaciones potenciales, por ejemplo, el aumento de congestión pulmonar en pacientes con edema pulmonar, o alcalosis metabólica por exceso de bicarbonato cuando la mejoría de la ventilación corrige la PCO_2. En el caso de la acidosis respiratoria crónica, el objetivo debe ser eliminar los componentes broncoconstrictivos e inflamatorios de la enfermedad subyacente mediante el uso de broncodilatadores, expectorantes, antiinflamatorios y antibióticos, sin que suela ser necesario el tratamiento de la acidosis *per se*.

Acidosis metabólica

Cuando el exceso de la concentración de iones hidrogeniones en el plasma no se debe primariamente a una modificación de la capacidad de excreción de CO_2 sino a un aumento en el equilibrio entre producción y eliminación de hidrogeniones o de iones hidroxilo, se denomina acidosis metabólica.

Las manifestaciones clínicas de la acidosis metabólica dependen en parte de los signos y síntomas del trastorno primario causante de la acidosis, pero la acidosis *per se* produce también signos y síntomas que dependen de su gravedad.

El aumento de la concentración de hidrogeniones, sobre todo si hay disminución de la concentración de bicarbonato

(< 15 mEq/l), produce aumento de la frecuencia y de la profundidad de los movimientos ventilatorios (respiración de Kussmaul), lo que sirve para diagnosticar esa alteración. Los efectos más importantes de la acidosis grave son la disminución de la función ventricular izquierda y la disminución de las resistencias periféricas por vasodilatación directa del músculo liso vascular inducida por la elevada concentración de hidrogeniones. Esto se traduce en hipotensión, arritmias, edema pulmonar e hipoxia de los tejidos, por disminución de las funciones de intercambio capilar. Esta hipotensión no puede corregirse con sustancias vasoconstrictoras si no se corrige previamente la acidosis. Otra consecuencia de la acidosis metabólica es la depresión del sistema nervioso central, con desorientación, pérdida de la conciencia y, en los casos más graves, coma.

En el diagnóstico de la acidosis metabólica la característica fundamental es la disminución del pH plasmático, acompañada de una reducción de las concentraciones de bicarbonato y, debido a la compensación respiratoria, una tendencia a la reducción de la $PCO_2.$ Las concentraciones de potasio pueden ser normales o altas, debido al desplazamiento del potasio hacia el líquido extracelular por el aumento de la concentración de hidrogeniones en el espacio intracelular. El pH urinario es ácido o alcalino, según sea la naturaleza del trastorno, aunque en general, los riñones aumentan la eliminación de ácido, sobre todo por el aumento de la eliminación de ion amonio, ya que la eliminación de acidez titulable depende de la cantidad de tampones urinarios (fundamentalmente, fosfato) y eso apenas varía. Un punto clave en el diagnóstico de laboratorio de las causas de acidosis es el aumento o la falta de aumento de la concentración de cloruro en el plasma. Cuando hay acidosis sin que aumente el cloruro en el plasma, ello significa que han aumentado otros ácidos no volátiles (acetoacetato, β-hidroxibutirato, etc.) que normalmente no se determinan en el laboratorio y a los que, por lo tanto, se los engloba bajo la denominación *anión innominado*. Por lo tanto, las acidosis metabólicas pueden clasificarse en aquellas que tienen un anión innominado normal (acidosis hiperclorémicas) o acidosis con aumento del anión innominado. En la **tabla 20-1** se muestra un esquema de los datos que permiten el diagnóstico de los distintos tipos de acidosis y sus causas.

Acidosis hiperclorémicas

Las causas generales de acidosis hiperclorémica, que se detallan en la **tabla 20-3**, están generalmente relacionadas con: *a)* pérdida de bicarbonato por los riñones, *b)* pérdida de bicarbonato por el tracto gastrointestinal y *c)* adición al líquido extracelular de sustancias con un alto contenido en cloruro (cloruro sódico, clorhidrato de arginina o cloruro amónico).

La pérdida renal de bicarbonato puede deberse a alteraciones de la función renal (acidosis tubular renal, ATR) o al efecto de fármacos (inhibidores de la anhidrasa carbónica). La acidosis tubular renal se basa en un defecto del riñón para secretar adecuadamente hidrogeniones, en ausencia de insuficiencia renal grave. Hay dos tipos principales, pero con combinaciones e híbridos entre ambas: la acidosis tubular renal distal, o clásica, y la acidosis tubular proximal.

Pérdida renal de bicarbonato: acidosis tubular renal
Acidosis tubular distal
- Alteraciones genéticas en la bomba de hidrogeniones
- Nefrocalcinosis por causas genéticas o metabólicas (hipertiroidismo o hiperparatiroidismo)
- Daños tóxicos en las células epiteliales tubulares distales
- Otras enfermedades renales (riñón esponjoso medular, pielonefritis, trastornos del colágeno)
Acidosis tubular proximal
- Alteraciones genéticas del contratransportador Na⁺-H⁺
- Alteraciones funcionales del contratransportador Na⁺-H⁺ (sulfamidas)
- Defectos generalizados del transporte proximal
  - Causas genéticas (síndrome de Fanconi, cistinosis, enfermedad de Wilson, síndrome de Lowe, intolerancia hereditaria a la fructosa)
  - Daño tóxico del epitelio tubular proximal (intoxicación por cadmio, por tetraciclinas degradadas)
  - Proteinuria masiva (síndrome nefrótico, mieloma múltiple) o deficiencia de vitamina D
- Utilización de inhibidores de la anhidrasa carbónica

Pérdida gastrointestinal de bicarbonato

Administración de sustancias con alto contenido en cloruro

La *acidosis tubular distal* se caracteriza por la incapacidad de las células de los túbulos distal y colector para generar el gradiente de hidrogeniones que existe normalmente en esta parte del túbulo ante una situación de acidosis; ya se ha señalado que este gradiente es 800-900 veces mayor que en el plasma, lo que representa un pH urinario de 4,5. Los pacientes con esta enfermedad presentan orinas con pH no inferior a 6, con independencia de la intensidad de la acidosis sistémica, lo que limita mucho la capacidad renal de excretar hidrogeniones en forma de ion amonio. La razón de esta incapacidad de transporte causante de esta acidosis es variada:

- Alteraciones genéticas en la bomba de hidrogeniones, que es la encargada de secretar activamente hidrogeniones contra un alto gradiente en el túbulo distal y colector, por lo que su función queda anulada o muy reducida.
- Nefrocalcinosis por causas genéticas o metabólicas (hipertiroidismo o hiperparatiroidismo).
- Daños tóxicos en las células epiteliales tubulares distales inducidos, entre otros agentes, por anfotericina B, vitamina D o tolueno.
- Otras enfermedades renales (riñón esponjoso medular, pielonefritis, trastornos del colágeno).

Una consecuencia de este hecho es que, al ser la orina alcalina, hay un aumento obligado de secreción de aniones, como calcio y potasio, lo que disminuye su cantidad en plasma y puede producir defectos en la mineralización y el crecimiento óseo, como raquitismo y osteomalacia.

El trastorno puede corregirse mediante administración de bicarbonato sódico, aunque, como no es mucha la pérdida de éste, no son necesarias grandes cantidades.

La *acidosis tubular proximal* se caracteriza porque en las partes proximales de la nefrona no se produce la adecuada reabsorción de bicarbonato, debido a que la secreción de hidrogeniones es baja. Por ello, la cantidad de bicarbonato que llega a la nefrona distal sobrepasa la capacidad de ésta para reabsorberlo y se elimina una orina alcalina, produciéndose acidosis hiperclorémica. Cuando la concentración plasmática de bicarbonato baja mucho en plasma y, por lo tanto, baja su filtración glomerular, la nefrona distal puede ser capaz de reabsorber la pequeña cantidad que le llega, y la orina es ácida (pH de hasta 4,7), lo que indica que el mecanismo secretor de iones hidrógeno en la porción tubular distal funciona adecuadamente.

La causa de esta acidosis es una alteración del funcionamiento del contratransportador Na⁺-H⁺ exclusivamente (por causas genéticas o por efecto de fármacos como las sulfamidas) o en asociación con defectos generalizados del transporte proximal, debido a causas genéticas (síndrome de Fanconi, cistinosis, enfermedad de Wilson, síndrome de Lowe, intolerancia hereditaria a la fructosa) o a daño tóxico del epitelio tubular proximal (intoxicación por cadmio, por tetraciclinas degradadas). Otras causas menores son proteinuria masiva (síndrome nefrótico, mieloma múltiple) o deficiencia de vitamina D.

La pérdida de bicarbonato obliga a la eliminación de grandes cantidades de sodio para mantener la electroneutralidad de la orina. Eso hace que disminuya el volumen extracelular y aumente la secreción de aldosterona por la corteza suprarrenal. La aldosterona, en presencia de cantidades elevadas de sodio en el túbulo distal, incrementa el intercambio de sodio por potasio, por lo que se produce una pérdida masiva de potasio que provoca hipopotasemia. También se produce una desmineralización del esqueleto, similar a la que se produce en la acidosis tubular distal clásica.

En las acidosis tubulares proximales, la administración de bicarbonato no da ningún resultado, pues lo único que consiguen es aumentar la excreción urinaria de éste.

También se produce acidosis metabólica hiperclorémica por una utilización excesiva de diuréticos inhibidores de la anhidrasa carbónica del tipo de la acetazolamida, aunque ya son poco utilizados. Como ya se ha señalado, la anhidrasa carbónica es una enzima necesaria para la generación intracelular de hidrogeniones y para la adecuada transformación del ácido carbónico en CO_2 y agua en la luz del túbulo proximal. Hay una clase de fármacos diuréticos, cuyo efecto se basa en la inhibición de esta enzima, que producen la pérdida de grandes cantidades de bicarbonato en la orina, y la consecuente acidosis metabólica.

Otra causa de acidosis hiperclorémica es la pérdida gastrointestinal de bicarbonato. Ésta puede estar causada por diarreas masivas o por la eliminación al exterior de la secreción biliar o pancreática. Con respecto a la primera causa, el aumento de secreciones intestinales, de naturaleza alcalina por su alto contenido en bicarbonato, debido a la irritación de las paredes intestinales, y su eliminación rápida al exterior a causa de la hipermotilidad intestinal, hacen que se pierdan grandes cantidades de bicarbonato y, como consecuencia, que se produzca una acidosis metabólica, que suele ser muy grave en lactantes. Asimismo, en cirugía reparativa se realizan en muchas ocasiones intervenciones que exigen el drenaje al exterior de las secreciones biliares y pancreáticas, ambas muy ricas en bicarbonato (60-120 mEq/l), lo que produce una intensa acidosis metabólica.

La acidosis metabólica hiperclorémica puede ser originada también por la administración de sustancias con alto contenido en cloruro. Cuando las posibles disminuciones del volumen extracelular se intentan compensar con una solución de cloruro sódico isotónico (9 g/l), se produce una ligera acidosis hiperclorémica, también con disminución ligera del bicarbonato plasmático. Esto se debe a que este tipo de soluciones (mal llamadas suero fisiológico) son de un pH ácido y contienen bastante más cloruro (150 mEq/l) que el plasma (102 mEq/l), por lo que tienen poco de «fisiológicas». Algo similar ocurre cuando se administra cloruro amónico, o clorhidrato de lisina o de arginina en cantidades sustanciales.

La corrección de este tipo de acidosis metabólicas se basa en la adecuada administración de líquidos para compensar las pérdidas de fluido y en la administración de bicarbonato sódico por vía oral. En el caso de que la acidosis sea muy grave, se puede administrar bicarbonato sódico intravenoso, aunque es más conveniente la administración de lactato o gluconato sódico. Ambos se transforman en el hígado en bicarbonato sódico, que corrige la acidosis, como se ha descrito.

*Acidosis metabólica sin hipercloremia
(con aumento del anión innominado)*

Este tipo de acidosis en las que aumentan los niveles plasmáticos de ácidos no volátiles distintos al cloruro se debe, bien a un aumento de producción de estos ácidos, bien a un defecto de su eliminación. Sus causas se sistematizan en la **tabla 20-4**.

Un grupo de causas de acidosis metabólica no hiperclorémica se basa en el aumento de producción de ácido no volátil. Esto ocurre, por ejemplo, en el caso de la diabetes mellitus, en la que la falta de insulina hace que no se degrade adecuadamente la glucosa y que los ácidos grasos se degraden a β-hidroxibutirato y acetoacetato, ácidos cuyas concentraciones aumentan mucho en el líquido extracelular, produciendo acidosis grave. La corrección de este tipo de

acidosis se basa en la dosificación adecuada de insulina y en la administración de bicarbonato sódico, como se ha descrito antes. Trastornos similares ocurren durante el ayuno prolongado, la hipoglucemia crónica o la intoxicación por etanol. Asimismo, en dos trastornos genéticos metabólicos, la aciduria metilmalónica y la deficiencia de propionil-CoA-carboxilasa, hay aumento de los niveles plasmáticos de cuerpos cetónicos, con su correspondiente acidosis metabólica.

En ciertos trastornos que cursan con hipoxia tisular, durante el ejercicio muscular excesivo, tras la administración del hipoglucemiante oral fenformina y en otras enfermedades, como diabetes, leucemia, deficiencia hereditaria de fructosa-1,6-bisfosfatasa, cirrosis y pancreatitis, la oxidación de la glucosa se realiza, al menos en parte, de forma anaerobia e incompleta, de forma que el producto final es ácido láctico, que se acumula en plasma produciendo acidosis metabólica (acidosis láctica).

La administración de grandes cantidades de metionina produce en su metabolismo la liberación de sulfatos ácidos, lo que se asocia a una acidosis, con reducción del CO_2 plasmático, acidificación urinaria máxima y aumento de la eliminación de ion amonio. Asimismo, la intoxicación por metanol, paraldehído o salicilatos conlleva la producción de ácidos orgánicos en grandes cantidades, y la consecuente acidosis metabólica

Un segundo grupo de causas de acidosis metabólica sin hipercloremia se basa en la disminución de la eliminación de ácidos no volátiles debido a insuficiencia renal crónica y grave. Cuando la capacidad del riñón para excretar hidrogeniones, debido a la disminución de su función, desciende por debajo de la producción metabólica de ácidos, se produce también acidosis metabólica. La corrección de este tipo de acidosis se hace por administración de bicarbonato o, cuando la función renal disminuye por debajo de ciertos límites, por técnicas de sustitución de la función renal, como la hemodiálisis, la diálisis peritoneal y el trasplante renal.

Como se ha señalado anteriormente, en condiciones normales el valor del *anion gap* (diferencia entre la suma de las concentraciones de los principales cationes [sodio y potasio] y la de los principales aniones [cloruro y bicarbonato]) es de alrededor de 15 mEq/l. En algunas situaciones de acidosis metabólica se libera al líquido extracelular un exceso de aniones, que generalmente no se miden (β-hidroxibutirato, acetoacetato, ácido láctico, fosfato, sulfato). Cuando esto ocurre, existe una discrepancia inesperada entre la suma de las concentraciones plasmáticas de los principales cationes y aniones. Cuando hay cualquier anión adicional, no medido, pasa a formar parte del «*gap*» que, por lo tanto, aumenta y supera el valor normal de 15 mEq/l. Un *anion gap* mayor de 30 mEq/l sugiere que existe un aumento en la concentración de aniones no medidos. Desafortunadamente, este método se basa en la precisión de las medidas de los iones más comunes. Pequeños errores en los números grandes causan un error proporcionalmente mayor en el resultado. Si se necesita información sobre los aniones responsables del aumento del *anion gap*, es más apropiado medir su concentración. En la práctica, en la hipoxia tisular es suficiente con analizar el lactato; en la cetosis diabética, el β-hidroxibutirato, y en la insuficiencia renal, el fosfato o sulfato.

Tabla 20-4. Causas de las acidosis metabólicas sin hipercloremia
Aumento de producción de ácido no volátil Diabetes mellitus Aciduria metilmalónica Deficiencia de propionil-CoA-carboxilasa
Aumento de producción de ácido láctico (acidosis láctica) Hipoxia tisular Ejercicio muscular excesivo Administración del hipoglucemiante oral fenformina Otras enfermedades asociadas a glucólisis anaerobia (diabetes, leucemia, deficiencia hereditaria de fructosa 1,6-bisfosfatasa, cirrosis y pancreatitis)
Aumento de producción de sulfatos ácidos (administración excesiva de metionina)
Aumento de otros ácidos (intoxicación por metanol, paraaldehído o salicilatos)
Disminución de la eliminación de ácidos no volátiles por insuficiencia renal

Alcalosis

Alcalosis respiratoria

La alcalosis respiratoria se caracteriza por una disminución de la PCO_2 y, a veces, un ligero aumento del pH plasmático. Este trastorno refleja un desequilibrio entre la tasa de formación y la tasa de eliminación de CO_2, casi siempre causado por un aumento de esta última, como consecuencia de la hiperventilación alveolar y del consiguiente aumento de excreción de CO_2, ya que la tasa de producción de CO_2 se modifica poco y es fácilmente compensada por una función pulmonar normal. A medida que disminuye la PCO_2, se reduce la cantidad de CO_2 disuelto, lo que favorece la disminución de la concentración de ácido carbónico y, por lo tanto, de hidrogeniones libres en los líquidos extracelulares. Esto hace que salgan hidrogeniones de los líquidos intracelulares, que reaccionan con el bicarbonato plasmático según la siguiente reacción:

$$H^+ + CO_2H^- \rightarrow CO_2 + H_2O$$

Esto determina también que disminuya la concentración de bicarbonato en el plasma, lo que, de acuerdo con la ecuación de Henserson-Hasselbalch, impide cambios bruscos del pH del líquido extracelular. Sin embargo, la disminución del bicarbonato plasmático nunca suele ser muy importante, por lo que el pH tiende a elevarse.

A medida que el pH intracelular disminuye, las células tubulares disminuyen su secreción de iones hidrógeno, lo que produce excreción tubular de bicarbonato e impide la generación de nuevo bicarbonato, lo que tiende a restaurar el pH plasmático a niveles normales. Asimismo, se reduce, al menos temporalmente, la eliminación de iones amonio, lo que puede conllevar un aumento en la eliminación de sodio o potasio con el fin de mantener la electroneutralidad de la orina.

Los datos de laboratorio que caracterizan a la alcalosis respiratoria (Tabla 20-5) son, por lo tanto, una disminución de la PCO_2 y una disminución del bicarbonato, que pocas veces baja más allá de los 15 mEq/l en la alcalosis respiratoria aguda. Valores mantenidos por debajo de los 18 mEq/l deben hacer pensar más bien en una alcalosis metabólica. El resto de los electrólitos del suero se mantienen normales si no hay otro trastorno acompañante. A veces se observa un aumento de los niveles de ácido láctico y pirúvico, en lo que parece ser un efecto compensador de la disminución del ácido carbónico. Ello puede confundir el diagnóstico de alcalosis respiratoria con el de las acidosis metabólicas con aumento del anión innominado, con las que comparten también la disminución del bicarbonato. El pH urinario no suele ser de utilidad diagnóstica, ya que habitualmente es ácido, con disminución, al menos temporal, de la excreción de ion amonio.

Causas de la alcalosis respiratoria

La hiperventilación responsable de la alcalosis respiratoria puede ser producida por la ventilación mecánica o asistida (alcalosis respiratoria yatrogénica) o, si la respiración es espontánea, por un aumento de la estimulación neuroquímica de la respiración a través de los centros respiratorios. En este

Tabla 20-5. Diagnóstico de las alcalosis

Bicarbonato alto: alcalosis metabólica
Cloruro alto (< 30 mEq/l): *expansión de volumen y exceso de mineralocorticoides*
- Aldosterona elevada y glucocorticoides normales: hiperaldosteronismo
  - Renina baja: hiperaldosteronismo primario
  - Renina alta: hiperaldosteronismo secundario
- Renina y aldosterona bajas, glucocorticoides altos: síndrome de Cushing
- Aldosterona y glucocorticoides normales: excesiva ingestión de regaliz
- Aldosterona y renina bajas: síndrome de Liddle
Cloruro bajo (< 10 mEq/l): *contracción de volumen y exceso de mineralocorticoides*
- Pérdida gastrointestinal de hidrogeniones
  - Vómitos
  - Adenoma velloso de colon
  - Diarrea con elevado cloruro
- Pérdida renal de hidrogeniones
- Otras causas
  - Síndrome de Bartter
  - Fibrosis quística
Cloruro normal (20-30 mEq/l): *carga excesiva de bicarbonato*
- Ingestión excesiva de bicarbonato o álcalis
- Administración de ácidos orgánicos que se convierten en bicarbonato
- Alcalosis inducida por la glucosa durante el ayuno
- Estado posthipercápnico

Bicarbonato bajo y PCO_2 baja: alcalosis respiratoria
Ventilación asistida: alcalosis respiratoria yatrogénica
Respiración espontánea
- Insuficiencia funcional de otros órganos
  - Insuficiencia hepática, cirrosis, coma hepático
  - Insuficiencia cardíaca congestiva
- Intoxicación (salicilatos, etanol)
- Fiebre o ejercicio intenso
- Síndrome de hiperventilación

último caso, destaca por su importancia y trascendencia el coma hepático, en el que la alcalosis respiratoria es típica, aunque pueda coexistir con otros trastornos del equilibrio ácido-base. Entre las causas, que son múltiples, parecen desempeñar un papel fundamental el aumento de la circulación de cortocircuito pulmonar, la hiponatremia y el aumento de los niveles plasmáticos de amonio. También hay hiperventilación en la fase aguda de la intoxicación por salicilatos, seguida luego por una acidosis metabólica. Probablemente, la causa de esta hiperventilación radique en el metabolismo de los salicilatos a ácidos orgánicos. Algo similar ocurre en la intoxicación etanólica aguda. La hiperventilación del ejercicio o de la fiebre también es una causa de alcalosis respiratoria, probablemente basada en un estimulación directa de los centros respiratorios superiores a través de impulsos generados en el centro de control cardiovascular en el primer caso, y en el centro termorregulador en el segundo. Existe un síndrome de hiperventilación, caracterizado por múltiples alteraciones neuromusculares y conductuales, cuyas causas concretas no se conocen.

Tratamiento de la alcalosis respiratoria

La alcalosis respiratoria suele ser leve y sólo raramente necesita la administración de pequeñas cantidades de bicarbonato sódico para prevenir la acidosis que pueda producirse por la compensación con aumento de los niveles de CO_2. Sólo en los pacientes con hiperventilación y síntomas (tetania, síncopes), pueden aliviarse éstos haciendo que los pacientes respiren repetidamente el aire de una bolsa de papel o plástico, lo que hace aumentar la PCO_2 del aire inspirado.

Alcalosis metabólica

Se produce alcalosis metabólica cuando la pérdida neta de hidrogeniones del espacio extracelular excede a su entrada en él, o cuando el aporte de álcalis excede a su eliminación.

El signo fundamental de la alcalosis metabólica es un aumento del pH de la sangre, con un incremento primario de la excreción de bicarbonato y, como compensación, un aumento de la PCO_2 por hipoventilación (**Tabla 20-5**). Sin embargo, en muy contadas ocasiones la PCO_2 supera los 50 mmHg. Esto se debe a que la hipoventilación alveolar necesaria para elevar la PCO_2 también reduciría la PO_2, lo que estimularía los quimiorreceptores y aumentaría la ventilación. En el suero de los pacientes con alcalosis metabólica hay una elevada PCO_2, hipocloremia y, casi siempre, hipopotasemia. Esta hipopotasemia está basada casi siempre en la pérdida renal de potasio por aumento de la secreción distal. Inicialmente están aumentadas tanto la secreción de potasio como la de hidrogeniones, pero a medida que disminuye la concentración intracelular de potasio, la secreción de potasio va disminuyendo. Hay aumento de anión innominado, pero no tiene valor diagnóstico. El pH urinario puede ser alcalino o ácido (aciduria paradójica). La concentración de cloruro en la orina es variable y tiene utilidad diagnóstica: Un cloruro alto en la orina (> 50 mEq/l) significa que el volumen extracelular está aumentado, casi siempre debido a trastornos de la glándula suprarrenal, mientras que si el cloruro urinario es bajo (< 10 mEq/l), significa que la alcalosis está asociada a la pérdida de líquido por vómitos o empleo de diuréticos y, por lo tanto, el riñón reabsorbe ávidamente sodio y cloruro.

Las causas de alcalosis metabólicas pueden dividirse en tres grandes grupos (**Tabla 20-6**). El primero está caracterizado por aumento del volumen extracelular causado por un exceso de mineralocorticoides. En este grupo de pacientes

Tabla 20-6. Causas de las alcalosis metabólicas

Exceso de mineralocorticoides y expansión de volumen
Aldosteronismo primario o secundario
Síndrome de Cushing
Excesiva ingestión de regaliz
Síndrome de Liddle
Déficit de potasio

Contracción de volumen y exceso de mineralocorticoides
Pérdida gastrointestinal de hidrogeniones
Pérdida renal de hidrogeniones
Síndrome de Bartter
Fibrosis quística

Carga excesiva de bicarbonato
Ingestión excesiva de bicarbonato o álcalis
Administración de ácidos orgánicos que se convierten
  en bicarbonato
Estado posthipercápnico

casi siempre hay también hipertensión. El segundo grupo de causas está basado en la pérdida de hidrogeniones y de volumen extracelular y, como consecuencia, en un exceso de mineralocorticoides. El tercer grupo de causas está basado en un aumento del bicarbonato plasmático.

Alcalosis metabólica por exceso de mineralocorticoides y expansión de volumen

Cuando las glándulas suprarrenales, debido a un tumor, secretan cantidades excesivas de aldosterona (hiperaldosteronismo primario) o cuando hay estenosis de la arteria renal, daño vascular intrarrenal o un tumor productor de renina, se producen cantidades excesivas de esta enzima que, a su vez, mediante un a cascada de reacciones da lugar a la hormona angiotensina II, que es un potente estimulador de la secreción de aldosterona (hiperaldosteronismo secundario), y se produce aumento del fluido extracelular y alcalosis metabólica. La causa de la alcalosis es que la aldosterona promueve la resorción de sodio en los túbulos distal y colector, lo que aumenta la secreción de potasio e hidrogeniones y, por lo tanto, disminuye su concentración plasmática. La corrección se hace mediante la corrección del volumen extracelular y mediante la normalización de la función suprarrenal.

El síndrome de Cushing está causado por la administración exógena de hidrocortisona o de hormona adrenocorticotropa (ACTH) o por la existencia de adenomas suprarrenales o alteraciones metabólicas (deficiencia de 11α-hidroxilasa o de 17α-hidroxilasa), que producen una excesiva secreción de glucocorticoides, los cuales también tienen efecto mineralocorticoide. Estos pacientes presentan alcalosis hipopotasémica, hipertensión y niveles de renina y aldosterona bajos.

El principio activo del regaliz, el ácido glicirrínico, se parece a la aldosterona en su estructura y tiene cierta actividad mineralocorticoide, por lo que su ingestión excesiva en pacientes predispuestos provoca una alcalosis metabólica con un síndrome parecido al hiperaldosteronismo, pero con niveles bajos de aldosterona.

En el síndrome de Liddle existe un incremento intrínseco de la reabsorción distal de sodio y de la secreción de potasio y de hidrogeniones, en ausencia de aumentos de renina o aldosterona, por lo que se asemeja a un hiperaldosteronismo.

Cuando hay un déficit generalizado y crónico de potasio en el organismo, debido a exceso de pérdida o a disminución de la ingesta, el potasio, que es el mayor catión del líquido intracelular, sale de las células para compensar la disminución plasmática y, debido al equilibrio electroquímico, entran a las células cantidades mayores de hidrogeniones, por lo que disminuye su concentración plasmática. Esto además se agrava por el hecho de que, al ser elevada la concentración intracelular de hidrogeniones y depender de esta concentración la secreción tubular de éstos, se excreta una orina ácida a pesar de la alcalosis. La corrección de este tipo de alcalosis no se efectúa mediante la administración de cloruro amónico (cuanto más ácido se administra, más ácido se elimina por la orina), sino mediante la administración cuidadosa de cloruro potásico, con el fin de corregir el balance de potasio del organismo.

Alcalosis metabólica por contracción de volumen y exceso de mineralocorticoides

Las secreciones gástricas son muy ácidas debido a la gran secreción de ácido clorhídrico por parte de las células de la pared del estómago. Por esta razón, los vómitos repetidos, así como la eliminación del contenido gástrico, llevan aparejada la pérdida de una gran cantidad de hidrogeniones y, por consiguiente, la disminución de su concentración plasmática.

Algo similar ocurre en los pacientes con adenoma velloso de colon o con el síndrome de alcalosis congénita con diarrea, en los que se producen diarreas con elevado contenido en cloruro y en ácidos. El tratamiento en estos casos consiste en la administración de cloruro de amonio, que en el hígado se convierte en urea y ácido clorhídrico, que corrigen la alcalosis.

El tratamiento con diuréticos produce un déficit de sodio en el organismo. Este déficit, al causar disminución del volumen extracelular, induce un aumento de secreción de renina y de aldosterona. Debido a la acción de los diuréticos, este aumento no puede compensar la disminución de volumen extracelular y, por lo tanto, se produce un hiperaldosteronismo secundario, con bajo volumen extracelular, lo que conduce a un aumento excesivo de la eliminación renal de hidrogeniones.

El síndrome de Bartter es un trastorno genético caracterizado por hiperreninemia e hiperaldosteronismo y elevada síntesis renal de prostaglandinas, lo que hace que se mantenga una elevada excreción renal de sodio y potasio y, por lo tanto, contracción del volumen extracelular y alcalosis hipopotasémica.

La fibrosis quística es un trastorno genético en el que hay intensa sudoración y, por lo tanto, una gran pérdida de cloruro sódico, lo que da lugar a hipocloremia y alcalosis metabólica con bajo volumen extracelular. La consiguiente elevación de los niveles de aldosterona aumenta la eliminación de potasio e hidrogeniones, lo que acentúa la alcalosis metabólica y la hipopotasemia.

Alcalosis metabólica por carga excesiva de bicarbonato

Si hay una ingesta excesiva de bicarbonato o álcalis en presencia de una disminución de la capacidad renal de excreción de bicarbonato, se produce alcalosis metabólica. Esto ocurre, por ejemplo, en pacientes con úlcera péptica que reciben al mismo tiempo y de forma crónica bicarbonato y leche. El aumento de reabsorción intestinal de bicarbonato cálcico produce hipercalciuria y nefrocalcinosis, que pueden dar lugar a una insuficiencia renal grave, consecuente reducción de la capacidad renal para filtrar bicarbonato y, por lo tanto, alcalosis metabólica.

Durante el tratamiento de una acidosis metabólica aguda, la administración de bicarbonato más la conversión de los ácidos orgánicos (lactato, acetoacetato, etc.) en bicarbonato pueden originar una alcalosis metabólica. Algo similar ocurre con la alcalosis inducida por la glucosa durante el ayuno, probablemente basada en el aumento, inducido por la glucosa, del metabolismo a bicarbonato de los cuerpos cetónicos producidos durante el ayuno (v. Acidosis metabólica, antes).

Otra causa de alcalosis metabólica es la situación posthipercápnica. Cuando la hipercapnia secundaria a una acidosis respiratoria se corrige rápidamente, los riñones retienen bicarbonato como consecuencia de la acidosis y, en presencia de un aumento de la retención renal de sodio (bajo volumen extracelular, edemas), corrigen en exceso la situación, provocando aumento del bicarbonato plasmático y, por lo tanto, alcalosis metabólica.

Consecuencias clínicas de la alcalosis

En las situaciones de alcalosis se produce excitabilidad del sistema nervioso, primero del sistema nervioso periférico y más tarde del sistema nervioso central. Esta hiperexcitabilidad periférica puede provocar una contracción excesiva y mantenida de los músculos esqueléticos, que se denomina tetania. Si la alcalosis es profunda y mantenida, puede producirse tetania de los músculos respiratorios, lo que causa la muerte por asfixia. La hiperexcitabilidad del sistema nervioso central se manifiesta, en casos leves, como inquietud inexplicable y, en casos graves en personas susceptibles (epilépticos), como convulsiones.

PUNTOS CLAVE

- Como resultado de los procesos metabólicos oxidativos en el hombre, las células del organismo producen diariamente unas 14 moles de CO_2. También se produce una cantidad menor de ácidos no volátiles, por ejemplo, ácido láctico, que se genera en la oxidación incompleta de los hidratos de carbono; ácido acetoacético y β-hidroxibutírico, que se producen en la oxidación de los lípidos, sobre todo en ausencia de insulina; ácido sulfúrico, que se origina en la oxidación de las proteínas, y ácido fosfórico, que se produce en la degradación de fosfoproteínas, fosfolípidos y ATP. Pequeños cambios en la concentración de hidrogeniones en el líquido extracelular modifican de forma sustancial la velocidad de muchas reacciones químicas catalizadas por enzimas. Por lo tanto, su regulación ha de ser muy fina para poder compensar las cantidades de ácido que, provenientes de la dieta o del metabolismo tisular, se añaden continuamente a los fluidos del organismo.

- La concentración de hidrogeniones en el líquido extracelular se mantiene en valores de 7,35 expresado como pH (–log [H⁺]), mientras que en la sangre arterial el pH es de 7,4. Cuando el pH arterial es inferior a 7,4, se dice que hay una situación de *acidosis*, mientras que si es mayor, se dice que hay *alcalosis*.

- Para impedir los cambios bruscos en la concentración de hidrogeniones en los fluidos del organismo, existen tres sistemas principales de control: *a)* sistemas amortiguadores (también conocidos como sistemas tamponadores) existentes

→

en la sangre y en los fluidos corporales intracelulares y extracelulares, *b)* regulación de la frecuencia y la intensidad de la respiración por el centro respiratorio y *c)* regulación de la excreción de hidrogeniones por el riñón. En todos los líquidos corporales, tanto intracelulares como extracelulares, existen concentraciones importantes del par amortiguador carbónico/bicarbonato. Otra característica fundamental de este amortiguador es que el elemento ácido, ácido carbónico, está parcialmente en forma de CO_2, que es un gas, dióxido de carbono, cuya concentración puede ser regulada por el aparato respiratorio. A su vez, las concentraciones plasmáticas de CO_2 regulan la función del aparato respiratorio. Los amortiguadores intracelulares más importantes son los proteinatos.

- Los riñones son capaces de controlar la concentración de hidrogeniones de los líquidos del organismo mediante el ajuste de la excreción urinaria de éstos, así como mediante el ajuste de la síntesis de bicarbonato. La excreción de más hidrogeniones que los producidos reduce su concentración en los líquidos del organismo, mientras que la excreción de menos hidrogeniones que los producidos la aumenta. Tanto la eliminación urinaria de hidrogeniones como la reabsorción de bicarbonato están basadas en la capacidad de las células tubulares renales (excepto el asa de Henle estrecha) para secretar hidrogeniones hacia la luz tubular. En general, cuanto mayor es la concentración de hidrogeniones en el líquido extracelular, mayor es la secreción de hidrogeniones al fluido tubular. La secreción de hidrogeniones hace que se reabsorba el bicarbonato filtrado, de forma que no se pierda por la orina.

- Además, el riñón es capaz de regenerar el bicarbonato perdido en el plasma por su reacción con los hidrogeniones. Los hidrogeniones son excretados por la orina como sales ácidas de fosfato y sulfato y en forma de ion amonio, lo que permite excretar una gran cantidad de hidrogeniones sin disminuir mucho el pH de la orina.

- Cualquier factor que modifique la respiración (ventilación o difusión) modifica también la capacidad de eliminación de CO_2 y, por lo tanto, su concentración plasmática. Una disminución de la ventilación induce un aumento de la concentración de CO_2 y, por lo tanto, una disminución del pH denominada acidosis respiratoria. Por el contrario, un exceso de ventilación pulmonar produce el exceso contrario, que se denomina alcalosis respiratoria. Un aumento de la producción endógena de ácidos no volátiles o una disminución de la capacidad del organismo para su eliminación inducen una disminución del pH que se denomina acidosis metabólica, mientras que el proceso contrario se denomina alcalosis metabólica.

BIBLIOGRAFÍA

AYERS P, WARRINGTON L. Diagnosis and treatment of simple acid-base disorders. Nutr Clin Pract 2008; 23: 122-7.
Revisión muy actualizada sobre los principios básicos de las enfermedades del equilibrio ácido-base más comunes en el ámbito de la nutrición hospitalaria.

CASTRO DEL POZO S, PÉREZ ARELLANO JL. Fisiopatología del equilibrio ácido-base. En: Manual de patología general, 6ª ed. Barcelona: Masson-Elsevier, 2006; p. 600-7.
Descripción de la fisiología y las alteraciones del equilibrio ácido-base, en un texto muy accesible para estudiantes de ciencias biomédicas.

EATON DC, POOLER JP. Regulation of acid-base balance. En: Vander's Renal Physiology, 9ª ed. New York: McGraw Hill/Medical, 2018; p. 150-75.
Capítulo didáctico sobre los mecanismos básicos de regulación renal del equilibrio ácido-base.

FIDKOWSKI C, HELSTROM J. Diagnosing metabolic acidosis in the critically ill: bridging the anion gap, Stewart, and base excess methods. Can J Anaesth 2009; 56: 247-56.
Revisión sobre las alteraciones del equilibrio ácido-base, sus causas y su tratamiento, y revisión de los métodos más utilizados para el análisis del equilibrio ácido-base.

GENNARI FJ, WEISE WJ. Acid-base disturbances in gastrointestinal disease. Clin J Am Soc Nephrol 2008; 3: 1861-8.
Revisión de las alteraciones del equilibrio ácido-base en las enfermedades del aparato digestivo.

KAMEL KS, HALPERIN ML. Fluid, electrolyte and acid-base physiology: a problem-based approach, 5ª ed. London: Elsevier, 2016.
Monografía dedicada a las alteraciones del agua, los electrólitos y el equilibrio ácido-base en la medicina de urgencias.

LÓPEZ NOVOA JM, PÉREZ BARRIOCANAL F. Regulación renal del equilibrio ácido-base. En: Tresguerres JAF, ed. Fisiología humana, 3ª ed. Madrid: McGraw Hill-Interamericana, 2005; p. 423-31.
Capítulo dedicado al análisis del papel del riñón en la regulación del equilibrio ácido-base.

ROSE BD. Clinical physiology of acid-base and electrolyte disorders, 3ª ed. New York: McGraw-Hill, 2001.
Monografía clásica dedicada a las alteraciones clínicas del equilibrio ácido-base y de los electrólitos.

STANTON BA, KOEPPEN BM. Papel de los riñones en la regulación del equilibrio acidobásico. En: Berne y Levy, eds. Fisiología, 6ª ed. Barcelona: Elsevier 2009; p. 636-50.
Descripción de la contribución del riñón al control del equilibrio ácido-base en el organismo.

TEJEDOR A. Trastornos del equilibrio ácido-base. En: Hernando Avendaño L, ed. Nefrología clínica, 3ª ed. Madrid: Editorial Médica Panamericana, 2008; p. 72-102.
Texto detallado que revisa la fisiología del equilibrio ácido-base, sus alteraciones clínicas más importantes y su tratamiento.

ZIETSE R, ZOUTENDIJK R, HOORN EJ. Fluid, electrolyte and acid-base disorders associated with antibiotic therapy. Nat Rev Nephrol 2009; 5: 193-202.
Revisión de las alteraciones en el equilibrio hidroelectrolítico y ácido-base causadas por el tratamiento con antibióticos.

(?) AUTOEVALUACIÓN

Calcio, fósforo, magnesio y flúor

21

F. Pérez Llamas, Á. Gil Hernández y S. Zamora Navarro

OBJETIVOS

- Conocer el contenido y la localización del calcio, el fósforo, el magnesio y el flúor en el organismo.
- Revisar los procesos de absorción, metabolismo y excreción de estos elementos minerales.
- Valorar los posibles efectos adversos de la ingesta deficiente (enfermedades carenciales) o excesiva (toxicidad) de estos elementos minerales en el organismo.
- Reconocer las mejores fuentes alimentarias de calcio, fósforo, magnesio y flúor.
- Conocer las cantidades diarias recomendadas de calcio, fósforo, magnesio y flúor, para la población española.
- Diferenciar las principales vías de regulación del equilibrio dinámico de la calcemia y la fosfatemia.
- Conocer el papel de las principales hormonas sistémicas en la regulación del metabolismo del calcio.

CONTENIDO

- Introducción
- Calcio
- Fósforo
- Magnesio
- Flúor
- Regulación endocrina del metabolismo del calcio

INTRODUCCIÓN

En los seres vivos existe un gran número de cationes y aniones, que forman parte del conjunto de minerales del organismo y participan en un elevado número de funciones biológicas; entre ellos se encuentran: calcio, magnesio, fosfato y fluoruro, que se pueden localizar tanto en el espacio extracelular como en el interior de las células, libres (ionizados), como sales minerales y formando parte de estructuras y compuestos orgánicos más o menos complejos. Estos cuatro minerales desempeñan importantes funciones estructurales y metabólicas en el organismo, y, dado que son elementos exógenos, hay que obtenerlos necesariamente a partir de los alimentos. De ahí la importancia de establecer y conocer los requerimientos y las recomendaciones de estos nutrientes para cada grupo de población. Todos ellos tienen en común su localización, ya que mayoritariamente se encuentran formando parte de los tejidos, en general, y del esqueleto y de los dientes, en particular.

Existe un complejo y preciso sistema de regulación que controla la concentración del calcio, entre unos márgenes muy estrechos, tanto en el medio extracelular (calcemia) como en el intracelular. Esta precisa regulación, llevada a cabo por el sistema endocrino, permite el equilibrio dinámico del catión entre los distintos compartimentos corporales. La concentración plasmática de fosfato también se encuentra regulada, al igual que la de los restantes iones, pero no de una forma tan precisa.

Las principales hormonas sistémicas que regulan el equilibrio dinámico del calcio entre los diferentes compartimentos corporales, y al mismo tiempo modulan las actividades de formación y remodelación óseas, son las siguientes: hormona paratiroidea o parathormona (PTH), calcitonina y vitamina D (cap. 18, Vitamina D). Todas ellas participan en el mantenimiento de la constancia de la concentración plasmática de calcio; para ello, no sólo ejercen su acción sobre el hueso, sino también sobre el intestino y el riñón.

Existen también otras hormonas que participan, en menor medida, en la regulación del metabolismo óseo y en la homeostasis del calcio y el fosfato: glucocorticoides, péptido relacionado con la PTH (PTHrP), péptido relacionado con el gen de la calcitonina (CGRP), estrógenos, prolactina, insulina, hormonas tiroideas, hormona de crecimiento, factor de crecimiento análogo de la insulina tipo 1 (IGF-1) y otros factores de crecimiento.

El hueso es un tejido complejo formado por varios tipos celulares, proteínas de matriz extracelular y elementos minerales, entre los que predominan el calcio, el fósforo, el magnesio y el flúor. El conocimiento de las bases moleculares y celulares de la formación, la mineralización y la remodelación óseas, así como de las principales vías de señalización y factores implicados en la regulación local de estos procesos, es fundamental para intervenir adecuadamente en la prevención y el tratamiento de diferentes enfermedades óseas, incluida la osteoporosis (**cap. 34**, Metabolismo óseo).

El objetivo de este capítulo es describir las funciones, las ingestas recomendadas y las principales fuentes alimentarias de calcio, fósforo, magnesio y flúor, además de los procesos de absorción, metabolismo y excreción de estos elementos minerales y revisar las posibles causas y efectos de sus carencias y excesos.

CALCIO

Contenido y localización en el organismo

El calcio es el catión más abundante en el organismo (1.200-1.500 g), representando el 1,5-2 % del peso total del cuerpo. La mayor parte del calcio corporal se encuentra en el tejido óseo y en los dientes (99,1 %), formando parte de su estructura, junto con el fosfato, en una proporción de 1,5:1, mientras que el resto (0,9 %) se halla disuelto en el líquido extracelular (0,4 %) y en los tejidos blandos del organismo (0,5 %), donde regula y participa en multitud de reacciones metabólicas. Existe un equilibrio dinámico de este catión entre los distintos compartimentos corporales, de forma que el calcio disuelto del medio extracelular y parte del que se encuentra en el hueso son intercambiables: unos 500 mg de calcio entran y salen del hueso diariamente. El hueso puede actuar como reservorio de calcio y cederlo si la concentración de este catión en la sangre disminuye por debajo del intervalo de normalidad (hipocalcemia), que es de 9,0-10,2 mg/100 ml (2,3-2,6 mmol/l).

En el hueso, el calcio está formando parte de dos tipos de depósitos: un depósito pequeño de calcio intercambiable, de unos 10 g, de fácil y rápida movilización, y otro depósito de calcio más estable, muy poco intercambiable, que representa el 99 % del calcio óseo total. Por el contrario, el calcio total que forma parte de la estructura del diente no es intercambiable. En el líquido extracelular, el 50 % del calcio está ionizado y, por lo tanto, en la forma fisiológicamente activa; el 40 % se halla unido a proteínas plasmáticas (calcio no difusible), mayoritariamente a albúmina y globulinas, y el 10 % restante del calcio plasmático se encuentra formando complejos con aniones orgánicos e inorgánicos, sobre todo con citrato y fosfato.

Funciones

El calcio cumple numerosas e importantísimas funciones en el organismo, de ahí que esté plenamente justificada la existencia de un complejo y preciso sistema de regulación al que se ve sometido este catión, tanto en el medio extracelular (calcemia) como en el intracelular. El calcio es el principal mineral que participa en la integridad estructural del organismo, pero, además de este fundamental papel en la formación y el mantenimiento de los huesos y los dientes, es esen-

cial en numerosos procesos metabólicos que ocurren en todas las restantes células del organismo.

Este elemento mineral es indispensable para la transmisión del impulso nervioso, la excitabilidad neuronal y la formación de neurotransmisores, y para el adecuado funcionamiento del músculo cardíaco, el mantenimiento del tono del músculo esquelético y la contracción del músculo liso. También es necesario para los procesos de coagulación sanguínea, donde los iones calcio inician la formación de un coágulo sanguíneo al favorecer la actividad de varios factores de la coagulación (**cap. 15**, Vitaminas con función de coenzimas, y **cap. 28**, Proteínas plasmáticas y bioquímica de la coagulación sanguínea), lo que conduce a la polimerización del fibrinógeno y a la formación de fibrina.

Asimismo, el calcio actúa como segundo mensajero y participa en la regulación de los mecanismos de transporte en las membranas celulares e intracelulares, en la secreción de jugos y hormonas, en la liberación y la activación de numerosas actividades enzimáticas intracelulares y extracelulares, en la mitosis y en la fecundación.

Absorción, metabolismo y excreción

En la **figura 21-1** se muestran el balance diario y la localización del calcio en el individuo adulto.

La absorción intestinal del calcio dietético puede oscilar entre el 25 y el 75 %, dependiendo de la edad del individuo, la cantidad ingerida, la presencia de diversos factores dietéticos que facilitan (fosfopéptidos procedentes de la caseína, lactosa, ciertos aminoácidos, como lisina o arginina) o dificultan (oxalatos y fitatos) su absorción, y de las concentraciones plasmáticas de distintas hormonas, como la vitamina D, que interviene facilitando su absorción por el intestino. Además, la realización de ejercicio físico de forma regular estimula la absorción intestinal y el depósito de calcio en el hueso, mientras que el sedentarismo acelera su desmineralización.

Durante la infancia y la adolescencia, el balance de calcio es positivo, permitiendo el incremento del tejido óseo. El calcio es indispensable para la formación, mantenimiento y mineralización del hueso. En el tejido óseo, el fosfato cálcico no se encuentra inmóvil, sino que existe un equilibrio dinámico. Las dosis elevadas de vitamina D, el hipertiroidismo, la hormona adrenocorticotropa, los glucocorticoides y los preparados sintéticos de cortisona y derivados desencadenan la destrucción de la matriz proteica y, por lo tanto, la liberación de calcio desde el hueso, lo que, en definitiva, es la osteoporosis (**cap. 49**, Nutrición y enfermedad ósea, **tomo V**). Existe un complejo y preciso sistema de regulación de la calcemia, el cual se describirá más adelante como parte integrante del metabolismo óseo y su regulación.

La excreción del calcio se lleva a cabo por la vía renal y el tracto gastrointestinal. El calcio fecal procede de la fracción no absorbida de la dieta (origen alimentario) y de restos celulares de la mucosa, jugos digestivos y bilis (origen endógeno). Es recomendable que las concentraciones en sangre y los aportes dietéticos de fosfato y calcio sean similares, pues el exceso de cualquiera de ellos aumenta su excreción en heces. La excreción urinaria de calcio se encuentra bajo control endocrino, está estimulada por los glucocorticoides, las hor-

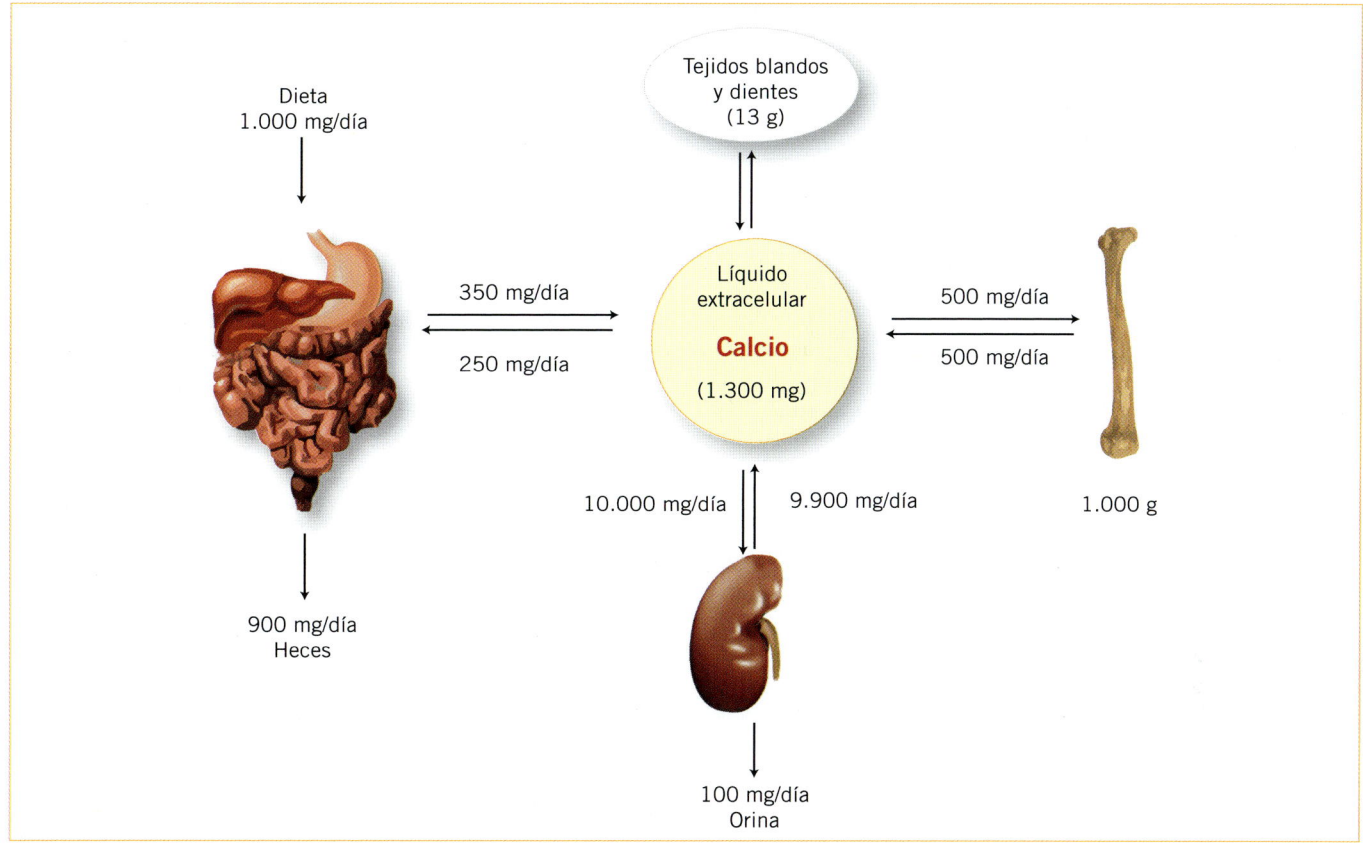

Figura 21-1. Balance diario y localización del calcio en el individuo adulto.

monas tiroideas y la hormona de crecimiento, e inhibida por la vitamina D, la PTH y los estrógenos.

Ingestas recomendadas y fuentes alimentarias

El calcio es uno de los minerales con los mayores requerimientos de todos los micronutrientes (700-1.300 mg/día) y que menos se aprovecha de la dieta, particularmente en aquellos alimentos ricos en agentes quelantes o secuestrantes del calcio, como por ejemplo en las espinacas, en las que existe un alto contenido en oxalatos, en cuyo caso la absorción no supera el 5-10 %. Las cantidades recomendadas varían con la edad, siendo máximas durante la adolescencia (1.000 mg/día), que es cuando se produce el máximo pico de crecimiento. En niños, las recomendaciones de calcio son de 800 mg, al igual que en adultos, sufriendo lógicamente un incremento en el embarazo y la lactancia (**Tabla 21-1**).

La Autoridad Europea de Seguridad Alimentaria (EFSA) ha publicado las recomendaciones de ingestas diarias de calcio para los diferentes grupos de edad (**Tabla 21-2**).

Entre las fuentes dietéticas de calcio se encuentran la leche y los productos lácteos, que constituyen la fuente por excelencia de este mineral, seguidos de los pescados, las harinas integrales, los frutos secos y las legumbres.

Carencia: causas y efectos

La carencia de calcio puede ser ocasionada por el insuficiente aporte dietético de este mineral, por la deficiencia de vita-

mina D o por la muy baja relación Ca/P en la dieta. Dado que el hueso actúa como reservorio de calcio, es difícil que se mantenga una situación de hipocalcemia; por lo tanto, el efecto de la carencia de calcio es una insuficiente mineralización de la matriz ósea, que es lo que constituye, en las etapas infantil y adolescente, el raquitismo, y en la edad adulta, la osteomalacia. Ingestas insuficientes de calcio, además de asociarse con mayor riesgo de fracturas en personas mayores de 50 años, se han relacionado con la mayor prevalencia de algunas enfermedades, como hipertensión, diabetes, síndrome metabólico, algunos tipos de cáncer y, más recientemente, con el sobrepeso y la obesidad.

Exceso: causas y efectos

No suelen producirse ingestas excesivas de calcio de procedencia alimentaria, pero sí pueden ocurrir debido al el consumo de suplementos de este mineral. La dosis máxima tolerable se ha establecido en 2.500 mg/día. Dosis superiores a este valor pueden ocasionar hipercalcemia, sobre todo si se ingieren suplementos de calcio y vitamina D combinados.

La intoxicación por hipercalcemia puede tener efectos más o menos graves, dependiendo de su intensidad. Además de interferir en la absorción de otros cationes divalentes, como hierro, magnesio, manganeso y cinc, la hipercalcemia puede ocasionar estreñimiento, náuseas, poliuria y cálculos renales, y, en situaciones extremas, pérdida del tono muscular, coma y muerte.

Tabla 21-1. Contenido corporal, fuentes alimentarias, recomendaciones y funciones del calcio, del fósforo, del magnesio y del flúor

Mineral	Contenido corporal (g)	Fuentes alimentarias	Recomendaciones (mg)	Funciones
Calcio	1.200-1.500	Leche Productos lácteos Pescados Mariscos Cereales Frutos secos Legumbres	800-1.000	Estructuras óseas Secreciones Contracción muscular Coagulación sanguínea Regulador de enzimas
Fósforo	600-900	Carnes Pescados Lácteos Cereales Frutos secos Legumbres Alimentos procesados	800-1.200	Estructuras óseas Fosfolípidos de las membranas Nucleótidos y ácidos nucleicos Tampón intracelular
Magnesio	25	Lácteos Huevo Pescado Frutos secos Harinas integrales Hortalizas Chocolate	150-350	Estructuras óseas Secreciones Contracción muscular Actividad enzimática
Flúor	2,6-4,0	Agua fluorada Té Pescados	1,5-4,0	Fortalecimiento del hueso Prevención de caries

El *Department of Health and Human Services* y el *Department of Agriculture* de Estados Unidos evaluaron en 2005 el efecto de la leche, los alimentos lácteos enriquecidos con calcio y los suplementos de calcio sobre la masa ósea y encontraron que todos tenían efectos similares, aumentando la masa esquelética en individuos jóvenes y reduciendo la pérdida de masa ósea en los de edad avanzada. Además, los beneficios óseos del calcio proveniente de los productos lácteos persistían por más tiempo que los que procedían de suplementos de calcio. No obstante, otros metaanálisis han indicado que cuando se comparan los efectos de los productos lácteos con los suplementos minerales de calcio, estos últimos se asocian a efectos perjudiciales sobre la salud cardiovascular, como aumento de la mortalidad y del número de episodios cardiovasculares como infarto de miocardio e ictus cerebral, especialmente en mujeres.

Cabe destacar que el riesgo depende de que los individuos porten determinadas variantes genéticas, como rs6445834 del gen *ARHGEF3 (Rho guanine nucleotide exchange factor 3)*, rs10850335 del gen *TBX5 (T-box 5)* o rs180349 del gen *BUD13 (BUD13 homolog Saccaromyces cerevisiae)*; los que presentan los alelos minoritarios tienen más riesgo de padecer síndrome metabólico y enfermedad cardiovascular.

En cualquier caso, la elevación de calcio sérico da lugar a una disminución de las concentraciones intracelulares de pirofosfato en las células del músculo liso de las arterias, así como a un aumento de la interacción con el receptor sensible al calcio presente en las células endoteliales, que causa alteraciones en las cascadas de señalización que, finalmente, se traducen en aumento del grosor de la placa carotídea, un biomarcador bien conocido de riesgo cardiovascular. Asimismo, la interacción del calcio con el receptor sensible al calcio en las plaquetas genera cambios en la coagulación

Tabla 21-2. Ingestas diarias de calcio, fósforo, magnesio y flúor recomendadas por la Autoridad Europea de Seguridad Alimentaria

Edad	Calcio (mg/día)	Edad	Fósforo (mg/día)	Edad	Magnesio (mg/día)		Edad	Flúor (mg/día)
					Hombres	Mujeres		
7-11 meses	280	7-11 meses	160	7-11 meses	80	80	1-11 meses	0,4
1-3 años	450	1-3 años	250	1-< 3 años	170	170	1-3 años	0,6
4-10 años	800	4-10 años	440	3-< 10 años	230	230	4-6 años	1,0
11-17 años	1.150	11-17 años	640	10- < 18 años	300	250	7-10 años	1,5
18-24 años[a]	1.000	≥ 18 años[a]	550	≥ 18 años[a]	350	300	11-14 años	2,2
≥ 25 años[a]	950						15-17 años	3,2
							> 18 años	3,4

Tomado de EFSA, 2017.
[a] Incluye embarazo y lactancia.

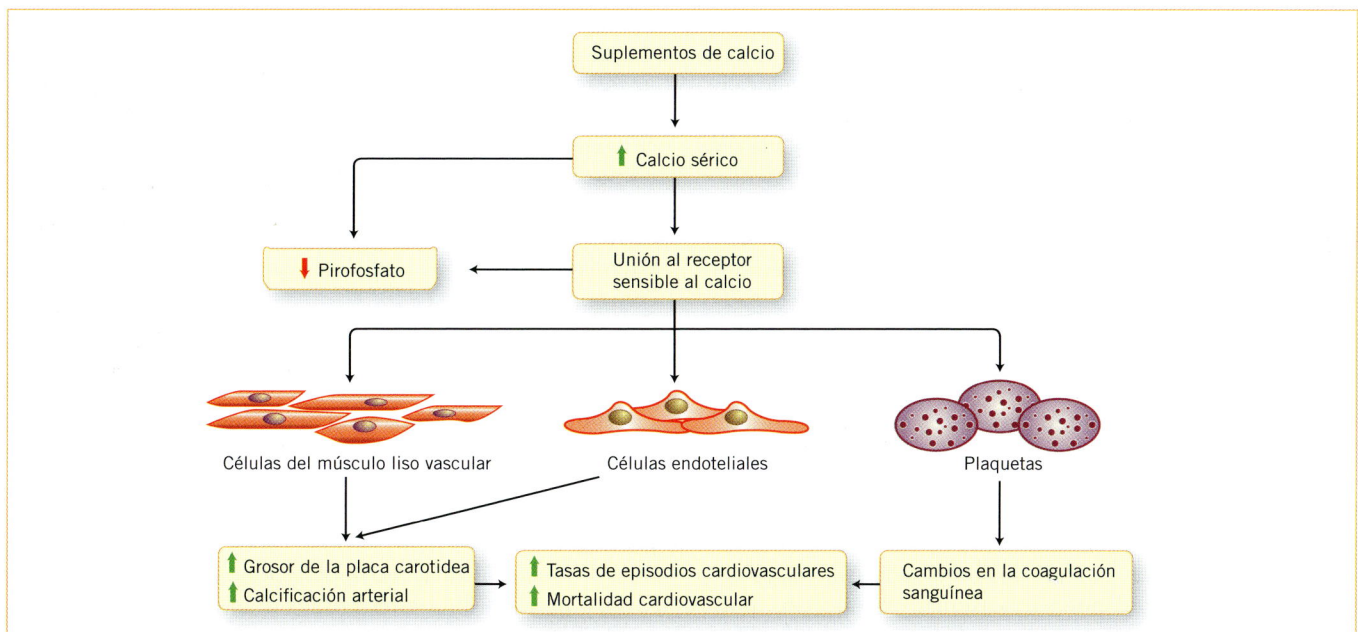

Figura 21-2. Efectos de los suplementos de calcio sobre la salud cardiovascular. (Modificado de Reid IR. Nat Rev Endocrinol 2013; 9: 255-6).

sanguínea, lo cual contribuye al aumento en la tasas de episodios cardiovasculares (**Fig. 21-2**).

FÓSFORO

Contenido y localización en el organismo

El fósforo es el sexto mineral más abundante en el organismo (600-900 g), representando el 0,8-1,1 % del peso total del cuerpo. De su contenido corporal total, el 85 % forma parte, junto con el calcio, de la estructura mineral del hueso y el diente; del resto, la mayoría (14 %) se encuentra en los tejidos blandos (músculo, hígado, corazón y riñón), y en baja proporción (1 %) disuelto en el líquido extracelular. Al igual que ocurre con el calcio, en una situación de hipofosfatemia, el fosfato es cedido por el hueso, que actúa como reservorio de este mineral, aunque la regulación de su concentración en plasma es menos precisa que la del calcio.

En el organismo, la mayoría del fósforo que no forma parte de huesos y dientes se encuentra como sales inorgánicas ($H_2PO_4^-$ y HPO_4^{2-}) y orgánicas. El fosfato inorgánico es más ionizable y difusible a través de las membranas que el fosfato orgánico. En el plasma, donde el fósforo se puede encontrar unido a calcio, magnesio, sodio y proteínas, su concentración es de 3-4,5 mg/100 ml en los adultos, mientras que, en los niños, ésta es algo mayor (4-7 mg/100 ml). En los tejidos blandos, el fósforo forma parte de fosfolípidos, nucleótidos, ácidos nucleicos, enzimas, etc. La bilis y el jugo pancreático, al igual que el jugo intestinal, contienen una considerable proporción de fósforo y contribuyen a mantener el equilibrio entre la ingestión de fósforo y su excreción fecal.

Funciones

Además de la función plástica que tiene el fosfato, junto con el calcio en el organismo, constituyendo los cristales de hidroxiapatita y formando parte estructural del esqueleto y los dientes, el fósforo desempeña otras muchas e importantes funciones en los tejidos blandos. Así, tiene un papel fundamental en el metabolismo de los hidratos de carbono, contribuyendo a la utilización celular de glucosa mediante el proceso de fosforilación, en el cual el fosfato se combina con la glucosa.

Asimismo, los monoacilgliceroles procedentes de la absorción de la grasa son fosforilados en los enterocitos en la posición *sn*3 del glicerol, utilizándose para la síntesis de diversos compuestos lipídicos (acilgliceroles y fosfolípidos). El fosfato estimula la reabsorción tubular renal de glucosa mediante el mismo proceso. Se une a los lípidos, constituyendo los fosfolípidos, que forman parte estructural de todas las membranas celulares.

El fósforo es necesario para una multitud de reacciones en las que se requiere energía, siendo básico en la producción de moléculas energéticas, como el ATP, el fosfato de creatina y el ácido fosfoenolpirúvico. Forma parte del músculo e interviene en su metabolismo. Colabora en el transporte de los ácidos grasos, llevándolos en moléculas de fosfolípidos por la corriente sanguínea. Forma parte de las nucleoproteínas celulares y de los ácidos nucleicos, DNA y RNA, y de sus constituyentes, los nucleótidos. Asimismo, se encuentra en el AMP cíclico, que actúa como un segundo mensajero intracelular.

Este mineral contribuye al control del equilibrio ácidobase en la sangre, formando parte del tampón fosfato; a su vez, es importante su papel amortiguador en el líquido intracelular, pero especialmente en el líquido extracelular, en la luz de los túbulos renales, donde neutraliza los iones hidrogeniones excretados por la bomba renal de protones. Por otro lado, el fósforo forma parte del tejido nervioso, siendo indispensable para su adecuado funcionamiento, así como para el mantenimiento de la actividad intelectual y sexual.

Absorción, metabolismo y excreción

En la **figura 21-3** se representan el balance diario y la localización del fósforo, en el individuo adulto.

La absorción del fosfato está estrechamente ligada a la del calcio, aunque, al parecer, aquél es absorbido más eficientemente que el calcio. Por término medio, se absorbe el 70 % del fosfato total presente en una dieta mixta. La vitamina D aumenta su absorción por el intestino delgado. Los fosfatos de sodio o de calcio bicálcico o tricálcico son poco o nada asimilables, circunstancia que puede agravarse al tomar una dieta rica en calcio o en cloruro de magnesio.

Durante la infancia y la adolescencia, el balance de fósforo es positivo, al igual que para el calcio, permitiendo el incremento del tejido óseo. Como se ha indicado antes, ambos iones son indispensables para la formación, el mantenimiento y la mineralización del hueso. Las dosis elevadas de vitamina D, el hipertiroidismo, la hormona adrenocorticotropa, los glucocorticoides y los preparados sintéticos derivados de la cortisona pueden ocasionar osteoporosis, porque destruyen la matriz orgánica y liberan fosfato desde el hueso. La vitamina D acelera la transferencia del fosfato orgánico de los tejidos blandos a fosfato inorgánico del tejido óseo.

La excreción del fosfato se lleva a cabo por vía renal y por el tracto gastrointestinal. El riñón mantiene una relación entre el fósforo excretado y el fósforo presente en el plasma. La PTH moviliza el fosfato del hueso y aumenta su excreción por los túbulos renales. La vitamina D actúa en sentido contrario. Sin embargo, en dosis elevadas, aumenta la pérdida de fosfato. La PTH bloquea la reabsorción del fosfato, cuando éste aumenta en relación con la concentración de calcio en sangre. La acidosis aumenta la excreción del fosfato diácido por los túbulos renales, mientras que la alcalosis induce la excreción tubular de fosfato monoácido. La excreción fecal de fosfato endógeno es estimulada por el aumento de la fosfatemia, que, a su vez, es ocasionado por la elevación de la concentración de la PTH.

Ingestas recomendadas y fuentes alimentarias

La regulación del fósforo en el organismo humano está muy relacionada con la del calcio, por lo que se recomienda la ingestión de ambos minerales en una relación 1:1, es decir, unos 800 mg/día, excepto en los lactantes, en los que la proporción de fósforo debe ser más baja que la del calcio (**Tabla 21-1**). Las últimas recomendaciones de ingesta diaria de fósforo para los diferentes grupos de población, publicadas por la EFSA, se muestran en la **tabla 21-2**.

El fósforo se encuentra ampliamente difundido en la naturaleza en forma de fosfatos, tanto en los reinos mineral como vegetal y animal. Buenas fuentes de este mineral son carnes, pescados, leche y sus productos derivados, frutos secos, legumbres, cereales, etc. Además, son muy ricos en fósforo los alimentos procesados tecnológicamente, pues se le añaden diversos aditivos que contienen este mineral.

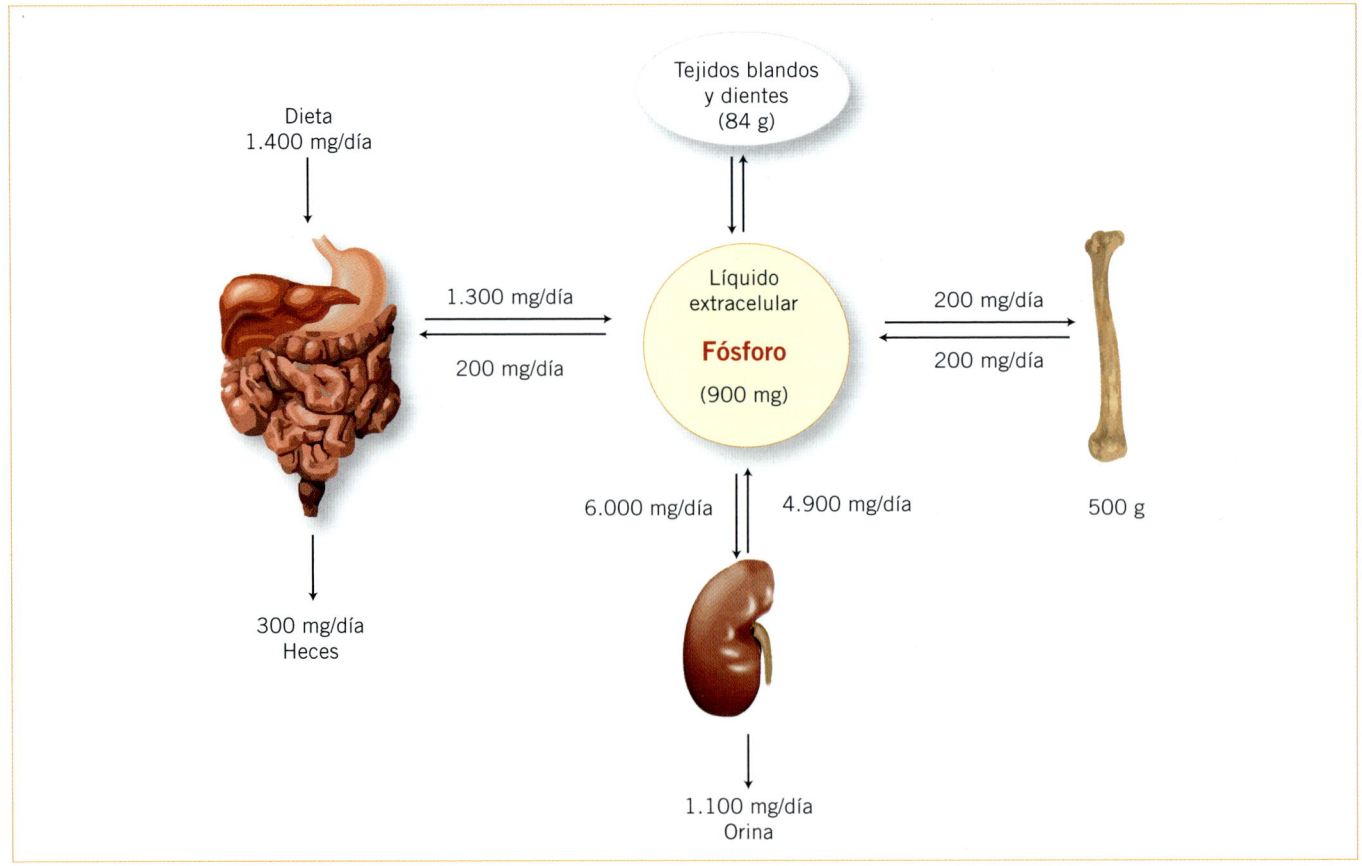

Figura 21-3. Balance diario y localización del fósforo en el individuo adulto.

Carencia: causas y efectos

No suelen darse situaciones de carencia de fósforo. En realidad, el fósforo abunda en todos los alimentos, como se ha indicado antes, y se absorbe en el intestino en una proporción relativamente alta, en comparación con la del calcio. Salvo que existan problemas de regulación del fósforo en el organismo, son muy raras las situaciones carenciales de este mineral.

La hipofosfatemia aparece en algunas situaciones patológicas, como en las afecciones intestinales con dificultad de absorción de fósforo (esprue y enfermedad celíaca), el hiperparatiroidismo primario, los trastornos del balance calciofósforo por raquitismo y osteomalacia y el hiperparatiroidismo por aumento de la excreción renal de fósforo o por deficiente ingesta en la dieta. Los síntomas característicos de la hipofosfatemia son debilidad muscular, alteraciones óseas, raquitismo y osteomalacia.

Exceso: causas y efectos

La hiperfosfatemia, que se define como una concentración plasmática de fósforo inorgánico superior a 0,80 mmol/l (2,48 mg/dl), no suele producirse por ingestión excesiva en los individuos sanos, pero sí en pacientes con ciertas enfermedades, como insuficiencia renal, hipoparatiroidismo, glomerulonefritis aguda y crónica y en casos de crecimiento excesivo de los huesos, como sucede en los niños de bajo peso al nacer y en los acromegálicos; también aparece tras la administración demasiado rápida por vía intravenosa de fosfato. El exceso de fósforo es responsable de síntomas fundamentalmente musculares, como tetania.

MAGNESIO

Contenido y localización en el organismo

El magnesio es el segundo catión del medio intracelular en abundancia y está considerado, al igual que el calcio y el fosfato, como un mineral mayoritario, siendo su contenido de unos 25 g en el cuerpo del adulto. De este total, un 65-70 % está en los huesos, que también constituyen una reserva de magnesio, al igual que el músculo, en forma tanto de fosfato como de carbonato. El resto se localiza en el interior de las células de los tejidos blandos, en una concentración de 15 mEq/l, donde participa en la utilización de la energía metabólica, y, en menor proporción, en el plasma (1,4-2,5 mg/ml); de este último, alrededor del 80 % está ionizado y es difusible, mientras que el resto está ligado a proteínas séricas. Los músculos contienen más magnesio que calcio, al contrario que la sangre. Para que el magnesio penetre en las células es indispensable que exista piridoxina (B_6). Con la edad, el contenido en magnesio del organismo tiende a disminuir.

Funciones

Entre el magnesio y el calcio existen estrechas relaciones, pudiendo producirse tanto fenómenos de sinergismo como de antagonismo.

En el hueso, el magnesio forma parte de la estructura mineral, junto con el calcio y el fosfato, y, además, participa en los procesos de intercambio de estos minerales entre el hueso y otros tejidos. Regula la osificación y el equilibrio fosfocálcico. Es esencial para que el calcio se fije adecuadamente y no se deposite en forma de cálculos. Regula el nivel de calcio por acción indirecta sobre las glándulas paratiroides. Disminuye la solubilidad del fosfato cálcico y aumenta la solubilidad del carbonato cálcico.

En los tejidos blandos, el magnesio tiene múltiples funciones, muchas de ellas similares a las del calcio. Por ejemplo, participa en la contracción de los músculos, las secreciones de glándulas y la transmisión de los impulsos nerviosos. Además, las enzimas que liberan la energía metabólica almacenada como ATP precisan magnesio, al igual que las implicadas en el metabolismo de otras moléculas fosforiladas ricas en energía. A su vez, este mineral es importante para una normal excitabilidad muscular, al igual que el calcio. Estimula la contracción de la fibra muscular lisa. En el sistema circulatorio realiza una acción reequilibradora y protectora contra los infartos. Estimula la contractilidad cardíaca. Es un factor de crecimiento y un regenerador tisular que influye sobre el anabolismo. Además, el magnesio tiene acción estimuladora sobre el peristaltismo intestinal, desodoriza las heces, aumenta la secreción biliar, tiene acción colagoga y colerética y forma parte de los jugos pancreáticos e intestinales.

El magnesio disminuye la excitabilidad del sistema nervioso central, fenómeno que se puede producir, por ejemplo, en la insuficiencia renal. Las acciones específicas del magnesio consisten en inhibir la liberación de la acetilcolina y contrarrestar el efecto de los iones potasio en la placa motriz.

Este mineral participa en el metabolismo de los hidratos de carbono, activando enzimas del proceso glucolítico (hexoquinasa) y la oxidación de la glucosa (fosforilación oxidativa), así como otras muchas enzimas, como fosfatasa alcalina, fructoquinasa, fosforilasas y fosfoglucomutasa. Interviene en el metabolismo de las proteínas, actuando como coenzima de su síntesis en los ribosomas. La traducción de la secuencia de bases para la obtención de la secuencia de aminoácidos se encuentra bajo la dependencia de las concentraciones de magnesio y de calcio. También interviene en la transferencia de grupos metilo (transmetilación) y es cofactor en las reacciones de descarboxilación.

Por otro lado, el magnesio disminuye la alcalinidad de la sangre y acidifica la orina. Tiene una participación fundamental en la actividad electrolítica de las células, el equilibrio ácido-base y los fenómenos de óxido-reducción. Desempeña un importante papel en la respiración celular y los intercambios celulares.

Es un antiséptico interno y externo. Participa en procesos de anafilaxia. Posee acción antiinflamatoria y antiinfecciosa. Estimula la fagocitosis y es indispensable para la acción de los anticuerpos. Mejora la resistencia al estrés por traumatismos e intervenciones quirúrgicas. Mejora el funcionamiento psíquico y la resistencia a la fatiga. Aumenta la actividad genésica y la libido. La ansiedad, la hiperemotividad y el insomnio producen una descarga del magnesio intracelular. Reequilibra el psiquismo y el sistema vegetativo. Tiene acción vagolítica.

Por último, el magnesio contribuye a la estabilización de la doble hélice de DNA, neutralizando las cargas de los grupos fosfato de los nucleótidos que tienen tendencia a separarse. La selectividad de la replicación del DNA está ligada a la presencia de iones magnesio, que permiten incorporar en la secuencia de DNA únicamente desoxirribonucleótidos. Este mineral también interviene en la transcripción del RNA y en la actividad de la RNA polimerasa.

La PTH actúa sobre el magnesio de forma semejante a como lo hace sobre el calcio.

Absorción, metabolismo y excreción

En la **figura 21-4** se muestran el balance diario y la localización del magnesio, en el individuo adulto.

El magnesio de la dieta se absorbe, por término medio, en un 45 %, concretamente en el intestino delgado y, en cierta proporción, en el estómago; el 55 % restante es excretado en heces. El calcio y los factores que inhiben la absorción del calcio (fosfato, álcalis, exceso de grasa) también dificultan la del magnesio, mientras que la PTH incrementa su absorción.

La excreción de magnesio se lleva a cabo por las vías fecal, urinaria y biliar. La excreción fecal es, cuantitativamente, la vía más importante: por ella se elimina entre el 50 y el 80 % del total del magnesio excretado. El riñón conserva eficientemente el magnesio, eliminándose tan sólo unos 60-120 mg/día en la orina. Varios son los factores que regulan la excreción renal de magnesio: las glándulas suprarrenales, las paratiroides, la hipófisis y el equilibrio ácido-base (acidosis) facilitan la excreción tubular distal de iones magnesio; la aldosterona aumenta la permeabilidad renal para este catión, al igual que lo hace con el potasio, para conservar el sodio.

Ingestas recomendadas y fuentes alimentarias

Las ingestas recomendadas de magnesio son de 350 mg/día para los varones; de 300 mg/día para las mujeres, y de unos 150 mg/día para los niños. Las recomendaciones se incrementan durante el embarazo y la lactancia hasta 400 mg/día (**Tabla 21-1**).

En la dieta, la relación entre el magnesio y el calcio es fundamental para la retención de ambos minerales. Las últimas recomendaciones de ingesta diaria de magnesio para los diferentes grupos de población, publicadas por la EFSA, se muestran en la **tabla 21-2**.

En principio, buenas fuentes de magnesio son los vegetales, pues este mineral forma parte de la molécula de clorofila, en la que desempeña un papel biológico esencial, comparable al que tiene el hierro en la hemoglobina. Nueces y otros frutos secos, así como hortalizas y cereales, son ricos en magnesio, pero contienen fitatos y oxalatos que disminuyen su biodisponibilidad. El chocolate, por ejemplo, contiene unos 385 mg/100 g, pero también contiene oxalatos (124 mg/100 g). Alimentos de origen animal con alto contenido en magnesio son los productos lácteos (quesos, leche, yogur), los huevos y los pescados.

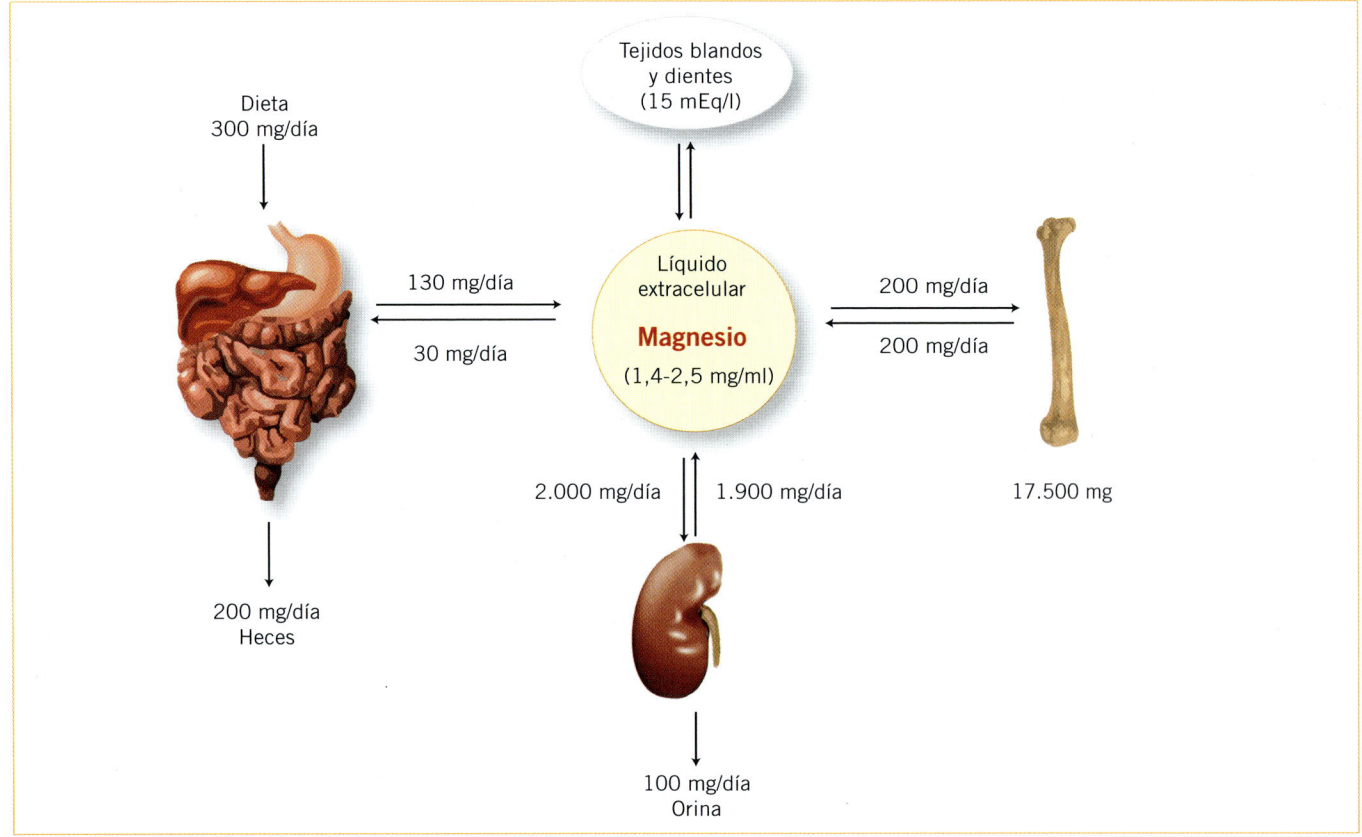

Figura 21-4. Balance diario y localización del magnesio en el individuo adulto.

Carencia: causas y efectos

Se considera un déficit de magnesio cuando su concentración plasmática es < 1 mEq/l y, generalmente, se produce cuando existen hipocalcemia e hipopotasemia. Las causas que originan déficit de magnesio pueden ser las siguientes: aporte insuficiente de magnesio en la dieta, especialmente por el elevado consumo de productos procesados; alcoholismo (disminuye la absorción y aumenta la excreción en heces); vómitos frecuentes; diarreas; malabsorción intestinal; poliuria; diuresis excesiva por diuréticos; alimentación parenteral prolongada, y una gran diversidad de enfermedades, como enfermedad de Adisson, enfermedades ulcerosas, pancreatitis aguda, insuficiencia renal crónica, cirrosis, cáncer, diabetes mellitus, nefritis crónica, insuficiencia cardíaca, acidosis metabólica, hiperaldosteronismo, hiperparatiroidismo e hipotiroidismo.

La hipomagnesemia puede ocasionar multitud de alteraciones, entre las que se encuentran: fatiga, tetania, espasmos, temblor, convulsiones, irritabilidad neuromuscular, agitación, confusión, vértigos, trastornos simpáticos, alteración en el electrocardiograma, accidentes cardiovasculares, trombosis, trastornos digestivos, lesiones hepatocelulares, trastornos del metabolismo glucídico, disminución de las reservas de glucógeno en el hígado y el músculo, así como disminución del metabolismo del calcio, que puede depositarse en exceso en el miocardio, el riñón, las paredes vasculares, etcétera.

Exceso: causas y efectos

La hipermagnesemia aparece en situaciones patológicas, como la insuficiencia renal aguda, la enfermedad de Addison o la nefritis crónica, ocasionando somnolencia, arritmias cardíacas y depresión del sistema nervioso central, entre otros síntomas. El exceso de magnesio puede combatirse mediante inyección de calcio.

FLÚOR

Contenido y localización en el organismo

Este oligoelemento, que se encuentra en el cuerpo en cantidades que varían entre 2,6 y 4 g, se localiza en dientes, piel, tiroides, huesos, plasma, linfa y vísceras. En el diente y el hueso, el fluoruro se incorpora a los cristales de hidroxiapatita, por sustitución del ion hidroxilo, constituyendo la fluoroapatita.

$$[Ca_{10}(PO_4)_6(OH)_2] \rightarrow [Ca_{10}(PO_4)_6(F)_2]$$

Funciones

El flúor se conoce especialmente porque previene la aparición de caries dental, que consiste en una destrucción progresiva de la estructura del diente como resultado del ácido producido por las bacterias que se desarrollan en la superficie, constituyendo la denominada placa bacteriana. La acción preventiva del fluoruro se debe a que refuerza la estructura mineral de los dientes y mantiene el esmalte, ha-

ciéndolos más resistentes a los ácidos y, por lo tanto, al desarrollo de la caries. Además, actúa sobre las bacterias cariogénicas, inhibiendo su metabolismo y su adhesión a la placa dental. También parece reducir la osteoporosis por sus efectos beneficiosos sobre el tejido óseo, aumentando la dureza de la estructura ósea y haciendo al hueso menos sensible a la resorción.

Absorción, metabolismo y excreción

La absorción de fluoruro se lleva a cabo por difusión simple y ocurre, fundamentalmente, en el intestino delgado (75-80 %) y, en menor proporción, en el estómago (20-25 %). El fluoruro del agua de bebida se absorbe casi en su totalidad (95-97 %), y el procedente de la dieta, en una menor proporción (60-70 %). Una vez absorbido, el fluoruro pasa a la sangre y de ahí a los restantes tejidos, fijándose específicamente en los tejidos mineralizados, los huesos y los dientes, por los que tiene gran afinidad. Su metabolismo es modificado negativamente por la toma prolongada de corticoides y tranquilizantes. Se excreta fundamentalmente por la orina.

Ingestas recomendadas y fuentes alimentarias

La cantidad diaria recomendada de fluoruro es 1,5-4 mg/día para los adultos, y algo menor en niños y adolescentes (1-2,5 mg/día) (**Tabla 21-1**). Las últimas recomendaciones de ingesta diaria de flúor para los diferentes grupos de población publicadas por la EFSA se muestran en la **tabla 21-2**.

La principal fuente exógena de fluoruro es el agua de bebida, principalmente las aguas potables fluoradas, aunque algunos alimentos también contribuyen al aporte de este mineral, como son los pescados de origen marino y el té y, en menor proporción, carnes, huevos, cereales, verduras y frutas.

Carencia: causas y efectos

La carencia de fluoruro se suele presentar en individuos que viven en lugares donde el agua de bebida contiene menos de 1 mg/l, manifestándose su déficit por la aparición más frecuente de caries dental.

Exceso: causas y efectos

La ingestión de cantidades elevadas de fluoruro se produce por sobrefluoración del agua de bebida o por contaminación industrial. El exceso de fluoruro origina la fluorosis, que se caracteriza por un moteado del esmalte, que aparece también carcomido (en dosis de 2 mg/l). La fluorosis ocasionada por dosis de 8 mg/ml se traduce en un aumento de la densidad ósea con calcificaciones ligamentarias, especialmente en la columna vertebral (espondilitis deformante), debido a la formación de fluoroapatita, que son cristales más grandes y menos solubles que los de hidroxiapatita; a su vez, el hueso se hace más estable y, por lo tanto, más envejecido. En dosis superiores se producen alteraciones tiroideas, retraso del crecimiento y lesiones renales.

REGULACIÓN ENDOCRINA DEL METABOLISMO DEL CALCIO

Tres son las principales hormonas sistémicas que regulan las actividades de formación y resorción óseas: PTH, calcitonina y vitamina D activa (1,25[OH]$_2$D$_3$). Todas ellas participan para mantener constante la concentración plasmática de calcio (**Fig. 21-5**); para ello, no sólo ejercen su acción sobre el hueso, sino también sobre el intestino y el riñón. Existen también otras hormonas que participan, en menor medida, en la regulación del metabolismo óseo y de la homeostasis del calcio y el fosfato: glucocorticoides, PTHrP, CGRP, estrógenos, prolactina, hormonas tiroideas, insulina, hormona de crecimiento, IGF-1 y otros factores de crecimiento.

Hormona paratiroidea

La PTH es sintetizada por las células principales de las glándulas paratiroides, que en la especie humana están localizadas en el cuello, en número de cuatro, concretamente en la superficie posterior de los lóbulos de la glándula tiroides.

Esta hormona, de naturaleza polipeptídica, tras ser sintetizada en los ribosomas de las células principales y antes de llegar a la circulación sistémica, sufre dos modificaciones postraduccionales, consistentes en la separación de dos fragmentos, uno de 25 aminoácidos (denominado secuencia pre) y otro de 6 aminoácidos (denominado secuencia pro); ambos fragmentos tienen como misión facilitar el desplazamiento de la hormona hacia sus vías de secreción. Inicialmente se forma la pre-pro-PTH (115 aminoácidos), que, tras su llegada a la membrana del retículo endoplásmico, es transformada en pro-PTH (90 aminoácidos), por la escisión de la secuencia pre. La pro-PTH alcanza el aparato de Golgi, donde es convertida en la hormona activa PTH (84 aminoácidos), por la pérdida de la secuencia pro, y almacenada en las vesículas y gránulos de secreción hasta el momento de su liberación, que se producirá como respuesta a una situación de hipocalcemia. La vida media de la PTH es de unos 20-30 minutos.

El principal estímulo responsable de la síntesis y la liberación de la PTH por las glándulas paratiroides es la hipocal-cemia, mientras que la hipercalcemia tiene el efecto contrario (**Fig. 21-5**). Otros estímulos para la liberación de PTH son los cambios en la concentración de magnesio, los corticoides y las catecolaminas. La adrenalina aumenta la secreción de PTH mediante un efecto mediado por los receptores β-adrenérgicos. En un principio, también se pensó que el aumento de la concentración plasmática de fosfato estimulaba directamente a las glándulas paratiroides; hoy se sabe que no es así: lo hace indirectamente por disminución de la calcemia.

La PTH es una hormona hipercalcemiante e hipofosfatemiante. Sus tejidos diana son el hueso y el riñón, sobre los que ejerce su acción de forma directa tras la unión de esta hormona a su receptor, acción que está mediada por el AMP cíclico y por proteínas quinasas (v. Interacciones celulares y mecanismos moleculares del remodelado óseo). Asimismo, la PTH indirectamente también actúa sobre el intestino.

En el hueso, las células diana directas son los osteoblastos, que, una vez activados por la hormona, estimulan a su vez a los osteoclastos. Se ha podido comprobar que, en ausencia de osteoblastos, los osteoclastos aislados no responden a la PTH. El resultado de la acción hormonal es una inhibición de la síntesis de colágeno tipo I de la matriz orgánica y una estimulación de la resorción ósea, aumentando la calcemia. En el riñón, la PTH actúan sobre las células tubulares, estimulando la reabsorción de calcio y favoreciendo la excreción de fosfato, lo que contribuye al aumento de los niveles plasmáticos de calcio. Indirectamente, también actúa sobre el intestino, estimulando la absorción intestinal de calcio mediada por la activación de la vitamina D en el riñón.

Calcitonina

La calcitonina es sintetizada por las células C o parafoliculares de la glandula tiroides. Estas células se originan por migración embrionaria temprana de la cresta neural, son ricas en gránulos secretores y se localizan dispersas entre las células foliculares productoras de tiroxina. Existen, en el organismo, otros lugares de síntesis de calcitonina, como la próstata, el

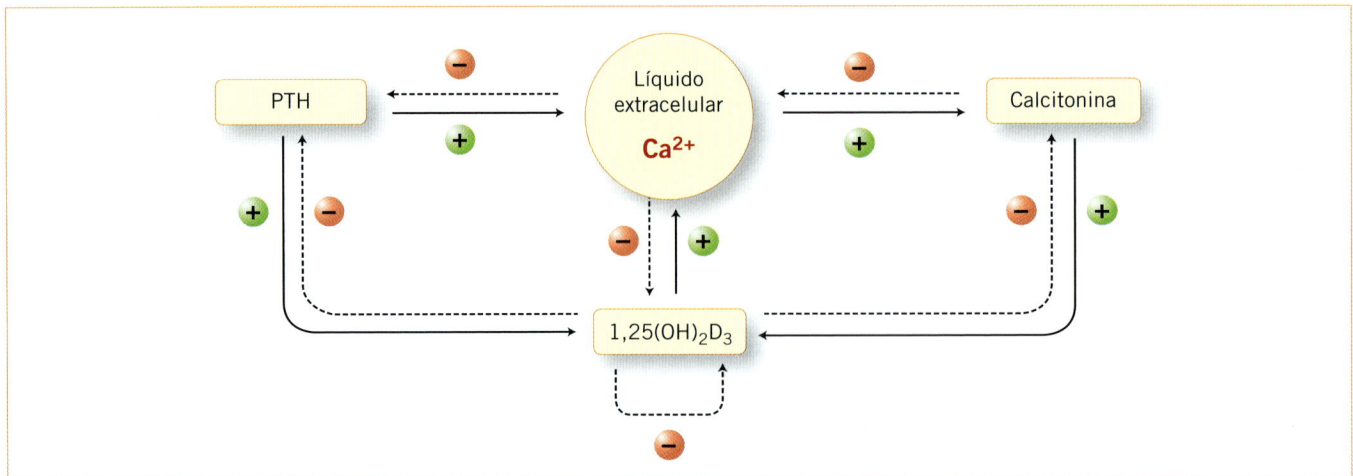

Figura 21-5. Relación entre la concentración plasmática de calcio y las principales hormonas implicadas en el metabolismo óseo. PTH: hormona paratiroidea. 1,25(OH)$_2$D$_3$: vitamina D activa.

útero, el bazo, las glándulas paratiroides, las suprarrenales y la hipófisis.

Esta hormona, de naturaleza polipeptídica al igual que la PTH, tras ser sintetizada y antes de ser liberada a la circulación sistémica, sufre una modificación postraduccional, consistente en la separación de un fragmento de 104 aminoácidos en su extremo amino terminal. Inicialmente se forma la precalcitonina o precursor de la calcitonina (136 aminoácidos), que, tras su llegada a la membrana del retículo endoplásmico, es transformada en la hormona activa calcitonina (32 aminoácidos); esta última será almacenada en los gránulos de secreción hasta el momento de su liberación, que se producirá como respuesta a una situación de hipercalcemia. La vida media de la calcitonina es de unos 5-15 minutos.

El principal estímulo responsable de la síntesis y la liberación de la calcitonina es la hipercalcemia, mientras que la hipocalcemia tiene el efecto contrario (**Fig. 21-5**). El incremento de la concentración plasmática de calcio es detectado por el receptor sensible al calcio de la membrana de las células parafoliculares, que responden con un aumento de la secreción de calcitonina. También estimulan su secreción otras hormonas –como el glucagón, la colecistoquinina, la gastrina y la secretina–, mientras que la vitamina D la inhibe.

La calcitonina es una hormona hipocalcemiante e hipofosfatemiante. Sus principales tejidos diana son el hueso y el riñón y, en menor proporción, el intestino. Las acciones de la calcitonina, tras la unión a su receptor, están mediadas fundamentalmente por dos segundos mensajeros, el AMP cíclico y la fosfolipasa C.

En el hueso, las células diana directas de la hormona son los osteoclastos, sobre los que actúa reduciendo su tamaño e inhibiendo su actividad y, consecuentemente, disminuyendo la resorción ósea y la liberación de calcio desde el hueso. A diferencia de lo que ocurre con la PTH, en ausencia de osteoblastos, los osteoclastos aislados responden a la calcitonina. Su posible acción sobre los osteoblastos en la estimulación de la formación ósea es actualmente discutida. En el riñón, la calcitonina actúa sobre las células tubulares, estimulando la excreción de calcio y fosfato e inhibiendo su reabsorción, lo que contribuye al descenso de los niveles plasmáticos de calcio y fosfato. En el intestino, la calcitonina disminuye la absorción de calcio y fosfato.

Vitamina D activa (calcitriol)

La vitamina D activa $(1,25[OH]_2D_3)$ puede proceder de la dieta –tanto de alimentos de origen animal (D_3) como vegetal (D_2)– o de la piel, donde, por acción de la radiación solar, se forma por fotoactivación a partir de su precursor, el 7-deshidrocolesterol. En el **capítulo 18** se describen las fuentes y los efectos biológicos de esta vitamina.

Para que la vitamina D_3 o colecalciferol pueda ejercer sus acciones, se requiere un proceso previo de activación, que incluye dos etapas. La primera etapa se produce en el hígado y consiste en una hidroxilación en el carbono 25, por acción de la 25-hidroxilasa, transformándose en el 25-hidroxicolecalciferol $(25[OH]D_3)$, de unos 15-30 días de vida media. La

segunda etapa, que se produce en el riñón, es una hidroxilación en el carbono 1, por acción de la 1α-hidroxilasa, dando lugar al 1,25-dihidroxicolecalciferol $(1,25[OH]_2D_3)$ o metabolito activo de la vitamina D_3 (calcitriol), de unas 5-8 horas de vida media. Además, se pueden formar otros metabolitos, cuando la segunda hidroxilación ocurre en otras posiciones, como por ejemplo el 24,25-dihidroxicolecalciferol, el 1,24,25-trihidroxicolecalciferol y el 25,26-dihidroxicolecalciferol, que carecen o presentan muy baja actividad.

La síntesis de vitamina D_3 activa está controlada a nivel enzimático, concretamente por la enzima 1α-hidroxilasa renal, cuya actividad es estimulada por la PTH. En ausencia de PTH, su actividad es prácticamente nula. Por lo tanto, la hipocalcemia, indirectamente y a través de la liberación de PTH, aumenta la formación de vitamina D_3 activa. La hipofosfatemia estimula la actividad de la 1α-hidroxilasa renal, al tiempo que inhibe la destrucción de la vitamina. Además, la propia vitamina D inhibe su síntesis a nivel enzimático, por un proceso de retroalimentación. Otras hormonas también regulan la concentración de $1,25(OH)_2D_3$. Así, los estrógenos la aumentan, por estimulación de la síntesis de la proteína hepática transportadora de la D_3 al hígado, mientras que otras, como las hormonas tiroideas, la insulina y la hormona de crecimiento, la disminuyen.

La vitamina D_3 activa actúa como una hormona hipercalcemiante e hiperfosfatemiante, en colaboración muy estrecha con la PTH (**Fig. 21-5**). Los tejidos diana relacionados con su efecto regulador de la calcemia son el hueso, el riñón, el intestino y las glándulas paratiroides. Su principal mecanismo de acción es el típico de las hormonas esteroideas, es decir, interacción con su receptor nuclear, posterior unión al DNA y modulación de la transcripción génica. Más recientemente se ha descrito otro mecanismo, mediante apertura de canales de calcio, en el que estaría implicada la proteína quinasa C.

En el hueso, las células diana directas de la hormona son los osteoclastos, sobre los que actúa activándolos y, en consecuencia, estimulando la resorción ósea y la liberación de calcio desde el hueso. En el riñón, la vitamina D actúa sobre las células tubulares, estimulando la reabsorción de calcio y fosfato, lo que contribuye al aumento de los niveles plasmáticos de calcio y fosfato. En el intestino, esta hormona aumenta la absorción de calcio y fosfato. En las paratiroides, la alta concentración de $1,25(OH)_2D_3$ inhibe la liberación de PTH.

La deficiencia de vitamina D_3 activa, o más raramente la de calcio, provoca raquitismo (niños) y osteomalacia (adultos), dos enfermedades óseas que se caracterizan por una inadecuada mineralización de la matriz orgánica del hueso.

Otras hormonas

Otras hormonas, además de las descritas hasta ahora, pueden participar en la regulación del metabolismo óseo. Así, el PTHrP ejerce unos efectos sobre el hueso muy similares a la PTH (inhibe la formación y estimula la resorción ósea), estando su acción mediada por el AMP cíclico y proteínas quinasas, al igual que la PTH. Este péptido es codificado por un gen que se transcribe en un mRNA, el cual, dependiendo de su procesamiento, al traducirse en los ribosomas, puede dar lugar a tres isoformas diferentes del PTHrP, de 139, 141 y 173 aminoácidos; todas estas isoformas tienen en común los 139 aminoácidos en su extremo aminoterminal, y es precisamente en este extremo donde, de sus 13 primeros aminoácidos, presentan 8 aminoácidos idénticos a los de la PTH. Se ha observado que el PTHrP estimula el transporte de calcio a través de la placenta y, además, actúa junto con la prolactina para promover la formación ósea neonatal, por lo que se piensa que esta hormona puede tener una función especialmente importante durante la vida intrauterina y la lactancia.

El CGRP también interviene en el remodelado óseo, estando su acción mediada por el AMP cíclico. Se trata de un péptido codificado por el mismo gen de la calcitonina. El pre-RNA que se transcribe del gen de la calcitonina puede ser procesado por dos caminos, y, dependiendo de cuál siga, dará lugar a la calcitonina o al CGRP. En las células paracelulares del tiroides, el 95 % del pre-RNA se dirige hacia la síntesis de calcitonina, mientras que, en otras células, como por ejemplo en el sistema nervioso, el 99 % del pre-RNA se traduce dando CGRP. Ambas hormonas son muy similares en su región aminoterminal, pero difieren en la carboxiterminal.

La hormona de crecimiento, directa e indirectamente a través del IGF-1, estimula la proliferación de los osteoblastos y la síntesis de la matriz extracelular. Los glucocorticoides y las hormonas tiroideas inhiben la formación ósea y facilitan su resorción, mientras que los estrógenos promueven la apoptosis de los osteoclastos, inhiben la resorción ósea y estimulan la síntesis de calcitonina y la formación de vitamina D activa en el riñón.

PUNTOS CLAVE

- A lo largo de este capítulo se describen los aspectos más interesantes de cuatro minerales –calcio, fosfato, magnesio y fluoruro–, que incluyen: el contenido y la localización en el organismo; las principales funciones que desempeñan, especialmente aquéllas relacionadas con el hueso y los dientes; los procesos de absorción, metabolismo y excreción; las ingestas recomendadas y las fuentes alimentarias, así como las posibles causas y los efectos de la carencia y el exceso de estos minerales. Los cuatro minerales descritos en este capítulo tienen en común que, mayoritariamente, se localizan en los tejidos mineralizados, los huesos y los dientes. Estos minerales participan en la integridad estructural del organismo, pero, además de desempeñar un papel fundamental en la formación y el mantenimiento de los huesos y los dientes, son esenciales en numerosos procesos metabólicos que se producen en todas las restantes células del organismo.

- Se describe, asimismo, el complejo y preciso sistema de regulación que controla la concentración del calcio, entre unos márgenes muy estrechos, tanto en el medio extracelular (calcemia) como en el intracelular. Esta precisa regulación, llevada a cabo por el sistema endocrino, permite el equilibrio dinámico del catión entre los distintos compartimentos corporales, de forma que el calcio disuelto del medio extracelular y parte del que se encuentra en el hueso son intercambiables: unos 500 mg de calcio entran y salen de los huesos diariamente. La concentración plasmática de fosfato también se encuentra regulada, al igual que la de los restantes iones, pero no de una forma tan precisa.

- Las principales hormonas sistémicas que regulan el equilibrio dinámico del calcio entre los diferentes compartimentos corporales, y al mismo tiempo modulan las actividades de formación y remodelación óseas, son las siguientes: hormona paratiroidea (PTH), calcitonina y vitamina D. Todas ellas participan en el mantenimiento de la constancia de la concentración plasmática de calcio; para ello, no sólo ejercen su acción sobre el hueso, sino también sobre el intestino y el riñón. Existen también otras hormonas que participan, en menor medida, en la regulación del metabolismo óseo y en la homeostasis del calcio y el fosfato: glucocorticoides, péptido relacionado con la PTH (PTHrP), péptido relacionado con el gen de la calcitonina (CGRP), estrógenos, prolactina, insulina, hormonas tiroideas, hormona del crecimiento, factor de crecimiento análogo de la insulina tipo 1 (IGF-1) y otros factores de crecimiento.

BIBLIOGRAFÍA

BARRET KE, BARMAN SM, BROOKS HL, YUAN JXJ. **Control hormonal del metabolismo de calcio y fosfatos y fisiología ósea.** En: Barret KE, Barman SM, Brooks HL, Yuan JXJ, eds. Ganong fisiología médica, 26ª ed. Madrid: McGraw-Hill, 2020; p. 369-82.
Texto dedicado a la regulación del metabolismo del calcio y del fosfato.

EUROPEAN FOOD SAFETY AUTHORITY (EFSA). **Dietary reference values for nutrients: Summary report.** EFSA Journal 2017; e15121.
Esta publicación reúne los 34 informes científicos de la Autoridad Europea de Seguridad Alimentaria (EFSA) que se han publicado durante 9 años, y que incluyen agua, grasas, carbohidratos y fibra dietética, proteínas, energía, así como 14 vitaminas y 15 minerales (incluidos los que se tratan en este capítulo).

EUROPEAN FOOD SAFETY AUTHORITY (EFSA). **Scientific opinion on dietary reference values for calcium.** EFSA Journal 2015; 13: 4101; p. 82.
Últimas referencias dietéticas de calcio para los distintos grupos de población publicadas por la EFSA.

EUROPEAN FOOD SAFETY AUTHORITY (EFSA). **Scientific opinion on dietary reference values for fluoride.** EFSA Journal 2013; 11: 3332; p. 46.
Últimas referencias dietéticas de fluoruro para los distintos grupos de población publicadas por la EFSA.

EUROPEAN FOOD SAFETY AUTHORITY (EFSA). **Scientific opinion on dietary reference values for magnesium.** EFSA Journal 2015; 13: 4186; p. 63.
Últimas referencias dietéticas de magnesio para los distintos grupos de población publicadas por la EFSA.

EUROPEAN FOOD SAFETY AUTHORITY (EFSA). **Scientific opinion on dietary reference values for phosphorus.** EFSA Journal 2015; 13: 4185; p. 54.
Últimas referencias dietéticas de fósforo para los distintos grupos de población publicadas por la EFSA.

FARRÉ R. **La leche y los productos lácteos: fuentes dietéticas de calcio.** Nutr Hosp 2015; 31 (Suppl 2): 1-9.
Artículo de revisión sobre la importancia del calcio en la alimentación humana, mecanismos de absorción y excreción y factores que los condicionan.

FOX SI, ED. **Fisiología humana, 14ª ed. Mexico DF: McGraw-Hill Educación, 2017.**

Texto que incluye una parte dedicada a la regulación del metabolismo del calcio y del fósforo.

GUYTON AC, HALL JE. **Hormona paratiroidea, calcitonina, metabolismo del calcio y del fosfato, vitamina D, huesos y dientes. En: Guyton AC, Hall JEH, eds. Compendio de fisiología médica, 14ª ed. Barcelona: Elsevier, 2021; p. 991-1009.**
Capítulo dedicado a la regulación del metabolismo del calcio y del fosfato.

HAJHASHEMY Z, ROUHANI P, SANEEI P. **Dietary calcium intake in relation to blood lipids and lipoproteins profiles: a systematic review and meta-analysis of epidemiologic studies. Nutr Metabol Cardiovasc Dis 2022; 32: 1609-26.**
Excelente y actualizado artículo de revisión que describe las posibles relaciones entre la ingesta de calcio y el perfil lipídico del plasma. El estudio concluye que las personas con más alta ingesta de calcio en la dieta tienen, aunque no de forma significativa, concentraciones más bajas en sangre de triacilgliceroles, LDL-colesterol y HDL-colesterol, en comparación con aquellas que tienen ingestas más bajas de calcio.

KIM KJ, KIM MS, HONG N, BAE JH, KJ KIM, KIM NH Y COLS. **Cardiovascular risks associated with calcium supplementation in patients with osteoporosis: a nationwide cohort study Get access Arrow. Eur Heart J Cardiovasc Pharmacother 2022; 8: 568-57.**
Artículo que concluye que el consumo de suplementos de calcio combinados con vitamina D no parece tener efectos negativos sobre la salud cardiovascular, pero matiza que los suplementos de calcio sin vitamina D deben usarse con precaución, incluso en poblaciones con una baja ingesta de calcio en la dieta, ya que podría resultar en un mayor riesgo de enfermedad cardiovascular.

LUO XM, KHAN S, MALIK A, ALDAKHEEL FM, CHAUDHARY AA, BAZARBASHI S, TABATABAIE F. **Calcium supplementation in colorectal cancer prevention: a systematic meta-analysis of adverse events. Biocell 2022; 46: 759-67.**
Metaanálisis de estudios realizados en humanos que trata sobre los posibles efectos adversos que puede tener el uso de suplementos de calcio en el riesgo de padecer cáncer colorrectal. Los resultados de este trabajo han puesto de manifiesto que no existe una mayor incidencia de esta enfermedad en personas que consumen suplementos de calcio en comparación con aquellas que no los toman.

MORELLI MB, SANTULLI G, GAMBARDELLA J. **Calcium supplements: good for the bone, bad for the heart? A systematic updated appraisal. Atherosclerosis 2020; 296: 68-73.**
Artículo de revisión en el que se debaten los pros y los contras de la utilización de los suplementos de calcio. Según los autores, se mantiene la controversia sobre el papel real de la suplementación con calcio en el riesgo cardiovascular. Los trabajos revisados han generado resultados discordantes y sigue la incertidumbre sobre las dosis y los regímenes óptimos para la suplementación y su efectividad en general. Además, los autores concluyen que altas concentraciones plasmáticas de calcio pueden alterar el equilibrio sistémico a favor de la calcificación, lo que puede representar un grave riesgo para la salud.

PÉREZ-LLAMAS F, MARÍN JF, ZAMORA S. **Minerales. En: Pérez-Llamas F, Zamora S, eds. Nutrición y alimentación humana. Murcia: Servicio de Publicaciones de la Universidad de Murcia, 2002; p. 68-83.**
Capítulo de fácil lectura para el alumno, en el que se describen las

características básicas de los minerales, incluidos los correspondientes a este capítulo.

PÉREZ-LLAMAS F, MARÍN JF, ZAMORA S. **Vitaminas. En: Pérez-Llamas F, Zamora S, eds. Nutrición y alimentación humana. Murcia: Servicio de Publicaciones de la Universidad de Murcia, 2002; p. 85-100.**
Capítulo de fácil lectura para el alumno, en el que se describen las características básicas de las vitaminas, incluida la implicada en el metabolismo del calcio.

PLAZA DÍAZ J, VALERO T, VARELA G, GIL A. **La leche como vehículo de salud para la población: calcio y sus determinantes en la salud de la población española. Fundación Española de Nutrición (FEN) y Fundación Iberoamericana de Nutrición (FINUT), eds. Granada, 2017. Disponible en https://www.finut.org/wp-content/uploads/2017/09/Libro-La-leche-como-veh%C3%ADculo-de-salud-version-Online.pdf**
Monografía que trata sobre la composición de la leche y los productos lácteos, en la que se describen, de forma resumida, las evidencias científicas actuales del valor de la leche para la nutrición y la salud humanas.

ORTEGA RM, JIMÉNEZ AI, LÓPEZ-SOBATER AM. **El calcio y la salud. Nutr Hosp 2015; 31 (Supl. 2): 10-7.**
Artículo de revisión sobre el papel del calcio en la salud humana, haciendo referencia a su relación con diversas enfermedades, como osteoporosis, hipertensión, cáncer, diabetes, síndrome metabólico y obesidad.

RHOADES RA, BELL DR. **Regulación endocrina de calcio, fósforo y la homeostasis ósea. En: Rhoades RA, Bell DR, eds. Fisiología médica, 12ª ed. Londres: Wolters Klumer, 2018; 704-17.**
Capítulo dedicado a la regulación del metabolismo del calcio y del fósforo.

SHKEMBI B, HUPPERTZ T. **Calcium absorption from food products: food matrix effects. Nutrients 2021; 14: 180.**
Excelente y actualizado artículo de revisión que describe los diferentes aspectos fisicoquímicos relacionados con la absorción de calcio de origen alimentario, concluyendo que los productos lácteos son las principales fuentes naturales de calcio dietético en la mayoría de las dietas de todo el mundo, aportando altos niveles de calcio absorbible en una sola porción, a diferencia de los restantes grupos de alimentos que aportan muy baja cantidad de calcio absorbible.

SILVERTHORN DU. **Control endocrinológico del crecimiento y del metabolismo. En: Silverthorn DU, ed. Fisiología humana. Un enfoque integrado, 8ª ed. Madrid: Editorial Médica Panamericana, 2019; p. 729-53.**
Capítulo dedicado a la regulación del metabolismo de los minerales implicados en el crecimiento.

YANG C, SHI X, HUI XIA, YANG X, LIU H, PAN D, SUN G. **The evidence and controversy between dietary calcium intake and calcium supplementation and the risk of cardiovascular disease: a systematic review and meta-analysis of cohort studies and randomized controlled trials. J Am Coll Nutr 2020; 39: 352-70.**
Artículo de revisión en el que los autores concluyen que la ingesta de calcio de origen alimentario no aumenta el riesgo de enfermedades cardiovasculares, incluidas las cardiopatías y los accidentes cerebrovasculares. Por el contrario, el consumo de suplementos de calcio podría aumentar el riesgo de cardiopatía coronaria y, especialmente, de infarto de miocardio.

 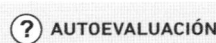 AUTOEVALUACIÓN

Hierro

22

F. Pizarro Aguirre, M. Arredondo Olguín y M. Olivares Grohnert

OBJETIVOS

- Conocer las bases bioquímicas y moleculares de la esencialidad del hierro.
- Conocer cómo se regula la homeostasis del hierro (hemínico y no hemínico) en células, órganos y cuerpo completo. Identificar los compartimentos funcionales y la cinética del balance de hierro.
- Identificar las funciones afectadas por el déficit y el exceso de hierro en el cuerpo y conocer el papel de este mineral en dichas funciones.
- Comprender cómo funciona el transporte, el almacenamiento y la excreción de hierro.
- Conocer nuevos elementos involucrados en el metabolismo del hierro.
- Reconocer los efectos del déficit de hierro sobre la salud humana y cómo evaluarlos.
- Reconocer los efectos del exceso de hierro sobre la salud humana y cómo evaluarlos.
- Analizar los factores dietéticos, nutricionales y genéticos que determinan un riesgo de déficit y exceso de hierro a nivel individual y poblacional.
- Definir cómo cumplir con las recomendaciones de ingesta dietética de hierro en diversas condiciones fisiológicas y trastornos que comúnmente afectan a la nutrición de hierro.

CONTENIDO

INTRODUCCIÓN

El hierro es un oligoelemento o elemento traza esencial para el ser humano. A pesar de encontrarse en cantidades mínimas en el organismo, participa en numerosos procesos biológicos indispensables para la vida, como el transporte y almacenamiento del oxígeno, la fosforilación oxidativa, el metabolismo de neurotransmisores y la síntesis de DNA y RNA.

El hierro es el cuarto elemento y el segundo metal más abundante en la corteza terrestre. Su nombre deriva del latín *ferrum*, de ahí que su símbolo es Fe. Su número atómico es 26 y su peso atómico 55,847. Sus isótopos estables son el ^{56}Fe (abundancia, 91,75 %), ^{54}Fe (5,81 %) ^{57}Fe (2,15 %) y ^{58}Fe (0,29 %). Además, tiene varios radioisótopos, siendo los principales el ^{59}Fe y el ^{55}Fe, que tienen una vida media de 45,1 días y 2,6 años, respectivamente. Este elemento presen-

ta 3 estados de oxidación: Fe° (hierro metálico), Fe^{2+} (ferroso) y Fe^{3+} (férrico).

Pertenece a los elementos de transición, debido a que tiene la capacidad de aceptar y donar electrones fácilmente, intercambiándose entre las formas férricas y ferrosas. Estos estados redox le permiten ser cofactor de enzimas, pero también le proporcionan características tóxicas cuando se encuentra en cantidades excesivas. El hierro libre puede generar, a través de la reacción de Fenton, radicales libres que dañan componentes biológicos esenciales, como lípidos, proteínas y DNA (**cap. 13**, Estrés oxidativo y mecanismos de defensa antioxidante).

En el ser humano, la mayor parte de este mineral se encuentra formando parte de la hemoglobina (Hb), constituyendo alrededor del 70 % del hierro total del organismo; le sigue en cantidad el mineral que se encuentra depositado en el sistema reticuloendotelial y células parenquimatosas hepáticas como ferritina o hemosiderina (aproximadamente, 25 %). El 4 % se encuentra en los músculos como mioglobina, y menos del 1 % se encuentra en diversos sistemas enzimáticos que contienen este mineral o lo utilizan como cofactor. Una pequeña proporción del hierro se encuentra en la sangre unida a la transferrina (Tf), proteína transportadora que se encuentra normalmente saturada en un tercio con hierro.

La deficiencia de hierro es la carencia nutricional más prevalente en el mundo y la principal causa de anemia. La Organización Mundial de la Salud (OMS) ha estimado que 2.000 millones de individuos (aproximadamente 25 % de la población) en el mundo tienen deficiencia de hierro. La prevalencia de esta carencia es 3-4 veces más frecuente en los países en vías de desarrollo que en los países desarrollados. Los grupos más afectados son: lactantes, niños, adolescentes, mujeres en edad reproductiva y embarazadas.

En las regiones en desarrollo, la deficiencia de hierro habitualmente coexiste con otras afecciones, como desnutrición proteicocalórica, deficiencias de otros micronutrientes, especialmente vitamina A, e infecciones. En áreas tropicales a menudo se asocia a infestaciones parasitarias y a hemoglobinopatías. Por el contrario, en los países desarrollados, la deficiencia de hierro es habitualmente un problema nutricional único.

BASES BIOQUÍMICAS DE LA ESENCIALIDAD Y REQUERIMIENTOS

La importancia que tiene el hierro para la salud del hombre se conoce desde tiempos pretéritos. Ya en la antigua Grecia, Hipócrates y Dioscórides trataron a pacientes que manifestaban agotamiento y fatiga con vino envejecido en barriles que contenían piezas de hierro. En Roma, Plinio «el Viejo», escribió en su *Historia Natural* sobre las virtudes ocultas del hierro. En esa época ya existían bebidas elaboradas a base de hierro para dar fortaleza. En el siglo xv, la farmacopea china registró el uso milenario de algas e hipocampos desecados y en polvo, ricos en yodo y hierro, para el tratamiento del bocio y de la fatiga crónica. En el mismo siglo, pero en Europa, Paracelso –iniciador de la química farmacológica– utilizó al hierro en variadas preparaciones terapéuticas. En el siglo xvii, Thomas Sydenham utilizó empíricamente preparaciones a base de hierro para tratar la clorosis, una enfermedad de las jóvenes caracterizada por anemia con palidez verdosa, amenorrea y otros síntomas nerviosos y digestivos; esta enfermedad hoy se conoce como anemia por deficiencia de hierro. Un siglo después, Nicolás Lemery y Etienne-François Geoffroy demostraron la presencia de abundante hierro en sangre desecada, relacionando directamente a este tejido fluido con dicho mineral y estableciendo las bases científicas para el tratamiento de la clorosis. En las primeras décadas del siglo xix se inició el uso científico del hierro en el tratamiento de la deficiencia de hierro. En 1832, Pierre Blaud preparó unas píldoras compuestas en partes iguales de sulfato ferroso y carbonato de potasio para tratar la debilidad y las anemias. Posteriormente, Gabriel Andral demostró que la ingesta de las píldoras de Blaud elevaba el número de glóbulos rojos circulantes. Justus von Liebig y Julius von Sachs

fueron los primeros científicos que, en forma separada pero contemporáneamente, demostraron que el hierro era un nutriente esencial para los seres vivos. Sin embargo, a mediados del siglo xix se produjo una gran controversia cuando Bunge encontró en las deposiciones de pacientes tratados con la píldora de Blaud una cantidad similar de hierro a la ingerida oralmente, concluyendo que el hierro inorgánico no era absorbido por el hombre. Esta discusión duró hasta 1932, cuando William B. Castle y cols. demostraron la eficacia del tratamiento con hierro inorgánico administrado por vía parenteral a pacientes con anemia hipocrómica, que recuperaban los niveles de hemoglobina. Desde esa fecha, la evidencia científica de la esencialidad del hierro fue comunicada en innumerables artículos científicos.

Aunque se requiere en muy pequeñas cantidades (miligramos), el hierro participa formando parte de la estructura de proteínas y enzimas que actúan en múltiples procesos biológicos indispensables para el funcionamiento de un organismo vivo. En el ser humano, además de estar presente en la hemoglobina, el hierro es parte de otras proteínas que cumplen roles vitales para la vida (**Tabla 22-1**).

En el adulto, como ya se ha señalado, el 70 % del hierro se encuentra en la hemoglobina, proteína que transporta el oxígeno desde los pulmones hacia los tejidos y también el dióxido de carbono, que es el producto de desecho del proceso de producción de energía en los tejidos, llevándolo a los pulmones desde donde es exhalado al aire. La hemoglobina es una proteína constituida por cuatro cadenas polipeptídicas (peso molecular, 64.000 kDa); las más importantes son cadenas α, β, δ y γ. Por ejemplo, en el adulto la mayor parte de la hemoglobina presenta dos cadenas α y dos cadenas β, y en un pequeño porcentaje, dos cadenas α y dos cadenas δ

Tabla 22-1. Composición aproximada de proteínas que contienen hierro (en un varón de 70 kg)

Compuesto	Grupos prostéticos por molécula	Fe (g)	Porcentaje de Fe total
Compuestos hemínicos			
Hemoglobina	4 hemos	2,5	65
Mioglobina	1 hemo	0,13	4
Citocromos mitocondriales	1 hemo	0,004	0,1
Citocromos microsomales	1 hemo		
Catalasa	1 hemo	0,004	0,1
Peroxidasa	1 hemo		
Compuestos no hemínicos			
Succinildeshidrogenasa	1 FAD: 4 Fe	–	–
Xantina oxidasa	1 FAD: 4 Fe: 1 Mo	–	–
NADH-citocromo c reductasa	1 FAD: 4 Fe	–	–
Compuestos de transporte y reserva			
Transferrina	2 Fe	10	0,004
Ferritina	4 (FeOOH)n	1,0	30
Hemosiderina	–	–	–

Modificado de Bothwell y Finch. Iron metabolism. Boston: Little Brown, 1962.

(normalmente, 2 % del total de la hemoglobina). En el período fetal la hemoglobina está formada por dos cadenas α y dos cadenas γ. Cada una de las cuatro cadenas polipeptídicas de la hemoglobina está unida a un grupo prostético denominado hemo. El hemo, o ferroprotoporfirina IX, es una molécula de porfirina que contiene un átomo de hierro en su centro. La porfirina que forma el hemo es un tetrapirrol cuadrado plano, cuyos cuatro anillos pirrólicos se encuentran unidos por puentes meteno. La conjugación del macrociclo tetrapirrólico otorga a las porfirinas el color y la fluorescencia que las caracterizan. Las moléculas de porfirina por sí mismas no unen oxígeno ni participan en reacciones oxidativas o en procesos de transferencia de electrones; estas propiedades le son conferidas al unir un metal de transición divalente, como el hierro en el caso del hemo, a través de dos átomos de nitrógeno imino (–N–) y dos nitrógenos pirrólicos (–NH₂–). Cuando el átomo de hierro se encuentra en su estado ferroso, el complejo se denomina ferroprotoporfirina, protoporfirina ferrosa o hemo y es la forma funcional presente en las hemoproteínas. El átomo de hierro se encuentra en estado reducido (Fe^{2+}) y puede formar 5 o 6 enlaces de coordinación en función de la unión del oxígeno a la hemoglobina (oxi-Hb, desoxi-Hb). Esta característica define por qué la hemoglobina es un trasportador eficiente de O_2, CO_2 y H^+. Un hombre de 70 kg y 170 cm de talla tiene 700 g de hemoglobina que pueden transportar hasta 0,94 l de O_2, 87 veces más de lo que el plasma podría transportar. La relación entre la presión de O_2 y la saturación de la hemoglobina se describe mediante la curva de saturación de la oxi-Hb. La curva de disociación de la hemoglobina es sigmoidea (**Fig. 22-1**): su saturación es del 98 % en los pulmones y sólo del 33 % en los tejidos, de manera que cede casi el 70 % de todo el O_2 que puede transportar.

Otra proteína que contiene hierro es la mioglobina, formada por una cadena α de globina y un grupo hemo. Esta proteína cumple la función de almacenamiento y transporte de O_2 en el músculo, tejido encargado del movimiento a

través de acciones de contracción y relajación. Alrededor del 4-5 % del hierro total de un hombre se utiliza en la síntesis de mioglobina.

Los citocromos mitocondriales también son hemoproteínas, a diferencia de la hemoglobina y mioglobina, que tienen al hierro en estado reducido (Fe^{2+}), los citocromos alternativamente tienen al hierro en estado oxidado (Fe^{3+}) o reducido; esta cualidad les permite participar activamente en el transporte de electrones en la mitocondria. La mayor parte de la energía libre que se produce durante la respiración celular es transportada en la membrana interna a través de complejos enzimáticos en los cuales participan el citocromo c y la citocromo c oxidasa, que acepta electrones del citocromo c y los cede al oxígeno. La célula utiliza el oxígeno para la respiración sólo porque la citocromo oxidasa sitúa al oxígeno en un centro bimetálico, donde se mantiene unida entre un átomo de hierro ligado a un grupo hemo y a un átomo de cobre, hasta que captura un total de 4 electrones y sólo entonces los 2 átomos de la molécula de oxígeno son liberados como 2 moléculas de agua sin que provoque riesgo a la célula.

La catalasa y la peroxidasa son enzimas que protegen a la célula, evitando el estrés oxidativo; la primera cataliza la descomposición del peróxido de hidrógeno (H_2O_2) en oxígeno y agua, y la segunda cataliza reacciones de óxido-reducción utilizando el peróxido como oxidante y un segundo sustrato de características reductoras que es oxidado por el peróxido.

Otro grupo importante de enzimas que contienen hierro en su estructura son la succinildeshidrogenasa, la NADPH-citocromo c reductasa y la xantina oxidasa, las dos primeras participan activamente en la respiración celular y la segunda en los mecanismo que activan la inmunidad.

Finalmente, se encuentran las proteínas ferritina, hemosiderina y transferrina, que participan en el almacenamiento y la movilización del hierro. Cuando existe abundancia de hierro en el organismo la transferrina transporta el hierro hacia el hígado (60 %) y hacia el músculo y el sistema reticuloendotelial (40 % restante), donde se almacena en la ferritina. Normalmente, el 95 % del hierro depositado en el hígado se encuentra como ferritina. Cuando la oferta de hierro rebasa lo que puede acumular la ferritina, ésta se aglomera produciendo la hemosiderina; el hierro de esta última proteína es de baja movilidad. Por el contrario, cuando se produce escasez de hierro se provoca una movilización desde los depósitos hacia la médula ósea, donde se producen los eritrocitos, evitando así la disminución anormal de la hemoglobina.

Para que los procesos bioquímicos antes mencionados funcionen correctamente, se necesita que los organismos incorporen el hierro en cantidad suficiente. En el ser humano los requerimientos de hierro se basan en cálculos factoriales que incorporan al modelo: pérdidas basales, pérdidas menstruales en las mujeres, pérdidas en las nodrizas por la lactancia, necesidades del feto durante el embarazo, aumento de la masa de la hemoglobina durante el crecimiento y el embarazo, aumento de hierro tisular durante el crecimiento y el hierro destinado a almacenamiento. Sobre la base de esta información, la OMS estableció recomendaciones que toman además en consideración la biodisponibilidad del hierro de la dieta. La OMS clasificó las dietas según el grado de biodisponibilidad de Fe: una dieta de baja biodisponibilidad

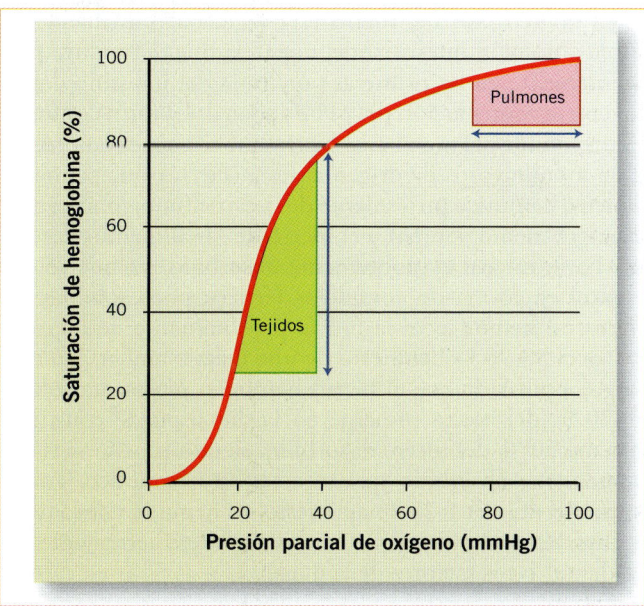

Figura 22-1. Curva de disociación de oxígeno de la hemoglobina.

Tabla 22-2. Ingestas dietéticas recomendadas de hierro para dietas con diferente disponibilidad de hierro

Grupo	Edad (años)	Peso medio (kg)	Ingesta dietética recomendada (mg/día) para dietas con disponibilidad de Fe		
			5 %	10 %	15 %
Lactantes y niños	0,5-1	9	18,6[a]	9,3	7,7
	1-3	13	11,6	5,8	4,8
	4-6	19	12,6	6,3	5,3
	7-10	28	17,8	8,9	7,4
Varones	11-14	45	29,2	14,6	12,2
	15-17	64	37,6	18,8	15,7
	> 18	75	27,4	13,7	11,4
Mujeres	11-14[b]	46	28,0	14,0	11,7
	11-14	46	65,4	32,7	27,7
	15-17	56	62,0	31,0	25,8
	> 18	62	58,8	29,4	24,5
Posmenopausia		62	22,6	11,3	9,4
Lactancia		62	30,0	12,5	12,5

Tomado de Food and Nutrition Organization of the United Nations, World Health Organization, 2004.
[a] La biodisponibilidad del hierro de la dieta varía ampliamente durante este período.
[b] Premenarquia.

(5 % de absorción de hierro) es aquella que contiene principalmente cereales, leguminosas y/o tubérculos y cantidades insignificantes de carne, pescado o alimentos ricos en ácido ascórbico. Hay un predominio de alimentos que inhiben la absorción de hierro (maíz, frijoles, harina de trigo integral, sorgo, etc.); una dieta de mediana biodisponibilidad (10 %) es parecida a la anterior, pero incluye alimentos favorecedores de la absorción de hierro (alimentos ricos en ácido ascórbico, carne y pescado), y una dieta de alta biodisponibilidad (15 %) es diversificada y contiene abundantes cantidades de carne, pollo, pescado y/o alimentos ricos en ácido ascórbico.

La **tabla 22-2** muestra las ingestas dietéticas recomendadas (RDA) de hierro para los distintos grupos de edades y sexo por tipo de dieta.

REGULACIÓN CELULAR Y CORPORAL DE LA HOMEOSTASIS DEL HIERRO

Las necesidades de hierro del organismo son aportadas, principalmente, por la reutilización del hierro proveniente de la destrucción de los glóbulos rojos senescentes. Así, el hierro liberado por el catabolismo de la hemoglobina, en el sistema reticuloendotelial, se une en el plasma a la proteína transportadora transferrina. La transferrina se encuentra como apo-Tf, mono-Fe-Tf o di-Fe-Tf y en cualquiera de estas formas puede ser reconocida por el receptor de transferrina (RTf), localizado en todas las células del organismo, entre ellas, las células precursoras eritroides de la médula ósea, con el objetivo de ser reutilizado en la producción de hemoglobina. En el metabolismo del hierro no existe un sistema de eliminación del metal; así, las pérdidas de hierro son restringidas, fijas y no reguladas y ocurren principalmente en el intestino delgado y grueso a través de la descamación de las células intestinales en las microvellosidades y por microhemorragias fisiológicas. En un menor porcentaje, existe una pérdida de hierro a través de la descamación de piel y faneras (pelos y uñas), sudor y orina. En niños de 0-2 años se han estimado pérdidas sanguíneas de Fe en el tubo gastrointestinal de 0,04 mg/kg, y en niños de 2-8 años, de 0,03 mg/kg. Las pérdidas en el adulto son de alrededor de 0,9 mg diarios (0,5 mg/m²). En la mujer en edad fértil, la menstruación eleva las pérdidas totales a 1,5 mg diarios. En ellas, existen importantes variaciones individuales en la pérdida de hierro por la menstruación; sin embargo, en una misma mujer esta variación entre diferentes períodos es pequeña. Por otra parte, los métodos anticonceptivos pueden alterar significativamente la pérdida menstrual. La pérdida de hierro es menor que la normal en mujeres que utilizan píldoras anticonceptivas y mayor que la normal cuando utilizan dispositivos intrauterinos.

La homeostasis del hierro está regulada principalmente por la absorción intestinal del metal, la que se produce preferentemente en las primeras porciones del intestino delgado, con la contribución del pH duodenal. La forma química biodisponible del metal es el hierro que se encuentra presente en los alimentos de origen animal (Fe^{2+}), principalmente el hierro hemínico proveniente de la carne (mioglobina) o de la sangre (hemoglobina) y el hierro de los alimentos vegetales (Fe^{3+}), el cual es pobremente absorbido, ya que se encuentra en forma de complejos férricos poco solubles. El hierro no hemínico es la forma predominante de hierro y abarca el 80-90 % del hierro de una dieta estándar. Sin embargo, a pesar de que el hierro hemínico representa sólo el 10-20 % del hierro presente en la dieta, puede constituir más del 50 % del hierro absorbido, siendo mucho mas eficientemente absorbido que el hierro no hemínico. Por el contrario, sólo el 1-20 % del hierro no hemínico de la dieta es absorbido, debido a que su absorción es fuertemente influida por otros factores de la dieta.

Durante la digestión, estos complejos de hierro son degradados por la pepsina y el HCl gástricos ($\approx$ pH 2,0): el hierro liberado pasa a formar parte del *pool* común de hierro ionizado, quedando así sometido a la interacción con factores intraluminales provenientes de la dieta o propios del intestino, que inhibirán o facilitarán su absorción. Estos factores pueden ser:

1. Inhibidores de la absorción de hierro: fitatos, carbonatos, oxalatos, calcio, fosfatos, salvado, yema del huevo, caseína y polifenoles (taninos del té y café y de vegetales como legumbres, espinacas, cereales).
2. Facilitadores de la absorción de hierro: el más eficiente es el ácido ascórbico, que es capaz de reducir el hierro férrico a ferroso y también de formar un quelato soluble con el hierro, todo lo cual favorece la absorción de hierro. Cabe destacar que el hierro ferroso es la forma más absorbible. La vitamina C en relaciones molares con hierro superiores a 1:1 es capaz de duplicar la absorción del hierro no hemínico de la dieta. También presentan efecto favorecedor la carne de vacuno, el pescado, la presencia de proteína y/o aminoácidos como cisteína e histidina, algunos ácidos orgánicos (láctico, cítrico, málico, tartárico) y algunos azúcares.

En la dieta habitual hay un predominio de los ligandos inhibidores, los que actúan formando complejos de hierro insolubles. La secreción gástrica tiene un efecto positivo, al mantener el hierro en su forma reducida (ferrosa). Al aumentar el pH intestinal, por efecto del bicarbonato presente en la secreción pancreática, se inhibe la absorción del hierro al favorecer la formación de quelatos insolubles.

Por otro lado, la absorción de hierro está influida por factores extraluminales, como el estado de los depósitos de hierro, la velocidad de la eritropoyesis y la hipoxia. Existe una relación inversa entre el porcentaje de hierro absorbido y los depósitos de hierro, la velocidad de eritropoyesis o la cantidad de hierro ingerida y el porcentaje absorbido. El estado de los depósitos de hierro influye más fuertemente sobre la absorción del hierro no hemínico que sobre la absorción del hierro hemínico.

Absorción de hierro hemínico

El hierro hemo se absorbe más fácilmente que el hierro elemental, y su absorción intestinal no compite con la del hierro no hemínico, lo cual indica que se producen por vías diferentes. La absorción intestinal del hierro hemínico comprende tres pasos (**Fig. 22-2**): *a)* captación apical de la molécula de hemo desde el lumen; *b)* catabolismo del hemo dentro del enterocito y liberación del hierro, y *c)* salida del hierro hacia la circulación. Por otro lado, existen evidencias de que parte del hemo que entra en el enterocito sale intacto por la membrana basolateral del enterocito a través del transportador FLVCR (*feline leukemia virus subgroup C cellular receptor* [receptor del virus de la leucemia felina], miembro de la familia *major facilitator superfamily* [MFS], con 560 aminoácidos, que codifican una proteína de 60 kDa). Se han descrito dos isoformas del receptor FVLCR: FLVCRa (12 segmentos de transmembrana, que puede encontrarse como un homodímero), que se localiza en la membrana plasmática, y FLVCRb (carece

del exón 1 del gen *FVLCR*; 6 dominios de transmembrana) que se expresa en la mitocondria permitiendo la salida del grupo hemo proveniente de la vía de biosíntesis del grupo hemo.

El grupo hemo proveniente de la hemoglobina y la mioglobina es liberado por la pepsina y el HCl secretados en el estómago y por las enzimas pancreáticas en el lumen intestinal, quedando estabilizado por los péptidos productos de la degradación de la globina junto con otros componentes de la dieta. Esto impide la formación de dímeros y grandes agregados de hemo, los cuales no quedan disponibles para su absorción. El grupo hemo ingresa a los enterocitos. Primero, la molécula de hemo se uniría a la membrana apical y sería internalizada, para luego aparecer en vesículas citoplasmáticas. Se han propuesto diferentes mecanismos por los cuales el hemo podría atravesar la membrana apical del enterocito, entre ellos: la endocitosis mediada por receptor, la difusión pasiva a través de la membrana debido a la naturaleza lipídica del hemo, y la entrada por transporte activo, saturable y dependiente de la temperatura, indicativa de un transportador.

La hipótesis del ingreso del grupo hemo mediante difusión pasiva ha sido prácticamente descartada. La naturaleza lipídica de las porfirinas hace posible que se asocien con las membranas celulares, pero son incapaces de atravesarlas debido a que las cadenas laterales aniónicas de carboxilato presentes en el anillo porfirínico introducen cargas negativas y no permiten la difusión pasiva a través de la membrana. Por otro lado, si bien existen evidencias de la existencia de un receptor intestinal de hemo en cerdos y seres humanos, éste nunca ha sido identificado. Sin embargo, se ha observado que la entrada de hemo a las células intestinales se ve afectada al alterar la composición de la membrana o interrumpir el tráfico vesicular, lo que indica que parte del hemo dietético podría ingresar a la célula por medio de endocitosis o un proceso pasivo de pinocitosis.

Captación del hemo por el enterocito

La principal vía de captación de hierro hemínico en el intestino estaría mediada por un transportador localizado en el extremo apical de los enterocitos, el cual permite el paso de hemo a través de la membrana de manera saturable, competitiva y dependiente de la temperatura. Hasta ahora, el único transportador de hemo identificado con estas características es la proteína transportadora del hemo (HCP-1, *heme carrier protein 1*; miembro de la familia de transportadores solubles: transportadores de folato SLC46A1), aislada a partir de duodeno de ratón utilizando la técnica de hibridación sustractiva por supresión. El gen de HCP-1 en ratón está localizado en el cromosoma 11B5, contiene cinco exones, los cuales comprenden 1.942 pb y codifica una proteína de 54 kDa con 459 aminoácidos. El gen humano está ubicado en el cromosoma 17q11.1, contiene 2.097 pb y codifica para una proteína de 446 aminoácidos de aproximadamente 49,8 kDa. La proteína es altamente hidrofóbica y se predicen nueve dominios transmembrana y su secuencia aminoacídica posee un 22 % de similitud a los transportadores de tetraciclina bacterianos, miembros de la superfamilia MFS.

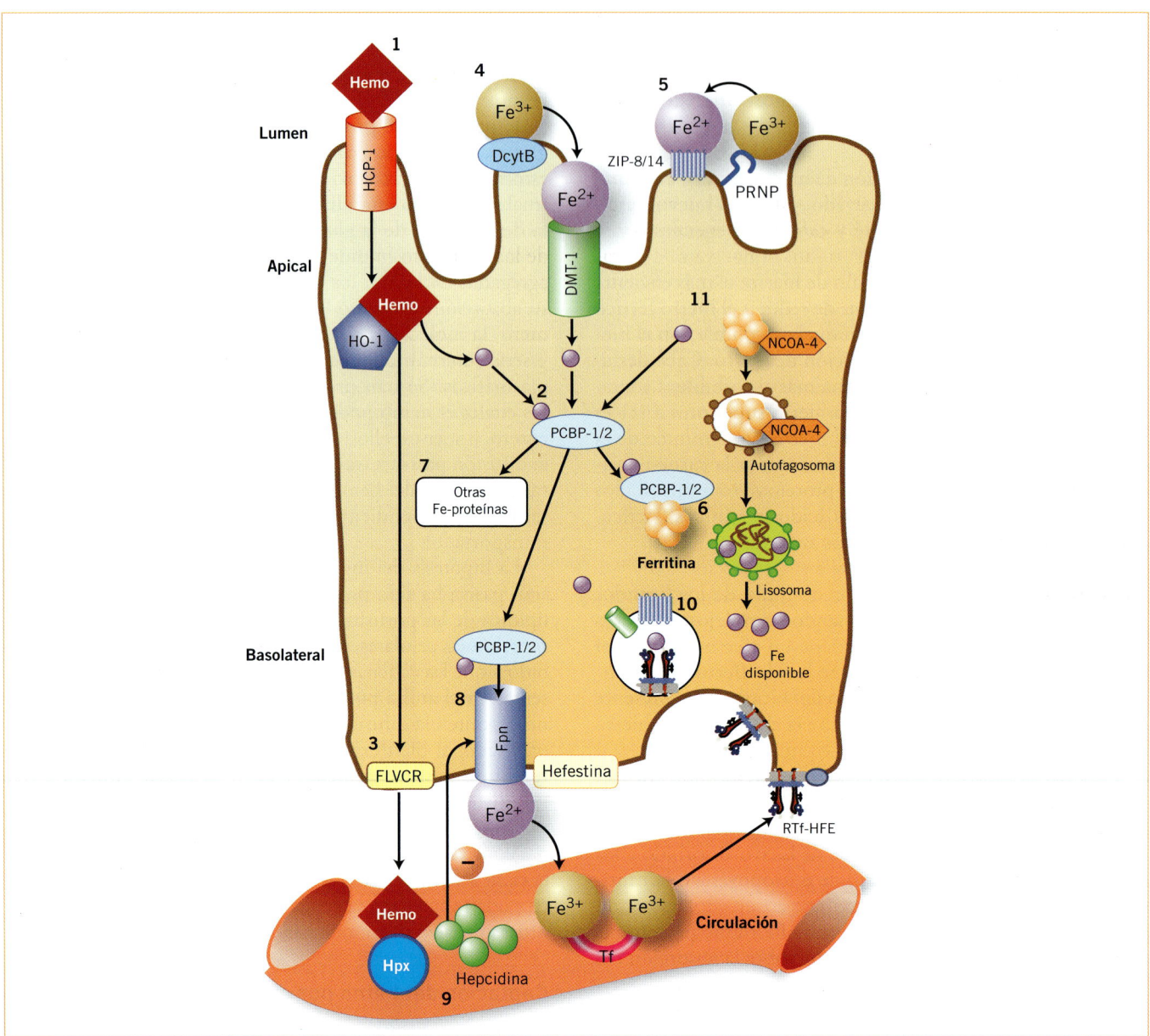

Figura 22-2. Absorción, almacenamiento y utilización de hierro en una célula tipo. El hierro hemínico (1) entra en la célula a través de la proteína transportadora del hemo HCP-1. En el citoplasma el hemo es degradado por la enzima hemo oxigenasa (HO-1). El Fe liberado se une a la chaperona PCBP-1/2 (proteínas de unión poli[rC]) (2) y de esta forma es distribuido por la célula. Parte del grupo hemo puede ser transportado fuera de la célula en forma íntegra a través del transportador FLVCR (receptor del virus de la leucemia felina) (3). El hemo en la circulación es rápidamente quelado por la hemopexina (Hpx) para evitar su toxicidad (para más detalles, v. el texto). El hierro puede ser captado por el transportador de metales divalentes 1 (DMT-1) (4); para ello, el Fe^{3+} es reducido a Fe^{2+} por la acción de la reductasa de la membrana apical DcytB (citocromo B reductasa duodenal), y en esta forma es transportado al citoplasma por el transportador DMT-1. Una vez en el interior, el Fe^{2+} forma parte del pool de hierro común uniéndose a la chaperona de hierro. El Fe^{2+} también puede entrar en la célula a través del transportador de cinc ZIP-8/14 (5), previa reducción del Fe^{3+} por la proteína priónica PRNP. El complejo Fe-PCBP-1/2 lleva el hierro hacia la ferritina para su almacenamiento (6), hacia su utilización por otras Fe-proteínas (7) o hacia el transportador ferroportina (Fpn) (8), donde por acción de la ferroxidasa el Fe^{2+} es oxidado a Fe^{3+} y, de esta forma, entregado a la transferrina (Tf) para su distribución hacia todos los órganos y tejidos del sistema, donde se une al receptor de transferrina (RTf) y así es internalizado. El transportador ferroportina es regulado por la hormona hepcidina (9), que induce su internalización y degradación. El complejo RTf-Tf-HFE (receptor para transferrina-transferrina-proteína HFE) (10), a través de un proceso de endocitosis, se internaliza y libera el Fe por acción del pH. El complejo RTf-apotransferrina-HFE recicla nuevamente a la membrana plasmática. El Fe es transportado fuera de la vesícula endocítica por los transportadores DMT-1 y ZIP-8/14. La proteína NCOA-4 media la autofagia de ferritina-Fe liberando el Fe para su utilización.

El mRNA de HCP-1 no posee estructuras de elementos de respuesta al hierro (IRE, *iron responsive element*) ni motivos de unión a hemo conocidos. HCP-1 presenta una alta expresión en intestino proximal, principalmente duodeno, y también se expresa en tejidos como hígado y riñón. HCP-1 muestra una selectividad para el transporte de hemo, ya que no es capaz de transportar tetraciclina, a pesar de la homología de ambos transportadores, o hierro no hemo. HCP-1 también permite la captación de Zn-protoporfirina, un análogo estructural de hemo, lo que permite suponer que el factor esencial en el proceso de transporte es el anillo porfirínico.

De manera interesante, la expresión duodenal de HCP-1 en ratones no parece estar regulada por la deficiencia o por la sobrecarga sistémica de hierro. No obstante, al exponerlos a una condición de hipoxia, lo cual incrementa la absorción de hierro, se provoca una marcada inducción del mRNA de HCP-1 en el duodeno. A pesar de no afectar a la expresión de HCP-1, el estado de hierro corporal sí parece desempeñar una función en su regulación postraduccional, ya que en ratones normales HCP-1 se localiza tanto en la membrana apical como en compartimentos citoplasmáticos, mientras que en ratones con deficiencia de hierro se observa un acusado aumento de la proteína en la membrana de enterocitos duodenales y una fuerte disminución en compartimentos citoplasmáticos. Lo contrario ocurre en ratones cargados con hierro, en los que se verifica que HCP-1 se acumula en el citoplasma. Sin embargo, a pesar de las evidencias que relacionan a HCP-1 con el transporte de hemo, se ha propuesto que la función principal de HCP-1 sería actuar como transportador intestinal de folato, y que constituiría la base molecular de la enfermedad denominada malabsorción hereditaria de folato.

Degradación del hemo

El hemo es degradado en el citoplasma por la enzima microsomal hemo oxigenasa (HO; 288 aminoácidos, 32,8 kDa, EC 1.14.99.3) con la producción de CO, biliverdina IXα y Fe^{2+} libre. Las tres isoformas de la hemo oxigenasa catalizan la oxidación de hemo utilizando NADPH (nicotinamida adenindinucleótido-fosfato reducido), complejo NADPH-citocromo P-450 reductasa, el cual transfiere un electrón desde el NADPH al hemo, y oxígeno molecular (O_2). Por cada molécula de hemo oxidada se utilizan tres moléculas de O_2 y tres de NADPH. La hemo oxigenasa se une al hemo en una razón equimolecular y la rotura oxidativa ocurre en el puente α-meteno debido a regulación estérica, según la evidencia suministrada por la estructura cristalina del complejo hemo-HO. La biliverdina IXα producida corresponde a un tetrapirrol lineal que es rápidamente reducida al pigmento biliar bilirrubina IXα por la enzima biliverdina IXα reductasa (BVR). El Fe^{2+} liberado ingresa al *pool* de hierro intracelular, compitiendo con el hierro no hemo, y compartiendo los mismos mecanismos de salida hacia la circulación a través del transportador basolateral de hierro ferroportina (también denominado IREG-1, *iron regulated transporter 1*.

Finalmente, el exportador FLVCR del grupo hemo es esencial para la eritropoyesis, protegiendo a los precursores de un exceso de hemo, al mediar su exportación fuera de la célula. La infección con el virus de la leucemia felina (FLVC, *feline leukemia virus, subgroup C*) produce aplasia pura de glóbulos rojos o aplasia anémica en gatos, situación en la cual los progenitores eritroides no pueden madurar ni diferenciarse, por lo que la eritropoyesis queda detenida. Así este transportador permite: *a*) la salida del hemo desde la mitocondria hacia el citoplasma (FLVCR1b) y *b*) la salida del hemo desde el citoplasma hacia la circulación (FLVCR1a).

Absorción de hierro no hemínico

El circuito normal del hierro incluye dos vías: *a*) captación de hierro desde la dieta para reemplazar las pequeñas pérdidas de hierro que se producen diariamente por la descamación de las células de la mucosa intestinal y por la pérdida sanguínea durante la menstruación en las mujeres en edad fértil y su distribución hacia los distintos tejidos y órganos, y *b*) captación de hierro desde la transferrina para el desarrollo de los eritroblastos, la incorporación de hierro en el hemo y producción del glóbulo rojo, supervivencia del glóbulo rojo y destrucción de los glóbulos rojos en el bazo, con el retorno del hierro a la médula ósea vía transferrina. Así, los cuatro tipos celulares clave que participan en el ciclo celular del hierro son los enterocitos (absorción de hierro), los eritroblastos (uso principal del hierro), los macrófagos del bazo (degradación de glóbulos rojos senescentes) y hepatocitos (monitoreo de la saturación de la transferrina, del contenido intrahepático, regulación de la captación en el intestino y regulación de la liberación de hierro desde el bazo).

Los enterocitos responden a un descenso en los depósitos corporales de hierro incrementando su absorción desde la dieta. Estas células regulan el balance de hierro de manera tal que altos niveles corporales bloquean la absorción intestinal de este ion y bajos niveles la incrementan. Por lo tanto, se considera a la absorción intestinal como el paso clave en la regulación de los niveles corporales de hierro. En la cripta intestinal, las células más jóvenes se ubican en el fondo de la cripta y presentan menor contenido de hierro y ferritina (proteína de almacenamiento de hierro). Las células más envejecidas se localizan hacia la punta de la cripta, desde donde se descaman. De esta forma, al perder las células con mayor contenido de hierro, los enterocitos regulan el contenido de hierro almacenado en el epitelio intestinal.

La absorción de hierro por el enterocito se regula por tres factores: presión parcial de oxígeno tisular, depósitos de hierro intracelular y necesidades sistémicas de hierro (mediado por la acción de la hormona hepcidina):

1. Una disminución de la presión parcial de oxígeno induce la expresión del factor de transcripción inducible por hipoxia 2 alfa (HIF-2α; 870 aminoácidos, 96,5 kDa, cromosoma 2p21), el cual induce un aumento de la transcripción de los mRNA de los transportadores de metales divalentes 1 (DMT-1, *divalent metal transporter 1*) y ferroportina.

2. Bajos niveles de hierro intracelular modulan la actividad de las proteínas reguladoras de hierro 1 y 2 (IRP-1 e IRP-2, *iron regulatory proteins*), que regulan la traducción de los mRNA (a través de los elementos IRE, localizados en sus extremos 5' y 3' no codificantes) y que codifican proteínas involucradas en el metabolismo de hierro, como DMT-1, receptor para transferrina, ferritina entre otras. Este mecanismo permite un cambio rápido y preciso en la absorción de hierro desde la dieta.

3. El hígado «siente» cuando hay bajos niveles de saturación de la transferrina y responde reduciendo los niveles de expresión y secreción de hepcidina. Esta hormona peptídica regula los niveles del transportador ferroportina en la membrana plasmática del enterocito, de los macrófagos del siste-

ma reticuloendotelial y de los hepatocitos, principalmente. Al disminuir los niveles de hepcidina, la actividad del transportador ferroportina aumenta, promoviendo el transporte de hierro ferroso desde el enterocito o macrófago hacia la circulación (v. más adelante).

En la mayoría de las células humanas se ha descrito que el mecanismo de incorporación de hierro se lleva a cabo a través de la endocitosis de transferrina vía receptores para transferrina. Sin embargo, las células del epitelio intestinal expresan RTf en su membrana basal y, por lo tanto, la captación apical de hierro se complementa con la captación realizada por la proteína transportadora DMT-1 en la membrana apical de las células del epitelio intestinal (**Fig. 22-2**).

Captación de hierro no hemínico por el enterocito

La absorción intestinal de hierro no hemínico consta de tres pasos: *a)* entrada a través de la membrana apical de enterocitos, mediado por el transportador DMT-1; *b)* translocación intracelular y *c)* salida a través de la membrana basolateral, mediado por el transportador ferroportina. La mayor parte del hierro dietario que ingresa en el tubo gastrointestinal se encuentra en la forma oxidada o férrica (Fe^{3+}) y, dado que esta forma es prácticamente no biodisponible, debe ser reducida a la forma ferrosa antes de ser absorbida. Parte del Fe de la dieta es reducido de Fe^{3+} a Fe^{2+} por componentes de la dieta, como el ácido ascórbico y aminoácidos como la cisteína. El resto del hierro es reducido en los enterocitos duodenales por la proteína de membrana apical DcytB (*duodenal cytochrome b*; su gen se localiza en el cromosoma 2q31; 286 aminoácidos; 31,6 kDa) en presencia de ascorbato que actúa como donante de electrones. Una vez que el hierro férrico es reducido por agentes reductores de la dieta o por la DcytB en el lumen intestinal, puede ser incorporado al enterocito a través del DMT-1, también conocido como transportador de cationes divalentes 1 (DCT-1, *divalent cation transporter*) o Nramp2 *(natural resistance-associated macrophage protein 2)* (12 segmentos de transmembrana con sus extremos amino y carboxilo terminal ubicados hacia el citoplasma, que se expresa ubicuamente; 568 aminoácidos; 62,3 kDa), el cual transporta Fe^{2+} y otros metales divalentes como Zn^{2+}, Mn^{2+}, Co^{2+}, Cd^{2+}, Ni^{2+}, Pb^{2+} y, excepcionalmente, Cu^{2+}, utilizando el gradiente de potencial electroquímico de protones como fuente de energía (**Fig. 22-2**). Dos mRNA para DMT-1 se generan por empalme alternativo, uno con un motivo IRE en la región 3' no traducida y otro sin motivo IRE (**cap. 14**, Regulación de la expresión génica mediada por minerales, **tomo II**). Esto produce la activación de la síntesis de DMT-1/IRE y del transporte apical de hierro con bajos niveles celulares de hierro y en una actividad basal de transporte independiente de la concentración celular de hierro dado por DMT-1 sin IRE. DMT-1 realiza transporte activo acoplado a protón y depende del potencial de membrana de la célula. Además de localizarse en la membrana apical de las células del epitelio intestinal, DMT-1 también se localiza en endosomas tardíos y lisosomas, donde DMT-1 transfiere el hierro libre del endosoma al citoplasma durante el ciclo intracelular de la transferrina.

En función de las necesidades del organismo y/o de los depósitos, el hierro que ingresó a los enterocitos puede: *a)* ser incorporado en la proteína de almacenaje ferritina, *b)* perderse por exfoliación de las células senescentes de las vellosidades intestinales o *c)* ser transportado hacia la circulación sanguínea. La ferritina es la principal proteína de almacenamiento de hierro; es capaz de secuestrar hasta 4.500 átomos en forma de Fe^{3+} no reactivo, previniendo la formación de radicales libres. Alternativamente, la actividad ferroxidasa de la cadena H de la ferritina oxida el Fe^{2+} a Fe^{3+} para incorporarlo en la ferritina como hierro de almacenamiento.

Exportación de hierro del enterocito

La salida de hierro a través de la membrana basolateral se produce a través del exportador ferroportina 1 (también denominado IREG-1 o proteína transportadora de metal 1 [MTP-1, *metal transporter protein 1*], miembro de la familia de transportadores solubles *[solute carrier family 40, iron-regulated transporter 1]*; 571 aminoácidos; 62,5 kDa; su gen se localiza en el cromosoma 2q32). La ferroportina transporta Fe^{2+} y se localiza en la membrana basolateral de los enterocitos, donde realiza la exportación del hierro (**Fig. 22-2**). En el duodeno está presente en los enterocitos maduros y ausente en las criptas. En el hígado se encuentra preferentemente en los macrófagos esplénicos y en las células de Küpffer, y esto podría explicar por qué en individuos con hemocromatosis hereditaria las células de Küpffer contienen bajos niveles de hierro, en comparación con el resto de las células del hígado. El mRNA de la ferroportina posee una estructura tipo IRE en su región 5', por lo que se ha sugerido que la expresión de ferroportina sería inhibida en condiciones de hierro intracelular disminuido. En individuos hipotransferrémicos la ferroportina se encuentra elevada en el duodeno, debido a que estos individuos, como presentan una anemia aguda, necesitan un aumento rápido en la carga de hierro, que se obtiene mediante la estimulación del transportador por reguladores eritropoyéticos y, posiblemente, vía hipoxia. Por otro lado, por acción de la hormona hepcidina, en condiciones de aumento de hierro intracelular o sistémico, el transportador ferroportina es internalizado y posteriormente degrado.

Transporte de hierro

El Fe^{2+} debe ser oxidado a Fe^{3+} para poder unirse a la transferrina, proteína de transporte de hierro. Esta conversión es catalizada por la ferroxidasa multicobre hefestina (1.158 aminoácidos; 130,4 kDa; se localiza en el cromosoma Xq1), una proteína de unión a membrana homóloga a la ferroxidasa plasmática ceruloplasmina. Esta proteína se localiza en la membrana basolateral del enterocito, asociada a la ferroportina (**Fig. 22-2**). La anemia ligada al sexo del ratón es un trastorno que se caracteriza por una sobrecarga de hierro en el enterocito y una cantidad disminuida en el plasma, producida por una inhibición en la exportación del hierro a través de la membrana basolateral. En esta enfermedad, la hefestina se encuentra mutada (se produce una deleción del aminoácido 194 de la proteína) y se inhibe la oxidación del hierro, disminuyendo el hierro disponible para ser transportado por la transferrina.

La transferrina (Tf; β-globulina con una alta afinidad por hierro [Kd ~10^{-22}]; 698 aminoácidos; 77,0 kDa; su gen se localiza en el cromosoma 3q2) puede unir reversiblemente dos átomos de Fe^{3+} con alta afinidad al pH neutro de la sangre. La transferrina entonces puede encontrarse en diversos estados: Tf sin hierro (apotransferrina) o unida a hierro (mono-Tf; di-Tf u holo-TF). La Tf tiene dos dominios homólogo (dominios N y C) que se encuentran conectadas por un corto péptido. Los dominios tienen una homología del 48 %.

Entrada de hierro en los tejidos

El hierro unido a la transferrina es internalizado por las células vía endocitosis mediada por receptor (Fig. 22-2). Se han identificado dos receptores para la transferrina, RTf-1 y RTf-2, los cuales presentan patrones de expresión distintos: RTf-1 se expresa en todas las células animales, con excepción de algunas células como los eritrocitos maduros, mientras que la expresión de RTf-2 está restringida principalmente a hepatocitos y células intestinales del duodeno. El RTf-1 es una glicoproteína transmembrana que conforma un homodímero en el que cada monómero tiene aproximadamente 760 aminoácidos (84,9 kDa y su gen se localiza en el cromosoma 3q29). La estructura del RTf presenta una región extracelular con tres dominios (un dominio de unión a proteasas, un dominio apical y un dominio helical), una región transmembrana y una región citoplasmática extremo amino terminal).

Una vez que la transferrina diférrica se une a su receptor en la superficie celular y el complejo RTf-Tf sufre endocitosis, el Fe^{3+} es liberado debido al pH ácido del endosoma. Las proteínas STEAP-3 (*6-transmembrane epithelial antigen of the prostate 3*; ferrirreductasa) reducen el Fe^{3+} a Fe^{2+}, los cuales posteriormente entran en el citoplasma a través de la isoforma endosomal del transportador DMT-1 para formar parte del *pool* de hierro intracelular. La apotransferrina unida aún a su receptor regresa a la superficie celular y es liberada a la circulación para su reutilización.

Uno de los mecanismos de regulación de la función del receptor para transferrina es el que confiere la proteína HFE (glicoproteína transmembrana de tipo 1; 348 aminoácidos; 40,1 kDa, codificada en el cromosoma 6p2; homóloga a las moléculas del tipo I del complejo principal de la histocompatibilidad [MHC, *major histocompatibility complex*], sin participar en la presentación de péptidos ni en funciones inmunitarias). La proteína HFE es el producto de expresión del gen de la hemocromatosis hereditaria. Estructuralmente, la HFE presenta tres dominios extracelulares (α1, α2 y α3), una región transmembrana y una pequeña región citoplasmática. Los superdominios α1 y α2 se forman por 8 cadenas β plegadas y dos hélices α, que se ubican en la superficie del dominio α3, el cual se une a través de un puente de disulfuro a la β2-microglobulina en la superficie celular.

Algunas funciones de la proteína HFE en condiciones normales son: *a)* participar en la captación del hierro celular, *b)* participar en la liberación del hierro intracelular disminuyendo la afinidad del receptor por la transferrina y

c) anulando la endocitosis del receptor de transferrina. La proteína HFE interactúa directamente con el complejo RTf-Tf-Fe formando un complejo ternario (Fe-Tf, RTf, HFE). En condiciones normales, este complejo sufre endocitosis y, en el pH endosomal, el hierro se libera desde la transferrina; esta última se transforma en apotransferrina unida al RTf, la cual se recicla en la superficie celular, donde el pH básico de la sangre dispara su disociación. Por otro lado, la molécula de HFE se disocia del RTf en el interior del endosoma, donde HFE induce cambios estructurales que facilitan la liberación del hierro del complejo Fe-Tf en pH ácido. Además, se ha demostrado que la proteína HFE disminuye la afinidad de la Fe-Tf por el RTf, como un mecanismo de regulación de la entrada de hierro a la célula, que se ve alterado cuando se produce la hemocromatosis hereditaria.

Existe un segundo complejo ternario en el cual a cada cadena del homodímero del RTf se une una molécula de HFE para formar un complejo simétrico doble (HFE-RTf-RTf-HFE), en el cual hay amplios contactos entre las dos cadenas polipeptídicas del dímero RTf, pero no hay contacto entre las dos moléculas de HFE. La transferrina se une a la región correspondiente al dominio helical del RTf; la molécula de HFE se une también a la misma zona, es decir, ambas moléculas compiten por el mismo sitio en el RTf. La evidencia estructural y bioquímica de que la HFE y el complejo Fe-Tf se unen al mismo sitio en el RTf sugiere que el RTf con dos moléculas de Fe-Tf no podría unir HFE. Asimismo, el complejo HFE-RTf con una estequiometría 2:2 no podría unir Fe-Tf; con esto se demuestra que la HFE puede competir eficazmente con el Fe-Tf a pesar de la gran concentración fisiológica de éste. En solución, lo que más predomina es el complejo ternario, con estequiometría 1:2:1 (Fe-Tf, RTf, HFE).

A medida que aumenta el hierro intracelular, las proteínas morfogénicas del hueso 6 (BMP-6, *bone morphogenetic protein 6*) son secretadas. Así como RTf-1 usa a HFE para detectar el hierro y como señal de traducción para el gen de hepcidina, el receptor de BMP-6 hepático requiere hemojuvelina (HJV; 426 aminoácidos; 45,1 kDa; codificada en el cromosoma 1q21) como señal para controlar la secreción de hepcidina. El circuito BMP-6/receptor BMP-6/hemojuvelina opera sobre bases autocrinas. El complejo receptor BMP-6/hemojuvelina transmite señales vía SMAD (SMAD es una proteína homóloga compuesta de la proteína SMA de *Caenorhabditis elegans* y de la proteína de *Drosophila*. El circuito BMP-6/receptor BMP-6/hemojuvelina podría usar a las proteínas quinasas activadas por mitógenos (*mitogen-activated protein kinase*, MAPK). Un sistema similar de señalización está involucrado en el circuito RTf-1/HFE.

La hemocromatosis hereditaria, enfermedad caracterizada por un incremento en la captación de hierro dietético, un incremento de la tasa de transferencia de hierro hacia la sangre y, finalmente, una sobrecarga de hierro, se produce principalmente por una disminución en la expresión de la proteína HFE funcional. Dos mutaciones principales dan cuenta del 90 % de la hemocromatosis hereditaria. La primera es la mutación de la cisteína 280 por una tirosina en el dominio α3. Esta mutación impide que la chaperona β-microglobulina se una a la proteína HFE y, por lo tanto, ésta no es transportada hasta la membrana basolateral de la célula del epitelio intestinal, donde realiza su actividad. La segunda mutación corresponde a un cambio de la histidina 63 por un ácido aspártico, en el dominio α1. Esta mutación disminuye la afinidad de la proteína HFE por el receptor para transferrina.

Se han postulado tres posibles mecanismos de acción de la proteína HFE: *a)* gracias a que la proteína HFE presenta afinidad por el RTf, competería con la transferrina, disminuyendo así la absorción de hierro sistémico; *b)* en el endosoma bloquearía al transportador DMT-1, inhibiendo así la liberación de hierro desde la vesícula endocítica al citoplasma, y *c)* por un proceso de transcitosis, la proteína HFE llegaría a la membrana apical y ahí inhibiría al transportador DMT-1. Esto implicaría que HFE actuaría como una proteína sensible a los niveles de depósitos de hierro del organismo (**Fig. 22-2**).

Por otra parte, se considera que las concentraciones relativas de HFE y RTf serían importantes para la carga de hierro y, por lo tanto, su relación sería fundamental para el mantenimiento de la homeostasis del hierro. También se ha demostrado que la proteína HFE incrementa la actividad de unión IRE-IRP, lo que ejerce un control universal sobre la regulación de hierro celular.

Control de la absorción de hierro

La membrana basolateral del enterocito participa en dos procesos relacionados con el metabolismo del hierro: *a)* la transferencia del hierro desde el citoplasma del enterocito al plasma a través del complejo transportador ferroportina/oxidasa hefestina y *b)* la captación de hierro sistémico (transferrina-Fe) por el RTf. Cuando el hierro corporal se encuentra en niveles normales o aumentados, el RTf une transferrina-Fe (Tf-Fe) formando el complejo ternario RTf-Tf-Fe, en la superficie de la membrana basolateral y lo internaliza a través de un proceso endocítico. El complejo RTf-Tf-Fe, una vez en la vesícula endocítica y por efecto del pH (aproximadamente 5,5-6,0), libera el hierro al lumen de la vesícula. El complejo RTf-Tf es estable con este pH y es reciclado a la membrana basolateral, quedando disponible para un nuevo ciclo. El hierro de la vesícula endocítica es transportado al citoplasma de la célula intestinal por el transportador DMT-1 y pasa a formar parte del *pool* de hierro común de la célula. Este proceso aumenta el contenido intracelular de hierro de la célula y, por lo tanto, cambia la actividad de las IRP.

Sin embargo, a pesar de la programación en la cripta, los enterocitos maduros pueden modificar rápidamente los niveles de expresión de los transportadores de hierro en respuesta a señales humorales, como la de hepcidina. La hepcidina, también conocida como HAMP *(hepcidin antimicrobial peptide)*, localizada en el cromosoma 19q13.1, es un péptido catiónico rico en cisteínas, sintetizado por las células hepáticas, secretado a la circulación y excretado por la orina. La proteína nativa de 84 aminoácidos (9,4 kDa) incluye un potencial péptido señal (aminoácidos 1-24), una región propeptídica (aminoácidos 25-54) y una región que abarca 25 aminoácidos (60 al 84) o 20 aminoácidos (65 al 84). En las secuencias de las regiones de 20 y 25 aminoácidos existen 8 cisteínas formando cuatro enlaces disulfuro intramoleculares (aminoácidos 66-82, 69-72, 70-78 y 73-81) y son ricas en hojas β plegadas. Últimamente, se ha comunicado una nueva región de 22 aminoácidos. Así, la hepcidina puede tener 20, 22 o 25 aminoácidos de largo. Las dos primeras son producto de la degradación de la hepcidina de 25. Únicamente la forma de 25 aminoácidos es la bioactiva; está presente en concentraciones picomolar en el plasma. Existen cuatro mecanismos que regulan la secreción de hepcidina: inflamación (mediada por interleuquina 6 [IL-6]), contenido hepático de hierro y saturación de la transferrina, actividad eritropoyética y presión parcial de oxígeno en el hepatocito.

La citoquina IL-6 sería el inductor clave de la síntesis de hepcidina durante el proceso inflamatorio, ya que:

1. La IL-6 –y no la IL-1α o el factor de necrosis tumoral alfa (TNF-α)– induce la síntesis de hepcidina en hepatocitos. La IL-6 se une a su receptor hepático (IL-6R) y aumenta la liberación de hepcidina, disminuyendo la concentración plasmática de hierro férrico transportado por la Tf. Esto resulta en una expresión y una actividad disminuidas de la ferroportina (por su internalización y degradación) y un transporte de hierro ferroso disminuido hacia la circulación desde el enterocito y los macrófagos esplénicos. La señalización distal de IL-6R involucra la participación de los factores Jak-Stat *(Janus kinase–signal transducer and activator of transcription pathway)*. La disminución de los niveles de hierro plasmáticos podría tener una base evolucionaria para proveer una ventaja de supervivencia frente a ciertas bacterias (como *Clostridium* sp.) que requieren altos niveles de hierro para su supervivencia. Si la hepcidina bloqueara completamente el reciclaje de hierro, se produciría una caída de un 25 % en el hierro plasmático en una hora. Con estos datos, se puede concluir que éste es el resultado de una respuesta aguda que tendría por objeto eliminar infecciones microbianas.

2. Anticuerpos anti-IL-6 bloquean la inducción del mRNA de hepcidina en cultivo primario de hepatocitos humanos tratados con endotoxinas bacterianas (lipopolisacáridos [LPS]) o peptidoglicanos.

3. Anticuerpos anti-IL-6 bloquean la inducción del mRNA de hepcidina en líneas celulares hepáticas humanas tratadas con sobrenadante de macrófagos estimulados con LPS o peptidoglicanos.

4. Ratones *knockout* para IL-6 fallan en inducir hepcidina en respuesta a la inyección con turpentina.

5. En voluntarios humanos, la excreción de hepcidina urinaria aumentó 7,5 veces después de 2 horas de la infusión de IL-6, aumento que se acompañó de una disminución del hierro sérico y de la saturación de la transferrina.

¿Por qué se desarrolla una hipoferremia tan rápidamente? El compartimento de la transferrina plasmática contiene aproximadamente 3 mg de hierro y funciona como un compartimento de tránsito a través del cual fluyen alrededor de 20 a 30 mg de hierro cada día, producto del reciclaje de eritrocitos senescentes, destinando aproximadamente un 80 % de éste a la síntesis de hemoglobina en los nuevos eritrocitos. Al final de su vida útil, el eritrocito es fagocitado por macrófagos del sistema reticuloendotelial. En el macrófago, el hemo es catabolizado por la hemooxigenasa 1. El hierro es luego liberado por el macrófago, a través del transportador ferroportina y con la actividad ferroxidasa de la ceruloplasmina, facilitando el movimiento del hierro a través de la membrana del macrófago, hacia la circulación a una velocidad que iguala la velocidad por la cual las células eritroides toman el hierro desde la transferrina. Esto significa que el recambio del hierro plasmático es cada 3-4 horas.

La hepcidina funciona, entonces, como un regulador homeostático del metabolismo del hierro y frente a la respuesta del hospedador a un proceso de infección bacteriana y/o antiinflamatorio, actuando en las células de la microvellosidad intestinal y macrófagos, donde inhibe la absorción de hierro al disminuir la expresión del transportador apical de hierro, DMT-1. Por otro lado, la hepcidina se une directamente a la ferroportina (**Fig. 22-2**), induciendo su interiorización y posterior degradación vía proteasoma. Esto tiene como consecuencia la disminución de la exportación de hierro hacia la circulación por parte del enterocito. Este mecanismo es suficiente para explicar la regulación de la absorción de hierro, ya que los enterocitos absortivos sólo realizan su función durante 2-3 días antes de ser descamados desde la punta de la microvellosidad hacia el lumen intestinal. Por lo tanto, el transporte de hierro por ferroportina a través de la membrana basolateral determina si el hierro es entregado a la transferrina del plasma o eliminado del cuerpo por la célula descamada. Cuando los depósitos de hierro son normales o elevados, el hígado produce hepcidina, que circula hacia el intestino delgado. Una vez en la célula, produce la interiorización de ferroportina, bloqueando la única salida de hierro no hemo desde el enterocito al plasma. Cuando los depósitos de hierro son bajos, la producción de hepcidina es suprimida y las moléculas de ferroportina se expresan en la membrana basolateral del enterocito, transportando hierro desde el citoplasma al plasma. Esta interacción hepcidina/ferroportina también explica cómo es el reciclaje de hierro en el macrófago y da cuenta de las características encontradas en el contenido de hierro de los macrófagos en estados inflamatorios, en los que la producción de hepcidina es alta.

Se ha sugerido que la hepcidina sería uno de los mediadores que participan en el desarrollo de la anemia de la inflamación, la cual es una consecuencia común de las infecciones crónicas (incluyendo VIH, tuberculosis, endocarditis bacteriana, aunque también puede desarrollarse en la sepsis) y en trastornos inflamatorios generalizados no infecciosos (enfermedades reumatológicas, enfermedad inflamatoria del intestino, mieloma múltiple, entre otras). Estas anemias se caracterizan por una disminución de hierro sérico y de la capacidad de fijación de hierro de la transferrina, aumento de la ferritina y de hierro en los macrófagos de la médula ósea, indicando una disminuida movilización de hierro de depósitos. La inflamación causa hipoferremia a través de un aumento en la producción de hepcidina mediado por citoquinas.

Por lo tanto, la cantidad de hierro transportado a través del epitelio intestinal está fuertemente regulada por los niveles intracelulares y por los requerimientos corporales de hierro y es producto directo de los niveles de expresión de las proteínas de transporte de hierro, particularmente DMT-1, DcytB y ferro-

portina. Se postula que los niveles basales de expresión de estos transportadores en los enterocitos duodenales maduros dependen de los niveles de hierro circulante unido a transferrina, el cual es evaluado por las células cuando aún se encuentran inmaduras en las criptas de Lieberkühn. Este modelo, denominado modelo de programación de la cripta, propone que la proteína HFE, causante de la mayoría de los casos de hemocromatosis hereditaria cuando se encuentra ausente o mutada, se une al RTf favoreciendo la entrada a la célula de hierro unido a transferrina, y que la concentración intracelular de hierro alcanzada por este mecanismo determina el nivel de expresión de las proteínas involucradas en su absorción intestinal. La evidencia existente apunta a que ambos mecanismos, tanto el de programación de la cripta como el de hepcidina, contribuyen a la regulación de la absorción intestinal de hierro, permitiendo detectar el contenido corporal de hierro, con el resultado de que la absorción es dependiente de dicho contenido.

Mutaciones en la proteína hemojuvelina (HJV; HFE-2) producen una hemocromatosis juvenil que es indistinguible de la producida por mutaciones en la hepcidina. La HJV es una proteína miembro de la familia de moléculas guía repulsivas (RGM, *repulsive guidance molecules*), miembro de la superfamilia del factor de crecimiento transformante β (TGF-β). Dichas moléculas son expresadas en hígado, músculo esquelético y corazón y participarían en la compleja regulación de la síntesis de hepcidina. La HJV existe en dos formas: soluble y unida a glucosilfosfatidilinositol (GPI), que la ancla a la célula. Por lo tanto, la HJV actúa como un correceptor de BMP, que aumenta la señalización en las células hepáticas, lo que ha revelado una insospechada relación entre el hierro y la familia del TGF-β. La interacción de BMP, especialmente BMP-6 (que sería un regulador endógeno de los niveles de hierro), con su receptor produce la activación de los receptores serina-treonina quinasa, seguida por la forforilación intracelular de SMAD1/5/8 y la formación del complejo SMAD1/5/8-SMAD4, el cual transloca al núcleo, donde activa el promotor del gen de la HJV.

Así, el hepatocito no sólo produce y secreta la hormona reguladora de hierro hepcidina, sino que también funciona como un sensor de la concentración de holotransferrina plasmática, que refleja finalmente el balance de hierro sistémico. El sistema de detección de hierro y las nuevas vías de señalización de hierro indican que es un sistema complejo que incluye a las proteínas BMP y a sus receptores, en combinación con el correceptor HJV unido a GPI, y a las proteínas RTf-2 y HFE.

Nuevos elementos que participan en el metabolismo del hierro

Se han postulado nuevas proteínas reguladoras del metabolismo de hierro, entre ellas: *a)* SLC39 (*soluble carrier family 39* o *ZRT/IRT-like protein*: familia de transportadores solubles de cinc ZIP); *b)* PCBP (*poly-[rC]-binding protein*: proteínas de unión poli[rC]) y *c)* proteína NCOA-4 (receptor de carga) (**Fig. 22-2**).

La familia de transportadores SLC39/ZIP forma parte de una nueva clase de proteínas transportadoras de hierro.

También son conocidas como familia de proteínas ZIP (*ZRT/IRT-like protein*); está formada por 14 miembros y se han definido como transportadores de Zn hacia el citoplasma. Sin embargo, también están involucrados en el transporte de hierro. ZIP-14 media la captación de hierro ferroso en la membrana plasmática, para lo cual utiliza la actividad ferrirreductasa de la proteína priónica PRNP. ZIP-14 también transporta hierro desde el endosoma al citoplasma, al igual que lo hace el transportador DMT-1. Por otro lado, ZIP-8 también transporta hierro. Ambos ZIP, 14 y 8, muestran su máxima actividad a pH cercano a 7, lo que sugiere un papel biológico diferente del de DMT-1, cuya máxima actividad se realiza a pH 5,5-6,0, ya que en neuronas del hipocampo de ratas se demostró que ZIP-8 es el principal transportador de hierro, mientras que DMT-1 sería responsable del transporte de hierro proveniente de la transferrina en el endosoma.

La familia de proteínas PCBP son chaperonas de hierro que facilitan su distribución en el citosol. Las PCBP son cuatro familias de proteínas que originalmente fueron identificadas como reguladoras de la expresión génica. Cada miembro de esta familia posee tres sitios de homología K altamente conservados y pueden formar complejos con otros miembros de la familia. PCBP-1 y PCBP-2 se han definido como chaperonas para hierro y serían responsables de entregar el hierro a la ferritina formando un complejo ternario con ella. La interacción ferritina-PCBP es dependiente de la carga de hierro de PCBP-1/2. Ambas, PCBP-1 y PCBP-2, pueden entregar hierro a proteínas que requieren hierro no hemo como un cofactor, como HIF, propilhidrolasa, asparginilhidrolasa y desoxihipusina hidroxilasa. Para cargarse de hierro, PCBP-2 necesita de la interacción con DMT-1. PCBP-3 y PCBP-4 son expresados en muy bajo nivel, con una limitada distribución tisular y un papel biológico no muy claro.

Finalmente, la degradación lisosomal de la ferritina incluye vías con autofagia y sin autofagia. Mientras que la velocidad de degradación de la ferritina parece ser independiente del estado de carga de la ferritina, el mecanismo de entrega de la ferritina al lisosoma depende de su carga; así, la autofagia es responsable de la entrega de la ferritina al lisosoma durante la deficiencia de hierro, y la vía no autofágica domina durante la carga de hierro. El receptor NCOA-4 (*nuclear receptor co-activator 4*: coactivador del receptor nuclear 4) ha sido identificado como la proteína responsable de la autofagia de la ferritina. NCOA-4 interactúa con la ferritina en su conformación de 24 subunidades, más que con sus monómeros en una manera dependiente de la cadena H1 de la ferritina.

Modelo de homeostasis del hierro

En resumen, bajos niveles de saturación de la transferrina, de presión de oxígeno hepático y de contenido de hierro hepático tisular junto con aumentados niveles de actividad eritropoyética, reducen los niveles plasmáticos de hepcidina, permitiendo aumentar la absorción de hierro desde el intestino y aumentar el reciclaje de hierro desde los macrófagos del bazo.

La regulación de la homeostasis del hierro comienza en las criptas, que presentan complejo HFE-RTf, pero no DMT-1. Debido a esto, no son sensibles a los niveles de hierro en el lumen intestinal. Esta regulación es mediada por reguladores de depósito de hierro corporal y por el regulador eritropoyético, que comunicarían a través del plasma el estado de repleción/depleción de hierro y eritropoyesis que presenta el organismo, ayudado por la capacidad del duodeno de aislar las señales que pudiesen confundir, como el *pool* de hierro lábil del lumen intestinal o en tránsito en el estrato epitelial. Además, estos reguladores tienen la capacidad de estimular, mediante señales externas, a los enterocitos diferenciados.

El *pool* de hierro lábil cumple un papel regulador clave en la actividad de unión de las proteínas IRP a los elementos IRE de los mRNA, en la modulación del tráfico postraduccional dependiente de hierro, y en fenómenos de degradación. Así, la expresión de proteínas que participan en el metabolismo del hierro dependerá en parte del *pool* de hierro lábil que exista en la célula precursora.

En la sobrecarga de hierro (no inducida por transfusión sanguínea) se produce una deficiencia de hepcidina, lo que induce un cuadro de sobrecarga de hierro por una hiperabsorción del metal. Por el contrario, un aumento de la saturación de transferrina, de la presión parcial de oxígeno y del contenido de hierro hepático tisular y una disminución de la actividad eritropoyética provocan un aumento de los niveles de hepcidina, lo que induce una disminución de la absorción de hierro intestinal y del reciclaje de macrófagos del bazo. Un exceso patológico de hepcidina produce una disminución de la absorción del hierro intestinal, una alteración de la liberación de hierro desde los macrófagos del bazo y anemia por restricción de hierro. La deficiencia de hepcidina produce un exceso de absorción de hierro; por lo tanto, la naturaleza ha seleccionado el exceso de hierro sobre la deficiencia de hierro, muy probablemente porque el hierro no es abundante en la dieta humana.

Este modelo de homeostasis de hierro puede explicarse mejor utilizando como ejemplo lo que sucede en individuos con hemocromatosis hereditaria, en los que se observa un gran *pool* de hierro lábil producido por un aumento en la captación mediada por DMT-1, un aumento en la exportación por ferroportina y una disminución de niveles de ferritina. Si la exportación por ferroportina sobrepasa a la captación por DMT-1, los niveles de ferritina y *pool* de hierro lábil se encuentran disminuidos, estimulando la actividad de unión de los complejos IRP-IRE, lo que conduce a un mayor aumento en la proteína DMT-1. La disminución del *pool* de hierro lábil puede redistribuir DMT-1 a la membrana apical desde vesículas endocíticas.

EFECTOS BIOQUÍMICOS Y FUNCIONALES DEL DÉFICIT DE HIERRO (INDICADORES)

Cuando el aporte de hierro es insuficiente para cubrir los requerimientos, se produce una deficiencia de este mineral, que ocurre en etapas de intensidad progresiva (Tabla 22-3). Primero se agotan los depósitos de hierro (deficiencia latente), situación que se caracteriza por una disminución de la concentración de ferritina sérica (< 10 µg/l en niños menores de

Tabla 22-3. Etapas de la deficiencia de hierro

Parámetro	Normal	Depósitos disminuidos	Eritropoyesis deficiente en Fe	Anemia ferropriva
Hemoglobina	N	N	N	↓
Volumen corpuscular medio	N	N	N	↓
Saturación de transferrina	N	N	↓	↓↓
Protoporfirina libre eritrocitaria	N	N	↑	↑↑
Receptor de transferrina sérico	N	N	↑	↑↑
Ferritina sérica	N	↓?	↓↓	↓↓

N: normal.

5 años y < 12 µg/l en edades posteriores). Si el aporte insuficiente continúa, se compromete el aporte de hierro tisular. En esta situación, de eritropoyesis deficiente en hierro, se produce precozmente un aumento de la concentración del receptor de transferrina sérico y, más tardíamente, una disminución del hierro sérico, un aumento de la capacidad de fijación de hierro de la transferrina, una disminución de la transferrina y un aumento de la protoporfirina libre eritrocitaria. Si persiste el balance negativo, se llega a la etapa más grave, caracterizada por una anemia con microcitosis e hipocromía.

Cabe señalar que estos parámetros de laboratorio presentan variaciones en sus valores normales, en función de la edad y de algunas condiciones fisiológicas, como el embarazo. En el caso de la hemoglobina, también hay un aumento de su concentración con la altitud, debiendo realizarse una corrección de su concentración en los individuos que viven por sobre los 1.000 m sobre el nivel del mar. También estos indicadores de laboratorio se modifican por otros factores, siendo las inflamaciones y las infecciones los más importantes. Estos procesos producen una disminución de hemoglobina, hierro sérico, capacidad de fijación de hierro, saturación de la transferrina y un aumento de protoporfirina libre eritrocitaria y ferritina sérica. La protoporfirina libre eritrocitaria también aumenta con la intoxicación plúmbica.

Debe tenerse en cuenta que, además de la anemia ferropénica, existen otras enfermedades que se acompañan de una anemia microcítica hipocroma, siendo la talasemia menor una de ellas.

Para el diagnóstico de la deficiencia de hierro se cuenta con una batería de exámenes de laboratorio. Entre éstos se encuentran algunos análisis sencillos de realizar y de bajo coste, los que se utilizan en la pesquisa de esta enfermedad (exámenes de cribado), y otros más complejos o más caros que se emplean para su confirmación. Entre los primeros se encuentran la medición de hemoglobina, hematócrito y volumen corpuscular medio. Los exámenes confirmatorios incluyen mediciones de: saturación de transferrina, protoporfirina libre eritrocitaria, receptor de transferrina sérica y ferritina sérica. Más recientemente, algunos equipos automatizados, de muy elevado coste, permiten determinar el contenido de hemoglobina de los reticulocitos, parámetro que se altera precozmente en la eritropoyesis deficiente en hierro.

Las pruebas de laboratorio confirmatorias se emplean para la detección de la deficiencia de hierro antes de la aparición de la anemia, para la confirmación de la etiología ferropénica especialmente en estudios poblacionales, y en el ámbito individual cuando no se obtuvo una respuesta terapéutica satisfactoria al tratamiento con hierro o si existen dudas acerca de la etiología ferropénica de la anemia.

Se define la anemia ferropénica como la coexistencia de anemia y dos o más de los otros exámenes alterados, deficiencia de hierro sin anemia cuando la concentración de hemoglobina es normal pero existen dos o más de los otros indicadores alterados, y depósitos de hierro deplecionados cuando sólo se encuentra una ferritina sérica bajo el nivel normal (**cap. 22**, Anemias nutricionales, **tomo V**).

Sin embargo, en el ámbito individual es, en definitiva, la prueba terapéutica la que confirma la etiología ferropénica de la anemia. Esta prueba consiste en administrar hierro medicinal en una dosis terapéutica durante un mes. Se considera que la prueba es positiva cuando el aumento de la concentración de hemoglobina es igual o superior a 10 g/dl.

En ciertas circunstancias existe una deficiencia de hierro funcional, en la que, habiendo depósitos de hierro, éstos no son movilizados con la suficiente rapidez para satisfacer las necesidades impuestas por la eritropoyesis. Esto ocurre en pacientes tratados con eritropoyetina, por ejemplo, prematuros de muy bajo peso de nacimiento y pacientes con insuficiencia renal. La cuantificación del porcentaje de eritrocitos hipocromos o del contenido de hemoglobina del reticulocito, determinados mediante los nuevos contadores electrónicos, ha demostrado ser de utilidad para el diagnóstico precoz de la deficiencia funcional de hierro.

La deficiencia de hierro se acompaña de manifestaciones funcionales que en el caso de la anemia derivan de la disminución de la capacidad de transporte y almacenamiento de oxígeno. También existen manifestaciones no hematológicas originadas por una disfunción de las enzimas dependientes del hierro: disminución de la capacidad de trabajo físico y de la motilidad espontánea, alteración de la inmunidad celular, disminución de la capacidad bactericida de los neutrófilos, aumento de las infecciones respiratorias, alteración de la termogénesis, retardo de crecimiento, alteraciones funcionales e histológicas del aparato gastrointestinal, aumento del riesgo de parto prematuro, bajo peso de nacimiento y morbimortalidad perinatal, disminución de la transferencia materna de hierro al feto, alteraciones conductuales, retardo del desarrollo mental y motor, disminución de la velocidad de conducción de las vías auditiva y visual, alteración de los patrones de sueño y disminución del rendimiento escolar. La mayoría de las alteraciones son evidentes en la etapa de anemia ferropénica.

Hay algunas evidencias de la persistencia de las alteraciones cognitivas, conductuales y de conducción nerviosa, pese al tratamiento de la deficiencia de hierro, cuando la carencia ocurre durante los primeros 2-3 años de vida, que es un período crítico del desarrollo cerebral. Por otra parte, los riesgos aumentados de parto prematuro asociados a la anemia ferropénica durante el primer trimestre de gestación no se reducen al tratar la anemia.

EFECTOS BIOQUÍMICOS Y FUNCIONALES DEL EXCESO DE HIERRO (INDICADORES)

La sobrecarga primaria de hierro ocurre en etapas progresivas. Durante el período subclínico hay un aumento excesivo del hierro corporal cuando la saturación de la transferrina es > 50 % en la mujer y > 60 % en el varón o la ferritina sérica es > 200 µg/l en la mujer y > 300 µg/l en el varón. Cuando la concentración de ferritina es > 1.000 µg/l existe un riesgo aumentado de daño hepático, siendo necesaria la obtención de una biopsia para determinar la concentración de hierro hepático y la posible existencia de un daño parenquimatoso. La concentración de hierro hepático puede también medirse mediante resonancia magnética.

La expresión fenotípica de la sobrecarga primaria de hierro dependerá de la mutación involucrada, del sexo y de factores epigenéticos como ingesta de hierro, consumo de alcohol, abuso de drogas, etc. Las manifestaciones clínicas derivan del daño parenquimatoso producido por la sobrecarga de hierro: astenia, daño hepático (desde un aumento de las transaminasas hasta cirrosis), alteraciones endocrinológicas (diabetes mellitus, hipogonadismo hipogonadotrópico, impotencia, hipotiroidismo), alteraciones cardíacas (arritmias, miocardiopatía e insuficiencia cardíaca), artropatía y pigmentación de la piel.

DÉFICIT DE HIERRO DE CAUSAS NUTRICIONALES Y GENÉTICAS

La deficiencia de hierro es una afección adquirida y muy raras veces es de origen genético.

Habitualmente se produce en individuos o grupos poblacionales que consumen una dieta con bajo contenido y/o pobre absorción de hierro y que tienen un aumento de los requerimientos, debido al crecimiento, las pérdidas menstruales o el embarazo. Con menor frecuencia, la carencia de hierro es secundaria a trastornos que disminuyen la absorción de hierro o llevan a un aumento de las pérdidas de este mineral. Las causas de la deficiencia de hierro se indican en la **tabla 22-4**).

La disminución de los depósitos de hierro al nacer es uno de los factores que aumentan el riesgo de desarrollar una deficiencia de hierro en el lactante. El feto adquiere el hierro en forma activa a través de la placenta. En el último trimestre de embarazo el feto adquiere una gran parte del mineral, siendo este contenido al nacer proporcional a su masa corporal (75 mg/kg); gran parte de este hierro se encuentra en la masa de hemoglobina. Al nacer, la concentración de hemoglobina es mucho más alta que en otros períodos de la infancia, pero es menor en el prematuro, en recién nacidos a

---

Tabla 22-4. Causas de deficiencia de hierro

- Depósitos disminuidos al nacer
- Aporte dietético inadecuado
  - Ingesta insuficiente
  - Baja absorción
- Malabsorción
- Requerimientos aumentados
  - Niñez y adolescencia
  - Mujer en edad fértil
  - Embarazada
- Pérdidas aumentadas
  - Hemorragias ocultas o aparentes
  - Episodios prolongados o repetidos de diarrea
  - Parasitosis (*Ancylostoma*, trichuriasis masiva, *Schistosoma haematobium* o *S. mansoni*)

---

los que se practicó una ligadura precoz del cordón umbilical y en el caso de algunas enfermedades como transfusión feto-materna y hemorragia perinatal. Este gran aumento de la masa de hemoglobina, fenómeno adaptativo al ambiente intrauterino relativamente hipóxico, constituye una verdadera reserva de hierro durante el período posnatal. Con posterioridad al nacimiento se produce un gradual descenso de la concentración de hemoglobina como consecuencia de una disminución de la eritropoyesis, determinada por el aumento de la saturación de oxígeno, que ocurre una vez iniciada la respiración, y por la supervivencia disminuida de los eritrocitos fetales. Este descenso llega a su máximo a las 6-8 semanas de vida, después de lo cual se reactiva la eritropoyesis y se alcanza la concentración de hemoglobina del lactante a partir de los 6 meses de edad. Este descenso es más pronunciado y precoz en el lactante pretérmino. El hierro proveniente del catabolismo de la hemoglobina queda depositado como reserva en el sistema reticuloendotelial y células parenquimatosas hepáticas, siendo reutilizado una vez reiniciada la eritropoyesis.

Los depósitos así formados permiten que el recién nacido a término sea independiente del aporte de hierro exógeno durante los 4 primeros meses de vida. Existen evidencias de que la alimentación exclusiva con leche materna prolongaría esta protección hasta los 6 meses de edad, debido a la excelente biodisponibilidad del hierro de la leche humana. El recién nacido de bajo peso, por tener una menor reserva de hierro y una mayor velocidad de crecimiento, puede tener deplecionados sus depósitos antes de los 2 meses de vida.

Un factor de riesgo de carencia de hierro que afecta a todos los grupos etarios es el aporte insuficiente de hierro dietario, debido al consumo de una dieta con bajo contenido de hierro y/o pobre absorción. Se ha visto que la biodisponibilidad del hierro dietario es más importante que la cantidad de hierro ingerido. En los países en vías de desarrollo el consumo de hierro hemo es bajo, por lo que la suficiencia del aporte de hierro dependerá del balance entre inhibidores y facilitadores de la absorción de hierro no hemo. También existe un aporte inadecuado de hierro en los síndromes de malabsorción, en casos hipoclorhidria/aclorhidria, gastrectomía, cirugía bariátrica y en algunos casos de infección por *Helicobacter pylori*.

Los requerimientos de hierro están aumentados en ciertos períodos de la vida. Los niños y adolescentes tienen grandes necesidades de hierro impuestas por el crecimiento. Éstas son particularmente altas durante los 6 a 18 meses de vida y durante el estirón de la adolescencia. Las mujeres en edad reproductiva requieren más hierro que los varones, ya que deben suplir el hierro perdido durante la menstruación. La magnitud de la pérdida menstrual varía por factores genéticos y por el método anticonceptivo utilizado (v. Regulación celular y corporal de la homeostasis del hierro, antes). La embarazada presenta una disminución del requerimiento de hierro durante los primeros meses de gestación debido a la amenorrea y a una disminución de la eritropoyesis por una menor producción de eritropoyetina. Sin embargo, las necesidades de hierro aumentan marcadamente durante el segundo y tercer trimestre de embarazo debido a las necesidades extras para la formación de la placenta, el crecimiento del feto y la expansión de la masa eritrocitaria. Se estima que, a pesar del aumento de la absorción de hierro que se produce durante la gestación, se requieren 500 mg de depósitos de hierro para cubrir el déficit neto impuesto por el embarazo.

Se produce un aumento de las pérdidas de hierro en individuos con diarrea prolongada o recurrente y en aquellos con hemorragia crónica o recidivante, oculta o manifiesta. La causa más frecuente de hemorragia en el varón es gastrointestinal, mientras en la mujer es ginecológica (hipermenorrea, menorragia, metrorragia). En lactantes alimentados con leche de vaca fresca, no tratada con temperatura, antes de los 6 meses de edad, hay un aumento de la pérdida sanguínea oculta gastrointestinal. Algo similar ocurre en casos de alergia a las proteínas de la leche.

En las áreas tropicales, las infestaciones por parásitos hematófagos como *Ancylostoma duodenale*, *Necator americanus* o *Trichuris trichura* (sólo infestación masiva) son una causa frecuente de pérdida sanguínea crónica. Por otra parte, infestaciones graves por *Schistosoma haematobium* o *Schistosoma mansoni* pueden producir hemorragia vesical e intestinal, respectivamente.

Existen algunas alteraciones genéticas del metabolismo de hierro en las que la disminución de la absorción de hierro lleva a una anemia ferropénica que se acompaña de una sobrecarga de hierro. Estas anormalidades se describirán en el siguiente apartado.

EXCESO DE HIERRO DE CAUSAS NUTRICIONALES Y GENÉTICAS Y ANEMIAS RARAS

Un exceso de hierro puede deberse a una ingesta aumentada de hierro, a alteraciones del metabolismo del hierro y a una sobrecarga secundaria de hierro que se observa en algunos trastornos de la eritropoyesis que presentan un aumento de la absorción de hierro, la que se observa principalmente en anemias asociadas a un aumento de la eritropoyesis inefectiva (p. ej., talasemia mayor, anemias sideroblásticas, anemia diseritropoyética congénita). También esta sobrecarga secundaria puede observarse en pacientes sometidos a transfusiones a repetición. En las sobrecargas secundarias la acumulación de hierro se produce en el sistema reticuloendotelial, lo que es más inocuo que cuando la sobrecarga se produce en las células parenquimatosas.

Es improbable que una ingesta elevada de hierro produzca una sobrecarga en un individuo normal, debido a los potentes mecanismos homeostáticos que regulan la absorción de hierro.

La hemocromatosis hereditaria clásica o de tipo 1 es la alteración genética del metabolismo de hierro más frecuente, que en poblaciones de raza blanca afecta a uno de cada 200-400 individuos. Es un defecto genético autosómico recesivo de penetración variable del gen que codifica la proteína HFE, localizado en el *locus* 6p21.3. Además de las dos mutaciones más frecuentes de la proteína HFE (v. Absorción de hierro no hemínico, antes), existe otra bastante menos frecuente, por la cual la serina en la posición 65 es reemplazada por la cisteína.

La hemocromatosis juvenil o de tipo 2 es una enfermedad genética recesiva bastante infrecuente, cuyas manifestaciones clínicas aparecen en adolescentes o adultos jóvenes y en la que los síntomas son predominantemente de tipo endocrino y cardíaco. Existen dos subtipos: el tipo 2A corresponde a una alteración del gen de la hemojuvelina, localizado en el *locus* 1q21, en tanto que el tipo 2B corresponde a una alteración del gen de la hepcidina, localizado en el *locus* 19q13.1.

La hemocromatosis de tipo 3 se parece a la hematocromatosis de tipo 1, es autosómica recesiva y obedece a una alteración del gen de RTf-2, ubicado en el *locus* 7q22.

En las hemocromatosis 1, 2 y 3 la producción de hepcidina está reducida, con el consiguiente aumento de la absorción de hierro y del eflujo de hierro desde los macrófagos, lo que lleva a una sobrecarga de hierro de tipo parenquimatoso, especialmente hepático.

La hemocromatosis de tipo 4 es un trastorno autosómico dominante debido a una alteración del gen de la ferroportina, localizado en el *locus* 2q32, del que existen dos variantes. El tipo 4A es el más frecuente y se acompaña de valores de saturación de la transferrina normales o bajos, a veces acompañados de anemia leve y de acumulación de hierro en los macrófagos debido a una disminución de la salida de hierro desde estas células. En la variante 4B la ferroportina es resistente a la acción de la hepcidina y se asocia con saturación aumentada de la transferrina y acumulación de hierro en los parénquimas, semejante a la observada en las hemocromatosis de tipos 1 y 3.

Existe una sobrecarga de hierro parenquimatosa muy infrecuente, de herencia autosómica dominante, debida a una mutación del gen que codifica para la cadena pesada de la ferritina, localizado en el *locus* 11q13.

La siderosis de los bantúes es una enfermedad que se observa en individuos de raza negra, en la que coexisten un consumo aumentado de hierro y un polimorfismo del gen de la ferroportina, lo que lleva a una sobrecarga de hierro en el sistema reticuloendotelial y parénquima hepático.

La atransferrinemia congénita y las mutaciones del DMT-1 son trastornos autosómicos recesivos bastante infrecuentes, que se acompañan de anemia microcítica hipocroma muy intensa desde el nacimiento, acompañada de sobrecarga parenquimatosa de hierro (hígado, corazón, páncreas, tiroides y riñones).

La mutación del gen *TMPRSS6*, localizado en el *locus* 22q12.3, es un trastorno muy raro, que lleva a una anemia microcítica hipocroma refractaria a la terapia con hierro, que se acompaña de niveles aumentados de hepcidina, ya que se pierde la función inhibitoria que ejerce este gen sobre la hepcidina.

La aceruloplasminemia es una enfermedad genética autosómica recesiva bastante rara, causada por una mutación del gen de la ceruloplasmina localizado en el *locus* 3q21-24. Se acompaña de anemia y acumulación progresiva de hierro en el sistema reticuloendotelial. Los afectados desarrollan en forma gradual, a partir de la tercera década, diabetes mellitus, neurodegeneración progresiva de la retina y de los ganglios basales cerebrales.

CÓMO CUMPLIR CON LAS RECOMENDACIONES DIETÉTICAS EN CONDICIONES DE SALUD Y ENFERMEDAD

La deficiencia de hierro se puede prevenir mediante el consumo de una dieta adecuada, la fortificación de los alimentos, la suplementación profiláctica con hierro medicinal, medidas de salud pública como la ligadura tardía del cordón umbilical y la prevención del bajo peso de nacimiento y el saneamiento ambiental para el control de enteroparásitos hematófagos y de diarreas. Ninguna de estas estrategias es excluyente.

La forma ideal de prevenir la carencia de hierro es mediante una dieta que tenga un contenido y biodisponibilidad de hierro adecuados, lo que no siempre es posible de lograr por limitaciones económicas o hábitos de consumo muy arraigados. Los cambios en la dieta dependen principalmente de la educación y, secundariamente, del precio y la disponibilidad de los alimentos. La dieta debe incluir alimentos de origen animal, los que poseen hierro hemínico que –como ya se señaló– tiene una excelente absorción y además favorece la absorción del hierro no hemínico. También es conveniente la inclusión de alimentos ricos en otros favorecedores de la absorción del hierro no hemínico, especialmente aquellos con alto contenido en ácido ascórbico (frutas, jugos y algunos vegetales). Asimismo, debe evitarse el consumo, junto con las comidas, de los inhibidores de la absorción de hierro presentes en alimentos como la yema de huevo, té, café e infusiones de hierbas. En el lactante, debido a la excelente biodisponibilidad del hierro de la leche materna, es fundamental propender a la lactancia natural exclusiva por 6 meses.

La fortificación de los alimentos con hierro es la forma más práctica de prevenir la carencia de hierro. Sus principales ventajas residen en que el agregado de hierro a los alimentos tiene un coste relativamente bajo y que el consumo de estos productos no requiere una conducta activa del individuo ni un cambio de los hábitos alimentarios. Sin embargo, se deben tomar en cuenta algunos aspectos técnicos, entre los que se incluyen la selección de un alimento que sea consumido ampliamente y en cantidad relativamente constante por el grupo objetivo y la utilización de un compuesto de hierro de bajo costo, de buena estabilidad y biodisponibilidad. La fortificación no debe afectar negativamente las propiedades organolépticas del alimento ni disminuir la vida útil del alimento. Si técnicamente es posible, se pueden agregar favorecedores de la absorción, como el ácido ascórbico.

En el lactante se recomienda el uso de alimentos fortificados con hierro a partir de los 6 meses de edad, utilizándose habitualmente cereales fortificados para los niños alimentados con leche materna y fórmulas lácteas fortificadas para los destetados. En niños de más edad y adultos se ha utilizado la fortificación de la harina de trigo o maíz, salsa de pescado y de azúcar, entre otros alimentos.

La administración de hierro medicinal (suplementación) con fines preventivos está indicada cuando la población en riesgo de desarrollar deficiencia de hierro no tiene acceso a alimentos fortificados con este mineral, cuando existen requerimientos de hierro muy altos que deben ser cubiertos en un período corto de tiempo (como ocurre durante el embarazo) y cuando la prevalencia de la deficiencia de hierro es muy alta, ya que este procedimiento produce cambios rápidos en la nutrición de este mineral.

Existe consenso en que los lactantes que no reciben alimentos fortificados con hierro deben recibir suplementación con hierro medicinal durante el primer año de vida, a partir de los 4 meses de edad o cuando se doble el peso de nacimiento en los nacidos a término y antes de los 2 meses de edad en los nacidos pretérmino.

Existe evidencia, pero controvertida, de que la suplementación en lactantes alimentados exclusivamente con leche humana podría iniciarse a los 6 meses de edad. La dosis diaria recomendada es de 1 mg/kg de hierro elemental para el lactante a término y 2 mg/kg para el pretérmino de peso de nacimiento entre 1.500 y 2.500 g, con un máximo diario de 15 mg. Sin embargo, la OMS, en su última pauta del año 2016, recomienda para niños de 6 a 23 meses de edad suplementar diariamente con 10-12,5 mg de hierro, durante 3 meses al año cuando la prevalencia de anemia en ese grupo poblacional es ≥ 40 %. En los lactantes prematuros de muy bajo peso de nacimiento se requiere iniciar la suplementación aun más precoz y utilizar dosis de hierro superiores, de 3-6 mg/kg, en función del peso de nacimiento y del empleo o no de eritropoyetina recombinante. Es así que los recién nacidos con peso de nacimiento entre 750 y 1.500 g se suplementan con 3-4 mg/kg de hierro diario desde el mes de edad, siendo esa dosis de 5-6 mg/kg para los recién nacidos con un peso de nacimiento inferior a 750 g. En edades posteriores de la vida, cuando la prevalencia de anemia es ≥ 40 %, la OMS recomienda suplementar diariamente y durante 3 meses al año con una dosis de hierro de 2 mg/kg (30 mg diarios en preescolares y 60 mg con posterioridad).

Las mujeres embarazadas que tengan depósitos de hierro en una cuantía insuficiente para afrontar la gestación (ferritina sérica < 70 µg/l), deben recibir suplementos de hierro a partir del segundo trimestre de gestación. La dosis diaria recomendada por la OMS es de 30-60 mg diarios, estando indicada esta última dosis cuando la prevalencia de anemia es ≥ 40 %.

La suplementación con hierro tiene como limitación la dificultad en mantener la motivación de los individuos para consumir el suplemento, a lo que se agregan los efectos adversos gastrointestinales (pirosis, dolor abdominal, etc.), que son relativamente frecuentes. La incidencia de estos efectos colaterales es menor cuando se utilizan compuestos de hierros de liberación lenta o compuestos de hierro protegidos (hierro polimaltosado, hierro succinilproteinato, hierro aminoácido quelado). Cuando se utiliza la suplementación con hierro como una estrategia de salud pública se debe contar con un sistema efectivo de distribución del suplemento.

Diversos estudios han mostrado que la suplementación con hierro administrada 1-2 veces por semana podría ser igualmente efectiva que la suplementación diaria, con la ventaja de presentar una menor frecuencia de síntomas de intolerancia gastrointestinal. La OMS recomienda esta estrategia cuando la prevalencia de anemia es ≥ 20 % y < 40 %. Las dosis de hierro utilizadas una vez a la semana son 25 mg en niños de 24-59 meses de edad, 45 mg en los escolares de 5-12 años y 60 mg de hierro más 2.800 µg de ácido fólico en mujeres en edad fértil de 15-49 años. Se recomienda efectuar la suplementación intermitente durante 3 meses, seguida por 3 meses de descanso y reanudar la entrega del suplemento por otros 3 meses.

Más recientemente se ha utilizado la fortificación domiciliaria. Esta estrategia consiste en la administración diaria de un polvo de multimicronutrientes microencapsulados envasado en sobres monodosis («Chispitas nutricionales» o «Sprinkles») para ser espolvoreados en los alimentos en el momento de ser consumidos. Los sobres contienen habitualmente hierro, cinc, ácido ascórbico, ácido fólico y vitamina A.

En poblaciones con una alta prevalencia de carencia de hierro y en las que no están implementadas las estrategias de prevención de esta deficiencia, se recomienda llevar a cabo exámenes de cribado de la deficiencia de hierro en los períodos críticos de vulnerabilidad a esta carencia. En el contexto individual, se recomienda realizar esta evaluación de cribado en el caso de que existan factores de riesgo de deficiencia de hierro.

La anemia ferropénica se trata con hierro oral en una dosis diaria de 3-5 mg/kg en el niño y en edades posteriores en una dosis de 100-200 mg diarios. Esta cantidad debe repartirse en 2 o 3 dosis y administrarse con el estómago vacío. Una vez normalizada la concentración de hemoglobina, se debe continuar el tratamiento hasta que se repleten las reservas de hierro (alrededor de 2-3 meses).

El tratamiento con hierro parenteral es excepcional, ya que los compuestos de hierro parenterales pueden producir reacciones adversas graves. Su indicación está restringida a aquellos casos de malabsorción que no respondan al tratamiento por vía oral, a las personas con intolerancia extrema a los preparados orales, a individuos que presentan pérdidas de hierro tan altas que no pueden cubrirse con la medicación por vía oral (p. ej., hemorragia persistente de moderada a grave), a la terapia de los pacientes con insuficiencia renal crónica en hemodiálisis tratados con eritropoyetina y a prematuros de muy bajo peso de nacimiento en tratamiento con eritropoyetina.

En poblaciones con alta incidencia de hemocromatosis o en individuos portadores de alguna alteración genética del metabolismo de hierro que pueda llevar a una sobrecarga de este mineral, es necesario determinar la saturación de la transferrina y/o la ferritina sérica, y si estos indicadores sobrepasan los límites indicadores de un riesgo de sobrecarga de hierro (v. apartado Efectos bioquímicos y funcionales del exceso de hierro [indicadores], antes) se debe iniciar el tratamiento de la sobrecarga de hierro. Las modificaciones de la dieta tienen sólo un efecto limitado. Es aconsejable reducir el consumo de hierro hemínico, disminuir los favorecedores y aumentar los inhibidores de la absorción del hierro no hemínico.

La flebotomía periódica es el tratamiento de elección de las hemocromatosis para mantener la ferritina sérica por debajo de 50 µg/l. El tratamiento precoz puede evitar el daño tisular; sin embargo, cuando la sobrecarga ya ha producido un daño parenquimatoso, es posible que los síntomas no sean totalmente revertidos, así como tampoco se reduce el riesgo de desarrollar un hepatoma en los pacientes que tienen una cirrosis. La flebotomía no es aconsejable en pacientes con anemia, insuficiencia cardíaca grave o hemocromatosis de tipo 4, debiendo en dichos casos utilizarse fármacos quelantes de hierro. También los agentes quelantes se usan, como un complemento de la flebotomía, en la sobrecarga grave de hierro.

PUNTOS CLAVE

- El hierro es un elemento traza esencial para el ser humano. Es indispensable para la actividad de numerosas enzimas y funciones corporales. La deficiencia de hierro es la carencia nutricional más prevalente en el mundo y la principal causa de anemia. La prevalencia de esta carencia es 3-4 veces más frecuente en los países en vías de desarrollo que en los países desarrollados.

- Los grupos más afectados son los lactantes, niños, adolescentes, mujeres en edad reproductiva y las embarazadas. En las regiones en desarrollo, la deficiencia de hierro habitualmente coexiste con otras afecciones, como desnutrición proteicocalórica, deficiencias de otros micronutrientes, especialmente vitamina A, e infecciones. Por el contrario, en los países desarrollados la deficiencia de hierro es habitualmente un problema nutricional único.

- Las principales causas de la carencia de hierro son los depósitos reducidos al nacer (prematuridad, bajo peso de nacimiento, ligadura precoz del cordón), aporte inadecuado (cantidad insuficiente y/o baja disponibilidad del hierro de la dieta, síndromes de malabsorción), aumento de los requerimientos (crecimiento, embarazo, menstruación) y pérdidas aumentadas por hemorragia oculta o manifiesta (gastrointestinal, ginecológica) o por parásitos hematófagos.

- La deficiencia de hierro se puede prevenir mediante el consumo de una dieta adecuada, la fortificación de los alimentos, la suplementación profiláctica con hierro medicinal y el saneamiento ambiental para el control de los enteroparásitos hematófagos y las diarreas.

• Comprender la homeostasis de hierro es importante para entender el espectro de trastornos que causa la deficiencia de hierro o su exceso. Factores que reducen la expresión y secreción de hepcidina, incluyendo enfermedades hepáticas, pueden producir una hiperabsorción de hierro y llevar a una sobrecarga del metal. A la inversa, un exceso de hepcidina, como el que se produce en los procesos inflamatorios (enfermedades crónicas, incluida la obesidad), altera el reciclaje de hierro y produce anemia por restricción de hierro.

BIBLIOGRAFÍA

Brissot P, Loréal O. Iron metabolism and related genetic diseases: a cleared land, keeping mysteries. J Hepatol 2016; 64: 505-15.
Revisión sobre la homeostasis del hierro.

Gao G, Li J, Zhang Y, Chang YZ. Cellular iron metabolism and regulation. Adv Exp Med Biol 2019; 1173: 21-32.
Revisión del metabolismo y la regulación intracelular del hierro.

Gulec S, Anderson GJ, Collins JF. Mechanistic and regulatory aspects of intestinal iron absorption. Am J Physiol Gastrointest Liver Physiol 2014; 307: G397-409.
Revisión sobre la homeostasis del hierro.

Jáuregui-Lobera I. Iron deficiency and cognitive functions. Neuropsychiatr Dis Treat 2014; 10: 2087-95.
Artículo que analiza las principales consecuencias de la deficiencia de hierro.

Lonnerdal B, Georgieff MK, Hernell O. Developmental physiology of iron absorption, homeostasis, and metabolism in the healthy term infant. J Pediatr 2015; 167 (4 Suppl): S8-14.
Revisión sobre la homeostasis del hierro.

Olivares M, Walter T. Consecuencias de la deficiencia de hierro. Rev Chil Nutr 2003; 30: 226-33.
Artículo que analiza las principales consecuencias de la deficiencia de hierro.

Pasricha SR, Drakesmith H, Black J, Hipgrave D, Biggs BA. Control of iron deficiency anemia in low- and middle-income countries. Blood 2013; 121: 2607-17.
Revisión de las estrategias de prevención de la deficiencia de hierro.

Toxqui L, De Piero A, Courtois V, Bastida S, Sánchez-Muniz FJ, Vaquero MP. Deficiencia y sobrecarga de hierro; implicaciones en el estado oxidativo y la salud cardiovascular. Nutr Hosp 2010; 25: 350-65.
Revisión sobre la deficiencia y la sobrecarga de hierro.

Vogt AC, Arsiwala T, Mohsen M, Vogel M, Manolova V, Bachmann MF. On iron metabolism and its regulation. Int J Mol Sci 2021; 22: 4591-607.
Revisión sobre los mecanismos clave y las proteínas involucradas en el metabolismo del hierro.

Winter WE, Bazydlo LA, Harris NS. The molecular biology of human iron metabolism. Lab Med Spring 2014; 45: 92-102.
Revisión sobre la homeostasis del hierro.

World Health Organization, Center For Disease Control. Assessing the iron status of populations. Genève: World Health Organization, 2007.
Recomendaciones para evaluar la nutrición de hierro en el ámbito poblacional.

 ? AUTOEVALUACIÓN

Cobre y cinc

23

M. Arredondo Olguín, M. Ruz Ortiz, M. Rivera Báez y Á. Pérez Bazán

OBJETIVOS

- Conocer las bases bioquímicas y moleculares de la esencialidad del cobre y el cinc.
- Conocer cómo se regula la homeostasis del cobre y del cinc en la célula, los órganos y el organismo completo, así como los compartimentos funcionales y la cinética del balance del cobre y del cinc.
- Identificar las funciones afectadas por el déficit y el exceso de cobre y cinc en el cuerpo y conocer el papel de estos minerales en dichas funciones.
- Comprender el transporte, el almacenamiento y la excreción del cobre y el cinc.
- Reconocer los efectos del déficit de cobre y cinc sobre la salud humana y cómo evaluarlos.
- Reconocer los efectos del exceso de cobre y cinc sobre la salud humana y saber evaluarlos.
- Analizar los factores dietéticos, nutricionales y genéticos que determinan el riesgo de déficit y de exceso a nivel individual y poblacional.
- Definir cómo cumplir con las recomendaciones de ingesta dietética de cobre y cinc en diversas condiciones fisiológicas y enfermedades que comúnmente afectan la nutrición de estos elementos.

CONTENIDO

- Introducción
- El cobre en la nutrición humana
  - Bases bioquímicas de la esencialidad y requerimientos
  - Regulación molecular, celular y corporal de la homeostasis del cobre
  - Efectos bioquímicos funcionales del déficit de cobre (indicadores)
  - Efectos bioquímicos funcionales del exceso de cobre (indicadores)
  - Déficit de cobre de causas nutricionales y genéticas
  - Exceso de cobre de causas nutricionales y genéticas
  - Cómo cumplir con las recomendaciones dietéticas en condiciones de salud y enfermedad

- El cinc en la nutrición humana
  - Bases bioquímicas de la esencialidad y requerimientos
  - Regulación celular y corporal de la homeostasis del cinc
  - Funciones dependientes de la nutrición de cinc
  - Efectos bioquímicos funcionales de la deficiencia de cinc (indicadores)
  - Efectos bioquímicos funcionales del exceso de cinc (indicadores)
  - Déficit de cinc de causas nutricionales y genéticas
  - Exceso de cinc de causas nutricionales y genéticas
  - Cómo cumplir con las recomendaciones dietéticas en condiciones de salud y enfermedad

INTRODUCCIÓN

El cobre (Cu) y el cinc (Zn) pertenecen a la serie de los elementos de transición, que incluye también el cromo, el hierro, el cobalto, el manganeso y el níquel. Son elementos traza esenciales para el crecimiento y desarrollo de la mayoría de los organismos y del hombre. Ambos son indispensables para la actividad de numerosas enzimas y funciones corporales. Asimismo, ambos elementos cumplen con su función de regular la expresión de múltiples genes; además, el Zn participa en el mantenimiento de la integridad estructural de las proteínas.

El contenido total de Zn y de Cu en un adulto (70 kg) es de alrededor de 2 g y de 110 mg, respectivamente. Estos oligoelementos siguen en importancia al hierro en cuanto al contenido corporal. Ambos minerales se encuentran en todos los tejidos y los fluidos corporales. La mayor proporción del Zn corporal se encuentra en los músculos (60 %) y los huesos (30 %). El cerebro y el hígado, a pesar de que representan sólo un 5 % del peso corporal, contienen el 25 % del contenido total corporal de Cu. Los músculos, a pesar de tener una concentración de Cu más baja, representan el 40 % del contenido de Cu corporal. El cinc deriva su nombre del vocablo germano *zink*. Su número atómico es 30, y su peso atómico, 65,37 g/uma. Tiene cinco isótopos estables: ^{64}Zn (abundancia: 48,63 %), ^{66}Zn (27,9 %), ^{67}Zn (4,1 %), ^{68}Zn (18,75 %) y ^{70}Zn (0,62 %). Adicionalmente existen varios radioisótopos que, en su mayoría, tienen una vida media corta, con la excepción de ^{65}Zn, cuya vida media es de 243,8 días. Este mineral presenta dos estados de oxidación: Zn^{o} (metálico) y Zn^{2+}. El Zn^{2+} es un fuerte aceptor de electrones y, por consiguiente, es capaz de unirse fuertemente a compuestos donantes de electrones. Por otra parte, este elemento no presenta propiedades redox, por lo que, a diferencia del Cu, no es capaz de generar radicales libres. Las particularidades químicas únicas del Zn le confieren un importante papel estructural.

El Cu deriva su nombre del vocablo en latín *cuprum*, derivado de *Cyprum*, nombre latino de la isla de Chipre. Su número atómico es 29, y su peso atómico, 63,546 g/uma. Posee dos isótopos estables, ^{63}Cu y ^{65}Cu, con una abundancia relativa de 69,2 y 30,8 %, respectivamente. Además existen varios radioisótopos de Cu, los cuales tienen una vida media muy breve.

Este elemento presenta tres estados de oxidación: Cu^{o} (Cu metálico), Cu^{1+} y Cu^{2+}. De forma excepcional, este elemento se puede encontrar como Cu^{3+}. En los sistemas biológicos, el Cu se encuentra predominantemente como Cu^{2+}. El ion cuproso (Cu^{1+}) es inestable (tiene electrones desapareados), siendo fácilmente oxidado a ion cúprico (Cu^{2+}). Los cambios en el estado de oxidación pueden alterar los sistemas biológicos, afectando a diversas moléculas a través de la oxidación (p. ej., peroxidación de lípidos, daño del DNA por oxidación de las bases nitrogenadas, etc.). Por otra parte, la transición entre estos estados de oxidación permite que este elemento participe en una diversidad de actividades catalíticas propias de la transferencia de electrones.

EL COBRE EN LA NUTRICIÓN HUMANA

Bases bioquímicas de la esencialidad y requerimientos

La esencialidad del Cu fue reconocida en 1928, cuando se demostró que este metal era esencial para la eritropoyesis en ratas alimentadas exclusivamente con una dieta basada en leche. La anemia se corrigió cuando se agregó a la dieta cenizas de origen animal o vegetal que contenían Cu. Hallazgos similares en seres humanos establecieron las bases para la esencialidad del metal. Estudios realizados en los años sesenta en niños desnutridos del Perú y en los años setenta en Chile del pasado siglo demostraron la existencia de una anemia resistente a la terapia con hierro, neutropenia y anormalidades en la médula ósea, que se recuperaba después de una suplementación con Cu.

En conjunto, estos estudios realizados en seres humanos establecieron que el Cu es necesario para el crecimiento, como mecanismo de defensa, para la mineralización ósea, la maduración de glóbulos rojos y blancos, el transporte de hierro, el desarrollo fetal, el metabolismo del colesterol, la contractilidad del miocardio, el metabolismo de la glucosa y el desarrollo cerebral.

Organismos tan diversos como levaduras y mamíferos comparten los mecanismos necesarios en la regulación del metabolismo de Cu, evitando el exceso y el déficit dentro de un rango bastante amplio de ingesta. De esta forma se garantiza una correcta función de las enzimas y proteínas ligadas al Cu. Estudios bioquímicos y moleculares han proporcionado información sobre los componentes que participan en la homeostasis celular de Cu iónico, contribuyendo, de este modo, a una mejor comprensión de los mecanismos moleculares involucrados en esta regulación. Los requerimientos de Cu para la actividad enzimática, como cofactor o como componente alostérico de algunas cuproenzimas, indican que este metal es importante para la función y la estructura catalítica de éstas, así como para la regulación de la expresión génica de varios genes diana (Tabla 23-1) (cap. 14, Regulación de la expresión génica mediada por minerales, tomo II).

Los estudios de las bases bioquímicas de la esencialidad del Cu han mostrado que un importante número de proteínas tienen una actividad óxido-reductasa que depende de la presencia de Cu. El papel del Cu en estas enzimas deriva de su capacidad para actuar como un intermediario en la transferencia de electrones. El Cu es un cofactor esencial para la actividad catalítica de la lisiloxidasa, la tirosinasa, el Cu/Zn superóxido dismutasa (SOD-1), la citocromo c oxidasa y la ceruloplasmina (Tabla 23-1). La citocromo c oxidasa es un complejo proteico de la membrana interna de la mitocondria que cataliza la reducción del oxígeno molecular a agua, utilizando la energía libre de esta reacción para generar un gradiente de protones transmembrana durante la respiración. La ceruloplasmina es una multi-Cu oxidasa que contiene más del 90-95 % del Cu presente en el plasma de las especies vertebradas. La estructura cristalina de la ceruloplasmina muestra la existencia de seis átomos de Cu unidos con alta afinidad a la ceruloplasmina. La SOD-1 se localiza en el citoplasma y cataliza la dismutación de los aniones superóxido.

La importancia de la relación entre el Cu y las características catalíticas de las enzimas redox se ejemplifica en los estudios de la esclerosis lateral amiotrófica familiar (ELAF), que en el 20-25 % de los casos presentan mutaciones genéticas en la SOD-1. Esto ha generado un gran interés en su

Tabla 23-1. Función de las cuproenzimas con actividad óxido-reductasa en los seres humanos

Cuproenzimas	Funciones
Citocromo C oxidasa	Transporte de electrones
Superóxido dismutasa	Dismutación superóxido
Tirosinasa	Síntesis de melanina
Lisiloxidasa	Entrecruzamiento colágeno y elastina
Aminooxidasa	Desaminación de aminas primarias
Dopamina-β-monooxigenasa	Dopamina → noradrenalina
Fenilalanina hidroxilasa	Fenilalanina → tirosina
α-Amidación	α-Amidación de neuropéptidos
Glicoproteína de matriz de cartílago	(?)

estudio y en el papel del Cu en su actividad. El pensamiento inicial fue que la muerte neuronal se asociaba con una disminución en la dismutación de radicales libres por las enzimas anormales. Experimentos posteriores en levaduras que expresaban una mutante nula de SOD-1 y en ratones transgénicos sugirieron que el efecto tóxico de la mutación en SOD-1, en seres humanos que presentan la ELAF, se relaciona con un defecto en otra función de la enzima y no en una baja actividad de la SOD-1. Se descubrió que la SOD-1 cataliza la oxidación de sustratos a peróxido de hidrógeno. Esto sirvió para orientar los experimentos posteriores, en los que, usando la formación y detección de aductos de hidroxilos por resonancia electrón paramagnética como un índice de la actividad peroxidasa de SOD-1, se encontró que la formación de aductos fue mayor en los genes mutantes de SOD-1 de los pacientes con ELAF expresados en levaduras. Si se eliminaba el Cu, ya fuera de la enzima normal o mutante, se suprimía la peroxidación, actividad que se recuperó gradualmente al aumentar el Cu^{2+}. La adición de agentes quelantes del Cu aumenta levemente la actividad de peroxidación de la enzima normal, mientras que disminuye notablemente la actividad en las enzimas mutantes. En este experimento no se pudo establecer si el quelante elimina el Cu desde el sitio activo de la enzima mutante o si el quelante se une al Cu, inhibiendo la reacción. Para clarificar el significado de este hallazgo en la prevención de la apoptosis neuronal típica de la ELAF, se evaluó el efecto de la transfección de genes normales y mutantes de SOD-1 sobre la viabilidad en líneas celulares de la sustancia negra sensibles a temperatura. Se encontró que los quelantes de Cu aumentaron significativamente la viabilidad de las células neuronales transfectadas con la SOD-1 mutante de un 30 a un 70 %; sin embargo, no se modificó la actividad en las células normales. Estos estudios sugirieron, finalmente, que el Cu es fundamental para la actividad SOD-1 y que su alteración en la función se relaciona de forma directa con las manifestaciones en la ELAF. La función de algunas proteínas que unen cobre se muestra en la **tabla 23-2**.

En otros casos, el Cu actuaría como un componente alostérico de las enzimas, probablemente confiriendo a la proteína una estructura apropiada para su actividad catalítica. Así,

por ejemplo, se sabe que el Cu unido a la proteína es requerido para la actividad de las Cu aminooxidasas, tanto en levaduras como en mamíferos. Estas enzimas catalizan la oxidación de aminas primarias biogénicas a su correspondiente aldehído amonio y peróxido de hidrógeno, y son representativas de una nueva clase de enzimas redox en los organismos eucariotas que contienen un cofactor DOPA-quinona unido al péptido. Estudios *in vitro* de la histamina oxidasa indican que el precursor inactivo Cu/DOPA-quinona puede ser activado por incubación con iones cúpricos; así, la enzima reconstituida contiene el cofactor DOPA-quinona. Estos hallazgos corroboran que un aspecto importante de la biogénesis de estas enzimas es el mecanismo autocatalítico, que involucra Cu unido a la proteína, y que éste es necesario para una aminooxidasa funcional. Se comprobó, además, que existe una transferencia intramolecular de electrones entre el sitio activo-Cu y la DOPA-quinona.

El Cu es un componente esencial en la expresión génica. Claramente, en los organismos eucariotas, los metales representan una clase importante de efectores, los cuales regulan la expresión génica, ya sea por activación o por represión de la transcripción génica. Los estudios de la transcripción regulada por el Cu en levaduras han proporcionado los principales avances en la identificación de los componentes y los mecanismos de acción de los factores transcripcionales que responden al Cu.

Regulación molecular, celular y corporal de la homeostasis del cobre

Homeostasis celular y molecular del cobre

El enterocito es la principal barrera de entrada para el Cu, a pesar de que el principal centro regulador de su metabolismo es la célula hepática. La célula intestinal, al actuar sólo como una barrera, permite la entrada de Cu fresco a la célula y, a la vez, su transporte hacia la membrana basolateral. La velocidad de captación y salida de Cu dependerá de la concentración de Cu intracelular. A menor contenido de Cu intracelular, existe una menor captación y salida del metal; sin embargo, la proporción de Cu fresco que pasa a través de la célula es mayor que en la célula con mayores depósitos de Cu. En células con alto contenido de Cu, tanto la entrada como la salida de Cu está aumentada, pero el flujo de cobre fresco es bajo (**Fig. 23-1**). Así, en condiciones de deficiencia, la principal función de la célula es captar el metal y entregarlo por la membrana basolateral hacia la circulación, para ser utilizado por los distintos órganos. En cambio, cuando el contenido de Cu interno es elevado, la célula capta una menor concentración del metal; sin embargo, la cantidad neta de entrega a la membrana basolateral es mayor en estas células debido a su aporte propio de Cu.

En la célula intestinal, el Cu^{1+} es captado principalmente por el transportador de cobre de alta afinidad de humanos (hCTR1), presente en las membranas de todas las células del organismo. La homeostasis de Cu está controlada por un circuito que involucra al Cu, al factor de transcripción Sp1 y al transportador hCTR1. Sp1 actúa como un sensor de Cu, modulando la expresión del transportador hCTR1, el

Tabla 23-2. Función de las proteínas que unen cobre en los seres humanos	
Papel fisiológico	**Proteínas que unen cobre**
Eliminador de radicales libres	Superóxido dismutasa Metalotioneína Ceruloplasmina
Transporte de metales	Metalotioneína Ceruloplasmina Transcupreína Albúmina Glicoproteína de matriz de cartílago
Actividad ferrooxidasa	Ceruloplasmina Ferrooxidasa II
Síntesis de adenosina/homocisteína	S-Adenosilhomocisteína
Coagulación sanguínea	Factores de coagulación V y VIII

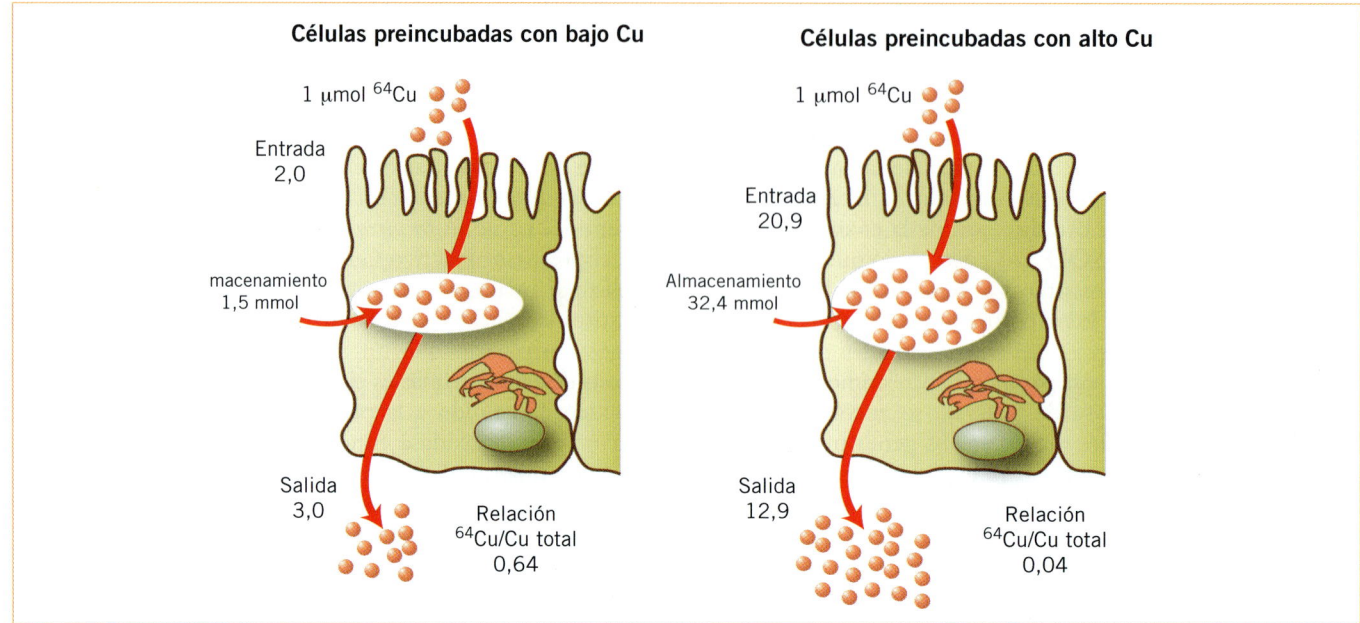

Figura 23-1. Metabolismo del cobre (Cu) en células intestinales expuestas a bajas y altas concentraciones de este mineral.

cual controla el Cu celular y los niveles de Sp1, en un ciclo de regulación complementario entre ellas. Así, la homeostasis de Cu es regulada por el ciclo interregulatorio Cu-Sp1-hCTR1.

El mecanismo sensor de la biodisponibilidad de Cu utilizado por Sp1 es a través de dominios de dedos de Zn localizados en el extremo COOH terminal de Sp1. El mecanismo cíclico Cu-Sp1-hCTR1 sugiere diferentes escenarios con respecto al metabolismo de Cu:

1. Este mecanismo regulatorio es dinámico: cambios en los niveles de uno de los componentes inducirían cambios en las primeras etapas del ciclo, afectando los otros dos componentes del sistema y llevándolo nuevamente al equilibrio. Esta regulación dinámica podría explicar el cambio de baja magnitud (menos de dos veces) de hCTR1 y Sp1 en condiciones de estrés celular.

2. Este ciclo regulatorio estaría altamente controlado, lo que sugiere un rango mínimo y máximo en el cual sus componentes pueden variar. Así, la magnitud de la regulación de hCTR1 dependerá de sus niveles basales. La expresión del transportador hCTR1 es modulada por la biodisponibilidad de los niveles de Cu celular: bajos niveles de cobre inducen la expresión del transportador. El equilibrio celular de los niveles de Cu son mantenidos entonces por un balance entre los transportadores de entrada de Cu (CTR-1 y DMT-1), las chaperonas de Cu (proteínas que unen Cu y lo llevan a los distintos organelos, como por ejemplo Atox-1), transportadores de salida al citoplasma (CTR-2) y transportadores exportadores de Cu (ATP-7A y ATP-7B).

Por otro lado, el transportador de metales divalentes DMT-1 también es capaz de transportar Cu^{1+}, si bien desempeña un papel menos importante que el anterior. Más recientemente, se ha descrito la existencia de un mecanismo de captación dependiente de ATP. El Cu es absorbido por el enterocito como Cu^{1+}, postulándose que óxido-reductasas como Steap 2, 3, 4 y Dcytb presentes en la vellosidad intestinal reducen el Cu^{2+} a Cu^{1+}, como paso previo a su captación por los transportadores presentes en el borde en cepillo del enterocito. Una vez en el citoplasma, el Cu es distribuido por metaloproteínas, denominadas chaperonas, hacia las distintas organelas, cuproenzimas y a la ATPasa de Menkes (ATP-7A), esta última localizada en la región *trans*-Golgi (TGN), que lo exporta al plasma. La ATP-7A tiene una alta expresión en todas las células, excepto en las hepáticas. El Cu que no es exportado o que no ha sido incorporado a las cuproenzimas se almacena en el citosol unido a metalotioneínas (MT), proteínas que unen metales gracias a su gran número de cisteínas presente en su estructura (un tercio de sus aminoácidos son cisteínas), y glutatión (GSH), tripéptido compuesto por glutamato, cisteína y glicina, que tiene capacidad de captar el exceso de Cu al asociarse a este ion. Se cree que el GSH tiene una gran relevancia en la distribución intracelular de este metal, ya que sería el primer aceptor de iones tras la absorción, lo que posteriormente continuaría con la entrega a distintas chaperonas o a MT.

Una parte del cobre citoplasmático se almacena en un compartimento vesicular y se ha propuesto que el transportador de Cu de baja afinidad CTR-2 desempeñaría un papel en la liberación del Cu almacenado en estas vesículas.

La **figura 23-2** muestra la interacción entre algunos de los elementos involucrados en el metabolismo del Cu en una célula hepática. El Cu plasmático (unido a histidina o albúmina) entra a la célula principalmente a través del transportador CTR-1, pudiendo también hacerlo mediante el transportador DMT-1. Una vez en el citosol y dependiendo de las necesidades de la célula, el Cu es almacenado unido a la MT o es distribuido por las distintas chaperonas hacia las distintas organelas celulares o enzimas para su utilización. Es así como puede ser entregado al TGN, a la mitocondria o a la enzima Cu/Zn SOD. La ATPasa de Wilson (ATP-7B),

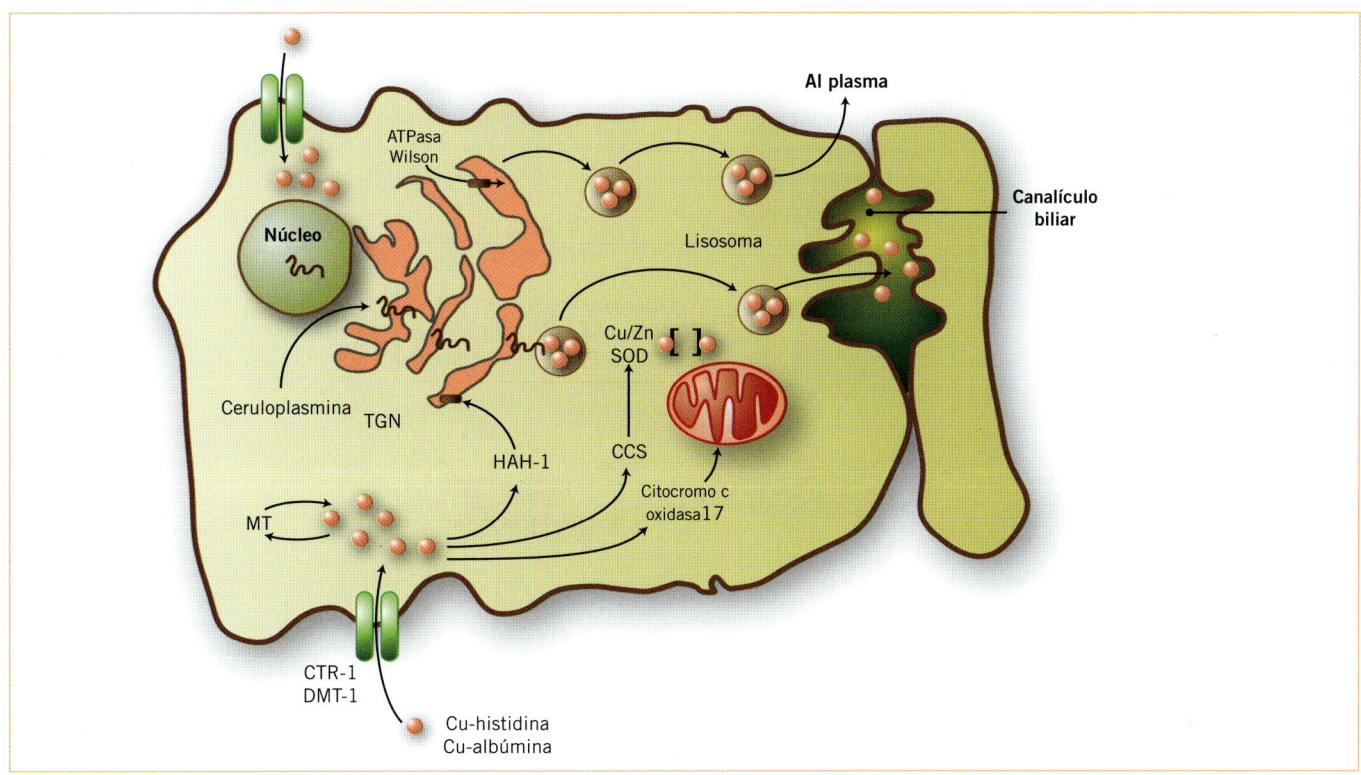

Figura 23-2. Modelo del metabolismo del cobre (Cu) en la célula hepática. CCS: chaperona de la cobre/cinc súperóxido dismutasa; CP: ceruloplasmina; hCtr-1 y DMT-1: transportadores; GSH: glutatión reducido; HAH-1: chaperona humana de cobre; MT: metalotioneína; Cu/Zn SOD: Cu/Zn superóxido dismutasa; TGN: región *trans*-Golgi.

localizada en la membrana del aparato de Golgi, permite la entrada del metal a esta red y, a través de ella, el Cu es enviado a los lisosomas para su posterior liberación al plasma unido a la ceruloplasmina o para su eliminación por los canalículos biliares. Para el eflujo de Cu es necesaria la interacción de la proteína COMMD-1 *(COMM domain-containing protein 1)* con el transportador ATP-7B. Esta proteína estabilizaría al transportador ATP-7B. Por otra parte, la proteína ligadora de Cu XIAP *(X-linked inhibitor of apoptosis)* es necesaria para la degradación de COMMD-1. Se ha visto que altas concentraciones de Cu aceleran el catabolismo de XIAP. La chaperona Atox-1 lleva el Cu a TGN, donde lo transfiere a la ATP-7B; la chaperona CCS entrega el metal a la SOD, y la citocromo c oxidasa 17 (localizada en el espacio intermembranas) transfiere el Cu en la mitocondria a las chaperonas citocromo c oxidasa 11 (en la membrana interior) y a SCO *(synthesis cytocrome oxidase)* 1 y 2, que lo entregan a la citocromo c oxidasa. En condiciones de exceso de Cu, ATP-7B en hepatocitos se encarga de exportar este ion hacia el canalículo biliar para su eliminación. En modelos animales, se ha demostrado la importancia de este transportador a través de la pérdida de la capacidad de excreción mediante mutaciones al azar del gen que codifica esta proteína.

Homeostasis corporal del cobre

El contenido de Cu de un adulto de 70 kg es de alrededor de 110 mg, de los cuales 10 mg corresponden al hígado; 8,8 mg, al cerebro; 6 mg, a la sangre; 3 mg, al riñón; 46 mg, al esque-leto (incluida la médula ósea), y 26 mg, al músculo esquelético. La homeostasis de Cu se alcanza mediante modificaciones en la absorción y la excreción biliar de Cu (**Fig. 23-3**). La homeostasis de Cu es un fenómeno altamente regulado, que depende de la cantidad de Cu presente en el lumen intestinal, de la proporción de inhibidores y facilitadores de la absorción y del estado nutricional de Cu. La absorción de Cu ocurre principalmente en el duodeno, si bien una pequeña fracción es absorbida en el estómago. La fracción aparente de Cu absorbido varía entre el 15 y el 80 % (más frecuentemente, entre el 40 y el 60 %). Esto depende también de factores como la edad, el sexo, el tipo de matriz y la cantidad presente en la fuente alimentaria. La forma química en la que el Cu se encuentra en el lumen intestinal afecta notablemente su absorción. A medida que la solubilidad es mayor, la absorción es más eficiente. El pH gástrico desempeña un importante papel al facilitar la solubilidad del Cu y modular la interacción con ligandos y otros componentes del bolo alimenticio. Los factores que disminuyen la absorción de Cu reducen la solubilidad intraluminal de este mineral y/o compiten con el transporte de Cu a través de la mucosa. La proteína animal, la leche humana y la histidina favorecen la absorción de Cu. Por el contrario, tienen una acción inhibitoria la caseína de la leche de vaca, los fitatos (demostrado en animales), la fructosa, el ácido ascórbico (demostrado en animales) y algunos cationes divalentes, como el Zn, el níquel y el molibdeno.

La absorción de Cu es influida por su ingesta. Si la ingesta es baja, la absorción ocurre por un transporte activo saturable, mientras que, si es alta, desempeña un papel la difu-

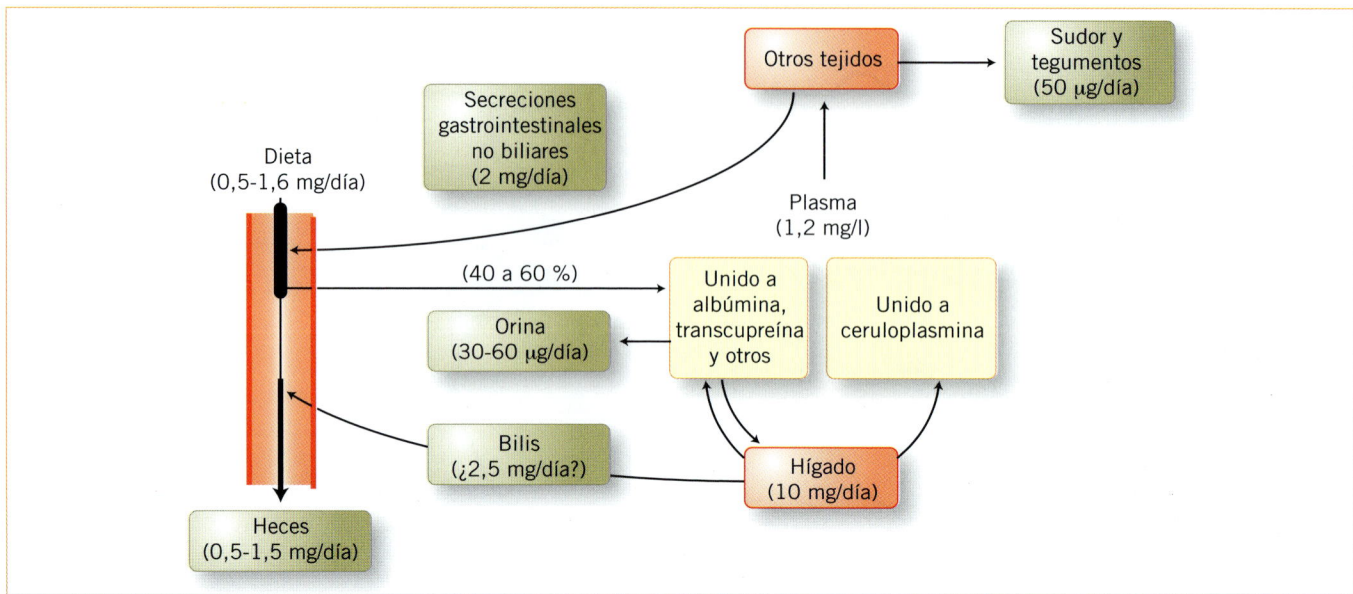

Figura 23-3. Metabolismo corporal del cobre.

sión pasiva. En este punto interviene el transportador Ctr-1, el cual ante un exceso de Cu circulante es internalizado y almacenado en vesículas; este fenómeno se revierte cuando las concentraciones de este mineral disminuyen. Los estudios con isótopos estables sugieren que la regulación de la absorción es el principal mecanismo de control, cuando la ingesta de Cu es baja. En esta situación, la fracción absorbida aumenta notablemente y las pérdidas endógenas se reducen. Por el contrario, cuando la ingesta es elevada, la reducción de la fracción absorbida no previene totalmente la absorción de un exceso de Cu, siendo este exceso eliminado, aumentando las pérdidas endógenas. La absorción de Cu se adapta más rápido a una ingesta baja que a una ingesta elevada de este mineral.

Una vez absorbido, el Cu es transportado desde la mucosa intestinal a la sangre portal, unido principalmente a la albúmina y, en menor proporción, a la transcupreína, los aminoácidos (histidina, treonina, cisteína) o los péptidos que contienen estos aminoácidos. Aproximadamente el 75 % es captado por el hígado, mientras que el 25 % restante permanece en la circulación.

El hígado desempeña un papel central en la excreción de Cu y el control del metabolismo de este mineral. El tejido hepático extrae el Cu desde la circulación, atrapándolo en proteínas quelantes de este mineral, que lo transfieren a cuproenzimas y a la ceruloplasmina. El Cu es devuelto a la circulación extrahepática, unido principalmente a la ceruloplasmina; una proporción es almacenada en el hígado, unida a la MT, el SOD y otras proteínas que unen metales, mientras que el exceso es excretado hacia la bilis. La eliminación del Cu ocurre principalmente por el tubo gastrointestinal, bien mediante la excreción biliar, bien como Cu no absorbido. Las pérdidas por el sudor, la menstruación o la orina son mínimas.

Una proporción importante del Cu ingerido no es absorbida, a la que se suma el Cu excretado por las vías biliares, la saliva, otras secreciones gastrointestinales y la descamación de enterocitos. Sólo el 10-15 % del Cu eliminado por la vía biliar es reabsorbido. Sin embargo, el Cu presente en otras secreciones gastrointestinales probablemente está disponible para su reabsorción. La secreción endógena biliar de Cu está aumentada cuando la ingesta de Cu es excesiva, mientras que está disminuida en la deficiencia de Cu o cuando la ingesta está reducida.

En la sangre, el Cu se distribuye principalmente entre los eritrocitos y el plasma. Alrededor de un 60 % del Cu eritrocitario se encuentra en la SOD, estando el 40 % remanente unido laxamente a otras proteínas y aminoácidos. En el plasma, alrededor del 90-95 % del Cu se encuentra unido firmemente a la ceruloplasmina, y el 5-10 % restante, unido menos firmemente a la albúmina, la transcupreína y otros componentes de bajo peso molecular.

Efectos bioquímicos funcionales del déficit de cobre (indicadores)

La deficiencia de Cu se produce en etapas de gravedad creciente (deficiencias marginal, moderada y grave o clínica). Para la evaluación de la nutrición de Cu, se pueden utilizar diversos indicadores.

Niveles de cobre en suero/plasma, eritrocitos y leucocitos

- Cuantificación de proteínas que unen Cu: ceruloplasmina (actividad, masa, proporción entre ambas) en plasma o suero, MT en eritrocitos.
- Actividad de enzimas Cu dependientes: SOD eritrocitaria, citocromo c oxidasa, diaminooxidasa, peptidilglicina α-amidante monooxigenasa plasmática (PAM).
- Medición de algunas chaperonas (p. ej., CCS).
- Alteraciones funcionales.

Manifestaciones clínicas: anemia, neutropenia, alteraciones óseas

La medición de los niveles de Cu y de ceruloplasmina en suero/plasma es ampliamente utilizada para evaluar el estado nutricional de Cu. Estos parámetros de laboratorio están disminuidos en la deficiencia de Cu (genética o adquirida) moderada a grave, siendo menos sensibles para la deficiencia marginal de este elemento, sobre todo cuando es reciente. Los niveles de Cu y ceruloplasmina experimentan cambios relacionados con la edad y el sexo. Durante los 6 primeros meses de vida, sus concentraciones son bajas, alcanzando los valores del adulto a los 4-6 meses de edad. En los niños con bajo peso al nacimiento, estos niveles suben más lentamente. Por otra parte, es bien sabido que las mujeres en edad fértil presentan valores más elevados que los hombres. Durante el embarazo, hay un aumento progresivo de las concentraciones séricas/plasmáticas de Cu y ceruloplasmina. Existen otras condiciones que modifican estos parámetros bioquímicos. La concentración de Cu tiene una variación diurna, siendo ligeramente más alta por la mañana que en otros momentos del día. Se encuentra un aumento de las concentraciones de Cu y ceruloplasmina en los procesos inflamatorios o infecciosos, neoplasias y terapia con anticonvulsivantes o estrógenos. El efecto mediado por los estrógenos puede explicar, en parte, el aumento durante el embarazo. Por el contrario, los corticoides y la hormona adrenocorticotropa (ACTH) reducen los niveles de Cu. Las concentraciones de Cu y ceruloplasmina se encuentran disminuidas en otras enfermedades, como la enfermedad de Wilson y el síndrome nefrótico.

En la deficiencia de Cu se encuentra más disminuida la actividad enzimática de la ceruloplasmina que su concentración, por lo que la determinación de la proporción actividad enzimática/concentración podría ser un mejor indicador de deficiencia de Cu, con la ventaja adicional de que esta proporción no es afectada por factores como hormonas o género.

La medición del Cu en pelo ha demostrado ser poco útil, ya que la concentración de Cu se encuentra sólo disminuida en una deficiencia prolongada y ésta puede modificarse por la contaminación externa con Cu.

La Cu/Zn SOD es una enzima que se encuentra en el citosol de muchas células, incluidos los eritrocitos. En la deficiencia de Cu, hay una reducción de la actividad de esta enzima proporcional a la magnitud de la deficiencia. Este indicador sería útil para detectar una deficiencia marginal a moderada de Cu. Sin embargo, este indicador no cambia rápidamente, debido a la velocidad de recambio de los eritrocitos (1 % al día). La actividad de esta enzima no varía con la edad, el género o la terapia hormonal. Sin embargo, puede encontrarse un aumento de la actividad en condiciones en las que existe estrés oxidativo, así como en pacientes con enfermedad de Alzheimer.

La actividad de la citocromo c oxidasa de leucocitos y plaquetas se halla reducida en la deficiencia de Cu; esta reducción de la actividad precede a la disminución de la actividad de SOD-1, siendo un indicador sensible de deficiencia marginal de Cu. Este indicador no presenta variaciones relacionados con el sexo o la terapia hormonal. Las mujeres jóvenes tienen valores más bajos que las mayores. La enzima es muy lábil, lo que dificulta su empleo en estudios de campo.

La actividad de la diaminooxidasa plasmática se encuentra reducida en la deficiencia marginal de Cu. Las mujeres tienen valores más elevados que los hombres. Dicha actividad aumenta en el embarazo, el cáncer, la fibrosis quística, la isquemia intestinal y el daño renal, y está disminuida en la enfermedad celíaca y en la enfermedad de Crohn.

La cuantificación de la actividad de la PAM en la sangre aún está en estudio experimental. Estudios en roedores, con deficiencia leve de Cu, y en pacientes con enfermedad de Menkes han demostrado una disminución de la actividad de esta enzima.

La principal dificultad para la utilización de la actividad de las cuproenzimas en la evaluación nutricional de Cu es la importante variabilidad entre individuos que éstas presentan, así como la falta de estandarización que lleva a que cada laboratorio deba definir sus propios valores normales. Se ha destacado en diversos estudios que se requieren varias semanas (mínimo 4) de cambios en la ingesta de Cu para observar un cambio en estos biomarcadores antes mencionados, por lo que se cree que el metabolismo de este metal se ajusta lentamente a modificaciones en la dieta.

Se ha establecido la hipótesis de que los niveles de expresión tanto del mRNA como de las chaperonas CCS no son afectados por procesos inflamatorios, lo que apoya la idea de que la medición de la proteína CCS podría utilizarse como un biomarcador del estado del cobre en seres humanos. Por otro lado, se ha visto que la CCS hepática y eritrocitaria aumenta en roedores sometidos a una dieta deficiente en Cu. Estudios en seres humanos han demostrado un aumento de la CCS en eritrocitos y células mononucleares periféricas como respuesta al déficit de cobre. Sin embargo, se necesitan más estudios que permitan unificar técnicas y buscar valores normales de referencia en circunstancias fisiológicas y patológicas.

Las alteraciones funcionales relacionadas con la deficiencia de Cu no son utilizadas en la detección de individuos deficientes, debido a que son poco específicas. Entre las alteraciones susceptibles de evaluar se encuentran las siguientes: disminución de la tolerancia a la glucosa, anormalidades del ritmo cardíaco, respuesta hipertensiva en la prueba del dinamómetro de mano, alteración de los patrones de sueño, disminución de la capacidad fagocítica de los neutrófilos, reducción de la inmunidad celular y alteraciones cognitivas.

Las manifestaciones clínicas asociadas al déficit de Cu también son inespecíficas y sólo aparecen en la deficiencia grave de este metal, por lo que no son de utilidad para la detección precoz de esta deficiencia ni para estudios poblacionales (cap. 22, Anemias nutricionales, tomo V).

Efectos bioquímicos funcionales del exceso de cobre (indicadores)

Los indicadores de laboratorio utilizados para evaluar la deficiencia de Cu no son habitualmente de utilidad para detectar un exceso de Cu. En intoxicaciones agudas de Cu, es posible encontrar un aumento de la cupremia. Por otra parte, en la enfermedad de Wilson, la cupremia y la ceruloplasmina también se encuentran por debajo de los niveles normales.

En la actualidad no existen métodos que permitan detectar tempranamente una sobrecarga de Cu. La medición del contenido de Cu hepático es un indicador sensible y específico de sobrecarga precoz de Cu, pero, por requerir una biopsia, resulta imposible aplicar esta metodología, a menos que los individuos presenten una fuerte sospecha de sobrecarga de Cu, lo que ocurre cuando ésta es importante, existiendo muchas veces ya un daño hepático.

En un intento por detectar precozmente la sobrecarga de Cu, se han utilizado sin éxito la determinación de la concentración de MT eritrocitaria, la excreción urinaria de Cu, la excreción urinaria de Cu después de administrar un quelante de este metal y la medición (teórica o experimental) de la fracción de Cu no unida a ceruloplasmina. En un estudio más reciente, la suplementación con 10 mg diarios de Cu durante 2 meses produjo una disminución de la expresión de la chaperona CCS en células mononucleares sanguíneas, sugiriendo que esta medición podría ser un marcador de exposición al Cu.

En la enfermedad de Wilson o cirrosis infantil asociada a Cu existe un aumento de la excreción urinaria de Cu tras la administración de un quelante o sin él, así como del Cu no ceruloplasmínico.

Déficit de cobre de causas nutricionales y genéticas

La deficiencia adquirida de Cu es el principal problema de salud relacionado con este mineral. El Cu es un metal traza que actúa como grupo prostético en varias enzimas clave para la estructura y la función de la médula ósea y el sistema nervioso. La deficiencia de Cu es más común de lo que se pensaba y, a menudo, sin una causa identificable. El cambio de los hábitos nutricionales y el acceso a los alimentos junto a procedimientos médicos, como la terapia de reemplazo renal prolongada, y quirúrgicos comunes de la actualidad (como las cirugías reductivas) han promovido esta deficiencia. Las principales consecuencias de estos cambios y procedimientos son las complicaciones hematológicas y neurológicas, las cuales rara vez son diagnosticadas y pueden llegar a ser de gravedad para el individuo. Es así como la deficiencia de Cu adquirida ha sido reconocida como una causa de anemia y, con menor frecuencia, otras citopenias

El déficit de Cu se produce fundamentalmente en lactantes, aunque también se ha descrito en otras edades, incluso en el adulto, y es la consecuencia de depósitos de Cu disminuidos al nacer, consumo de dietas con bajo contenido de Cu y/o baja biodisponibilidad, aumento de las necesidades (crecimiento, embarazo) y de las pérdidas.

La deficiencia de Cu es más frecuente en lactantes nacidos pretérmino, debido a sus reducidos depósitos de Cu en el momento del nacimiento, al menor tamaño relativo del hígado y a sus elevados requerimientos por su mayor velocidad de crecimiento.

Los lactantes alimentados con leche de vaca están más predispuestos a desarrollar una deficiencia de Cu, debido al bajo contenido y la pobre absorción del Cu de esta leche. Por el contrario, la leche materna tiene un mayor contenido de Cu y una mejor absorción, probablemente debido a su menor contenido de caseína o por otros factores presentes en la leche materna. En los países en desarrollo, en los que la alimentación infantil a menudo está basada en la leche de vaca enriquecida con una elevada concentración de hidratos de carbono refinados, la deficiencia de Cu sería más prevalente, dado que la fructosa y otros azúcares refinados disminuyen la absorción de Cu.

La deficiencia de Cu se ha descrito en individuos con síndromes de malabsorción, como la enfermedad celíaca, el esprue tropical y no tropical, la fibrosis quística, el intestino corto y tras cirugía bariátrica. Un aumento de las pérdidas gastrointestinales también puede causar un déficit de Cu; por ello, esta condición debe ser investigada en personas con diarrea recurrente o prolongada, pérdidas biliares anormales, resecciones intestinales extensas o pérdidas de contenido intestinal por fístulas intestinales.

Dosis altas de Zn disminuyen la absorción de Cu y predisponen a una deficiencia de este mineral. Este fenómeno ha sido utilizado como una estrategia terapéutica en la enfermedad de Wilson, en la que, con dosis altas de Zn (40-50 mg/día), se ha demostrado una reducción de la absorción de Cu. La deficiencia de Cu se ha demostrado también en individuos tratados con penicilamina u otros agentes quelantes de cationes y en pacientes con nutrición parenteral sin una adecuada provisión de Cu.

La causa más frecuente de deficiencia de Cu es un aporte insuficiente de este mineral durante la recuperación nutricional de niños desnutridos. Estos niños presentan varios de los factores más frecuentemente asociados a una deficiencia de Cu, como por ejemplo: bajo peso de nacimiento, lactancia materna corta, dieta basada en leche de vaca e hidratos de carbono y aumento de las pérdidas de nutrientes debido a diarreas frecuentes. Durante la recuperación nutricional, estos niños tienen una velocidad de crecimiento 5 a 10 veces mayor que lo normal para su edad y, por lo tanto, tienen enormemente aumentadas las necesidades de Cu impuestas por el crecimiento.

Las manifestaciones clínicas más frecuentes de la deficiencia de Cu son anemia, neutropenia y alteraciones óseas. La trombocitopenia es un hallazgo menos frecuente. La anemia es de tipo normocítica o macrocítica, normocroma o hipocroma, que se acompaña de un recuento de reticulocitos disminuido e hipoferremia. En una pequeña proporción de los casos, la anemia es microcítica. En la médula ósea se aprecian cambios megaloblásticos, vacuolización de los precursores mieloides y eritroides, detención de la maduración de los precursores mieloides y presencia de sideroblastos anillados. Esta anemia se debe a un defecto en la movilización del hierro, debido a una disminución de la actividad de la ceruloplasmina. Esta enzima, por su acción ferrooxidasa, es fundamental para la oxidación del Fe^{2+} a Fe^{3+}, etapa indispensable para la incorporación del hierro a la transferrina. Esto explica por qué, en la deficiencia de Cu, el hierro queda atrapado en el sistema reticuloendotelial y no está disponible para la eritropoyesis (deficiencia funcional de hierro). Además, en la deficiencia de Cu hay una disminución de la síntesis de hemoglobina, debido a que existe una disminución de la actividad de la ferroquelatasa y la citocromo c oxidasa, las cuales reducen el Fe^{3+} a Fe^{2+}, permitiendo que este último se incorpore a la protoporfirina IX. Se ha observado que, en la deficiencia de Cu, una disminución de la hefestina –un homólogo de la ceruloplasmina, localizado en las membranas celulares– es necesaria para la salida de Cu desde las células (entre ellas, los enterocitos y los macrófagos del sistema reticuloendotelial), con la consiguiente disminución de la absorción de hierro y la movilización de éste desde los depósitos.

Otros mecanismos involucrados en la anemia son una disminución de la eritropoyetina y un acortamiento de la vida de los eritrocitos, como consecuencia de una menor capacidad de defensa ante el estrés oxidativo, debido a la reducción de la actividad de la SOD eritrocitaria.

Las alteraciones óseas pueden semejar a las observadas en el escorbuto e incluyen osteoporosis, fracturas de huesos largos y costillas, separación de las epífisis, desflecamiento y deformación en copa de las metáfisis con formación de espolones y neoformación ósea subperióstica. En adultos, la deficiencia de Cu es uno de los factores causales de una disminución de la mineralización ósea. Manifestaciones menos frecuentes son las siguientes: hipopigmentación del pelo, hipotonía, disminución de la velocidad de crecimiento, aumento de la incidencia de infecciones, así como alteraciones de la capacidad fagocítica de los neutrófilos y la inmunidad celular. Anormalidades menos frecuentes y no totalmente comprobadas incluyen: disminución de la tolerancia a la glucosa, hipercolesterolemia (aumento del colesterol total y del colesterol ligado a las lipoproteínas de baja densidad [LDL-colesterol] y disminución del colesterol ligado a las lipoproteínas de alta densidad [HDL-colesterol]), alteraciones del ritmo cardíaco e incremento de la respuesta hipertensiva en la prueba del dinamómetro de mano. La suplementación con Cu revierte estas alteraciones. Por otra parte, algunos estudios han encontrado una asociación entre niveles de Cu disminuidos y aumento del riesgo cardiovascular.

De forma creciente se han descrito casos de deficiencia de Cu, algunos de ellos de causa desconocida, que se acompañan de alteraciones mielodisplásicas, asociadas o no a alteraciones neurológicas muy parecidas a las observadas en la deficiencia de vitamina B_{12}. La ataxia y la mielopatía secundarias a la deficiencia adquirida de Cu son complicaciones raras de la resección gástrica mayor, tal como ocurre en el síndrome de deficiencia de vitamina B_{12}, cuyo cuadro clínico y radiológico suele ser indistinguible de la degeneración combinada subaguda por deficiencia de esta vitamina. La administración de vitamina B_{12} no mejora los síntomas. Las manifestaciones neurológicas consisten en ataxia, hiperreflexia y marcha espástica. El tratamiento con Cu (en píldoras o inyectable) puede ser lento, especialmente de los síntomas motores, llegando a ser necesario utilizar dosis más elevadas a las empleadas habitualmente.

La mielopatía por deficiencia de Cu presenta unas manifestaciones clínicas compatibles con concentraciones de Cu y ceruloplasmina séricas bajas, lo que establece el diagnóstico. Deben incluirse indicadores de diagnóstico, como cito-

penias y factores predisponentes. Entre las manifestaciones cabe citar anemia y leucopenia (68 y 50 % de los casos, respectivamente). Los factores de riesgo para esta mielopatía reducen el área de absorción efectiva para el Cu e incluyen procedimientos previo,s como cirugía digestiva alta (47 % de los casos); sobrecarga de Zn (16 %) a través de cremas dentales, suplementos o hemodiálisis, y malabsorción (15 %). El papel de los suplementos de hierro en la producción de la mielopatía (2 %) no está claro, como tampoco el rol del Zn sérico o urinario alto en pacientes que no presentan una sobrecarga de este ion.

El tratamiento consiste en suplementación con Cu y manejo de cualquier factor de riesgo subyacente. Al reponer el Cu, las anomalías hematológicas se revierten rápida y completamente. Sin embargo, los déficits neurológicos se estabilizan (51 % de los casos) o mejoran parcialmente (49 %). Por lo tanto, el reconocimiento temprano de esta mielopatía es vital para evitar un deterioro irreversible. Después de la cirugía bariátrica, que es uno de los factores de riesgo más común, la vigilancia de los niveles de Cu o la suplementación profiláctica también podrían ayudar a evitar la deficiencia de Cu y, por lo tanto, la mielopatía.

Así, los procedimientos bariátricos, como la cirugía de derivación gástrica, dan como resultado una anatomía funcional similar a la del intestino proximal y pueden poner a más pacientes en mayor riesgo. El reconocimiento temprano y la terapia con Cu oral o parenteral pueden conducir a una disminución de las consecuencias tanto neurológicas como hematológicas.

Otras alteraciones neurológicas menos frecuentes y que pueden ser inducidas por la deficiencia de Cu adquirida incluyen neuropatía periférica aislada, enfermedad de la motoneurona, miopatía cerebral desmielinizante, disfunción cognitiva y neuropatía óptica. Los pacientes suelen presentar dificultades para caminar, que surgen de la ataxia sensorial debido a la disfunción de la columna dorsal y, en menor grado, de la espasticidad. También pueden presentar parestesia en miembros superiores e inferiores, mientras que los síntomas urinarios ocurren en pocos casos. El examen generalmente muestra una paraparesia o tetraparesia espástica con un nivel sensorial troncal de la columna dorsal. Con frecuencia puede coexistir una neuropatía sensorial/motora y se manifiesta como depresión de los reflejos distales y deterioro sensorial superpuesto en una distribución en guante y media.

La enfermedad de Menkes es una deficiencia de Cu debida a un defecto genético recesivo ligado al cromosoma X (localizado en Xq13.3), en el que existe un defecto del gen que codifica a la proteína ATP-7A, y que se caracteriza por una alteración de la absorción y el transporte de Cu, como consecuencia de la cual este mineral queda atrapado dentro del enterocito, se reduce el flujo de Cu hacia a la sangre y se produce una deficiencia sistémica grave de Cu. Su frecuencia es de 1 en 250.000 nacimientos. En esta enfermedad se desarrolla una deficiencia grave de Cu, que se inicia en el período intrauterino, debido a un menor transporte placentario de Cu. Los síntomas aparecen antes del tercer mes de edad y llevan a la muerte antes de los 5 años de vida. El déficit de Cu sérico provoca el mal funcionamiento de las enzimas esenciales dependientes de Cu, que se manifiesta como un crecimiento deficiente, cabello quebradizo o rizado (monoaminaoxidasa), hipopigmentación de la piel y el cabello (tirosinasa), hipotermia (citocromo c oxidasa) y fragilidad arterial (lisil oxidasa), laxitud de piel y articulaciones, dilatación y tortuosidad de grandes arterias, varices venosas, osteoporosis, desflecamiento de las metáfisis, fracturas óseas, formación aumentada de huesos wormianos, distrofia retiniana y daño profundo del sistema nervioso central (SNC), que incluye retardo mental grave, convulsiones y ataxia.

Así, los lactantes afectados desarrollarán neurodegeneración grave con mielinización deficiente y atrofia cerebral y cerebelosa. Este cuadro es mortal y no responde al tratamiento sistémico con Cu, ya que el transportador ATP-7A es necesario para la captación de Cu por el SNC. Esta deficiencia de Cu adquirida también puede causar anomalías esqueléticas, cabello hipopigmentado e hipotonía, alteración del crecimiento e inmunidad. En adultos, la deficiencia de Cu puede afectar negativamente al metabolismo del colesterol y la glucosa, actuando, así, como un factor de riesgo vascular.

Hasta la fecha, no existe un tratamiento efectivo. Generalmente se usan sales de Cu, como Cu-histidina inyectada por vía subcutánea, la cual entrega el Cu directamente desde la circulación a los órganos y tejidos. Los pacientes tratados con Cu-histidina en una etapa temprana de la enfermedad pueden presentar mejoras importantes, con desarrollo neuronal fino y movimiento motor, mientras que los pacientes que son diagnosticados y tratados en una etapa posterior generalmente tienen un mal pronóstico. Existen otras variantes alélicas menos graves, entre ellas el síndrome de cuerno occipital, que se caracteriza por un compromiso neurológico menos intenso, acompañado de una protuberancia ósea en la región occipital, así como de hiperlaxitud de la piel y las articulaciones. La otra variante de este cuadro es el síndrome de Ehlers-Danlos tipo IX, que también se caracteriza por hiperelasticidad de la piel y las articulaciones.

Exceso de cobre de causas nutricionales y genéticas

La sobrecarga de Cu puede ser consecuencia de un defecto genético autosómico recesivo del metabolismo del Cu (enfermedad de Wilson) o de origen ambiental.

En la enfermedad de Wilson, principal causa de sobrecarga de Cu, existe una ausencia o una disfunción de la ATPasa tipo P, denominada ATP-7B, por alteración de un gen localizado en el cromosoma 13 (ubicado en 13q.14.3), que determina una incapacidad del hígado para exportar el Cu a la circulación y para excretarlo por la vía biliar. Su incidencia es de 1:30.000 nacimientos, con una frecuencia de portadores de 1 en 90. Esta enfermedad, que excepcionalmente aparece antes de los 5 años de edad, presenta una gran diversidad de manifestaciones clínicas, así como diferencias en la gravedad de los síntomas, que son explicables por la heterogeneidad de la alteración genética. La toxicidad por Cu se considera una causa primaria de daño en distintos órganos; entre los principales hallazgos cabe citar el daño al DNA, la peroxidación lipídica y la disfunción mitocondrial. Las manifestaciones clínicas dependen del depósito de Cu en órganos específicos, principalmente en el hígado, el cerebro y la córnea (anillo de Kayser-Fleischer). Las formas más frecuentes de presentación de la enfermedad son la enfermedad hepática crónica (inflamación, fibrosis, cirrosis) y/o las alteraciones neurológicas (síntomas extrapiramidales) o psiquiátricas, a menudo asociadas a una malfunción renal. En algunas series publicadas también son frecuentes las manifestaciones oftalmológicas, hematológicas y esqueléticas. A pesar de las elevadas concentraciones de Cu hepático, evidenciables en la biopsia, los niveles de Cu y ceruloplasmina sanguíneos están por debajo de los niveles normales, mientras que la excreción urinaria de Cu está aumentada. El diagnóstico se establece, con independencia de si el individuo es asintomático o no, mediante los exámenes de laboratorio mencionados antes y el hallazgo de un exceso de Cu en una biopsia hepática.

La restricción de la ingesta de Cu tiene poco impacto en el curso de la enfermedad, de modo que la estrategia terapéutica se dirige a disminuir la absorción de Cu, utilizando dosis farmacológicas de Zn y/o a aumentar la excreción urinaria de Cu, administrando agentes quelantes, como la penicilamina o el ácido 2,3-dimercapto-1-propanosulfónico (DMPS).

La toxicidad crónica de origen ambiental es aún más infrecuente. Ésta suele ocurrir en conglomerados en áreas geográficas muy específicas. En la India (cirrosis infantil de la India) se han asociado casos de cirrosis infantil a una ingesta excesiva de Cu, derivada del consumo de leche almacenada y/o calentada en recipientes de bronce o Cu. El consumo diario de Cu estimado en estos individuos es 930 ± 36 µg/kg. En el Tirol se describieron casos de cirrosis infantil antes de 1974. En dicho lugar existía la costumbre de preparar los alimentos en utensilios de Cu. En ambas regiones, el reemplazo de los recipientes o los utensilios de Cu produjo una reducción o eliminación de los casos de cirrosis. Casos esporádicos de cirrosis infantil en otras áreas del mundo se han atribuido al consumo de agua con un elevado contenido de Cu. Si bien una ingesta crónica excesiva de Cu puede producir una cirrosis, el hecho de que algunos de los casos hayan ocurrido en matrimonios consanguíneos, que sean más frecuentes en el sexo masculino y que algunos pacientes no hayan recibido altas concentraciones de Cu en la dieta (incluida el agua) sugiere un origen genético en algunos de estos casos. Esta anomalía genética determinaría un aumento de la susceptibilidad a la toxicidad a ingestas de Cu normales o ligeramente elevadas.

La ingestión de cantidades altas de Cu en forma crónica puede producir daño hepático. Existe un caso anecdótico, en el que, después de que un individuo adulto se autoadministró diariamente 30 mg de Cu durante 30 meses y luego duplicó esta dosis durante 1 año, debió recibir un trasplante hepático como tratamiento de la grave cirrosis hepática que desarrolló.

Se ha desarrollado una serie de agentes quelantes para disminuir los niveles de Cu, algunos de ellos han mostrado efectos beneficiosos que incluyen propiedades antioxidantes, reducción de la agregación de la proteína beta-amiloide y mejora de los síntomas neurológicos. Por ejemplo, el clioquinol ha probado disminuir los depósitos de beta-amiloide y mejorar las capacidades de aprendizaje, las funciones cognitivas y la memoria; sin embargo, ha fallado en demostrar un beneficio positivo a largo plazo.

La muerte celular programada mediada por un exceso de Cu difiere de otras muertes celulares como la apoptosis, la ferroptosis y la necroptosis. El Cu intracelular se une a los componentes lipoilados en el ciclo del ácido tricarboxílico (TCA), y la agregación de estos átomos de Cu a proteínas mitocondriales lipoiladas, así como la posterior reducción en grupos de Fe-S (hierro-azufre), inducen toxicidad proteica y finalmente la muerte celular. Por lo tanto, la cuproptosis está ligada a una alteración de enzimas mitocondriales, que provocan un daño oxidativo en la membrana mitocondrial y alteran la función de las enzimas del TCA. Por otro lado, la mayoría de las proteínas Fe-S son cofactores esenciales para las enzimas involucradas en la cadena de transporte de electrones y otros procesos bioquímicos. Así, una alteración en las proteínas mitocondriales podría también alterar la función de estos núcleos Fe-S y contribuir a la entrada en el proceso de muerte celular. El Cu desestabiliza las proteínas Fe-S en bacterias y levaduras, por lo que cabría pensar que los complejos que contienen Cu podrían desencadenar la cuproptosis en bacterias y levaduras y, por lo tanto, usarse como un agente antimicrobiano. Finalmente, se ha propuesto que una homeostasis alterada del Cu está directamente relacionada con la progresión de algunas enfermedades neurodegenerativas, incluyendo la enfermedad de Alzheimer, la enfermedad de Huntington y la esclerosis lateral amiotrófica. Sin embargo, se requieren nuevos estudios para determinar si la cuproptosis tiene un papel patogénico en estas enfermedades y si el bloqueo de este proceso podría servir como una nueva estrategia terapéutica para estas enfermedades progresivas.

Cómo cumplir con las recomendaciones dietéticas en condiciones de salud y enfermedad

Diversos organismos internacionales han establecido ingestas recomendadas de Cu. Los requerimientos de este mineral han sido establecidos mediante estudios controlados, en los cuales los individuos fueron sometidos a ingestas bajas de Cu (estudios de depleción) y pruebas de repleción, evaluándose su efecto sobre el estado nutricional de este mineral.

Entre las recomendaciones más recientes están las publicadas en 2006 por el *Institute of Medicine* (IOM) de Estados Unidos. Según este organismo, la ingesta adecuada de Cu es 200 μg/día para los lactantes de 0 a 6 meses de edad, y 220 μg/día, para los de 7 a 12 meses. La ingesta recomendada diaria es de 340 μg de 1 a 3 años; 440 μg de 4 a 8 años; 700 μg de 9 a 13 años; 890 μg de 14 a 18 años, y 900 μg, para > 18 años. La ingesta diaria recomendada para la mujer embarazada es de 1.000 μg, y para la nodriza, de 1.300 μg. La ingesta diaria superior tolerable de Cu propuesta es de 1.000 μg de 1 a 3 años; 3.000 μg de 4 a 8 años; 5.000 μg de 9 a 13 años; 8.000 μg de 14 a 18 años, y 10.000 μg, para > 18 años.

En 2015, el Panel de Productos Dietéticos, Nutrición y Alergias de la Autoridad Europea de Seguridad Alimentaria propuso valores de ingesta adecuada de Cu debido a que no se disponía de suficiente información para establecer los requerimientos de este mineral. La ingesta adecuada diaria es de 0,4 mg para lactantes de 7 a 11 meses de edad; 0,7 mg para niños entre 1 y < 3 años; 1,0 mg entre 3 y < 10 años; 1,3 y 1,1 mg, respectivamente, para niños y niñas entre 10 y < 18 años, y 1,6 y 1,3 mg, respectivamente, para hombres y mujeres adultos. La ingesta adecuada diaria para embarazadas y nodrizas es de 1,5 mg.

Existen situaciones en las que los requerimientos de Cu están muy aumentados sobre los niveles normales (enfermedad de Menkes), y otras en las que ingestas de este mineral dentro de los límites aceptables se asocian a una sobrecarga (p. ej., enfermedad de Wilson).

La nutrición de Cu durante la vida fetal depende del balance entre los elevados requerimientos, debido al rápido crecimiento y el transporte placentario. El feto acumula Cu a una velocidad de 50 μg/kg/día, sobre todo durante la segunda mitad de la gestación. Aproximadamente, el 50 % de este Cu es acumulado en el hígado. El hecho de que el Cu se acumule sobre todo durante el tercer trimestre de gestación explica que la deficiencia de Cu sea más frecuente en el recién nacido pretérmino. La mayor velocidad de incremento ponderal de los niños pretérmino aumenta el riesgo de experimentar una deficiencia de Cu. Por esta razón, las fórmulas lácteas para los niños recién nacidos pretérmino tienen una concentración de Cu más elevada que las fórmulas para niños nacidos a término.

Después del nacimiento, la concentración de Cu cae apreciablemente, debido a que la dieta inicial no es capaz de suplir los requerimientos impuestos por el rápido crecimiento de este período. Esta situación es más pronunciada en los niños alimentados con leche de vaca, ya que ésta presenta un menor contenido de Cu y una absorción más baja que la leche humana. Por esta razón, las fórmulas infantiles están enriquecidas con Cu. El contenido de este mineral en las fórmulas infantiles varía dependiendo de las necesidades del niño (término o pretérmino). La *Food and Drug Administration* de Estados Unidos, así como la *American Academy of Pediatrics*, recomiendan una especificación mínima de Cu para las fórmulas infantiles de 60 μg de Cu/100 kcal; el *Codex Alimentarius*, de 35 μg de Cu/100 kcal, y la Sociedad Europea de Gastroenterología, Hepatología y Nutrición Pediátrica, de 35-80 μg de Cu/100 kcal.

El niño desnutrido tiene un elevado riesgo de desarrollar una deficiencia de Cu, ya que habitualmente presenta varios de los factores condicionantes de una deficiencia de Cu, como prematuridad, lactancia materna corta, alimentación a base de leche de vaca sin modificaciones y diarreas de repetición. Este riesgo aumenta en el período de recuperación nutricional, debido al aumento de la velocidad de incremento ponderal. Por ello se recomienda suplementar con Cu medicinal (80 μg/kg/día), una vez que se inicia el incremento de peso.

La mujer embarazada presenta requerimientos de Cu aumentados, debido al incremento de algunos tejidos maternos, el contenido de la placenta y las necesidades del feto. La deficiencia de Cu puede afectar el normal desarrollo embrionario o fetal, por lo que es fundamental asegurar una ingesta adecuada de Cu durante este período.

Existe un grupo de enfermedades del metabolismo del Cu (enfermedad de Menkes, enfermedad de Wilson, aceruloplasminemia, obstrucción biliar), en las que el curso de la enfermedad no está influido por la ingesta de Cu y en las que se han utilizado otras medidas terapéuticas.

La aceruloplasminemia es una alteración genética recesiva en la que existe una anomalía del gen que codifica la ceruloplasmina, localizado en 3q21-24, que lleva a un incremento de hierro en algunos tejidos y en la que los pacientes desarrollan gradualmente, a partir de la tercera década de vida, una neurodegeneración progresiva de la retina y los ganglios basales cerebrales, así como una diabetes mellitus. El tratamiento con quelantes de Fe disminuye la progresión de esta enfermedad.

En la obstrucción biliar se encuentra comprometida la capacidad de excretar Cu, con el consiguiente aumento del contenido hepático de este mineral. En la cirrosis infantil asociada a Cu se ha planteado la existencia de un defecto del metabolismo del Cu aún no establecido, en el que, con ingestas normales o aumentadas de este mineral, se desarrolla la enfermedad. Como medida preventiva, sería aconsejable evitar aquellas circunstancias que llevan a una ingesta aumentada de Cu, como es almacenar y/o hervir la leche en recipientes que contienen Cu (como se ha descrito antes, en la cirrosis infantil de la India) o evitar utilizar agua en la preparación de fórmulas infantiles, cuando la concentración de Cu en el agua excede los límites recomendados (2 mg de Cu/l).

En los individuos que presentan una deficiencia de glucosa-6-fosfato deshidrogenasa, no es aconsejable administrar suplementos de Cu, ya que estos pacientes son más susceptibles a un daño de los eritrocitos (hemólisis intravascular), inducido por las propiedades oxidantes del Cu.

EL CINC EN LA NUTRICIÓN HUMANA

Bases bioquímicas de la esencialidad y requerimientos

El contenido total de Zn en el organismo de un indivduo adulto es del orden de 2-3 g. A pesar de ser una cantidad relativamente pequeña, su importancia en el metabolismo es muy significativa. La mayor proporción del Zn corporal está contenida en el músculo esquelético (50-60 %), siendo apreciable también su contenido en el hueso (25-30 %, que puede llegar a 40 % en el recién nacido a término). Sin embargo, hay otros órganos con concentraciones de Zn semejantes a los órganos mencionados (el hígado y el riñón, con 50-60 µg/g). Las mayores concentraciones de Zn se encuentran en coroides (250-280 µg/g) y secreciones prostáticas (300-400 µg/ml). El contenido de Zn en el plasma es aproximadamente el 0,1% del contenido total.

El Zn es eliminado del cuerpo a través de los riñones, la piel y el intestino. Las pérdidas intestinales endógenas varían, dependiendo de la ingesta de Zn, entre 7 µuma/día (0,5 mg/día) a más de 45 µuma/día (3 mg/día). Las pérdidas urinarias y cutáneas son del orden de 7-10 µuma/día (0,5-0,7 mg/día) cada una y dependen menos de la variación normal de la ingesta de Zn.

La esencialidad del Zn reside en sus funciones insustituibles, las cuales pueden clasificarse como catalíticas, estructurales y de regulación, si bien, como se verá más adelante, los límites entre ellas son difusos. Las primeras están relacionadas con la participación del Zn en la conformación y/o el funcionamiento de un elevado número de enzimas, las cuales participan en el metabolismo de ácidos nucléicos, proteínas, lípidos, hidratos de carbono y algunas vitaminas y minerales. Las funciones estructurales se refieren principalmente al papel clave del cinc en la estructura de los denominados «dedos de cinc». Un importante número de factores de transcripción contienen estos dedos de Zn, participando así este elemento en la expresión génica. Estos aspectos se tratan con mayor detalle en el **capítulo 14** del **tomo II**. Las funciones regulatorias se refieren al papel del ion cinc (Zn^{2+}) en cascadas de señalización intracelular; la actividad de enzimas como algunas fosfatasas, fosfodiesterasas y caspasas está regulada por la mayor o menor presencia de Zn^{2+} en el medio. En consecuencia, el Zn participa en la división y la multiplicación celulares y los sistemas metabólico-hormonales de regulación metabólica y de crecimiento. Está demostrado que la deficiencia nutricional de Zn puede llevar a signos clínicos de enfermedad, los cuales mejoran al normalizarse la nutrición de este elemento.

Los requerimientos de Zn propuestos hasta ahora siguen siendo provisionales, ante la ausencia de un marcador que sea sensible y específico para definir grupos de seres humanos con deficiencia de Zn, en condiciones clínicas o de poblaciones. Esto determina que haya cierta variabilidad en las sugerencias de requerimientos y las recomendaciones establecidas por diversos organismos internacionales.

Un comité de expertos convocado por la Organización Mundial de la Salud (1996) propuso que las recomendaciones debían basarse en los requerimientos metabólicos de cada edad, a lo que se agrega un factor dado por la interferencia de los fitatos en su absorción. Estas recomendaciones (límites inferiores de consumo de Zn) se ajustaban para dietas con baja biodisponibilidad (contenido de fitatos: > 15 mg/día), mediana biodisponibilidad (contenido de fitatos: 10-15 mg/día) y alta biodisponibilidad (contenido de fitatos: < 15 mg/día) de Zn. Así, las recomendaciones mínimas de consumo de Zn propuestas para dietas infantiles con baja biodisponibilidad son las siguientes: 7,9 mg/día entre 1 y 3 años; 9,2 mg/día entre 3 y 6 años, y 10,7 mg/día entre 6 y 10 años.

La prevalencia real de la deficiencia de Zn no se conoce con exactitud, ya que, a diferencia de lo que ocurre con el hierro, no se cuenta con indicadores de laboratorio de alta sensibilidad y fiabilidad. Esto ha dificultado, en cierta medida, la estimación de la magnitud y la trascendencia reales del problema nutricional de Zn. Se ha recurrido al uso de indicadores indirectos, como son la inadecuación de la ingesta y la asociación con la prevalencia de retraso en talla. Como indicador más directo se ha utilizado con mayor frecuencia la concentración plasmática de Zn, el cual si bien tiene cierto grado de utilidad presenta algunos problemas en su confiabilidad. Debido a que las fuentes alimentarias y los factores de la dieta que modifican la absorción de hierro y Zn son similares, se ha sugerido que la deficiencia de Zn es un problema prevalente en los países en desarrollo y que sería semejante en magnitud a la deficiencia de hierro.

Un estudio publicado recientemente mostró que la magnitud de deficiencia de Zn, evaluada mediante los niveles de Zn sérico en muestras representativas a nivel nacional, fluctuó entre 12 y 67 % en preescolares (16 set de datos) y entre 10 y 84 % en mujeres en edad fértil (15 set de datos).

Las principales causas de la carencia de Zn son las siguientes: depósitos reducidos al nacer (prematuridad, bajo peso de nacimiento), aportes inadecuados (deficiencia y/o baja disponibilidad de estos microminerales de la dieta), aumento de los requerimientos (crecimiento, embarazo) y pérdidas aumentadas. Las modificaciones y/o diversificaciones de la dieta, la fortificación de alimentos y la suplementación son las principales estrategias utilizadas para prevenir las deficiencias de micronutrientes.

Regulación celular y corporal de la homeostasis del cinc

El Zn es un ion de alta carga, neutro desde el punto de vista redox, hidrofílico y que no puede atravesar membranas biológicas por difusión pasiva, por lo que existen mecanismos especializados para su captación, transporte intracelular y liberación. En los últimos años se ha avanzado notablemente en el conocimiento acerca de la forma de movilización tanto intracelular como extracelular del Zn. El elemento clave lo ha constituido la identificación de 24 proteínas que participan en estos procesos, denominadas transportadores de Zn, que se han clasificado en dos grandes familias, ZnT y ZIP. Se han identificado y caracterizado 10 transportadores ZnT y 14 transportadores ZIP. Los primeros son esencialmente exportadores de Zn desde el citoplasma hacia las organelas o hacia el medio extracelular, en contraste con los transportadores ZIP, que son esencialmente importadores. Cabe señalar, sin embargo, que la distribución no es homogénea, sino órgano-específica e, incluso, en algunos casos célula-específica.

Un ejemplo interesante en este sentido lo constituyen los distintos tipos celulares del páncreas. El Zn es esencial para el correcto procesamiento, almacenamiento y secreción de insulina por la célula β. Un hallazgo altamente relevante fue la descripción de la función crítica del transportador ZnT-8; en efecto, su deleción en modelos experimentales afecta de forma espectacular a la secreción de esta hormona; por otra parte, polimorfismos del gen que codifica para ZnT-8 se han asociado a mayor riesgo de diabetes. En la célula α, en cambio, sitio de secreción de glucagón, participan ZIP-1, ZIP-10 y ZIP-14 en la movilización del Zn. En las células acinares, responsables de la secreción exocrina de este órgano, están involucrados ZIP-5 y ZnT-2. En la **figura 23-4** se muestra un esquema representativo de las funciones de algunos transportadores de Zn.

La mayor parte del Zn es absorbido por el intestino delgado por un proceso transcelular, teniendo el yeyuno la mayor velocidad de transporte. La absorción parece ser un proceso activo saturable que requiere ATP, existiendo un aumento de la velocidad de transporte en la depleción de Zn. Un transporte no saturable, probablemente de tipo paracelular, puede ocurrir con ingestas elevadas de Zn. Desde el intestino, este mineral es transferido vía portal, unido mayoritariamente a la albúmina (70 %) y a la α_2-macroglobulina (20-40 %). Existen otras proteínas que son capaces de ligar Zn, como la transferrina y una glicoproteína rica en histidina. El lumen intestinal es el principal sitio al cual se excreta el Zn a través de las secreciones pancreática, intestinal y biliar.

La absorción de Zn de la dieta depende del estado nutricional del individuo, la composición de la dieta (en cuanto a inhibidores y favorecedores) y la integridad del intestino. Algunos componentes de la dieta, como fitatos y fibra, forman compuestos de baja solubilidad con el Zn, reduciendo la proporción de Zn que puede ser captado por el enterocito. Otros ligandos, como histidina, metionina y cisteína, favorecen la captación de Zn. Se conoce que la absorción intestinal de Zn puede tener un control homeostático, con

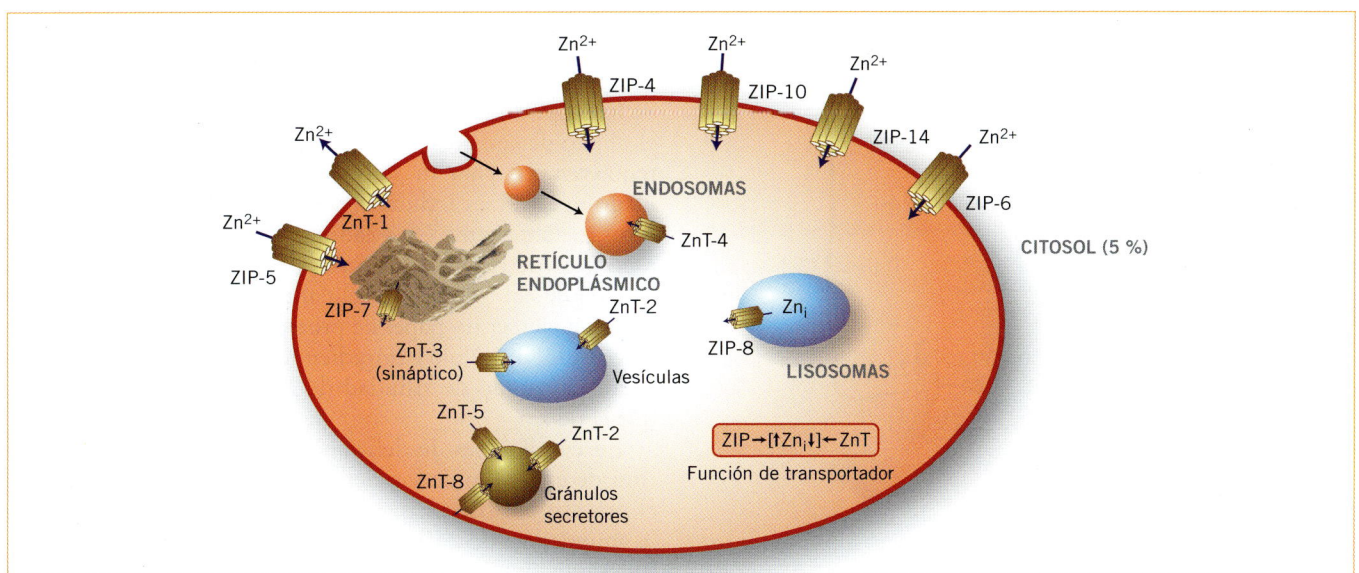

Figura 23-4. Esquema de la presencia y la función de algunos transportadores de cinc (Zn) en la célula. ZIP y ZnT: transportadores.

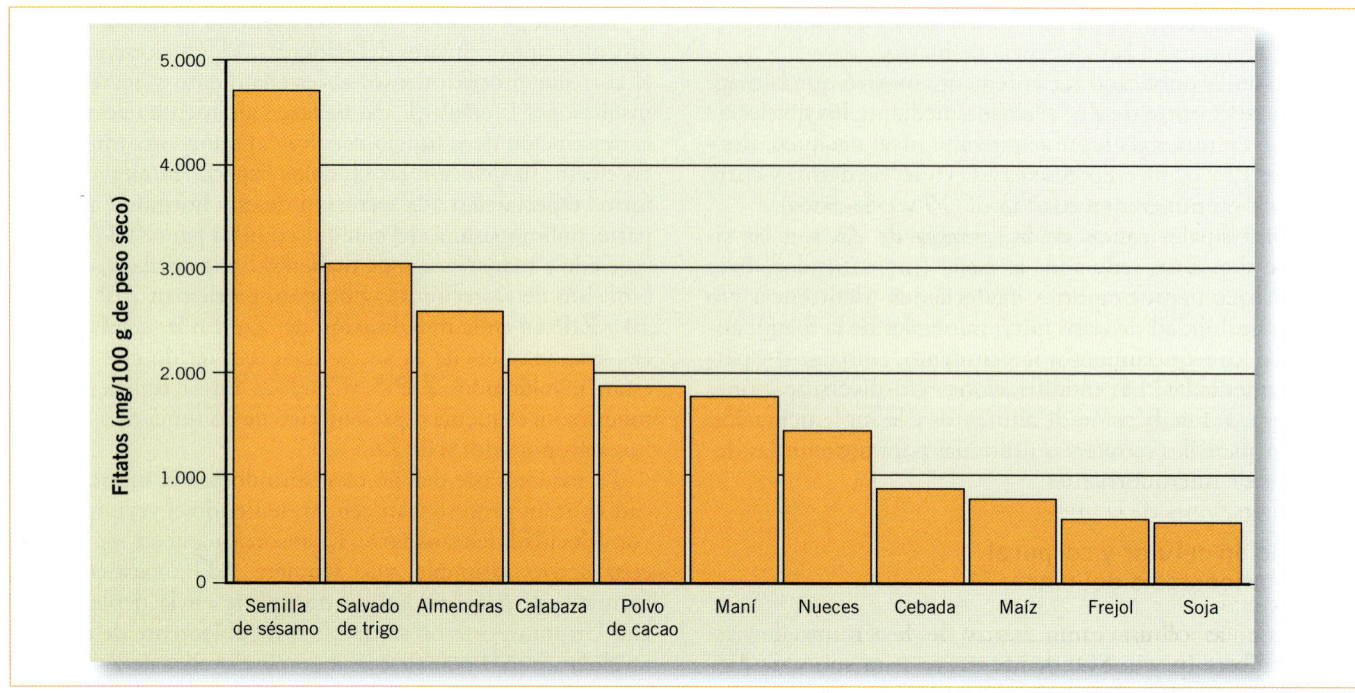

Figura 23-5. Contenido de fitatos de algunos alimentos (mg/100 g de peso seco).

un aumento de la fracción absorbida ante condiciones de deficiencia prolongada y una disminución parcial ante condiciones de exceso. Sin embargo, el aumento de la absorción de Zn ante una deficiencia dietética puede limitarse o no observarse en presencia de un alto contenido de fitatos (**Fig. 23-5**). Por otra parte, la excreción intestinal de Zn se encuentra modulada por el estado nutricional de Zn: disminuye en condiciones de deficiencia y aumenta en condiciones de exceso.

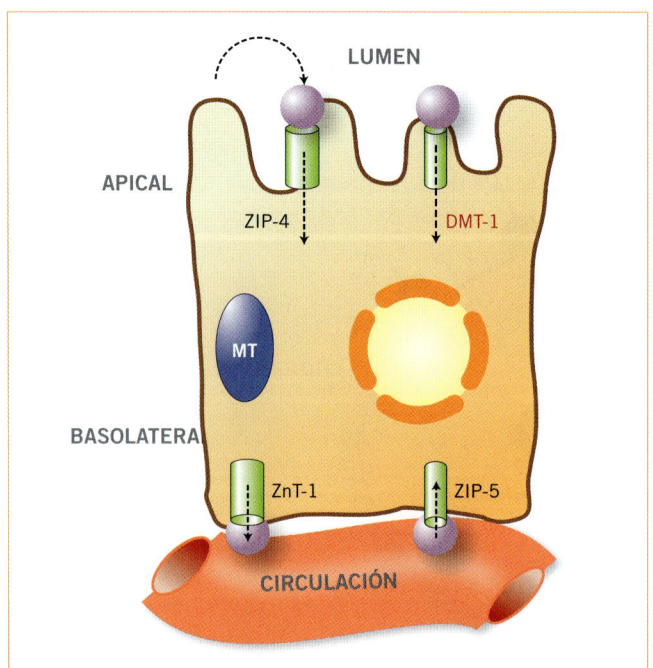

Figura 23-6. Esquema de absorción de cinc en el enterocito. DMT, ZIP y ZnT: transportadores; MT: metalotioneínas.

En la **figura 23-6** se muestra un esquema de la absorción de Zn por el enterocito, donde desempeñan un papel fundamental los transportadores ZIP-4, que facilitan la incorporación del Zn al interior de la célula, y ZnT-1, como exportador hacia la circulación. El transportador DMT-1 involucrado en la incorporación de Fe no hemo al enterocito también tiene la capacidad de captar Zn, aunque cuantitativamente su participación en el proceso es de menor magnitud que ZIP-4. Participa también en el proceso de absorción la proteína MT.

Las MT (existen varias isoformas) son proteínas de bajo peso molecular, ricas en cisteínas (30 % de la proteína), que se encuentran en un amplio abanico de organismos, que incluyen bacterias, levaduras, plantas y animales. Estas proteínas representan el grupo más abundante de proteínas intracelulares que unen Zn en las células de eucariotas. Entre el 5 y el 10 % del Zn en el hepatocito se encuentra unido a MT. Se ha sugerido un papel fisiológico crítico para las MT, con el objeto de controlar la disponibilidad de las proteínas que requieren Zn para su actividad, incluyendo el enterocito. Dado que MT es inducible por Zn (y en menor grado por otros metales, como Cu y cadmio, a través de un mecanismo específico de regulación transcripcional) actúa controlando el nivel de Zn^{2+} libre intracelular por una parte, pero puede también ejercer un papel de protección frente a la presencia de cadmio, ligándolo e impidiendo su paso por el lado basolateral. El grado de afinidad de MT por cadmio es mayor que el de Zn.

En condiciones de deficiencia de Zn se modifica el patrón de expresión de los elementos críticos involucrados en el proceso de absorción; así, se evidencia un incremento en la abundancia de ZIP-4 y DMT-1 y un reducción de MT. En condiciones de ingesta adecuada o excesiva este patrón se revierte.

Funciones dependientes de la nutrición de cinc

Las funciones que están claramente asociadas a la deficiencia de Zn son el crecimiento, la inmunidad y la reparación tisular. A éstas puede agregarse su participación en algunos aspectos del desarrollo psicomotor y el comportamiento y en la regulación de la composición corporal y del apetito.

Son varios los pasos del crecimiento en los que está involucrado el Zn. Este mineral es indispensable en sistemas enzimáticos que participan en la división y la multiplicación celulares (p. ej., desoxitimidina quinasa y ribonucleótido reductasa). Sin embargo, el paso limitante que puede explicar el compromiso del crecimiento parece estar en la regulación hormonal de la división celular, ya que este mineral es necesario para la actividad de la hormona de crecimiento IGF-1 y de la prolactina.

Las alteraciones de la inmunidad también están asociadas al proceso activo de división y multiplicación celulares requerido para la defensa del hospedador ante un agente microbiológico externo. Pero también tienen que ver con la autoprotección de las células inmunitarias de la producción de radicales libres (p. ej., SOD), necesarios para su capacidad bactericida, y con sus características antiinflamatorias. La deficiencia de Zn contribuye a la apoptosis de precursores y células B inmaduras en la médula ósea y de precursores de linfocitos T en el timo, a la vez que favorece la exacerbación de procesos inflamatorios en varias situaciones patológicas.

Hay algunos estudios que analizan el efecto de la suplementación con Zn sobre el desarrollo psicomotor, en grupos de niños con riesgo de deficiencia de este mineral. Los resultados no son concluyentes, ya que se han comunicado tanto resultados favorables de la suplementación con Zn, como también ausencia de éstos. Estos hallazgos evidencian la necesidad de estudios más controlados en niños con deficiencia real de Zn. Otra área de interés está relacionada con el papel del Zn en enfermedades como el síndrome de déficit de atención con hiperactividad. Existen estudios efectuados en áreas con riesgo de deficiencia nutricional de Zn (p. ej., Turquía) que muestran un efecto favorable de la suplementación con Zn sobre signos clínicos de la alteración; estudios recientes sugieren que, en parte, este efecto favorable podría deberse a un efecto sobre el metabolismo del fármaco más frecuentemente utilizado en estos niños y adolescentes, el metilfenidato, o por una interacción con los neurotransmisores relacionados (dopamina).

En la mayoría de las especies animales estudiadas, la deficiencia de Zn se acompaña de una disminución del consumo de alimentos. Es más, en cuadros de deficiencia experimental inducida en animales, la reducción del apetito es un evento precoz. En seres humanos también hay estudios, aunque más parciales, en el mismo sentido. Hay evidencias experimentales de esta relación, tanto a nivel central como periférico. A nivel central, el Zn tiene participación en la liberación de neurotransmisores en los núcleos paraventriculares del hipotálamo, entre ellos el neuropéptido Y, la galanina y las β-endorfinas, todos ellos necesarios para la activación de receptores de señales de apetito. También participan otros neuropéptidos, como la hormona liberadora de corticotropina y la hormona estimulante de melanocitos

(cap. 12, Regulación del balance energético y de la composición corporal).

Hay algunas evidencias iniciales que demuestran que la deficiencia nutricional de Zn favorece modificaciones en la composición corporal, con un mayor depósito de tejido adiposo en vez de masa magra. Con el uso de técnicas como la absorciometría dual de rayos X (DEXA), la impedancia bioeléctrica y el análisis de dilución de deuterio se están pudiendo estudiar mejor los cambios en el contenido de agua corporal total y masa grasa. Un estudio realizado por nuestro equipo demostró que la suplementación oral con Zn durante 1 año, en lactantes de 18 meses eutróficos y de estratos socioeconómicos bajos, tuvo un efecto significativo sobre la composición corporal (evaluada por mejorías en el porcentaje de agua corporal total propias de estas edades) en los lactantes que, al ingreso, tenían concentraciones de Zn plasmático < 80 µg/dl o concentraciones en pelo < 100 µg/g, es decir, en aquellos con evidencias de un estado nutricional de Zn deficiente. En adultos, un reciente metaanálisis evaluó el efecto de la suplementación con Zn sobre el peso corporal, el índice de masa corporal y la circunferencia de cintura en individuos con sobrepeso u obesidad sin encontrar efectos significativos, aunque los autores mencionan la necesidad de mejorar la calidad de los estudios para alcanzar conclusiones sólidas.

Efectos bioquímicos funcionales de la deficiencia de cinc (indicadores)

La valoración del estado de Zn en el ser humano ha resultado complicada, por la carencia de marcadores bioquímicos que permitan una rápida y sensible medición de la condición nutricional respecto a este micronutriente. Los intentos por identificar indicadores fiables han sido numerosos, pero los resultados han sido sólo parcialmente positivos. Un estudio analizó críticamente la información disponible en 46 publicaciones con respecto a potenciales biomarcadores obtenidos tanto en estudios de suplementación como de depleción (Tabla 23-3). La conclusión de los estudios realizados

---

Tabla 23-3. Potenciales biomarcadores del estado de cinc

● Zn en plasma/suero	● Excreción de Zn endógeno
● Zn en orina	● *Pool* de Zn de intercambio rápido
● Zn en eritrocitos	
● Zn en plaquetas	● Zn en deposiciones
● Fosfatasa alcalina en plasma	● Ácido aminolevulínico dehidratasa
● Zn en células monucleares	● Metalotioneína en eritrocitos
● Zn en PMN	● Enzima convertidora de angiotensina en plasma
● Zn en linfocitos	
● Anhidrasa carbónica	● Fosfatasa alcalina en neutrófilos
● Metalotioneína en PMN	● Alfa-ᴅ-manosidasa
● Zn en saliva	● Zn en membranas de eritrocitos
● Zn en saliva (sedimento)	
● SOD en plasma	● Fosfatasa alcalina en membrana de eritrocitos
● 5'-Nucleotidasa en plasma	
● 5'-Nucleotidasa en linfocitos	● Desaturasas de ácidos grasos
● Metalotioneína en linfocitos	
● Zn en cabello	
● Zn en uñas	
● Flujo de Zn en plasma	

PMN: polimorfonucleares; SOD: superóxido dismutasa.

hasta la fecha es que sólo la concentración de Zn en suero o plasma parece ser útil en la evaluación de individuos con un aporte de Zn en la dieta bajo o elevado. La concentración de Zn en orina y en el cabello presentan utilidad en condiciones de suplementación con Zn, pero su utilidad en condiciones de déficit es incierta. Con respecto a los restantes indicadores, su uso en un número reducido de estudios complica una evaluación como potencial biomarcador. Claramente, éste es un problema que aguarda una solución más sólida; en esta búsqueda, la determinación de parámetros relacionados con la cinética del Zn utilizando isótopos estables, como es el caso del *pool* de intercambio rápido, representa una posibilidad interesante.

Normalmente, el Zn plasmático se mantiene entre 11 y 17,6 μmo/l (70-80 a 115 μg/dl), con pequeñas diferencias entre los varones y las mujeres. Aunque no existe consenso absoluto respecto al punto de corte más adecuado para sospechar una deficiencia de Zn, son útiles las cifras sugeridas por el *International Zinc Consultative Group* (iZINCG) para este propósito, que son de 70 μg/dl para mujeres y 74 μg/dl para varones. Sin embargo, las deficiencias marginales de Zn con frecuencia se acompañan de concentraciones plasmáticas normales de Zn y, además, cuadros infecciosos incluso leves pueden disminuir hasta un 10 % las concentraciones de Zn, por lo que la prueba clínica de suplementación y mejoría en algún parámetro clínico (crecimiento, infecciones) es la que establece el diagnóstico final.

Efectos bioquímicos funcionales del exceso de cinc (indicadores)

El Zn es uno de los oligoelementos menos tóxicos. Los suplementos de Zn en grandes cantidades (p. ej., de 70 a 100 veces las cantidades recomendadas) pueden causar diarrea, cólicos abdominales y vómitos, que se presentan en el lapso de 3 a 10 horas después del consumo del suplemento, y los síntomas disminuyen en un corto período de tiempo, después de la interrupción de su consumo.

Por lo general, los efectos tóxicos del Zn sólo se presentan a partir de la ingesta prolongada de dosis superiores a 150 mg. Estos efectos incluyen: anemia causada por deficiencia de Cu, bajos niveles de HDL-colesterol (cuando el suplemento es mayor a 300 mg/día), disminución en la actividad ferrooxidasa sérica de la ceruloplasmina y depresión del sistema inmunitario (disminución de la estimulación de la fitohemaglutinina sobre los linfocitos). Dado que la cantidad de Zn necesaria para producir una intoxicación aguda es de 2 g/kg de peso y dicha cantidad, por lo general, produce el vómito, la intoxicación aguda rara vez ocurre.

El consumo de otros minerales, como Cu, calcio y hierro, así como los alimentos muy ricos en fibras, limitan la absorción de Zn.

Déficit de cinc de causas nutricionales y genéticas

La deficiencia de Zn de origen nutricional se observa en comunidades o personas que ingieren poca cantidad de proteínas de origen animal (carnes de vacuno, ave, pescados, mariscos). A ello se suma la disminución de la biodisponiblidad del Zn en dietas con un elevado contenido en fitatos, componente de diversos productos vegetales (especialmente, semillas, raíces, leguminosas y tubérculos). Los diversos tipos de panes tienen entre 0,35 y 0,60 % de su peso seco como fitatos; las semillas (sésamo, almendras) pueden llegar a contener 5.000 mg/100 g.

Al igual que con otros nutrientes, las necesidades de Zn también están asociadas a los aportes de energía. Las dietas occidentales habituales tienen una relación Zn/energía en torno a 2 mg/mJ; las dietas deficientes en Zn están en torno a 0,7-1 mg/mJ. Aparte del bajo aporte en Zn y el alto aporte en fitatos, una ingesta elevada de energía puede aumentar el riesgo de deficiencia de Zn.

Las personas que se adscriben a dietas ovolactovegetarianas constituyen un grupo de riesgo de deficiencia de Zn. El Zn en estas dietas proviene principalmente de los cereales (26 %), las leguminosas, las nueces y otras semillas (26 %), la leche y los huevos (18 %). Estas dietas tienen un alto contenido de fitatos, que alteran, además, su absorción intestinal; los niños con este tipo de alimentación presentan un mayor riesgo de deficiencia marginal de Zn.

El efecto clínico observado es un compromiso del crecimiento, tanto en estatura como en peso (en las deficiencias más graves). Un metaanálisis de los estudios de suplementación con Zn y su efecto sobre el crecimiento mostró un impacto significativo de ésta, el cual era más evidente aún si se analizaban sólo los estudios con niños con retraso de talla inferior a −2 desviaciones estándares para la edad. También hay evidencias parciales de que la deficiencia nutricional de Zn durante el embarazo puede aumentar el riesgo de prematuridad y de bajo peso al nacimiento.

Hay claras evidencias de que la deficiencia nutricional de Zn favorece la adquisición de infecciones, especialmente digestivas, respiratorias y dérmicas. En el caso de las diarreas, puede aumentar tanto su frecuencia como su duración, pero, además, el aumento de las pérdidas intestinales de Zn contribuye a agravar la intensidad de la deficiencia de este mineral. En los países subdesarrollados con un elevado riesgo de deficiencia grave de Zn, ésta se asocia a mayor riesgo de mortalidad, debido a infecciones digestivas y respiratorias.

Un área que ha llamado la atención es la posible relación entre estado nutricional subnormal de Zn o ingesta reducida de este nutriente y mayor prevalencia de síndrome metabólico. Aun cuando existen las bases biológicas que respaldarían tal situación, los estudios disponibles hasta el momento no permiten llegar a conclusiones robustas. Un nuevo aspecto relacionado con el desarrollo de deficiencia nutricional de Zn lo ha constituido la aparición de esta situación como efecto colateral de cirugías bariátricas, como el *by-pass* gástrico y la manga gástrica, destinadas a la reducción del peso corporal en obesidad grave y mórbida. Estudios realizados por nuestro grupo utilizando isótopos estables han documentado la reducción significativa de la capacidad de absorción de Zn a un valor cercano al 40 % a los 12-24 meses, respecto a lo observado previamente a la cirugía.

Se han identificado algunas enfermedades con base genética relacionadas con la deficiencia de Zn. La más estudiada es la acrodermatitis enteropática, enfermedad en la que están alterados la absorción y el metabolismo de Zn. Sus manifestaciones son: alteraciones dérmicas, especialmente en la periferia de los orificios (boca y ano), cuadros diarreicos de repetición y alteraciones inmunitarias. En las mujeres con esta enfermedad que han sobrevivido hasta la edad adulta se ha observado un riesgo aumentado de procrear hijos con malformaciones congénitas. El defecto radica en una mutación del gen que codifica el transportador ZIP-4. La segunda condición asociada a deficiencia de Zn es la alteración que tienen algunas madres para concentrar el Zn en la leche materna, con lo cual sus hijos alimentados al pecho de forma exclusiva presentan signos de deficiencia nutricional de Zn. En este caso, el defecto se encuentra en una mutación del gen que codifica el transportador ZnT-2. El síndrome de Ehlers-Danlos, que se caracteriza por retardo del crecimiento, alteraciones del tejido conectivo, hipermovilidad articular, entre otros, también se acompaña de una mutación de un gen que codifica un transportador de Zn, en este caso ZIP-13.

Exceso de cinc de causas nutricionales y genéticas

Dada la distribución del Zn en alimentos y en otros productos potencialmente tóxicos, es poco frecuente el exceso de Zn. Se han comunicado casos aislados de ingestiones excesivas de Zn con sintomatología clínica digestiva (vómitos, diarrea).

Algunos estudios recientes de suplementación con Zn han mostrado que dosis muy elevadas de este mineral pueden conducir a una interferencia en la absorción de otros minerales, sobre todo Cu y Fe. De hecho, el límite superior del intervalo aceptable de ingesta de Zn ha sido definido por su capacidad de inducir elevación de la enzima SOD y disminución de los niveles de Cu. Esto se ha demostrado en pacientes con enfermedad de Wilson que reciben altas dosis de Zn (> 40 mg/día).

El exceso de Zn corporal puede no estar asociado al exceso de consumo dietético. Varios estudios sugieren que un aporte aumentado de Zn medicamentoso puede favorecer el control de enfermedades como el resfriado común, por un efecto antivírico directo; sin embargo, un metaanálisis reciente concluyó que no hay evidencias suficientes que avalen este efecto.

Se ha encontrado una acumulación excesiva de Zn en el hígado en algunas formas de colestasis progresiva grave, lo que sugiere la participación de este exceso en la evolución de la enfermedad, unida a la acumulación esperable de Cu. Se ha descrito una alteración genético-metabólica, que se pone de manifiesto por la presencia de hipercinquemia acentuada (77-200 µmol/l; valores de referencia: 11-18 µmol/l) asociada a hipercalprotectinemia y que se traduce en infecciones recurrentes, hepatoesplenomegalia, anemia y evidencia de inflamación sistémica. También se ha descrito la hipercinquemia familiar sin asociación a alteraciones clínicas.

Cómo cumplir con las recomendaciones dietéticas en condiciones de salud y enfermedad

En las primeras etapas de la edad pediátrica, la lactancia materna permite mantener una adecuada nutrición de Zn. Esto está demostrado por la ausencia de signos clínicos de deficiencia de Zn, así como por las concentraciones plasmáticas de este mineral. La leche materna madura tiene un contenido en torno a los 2 mg/l, lo cual implica un consumo cercano a los 1,5 mg/día con unos 750 ml de leche materna; considerando una absorción próxima al 40 %, se obtienen alrededor de 600 µg de Zn absorbido. Esta cantidad es suficiente para cubrir los 100 µg/kg/día requeridos metabólicamente durante el primer semestre de vida; una lactancia materna exclusiva más allá de los 6 meses puede ser un factor de riesgo de deficiencia de Zn.

En edades posteriores, otra condición de riesgo para una deficiencia de Zn es el bajo consumo de proteínas derivadas de carnes, pescados y mariscos, unido a la alta ingestión de fitatos, situación observada frecuentemente en los países en vías de desarrollo. En la misma línea, las dietas vegetarianas sin una adecuada orientación dietética constituyen un factor de riesgo de deficiencia de Zn.

Algunos procesos patológicos asociados a ambientes con un consumo deficiente de Zn pueden aumentar el riesgo y la intensidad de la deficiencia de este mineral. Entre dichos procesos se encuentran: cuadros diarreicos de repetición o diarreas prolongadas; desnutrición proteicocalórica; algunas parasitosis, como la esquistosomiasis, la giardiasis o la amebiasis; síndromes de malabsorción intestinal; nefropatías crónicas, y dermatitis extensas. En estas situaciones, aparte del tratamiento de la enfermedad de base, una suplementación oral de Zn superior a las necesidades habituales disminuye o mejora los signos clínicos de deficiencia.

PUNTOS CLAVE

- El cobre (Cu) y el cinc (Zn) son elementos traza esenciales para el ser humano. Ambos elementos son indispensables para la actividad de numerosas enzimas y funciones corporales. Además, ambos regulan la expresión de múltiples genes; el Zn, a su vez, participa en el mantenimiento de la integridad estructural de las proteínas.
- Las principales causas de las carencias de Cu y Zn son las siguientes: depósitos reducidos al nacer (prematuridad, bajo peso de nacimiento), aportes inadecuados (deficiencia y/o baja disponibilidad de estos microminerales de la dieta), aumento de los requerimientos (crecimiento, embarazo) y pérdidas gastrointestinales aumentadas por diarrea aguda y/o crónica. Las modificaciones y/o diversificaciones de la dieta, la fortificación de alimentos y la suplementación son las principales estrategias utilizadas para prevenir las deficiencias de estos micronutrientes.

BIBLIOGRAFÍA

Cediel G, Olivares M, Brito A, Cori H, López de Romaña D. **Zinc deficiency in Latin America and the Caribbean. Food Nutr Bull 2015; 36 (2 Suppl): S129-38.**
El artículo resume la información actual sobre la deficiencia de cinc en América Latina y el Caribe.

Chen L, Min J, Wang F. **Copper homeostasis and cuproptosis in health and disease. Signal Transduct Target Ther 2022; 7: 378.**
Este artículo incluye una muy buena descripción del metabolismo de cobre y de las alteraciones relacionadas con su exceso y deficiencia.

Díaz-Gómez NM, Domènech E, Barroso F, Castells S, Cortabarria C, Jiménez A. **The effect of zinc supplementation on linear growth, body composition, and growth factors in preterm infants. Pediatrics 2003; 111: 1002-9.**
Este artículo demuestra la importancia de proveer cinc durante el crecimiento rápido en niños prematuros.

Gibson RS, Hess SY, Hotz C, Brown KH. **Indicators of zinc status at the population level: a review of the evidence. Br J Nutr 2008; 99 (suppl 3): 14-23.**
Esta revisión analiza los indicadores de nutrición de cinc disponibles en la comunidad, así como la evidencia que los avala.

Harvey LJ, Ashton K, Hooper L, Casgrain A, Fairweather-Tait SJ. **Methods of assessment of copper status in humans: a systematic review. Am J Clin Nutr 2009; 89 (suppl): 2009S-24S.**
Revisión sistemática de los métodos para evaluar el estado del cobre.

IZiNCG. **Assessment of the risk of zinc deficiency in populations and options for its control. Food Nutr Bull 2004; 25: 94-203.**
Suplemento dedicado a la evaluación de la deficiencia de cinc y las estrategias de prevención.

IZiNCG. **Systematic review of zinc intervention strategies. Food Nutr Bull 2009; 30: S3-186.**
Suplemento en que se actualizan las estrategias para prevenir la deficiencia de cinc.

Jaiser SR, Winston GP. **Copper deficiency myelopathy. J Neurol 2010; 257: 869-81.**
En este artículo se hace una muy buena descripción de la mielopatía producto de la deficiencia de cobre.

Kambe T, Tsuji T, Hashimoto A, Itsumura N. **The physiological, biochemical, and molecular roles of zinc transporters in zinc homeostasis and metabolism. Physiol Rev 2015; 95: 749-84.**
Revisión sobre los conocimientos actuales de las funciones de los transportadores de cinc en el metabolismo.

Kim BE, Nevitt T, Thiele DJ. **Mechanisms for copper acquisition, distribution and regulation. Nat Chem Biol 2008; 4: 176-85.**
Excelente revisión del metabolismo celular del cobre.

King JC, Brown KH, Gibson RS, Krebs NF, Lowe NM, Siekmann JH, Raiten DJ. **Biomarkers of Nutrition for Development (BOND)-zinc review. J Nutr 2015; 146: 858S-885S.**
Complementa la información sobre indicadores de estado nutricional de cinc.

Klevay LM. **Is the Western diet adequate in copper? J Trace Elem Med Biol 2011; 25: 204-12.**
Análisis del aporte de cobre en las dietas occidentales.

López de Romaña D, Olivares M, Uauy R, Araya M. **Risks and benefits of copper in light of new insights of copper homeostasis. J Trace Elem Med Biol 2011; 25: 3-13.**
Revisión acerca del metabolismo de cobre, su deficiencia y exceso.

Lowe NM, Fekete K, Decsi T. **Methods of assessment of zinc status in humans: a systematic review. Am J Clin Nutr 2009; 89: 2040S-51S.**
Esta revisión realiza un análisis sistemático de los indicadores de nutrición de cinc disponibles, así como la evidencia que los avala.

Mehri A, Farzami Marjan R. **Trace elements in human nutrition: a review. Int J Med Invest. 2013; 2: 115-28.**
Esta revisión aporta información y criterios de medición de elementos traza de relevancia en fisiología humana.

Prohaska JR. **Impact of copper deficiency in humans. Ann N Y Acad Sci 2014; 1314: 1-5.**
Puesta al día sobre la deficiencia de cobre.

Ruz M. **Zinc supplementation and growth. Curr Opin Clin Nutr Metabol Care 2006; 9: 757-62.**
Este artículo revisa la información relacionada con la suplementación con cinc y el crecimiento.

Ruz M, Carrasco F, Rojas P, Codoceo J, Inostroza J, Basfi-fer K y cols. **Zinc absorption and zinc status are reduced after either sleeve gastrectomy or Roux-en-Y gastric bypass in premenopausal women with severe obesity studied prospectively over 24 post-operative months. Am J Clin Nutr 2021; 114: 322-9.**
Informa sobre la magnitud de la reducción de la absorción de cinc después de dos tipos de cirugía bariátrica.

Stevens GA, Beal T, Mbuya MNN, Luo H, Neufeld LM; Global Micronutrient Deficiencies Research Goup. **Micronutrient deficiencies among preschool-aged children and women of reproductive age worldwide: a pooled analysis of individual-level data from population-representative surveys. Lancet Glob Health 2022; 10: e1590-9.**
Este artículo analiza información sobre la prevalencia de la deficiencia de Zn a partir de 24 estudios agrupados en seis regiones geográficas que incluyen países de ingresos bajos y medios: Asia oriental y el Pacífico, Europa y Asia central, América Latina y el Caribe, Oriente Medio y África septentrional, Asia meridional y África subsahariana, realizados entre 2003 y 2019.

Selenio, manganeso, cromo, molibdeno, yodo y otros oligoelementos minoritarios

24

M. Navarro Alarcón y F. Gil Hernández

OBJETIVOS

- Estudiar el concepto de oligoelemento o elemento traza.
- Diferenciar entre los oligoelementos esenciales y los que presentan potencialidad esencial para el hombre.
- Conocer las principales funciones biológicas de los oligoelementos.
- Indicar las fuentes alimentarias más importantes de cada uno de los oligoelementos.
- Describir la cinética y las rutas metabólicas principales que siguen los oligoelementos en el organismo humano.
- Aprender la definición y los factores que afectan a la biodisponibilidad de los oligoelementos.
- Comprender las interacciones entre los minerales traza y la microbiota intestinal.
- Indicar las ingestas y los requerimientos de los oligoelementos en la alimentación humana.
- Describir los síntomas y las enfermedades asociadas a un consumo insuficiente (deficiencia) y excesivo (toxicidad) de los oligoelementos estudiados.
- Enumerar los intervalos de seguridad en la ingesta de los oligoelementos.

INTRODUCCIÓN

Durante los últimos años, numerosos descubrimientos científicos y la utilización de técnicas analíticas de alta resolución (espectroscopia de absorción atómica electrotérmica y de emisión atómica ópticas o espectrometría de masas con plasma de acoplamiento inductivo, acoplada a la cromatografía líquida de alta resolución para la especiación mineral) han hecho aumentar nuestro conocimiento de la función de los oligoelementos, o elementos minerales traza, en la salud humana. Actualmente está bien establecido que éstos pueden ser sustancias limitantes del crecimiento y del desarrollo, no sólo a causa de deficiencias ambientales sino por la ingesta de dietas desequilibradas que en el pasado fueron aceptadas como adecuadas. Tales desequilibrios se han demostrado en pacientes mantenidos exclusivamente con nutrición parenteral, en niños durante el desarrollo de procesos de malnutrición y en niños y adolescentes que consumían dietas regionales aceptadas con baja biodisponibilidad de elementos traza. A veces, los desequilibrios se han originado al suministrar a poblaciones subdesarrolladas alimentos ricos en energía y proteínas con cantidades inadecuadas de oligoelementos.

Desde la publicación en 1973 del documento n.º 532 de la Organización Mundial de la Salud (OMS) *Elementos traza en la nutrición humana*, las autoridades de salud pública han tomado conciencia de la extensión de la deficiencia de yodo en más de 100 países y de sus consecuencias patológicas que anteriormente habían sido infraestimadas. En 1996, la OMS publicó un nuevo documento en el que se da cuenta de los avances realizados en los últimos 20 años en el campo de los oligoelementos, tanto en lo que se refiere a los requerimientos y rangos de seguridad de ingesta como a la biodisponibilidad e interacciones de los elementos traza y su papel fisiológico en la salud y nutrición humanas.

Actualmente se consideran oligoelementos o elementos traza a aquellos que desempeñan un papel fisiológico fundamental o presentan toxicidad potencial cuando se encuentran en cantidades inferiores a 250 µg/g en los tejidos corporales, alimentos o agua de bebida. No todos los elementos traza tienen la misma importancia para la salud pública. Para ciertos elementos, como el cinc (Zn) y el cobre (Cu) (**cap. 23**, Cobre y cinc), el selenio (Se), el cromo (Cr), el molibdeno (Mo) y el yodo (I), se conocen tanto los efectos de la deficiencia como de la sobreexposición. Para otros, como el manganeso (Mn), se sabe que desempeña varias funciones biológicas como cofactor enzimático; sin embargo, ni las ingestas bajas ni las elevadas causan problemas sustanciales en la población infantil y adulta. Por otra parte, en los últimos años se han discutido las evidencias de algunos elementos minerales potencialmente esenciales así como las alegaciones nutricionales asociadas a su empleo en el diseño de alimentos funcionales suplementados en éstos, por cuya veracidad vela, entre otros organismos internacionales, la Autoridad Europea de Seguridad Alimentaria (EFSA). En el presente capítulo se revisan el papel fisiológico, las fuentes alimenticias, los aportes recomendados y las causas de carencia y de toxicidad de los oligoelementos considerados esenciales para el hombre: Se, Mn, Cr, Mo y I (**Tablas 24-1** y **24-2**). Además, se consideran brevemente los oligoelementos que podrían ser esenciales en determinadas circunstancias: litio (Li), silicio (Si), vanadio (V), níquel (Ni) y boro (B) (**Tablas 24-2** y **24-3**). Otros oligoelementos esenciales, como el cobalto (Co), el flúor (F), el hierro (Fe) y el Cu y el Zn son objeto detallado de estudio en los **capítulos 21** (Calcio, fósforo, magnesio y flúor), **22** (Hierro) y **23**.

SELENIO

Papel fisiológico

El selenio (Se) es un oligoelemento cuya esencialidad en mamíferos no fue descubierta hasta 1957, debido a su función solapada con la vitamina E. En nutrición humana no se observaron signos asociados al carácter esencial del Se hasta 1979. Este año, un grupo de investigación descubrió la relación existente entre las bajas concentraciones de este elemento en el área geográfica de Keshan (China) y un trastorno endémico denominado *enfermedad de Keshan* (miocardiopatía congénita con insuficiencia miocárdica, que afecta a niños de 2 a 10 años y mujeres premenopáusicas).

El Se aparece asociado a varias selenoproteínas (hasta 25), algunas de las cuales tienen una función biológica esencial, existiendo algunas de ellas para las que su funcionalidad biológica no ha sido todavía clarificada. El Se forma parte de la familia de las glutatión peroxidasas (GPOX; **Tabla 24-1**), con 6 isoformas, que son unas enzimas fundamentales en el sistema de defensa antioxidante celular, ya que descomponen los hidroperóxidos lipídicos y el peróxido de hidrógeno en presencia de glutatión reducido (**Fig. 24-1**) (**cap. 13**, Estrés oxidativo y mecanismos de defensa antioxidante). La deficiencia en Se disminuye la actividad de las GPOX conocidas, aunque el efecto se modifica según el tipo de enzima y el tejido. De éstas, son las actividades de las GPOX del plasma y del hígado las más dependientes del aporte de Se, por lo que se emplean como índice de evaluación del estado nutricional en este elemento. También se ha usado con esta finalidad la medida de varias selenoproteínas funcionales (la selenoproteína P y el cociente de tiroxina [T_4]/ triyodotironina [T_3]) o los niveles séricos, plasmáticos, sanguíneos o urinarios de Se.

En relación con esta función antioxidante, se ha observado que al aumentar los sustratos oxidables, como son el colesterol total y los triacilgliceroles sanguíneos, aumentan también significativamente los niveles séricos de este elemento, tanto en individuos con cardiopatías, como en ancianos institucionalizados. Este resultado establece el mecanismo de protección por una elevación del estado nutricional del Se frente al riesgo incrementado de estrés oxidativo, no sólo a través de las GPOX sino también a través de las selenoproteínas P y R y las de la familia tiorredoxina reductasas.

Por otro lado, el Se también protege frente a la toxicidad de otros metales pesados, como es el caso del mercurio (Hg), del plomo (Pb), del cadmio (Cd), de la plata (Ag) y del arsénico (As), formando complejos de seleniuros inertes con éstos. A pesar de ello, con concentraciones excesivas de Se, éste puede elevar la toxicidad del As. En los últimos años se ha indicado, en estudios en animales de experimentación, su papel protector frente a otros metales como el Cr y el V, cuando éstos aparecen a niveles tóxicos.

El Se forma también parte de la estructura de las tironina-5'-desyodasas implicadas en la síntesis de las hormonas tiroideas sulfatadas y en su inactivación. Existen tres isoformas de desyodasas denominadas tipos I, II y III; la tipo I cataliza la conversión de T_4 a T_3 en la glándula tiroides, el hígado y el riñón y es responsable de la mayor parte de la T_3 en la corriente sanguínea; el papel fisiológico de esta enzima se comprende ya que es inhibida por el propiltiouracilo, un fármaco que produce deficiencia de hormona tiroidea, sin inhibir a las desyodasas tipos II y III.

La desyodasa tipo II actúa también en la posición 5' del anillo fenólico y cataliza la conversión de T_4 en T_3; se encuentra en la glándula tiroides, la hipófisis, el sistema nervioso central (SNC) y el músculo esquelético. Cuando el tiroides es estimulado, esta enzima adquiere importancia en la formación de T_3; su función fisiológica es captar T_4 de la corriente sanguínea y convertirla en T_3 en el tejido diana. Esta enzima es la única que tiene dos átomos de Se en lugar de uno como las otras metaloenzimas que contienen Se. La desyodasa tipo III actúa únicamente sobre el anillo tirosilo y cataliza la conversión de T_4 a T_3 inversa y de T_3 a T_2. El papel fisiológico de esta enzima es proteger al cerebro de posibles efectos tóxicos de un exceso de hormona T_3. La placenta es un órgano único porque contiene desyodasas tipos II y III.

Por otra parte, el Se forma parte de la selenoproteína P, relacionada con la protección de las células del endotelio vascular frente al daño oxidativo del peroxinitrito, y de la selenoproteína W, cuyo papel antioxidante se ejerce fundamentalmente en el músculo y el cerebro. El Se se incorpora a las metaloenzimas celulares que lo contienen durante el proceso de traducción en forma de selenocisteína (**Fig. 24-2**). Este aminoácido se forma a partir de cisteinil-tRNA gracias a la intervención de la enzima selenocisteína sintetasa, que sustituye el átomo de azufre de la cisteína por Se, en virtud de la similitud existente entre el radio iónico de ambos. El codón

Tabla 24-1. Papel fisiológico, fuentes dietéticas, cinética y metabolismo, deficiencia y toxicidad de oligoelementos esenciales (Se, Mn y Cr)

	Selenio	Manganeso	Cromo
Papel fisiológico	• Antioxidante por glutatión peroxidasa (GPOX: 6 isoformas), tiorredoxinas reductasas (TrxR: 3 isoformas) y selenoproteínas P-R-N-S-O-T-V • Regulación de función tiroidea por tironina-5′-desyodasas: 3 isoformas • Forma seleniuros no tóxicos con Hg, As, Cd, Cr y V • Selenoproteína P protectora del endotelio vascular • Anticarcinógeno por TrxR y proteína-1-unión Se • Síntesis de fosfolípidos (selenoproteína I) • Reducción de residuos de metionina oxidados (selenoproteínas R y X) • Señalización de Ca (selenoproteína N)	• Antioxidante por superóxido dismutasa • Regulador de metabolismo de macronutrientes al ser cofactor de piruvato carboxilasa, arginasa, fosfoenolpiruvato carboxiquinasa, acetilcoenzima A, carboxilasa tirosina sulfotransferasa, glutamina sintetasa, serina-treonina fosfatasa 1 • Formación de hueso • Modulación del medio ambiente intestinal, incluyendo microbiota y microbioma, y disponibilidad de otros nutrientes, estrés e inmunidad • Esencial en una gran variedad de microorganismos para mantener fisiología, viabilidad y virulencia de bacterias patógenas, como *Salmonella* y *Echerichia*	• Constituyente del GTF por lo que participa en el metabolismo de la glucosa en diabéticos (Cr^{3+}) • Beneficioso en metabolismo lipídico (↓ colesterol total y triacilgliceroles) en diabéticos (Cr^{3+}) • Sin efecto en adultos sanos normoglucémicos • Posible efecto en disminución de peso y de porcentaje de grasa corporal • Posible efecto en prevención y mejora de depresión, al mejorar las funciones dopaminérgica y serotoninérgica • En debate la esencialidad de Cr^{3+}
Fuentes dietéticas	• Alimentos proteicos: productos pesqueros, carne y vísceras, legumbres, frutos secos (nueces de Brasil) y cereales • Contenido en plantas depende del nivel en el suelo	• Alimentos de origen vegetal: frutos secos, cereales (trigo y arroz), legumbres y granos enteros • Té y café • Chocolate • Mariscos. • Agua de bebida (1-100 mg/l)	• Pimienta negra, levadura de cerveza, ostiones, carne e hígado, setas, uvas, patatas, cerveza, pan, té, café e infusiones • El refinado: ↓ Cr • Los alimentos ácidos en envases de acero inoxidable ↑ contenido en Cr
Cinética y metabolismo	• Absorción (50-100 %): influida por microbiota intestinal que en situaciones de deficiencia puede remover el Se del hospedador y disminuir los niveles de selenoproteínas • Biodisponibilidad de las formas orgánicas es mayor (selenocisteína, selenometionina, etc.) • Excreción en orina (vía principal), heces y aire espirado	• Absorción muy baja ≈ 6 % (< 10 %) • Absorción y biodisponibilidad inhibidas por Fe no hemo, fibra, ácido fítico, alto P, alto Ca, polifenoles y ácido ascórbico • Transporte unido a α_2-microglobulina o albúmina; transferrina y transmanganina • Excreción en heces (99 %), con tiempo de vida media mayor en hombres	• Absorción intestinal < 5 % (0,5-2 %). El Cr^{6+} se absorbe mucho más que el Cr^{3+} (forma principal en alimentos) • Microbiota: eleva disolución y reducción del Cr^{6+} al Cr^{3+} en hortalizas • Transporte por transferrina y albúmina • Biodisponibilidad ↑ con oxalato, ascorbato y en deficiencia en Fe • Excreción urinaria
Ingestas dietéticas	• < 10-220 μg/día (normalmente 50-200 μg/día)	• 0,52-10,8 mg/día (normalmente en torno a 3 mg/día)	• < 50-200 μg/día • Ingesta diaria tolerable de Cr^{3+} 300 μg/kg de peso corporal
Deficiencia	• Enfermedad de Keshan (miocardiopatía endémica) • Enfermedad de Kashin-Beck (osteoartropatía endémica) • Pacientes en NPT, alcohólicos, mialgia, debilidad • Aumento de captación de Se por *Escherichia coli*, *Enterobacteraceae* e inflamación intestinal • Disminución de selenoproteínas en hospedador y en células del sistema inmunitario	• Mayor frecuencia en lactantes por baja concentración de Mn presente en la leche: merma de crecimiento, anormal tolerancia a glucosa y pobre formación del hueso • Erupciones eritematosas • Alteración del estado de ánimo • Aumento de dolor en fase premenstrual	• Intolerancia a la glucosa • Alteración del metabolismo lipídico en NPT (↑ colesterol sanguíneo y triacilgliceroles y ↓ HDL-colesterol)

Toxicidad	• Ingestas > 700 μg/día (potencialmente peligroso)
	• Pérdida de pelo y cambios en morfología de las uñas y en SNC
	• Selenosis con ingestas ≥ 1.262 μg/día de Se
	• Se en exceso:
	  – Aumento de captación de Se por *Turicibacter*, *Akkermansia* y BAL
	  – Aumento de excreción de dietildiseleniuro y dimetildiseleniuro
		• No tóxico por vía oral
		• Alteraciones neurológicas en trabajadores (↑↑ exposición)
		• Precaución en vegetarianos estrictos (↑↑ exposición), fetos, neonatos y ancianos
		• En niños y adolescentes: menor rendimiento cognitivo, trastornos de conducta
		• Parkinson y manganismo
		• Estrés oxidativo, disfunción mitocondrial, neuroinflamación
			• Influida por especies químicas, factores externos de exposición e idiosincrasia (genética y epigenética)
			• Insuficiencia renal crónica
			• Por inhalación de Cr^{6+} en industrias (dermatosis y cáncer pulmón) y por vía oral en roedores (cáncer colorrectal al alterar microbiota)
			• Cr^{6+}: carcinógeno por radicales libres de reacciones Fenton/Haber-Weiss que inducen disfunción y apoptosis celular

BAL: bacterias acidolácticas; GTF: factor de tolerancia a la glucosa; NPT: nutrición parenteral total; SNC: sistema nervioso central.

Tabla 24-2. Papel fisiológico, fuentes dietéticas, cinética y metabolismo, deficiencia y toxicidad de oligoelementos esenciales (Mo y I) y potencialmente esenciales (B)

	Molibdeno	Yodo	Boro
Papel fisiológico	• Cofactor de enzimas (aldehído oxidasa, sulfito oxidasa, xantina oxidasa deshidrogenasa) del metabolismo de pirimidinas, purinas, pteridinas y aminoácidos azufrados	• Síntesis de hormonas tiroideas • Regulación del metabolismo energético y producción de calor • Control del crecimiento y el desarrollo	• Forma complejos con sustratos con grupos hidroxilos adyacentes y en posición –cis • Función y estabilidad de membrana celular • Acción en hueso similar a los estrógenos • Acción antibiótica, por ésteres de boro de origen microbiano
Fuentes dietéticas	• Leche y productos lácteos, legumbres, hígado y riñón, cereales y derivados, nueces • Contenido en plantas depende del nivel en suelo y agua de la región	• Alimentos marinos (pescados, mariscos y algas), alimentos procesados con yodóforos y sal yodada	• Alimentos de origen vegetal: legumbres, frutas no cítricas, verduras, frutos secos, patata y aguacate • Bebidas fermentadas de origen vegetal: vino, cerveza y sidra
Cinética y metabolismo	• Absorción 25-80 % • ↓ Absorción por interacción con Cu • Transporte por α-microglobulina • Excreción urinaria y en menor proporción por bilis	• Absorción rápida y casi completa por intestino • Transporte sanguíneo en forma libre (I⁻) y unido a proteínas • Excreción urinaria	• Absorción > 90 % por difusión pasiva • Transporte por metalotioneína • Excreción urinaria, que además regula su homeostasis
Ingestas dietéticas	• 50-350 µg/día (normalmente 50-100 µg/día)	• Normalmente 100-150 µg/día	• 0,5-3,5 µg/día
Deficiencia	• Difícil: xantinuria • Alteraciones neurológicas y metabólicas • La deficiencia de Mo coexiste con la de Se en enfermedad de Keshan	• Bocio endémico o simple • Deficiencia mental y cretinismo endémico • ↑ Número de abortos y malformaciones congénitas	• Alteraciones en metabolismo del Ca, la función cerebral y el metabolismo energético
Toxicidad	• Poco tóxico • Dosis orales 10-15 mg/día originan síndrome similar a gota • Alteraciones esqueléticas unidas a deficiencia concomitante de Cu, al aumentar la absorción de Mo	• Ingesta ⩾ 2 mg/día (potencialmente peligrosa) • Hipertiroidismo • Bocio por consumo excesivo de I • Gota nodular tóxica	• Dosis mortal de ácido bórico (15-20 g) • Baja por vía oral • Intoxicación aguda: síntomas gastrointestinales (vómitos, diarreas y náuseas), dermatitis, letargo, convulsiones y anomalías en electroencefalograma • Toxicidad crónica: pérdida de peso, ↓ apetencia sexual y descenso de la eficacia reproductiva

para la selenocisteína es UGA, que usualmente es un codón de parada en la biosíntesis de la cadena polipeptídica. Sin embargo, los mRNA que codifican para las metaloenzimas que contienen Se presentan una secuencia específica de nucleótidos corriente abajo de la zona que se traduce; esta zona forma a modo de un tallo seguido de una horquilla y condiciona que frente al codón UGA se aparee la molécula de selenocisteinil-tRNA, lo cual permite que continúe el proceso de traducción y se incorpore la selenocisteína a la molécula proteica.

Por otro lado, la forma de selenometionina se incorpora en las proteínas de algunos vegetales (es la forma principal del Se en los cereales, las legumbres y la semilla de soja) que son usadas por los animales en la síntesis de sus propias proteínas, lo que facilita su acumulación. Aunque la selenometionina es la forma principal de Se en algunos vegetales (granos de cereales, legumbres y semillas de soja), la identificación de la selenocisteína en los vegetales no es todavía concluyente. Otras formas de Se presentes en ellos son: selenato, selenito, selenocistina, selenometionina, selenohomocisteína, Se-metilselenocisteína, γ-glutamil-selenocistationina, sele-

nometionina selenóxido, γ-glutamil-Se-metilselenocisteína, ácido selenocisteineselénico, Se-propionilselenocisteína selenóxido, Se-metilselenometionina, selenocistationina, dimetildiseleniuro, selenosinigrina, selenopéptido y selenowax. La selenocisteína es el selenoaminoácido predominante en los tejidos animales, mientras que el selenato es el selenocompuesto inorgánico mayoritario, seguido por el selenito. Otra forma orgánica de Se presente en los tejidos animales es el selenotrisulfuro de cistina.

Las principales de vías de excreción del Se son la orina, las heces (a partir de las secreciones biliares e intestinales junto con el Se dietario no absorbido) y el aire espirado como dimetilseleniuro tras una sobreexposición al elemento, compuesto que origina un típico olor a ajo en el aliento.

El Se puede proteger frente a la inducción de estrés oxidativo y apoptosis producida por la irradiación del tejido intestinal, lo que secundariamente protege a este órgano de la inflamación y la proliferación incrementada de las células intestinales. También se ha referido su capacidad antiulcerosa, ya que compuestos orgánicos e inorgánicos de Se presentan actividad contra *Helicobacter pylori*.

Tabla 24-3. Papel fisiológico, fuentes dietéticas, cinética y metabolismo, deficiencia y toxicidad de oligoelementos potencialmente esenciales (Li, Si, V y Ni)

	Litio	Silicio	Vanadio	Níquel
Papel fisiológico	• Tratamiento de enfermedades bipolares, depresión endógena, manía y psicosis maníaco-depresiva, Alzheimer • Enzimas relacionadas con Li (isocitrato y malato deshidrogenasas, aldolasa, MAO y creatina quinasa) • RMI y mejora el ánimo	• Estructural en mucopolisacáridos, elastina y colágeno • Necesario en actividad prolilhidroxilasa • Biosíntesis de cartílago y hueso por osteoblastos • Disminuye la acumulación cerebral de Al • Modulación de microbiota intestinal	• Función sólo descrita en organismos inferiores • Regulación Na/K-ATPasa, fosforribosiltransferasa, adenilato ciclasa y proteínas quinasas • Interviene en peroxidasa tiroidea	• Componente de metaloenzimas (deshidrogenasas de varios tipos, hidrogenasas, reductasas y aminotransferasas) • Importante en metabolismo intermediario • ↑ Absorción Fe^{3+}
Fuentes dietéticas	• Leche, huevos, queso, carnes, pescado y marisco • También tomates, champiñones, pepinos, remolacha, col, espinacas, cereales integrales, pimentón y té negro • A veces en agua de bebida • Suplementos alimentarios (0,5-2 mg/día): levadura enriquecida con Li_2CO_3	• Granos no refinados, cereales (avena, trigo o maíz), raíces vegetales, soja, preparados de pectina, goma guar • La fuente más concentrada y biodisponible es la cerveza (55 %, por el ácido ortosilícico), por cebada, lúpulo y adición de compuestos de Si como clarificantes y antiespumantes • Principalmente alimentos vegetales no procesados: frutas, hortalizas • Agua de bebida: > 50 % biodisponible	• Espinacas, setas, moluscos, perejil, pimienta negra, semillas de eneldo y ciertos alimentos preparados	• Abunda en alimentos vegetales: chocolate, especias, frutos secos, legumbres, edulcorantes, golosinas y estimulantes
Cinética y metabolismo	• Absorción gastrointestinal (95-100 %) por vía paracelular • Distribución sin unión a proteínas plasmáticas • Pasa barrera placentaria • Excreción renal dependiente de ingesta de Na y K; algo por vía biliar	• Absorción depende de forma química en dieta: el Si de alimentos (50 %) y silicatos insolubles (1-3 %) • Distribución sin unión a proteínas plasmáticas, como ácido silícico monomérico no disociado • Excreción en heces y orina	• Absorción gastrointestinal muy baja (1-5 %) • Absorción de vanadato (por sistemas de transporte de aniones) es mayor que la del vanadilo (por sistema transporte de Fe^{3+}) • Excreción de V endógeno por heces y del V ingerido por orina	• Absorción (20-25 %) se estimula por déficit de Fe • Biodisponibilidad 1-10 % • Distribución por unión a albúmina y niquelplasmina, a ciertos aminoácidos y a moléculas ultrafiltrables • Excreción fecal y urinaria
Ingestas dietéticas	• Muy variables según localización geográfica (14-3.420 μg/día); normal, 200-600 μg/día; actualmente 1.000 μg/día en adulto de 70 kg	• 20-50 mg/día en dieta occidental • 140-204 mg/día en China e India por dietas más basadas en hortalizas, frutas y cereales no procesados	• 10-30 μg/día	• Muy variables dependiendo de localización geográfica (67-600 μg/día)
Deficiencia	• Alteraciones enzimáticas y reproductivas, ↑ tasa abortos y mortalidad posparto • Riesgo mayor: enfermos de riñón y hemodializados • Senescencia de astrocitos	• Alteraciones del metabolismo del tejido conectivo y del hueso • ↑ Incidencia ECV (aterosclerosis)	• ↑ Tasa abortos, ↑ creatinina, ↑ β-lipoproteínas y ↓ glucosa • Alteraciones orgánicas con deformidades óseas	• Retraso en crecimiento • Hematopoyesis deprimida
Toxicidad	• Tóxico (niveles 13,9 mg/l en plasma) • Facilitada por ↓ ingesta de Na y agua, y por regímenes de adelgazamiento en pacientes tratados con Li • Trastornos gastrointestinales (diarrea, náuseas y vómitos), temblor, vértigo, enfermedad renal crónica, anorexia y sed	• Atóxico por vía oral • Por vía respiratoria produce silicosis • En ratones, nanopartículas de SiO_2 producen deterioro neuroconductual por una vía distinta a la del eje cerebro-intestino-microbiota, por lo que la seguridad de su uso en alimentos infantiles podría estar en entredicho	• Relativamente tóxico (10-20 mg/día) • Síntomas: lengua verdosa, calambres y diarrea • Neurotóxico, endoteliotóxico-hemorrágico y retraso en crecimiento	• Dietas ≥ 250 μg/g de Ni • Alteraciones gastrointestinales, neurológicas, pulmonares, y reproductivas; ↓ de crecimiento y ↓ hematopoyesis • ↑ Riesgo de cáncer de pulmón y nariz • Dermatitis por contacto

ECV: enfermedad cardiovascular; MAO: monoaminooxidasa; RMI: remodelación del microbioma intestinal.

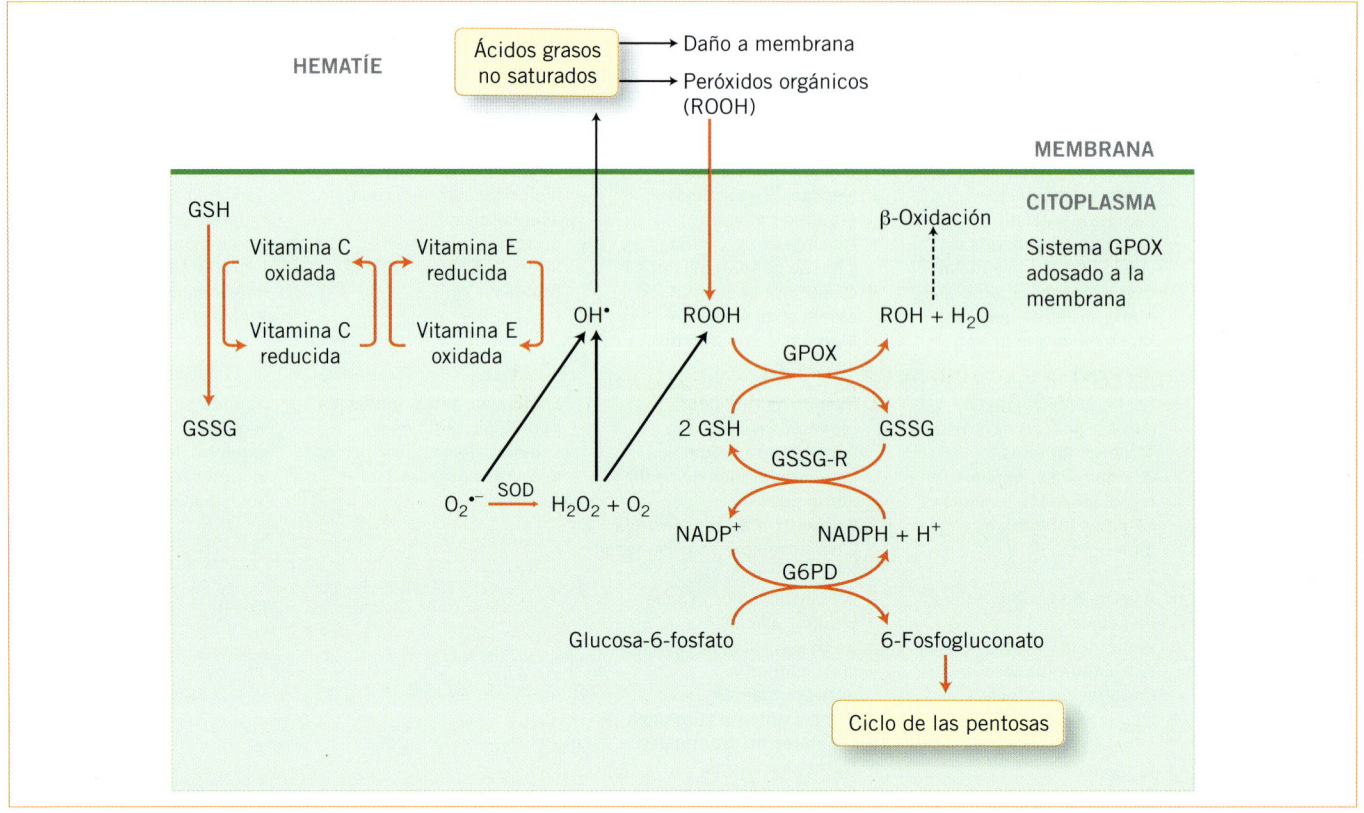

Figura 24-1. Acción antioxidante del selenio (Se) como cofactor de la glutatión peroxidasa en el hematíe. G6PD: glucosa-6-fosfato deshidrogenasa; GPOX: glutatión peroxidasa; GSH: glutatión reducido; GSSG: glutatión oxidado; GSSG-R: glutatión reductasa; SOD: superóxido dismutasa.

Fuentes dietéticas

El Se posee la facultad de sustituir al azufre en los aminoácidos azufrados (metionina, cisteína o cistationina), por lo que son los alimentos de alto contenido en proteínas sus fuentes principales en la dieta. Entre los alimentos de origen animal destacan el pescado y mariscos, la carne y las vísceras, y entre los de origen vegetal, las legumbres, los frutos secos (sobre todo las nueces de Brasil) y los cereales. A pesar de esto, los frutos secos y las legumbres no son fuentes importantes de Se en la dieta por su bajo consumo en la alimentación general de la población. Por el contrario, la mayoría de los vegetales restantes y de las frutas presentan contenidos bajos. Valores típicos para el hígado, el riñón y los mariscos son 0,4-1,5 mg/kg, para las carnes 0,1-0,4 mg/kg, para los cereales 0,1-0,8 mg/kg y para las frutas y vegetales < 0,1 mg/kg.

Existen diversos factores que pueden influir en el contenido de Se en los alimentos, como su tratamiento tecnológico (la cocción puede originar una pérdida de hasta el 40 % presente por volatilización y por disolución en el agua de tratamiento de los alimentos no consumida, denominada pérdida por lixiviación) o el contenido en Se existente en los suelos de cultivo, por lo cual su concentración es dependiente de la localización geográfica, que está asociada a una determinada altitud y a un régimen específico de precipitaciones.

En las plantas, los factores determinantes del contenido en Se total son: el tipo de roca, el pH, el potencial redox y la concentración de sulfatos del suelo de cultivo, los compuestos orgánicos e inorgánicos del elemento, la especie de planta,

el estado de oxidación del Se, la naturaleza de las aguas de drenaje, condiciones climáticas, etc. Existen especies de plantas acumuladoras de Se, como el ajo, la mostaza india, la colza o algunos tipos de setas que son capaces de incorporar cantidades de Se > 1.000 mg/kg sin manifestar efectos negativos. Esta capacidad es debida a la reducción intracelular de la concentración del Se de la selenocisteína y de la selenometionina, que son normalmente incorporadas en la proteínas.

Por otro lado, las plantas de los géneros *Brassica* y *Allium* han sido caracterizadas como alimentos anticancerígenos, no sólo debido a sus componentes fitoquímicos, sino también al elevado contenido en especies precursoras del metilselenol.

Cinética y metabolismo

Los compuestos de Se son generalmente muy bien absorbidos por el ser humano, y la absorción no parece estar controlada por ningún mecanismo homeostático. Así, la absorción del selenito es del orden del 80 %, mientras que la de Se, selenato y selenometionina es mayor del 90 %. Por lo general, la absorción del Se oscila entre el 50 y el 100 %, y no está afectada por el estado nutricional en este elemento.

Aunque la determinación de la cantidad total de Se en la dieta tiene importancia, mayor interés presenta conocer la biodisponibilidad o fracción absorbida de este elemento y empleada por el organismo al ser transformada en una forma biológicamente activa. La biodisponibilidad del Se puede determinarse mediante la medida de la actividad de la

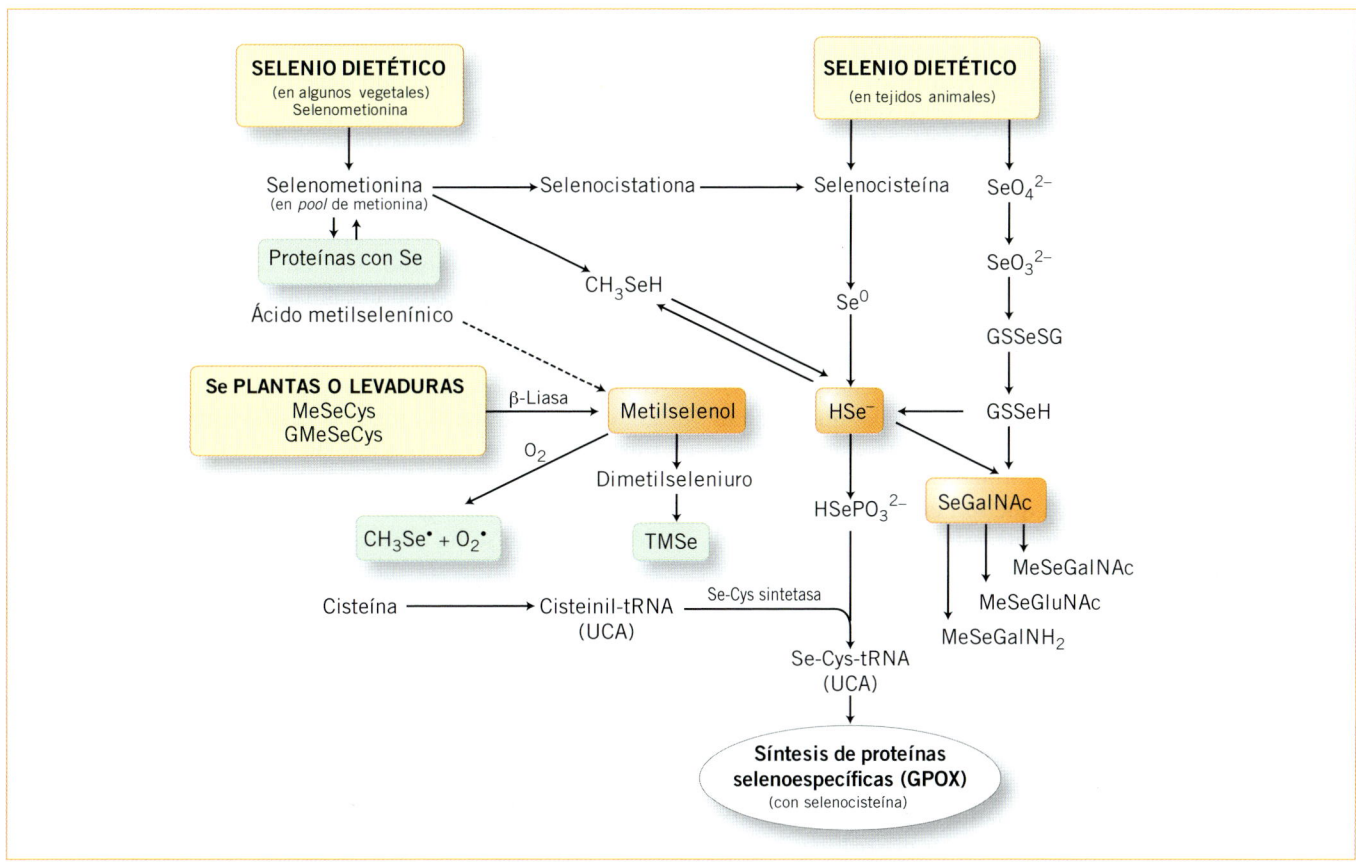

Figura 24-2. Principales formas del selenio (Se) en la dieta y el organismo humano tras su metabolización. GMeSeCys: γ-glutamilmetilseleno-cisteína; GPOX: glutatión peroxidasa; GSSeH: glutatión selenopersulfuro; GSSeSG: glutatión selenopersulfuro oxidado; MeSeCys: metilseleno-cisteína; MeSeGalNAc: metilseleno-*N*-acetilgalactosamina; MeSeGalNH$_2$: metilselenogalactosamina; MeSeGluNAc: metilseleno-*N*-acetilglu-cosamina; SeGalNAc: seleno-*N*-acetilgalactosamina; TMSe: trimetilselenio; UCA: uracilo citosina adenina.

GPOX plaquetaria y/o de los eritrocitos. La biodisponibilidad del Se en algunos alimentos, como la carne, el pescado, los cereales y los frutos secos, es en todo caso muy elevada.

La biodisponibilidad del Se en los alimentos está determinada por las diferentes especies fisicoquímicas presentes, que a su vez dependen del pH y del potencial redox, de la existencia de algunos componentes orgánicos e inorgánicos capaces de formar complejos con el Se, y del estado de oxidación del elemento. La absorción del Se^{6+} (selenato) es superior a la del Se^{4+} (selenito), así como la de los compuestos orgánicos respecto a la de los inorgánicos. En un futuro próximo será necesario el empleo del marcado con isótopos estables de Se para estudiar los mecanismos de captación y retención de sus diferentes especies presentes en los alimentos. También se ha de evaluar la influencia de la microbiota intestinal y de los metabolitos generados en la fermentación de los componentes dietéticos en la biodisponibilidad del Se, y su interacción y relación con determinadas afecciones.

Las formas orgánicas del Se, como la selenometionina o la selenocisteína, aumentan en mayor medida la actividad enzimática que el selenito o el selenato, lo que indica que estas formas de Se siguen rutas diferentes en el organismo (**Fig. 24-2**). Al ser este elemento usado bajo la forma de selenometionina (forma predominante presente en algunas plantas como los granos de cereales, legumbres y semillas de soja), puede almacenarse en la reserva de metionina, para su

empleo en la síntesis directa de selenoproteínas, o bien se cataboliza liberando el Se que pasa al *pool* metabólico del Se (**Fig. 24-2**).

La selenometilselenocisteína es el compuesto mayoritario en las plantas enriquecidas en este elemento como el ajo, cebollas, brócoli y coles. El selenato es el compuesto inorgánico mayoritario encontrado en los tejidos animales y vegetales. Por otra parte, la selenocisteína (forma principal existente en los animales) no se almacena como tal, sino que se cataboliza directamente y el Se entra en el *pool* de este elemento, para su posterior utilización directa en la síntesis de la GPOX. Las formas inorgánicas (selenito y selenato) van directamente al *pool* de Se, desde el cual, con independencia de su origen, el Se es empleado en la síntesis de selenoproteínas específicas, siendo el exceso excretado. El transporte transcelular de selenometionina y de metilselenocisteína es común al de sus respectivos análogos metionina y metilcisteína y es, a su vez, uno de los más elevados de las diferentes especies de Se, por lo que deberían ser las formas preferentes de suplementación de Se en los alimentos.

En el organismo humano las diferentes formas de Se son metabolizadas a monohidrógeno seleniuro, que parece constituir el lugar para la regulación del metabolismo de este elemento.

Se conoce muy poco acerca del transporte del Se. La selenoproteína P y una forma glicosilada de la GPOX están presentes en el plasma, pero ambas contienen Se en forma de selenocisteína, por lo que no parece que intervengan directamente en el transporte de este elemento. El Se extracelular asociado a glutatión, cisteína y grupos tioles de algunas proteínas podría servir en la función de distribución corporal.

En el organismo, el Se está presente en un *pool* no regulado de selenometionina, y otro segundo regulado de selenoproteínas y metabolitos moleculares pequeños, produciéndose la entrada desde el primero cuando se cataboliza la selenometionina. En situaciones de deficiencia, el Se se recicla dentro de la célula para la síntesis de selenoproteínas específicas a expensas de otras, creándose una jerarquía de selenoproteínas dentro de la célula, a favor de las que resultan vitales para ella como la GPOX-4. En situaciones de exceso, es metabolizado para el mantenimiento de su homeostasis a formas moleculares pequeñas que son excretadas. El hígado es el órgano principal en la regulación de la homeostasis del Se, originando metabolitos para excreción y sintetizando y liberando al plasma la selenoproteína P, que facilita la distribución del Se a otros tejidos, y cuya captación se lleva a cabo también de manera jerarquizada por los receptores 2 de la apolipoproteína E (apoER2) y megalina, siendo el cerebro el órgano con mayor capacidad de captación de la selenoproteína P.

Los niveles de Se plasmático responden rápidamente a la ingesta del metal. En zonas de Estados Unidos con suelos de contenido medio o bajo en Se, los niveles plasmáticos oscilan entre 134,2 y 118,4 µg/l y descienden hasta 49,7 µg/l en zonas de Nueva Zelanda con suelos muy pobres en este elemento. En España se han determinado niveles séricos medios de Se de 74,9 µg/l, que han oscilado entre 30,2 y 125,0 µg/l en mujeres, y entre 37,5 y 175 µg/l en hombres, para suelos con un contenido bajo en este elemento (0,212 mg/kg).

El hígado y el riñón manifiestan una elevada capacidad de acumulación de Se. Estas concentraciones tan altas determinadas en el hígado se han relacionado con su capacidad de contrarrestar la toxicidad del metilmercurio, que constituye la forma más tóxica del Hg en el organismo humano y que, debido a su carácter liposoluble, se concentra principalmente en el hígado. El Se concretamente facilita la conversión del metilmercurio hasta seleniuro mercúrico (HgSe), sustancia que ya no tiene carácter tóxico y que se acumula en forma de partículas inertes (**Fig. 24-3**).

En condiciones fisiológicas, la excreción urinaria (el 50-78 % del Se ingerido) es la principal forma para el mantenimiento de la homeostasis del Se, aunque ingestas elevadas pueden conducir a la exhalación de las formas volátiles de este oligoelemento, fundamentalmente la de dimetilseleniuro (**Fig. 24-2**), con un olor característico a ajo. Entre los múltiples metabolitos del Se determinados en la orina humana caben destacar las selenoazúcares 1, 2 y 3 y, en menor medida, el ion trimetilselenonium. A pesar de ello, se indica la presencia de especies de Se todavía desconocidas en la orina. La vía intestinal constituye una vía secundaria de excreción. Cuando el estado nutricional en Se es bajo, como sucede en algunas enfermedades, el organismo regula de forma homeostática este elemento limitando su eliminación urinaria.

Ingestas y requerimientos

La cantidad de Se ingerido depende en gran medida de los hábitos alimentarios de cada país o región, del origen geográfico, de cambios estacionales y del procesado tecnológico previo al consumo de los alimentos. Por este motivo, se recomienda la determinación periódica de los niveles de Se para la actualización continuada de las tablas de composición de los alimentos. Asimismo, han de considerarse los factores determinantes de su disponibilidad en la cadena alimentaria, como las especies de Se, el pH y el contenido en materia orgánica del suelo, así como la presencia de iones y ligandos con los que puede formar complejos. Por otra parte, hay una gran diferencia en las ingestas diarias entre individuos del mismo sexo y edad. El rango de ingestas de Se es muy amplio y oscila entre < 10 µg/día, en áreas deficientes en este elemento, y 5.000 µg/día en las que existe una selenosis endémica, como se ha observado en ciertas zonas de China y Argentina. La ingesta media estimada de Se basada en el análisis de los alimentos consumidos durante 4 semanas oscila entre 70 y 90 µg/día para las mujeres y los hombres, respectivamente. No obstante, la ingesta media es de < 10 a 224 µg/día. Se ha indicado que en seres humanos el umbral para el establecimiento de la deficiencia en Se se sitúa en 0,3-0,4 µg/kg/día.

A pesar del elevado número de especies de Se existentes, sólo unas pocas formas químicas de Se, como selenocisteína, selenometionina, selenito y selenato, aportan casi la totalidad de este elemento en la dieta, siendo absorbidas sin regulación y con elevada biodisponibilidad. Por otro lado, son la selenometionina y la levadura enriquecida en Se, las formas de Se de elección para la suplementación de la población porque, además de favorecer un reservorio corporal de Se, exhiben una baja toxicidad combinada con una alta biodisponibilidad.

En España las ingestas oscilan entre 72,6 y 98 µg/día en Granada y Galicia, respectivamente. Además, se ha observa-

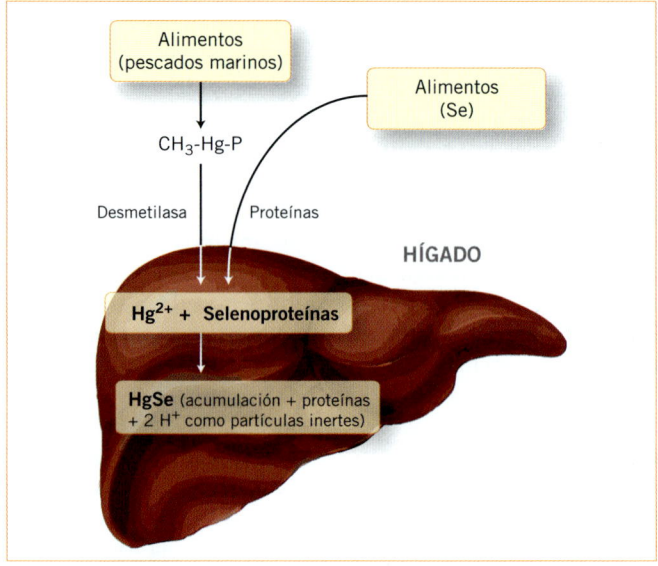

Figura 24-3. Mecanismo de neutralización hepática por el selenio (Se) de la toxicidad del metilmercurio (CH_3-Hg). HgSe: seleniuro mercúrico.

do que son los productos pesqueros y cárnicos, y sobre todo el pan, los alimentos que más contribuyen a la ingesta en Se. Este resultado se relaciona con el alto consumo y la elevada concentración presente de Se en estos alimentos. Por lo tanto, los individuos vegetarianos y lactovegetarianos son proclives a tener unas ingestas bajas de Se, inductoras de un estado nutricional comprometido en este elemento.

Los estudios basados en animales, extrapolados al hombre, inicialmente arrojaron un valor de ingesta recomendada de Se en un rango de 50-200 µg/día. Posteriormente se demostró que una ingesta de 40 µg/día en los adultos es suficiente para saturar la GPOX, lo que ha permitido el establecimiento de las ingestas dietéticas recomendadas (*recomended*

dietary allowances [RDA]). Por este motivo, las RDA se han visto reducidas en adultos sanos a 55 µg/día (Tabla 24-4). Se ha visto que la GPOX y todas las selenoproteínas, con la excepción de la selenoproteína P, alcanzan su máxima actividad con niveles plasmáticos de Se de 70-90 µg/l.

Los niveles máximos de ingesta sin aparición de efectos adversos (400 µg/día; Tabla 24-4) se sitúan relativamente cercanos al valor más elevado del intervalo de ingesta recomendada, por lo que este elemento ha de considerarse con precaución.

Las ingestas adecuadas establecidas por el Panel de Expertos de la EFSA (2017) han oscilado entre 15 µg/día (para lactantes de 7-11 meses de edad) y 70 µg/día en hombres y

Tabla 24-4. Ingestas dietéticas de referencia, ingestas adecuadas y niveles máximos de ingesta para ausencia de riesgo o efectos adversos de los oligoelementos esenciales (Se, Mn, Cr, Mo y I)

Grupos de edad (años)	Selenio (µg/día)		Manganeso (mg/día)		Cromo (µg/día)		Molibdeno (µg/día)		Yodo (µg/día)	
	DRI/AI[a]	UL[b]	DRI/AI[a]	UL[b]	DRI/AI[a]	UL[b]	DRI/AI[a]	UL[b]	DRI/AI[a]	UL[b]
Lactantes (meses)										
0-6	15*		0,003*	ND[c]	0,2*	ND[c]	2*	ND	110*	ND[c]
7-12	20*		0,6*	ND[c]	5,5*	ND[c]	3*	ND	130*	ND[c]
Niños										
1-3	20	90	1,2*	2	11*	ND[c]	17	300	90	200
4-8	30	150	1,5*	3	15*	ND[c]	22	600	90	300
Varones										
9-13	40	280	1,9*	6	25*	ND[c]	34	1.100	120	600
14-18	55	400	2,2*	9	35*	ND[c]	43	1.700	150	900
19-30	55	400	2,3*	11	35*	ND[c]	45	2.000	150	1.100
31-50	55	400	2,3*	11	35*	ND[c]	45	2.000	150	1.100
50-70	55	400	2,3*	11	30*	ND[c]	45	2.000	150	1.100
> 70	55	400	2,3*	11	30*	ND[c]	45	2.000	150	1.100
Mujeres										
9-13 años	40	280	1,6*	6	21*	ND[c]	34	1.100	120	600
14-18 años	55	400	1,6*	9	24*	ND[c]	43	1.700	150	900
19-30 años	55	400	1,8*	11	25*	ND[c]	45	2.000	150	1.100
31-50 años	55	400	1,8*	11	25*	ND[c]	45	2.000	150	1.100
50-70 años	55	400	1,8*	11	20*	ND[c]	45	2.000	150	1.100
> 70 años	55	400	1,8*	11	20*	ND[c]	45	2.000	150	1.100
Embarazo										
≤ 18	60	400	2,0*	9	29*	ND[c]	50	1.700	220	900
19-30	60	400	2,0*	11	30*	ND[c]	50	2.000	220	1.100
31-50	60	400	2,0*	11	30*	ND[c]	50	2.000	220	1.100
Lactancia										
≤ 18	70	400	2,6*	9	44*	ND[c]	50	1.700	290	900
19-30	70	400	2,6*	11	45*	ND[c]	50	2.000	290	1.100
31-50	70	400	2,6*	11	45*	ND[c]	50	2.000	290	1.100

Tomado de *Institute of Medicine* (IOM), 2002.

[a] Ingestas dietéticas de referencia (DRI) e ingestas adecuadas (AI) para los oligoelementos, que pueden ser empleados como objetivos nutricionales en la ingesta individual. Las ingestas adecuadas en la tabla van seguidas de un asterisco (*).

[b] Niveles máximos (UL) de ingesta diaria de los oligoelementos que no suponen efectos adversos para la salud. Representa la ingesta total a partir de agua, alimentos y suplementos consumidos. En su ausencia, como ocurre en el Cr y Si, se ha de tener una precaución extra en el consumo de niveles por encima de las ingestas recomendadas.

[c] No determinado por falta de datos sobre los efectos adversos en este grupo de edad dada la incapacidad de manejar cantidades en exceso. La fuente de la ingesta deberían ser sólo los alimentos para prevenir altos niveles de ingesta.

mujeres con edades mayores o iguales al rango de edad de 15-17 años, llegando a 85 μg/día en el período fisiológico de la lactancia materna.

Deficiencia y toxicidad

La enfermedad de Keshan es una miocardiopatía endémica de ciertas áreas de China que afecta a los niños (con edades comprendidas entre 2 y 10 años) y a las mujeres en período fértil que ocurre por deficiencia de Se (**Tabla 24-1**). Las aves de corral que crecen en las mismas áreas a menudo desarrollan una enfermedad muscular por deficiencia simultánea de vitamina E y de Se, por lo que desde hace mucho tiempo se sospechó que la enfermedad humana estaba ligada a alguna deficiencia en el agua o en el suelo. Efectivamente, el suelo es deficiente en este metal, hecho que reduce el flujo del elemento a través de la cadena trófica.

La mayor incidencia de enfermedad de Keshan se asocia a bajo contenido de Se en muestras de sangre humana, pelo y otros tejidos, además de bajo contenido en la dieta, especialmente en los cereales. La administración de Se en las zonas endémicas ejerce un efecto profiláctico de la enfermedad, bien como selenato sódico adicionado a los suelos de cultivo, que eleva los niveles entre 2 y 8 veces en la leche, la carne y los huevos, o con la incorporación de suplementos multimicronutriente con Se inorgánico o suplementos de la levadura *Saccharomyces cerevisiae* enriquecida en Se, a pacientes con agotamiento en éste sometidos a nutrición parenteral total (NPT) durante períodos prolongados. Así, la incidencia de la enfermedad de Keshan en China ha dejado de ser un problema de salud pública.

Existen varios aspectos epidemiológicos de la enfermedad de Keshan, como la estacionalidad, difíciles de explicar únicamente basándose en la deficiencia de Se. Muy recientemente, se ha descrito que ciertas cepas no virulentas de un pequeño poxvirus (el virus coxsackie, cepa B3) cuando infectan ratones deficientes en Se mutan hacia la formación de cepas virulentas y causan daños cardíacos. Esto podría explicar la aparición de miocardiopatía en los niños con enfermedad de Keshan, que usualmente se infectan con este tipo de virus. El genoma del virus coxsackie, cepa B3, codifica una GPOX, lo que aparentemente sirve para protegerlo del peróxido de hidrógeno producido por los leucocitos del hospedador. En ausencia de esta enzima, el genoma del virus parece afectarse y alguna de las mutaciones producidas aumentan su virulencia. La deficiencia en Se se ha asociado también con la virulencia o progresión de otras infecciones víricas como el VIH-sida y últimamente con la COVID.

La enfermedad de Kashin-Beck es una osteoartropatía endémica asociada también al estado nutricional deficiente de Se. Adicionalmente, en los últimos años se han descrito otros predictores, como las micotoxinas (p. ej., la T-2 presente en cereales contaminados o la butenolida) y los niveles elevados de ácidos húmicos en el agua de bebida. Esta enfermedad se asocia con estados nutricionales deficientes en Se y con la respuesta de genes y proteínas en medioambientes deficientes en Se. Afecta a niños entre 5 y 13 años del este siberiano de Rusia, y la amplia diagonal del cinturón del noreste al suroeste de China y Corea del Norte. El principal

cambio patológico es una degeneración múltiple y necrosis del cartílago hialino, aunque se desconoce cuál es la implicación del Se en la formación de este tejido conectivo. Por otra parte, la interacción entre el metabolismo de las hormonas tiroideas y el Se recientemente reconocida puede ayudar al tratamiento de la deficiencia de yodo en áreas donde también el suelo es deficiente en Se, como ocurre en Zaire. Asimismo, la supervivencia de los seres humanos en los medioambientes que no proporcionan niveles adecuados de Se en la dieta se asocia con adaptaciones genéticas, al comprobarse que estas poblaciones presentan desviaciones concertadas en sus frecuencias alélicas.

En los últimos años, estudios experimentales en seres humanos han relacionado un bajo estado nutricional en Se con algunas patologías, como el cáncer, las enfermedades cardiovasculares (ECV), algunas afecciones hepáticas, malfuncionamiento cognitivo, depresión posparto, convulsiones e, incluso, enfermedades de Parkinson y Alzheimer. Para la diabetes los resultados son contradictorios. Así, el Se ejerce un efecto directo con propiedades insulinomiméticas, estimulando el transporte de glucosa y la cascada de insulina. Además, se conoce que la defensa antioxidante es esencial en la función endocrina pancreática y, en este sentido, los suplementos de Se mejoran el estado antioxidante, la glucosa y otras perturbaciones en animales diabéticos, ayudando a contrarrestar las alteraciones en otros órganos susceptibles al daño secundario a la diabetes, como por ejemplo el corazón. En general, la mayoría de los estudios han descrito una disminución de los niveles de Se en los diversos tipos de diabetes (tipo 1, tipo 2, secundaria a pancreatitis crónica y gestacional). Por otra parte, se han empleado combinaciones de Se junto a otros antioxidantes, que han contribuido a mejorar la neuropatía diabética. No obstante, no se debería olvidar que un exceso de Se puede ser tóxico, por lo que sería interesante y aconsejable analizar el nivel de Se en el organismo y, en caso de alteración, corregirlo.

Se sabe que el déficit de Se origina una disminución de la actividad de la GPOX, que disminuye su capacidad catalítica de reducción de los hidroperóxidos orgánicos e inorgánicos, producidos durante el estrés oxidativo de los fosfolípidos de la membrana (**Fig. 24-1**), así como la oxidación metabólica de xenobióticos. Sobre la base de la teoría de los radicales libres y su influencia en la integridad de las membranas, esta enzima reduce el riesgo de padecer cáncer y enlentece el proceso de envejecimiento.

El Se ejerce un efecto inhibidor del cáncer. Los niveles sanguíneos de este elemento bajan con la enfermedad, en mayor medida en los estadios más avanzados. Se desconoce si este resultado es una consecuencia o una causa de la enfermedad. Un elevado número de estudios en seres humanos avalan este hallazgo. En ellos se ha evaluado el estado nutricional en Se (medido como niveles plasmáticos, séricos o sanguíneos o como actividad de la GPOX plaquetaria) en pacientes con diferentes tipos de cáncer (digestivo, pulmonar, ginecológico, sanguíneo, etc.), y se ha contrastado con el del grupo de control de adultos sanos. A pesar de ello, la mayoría de los estudios epidemiológicos concluyen que no se producen beneficios manifestados en forma de protección o prevención del cáncer por consumo de suplementos antioxidantes que incluyen Se o exclusivamente con Se. No obstante, se han obtenido resultados esperanzadores tras algunos estudios de metaanálisis del papel del Se en la prevención del cáncer de próstata. Últimamente se ha señalado que la concentración de Se puede usarse como predictor del cáncer de mama.

También se ha relacionado con la prevención de ECV, fijándose en < 55 µg/l el nivel sérico asociado con un aumento de la enfermedad coronaria. En estudios en seres humanos se ha apreciado un descenso significativo de las concentraciones séricas o plasmáticas de Se en pacientes con diferentes problemas cardiovasculares (como se apreció en el proyecto de prevención de la dieta mediterránea, PREDIMED, que concluyó en la importancia de mantener un estado adecuado en Se y el uso del Se sérico como biomarcador primario de riesgo de ECV), como infarto agudo de miocardio (IAM), arteriosclerosis, miocardiopatía isquémica, fallo congénito del corazón, hipertensión arterial, etc. Sin embargo, no se sabe si tales diferencias son factores etiológicos o efectos biológicos de las ECV. Los estudios realizados aportan resultados prometedores, a pesar de lo cual no se puede concluir categóricamente que una elevación de la ingesta de Se disminuye el riesgo de sufrir diferentes ECV. Por el contrario, en poblaciones con una ingesta adecuada de Se, la exposición adicional por suplementación previa a niveles moderados o altos de este elemento está asociada con efectos cardiometabólicos adversos (al originarse, en primer lugar, un perfil lipídico desfavorable, con mayores niveles de colesterol total, LDL-colesterol y triacilgliceroles y con niveles inferiores de HDL-colesterol; en segundo lugar, una activación de la apoptosis, y en tercer lugar, una acción prooxidante), con el riesgo de sufrir diabetes mellitus de tipo 2 o incluso infertilidad masculina, por lo que las estrategias artificiales empleadas para aumentar el estado corporal en Se por encima de los niveles requeridos para la actividad óptima de las selenoproteínas, no está justificada por el momento y no debería incentivarse. En definitiva, aunque la ingesta suplementaria de Se puede beneficiar a personas con bajo estado corporal, contrariamente puede resultar perjudicial para las que presentan un estado adecuado o alto.

En pacientes con insuficiencia renal en hemodiálisis, además de apreciarse niveles plasmáticos de Se disminuidos, se ha determinado una acusada dislipidemia e hiperuricemia, así como una correlación negativa entre el Se sérico y el ácido úrico, lo que globalmente se asocia con un riesgo cardiovascular incrementado. Por otro lado, se ha indicado que en mujeres embarazadas con diabetes gestacional los niveles séricos de Se se encontraban disminuidos.

En modelos animales de diabetes (ratas, ratones y cerdos), la alimentación con una dieta con contenido en Se superior a los requerimientos nutricionales durante largos períodos de tiempo, produce una sobreexpresión y actividad de las enzimas GPOX, reductasa sulfóxido de metionina B1 (MsrB1) y selenoproteínas S y P1. Esto origina un barrido en exceso de las especies oxidantes de oxígeno necesarias para la señalización en la vía de la insulina (H_2O_2), lo cual finalmente, al producirse resistencia frente a la insulina, origina una desregulación de la glucólisis, la gluconeogénesis y la lipogénesis.

El déficit en Se en alcohólicos se debe a un bajo aporte nutricional de este elemento. Además, con el aumento progresivo del daño hepático se produce un descenso significativo más acusado en los niveles séricos de Se.

No obstante, por lo general, los niveles de los marcadores biológicos del Se disminuyen significativamente en diversos procesos patológicos (ECV, hepatopatías y diferentes tipos de cáncer). Sin embargo, los estudios epidemiológicos de suplementos en Se no han sido concluyentes sobre su efecto preventivo frente a estas enfermedades.

La toxicidad del Se depende del compuesto de Se, de la especie animal, del tiempo de exposición, de la idiosincrasia, del estado nutricional así como de la interacción con otros metales. La toxicidad crónica produce selenosis, que se caracteriza por pérdida de pelo y cambios en la morfología de las uñas de los dedos, problemas gastrointestinales, erupción en la piel, aliento a ajo y funcionamiento anormal del SNC. En algunos casos aparecen lesiones de la piel y anomalías en el sistema nervioso, como parestesia, parálisis y hemiplejía, resaltando en su toxicidad crónica la relación directa con la esclerosis lateral amiotrófica. Otros efectos tóxicos son la alteración de la función endocrina y de la síntesis de las hormonas tiroideas y de crecimiento, así como del metabolismo del factor de crecimiento semejante a la insulina. La *Environmental Protection Agency* (EPA) de Estados Unidos definió que 1.262 µg/día de Se es la ingesta a la cual aparecen las manifestaciones clínicas de selenosis. En los animales el daño hepático es el hecho común de la selenosis crónica. La toxicidad del Se probablemente se debe a que este metal es un potente catalizador de la oxidación de grupos sulfhidrilo, lo que puede ejercer un efecto inhibidor de la síntesis proteica. La toxicidad aguda del Se origina síntomas respiratorios, insuficiencia renal e infarto de miocardio, entre otros trastornos cardíacos.

Dado que específicamente los polimorfismos de las selenoproteínas determinan el estado en Se y el riesgo de sufrir determinadas enfermedades y su pronóstico, las investigaciones venideras deberían estudiar el genotipo y la microbiota intestinal de los participantes con un estado en Se bajo.

MANGANESO

Papel fisiológico

Las funciones bioquímicas del manganeso (Mn) son la representación de una historia incompleta, debido a que el rango de efectos encontrados en la deficiencia experimental de Mn en animales sugiere que existe una variedad de funciones dependientes de este metal aún por descubrir.

El Mn es un constituyente de varias enzimas y activador de otras muchas. El Mn forma parte de la superóxido dismutasa (SOD) mitocondrial, enzima del sistema de defensa antioxidante celular que, al igual que la enzima citosólica, cataliza la conversión del anión superóxido a peróxido de hidrógeno (**Fig. 24-1**). Se ha propuesto el uso terapéutico de la MnSOD como antioxidante, al no sufrir la reacción de Fenton como el Fe y el Cu.

El Mn forma parte de múltiples enzimas, como la piruvato carboxilasa, una enzima clave en el proceso gluconeogénico cuyo déficit conduce a una acumulación del lactato en la sangre originando acidosis; la enzima es un tetrámero que contiene un catión de Mn por cada unidad. También contienen MN arginasa, una enzima importante del ciclo de la urea; la proteína serina-treonina fosfatasa 1, necesaria para la defosforilación de los residuos de serina y treonina y del regulador de la apoptosis p53, que origina finalmente una promoción de la supervivencia celular; la glutamina sintetasa localizada en los astrocitos, que convierte el neurotransmisor glutamato en glutamina, así como la fosfoenolpiruvato carboxiquinasa, la acetil-CoA carboxilasa y la tirosina sulfotransferasa, entre otras enzimas, que también requieren Mn (**Tabla 24-1**). La mayor parte de las enzimas activadas por el Mn también lo son por el magnesio (Mg).

El Mn se relaciona con la formación del tejido conjuntivo esquelético y, por lo tanto, con la formación del hueso, el crecimiento y la reproducción, así como con el metabolismo de los hidratos de carbono, de los lípidos (colesterol) y de los aminoácidos y las proteínas. Este elemento también está relacionado con la regulación de la función inmunitaria y de los azúcares sanguíneos y de la energía celular.

Fuentes dietéticas

Las concentraciones típicas de Mn en los alimentos oscilan entre < 0,2 µg/g, en fuentes pobres en este mineral como carnes, productos lácteos y pescado, y 20 µg/g en frutos secos, cereales legumbres y granos enteros, donde se encuentra en elevada proporción. También se pueden encontrar niveles de Mn > 30 µg/g en granos, arroz y nueces. Las verduras y las frutas frescas suelen contener cantidades intermedias (0,2-2 µg/g). En el agua normalmente las concentraciones de Mn se sitúan por debajo de 10 µg/l. El té y el café contienen concentraciones relativamente altas en Mn, pudiendo éstos constituir hasta el 10 % de la ingesta diaria para algunas personas (una taza de té puede contener entre 0,4 y 1,3 mg de Mn). Otra fuente importante puede ser el consumo de suplementos dietéticos, en los que cada comprimido puede contener entre 5 y 20 mg de Mn; carbonato, cloruro, citrato, gluconato, glicerofosfato y sulfato de Mn²⁺ son las principales formas usadas. Los suplementos de Mn se han empleado en diferentes enfermedades, incluyendo la artrosis y la osteoporosis. Las fuentes primarias en la niñez y la adolescencia son el agua de bebida (1-100 mg/l) y la dieta.

Cinética y metabolismo

La absorción de Mn por el ser humano es muy baja, alrededor del 6 %, y oscila del 1 al 16 %. Esta absorción se lleva a cabo en todo el intestino delgado y está influida por: a) factores dietéticos, como la concentración, la forma química y el estado de oxidación (se absorbe principalmente como Mn²⁺ y una pequeña fracción como Mn³⁺, aunque puede existir en 11 estados de oxidación), el contenido en la luz intestinal y la interacción con otros nutrientes; b) factores fisiológicos, como el estado de la mucosa intestinal, el estado nutricional, la microbiota, mecanismos homeostáticos, proteínas transportadoras, malfuncionamiento hepático así como la genética y la situación de enfermedad; c) el sexo,

siendo superior en la mujeres, debido a sus requerimientos en Fe más elevados, elemento con el cual el Mn ejerce una interacción competitiva en su captación y transporte a nivel del transportador 1 de metales divalentes, y d) edad, ya que los individuos jóvenes absorben y retienen mayores niveles de Mn. Prácticamente el 99 % de las pérdidas son fecales y sólo una pequeña parte se pierde por la piel (0,7 %) y por la orina (0,1 %). La vida media del Mn corporal es de sólo 3 a 10 semanas, por lo que se renueva en un tiempo muy corto, tres veces más rápido que el Mg. La absorción del Mn es inhibida por Fe, y parece que la fibra dietética y sobre todo el ácido fítico, el ácido ascórbico, los polifenoles y las altas ingestas de Ca y P ejercen un efecto negativo sobre la biodisponibilidad del Mn.

Para muchas especies, incluido el hombre, se considera que la absorción de este elemento es independiente del estado nutricional del Mn y del contenido de la dieta y ocurre en todo el tramo del intestino delgado en un proceso saturable, probablemente ligado a un transportador activo de elevada afinidad y baja capacidad que lo introducen en la célula de la mucosa. Los mecanismos de absorción del Mn parecen ser similares a los del Fe. En un segundo paso, el Mn es transportado por vía intracelular hasta la sangre portal, donde se une a la α₂-microglobulina o a la albúmina, principalmente, o forma complejos de Mn²⁺ con compuestos de bajo peso molecular, apareciendo como ion hexahidratado o unido al citrato o incluso asociado a la transferrina. En ambos pasos el Mn compite con el Fe y el Co. El Mn es rápidamente captado por el hígado y, en parte, oxidado a Mn³⁺, desde donde es exportado por la transferrina o posiblemente también por una proteína denominada transmanganina hasta los tejidos periféricos y captado por un proceso mediado por receptores, donde también compite con el Fe. La transferrina está implicada como transportador de Mn a través de la barrera hematoencefálica, barrera que también atraviesa el complejo con el citrato y la forma iónica de este elemento.

Los niveles plasmáticos de Mn varían entre 0,824 y 1,648 µg/dl, con cambios diarios dentro de este rango en los niveles de un mismo individuo, mientras que el contenido en los eritrocitos es de 20 ng/ml de células empaquetadas. La cantidad total de Mn en el hígado es 1,92 mg, alrededor de 1.000 veces menor que de Mg. El Mn aparece libre en las células hepáticas en una concentración de 10,99-54,9 µg/g, y el resto ligado, una parte débilmente e intercambiable y otra parte firmemente, a proteínas. Las mitocondrias presentan una cantidad mucho más elevada, alrededor de 16,48 µg, sólo 100 veces menos que de Mg. La captación celular de Mn, que tiene como órgano diana el cerebro, donde se acumula, incluye el transportador de metales divalentes 1, el sistema del Mn³⁺-transferrina y los transportadores del ZIP, citrato de Mn, colina, dopamina y los canales del Ca²⁺. La salida desde la célula incluye, entre otros sistemas, el intercambiador Ca²⁺-Na⁺ y la ferroportina. Su principal vía de excreción es la bilis, y aparece sólo una pequeña porción en la orina. La excreción urinaria permanece prácticamente constante, ya que la orina contiene 7 ng Mn/g de creatinina. Tanto los niveles plasmáticos como los urinarios no parecen afectarse por las variaciones de la ingesta.

Su vida media biológica en el organismo (13-37 días) disminuye con el aumento de las ingestas de Mn, lo que manifiesta una estrecha regulación homeostática según los niveles dietéticos de este elemento.

Ingestas y requerimientos

Los alimentos ricos en cereales y otros vegetales llegan a aportar alrededor de 8 mg/día de Mn, mientras que dietas con alto contenido de proteínas de origen animal y que contienen ingredientes refinados suministran 0,4-1,8 mg/día. No existen datos suficientes para establecer los requerimientos basales o normativos de Mn. Sin embargo, se ha sugerido que el requerimiento mínimo debido a las pérdidas corporales en individuos jóvenes que consumían de forma voluntaria una dieta semipurificada deficiente en Mn, es de 0,74 mg/día. Este valor es difícil de conciliar con el hecho de que muchas de las ingestas de Mn oscilan alrededor de 2-5 mg/día en las poblaciones occidentales. En vegetarianos alemanes se han determinado ingestas de 5,9 y 5,5 mg/día de Mn en varones y mujeres, respectivamente, que suponen más del doble que el correspondiente a individuos con dieta mixta.

La mayoría de las ingestas medias en Mn determinadas en diferentes países varían entre 0,52 y 10,8 mg/día. En la Unión Europea las ingestas estimadas para adultos y adolescentes han oscilado entre 2 y 6 mg/día, y entre 1,5 y 3,5 mg/día en niños. En España se han observado ingestas medias en este elemento de 3 mg/día (rango entre 2,14 y 4,60 mg/día). La ingesta adecuada para adultos, según establece el *Institute of Medicine* (IOM), es de 1,8-2,3 mg/día, situándose el nivel máximo en 11 mg/día (**Tabla 24-4**).

El Panel de Expertos de la EFSA (2017) ha propuesto unas ingestas adecuadas de Mn que han oscilado entre 0,020-0,500 mg/día para los lactantes con edades comprendidas entre 3 y 7 meses y 3 mg/día para mujeres y hombres con edades mayores o iguales al rango de edad de 15-17 años, valor máximo correspondiente también a mujeres embarazadas y lactantes.

Deficiencia y toxicidad

Los datos disponibles sobre los efectos fisiológicos que resultan de la deficiencia de Mn están limitados prácticamente a los resultados obtenidos en estudios animales. En los animales, la deficiencia de Mn da lugar a escaso crecimiento, alteración de la capacidad reproductiva, incapacidad para estar de pie o en decúbito supino, hinchamiento y desorganización del retículo endoplásmico, así como defectos en la membrana mitocondrial. La deficiencia en los animales gestantes causa anormalidades del esqueleto de las crías y ataxia.

En los seres humanos la deficiencia ocasiona enrojecimiento de la piel del torso superior y resorción neta de la estructura ósea. Asimismo, se descubrió un caso de déficit en el hombre en el que la coagulación sanguínea defectuosa no se corregía con vitamina K, a menos que se suministrase previamente este elemento. La escasez de Mn en la dieta y, en consecuencia, un bajo estado nutricional en este elemento se

han relacionado con osteoporosis, diabetes, epilepsia, aterosclerosis, convulsiones, alteración del carácter, aumento del dolor premenstrual y falta de cicatrización de heridas. Sin embargo, no se ha descrito un síndrome por deficiencia en Mn. Los lactantes son los que con mayor frecuencia pueden sufrir una deficiencia en Mn por la baja concentración presente en la leche materna así como por los niveles variables existentes en las fórmulas infantiles.

El Mn es el menos tóxico de los elementos traza cuando se ingiere por vía oral. En el hombre no se tiene constancia de intoxicaciones asociadas a una elevada ingesta dietética, aunque sí se conoce la intoxicación en mineros o trabajadores sobreexpuestos a altos niveles en el aire y humos (p. ej., de soldadura). El umbral de toxicidad es desconocido, pero cuando se inhala en cantidades elevadas, en algunas minas e industrias, da lugar a neurotoxicidad, con trastornos en el movimiento característicos del manganismo y el parkinsonismo, que no responde al tratamiento con levodopa. La progresión de la toxicidad provoca alteraciones permanentes del sistema extrapiramidal, con lesiones muy similares al Parkinson. Los grupos de población con un mayor riesgo de toxicidad por Mn son los fetos, los recién nacidos y los individuos con función hepática comprometida, ancianos o aquellos que se encuentran en un estado previo a la enfermedad de Parkinson. Estudios epidemiológicos recientes han desarrollado el concepto de «exposición al Mn a lo largo de toda la vida» y su relación con la hipótesis de constituir un factor de riesgo para el parkinsonismo. Aunque el papel del Mn en la patogenia de la enfermedad de Parkinson todavía es controvertido, parece ser que el Mn cambia el curso de la enfermedad, lo que garantiza futuros estudios en esta área.

En los últimos años se ha visto que la exposición en la vida temprana (embarazo y primeros años de vida) a cantidades altas de Mn conduce a una disminución en el rendimiento cognitivo y cambios en el comportamiento conductual de niños y adolescentes.

Específicamente, se está estableciendo una conexión del Mn con el trastorno de hiperactividad con déficit de atención y con el autismo. A pesar de ello, el nivel umbral al cual la exposición al Mn produce efectos neurológicos no ha sido establecido, ni se han encontrado efectos neuroconductuales adversos con concentraciones en el aire $< 0,02$ mg/m^3.

En la mitocondria, niveles elevados de Mn interfieren en la fosforilación oxidativa y conducen a un excesiva producción de especies oxidantes reactivas y a una disfunción mitocondrial final, hecho que se manifiesta por la capacidad del Mn^{2+} de oxidarse a Mn^{3+}, lo que incrementa su potencial prooxidante. La inducción de estrés oxidativo por Mn genera neurodegeneración dopaminérgica, con los consiguientes efectos neuroconductuales negativos. Como consecuencia, al activarse la caspasa 3 se puede inducir la apoptosis celular y la producción de citoquinas proinflamatorias, como la interleuquina 6 y/o la interleuquina 8.

En los últimos años para medir la exposición al Mn se ha postulado el cociente Mn/Fe en plasma o en los glóbulos rojos como bioindicador sensible.

Puesto que el Mn presente en el agua de bebida y suplementos puede tener una biodisponibilidad superior a la de los alimentos, hay que tener especial precaución cuando se empleen suplementos de Mn, sobre todo en individuos vegetarianos estrictos, pues podrían aparecer problemas de sobredosis. En éstos, las dietas basadas en plantas ya aportan cantidades elevadas de Mn. También los individuos con hepatopatías pueden ser especialmente sensibles a los efectos adversos derivados de una ingesta excesiva de Mn. La EPA ha fijado una dosis oral de referencia de 0,14 mg/kg/día de Mn.

La dieta es la fuente primaria de exposición al Mn en la población general. Sin embargo, la exposición en exceso a este metal ocurre por sus elevados niveles en el agua de bebida o en el aire, como resultado de procesos naturales, aunque más comúnmente es debido a actividades industriales, como la soldadura, el uso de aditivos con Mn en la gasolina (metilciclopentadienilmanganeso tricarbonilo), la fabricación de acero, la minería o el empleo de algunos fungicidas agrícolas.

Otras fuentes de Mn son los preparados de nutrición parenteral contaminados o la efedrona consumida por los adictos a las drogas preparadas por ellos mismos.

Cuando el Mn aparece en las partículas pequeñas encontradas en ambientes contaminados, asociado a otros metales como el Cd, aumenta su potencial tóxico, sobre todo si hay presencia adicional de Pb.

CROMO

Papel fisiológico

El cromo (Cr) (en dosis diarias de 200-1.000 µg como picolinato de Cr^{3+} o levadura de cerveza) es un elemento esencial que potencia la acción de la insulina, influyendo en el metabolismo de los hidratos de carbono, los lípidos y las proteínas en situaciones de hiperglucemia características de la diabetes mellitus, y ejerce efectos favorables en la glucosa sanguínea en ayunas y de mejora en los niveles de hemoglobina glicosilada (HbA1c), de triacilgliceroles y de HDL-colesterol. Sin embargo, la naturaleza de la relación entre la insulina y el Cr aún no se ha establecido. Se ha sugerido que la forma biológicamente activa del Cr, denominada factor de tolerancia a la glucosa (GTF) (**Tabla 24-1**), es un complejo de Cr^{3+}, ácido nicotínico y posiblemente los aminoácidos glicina, glutamato y cisteína.

Se ha descubierto una forma biológicamente activa del Cr denominada sustancia de unión al Cr de bajo peso molecular (cromodulina), que interviene en el metabolismo de los hidratos de carbono y de los lípidos, como un mecanismo nuevo de amplificación de la insulina. Este oligopéptido, característico de los mamíferos, potencia la capacidad de la insulina para estimular la conversión de la glucosa en lípidos por adipocitos aislados de rata. A pesar de ello, el Panel de Expertos en Productos Dietéticos, Nutrición y Alergias de la EFSA (2017) ha puesto en duda la existencia misma de la cromodulina y su funcionalidad.

El Cr se presenta en la naturaleza en diferentes estados de oxidación, que van desde –2 a +6, siendo los más comunes +2, +3 y +6. El Cr^{6+} (principalmente de origen industrial) predomina en forma de cromatos o dicromatos y es reducido en el medio ácido del estómago hasta Cr^{3+}. Las formas de Cr^{3+} de origen natural están normalmente presentes en alimentos, son las más estables y forman numerosos complejos de coordinación que se caracterizan por ser químicamente inertes, lo que hace poco probable que el Cr forme parte de metaloenzimas. Sin embargo, puede funcionar estabilizando estructuras de proteínas o de ácidos nucleicos.

El Cr, en situación de hiperglucemia, puede tener una función bioquímica aumentando la capacidad del receptor de insulina para interaccionar con la hormona, efecto que, sin embargo, no se ha observado en adultos sanos ni en estudios en animales de experimentación normoglucémicos, motivo por el cual y según establece el Panel de Expertos de la EFSA, no existe evidencia de la esencialidad del Cr^{3+} en la nutrición animal. Así, se ha demostrado que in vitro la síntesis de RNA dirigida se aumenta por unión del DNA al cebador (primer), lo que sugiere que el Cr podría ejercer una misión similar a la del Zn en la regulación de la expresión genética, de manera que regularía la síntesis de una molécula que potenciaría la acción de la insulina. Esta sugerencia está avalada por el hallazgo de la existencia de un período de retraso de 4 horas entre la administración de Cr activo y sus efectos óptimos sobre la acción de la insulina in vivo. Existen indicios débiles que avalan en los últimos años el uso de suplementos de Cr (como picolinato de Cr) únicamente en diabéticos para contrarrestar la hiperglucemia y la hiperinsulinemia características.

También se ha subrayado el efecto beneficioso del Cr en los perfiles lipídicos, con una disminución de los niveles de colesterol total, de las LDL (colesterol del las lipoproteínas de baja densidad) y de los triacilgliceroles; sin embargo, se aprecia un aumento de las HDL (colesterol de las lipoproteínas de alta densidad). El Cr aumenta la síntesis neta de grasa en el tejido adiposo, a la vez que disminuye su liberación probablemente debido a la unión de la cromodulina al receptor de la insulina, lo que facilita una elevación del flujo de glucosa hacia el adipocito.

A pesar de la popularidad del empleo de suplementos de picolinato de Cr por ciertos deportistas, las investigaciones realizadas concluyen que estos suplementos no tienen efecto beneficioso en el aumento de la resistencia muscular ni tampoco en la disminución de la grasa corporal. Aunque en estudios de metaanálisis se ha asociado el consumo de suplementos de Cr con la disminución del peso y del porcentaje de grasa corporal, se ha concluido que la magnitud del efecto es baja y la relevancia clínica incierta, recomendándose que los futuros trabajos de suplementación con Cr duren al menos 16 semanas y que haya una mayor uniformidad en las herramientas para medir la composición corporal.

Fuentes dietéticas

El Cr, como elemento ubicuo, se encuentra en pequeñas cantidades en todos los alimentos, en concentraciones que oscilan entre < 0,050 µg/g en frutas y 1,225 µg/g en carnes y derivados; la pimienta negra, los champiñones, el chocolate negro, el vino tinto, la levadura de cerveza, los ostiones, las carnes, el hígado y las patatas tienen altas concentraciones de Cr (entre 0,6 y < 1,6 µg/g). Es de destacar el contenido también elevado en infusiones, te y café (entre 0,3 y

1,5 µg/g). Con un contenido intermedio en este elemento figuran los mariscos y pescados marinos, granos enteros, productos lácteos y salvado (entre 0,1 y 0,6 µg/g). Por otro lado, las frutas y las verduras tienen una concentración baja en Cr (entre 0,010 y < 0,100 µg/g).

En el estudio realizado por el Panel de Expertos de la EFSA en 17 países europeos, la ingesta media de Cr osciló entre 57,3 y 83,8 µg/día en adultos > 18 años, señalándose como principales contribuyentes los lácteos, el pan y las bebidas no alcohólicas. En un estudio en España las principales fuentes en la ingesta diaria de Cr, por la concentración determinada en los alimentos y por su elevado consumo, son las carnes y derivados, los cereales y derivados, con el pan como alimento individual principal, y la leche y los productos lácteos. En Italia destacaron las bebidas, los cereales y la carne.

El refinado de los cereales para obtener harinas y del azúcar origina unos productos que en general tienen menos Cr. Se ha apreciado que el trigo y el arroz integrales, con 1,75 y 0,16 µg/g de Cr, con el refinado pierden hasta un 87 y 75 %, respectivamente del Cr presente. También la obtención de azúcar supone una pérdida ~ 80 % del elemento presente en la caña. El procesado tecnológico también puede añadir Cr a los alimentos. El acero inoxidable contiene entre un 11 y un 30 % de Cr, que puede escapar a los alimentos, sobre todo cuando el medio es ácido. Este aumento del contenido en Cr se ha observado en carnes procesadas, vino y cerveza.

Cinética y metabolismo

La absorción intestinal del Cr^{3+} es baja, del 0,5-2,5 % de la ingesta dietética, siendo el yeyuno el lugar donde es absorbido en mayor proporción, fundamentalmente por difusión pasiva. Sin embargo, la absorción del Cr^{6+} es mayor, tanto por inhalación, como a nivel intestinal, por su mayor solubilidad. Algunos datos sugieren que el Cr orgánico puede ser más fácilmente absorbido (como picolinato o fenilalaninato de Cr frente a otras formas como el nicotinato, propionato o cloruro de Cr), pero parece que no es utilizado, al ser a su vez eliminado a mayor velocidad.

El mecanismo de absorción intestinal del Cr no ha sido identificado claramente, pero parece que existen mecanismos activos, además de la difusión simple. Numerosos factores dietéticos, incluidos el oxalato, el ascorbato, el hierro y elevadas cantidades de azúcares simples, alteran la biodisponibilidad del elemento. Así, la biodisponibilidad aumenta en presencia de oxalato, ascorbato y deficiencia en hierro y cinc (por problemas de competencia entre minerales por la fijación a los sitios de absorción) y es menor en presencia de fitatos, de hidratos de carbono simples como la glucosa, la fructosa y la sacarosa en comparación con el almidón. También se ha observado que el porcentaje que se absorbe a partir del Cr ingerido en la dieta es mayor cuando la ingestión es baja. Además, la absorción se afecta por otros factores como la diabetes y la edad avanzada.

La absorción (15-20 %) y la biodisponibilidad derivada del Cr biológicamente activo, en forma de GTF, son superiores a las del Cr^{3+} inorgánico. La biodisponibilidad, a su

vez, es afectada por factores dietéticos, como la forma química, la composición de la dieta, el contenido en la luz intestinal, la interacción con otros elementos, así como por factores fisiológicos endógenos, como el estado de la mucosa y microbiota intestinal, el estado nutricional del individuo, mecanismos homeostáticos, proteínas transportadoras, etcétera.

Tanto la transferrina como la albúmina son capaces de captar Cr y transportarlo por el plasma. La saturación de la transferrina con Fe reduce el transporte y la retención de Cr, siendo entonces la albúmina el principal transportador. Otras proteínas plasmáticas como las α-globulinas, las β-globulinas y las lipoproteínas también transportan Cr y podrían desempeñar alguna función en el metabolismo de este elemento (Tabla 24-1). Una pequeña fracción se vehiculiza bajo la forma de complejos al unirse a péptidos de cadena corta y aminoácidos.

El Cr está distribuido uniformemente en los tejidos corporales humanos, como bazo, huesos, corazón, riñón, hígado e intestino. El Cr absorbido es excretado mayoritariamente a través del riñón (se estima que la cantidad media de Cr excretada por la orina en humanos es de 0,22 µg/día), con pequeñas cantidades en el pelo, el sudor y la bilis. La reabsorción tubular es elevada, con un rango del 80-97 %. El ejercicio intenso, los traumatismos físicos, un mayor consumo de azúcar simple, el embarazo y la lactancia originan una mayor excreción de Cr.

Ingestas y requerimientos

La ingesta diaria de Cr es muy variable y depende ampliamente de las cantidades y los tipos de alimentos consumidos en la dieta. Las elevadas ingestas dietéticas publicadas antes de 1980 parecen cuestionables debido a las técnicas analíticas empleadas. Datos recientes indican que la ingestas habituales de Cr son inferiores a 50 µg/día y, además, que para ser equilibradas deben contener 13,3 ± 5,2 µg/1.000 kcal. En Estados Unidos, las ingestas diarias de Cr a través de la dieta son de 5-115 µg/día; en Bélgica, de 26,1-57,9 µg/día; en Suecia, de 22 µg/día; en Japón, de 47 µg/día; en el Reino Unido, de 100 µg/día, y en Italia de 36,1-86,7 µg/dia. En estudios realizados en España se encontraron niveles de Cr de 46-160 µg/día (con un nivel medio de 77 µg/día).

Existe el problema de la falta de un indicador apropiado del estado de Cr, lo que hace que la evaluación de la ingestión adecuada resulte problemática. De hecho, parece ser que la verdadera necesidad de Cr en adultos sanos es sustancialmente menor que la indicada en las recomendaciones previas, cifradas entre 50 y 200 µg/día. En la tabla 24-4 se recogen las ingestas adecuadas establecidas por el IOM (2002), que han reducido las antiguas recomendaciones. Una ingesta de Cr inferior a 20 µg/día es deficiente, por lo que un suplemento de este elemento en los individuos que siguen dietas deficitarias tiene un efecto positivo en su estado nutricional, que se manifiesta por un aumento de la sensibilidad a la insulina.

Contrariamente, el Panel de Expertos de la EFSA (2017) concluyó que el establecimiento de ingestas adecuadas para el Cr no es apropiado, dado que no se ha demostrado su esencialidad en los individuos sanos, al no existir evidencias convincentes de su papel en el metabolismo y la fisiología del ser humano.

Dada su amplia distribución en los alimentos componentes de la dieta, ésta resulta suficiente para alcanzar los requerimientos diarios en Cr. A pesar de ello, a veces resulta beneficioso un suplemento de extracto de levadura de cerveza, particularmente en ancianos, niños desnutridos o diabéticos.

La suplementación con Cr de las dietas habituales no aumenta el riesgo de efectos adversos en comparación con el placebo, según se concluye en estudios de metaanálisis llevados a cabo en los últimos años.

Deficiencia y toxicidad

El Cr tisular no parece estar en equilibrio con el Cr plasmático y, por consiguiente, los niveles plasmáticos no son un buen indicador del estado de deficiencia de Cr. Sin embargo, algunos estudios sugieren que concentraciones de Cr mucho más bajas que los niveles considerados normales (0,26-0,28 ng/ml para el plasma) pueden indicar la presencia de una deficiencia grave de Cr. Asimismo, los niveles plasmáticos elevados pueden ser indicadores útiles de exposición excesiva al Cr. La mediana de Cr en hombres dedicados al curtido de pieles asciende a 0,49 ng/ml.

En función de las evidencias actuales no puede ignorarse que un estado deficiente de Cr puede ser responsable, en parte, de algunos casos de intolerancia a la glucosa, hiperglucemia, hipoglucemia, glucosuria y resistencia a la insulina, hipercolesterolemia y daños cerebrales y nerviosos, generados en diferentes situaciones de enfermedad, que hacen necesaria la NPT con bajo contenido en Cr (5-10 µg/día). En estos pacientes, en los que secundariamente disminuye su tolerancia a la glucosa y se altera su perfil lipídico por el aporte insuficiente de Cr en el preparado, la suplementación con este elemento (250 µg/día) revierte esta situación recuperándose los niveles normales de glucemia y lipoproteínas sanguíneas (**Tabla 24-1**).

El suplemento de Cr en la dieta de niños con desnutrición proteicoenergética, en algunos pacientes diabéticos y en algunos individuos con elevación marginal de la glucosa mejora la tolerancia a la glucosa. Además de la desnutrición, las poblaciones de países desarrollados que consumen alimentos refinados son los mejores candidatos a presentar deficiencia de Cr.

También se han encontrado signos de deficiencia de Cr en individuos sometidos a NPT o en niños que padecen desnutrición. Esto se traduce en una alteración de la tolerancia a la glucosa, pérdida de peso, trastornos neurológicos, aumento de las concentraciones de ácidos grasos libres en el plasma, anormalidades en el metabolismo del nitrógeno y depresión respiratoria, así como disminución del crecimiento con defectos en el esqueleto y pobre formación de hueso.

La toxicidad debida a la ingestión oral del Cr^{3+}, forma predominante en los alimentos, es poco probable, ya que su absorción es escasa. El Cr^{6+} por vía oral es reducido a Cr^{3+} por la acidez gástrica, por lo que la cantidad que llega a las células diana es considerablemente inferior a la vía inhalatoria. Se ha indicado que este elemento tiene un efecto inductor de insuficiencia renal crónica, sobre todo para la forma del picolinato de Cr, que al ser más soluble se absorbe mejor, por lo que no se encuentra recogido en la lista de formas de Cr permitidas en la Directiva Europea de suplementos alimenticios (Directiva 2002/46/CE). La toxicidad por Cr ocurre en los ambientes industriales en forma de Cr^{6+}, en los que el contacto con la piel de este elemento y su inhalación es frecuente.

Su exposición crónica tiene un efecto cancerígeno a nivel pulmonar debido a su genotoxicidad en el ser humano, aunque también puede generar necrosis hepática y tubular renal y puede ser inductor de dermatosis e incluso producir alteraciones en la reproducción masculina. A pesar de todo ello, no existe evidencia de efectos adversos asociados con la ingesta suplementaria de Cr hasta una dosis de 1 mg/día. Sin embargo, se ha indicado como límite tolerable ocupacional en el ambiente de trabajo 1 µg/m³ como Cr^{6+}, a fin de disminuir el riesgo de cáncer de pulmón, refiriéndose que si antes se disminuyese la prevalencia de fumar, el riesgo absoluto para este tipo de cáncer también disminuiría. El Cr^{6+} consumido por vía oral es un carcinógeno por aumento del estrés oxidativo, daño mitocondrial, formación de aductos de proteínas, lípidos y DNA, cambios epigenéticos, etcétera.

MOLIBDENO

Papel fisiológico

En la especie humana, el molibdeno (Mo) funciona como un cofactor enzimático de tres enzimas (aldehído oxidasa, sulfito oxidasa y xantina oxidasa deshidrogenasa), que catalizan la hidroxilación de varios sustratos (**Tabla 24-2**). El cofactor denominado molibdopterina y sintetizado a partir de GTP es una pterina sustituida en la que el átomo de Mo está unido a dos átomos de azufre.

La aldehído oxidasa oxida y detoxifica varias pirimidinas, purinas, pteridinas y compuestos relacionados. La xantina deshidrogenasa (XDH) cataliza la transformación de hipoxantina a xantina y de xantina a ácido úrico. Ambas enzimas pueden catalizar la conversión de acetaldehído hasta ácido acético, aunque la velocidad de catálisis es mayor en la aldehído oxidasa. La sulfito oxidasa cataliza la transformación de sulfito a sulfato, procedente de la cisteína y de la metionina o directamente de la dieta. Por otra parte, el molibdato parece estar implicado en la estabilización del receptor de los glucocorticoides y probablemente de otras hormonas esteroideas.

La XDH normalmente actúa como una deshidrogenasa dependiente de NAD, pero cuando reacciona con el oxígeno inicia la producción de anión superóxido y posteriormente se forman otros radicales libres de oxígeno responsables del daño tisular observado en los infartos de miocardio, daños físicos tisulares, y de numerosas toxinas, incluido el exceso de Mo. La conversión de la XDH en xantina oxidasa implica la oxidación de un residuo de cisteína o la rotura de un péptido específico de la enzima.

Fuentes dietéticas

El Mo presenta una amplia distribución en alimentos de consumo habitual. La ingesta diaria de Mo se ha estimado en 50-126 µg/día. Los alimentos más ricos en Mo (30-200 µg/kg) son la leche y los productos lácteos (representan el 18-28 % de la ingesta en niños), las legumbres, carne y vísceras (hígado y riñón), los cereales y sus derivados (> 150 µg/kg, los cuales representan el 31-39 % de la ingesta en adultos) y las nueces (**Tabla 24-2**). Las fuentes más pobres (< 30 µg/kg) incluyen las verduras, los frutos, los azúcares, las grasas, el pescado y las bebidas. Existen considerables diferencias regionales de contenido en Mo de los alimentos, debido a la variable composición de los suelos (el incremento del pH del suelo aumenta el contenido en Mo) y del agua de bebida.

Cinética y metabolismo

El Mo de los alimentos en forma de complejos solubles, especialmente como Mo hexavalente, es fácilmente absorbido por los seres humanos (25-80% del Mo de la dieta). El conocimiento de la absorción del Mo deriva de estudios llevados a cabo en animales. El Mo parece absorberse en el estómago y en el intestino proximal, más que en la parte distal. Cuando las concentraciones de Mo son bajas se absorbe por transporte activo y cuando son elevadas por difusión pasiva. La absorción y retención de Mo están muy influidas por las interacciones entre el mineral y varias formas de sulfuro y de cobre (**Tabla 24-2**).

El molibdato absorbido se une específicamente en sangre a la α_2-microglobulina y en los eritrocitos a proteínas de la membrana de éste, muy especialmente a la espectrina. Se acumula en hígado y riñón asociado a macromoléculas, parcialmente como molibdoenzimas y formando parte de la molibdopterina. Después de su absorción, la mayor parte del Mo se elimina como molibdato a través del riñón, aunque también se excretan grandes cantidades por la bilis. Así, cuando la ingesta es baja, aproximadamente el 60 % es excretado por la orina, pero esta cantidad llega a ser del 90 % cuando la ingesta es elevada. Cabe señalar que el principal mecanismo homeostático del Mo es la regulación de la excreción y no de la absorción.

Ingestas y recomendaciones

La ingesta diaria de Mo oscila entre 50 y 500 µg/día, situándose la mayoría de las evaluaciones de su ingesta en torno a 50-100 µg/día. Además, se ha establecido que estos consumos disminuyen lentamente a lo largo de la vida.

Las ingestas en la dieta diaria consideradas adecuadas y seguras para el Mo se sitúan entre 75 y 250 µg/día. En función de los datos disponibles, el requerimiento mínimo de Mo en la dieta en adultos es de 25 µg/día, por lo que el rango descrito anteriormente debería bajarse. En la **tabla 24-4** se recogen las RDA así como los niveles máximos para el Mo según establece el IOM. La ingesta tolerable de Mo ha sido estimada en 9 µg/kg/día. Por otro lado, el Panel de Expertos de la EFSA (2017) ha propuesto ingestas adecuadas de Mo que han oscilado entre los 10 µg/día (para lactantes de 7-11 meses de edad) y 65 µg/día en hombres y mujeres con edades mayores o iguales al rango de edad de 15-17 años, valor máximo también correspondiente a mujeres embarazadas y lactantes.

Deficiencia y toxicidad

La actividad reducida de la XDH se asocia a la aparición de xantinuria, un defecto genético autosómico recesivo caracterizado por la baja excreción de ácido úrico y elevadas concentraciones de xantina e hipoxantina. El depósito de estas sustancias en el músculo origina una miopatía de menor gravedad. Bajas ingestas de Mo reducen la actividad de la XDH, pero no existen evidencias convincentes de que la menor actividad de esta enzima cause cambios clínicos relevantes.

La deficiencia genética de sulfito oxidasa (autosómica recesiva) detectada en la infancia es letal a la edad de 2-3 años. Las lesiones producidas consisten en anormalidades neurológicas graves, retraso mental y ectopia del cristalino, así como un aumento de la excreción urinaria de sulfito, tiosulfato y sulfocisteína con un descenso paralelo en la excreción de sulfato. Los cambios patológicos ocurren por la acumulación de sulfito en los tejidos y por la inadecuada producción de sulfato necesario para la síntesis de sulfolípidos y de proteínas y hormonas sulfoconjugadas. Otras enfermedades genéticas están asociadas a la incapacidad de síntesis del cofactor molibdopterina.

Se han descrito casos de deficiencia de Mo atribuida a la dieta y, en concreto, se observó en un paciente con enfermedad de Crohn tratado con NPT y en pacientes sometidos a resección ileal y NPT. La deficiencia da lugar a un descenso de actividad de la sulfito oxidasa y ocasiona síntomas clínicos como taquicardia, taquipnea, cefalea, ceguera nocturna, alteraciones mentales y coma. Este síndrome se acentúa por la administración de metionina, originando hipermetioninemia, hipouricemia, hiperoxipurinemia, hipouricosuria y excreción baja de sulfatos en la orina. La infusión parenteral de molibdato amónico elimina los síntomas de la deficiencia.

La deficiencia de Mo coexiste con la deficiencia de Se, por lo que se ha sugerido que parte de los síntomas de la enfermedad de Keshan puedan deberse a la deficiencia de Mo. Por otra parte, estudios epidemiológicos y de experimentación animal sugieren que la deficiencia de Mo origina una mayor susceptibilidad al cáncer esofágico, gástrico y mamario. El efecto del Mo sobre la prevención de la caries dental aún no está claro.

El Mo es un elemento escasamente tóxico, y se necesitan dosis orales muy elevadas, de 10-15 mg/día, para alterar el mecanismo homeostático de control de este elemento, que origina un síndrome semejante a la gota (síndrome de seudogota). Los casos de toxicidad se han dado esencialmente en áreas geográficas con altas concentraciones de Mo en el suelo o el agua de consumo. Por ejemplo, en ciertas regiones de Armenia la ingesta diaria de Mo alcanza cifras en torno a 10-15 mg/día (frente a las habituales que suelen ser inferiores a 1-2 mg/día). En estos individuos suelen aparecer síntomas que recuerdan un cuadro de gota, probablemente debido al incremento en la actividad xantina deshidrogenasa/xantina oxidasa que originaría una elevación en la producción de ácido úrico. La intoxicación con Mo se acompaña de un amplio abanico de síntomas, algunos atribuibles a la inducción de una deficiencia de Cu secundaria. La molibdenosis da lugar a osteogénesis alterada y deformidades esqueléticas, fracturas subepifisiarias y exostosis mandibular, probablemente por una alteración en el metabolismo del fósforo. La fosfatasa alcalina y el contenido de proteoglicanos del cartílago también disminuyen.

Las bases del efecto antagónico y recíproco del Mo en la utilización del Cu son, en primer lugar, la reacción del molibdato con el sulfuro generado por la reducción bacteriana del sulfato en el aparato gastrointestinal y, en segundo lugar, la reacción con el Cu de los tiomolibdatos producidos (particularmente tritiomolibdato y tetratiomolibdato), que da lugar a compuestos en los que el Cu no puede ser utilizado. Por ello, se ha advertido que algunos de los síntomas de toxicidad por Mo recuerdan a los de la deficiencia de Cu, y pueden ser revertidos mediante el tratamiento con éste. Otro hecho significativo es que la enfermedad de Wilson, en la que existe una importante acumulación de Cu en el hígado y el cerebro, puede tratarse con tetratiomolibdato (0,3 mg/día), que es capaz de movilizar los depósitos con objeto de ser eliminados.

Otra consecuencia de la intoxicación de Mo *per se* es la inhibición de la formación de fosfoadenina-fosfosulfato. Debido a esta interacción, los individuos con ingestas dietéticas deficientes en Cu o con alguna disfunción en el metabolismo del Cu que los hace deficientes en él, presentan un riesgo aumentado de toxicidad por Mo.

YODO

Papel fisiológico

El yodo (I) en forma de anión monovalente o yoduro es un componente de las hormonas tiroideas en todos los mamíferos (**Tabla 24-2**). Tanto la tiroxina (3,5,3',5'-tetrayodotironina [T_4]) como la triyodotironina (3,5,3'-triyodotironina [T_3]) desempeñan un papel fundamental en el crecimiento y desarrollo del ser humano, así como en la regulación del metabolismo energético y de los macronutrientes y en la producción de calor a lo largo de toda la vida. Así, las hormonas tiroideas son responsables de un aumento en la proporción del metabolismo basal a través de varias reacciones que cursan con consumo de ATP, apareadas con un incremento en la actividad de la cadena respiratoria y con el mayor consumo de oxígeno por los tejidos. Específicamente el mayor consumo de ATP se debe a un incremento en la actividad de la bomba Na/K-ATPasa y a la síntesis de ácidos grasos. En realidad, lo que hacen las hormonas tiroideas es aumentar los ciclos fútiles de energía, ya que asociada a la síntesis de ácidos grasos también se produce una mayor oxidación.

Fuentes dietéticas

El yodo está presente en los alimentos sobre todo en forma de yoduro y, en menor medida, unido covalentemente a

aminoácidos. El contenido de yodo, tanto de los alimentos como de la dieta total, difiere apreciablemente y es influido por la composición del suelo y las condiciones de los cultivos, que modifican notablemente la captación del mineral por los cultivos y por los alimentos de origen animal.

Los alimentos de origen marino (los mariscos, los pescados y las algas) constituyen la fuente principal de yodo en la dieta, con unas concentraciones que oscilan entre 300 y 3.000 µg/kg (**Tabla 24-2**). El pescado de agua dulce, con un contenido en yodo comprendido entre 20 y 200 µg/kg, es una fuente moderada en este elemento. En la leche de vaca y los huevos el contenido en yodo depende de los yoduros disponibles en la dieta del animal. Las hortalizas, frutas y cereales cultivados en suelos de bajo contenido en yodo son fuentes escasas de este elemento; los niveles de yodo en estas fuentes alimenticias reflejan la cantidad de yodo del suelo, del agua y de los fertilizantes usados en la producción vegetal. Actualmente, el consumo de sal yodada constituye una importante fuente de este mineral en la dieta, llegando a aportar hasta 600 µg/día de yodo.

El contenido de yodo, mayor en el agua marina que en el agua dulce, determina que los niveles en yodo en los suelos de cultivo próximos a las zonas costeras, y por lo tanto en las plantas y forrajes en ellos cultivados, sean superiores. Este hecho se debe a la volatilización del yodo desde el medio marino y su consiguiente paso al medio atmosférico, desde el cual se deposita en los suelos colindantes con las precipitaciones de lluvia. Por este motivo, el establecimiento de deficiencias en yodo en la alimentación de poblaciones próximas a las zonas costeras es excepcional.

El yodo también entra en la cadena alimentaria a través de los yodóforos, empleados como desinfectantes en el procesamiento de productos lácteos, como agentes colorantes o bien como acondicionadores de masa panaria en los países donde están permitidos. Por este motivo, los alimentos procesados pueden ser una fuente importante de yodo.

Los procesos culinarios y tecnológicos de procesado por calor de los alimentos reducen su contenido en yodo. El hervido da lugar a una reducción cercana al 60 %, el asado a la plancha provoca una pérdida del 23 % y el proceso de fritura alrededor de un 20 %.

Varios alimentos contienen cianoglucósidos capaces de liberar cianuro por hidrólisis. No sólo el cianuro es tóxico, sino que su metabolito producido en los tejidos corporales, el tiocianato (SCN^-), es un agente bociogénico. La casava, un alimento cultivado en numerosos países en vías de desarrollo del que se obtiene la harina de mandioca, contiene en su parte comestible cantidades apreciables de cianoglucósidos. Antes de su consumo se detoxifica, eliminando el cianuro existente, del cual sin embargo quedan vestigios, que cuando son consumidos con el alimento, se transforman en tiocianato en el hígado por acción de la enzima rodanasa.

Otros compuestos azufrados, como los tioglucósidos, liberan directamente en su metabolización el SCN^-; estos compuestos están presentes en las especies de plantas de la familia de las crucíferas, como col, coles de Bruselas, coliflor, brécol, mostaza, nabos, etc., y también presentan efecto bociógeno al bloquear la captación de yodo de la sangre por las células tiroideas e inhibir la síntesis de hormonas tiroideas funcionales. También los disulfuros existentes en las plantas del género *Allium*, como la cebolla, el ajo o el puerro, tienen efecto bociógeno.

Los derivados fenólicos presentes en las plantas, como los flavanoides (p. ej., los existentes en el cacahuete), se comportan también como bociógenos, ya que tienen un efecto inhibidor de la peroxidasa tiroidea; además, dada su similitud estructural con el aminoácido tirosina compiten con éste en el proceso de yodación, originando compuestos sin actividad de hormonas tiroideas.

Cinética y metabolismo

El yodo es rápidamente absorbido de forma casi completa y, si se ingiere en exceso, los niveles corporales se regulan mediante excreción renal. La absorción es normalmente completa, aunque puede alterarse en los procesos de desnutrición proteicoenergética. Sin embargo, las hormonas tiroideas presentes en los alimentos de origen animal no se absorben completamente y se suele perder un 50 %.

Los suplementos de yodo pueden estar en forma de yoduro potásico (KI) o de yodato potásico (KIO_3). El anión yodato es reducido rápidamente hasta yoduro mediante un proceso no enzimático mediado por sustancias tiólicas, incluido el glutatión.

El yoduro presente en la corriente sanguínea entra en el tiroides por medio de un sistema de cotransporte I-Na. El cotransportador facilita la entrada acoplada de Na y de yodo en la célula. El primer paso en la síntesis de hormonas tiroideas es la incorporación del yoduro en los residuos de tirosina de una proteína de elevado peso molecular (660 kDa) denominada tiroglobulina (**Fig. 24-4**). Esta proteína está compuesta por dos subunidades idénticas y contiene 140 restos de tirosina. Normalmente, la tiroglobulina contiene 10-50 átomos de yodo; así, menos de una tercera parte de los restos de tirosina lo contienen en forma monoyodada o diyodada.

El segundo paso en la síntesis de las hormonas tiroideas es la formación de un puente covalente entre dos restos de tirosina yodada para originar un dímero. Las reacciones bioquímicas que ocurren durante la síntesis de hormonas tiroideas son muy bien conocidas; tantos éstas como el mecanismo de acción de estas hormonas se describen de forma más precisa en el **capítulo 3** (Señalización celular) del **tomo II**. La mayor parte de la hormona liberada es T_4, y sólo el 10 % está en forma de T_3. Después de la liberación de las dos hormonas, la tiroglobulina sufre proteólisis en los lisosomas, liberando las tirosinas yodadas que no participan en el proceso y que se reciclan muy eficientemente en la glándula tiroidea.

La concentración sérica de T_4 es de 80 ng/ml y la de T_3 de 1,2 ng/ml. La mayor parte de la T_3 sérica no procede directamente de la tiroglobulina, sino que se produce por acción de la 5'-desyodasa presente en el retículo endoplásmico del hígado y del riñón. Esto significa que la mayor parte de la T_3 que entra en el músculo esquelético se produce con la participación de la glándula tiroidea y del hígado. Por otra parte, el cerebro forma su propia T_3 a partir de T_4. Aproximadamente el 40 % de la T_4 es convertida a una forma T_3 inactiva (T_3 inversa). Posteriormente, tanto la T_4 como la T_3 inversa son desyodadas para producir compuestos inactivos, como la monoyodotirosina y diyodotironina, que son excretadas en la orina. Las desyodasas contienen Se y su papel se abordará en este mismo capítulo más adelante (**Fig. 24-4**).

Las hormonas tiroideas tienen una vida media larga en la corriente sanguínea (varios días), probablemente porque van

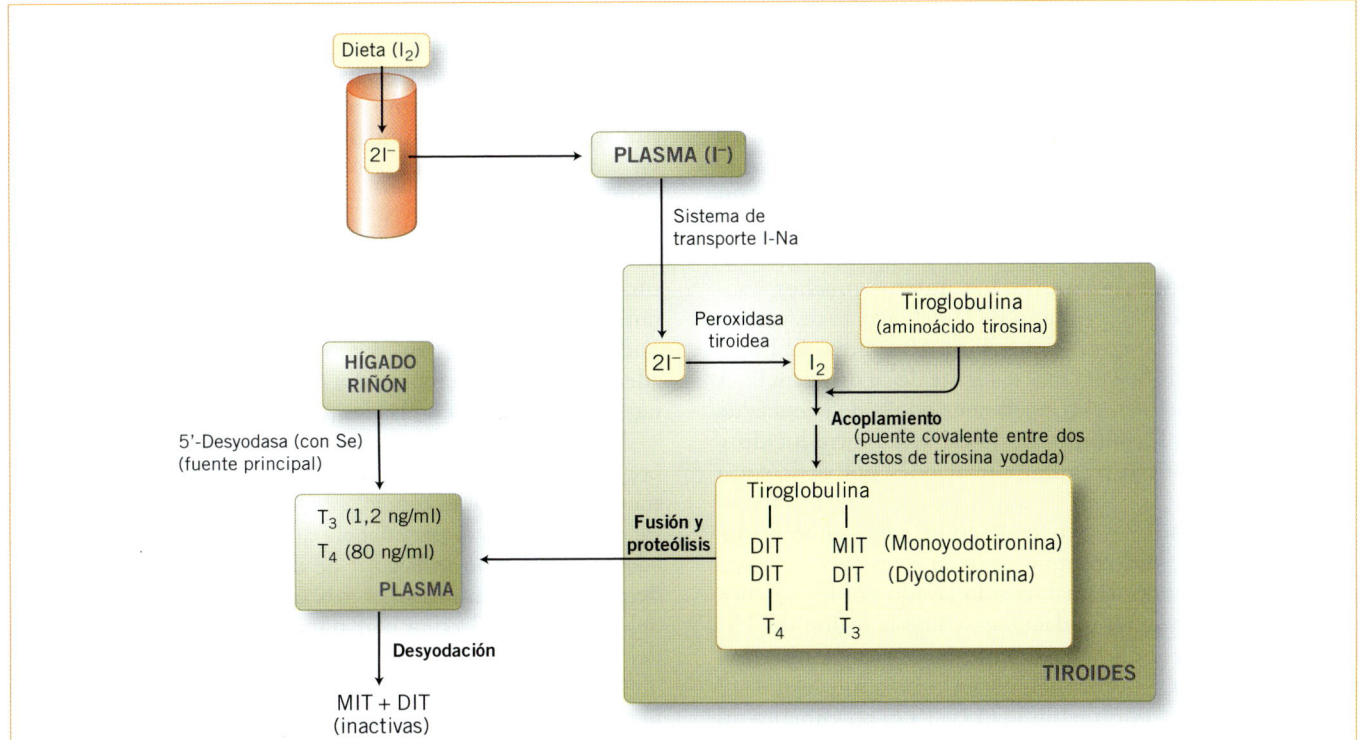

Figura 24-4. Metabolismo del yodo (I) en el organismo y empleo en la síntesis de hormonas tiroideas (T_3 y T_4).

unidas a proteínas plasmáticas, de las cuales las más importantes son la proteína ligadora de hormonas tiroideas, también denominada transtirretina o prealbúmina, y la albúmina. La transtirretina forma un complejo 1:1 con la proteína de unión al retinol (RBP) en el plasma sanguíneo y este complejo sirve para prevenir las pérdidas de RBP por la orina.

La excreción urinaria es un indicador sensible de la ingesta y del estado nutricional del yodo. Un nivel de yodo superior a 50 µg/g de creatinina se considera indicativo de un estado adecuado; niveles inferiores a 25-50 µg/g de creatinina indican riesgo de deficiencia, y niveles aún menores son indicadores de un riesgo grave.

Ingestas y requerimientos

La ingesta normal de yodo fluctúa entre 100 y 150 µg/día. Los consumos medios estimados para la población estadounidense son de 130-140 µg/día para las mujeres, y de 182-204 µg/día para los varones. Estos consumos resultan adecuados y cubren sobradamente los requerimientos gracias a la yodación de la sal.

La RDA de yodo para la población adulta es de 150 µg/día (Tabla 24-4). Este nivel es adecuado para mantener la función tiroidea. Sin embargo, en presencia de agentes bociógenos en la dieta, la ingesta de yodo debería aumentarse hasta 200-300 µg/día. El nivel máximo es de 1.100 mg/día, según recoge el IOM.

La EFSA (2017), a través de su Panel de Expertos, ha establecido unas ingestas adecuadas de yodo que oscilan entre 70 µg/día (para lactantes entre 7 y 11 meses de edad) y 150 µg/día en hombres y mujeres con edades mayores o iguales al rango de edad de 18-24 años, que se elevan a 200 µg/día en los períodos fisiológicos de la gestación y la lactancia en la mujer.

Deficiencia y toxicidad

Los efectos de la deficiencia de yodo sobre el crecimiento y el desarrollo se conocen con el término genérico de *alteraciones por deficiencia de yodo*. Estos efectos son evidentes en todas las edades, pero particularmente en los períodos fetal, neonatal y la infancia, etapas todas ellas de rápido crecimiento. El término bocio se ha utilizado durante muchos años para describir el efecto primario de la deficiencia de yodo y aparece cuando su ingesta es inferior a 50 µg/día. El bocio es, por lo tanto, el síntoma más evidente de su deficiencia. A causa de los avances en el conocimiento de la deficiencia de este elemento en los últimos 30 años, se ha introducido y generalizado el nuevo término alteraciones por deficiencia de yodo.

Amplias poblaciones tienen riesgo de sufrir alteraciones por deficiencia de yodo porque viven en áreas caracterizadas por suelos deficientes, el cual ha sido lavado por fenómenos de glaciación, lluvia o inundaciones, como la región del Himalaya, la región andina, las vastas montañas de China y el valle del Ganges en India y Bangladesh. La resolución 43/2 de la OMS adoptó por unanimidad en 1990 en Ginebra un acuerdo para tratar de eliminar dichas alteraciones en todos los países alrededor del año 2000. Aunque se han hecho numerosos esfuerzos en los últimos 15 años, las alteraciones por deficiencia de yodo aún están lejos de ser eliminadas en muchos países en vías de desarrollo. Así, en 1994 aún existían 1.600 millones de personas con riesgo de deficiencia, de los cuales 656 presentaban bocio y 43 tenían algún defecto mental, con 11,2 millones de individuos que mostraban claros signos y síntomas no sólo de déficit físico sino también intelectual.

La deficiencia de yodo disminuye los depósitos de este elemento en el tiroides y reduce la producción de T_4. Una caída en los niveles plasmáticos de T_4 dispara la secreción de hormona estimulante del tiroides (TSH), la cual ocasiona hiperplasia de la glándula. La eficacia de la bomba tiroidea de yodo aumenta, acompañada de un mayor recambio del yodo tiroideo. Estos hechos fueron demostrados por primera vez en 1954 en los Andes argentinos.

El déficit fetal de yodo es consecuencia de la deficiencia de yodo de la madre. La deficiencia de este elemento se asocia a un mayor número de abortos y malformaciones congénitas, las cuales pueden evitarse con una intervención apropiada. Los efectos son similares a los observados en el hipotiroidismo materno, el cual puede tratarse con terapia de sustitución de hormona tiroidea.

Un efecto importante de la deficiencia fetal de yodo es el cretinismo endémico. Ocurre con ingestas < 25 µg/día y en su forma más común se caracteriza por deficiencia mental, mutismo y parálisis bilateral espástica. Éste es el fenotipo neurológico en contraposición al tipo mixedematoso caracterizado por hipotiroidismo y enanismo. Hay considerables variaciones en las manifestaciones clínicas del cretinismo neurológico dependiendo de las regiones (China, países del Himalaya, países andinos y Zaire). En Zaire es muy frecuente la forma mixedematosa debido al consumo de mandioca. La administración mediante inyección de aceite yodado antes del embarazo reduce y previene la mayoría de los casos de cretinismo endémico. La desaparición espontánea del bocio endémico y del cretinismo en Europa y en otros países desarrollados se ha debido fundamentalmente a la yodación de la sal y a la diversificación en la ingesta de alimentos que lo contienen.

Aparte de la influencia de la deficiencia de yodo en la mortalidad perinatal, la importancia del estado de la función tiroidea en el período neonatal se debe al hecho de que el tamaño del cerebro del lactante es sólo un tercio del correspondiente al adulto y su crecimiento depende del suministro adecuado de este elemento. Su deficiencia en el período neonatal causa defectos mentales reconocidos.

La deficiencia en la infancia se asocia a la presencia de bocio y cretinismo. Si la deficiencia continúa, el bocio aumenta hasta la adolescencia, cuando alcanza un máximo; las niñas tienen mayor prevalencia que los niños. El bocio en la edad escolar es un indicador de deficiencia de yodo en una determinada comunidad, y sus efectos son la disminución del cociente intelectual con respecto a áreas no deficitarias del mismo país.

La toxicidad del yodo, usualmente relacionada con ingesta de fármacos que lo contienen, se ha estudiado en detalle en el hombre y en los animales. Wolf definió cuatro grados de exceso de yodo en el ser humano. El primer grado consiste en un exceso moderado, caracterizado porque se incrementan de manera temporal la captación de yodo por el tiroides y la formación de yodo orgánico, sin inhibición de la capacidad de liberarlo en respuesta a las demandas fisiológicas. El segundo grado se caracteriza porque su exceso inhibe la liberación de las hormonas tiroideas. El tercer grado inhibe la formación de yodo orgánico y se origina un proceso de bocio por exceso de yodo. En el cuarto grado, niveles elevados de este elemento saturan el mecanismo de transporte activo y aparecen efectos tóxicos agudos. El cuadro tóxico se caracteriza por insomnio, temblor, taquicardia, diarrea, pérdida de peso, conjuntivitis, rinitis y bronquitis.

Una ingesta igual o superior a 2 mg/día se considera potencialmente peligrosa para la salud. Por lo común, la dieta no suministra más de 1 mg/día, excepto en algunas poblaciones que ingieren cantidades elevadas de alimentos marinos, como peces o algas marinas, en las que la ingesta puede llegar a 80 mg/día. En estas situaciones, la excreción urinaria excede los 20 mg/día, es decir, 100 veces los niveles normales.

El yodo puede originar hipertiroidismo; esto ocurre en poblaciones en las que se llevan a cabo programas de enriquecimiento de la sal o el pan y en individuos mayores de 40 años, aunque la situación remite espontáneamente o se controla con la administración de fármacos antitiroideos. La gota nodular tóxica de desarrollo lento también puede derivar de una exposición excesiva a yodo por los individuos.

Los pacientes con enfermedad autoinmune del tiroides, con bocio nodular o que han sufrido una deficiencia previa en yodo, son especialmente sensibles a ingestas próximas a los niveles máximos establecida por el IOM en 900-1.100 µg/día (**Tabla 24-4**). En idéntico sentido, la OMS establece como ingesta provisional máxima tolerable diaria (PMTDI) para el yodo la cifra de 1 mg/día, sin olvidar evidentemente que esta cifra se refiere a una población media estándar, sin tomar en consideración a los individuos con problemas tiroideos o especialmente sensibles.

OTROS OLIGOELEMENTOS PROBABLEMENTE ESENCIALES

Litio

El litio (Li) en medicina se ha usado en el tratamiento y la profilaxis de la gota y del reumatismo, atribuyéndose la eficacia de las estancias en balnearios a dicho elemento, lo que se relaciona con que el urato de Li es relativamente soluble en comparación con las sales sódica y potásica. Su uso se abandonó por los efectos secundarios tóxicos. También se utilizó en alteraciones cardíacas y renales. En la actualidad se usa en el campo psiquiátrico en las enfermedades bipolares y, sobre todo, en el tratamiento de la depresión endógena, la manía y la psicosis maníaco-depresiva, empleo asociado a una mejora del bienestar psicológico y descenso de la mortalidad por suicidio, al inhibir el catabolismo del triptófano por la vía inflamatoria de la quinurenina, en el compartimento de la microglía cerebral humana. Su uso terapéutico es en forma de carbonato de Li, en concentraciones de 0,200-4,00 g/día, e interacciona con otros fármacos esteroideos y antiinflamatorios no esteroideos (**Tabla 24-3**). Esta

sal es un tratamiento prometedor de enfermedades del eje cerebro-intestino, beneficiando la salud mental y gastrointestinal, al modular la microbiota con aumento de *Akkermansia muciniphila*.

La existencia de enzimas, proteínas, hormonas y otras sustancias dependientes o relacionadas con el Li lleva a pensar en un papel esencial de este elemento traza. Esta hipótesis ha sido avalada al asociar la deficiencia de Li a un bajo peso al nacer, así como a una disminución en la ganancia de peso durante los 6 primeros meses de vida. Numerosos estudios se afirman en la idea de que, cuando la ingesta de Li es adecuada, la aparición de ciertos procesos patológicos es mucho menor, como se ha observado en ciertas ECV, en trastornos del comportamiento y/o afectivos, en la disminución del crecimiento y en trastornos en la eficacia reproductiva.

La deficiencia de Li conduce a una disminución en la concentración sérica de este elemento y de varias enzimas (**Fig. 24-5**), y se ha sugerido que está asociada a defectos en el comportamiento. En la sangre se afectan especialmente las enzimas implicadas en el ciclo de Krebs (isocitrato deshidrogenasa y malato deshidrogenasa), en la glucólisis (aldolasa) y en el metabolismo del nitrógeno. También se ha comprobado una disminución de la monoaminooxidasa (MAO), concretamente de la isoenzima MAO-B, en pacientes con deficiencia de Li, enzima involucrada en trastornos de tipo psiquiátrico (enfermedad maníaco-depresiva, esquizofrenia crónica y depresión unipolar). Únicamente la creatina quinasa, enzima indicadora de estrés, aumenta significativamente en la deficiencia de este elemento. Los pacientes con nefropatías y los sometidos a diálisis presentan un mayor riesgo de desarrollar una deficiencia en Li. También parece que el Li interfiere en el ciclo de los fosfoinosítidos y, probablemente, ésta es la base de sus efectos bioquímicos. Así, el Li reduce la concentración celular de mioinositol, aumentando el inositol-1-fosfato. Durante el tratamiento crónico

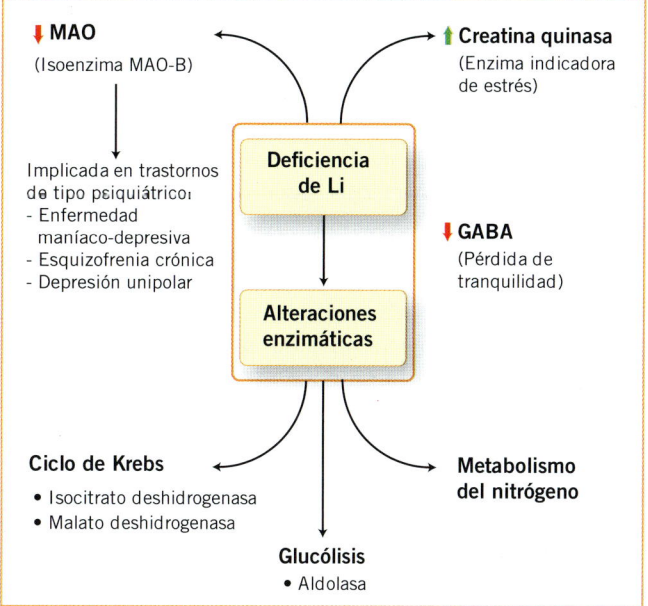

Figura 24-5. Alteraciones enzimáticas y del metabolismo ligadas a un estado nutricional deficitario de litio (Li). GABA: ácido γ-aminobutírico; MAO: monoaminooxidasa.

con Li se produce una acumulación de ácido γ-aminobutíri-co (GABA) en el cerebro y es éste probablemente el responsable de los efectos tranquilizantes. El uso terapéutico del Li es hoy en día de gran relevancia en enfermedades psiquiátricas, si bien es un tratamiento que requiere extremados controles de regulación y seguimiento, por su estrecho margen de seguridad en relación con la aparición de efectos tóxicos. De hecho, en la terapia con Li, las prescripciones repetidas sin controles son peligrosas.

Numerosos vegetales tienen un alto contenido en Li, entre ellos, los tomates, los champiñones, los pepinos, la remolacha, la col, las espinacas y los cereales integrales (> 30 μg/kg); sin embargo, los cereales refinados y determinadas frutas (manzanas o plátanos) suelen tener un bajo contenido en Li. En general, los alimentos procedentes del reino animal suelen ser más ricos en Li que las plantas, encontrando altas concentraciones en productos lácteos, los huevos, la carne, el pescado y, sobre todo, el marisco (> 20 μg/kg). Son también ricos en Li el pimentón y el té negro, y en algunas áreas, el agua de bebida contaminada por su liberación desde las baterías de Li.

La ingesta de Li en la dieta depende de la zona geográfica que se considere y se relaciona con la dureza del agua. Se ha estimado en 60-70 μg/día en las dietas americanas, 102 μg/día en las turcas y aproximadamente 35 y 28 μg/día en las finlandesas y francesas, respectivamente; en Italia se situó en 8-13 μg/día. Sin embargo, otros autores han cifrado la ingesta de Li por el hombre en Europa Central entre 660 y 3.420 μg/día, según se considere una dieta pobre o rica en dicho elemento. No obstante, estas cifras parecen estar algo sobreestimadas si se considera que, en general, la ingesta típica diaria en la dieta humana oscila entre 200 y 600 μg/día. Con respecto a su incorporación como suplemento alimentario bajo la forma de levadura enriquecida en Li, la EFSA concluyó que la biodisponibilidad y la seguridad de esta fuente no pueden ser evaluadas, debido a la inexistencia de información científica relevante hasta el momento actual.

Si bien las ingestas dietéticas de referencia (DRI, *dietary reference intakes*) han sido establecidas por el IOM, los estudios experimentales indican que su posible papel esencial se mantiene incluso con dosis plasmáticas inferiores a 1 ng/ml. Se ha sugerido una ingesta dietética recomendada provisional de Li de 14,3 μg/kg para individuos adultos, lo que se traduce en 1.000 μg/día para un individuo de 70 kg.

Se ha comprobado que el Li se absorbe por vía gastrointestinal en un 95-100 % para comprimidos normales de carbonato de Li (Li_2CO_3), a través de las uniones intercelulares (transporte paracelular), con paso al torrente circulatorio. Existen otras sales de Li también usadas, como el citrato y, en menor medida, el sulfato, el orotato y el aspartato, con diferentes biodisponibilidades. Cabe destacar que este oligoelemento no es metabolizado por el organismo. En general, el equilibrio de distribución se alcanza entre el 5º y el 7º día. Además, la distribución entre órganos y tejidos es casi uniforme. Sin embargo, esto no ocurre a nivel cerebral, ya que la concentración de Li en el hipotálamo y en la sustancia blanca es más elevada. En su distribución, el Li no se une a proteínas plasmáticas y atraviesa la barrera placentaria. El Li se distribuye a diversos tejidos y órganos, entre los que des-

tacan el hueso (sobre todo la tibia), el tiroides, la hipófisis y el suero. El pelo y la leche son buenos indicadores del consumo de Li.

La excreción es principalmente renal a las 24 horas de la ingesta y depende de la ingesta de sodio y potasio. La reabsorción tubular en el túbulo proximal es del 80 % y es paralela a la del sodio, disminuyendo en situaciones de carga sódica bicarbonatada, de tratamientos con derivados xánticos o de ciertos diuréticos. Los procesos de aclaramiento renal de Li son utilizados en muchas ocasiones para estudiar procesos de excreción de otros elementos. Una pequeña parte se excreta por vía biliar.

La deficiencia de Li, como se mencionó en su papel fisiológico, se traduce en alteraciones en determinadas enzimas. Además, las hembras sometidas a dietas con un bajo aporte de Li presentan alteraciones en la reproducción, con una tasa mayor de abortos y de mortalidad posparto, no observándose alteración en la tasa de crecimiento.

Los niveles séricos normales se sitúan en torno a 2-20 μg/l y, al parecer, dosis altas de Li en suero se asocian con efectos tóxicos secundarios, que incluyen temblor, vértigo, anorexia, daño en cardiomiocitos, diabetes insípida nefrogénica, sed y trastornos gastrointestinales como diarrea, náuseas y vómitos, que pueden disminuirse con formas de administración de liberación controlada.

Hay que tener en cuenta que la efectividad del tratamiento con Li en pacientes psiquiátricos exige concentraciones séricas elevadas, que alcanzan niveles de 2,1-8,3 mg/l. Por otro lado, los síntomas tóxicos se asocian con niveles de 13,9 mg/l en plasma; una concentración de 27,8 mg/l puede ser mortal. El bajo índice terapéutico del Li destaca el cuidado que ha de tenerse en la monitorización de los niveles de este elemento en el tratamiento de pacientes con alteraciones psiquiátricas. El tratamiento con Li se asocia con efectos metabólicos como hipotiroidismo, hiperparatiroidismo (por lo que se recomienda la medida de los niveles plasmáticos de Ca durante el tratamiento), ganancia de peso, diabetes insípida nefrogénica, temblor en las manos, náuseas, dolor de cabeza, daño renal permanente o malformaciones congénitas. Muchos de estos efectos secundarios se atribuyen a su tendencia a inhibir la enzima fosfatasa ácida prostática y la quinasa sintasa de glucógeno 3. Se ha descrito un débil efecto teratógeno y de aumento de los niveles plasmáticos de prolactina, por lo que no se recomienda su empleo en el embarazo y la lactancia. Los niveles plasmáticos de toxicidad aguda del Li oscilan entre 3 y 10 mmol/l. Se recomienda que no se emplee durante la lactancia, porque aumenta los niveles plasmáticos de prolactina causando galactorrea, además de que el Li secretado en la leche afecta al neonato.

Por lo indicado y debido al rango terapéutico/tóxico estrecho existente para el Li, su prescripción debe estar restringida a los psiquiatras en centros donde se disponga del equipamiento necesario para controlar su concentración plasmática.

En usuarios ancianos de Li se ha indicado una serie de mecanismos sinérgicos que contribuyen a la enfermedad renal crónica, entre los que destacan el envejecimiento, los factores cardiovasculares, el estrés oxidativo, la inflamación, la diabetes insípida nefrogénica, el daño renal agudo y las interacciones con otros medicamentos.

La toxicidad del Li se facilita con una baja ingesta de Na. La toxicidad podría ser desencadenada por cambios psicológicos o en la dieta. Al estar la excreción unida estrechamente a la del Na y H_2O, cualquier factor que conlleve una reducción de la ingesta de Na o disminuya la excreción urinaria puede conducir a la acumulación de Li y, por lo tanto, a toxicidad.

Frecuentemente, durante los tratamientos con este oligoelemento se inician regímenes dietéticos sin el conocimiento del psiquiatra. Este hecho puede constituir un riesgo añadido, ya que el inicio de esta dieta para la pérdida de peso, con la reducción de la ingesta de Na, a la vez, puede desencadenar la intoxicación.

Silicio

El silicio (Si) se encuentra en gran proporción en los tejidos conectivos, incluyendo tendones, aponeurosis, piel, tejidos oculares, aorta y, sobre todo, hueso. Se ha descrito su papel como agente antiateromatoso y de prevención de enfermedades neurodegenerativas, hecho que probablemente también se relaciona con su importancia en el envejecimiento.

Su estrecha relación con el tejido conectivo permite en cierto modo explicar su posible función y, más concretamente, su relación con el colágeno, la elastina y los mucopolisacáridos. Además, el Si es requerido para la actividad prolilhidroxilasa (**Tabla 24-3**). Incrementa la actividad de tres enzimas en el pulmón de ratas (prolil-4-hidroxilasa, galactosil-hidroxilisil-glucosiltransferasa y lisiloxidasa) encargadas de catalizar modificaciones postraduccionales del colágeno. El Si cumple un importante papel en la biosíntesis del cartílago y del hueso, estando implicado en las etapas iniciales del proceso de formación y calcificación óseas, dependiendo de la ingesta de Ca. Aunque el mecanismo aún no es bien conocido, parece deberse a su influencia en la formación de mucopolisacáridos y colágeno, facilitando la formación de glucosaminoglicanos y, por lo tanto, confiriéndole a dicho elemento un papel estructural.

Por otra parte, los niveles de Si en el tejido osteoide en estadios iniciales de osificación se encuentran aumentados con respecto a etapas avanzadas, localizándose el elemento en el interior de la mitocondria del osteoblasto. Sin duda, las alteraciones del cartílago epifisario, consecuencia de un defecto en el crecimiento óseo endocondral, indican que el Si está implicado en la cadena metabólica normal de la formación ósea. Se están desarrollando materiales bioactivos sobre la base de Si como solución terapéutica a diferentes enfermedades y defectos óseos, dado su papel inductivo y constructivo del hueso, además de su capacidad de integración en éste sin ejercer toxicidad o efecto proinflamatorio alguno.

También se ha atribuido al Si un papel en el envejecimiento. Sus niveles están disminuidos en la pared arterial de la aorta y la dermis. Esta disminución parece estar relacionada con la involución hormonal y con los cambios que acontecen en los glucosaminoglicanos.

En roedores, el Si tiene efectos positivos en la modulación de la microbiota y la función gastrointestinal, facilitando el desarrollo de flora beneficiosa como *Ruminococcaceae*, *Prevotellacea*, *Lactobacillus reuteri*, entre otros.

Los alimentos vegetales son más ricos en Si, destacando los granos no sometidos a procesos de refinado y, por lo tanto, con alto contenido en fibra, cereales (avena, trigo, maíz) y raíces vegetales. La fuente más concentrada y biodisponible (55%) de Si es la cerveza (**Tabla 24-3**). También son importantes la soja, preparados de pectinas, goma guar, alfalfa, cáscara de arroz, azúcar de pulpa de caña, ortiga, cola de caballo, etc. El agua de bebida es una buena fuente de Si al presentar niveles de 2-12 µg/ml.

La mayor parte del Si presente en la dieta está en formas poco disponibles de silicatos de aluminio y sílice. Sin embargo, el ácido silícico de alimentos y bebidas se absorbe rápidamente. El envejecimiento y la disminución de los niveles de estrógenos asociada parece que también disminuye la disponibilidad del Si. Es especialmente importante el contenido en Si de la cerveza. Las ingestas de Si en adultos de Finlandia, Gran Bretaña y Estados Unidos varían entre 21 y 49 mg/día. La ingesta típica en la dieta diaria humana se sitúa entre 20 y 50 mg/día. El IOM no ha establecido ni las DRI ni los niveles máximos, a pesar de estar recogidos en las tablas establecidas por este organismo para los oligoelementos potencialmente esenciales (**Tabla 24-5**). No obstante, el grupo de expertos en vitaminas y minerales indicó un nivel de ingesta máxima segura de Si de 700 mg/día.

La forma química en que se ingiere el Si a través de la dieta parece influir en su absorción; así, es mayor a partir del dióxido de Si y del ácido silícico (recomendadas en suplementos alimentarios, así como el ácido ortosilício estabilizado con grupos metilo, colina o vainillina), que desde el carbonato de Si, por la elevada insolubilidad del último; el Si de los alimentos se absorbe hasta casi un 50 %, mientras que los silicatos insolubles o de baja solubilidad presentan una absorción del 1-3 % (**Fig. 24-6**). La mayor parte del Si que se ingiere no se absorbe. De hecho, se estima que se absorben aproximadamente 11-12 mg/día de Si, de los cuales se elimina en orina el 90 %. El ácido ortosilícico es la principal especie presente en el agua de bebida y en la cerveza y es la forma más biodisponible para el ser humano. La absorción intestinal en ratas está influida por la edad, el sexo y la actividad de varias glándulas endocrinas. El Si no circula unido a proteínas en el plasma, donde aparece como ácido silícico monomérico no disociado, y se acumula en el tejido conectivo, incluyendo la aorta, la tráquea, tendones, huesos y piel.

La homeostasis del Si en el organismo se realiza en mayor medida en la absorción que a nivel renal. La eliminación del Si absorbido es sobre todo urinaria, probablemente en forma de ortosilicato magnésico; no obstante, la mayor parte aparece en las heces, al no absorberse.

La deficiencia de Si provoca deformidades en los huesos periféricos y craneales, caracterizadas por defectos en el crecimiento del hueso endocondral y de las uniones articulares, así como una reducción de cartílago, hexosamina, colágeno y agua. También se ha relacionado una disminución de Si en la alimentación y el agua de bebida con aumentos de la incidencia de ECV y enfermedades neurodegenerativas.

572 TOMO I ● Bases fisiológicas y bioquímicas de la nutrición

Tabla 24-5. Ingestas dietéticas de referencia, ingestas adecuadas y niveles máximo de ingesta para ausencia de riesgo o efectos adversos de los oligoelementos potencialmente esenciales (B, Si, V y Ni)

Grupos de edad (años)	Boro (mg/día)		Silicio (mg/día)		Vanadio (µg/día)		Níquel (mg/día)	
	DRI/AI[a]	UL[b]	DRI/AI[a]	UL[b]	DRI/AI[a]	UL[b]	DRI/AI[a]	UL[b]
Lactantes (meses)								
0-6	ND[c]	ND[c]	ND[c]	ND[c]	ND[c]	ND[c]	ND[c]	ND[c]
7-12	ND[c]	ND[c]	ND[c]	ND[c]	ND[c]	ND[c]	ND[c]	ND[c]
Niños								
1-3	ND[c]	3	ND[c]	ND[c]	ND[c]	ND[c]	ND[c]	0,2
4-8	ND[c]	6	ND[c]	ND[c]	ND[c]	ND[c]	ND[c]	0,3
Varones								
9-13	ND[c]	11	ND[c]	ND[c]	ND[c]	ND[c]	ND[c]	0,6
14-18	ND[c]	17	ND[c]	ND[c]	ND[c]	ND[c]	ND[c]	1,0
19-30	ND[c]	20	ND[c]	ND[c]	ND[c]	1,8	ND[c]	1,0
31-50	ND[c]	20	ND[c]	ND[c]	ND[c]	1,8	ND[c]	1,0
50-70	ND[c]	20	ND[c]	ND[c]	ND[c]	1,8	ND[c]	1,0
> 70	ND[c]	20	ND[c]	ND[c]	ND[c]	1,8	ND[c]	1,0
Mujeres								
9-13	ND[c]	11	ND[c]	ND[c]	ND[c]	ND[c]	ND[c]	0,6
14-18	ND[c]	17	ND[c]	ND[c]	ND[c]	ND[c]	ND[c]	1,0
19-30	ND[c]	20	ND[c]	ND[c]	ND[c]	1,8	ND[c]	1,0
31-50	ND[c]	20	ND[c]	ND[c]	ND[c]	1,8	ND[c]	1,0
50-70	ND[c]	20	ND[c]	ND[c]	ND[c]	1,8	ND[c]	1,0
> 70	ND[c]	20	ND[c]	ND[c]	ND[c]	1,8	ND[c]	1,0
Embarazo								
≤ 18	ND[c]	17	ND[c]	ND[c]	ND[c]	ND	ND[c]	1,0
19-30	ND[c]	20	ND[c]	ND[c]	ND[c]	ND	ND[c]	1,0
31-50	ND[c]	20	ND[c]	ND[c]	ND[c]	ND	ND[c]	1,0
Lactancia								
≤ 18	ND[c]	17	ND[c]	ND[c]	ND[c]	ND	ND[c]	1,0
19-30	ND[c]	20	ND[c]	ND[c]	ND[c]	ND	ND[c]	1,0
31-50	ND[c]	20	ND[c]	ND[c]	ND[c]	ND	ND[c]	1,0

Tomado de *Institute of Medicine* (IOM), 2002.
[a] Ingestas dietéticas de referencia (DRI) e ingestas adecuadas (AI) para los oligoelementos, que pueden ser empleados como objetivos nutricionales en la ingesta individual. Las ingestas adecuadas en la tabla van seguidas de un asterisco (*).
[b] Niveles máximos (UL) de ingesta diaria de los oligoelementos que no suponen efectos adversos para la salud. Representa la ingesta total a partir de agua, alimentos y suplementos consumidos. En su ausencia, como ocurre en el Cr y Si, se ha de tener una precaución extra en el consumo de niveles por encima de las ingestas recomendadas.
[c] No determinado por falta de datos sobre los efectos adversos en este grupo de edad dada la falta de capacidad de manejar cantidades en exceso.
La fuente de la ingesta deberían ser sólo los alimentos.

El Si es un elemento atóxico por vía oral, aunque la toxicidad por vía respiratoria es muy importante, originando cuadros de silicosis con afectación del parénquima pulmonar y de la pleura. De hecho, el trisilicato magnésico se ha empleado como antiácido sin alteraciones patológicas, considerándose inerte para la especie humana. Otros silicatos se emplean como agentes antiespumantes y como aditivos alimentarios, sin efecto nocivo alguno.

Para el SiO_2, la EFSA indicó que un consumo de hasta 1.500 mg/día como suplemento dietario es seguro.

Vanadio

La relación del vanadio (V) con las ATPasas o su posible papel como agente insulinomimético llevaron, a partir de la década de 1970, a varios grupos de investigación a plantear la hipótesis del papel esencial de dicho elemento, evidencias que fueron más significativas desde 1987. No obstante, algunos estudios experimentales se llevaron a cabo con dietas suplementadas en una gran cantidad, lo que determinó alteraciones importantes.

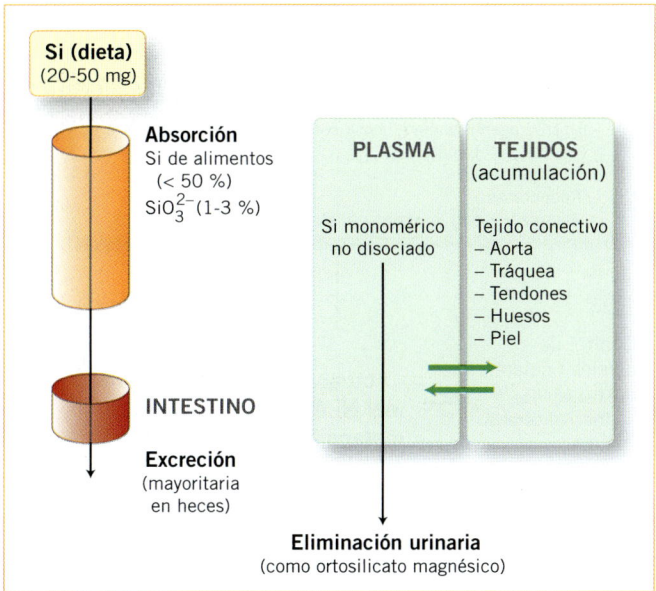

Figura 24-6. Cinética y metabolismo del silicio (Si).

Hasta el momento, la función bioquímica sólo se ha descrito en algas, líquenes, hongos y bacterias, pero no en animales superiores ni, por lo tanto, en el hombre, hecho corroborado en una revisión reciente en la que se concluyó que no hay datos que establezcan el vanadio como elemento necesario en la nutrición humana. Sin embargo, estudios recientes han mostrado alteraciones en la estructura ósea de cabras jóvenes sometidas a dietas exentas de vanadio durante un largo período de tiempo. Se cree que puede tener un papel digno de consideración en la regulación de la Na$^+$/K$^+$-ATPasa, fosforiltransferasa, adenilato ciclasa y proteínas quinasas (**Tabla 24-3**). También se ha analizado el posible papel del vanadio en el metabolismo hormonal, así como de la glucosa, los lípidos, el hueso y el diente. El vanadio interviene en varias enzimas, entre las cuales destacan las haloperoxidasas, que catalizan la reacción de oxidación de iones haluro por el peróxido de hidrógeno. En el caso de los animales, las haloperoxidasas mejor conocidas son las peroxidasas tiroideas. Se ha comprobado que la deficiencia de vanadio en las ratas afecta la peroxidasa tiroidea y, por lo tanto, la concentración de yodo, el cual parece tener una estrecha relación en su regulación metabólica con los niveles de vanadio.

Además, existen datos que sugieren que la unión del ion vanadio a proteínas no hemo que contienen hierro es importante en el metabolismo del vanadio.

Sólo un grupo reducido de alimentos contienen cifras importantes de vanadio (> 30 μg/kg), como las espinacas, las setas, los moluscos (almejas y ostras), el perejil, la pimienta negra (hasta 987 μg/kg), semillas de eneldo y ciertos alimentos preparados. También se han hallado cifras importantes de vanadio en vinos franceses y californianos, especialmente en tintos, cuyos valores han oscilado entre 7 y 90 μg/l. Como alimentos de contenido intermedio (> 5-30 μg/kg) cabe destacar los granos, los alimentos marinos, las carnes y los productos lácteos. Por el contrario, las grasas, los aceites, las frutas y los vegetales contienen los niveles más bajos (< 1-5 μg/kg).

Se admite que la ingesta de vanadio a partir de la dieta es de 10-30 μg/día. Los lactantes de 6 a 11 meses incorporan aproximadamente 3 μg/día, mientras que los adolescentes suelen ingerir en torno a 11 μg/día. Se piensa que una ingesta diaria de 10 μg cubre las necesidades basales de dicho elemento. Las DRI no han sido establecidas. Sin embargo, el IOM ha fijado un nivel máximo de 1,8 mg/día a partir del grupo de 19 años de edad (**Tabla 24-5**).

La absorción gastrointestinal de vanadio es muy escasa y se estima en el 1-5 % del ingerido (valor medio de 2 % para compuestos solubles), con influencia principalmente del estado de valencia, ya que la absorción del vanadato es superior a la del vanadilo. Se ha estimado una ingesta diaria de 10-60 μg/día. La absorción se lleva a cabo en el duodeno. Se ha sugerido que el vanadato se absorbe a través de sistemas de transporte de aniones, como el del fosfato, mientras que el vanadilo usa el sistema de transporte del hierro (**Fig. 24-7**). Más tarde se distribuye a la sangre, desde donde rápidamente aparece en riñón, hígado, testículos, bazo, músculo y muy especialmente en hueso, donde se acumula el exceso. También se distribuye a la placenta (se han encontrado concentraciones de 3 ng/g). La excreción se realiza a través de las heces, con excepción del vanadio absorbido que es eliminado en su mayor parte por la orina. Una porción relativamente importante es eliminada por la vía biliar.

La deficiencia de vanadio produce una elevación de la tasa de abortos, una disminución de la producción de leche durante los 2 primeros meses de lactancia y diversas alteraciones plasmáticas, como un aumento de creatinina y β-lipoproteínas y una disminución de glucosa. Se acompaña además de alteraciones orgánicas, como por ejemplo, deformidades en el esqueleto (sobre todo en las patas delanteras y en las uniones del tarso de las ratas, las cuales sufren un adelgazamiento).

La toxicidad del vanadio difiere significativamente dependiendo de su estado de oxidación; así, el vanadio pentavalente es el más tóxico. El vanadio es un elemento relativa-

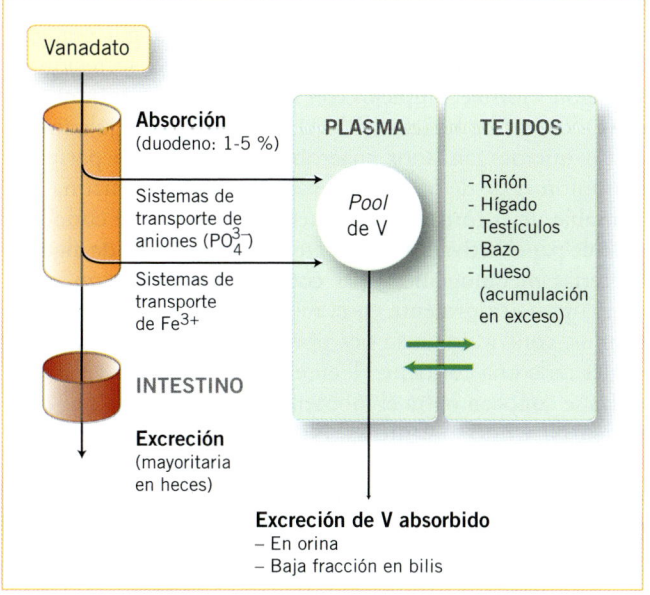

Figura 24-7. Cinética y metabolismo del vanadio (V).

mente tóxico en concentraciones de 10-20 mg/día o 10-20 μg/g en la dieta. La administración oral de dosis tóxicas de vanadio provoca determinados síntomas y signos, como lengua verdosa, sialorrea, lagrimeo, calambres y diarrea, así como cilindruria y albuminuria. Otros autores concluyen que es neurotóxico y endoteliotóxico-hemorrágico, con afectación hepática y renal y, probablemente, leucocitotóxico. También suelen aparecer retraso en el crecimiento, diarrea y anorexia.

Níquel

Desde comienzos del siglo XX se conoce el papel tóxico del níquel (Ni), especialmente desde el punto de vista dermatológico, originando dermatitis (eccema de contacto), así como su papel carcinogénico (riesgo de cáncer nasal y pulmonar). Sin embargo, algunos autores, en estudios llevados a cabo en diversos animales de experimentación (gallinas, ratas, cerdos, etc.) han observado que el Ni puede tener un posible papel esencial en el metabolismo y un efecto positivo sobre la anemia (Tabla 24-3). Además, la deficiencia en este elemento se ha relacionado con un retraso en el desarrollo y un proceso de hematopoyesis deprimida, por lo que en la actualidad es un elemento traza de los considerados esenciales para la nutrición humana. Diversos autores piensan que la esencialidad del Ni podría estar relacionada con la activación de la hemosintetasa y su participación en la regulación de la absorción intestinal de hierro.

El Ni parece tener un papel como cofactor o componente estructural de metaloenzimas específicas, presentes sobre todo en plantas y microorganismos. Así, se ha comprobado que la deficiencia de Ni afecta en gran medida al metabolismo y, concretamente, a determinadas enzimas implicadas sobre todo en la glucólisis, el ciclo del citrato y el metabolismo de los aminoácidos (Fig. 24-8). Entre estas enzimas cuantificadas principalmente en el hígado y el riñón se encuentran las deshidrogenasas de glucosa 6-fosfato, lactato, isocitrato, malato y glutamato, reductasas y la alanina y la aspartato aminotransferasas. También se afectan los niveles tisulares de fosfolípidos y triacilgliceroles, urea, glucosa, glucógeno y ATP. Este oligoelemento estimula la secreción de glucagón y forma complejos con los ácidos desoxirribonucleico (DNA) y ribonucleico (RNA) y sus enzimas reguladoras.

En microorganismos anaerobios, el Ni forma parte del cromóforo F_{430} de la metilcoenzima reductasa, enzima responsable de la formación de metano. Además, se conoce el posible papel activador del Ni en las hidrogenasas de algunas bacterias metanogénicas, así como su participación en la ureasa proteica presente en el reino vegetal y en microorganismos, constituida a su vez por varias subunidades, de las cuales cada una contiene Ni en el centro activo. Así, en bacterias se conocen hasta el momento nueve enzimas que contienen Ni y que son: ureasa, Ni-Fe hidrogenasa, monóxido de carbono deshidrogenasa, acetil-CoA descarboxilasa sintetasa, metilcoenzima M reductasa, determinadas superóxido dismutasas, algunas glioxalasas, ácido-reductona dioxigenasa y metilendiureasa.

El Ni parece ser esencial en las reacciones enzimáticas de hidrogenación, desulfuración y carboxilación en la mayoría

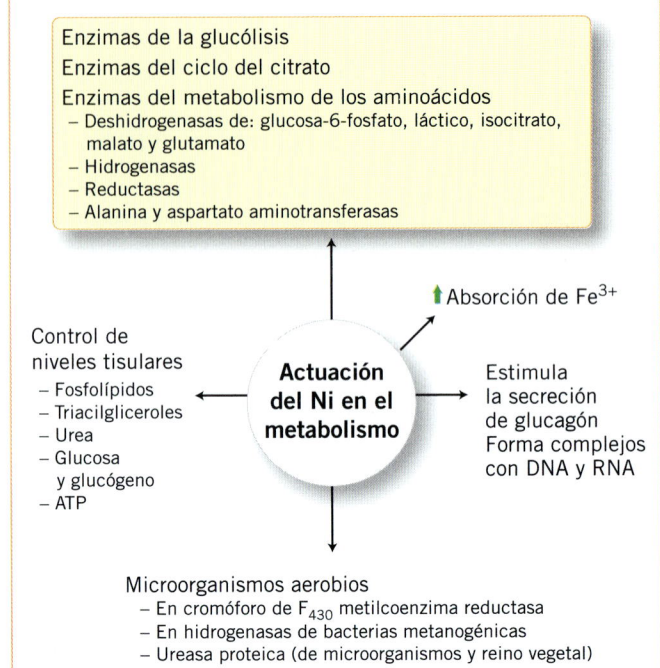

Figura 24-8. Acciones fisiológicas del níquel (Ni) en el metabolismo.

de los microorganismos anaerobios. En general se lo ha relacionado con enzimas implicadas en la producción de gases (dióxido de carbono, metano, hidrógeno, etc.). También se cree que el Ni puede actuar como cofactor facilitador de la absorción intestinal de hierro férrico, al favorecer la unión de éste a moléculas liposolubles y actuar como cofactor del sistema enzimático encargado de su reducción al estado ferroso.

Los alimentos procedentes del reino animal poseen menor concentración de Ni que las plantas, dentro de las cuales las frutas frescas también constituyen un grupo de alimentos cuyo contenido en este oligoelemento es relativamente bajo (4-39 μg/kg). Entre los alimentos más ricos en Ni, con niveles entre 125 y 400 μg/kg, se hallan el chocolate, las especias, los frutos secos (nueces), las legumbres (alubias), las verduras (lechugas y espinacas, sobre todo) y edulcorantes. En las patatas y el maíz, el Ni, al igual que otros elementos metálicos, suele unirse a amilopectinas. Asimismo, es de reseñar el alto contenido en golosinas y alimentos estimulantes. Alimentos con un contenido intermedio en Ni (50-125 μg/kg) son los derivados cárnicos, huevos, productos lácteos y los cereales y pastas. Los productos pesqueros son fuentes pobres en Ni en la alimentación, con concentraciones < 50 μg/kg.

Las ingestas de este elemento en la dieta diaria son muy variables, oscilando usualmente entre 200 y 300 μg/día. Están directamente condicionadas por la localización geográfica de los alimentos consumidos, los componentes nutritivos de la ración, la proporción de alimentos de origen animal y vegetal, el procesado de alimentos, la contaminación medioambiental y/o la migración que durante el procesado y almacenamiento de los alimentos se lleva a cabo desde los contenedores y distintos utensilios de cocina de acero inoxidable (que contienen entre un 18 y un 37 % de Ni). Este último aspecto ha determinado que algunos autores hayan estimado ingestas probablemente superiores a 1 mg/día. Se han indicado niveles de ingesta en este elemento que fluctúan entre 67, 70 y 82 µg/día en Japón, Suecia y Suiza, respectivamente, y hasta 460 y 600 µg/día en Canadá y Estados Unidos. En España se han determinado ingestas de Ni entre 99 y 180 µg/día.

En lactantes de 6 a 11 meses, la ingesta suele ser de unos 70 µg/día, en adolescentes de 162 µg/día y en adultos de 146 µg/día (2 µg/kg/día). En algunos individuos sensibilizados se desarrolla una reacción alérgica a concentraciones de 600 µg/día, por lo que el margen de seguridad toxicológica es relativamente estrecho, considerándose dosis seguras las situadas entre 100 y 300 µg/día, especialmente en los adultos, y de la mitad en los lactantes. El IOM ha establecido el nivel máximo de Ni en 1 mg/día (Tabla 24-5). La ingesta diaria se ha estimado en 150 µg/día en Dinamarca, 73-142 µg/día en Suiza y 140-150 µg/día en el Reino Unido. En este sentido, un estudio de dieta realizado en Inglaterra estimó una ingesta diaria de 154-166 µg/día (2,2-2,4 µg/kg/día). No obstante, la ingesta de Ni podría llegar a alcanzar 900 µg/día (aproximadamente, 15 µg/kg/día) cuando se ingieren alimentos con alto contenido en Ni, como ya señaló la EFSA en 2005.

Por otra parte, los niveles de Ni en agua de consumo deberían ser inferiores a 0,1 mg/l, habiendo establecido la OMS un nivel de seguridad por debajo de 0,02 mg/l.

Parece claro que los requerimientos de Ni en la especie humana o, lo que es igual, el papel esencial del Ni es una hipótesis verosímil, teniendo en cuenta su función en el reino animal. Se estima que los requerimientos dietéticos de Ni en seres humanos son de unos 100 µg/día, con una biodisponibilidad media en las dietas convencionales comprendida entre el 1 y el 10 %.

La absorción se produce tanto por el aparato gastrointestinal como por vía respiratoria y depende del compuesto de Ni incorporado a través de la dieta. Es influida por la concentración de otros iones divalentes y cationes que actúan como ligandos, destacando especialmente el Zn, el Cu y el Ca, y por diversos factores, como el sexo, la edad, la gestación y lactancia, la tasa de crecimiento y la dieta (leche, café, té, zumo de naranja, etc., que disminuyen su absorción). Usualmente no se absorbe más del 5 % de la dosis ingerida, siendo la absorción de Ni un proceso activo, en el que parece intervenir el sistema de absorción del hierro. Aunque es difícil interpretar la naturaleza exacta de la interacción entre el Ni y el Fe, se sabe que en situaciones deficitarias de Ni se produce una reducción de la absorción de Fe, mientras que la deficiencia del Fe estimula la absorción del Ni.

En la distribución del Ni a los tejidos interviene en gran medida la albúmina (la mayor parte del Ni plasmático está combinado con esta proteína) y también la niquelplasmina, que es una α_2-macroglobulina. Probablemente el Ni forme complejos con L-histidina, cisteína, ácido aspártico y ácidos nucleicos; otra fracción se transporta asociada a moléculas ultrafiltrables. No parece que existan tejidos u órganos que acumulen de forma especial Ni; no obstante, en los seres humanos se han encontrado mayores concentraciones en las glándulas suprarrenales y el tiroides, así como en hígado, riñón, pulmón y SNC. Este elemento tiene la facultad de pasar a través de la placenta, por lo que puede afectar al feto. La principal vía de eliminación del Ni absorbido es la renal; sin embargo, la excreción fecal es mayoritaria, teniendo en cuenta que la mayor parte no se absorbe (el 90 % de la cantidad ingerida). También existen altas concentraciones en el sudor corporal, por lo que es probable que a través de las glándulas sudoríparas se elimine una cantidad significativa (unos 49 µg/l).

Los signos derivados de la deficiencia en Ni se han puesto de manifiesto en numerosas especies animales, entre las que destacan cabras, cerdos, ratas y ovejas. Cuando la deficiencia en Ni es importante, disminuyen el crecimiento y la hematopoyesis. También se produce afectación de varias metaloenzimas específicas, como se ha citado anteriormente al referirse a su papel fisiológico, lo que sugiere que este elemento representa un papel importante en el metabolismo intermediario. Sin embargo, no se han recogido previamente signos derivados de deficiencia en Ni, muy probablemente porque la ingesta supera en exceso los requerimientos estimados en 5-50 µg/día.

En general, se admite que la toxicidad tanto aguda como crónica del Ni es baja, dependiendo en parte de la solubilidad de los compuestos. No hay que olvidar que los suplementos dietéticos aportan dosis inferiores a 100-200 µg/día, dosis situadas por debajo del nivel de seguridad de la Agencia de Protección Ambiental (EPA) de Estados Unidos, establecido en 1,4 mg/día para una persona de 70 kg, por lo que no cabe esperar toxicidad. Sin embargo, no hay que descartar una hipotética idiosincrasia en individuos previamente sensibilizados. La toxicidad aguda suele manifestarse en forma de irritación gastrointestinal, dolor de cabeza frontal, vértigo, insomnio, irritabilidad y trastornos pulmonares análogos a los producidos por la neumonía vírica. La intoxicación crónica puede ser causa de exacerbación de procesos patológicos, además de traducirse en retraso en el crecimiento, así como en problemas de la reproducción y alteraciones en parámetros sanguíneos, como disminución de la hematopoyesis –número de eritrocitos, concentración de hemoglobina y hematócrito– y de actividades enzimáticas, edemas, etc., afectándose también el hígado, los riñones, las cápsulas suprarrenales, el bazo y el cerebro.

Los individuos con hipersensibilidad al Ni, resultante de exposiciones previas a este elemento, y con alteración en el funcionamiento del riñón son particularmente sensibles a los efectos deletéreos derivados de una ingesta excesiva.

Existe un elevadísimo riesgo de cáncer de pulmón y de nariz asociado a exposiciones a concentraciones elevadas de este metal. Parece ser que el mecanismo indirecto relacionado con este efecto es que este elemento inhibe las defensas celulares contra procesos de peroxidación, mediados por la catalasa, la SOD, la GPOX, etc., entre otras enzimas que protegen frente a los radicales libres y el estrés oxidativo.

Se sabe que una dieta que aporte 250 µg/g de Ni produce signos de toxicidad, que incluyen retraso en el crecimiento y anemia en animales de experimentación. No obstante, en seres humanos se ha comprobado que la administración oral de 600 µg de sulfato de Ni produce una reacción alérgica positiva en la piel de algunos individuos que presentan una sensibilización al Ni. La dosis oral aportada a través de la dieta más baja recogida en individuos sensibles al Ni que ha provocado la exacerbación de eccema en las manos ha sido de 490 µg/día. En este sentido, entre los metales e incluso al compararlo frente a otros muchos alergenos, el Ni es el que con mayor frecuencia produce sensibilizaciones por contacto, manifestadas en forma de alergia, como es la dermatitis por contacto. Esta alergia inducida por bisutería se manifiesta sobre todo en épocas de mayor calor y sudoración en personas sensibles.

Boro

Aunque hasta la actualidad no se ha establecido la esencialidad del boro (B) para el ser humano, se acepta su carácter esencial en animales y plantas. Sin embargo, existen en la actualidad numerosos estudios que han mostrado evidencias de que el boro es beneficioso en los seres humanos para el crecimiento óseo, el mantenimiento de la funcionalidad del sistema nervioso central, la respuesta inmune e inflamatoria. Así, está especialmente relacionado con la producción de varias citoquinas y con el incremento de interferón gamma (IFN-γ) y factor de necrosis tumoral alfa (TNF-α) en cultivos de monocitos procedentes de sangre periférica en presencia de un lipopolisacárido que actuaría como agente inflamatorio. Ello justificaría su efecto beneficioso en algunos individuos que padecen artritis. Igualmente está implicado en el metabolismo del calcio y la insulina y quizás en la prevención del cáncer (se ha sugerido que el suplemento dietético con boro podría estar inversamente asociado con el cáncer de próstata, cérvix, mama y pulmón).

El boro forma complejos con varios sustratos con grupos hidroxilos, preferentemente cuando son adyacentes y se encuentran en posición *cis*, actuando como regulador del metabolismo (**Tabla 24-2**). Este elemento desempeña un papel en la función o estabilidad de la membrana celular, influyendo en la respuesta antes de la acción de hormonas, señales a través de membrana o intercambio de cationes a través de ella.

El boro tiene capacidad de competición con algunas enzimas por la coenzima nicotinamida adenindinucleótido (NAD) y la adenina. Ejerce también una acción sobre el hueso semejante a los estrógenos y se asocia al desarrollo de osteoporosis, lo que se ha relacionado en seres humanos con ingestas inferiores a 0,2 mg/día. Se ha comprobado que el boro estabiliza y aumenta la vida media de la vitamina D y los estrógenos. También se han caracterizado cinco compuestos orgánicos ésteres de boro, de acción antibiótica, sintetizados de forma natural por varias bacterias, entre los que destacan la aplasmomicina aislada de *Streptomyces griseus* (cepa SS-20) y boromicina, sustancia sintetizada por *Streptomyces antibioticus*. Esta segunda sustancia tiene la facultad de captar cationes de metales alcalinos, elevando la permeabilidad al K⁺ de la membrana.

Entre las sustancias orgánicas con las que el ácido bórico forma complejos éster a través de los grupos hidroxilo destacan la riboflavina, la piridoxina, el ácido deshidroascórbico, la adenosina 5'-fosfato y nucleótidos de piridina. Los complejos formados tienen la facultad de actuar sobre algunas enzimas inhibiendo su acción, como ocurre con las serinas proteasas.

Las principales fuentes de boro son los alimentos de origen vegetal. En general, la mayor parte de las plantas que se incluyen en la subclase dicotiledóneas, en la que se encuentran frutas, vegetales, tubérculos y legumbres, poseen mayores concentraciones de boro que las pertenecientes a la subclase monocotiledóneas, especialmente las especies gramíneas, incluidos el arroz y el maíz. Así, destacan las legumbres, las frutas no cítricas (ciruelas, pasas y albaricoques, entre otros), las verduras, los frutos secos (nueces y cacahuetes), la patata y el aguacate. Así, por ejemplo, el consumo de 3 ciruelas podría representar aproximadamente una ingesta de 3-4 mg de boro. La mayoría de los alimentos contienen menos de 6 mg/kg de boro, y existe un elevado número con niveles de boro inferiores a 0,5 mg/kg. Otras fuentes interesantes son las bebidas fermentadas de origen vegetal, como la sidra, la cerveza y el vino, mientras que son fuentes pobres en éste los alimentos de origen animal (carne, pescado y productos lácteos).

La ingesta diaria típica de boro por el ser humano está comprendida entre 0,5 y 3,5 mg/día. A pesar de ello, parece ser que las necesidades diarias de este elemento son de 0,5-2,5 mg/día. De hecho, los estudios animales han establecido que una ingesta de 1 mg/día es beneficiosa. En este sentido, cabe destacar que un porcentaje importante de suplementos minerales y multivitamínicos de uso diario contienen entre 3 y 9 mg. Por otra parte, una concentración sérica o plasmática de boro inferior a 3,1 µmol (34 µg)/l podría ser indicativa de un estado subóptimo de dicho elemento. Sin embargo, no se han establecido todavía las recomendaciones dietéticas; no obstante, el IOM ha fijado un nivel máximo de 20 mg/día (**Tabla 24-5**). El *Food and Nutrition Board* del IOM de Estados Unidos establece una ingesta máxima tolerable para el boro de 11-20 mg/día para individuos mayores de 9 años.

Con independencia de la forma en que se encuentre el boro en los alimentos, éste se absorbe en más de un 90 % del total ingerido. La mayor parte del boro ingerido se convierte en hidróxido de boro ([B(OH)₃]), que es la forma que se absorbe, posiblemente por difusión pasiva, y se transporta por todo el organismo. El hueso constituye su principal lugar de almacenamiento, desde donde se incorpora a la metalotioneína, que es a la vez el almacén y el vehículo de transporte de este elemento. La excreción urinaria rápida del boro absorbido constituye el principal mecanismo para la regulación de su homeostasis. Su eliminación fecal es escasa debido al alto grado de absorción.

En el material biológico el boro sólo existe asociado al oxígeno, constituyendo el ácido bórico (98,4 %), que actúa como ácido de Lewis aceptando del agua un par de electrones para transformarse en la forma tetracovalente de este elemento [B(OH)₄⁻], que es minoritaria (1,6 %).

Las deficiencias de este elemento en el ser humano se han observado fundamentalmente en dos estudios: uno en mujeres menopáusicas, con tratamiento estrogénico asociado o sin él, y otro en varones de edad en torno a los 45 años. Estos individuos habían seguido previamente una dieta de muy bajo contenido en boro (≈ 0,25 mg/2.000 kcal aproximadamente durante 2 meses). Transcurrido este período, consumieron la misma dieta pero suplementada con 3 mg/día de boro (aproximadamente durante 45 días), lo que facilitó la elevación de los niveles de Cu en plasma y también de

17β-estradiol; además, mejoró el estado de alerta, la conducta, el rendimiento psicomotor así como los procesos relacionados con la atención y la memoria. Otros estudios realizados en mujeres posmenopáusicas, a las que se suplementaba con 3 mg/día de boro, comprobaron una disminución en la pérdida urinaria de Ca así como una mejora en la retención renal de Mg. Además, existen claras evidencias de que el boro posee un efecto beneficioso sobre el crecimiento óseo alveolar y trabecular. El déficit de dicho elemento produce alteraciones en el metabolismo del Ca, Mg y P, la función cerebral y el metabolismo energético; además, se relaciona con la aparición de somnolencia y con un descenso de la alerta mental y de las habilidades psicomotoras.

El boro presenta baja toxicidad al administrarse por vía oral. Por otra parte, su exceso es rápidamente excretado por la orina, lo que contribuye a su baja toxicidad. Como síntomas de intoxicación aguda destacan las alteraciones gastrointestinales (vómitos, diarreas y náuseas), dermatitis, letargo, convulsiones y anormalidades del electroencefalograma (EEG), además de inducir riboflavinuria. Las dosis letales de ácido bórico y bórax son de 15-30 g en adultos. Los signos asociados a toxicidad crónica por este oligoelemento incluyen pérdida de peso ligada a la falta de apetito, náuseas y diarrea, disminución de la apetencia sexual y de la eficacia reproductiva, con un descenso del volumen seminal y de la motilidad de los espermatozoides, secundario al efecto tóxico sobre las células de Sertoli (se ha observado a nivel experimental, en ratones, atrofia testicular). Actualmente no existen datos concluyentes acerca del potencial cancerígeno del boro en los seres humanos.

PUNTOS CLAVE

- En este capítulo se considera en profundidad el estudio de la mayoría de los oligoelementos o elementos traza, que son aquellos que se necesitan para el normal funcionamiento del organismo en cantidades de unos miligramos o microgramos diarios. Para un elevado número de ellos, como Se, Mn, Cr, Mo y I, la esencialidad en el ser humano ha sido claramente establecida. Para los restantes oligoelementos incluidos en este capítulo, es decir, Li, Si, V, Ni y B, su carácter esencial se ha puesto de manifiesto en las últimas décadas en microorganismos, plantas y animales, fundamentalmente por el aumento considerable de la sensibilidad de las técnicas analíticas espectroscópicas de absorción y emisión atómica y de espectometría de masas con plasma de acoplamiento inductivo.

- La mayoría de estos minerales forma parte del centro activo de muchas enzimas necesarias en el metabolismo normal del organismo, por lo que un déficit de ellos en el estado nutricional se traduce en la alteración de la actividad enzimática. Como consecuencia se produce una serie de procesos patológicos, como la miocardiopatía endémica o enfermedad de Keshan y la osteoartropatía endémica o enfermedad de Kashin-Beck, ambas ligadas a la deficiencia en Se, o bien el bocio o el cretinismo endémico asociados al déficit de yodo. Es de reseñar el uso terapéutico del Li en alteraciones psiquiátricas graves del ser humano, como la depresión endógena, la manía y la psicosis maníaco-depresiva.

- Para cada uno de los oligoelementos se han descrito sus principales funciones fisiológicas; sus fuentes alimenticias más relevantes, incluyendo la influencia que el tratamiento tecnológico puede tener en el contenido de algunos de estos elementos traza, como es el aumento del yodo presente en los alimentos debido al uso de yodóforos, o el incremento del Ni y del Cr por su migración a los alimentos procesados o almacenados en recipientes o utensilios de cocina de acero inoxidable, o bien la pérdida de parte del Cr o Si existente durante el refinado de los cereales o del azúcar, etc. Posteriormente, se han estudiado su cinética y metabolismo, haciendo referencia a su principal vía de absorción (paracelular por difusión pasiva o intracelular con transporte activo y gasto energético), a factores influyentes, como la interacción con otros componentes de la dieta o con otros minerales, y a la biodisponibilidad asociada con la influencia ejercida por la microbiota intestinal y la forma de transporte por el organismo, indicando los principales órganos en los que se almacena y sus principales vías de excreción.

- Se han incluido también sus ingestas habituales en la alimentación humana que han servido de base al IOM para fijar las DRI, los niveles máximos y los niveles superiores de ingesta sin aparición de signos o efectos adversos, para todos los oligoelementos, con las excepciones del Li y del Si, que todavía no han sido incluidos en las tablas elaboradas por el IOM.

- También se han descrito las enfermedades y los síntomas característicos por interacción con la microbiota intestinal, asociados tanto a un consumo deficiente, responsable de un estado nutricional subóptimo en cada oligoelemento, como a una sobreexposición, que origina toxicidad aguda o crónica, como, por ejemplo, los problemas de selenosis o silicosis o los fenómenos de dermatitis de contacto producidos por el Se, el Si y el Ni en dosis elevadas, respectivamente.

BIBLIOGRAFÍA

ANSAR FAROOQ M, DIETZ KJ. **Silicon as versatile player in plant and human biology: overlooked and poorly understood. Front Plant Sci 2015; 6: 1-14.**
Revisión sobre el Si como elemento importante en nutrición vegetal y humana, en la que se definen los campos de investigación interdisciplinar.

BURK RF, HILL KE. **Regulation of selenium metabolism and transport. Ann Rev Nutr 2015; 35: 109-34.**
Artículo sobre las formas del Se en la dieta y su metabolismo, así como la jerarquía de las selenoproteínas en las que participa, y su regulación hepática y retención tisular.

DEBIASSE-FORTIN MA. **Minerales y oligoelementos. En: Matarese LE, Gottschich MM, eds. Nutrición clínica práctica, 2ª ed. Madrid: Elsevier, 2004; p. 177-86.**
Libro básico que recoge la función, metabolismo, valoración del estado nutricional, deficiencia, toxicidad, requerimientos y suplementos de Se, Cr, Mn Y Mo.

DOLARA P. **Occurence, exposure, effects, recommended intake and possible dietary use of selected trace compounds (aluminium, bismuth, cobalt, gold, lithium, nickel, silver). Int J Food Sci Nutr 2014; 65: 911-24.**
Artículo de revisión que supone una importante actualización relativa al Ni en cuanto a exposición recomendada y posible papel del Ni como suplemento dietético.

ELLENHORN MJ. **Ellenhorn's medical toxicology. Diagnosis and treatment of human poisoning, 2ª ed. Baltimore: Williams and Wilkins, 1997.**
Libro que resume la toxicidad en los seres humanos de prácticamente todos los xenobióticos existentes. Cualquier referencia a un aspecto tóxico derivado de los elementos relacionados en este capítulo puede encontrarse en él, constituyendo por ello un manual clásico, que actualiza la 1ª edición escrita por los autores Barceloux y Ellenhorn.

EFSA. **Overview on dietary reference values for the EU population as derived by the EFSA Panel on Dietetic Products, Nutrition and Allergies (NDA). Summary of Dietary Reference Values – version 2. EFSA June 2017.**
Incluye los valores de referencia para los distintos nutrientes, entre ellos las ingestas adecuadas para los elementos incluidos en este capítulo en los que han sido establecidos, como Se, Mn, Mo e I.

EFSA (EUROPEAN FOOD SAFETY AUTHORITY). **Dietary reference values for nutrients: Summary report. EFSA supporting publication 2017:e15121.**
Incluye las evidencias científicas en relación con los valores de referencia para los distintos nutrientes, entre ellos las ingestas adecuadas para Se, Mn, Mo e I, indicando que para el Cr no se han establecido, al no existir evidencias convincentes de su papel en el metabolismo y la fisiología del ser humano.

FILIPPINI T, TANCREDI S, MALAGOLI C, MALAVOLTI M, BARGELLINI A, VESCOVI L Y COLS. **Dietary estimated intake of trace elements: risk assessment in an Italian population. Expos Health 2020; 12: 641-55.**
Artículo sobre la ingesta de elementos traza, como Li, B, Mo, V, Ni, etc., en más de 900 alimentos italianos, calculándose el aporte total en la dieta y el de cada uno de los principales grupos de alimentos.

FREELAND-GRAVES JH, SANJEEVI N, LEE JJ. **Global perspectives on trace element requirements. J Trace Elem Med Biol 2015; 31: 135-41.**
Artículo de revisión que expone las variaciones de los requerimientos nutricionales en función de la edad, el sexo, el crecimiento, etc. Asimismo, valora las posibles interferencias de determinados oligoelementos con otras sustancias de la dieta (oxalatos, fitatos, polifenoles, etc.).

GÓTTERT R, FIDZINSKIP P, KRAUS L, SCHNEIDER U, HOLTKAMP M, ENDRES M Y COLS. **Lithium inhibits tryptophan catabolism via the inflammation-induced kynurenine pathway in human microglia. Glia 2022; 70: 558-71.**
Artículo sobre cómo el Li inhibe el catabolismo del triptófano a través de la vía inflamatoria de la quinurenina, en el compartimento de la microglía del cerebro humano.

GUTIÉRREZ-BEDMAR M, GIL F, OLMEDO P, RUIZ-CANELA M, MARTÍNEZ-GONZÁLEZ MA, SALAS-SALVADO J Y COLS. **Serum selenium and incident cardiovascular disease in the PREvención con DIeta MeDiterránea (PREDIMED) trial: Nested case-control study. J Clin Med 2022; 11: 6664.**
Estudio prospectivo en seres humanos entre el 2003 y el 2010 de casos y controles, de los niveles séricos de Se en pacientes con diversas enfermedades cardiovasculares.

HOSSINI H, SHAFIE B, NIRI AD, NAZARI M, ESFAHLAN AJ, AHMADPOUR M Y COLS. **A comprehensive review on human health effects of crhomium: insights on induced toxicity. Environ Sci Poll Res 2022; 29: 70686-705.**
Revisión del Cr en cuanto a sus rutas de exposición, farmacocinética, efectos toxicológicos en los sistemas cardiovascular, gastrointestinal, inmunitario, renal, hepático, nervioso, reproductivo, dérmico, así como a su genotoxicidad y carcinogenicidad.

HUNT CD. **Dietary boron: progress in establishing essential roles in human physiology. J Trace Elem Med Biol 2012; 26:157-60.**
Artículo de revisión donde se pone de manifiesto el papel esencial del boro en función de su influencia en el metabolismo del calcio y la insulina, entre otros.

IMTIAZ M, RIZWAN MS, XIONG S, LI H, ASHRAF M, SHAHZAD SM Y COLS. **Vanadium, recent advancements and research prospects: a review. Environ Int 2015; 80: 79-88.**
Artículo de revisión donde se concluye que el vanadio no es nece-

sario en la nutrición humana, aunque se aportan múltiples características que reflejan su esencialidad en plantas superiores y otros organismos.

INSTITUTE OF MEDICINE (IOM). Food and Nutrition Board (FNB). **Dietary references intakes for vitamin A, vitamin K, arsenic, boron, chromium, copper, iodine, iron, manganese, molybdenum, nickel, silicon, vanadium, and zinc. Washington D.C.: The National Academies Press, 2002.**
En esta publicación se recogen las ingestas recomendadas y su determinación para los elementos esenciales B, Cr, I, Mn, Mo, Ni, Si y V, clasificándose según grupo de edad y sexo (infantes, niños, varones adultos y mujeres adultas) y estado fisiológico (embarazo y lactancia).

KULSHRESHTHA D, GANGULY J, JOG M. **Manganese and movement disorders: a review. J Mov Disord 2021; 14: 93-102.**
Revisión del Mn sobre su captación, metabolismo, toxicidad, impacto en la salud pública, población de riesgo, trastornos en el movimiento, rasgos clínicos del manganismo, degeneración hepatocerebral, mutaciones, y prevención.

MARTINS AC, NUNES KRUM B, QUEIRÓS L, TINKOV AA, SKALNY AV, BOWMAN AB, ASCHNER M. **Manganese in the diet: bioaccesibility, adequate intake, and neurotoxicological effects. J Agric Food Chem 2020; 68: 12893-903.**
Revisión sobre las formas comunes de exposición al Mn, bioaccesibilidad, fuentes, niveles en alimentos, ingestas adecuadas y efectos neurotoxicológicos como manganismo, Parkinson, enfermedad de Huntington y otras enfermedades priónicas y mecanismos asociados. Además, abarca la interferencia del Mn en la homeostasis del Ca y del Fe.

NAVARRO-ALARCÓN M, CABRERA-VIQUE C. **Selenium in food and the human body: a review. Sci Total Environ 2008; 400: 115-41.**
Es una revisión y actualización sobre la esencialidad del Se en el ser humanos destacando sus niveles en alimentos e ingestas, suplementación, biodisponibilidad y papel en la génesis y progresión de enfermedades como el cáncer, enfermedades cardiovasculares, diabetes y hepatopatías.

NIELSEN FH. **Should bioactive trace elements not recognized as essential, but with beneficial health effects, have intake recommendations. J Trace Elem Med Biol 2014; 28: 406-8.**
Artículo de revisión del boro que incluye aspectos relacionados con su posible papel esencial en los seres humanos, posibles niveles séricos óptimos así como límites máximos tolerables.

NIELSEN FH. **Update of the possible nutritional importance of silicon. J Trace El Res 2014; 28: 379-82.**
Artículo de revisión de la esencialidad del Si en relación con la salud ósea y del tejido conectivo, así como sus posibles mecanismos de acción en las respuestas inflamatoria e inmunitaria y en la salud mental. También profundiza en el metabolismo del Si, los bioindicadores de su estado y sus efectos beneficiosos.

NIELSEN FH. **Update on human health effects of boron. J Trace Elem Med Biol 2014; 28: 383-7.**
Artículo de revisión donde se considera el boro como un elemento bioactivo de interés en numerosas enfermedades así como en órganos y sistemas. Por otra parte, se hace hincapié en su posible asociación en la reducción del riesgo de cáncer.

NORDBERG GF, FOWLER BA, NORDBERG M, FRIBERG LT. **Handbook on the toxicology of metals, 4ª ed. San Francisco: Academic Press, 2015.**
Constituye sin duda alguna uno de los libros de revisión más recientes y, por lo tanto, de obligada referencia al hablar de elementos metálicos u oligoelementos. En él han intervenido los principales expertos a nivel mundial, recogiendo las conclusiones más relevantes. Aborda no sólo aspectos de toxicidad, sino también el significado esencial de algunos de ellos, así como los requerimientos dietéticos.

ONAKPOYA I, POSADZKI P, ERNST E. **Chromium supplementation in overweight and obesity: a systematic review and meta-analysis of randomized clinical trials. Obes Rev 2013; 14: 496-507.**
Revisión sistemática y de metaanálisis actualizada sobre la suplementación por Cr en el sobrepeso y obesidad.

ORUCH R, ELDERBI MA, KHATTAB HA, PRYME IF, LUND A. **Lithium: a**

review of pharmacology, clinical uses, and toxicity. **Eur J Pharmacol 2014; 740: 464-73.**
Revisión del Li acerca de su uso clínico, mecanismo de acción, dosis terapéuticas, farmacocinética, efectos secundarios, sobredosis y toxicidad.

RADOMSKA D, CZARNOMYSY R, RADOMSKI D, BIELAWSKA A, BIELAWSKI K. **Selenium as a bioactive micronutrient in the human diet and its cancer chemopreventive activity. Nutrients 2021; 13: 1649.**
Artículo sobre el Se como micronutriente bioactivo en la dieta, esencialidad, toxicidad, función biológica de las selenoproteínas y papel protector frente al cáncer e impacto en el transcurso de la COVID-19.

REJ S, ELIE D, MUCSI I, LOOPER KJ, SEGAL M. **Chronic kidney disease in lithium-treated older adults: a review of epidemiology, mechanisms, and implications for the treatment of late-life mood disorders. Drugs Aging 2015; 32: 31-42.**
Se aborda el conocimiento científico actual acerca de la epidemiología y los mecanismos subyacentes en la enfermedad renal crónica, en los usuarios ancianos de Li, así como sus recomendaciones de uso seguro en la etapa final de la vida.

SADOWSKA A, SWIDERSKI F. **Sources, bioavailability and safety of silicon derived from foods and other sources added for nutritional purposes in food supplements and functional foods. Appl Sci 2020; 10: 6255.**
Revisión del Si sobre sus fuentes, biodisponibilidad y seguridad de uso como aditivo en sus diferentes formas en los alimentos, según los estudios desarrollados por la EFSA.

SANTHOSH KUMAR B, PRIYADARSINI KI. **Selenium nutrition: how important is it? Biomedic Prevent Nutr 2014; 4: 333-41.**
Se analiza la importancia del Se en el medio ambiente, sus fuentes naturales, requerimientos dietéticos, las selenoproteínas, así como sus capacidades antioxidante, antimicrobiana y radioprotectiva.

SCHWARZ G, BELAIDI AA. **Molybdenum in human health and disease. Met Ions Life Sci 2013; 13: 415-50.**
Capítulo de libro en el que se realiza un análisis exhaustivo del Mo y su posible papel en la salud humana y las enfermedades derivadas de su deficiencia. Se aborda también la toxicidad derivada del Mo, las deficiencias en enzimas que lo contienen y las deficiencias de cofactores de Mo.

SHILLS ME, OLSON JA, SHIKE M, ROSS A, EDS. **Nutrición en salud y enfermedad, vol. 1, IX ed. Madrid: MacGraw-Hill Interamericana, 2002.**
Libro básico que incluye cuatro capítulos referentes al Se, Cr, I y minerales ultratraza (B, Mn, Mo, Ni, Si, V y Li), estudiando su historia, formas químicas, actividad biológica, aspectos dietéticos, metabolismo, funciones, deficiencia, evaluación del estado nutricional, requerimientos y toxicología.

SUKSOMBOON N, POOLSUP N, YUWANAKORN A. **Systematic review and meta-analysis of the efficacy and safety of chromium supplementation in diabetes. J Clin Pharm Ther 2014; 39: 292-306.**
Revisión sistemática y de metaanálisis actualizada, para comprobar los efectos sobre los perfiles metabólicos y seguridad de la suplementación por Cr en la diabetes.

URBANO FERREIRA RL, MAURICIO SENA-EVANGELISTA KC, PEREIRA DE AZEVEDO E, IROCHIMA PINHEIRO F, NEY COBUCCI R, CAMPOS PEDROSA L. **Selenium in human health and gut microflora: bioavailability of selenocompounds and relationship with diseases. Front Nutr 2021; 8: 685317.**
Artículo de revisión que incluye aspectos sobre las formas de Se, fuentes alimentarias, biodisponibilidad intestinal, metabolismo, toxicidad y biomarcadores de uso habitual, siendo relevante la modulación del Se en la microbiota intestinal y su relación con patologías como el cáncer, enfermedades inflamatorias intestinales, ECV y disfunción tiroidea.

WARDLAW GM. **Los oligoelementos. En: Wardlaw GM, ed. Perspectivas sobre nutrición. Badalona: Paidotribo, 2008; 535-571.**
Libro básico que incluye las funciones, estados carenciales, fuentes alimenticias, ingestas recomendadas y toxicidad del Se, I, Cr, Mn, Mo, B, Ni y V.

WU WY, CHOU PL, YANG JC, CHIEN CT. **Silicon-containing water intake confers antioxidant effect, gastrointestinal protection, and gut microbiota modulation in the rodents. Plos One 2021; 248508: 1-17.**
Artículo sobre el efecto del Si presente en el agua en la microbiota intestinal y efectos fisiológicos en roedores.

ZAMBELLI B, CIURLI S. **Nickel and human health. Met Ions Life Sci 2013; 13: 321-57.**
Artículo en el que se realiza un análisis exhaustivo del Ni y su posible papel en la salud humana. Igualmente se aborda la esencialidad del Ni así como los problemas de salud relacionados con este elemento.

? AUTOEVALUACIÓN

Metabolismo intestinal

25

F. *Sánchez de Medina López-Huertas, O. Martínez Augustin y R. Gámez Belmonte*

OBJETIVOS

- Conocer la estructura del intestino y entender su función como barrera.
- Estudiar los componentes de la mucosa intestinal y, en particular, del epitelio y la lámina propia.
- Entender la regeneración intestinal y los procesos implicados en ella: proliferación y diferenciación.
- Comprender el concepto de plasticidad en relación con el intestino y estudiar los factores que la regulan.
- Estudiar las necesidades energéticas del intestino y el papel de la fosforilación oxidativa y la glucólisis.
- Conocer el papel de la microbiota y de productos derivados de ella en el metabolismo del intestino.
- Estudiar el metabolismo de nucleótidos y aminoácidos en el intestino.
- Describir el efecto de dietas ricas en grasa y de dietas enriquecidas en proteínas en el metabolismo intestinal.
- Conocer el metabolismo intestinal de hidratos de carbono y, en particular, de la gluconeogénesis.

CONTENIDO

- Estructura y función del tracto gastrointestinal
- Tejido intestinal
- Función de barrera intestinal. Concepto y componentes
- Plasticidad intestinal
- Metabolismo e intestino

ESTRUCTURA Y FUNCIÓN DEL TRACTO GASTROINTESTINAL

El sistema digestivo está formado por el tracto gastrointestinal, el hígado, la vesícula biliar y el páncreas. La boca, el esófago, el estómago y los intestinos delgado y grueso son las principales partes del tracto gastrointestinal. La función primordial del intestino es la digestión y absorción de nutrientes (**cap. 2**, Fisiología de la digestión). El intestino es capaz de cumplir la función esencial de proporcionar al organismo agua y nutrientes para el sostenimiento de la vida, a la vez que ejerce una contención adecuada de los microorganismos y las moléculas presentes en el lumen (espacio tubular interior). El contacto con una microbiota abundante y variada determina que el intestino cuente con un sistema inmunitario muy desarrollado.

El intestino es un tubo muscular que se divide en dos porciones, el intestino delgado y el grueso. El intestino delgado es la porción más cercana al estómago y es, con diferencia, la parte más larga (3-7 m). Se extiende desde el píloro del estómago hasta la unión ileocecal, donde conecta con el intestino grueso. Es en el intestino delgado donde continúa la digestión iniciada en el estómago y, sobre todo, donde se absorbe la mayoría de los nutrientes. En sentido longitudinal, en el intestino delgado anatómicamente se distinguen tres partes desde su extremo proximal al distal: duodeno, yeyuno e íleon. El duodeno mide aproximadamente 25 cm y forma una «C» alrededor de la cabeza del páncreas, sostenida por el ligamento de Treitz y el músculo suspensorio del duodeno (banda fibromuscular que une el orificio esofágico del diafragma y las últimas porciones del duodeno con el tejido conjuntivo que rodea el tronco celíaco). El ángulo de Treitz, formado por el ligamento, corresponde a la transición entre el duodeno y el yeyuno. En el duodeno se secretan los productos biliares y pancreáticos necesarios para la digestión. El duodeno tiene partes intraperitoneales y retroperitoneales, mientras que el yeyuno y el íleon son enteramente intraperitoneales, y están unidos a la parte posterior de la pared abdominal por el mesenterio (una doble capa de peritoneo). El yeyuno no es fácil de distinguir del íleon, aunque éste tiene un diámetro algo más pequeño y menor número de vellosidades intestinales (v. más adelante), por lo que la pared intestinal del íleon es más delgada. En su unión con el intestino grueso, el íleon se invagina y forma el ciego y la válvula ileocecal. Ésta evita el reflujo de materia hacia el íleon, aunque no controla el movimiento de material del íleon al ciego.

El intestino grueso mide aproximadamente 1,5 m, es mucho más ancho que el intestino delgado y constituye la última parte del tubo digestivo. Está formado por el ciego, el colon, el recto y el conducto anal. El intestino grueso recibe los pocos nutrientes que no han sido digeridos o absorbidos previamente, así como el agua remanente. El ciego es una bolsa que forma la primera parte del intestino grueso. En él se producen los últimos pasos de la digestión: se absorben electrólitos y fluidos y se incrementa la densidad del contenido intestinal al formar un bolo viscoso entre el moco del ciego y la materia fecal. Como consecuencia, además de su efecto en la digestión, su función es posiblemente retrasar el progreso del contenido intestinal. Existe una población microbiana importante en todo el tracto gastrointestinal, pero especialmente en el ciego y el colon, donde contribuye al procesamiento de nutrientes no asimilables directamente por el hombre. Como resultado, las bacterias generan nutrientes para el anfitrión, como vitaminas, nucleótidos, ácido láctico o ácidos grasos de cadena corta (AGCC), que pueden ser absorbidos. En el colon también se produce la absorción del agua necesaria para que se compacten los excrementos. La materia fecal resultante se almacena en el recto hasta que es eliminada por el ano.

TEJIDO INTESTINAL

En sentido transversal, el intestino en general está dividido en cuatro capas (**Fig. 25-1**): la mucosa, que es la parte más interna, en contacto con el lumen; la submucosa; la capa muscular (*muscularis* interna), y la capa serosa, formada por tejido conectivo, que es la más externa.

La mucosa, a su vez, consta de tres partes: *a)* el epitelio, que se encuentra en contacto con el contenido del lumen y es de tipo columnar simple, excepto en el recto, donde la estructura es de tipo estratificado escamoso; *b)* la lámina propia, capa de tejido conjuntivo laxo sobre la que se encuentra el epitelio, y *c)* la mucosa, que posee una fina capa de tejido muscular circular denominada *muscularis* mucosa, que es la capa más externa.

La mucosa del intestino delgado está organizada en vellosidades, que son proyecciones en forma de dedo, cubiertas por células epiteliales, que incrementan la superficie y, por lo tanto, la capacidad de absorción de nutrientes. Cada vellosidad cuenta con un vaso sanguíneo, un pequeño vaso linfático y criptas en su base, denominadas criptas de Lieberkühn. Las vellosidades del intestino miden aproximadamente 1,6 mm en la zona proximal y 0,5 mm en la distal. En la mucosa colónica se observan también criptas, pero las vellosidades son esencialmente planas, de manera que su estructura es en forma de invaginaciones que se abren a una superficie plana. Las criptas están relativamente aisladas del lumen y, por consiguiente, del proceso digestivo, no sólo por su estructura, sino también por el flujo hacia fuera de moco y productos antibacterianos. El propósito es mantener la cripta protegida de contaminantes, ya que en la zona situada en la base de la cripta está el compartimento regenerativo del epitelio intestinal, donde se encuentran las células madre pluripotenciales (v. más adelante).

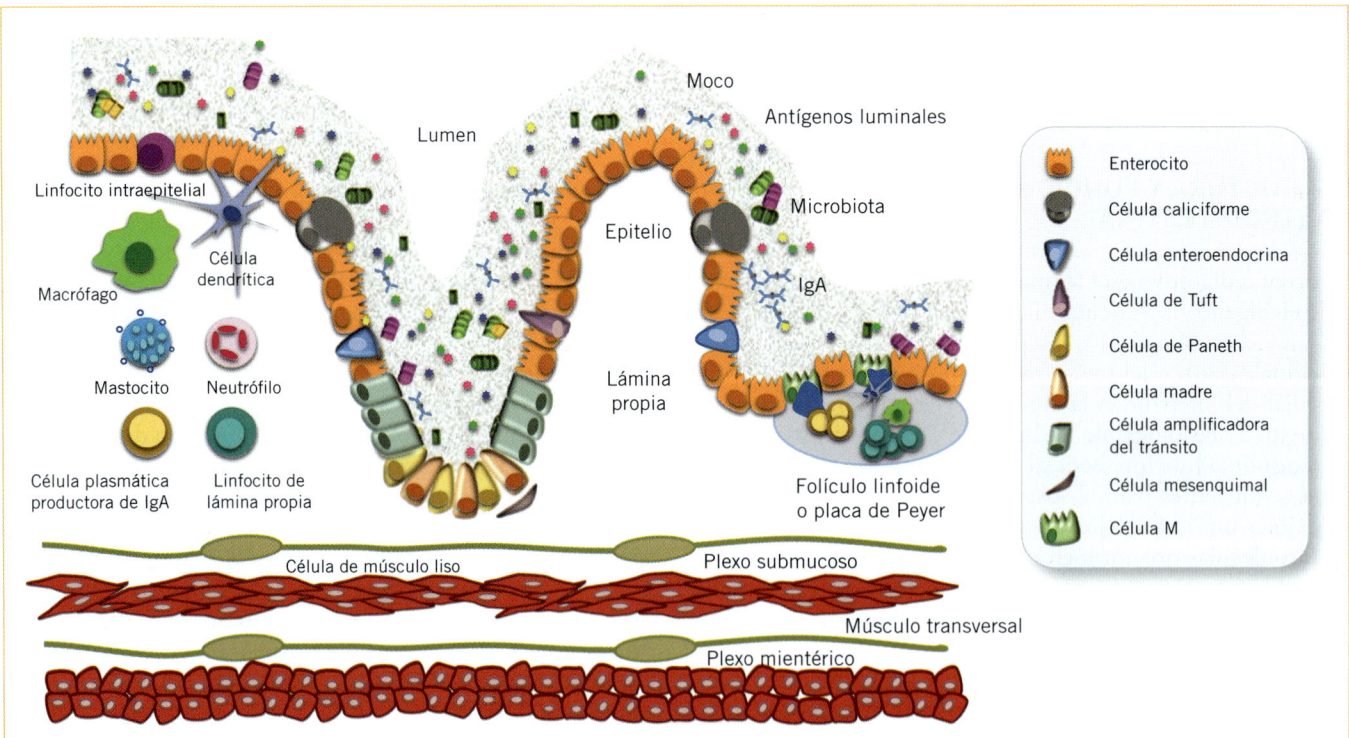

Figura 25-1. Estructura del tejido intestinal y componentes de la función de barrera intestinal. El epitelio constituye el elemento central de la barrera. Los elementos moleculares apicales son la IgA secretora y los péptidos antimicrobianoss, integrados en la capa de moco. La propia microbiota contribuye a la función de barrera, ya que según su composición puede reforzarla o debilitarla. El sistema inmunitario de la mucosa es un elemento destacado, tanto por participar en la defensa antimicrobiana como por la modulación del epitelio. La motilidad intestinal es asimismo un elemento importante, que depende de la acción de las capas musculares externas.

La submucosa es una capa relativamente gruesa de tejido conectivo, exterior a la mucosa, que contiene nervios y glándulas. A continuación de la submucosa se sitúa una doble capa de músculo liso con distinta orientación, denominada *muscularis* externa. La capa interna está formada por fibras circulares, en tanto que la capa externa consta de fibras dispuestas longitudinalmente. Por último, la serosa es el peritoneo visceral, una membrana fina que recubre externamente el intestino y que recibe el nombre de serosa en la cavidad abdominal y pélvica, y adventicia, fuera de esta localización, concretamente en el recto distal.

El epitelio intestinal es, como se ha indicado anteriormente, la capa del intestino en contacto con el lumen y, en consecuencia, sus funciones son muy importantes en la absorción de nutrientes, pero también en lo que respecta a la relación con los antígenos y la microbiota luminales. El epitelio intestinal es una monocapa formada principalmente por siete tipos de células, denominadas células del epitelio intestinal (**Fig. 25-1**):

- Enterocitos absortivos, células polarizadas que contienen en su extremo apical microvellosidades que les permiten ampliar su superficie absortiva. Las microvellosidades contienen, entre otros, enzimas hidrolíticas y transportadores.
- Células productoras de moco, también denominadas células caliciformes (células *goblet* en inglés), cuya frecuencia se incrementa progresivamente a medida que se avanza en el tracto gastrointestinal, constituyendo aproximadamente el 25 % de las células del epitelio del colon distal y el 10 % o menos del intestino delgado. Además de producir moco de manera continua, la secreción aumenta en respuesta a productos bacterianos como el lipopolisacárido (LPS) y la flagelina, así como a secretagogos como la acetilcolina. Las células caliciformes realizan una labor de captación continua por endocitosis de sustancias del ambiente, pudiendo proporcionar antígenos luminales a células dendríticas para inducir tolerancia.
- Células de Paneth, que producen péptidos antimicrobianos y regulan la proliferación intestinal. Sólo se encuentran en el intestino delgado y están particularmente concentradas en el íleon. No obstante, en el colon existe un equivalente a las células de Paneth, las células Reg4+.
- Células enteroendocrinas, productoras de hormonas que regulan, según el tipo de célula, la motilidad intestinal, la saciedad, la secreción de insulina o la liberación de enzimas digestivas.
- Células de Tuft, que constituyen sólo el 0,4 % de las células del epitelio intestinal y son quimiosensoras estrechamente relacionadas con las células receptoras del gusto en la cavidad bucal. Gracias a su capacidad quimiosensora detectan parásitos como helmintos y protozoos, pudiendo iniciar respuestas inmunitarias innatas.
- Células madre, que se encuentran en la base de la cripta y son las responsables de la generación de los restantes tipos de células epiteliales.
- Células amplificadoras de tránsito, localizadas en la región inmediatamente superior a la cripta y que conservan una alta capacidad proliferativa.

Además de sus funciones absortivas, el intestino es, como se ha indicado anteriormente, un órgano inmunitario. Existe una gran cantidad de tejido linfoide asociado al intestino (GALT, *gut associated lymphoid tissue*), que hace de éste uno de los mayores órganos inmunitarios. El GALT contiene estructuras organizadas que, junto con los ganglios linfáticos de drenaje, constituyen las principales localizaciones donde se preparan las respuestas de células de la inmunidad adaptativa del intestino. Por el contrario, las células efectoras se distribuyen de forma difusa por toda la lámina propia y el epitelio subyacente. Así, en el epitelio intestinal, situados entre las células del epitelio intestinal, es posible observar los denominados linfocitos intraepiteliales intestinales. El epitelio intestinal contiene aproximadamente 1 linfocito intraepitelial intestinal por cada 100 células del epitelio intestinal. El GALT incluye, además, la lámina propia, los ganglios linfáticos mesentéricos, las placas de Peyer y los folículos linfoides.

Situada bajo el epitelio intestinal, la lámina propia es una fina capa de tejido conjuntivo que proporciona soporte y nutrición al epitelio, regulando además la homeostasis y el mantenimiento de la barrera epitelial. Dispone de vasos capilares que oxigenan y nutren el tejido. Contiene el estroma intestinal, compuesto por fibras de colágeno y diferentes tipos celulares, incluyendo fibroblastos, células mesenquimales del estroma, miofibroblastos y pericitos, células dendríticas, macrófagos, linfocitos, células plasmáticas, mastocitos y eosinófilos (**Fig. 25-1**). Los ganglios linfáticos mesentéricos son estructuras esenciales para la activación de los linfocitos T. Desde el tejido intestinal, las células dendríticas viajan hasta los ganglios linfáticos mesentéricos, donde llevan a cabo la presentación de antígenos a los linfocitos T, lo que sitúa los ganglios linfáticos mesentéricos como localizaciones esenciales para la tolerancia oral (estado de falta de respuesta inmunitaria local y sistémica inducido por antígenos orales).

Las placas de Peyer son estructuras organizadas del GALT que están también especializadas en la identificación de antígenos asociados a alimentos. Son folículos linfoides localizados en la lámina propia y la submucosa cuya frecuencia aumenta desde el yeyuno hasta el íleon, donde están particularmente concentrados. La zona folicular contiene principalmente células B, aunque también otros tipos de células inmunitarias como linfocitos T, células plasmáticas, mastocitos, eosinófilos y basófilos. Los linfocitos B se encuentran en el centro germinal de estos folículos, donde maduran, y los linfocitos T en las zonas parafoliculares, más pequeñas. El GALT incluye también otros agregados linfoides más pequeños denominados folículos linfoides aislados, que se encuentran distribuidos en el intestino delgado y el colon, siendo más abundantes en su porción distal. Los folículos linfoides aislados contienen linfocitos B, al igual que las placas de Peyer, pero no disponen de una zona clara de linfocitos T. En este caso, los linfocitos B en general pueden activarse de manera dependiente o independiente de las células T. Se cree que los folículos linfoides aislados están relacionados con la diferenciación de linfocitos B a células productoras de inmunoglobulina A (IgA) de manera independiente de las células T.

La irrigación y la inervación del intestino son esenciales para su función. El tronco celíaco y la arteria mesentérica superior irrigan el intestino delgado, mientras que el drenaje corresponde a las venas portal hepática y mesentérica superior. El colon es irrigado por las arterias mesentéricas superior e inferior, y está conectado a las venas mesentéricas superior e inferior, a la ileocólica (ciego) y a las rectales.

El sistema nervioso de la cavidad abdominal contiene tres componentes: *a)* el sistema nervioso autónomo, que proporciona inervación simpática y parasimpática a los órganos abdominales; *b)* el sistema aferente visceral, que constituye la inervación sensitiva de los órganos de la cavidad pélvica, y *c)* el sistema nervioso entérico, que es la red de neuronas y de células de soporte que se encuentran dentro de las paredes del tubo digestivo, incluidas las neuronas del páncreas y la vesícula biliar. El sistema nervioso entérico es una parte diferenciada del sistema nervioso autónomo que se encarga de funciones como la coordinación de reflejos, los movimientos peristálticos y la regulación de la secreción. Además, regula la inmunidad local y la inflamación. Tiene un funcionamiento en buena medida autónomo, pero está conectado con el sistema nervioso central a través del sistema nervioso vegetativo, el cual envía información sensorial y devuelve órdenes al intestino. Así, el sistema nervioso entérico puede informar, por ejemplo, de sensaciones de hambre o saciedad. Las neuronas del sistema nervioso entérico se recogen en los plexos submucoso o de Meissner y mientérico o de Auerbach, que están conectados con el nervio vago. El plexo submucoso forma una red continua presente en todo el tubo digestivo, que se encarga de regular la secreción de sustancias necesarias para la digestión, la absorción y otras funciones. El plexo mientérico se localiza principalmente en el intestino, en menor cantidad en el esófago y el estómago y es escaso al final del conducto anal. Situado entre las capas musculares circular y longitudinal, se encarga de coordinar los movimientos intrínsecos. La motilidad del tracto gastrointestinal se organiza en tres niveles jerárquicos: el propio músculo liso, las células intersticiales de Cajal y el sistema nervioso vegetativo, con sus divisiones entérica, simpática y parasimpática. Como se ha indicado anteriormente, el intestino presenta una parte externa de músculo liso longitudinal y otra capa interna orientada en forma circular. El músculo circular genera contracciones más intensas que el longitudinal. Por lo general, el músculo liso digestivo se comporta como una unidad coordinada que induce en su contracción el acortamiento del segmento intestinal contraído. En un segundo nivel, las células intersticiales de Cajal actúan como generadores de ritmos que se propagan por la musculatura lisa. Por último, el sistema nervioso entérico actúa sobre estos dos niveles para adecuar la motilidad a las necesidades digestivas del organismo (propulsión, amasamiento y almacenamiento).

El complejo diálogo entre intestino y cerebro incluye, además de mediadores neurológicos, otros mediadores metabólicos, endocrinos e inmunológicos, incluyendo nutrientes y componentes de la microbiota intestinal. Así, las células enteroendocrinas del epitelio intestinal secretan péptido análogo del glucagón 1 (GLP-1) y colecistoquinina (CCK) en respuesta a nutrientes. Estos péptidos pueden actuar tan-to de manera endocrina sobre dianas del sistema nervioso central como de forma paracrina sobre neuronas vagales aferentes que contienen receptores específicos. Como consecuencia, regulan la homeostasis energética y glucídica. Además, órganos como el cerebro o el páncreas también expresan receptores de GLP-1. Concretamente, la detección de lípidos en el intestino delgado induce la expresión y liberación de GLP-1 y CCK, que constituyen una señal anorexigénica en el sistema nervioso central.

FUNCIÓN DE BARRERA INTESTINAL. CONCEPTO Y COMPONENTES

La expresión *función de barrera intestinal* hace referencia a la capacidad del intestino de absorber nutrientes a la vez que regula el contacto con la microbiota y el paso al interior de la mucosa de microorganismos y moléculas presentes en el lumen. En esta función intervienen tanto componentes celulares eucariotas y procariotas, como moléculas, entre las cuales pueden considerarse los siguientes elementos (**Fig. 25-1**): el epitelio intestinal, las células del sistema inmunitario, la capa de moco, moléculas y agentes antimicrobianos, la IgA secretora (IgAs), la microbiota y la motilidad.

Epitelio intestinal

El epitelio intestinal forma una monocapa que sirve de barrera física frente al paso de microorganismos y antígenos del lumen, a la vez que ejerce funciones absortivas. Además, contribuye a la regulación del sistema inmunitario intestinal. Es el elemento central de la función de barrera intestinal. En el mantenimiento de la función de barrera es esencial la regulación de la permeabilidad intestinal y de la proliferación y la diferenciación celulares.

Permeabilidad intestinal

La unión de las distintas células de la monocapa que forman el epitelio es esencial para el mantenimiento de la función de barrera del intestino. Las células epiteliales se mantienen unidas gracias a complejos proteicos que unen sus membranas laterales en la zona apical de los enterocitos. Estos complejos incluyen las denominadas uniones adherentes, las uniones estrechas y los desmosomas. Las uniones adherentes y los desmosomas proporcionan fuerza adhesiva mecánica entre las células del epitelio intestinal, pero no determinan la permeabilidad paracelular. Ésta es regulada por las uniones estrechas, que son uniones dinámicas que se remodelan constantemente e interaccionan con estímulos externos, controlando así la permeabilidad y permitiendo selectivamente el paso de agua, iones y nutrientes a través de poros intercelulares. Las uniones estrechas están compuestas por proteínas transmembrana (claudinas, ocludina, moléculas de adhesión de la unión y tricelulina) y proteínas citosólicas de armazón (*zonulae occludens* [ZO] 1-3, afadina [AF-6] y cingulina). Los dominios intracelulares de las proteínas transmembrana claudinas y ocludina están asociados con las proteínas de armazón ZO y cingulina. Las claudinas pueden dividirse en claudinas formadoras de barrera (claudinas 3, 4, 7 y 14), que disminuyen la permeabilidad, y claudinas formadoras de poro (claudinas 2, 12 y 15), que aumentan la permeabilidad. Las proteínas ZO interactúan con muchas proteínas transmembrana a través de la región N-terminal. Paralelamente, mediante el extremo C-terminal, interactúan con el citoesqueleto. Las uniones estrechas son muy dinámicas y están estrictamente reguladas; la expresión de sus proteínas está regulada a nivel transcripcional y postranscripcional. Además, las uniones estrechas se regulan mediante el movimiento de proteínas individuales. De hecho, algunas proteínas de las uniones estrechas son continuamente endocitadas en vacuolas recubiertas de actina y recicladas de nuevo a la membrana plasmática.

El mecanismo de regulación de las uniones estrechas es extremadamente complejo y, aunque está siendo objeto de estudio, existen todavía muchos interrogantes. A continuación se citan algunos ejemplos con el fin de ilustrar la complejidad de esta regulación. Entre otras vías de regulación, se ha descrito que la fosforilación y la desfosforilación de ocludina por quinasas, como la proteína quinasa C (PKC) y la protooncogén proteína quinasa c-Src, y fosfatasas desempeñan un papel crucial en la integridad de la barrera intestina. Además, distintas proteínas quinasas activadas por mitógenos (MAPK) también podrían contribuir a la remodelación de las uniones estrechas. Así, se ha descrito que las MAPK podrían interactuar directamente con la cola C-terminal de la ocludina, que interviene en la prevención de la interrupción de las uniones estrechas inducida por el peróxido de hidrógeno. Por otra parte, se ha observado que el interferón gamma (IFN-γ) puede incrementar la permeabilidad de la barrera intestinal mediante la reducción de la expresión de ZO-1 y ocludina tras la activación de la vía de AMPK. La cadena ligera de miosina (MLC, *myosin light chain*) también regula la apertura de las uniones estrechas, a través de la fosforilación por la MLC quinasa (MLCK), lo que da lugar a un aumento de la permeabilidad paracelular mediante la modulación de la interacción con la actina. La MLCK también regula la redistribución de ZO-1 en las uniones estrechas.

Proliferación y diferenciación intestinales

La homeostasis del intestino depende de la proliferación y la diferenciación del epitelio. La barrera intestinal, debido a su delgadez, es ideal para la absorción de nutrientes, pero a la vez carece de la fuerza para soportar la abrasión mecánica y las agresiones luminales, razón por la cual es necesaria su continua renovación, a pesar de que sea energéticamente costoso. De hecho, el epitelio intestinal tiene la mayor tasa de proliferación del cuerpo humano, calculándose que se regenera por completo cada 2-5 días en humanos.

Las criptas de Lieberkühn, en la base de las vellosidades, contienen las denominadas células amplificadoras del tránsito, células madre y células de Paneth, y están en contacto con células mesenquimales. Las células madre se denominan también células columnares de la base de la cripta y se dividen constantemente (cada 21-24 horas), generando todos los tipos de células epiteliales. Los procesos de proliferación y diferenciación están estrechamente regulados, y los datos actuales indican que el ambiente en las criptas regula el proceso de proliferación. Este ambiente depende de factores producidos por las células de las criptas, pero también por la microbiota intestinal y por las células mesenquimales intestinales (de la lámina propia), que liberan moléculas bioactivas que actúan de forma paracrina sobre las células del epitelio, con el cual tienen que estar en contacto estrecho.

En la base de las criptas, en la zona progenitora, se produce la denominada *competición neutral*, en la que las células madre en división activa expresan altos niveles de receptor 5 acoplado a proteína G que contiene repeticiones ricas en leucina (LGR5, *leucine-rich repeat-containing G-protein coupled receptor 5*) y compiten por el espacio del nicho. Esta competición determina qué células se quedarán en la base como células madre y cuáles se diferenciarán. En el intestino delgado, las células de Paneth se encuentran intercaladas entre las células madre. Las primeras siempre se mantienen en la base de la cripta, gracias a la expresión de eferina tipo B, y producen en el microambiente de la cripta ligandos Notch esenciales y factor de crecimiento epidérmico (EGF). La señalización Notch, esencial en la proliferación y la diferenciación de las células del epitelio intestinal, se induce sólo en contacto directo entre células, por lo que es necesario el contacto de la membrana de una célula con la de la célula presentadora de antígenos Notch. Las células madre divididas que no logran establecer interacciones en el nicho de la cripta con células de Paneth ascienden hacia la parte superior de la cripta y comienzan a diferenciarse. En un primer estadio —que corresponde a la zona inmediatamente superior a la de las células madre— se conserva la capacidad de proliferación, particularmente las células progenitoras de células absortivas (las denominadas células amplificadoras de tránsito), que pueden dividirse hasta 6 veces en ciclos cortos (cada 12 horas, aproximadamente) antes de entrar en el estado posmitótico y diferenciarse más. En esta zona, las células progenitoras secretoras, similares a las células amplificadoras del tránsito y que dan lugar a las células de Paneth, caliciformes, enteroendocrinas y de Tuft, presentan una capacidad de proliferación menor. Excepto las células de Paneth, que una vez diferenciadas migran hacia la base de las criptas, las restantes células del epitelio migran hacia la parte alta de las vellosidades (o a la superficie de la mucosa en el colon). Una vez allí, las células sufren un proceso de descamación hacia el lumen intestinal en un tipo específico de apoptosis denominada anoikis (**Fig. 25-2**), caracterizada por pérdida de contacto o por contacto inadecuado de la célula con los elementos de la matriz extracelular.

Células de sistema inmunitario intestinal

El sistema inmunitario del intestino presenta una gran complejidad (**cap. 29**, Sistema inmunitario). Está formado por los distintos tipos celulares propios de la defensa inmunitaria. Además, las propias células del epitelio intestinal desarrollan funciones inmunitarias, por lo que pueden considerarse parte de este sistema. Así, además de sus funciones absortivas, las células del epitelio intestinal expresan receptores de reconocimiento de patrones (PRR, *pattern recognition receptors*) que pueden ser activados por distintas moléculas

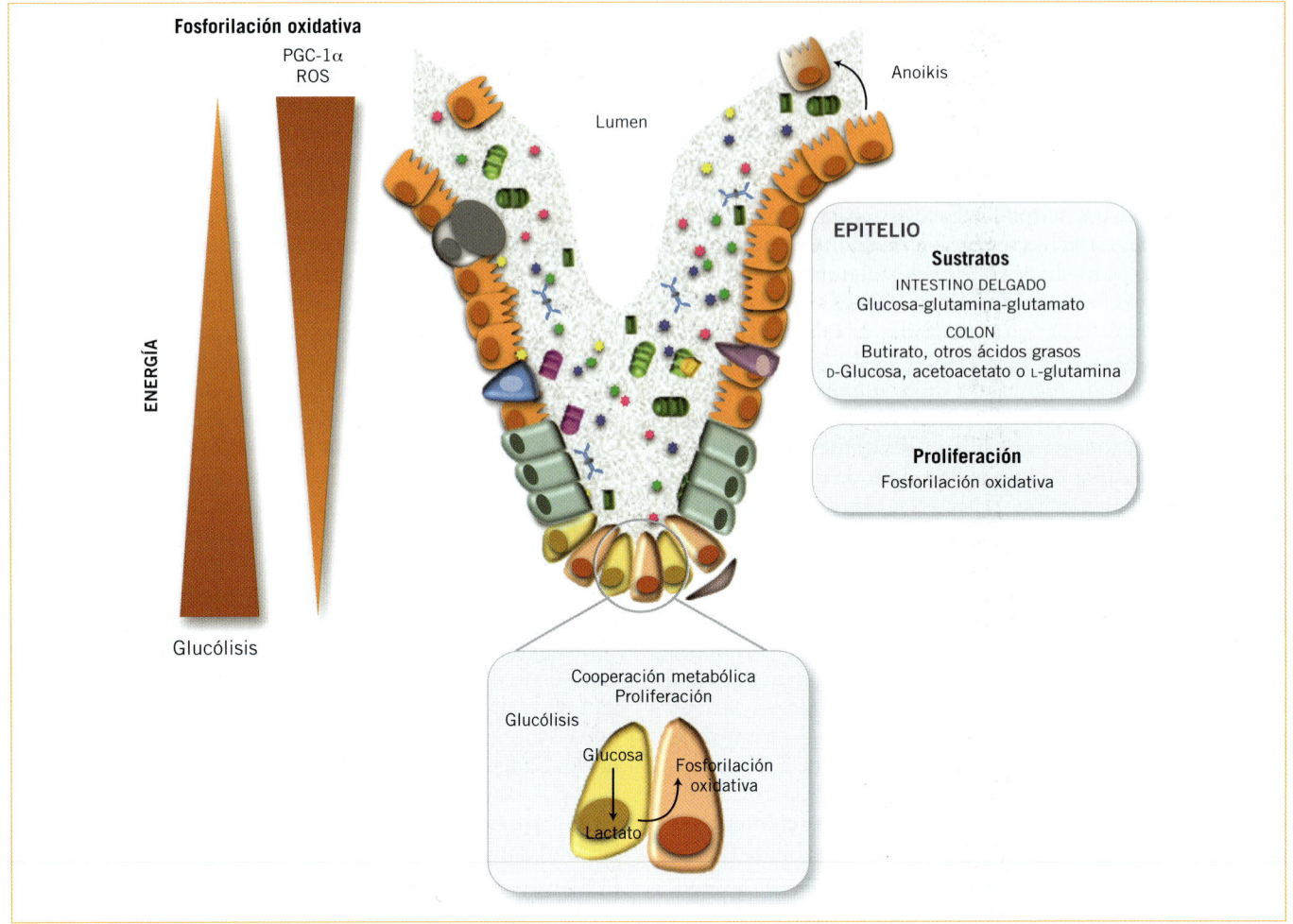

Figura 25-2. Metabolismo energético intestinal. El epitelio intestinal presenta diferencias en sus características metabólicas en función del eje cripta-vellosidad, según la región del intestino, así como la situación fisiológica/patológica y la inflamación. En las criptas, el metabolismo es fundamentalmente glucolítico, mientras que en el epitelio superficial predomina la fosforilación oxidativa. Los colonocitos utilizan el butirato como sustrato energético preferente, mientras que en el intestino delgado los enterocitos utilizan glucosa, glutamina y glutamato. PGC-1α: coactivador 1α del receptor gamma activado por proliferadores de peroxisomas; ROS: especies reactivas de oxígeno.

frecuentemente expresadas en patógenos (PAMP, *pathogen-associated molecular patterns*) o bien liberados por células dañadas (DAMP, *damage-associated molecular patterns*). Como respuesta se produce la liberación, por parte de las células epiteliales, de una serie de mediadores que atraen, activan y regulan células del sistema inmunitario.

Los linfocitos intraepiteliales intestinales contribuyen al desarrollo, la homeostasis y las funciones del intestino. Tradicionalmente se consideraba que eran linfocitos T, pero recientemente se han identificado también varias subpoblaciones de células que carecen del receptor de células T (TCR, *T cell receptor*). Por lo tanto, los linfocitos intraepiteliales intestinales pueden clasificarse en TCR⁺ y TCR⁻. Los primeros, además, se dividen en células inducidas y naturales. Las células TCR⁺ inducidas son células derivadas de linfocitos T que han estado en contacto con antígenos y están activadas, mientras que las TCR⁺ naturales son linfocitos vírgenes, indiferenciados, que han migrado directamente al epitelio inmediatamente después de su desarrollo. Recientemente, se ha descrito que los linfocitos TCR⁻ del epitelio intestinal son similares a células linfoides innatas (ILC), que son linfocitos

que, aunque carecen del TCR, comparten funciones efectoras con subpoblaciones de células T efectoras del sistema inmunitario adaptativo.

La mayoría de las células T de la lámina propia son linfocitos T CD4⁺ y linfocitos T CD8⁺ que se cree que derivan de células T convencionales que han sido cebadas en órganos linfoides secundarios, por lo que tienen un fenotipo de células efectoras de memoria. Las células CD4⁺ son muy diversas e incluyen subpoblaciones de linfocitos T colaboradores (Th) vírgenes y Th con fenotipo proinflamatorio (Th1, Th2 o Th17), además de linfocitos T reguladores (Treg) con actividad antiinflamatoria. En cuanto a las células B de la lámina propia, su mayor densidad se encuentra en zonas proximales y distales del tracto gastrointestinal. Estas células producen sobre todo IgA (~ 75 % en el duodeno y ~ 90 % en el colon), aunque también las hay productoras de IgM. Como se ha mencionado, en el intestino delgado existen las denominadas placas de Peyer. En su ápice contienen células M (de micropliegue, *microfold*) especializadas en la captación y el transporte de antígenos desde la luz del intestino a una región subepitelial subyacente denominada domo, rica en células dendríticas que presentan antígenos a las células inmunitarias adaptativas. En el intestino grueso existen estructuras macroscópicas equivalentes, que también contienen células M, denominadas placas cecales, localizadas alrededor de la válvula ileocecal, y placas colónicas, en el colon y el recto. Además de ser sitios importantes de imprimación *(priming)* de células T y de producción de IgA (v. a continuación), estas estructuras del intestino grueso son importantes en la generación de células plasmáticas productoras de IgA que migran hacia el colon en respuesta a la microbiota local. Por su parte, las placas de Peyer son la principal fuente de plasmablastos (células B de vida corta) productores de IgA en el intestino delgado.

Además de funciones sobre la inmunidad, la lámina propia es esencial para la homeostasis intestinal. Es el caso de las células mesenquimales, las cuales producen señales que varían en función de su posición en el eje cripta-vellosidad con el fin de regular la proliferación y la diferenciación celulares. Así, en las criptas se producen ligandos de la vía de señalización WNT, R espondinas e inhibidores de proteínas morfogénicas del hueso (BMP), como la nogina, que mantienen la proliferación e inhiben la diferenciación. A medida que se asciende en la vellosidad, se produce un gradiente ascendente de BMP producidas por las células mesenquimales del estroma, y una reducción de ligandos de la vía WNT, lo que favorece la diferenciación.

Los macrófagos intestinales mantienen la homeostasis local mediante sus funciones de fagocitosis y degradación de microorganismos y de células muertas provenientes del propio tejido. Además, regulan la función inmunitaria mediante la producción de interleucina 10 (IL-10), bloqueando la respuesta proinflamatoria y promoviendo la supervivencia de linfocitos Treg. Por otra parte, mediante la producción de IL-1β, en respuesta a la microbiota, pueden mantener la actividad de células Th17 en el intestino delgado.

Capa de moco, moléculas antimicrobianas e inmunoglobulina A secretora

La capa de moco, los péptidos antimicrobianos y la IgAs, producida por células plasmáticas presentes en la lámina propia, contribuyen a formar la membrana física protectora del epitelio intestinal. El moco se compone principalmente de mucinas (MUC), que son proteínas fuertemente O-glicosiladas que forman redes poliméricas. Se pueden dividir en dos grupos: mucinas secretoras formadoras de gel (MUC2, 5AC, 5B y 6) producidas por células caliciformes y mucinas asociadas a membrana (MUC1, 3, 4, 13 y 17), expresadas tanto por células caliciformes como por enterocitos en su membrana apical. En el intestino delgado existe una sola capa de moco fácilmente penetrable (laxo), mientras que en el colon la barrera mucosa se divide en una capa externa y otra interna, más densa. La colonización por la microbiota intestinal comensal normalmente se limita a la capa de moco laxo externo, que se forma por la degradación proteolítica y glicosídica de MUC2 (la principal mucina de la capa de moco), mientras que la capa de moco adherente «interno» está en gran parte desprovista de bacterias y las separa físicamente de las células del epitelio intestinal.

Los péptidos antimicrobianos son secretados por las células de Paneth, los enterocitos y las células inmunitarias. Incluyen defensinas, catelicidina, proteína derivada de los islotes regeneradores (REG, *regenerating islet-derived protein*) III-γ, elafina, inhibidor de la proteasa leucocitaria secretora, lisozima, lactoferrina, fosfolipasa A2G2 e incluso quimioquinas. Los péptidos antimicrobianos están presentes en el espacio de la cripta y en la capa de moco, donde contribuyen a la contención local de bacterias, hongos, virus con envoltura y protozoos. También forman parte de la defensa antimicrobiana dentro de la mucosa, especialmente por parte de los neutrófilos. Los péptidos antimicrobianos suelen exhibir propiedades biológicas adicionales. Por ejemplo, la defensina α5 induce la secreción de IL-8, mientras que la catelicidina tiene efectos antiapoptóticos y cicatrizantes en las células del epitelio intestinal, y la elastina es un inhibidor de proteasas.

La IgA es el principal isotipo de anticuerpos en la mucosa intestinal. Es liberada por las células plasmáticas y luego secretada activamente por las células epiteliales al lumen intestinal en forma de dímero, acompañada del denominado componente secretor, un péptido sintetizado por las células del epitelio intestinal implicado en el proceso de secreción. Las IgAs bloquean proteínas bacterianas involucradas en la unión al epitelio, induciendo la aglutinación bacteriana y facilitando la contención en la capa de moco. Además, la IgA modula la composición de la microbiota y contribuye al mantenimiento de la homeostasis intestinal.

Microbiota intestinal

La microbiota intestinal es el conjunto de bacterias, virus, arqueas, hongos y protozoos presente en el intestino (cap. 21, Microbioma humano, tomo II). La microbiota intestinal normal es el conjunto de bacterias y otros microorganismos que se encuentran en el intestino, en relación de simbiosis tanto de tipo comensal como de mutualismo. De estas bacterias, la mayoría (90 %) son beneficiosas y el 10 % restante pueden llegar a comportarse como patógenas si se rompe el equilibrio. La composición de la microbiota influye de manera crítica en la relación con el anfitrión y está modulada por la composición del medio ambiente en el lumen, la dieta y factores genéticos. Aunque la microbiota no es esencial (los animales libres de gérmenes son viables), existe una relación de beneficio mutuo entre la microbiota y el anfitrión. Así, la microbiota se beneficia de un ambiente apropiado para su desarrollo (pH, humedad, temperatura y nutrientes), al tiempo que contribuye al desarrollo del sistema inmunitario y protege frente a microorganismos patógenos. Además, la microbiota es capaz de actuar sobre elementos de la dieta no digeribles por las enzimas humanas. Como resultado, se generan metabolitos como los AGCC, los cuales serán utilizados como fuente de energía por los enterocitos.

Se ha observado que a la vez que el individuo puede modificar la microbiota mediante, por ejemplo, la producción de péptidos antimicrobianos, la microbiota modifica funciones del organismo, como la función inmunitaria y la barrera intestinal. Así, en ratones libres de gérmenes se ha observado que la ausencia de bacterias comensales se asocia con defectos importantes en la arquitectura del sistema linfoide y en las funciones inmunitarias. En estos animales, los linfocitos intraepiteliales de tipo αβ y δγ y las células ILC-3 se encuentran disminuidos, los linfocitos Th17 están ausentes en la lámina propia y la producción de IgA es menor. Además, estos ratones presentan un número reducido de células caliciformes y enteroendocrinas y una capa de moco más fina. Estas alteraciones son revertidas tras la introducción de microbiota.

Uno de los medios de comunicación de la microbiota con el anfitrión son los PRR. Estos receptores se unen a moléculas con características estructurales diferentes de las de las células eucarióticas propias. No obstante, también pueden reconocer moléculas endógenas, como algunos péptidos antimicrobianos o la calprotectina, que actúan como ligandos asociados a daño o alarminas. Se ha observado que distintos productos alimentarios, como los flavonoides y los oligosacáridos, pueden regular su activación, inhibiéndola en el primer caso y activándola en el segundo.

Los PRR son una familia de receptores que incluye los receptores tipo *Toll* (TLR, *Toll-like receptors*), los receptores similares a NOD (NLR, *NOD-like receptors*) y los receptores similares al gen I inducible por ácido retinoico (RIG-I-*like*, *retinoic acid inducible gene-I-like receptors*). Los TLR se encuentran prácticamente en todas las células del sistema inmunitario, mientras que su expresión es menos frecuente en células no hematopoyéticas. No obstante, sí se expresan en células del epitelio intestinal. En células inmunológicas clásicas, como las células dendríticas, los TLR pueden encontrarse bien exclusivamente en endosomas (TLR-3, TLR-7, TLR-8 y TLR-9), bien en la superficie de la membrana plasmática (TLR-1, TLR-2, TLR-4, TLR-5 y TLR-6). En las células del epitelio intestinal, TLR-2, TLR-4 y TLR-5 se localizan en la membrana basolateral, donde también pueden detectarse TLR normalmente endosómicos, como TLR-3 y TLR-9. En la membrana apical se ha descrito la presencia de TLR-2 y TLR-9. Por último, en las células de Paneth se ha encontrado TLR-9 en vesículas secretoras. TLR-4 reconoce LPS; TLR5, flagelina; TLR-3, RNA de doble cadena; TLR-7 y TLR-8, RNA de cadena sencilla; TLR-9, DNA de doble cadena; TLR-11 y TLR-12, profilina, y TLR-13, RNA ribosómico (rRNA) bacteriano 23S. Las moléculas endógenas que pueden unirse a TLR son, por ejemplo, las proteínas de choque térmico, los componentes de la matriz extracelular o la proteína surfactante A, que pueden ser reconocidos y unirse a TLR-2 y TLR-4. La miosina cardíaca humana puede ser reconocida por TLR-2 y TLR-8, y las propias moléculas del DNA mitocondrial humano pueden ser reconocidas por TLR-7 a TLR-9. En condiciones normales, la expresión de estos receptores es baja, lo que es coherente con el estado de tolerancia que prevalece en el intestino. La activación de TLR lleva en sentido descendente a la activación de vías de señalización que culminan en la activación del factor nuclear kappa de linfocitos B (NF-κB), del IFN-1 y del inflamasoma, que conduce a la producción de citoquinas proinflamatorias o antivíricas y quimioquinas. Las citoquinas y quimioquinas inflamatorias producidas con mayor frecuencia por las células epiteliales a través de la estimulación de TLR incluyen aquellas directamente involucradas en la regulación inflamatoria e inmunitaria, es decir, IL-1α e IL-1β, IL-6,

IL-10, IL-13, factor de necrosis tumoral (TNF) y factor de crecimiento transformante beta (TGF-β); aquellas con efectos quimiotácticos, como IL-8, proteína quimiotáctica de los monocitos 1 (MCP-1), proteína inflamatoria de los macrófagos 1 (MIP-1) y el ligando 5 de quimioquina (también conocido como RANTES/CCL5), y factores de crecimiento y diferenciación, es decir, IL-3, IL-7 y factor estimulante de colonias de granulocitos (G-CSF). También inducen la producción de péptidos antimicrobianos. Algunos de estos mediadores promueven la inflamación y amplifican las respuestas inmunitarias, por ejemplo, IL-1β, IL-8, RANTES/CCL5 o TNF, mientras que otros las amortiguan, como IL-10, IL-37 y TGF-β. Además de secretar mediadores inflamatorios en respuesta a la estimulación de TLR, las células epiteliales influyen en la inmunidad innata y adaptativa de la mucosa al producir también factores que afectan directamente las funciones de las células dendríticas, B y T, como el factor activador de células B de la familia TNF (BAFF), un ligando inductor de proliferación (APRIL) e IFN-1.

El reconocimiento de la microbiota intestinal mediante TLR es esencial para el mantenimiento de la homeostasis intestinal, incluyendo el mantenimiento de las uniones estrechas, la capa de moco, la producción de quimioquinas, la maduración intestinal y la supervivencia celular. Por ejemplo, la eliminación de la molécula adaptadora de TLR, MyD88, en ratones produce una capa de moco más fina y un incremento en la adherencia bacteriana a células epiteliales, además de una elevada translocación bacteriana a través del epitelio intestinal. Fenotipos similares se observan cuando se eliminan TLR-1, TLR-2, TLR-4, TLR-5 y TLR-9. En cuanto a la permeabilidad intestinal, la activación de TLR-2 disminuye la permeabilidad incrementando la localización de moléculas como la ZO-1 en las uniones estrechas. Lo contrario se observa tras el silenciamiento genético de TLR, es decir, una mayor permeabilidad intestinal que se acompaña de un incremento de muerte celular por apoptosis en las vellosidades. Mientras que la señalización por TLR-2 reduce la permeabilidad intestinal, se ha descrito el efecto opuesto para TLR-4: su sobreexpresión implica la disminución de la expresión de genes asociados a la adhesión entre células e incrementa la permeabilidad intestinal. Es interesante señalar que este efecto sólo se produce si el TLR es estimulado basolateralmente (v. más adelante). Modelos animales en los que se han eliminado TLR, como el TLR-2, el TLR-4 o el TLR-9, muestran una mayor susceptibilidad al desarrollo de colitis en respuesta a agentes químicos. En esta misma línea, la eliminación de TLR-5 causa colitis espontánea en ratones. Estos datos indican que la homeostasis intestinal requiere cierta activación basal de los receptores TLR por productos bacterianos.

Por otra parte, una estimulación inadecuada de los TLR conduce al desarrollo de inflamación. Por ejemplo, la activación de TLR-4 en la cara basolateral de las células del epitelio intestinal o en las células de la lámina propia lleva a la alteración de las uniones estrechas, la inducción de apoptosis y la descamación de enterocitos, lo que atenúa la restitución del epitelio, es decir, el sellado rápido de la barrera epitelial tras una lesión, e incrementa la permeabilidad intestinal. Por lo tanto, la microbiota es necesaria para la maduración intestinal, pero la homeostasis intestinal depende del perfecto equilibrio en la estimulación de los receptores TLR y en sus vías de estimulación.

PLASTICIDAD INTESTINAL

El intestino es un órgano con una alta plasticidad, entendiendo como tal la capacidad de adaptarse dinámicamente a factores extrínsecos. Esta plasticidad se manifiesta en respuesta a la dieta, a la inflamación o al daño tisular. En estas circunstancias, el intestino necesita mantener su función y, a la vez, mantener equilibrados el gasto energético y la función de barrera. A nivel celular, los mecanismos de que dispone el intestino son el incremento de la proliferación y de la maduración, además de la desdiferenciación celular y la transdiferenciación. La desdiferenciación es el proceso mediante el cual una célula diferenciada puede volver al estado de célula madre. La transdiferenciación, por su parte, es la diferenciación directa de una célula diferenciada en otra también diferenciada.

La plasticidad intestinal adquiere especial relevancia en cuanto a su capacidad de adaptación metabólica, teniendo en cuenta la alta tasa de recambio intestinal. El elevado gasto metabólico del intestino lo hace especialmente sensible a los cambios en la ingesta calórica, particularmente si el organismo sufre períodos prolongados de ayuno. En estas circunstancias, se ha descrito en ratas la atrofia del intestino con reducción del tamaño de las vellosidades e incremento del número de células de Paneth y de células madre. Estos cambios se asocian a una disminución del número de células amplificadoras de tránsito y de la proliferación en general. Así, mientras que la disminución de la proliferación ahorra energía, el incremento en las células del nicho prepara al intestino para una respuesta rápida una vez revertido el ayuno. De hecho, los efectos del ayuno prolongado se revierten tras la realimentación. Efectos similares a los del ayuno se observan en la alimentación parenteral. Por su parte, las dietas ricas en grasa se asocian también a números elevados de células pluripotenciales. Aunque estas dietas no producen un aumento en el número de células de Paneth, sí incrementan la producción de ligandos Notch por parte de las células columnares de la base de las criptas, lo que les permite actuar con independencia de las células de Paneth.

METABOLISMO E INTESTINO

Metabolismo energético en la proliferación y la diferenciación intestinales

Desde el punto de vista metabólico, la diferenciación y la proliferación intestinales presentan distintos requerimientos (**Fig. 25-2**). Las células madre de las criptas en el intestino delgado utilizan tanto la glucólisis como la fosforilación oxidativa, pero dependen de la primera para obtener rápidamente la energía necesaria para la proliferación (**cap. 3**, Metabolismo de los hidratos de carbono). Las células de Paneth tienen principalmente un fenotipo glucolítico. Los enterocitos y colonocitos (enterocitos colónicos) maduros utilizan la fosforilación oxidativa para obtener energía. De hecho, tras la

división celular, la migración de células del epitelio intestinal de abajo arriba en el eje criptas/vellosidades, y por lo tanto la diferenciación, se acompaña de un mayor contenido mitocondrial y expresión del coactivador 1α del receptor gamma activado por proliferadores de peroxisomas (PGC-1α), inducida por la proteína diana de la rapamicina en mamíferos (mTOR). El PGC-1α, como su nombre indica, es un coactivador del receptor gamma activado por proliferadores de peroxisomas (PPAR-γ), con una función esencial en el metabolismo energético celular: estimula la biogénesis mitocondrial y participa en el metabolismo de los hidratos de carbono y de los lípidos. Como resultado, en las células epiteliales a lo largo de las vellosidades se produce un incremento del aporte de la fosforilación oxidativa mitocondrial con el fin de cubrir sus necesidades metabólicas y sus diversas funciones, especialmente la absorción de nutrientes. Los enterocitos del intestino delgado dependen principalmente de D-glucosa, L-glutamina y L-glutamato como sustratos de la fosforilación oxidativa, mientras que los colonocitos diferenciados oxidan principalmente el butirato derivado de la microbiota, aunque también pueden utilizar otros ácidos grasos y, en menor medida, D-glucosa, acetoacetato y L-glutamina obtenidos de la circulación sanguínea. No obstante, otros metabolitos y sustratos procedentes de la dieta o de microorganismos pueden ser también utilizados como combustibles y modular la función mitocondrial. El impacto del gradiente criptas/vellosidades en el contenido mitocondrial determina que haya una mayor concentración de especies reactivas de oxígeno (ROS) en las regiones más superficiales.

Así pues, una correcta función mitocondrial es esencial en la homeostasis celular del intestino. De hecho, no sólo el metabolismo energético mitocondrial, sino también la proteostasis mitocondrial (es decir, la regulación dinámica del proteoma de modo que sea funcional y equilibrado) y la respuesta mitocondrial a las proteínas desplegadas (UPR, *unfolded protein responses*) contribuyen a estos procesos. En este sentido se ha descrito que la sobreexpresión de prohibitina 1, una chaperona mitocondrial, o su administración, están relacionadas con la protección frente a colitis inducida por agentes químicos en ratones. Por otra parte, la proteína de choque térmico 60 (Hsp60, *heat shock protein* 60), cuya deleción produce la activación de UPR mitocondriales, causa deficiencia en la fosforilación oxidativa mitocondrial y pérdida de células madre LGR5$^+$, acompañada de disfuncionalidad de las células de Paneth, lo que provoca aberraciones en la reparación epitelial del intestino tras el daño. Por último, es conveniente recordar que incluso la respuesta TLR en procesos inflamatorios puede verse regulada por las mitocondrias, ya que el DNA mitocondrial puede actuar como patrón molecular asociado al daño. Al ser reconocido por TLR-9, contribuye a desencadenar la respuesta inflamatoria.

Metabolismo energético en el mantenimiento de la función de barrera

La secreción de grandes cantidades de mucinas, que forman parte del moco, y el mantenimiento de los complejos de unión apicales, que regulan la permeabilidad paracelular, son procesos que demandan gran cantidad de energía. Los nucleótidos son fundamentalmente requeridos para la síntesis de RNA ribosómico y mensajero. La energía es requerida en forma principalmente de GTP, para la síntesis de proteínas, y en forma de ATP para la translocación y el plegamiento de proteínas, para sus modificaciones postraduccionales, y para su tráfico. Además, la propia regulación de las uniones estrechas de los complejos de unión apicales requiere energía en forma de ATP, ya que están asociadas de manera dinámica a filamentos de actina y miosina. Mientras que el anillo de actomiosina situado alrededor de las células proporciona estabilidad y tensión intercelular, regulando el flujo a través de las uniones estrechas en un mecanismo dependiente de ATP, los filamentos de miosina necesitan ATP para la extensión y contracción, y la actina también para la polimerización.

Microbiota y metabolismo intestinal

La microbiota constituye una fuente significativa de energía para el organismo. Se calcula que aporta entre el 5 y el 10 % de los requerimientos energéticos, con un considerable impacto en el intestino grueso. Cabe destacar, como ejemplo ilustrativo, que los animales libres de microbiota son más delgados que ratones convencionales y que la colonización de ratones libres de gérmenes induce la ganancia de peso y la adiposidad. La microbiota regula la proliferación de la mucosa intestinal mediante circuitos metabólicos que incluyen el metabolismo del triptófano, el butirato, la carnitina y las purinas. Los enterocitos utilizan glucosa y glutamina predominantemente para su regeneración, mientras que los AGCC son la principal fuente de energía de los colonocitos en presencia de microbiota.

La fibra de la dieta, que escapa a la digestión, junto con las proteínas y los péptidos remanentes, es metabolizada por la microbiota intestinal. El principal producto de la actividad fermentativa de los monosacáridos por parte de la microbiota son los AGCC, en particular el acetato, el propionato y el butirato. El acetato puede ser producido a partir de piruvato, y el propionato a partir de lactato y oxalacetato, mientras que el butirato puede ser sintetizado desde piruvato. Cuando la fibra escasea, la microbiota utiliza los aminoácidos de la dieta, proteínas endógenas o grasas de la dieta como fuente de energía, dando lugar a una actividad fermentativa menor. En este caso se obtienen AGCC, pero sobre todo ácidos grasos de cadena ramificada, como el isobutirato, el 2-metilbutirato y el isovalerato, que se originan a partir de valina, isoleucina y leucina, respectivamente. La concentración de AGCC varía a lo largo del intestino, con niveles mayores en el ciego y el colon proximal, y menores hacia el colon distal. Este hecho puede deberse a un incremento de la absorción. Los AGCC pueden entrar en los enterocitos mediante difusión pasiva o a través de los transportadores MCT1 (transportador de monocarboxilatos 1) y SMCT1 (transportador de monocarboxilatos acoplado a sodio 1).

La mayoría de los AGCC que no han sido metabolizados por los colonocitos son transportados a través de la vía porta hasta el hígado, donde serán utilizados como fuente de energía por los hepatocitos, con excepción del acetato. Por lo tanto, sólo una fracción del total de AGCC alcanza la circulación sistémica, siendo el acetato el más abundante. Aunque queda fuera de los objetivos de este capítulo, es interesante destacar que tanto el propionato como el acetato afectan a órganos periféricos mediante la activación hormonal y del sistema nervioso, lo que influye en la fisiología y la patología sistémicas del organismo.

Ácidos grasos de cadena corta como inhibidores de histona desacetilasas

Los AGCC son inhibidores de histona desacetilasas y, por lo tanto, de la desacetilación de histonas, regulando mediante mecanismos epigenéticos la expresión génica. Estos mecanismos modulan en el intestino la proliferación celular, la apoptosis y la diferenciación. De hecho, los inhibidores de la desacetilación de histonas son utilizados en la terapia frente al cáncer. Entre los AGCC, el más estudiado ha sido el butirato, cuyos efectos epigenéticos se han relacionado con un efecto protector frente al cáncer colorrectal y la inflamación. Curiosamente, y en contraposición a sus efectos anticancerígenos, el butirato administrado a animales sanos no tiene efectos sobre la proliferación o, en todo caso, la estimula, como resultado de su utilización como fuente de energía. Esta contradicción puede explicarse por el hecho de que los colonocitos sanos prefieren el butirato como fuente de energía, mientras que los colonocitos cancerosos prefieren la glucosa. En concordancia, se ha observado que los ratones libres de gérmenes muestran un cambio metabólico de fosforilación oxidativa a glucólisis anaerobia y una progresión disminuida del ciclo celular. Estos efectos pueden ser rescatados con la administración de butirato que, como se ha indicado, no actúa en este caso como inhibidor de la actividad de la histona desacetilasa HDAC93, sino como fuente de energía. El consumo de butirato por los colonocitos es importante, además, para una correcta proliferación, ya que protege a las células madre/progenitoras del colon de la exposición a altas concentraciones de butirato, moderando sus efectos epigenéticos sobre estas células y, por lo tanto, su proliferación y función.

Además de sus efectos antitumorales y energéticos, el butirato y los AGCC en general son potentes agentes antiinflamatorios, siendo este efecto, de nuevo, resultado en parte de su capacidad para inhibir la desacetilación de histonas, que disminuye la síntesis de efectores proinflamatorios en macrófagos de la lámina propia, así como la diferenciación de células dendríticas. Además, mediante este mecanismo epigenético, los AGCC también regulan la expresión de citoquinas en linfocitos T y la generación de linfocitos Treg. El butirato puede inducir en células T un cambio metabólico haciendo que se incremente la respiración y, por lo tanto, el consumo de oxígeno, frente a la glucólisis anaerobia, lo que puede dar lugar a un incremento de la expresión de FOXP3 mediante la acetilación del locus *FOXP3*. *FOXP3* es el gen maestro controlador del desarrollo y función de las células Treg y es considerado el principal marcador molecular de esta subpoblación. La glucólisis aeróbica (entendiendo como tal la que incluye la fosforilación oxidativa) induce la diferenciación de células Th mediante mecanismos epigenéticos, mientras que su inhibición induce la diferenciación a células Treg. En este efecto participa el factor de transcripción inducible por hipoxia 1α (HIF-1α), importante en la regulación de la glucólisis.

Ácidos grasos de cadena corta como ligandos de receptores de ácidos grasos

Los AGCC son ligandos de los receptores de ácidos grasos (FFAR, *free fatty acid receptors*), también denominados receptores acoplados a proteínas G, como GPR41 *(G protein-coupled receptor 41)*, GPR43 y GPR109A. Estos receptores se encuentran no sólo en el intestino, sino también en células de otros tejidos, como los adipocitos. Mediante la unión a GPR43, los AGCC pueden regular la producción del péptido GLP-1 por células enteroendocrinas (células L). Como se ha explicado anteriormente, esta hormona gastrointestinal tiene efectos anorexígenos, regulando el apetito y la saciedad en el sistema nervioso vegetativo. Además, el GLP-1 ralentiza el tránsito intestinal y el vaciado gástrico. En el páncreas, este péptido estimula la producción de insulina y su secreción dependiente de glucosa e inhibe la secreción de glucagón. En individuos con diabetes tipo 2 se ha observado un descenso en la producción de GLP-1. Como consecuencia, los agonistas del receptor de GLP-1 son utilizados actualmente en el control de la diabetes tipo 2 y en el manejo de la obesidad. GPR43 se encuentra también en el tejido adiposo blanco, y su sobreexpresión da lugar a animales más delgados. El tratamiento de estos animales con antibióticos revierte este efecto. Algunos estudios indican que la estimulación de GPR43 por acetato puede mejorar el metabolismo lipídico y glucídico, pero también que la deficiencia en este receptor puede mejorar fenotipos metabólicos. Este aspecto debe aún ser estudiado mejor.

Por otra parte, los AGCC pueden mejorar la respuesta inmunitaria innata mediante la señalización a través del receptor GPR109A. La estimulación de este receptor por butirato induce la secreción de IL-18 por células del epitelio intestinal y la generación de células Treg productoras de IL-10, un mecanismo que sería complementario al mecanismo epigenético descrito antes. Por otra parte, se ha descrito que la activación tanto de este receptor como de GPR43 activa el inflamasoma NLRP3 en la colitis experimental, un efecto que reduce la gravedad de la inflamación y que es esencial para la homeostasis intestinal.

Aunque el papel de los AGCC y de los GPR en linfocitos Treg y en células mieloides es cada vez más claro, su papel en la diferenciación de células T no está bien definido, ya que distintos estudios indican que éstas no expresan GPR43. Por lo tanto, el efecto de los AGCC sobre la diferenciación de células T dependería más de sus efectos epigenéticos.

Finalmente, se ha observado que, en el contexto de infección por *Citrobacter rodentium*, los AGCC promueven la diferenciación a linfocitos Th1 y Th17 (proinflamatorios) para inducir la inmunidad antibacteriana y eliminar el germen. En definitiva, los datos obtenidos hasta ahora indican que los AGCC, según el contexto inmunitario, pueden regular la función de células T de diversas maneras, pero se necesita más investigación para definir los mecanismos subyacentes.

El lactato puede ser sintetizado por vía endógena o por la microbiota y sirve como sustrato energético que alimenta la fosforilación oxidativa, lo que mejora el crecimiento intestinal. Distintas bacterias intestinales pertenecientes a los *fila Bacteroidetes*, *Firmicutes* y *Proteobacteria* generan principalmente lactato como producto de la fermentación de monosacáridos. Algunas especies pueden sintetizarlo como uno de los metabolitos de la vía de las pentosas fosfato (especies heterofermentativas del orden *Lactobacillales*), y especies como *Bifidobacterium*, del *filum Actinobacteria*, y posiblemente también del orden *Coriobacteriales*, utilizan distintas vías de producción de lactato. El lactato procedente de la microbiota activa GPR81 en las células de Paneth y en las del estroma, incrementando la producción de WNT1 y, por lo tanto, la proliferación de células madre del intestino, al tiempo que protege frente al daño intestinal agudo al acelerar la renovación de colonocitos. El lactato producido por bacterias puede también ser utilizado por algunos microorganismos, como el género bacteriano *Desulfovibrio*, que puede convertirlo en acetato, o el *filum Firmicutes*, que puede transformarlo en propionato o butirato.

Las purinas derivadas de la microbiota son también utilizadas por los enterocitos para la síntesis de nucleótidos o para mejorar el balance energético, sirviendo para la biosíntesis de ATP. La microbiota genera cantidades significativas de hipoxantina, que es una base púrica, a partir de la cual, mediante la vía de recuperación, el intestino puede producir nucleótidos púricos. La necesidad de estos sustratos de nucleótidos aumenta durante la inflamación y la reparación del daño intestinal. De hecho, se ha observado que la administración de hipoxantina o la colonización selectiva con bacterias productoras de colina mejora la energía celular, incrementa la producción de moco y potencia la función de barrera intestinal, lo que mejora la reparación del daño y protege frente a la colitis.

El triptófano, un aminoácido esencial, es importante tanto para bacterias como para los seres humanos. Su metabolización en bacterias da lugar a metabolitos como indoles y quinurenina que, mediante la señalización a través del receptor de hidrocarbonos arílicos (AHR, *aryl hydrocarbon receptor*), contribuyen al mantenimiento de la función de barrera. El AHR es un factor de transcripción activado por ligandos que se encuentra mayoritariamente en el citosol, aunque una porción se localiza en el interior de la membrana mitocondrial, donde regula diversos procesos metabólicos, incluida la respiración. Este receptor se encuentra tanto en células del epitelio intestinal como en células propias de la respuesta inmunitaria. Se ha descrito que interviene en procesos de proliferación y diferenciación celulares, manteniendo la homeostasis del epitelio, y en procesos de inflamación y regeneración de la mucosa. Su activación induce la generación de linfocitos Treg, la producción de IL-22 por células innatas linfoides de tipo 3 y la producción de IL-10 en células del epitelio intestinal. Tanto la administración de dietas enriquecidas en triptófano como la administración de sus metabolitos han mostrado ser útiles en la protección frente al daño intestinal y en la reparación de lesiones intestinales. Así, los metabolitos del triptófano ácido xanturénico y quinurénico se han correlacionado negativamente con la gravedad de la inflamación intestinal. Consecuentemente, su suplementación disminuye la inflamación mediante efectos sobre AHR en células del epitelio intestinal y en linfocitos T. La modulación directa de la enzima endógena responsable de la generación de estos metabolitos (aminoadipato aminotransferasa) también tiene efectos beneficiosos en la protección frente a la inflamación en modelos animales de colitis. Es interesante destacar que la aceleración del metabolismo bacteriano del triptófano también produce efectos beneficiosos en el daño intestinal.

Metabolismo intestinal y grasa de la dieta

Como se ha indicado anteriormente, la plasticidad del intestino permite la adaptación al medio. En seres humanos, la plasticidad metabólica en respuesta a un consumo excesivo de grasa produce en el enterocito un incremento en la absorción y esterificación de lípidos y en la exportación de quilomicrones, incluso después de períodos cortos (3 días). Los triacilgliceroles que no se exportan pueden ser almacenados hasta 18 horas y movilizados en respuesta a la ingestión de glucosa. Aunque normalmente las células epiteliales del intestino delgado no utilizan ácidos grasos como sustratos energéticos, en respuesta a la ingesta de grasa y a su almacenamiento, el enterocito modifica, al menos *in vitro*, su expresión génica con el fin de activar la β-oxidación y la utilización de compuestos cetónicos, a la vez que disminuye la absorción de glucosa y su fosforilación intracelular (cap. 6, Metabolismo lipídico tisular). Se ha descrito que la capacidad de metabolización de ácidos grasos por el intestino delgado está directamente asociada a la protección frente a obesidad. Así, en ratones, el incremento que se produce en la β-oxidación conlleva una mejora en la homeostasis de la glucosa en sangre, previene la resistencia a la insulina y reduce la ganancia de masa grasa. Por ejemplo, la sobreexpresión de SIRT3 *(sirtuin 3)*, una de las principales desacetilasas mitocondriales, en ratones alimentados con dietas ricas en grasa y ácido oleico produce un incremento de la β-oxidación en los enterocitos, a la vez que mejora la homeostasis de la glucosa y protege frente a la resistencia a la insulina. Por otra parte, animales que sobreexpresan carnitina-palmitoil transferasa 1 (CPT-1) mitocondrial, que transporta ácidos grasos de cadena larga a través de la membrana, cuando son alimentados con dietas ricas en grasa, aunque muestran una ganancia de peso similar a la de los controles, poseen menos grasa visceral y también muestran un mejor control glucémico. A pesar de estos efectos positivos, el aumento de la β-oxidación causado por dietas grasas provoca un incremento en la producción de ROS y, por lo tanto, del estrés oxidativo. En consonancia, se ha observado que dietas ricas en grasa reducen la actividad de enzimas antioxidantes como la superóxido dismutasa y la catalasa.

No se conoce bien el efecto de la dieta rica en grasa en la función mitocondrial de los enterocitos del intestino delgado; no obstante, en colonocitos, estas dietas provocan alteraciones de la función mitocondrial. El incremento de la actividad mitocondrial puede desencadenar también estrés mitocondrial. Se han observado, por ejemplo, mitocondrias hinchadas y disminución de las actividades de los complejos II y III de la cadena respiratoria en ratones alimentados con dietas que contenían un 60 % de las calorías en forma de grasa durante 16 semanas. En otro estudio, la administra-

ción de este tipo de dieta durante 13 semanas produjo en el colon de ratones una disminución en los niveles de ATP y de la expresión de marcadores mitocondriales del complejo I. Estas alteraciones se acompañaron de una disminución de la actividad piruvato deshidrogenasa, sugiriendo que se produce un cambio en su metabolismo desde la fosforilación oxidativa a la glucólisis anaerobia.

La disfunción mitocondrial inducida por dietas ricas en grasa y el estrés oxidativo pueden producir alteraciones en la proliferación, diferenciación y apoptosis de células del epitelio y, en consecuencia, afectar a la función de barrera, debido al incremento de la permeabilidad intestinal y a cambios en la composición de la microbiota. En este sentido, se ha descrito que las criptas de ratones alimentados con dietas ricas en grasa durante 16 semanas contienen una mayor proporción de células madre intestinales. Cuando se generaron organoides de yeyuno de estos animales, se observó una mayor β-oxidación. Estas acciones contribuyen a explicar la mayor incidencia de tumores en animales con dieta rica en grasa. Otros efectos descritos son la disminución de la producción de proteínas de las uniones estrechas como la ocludina, de péptidos antimicrobianos como la β-defensina 1, de péptidos TFF *(trefoil factors)* y de mucina 3, así como del metabolismo de la creatina, que parece ser esencial para el mantenimiento de la función de barrera. En cuanto a la composición de la microbiota, la dieta rica en grasa, por sus efectos sobre las mitocondrias, incrementa la biodisponibilidad de oxígeno en el colon, lo que favorece la expansión de bacterias facultativas anaerobias como las *Enterobacteriaceae*, que pueden exacerbar la inflamación de la mucosa intestinal.

Metabolismo intestinal de los aminoácidos

En el intestino delgado finaliza la digestión de las proteínas de la dieta y se absorben sus productos (pequeños péptidos y aminoácidos libres). Además, al igual que en otros mamíferos, el intestino delgado de los seres humanos puede sintetizar alanina, arginina, aspartato, asparagina, citrulina, ornitina y prolina a partir de glutamato y glutamina; glutamato a partir de aminoácidos ramificados más glucosa, glutamina y prolina; glicina a partir de serina; tirosina a partir de fenilalanina, y metionina a partir de homocisteína. Estas reacciones ocurren tanto en enterocitos como en bacterias. Tras la absorción, la mayor parte de los aminoácidos son liberados a la circulación (cap. 9, Metabolismo de los aminoácidos). El intestino delgado de los mamíferos tiene una capacidad limitada para sintetizar glutamina, debido a la baja actividad de la glutamina sintetasa (cap. 10, Aminoácidos semiesenciales, funcionales y derivados de interés nutricional). La citrulina procedente del intestino no pasa por el hígado, y sólo alrededor del 10 % de la arginina presente en la vena porta es absorbida por este órgano, para maximizar la biodisponibilidad de la citrulina y la arginina derivadas de la dieta y del intestino en los tejidos extrahepáticos. Los microorganismos en la luz del tracto gastrointestinal pueden sintetizar todos los aminoácidos a partir de amoníaco, hidratos de carbono y azufre.

Tanto el intestino delgado como los microorganismos intestinales son capaces de degradar la mayoría de los aminoácidos de la dieta. Por consiguiente, en seres humanos adultos sanos, el intestino delgado secuestra muchos aminoácidos derivados de la dieta durante su primer paso a la circulación portal (expresados como porcentaje de aminoácidos presentes en la luz del intestino delgado): arginina, 40 %; aminoácidos ramificados, 20-30 %; glutamato, 96 %; glutamina, 64 %; lisina, 19 %; fenilalanina, 27 %, y treonina, 18 %. Asimismo, en los bebés prematuros, el intestino delgado utiliza el 73 % de la glutamina y el 77 % del aspartato de la dieta, principalmente para su oxidación a CO_2. En total, entre el 30 y el 50 % de los aminoácidos esenciales de la dieta pueden ser degradados en el intestino delgado durante la fase inicial de la digestión y la absorción y en fenómenos de primer paso en el enterocito. De hecho, debido a que todos los aminoácidos de la dieta, excepto la taurina, son degradados por el intestino delgado previamente a su entrada en la circulación portal, el patrón de aminoácidos en el plasma difiere sustancialmente del de la dieta. Curiosamente, entre todos los aminoácidos en la sangre arterial, sólo la glutamina es captada por el intestino delgado en el estado posterior a la absorción.

La **figura 25-3** resume las funciones de la glutamina en el enterocito. Mientras que los AGCC son los principales sustratos metabólicos de los colonocitos, la glutamina es un sustrato clave para los enterocitos, es decir, en el intestino delgado. En la mucosa intestinal, la glutamina, junto con el glutamato y el aspartato de la dieta, son los principales sustratos energéticos inmediatamente después de la ingesta, mientras que la glutamina es la fuente principal de energía en el estado postabsortivo. Como se ha indicado anteriormente, el 75 % de la glutamina absorbida es utilizada en el intestino delgado y, al no ser suficiente para cubrir la demanda porque la síntesis de glutamina en el enterocito no es alta, se capta más glutamina de la circulación arterial. Este aminoácido no esencial se ha considerado condicionalmente

esencial en estados catabólicos, como los traumatismos y la sepsis, por la gran demanda (mayor que la producción) que se genera en células intestinales, inmunitarias y renales y por la reducción de sus niveles en plasma y músculo en estas condiciones.

La glutamina es un intermediario del metabolismo energético y es el sustrato para la síntesis de distintas sustancias como péptidos, bases nitrogenadas (que forman parte de los nucleótidos), glutatión y neurotransmisores. Además, contribuye a la destoxificación del amonio y al equilibrio ácido-base. El ciclo de la urea es la principal vía metabólica para la desintoxicación del amoníaco en seres humanos. Este proceso metabólico se lleva a cabo sobre todo en el hígado. Se ha descrito que parte de la urea sintetizada en el hígado llega al lumen intestinal, donde es hidrolizada a amoníaco y CO_2 por la microbiota. El estudio del flujo de metabolitos a través de segmentos de intestino indicó que aproximadamente el 80 % del amonio generado por la glutaminasa (que cataliza la conversión de glutamina en glutamato y amonio) es exportado a la vena porta, contribuyendo al importante flujo de amonio entre el intestino y el hígado, al que puede también contribuir la microbiota. El resto del amonio es aparentemente convertido en carbamilfosfato, necesario para la síntesis de pirimidinas y, por lo tanto, de nucleótidos (v. más adelante).

La glutamina puede contribuir a la función de barrera intestinal, la modulación de la inflamación y la regulación de la respuesta al estrés y la apoptosis. Las uniones estrechas, que sellan células epiteliales adyacentes, son reguladas por la glutamina. La deficiencia de glutamina reduce la expresión de proteínas de las uniones estrechas, incrementando la permeabilidad intestinal en modelos animales. Por otra parte, se ha observado que la adición de glutamina puede prevenir la alteración de las uniones estrechas inducida por acetaldehído y mantener la permeabilidad intestinal a través de estas uniones, evitando o mejorando enfermedades que cursan con afectación de dicha permeabilidad. La vía de la fosfatidilinositol-3-quinasa (PI3K)/AKT (*RAC* [*Rho family*]-*alpha serine/threonine-protein kinase*, serina/treonina proteína quinasa RAC [familia Rho] alfa) ha sido involucrada en este efecto. Estudios en modelos animales de sepsis y colitis, así como en líneas celulares, han descrito efectos antiinflamatorios y antiapoptóticos de la glutamina. Parte de estos efectos se atribuye a su papel precursor del glutatión, influyendo en el equilibrio entre glutatión oxidado y glutatión reducido, un factor fundamental para manetener el equilibrio oxidativo. Por otra parte, la glutamina regula la activación de caspasas e incrementa la expresión de Hsp involucradas en procesos de apoptosis (**cap. 4**, Crecimiento, diferenciación, proliferación y muerte celular, **tomo II**). Concretamente, se ha observado que la privación de glutamina produce la inhibición de la expresión del gen *Hsp72* (proteína de choque término 72), un incremento de la caspasa 3 y, en consecuencia, un aumento de la apoptosis, mientras que su suplementación reduce la apoptosis, al incrementar los niveles de Hsp y reducir los de caspasa 3.

Es importante destacar que cuando se ha intentado aplicar estos conocimientos a seres humanos, en distintas enfermedades relacionadas con el intestino, como la enfermedad inflamatoria intestinal, se ha constatado que los efectos de la

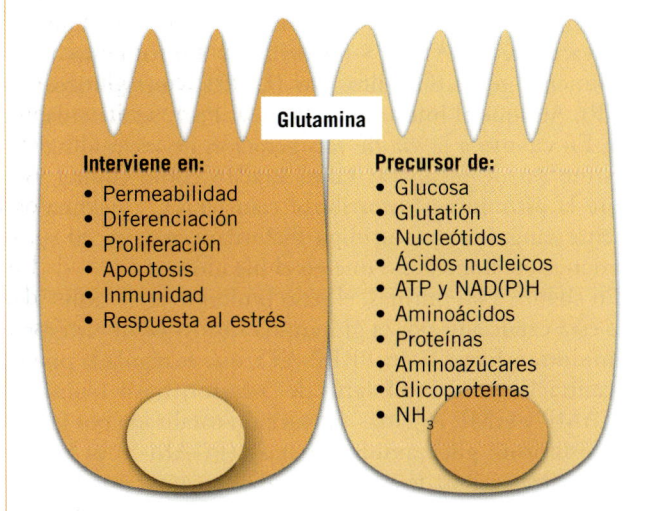

Figura 25-3. Funciones de la glutamina en el intestino. La glutamina es un metabolito de extraordinaria importancia en el intestino, debido a su capacidad de actuar como precursora de múltiples moléculas en el epitelio, lo que determina su capacidad de afectar a diversas características funcionales del intestino, como la proliferación o la inmunidad, entre otras.

suplementación con glutamina son muy variables. A raíz de estos datos, algunos autores han sugerido que quizás en los seres humanos la glutamina no es condicionalmente esencial. Por otra parte, la variedad de dosis, vías y tiempos de administración o productos administrados (glutamina o péptidos que la contienen) hacen difícil la extracción de conclusiones válidas.

La glutamina regula vías de señalización que modulan la proliferación y el ciclo celulares. Además de las vías señaladas anteriormente, cabe mencionar las de proteínas MAPK, concretamente las vías de quinasas reguladas por señales extracelulares (ERK1/2) y la de quinasas N-terminales de c-Jun (JNK1/2), las reguladas por el EGF, el factor de crecimiento análogo de la insulina tipo 1 (IGF-1) y el TGF-α.

Metabolismo intestinal de los nucleótidos

Al ser un órgano en constante crecimiento, el intestino requiere gran cantidad de nucleótidos, que son necesarios para su óptimo funcionamiento (cap. 11, Metabolismo de los nucleótidos). De hecho, se considera que pueden ser nutrientes condicionalmente esenciales, es decir, esenciales para el desarrollo, la maduración o la reparación intestinal. Respecto a la maduración intestinal se ha descrito, por ejemplo, que la suplementación de la dieta con nucleósidos acelera la maduración intestinal en ratas en el momento del destete en comparación con ratas alimentadas con dietas libres de nucleótidos. Los nucleósidos incrementaron los niveles de proteínas de la mucosa, los de DNA y las actividades disacaridasas, además de la longitud de las criptas. De forma regular, se ha observado que la deficiencia en nucleótidos tiene efectos adversos en el intestino. Así, la deficiencia en ratas adultas disminuye la activación de marcadores de maduración en la parte alta de las vellosidades: fosfatasa alcalina, sacarasa, lactasa, maltasa y leucina aminopeptidasa. Por otra parte, dietas libres de nucleótidos disminuyen la concentración de DNA en el intestino y la concentración proteica.

No todos los nucleótidos parecen intervenir por igual en estos procesos, habiéndose descrito que en particular el AMP puede tener un papel importante en el mantenimiento del equilibrio dinámico de proliferación celular en el intestino delgado. Así, en un estudio con intestino fetal humano se describió que la adición al medio de cultivo de AMP llevó a la supresión de la proliferación celular y la restauración de la diferenciación celular e indujo apoptosis.

El intestino dañado necesita nucleótidos para su reparación. Los nucleótidos contribuyen a la reparación del intestino dañado, al inducir la proliferación y la diferenciación de células del epitelio, como se ha demostrado en ratas adultas (17 meses de edad) alimentadas con nucleótidos tras 5 días de privación de éstos. Estos compuestos no sólo modifican el epitelio, sino que también contribuyen al desarrollo del sistema nervioso y la regeneración de la capa muscular, como se ha observado en modelos animales de trasplante de intestino delgado. También se ha descrito, en niños alimentados con fórmula suplementada con nucleótidos, que éstos incrementan el flujo intestinal. Este efecto puede ser debido a la capacidad vasodilatadora de la adenosina.

En cuanto al metabolismo intestinal de los nucleótidos, éstos pueden ser sintetizados *de novo* en el enterocito o ser obtenidos a partir de nucleósidos y bases nitrogenadas en la denominada vía de recuperación. Estos nucleósidos proceden de la degradación de nucleótidos, de la dieta y de la microbiota intestinal y son absorbidos en el intestino mediante transportadores específicos. La utilización de una u otra de las vías de síntesis depende de la localización celular en el eje cripta-vellosidad. Estudios sobre la procedencia de las bases del RNA en enterocitos indicaron que la actividad de la vía de recuperación disminuye desde las criptas hacia la parte alta de las vellosidades. Por lo tanto, en las células de las criptas, que están constantemente en rápida división, el aporte de nucleótidos en la dieta es importante para mantener sus niveles. Esta observación es coherente con otras que indican que dietas libres de ácidos nucleicos disminuyen la capacidad proliferativa de las células de las criptas, reduciendo como consecuencia la altura de las vellosidades y la capacidad absortiva.

En cuanto a la contribución relativa general de ambas vías, en el caso de las pirimidinas (uracilo, citosina y timina), la síntesis *de novo* contribuye el doble al acervo intestinal que la vía de la recuperación, lo que indica que el intestino es capaz de mantener su contenido en nucleótidos pirimidínicos en ausencia de nucleótidos de la dieta. La síntesis *de novo* se incrementa en condiciones de deficiencia de nucleótidos de la dieta. El carbamilfosfato es el sustrato para la síntesis de pirimidinas. Éste puede ser obtenido a partir de glutamina, en una reacción catalizada por la carbamilfosfato sintetasa II (CPS-II), o puede ser sintetizado a partir de amonio, magnesio, CO_2 y ATP en una reacción catalizada por la CPS-I. La CPS-I se localiza en la mitocondria, mientras que la CPS-II se encuentra en el citoplasma. Dado que el amonio necesario para la reacción catalizada por la CPS-I puede ser obtenido a partir de glutamina, en una reacción catalizada por la glutaminasa, el nitrógeno procedente de glutamina puede ser utilizado en ambas reacciones. En el intestino se ha sugerido que la reacción catalizada por la CPS-II es el paso limitante en la síntesis *de novo* de pirimidinas, estando regulada positivamente por ATP y 5-fosforribosil-1-pirofosfato, y negativamente por uridindifosfato (UDP) y uridintrifosfato (UTP). Aunque el intestino contiene CPS-I, su actividad es baja. En cuanto a la vía de recuperación de pirimidinas, el intestino puede recuperar tanto uracilo como timina mediante la pirimidina fosforribosil transferasa, y uridina del torrente sanguíneo vía uridina fosforilasa, que es 20 veces más activa en el intestino que en el hígado.

En cuanto a las purinas, el paso limitante en la síntesis *de novo* está catalizado por la glutamina fosforribosil pirofosfato amidotransferasa (Gln-PRPP-AT), que es regulada por las concentraciones intracelulares de 5-fosforribosil-1-pirofosfato, AMP y GMP. Además, la reacción catalizada por la fosforribosilformil glicinamida sintetasa (FGAM-S) es la otra reacción irreversible de esta vía. Ambas enzimas pueden utilizar glutamina como sustrato. El hecho de que la glutamina pueda actuar como sustrato de la síntesis *de novo* tanto de purinas como de pirimidinas ilustra la importancia de este aminoácido en el metabolismo intestinal. De hecho, se ha demostrado que la suplementación con glutamina induce la síntesis de nucleótidos en el enterocito.

Las dos principales enzimas de la vía de recuperación de las purinas (hipoxantina-guanina fosforribosil transferasa (HG-PRT) y adenina fosforribosil transferasa (APRT) son activas en el intestino y se regulan mediante la alimentación con purinas, siendo inhibidas cuando se utilizan dietas sin purinas.

La excreción de ATP mediante transportadores de membrana, su metabolismo externo por ectonucleasas como el CD73 y la fosfatasa alcalina hasta adenosina y la posterior absorción de ésta mediante transportadores específicos, forman parte del denominado purinoma y regulan la respuesta inmunitaria en las células.

Metabolismo intestinal de los hidratos de carbono

Gluconeogénesis intestinal y metabolismo

Después del hígado y el riñón, el intestino es el órgano que más glucosa genera *de novo* mediante gluconeogénesis, conteniendo los enterocitos toda la maquinaria necesaria. En ratones alimentados con una dieta estándar, el hígado es el principal productor de glucosa, seguido por el riñón (15-20 %) y el intestino, que contribuye sólo con un 5-7 % a la glucosa producida de manera endógena. Proporciones parecidas se han establecido en seres humanos en estados postabsortivos. En condiciones de ayuno (24 horas), el riñón y el intestino incrementan en gran medida su producción de glucosa, contribuyendo el riñón con hasta el 50 % y el intestino con un 20-25 %. Las dietas ricas en proteínas también inducen la gluconeogénesis renal, haciendo que la glucosa producida de manera endógena por el riñón alcance aproximadamente el 45 %. En estas condiciones también se incrementa la producción de glucosa por parte del enterocito. A pesar de este aumento en la producción endógena de glucosa en el riñón y en los enterocitos, el nivel de glucosa sanguíneo no se ve afectado, lo que sugiere una reducción en la producción de glucosa hepática. La gluconeogénesis intestinal regula la homeostasis energética mediante la comunicación con el cerebro (v. a continuación). De hecho, se ha demostrado que dietas ricas en proteínas inhiben la síntesis de glucosa endógena, a través de un mecanismo mediado por insulina, sin afectar a la captación de glucosa periférica. Estos efectos de la insulina se relacionan directamente con la inhibición de la glucogenólisis, habiéndose observado que los niveles de glucógeno hepático son mayores en ratas alimentadas con una dieta rica en proteínas tras la estimulación con insulina. Mientras que la glucosa hepática promueve efectos perjudiciales sobre el metabolismo, la glucosa intestinal promueve efectos beneficiosos. En concordancia con lo anteriormente expuesto, ratones alimentados con una dieta convencional en los que se inhibe la gluconeogénesis intestinal desarrollan un estado prediabético, con niveles elevados de insulina y glucosa en ayunas, intolerancia a la glucosa y resistencia a la insulina, además de una pobre secreción de insulina en respuesta a la glucosa. Es más, estos ratones son más propensos al desarrollo de diabetes que los ratones de control cuando se alimentan con una dieta rica en grasa y sacarosa.

Como se verá a continuación, las neuronas de la pared de la vena porta detectan la glucosa producida por esta vía y envían una señal al cerebro para modular las sensaciones de hambre y la homeostasis corporal de glucosa. En este sentido, las proteínas de la dieta, al inducir la gluconeogénesis intestinal, tendrán un efecto sobre la saciedad al modular la glucosa en la circulación portal. De manera similar, la fibra de la dieta ejerce efectos antiobesidad y antidiabéticos mediante la inducción de la gluconeogénesis intestinal.

Regulación de la gluconeogénesis intestinal por proteínas

Los efectos beneficiosos de la glucosa producida en el intestino pueden explicarse mediante sus efectos a nivel portal. Se ha descrito que las dietas ricas en proteínas tienen un efecto anorexígeno, que se ha demostrado que está mediado por efectos indirectos en la gluconeogénesis y en la señalización portal de glucosa (v. más adelante). La glucosa generada en el intestino es detectada en la vena porta e inicia una señal nerviosa que en el núcleo del hipotálamo regula la homeostasis energética del organismo, dando como resultado efectos beneficiosos sobre la sensibilidad a la insulina y la homeostasis intestinal. Las dietas ricas en proteínas promueven la gluconeogénesis intestinal, induciendo la expresión de la glucosa-6-fosfatasa, la fosfoenolpiruvato carboxiquinasa y la glutaminasa. La glutamina es uno de los principales precursores de glucosa en el intestino. Curiosamente, el bloqueo de la transmisión nerviosa en la vena porta mediante capsaicina inhibe la inducción de la gluconeogénesis por dietas ricas en proteínas, lo que sugiere que estas dietas controlan indirectamente la gluconeogénesis a través del eje intestino-cerebro. La digestión de proteínas da lugar a péptidos que pueden atravesar el enterocito y llegar a la sangre portal. Allí inducen la gluconeogénesis al ser detectados y contribuyen al control de la ingesta de comida mediante su regulación. Es probable que este efecto esté mediado por la estimulación de receptores opioides μ.

Regulación de la gluconeogénesis intestinal por la fibra de la dieta

Dietas enriquecidas con fructooligosacáridos, propionato o butirato inducen fuertemente la expresión de genes de la gluconeogénesis, como la glucosa-6-fosfatasa o la fosfoenolpiruvato carboxiquinasa C, en el yeyuno y el colon de ratas. A nivel regulatorio, el butirato estimula la expresión de genes gluconeogénicos en la mucosa intestinal mediante el incremento intracelular de cAMP, un elemento importante en la regulación de la expresión de genes de la gluconeogénesis intestinal. El propionato, además de ser un sustrato de la gluconeogénesis intestinal, actúa sobre el circuito neural porta-cerebro, estimulando el receptor 3 de ácidos grasos libres (FFAR-3 o GPR41), para activar la expresión de genes de la gluconeogénesis. Como era de esperar, la administración de estas dietas tiene beneficios metabólicos, dado que modera la ganancia de peso y disminuye los depósitos de grasa como consecuencia del incremento en el gasto energético. También produce una mejor tolerancia a la insulina y la glucosa, así como una disminución de la actividad hepática glucosa-6-fosfatasa y, por consiguiente, de la gluconeogénesis hepática. Estos efectos desaparecen con la administración de capsaicina, indicando que dependen de la integridad del sistema nervioso periportal.

Metabolismo intestinal de la fructosa

La ingesta de fructosa se ha incrementado mundialmente y su consumo excesivo está asociada con obesidad, dislipidemia, resistencia a la insulina, hígado graso no alcohólico y diabetes. Aunque comparte su fórmula química con la glucosa ($C_6H_{22}O_6$), la fructosa parece ser metabólicamente más perjudicial que la glucosa, por sus efectos estimulantes de la lipogénesis *de novo* y de los niveles de triacilgliceroles séricos. Hasta hace unos años se pensaba que la fructosa procedente de la dieta era principalmente metabolizada en el hígado. No obstante, datos recientes indican que, al menos en ratones, es en el intestino delgado donde se metaboliza mayoritariamente la fructosa de la dieta, habiéndose descrito que el intestino expresa tanto enzimas fructolíticas como gluconeogénicas. La fructosa es captada por los enterocitos en el intestino delgado, donde es fosforilada, hidrolizada en unidades de 3 carbonos y convertida en glucosa y ácidos orgánicos.

Estudios recientes han demostrado que el intestino delgado de ratones convierte aproximadamente el 42 % de la fructosa en glucosa, el 20 % en lactato y el 10 % en alanina.

El 14 % de la fructosa es liberado a la sangre portal y el 3 % se convierte en otros ácidos orgánicos, como el glicerato, mediadores de ácidos tricarboxílicos y aminoácidos.

El paso de fructosa no metabolizada por el intestino depende de la dosis de fructosa en la dieta. Con bajas dosis (< 0,5 g/kg), el 90 % se fosforila en duodeno, yeyuno e íleon, se metaboliza y aparece en la circulación sistémica como glucosa y lactato (60 %), quedando aproximadamente un 20 % como fructosa. Por el contrario, altas dosis de fructosa (≥ 1 g/kg) saturan la absorción y el metabolismo de fructosa en el intestino delgado, llevando a la exportación al hígado y a su utilización por la microbiota colónica. El elemento de respuesta a hidratos de carbono (ChREBP, *carbohydrate response element-binding protein*) es un factor de transcripción que, junto con la proteína similar a Max (MLX, *Max-like protein X*), activa la transcripción de genes en respuesta a glucosa y fructosa. ChREBP puede activarse mediante distintos mecanismos. Concretamente, la fructosa induce la actividad transcripcional de ChREBP, incrementando su unión al DNA, además de su fosforilación, O-glucosilación y acetilación. Además, las dietas ricas en fructosa inducen la expresión de ChREBP tanto en el intestino como en el hígado, incrementando la expresión de genes gluconeogénicos, fructolíticos y lipogénicos, además de GLUT-5, el transportador intestinal de glucosa y fructosa.

PUNTOS CLAVE

- El intestino es el órgano en el que se absorben el agua y los nutrientes. Se encuentra permanentemente en contacto con los nutrientes y con la microbiota y los productos derivados de ésta. Como consecuencia, el intestino tiene que servir de barrera frente a los microorganismos.

- Al mismo tiempo, los metabolitos de la microbiota contribuyen a la propia función de barrera. Entre estos metabolitos destacan los ácidos grasos de cadena corta, que sirven de fuente de energía a las células colónicas y pueden modificar la expresión génica de los enterocitos mediante mecanismos epigenéticos, mejorando la función de barrera, entre otras.

- La capa celular del intestino en contacto con el contenido luminal, el epitelio, se caracteriza por un recambio celular muy activo, y sus células madre son capaces de diferenciarse en distintos tipos celulares. El epitelio intestinal ha de tener gran plasticidad, con el fin de adaptarse a las condiciones cambiantes del lumen y del organismo. Estos procesos han de estar muy bien regulados y los nutrientes son elementos clave en este sentido, no sólo por ser elementos estructurales necesarios para la división celular, sino porque determinan la plasticidad, la proliferación y la diferenciación, a través de la modulación del metabolismo energético intestinal y otros mecanismos.

- Aunque normalmente las células epiteliales del intestino delgado no utilizan ácidos grasos como sustratos energéticos, en respuesta a la ingesta de grasa y a su almacenamiento, el enterocito modifica su expresión génica con el fin de activar la β-oxidación y la cetogénesis, a la vez que disminuye la absorción de glucosa y su fosforilación intracelular.

- Se ha descrito que existe un gradiente en el eje cripta-vellosidad en cuanto a las vías metabólicas de obtención de energía, de modo que en la base de la vellosidad predomina la glucólisis anaeróbica, mientras que en la parte alta la fosforilación oxidativa es la ruta catabólica dominante.

- Además, existen diferencias en cuanto a los sustratos utilizados en el intestino delgado y el colon: los enterocitos del intestino delgado dependen principalmente de D-glucosa, L-glutamina y L-glutamato como sustratos de la fosforilación oxidativa, mientras que los colonocitos diferenciados oxidan principalmente el butirato derivado de la microbiota.

BIBLIOGRAFÍA

BERTRAND J, GOICHON A, DÉCHELOTTE P, COËFFIER M. **Regulation of intestinal protein metabolism by amino acids. Amino Acids 2013; 45: 443-50.**
Revisión sobre la regulación por aminoácidos del recambio proteico en el intestino.

BONIS V, ROSSELL C, GEHART H. **The intestinal epithelium—fluid fate and rigid structure from crypt bottom to villus tip. Front Cell Dev Biol 2021; 20: 661931.**

Revisión sobre la organización de la mucosa intestinal, su distribución zonal y su plasticidad.

GAUTIER-STEIN A, MITHIEUX G. **Intestinal gluconeogenesis: metabolic benefits make sense in the light of evolution. Nat Rev Gastroenterol Hepatol 2023; 20: 183-94.**
Revisión en la que se recogen los últimos avances sobre la gluconeogénesis intestinal, su importancia en el metabolismo y su regulación por componentes de la dieta.

GAUTIER-STEIN A, RAJAS F, MITHIEUX G. **Intestinal gluconeogenesis and protein diet: future directions. Proc Nutr Soc 2021; 80: 118.**

Revisión que relaciona la ingesta de proteínas con la gluconeogenesis intestinal y sus efectos beneficiosos.

GUERBETTE T, BOUDRY G, LAN A. **Mitochondrial function in intestinal epithelium homeostasis and modulation in diet-induced obesity. Mol Metab 2022; 63: 101546.**
Revisión que recoge los conocimientos sobre la función mitocondrial en células del epitelio intestinal y su papel en el control de la homeostasis intestinal. Además, se describen los efectos conocidos de metabolitos y nutrientes procedentes de la microbiota y la dieta. Por último, aborda el impacto de la dieta rica en grasa en el metabolismo mitocondrial de células del epitelio intestinal.

KIM MH, KIM H. **The roles of glutamine in the intestine and its implication in intestinal diseases. Int J Mol Sci 2017; 18: 1051.**
Revisión sobre la importancia de la glutamina para el metabolismo de los enterocitos.

KOH A, DE VADDER F, KOVATCHEVA-DATCHARY P, BÄCKHED F. **From dietary fiber to host physiology: short-chain fatty acids as key bacterial metabolites. Cell 2019; 165: 1332-45.**
Revisión sobre el papel de los ácidos grasos de cadena corta en el intestino y su mecanismo de acción.

RATH E, HALLER D. **Intestinal epithelial cell metabolism at the interface of microbial dysbiosis and tissue injury. Mucosal Immunol 2022; 15: 595-604.**
Revisión en la que se relaciona el estrés mitocondrial intestinal con alteraciones en la función de barrera e introduce el concepto de daño metabólico.

VILY-PETIT J, SOTY-ROCA M, SILVA M, RAFFIN M, GAUTIER-STEIN A, RAJAS F, MITHIEUX G. **Intestinal gluconeogenesis prevents obesity-linked liver steatosis and non-alcoholic fatty liver disease. Gut 2020; 69: 2193-202.**
Artículo en el que se demuestra que la gluconeogénesis intestinal puede prevenir la esteatosis hepática ligada a obesidad y el hígado graso. Con este fin utilizan modelos de ratones transgénicos en los que se inhibe o sobreexpresa el gen de la glucosa-6-fosfatasa, la enzima clave de la gluconeogénesis.

AUTOEVALUACIÓN

Metabolismo hepático

26

A. I. Álvarez Mercado y L. Fontana Gallego

OBJETIVOS

- Conocer la arquitectura y la organización del hígado para entender su fisiología.
- Identificar las principales células del hígado y sus diversas funciones.
- Comprender las rutas metabólicas de los hidratos de carbono, lípidos y compuestos nitrogenados que se llevan a cabo en el hígado.
- Describir la síntesis y la degradación del grupo hemo en el hígado.
- Conocer el importante papel que desempeña el hígado en la eliminación de los xenobióticos y saber cómo lo lleva a cabo.
- Describir la composición de la bilis y su función.

CONTENIDO

- Introducción
- Principales células del hígado
- Funciones del hígado
- Metabolismo glucídico

- Metabolismo lipídico
- Metabolismo nitrogenado
- Metabolismo de xenobióticos
- Composición y funciones de la bilis

INTRODUCCIÓN

El hígado es la víscera de mayor tamaño del organismo (alrededor de 1.500 g en el adulto). Está situado en el hipocondrio derecho y anatómicamente interpuesto entre la corriente sanguínea que proviene del área esplácnica (fundamentalmente del intestino) y el resto del organismo. Este hecho ya anticipa su importancia fisiológica desde el punto de vista de la homeostasis nutricional.

El hígado humano está constituido por una masa única formada por dos lóbulos, derecho e izquierdo, en virtud de la división de los vasos sanguíneos aferentes en el hilio hepático. En su parte inferior se distinguen otros dos pequeños lóbulos, el cuadrado y el caudado. Las ramificaciones de las estructuras vasculares y de los conductos biliares subdividen cada uno de los dos lóbulos hepáticos mayores en cuatro segmentos.

La vascularización del hígado (**Fig. 26-1**) se lleva a cabo a través de la vena porta y la arteria hepática. El sistema portal proporciona entre el 65 y el 85 % de toda la sangre que irriga el hígado, mientras que el resto procede de la arteria hepática. La sangre portal proviene del intestino (vena mesentérica superior) y del bazo (vena esplénica) y llega al hígado con una concentración de oxígeno algo inferior a la de la

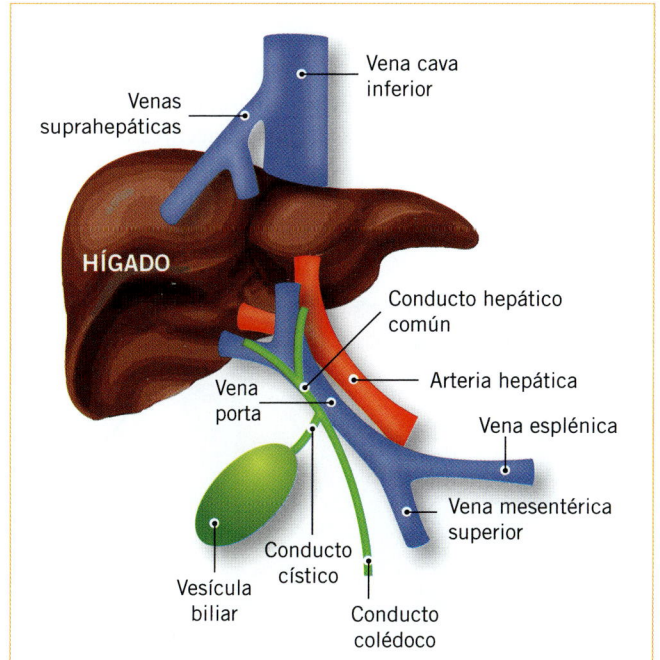

Figura 26-1. Representación esquemática de la vascularización hepática y del sistema de drenaje biliar.

sangre arterial, de forma que la oxigenación de las células del hígado depende, en partes iguales, de la sangre de la vena porta y de la arteria hepática. Estos dos grandes troncos vasculares penetran en el hígado a través del hilio hepático y se van dicotomizando en ramas sucesivas que terminan en una red vascular común de capilares especializados, los sinusoides hepáticos. El drenaje venoso del hígado se realiza a través de las venas suprahepáticas derecha e izquierda que se unen en un tronco suprahepático común que desemboca en la vena cava inferior.

En paralelo a las ramificaciones portales y arteriales circulan las ramas del sistema de conductos biliares intrahepáticos, los cuales confluyen progresivamente hasta formar los conductos hepáticos derecho e izquierdo, que se unen en el hilio hepático en un conducto hepático común. Ya fuera del hígado, el conducto hepático común se une al conducto cístico (que comunica con la vesícula biliar) y ambos forman el colédoco, que desemboca en el duodeno en la papila de Vater.

Los componentes estructurales del hígado incluyen el parénquima, el tejido conectivo, los capilares (o sinusoides) y el espacio perisinusoidal. El lobulillo es la forma tradicional de describir la organización del parénquima hepático (**Fig. 26-2**). Consiste en pilas de láminas anastomosadas de hepatocitos, de una célula de grosor, separadas por el sistema anastomosado de sinusoides que perfunden las células con la mezcla de sangre portal y arterial. En el centro del lobulillo hay una vénula relativamente grande, la vénula hepática terminal (vena central), en la que drenan los sinusoides. Las láminas de células irradian desde la vena central hacia la periferia del lobulillo, al igual que los sinusoides. En los ángulos del hexágono se encuentran los espacios porta, punto donde coinciden una rama de la vena porta, una rama de la arteria hepática y un canalículo biliar.

Desde el punto de vista histológico, la unidad estructural de los elementos parenquimatosos y vasculares del hígado es el ácino hepático (**Fig. 26-3**). Tiene forma de rombo y representa la unidad funcional más pequeña del parénquima hepático. Es una interpretación funcional de la organización hepática. Consiste en sectores adyacentes de campos hexagonales vecinos de lobulillos clásicos parcialmente separados por vasos sanguíneos. Está situado de tal manera que le permite cumplir su función de guardián interpuesto entre la entrada de sustancias procedentes del aparato digestivo y el resto del organismo. De esta forma, está capacitado para captar sustratos, transformarlos, almacenarlos, distribuirlos o eliminarlos. El aporte sanguíneo hepático, arterial y portal –este último procedente del aparato digestivo, del páncreas y del bazo– se reparte en el órgano por medio de un sistema de capilares fenestrados denominados sinusoides (**Fig. 26-3**). Su peculiar estructura favorece que capten eficazmente las sustancias absorbidas en el aparato digestivo. Los hepatocitos, sus células más abundantes, disponen de un polo sanguíneo (sinusoides) y otro biliar (canalículos), lo que les permite realizar funciones metabólicas y exocrinas (**Fig. 26-3**). Además, el hígado cuenta con otros tipos celulares que de-sempeñan funciones diversas (**Tabla 26-1**). Las membranas y los orgánulos de los hepatocitos tienen enzimas que participan en actividades bioquímicas específicas. Al estudiar la disfunción hepática se deben considerar, por lo tanto, las funciones propias del órgano, los factores responsables de la integridad funcional de las células hepáticas y los agentes ambientales que alteran dichas funciones. Algunos trastornos no sólo alteran sus demandas funcionales, sino que también modifican su estructura y desequilibran las peculiares relaciones morfofuncionales hepáticas, por ejemplo:

- La reparación de sus tejidos, que sigue a una agresión, origina cambios histológicos que pueden interferir en el intercambio sangre-hepatocito.
- Una comunicación anormal entre sangre aferente y eferente impide que el órgano realice su función de guardián, sin necesidad de que su estructura esté alterada.

Tabla 26-1. Funciones de las células hepáticas no parenquimatosas	
Tipo celular	**Funciones**
Células endoteliales	Barrera funcional entre sangre y hepatocitos Captación mediada por receptores Pinocitosis Endocitosis (partículas < 0,1 μm) Presentación de ectoenzimas (lipasas) Síntesis de moléculas efectoras (PGE$_2$, citoquinas, etc.)
Células de Kupffer (macrófagos)	Fagocitosis (microorganismos, células tumorales, eritrocitos) Endocitosis (endotoxinas, complejos inmunitarios) Procesado de antígenos Citotoxicidad (superóxido, efectos antitumorales) Señalizadores de comunicación intercelular (PI3K, TNF)
Células estrelladas (de Ito, lipocitos)	Almacenes de vitamina A Síntesis de proteínas de la matriz extracelular Regulación contráctil del flujo sanguíneo Expresión y secreción de factores de crecimiento
Células de Pit	Citolíticas naturales (natural killer)

PGE$_2$: prostaglandina E$_2$; PI3K: fosfatildilinositol-3-quinasa; TNF: factor de necrosis tumoral.

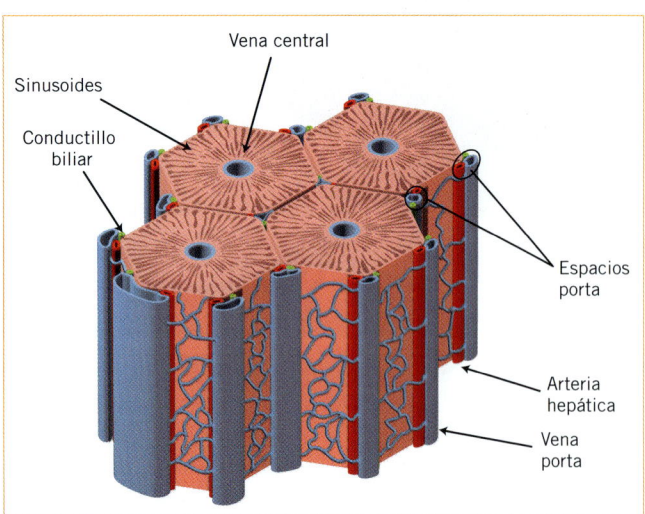

Figura 26-2. Estructura del lobulillo hepático.

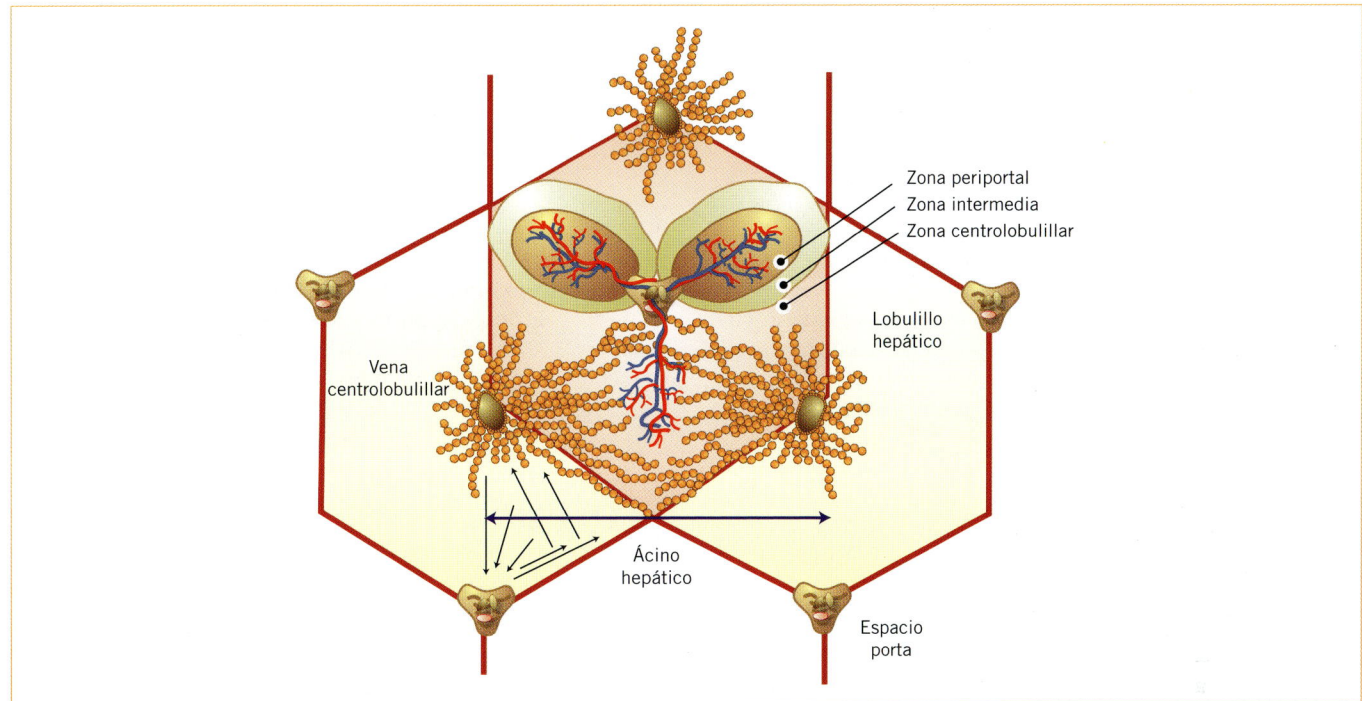

Figura 26-3. Esquema del ácino hepático (relación con el lobulillo clásico).

- Las modificaciones en la relación entre sinusoides y canalículos alteran la secreción biliar, pudiendo aparecer colestasis.

De lo expuesto se deduce que el hígado desempeña un papel esencial en el metabolismo de los nutrientes necesarios para la economía del sistema. En las enfermedades hepatobiliares, esta actividad puede estar gravemente afectada, por lo que se pueden presentar problemas nutricionales que deberán ser tratados. En sentido contrario, los excesos o defectos en la dieta, la presencia de ciertos xenobióticos (tóxicos, fármacos) o la ruta de administración de los nutrientes (alimentación parenteral) pueden originar lesiones hepáticas. Por lo tanto, los individuos con trastornos hepatobiliares deben tener un seguimiento especial y regular para valorar su estado nutricional y, en caso necesario, indicar el tratamiento específico.

PRINCIPALES CÉLULAS DEL HÍGADO

Hepatocitos

Los hepatocitos son células grandes y poligonales que miden entre 20 y 30 μm en cada dimensión. Constituyen aproximadamente el 80 % de la población celular del hígado. Son células relativamente longevas para tratarse de células asociadas al aparato digestivo; su vida media es de unos 5 meses. Además, los hepatocitos son capaces de regenerarse considerablemente cuando se pierde sustancia hepática debido a procesos hepatotóxicos, enfermedades o intervenciones quirúrgicas.

Los núcleos de los hepatocitos son grandes y esféricos y ocupan el centro de la célula. Muchos hepatocitos son binucleados y la mayoría de las células del hígado adulto son tetraploides (es decir, contienen la cantidad 4n de DNA). La heterocromatina está presente en forma de grupos dispersos en el nucleoplasma y como una banda distintiva bajo la envoltura nuclear. En cada núcleo hay dos o más nucléolos bien desarrollados.

Como se ha indicado anteriormente, el hepatocito es poliédrico; se describe como una célula con seis superficies, aunque puede haber más. Dos de sus superficies están orientadas hacia el espacio perisinusoidal (espacio de Disse). La membrana plasmática de otras dos superficies da a un hepatocito vecino y a un canalículo biliar (**Fig. 26-4**). Suponiendo que la célula sea cuboidal, las dos superficies restantes también estarían orientadas hacia células vecinas y canalículos biliares. Las superficies que dan a las células vecinas y a los canalículos biliares corresponden a las superficies lateral y apical, respectivamente, de otras células epiteliales.

Las superficies orientadas al espacio perisinusoidal corresponden a la superficie basal de otras células epiteliales. Pequeñas microvellosidades irregulares se proyectan al espacio de Disse desde la superficie basal de los hepatocitos. Las microvellosidades aumentan hasta seis veces la superficie disponible para el intercambio de materiales entre los hepatocitos y el plasma. Debido a los grandes huecos en la capa endotelial y a la ausencia de una lámina basal continua, no existe una barrera significativa entre el plasma sanguíneo en el sinusoide y la membrana plasmática del hepatocito. Las secreciones hepáticas distintas de la bilis, como las proteínas y lipoproteínas sintetizadas por el hepatocito, se transfieren a la sangre en el espacio perisinusoidal.

Los hepatocitos tienen entre 200 y 300 peroxisomas por célula. Los peroxisomas contienen gran cantidad de oxidasa

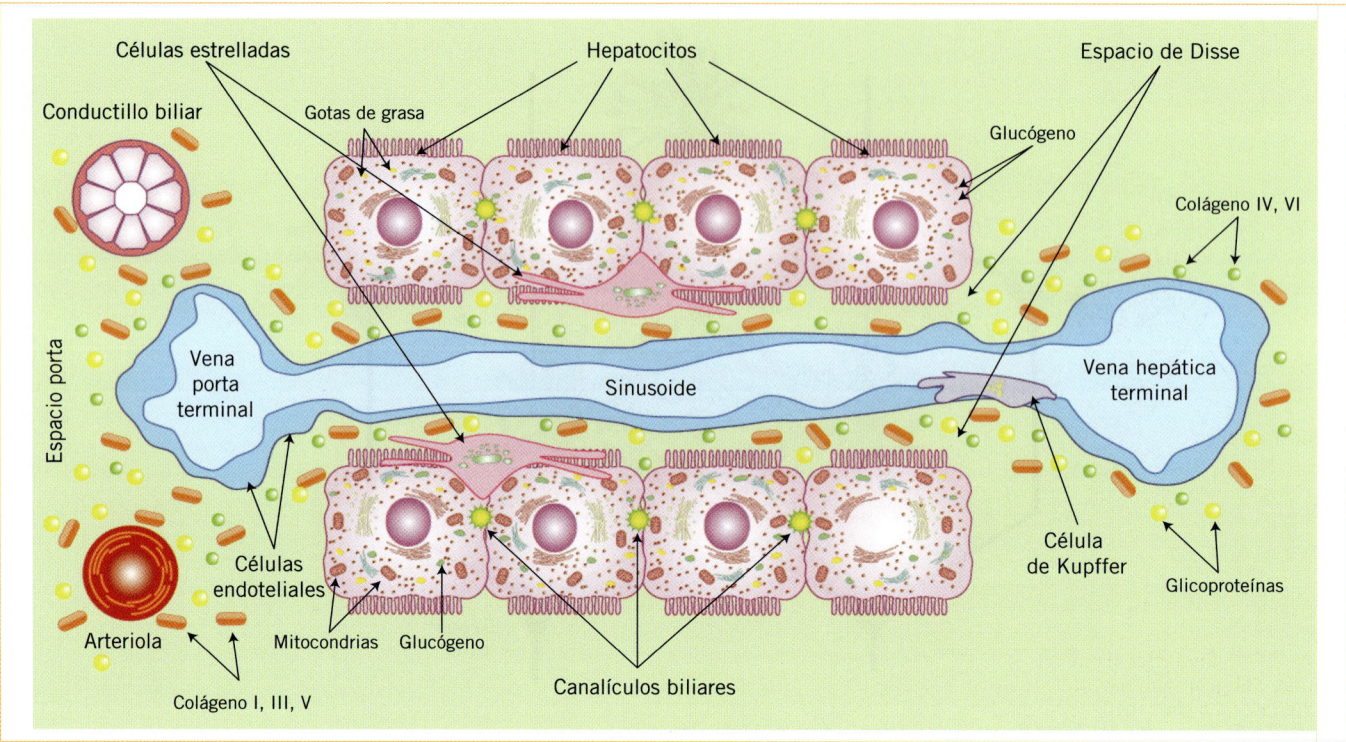

Figura 26-4. Detalle de la organización del tejido hepático. Se muestra una hilera de dos hepatocitos. Sus superficies basales se orientan hacia el espacio de Disse y presentan microvellosidades. También se observan células endoteliales, de Kupffer, estrelladas (lipocitos) y hematíes.

que genera peróxido de hidrógeno tóxico. La enzima catalasa, que también reside en los peroxisomas, degrada el peróxido de hidrógeno en oxígeno y agua. Este tipo de reacciones intervienen en muchos procesos de desintoxicación que se llevan a cabo en el hígado. De hecho, parte del etanol que se ingiere es metabolizado a acetaldehído por la catalasa de los peroxisomas hepáticos (**cap. 36**, Metabolismo del alcohol y de otros componentes de los alimentos).

El retículo endoplásmico liso de los hepatocitos puede ser extenso, pero varía en función de la actividad metabólica. Contiene enzimas implicadas en la degradación y conjugación de toxinas y fármacos, así como enzimas responsables de sintetizar el colesterol y la porción lipídica de las lipoproteínas.

El aparato de Golgi de los hepatocitos es mucho más complejo que el que se observa en las muestras histológicas habituales. En los hepatocitos se encuentran hasta 50 unidades de Golgi, cada una de las cuales consta de 3-5 cisternas estrechamente apiladas, además de muchas vesículas grandes y pequeñas. Se cree que los elementos del aparato de Golgi concentrados cerca del canalículo biliar están asociados a la secreción exocrina de bilis. Sin embargo, las cisternas de Golgi y las vesículas cercanas a las superficies sinusoidales de la célula contienen gránulos densos en electrones de 25-80 nm de diámetro que se cree que son lipoproteínas de muy baja densidad (VLDL) y otros precursores de lipoproteínas. Estas sustancias se liberan posteriormente a la circulación como parte de la función secretora endocrina de los hepatocitos. Se observan glóbulos densos similares en las porciones dilatadas del retículo endoplásmico liso y, ocasionalmente, en los extremos dilatados de las cisternas del retículo endoplásmico rugoso, donde se sintetizan.

Células endoteliales

Las células endoteliales sinusoidales hepáticas (CESH) son células endoteliales altamente especializadas que representan la interfaz entre las células sanguíneas, por un lado, y los hepatocitos y las células estrelladas hepáticas, por otro (**Fig. 26-4**). Las CESH representan una barrera permeable. De hecho, la gran cantidad de fenestraciones que poseen, la ausencia de diafragma (fina red de fibrillas radiales situadas sobre el poro de la fenestración que actúa a modo de filtro) y la falta de membrana basal las convierten en las células endoteliales más permeables del organismo de los mamíferos (**Fig. 26-5**).

También tienen la mayor capacidad de endocitosis de las células humanas. En condiciones fisiológicas, las CESH regulan el tono vascular hepático contribuyendo al mantenimiento de una presión portal baja a pesar de los importantes cambios en el flujo sanguíneo hepático que se producen durante la digestión. Las CESH mantienen la quiescencia de las células estrelladas hepáticas, inhibiendo así la vasoconstricción intrahepática y el desarrollo de fibrosis. En condiciones patológicas, las CESH desempeñan un papel clave en el inicio y la progresión de las enfermedades hepáticas crónicas. De hecho, se capilarizan y pierden sus propiedades protectoras y promueven la angiogénesis y la vasoconstricción. Las CESH están implicadas en la regeneración hepática tras una lesión hepática aguda o una hepatectomía parcial, ya que se renuevan a partir de CESH y/o de sus progenitores, perciben los cambios en la tensión de cizallamiento resultantes de la cirugía e interactúan con las plaquetas y las células inflamatorias. Las CESH también intervienen en el desarro-

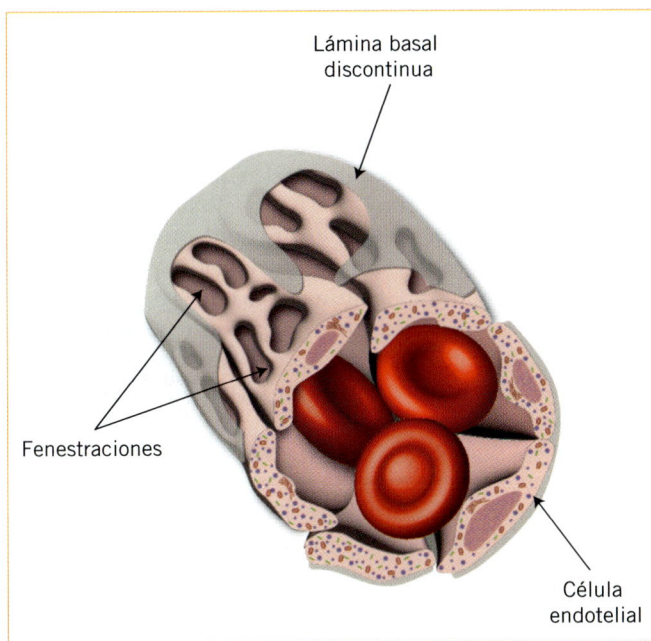

Figura 26-5. Sinusoide hepático. Se trata de un capilar discontinuo. Además del gran número de fenestraciones que tienen las células endoteliales, hay ausencia de membrana basal en muchas zonas.

llo y la progresión del carcinoma hepatocelular, el envejecimiento y las lesiones hepáticas relacionadas con la inflamación y la infección.

Células estrelladas

Se denominan también células de Ito o lipocitos. Se localizan en el espacio perisinusoidal (**Fig. 26-4**) y tienen un origen mesenquimal. Son el principal lugar de almacenamiento de la vitamina A hepática en forma de ésteres de retinilo con ácidos grasos dentro de gotas lipídicas citoplasmáticas. La vitamina A se libera de la célula estrellada hepática en forma de retinol unido a la proteína de unión al retinol (RBP). A continuación, es transportada desde el hígado a la retina, donde el estereoisómero 11-*cis*-retinal se une a la proteína opsina para formar rodopsina, el pigmento visual de los bastones y conos de la retina (**cap. 17**, Vitamina A).

En determinados procesos patológicos, como la inflamación crónica o la cirrosis hepática, las células estrelladas hepáticas pierden su capacidad de almacenamiento de lípidos y vitamina A y se diferencian en células con características de miofibroblastos. Estas células parecen desempeñar un papel importante en la fibrogénesis hepática: sintetizan y depositan colágeno de tipos I y III en el espacio perisinusoidal, lo que provoca fibrosis hepática. Este colágeno es continuo con el tejido conjuntivo del espacio portal y el tejido conjuntivo que rodea la vena central. Un aumento de la cantidad de estroma fibroso perisinusoidal es un signo temprano de respuesta hepática a sustancias tóxicas. El citoplasma de las células estrelladas hepáticas contiene elementos contráctiles, como desmina y filamentos de α-actina de músculo liso. Durante la contracción celular, aumenta la resistencia vascular dentro de los sinusoides al constreñir los canales vasculares, lo que provoca hipertensión portal. Además, las células

estrelladas hepáticas desempeñan un papel en la remodelación de la matriz extracelular durante la recuperación de una lesión hepática.

Células de Kupffer

Es la denominación que reciben los macrófagos del hígado. Al igual que otros miembros del sistema fagocítico mononuclear, las células de Kupffer derivan de los monocitos. Forman parte del revestimiento del sinusoide pero no forman uniones con las células endoteliales vecinas (**Fig. 26-4**).

Estas células emiten proyecciones que a menudo parecen abarcar el lumen sinusoidal y pueden incluso ocluirlo parcialmente. La presencia de fragmentos de eritrocitos y de hierro en forma de ferritina en el citoplasma de las células de Kupffer indica que participan en la descomposición final de los eritrocitos dañados o seniles que llegan al hígado desde el bazo. Parte del hierro de la ferritina puede convertirse en gránulos de hemosiderina y almacenarse en estas células. Esta función aumenta considerablemente tras la esplenectomía, cuando pasa a ser esencial para la eliminación de los hematíes.

FUNCIONES DEL HÍGADO

Las principales funciones del hígado se enumeran en la **tabla 26-2**. Además de las funciones de destoxificación de sustancias endógenas (bilirrubina y colesterol), exógenas (fármacos y otros xenobióticos) y de la fagocitosis de bacterias, virus u otras moléculas extrañas, las funciones más importantes del hígado están relacionadas con el metabolismo de los principios inmediatos (hidratos de carbono, lípidos y proteínas). Por lo tanto, su importancia desde el punto de vista nutricional es innegable.

La síntesis de sales biliares tiene, asimismo, importancia nutricional porque influye directamente en la absorción de las grasas de la dieta (**cap. 2**, Fisiología de la digestión).

La mayor responsabilidad del hígado es proporcionar una fuente continua de energía para el organismo. La capacidad del hígado para almacenar y modular la disponibilidad de

Tabla 26-2. Principales funciones del hígado
Metabolismo de los hidratos de carbono • Síntesis y almacenamiento de glucógeno (glucogenogénesis) • Síntesis de glucosa a partir del glucógeno (glucogenólisis) • Síntesis de glucosa *de novo* a partir de piruvato, lactato y aminoácidos (gluconeogénesis)
Metabolismo de las proteínas y aminoácidos • *Pool* de aminoácidos libres • Síntesis proteica
Metabolismo de los lípidos • Síntesis hepática de ácidos grasos • Metabolismo hepático del colesterol • Síntesis de apoproteínas
Síntesis de sales biliares
Destoxificación de sustancias endógenas (bilirrubina, colesterol) o exógenas (xenobióticos)
Función fagocítica (a cargo de los macrófagos hepáticos o células de Kupffer)

nutrientes sistémicos está regulada por diversos factores locales y por las necesidades energéticas de los órganos periféricos. Las funciones metabólicas del hígado están moduladas por glándulas endocrinas como el páncreas, las glándulas suprarrenales y el tiroides, y también sujetas a regulación neural. El hígado regula el flujo de nutrientes durante la fase absortiva (posprandial), en la cual los nutrientes procedentes del intestino son bien metabolizados, bien modificados para su almacenamiento en el propio hígado o en el tejido adiposo, o bien distribuidos a los órganos restantes como fuente de energía para su utilización. Durante la fase postabsortiva (ayuno), el hígado contribuye a satisfacer las necesidades metabólicas del organismo mediante la liberación o la síntesis *de novo* de sustratos energéticos. La regulación de estas vías metabólicas implica complejas interacciones entre los niveles sanguíneos de nutrientes, los productos finales de su metabolismo (precursores para la síntesis hepática) y la acción hormonal.

METABOLISMO GLUCÍDICO

La glucosa entra en el hígado por el transportador GLUT-2 y posteriormente es fosforilada por la glucoquinasa, que es inducida por la insulina. El transportador hepático de glucosa tiene una constante de Michaelis (K_m) muy alta, por lo que sólo permite su entrada cuando su concentración está elevada en sangre. En estas condiciones, el nivel de insulina está elevado. Otros monosacáridos, en especial la fructosa y la galactosa, se interconvierten en el hígado en glucosa o en intermediarios de las vías metabólicas principales.

La glucosa-6-fosfato puede seguir diferentes rutas, en función de las necesidades metabólicas del organismo: glucólisis, ruta de las pentosas-fosfato, síntesis de glucógeno y de ácido glucurónico. La ruta seguida depende de la acción de varias enzimas reguladoras y del control hormonal que afecta la actividad y/o la síntesis de enzimas.

De forma característica, la glucosa no es el combustible preferente de las células hepáticas, que utilizan sobre todo los ácidos grasos y los aminoácidos para conseguir ATP. La glucólisis hepática tiene, por lo tanto, principalmente la función de suministrar precursores biosintéticos. Así, algunos de sus intermediarios se utilizan para la formación de aminoazúcares y aminoácidos (como la alanina y la serina).

La glucosa-6-fosfato puede ser convertida en glucógeno para almacenarse y servir de reserva de glucosa cuando los niveles en sangre disminuyan. El exceso de glucosa-6-fosfato que no se utiliza se convierte en acetil-CoA, que suministra el esqueleto carbonado para la síntesis de ácidos grasos. La insulina activa las enzimas reguladoras de la vía glucolítica y la piruvato deshidrogenasa. También la glucosa, siguiendo la etapa oxidativa de la vía de las pentosas-fosfato, suministra poder reductor en forma de nicotinamida adenindinucleótido-fosfato reducido (NADPH) para dicha síntesis.

Cuando los niveles de glucosa sanguínea disminuyen, el páncreas libera glucagón y el hígado libera glucosa a la sangre mediante la degradación de glucógeno o mediante la gluconeogénesis a partir de precursores no glucídicos como lactato y alanina, procedentes del músculo, y glicerol procedente del tejido adiposo.

Cuando el glucógeno hepático se agota, lo que sucede alrededor de las 24 horas de ayuno, la gluconeogénesis se convierte en el único mecanismo para producir glucosa en el hígado. La gluconeogénesis hepática y, en algún grado, la renal desempeñan un papel importante en el mantenimiento de la glucosa sanguínea durante el ayuno, cuya concentración llega a ser crítica entre las 18 y las 24 horas.

La glucosa-6-fosfatasa es la enzima que cataliza la desfosforilación de la glucosa-6-fosfato originada en la degradación del glucógeno y en la última etapa de la gluconeogénesis. Dado que esta enzima existe únicamente en el hígado, en la corteza renal y en el intestino, sólo estos órganos pueden liberar glucosa a la sangre para ser distribuida a los tejidos periféricos.

La entrada de la glucosa en las células hepáticas, su fosforilación a glucosa-6-fosfato y todas las rutas metabólicas mencionadas en este apartado se detallan en los **capítulos 1** (Funciones y metabolismo de los nutrientes) y **3** (Metabolismo de los hidratos de carbono).

METABOLISMO LIPÍDICO

El metabolismo lipídico en su conjunto se describe de forma detallada en los **capítulos 5** (Metabolismo de las lipoproteínas), **6** (Metabolismo lipídico tisular) y **7** (Funciones y metabolismo de los ácidos grasos esenciales y de sus derivados activos). Desde el punto de vista de la fisiología hepática conviene destacar, sin embargo, algunos aspectos.

El hígado es el tejido en el que se oxida la mayoría de los ácidos grasos. Estos ácidos grasos pueden llegar al hígado como ácidos grasos libres o ser captados de las lipoproteínas ricas en triacilgliceroles y ésteres de colesterol. La oxidación de estos ácidos grasos conduce a la formación de acetil-CoA que puede oxidarse para producir ATP o convertirse en cuerpos cetónicos, acetoacetato y β-hidroxibutirato. Los cuerpos cetónicos se forman en el hígado, que no puede utilizarlos, y los envía a la sangre para ser usados por otros órganos y tejidos, como el cerebro, que los utiliza en el ayuno, y el músculo esquelético.

El hígado es el principal órgano de síntesis de ácidos grasos, a partir de precursores hidrocarbonados (piruvato). La lipogénesis hepática depende de la autorregulación ejercida por la llegada al hígado de ácidos grasos, tanto endógenos como exógenos, así como por la disponibilidad de los precursores. Los ácidos grasos que llegan al hígado se destinan a la esterificación del colesterol hepático, a la síntesis de fosfolípidos y a la síntesis hepática de triacilgliceroles que serán exportados a la circulación en las VLDL. Por otra parte, el hígado es el principal tejido donde se sintetizan ácidos grasos poliinsaturados (AGPI) a partir de los ácidos grasos esenciales (ácidos linoleico y α-linolénico), de procedencia exclusivamente dietética. Los AGPI poseen funciones específicas en el mantenimiento de la fluidez de las membranas celulares y como precursores de sustancias biológicamente activas, como los eicosanoides y los docosanoides (**cap. 8**, Derivados lipídicos de interés biológico: eicosanoides, docosanoides y otros compuestos).

El hígado es, junto al intestino, el mayor órgano productor de colesterol del organismo. La enzima limitante en la biosíntesis del colesterol, la hidroximetilglutaril-CoA reductasa (HMG-CoA reductasa), está sujeta a un estrecho control que depende del colesterol que llega al hígado por vía portal procedente del intestino, así como del colesterol endógeno captado por el hígado. Por otra parte, el colesterol es el único precursor de los ácidos biliares, por lo que las necesidades de sales biliares modulan, en parte, la síntesis de colesterol. Además, dado que la absorción intestinal de colesterol depende de la presencia de sales biliares en la luz intestinal, éstas regulan indirectamente la biosíntesis hepática de colesterol, al determinar la cantidad de éste que alcanza el hígado procedente del intestino.

El hígado es clave en el metabolismo de las lipoproteínas, complejos de lípidos (fosfolípidos, triacilgliceroles, colesterol libre y colesterol esterificado) y proteínas (denominadas apoproteínas), que constituyen el sistema de transporte de los lípidos por el torrente circulatorio. El hígado fabrica las VLDL y es el único órgano en el que se sintetizan algunas apoproteínas, como apo B-100 y apo C. Otras apoproteínas, como apo A-I, apo A-II y apo E, son mayoritariamente sintetizadas en el hígado, aunque también en otros órganos, como el intestino o el sistema nervioso.

Por último, varias vitaminas liposolubles que circulan en sangre son captadas y almacenadas o modificadas bioquímicamente por el hígado, por ejemplo:

- El hígado desempeña un papel fundamental en la captación, el almacenamiento y el mantenimiento de los niveles circulantes de vitamina A. Cuando los niveles sanguíneos de esta vitamina disminuyen, el hígado moviliza sus sitios de almacenamiento en las células estrelladas hepáticas.
- A diferencia de la vitamina A, la vitamina D no se almacena en el hígado, sino que se distribuye en el músculo esquelético y el tejido adiposo. El hígado desempeña un papel importante en el metabolismo de la vitamina D al convertir la vitamina D en 25-hidroxicolecalciferol, la forma predominante de vitamina D circulante. Posteriormente se formará en el riñón el 1,25-dihidroxicolecalciferol, que es 10 veces más activo que la vitamina D_3 (**cap. 18**, Vitamina D).

- La vitamina K se transporta al hígado con los quilomicrones, donde se absorbe rápidamente. Una parte se utiliza y otra se secreta con la fracción VLDL. La deficiencia de vitamina K se asocia a hipoprotrombinemia y a trastornos hemorrágicos.

METABOLISMO NITROGENADO

Metabolismo de los aminoácidos y de otros compuestos

En condiciones normales, el hígado cataboliza más de la mitad de los aminoácidos exógenos, los cuales le llegan por vía portal procedentes de la hidrólisis de las proteínas de la dieta, transformándolos en urea y otros metabolitos que son utilizados con fines de obtención de energía o con fines biosintéticos. Otra fracción de aminoácidos exógenos es utilizada por el hígado para la síntesis de proteínas. Los restantes aminoácidos pasan a la circulación sistémica, difunden rápidamente al espacio extracelular y son captado por las células de los diferentes órganos (**cap. 9**, Metabolismo de los aminoácidos, y **cap. 8**, Síntesis, degradación y recambio de las proteínas, **tomo II**).

La mayoría de las proteínas del organismo son continuamente destruidas y resintetizadas. Este proceso origina la producción endógena de aminoácidos libres que, junto con los de origen exógeno, forman un *pool* metabólico común. El hígado es uno de los reservorios más importantes del *pool* de aminoácidos libres, lo que le permite asegurarse sustratos para su importante función de síntesis proteica. Los hepatocitos sintetizan proteínas para su propia estructura y funciones secretoras, enzimas y, sobre todo, son los responsables de la síntesis de todas las proteínas plasmáticas, excepto las inmunoglobulinas (que son sintetizadas por las células plasmáticas). De hecho, el hígado es el mayor productor de proteínas de transporte, como la albúmina o las proteínas involucradas en el transporte del hierro, de proteínas implicadas en la coagulación, de antiproteasas, y de proteínas que actúan como reactantes de fase aguda (**Tabla 26-3**) (**cap. 28**, Proteínas plasmáticas y bioquímica de la coagulación sanguínea).

Tabla 26-3. Algunas proteínas plasmáticas producidas por el hígado

Proteína	Función
Albúmina	Proteína de transporte y regulador osmótico
α-Fetoproteína	Proteína de transporte
α₁-Antitripsina	Antiproteasa
Ceruloplasmina	Ferroxidasa
Fibrinógeno	Precursor de la fibrina, hemostático
Protrombina	Coagulación sanguínea
Transferrina	Transporte del hierro
C3	Factor del complemento
C4	Factor del complemento
α₁-Glicoproteína	Inhibición de la proliferación de linfocitos de sangre periférica frente a mitógenos
Haptoglobina	Transporta la hemoglobina liberada en procesos de hemólisis
Proteína C reactiva	Se une a agentes patógenos y células lesionadas, para facilitar su eliminación
Amiloide sérico A	Desconocida
Ferritina	Almacenamiento intracelular del hierro

En cuanto al metabolismo nitrogenado, el hígado tiene la capacidad de llevar a cabo la síntesis de nucleótidos púricos y pirimidínicos, tanto por la vía *de novo* como por la vía de recuperación. Asimismo, es el principal órgano donde ocurre el catabolismo de los nucleótidos y, por lo tanto, de la producción de ácido úrico.

En lo que se refiere al metabolismo de hormonas, el hígado es el órgano donde se produce principalmente la degradación de las hormonas peptídicas insulina y glucagón, mientras que la hormona tetrayodotironina (T_4), de origen tiroideo, es convertida a su forma activa, triyodotironina (T_3) en el hígado.

Finalmente, el hígado lleva a cabo la síntesis del grupo hemo para incorporarlo a la gran cantidad de citocromos que tienen los hepatocitos. Hay que recordar que estas células disponen de la maquinaria de la cadena respiratoria en sus mitocondrias, así como el citocromo P-450 en su retículo endoplásmico (v. Metabolismo de xenobióticos, más adelante). También puede catabolizar el grupo hemo. Todas las rutas mencionadas en este apartado han sido detalladas en los **capítulos 9** (Metabolismo de los aminoácidos) y **11** (Metabolismo de los nucleótidos), con excepción del metabolismo del grupo hemo, que se explica a continuación.

Metabolismo del grupo hemo

El grupo hemo es sintetizado en todos los tejidos de mamíferos, pero mayoritariamente en las células eritroides de la médula ósea y en los hepatocitos, células en las que se unirá a las cadenas peptídicas de la hemoglobina y de los citocromos, respectivamente. La biosíntesis de la protoporfirina IX está compartimentalizada, produciéndose la primera etapa y las últimas en la matriz mitocondrial y las demás intermedias en el citosol. Una vez sintetizada la molécula de protoporfirina IX, se produce la incorporación de un ion ferroso catalizada por una ferroquelatasa, dando lugar al grupo hemo.

Biosíntesis

La biosíntesis de porfirinas en mamíferos comienza en la mitocondria con la formación de δ-aminolevulinato a partir de glicina y de succinil-CoA. La reacción transcurre en dos etapas, una de condensación y otra de descarboxilación, y está catalizada por la δ-aminolevulinato sintasa, que es una enzi-

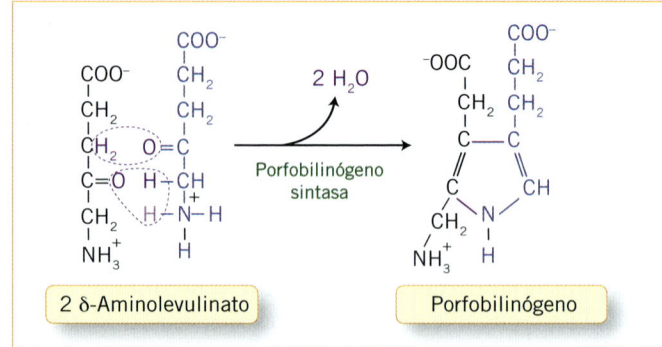

Figura 26-7. Síntesis de porfobilinógeno.

ma dependiente de piridoxal-fosfato (**Fig. 26-6**). La enzima tiene que importarse a la mitocondria tras su síntesis, siendo éste uno de los puntos de regulación de la ruta. Esta reacción constituye el mayor drenaje de metabolitos intermediarios del ciclo de Krebs.

El δ-aminolevulinato es exportado al citosol. Allí continúa la ruta con la condensación de dos moléculas de δ-aminolevulinato para formar porfobilinógeno, que contiene ya un núcleo pirrólico. La enzima recibe el nombre de δ-aminolevulinato deshidratasa o porfobilinógeno sintasa (**Fig. 26-7**).

El primer anillo porfirínico que se sintetiza es el uroporfirinógeno, que se forma por la unión de cuatro moléculas de porfobilinógeno catalizada por dos enzimas, la uroporfirinógeno sintasa y la uroporfirinógeno cosintasa. La primera cataliza la formación del anillo, que requiere la desaminación de las cuatro moléculas de porfobilinógeno. La segunda hace que la unión se realice en un orden determinado, por el que el cuarto pirrol se introduce en posición contraria (girado) a la de los demás, asegurándose así que las porfirinas resultantes sean de la serie III. Si todos los ciclos pirrólicos entraran en la misma posición, se formarían porfirinas de la serie I, que no son las naturales (**Fig. 26-8**).

La etapa siguiente está catalizada por la uroporfirinógeno descarboxilasa, que actúa sobre los restos acetatos de los pirroles originando metilos. El compuesto resultante es el coproporfirinógeno III, que entra otra vez en el espacio mitocondrial, donde la coproporfirinógeno oxidasa cataliza la formación del protoporfirinógeno IX. Esta reacción consiste en la oxidación de dos de los cuatro sustituyentes propionatos, que son convertidos en restos vinilo tras su descarboxi-

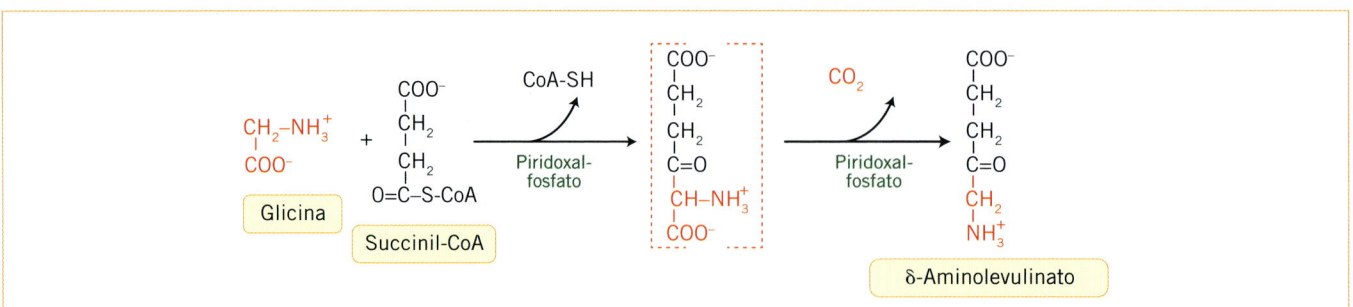

Figura 26-6. Reacción catalizada por la δ-aminolevulinato sintasa. El grupo amino de la glicina se une al piridoxal-fosfato (PLP), con lo que se forma un carbanión que puede atacar al succinil-CoA. Con la pérdida del CoA-SH y la descarboxilación del carboxilo procedente de la glicina, se termina la reacción. Aunque no se muestra en la figura, los productos intermedios, como el representado entre corchetes discontinuos, permanecen unidos al PLP hasta su liberación. CoA-SH: coenzima A.

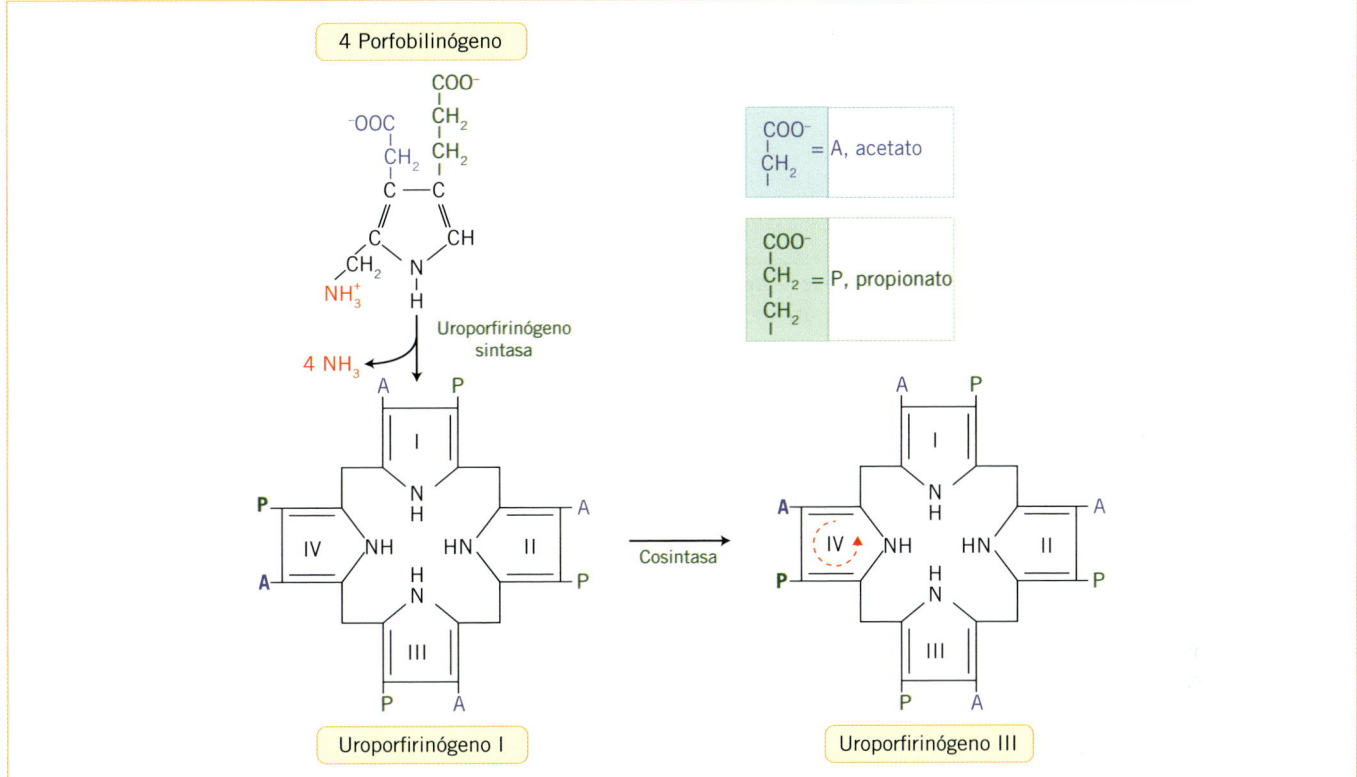

Figura 26-8. Síntesis de uroporfirinógeno III.

lación. Finalmente, la protoporfirina IX se origina a partir del protoporfirinógeno IX mediante la actividad de la protoporfirinógeno oxidasa. Esto sucede por oxidación de los metilenos que constituyen la unión entre los cuatro pirroles, con lo que se instaura un sistema de dobles enlaces conjugados y la estructura adquiere color (**Fig. 26-9**).

La biosíntesis del grupo hemo finaliza cuando un átomo de hierro ferroso es enlazado con los cuatro átomos de nitrógeno de los pirroles de la protoporfirina IX mediante la intervención de la enzima ferroquelatasa (**Fig. 26-9**).

Regulación de la síntesis del grupo hemo

En el hígado y en otros tejidos es necesaria la existencia de mecanismos reguladores que controlen la velocidad de la síntesis del hemo en función de las necesidades. El control lo realiza sobre todo el propio grupo hemo, o la hemina, y se ejerce mayoritariamente sobre la primera enzima de la ruta, la δ-aminolevulinato sintasa, mediante tres mecanismos de regulación: por un lado, la inhibición alostérica de la enzima; por otro, la inhibición del transporte de la enzima desde el citosol hasta la matriz mitocondrial donde actúa, y, finalmente, la represión sobre su expresión génica (**Fig. 26-10**). Además, esta enzima también está regulada por inducción producida por el hierro, por xenobióticos, por algunos esteroides y durante el ayuno.

Catabolismo del grupo hemo

La mayor parte del grupo hemo que se cataboliza procede de la degradación de la hemoglobina y ocurre en los macrófagos del bazo principalmente. En el caso del hígado, sus macrófagos o células de Kupffer son los que se encargan de la degradación.

Tras la degradación de la parte proteica, sus aminoácidos son reutilizados, mientras que el hemo se rompe dando lugar a compuestos coloreados que son eliminados mayoritariamente por las heces, a las que llegan tras su excreción por vía biliar, por lo que se denominan pigmentos biliares. Una parte minoritaria de los productos de la degradación se excreta por la orina, a la que también colorean. La degradación del grupo hemo es especialmente importante desde el punto de vista fisiopatológico, ya que en la ruta se forma la bilirrubina, un compuesto muy tóxico para el cerebro de los recién nacidos, sobre todo prematuros. Además, la determinación de este compuesto en plasma y orina, así como la de algunos de sus catabolitos, tiene un gran interés diagnóstico para algunas enfermedades.

El proceso de degradación comienza por la rotura del puente α entre los anillos pirrólicos I y II por la acción de la hemo oxigenasa, una enzima del retículo endoplásmico que utiliza oxígeno molecular y NADPH. Se forma un compuesto tetrapirrólico lineal, la biliverdina, y el carbono del puente α se transforma en monóxido de carbono, liberándose el hierro en estado ferroso. La reducción posterior de la biliverdina en el puente meteno central da origen a la bilirrubina (**Fig. 26-11**).

En el retículo endoplásmico la bilirrubina es conjugada por la bilirrubina-UDP-glucuroniltransferasa para formar monoglucurónidos y diglucurónidos de bilirrubina (**Fig. 26-12**). Estos derivados son mucho más hidrosolubles y se exportan al canalículo biliar para su liberación en la bilis,

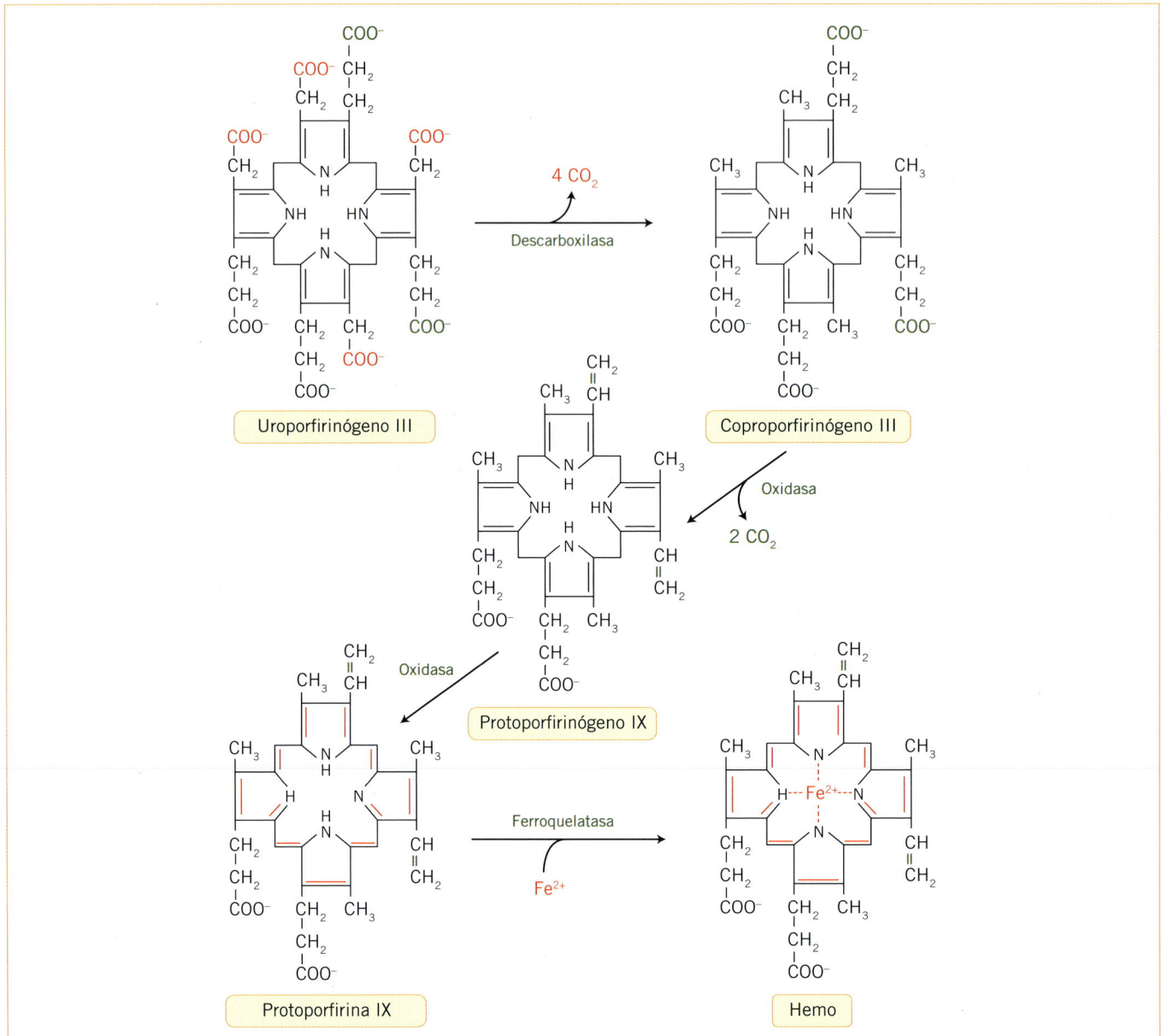

Figura 26-9. Últimas etapas de la biosíntesis del grupo hemo.

mediante transportadores dependientes de ATP del tipo ABC *(ATP binding cassette)*. Otros transportadores ABC de la membrana lateral del hepatocito exportan la bilirrubina conjugada a la sangre en los casos en que por obstrucción biliar sea imposible la eliminación por esta vía.

La bilirrubina transportada en la bilis llega al intestino, donde las bacterias intestinales la desconjugan y es sometida a un proceso de reducción que origina unos compuestos denominados genéricamente urobilinoides, de los que el urobilinógeno y el estercobilinógeno son los principales. Algunos de estos compuestos pueden volver al hígado por la circulación enterohepática y de ahí a la sangre, para ser procesados finalmente en el riñón y aparecer en la orina (**Fig. 26-13**).

Los colores de las heces y de la orina se deben a los productos de la degradación del grupo hemo.

METABOLISMO DE XENOBIÓTICOS

Las sustancias ajenas al organismo (xenobióticos), entre las que se encuentran los fármacos, se metabolizan a través de vías relativamente inespecíficas utilizadas habitualmente para la oxidación y excreción de subproductos del metabolismo potencialmente tóxicos, como bilirrubina y catabolitos hormonales.

En el proceso de biotransformación de los xenobióticos se distinguen dos fases. La primera fase consiste en la oxidación de la sustancia con objeto de hacerla más soluble *per se* o conjugable con otros productos. La segunda fase consiste en la conjugación del xenobiótico oxidado con sustancias que tienen un bajo peso molecular, de manera que el aducto formado sea más soluble y, en la mayoría de los casos, menos tóxico.

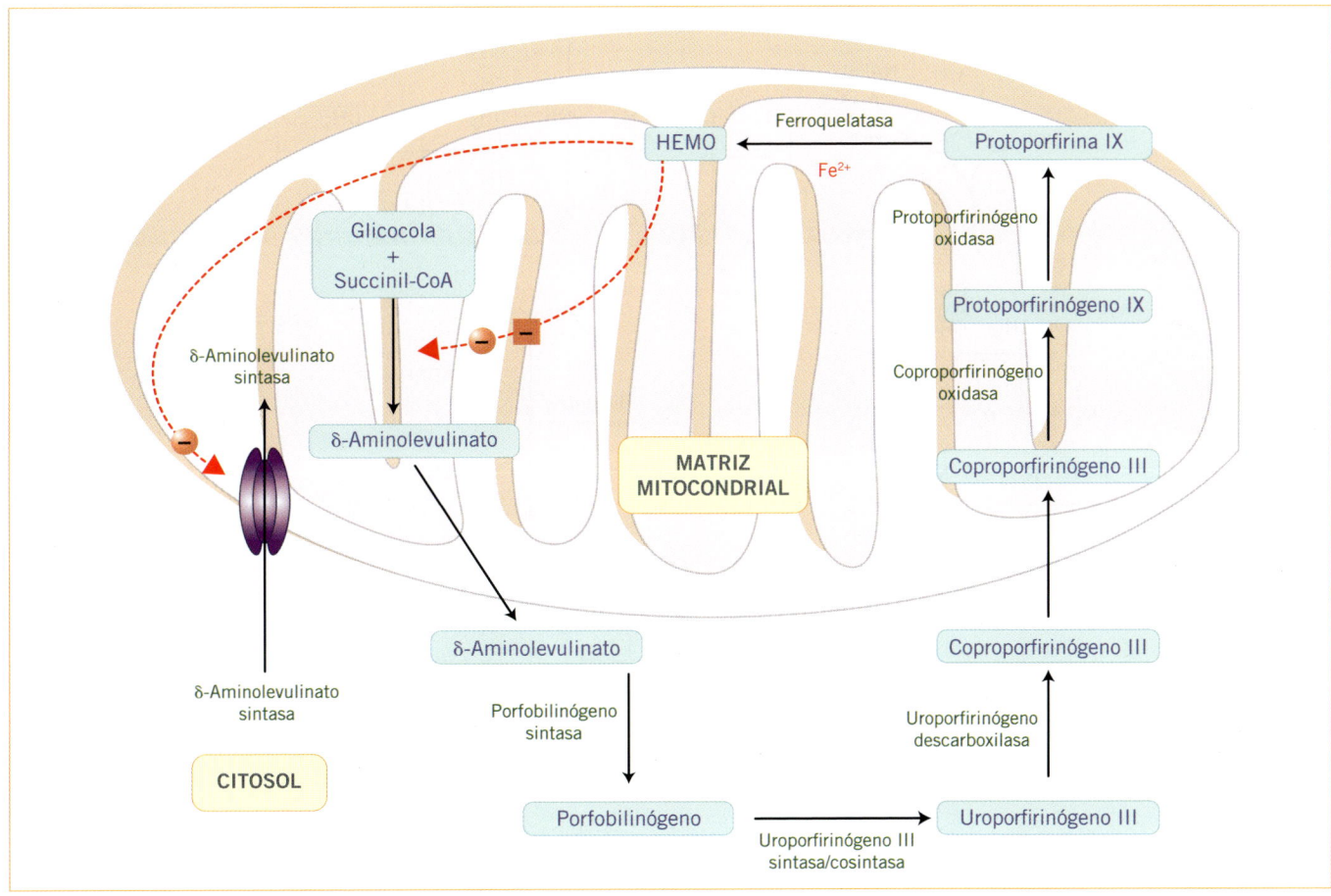

Figura 26-10. Efectos del grupo hemo sobre la concentración de δ-aminolevulinato en la matriz mitocondrial de los hepatocitos. El grupo hemo inhibe alostéricamente a la δ-aminolevulinato sintasa presente en la matriz, reprime la síntesis de nueva enzima e impide la importación de nueva proteína desde el citosol, donde se sintetiza. Círculo con signo menos = inhibición. Rectángulo con signo menos = represión génica.

Primera etapa: oxidación

La oxidación de los xenobióticos se lleva a cabo fundamentalmente en el retículo endoplásmico del hígado mediante las enzimas denominadas monooxigenasas. Estas enzimas, que anteriormente recibían el nombre de oxidasas de función mixta, colaboran con diversas especies del citocromo P-450. Se denominan monooxigenasas porque catalizan la oxidación del xenobiótico, de manera que sólo un átomo de oxígeno se incorpora al sustrato, mientras que el otro átomo forma agua con los hidrógenos donados por el NADPH (**Fig. 26-14**). Como resultado de la oxidación se produce, en la mayoría de los casos, un hidroxilo, que aumenta la solubilidad del producto y lo hace más susceptible de conjugación. Sin embargo, en otros casos se produce una desmetilación, desaminación o sulfatación del sustrato.

Aunque el mecanismo de la reacción es siempre el mismo, la gran variedad de los sustratos potenciales de la enzima requiere la existencia de varias isoenzimas, que difieren en la especificidad del sustrato. Entre todas ellas cubren una amplia gama de sustancias químicas, las cuales son oxidadas por sus átomos más reactivos.

El poder reductor necesario para sintetizar agua con el oxígeno sobrante se adquiere siempre del NADPH, a través de la reacción catalizada por la NADP-citocromo P-450 re-

ductasa, que utiliza el NADPH procedente del ciclo de las pentosas-fosfato. En este sentido, el funcionamiento del ciclo de las pentosas-fosfato hepático es muy importante para la biotransformación de fármacos. Es interesante destacar que las monooxigenasas son inducidas por la administración de ciertas sustancias (etanol, barbitúricos, etc.), lo que aumenta la biotransformación específica y cruzada de los fármacos. Asimismo, se ha descubierto la existencia de polimorfismos en las monooxigenasas, es decir, variabilidad de la misma isoenzima dependiendo del individuo, lo que explica la diferente susceptibilidad a los medicamentos. Además, el etanol utiliza las monooxigenasas para transformarse en acetaldehído, compitiendo con el metabolismo de muchos fármacos.

Segunda etapa: conjugación

Una vez oxidados, los xenobióticos se eliminan en su forma libre o bien son conjugados con sustancias que aumentan su solubilidad, a la vez que disminuyen su toxicidad. Los mecanismos de conjugación son variados e incluyen reacciones sencillas, como la acetilación y la metilación, o muy complejas, como la glucuronización o la conjugación con glutatión.

La acetilación es llevada a cabo por la acetiltransferasa, que utiliza acetil-CoA como donante de acetilos. Por otro lado, la

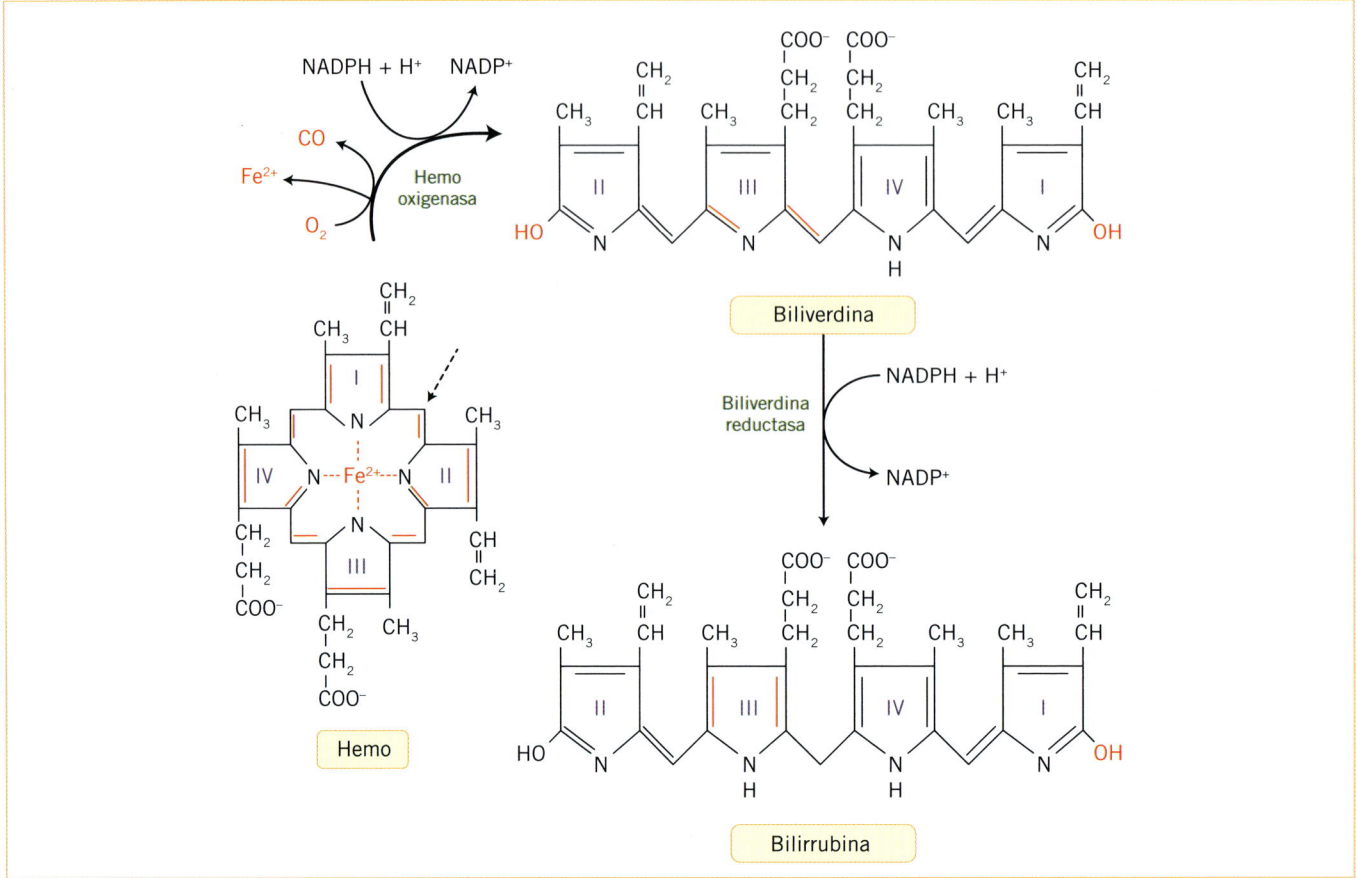

Figura 26-11. Formación de bilirrubina. La reacción catalizada por la hemo oxigenasa convierte la estructura cíclica de la protoporfirina IX en biliverdina, un tetrapirrol lineal, al oxidarse el carbono metínico entre los anillos pirrólicos I y II hasta monóxido de carbono. La reducción de la biliverdina produce bilirrubina. Las reacciones no están ajustadas estequiométricamente. NADP$^+$: nicotinamida adenindinucleótido-fosfato oxidado; NADPH: nicotinamida adenindinucleótido-fosfato reducido.

metilación está catalizada por la metiltransferasa, que utiliza como donante de metilos la S-adenosilmetionina.

La conjugación por sulfatación es muy importante, puesto que es responsable de la solubilización e inactivación no sólo de xenobióticos sino también de las hormonas esteroideas. El donante del grupo sulfato es la adenosina-3'-fosfo-5'-fosfosulfato, la misma que interviene en la sulfatación de los proteoglicanos.

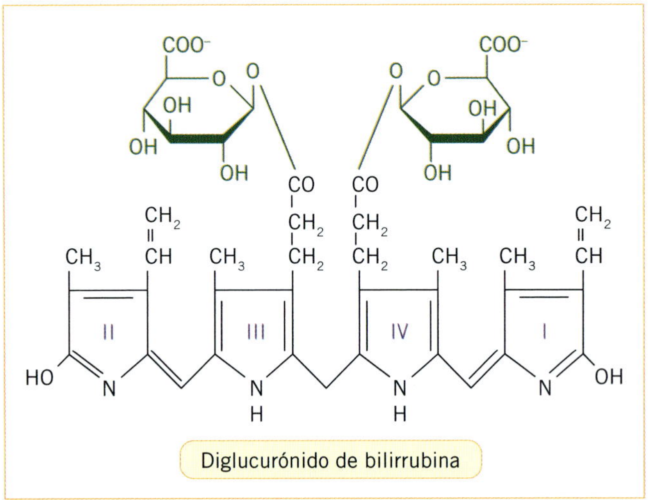

Uno de los sistemas más importantes de conjugación es el del ácido glucurónico, que da lugar a unos derivados muy solubles y, por consiguiente, fácilmente eliminables por la orina o la bilis (**Fig. 26-15**). Este sistema se utiliza en la eliminación de sustancias de origen endógeno, como las hormonas esteroideas y la bilirrubina. De hecho, la bilirrubina que procede de la degradación del grupo hemo es muy tóxica. Por esta razón, es captada específicamente por el hígado, donde se conjuga con una o dos moléculas de ácido glucurónico formando monoglucurónido o diglucurónido de bilirrubina, que son excretados a la bilis y eliminados posteriormente por las heces. La enzima que cataliza la glucuronización, la uridindifosfato (UDP)-glucuroniltransferasa, utiliza como donante UDP-glucurónico y está localizada en el retículo endoplásmico, es decir, cerca de las monooxigenasas. De esta manera, la hidroxilación y la glucuronización de ciertos fármacos se produce de manera secuencial.

Los fármacos electrofílicos son conjugados con glutatión mediante la glutatión S-transferasa, que aprovecha la avidez hidrofílica del sulfhidrilo libre del glutatión. Sin embargo, el producto de la unión de glutatión con el xenobiótico no se elimina sin previa modificación, en la que se pierden los restos glutarilo y glicinilo. Asimismo, antes de su elimina-

Figura 26-12. Conjugado de bilirrubina con glucurónico.

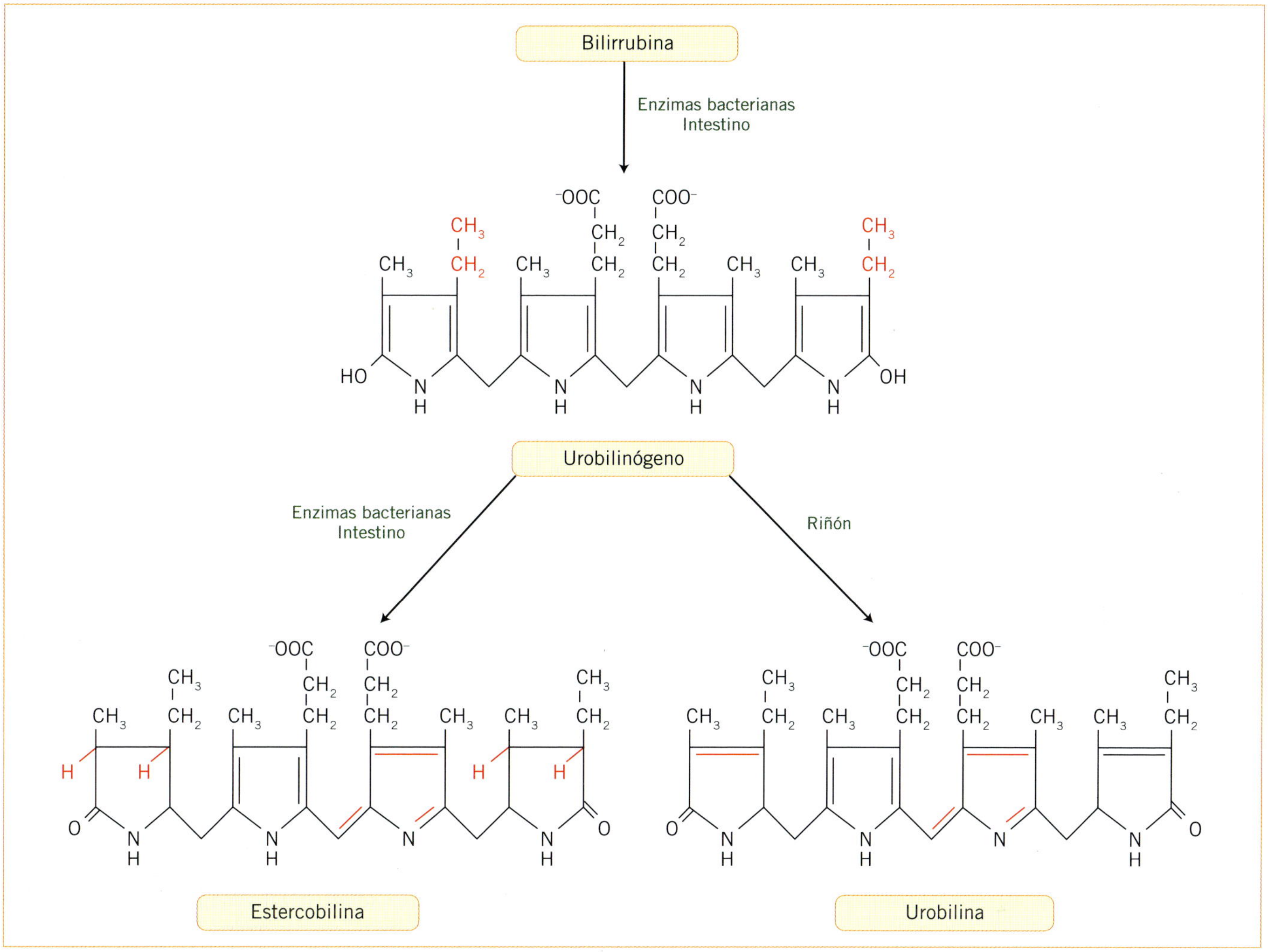

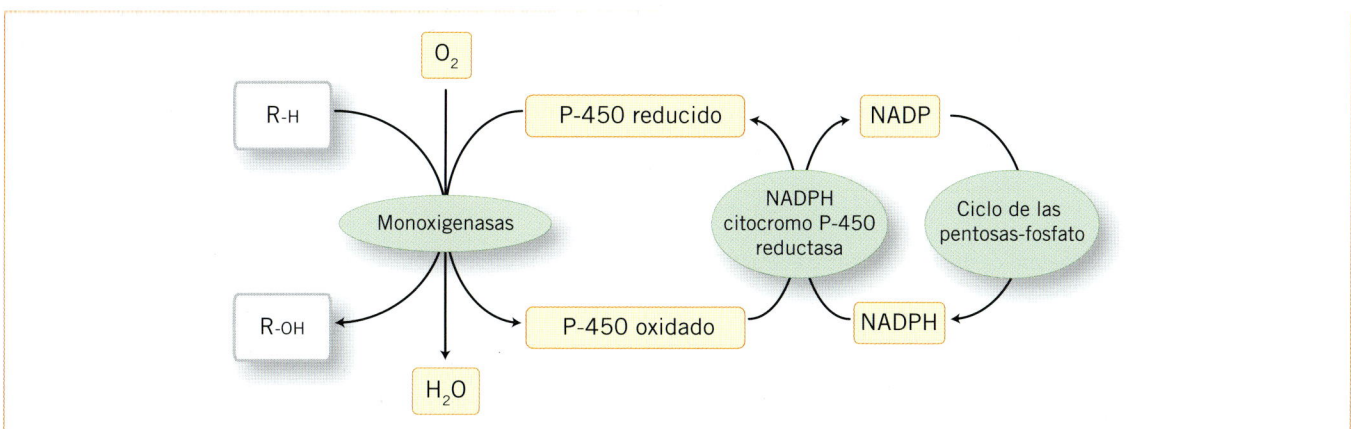

Figura 26-13. Formación de algunos urobilinoides.

ción se acetila en el grupo amino de la cisteína, gracias al grupo acetilo donado por el acetil-CoA. El producto resultante es uno de los denominados ácidos mercaptúricos, que se encuentran en orina como producto de excreción de fármacos.

COMPOSICIÓN Y FUNCIONES DE LA BILIS

La producción de bilis por los hepatocitos es una de las funciones primordiales del hígado. Los principales solutos orgánicos de la bilis son los lípidos biliares: *a)* ácidos biliares

Figura 26-14. Esquema simplificado de una cadena de transporte electrónico del retículo endoplásmico asociada a la actividad de una hidroxilasa. NADP: nicotinamida adenindinucleótido-fosfato oxidado; NADPH: nicotinamida adenindinucleótido-fosfato reducido; R: diversos compuestos normalmente hidrófobos.

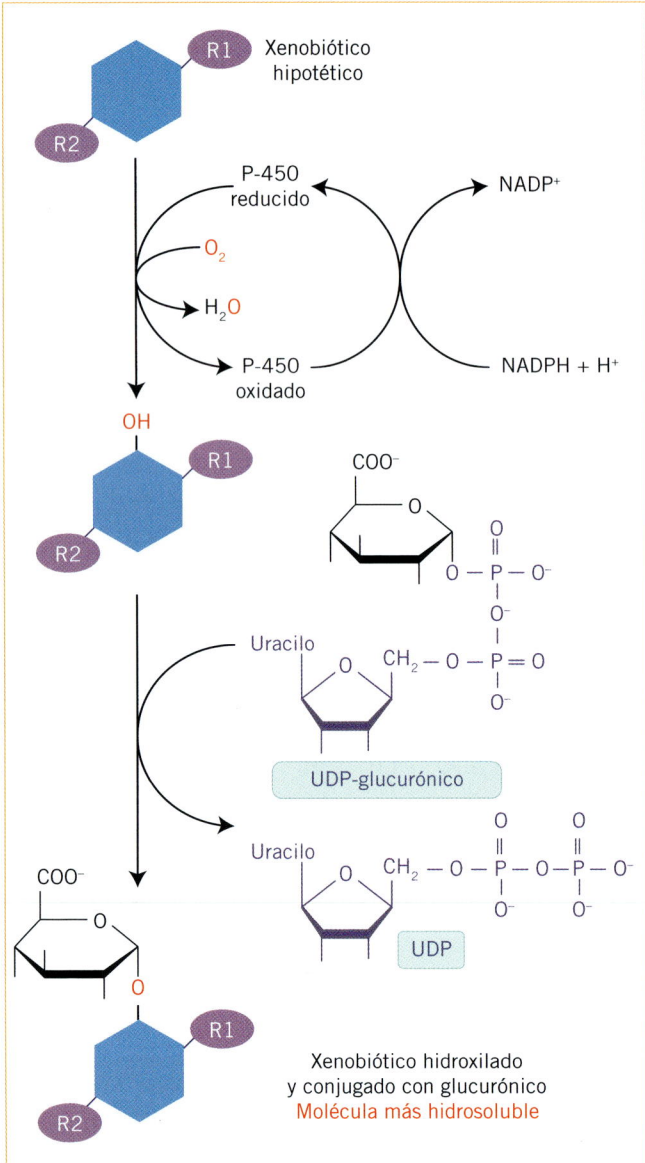

Figura 26-15. Hidroxilación y conjugación de un xenobiótico hipotético con ácido glucurónico. NADP⁺: nicotinamida adenindinucleótido-fosfato oxidado; NADPH: nicotinamida adenindinucleótido-fosfato reducido; UDP: uridindifosfato.

conjugados (también denominados sales biliares), que son los más importantes cualitativa y cuantitativamente; *b)* fosfolípidos, y *c)* colesterol libre. La bilis contiene, además,

cantidades menores de bilirrubina, proteínas en muy escasa cantidad y, eventualmente, metabolitos de hormonas y fármacos. Además, la bilis contiene concentraciones elevadas de sodio, potasio y aniones inorgánicos, como cloruro y bicarbonato.

La bilis producida en los hepatocitos es liberada a los canalículos biliares y recogida por el árbol biliar intrahepático para ser segregada a través de las vías biliares extrahepáticas en el duodeno. La vesícula biliar, interpuesta en paralelo en este trayecto, tiene como función principal almacenar y concentrar la bilis.

Como se ha mencionado anteriormente, el colesterol es el precursor obligado de la síntesis de ácidos biliares. El hígado produce los denominados ácidos biliares primarios: el ácido cólico y el ácido quenodesoxicólico. Durante su paso por el intestino, estos compuestos son transformados por las bacterias en ácidos biliares secundarios (ácido desoxicólico y ácido litocólico, respectivamente). La secreción de ácidos biliares posee un eficiente sistema de ahorro mediante su circulación enterohepática. Durante 24 horas se segregan al intestino entre 30 y 50 g de ácidos biliares. De éstos, sólo se pierden por las heces 0,5 g. Ello se debe a que la mayor parte de los ácidos biliares son reabsorbidos selectivamente por el íleon terminal y transportados por vía portal de nuevo al hígado, de forma que éste sólo ha de sintetizar una mínima cantidad diaria para compensar la pérdida fecal.

La formación de bilis cumple importantes funciones para el conjunto del organismo. En primer lugar, la acción detergente de los ácidos biliares facilita la solubilización de los lípidos de la dieta (en su gran mayoría, triacilgliceroles de cadena larga) en las micelas, permitiendo así su absorción intestinal. En segundo lugar, la bilis es esencial para la excreción de los pigmentos biliares y de los metabolitos de hormonas esteroideas y para la destoxificación de determinados fármacos.

Por último, tanto la formación de bilis en los hepatocitos como la circulación enterohepática de ácidos biliares desempeñan un papel clave en la homeostasis del colesterol. La principal vía catabólica del colesterol es su conversión en ácidos biliares. Además, la excreción biliar de colesterol constituye una importante vía de escape en caso de sobrecargas de éste. Así, el incremento de la excreción biliar de colesterol en situaciones de obesidad o de dieta alta en colesterol ayuda a evitar una hipercolesterolemia exagerada, aun a expensas de incrementar la litogenicidad de la bilis y, por lo tanto, el riesgo de colelitiasis.

PUNTOS CLAVE

- La localización anatómica del hígado, entre el tracto gastrointestinal y la circulación sistémica, condiciona sus funciones fisiológicas y bioquímicas. Desde el punto de vista metabólico, se distinguen dos grandes tipos de funciones: las reguladoras, sobre el metabolismo de los glúcidos, lípidos y compuestos nitrogenados, y las destoxificantes, metabolismo de xenobióticos y de productos de desecho del metabolismo.

- En lo que se refiere al metabolismo glucídico, el hígado es el órgano principal en la regulación de la glucemia gracias a su capacidad de almacenar glucógeno y de sintetizar glucosa (gluconeogénesis). La glucosa no es el combustible preferente de las células hepáticas, que utilizan sobre todo los ácidos grasos y los aminoácidos. La glucólisis hepática tiene, por lo tanto, principalmente la función de suministrar precursores biosintéticos. Así, algunos de sus intermediarios se utilizan para la formación de aminoazúcares y aminoácidos. Además, el funcionamiento de la glucólisis y de la ruta de las pentosas-fosfato conduce a la formación de ácidos grasos. La síntesis de triacilgliceroles puede completarse con el glicerol-fosfato obtenido a partir de las triosas-fosfato.

- Sobre el metabolismo lipídico, el hígado puede sintetizar los triacilgliceroles también a partir de los lípidos procedentes de la dieta. Su exportación a la circulación sistémica como VLDL es, además, un vehículo para llevar colesterol y fosfolípidos a los tejidos periféricos. En el hígado se sintetizan los AGPI de cadena larga, que alcanzan de esa forma a los restantes tejidos. Otra función trascendente del hígado en lo que se refiere al metabolismo lipídico es la síntesis de compuestos cetónicos y ácidos biliares.

- El hígado ocupa también un papel central en el metabolismo de los compuestos nitrogenados. Cataboliza los aminoácidos en exceso, sintetiza las proteínas plasmáticas, transforma el amoníaco en urea y es la sede principal de la degradación de los nucleótidos.

- En el hígado se metaboliza la mayor parte de las sustancias extrañas al organismo, entre ellas los fármacos, destacando los fenómenos oxidativos y los sistemas de conjugación. Este tipo de metabolismo se utiliza también para facilitar la excreción de los productos finales de la degradación de sustancias endógenas, como las hormonas esteroides (sistemas oxidativos) y la bilirrubina (conjugación).

BIBLIOGRAFÍA

ARIAS IM, ALTER HJ, BOYER JL, COHEN DE, SHAFRITZ DA, THORGEIRSSON SS Y COLS. The liver: biology and pathobiology, 6ª ed. Hoboken: Wiley-Blackwell, 2020.
La última edición de este libro sigue siendo una obra esencial en el campo de la hepatología. Relaciona los avances de las ciencias biomédicas y la ingeniería con la comprensión de la estructura y la función hepáticas, así como con su patología y tratamiento. Las contribuciones de investigadores relevantes en el área examinan la biología celular del hígado, la fisiopatología de la enfermedad hepática, el crecimiento, la regeneración y las funciones metabólicas de este órgano, entre otros temas.

ELCHANINOV A, VISHNYAKOVA P, MENYAILO E, SUKHIKH G, FATKHUDINOV T. An eye on Kupffer cells: development, phenotype and the macrophage niche. Int J Mol Sci 2022; 23: 9868.
Artículo de revisión reciente que estudia múltiples aspectos de las células de Kupffer: el origen, las poblaciones, los procesos de proliferación, migración y muerte, los fenotipos y las interacciones con otras células hepáticas.

KUMAR V, ABBAS A, ASTER J, DEYRUP A. Robbins and Kumar basic pathology, 11ª ed. Amsterdam: Elsevier, 2022.
Edición actualizada de un libro indispensable sobre patología humana con excelentes ilustraciones y esquemas. Cubre en profundidad los procesos patológicos clave y las herramientas de análisis macroscópico y microscópico, al tiempo que mantiene el foco en las correlaciones clínico-patológicas y el impacto de la patología molecular en la práctica de la medicina. Incluye un capítulo sobre el hígado y la vesícula biliar.

LUO N, LI J, WEI Y, LU J, DONG R. Hepatic stellate cell: a double-edged sword in the liver. Physiol Res 2021; 70: 821-9.
En esta revisión se resumen las características y las funciones de las células estrelladas hepáticas en el hígado normal y en la fibrosis hepática.

PAWLINA W, ROSS MH. Histology: a text and atlas, 8ª ed. Philadelphia: Wolters Kluwer Health, 2020.
Combinación de libro de lectura fácil y atlas a todo color dirigido a profesionales de la salud. El contenido actualizado de esta edición refleja los últimos avances en biología celular y molecular, acompañado de grandes ilustraciones de alta resolución y fotomicrografías a todo color que aclaran la microanatomía de los órganos y tejidos, entre ellos el hígado, con excelente detalle.

POISSON J, LEMOINNE S, BOULANGER C, DURAND F, MOREAU R, VALLA D, RAUTOU PE. Liver sinusoidal endothelial cells: physiology and role in liver diseases. J Hepatol 2017; 66: 212-27.
Revisión que detalla las funciones biológicas de las células endoteliales hepáticas, así como los procesos en que participan tanto en condiciones fisiológicas como patológicas.

TSUCHIDA T, FRIEDMAN SL. Mechanisms of hepatic stellate cell activation. Nat Rev Gastroenterol Hepatol 2017; 14: 397-411.
Revisión dedicada al estudio exhaustivo de las rutas, tanto conocidas como emergentes (metabólicas, epigenéticas, mediadas por receptores, citoquinas, etc.), que conducen a la activación de las células estrelladas hepáticas.

VARGAS MORALES AM. Bioquímica metabólica. Granada: Editorial Técnica AVICAM, 2020.
Se trata de un texto sobre metabolismo dirigido a estudiantes que incluye un capítulo sobre el metabolismo del grupo hemo.

Metabolismo del glóbulo rojo

27

L. Fontana Gallego

OBJETIVOS

- Conocer las peculiaridades de la forma, la membrana plasmática y el citoesqueleto del eritrocito para entender su resistencia física y sus funciones biológicas.
- Conocer los transportadores más importantes de la membrana del eritrocito.
- Delinear los procesos de producción y destrucción de los hematíes y los tejidos en los que ocurren.
- Entender por qué se produce el intercambio gaseoso de oxígeno y dióxido de carbono entre los pulmones y los tejidos.
- Identificar los inhibidores alostéricos de la hemoglobina.
- Familiarizarse con las rutas metabólicas que los hematíes pueden llevar a cabo y comprender la finalidad de cada una.

CONTENIDO

INTRODUCCIÓN

Los eritrocitos o hematíes se denominan glóbulos rojos por su color. El término eritrocito procede del griego *erythrós* (rojo) y *kytos* (cavidad, recipiente o, más modernamente, célula). El color se debe a la proteína hemoglobina: cada eritrocito contiene alrededor de 280 millones de moléculas de hemoglobina, aproximadamente 30-34 g/dl para un adulto. Son responsables del color rojo de la sangre. Entre sus funciones se encuentra el transporte de O_2 y CO_2 entre los tejidos y los pulmones.

Los eritrocitos tienen una vida media de 120 días y son las células sanguíneas más abundantes de los mamíferos. En los seres humanos, el número de hematíes está en torno a 5 millones/mm³ de sangre, aunque varía con la edad y el sexo. El valor medio de recuento de hematíes en las mujeres es de 4,6 millones/mm³ de sangre (oscila entre 4,1 y 5,4 millones/mm³), y en los varones, de 5,2 millones/mm³ de sangre (4,5-6,1 millones/mm³). Esta cifra es mayor en las personas que viven a grandes altitudes, donde la concentración de oxígeno es menor.

MORFOLOGÍA DEL ERITROCITO

Los hematíes maduros de los mamíferos tienen forma de disco bicóncavo, con la zona central deprimida debido a la ausencia de núcleo. Tampoco contienen aparato de Golgi, retículo endoplásmico, lisosomas, mitocondrias, ribosomas ni demás orgánulos de las células eucariotas, por lo que son incapaces de proliferar. Se piensa que la ausencia de orgánulos tiene como objetivo dejar espacio para más hemoglobina. Carecen, asimismo, de citoesqueleto transcelular, es decir, el localizado en la zona de la célula alejada de la membrana plasmática.

Su forma bicóncava proporciona al eritrocito una mayor relación superficie/volumen que la forma esférica y aumenta su eficiencia en la difusión de O_2 y CO_2 a través de su membrana plasmática. Tienen un diámetro de 6-8 μm y unos 2 μm de grosor en la zona más ancha.

En los mamíferos, los capilares son a veces de un diámetro menor que el propio eritrocito, por lo que éste tiene que plegarse para poder circular. Esto sería muy difícil si el eritrocito fuera nucleado y, por ello, se piensa que durante la evolución se seleccionaron en los mamíferos los eritrocitos sin núcleo, lo que aumentó la fluidez de la circulación en los capilares pequeños y se hizo menos probable su obturación.

MEMBRANA PLASMÁTICA DEL ERITROCITO

El eritrocito de los mamíferos ha evolucionado como una célula altamente diferenciada con una estructura optimizada para mantener la supervivencia en condiciones de cizallamiento continuo y resistir a la hinchazón debido a la presión osmótica. Esto se debe a dos razones. En primer lugar, mientras que las membranas plasmáticas celulares típicas tienen una relación molar colesterol/fosfolípido de entre un 10 y un 30 %, las membranas de los glóbulos rojos presentan la propiedad única de tener una relación colesterol/fosfolípido mayor (en torno al 50 %), cercana a aquella en la que puede producirse la cristalización del colesterol (60-70 %). Esto hace a sus membranas menos fluidas pero más resistentes.

En segundo lugar, la bicapa lipídica de la membrana celular está recubierta en su superficie citoplasmática por el citoesqueleto eritrocitario, y juntos componen la maravilla de la ingeniería que constituye la membrana del glóbulo rojo (**Fig. 27-1**). La red de andamiaje del citoesqueleto tiene un diseño de triángulos entretejidos en una red hexagonal. Dos heterodímeros de α-espectrina y β-espectrina se organizan de forma antiparalela en un tetrámero que forma cada lado del triángulo. Cada heterodímero está formado por una serie de haces de 3 hélices (repeticiones de espectrina) capaces de enrollarse y desenrollarse, proporcionando elasticidad. El complejo de unión, compuesto por un protofilamento de actina F con sus proteínas de cubierta, la aducina y la tropomodulina, y la proteína 4.1R, que permite la asociación actina-espectrina, se sitúa en cada esquina del triángulo. La longitud de los filamentos de actina se mantiene bastante estable; dichos filamentos contienen entre 12 y 14 monómeros de actina por oligómero, lo que indica la existencia de mecanismos estrictos que controlan la longitud del filamento.

Se calcula que existe más de 1 millón de copias de monómeros de actina por célula y ~ 0,5 millones de copias de β-espectrina por célula. En consecuencia, suponiendo 12 monómeros de actina por protofilamento, se calcula que la red cuasi hexagonal del citoesqueleto de los eritrocitos tiene ~ 80.000 complejos de unión enlazados con ~ 250.000 tetrámeros de espectrina. La proteína banda 3, con ~ 1,2 millones de copias por célula, se organiza en tetrámeros y dímeros y crea más de 300.000 uniones verticales entre el citoesqueleto y la bicapa lipídica. PIEZO1, el canal de cationes mecanosensible, está presente sólo en unos pocos cientos de copias por célula, pero funciona como un importante determinante del estado de hidratación de los glóbulos rojos.

Las extensas interacciones horizontales proteína-proteína en el citoesqueleto con canales transmembrana perpendiculares, que sirven como enlaces verticales entre el citoesqueleto y la membrana celular, mantienen la forma de disco bicóncavo de la célula, asegurando una mayor relación superficie/volumen y permitiendo que la célula se deforme reversiblemente mientras atraviesa capilares con una sección transversal tan pequeña como un tercio del diámetro del eritrocito, o que pase a través de las hendiduras interendoteliales de los sinusoides de la pulpa roja esplénica.

En la membrana del eritrocito, además, abunda la proteína integral denominada glicoforina, de la que existen varias isoformas, siendo la A la predominante. El dominio extracelular de esta proteína está glicosilado. De hecho, el 60 % de la masa de la glicoforina está formado por oligosacáridos complejos unidos por enlace covalente a residuos de serina, treonina y asparagina. Esta fracción glucídica es la responsable de los grupos sanguíneos. Hay más de 35 grupos sanguíneos, la mayoría de ellos muy raros. Para las transfusiones sólo se tienen en cuenta dos tipos de antígenos, el sistema ABO y el Rh. El sistema ABO está determinado por dos antígenos, el A y el B, mientras que el O carece de ambos. Con respecto al Rh, o bien se tiene el antígeno (Rh+) o no (Rh–).

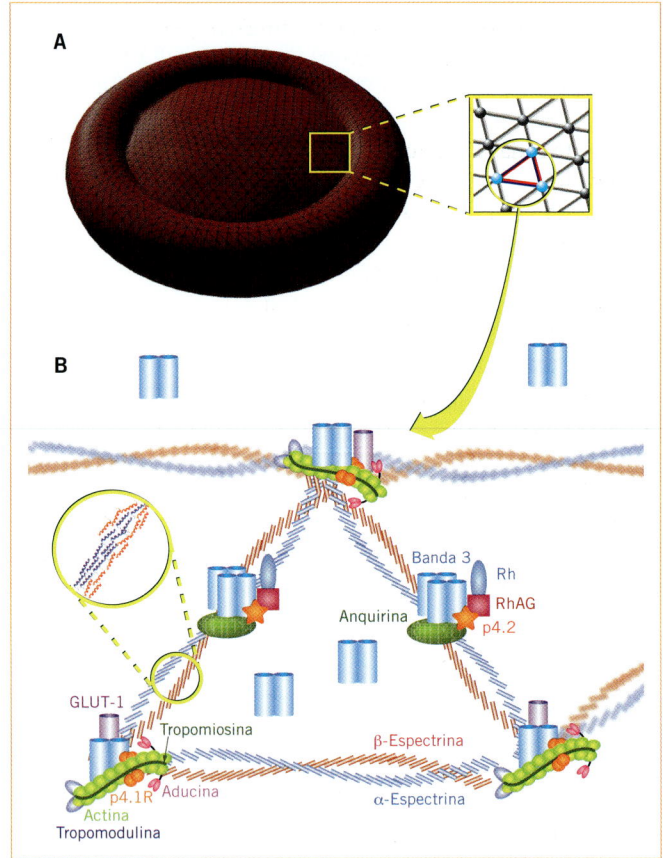

Figura 27-1. Modelo de la membrana del glóbulo rojo. A) Modelo de la red cuasi hexagonal del citoesqueleto del eritrocito que forma un disco bicóncavo, que sostiene la bicapa lipídica. Se muestra un área de la superficie del citoesqueleto ampliada para apreciar la disposición de las proteínas dentro de la estructura hexagonal. B) Los heterodímeros de α-espectrina y β-espectrina se asocian cabeza con cabeza, como se muestra en el círculo ampliado, para formar los tetrámeros de espectrina que constituyen los lados de cada unidad triangular del hexágono. Cada cabeza de dímero está compuesta por la región N-terminal de la α-espectrina y la región C-terminal de la β-espectrina. El complejo de unión, en la esquina de cada triángulo, está formado por un oligómero de actina, además de tropomiosina, aducina, tropomodulina y la proteína 4.1R. Esta última permite la asociación actina-espectrina. Los complejos de proteínas transmembrana que contienen las proteínas de membrana integral banda 3 y glicoproteína asociada a Rh (RhAG), y las proteínas de membrana periférica anquirina y banda 4.2 proporcionan enlaces «verticales» entre el citoesqueleto y la bicapa lipídica. (Adaptado de Risinger M y Kalfa TA, 2020).

TRANSPORTADORES DE MEMBRANA

Además de las proteínas descritas en el apartado anterior, existen transportadores en la membrana del glóbulo rojo. GLUT-1 es el transportador pasivo que permite la entrada de glucosa en el eritrocito (v. Metabolismo del glóbulo rojo, más adelante). Otro transportador pasivo importante del eritrocito es el intercambiador de cloruro/bicarbonato (Cl^-/HCO_3^-). Se trata de la proteína banda 3 anteriormente mencionada. Su función es proporcionar un canal a través de la membrana para permitir el intercambio de estos dos aniones y, por lo tanto, es esencial para el transporte de CO_2 desde los tejidos a los pulmones. En los tejidos, el HCO_3^- se intercambia por Cl^-. En los pulmones, donde se exhala el CO_2, ocurre lo contrario (**Fig. 27-2**; v. Intercambio gaseoso entre la sangre y los tejidos, más adelante). Por cada ion HCO_3^- que se transporta en una dirección, se transporta un ion Cl^- en la dirección contraria, por lo que se trata de un transporte electroneutro.

Un transportador activo presente en la membrana plasmática de todas las células animales y, por supuesto también en la de los hematíes, es la bomba sodio-potasio (Na^+/K^+). Se encarga de sacar 3 iones Na^+ al medio extracelular e introducir 2 iones K^+ en el interior de la célula utilizando para ello la energía de la hidrólisis del ATP, puesto que el movimiento de iones se realiza en contra de gradiente. La concentración de Na^+ en el exterior de las células es aproximadamente 14 veces mayor que en su interior, mientras que la concentración de K^+ en el interior de las células es alrededor de 30 veces mayor que la existente en el medio extracelular. Esta bomba evita que los iones Na^+, osmóticamente activos, se acumulen en el interior de las células, lo que daría lugar a la entrada de agua. En definitiva, el funcionamiento de esta bomba es crucial para el mantenimiento de la osmolaridad y del volumen del eritrocito.

Finalmente, los glóbulos rojos humanos disponen de una bomba de calcio en su membrana que se encarga de transportar este ion al exterior utilizando la energía de hidrólisis del ATP, al igual que la bomba Na^+/K^+.

ERITROPOYESIS

Los glóbulos rojos se renuevan a un ritmo relativamente alto. Aproximadamente, el 1 % de los eritrocitos se eliminan cada día y son reemplazados por células nuevas. Se estima que, para mantener el recuento de glóbulos rojos en los ~ 5 l de sangre de un individuo adulto, cada segundo deben producirse ~ 2 millones de eritrocitos nuevos. Este reemplazo constante se produce a partir de células madre hematopoyéticas.

La formación de los glóbulos rojos es un proceso complejo que se denomina eritropoyesis. Comienza en el curso de la formación del embrión y se mantiene durante toda la vida del organismo. En la especie humana, durante el desarrollo del feto, la eritropoyesis ocurre en diferentes localizaciones: comienza en el saco vitelino, continúa en el propio torrente circulatorio (intravascular) y finaliza en el hígado. Después del nacimiento, la eritropoyesis se lleva a cabo exclusivamente en la médula ósea, si bien en condiciones de baja presión de O_2 o anemia, el bazo sirve para ampliar la capacidad eritropoyética.

La médula ósea proporciona un ambiente formado por células endoteliales del sistema vascular, osteoblastos, células estromales, células hematopoyéticas y la matriz extracelular. Este complejo nicho favorece el contacto directo célula-célula y la exposición de las células hematopoyéticas en desarrollo a moléculas de adhesión celular, factores de crecimiento y citoquinas.

La eritropoyesis consta de dos fases: una de proliferación, en la que las células progenitoras proliferan, y otra de diferenciación, en la que la primera célula reconocible, los proeritroblastos, ya no pueden dividirse.

La eritropoyesis comienza cuando una célula madre hematopoyética (HSC) genera un precursor mieloide común (CMP) y éste, a continuación, un precursor megacariocito-eritrocito (MEP). A partir de este último se forma la célula BFU-E (*burst-forming unit-erythroid*, que puede traducirse como unidad formadora de estallido/explosión eritroide). La célula BFU-E se diferencia en una célula CFU-E (*colony-forming unit-erythroid* o unidad formadora de colonias eritroide). Las células CFU-E dan lugar a los proeritroblastos; éstos, a los eritroblastos basófilos; éstos, a los eritroblastos policromáticos; éstos, a los eritroblastos ortocromáticos, y, finalmente, éstos se diferencian en eritrocitos maduros (**Fig. 27-3**).

La diferenciación terminal de los eritrocitos ocurre en unas unidades estructurales de la médula ósea denominadas islas eritroblásticas, que están formadas por un macrófago central rodeado por proeritroblastos, eritroblastos, reticulocitos y eritrocitos, como se aprecia en la **figura 27-4**.

La interacción entre el macrófago y los eritroblastos se produce a través de proteínas de superficie de ambos tipos celulares. Durante la eritropoyesis, los núcleos expulsados son fagocitados muy rápidamente por los macrófagos cen-

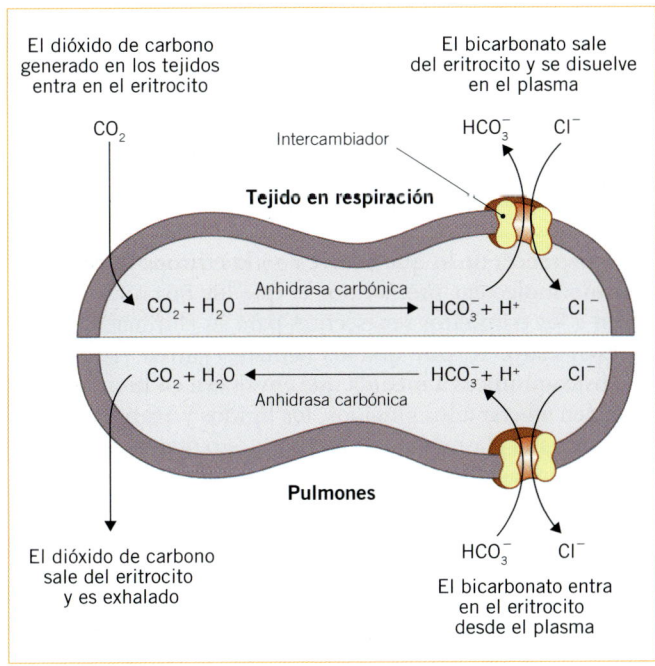

Figura 27-2. Intercambiador de Cl^-/HCO_3^-.

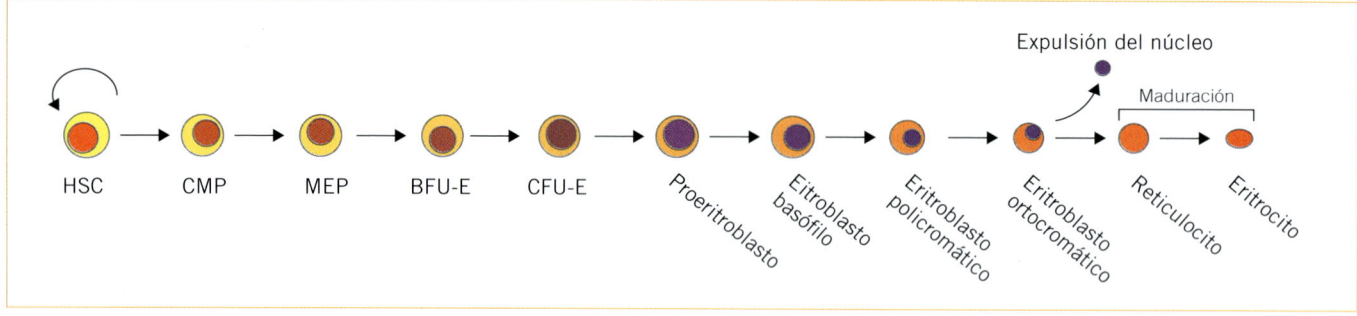

Figura 27-3. Diferenciación de la serie eritroide. BFU-E: *burst-forming unit-erythroid* o unidad formadora de estallido/explosión-eritroide; CFU-E: *colony-forming unit-erythroid* o unidad formadora de colonias eritroide; CMP: precursor mieloide común; HSC: célula madre hematopoyética; MEP: progenitor megacariocito-eritrocito.

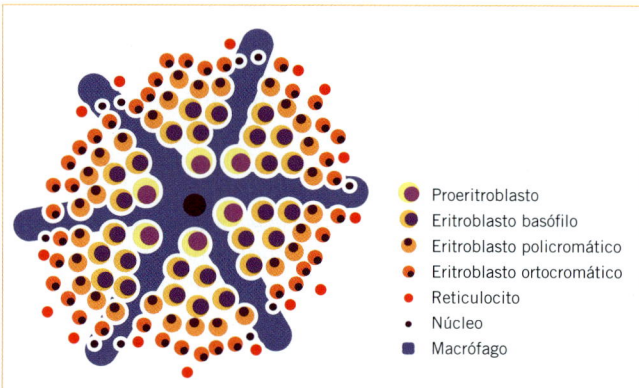

Figura 27-4. Organización celular de un islote eritroblástico.

trales. Ello se debe a que, recién liberados por los eritroblastos, los núcleos contienen niveles muy bajos de ATP y comienzan a exponer fosfatidilserina en su superficie, ya que se requiere energía para mantener la fosfatidilserina localizada exclusivamente en la monocapa interna de la membrana celular. La exposición superficial de la fosfatidilserina es un acontecimiento temprano en la apoptosis y sirve como señal para que los macrófagos engullan los núcleos expulsados. La célula sin el núcleo se denomina reticulocito y aún tendrá que madurar hasta eritrocito. Los reticulocitos aún conservan una porción de ribosomas y mRNA, por lo que retienen la capacidad de sintetizar proteínas como la globina. Durante el proceso de diferenciación, se induce la expresión de aquellos genes importantes para la producción de las globinas, del hemo, de la membrana y del citoesqueleto.

La eritropoyetina es la principal hormona implicada en el aumento de la producción de eritrocitos. La produce el riñón en respuesta a bajos niveles de oxígeno. La eritropoyetina se une a receptores de las células CFU-E. Esta unión previene la apoptosis de dichas células y estimula su proliferación y maduración a proeritroblastos. Cada célula CFU-E produce unos 30-40 eritrocitos maduros.

DESTRUCCIÓN DE LOS GLÓBULOS ROJOS

Los hematíes humanos normales tienen una vida media de unos 120 días en la circulación, tras los cuales son fagocitados por los macrófagos del bazo principalmente y, también,

por los del hígado (células de Kupffer) y la mayoría de los tejidos. Se trata de un proceso extremadamente eficaz, dado que los macrófagos fagocitan ~ 2 millones de eritrocitos cada segundo.

El bazo es un órgano linfoide que funciona principalmente como filtro de la sangre. La estructura de la microcirculación esplénica está optimizada para eliminar glóbulos rojos defectuosos, microorganismos transmitidos por la sangre y desechos celulares. El flujo sanguíneo esplénico consta de sitios de circulación abiertos y cerrados. Las arteriolas esplénicas desembocan en una malla reticular, la pulpa roja, rica en macrófagos y no revestida por células endoteliales. En consecuencia, los eritrocitos transitan lentamente por la pulpa roja bajo una tensión de cizallamiento baja para llegar a los senos esplénicos. La elevada densidad de macrófagos en la pulpa roja provoca el contacto con los eritrocitos. Los macrófagos reconocen los eritrocitos dañados, deformados y senescentes y los retiran de la circulación mediante fagocitosis. Las células endoteliales de los senos esplénicos están separadas por fenestraciones interendoteliales de ~ 2 μm de diámetro revestidas por una membrana basal. La flexibilidad de la membrana permite a los eritrocitos atravesar estos estrechos espacios para llegar a los senos esplénicos. La fagocitosis de los eritrocitos senescentes se produce fácilmente *in vivo*, pero la incubación de células senescentes *in vitro* con macrófagos esplénicos cultivados no induce la eritrofagocitosis, lo que sugiere que las características de la arquitectura esplénica son necesarias para la eliminación de los eritrocitos envejecidos.

A diferencia de lo que ocurre con la eritropoyesis, el mecanismo molecular preciso por el que los macrófagos reconocen a los eritrocitos senescentes para su eliminación sigue sin estar claro. Se sabe que los hematíes sufren varios cambios fisicoquímicos a medida que envejecen en la circulación y pueden afectar a los glúcidos, los lípidos y las proteínas de su membrana plasmática. Se ha propuesto que estos cambios son los que actúan como una etiqueta de reconocimiento para los macrófagos.

Por lo que se refiere a los glúcidos de la membrana, la mayoría de las proteínas de membrana de los eritrocitos son ricas en ácido siálico, que confiere a la célula carga negativa. Se ha propuesto que, a medida que los hematíes envejecen, pierden progresivamente ácido siálico, proporcionando así un marcador de senescencia y un mecanismo de reconocimiento para su eliminación. Sin embargo, a pesar de la demostración de que la desialilación enzimática de los eritrocitos da lugar a su rápida eliminación, el contenido de ácido siálico no cambia significativamente en el proceso de envejecimiento de los eritrocitos.

En cuanto a los lípidos de membrana, son asimétricos en su distribución entre las dos monocapas: los lípidos que contienen colina (fosfatidilcolina y esfingomielina) se encuentran principalmente en la monocapa externa, mientras que la fosfatidilserina, la fosfatidiletanolamina y el fosfatidilinositol son mucho más abundantes en la citosólica. El cambio más relevante relacionado con el marcado de los eritrocitos para su eliminación por los macrófagos es el enriquecimiento de la monocapa extracelular de la membrana plasmática en fosfatidilserina, algo que puede deberse a alteraciones de los mecanismos involucrados en el mantenimiento de los fosfolípidos de membrana, como defectos en las actividades de las flipasas (enzimas que catalizan la difusión bilateral de fosfolípidos desde la monocapa externa a la citosólica) o de las escramblasas (catalizan el movimiento de lípidos entre ambas monocapas y en cualquiera de los sentidos).

Por último, se ha descrito que algunas proteínas de membrana (banda 3, banda 4.1 y CD47) pueden sufrir diversas alteraciones en su estructura, como la formación de copolímeros con otras proteínas y la formación de agregados insolubles, escisión proteolítica e, incluso, la pérdida de la propia proteína, alteraciones que pueden ser interpretadas como neoantígenos que son reconocidos por anticuerpos naturales y eliminados por los macrófagos.

Tras la destrucción de los eritrocitos, la hemoglobina es degradada. Las cadenas proteicas de globinas son degradadas y los aminoácidos pueden ser reutilizados. El grupo hemo se cataboliza hasta biliverdina, primero, y bilirrubina en último término.

INTERCAMBIO GASEOSO ENTRE LA SANGRE Y LOS TEJIDOS

Los hematíes se cargan de O_2 en los pulmones, donde la presión parcial de este gas es máxima. El O_2 se une entonces a la hemoglobina y viaja dentro del glóbulo rojo en forma de oxihemoglobina. Así es transportado a los diferentes órganos y tejidos para realizar el metabolismo aeróbico. Una vez en los capilares de los tejidos, los hematíes ceden el O_2, formándose desoxihemoglobina, la cual, a su vez, capta el CO_2 y los protones que se han generado como productos del metabolismo tisular y los transporta hasta los capilares de los alvéolos pulmonares, donde son exhalados. En realidad, este intercambio se produce porque las altas concentraciones de CO_2 y protones que existen en los capilares de los tejidos metabólicamente muy activos, como el músculo en ejercicio, por ejemplo, favorecen la liberación del O_2 de la oxihemoglobina transportada por los hematíes. El efecto recíproco ocurre en los capilares de los alvéolos pulmonares. Allí, las altas concentraciones de O_2 favorecen la liberación del CO_2 y de los protones de la desoxihemoglobina, los cuales son eliminados al exhalar. A esta interconexión entre O_2, CO_2 y protones se la conoce como efecto Bohr.

La explicación molecular de este efecto radica en la propiedad del alosterismo que posee la hemoglobina: el CO_2 y los protones que se han formado precisamente en el metabolismo tisular actúan como inhibidores alostéricos de esta proteína, de manera que al unirse a sus centros o sitios específicos de regulación, distintos del sitio de unión del propio O_2, modifican las fuerzas débiles no covalentes (puentes salinos, puentes de hidrógeno, fuerzas de Van der Waals e interacciones hidrófobas) de la hemoglobina y, por lo tanto, producen cambios en su estructura tridimensional nativa, de forma que el O_2 se expulsa a las células de los tejidos. Y viceversa, la unión del O_2 a la hemoglobina en los capilares de los alvéolos pulmonares altera las fuerzas débiles no covalentes de manera que se favorece la expulsión del CO_2 y los protones y la estabilización de la forma nativa activa.

Los sitios alostéricos de los protones y del CO_2 son diferentes. Así, los protones se unen a los grupos imidazol de las histidinas 146 de las cadenas de β globina. En cambio, parte del CO_2 que difunde al interior del eritrocito se une a los grupos amino terminales de las subunidades de las globinas y viaja en forma de carbamato.

Es importante destacar, no obstante, que la mayor parte (80 %) del CO_2 producido durante el metabolismo aeróbico tisular reacciona con el agua formando ácido carbónico (H_2CO_3) en un proceso reversible y que puede ocurrir de forma espontánea, pero que es acelerado por la enzima anhidrasa carbónica del eritrocito:

$$CO_2 + H_2O \rightleftarrows H_2CO_3 \rightleftarrows HCO_3^- + H^+$$

El ácido carbónico puede desprotonarse para formar bicarbonato (HCO_3^-), que es la forma mayoritaria en que el CO_2 es transportado por el eritrocito. La presencia de esta anhidrasa carbónica es importante: al igual que el O_2, la solubilidad del CO_2 en agua es baja, demasiado baja para poder transportar una cantidad considerable. En cambio, la solubilidad de su forma hidratada, el H_2CO_3, y del bicarbonato es relativamente alta.

METABOLISMO ERITROCITARIO

El glóbulo rojo sólo puede realizar dos rutas metabólicas. Ambas son rutas del metabolismo glucídico y comienzan con glucosa, que es el único combustible que estas células pueden utilizar. Los hematíes no pueden usar como fuente energética otros monosacáridos, los ácidos grasos, los compuestos cetónicos, los aminoácidos o el lactato. Tampoco pueden realizar ninguna ruta del metabolismo lipídico ni del nitrogenado, ni siquiera la síntesis del grupo hemo (que llevan a cabo los precursores inmaduros como se ha visto en apartados anteriores) ni la degradación del hemo.

Las dos rutas mencionadas son la glucólisis anaerobia (también denominada fermentación láctica) y la vía de las pentosas-fosfato, que se han descrito en detalle en el **capítulo 3** (Metabolismo de los hidratos de carbono).

La glucosa circulante entra dentro del eritrocito gracias al transportador pasivo GLUT-1 de su membrana. Dado que la constante de Michaelis (K_m) para la glucosa de este transportador es de 3 mM y la glucemia se mantiene en el rango

4,5-5 mM, el eritrocito se asegura un suministro constante de glucosa.

Una vez dentro, la glucosa se fosforila a glucosa-6-fosfato en la reacción catalizada por la isoforma I de la hexoquinasa. A partir de la glucosa-6-fosfato pueden ocurrir la fermentación láctica o la ruta de las pentosas-fosfato según las necesidades de la célula.

Glucólisis anaerobia o fermentación láctica

El término fermentación hace referencia a la utilización de azúcar en ausencia de O_2, es decir, en anaerobiosis, y es que el glóbulo rojo está obligado a realizar un metabolismo anaeróbico dado que carece de mitocondrias, lo cual no deja de ser irónico puesto que es la célula que transporta el O_2 y lo libera en los tejidos para que éstos puedan llevar a cabo el metabolismo aeróbico, mucho más rentable desde el punto de vista energético.

Esta ruta consiste en la oxidación de la glucosa hasta piruvato, primero, y posterior reducción del piruvato a lactato gracias a la intervención de la enzima lactato deshidrogenasa (LDH). La finalidad de la ruta es conseguir energía en forma de ATP. La cantidad de ATP que el eritrocito consigue por esta ruta a partir de cada molécula de glucosa es de 2, y en concreto la obtiene en sendas fosforilaciones acopladas a sustrato catalizadas por la fosfoglicerato quinasa y la piruvato quinasa, respectivamente. Esta cantidad de ATP es mucho menor de la que se conseguiría si la glucosa se oxidase de manera total hasta CO_2 y H_2O de forma aeróbica:

Glucosa → Piruvato → Acetil-CoA → Ciclo de Krebs →
→ Cadena respiratoria → Fosforilación oxidativa

Sin embargo, la reacción catalizada por la LDH resuelve un problema crucial: para que la glucólisis no se detenga, es fundamental regenerar el NAD^+ que necesita la enzima gliceraldehído-3-fosfato deshidrogenasa pero, al no poder regenerarlo mediante las lanzaderas de poder reductor puesto que carece de mitocondrias, el eritrocito lo consigue con una única reacción, el paso de piruvato a lactato. El NAD^+ conseguido en esta reacción será el utilizado por la gliceraldehído-3-fosfato deshidrogenasa, de manera que la célula podrá continuar metabolizando glucosa y obteniendo ATP.

Los glóbulos rojos son, por consiguiente, grandes productores de lactato. En primer lugar, porque están obligados a producirlo y, en segundo lugar, por la gran cantidad de hematíes que circulan en sangre. Este lactato puede cederse a órganos como el hígado y el corazón (miocardio). El hígado puede usar el lactato para sintetizar glucosa en la gluconeogénesis. El miocardio puede usar el lactato como sustrato energético, puesto que posee una isoforma de la LDH especializada en el paso de lactato a piruvato:

Lactato → Piruvato → Acetil-CoA → Ciclo de Krebs →
→ Cadena respiratoria → Fosforilación oxidativa

Esto constituye un magnífico ejemplo de relación entre órganos y tejidos: lo que para uno es un producto de desecho, para otros es un sustrato importante.

Síntesis de 2,3-bisfosfoglicerato

El 2,3-bisfosfoglicerato (2,3-BPG), a diferencia del 1,3-bisfosfoglicerato (1,3-BPG), no es un intermediario de la ruta glucolítica pero actúa como inhibidor alostérico de la hemoglobina del adulto. El 2,3-BPG se une a la desoxihemoglobina y disminuye su afinidad por el O_2.

La síntesis de 2,3-BPG en el eritrocito se produce a partir de 1,3-BPG en un desvío de la ruta glucolítica que se conoce como *derivación de Rapoport-Luebering*: la bisfosfoglicerato mutasa cataliza el cambio del grupo fosforilo de la posición 1 del 1,3-BPG a la posición 2. Esta reacción ocurre por fosforilación transitoria del centro activo de la enzima. La degradación del 2,3-BPG ocurre por hidrólisis del fosforilo de la posición 2 del 2,3-BPG y está catalizada por la 2,3-bisfosfoglicerato fosfatasa (**Fig. 27-5**).

Cuando este desvío funciona, no se produce ATP en la reacción catalizada por la fosfoglicerato quinasa. Por lo tanto, como sólo se genera ATP en la reacción catalizada por la piruvato quinasa, no hay producción neta de ATP en la vía glucolítica en estas circunstancias.

Cualquier persona acostumbrada a vivir a baja altitud que se desplace a un lugar de gran altitud notará que incluso un esfuerzo moderado le provoca disnea. En pocos días se produce una adaptación fisiológica, ya que aumenta la concentración de 2,3-BPG en los glóbulos rojos, lo que permite a los tejidos obtener O_2 a pesar de su disponibilidad relativamente menor a tal altitud. Al volver a la baja altitud, la concentración de 2,3-BPG, que tiene una vida media de 6 horas, vuelve rápidamente a la normalidad.

La hemoglobina fetal es un tetrámero de dos cadenas α y dos cadenas γ, a diferencia de la hemoglobina adulta, que consta de dos cadenas α y dos β. Debido a esta diferencia estructural, la hemoglobina fetal tiene menor afinidad por el 2,3-BPG que la hemoglobina adulta y, en consecuencia, mayor afinidad por el O_2, lo que facilita el intercambio placentario de oxígeno de la madre al feto.

Vía de las pentosas-fosfato

Los eritrocitos también son capaces de oxidar glucosa en la ruta de las pentosas-fosfato, siendo fundamentalmente su finalidad en este caso la obtención de poder reductor en forma de NADPH. El NADPH se consigue en la primera fase, o fase oxidativa de la ruta, en dos reacciones catalizadas, respectivamente, por la glucosa-6-fosfato deshidrogenasa y la 6-fosfogluconato deshidrogenasa.

Debido al alto contenido de O_2, los eritrocitos están sometidos a un ambiente muy oxidante y perjudicial. El glóbulo rojo necesita NADPH para regenerar el glutatión a su versión reducida (**Fig. 27-6**), que actúa como antioxidante permitiendo la eliminación de hidroperóxidos (como el peróxido de hidrógeno) y es, entre otras, la razón por la que estas células tienen una vida media tan larga. Otras enzimas presentes en los hematíes que ayudan a combatir la oxidación son la catalasa y la superóxido dismutasa.

Como el glóbulo rojo no puede proliferar, las pentosas-fosfato formadas al final de la fase oxidativa no pueden derivarse a la síntesis de nucleótidos ni, por lo tanto, de ácidos

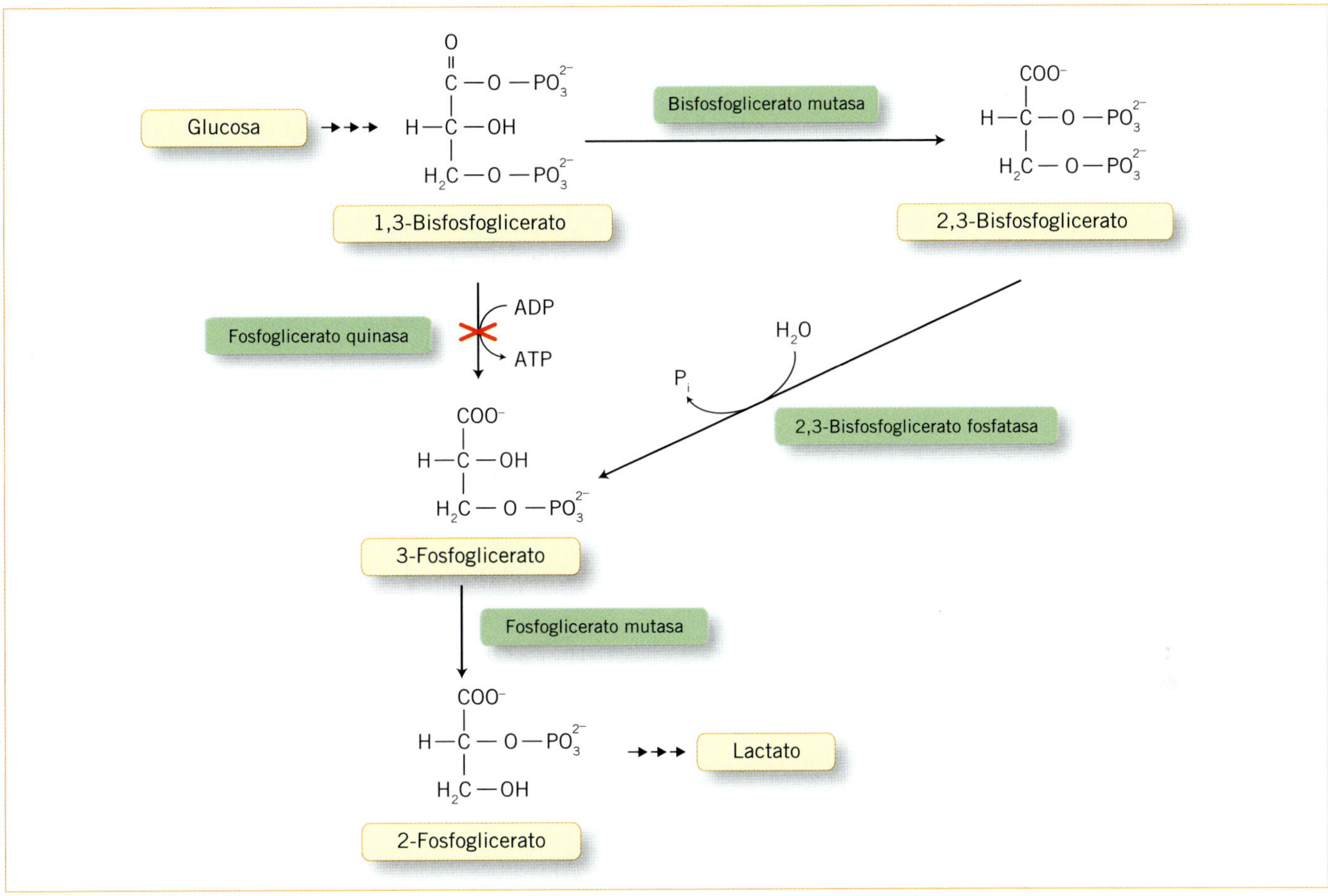

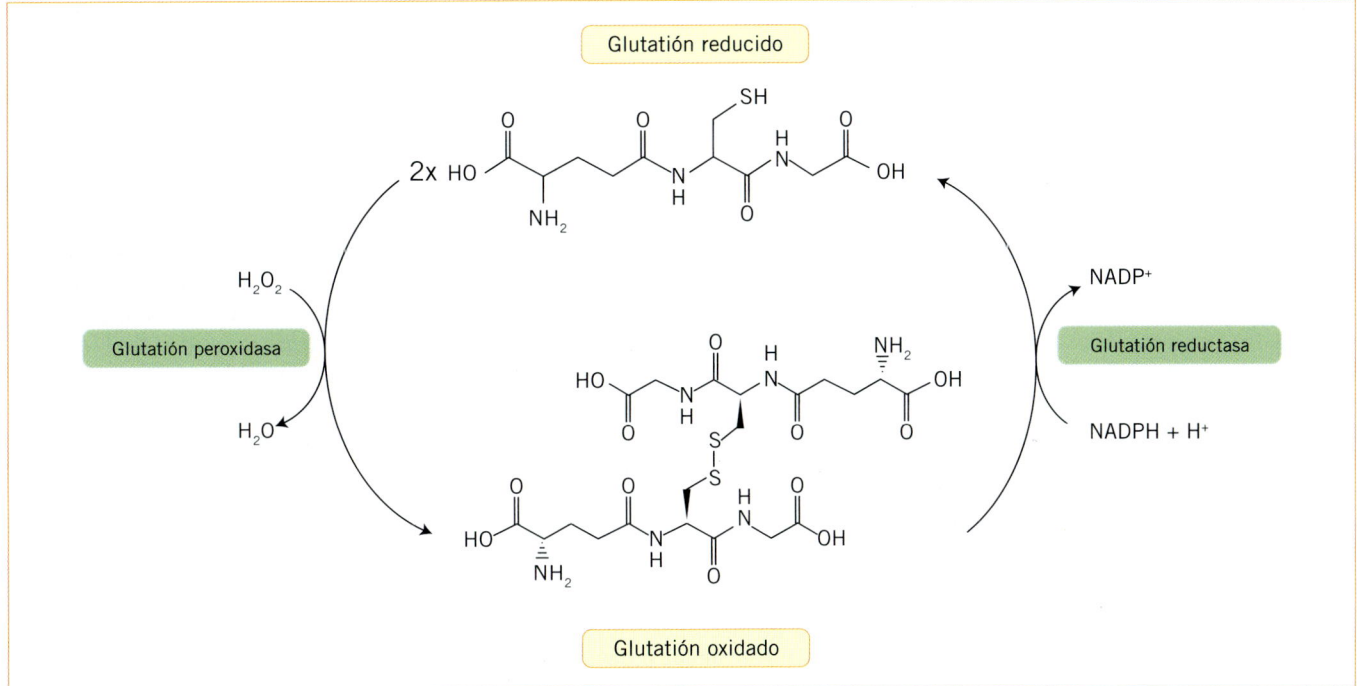

Figura 27-5. Desviación de Rapoport-Luebering. Cuando funciona este desvío, no se lleva a cabo la reacción marcada con un aspa roja. Pi: fosfato inorgánico.

Figura 27-6. Eliminación de peróxido de hidrógeno (H_2O_2) gracias al glutatión reducido y a la glutatión peroxidasa y posterior regeneración por la glutatión reductasa y el nicotinamida adenindinucleótido fosfato reducido (NADPH).

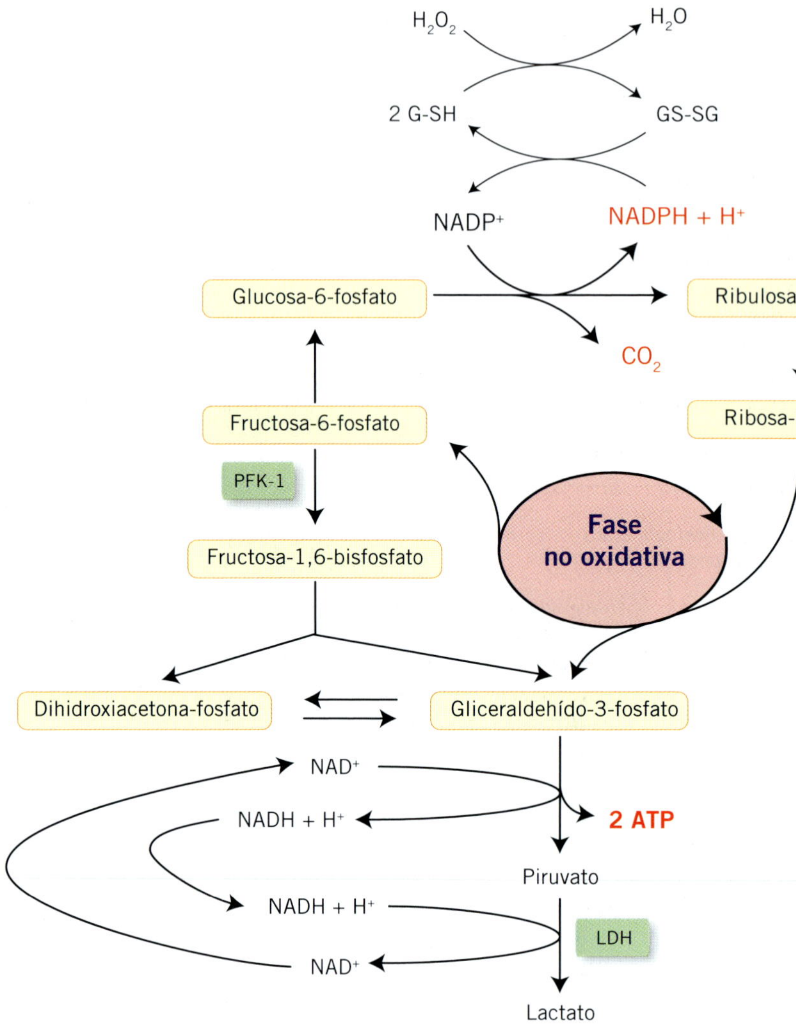

Figura 27-7. Relación entre la glucólisis y la vía de las pentosas-fosfato en el eritrocito. La fructosa-6-fosfato puede ingresar en la fase oxidativa de la ruta de las pentosas-fosfato (flecha ascendente) o en la fase preparativa de la glucólisis (flecha descendente) dependiendo de las necesidades de NADPH y ATP que tenga la célula. Se esquematizan ambas rutas omitiendo a propósito muchas de sus reacciones. Se destacan la fosfofructoquinasa-1 (PFK-1) y la lactato deshidrogenasa (LDH).

nucleicos y, en su lugar, deben ser recicladas en una segunda fase, no oxidativa, para formar intermediarios de la glucólisis. Dado que los intermediarios glucolíticos tienen 3 o 6 átomos de carbono, es decir, son triosas y hexosas, las pentosas-fosfato deben sufrir una serie de reacciones de transferencia de 2 y 3 carbonos denominadas transcetolaciones y transaldolaciones, después de las cuales se obtienen gliceraldehído-3-fosfato y fructosa-6-fosfato, que sí pueden ingresar en la vía glucolítica.

En definitiva, las dos rutas oxidativas de la glucosa que pueden llevar a cabo los eritrocitos están conectadas entre sí (Fig. 27-7). Como puede apreciarse, la fructosa-6-fosfato formada en la fase no oxidativa de la ruta de las pentosas-fosfato puede seguir dos destinos: ascendente hasta glucosa-6-fosfato, que ingresa en la fase oxidativa de la ruta de las pentosas-fosfato si el eritrocito tiene necesidad de NADPH, o bien descendente hasta fructosa-1,6-bisfosfato, que seguirá la vía glucolítica, si lo que necesita es ATP. A su vez, esto está relacionado con la regulación de la enzima clave de la glucólisis, la fosfofructoquinasa 1, o PFK-1, enzima alostérica que es inhibida por citrato y ATP.

PUNTOS CLAVE

- Los hematíes o eritrocitos son el estadio final de maduración de células precursoras que se forman en la médula ósea. Son células especiales que viven 120 días, carecen de los orgánulos de las células eucariotas y tienen forma de disco bicóncavo. La forma bicóncava proporciona al eritrocito una mayor relación superficie/volumen que la forma esférica y aumenta la eficiencia en la difusión de oxígeno y dióxido de carbono a través de su membrana plasmática.

- La composición lipídica de su membrana, la estructura de su citoesqueleto y la ausencia de orgánulos dotan al glóbulo rojo de gran resistencia y flexibilidad para soportar las fuertes fuerzas de cizallamiento a las que está sometido en el torrente circulatorio y para plegarse y poder circular por capilares de diámetro más estrecho que el propio eritrocito.

- La fabricación de los glóbulos rojos se denomina eritropoyesis y ocurre en la médula ósea. La destrucción de los hematíes es llevada a cabo por los macrófagos de los tejidos y ocurre, fundamentalmente, en el bazo debido a su estructura peculiar, seguido del hígado.

- La función del glóbulo rojo es captar el oxígeno en los pulmones y depositarlo en los tejidos para que éstos lleven a cabo el metabolismo aeróbico, y recoger el dióxido de carbono que se ha formado en los tejidos como consecuencia del metabolismo y trasportarlo a los pulmones para su eliminación en la respiración. El oxígeno captado en los pulmones viaja unido a la proteína hemoglobina. El intercambio de oxígeno y dióxido de carbono entre los tejidos y los pulmones ocurre gracias a que la hemoglobina es una proteína alostérica. Precisamente, el dióxido de carbono y los protones generados en el metabolismo tisular son inhibidores alostéricos que disminuyen la afinidad de la hemoglobina por el oxígeno, con su consecuente cesión a los tejidos.

- Un tercer inhibidor de la hemoglobina es el 2,3-bisfosfoglicerato. Se forma a partir de un metabolito de la glucólisis, el 1,3-bisfosfoglicerato. Su síntesis se estimula en respuesta a la hipoxia. La hemoglobina fetal tiene menos afinidad por el 2,3-bisfosfoglicerato que la hemoglobina del adulto debido a sus diferencias estructurales, por lo que aquélla tiene más afinidad por el oxígeno que esta última, lo que facilita el intercambio de oxígeno de la madre al feto.

- El único combustible que los hematíes pueden utilizar es la glucosa. La captan de la sangre gracias al transportador GLUT-1 y, una vez en su interior, es fosforilada a glucosa-6-fosfato por la hexoquinasa. Una parte de este metabolito se destina a la glucólisis anaerobia y otra, a la vía de las pentosas-fosfato, que son las dos únicas rutas metabólicas que estas células pueden llevar a cabo.

- El eritrocito oxida la glucosa en la glucólisis anaerobia para conseguir energía (ATP) que, por ejemplo, necesita para el funcionamiento de la bomba de Na^+/K^+. En cambio, oxida la glucosa en la vía de las pentosas-fosfato para conseguir NADPH, coenzima necesaria para el funcionamiento de la glutatión reductasa, que le permite mantener el glutatión en estado reducido, a su vez esencial para combatir el ambiente oxidativo al que está sujeto.

BIBLIOGRAFÍA

Berg JM, Tymoczko JL, Gatto GJ Jr, Stryer L. Biochemistry, 9ª ed. New York: WH Freeman/McMillan Learning, 2019.
El capítulo de este texto clásico de bioquímica dedicado a la estructura y las propiedades de la hemoglobina es excelente.

Dzierzak E, Philipsen S. Erythropoiesis: development and differentiation. Cold Spring Harb Perspect Med 2013; 3: a011601.
Este artículo destaca los acontecimientos del desarrollo y la diferenciación necesarios en la producción de los glóbulos rojos.

Kennelly PJ, Botham KM, McGuinness OP, Rodwell VW, Weil P. Harper's illustrated biochemistry, 32ª ed. New York: McGraw Hill, 2023.
Libro muy completo y actualizado que relaciona la bioquímica humana con las alteraciones patológicas y la medicina molecular. Incluye un capítulo dedicado a los glóbulos rojos.

Lux SE. Anatomy of the red cell membrane skeleton: unanswered questions. Blood 2016; 127: 187-99.
Revisión exhaustiva de los componentes y la estructura del citoesqueleto eritrocitario.

Megías M, Molist P, Pombal MA. Atlas de histología vegetal y animal. http://mmegias.webs.uvigo.es/inicio.html

Atlas de histología vegetal y animal *online* muy interesante que incluye información sobre numerosos tejidos, órganos y tipos celulares. La información puede descargarse en formatos pdf y mp3. Tiene un capítulo dedicado al eritrocito.

Neri S, Swinkels DW, Matlung HL, Van Bruggen R. Novel concepts in red blood cell clearance. Curr Opin Hematol 2021; 28: 438-44.
Esta revisión resume los últimos conocimientos mecánicos sobre la eliminación de los eritrocitos en diferentes contextos: durante la eliminación homeostática, la destrucción inmunomediada y la inflamación sistémica.

Risinger M, Kalfa TA. Red cell membrane disorders: structure meets function. Blood 2020; 136: 1250-61.
Revisión sobre la estructura normal de la membrana del eritrocito y sobre distintas enfermedades que pueden resultar de su alteración.

Thiagarajan P, Parker CJ, Prchal JT. How do red blood cells die? Front Physiol 2021; 12: 655393.
Revisión reciente que recopila los diferentes mecanismos moleculares mediante los que los macrófagos reconocen a los hematíes senescentes para su destrucción de los hematíes.

 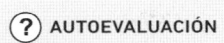
AUTOEVALUACIÓN

Proteínas plasmáticas y bioquímica de la coagulación sanguínea

28

Á. Gil Hernández y L. Fontana Gallego

OBJETIVOS

- Describir las principales proteínas plasmáticas, sus características y sus funciones.
- Conocer las posibilidades de uso de las nuevas plataformas de proteómica para la identificación de proteínas plasmáticas útiles en el diagnóstico de enfermedades.
- Comprender la importancia del proteoma plasmático humano en el diagnóstico y seguimiento de enfermedades tanto agudas como crónicas.
- Señalar los aspectos generales de la bioquímica de la coagulación sanguínea con la descripción de los procesos intrínsecos y extrínsecos, así como la formación de la red de fibrina.
- Explicar el mecanismo de la coagulación sanguínea.
- Comprender las funciones del fibrinógeno y del factor de Von Willebrand en la hemostasia.
- Conocer los mecanismos de regulación de la coagulación sanguínea.
- Precisar el mecanismo de disolución del coágulo.

INTRODUCCIÓN

El plasma sanguíneo está constituido por una mezcla de agua, electrólitos, metabolitos, nutrientes, proteínas y hormonas de diferente naturaleza. En definitiva, el plasma es la parte acelular de la sangre.

El plasma humano contiene una mezcla compleja de proteínas que tienen funciones muy importantes en la fisiología humana. Muchas de ellas contienen un elevado número de enlaces disulfuro, así como glúcidos (glicoproteínas) o lípidos (lipoproteínas) unidos covalentemente. La concentración de las proteínas plasmáticas oscila entre 7 y 7,5 g/dl. Basándose en su solubilidad relativa en presencia de solventes orgánicos, como el etanol, o de agentes salinizantes, como el sulfato amónico, los primeros investigadores separaron las proteínas plasmáticas en tres grupos: fibrinógeno, albúmina y globulinas. Posteriormente, los científicos clínicos emplearon la electroforesis en una matriz de acetato de celulosa para analizar la composición proteica del plasma. Tras la separación electroforética, aparecen cinco bandas principales que se designaron como: albúmina y globulinas α_1, α_2, β y γ. La **tabla 28-1** muestra las concentraciones relativas de las principales fracciones proteicas del plasma sanguíneo.

La albúmina sérica, que representa el 55 % de las proteínas sanguíneas, contribuye en gran medida a mantener la presión oncótica del plasma, así como al transporte de lípidos y hormonas esteroideas. Las globulinas constituyen el 38 % de las proteínas sanguíneas y transportan iones, hormonas y lípidos, contribuyendo a la función inmunitaria. El fibrinógeno comprende el 7 % de las proteínas sanguíneas; la conversión del fibrinógeno en fibrina insoluble es esencial para la

Tabla 28-1. Principales clases de proteínas del plasma sanguíneo

Proteínas	Nivel normal (g/dl)	Porcentaje	Función
Albúminas	3,5-5,0	55	Crear y mantener la presión oncótica; transportar moléculas insolubles
Globulinas	2,0-2,5	38	Participar en el sistema inmunitario
Fibrinógeno	0,2-0,45	7	Coagulación de la sangre
Proteínas reguladoras		< 1	Regulación metabólica y de la expresión génica
Factores de la coagulación		< 1	Conversión del fibrinógeno en fibrina

coagulación de la sangre. Las restantes proteínas plasmáticas (1 %) son proteínas reguladoras, como enzimas, proenzimas y hormonas. La **tabla 28-2** resume las concentraciones normales de las proteínas plasmáticas más relevantes.

La presión osmótica en el plasma sanguíneo derivada de todas las sustancias disueltas (presión oncótica) es de aproximadamente 25 mmHg. Dado que la presión hidrostática en las arteriolas es de alrededor de 37 mmHg, con una presión intersticial (tejido) de 1 mmHg que se opone a ella, una fuerza neta hacia fuera de aproximadamente 11 mmHg impulsa el fluido desde el plasma a los espacios intersticiales. Por el contrario, la presión hidrostática en las vénulas es de aproximadamente 17 mmHg. Por lo tanto, una fuerza neta de alrededor de 9 mmHg impulsa el agua desde los tejidos hacia la circulación. Si la concentración de proteínas plasmáticas disminuye notablemente (p. ej., debido a malnutrición grave), el líquido dejará de fluir de nuevo al compartimento intravascular y comenzará a acumularse en el compartimento extravascular originando un edema.

Tabla 28-2. Concentraciones normales de proteínas plasmáticas

Proteínas plasmáticas	Rango normal (mg/dl)
Albúmina	3.500-4.500
Prealbúmina (transtirretina)	10-40
α_1-Globulinas	300-600
α_1-Glicoproteína (orosomucoide)	55-140
Fetuina A	~ 0,001
Proteína de unión al retinol	3-6
Globulina transportadora de tiroxina	1-2
Transcortina	3-3,5
α_2-Globulinas (excluidas lipoproteínas)	400-900
Ceruloplasmina	15-60
Haptoglobina tipo 1-1	100-220
Haptoglobina tipo 2-1	160-300
Haptoglobina tipo 2-2	120-260
α_2-Macroglobulina	100-280
β-Globulinas (excluidas lipoproteínas)	600-1.100
Proteína C reactiva	< 1
Hemopexina	50-100
β_2-Microglobulina	~ 0,2
Transferrina	200-320
γ-Globulinas	700-1.500

Aproximadamente, el 70-80 % de todas las proteínas plasmáticas se sintetizan en el hígado. Éstas incluyen la albúmina, el fibrinógeno, la transferrina y la mayoría de los componentes del complemento y las cascadas de la coagulación sanguínea. Dos importantes excepciones son el factor Von Willebrand, que se sintetiza en el endotelio vascular, y las γ-globulinas, que se sintetizan en los linfocitos. Como se ha indicado anteriormente, la mayoría de las proteínas plasmáticas se modifican covalentemente mediante la adición de cadenas de oligosacáridos unidas por enlace O-glicosídico o N-glicosídico, o ambos. La albúmina es la principal excepción.

Los niveles de ciertas proteínas plasmáticas aumentan durante la inflamación o tras un daño tisular. La proteína C reactiva (PCR, denominada así porque reacciona con el polisacárido C de los neumococos), la α_1-antitripsina, la haptoglobina, la α_1-glicoproteína ácida y el fibrinógeno se clasifican como proteínas de fase aguda, las cuales desempeñan un papel en la respuesta del organismo a la inflamación. La PCR estimula la vía del complemento (**cap. 29**, Sistema inmunitario), mientras que la α_1-antitripsina neutraliza ciertas proteasas liberadas durante la inflamación aguda.

Los niveles de proteínas de fase aguda pueden aumentar un 50 %, y hasta 1.000 veces como en el caso de la PCR, durante estados inflamatorios crónicos y en pacientes con cáncer. Debido a que su concentración puede aumentar de manera intensa, la PCR se usa como un biomarcador de lesión tisular, infección e inflamación. La interleuquina (IL) 1 secretada por las células fagocíticas mononucleares es el estimulante principal, pero no el único, de la síntesis de reactantes de fase aguda por los hepatocitos. También participan otras moléculas adicionales, como IL-6. Las interleuquinas se analizan en detalle en el **capítulo 2** (Comunicación intercelular: hormonas, citoquinas y factores de crecimiento) del **tomo II**.

En el presente capítulo se describen las características estructurales y funcionales de las principales proteínas del plasma sanguíneo humano y su relación con algunas enfermedades. Además, se estudia el papel que desempeña actualmente la proteómica en el descubrimiento de nuevas proteínas plasmáticas, muchas de las cuales se utilizan como biomarcadores de enfermedad. Asimismo, se aborda el proceso bioquímico de coagulación de la sangre y sus mecanismos de regulación y de disolución del coágulo.

ALBÚMINA

La albúmina sérica humana o seroalbúmina es la proteína más abundante en el plasma sanguíneo, con un rango de concentración en el adulto sano de 35-50 mg/ml. En los niños menores de 3 años, el intervalo normal es más amplio: 29-55 mg/dl. Entre sus funciones destacan el mantenimiento de la presión oncótica, el transporte de las hormonas tiroideas y de otras hormonas, en particular las liposolubles, así como de ácidos grasos libres al hígado y a los miocitos para su utilización energética. Asimismo, transporta bilirrubina no conjugada y numerosos fármacos. Además, se une competitivamente a los iones calcio, cinc y cobre. Por otra parte, la albúmina sérica se comporta como una proteína negativa de fase aguda, regulándose a la baja en estados inflamatorios. Por lo tanto, no es un marcador válido del estado nutricional, sino más bien de un estado inflamatorio. Finalmente, previene la fotodegradación del ácido fólico y los efectos patogénicos de algunas toxinas como las de *Clostridioides difficile*.

La albúmina es sintetizada principalmente por el hígado, que produce alrededor de 13,9 g/día; tiene una vida media aproximada de 19-21 días y se degrada más eficazmente si se desnaturaliza o altera estructuralmente. La albúmina se sintetiza en el hígado como preproalbúmina, que tiene un péptido N-terminal que se elimina antes de que la proteína naciente se libere del retículo endoplásmico rugoso. El producto, la proalbúmina, se escinde, a su vez, en el aparato de Golgi para producir la albúmina secretada.

La albúmina está codificada por un único gen que tiene 15 exones. Se expresa de forma codominante, transcribiéndose y traduciéndose ambos alelos. El gen de la albúmina se localiza en el brazo largo del cromosoma 4, en la posición q13.3.

La albúmina tiene una masa molecular de 67 kDa. Se trata de una proteína monomérica globular altamente hidrosoluble compuesta por 585 residuos de aminoácidos, un grupo sulfhidrilo y 17 puentes disulfuro. El grupo sulfhidrilo de la Cys34 de la albúmina representa la mayor fracción de tiol libre en el organismo y existe tanto en forma reducida como oxidada. En el plasma de adultos jóvenes sanos, el 70-80 % de la albúmina total contiene el grupo sulfhidrilo libre en forma reducida o mercaptoalbúmina. Sin embargo, en estados patológicos caracterizados por estrés oxidativo y durante el proceso de envejecimiento, puede predominar la forma oxidada.

La proteína madura está compuesta por tres dominios homólogos, numerados como I, II y III. Cada dominio se agrupa en subdominios A y B que poseen motivos estructurales comunes. Las dos regiones principales responsables de la unión del ligando a la albúmina se conocen como sitios I y II de Sudlow, situados en los subdominios IIA y IIIA, respectivamente. Estos sitios son los responsables de que la albúmina sea la proteína transportadora por excelencia del plasma sanguíneo, uniéndose a numerosas sustancias, tanto de origen endógeno (esteroides, ácidos grasos libres, L-triptófano, etc.) como exógeno, especialmente medicamentos (warfarina, ibuprofeno, clorpromazina, naproxeno, etc.). Asimismo, la albúmina actúa como transportador de residuos tóxicos, ligando la bilirrubina, el producto de la descomposición del hemo, para llevarla al hígado y excretarla. También se considera que la albúmina actúa como antioxidante debido a su capacidad para: *a)* proteger las sustancias

unidas del daño peroxidativo (p. ej., ácidos grasos y lipoproteínas) y *b)* unir cobre libre, limitando su actividad redox y la producción de radicales libres. Por último, la albúmina es una fuente de tioles que son ávidos eliminadores de especies reactivas de oxígeno y nitrógeno.

La albúmina está presente predominantemente en el espacio extravascular (~ 242 g) y no tanto en el intravascular (~ 118 g). De hecho, la proteína prevalece en localizaciones extracelulares como la piel, el intestino, el músculo, fluidos corporales (líquido cefalorraquídeo [LCR], líquido pleural, etc.) y secreciones (sudor, lágrimas y leche). Sin embargo, intracelularmente hay concentraciones muy bajas de albúmina. Ésta regresa del espacio extravascular a la circulación a través del sistema linfático, realizando alrededor de ~ 28 «viajes» de entrada y salida del sistema linfático durante su vida.

Tras la secreción por los hepatocitos, la albúmina entra en la circulación y transloca al espacio extracelular a través de los poros del endotelio sinusoidal o fenestrado en determinados órganos, como el hígado, el páncreas, el intestino delgado y la médula ósea. Sin embargo, en los órganos en los que predomina un endotelio continuo, actualmente se cree que la albúmina puede atravesar el endotelio mediante mecanismos transcitóticos activos, incluidos los mecanismos mediados por receptores (p. ej., la albondina; v. más adelante).

Se han identificado varias proteínas putativas de unión a la albúmina y receptores en diversos tejidos y líneas celulares, como riñón, endotelio, fibroblastos y superficies de células tumorales. Concretamente, se han descubierto siete proteínas de unión a albúmina asociadas a la membrana: albondina/glicoproteína 60 (gp60), glicoproteína 18 (gp18), glicoproteína 30 (gp30), receptor Fc neonatal (FcRn), ribonucleoproteínas nucleares heterogéneas (hnRNP), calreticulina, cubilina y megalina. Además, se ha identificado una proteína de unión a albúmina conocida como proteína secretada ácida y rica en cisteína (SPARC) (**Tabla 28-3**). Por otra parte, en las células tumorales, la albúmina proporciona nutrientes a través de un proceso de macropinocitosis para sostener su proliferación.

Teniendo en cuenta la permeación, retención y acumulación de albúmina en el intersticio tumoral, su desarrollo como portador de fármacos es cada vez más importante en la terapia del cáncer. Así, se ha propuesto que algunos medicamentos unidos a albúmina aprovechan la presencia de albondina en el endotelio y de SPARC en el intersticio tumoral para aumentar la acumulación de fármacos en el espacio tumoral. Se han desarrollado diversos sistemas de administración de fármacos con albúmina, como nanopartículas de albúmina, conjugados fármaco-albúmina, derivados de fármacos que se unen a ella y profármacos. También se está evaluando la unión a la albúmina como estrategia general para mejorar la farmacocinética de los fármacos. Tradicionalmente, se ha creído que la unión de un fármaco a la albúmina reduce el nivel de fármaco libre disponible para ejercer su actividad. Sin embargo, también se han demostrado mecanismos por los que la albúmina actúa para mejorar eficazmente el uso terapéutico o reducir el aclaramiento rápido.

La baja concentración de albúmina (hipoalbuminemia) puede estar causada por malnutrición, enfermedad hepática,

Tabla 28-3. Localización de las proteínas de unión a albúmina sérica humana y receptores

Proteína/receptor	Tejido	Sustrato
Albondina/gp60	Endotelio continuo	Albúmina nativa
gp18	Superficies de endotelio, macrófagos, fibroblastos y células de cáncer de mama MDA-MB-453	Albúmina modificada
gp30	Superficies de endotelio, macrófagos, fibroblastos y células de cáncer de mama MDA-MB-453	Albúmina modificada
SPARC	Células endoteliales, células musculares lisas vasculares, músculo esquelético, fibroblastos, células testiculares, ováricas, pancreáticas y una serie de células tumorales	Albúmina nativa
hnRNPs	Líneas celulares tumorales humanas: células de leucemia procedentes de la línea celular linfoblástica CEM, células de cáncer de mama MCF-7 y células de melanoma MV3	Albúmina nativa
Calreticulina	Líneas celulares tumorales humanas: células de leucemia procedentes de la línea celular linfoblástica CEM, células de cáncer de mama MCF-7 y células de melanoma MV3	Albúmina nativa
FcRn	Endotelio, células presentadoras de antígenos, intestino, riñones, pulmones y barrera hematoencefálica (endotelio del sistema nervioso central y plexo coroideo)	Albúmina nativa
Cubilina	Células del túbulo proximal del riñón, células intestinales de absorción, placenta y células viscerales del saco vitelino	Albúmina nativa y probablemente albúmina modificada
Megalina	Células del túbulo proximal del riñón, células intestinales de absorción, placenta, células viscerales del saco vitelino, plexo coroideo, epitelio ciliar, pulmones, paratiroides, endometrio, oviducto, oído interno y células epiteliales del epidídimo	Albúmina nativa y probablemente albúmina modificada

síndrome nefrótico, quemaduras, enteropatía con pérdida de proteínas, malabsorción, embarazo tardío, variaciones genéticas y neoplasia, mientras que la concentración elevada de albúmina en el plasma (hiperalbuminemia) casi siempre está causada por deshidratación. En algunos casos de deficiencia de retinol (vitamina A), el nivel de albúmina puede elevarse considerablemente (4,9 g/dl) porque el retinol hace que las células se hinchen de agua, con disminución concomitante del agua plasmática. Es probable que la hinchazón también se produzca durante el tratamiento con ácido retinoico, un fármaco para tratar el acné grave, entre otras afecciones. En experimentos de laboratorio se ha demostrado que el ácido retinoico todo-*trans* regula a la baja la producción de albúmina.

Se sabe desde hace tiempo que las proteínas de la sangre humana, como la hemoglobina y la albúmina, pueden sufrir una lenta glicación no enzimática, principalmente por la formación de una base de Schiff entre los grupos ε-amino de los residuos de lisina (y a veces de arginina) y las moléculas de glucosa de la sangre (reacción de Maillard). Así, en la diabetes mellitus se observa un aumento de la glicoalbúmina.

En el riñón sano, el tamaño de la albúmina y su carga eléctrica negativa impiden su filtración en el glomérulo, pero en algunas enfermedades, como la nefropatía diabética, que a veces puede ser una complicación de la diabetes no controlada o de larga duración, las proteínas plasmáticas y, en particular, la albúmina pueden atravesar el glomérulo. La albúmina perdida puede detectarse mediante un simple análisis de orina. Dependiendo de la cantidad de albúmina perdida, un paciente puede tener una función renal normal, microalbuminuria o albuminuria.

La solución de albúmina está disponible para uso médico, habitualmente en concentraciones del 5-25 % y se utiliza a menudo para reponer la pérdida de líquido y ayudar a restablecer el volumen sanguíneo en pacientes traumatizados, quemados y operados. La albúmina puede utilizarse para revertir potencialmente la toxicidad farmacológica o química y puede usarse en el tratamiento de la cirrosis hepática descompensada.

GLOBULINAS

La fracción de α1-globulinas incluye varias proteínas complejas que contienen hidratos de carbono y lípidos. Se trata del orosomucoide, la α1-glicoproteína y las α-lipoproteínas. La concentración sérica normal de α1-globulina es de 0,42 g/dl. El orosomucoide es rico en hidratos de carbono, hidrosoluble, termoestable y tiene un peso molecular de 44 kDa. Sirve para transportar complejos de hexosamina a los tejidos. Las lipoproteínas son complejos solubles que contienen lípidos unidos de forma no covalente. Estas proteínas actúan principalmente como transportadores de diferentes lípidos en el organismo (**cap. 5**, Metabolismo de las lipoproteínas).

La fracción de las α2-globulinas contiene proteínas complejas como α2-glicoproteínas, plasminógeno, protrombina, haptoglobina, ceruloplasmina (transporta cobre) y α2-macroglobulina. El valor sérico normal de esta fracción es de 0,67 g/dl. El plasminógeno y la protrombina son los precursores inactivos de la plasmina y la trombina, respectivamente, y ambas proteínas desempeñan un papel importante en la coagulación de la sangre (v. más adelante).

Las haptoglobulinas también son glicoproteínas que se sintetizan en el hígado y pueden unirse a la hemoglobina libre que pueda surgir en el plasma debido a la lisis de los eritrocitos, impidiendo así la excreción de hemoglobina y del hierro asociado a ella. La ceruloplasmina es una glicoproteína sintetizada en el hígado y es un componente esencial del metabolismo del cobre en el organismo. Alrededor del 95 % del cobre plasmático está unido a esta proteína.

La fracción de las β-globulinas contiene diferentes β-lipoproteínas, muy ricas en contenido lipídico. También incluye la transferrina (siderofilina), que transporta hierro no hemo en plasma. El valor sérico normal de β-globulinas es de 0,91 g/dl. La transferrina es una proteína transportadora de hierro, y puede estar saturada de hierro hasta un 33 % en el plasma. Tiene un bajo contenido en hidratos de carbono.

Finalmente, la fracción de γ-globulinas, también denominadas inmunoglobulinas (Ig), tiene actividad anticuerpo. En función de su movilidad electroforética se clasifican en IgG, IgA e IgM.

A continuación se describen las características y funciones de algunas de las globulinas plasmáticas más relevantes, muy especialmente de aquellas que tienen implicaciones en nutrición.

Glicoproteína ácida α₁ (orosomucoide 1)

La glicoproteína ácida α_1 (AGP), también conocida como orosomucoide 1, es una glicoproteína de 201 aminoácidos, que incluye un péptido señal de 18 aminoácidos. El peso molecular de la proteína desnuda es de 23,5 kDa, pero el contenido en hidratos de carbono determina que se observen masas en torno a 41-43 kDa. En el plasma se encuentran dos isoformas (AGP1 y AGP2 codificadas por los genes *ORM1* y *ORM2*, respectivamente), que difieren en 22 aminoácidos. La proteína se expresa en el hígado y es secretada en forma monomérica a la circulación, donde se observa en concentraciones entre 0,36 y 1,46 mg/ml con una media de 0,77 mg/ml, teniendo los varones niveles ligeramente más altos que las mujeres. Se ha descrito que la concentración de AGP aumenta con la edad en mujeres pero no en hombres. Es una proteína de fase aguda y su concentración sérica aumenta en respuesta a estímulos inflamatorios, incrementando potencialmente la concentración de 2 a 4 veces. Las principales funciones de la AGP son la modulación negativa de fase aguda del sistema del complemento y el transporte de compuestos lipofílicos, ambas fuertemente moduladas por la glicosilación de la proteína. Se estima que la función inmunomoduladora se produce a través de la interacción con selectinas en un lugar determinado de la lesión que genera el proceso inflamatorio (con sialil-Lewis X como ligando) e inhibiendo el depósito local del complemento. La glicosilación de AGP cambia considerablemente en función de las condiciones. Por ejemplo, durante las primeras fases de una respuesta inmunitaria de fase aguda, los niveles de glicanos fucosilados (sialil-Lewis X) aumentan significativamente y continúan incrementándose durante toda la respuesta inmunitaria de fase aguda. En la artritis reumatoide se ha demostrado que tanto la fucosilación como la sialilación aumentan significativamente. Como la AGP puede utilizarse para trans-

portar fármacos lipofílicos y ácidos al lugar de la lesión, se considera una buena diana para el desarrollo terapéutico.

α₁-Antitripsina

La α_1-antitripsina, también conocida como inhibidor de la α_1-proteasa, α_1-antiproteinasa o serpina A1, consta de 418 aminoácidos (incluido un péptido señal de 24 aminoácidos) con una masa aparente de 51 kDa (incluida la glicosilación). Constituye > 90 % de la fracción α_1 de las proteínas plasmáticas y es el principal inhibidor de las serinas proteasas (serpinas) en la sangre humana. Es producida principalmente en el hígado por los hepatocitos, pero también se sintetiza en monocitos, células epiteliales intestinales y en la córnea. Debido a su pequeño tamaño y a sus propiedades polares, la glicoproteína puede pasar fácilmente a los fluidos tisulares. En individuos sanos se encuentra un nivel plasmático de aproximadamente 1,1 mg/ml, pero la concentración puede aumentar 3-4 veces durante la inflamación.

La α_1-antitripsina inhibe una amplia gama de serinas proteasas, protegiendo los tejidos de ataques enzimáticos. La elastasa es su principal diana, por lo que la α_1-antitripsina impide su acción y la consecuente destrucción proteolítica de los tejidos en las vías respiratorias inferiores, protegiendo del desarrollo del enfisema pulmonar. Existen al menos 75 isoformas. El genotipo mayoritario es MM, y su producto fenotípico es PiM. Una deficiencia de esta serpina está implicada en ciertos casos (aproximadamente el 5 %) de enfisema, en particular en los individuos con genotipo ZZ (que sintetizan PiZ) y en los heterocigotos PiSZ, los cuales secretan una cantidad de proteína considerablemente menor que los individuos PiMM.

Por otra parte, se ha demostrado que la α_1-antitripsina tiene propiedades antiinflamatorias, por lo que podría utilizarse como agente terapéutico para la artritis reumatoide y la diabetes de tipo 1.

α-1β-Glicoproteína

La α-1β-glicoproteína es un polipéptido de 474 aminoácidos con una masa aparente de 63 kDa (incluida la glicosilación). La proteína consta de cinco dominios repetitivos que muestran una gran homología con los dominios variables conocidos de las cadenas pesada y ligera de las inmunoglobulinas, lo que hace que la proteína forme parte de la superfamilia de las inmunoglobulinas. La α-1β-glicoproteína se produce principalmente en el hígado y se secreta al plasma en niveles de aproximadamente 0,22 mg/ml. La función general de la proteína sigue siendo desconocida, pero se ha descubierto que se une a la proteína secretora rica en cisteína 3 (CRISP3) y se ha asociado con el cáncer de mama, hígado, páncreas y vejiga, así como con el síndrome nefrótico resistente a esteroides. Además, recientemente se ha propuesto como autoantígeno en la artritis reumatoide.

Glicoproteína α₂-HS (fetuina A)

La glicoproteína α_2-HS, también conocida como fetuina A, α_2-Z-globulina y glicoproteína α_2 de Heremans-Schmid, es una glicoproteína de 367 aminoácidos y 51-67 kDa. Está formada por una cadena A (282 aminoácidos) y una cadena B (27 aminoácidos) con una secuencia enlazadora (40 aminoácidos). Sintetizada en el hígado, la proteína se encuentra en niveles plasmáticos de 0,3-0,6 mg/ml. La glicoproteína α_2-HS actúa en varios sitios y en una amplia variedad de procesos fisiológicos y patológicos en seres humanos. Entre sus funciones más destacadas se encuentran la eliminación de fosfato y calcio libre, evitando así la calcificación, y la unión y protección frente a las acciones de metaloproteasas de matriz. Además, se sabe que la proteína se une al receptor de insulina, sin que se conozca su función. No obstante, el aumento de los niveles de glicoproteína α_2-HS se asocia con la obesidad y la diabetes mellitus de tipo 2. Por otro lado, se ha descubierto que la disminución de los niveles de glicoproteína α_2-HS provoca varios efectos negativos sobre el crecimiento. Además, se ha demostrado que esta proteína protege al feto del sistema inmunitario materno mediante la inhibición del factor de necrosis tumoral (TNF). También se ha demostrado una abundancia diferencial de glucopéptidos en la Asn156 en el cáncer de páncreas y la pancreatitis.

α_2-Macroglobulina

La α_2-macroglobulina, también conocida como C3, es una glicoproteína de 720 kDa (glicosilada) y 1.474 aminoácidos, formada por cuatro subunidades similares de 180 kDa que están unidas por puentes disulfuro. Es producida por el hígado y está presente en niveles plasmáticos de aproximadamente 1,2 mg/ml. La función principal de la α_2-macroglobulina es atraer y atrapar proteasas. Para ello, la proteína contiene una secuencia peptídica cebadora conocida por interactuar con muchas proteasas plasmáticas comunes, como la tripsina, la quimotripsina y varias otras del sistema del complemento. Tras la proteólisis, un cambio de conformación en la α_2-macroglobulina atrapa a la proteasa circulante, y el complejo es posteriormente eliminado del plasma.

Los cambios en la glicosilación de la α_2-macroglobulina se han asociado a enfermedades autoinmunes, en particular, el lupus eritematoso sistémico y la esclerosis múltiple, y al cáncer.

β_2-Glicoproteína 1

La β_2-glicoproteína 1 también se denomina apolipoproteína H, inhibidor de las células presentadoras de antígenos (APC), proteína de unión a proteína C activada y cofactor anticardiolipina. Se trata de una cadena polipeptídica simple de 345 aminoácidos y 50 kDa (incluyendo alrededor de un 19 % de contenido en hidratos de carbono) perteneciente a la superfamilia de proteínas de control del complemento (CCP). Consta de cinco dominios CCP similares de aproximadamente 60 aminoácidos. La β_2-glicoproteína 1 se sintetiza principalmente en los hepatocitos y se encuentra en la sangre en niveles de 0,2 mg/ml.

La función principal de la β_2-glicoproteína 1 es la eliminación de compuestos cargados negativamente como el DNA, las glicoproteínas sialiladas y los fosfolípidos, que de otro modo podrían inducir una coagulación y una agrega-

ción plaquetaria no deseadas. Las propiedades precisas de unión de la proteína dependen de la conformación, abierta o cerrada, la cual se ha propuesto que depende, a su vez, de la glicosilación.

El nivel sérico de β_2-glicoproteína 1 aumenta con la edad y se reduce durante el embarazo y en pacientes que sufren ictus e infartos de miocardio. Además, es el principal antígeno en el síndrome antifosfolípido.

Ceruloplasmina

La ceruloplasmina humana, también denominada ferroxidasa, es una glicoproteína de 151 kDa sintetizada por el hígado. Consta de una única cadena polipeptídica y pertenece a la familia de las multicobre oxidasas. Las concentraciones de ceruloplasmina oscilan entre 0,15 y 0,96 mg/ml, con una media de 0,36 mg/ml, aunque se han descrito niveles elevados en caso de estimulación inflamatoria. La ceruloplasmina puede ligar 6 o 7 átomos de cobre y, de esta manera, contiene y transporta el 95 % del cobre que se encuentra en el plasma (**cap. 23**, Cobre y cinc). Sin embargo, la función principal de la proteína es el metabolismo del hierro; así, la ceruloplasmina tiene actividad ferroxidasa oxidando Fe^{2+} a Fe^{3+} sin liberar especies radicales de oxígeno, al tiempo que facilita el transporte de hierro a través de la membrana celular (**cap. 22**, Hierro).

La concentración de ceruloplasmina está muy disminuida en algunas enfermedades hepáticas y, en particular, en la enfermedad de Wilson (degeneración hepatolenticular). También hay niveles de ceruloplasmina bajos en la aceruloplasminemia, enfermedad en la que el hierro se acumula en las células, especialmente en el cerebro, el hígado y los islotes pancreáticos.

HAPTOGLOBINA

La haptoglobina (Hp) es una glicoproteína de fase aguda de 406 aminoácidos con un esqueleto peptídico de 45 kDa. Es sintetizada en el hígado por los hepatocitos como una única cadena polipeptídica y también se expresa en la piel. La haptoglobina se encuentra típicamente en el plasma en el rango de 0,6-2,3 mg/ml, con una media de 1,32 mg/ml.

La función principal de la haptoglobina es proteger los tejidos del daño oxidativo mediante la captura de hemoglobina. Durante el recambio de los hematíes, aproximadamente el 10 % de la hemoglobina de los eritrocitos se libera a la circulación. Esta hemoglobina libre, extracorpuscular, es suficientemente pequeña (65 kDa) como para atravesar el glomérulo del riñón y llegar a los túbulos, donde tiende a formar precipitados perjudiciales. La haptoglobina se une a la hemoglobina extracorpuscular (Hb) para formar un complejo no covalente (Hb-Hp). Dado que el complejo Hb-Hp es demasiado grande ($\geq$ 155 kDa) para atravesar el glomérulo, este mecanismo protege al riñón de la formación de precipitados nocivos y reduce la pérdida del hierro asociado a la hemoglobina extracorpuscular.

Durante su síntesis, la haptoglobina se escinde en una cadena α ligera y una cadena β pesada, que están conectadas mediante enlaces disulfuro. Pueden existir dos variantes de la cadena α (α_1 y α_2) con una masa molecular respectiva de 9 y 16 kDa. La cadena β de 40 kDa está formada por 245 aminoácidos. La combinación de diferentes variantes alélicas de la cadena α (α_1 y α_2) con la cadena o las cadenas β genera varios fenotipos. Existen tres fenotipos principales que incluyen las cadenas α_1 y α_2 denominados Hp1-1, Hp2-1 y Hp2-2. Tienen una configuración ($\alpha_1\beta$)2, ($\alpha_1\beta$)2 + ($\alpha_2\beta$)n = 0, 1, 2, ..., y ($\alpha_2\beta$)n = 3, 4, 5, ..., respectivamente, que se observa en diferentes proporciones entre etnias. Los individuos de raza blanca tienen alrededor de un 13 % de fenotipo Hp1-1, un 46 % de Hp2-1 y un 41 % de Hp2-2. Se ha observado que el polimorfismo de la haptoglobina influye en sus propiedades fisiológicas; por ejemplo, la Hp1-1 se une a la hemoglobina con más fuerza que la Hp2-2.

Los pacientes que sufren anemias hemolíticas presentan niveles bajos de haptoglobina. Por otra parte, se han descrito niveles elevados de haptoglobina en situaciones de inflamación y enfermedades malignas. Ciertas enfermedades parecen depender del polimorfismo, ya que los individuos con el fenotipo Hp1-1 tienen una mayor concentración de anticuerpos inducidos en su plasma después de la vacunación, infecciones o enfermedades hepáticas en comparación con los otros fenotipos.

HEMOPEXINA

La hemopexina, también conocida como glicoproteína β_1b, es una glicoproteína plasmática de una sola cadena polipeptídica de 462 aminoácidos con un esqueleto peptídico de 51 kDa y una masa aparente que oscila entre 57 y 80 kDa dependiendo de su glicosilación. La proteína se expresa principalmente en el hígado y se encuentra en el suero a niveles de 0,8 mg/ml en adultos, mientras que los niveles en recién nacidos se han medido en torno al 20 % de ese valor. También se expresa en el sistema nervioso central, en la retina y en los nervios periféricos.

La estructura de la proteína se halla estabilizada por seis puentes disulfuro y por la proporción de glicosilación. La hemopexina es una glicoproteína de respuesta de fase aguda, capaz de unir hemo con la mayor afinidad conocida de todas las proteínas plasmáticas. Cuando se capta un hemo, el complejo puede ser recuperado del plasma por el receptor de hemopexina (como el que se encuentra en la membrana de las células del parénquima hepático), lo que conduce a la internalización, catabolización del hemo y reciclaje de las proteínas implicadas. Tras este proceso, la hemopexina vuelve a la circulación. La hemopexina se expresa en grandes cantidades en caso de inflamación, un estado en el que el hemo es muy abundante en el plasma. Dado que, de lo contrario, el hemo provocaría estrés oxidativo, la función de la hemopexina puede describirse como antioxidante.

GLICOPROTEÍNA RICA EN HISTIDINA

La glicoproteína rica en histidina, también denominada glicoproteína rica en histidina-prolina (HPRG), tiene una masa molecular aparente de 72 kDa y consta de 525 aminoácidos. La proteína se encuentra en el plasma en concentraciones de 0,1-0,15 mg/ml y es producida principalmente por las células del parénquima hepático, aunque algunos estudios sugieren que también se sintetiza en las células inmunitarias. Los niveles en recién nacidos son sólo aproximadamente el 20 % de los de los adultos. Se sabe que la glicoproteína rica en histidina regula la inmunidad, la coagulación y la angiogénesis. Para conseguirlo, interactúa con muchos ligandos diferentes, como el hemo, la heparina, el plasminógeno, el fibrinógeno, la trombospondina y la IgG, así como con muchos receptores de la superficie celular y cationes divalentes como el Zn^{2+}. Es una proteína de fase aguda negativa, que presenta niveles plasmáticos reducidos durante la inflamación, las lesiones o el embarazo.

TRANSFERRINA

La transferrina, también conocida como serotransferrina, globulina de unión a metales β_1 o siderofilina, es una proteína de 698 aminoácidos con una masa molecular de aproximadamente 77 kDa. La proteína consta de dos dominios globulares, el dominio N y el dominio C, que se dividen en dos subdominios cada uno (N1, N2, C1 y C2). Los dos dominios principales están conectados por un corto péptido enlazador. Los dominios pueden interactuar para formar un sitio hidrófilo de unión a iones metálicos. La transferrina es producida principalmente por los hepatocitos; otros tejidos también la expresan, aunque en cantidades significativamente menores. La concentración plasmática es muy estable a partir de los 2 años de edad, con un rango entre 2 y 3 mg/ml, y los niveles pueden aumentar durante el embarazo hasta 5 mg/ml.

La transferrina es una proteína fijadora de hierro y regula sus niveles en los fluidos biológicos. Puede unir dos iones Fe^{3+} y transportarlos por la circulación, evitando la toxicidad de la formación de radicales libres. Existen receptores de transferrina (TfR) en la superficie de la mayoría de las células. La transferrina se une a los TfR y se internaliza mediante un proceso de endocitosis mediada por receptor. El pH ácido de los lisosomas origina la disociación del hierro, que se incorpora al citoplasma y el TfR retorna intacto a la membrana celular. No obstante, la transferrina no está saturada habitualmente y su grado de saturación es de un tercio. En situaciones de anemia, el estado de saturación es aún más bajo, y en condiciones de exceso de hierro corporal (p. ej., en la hemocromatosis), la saturación aumenta considerablemente.

La expresión génica de la transferrina y de su receptor está estrechamente regulada, junto con las de la proteína intracelular ferritina, mediante un proceso postraduccional en función de la disponibilidad de hierro (**cap. 14**, Regulación de la expresión génica mediada por minerales, **tomo II**).

El hierro es esencial para la replicación del DNA, debido a que es un cofactor de la ribonucleósido difosfato reductasa. Varios estudios han demostrado que el número de TfR en la superficie de las células está estrechamente correlacionado con su estado de proliferación y su estatus de hierro. Además, los niveles alterados de transferrina se asocian a varias enfermedades, como las cardiovasculares y las derivadas del abuso del alcohol. En la inflamación y las reacciones alérgicas, los niveles de transferrina se encuentran significativamente reducidos en el plasma. La proteína también ha mostrado potencial como agente terapéutico. Por ejemplo, el daño oxidativo causado por la radioterapia puede reducirse mediante infusión de apo-transferrina. Las propiedades de la transferrina y su receptor pueden aprovecharse para administrar fármacos que alcancen específicamente el cerebro y las células cancerosas. Asimismo, se ha demostrado que los conjugados formados por la proteína y un fármaco producen una elevada citotoxicidad específica en células tumorales.

VITRONECTINA

La vitronectina, también denominada proteína S, factor de extensión del suero o V75, es un miembro de 459 aminoácidos y 52,4 kDa de la familia de las pexinas y del grupo de las glicoproteínas adhesivas. La masa molecular aparente de 75 kDa se debe a modificaciones postraduccionales que incluyen la glicosilación. La vitronectina se produce principalmente en el hígado y se encuentra a una concentración de 0,2-0,4 mg/ml en el plasma, donde está presente principalmente en forma monomérica o dimérica. También se encuentra en otros fluidos corporales, como el semen, la orina, el líquido amniótico, el LCR y el líquido de lavado broncoalveolar, y en las plaquetas.

La vitronectina desempeña un papel en la coagulación sanguínea, la unión a la matriz extracelular, la regulación de la adhesión y la propagación celulares y la inmunidad innata. También protege la membrana de los daños causados por la vía del complemento citolítico terminal. La infraexpresión de la proteína se ha correlacionado con afecciones hepáticas como la fibrosis, mientras que se han descrito niveles elevados en estados inflamatorios. La vitronectina también está implicada en el carcinoma hepatocelular, en el que se han identificado glicoformas específicas.

CINC-α_2-GLICOPROTEÍNA

La cinc-α_2-glicoproteína (ZAG), también abreviada Zn-α_2-glicoproteína o Zn-α_2-GP, es una glicoproteína de 41 kDa (el 15 % de la masa son hidratos de carbono) que comprende una única cadena de 298 aminoácidos, con dos puentes disulfuro intracatenarios. La proteína es producida por el hígado y se encuentra en plasma en concentraciones de alrededor de 0,03-0,11 mg/ml, con una media de 0,05 mg/ml. Como ocurre con muchas glicoproteínas plasmáticas, las funciones de la ZAG son diversas. Se ha demostrado que la proteína interactúa con el receptor β_3-adrenérgico de los adipocitos, induciendo la captación y oxidación de ácidos grasos. Mientras que su variante sérica se origina en los hepatocitos, la ZAG se expresa en muchos tipos celulares, como el tejido adiposo, las células bucales y las células epiteliales de la próstata, y se encuentra en muchos fluidos corporales como el líquido seminal, donde su concentración es seis veces mayor que en el suero. Las funciones de la ZAG producida *in situ* incluyen la fertilización, la producción de melanina, la regulación de la respuesta inmunitaria y algunas otras. Además, la concentración sérica de ZAG presenta un gran aumento en varios tipos de cáncer, lo que la convierte en un biomarcador particularmente bueno para los carcinomas de mama y de próstata.

TRANSTIRRETINA

La transtirretina (TTR o TBPA) es una proteína del plasma y del LCR que transporta de forma conjunta la hormona tiroidea tiroxina (T$_4$) y retinol. En un principio, la TTR se denominó prealbúmina (o prealbúmina de unión a tiroxina) porque migraba más rápido que la albúmina en los geles de electroforesis. No obstante, actualmente se considera que prealbúmina es un nombre erróneo, ya que no es un precursor de la albúmina.

La TTR es una proteína homotetramérica muy conservada que en los seres humanos tiene una masa molecular de 55 kDa, y cada monómero está compuesto por 127 aminoácidos. El tetrámero de la TTR forma un estrecho canal hidrófobo cilíndrico que atraviesa el centro de la molécula y que contiene dos sitios de unión simétricos, capaces de alojar dos moléculas de T$_4$. La TTR es también el principal transportador de retinol (vitamina A), estableciendo un complejo molar 1:1 con la proteína de unión al retinol (RBP). La unión está limitada a un máximo de dos moléculas de RBP por tetrámero de TTR.

La TTR es una proteína soluble no glicosilada que se secreta a la sangre y al LCR. Los principales lugares de síntesis de la TTR son el hígado, desde donde se libera a la sangre, y el plexo coroideo, que es el origen de la TTR del LCR. La TTR también se expresa en las células endoteliales de los islotes de Langerhans, los epitelios pigmentarios ciliares, el epitelio pigmentario de la retina, el intestino, el saco vitelino visceral y, en cantidades bastante menores, el estómago, el corazón, el músculo esquelético y el bazo. La TTR también se expresa en las meninges, en las células de Schwann y los oligodendrocitos, así como en diferentes tipos de neuronas y en la placenta humana.

Aunque la TTR está muy concentrada en el plasma humano, tiene una afinidad intermedia por la T$_4$ y sólo transporta alrededor del 15 % de la hormona. El retinol circula en el plasma unido a la RBP. La RBP es sintetizada y secretada principalmente por los hepatocitos y es la única proteína de transporte específica para el retinol en la circulación. En el plasma, el RBP-retinol se encuentra en un complejo con la TTR, que es responsable de la unión de casi toda la RBP (95 %) y se ha sugerido que esta asociación facilita la liberación de la RBP del lugar de síntesis en el retículo endoplásmico y evita la filtración renal.

Con el descubrimiento de otros ligandos además de la T$_4$ y la RBP, se han descrito nuevas funciones de la TTR. Así, tiene actividad proteolítica sobre la apolipoproteína A-I (apo A-I), ya que reduce su capacidad de promover el transporte inverso de colesterol y aumenta su potencial amiloidogénico y, como tal, tiene un impacto en el desarrollo de la aterosclerosis. Además, la TTR tiene actividad metaloproteasa dependiente de cinc sobre diversos sustratos como el neuropéptido Y (NPY) y el péptido β amiloide (Aβ), cuya acumulación representa un punto crucial en el inicio y desarrollo de la enfermedad de Alzheimer. En efecto, se ha demostrado que la TTR escinde no sólo la forma soluble del Aβ, sino también las formas Aβ agregadas *in vitro*, disminuyendo su capacidad de fibrilogénesis y toxicidad y facilitando la neuroprotección, por lo que se ha sugerido que la unión de la TTR y la escisión de Aβ subyacen al efecto neuroprotector de la TTR en la enfermedad de Alzheimer. Además, se ha demostrado que la TTR influye en el aclaramiento de Aβ, facilitando la salida de Aβ del cerebro y su internalización por el hígado a través del receptor 1 relacionado con lipoproteínas (LRP-1).

El mal plegamiento extracelular y el mal ensamblaje de la proteína TTR en una variedad de agregados, incluidas las fibrillas amiloides, están relacionados con numerosas enfermedades neurodegenerativas y miocardiopatías. La amiloidogénesis de la TTR se produce por la disociación del tetrámero, seguida de un desdoblamiento parcial del monómero. El depósito de TTR de tipo salvaje que conduce a la enfermedad amiloide esporádica se produce hasta en el 10 % de la población mayor de 80 años y tiene lugar principalmente en el tejido cardíaco. Las amiloidosis familiares, asociadas a una de las más de 100 mutaciones de la TTR que suelen presentarse antes, habitualmente son más graves, con diversas variantes que muestran un depósito y una patología selectivos de los tejidos. Las enfermedades amiloides familiares de la TTR incluyen las neuropatías sistémicas (polineuropatía amiloide familiar), las miocardiopatías (miocardiopatía amiloide familiar) y las amiloidosis del sistema nervioso central. Los pacientes típicos con estas enfermedades son heterocigotos, por lo que sus tetrámeros están formados por una distribución casi estadística de subunidades mutantes y silvestres, aunque la TTR variante suele depositarse de manera selectiva, probablemente porque los tetrámeros ricos en subunidades variante son menos estables y se disocian y transforman en amiloide con mayor facilidad.

PROTEÍNA PLASMÁTICA DE UNIÓN AL RETINOL

La proteína plasmática de unión al retinol (vitamina A) se denomina también proteína de unión al retinol 4 o RBP-4. Tiene un peso molecular de aproximadamente 21 kDa y está codificada por el gen *RBP4*. Se sintetiza principalmente, aunque no de forma exclusiva, en el hígado, y circula por el torrente sanguíneo unida al retinol en un complejo con la transtirretina, como se ha indicado anteriormente.

Esta proteína pertenece a la familia de las lipocalinas y transporta el retinol de las reservas hepáticas a los tejidos periféricos. En el plasma, el complejo RBP-4-retinol interactúa con la transtirretina, que impide su pérdida por filtración a través de los glomérulos renales. Una deficiencia de vitamina A bloquea la secreción de la proteína de unión de forma postraduccional y provoca una entrega y un suministro defectuosos a las células epidérmicas.

La RBP-4 ha sido un objetivo farmacológico para la investigación oftalmológica debido a su papel en la visión. La RBP-4 también parece estar implicada en enfermedades metabólicas, como sugieren estudios recientes. Así, se ha descrito que la RBP-4 es una adipoquina que contribuye a la resistencia a la insulina y a la diabetes. Además de en el hígado, la RBP-4 también es secretada por los adipocitos en una proporción más pequeña que en el hígado y actúa como señal para las células circundantes cuando se produce una disminución de la concentración de glucosa en plasma. Se sospecha que un nivel elevado de RBP-4 atrae a los macrófagos al tejido adiposo, provoca inflamación local y conduce a la resistencia a la insulina.

GLOBULINA TRANSPORTADORA DE TIROXINA

La globulina fijadora o transportadora de tiroxina (TBG) es una proteína globulínica del tipo de los inhibidores de serinas proteasas (serpinas) que se une a las hormonas tiroideas en circulación, y en los seres humanos está codificada por el gen *SERPINA7*. La TBG es una de las tres proteínas transportadoras (junto con la transtirretina o prealbúmina y la albúmina sérica) responsables de transportar las hormonas tiroideas tiroxina (T_4) y triyodotironina (T_3) en el torrente sanguíneo. De estas tres proteínas, la TBG tiene la mayor afinidad por la T_4 y la T_3, pero está presente en concentración más baja en relación con la transtirretina y la albúmina. A pesar de ello, la TBG transporta la mayor parte de la T_4 en el plasma sanguíneo. Debido a la muy baja concentración de T_4 y T_3 en la sangre, la TBG raramente está saturada en más de un 25 % con su ligando. A diferencia de la transtirretina y la albúmina, la TBG tiene un único sitio de unión para la T_4/T_3.

La TBG se sintetiza principalmente en el hígado como una glicoproteína de 54 kDa. Aunque desde el punto de vista estructural la TBG es una serpina, no tiene función inhibidora como muchos otros miembros de esta clase de proteínas. Está formada por una única cadena polipeptídica de 395 aminoácidos y cuatro unidades de heterosacáridos. Las cadenas de hidratos de carbono son importantes para el correcto plegamiento postraduccional, la secreción y la degradación de la molécula, pero no son necesarias para la unión hormonal. La TBG, codificada por una sola copia del gen localizada en la región q22 del cromosoma X, consta de cinco exones. Una secuencia ascendente de 218 nucleótidos que contiene un motivo de unión al factor nuclear de los hepatocitos 1 confiere al gen una fuerte actividad transcripcional específica del hígado.

Los defectos hereditarios de TBG producen tres fenotipos basados en sus niveles en el suero de los heterocigotos afectados: deficiencia completa de TBG (TBG-CD), deficiencia parcial de TBG (TBG-PD) y exceso de TBG (TBG-E). La base molecular del defecto de TBG se ha identificado en 12 de las 16 variantes de TBG conocidas. La TBG-CD está causada por una terminación prematura de la traducción o por una sustitución de aminoácidos que provoca un fallo en la secreción. Las mutaciones puntuales que dan lugar a sustituciones de un solo aminoácido son responsables de la alteración de las propiedades y/o la concentración de las variantes TBG-PD. Recientemente se ha identificado duplicación y triplicación génica en individuos con TBG-E.

PROTEOMA PLASMÁTICO HUMANO

El proteoma plasmático humano, el compartimento corporal más investigado, se considera la versión más amplia y profunda del proteoma humano, que refleja el estado del organismo en la salud y en la enfermedad. La abundancia de proteínas, sus isoformas, las modificaciones postraduccionales y las variantes de la secuencia proteica proporcionan una instantánea distintiva de la función actual del sistema circulatorio y de todos los órganos con los que la sangre entra en contacto. Sin embargo, el alcance, la precisión y la facilidad con que se pueden realizar las mediciones del contenido proteico completo, así como la interpretación de las mediciones obtenidas, siguen constituyendo un reto importante. La abundancia extremadamente elevada de un pequeño conjunto de proteínas plasmáticas (20 proteínas representan el 99 % de las proteínas en peso), un amplio rango dinámico de niveles de proteínas, así como la gran variabilidad de secuencias de las inmunoglobulinas, siguen haciendo de las mediciones de proteínas plasmáticas una tarea compleja.

En la actualidad se utilizan muchas tecnologías diferentes para la medida de proteínas en suero o plasma, desde ensayos altamente optimizados de una sola proteína, usados habitualmente en los laboratorios clínicos, hasta flujos de trabajo exploratorios y más flexibles basados en espectrometría de masas. La combinación de distintas aproximaciones analíticas, especialmente la cromatografía líquida seguida de espectroscopia de masas, permite detectar más de 4.000 proteínas plasmáticas. Recientemente, el enorme desarrollo de los ensayos de afinidad para la identificación de proteínas ha acelerado la adopción de estas tecnologías para la proteómica de plasma y suero de alto rendimiento. Las más destacadas son los ensayos de extensión de proximidad, que utilizan anticuerpos emparejados, PCR cuantitativa o secuenciación automática de las proteínas, así como un análisis basado en una gran biblioteca de aptámeros de DNA. La combinación de estas tecnologías permite detectar más de 8.000 proteínas en el plasma.

El Proyecto Proteoma del Plasma Humano (HPPP) fue una de las cuatro primeras iniciativas de la Organización del Proteoma Humano en 2001, junto con el Proyecto Proteoma del Cerebro Humano, el Proyecto Proteoma del Hígado Humano y la Iniciativa de Estándares Proteómicos. El Atlas del proteoma del plasma humano (*Human Plasma Proteome Peptide Atlas*) se ha actualizado de forma periódica. Hasta 2021 se han registrado 4.395 proteínas plasmáticas y 2.750 proteínas en vesículas extracelulares identificadas con seguridad por espectrometría de masas. Un gran número de ellas se están identificando con plataformas de afinidad.

Proteínas de fase aguda

Las proteínas de fase aguda son proteínas plasmáticas muy conservadas que segrega fundamentalmente el hígado en respuesta a diversas lesiones, con independencia de su localización y causa (**cap. 26**, Metabolismo hepático). Las proteínas de fase aguda favorecen la regulación sistémica del sistema inmunitario, la coagulación, la proteólisis y la reparación tisular. Desde hace décadas, algunas de estas proteínas, como la PCR, los factores del complemento, la ferritina, la ceruloplasmina, la proteína amiloide A sérica, la haptoglobina y diferentes serpinas, se han utilizado como parámetros generales de diagnóstico.

Mediante técnicas proteómicas se ha descubierto que numerosas proteínas de fase aguda se producen en tejidos extrahepáticos. Estas proteínas desempeñan funciones focales específicas en la homeostasis y la reparación tisular y se libe-

ran principalmente en fluidos intersticiales y distales. Existe cada vez más información sobre múltiples formas moleculares y fragmentos de proteínas de fase aguda derivados de tejidos. Estas diferencias ofrecen la posibilidad de determinaciones selectivas. Así pues, las proteoformas específicas podrían servir como indicadores de enfermedades específicas de órganos y tejidos.

Proteínas plasmáticas que cambian sistemáticamente con la edad

La identificación de proteínas plasmáticas que cambian sistemáticamente con la edad y predicen un deterioro acelerado de la salud es un área de investigación en expansión. Las proteínas circulantes son «ómicas» traslacionales ideales, ya que son efectores finales de vías fisiológicas y porque en los ámbitos clínicos se está acostumbrado a utilizar la información de las proteínas plasmáticas como biomarcadores para el diagnóstico, el pronóstico y el seguimiento de la eficacia de los tratamientos.

El análisis de enriquecimiento de 232 proteínas plasmáticas ha identificado algunas que se relacionan muy directamente con el envejecimiento humano (**cap. 25**, Bases moleculares del envejecimiento, **tomo II**). Entre ellas destacan el factor de crecimiento análogo de la insulina (IGF), las proteínas quinasas activadas por mitógenos (MAPK), el factor 1 inducible por hipoxia (HIF-1), diversas citoquinas y diferentes proteínas relacionadas con las vías metabólicas de *forkhead box* O (FOXO), el metabolismo del folato, los productos finales de la glicación avanzada (AGE) y la vía metabólica del receptor AGE (RAGE). La información sobre estas proteínas relevantes para la edad, probablemente ampliada y validada en estudios longitudinales y examinada en estudios de mecanismos de acción, será esencial para la estratificación de los pacientes y el desarrollo de nuevos tratamientos destinados a mejorar la esperanza de salud.

Gracias a la tecnología proteómica se han perfilado unos 1.129 biomarcadores plasmáticos de la enfermedad de Alzheimer. Con investigación adicional, se ha construido un biomarcador de cinco proteínas para el diagnóstico de dicha enfermedad. Este biomarcador es una firma molecular constituida por las proteínas S100A9, ESAM, ALF1, CD84 y CD226, aunque sólo la S100A9 se relaciona directamente con la enfermedad de Alzheimer. Este biomarcador conjunto tiene una sensibilidad superior al 90 %, una precisión cercana al 90 % y una especificidad de alrededor del 85 %.

PROTEÍNAS DE LA COAGULACIÓN

La detención de la hemorragia de un vaso sanguíneo lesionado se denomina hemostasia. Este proceso requiere del funcionamiento combinado de factores vasculares, plaquetas y factores de coagulación plasmáticos. Hay mecanismos regulatorios que contrarrestan la tendencia a la formación de coágulos. Las alteraciones hemostáticas pueden provocar hemorragia excesiva o trombosis.

Los factores vasculares reducen la pérdida de sangre debido a traumatismos mediante una vasoconstricción local y la compresión de los vasos lesionados por extravasación de sangre hacia los tejidos circundantes. La lesión de la pared vascular desencadena la adhesión y activación de las plaquetas y la generación de polímeros de fibrina a partir del fibrinógeno; las plaquetas y la fibrina se combinan para formar un coágulo.

La coagulación de la sangre es un proceso dinámico y complejo en el que participan numerosas proteínas plasmáticas conocidas como factores de la coagulación. A continuación, se describen dos de estas proteínas, el fibrinógeno y el factor de Von Willebrand (FvW).

Fibrinógeno

El fibrinógeno es una de las proteínas plasmáticas más abundantes (2-4 mg/ml) y la proteína de coagulación circulante más abundante. El fibrinógeno se expresa de forma constitutiva, pero su expresión puede aumentar de 2 a 3 veces por encima del valor basal en respuesta a la inflamación. El fibrinógeno circula como una glicoproteína hexamérica de gran tamaño (340 kDa) que consta de dos polipéptidos cada uno: dos cadenas Aα–, dos cadenas Bβ– y dos cadenas γ $(A\alpha B\beta\gamma)_2$. El ayuste alternativo dentro de la cadena γ del fibrinógeno da lugar a un subconjunto de moléculas que contienen una cadena γ' (~ 8-15% del fibrinógeno circulante total).

Las cadenas de fibrinógeno se sintetizan y ensamblan en los hepatocitos, y el hexámero de fibrinógeno completamente formado se secreta en la sangre. Tras una lesión vascular, la activación de la cascada de la coagulación conduce a la producción de trombina. La trombina escinde proteolíticamente el fibrinógeno, que libera fibrinopéptidos N-terminales de las cadenas Aα y Bβ en la región E central para generar monómeros de fibrina. Los «pomos» recién expuestos de las cadenas α y β pueden entonces insertarse en los «bolsillos» de las regiones γC y βC globulares C-terminales del dominio D de otra molécula de fibrina, permitiendo la formación de oligómeros y protofibrillas de fibrina. A través de la posterior agregación lateral y los fenómenos de ramificación, las protofibrillas de doble cadena y medio escalonadas se ensamblan en polímeros de fibra y, en última instancia, producen una red de fibrina tridimensional insoluble. Varias moléculas y condiciones ambientales influyen en la estructura del coágulo. En particular, la trombina tiene un profundo efecto sobre la estructura de la fibrina; las concentraciones bajas de trombina generan fibras de fibrina gruesas en redes gruesas y permeables que son susceptibles a la fibrinólisis, mientras que las concentraciones altas de trombina producen fibras de fibrina finas en redes densamente empaquetadas que son menos permeables y resistentes a la fibrinólisis.

Factor de Von Willebrand

El FvW es una glicoproteína adhesiva sintetizada por los megacariocitos y las células endoteliales. Interviene en el momento inicial de la hemostasia. Su función es permitir que las plaquetas se unan de manera estable a la superficie del vaso roto.

El gen del FvW humano se localiza en el cromosoma 12 y se compone de 52 exones, codificando una proteína de 2.813 aminoácidos que puede subdividirse en un péptido señalizador, un propéptido y una subunidad madura. El propéptido se desprende antes de que el FvW se libere en la sangre, mientras que la subunidad mayor consta de diferentes dominios funcionales que interactúan con otras proteínas o moléculas.

La mayor parte del FvW circulante se origina en el endotelio y es precisamente el que desempeña un papel más destacado en la trombosis que el derivado de las plaquetas. La mayor parte del FvW se almacena en los gránulos α plaquetarios o en los cuerpos endoteliales de Weibel Palade. Estos cuerpos se forman por multimerización del FvW y se supone que son derivados del aparato de Golgi. Los cuerpos de Weibel Palade responden rápidamente a las alteraciones de la integridad de las células endoteliales y liberan el factor a través de una vía constitutiva o reguladora. La vía constitutiva consiste en multímeros del FvW de bajo peso molecular que se secretan principalmente en el lado basolateral del endotelio y median en la adhesión de las plaquetas a la matriz extracelular. Por el contrario, el FvW de alto peso molecular se libera a la circulación, bien de forma espontánea sin ser funcionalmente activo, bien a través de la liberación estimulada de los cuerpos de Weibel Palade. Esta liberación puede ser inducida por múltiples estímulos, como la trombina, la histamina y la adrenalina, y ejerce una actividad altamente trombótica.

COAGULACIÓN SANGUÍNEA

Vías intrínseca, extrínseca y común

La mayor parte de los factores implicados en la coagulación sanguínea circulan como zimógenos o proenzimas (**cap. 1**, Funciones y metabolismo de los nutrientes) que, al ser activados, adquieren actividad enzimática de serinas proteasas. Los factores de coagulación interactúan sobre las superficies de las plaquetas y las células endoteliales para producir trombina, que convierte el fibrinógeno en fibrina. Los filamentos de fibrina, que se irradian del trombo hemostático y lo fijan, confieren resistencia al coágulo. La **figura 28-1** muestra un esquema general de la coagulación.

En el proceso de coagulación se llevan a cabo reacciones en cadena, con funciones de amplificación, denominada cascada de la coagulación, así como reacciones que autolimitan su funcionamiento a través de los sistemas anticoagulantes fisiológicos.

Hace más de medio siglo se consideró que las reacciones de coagulación ocurrían de manera secuencial, en la que cada factor era una proenzima que, al ser activada, se transformaba en una enzima capaz de activar a otro factor. De esta teoría nació la definición de «cascada de la coagulación» que tenía como principal función generar la activación de la protrombina (factor II) a trombina (IIa), que es la enzima clave de todo el proceso. A través de la formación de concentraciones necesarias de IIa se llegaba al fenómeno final que era la transformación de fibrinógeno en fibrina, que consolidaba el trombo plaquetario previamente formado en el proceso de hemostasia primaria. Este proceso se esquematizaba en dos vías de acuerdo con las reacciones que se llevaban a cabo *in vitro*. La vía intrínseca, llamada así porque todos sus componentes estaban presentes en la sangre, y la vía extrínseca, que requería la exposición de un componente externo

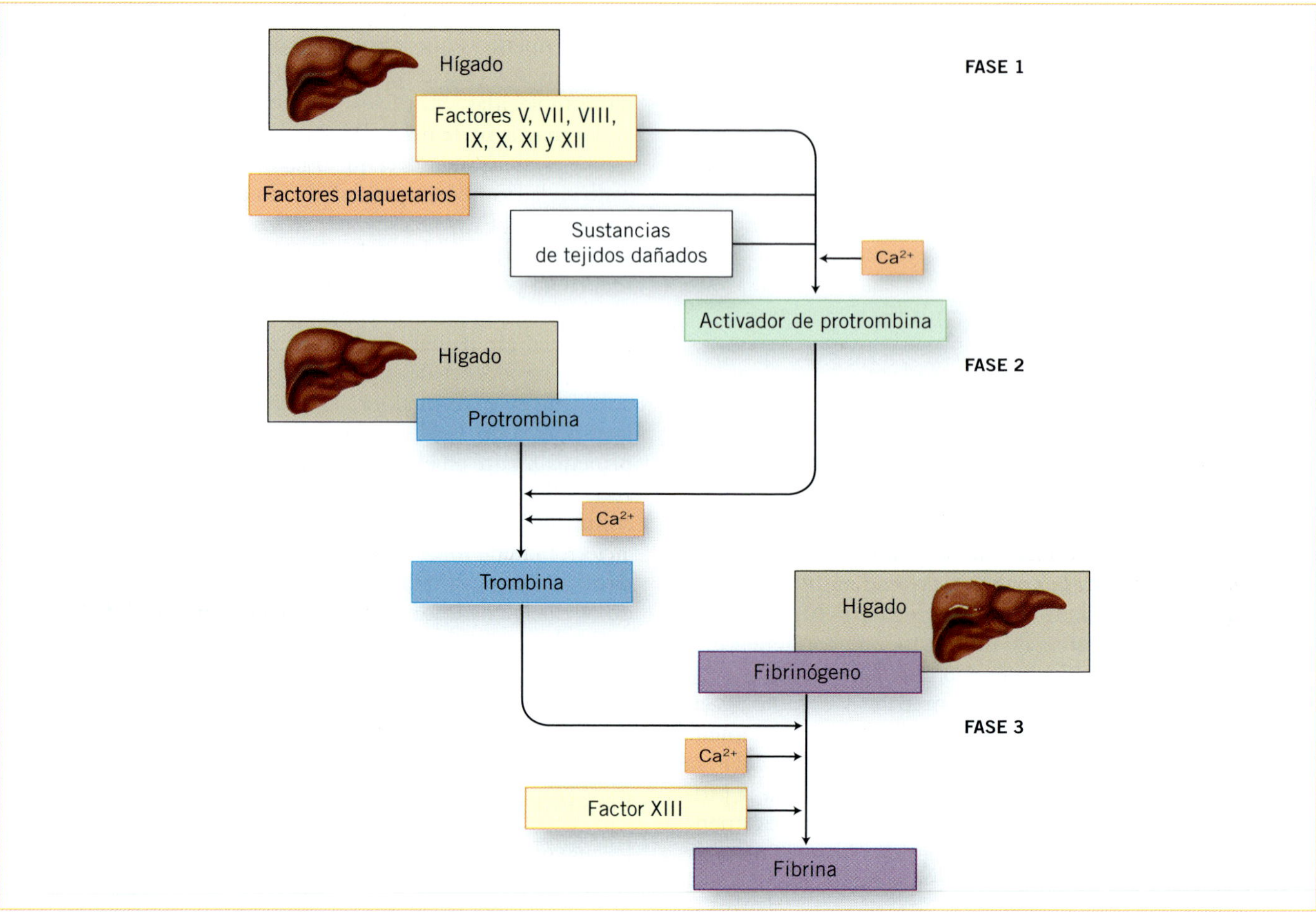

Figura 28-1. Esquema general de la coagulación sanguínea.

a la sangre, como el factor tisular de la pared vascular, o tromboplastina tisular, para iniciar la activación.

En la vía intrínseca, el factor XII, el quininógeno de alto peso molecular, la precalicreína y el factor XI activado (factor XIa) interactúan para producir factor IXa a partir del factor IX. Luego, el factor IXa se combina con el factor VIIIa y el fosfolípido procoagulante (presente en la superficie de las plaquetas activadas, las células endoteliales y las células tisulares) para formar un complejo que activa el factor X.

En la vía extrínseca, el factor VIIa y el factor tisular activan directamente al factor X y es probable que también al factor IX (**Fig. 28-2**).

Muchas (o la mayoría) de las proteínas de la coagulación se producen en las células endoteliales vasculares, incluidas las células endoteliales que recubren los sinusoides hepáticos. Algunas proteínas de la coagulación también pueden ser producidas por otros tipos de células (p. ej., el factor tisular por los fibroblastos).

La activación de la vía intrínseca o de la vía extrínseca activa la vía común, que tiene como resultado la formación del coágulo de fibrina. En la activación de la vía común intervienen tres pasos:

1. Se genera una protrombinasa en la superficie de las plaquetas activadas, las células endoteliales y las células tisulares. La protrombinasa es un complejo de una enzima, el factor Xa, y un cofactor, el factor Va, en una superficie fosfolipídica procoagulante.

2. La protrombinasa degrada la protrombina en trombina.

3. La trombina induce la generación de monómeros y polímeros de fibrina a partir del fibrinógeno y activa el factor soluble VIII y el factor IX. La trombina también activa el

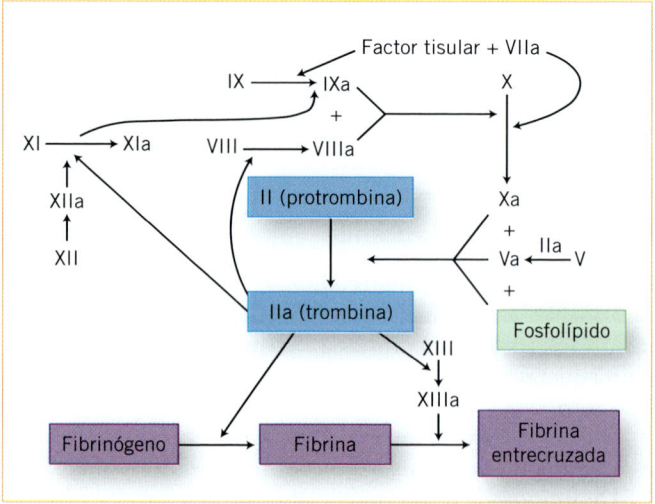

Figura 28-2. Vías de la coagulación sanguínea.

factor XIII, una enzima que cataliza la formación de enlaces covalentes más resistentes entre monómeros de fibrina adyacentes.

Se requieren iones calcio en la mayoría de las reacciones de generación de trombina y, en consecuencia, los agentes quelantes del calcio (p. ej., citrato, ácido etilendiaminotetraacético o EDTA) se utilizan *in vitro* como anticoagulantes. Los factores de la coagulación dependientes de la vitamina K (factores II, VII, IX y X) se unen en condiciones normales a superficies fosfolipídicas a través de puentes de calcio para participar en la coagulación sanguínea. Las reacciones de coagulación no pueden ocurrir de forma apropiada en ausencia de vitamina K (**cap. 15**, Vitaminas con función de coenzimas). Las proteínas reguladoras de la coagulación dependientes de la vitamina K incluyen las proteínas C, S y Z.

Si bien las vías de coagulación son útiles para comprender los mecanismos y la evaluación de laboratorio de los trastornos de la coagulación, la coagulación *in vivo* no incluye el factor XII, la precalicreína o quininógeno de alto peso molecular. Las personas con deficiencias hereditarias de estos factores no tienen trastornos hemorrágicos. Los individuos con deficiencia hereditaria de factor XI pueden presentar hemorragia de leve a moderada. *In vitro*, el factor XI soluble puede ser activado por la trombina. Sin embargo, no existe una relación constante entre los niveles de factor XI en plasma y la probabilidad o la extensión de una hemorragia. El factor IX soluble puede activarse *in vitro* tanto por el factor XIa como por los complejos de factor VIIa/factor tisular.

In vivo, la iniciación de la vía extrínseca se produce cuando la lesión de los vasos sanguíneos hace que la sangre entre en contacto con factor tisular de las membranas de las células dentro y alrededor de las paredes vasculares. Este contacto con el factor genera complejos de factor VIIa/factor tisular que activan el factor X (y posiblemente el factor IX). El factor IXa, combinado con su cofactor, el factor VIIIa, de las superficies fosfolipídicas de la membrana también genera factor Xa. La hemostasia normal requiere la activación del factor X por los complejos de factor IXa/VIIIa. Este requerimiento de factores VIII y IX explica por qué la hemofilia de tipo A (deficiencia de factor VIII) o de tipo B (deficiencia de factor IX) provoca hemorragia. La activación del factor X por complejos de factor VIIa/factor tisular en la vía de coagulación extrínseca no genera suficiente trombina (y fibrina) para prevenir el sangrado en pacientes con hemofilia A o B grave.

Regulación de la coagulación

Varios mecanismos inhibitorios impiden que las reacciones de coagulación activadas se amplifiquen de manera incontrolable y causen una trombosis local extensa o la coagulación intravascular diseminada. Estos mecanismos incluyen:

- Inactivación de los factores de la coagulación.
- Fibrinólisis.
- Depuración hepática de los factores de la coagulación activados.

Inactivación de los factores de coagulación

Los inhibidores de proteasas plasmáticos (antitrombina, inhibidor de la vía del factor tisular, α_2-macroglobulina, cofactor II de la heparina) inactivan las enzimas de coagulación. La antitrombina, formalmente denominada antitrombina III y codificada por el gen *SERPINC1*, forma parte de la familia de los inhibidores de serinas proteasas. La concentración de antitrombina en sangre es de 0,15 mg/ml. La proteína puede encontrarse en formas α y β, que difieren en el número de sitios de glicosilación ocupados y de los cuales el α es 10-20 veces más abundante. La antitrombina participa en la regulación de la coagulación sanguínea inactivando la trombina, los factores IXa, Xa, XIa, XIIa y otras serinas proteasas. Su función se ve potenciada por la heparina y el heparán-sulfato. Varios trastornos de la trombosis están asociados a la deficiencia de antitrombina, tanto hereditaria como adquirida. La deficiencia de antitrombina tipo I cursa con concentraciones reducidas de antitrombina, mientras que la tipo II suele presentar concentraciones normales con una menor unión a la heparina y, por lo tanto, una menor funcionalidad.

Dos proteínas dependientes de la vitamina K, la proteína C y la proteína S libre, forman un complejo que inactiva los factores VIIIa y Va por proteólisis. La trombina, cuando se une a un receptor de las células endoteliales (trombomodulina, CD141), activa la proteína C. La proteína C activada, en combinación con la proteína S libre y un receptor de proteína C de la célula endotelial, inactiva por proteólisis los factores VIIIa y Va.

Fibrinólisis

El depósito y la lisis de fibrina se equilibran habitualmente para mantener transitoriamente y eliminar después el sello hemostático durante la reparación de una pared vascular lesionada. El sistema fibrinolítico disuelve la fibrina por medio de la plasmina, una enzima proteolítica. La fibrinólisis se activa mediante activadores del plasminógeno liberados por las células del endotelio vascular. Los activadores del plasminógeno y el plasminógeno (del plasma) se unen a la fibrina, y los primeros degradan el plasminógeno a plasmina (**Fig. 28-3**). Luego, la proteólisis de la fibrina por plasmina da origen a productos de degradación de la fibrina solubles que son arrastrados por la circulación y metabolizados por el hígado.

Hay varios activadores del plasminógeno:

- El activador del plasminógeno tisular (tPA), de las células endoteliales, es un activador deficiente cuando está libre en solución, pero eficiente cuando está unido a fibrina en proximidad del plasminógeno.
- La uroquinasa adopta formas de cadena simple y de doble cadena, que tienen diferentes propiedades funcionales. La uroquinasa de cadena simple no puede activar el plasminógeno libre pero, al igual que el tPA, puede activar rápidamente el plasminógeno unido a fibrina. Concentraciones vestigiales de plasmina convierten la uroquinasa de cadena simple en uroquinasa de doble cadena, que activa el plasminógeno en solución, así como el plasmi-

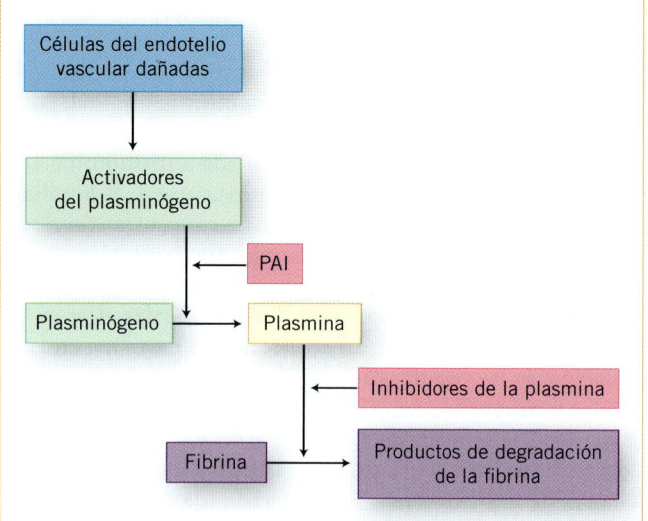

Figura 28-3. Vía fibrinolítica. Durante la reparación de la pared de un vaso sanguíneo lesionado, debe haber un equilibrio entre el depósito de fibrina y la fibrinólisis. Las células del endotelio vascular lesionadas liberan activadores del plasminógeno (activador del plasminógeno tisular, uroquinasa), que activan la fibrinólisis. Los activadores del plasminógeno degradan el plasminógeno a plasmina, que disuelve los coágulos. La fibrinólisis es controlada por inhibidores de los activadores del plasminógeno (PAI) e inhibidores de la plasmina.

nógeno unido a fibrina. Las células epiteliales que revisten las vías excretoras (p. ej., túbulos renales, conductos mamarios) liberan uroquinasa, que es el activador fisiológico de la fibrinólisis en estos conductos.
- La estreptoquinasa, un producto bacteriano que no se halla normalmente en el cuerpo, es otro potente activador del plasminógeno.

La fibrinólisis está regulada por los inhibidores de los activadores del plasminógeno (PAI) y los inhibidores de la plasmina que enlentecen la fibrinólisis. El PAI-1, el más importante, inactiva el tPA y la uroquinasa, y es liberado por las células del endotelio vascular y las plaquetas activadas. El tPAI-1 se encuentra aumentado en la obesidad, en el síndrome metabólico y en las enfermedades cardiovasculares, siendo un factor de riesgo asociado a estas enfermedades.

El inhibidor principal de la plasmina es α_2-antiplasmina, porque inactiva rápidamente cualquier plasmina libre que escapa de los coágulos. Parte de la α_2-antiplasmina también presenta enlaces transversales con los polímeros de fibrina por la acción del factor XIIIa durante la coagulación. Estos enlaces cruzados pueden prevenir la actividad excesiva de la plasmina dentro de los coágulos.

El tPA y la uroquinasa son depurados por el hígado, que es otro mecanismo para prevenir la fibrinólisis excesiva.

PUNTOS CLAVE

- Las proteínas plasmáticas son un componente importante de la sangre que desempeña una amplia gama de funciones en el cuerpo humano. Ayudan a mantener el equilibrio de líquidos, transportan diversas sustancias en la sangre, desempeñan un papel crucial en el sistema inmunitario e intervienen en el proceso de coagulación sanguínea.

- Comprender las funciones de las proteínas plasmáticas es importante para mantener la salud general y apreciar la complejidad del cuerpo humano. Las proteínas plasmáticas son esenciales para la supervivencia y la salud, por lo que un estado nutricional apropiado es fundamental para mantener niveles óptimos de estas proteínas vitales.

- La albúmina sérica, que representa el 55 % de las proteínas sanguíneas, contribuye en gran medida a mantener la presión oncótica del plasma, así como al transporte de lípidos y hormonas esteroideas. Las globulinas constituyen el 38 % de las proteínas sanguíneas y transportan iones, hormonas y lípidos, contribuyendo a la función inmunitaria. El fibrinógeno comprende el 7 % de las proteínas sanguíneas; la conversión del fibrinógeno en fibrina insoluble es esencial para la coagulación de la sangre. Las restantes proteínas plasmáticas (1 %) son proteínas reguladoras, como enzimas, proenzimas y hormonas.

- La fracción de las α_1-globulinas incluye varias proteínas complejas que contienen hidratos de carbono y lípidos. Se trata del orosomucoide, la α_1-glicoproteína y las α-lipoproteínas. El nivel sérico normal de α_1-globulina es de 0,42 g/dl. El orosomucoide es rico en hidratos de carbono, es hidrosoluble, termoestable y sirve para transportar complejos de hexosamina a los tejidos.

- La fracción de las α_2-globulinas contiene proteínas complejas como α_2-glicoproteínas, plasminógeno, protrombina, haptoglobina, ceruloplasmina y α_2-macroglobulina. El valor sérico normal de esta fracción es de 0,67 g/dl. El plasminógeno y la protrombina son los precursores inactivos de la plasmina y la trombina, respectivamente, y ambas proteínas desempeñan un papel importante en la coagulación de la sangre.

- Las haptoglobulinas también son glicoproteínas que se sintetizan en el hígado y pueden unirse a la hemoglobina libre que aparezca en el plasma debido a la lisis de los eritrocitos, impidiendo así la excreción de hemoglobina y del hierro asociado a ella. La ceruloplasmina es una glicoproteína sintetizada en el hígado y es un componente esencial del metabolismo del hierro en el organismo. Además, cerca del 95 % del cobre plasmático está unido a esta proteína.

- La fracción de las β-globulinas contiene diferentes β-lipoproteínas. También incluye la transferrina (siderofilina), que transporta hierro no hemo en plasma. El valor sérico normal de β-globulinas es de 0,91 g/dl. La fracción de γ-globulinas, también denominadas inmunoglobulinas, tiene actividad como anticuerpo.

- El proteoma plasmático humano se considera la versión más amplia y profunda del proteoma humano, que refleja el estado del organismo en la salud y la enfermedad. La abundancia de proteínas, sus isoformas, las modificaciones postraduccionales y las variantes de la secuencia proteica proporcionan una instantánea distintiva de la función actual del sistema circulatorio y de todos los órganos con los que la sangre entra en contacto.

- La coagulación es el proceso por el cual la sangre pierde su estado líquido convirtiéndose en un gel, denominado coágulo. Este proceso desemboca en la hemostasia, es decir, en el cese de la pérdida de sangre desde un vaso dañado, seguida por su reparación. El mecanismo de coagulación involucra la activación, la adhesión y la agregación plaquetarias, junto con el depósito y la conversión del fibrinógeno en fibrina.
- La mayor parte de los factores implicados en la coagulación sanguínea circulan como zimógenos o proenzimas que, al ser activados, adquieren actividad enzimática de serinas proteasas. Los factores de la coagulación interactúan sobre las superficies de las plaquetas y las células endoteliales para producir trombina, que convierte el fibrinógeno en fibrina.

BIBLIOGRAFÍA

Akbari MT, Kapadi A, Farmer MJ, Fitch NJ, McCann KP, Kordestani S y cols. The structure of the human thyroxine binding globulin (TBG) gene. Biochim Biophys Acta 1993; 1216: 446-54.
Descripción detallada de la estructura y las funciones de la globulina plasmática transportadora de tiroxina.

Caraceni P, Riggio O, Angeli P, Alessandria C, Neri S, Foschi FG y cols. Long-term albumin administration in decompensated cirrhosis (ANSWER): an open-label randomised trial. Lancet 2018; 391: 2417-29.
Interesante estudio de intervención en pacientes con cirrosis descompensada en el que se demuestra el papel terapéutico de la administración de albúmina sérica.

Clerc F, Reiding KR, Jansen BC, Kammeijer GS, Bondt A, Wuhrer M. Human plasma protein N-glycosylation. Glycoconj J 2016; 33: 309-43.
Estudio detallado de los procesos de glicosilación en las proteínas plasmáticas y de su repercusión en la enfermedad.

Deutsch EW, Omenn GS, Sun Z, Maes M, Pernemalm M, Palaniappan KK y cols. Advances and utility of the human plasma proteome. J Proteome Res 2021; 20: 5241-63.
Excelente revisión que relata los avances del Proyecto del Proteoma de las Proteínas del Plasma Humano y las posibilidades de utilización de diversas proteínas como biomarcadores en el diagnóstico y evolución de diferentes enfermedades.

He B, Huang Z, Huang C, Nice EC. Clinical applications of plasma proteomics and peptidomics: towards precision medicine. Proteomics Clin Appl 2022; 16: e2100097.
Revisión sobre las posibilidades de utilización clínica de análisis de proteínas y péptidos del plasma sanguíneo mediante diversas técnicas y plataformas de proteómica en el diagnóstico y tratamiento de varias enfermedades tanto agudas como crónicas incluidas la COVID-19 y el cáncer.

Kennelly PJ, Botham KM, McGuinness OP, Rodwell VW, Weil P. Harper's illustrated biochemistry, 32ª ed. New York: McGraw Hill, 2023.
Libro muy completo y actualizado que relaciona la bioquímica humana con las alteraciones patológicas y la medicina molecular. Incluye capítulos dedicados a las proteínas plasmáticas y a la hemostasia.

Magalhães J, Eira J, Liz MA. The role of transthyretin in cell biology: impact on human pathophysiology. Cell Mol Life Sci 2021; 8: 6105-17.
Revisión detallada de la estructura y la función de la transtirretina y su impacto en la salud y en la enfermedad.

Manz XD, Bogaard HJ, Aman J. Regulation of VWF (von Willebrand factor) in inflammatory thrombosis. Arterioscler Thromb Vasc Biol 2022; 42: 1307-20.
Revisión reciente sobre el factor de Von Willebrand y su regulación transcripcional y postraduccional. El artículo también describe las evidencias de los vínculos moleculares directos entre inflamación y trombosis, como la aterosclerosis, la hipertensión pulmonar tromboembólica crónica y la COVID-19.

Merlot AM, Kalinowski DS, Richardson DR. Unraveling the mysteries of serum albumin-more than just a serum protein. Front Physiol 2014; 12; 5: 299.
Descripción actualizada de la estructura y las funciones pleiotrópicas de la albúmina.

Moaddel R, Ubaida-Mohien C, Tanaka T, Lyashkov A, Basisty N, Schilling B y cols. Proteomics in aging research: a roadmap to clinical, translational research. Aging Cell 2021; 20: e13325.
Revisión detallada de las proteínas del plasma útiles como biomarcadores del envejecimiento humano.

Moake JL. Generalidades sobre la hemostasia. Manual MSD 2021. Disponible en: https://www.msdmanuals.com/es-es/professional/hematolog%C3%ADa-y-oncolog%C3%ADa/hemostasia/generalidades-sobre-la-hemostasia
Excelente y reciente documento sobre los factores vasculares de la hemostasia, las plaquetas, los factores plasmáticos de la coagulación y la regulación de la coagulación.

Naveed M, Mubeen S, Khan A, Ibrahim S, Meer B. Plasma biomarkers: potent screeners of Alzheimer's Disease. Am J Alzheimers Dis Other Demen 2019; 34: 290-301.
Revisión extensa y minuciosa sobre las proteínas del plasma sanguíneo que se consideran de utilidad para el diagnóstico y seguimiento de la enfermedad de Alzheimer.

Sekijima Y, Wiseman RL, Matteson J, Hammarström P, Miller SR, Sawkar AR y cols. The biological and chemical basis for tissue-selective amyloid disease. Cell 2005; 121: 73-85.
Revisión detallada de las bases moleculares y la implicación de algunas proteínas plasmáticas en las amiloidosis.

Wolberg AS, Sang Y. Fibrinogen and factor XIII in venous thrombosis and thrombus stability. Arterioscler Thromb Vasc Biol 2022; 42: 931-41.
Este artículo resume la biología del fibrinógeno y del factor XIII y los conocimientos actuales sobre su función durante el tromboembolismo venoso.

Yang Q, Graham TE, Mody N, Preitner F, Peroni OD, Zabolotny JM y cols. Serum retinol binding protein 4 contributes to insulin resistance in obesity and type 2 diabetes. Nature 2005; 436: 356-62.
Excelente revisión sobre los efectos de la elevación de la proteína de unión al retinol 4 sobre el desarrollo de resistencia periférica tisular a la insulina.

Sistema inmunitario: inmunidad innata y adaptativa

29

A. Ruiz-Bravo López y M. Jiménez Valera

OBJETIVOS

- Explicar las diferencias entre inmunidad innata e inmunidad específica e identificar cualquier mecanismo inmunitario en una de ambas categorías.
- Describir las reacciones inflamatorias y sus mecanismos moleculares y celulares.
- Entender la citotoxicidad natural y diferenciarla de otras formas de citotoxicidad.
- Describir el reconocimiento de antígenos por linfocitos B y T.
- Comprender la distinción entre antígenos exógenos y endógenos por linfocitos T CD4$^+$ y T CD8$^+$.
- Explicar el papel biológico de los antígenos de histocompatibilidad.
- Explicar los aspectos básicos de la respuesta de anticuerpos.
- Explicar los aspectos básicos de la inmunidad celular.
- Comprender la regulación de la inmunidad y el concepto de tolerancia.
- Comprender el concepto de inmunopatología y explicar las principales disfunciones del sistema inmunitario.

CONTENIDO

- Introducción
- Células implicadas en la inmunidad
- Inmunidad inespecífica
- Inmunidad específica

INTRODUCCIÓN

El sistema inmunitario comprende una amplia diversidad de linajes celulares e implica un notable número de moléculas, unas presentes en los líquidos corporales y otras en la superficie de las células. Las células típicamente implicadas en la inmunidad son los leucocitos y células relacionadas con ellos (monocitos/macrófagos, polimorfonucleares, linfocitos, mastocitos, células dendríticas), que residen principalmente en el tejido linfoide, el cual constituye una serie de órganos (timo, bazo, ganglios linfáticos, amígdalas, placas de Peyer, tejido linfoide difuso de las mucosas) conectados a una red de vasos que forman el sistema linfático. El sistema linfático drena el plasma intersticial y, convertido en linfa, lo reintegra a la circulación sanguínea. Los leucocitos circulan en la linfa y la sangre, pero en respuesta a un agente extraño pueden abandonar el compartimento vascular y pasar a los diversos tejidos del organismo, protagonizando lo que se conoce como reacción inflamatoria.

Desde el punto de vista funcional, el sistema inmunitario opera reconociendo y eliminando estructuras extrañas al organismo. Estas funciones permiten mantener el medio interno libre de microorganismos que encontrarían en él un hábitat óptimo (temperatura, humedad, riqueza de nutrientes). La presencia de estructuras extrañas en el medio interno activa los mecanismos de la inmunidad innata. Estos mecanismos son inespecíficos, en el sentido de que no distinguen entre los componentes de diferentes microorganismos. En contraposición, la inmunidad específica, también denominada adquirida o adaptativa, se basa en la generación de una enorme diversidad de receptores, cada uno de los cuales reconoce una determinada estructura (epítopo). Los epítopos están presentes en macromoléculas denominadas antígenos. Dado que la generación de los receptores de la inmunidad específica ocurre de forma aleatoria, es inevitable que un subconjunto de los receptores generados reconozca epítopos presentes en antígenos propios o autoantígenos. Por ello, es preciso disponer de mecanismos reguladores que impidan las respuestas a los autoantígenos, lo que se conoce como autotolerancia. El fallo eventual de estos mecanismos reguladores conduce a la ruptura de la autotolerancia y es la causa de las enfermedades autoinmunes.

Los mecanismos de la inmunidad innata son mayoritariamente constitutivos, es decir, están listos para actuar, por lo que son las primeras barreras que se oponen a la infección por un microorganismo patógeno. En cambio, la inmunidad específica se produce en respuesta a la presencia de un antígeno, es decir, se trata de mecanismos inducibles, cuya entrada en acción por primera vez requiere un cierto tiempo, aunque su eficacia defensiva es claramente mayor.

En muchas ocasiones, la inmunidad inespecífica resulta insuficiente para eliminar al microorganismo infeccioso, pero limita su diseminación y proliferación, dando tiempo a la elaboración de una respuesta específica esterilizante (es decir, capaz de eliminar a todos los microorganismos patógenos presentes en los tejidos). La mayor parte de las respuestas específicas generan memoria, es decir, las nuevas respuestas frente a una misma estructura son más rápidas y potentes. Esta ventajosa propiedad de la inmunidad específica es utilizada por los procedimientos de vacunación.

El sistema inmunitario tiene conexiones importantes con otros sistemas, como el nervioso y el endocrino y, también como ellos, es muy sensible al estado nutricional del individuo. Por otra parte, hay evidencias convincentes de que determinados alimentos funcionales, como los que contienen microorganismos probióticos (e, indirectamente, los que contienen prebióticos), pueden ejercer efectos modificadores sobre mecanismos inmunitarios (inmunomodulación). Por todo ello, un estudio sistemático de la nutrición no debe olvidar las implicaciones inmunitarias. Este capítulo presenta una visión básica del sistema inmunitario, que facilite la comprensión de otras partes del tratado que se apoyan en conceptos inmunológicos.

CÉLULAS IMPLICADAS EN LA INMUNIDAD

La mayoría de las células del cuerpo tienen capacidad para participar en los mecanismos de defensa, mediante el reconocimiento de estructuras microbianas y la capacidad de responder con la producción y liberación de algunas citoquinas, de mediadores de inflamación y de moléculas antimicrobianas, pero las células cuya función principal es la defensa son los leucocitos. Se originan a partir de células madre existentes en la médula ósea, que se comprometen en distintas vías de diferenciación en respuesta a diversos factores leucopoyéticos.

Los leucocitos pueden agruparse según distintos criterios: por la morfología de los núcleos, en mononucleares (monocitos/macrófagos, células dendríticas, linfocitos) y polimorfonucleares (neutrófilos, eosinófilos, basófilos); por la presencia o ausencia de grandes gránulos citoplasmáticos, en granulocitos (neutrófilos, eosinófilos, basófilos, mastocitos) y agranulocitos (monocitos/macrófagos, células dendríticas, linfocitos); por los linajes leucopoyéticos, en mieloides (monocitos/macrófagos, células dendríticas, neutrófilos, eosinófilos, basófilos, mastocitos) y linfoides (linfocitos).

Entre las diferencias fenotípicas que permiten distinguir unos leucocitos de otros, son muy útiles las moléculas denominadas clústeres de diferenciación (CD, *clusters of differentiation*) ubicadas en la superficie celular e implicadas en diversas funciones (interacciones célula-célula, transducción y amplificación de señales, receptores de diversos ligandos como fracciones del complemento e inmunoglobulinas, etc.), que pueden detectarse mediante anticuerpos monoclonales marcados. Algunos, como CD45, son expresados por todos los leucocitos, pero otros permiten definir poblaciones y subpoblaciones celulares.

Leucocitos polimorfonucleares neutrófilos

Los neutrófilos maduros son células redondeadas, de 12 a 15 μm de diámetro y con un característico núcleo multilobulado (de tres a cinco lóbulos unidos por hebras de cromatina). Presentan, entre otros, los marcadores superficiales CD11b, CD11c, CD13, CD15, CD16b (exclusivo de neutrófilos), CD18, CD35, CD88, CD114, CD116, CD128, CD156 y CD170. Poseen varios tipos de gránulos en su citoplasma: los que contienen mieloperoxidasa (que interviene en la generación de radicales oxidantes microbicidas) se denominan gránulos primarios o azurófilos, mientras que los que carecen de mieloperoxidasa son los gránulos secundarios, o específicos, y los gránulos terciarios; todos ellos contienen diversos péptidos antimicrobianos y proteasas. Adicionalmente, las denominadas vesículas secretoras contienen proteínas necesarias para la extravasación de los neutrófilos y su reclutamiento en los focos de inflamación. Los neutrófilos son los leucocitos más abundantes en sangre y tienen un papel clave en la inmunidad innata, ya que con su actividad fagocítica (facilitada por receptores de opsoninas como CD35) eliminan bacterias y hongos que hayan accedido al medio interno. Son células de vida corta: de la médula ósea, donde se originan, pasan a la sangre, donde pueden permanecer entre 18 horas y 5 días, según diversas estimaciones. Si no son atraídos por un foco inflamatorio, expresan marcadores de envejecimiento y van al hígado o regresan a la médula ósea, donde mueren por apoptosis y son eliminados por los macrófagos residentes en estos órganos. La presencia de microorganismos en algún tejido pone en marcha una reacción inflamatoria en la que se forman moléculas quimiotácticamente atractivas para los neutrófilos circulantes, que abandonan el compartimento vascular y acceden al foco inflamatorio. Algunas de sus moléculas superficiales son receptores de opsoninas que facilitan el contacto y la fagocitosis de los microorganismos. Los gránulos citoplasmáticos vierten su contenido en los fagosomas, contribuyendo a la muerte de los microorganismos ingeridos. En el caso de patógenos extracelulares difíciles de fagocitar, los neutrófilos emiten una estructura de fibras extracelulares que contiene cromatina y proteínas antimicrobianas de los gránulos, a la que se denomina trampa extracelular de neutrófilos (NET, *neutrophil extracellular trap*), que provoca la muerte del neutrófilo. Las proteínas de los gránulos también pueden liberarse por exocitosis y así ejercen otras funciones defensivas, además de las puramente antimicrobianas: por ejemplo, atraen a los macrófagos, que constituyen la segunda oleada de células reclutadas por el foco inflamatorio.

Leucocitos polimorfonucleares eosinófilos

Con diámetros entre 14 y 16 μm, los eosinófilos son algo mayores que los neutrófilos y sus núcleos tienen dos lóbulos. Entre sus marcadores superficiales figuran CD9, CD11a, CD11c, CD15, CD35, CD81, CD116, CD125 y CD183. En el citoplasma presentan grandes gránulos, de los cuales los denominados específicos, o cristaloides, contienen cuatro proteínas catiónicas: *a)* proteína básica principal (MBP, *major basic protein*) que es citotóxica; *b)* peroxidasa (EPX, *eosinophil peroxidase*); *c)* proteína catiónica de eosinófilos (ECP, *eosinophil cationic protein*) con actividad antimicrobiana, y *d)* neurotoxina derivada de eosinófilos (EDN, *eosinophil-derived neurotoxin*), una ribonucleasa con actividad antivírica frente a virus RNA monocatenarios (sobre todo virus respiratorios) y quimiotácticamente atractiva para células inmunitarias como las células dendríticas. El contenido de los gránulos puede liberarse a los fagosomas o al ambiente extracelular de varias maneras: por un proceso gradual y selectivo, por exocitosis y como consecuencia de la lisis de la célula. Aunque con menos eficacia que los neutrófilos, los eosinófilos son capaces de fagocitar y matar microorganismos invasores, aunque su principal función parece ser la defensa frente a parasitosis, incluyendo las debidas a helmintos, habiéndose demostrado su capacidad para matar larvas *in vitro*. El incremento en la proporción de eosinófilos en sangre se denomina eosinofilia y se asocia con parasitosis o con procesos alérgicos.

Leucocitos polimorfonucleares basófilos

Los basófilos son los polimorfonucleares de menor tamaño (diámetros de 10-12 μm), con núcleo generalmente bilobulado, en forma de «S». Poseen los marcadores CD9, CD11a, CD125, CD203c, CD213a1, CD244, etc. Los gránulos basófilos del citoplasma son grandes y cubren parcialmente el núcleo, lo que dificulta su observación. Estos gránulos contienen histamina y varias proteasas (triptasas y quimasas). Los basófilos poseen receptores para fracciones del complemento denominadas anafilotoxinas (C3a, C4a, C5a) y para los anticuerpos de la clase IgE. La activación, a través de la estimulación de estos receptores por sus ligandos, induce desgranulación, con liberación del contenido de los gránulos, además de la síntesis y liberación de prostaglandinas y leucotrienos, lo que conduce a reacciones inflamatorias. Los basófilos participan en las reacciones de alergia o hipersensibilidad de tipo I (inmediata) y en la defensa frente a las parasitosis. También se los ha implicado en la defensa frente a ectoparásitos que inoculan anticoagulantes al picar, ya que las quimasas que liberan degradan estos anticoagulantes.

Mastocitos

Estas células (10-14 μm de diámetro), con núcleo ovoide y gránulos citoplasmáticos menores que los de los basófilos, pero con contenido similar, se localizan en el tejido conectivo de la piel y en el que rodea vasos sanguíneos y órganos, así como en la mucosa de las vías respiratorias y el intestino. Comparten con los basófilos varios marcadores y receptores de activación y, como ellos, liberan aminas vasoactivas y proteasas, por lo que desempeñan funciones análogas. Además, pueden constituir un sistema de alerta frente a los antígenos que atraviesen las superficies corporales, induciendo reacciones inflamatorias que focalicen las defensas en los puntos de entrada.

Monocitos/macrófagos

Son células de 15-20 μm de diámetro, contorno irregular y núcleo arriñonado. Poseen los marcadores superficiales CD4, CD11c, CD13, CD14, CD18, CD35, CD64, CD80, CD86, CD115, CD204, CD206, etc. Los monocitos generados en la médula pasan a la sangre, desde donde acceden a los tejidos para convertirse en macrófagos residentes o bien en macrófagos activados por inflamación como consecuencia de una infección. El marcador CD71 se expresa mínimamente en monocitos pero a niveles altos en macrófagos. Los macrófagos residentes en determinados tejidos tienen denominaciones particulares: osteoclastos (tejido óseo), microglía (sistema nervioso central), células de Kupffer (hígado), histiocitos (tejido conectivo), células de Langerhans (piel). Los macrófagos son fagocitos (poseen receptores para opsoninas, como CD35, receptor para fracciones del complemento, o CD64, receptor de anticuerpos de clase IgG), pero también producen numerosas citoquinas, contribuyen a la reparación de tejidos y presentan antígenos a los linfocitos T para iniciar las respuestas de inmunidad específica. Hay una diversidad de fenotipos de macrófagos, pero de forma simplificada se distingue el M1, proinflamatorio, y el M2, antiinflamatorio.

Células dendríticas

Caracterizadas por las numerosas proyecciones citoplasmáticas (parecidas a dendritas), de un tamaño similar a los macrófagos, las células dendríticas poseen entre otros los marcadores CD4, CD11c, CD13, CD80, CD86, CD123, CD205, CD206 y CD209. Constituyen una población heterogénea, que se localiza en tejidos superficiales (piel, mucosas) y en el tejido linfoide. Son células fagocíticas y presentadoras de antígenos a los linfocitos T.

Linfocitos

Los linfocitos son típicamente leucocitos pequeños, con diámetros de 7-9 μm y un núcleo redondeado, que ocupa la mayor parte de la célula, pero se pueden observar también linfocitos grandes (activados) que alcanzan 10-14 μm de diámetro. Algunos linfocitos, como las células *natural killer* (NK), están implicados en la inmunidad innata, mientras que los linfocitos capaces de reconocer específicamente antígenos son los protagonistas de la inmunidad adaptativa. Hay dos grandes poblaciones de linfocitos dotados de receptores específicos para antígenos: los B y los T. Los linfocitos B maduran (adquieren la capacidad de responder a los antígenos) en la médula ósea, por lo que se designan con la inicial de *bone marrow*. Los linfocitos T salen de la médula como células inmaduras y completan su maduración en el timo, de ahí su denominación (inicial de *thymus*). Las células B utilizan inmunoglobulinas como receptores específicos y son responsables de las respuestas de anticuerpos. Sus principales marcadores de superficie son CD5, CD19, CD22, CD23, CD25, CD32, CD40, CD69, CD70, CD80, CD81, CD86, CD138, CD180, de los cuales CD19, CD20 y CD22 son característicos del linaje B y no se expresan (o lo hacen muy débilmente) en otros leucocitos; los marcadores CD69, CD70 y CD80 son indicadores de activación. Los linfocitos T se agrupan en varias subpoblaciones. Todas tienen en común marcadores como CD2 y CD3; también están presentes en la mayoría de las células T los marcadores CD7, CD25 (marcador de activación), CD27, CD28, CD69 (marcador de activación), CD134 (marcador de activación). Los linfocitos T con el marcador CD4 se denominan T cooperadores o *helper* (Th), ya que cooperan, mediante interacciones célula-célula o a través de citoquinas, con otros linfocitos para que éstos respondan eficazmente frente a sus antígenos específicos; al activarse, adquieren el marcador CD154. En el conjunto de los linfocitos T CD4$^+$ hay varios subconjuntos: Th1, Th2, Th9, Th17, Th22, Tfh (linfocitos Th cooperadores foliculares), Treg (células T reguladoras), que ejercen distintas funciones dependiendo de los distintos perfiles de citoquinas que producen tras la activación. Las células T que poseen el marcador CD8, como consecuencia de su activación, se convierten en células efectoras citotóxicas, que destruyen a las células en cuya superficie se exponen antígenos específicos (generalmente, células propias infectadas por patógenos intracelulares).

INMUNIDAD INESPECÍFICA

Reconocimiento de estructuras microbianas ubicuas

Para ser eficaces como primera línea defensiva frente a las infecciones, los mecanismos de la inmunidad innata deben ser capaces de reconocer las estructuras extrañas al organismo, cuya presencia en el medio interno es potencialmente peligrosa. Este reconocimiento puede basarse en la característica físicoquímicas, que en muchas superficies microbianas (polianiónicas) son diferentes de las superficies de las células propias. Este sistema de discriminación entre propio y extraño, reforzado por la presencia de proteínas inhibidoras en las superficies de las células propias (y su ausencia en superficies microbianas), es el utilizado por mecanismos defensivos humorales como el sistema del complemento. Pero, además, grandes grupos de microorganismos comparten estructuras que son reconocidas por receptores de la inmunidad innata. Estas estructuras microbianas se denominan patrones moleculares asociados a los patógenos (PAMP, *pathogen-associated molecular patterns*) y los receptores que las reconocen se denominan receptores de reconocimiento de patrones (PRR, *pattern recognition receptors*). Ejemplos de PAMP son el peptidoglicano que forma la capa de mureína presente en la pared celular bacteriana, el lipopolisacárido (LPS) de la pared de bacterias gramnegativas, los ácidos lipoteicoicos de la pared de bacterias grampositivas, los lipoarabinomananos de la pared de micobacterias, las lipoproteínas de bacterias gramnegativas, la flagelina (proteína constitutiva de los flagelos bacterianos), el zimosán presente en la pared de levaduras, etc. Algunos PRR son solubles: proteínas plasmáticas o de secreciones mucosas. Estructuralmente se distinguen las colectinas (como los surfactantes de las secreciones respiratorias o la lectina de unión a manosa), las pentraxinas (como la proteína C reactiva) y las ficolinas. Los PRR asociados a

células están presentes en la superficie o el interior de células implicadas en la inmunidad (leucocitos, células dendríticas, mastocitos) y en otros linajes celulares (p. ej., células epiteliales de las mucosas).

Sistemas de moléculas plasmáticas que reconocen estructuras extrañas

Se trata de conjuntos de proteínas presentes en el plasma de forma constitutiva. En su estado nativo carecen de actividad biológica. La presencia de superficies extrañas, ya sea por su naturaleza polianiónica o por la existencia de PAPM, inicia la activación de estos sistemas, que es secuencial, es decir, sigue un orden: un componente del sistema se activa y actúa sobre el siguiente de la secuencia, activándolo a su vez, y así sucesivamente (en su estado nativo, son proenzimas que al activarse adquieren capacidad de actuar enzimáticamente sobre su sustrato, que es el componente siguiente). Como cada componente activado actúa enzimáticamente, en cada paso de la secuencia hay un efecto amplificador, ya que una sola molécula de enzima cataliza la conversión de un gran número de moléculas de sustrato. A menudo, la proteína que se activa se rompe en dos fragmentos, cada uno de los cuales puede exhibir actividades biológicas adicionales, relacionadas con la inducción de los dos mecanismos característicos de las reacciones inflamatorias: la extravasación de plasma y la llegada de células inflamatorias.

Sistema de quininas

Consta de tres componentes: el factor Hageman o HF (factor XII del sistema de coagulación de la sangre), el quininógeno de alto peso molecular (HMWK, *high molecular weight kininogen*) y la precalicreína.

El reconocimiento de estructuras extrañas corre a cargo del HF, que se activa en contacto con polianiones, frecuentes en la superficie de algunos microorganismos (como el LPS presente en la pared celular de las bacterias gramnegativas). La secuencia de activación del sistema es la siguiente: el HF activado forma un complejo con el HMWK, que actúa como cofactor; este complejo actúa sobre la precalicreína, convirtiéndola en calicreína, y, a su vez, la calicreína actúa sobre el HMWK, generando bradiquinina.

Este sistema sencillo es suficiente para inducir una reacción inflamatoria: tanto el HF activado como la bradiquinina son mediadores vasoactivos, que actúan sobre el endotelio vascular incrementado su permeabilidad y facilitando, por lo tanto, la extravasación de macromoléculas y, consiguientemente, de plasma. Por su parte, la calicreína actúa también sobre un componente del sistema del complemento, denominado C5, generando el fragmento C5a, que es quimiotácticamente atractivo para los leucocitos polimorfonucleares neutrófilos.

Sistema del complemento: vías de activación

El complemento es un conjunto de una veintena de proteínas plasmáticas, 14 de las cuales se activan según varias secuencias que confluyen en una vía final común, generando mediadores de inflamación y un complejo capaz de destruir membranas biológicas, denominado complejo de ataque a membrana (MAC, *membrane attack complex*). Las demás proteínas son inhibidores que regulan el proceso de activación, lo cual tiene gran importancia, dado el potencial agresivo de este sistema para los propios tejidos (**Tabla 29-1**). El complemento pertenece a la inmunidad inespecífica, pero una de sus secuencias de activación, denominada vía clásica, suele iniciarse en presencia de inmunocomplejos (complejos formados por antígenos unidos a sus anticuerpos específicos), lo que supone la existencia previa de una respuesta de inmunidad específica. Adicionalmente, la vía clásica también puede iniciarse en ausencia de inmunidad específica, por acción de una proteína de reconocimiento,

denominada proteína C reactiva (PCR). Las otras vías de activación (alternativa y de lectinas) operan en ausencia de inmunidad específica.

En la vía alternativa intervienen, secuencialmente, los factores C3, B, D y P (**Fig. 29-1**). Esta vía se activa espontáneamente, porque C3 tiene un enlace interno lábil, que al romperse genera C3i, la cual captura al factor B. Cuando este factor está formando el complejo bimolecular C3iB, se vuelve susceptible a la hidrólisis catalizada por el factor D, rompiéndose en dos fragmentos, Ba (que es degradado) y Bb. El complejo C3iBb tiene la capacidad de catalizar la rotura de C3 en C3a y C3b, por lo que se lo denomina convertasa de C3. Parte del C3b generado se comporta como C3i, capturando más factor B para, finalmente, originar más convertasa de C3. Pero C3b también puede unirse a esta convertasa, formando el complejo trimolecular C3bBb3b, que, a su vez, es una convertasa de C5, puesto que cataliza la rotura de este componente en C5a y C5b, con lo que se entra en la vía efectora común. Varios de los fragmentos generados tienen actividades biológicas relacionadas con la inflamación, como se verá más adelante (v. Sistema del complemento: vía efectora común y actividades biológicas de los fragmentos generados durante la activación). El papel del factor P (properdina) es estabilizar las convertasas generadas por esta vía.

Es obvio que la activación espontánea de la vía alternativa debe estar bajo control, para evitar la inducción inmotivada de inflamación, con el consiguiente daño tisular. En efecto, apenas se ha formado, la convertasa C3bBb es escindida por la proteína plasmática H en sus dos componentes. H actúa como cofactor para que el factor I inactive a C3b. Si C3bBb llega a depositarse en la superficie de células del organismo, el factor acelerador de la inactivación (DAF, *decay accelerating factor*) y el cofactor proteico de membrana (MCP, *membrane cofactor protein*), presentes en las membranas plasmáticas, escinden el complejo y facilitan la inactivación de C3b por I. Pero diversas estructuras, frecuentes en la superficie de

Tabla 29-1. Sistema del complemento[a]

Componente	Función
C1q	Reconocimiento, vía clásica
C1r	Activación, vía clásica
C1s	Activación, vía clásica
C2	Activación, vía clásica, y generación de C2a (forma parte de convertasas de C3 y C5)
C3	Activación, vías clásica y alternativa, y generación de C3a (anafilotoxina, agregación de plaquetas) y C3b (opsonina y parte de convertasas de C3 y C5)
C4	Activación, vía clásica, y generación de C4a (anafilotoxina) y C4b (forma parte de convertasas de C3 y C5)
C5	Vía efectora común y generación de C5a (anafilotoxina, atracción quimiotáctica de neutrófilos) y C5b (parte del MAC)
C6	Vía efectora común (parte del MAC)
C7	Vía efectora común (parte del MAC)
C8	Vía efectora común (parte del MAC)
C9	Vía efectora común (parte del MAC)
B	Activación, vía alternativa, y generación de Bb (forma parte de una convertasa de C3)
D	Activación, vía alternativa
P (properdina)	Estabilización de C3bBb (convertasa de C3)
C1-INH	Inhibición de C1
C4bp	Cofactor en la inactivación de C4b por el factor I
H	Cofactor en la inactivación de C3b por el factor I
I	Inactivador de C4b y C3b
S	Inactivador del MAC (C5b6789)
Carboxipeptidasa	Inhibición de las anafilotoxinas C3a, C4a y C5a

[a] La tabla sólo incluye proteínas plasmáticas. Otras proteínas, presentes en la membrana celular, como CD46 (MCP, *membrane cofactor protein*: cofactor proteico de membrana) y CD55 (DAF, *decay accelerating factor*: factor acelerador de la inactivación), actúan de cofactores en la inactivación de C3b y C4b por el factor I en la superficie de las células del organismo. Tampoco se han incluido la proteína C reactiva (PCR) y la proteína de unión a manosa (MBP), que son proteínas de reconocimiento capaces de iniciar la activación del complemento por las vías clásica y de lectinas, respectivamente. MAC: complejo de ataque a membrana (*membrane attack complex*).

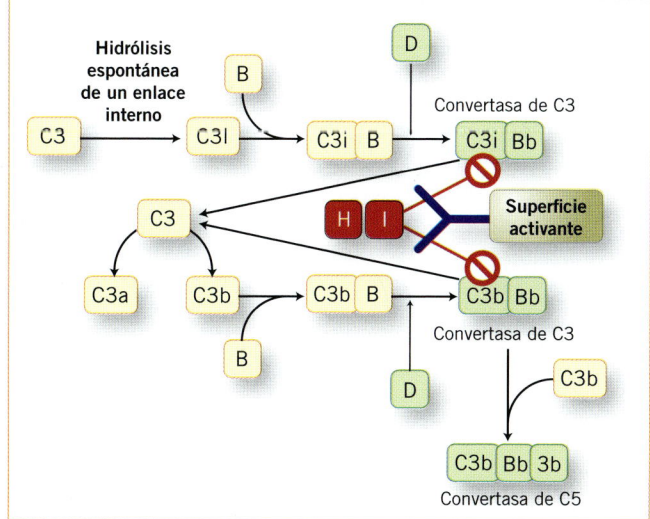

Figura 29-1. Vía alternativa de activación del complemento. Los componentes con actividad enzimática están coloreados en verde. La superficie activante protege de la inactivación a las convertasas de C3.

los microorganismos, tienen la capacidad de unir la convertasa C3bBb protegiéndola de su inactivación por el factor I. Por ello, se denominan superficies activantes, ya que sobre ellas tiene lugar la activación de la vía alternativa (**Fig. 29-1**). En consecuencia, la vía alternativa del complemento tiene capacidad para discriminar entre superficies propias (que la inactivan) y superficies microbianas (sobre las que se activa, generando mediadores de inflamación y conectando con la vía efectora común).

La secuencia de activación de la vía clásica es C1, C4, C2 y C3 (**Fig. 29-2**). C1 es un complejo constituido por una molécula de C1q, dos de C1r y dos de C1s. La proteína de reconocimiento es C1q, que se activa en presencia de determinados inmunocomplejos, pero también, en ausencia de inmunidad específica, por acción de PCR (no confundir con la reacción en cadena de la polimerasa). Ésta es una proteína de fase aguda, esto es, la producen los hepatocitos en el curso de reacciones inflamatorias (v. Citoquinas proinflamatorias y efectos sistémicos de la inflamación aguda, más adelante). La PCR es un PRR soluble que se une a fosfatidilcolina, presente en la pared celular de numerosos microorganismos (bacterias, levaduras), lo que dispara la activación de C1q, que a su vez activa a C1r, y éste a C1s. C1s activado cataliza la rotura de C4 en C4a y C4b. C4b tiene tendencia a depositarse en superficies celulares, formando enlaces con grupos amino e hidroxilo presentes en ellas, y, desde allí, atrapa a C2. En estas condiciones, C1s rompe C2, generando C2a, que permanece unido a C4b en la superficie celular, y C2b. Hay que señalar que existe un problema con la nomenclatura de los fragmentos derivados de C2, y que actualmente se tiende a designar como C2b al fragmento que se une a C4b. Según esto, la convertasa que se forma sería C4b2b. El complejo bimolecular C4b2a es una convertasa de C3, que cataliza la conversión de C3 en C3a y C3b. C3b también

se deposita en superficies celulares. Parte del C3b formado originará el complejo trimolecular C4b2a3b, que es la convertasa de C5 de la vía clásica. A partir de aquí, se entra en la vía efectora común.

Es importante señalar que la vía clásica conecta con la alternativa, ya que el C3b generado por acción de la convertasa de C3 de la vía clásica puede atrapar al factor B, formando C3bB. Esto propicia la acción catalítica del factor D, generando C3bBb, lo que significa que, en el paso siguiente, se producirá también C3bBb3b; por lo tanto, estas dos convertasas de C3 y C5 aparecen en el curso de la activación por cualquiera de ambas vías.

En la vía de activación por lectinas (**Fig. 29-2**), el reconocimiento corre a cargo de la proteína de unión a manosa (MBP, *mannose binding protein*). Esta proteína es una lectina de la familia de las colectinas (las lectinas son glicoproteínas que reconocen glúcidos), por lo que también se la conoce como lectina de unión a manosa (MBL, *mannose binding lectin*). MBL es un PRR que reconoce azúcares terminales no reductores, como manosa, *N*-acetilglucosamina y fucosa, frecuentes en el glicocálix de microorganismos. La MBL tiene semejanzas estructurales con C1q, y, cuando se une a superficies microbianas, se asocia con unas serinas proteasas denominadas MASP (*MBL-associated serine proteases*) que cumplen funciones similares a las de C1r y C1s, iniciando la activación a nivel de C4 y C2, para seguir a partir de ahí la secuencia que se acaba de exponer para la vía clásica.

Sistema del complemento: vía efectora común y actividades biológicas de los fragmentos generados durante la activación

La vía efectora común (**Fig. 29-3**) arranca de la rotura de C5 en C5a y C5b, catalizada por cualquiera de las dos convertasas de C5 (C4b2a3b o C3bBb3b). C5b se deposita en superficies celulares, y, a continuación, se depositan secuencialmente los restantes componentes, C6, C7, C8 y C9. El complejo C5b6789, conocido con las siglas MAC ya mencionadas,

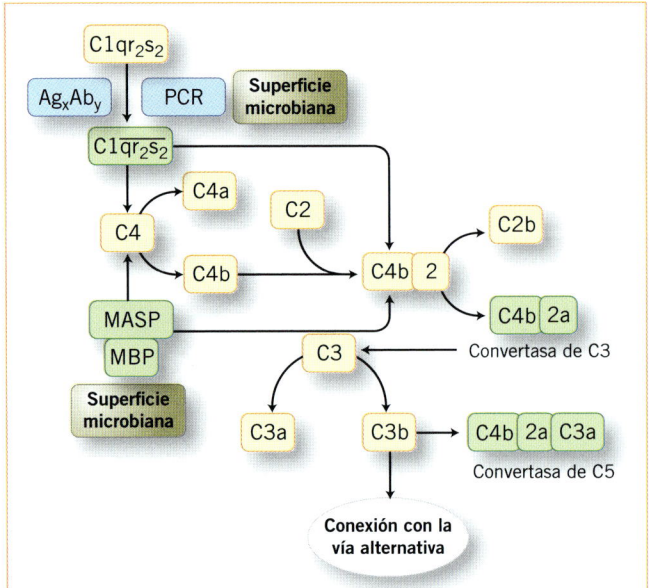

Figura 29-2. Activación del complemento por las vías clásica y de lectinas (la barra horizontal sobre C1qrs denota activación). Los componentes con actividad enzimática están coloreados en verde. PCR: proteína C reactiva; MASP: serinas proteasas asociadas a MBL (lectina de unión a manosa); MBP: proteína de unión a manosa.

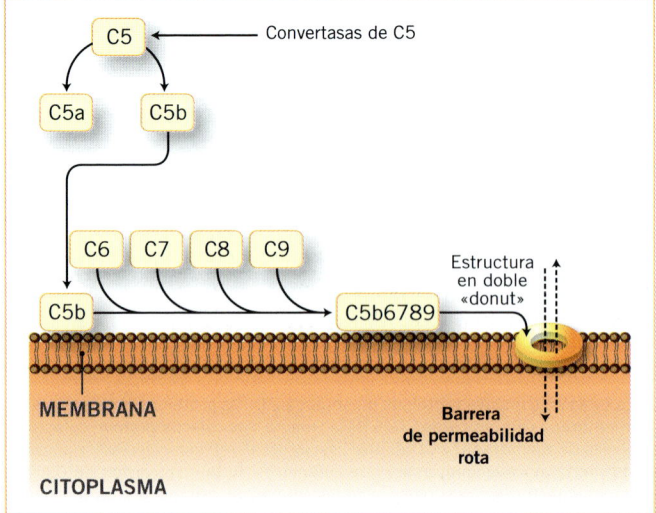

Figura 29-3. Vía efectora común del complemento y citólisis por inserción del complejo de ataque a membrana (MAC) en la membrana citoplasmática.

tiene la propiedad de insertarse a través de bicapas lipídicas, formando un poro funcional. Por lo tanto, cuando se fija en membranas biológicas, como la membrana citoplasmática o la membrana externa de la pared celular de bacterias gramnegativas, destruye la barrera de permeabilidad, lo que tiene como consecuencia la lisis de la célula afectada. Además de bacterias y virus con envoltura, las propias células del tejido en el cual ocurre la activación del complemento pueden ser destruidas por el MAC. Esto es beneficioso en el caso de células infectadas por agentes patógenos intracelulares (como los virus), pero también pueden lisarse células sanas. Por lo tanto, la activación del complemento es un proceso potencialmente autoagresivo, pero el daño tisular se limita por la existencia de los factores inhibidores reseñados en la **tabla 29-1**.

Como se ha indicado antes, varios de los fragmentos que aparecen en el curso de estas vías, tienen actividades biológicas. C3a, C4a y C5a son anafilotoxinas (**Fig. 29-4**). Este término define la propiedad de estas moléculas de unirse a receptores presentes en la superficie de unas células denominadas mastocitos, presentes en los epitelios de la superficie corporal (piel y mucosas). El citoplasma de los mastocitos es rico en gránulos que contienen aminas vasoactivas (en la especie humana, histamina). Cuando las anafilotoxinas se unen a sus receptores, se genera una señal de activación celular, en respuesta a la cual ocurren varios acontecimientos: los gránulos migran hacia la membrana citoplasmática, se fusionan con ella y vierten al exterior la histamina que contienen. Además, la célula pone en marcha dos vías metabólicas que parten del ácido araquidónico, la vía de la lipoxigenasa, que genera leucotrienos, y la de la ciclooxigenasa, que produce prostaglandinas. Al igual que la histamina, los leucotrienos y prostaglandinas son mediadores de inflamación, que incrementan la permeabilidad vascular determinando extravasación de plasma, además de tener otros variados efectos biológicos.

Además de ser anafilotoxinas, C3a y C5a causan agregación plaquetaria, y C5a tiene una fuerte actividad quimiotáctica sobre los neutrófilos y, en menor medida, sobre los monocitos. C2b es convertida por una proteína plasmática (la plasmina) en C2b-quinina, que actúa directamente sobre el endotelio vascular, causando contracción de las células endoteliales y extravasación de plasma.

De las fracciones que se unen a las superficies activantes (superficies microbianas), C3b tiene especial interés. Diversos tipos de leucocitos tienen receptores para C3b o para sus derivados inactivados. Estos receptores se conocen con las siglas CR (*complement receptor*) seguidas de un número, pero también tienen otra nomenclatura, dentro del sistema CD (*clusters of differentiation*) que se utiliza para designar una gran número de proteínas de la superficie leucocitaria, cuya presencia permite diferenciar unos leucocitos de otros.

CR1, o CD35, es un receptor de C3b presente en fagocitos (neutrófilos y monocitos/macrófagos). Los microorganismos y otras partículas recubiertas de C3b se unen fácilmente a la superficie de los fagocitos, por la afinidad entre C3b y CR1, y esto facilita su posterior ingestión por fagocitosis. Esta facilitación de la fagocitosis se denomina opsonización; C3b es, por lo tanto, una opsonina inespecífica. También los hematíes poseen CR1, lo que les permite unir inmunocomplejos solubles que hayan activado el complemento y en los

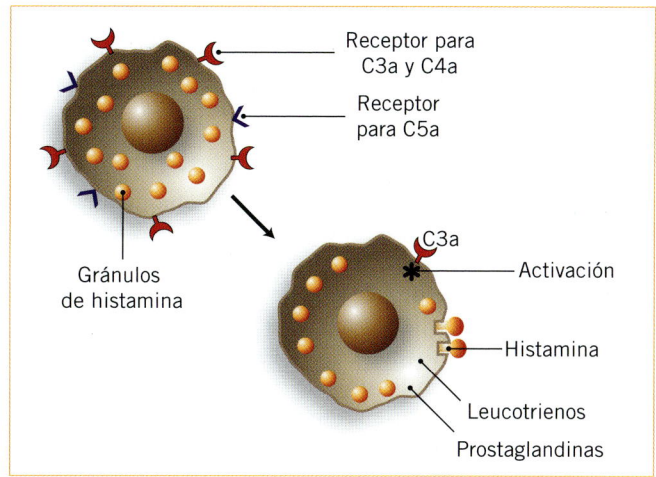

Figura 29-4. Activación y desgranulación de mastocitos por la acción de las anafilotoxinas C3a, C4a y C5a.

que se haya fijado C3b. Al circular por los vasos de órganos como el bazo o el hígado, que poseen sus propias células fagocíticas, estos inmunocomplejos sufren endocitosis, lo que constituye un mecanismo de depuración (eliminación de inmunocomplejos) de la sangre.

CR2, o CD21, es receptor para productos de degradación de C3b (como C3d) y se encuentra en la superficie de los linfocitos B, estando implicado en su activación (v. Activación de linfocitos B, más adelante).

CR3, o CD11b/CD18, y CR4, o CD11c/CD18, presentes en los fagocitos, son receptores para iC3b (un producto de inactivación de C3b) e intervienen también en la opsonización.

Resumiendo las actividades biológicas derivadas de la activación del complemento, hay que destacar la inducción de los dos componentes esenciales de la reacción inflamatoria, que son la extravasación de plasma y la infiltración del tejido inflamado por leucocitos atraídos quimiotácticamente; la lisis de células infectadas o alteradas y de ciertas bacterias y virus, y la facilitación de la eliminación de partículas extrañas, microorganismos y restos celulares mediante opsonización.

Reconocimiento de estructuras microbianas inespecíficas por receptores celulares

Diversos linajes celulares que participan en procesos de inflamación y fagocitosis poseen PRR en su superficie. La unión de PAMP a PRR genera señales de activación celular, que se traducen en diversos efectos, entre otros, la síntesis y la secreción de citoquinas. Las citoquinas son proteínas que actúan como moléculas de comunicación entre células (**cap. 2**, Comunicación intercelular: hormonas, citoquinas y factores de crecimiento, **tomo II**). La mayor parte de las citoquinas producidas por leucocitos se denominan interleuquinas y se representan por las siglas IL seguidas de un número, pero otras, como los interferones (IFN) o los factores estimulantes de colonias (CSF) conservan denominaciones peculiares.

Los macrófagos son células especialmente ricas en PRR. Uno de éstos es el receptor para manosa o MMR (*macropha-*

ge mannose receptor), actualmente designado como CD206, que se une a ligandos con manosa comunes en la superficie de bacterias grampositivas y gramnegativas, y de hongos patógenos. Se supone que el MMR facilita la fagocitosis de estos microorganismos (v. Fagocitosis, más adelante).

Los receptores análogos de *Toll* (TLR, *Toll-like receptors*), denominados así por su homología y relaciones filogenéticas con la proteína *Toll* de la mosca del vinagre *(Drosophila)*, constituyen una importante familia de PRR. Hasta el presente, se ha descrito una decena de TLR en mamíferos (de TLR-1 a TLR-10), que se presentan en la **tabla 29-2**.

El reconocimiento del LPS de bacterias gramnegativas por TLR-4 es un buen ejemplo de reconocimiento de PAMP y activación de células de la inmunidad innata. El proceso (**Fig. 29-5**) se inicia cuando algunas moléculas de LPS, desprendidas de la superficie bacteriana, se unen a una proteína plasmática denominada LBP *(LPS binding protein)*. El complejo LBP-LPS es reconocido por un receptor de la superficie del macrófago, denominado CD14. Finalmente, el complejo LBP-LPS-CD14 interacciona con TLR-4, lo que dispara la correspondiente señal de activación celular. Esta señal es transmitida por las llamadas vías de señalización intracelulares, hasta la activación de factores de transcripción, como el factor nuclear kappa de linfocitos B (NF-κB), que, una vez activados, penetran en el núcleo de la célula para iniciar la transcripción de determinados genes, antes silenciosos. De esta forma, los macrófagos estimulados a través de TLR-4 producen diversas citoquinas proinflamatorias, radicales oxidantes derivados del óxido nítrico y péptidos antimicrobianos.

Otra familia de PRR, ubicados en el citoplasma, son los NLR *(NOD-like receptors:* receptores similares a NOD). NOD son las siglas de *nucleotide oligomerization and binding domain* (dominios de unión y oligomerización de nucleótidos) en alusión a la porción central (dominio) de la molécula, compartida por las proteínas de esta familia. Los NLR son sensores de componentes de patógenos intracelulares (bacterias intracelulares y virus), pero también pueden reconocer componentes de microorganismos extracelulares ingeridos por endocitosis o que llegan al citoplasma de las células del hospedador por otros mecanismos.

Además de la capacidad de reconocer estructuras microbianas procedentes de potenciales patógenos, algunos receptores de la inmunidad innata reconocen motivos estructurales presentes en moléculas intracelulares que se liberan cuando las células se destruyen como consecuencia de una agresión al tejido. Estos patrones moleculares asociados a daño tisular se denominan DAMP *(damage associated molecular patterns)*, y el reconocimiento simultáneo de PAMP y DAMP revela la presencia de microorganismos nocivos, que han causado daño en tejidos del hospedador. Por ejemplo, NLRP3 se activa en presencia de una amplia diversidad de PAMP, lo que lleva a pensar que en realidad no los reconoce a ellos, sino a DAMP como proteasas endosómicas o radicales oxidantes. Otros ejemplos de DAMP son el ácido úrico, histonas, DNA mitocondrial, IL-33, proteínas de choque térmico, etcétera.

Inflamación y fagocitosis

Reacción inflamatoria

La presencia de estructuras extrañas en los tejidos pone en marcha mecanismos de reconocimiento de inmunidad innata, ya sean humorales (quininas, complemento) o celulares (células portadoras de PRR), que inician una reacción inflamatoria. La función defensiva de la inflamación consiste en focalizar defensas en el tejido en el que ha aparecido un agente extraño, potencialmente peligroso para el organismo. Los elementos defensivos son moléculas y células que

Tabla 29-2. Receptores análogos de *Toll* (TLR) y sus ligandos

Componente	Ubicación	Ligando
TLR-1	Superficie celular	Lipopéptidos triacilados (pared bacteriana)
TLR-2	Superficie celular	Peptidoglicano (pared bacteriana) Ácidos lipoteicoicos (*Streptococcus* del grupo B) Porinas (membrana externa de bacterias gramnegativas) Lipoarabinomananos (pared de micobacterias) LPS atípico (membrana externa de *Porphyromonas*)
TLR-3	Intracelular y superficie celular	RNA bicatenario (células infectadas por virus)
TLR-4	Superficie celular	LPS (membrana externa de bacterias gramnegativas)
TLR-5	Superficie celular	Flagelina (flagelos bacterianos)
TLR-6	Superficie celular	Lipopéptidos diacilados (micoplasmas) Ácidos lipoteicoicos (*Streptococcus* del grupo B)
TLR-7	Intracelular	RNA monocatenario (virus)
TLR-8	Intracelular	RNA monocatenario (virus)
TLR-9	Intracelular	DNA, motivos CpG (bacterias) DNA (virus) Hemozoína (*Plasmodium*)
TLR-10	Superficie celular	¿?

En el ratón se han descrito además TLR-11 (que reconoce ligandos en las cepas uropatógenas de *Escherichia coli* y en el protozoo *Toxoplasma gondii*), TLR-12 y TLR-13. CpG: motivos no metilados de citosinas y guaninas; LPS: lipopolisacárido.

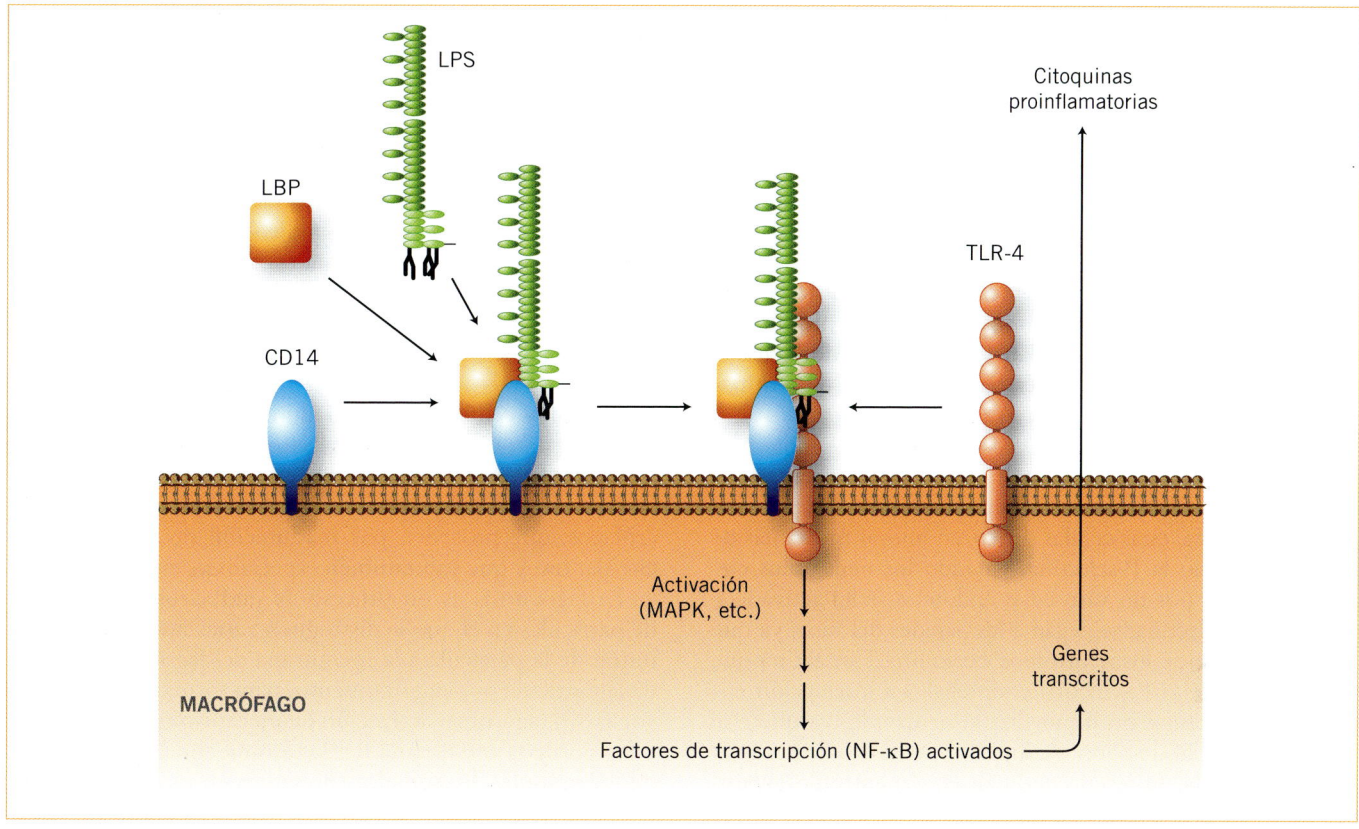

Figura 29-5. Estimulación de los macrófagos por el lipopolisacárido (LPS): la señal generada por los receptores de membrana culmina con la activación de factores de transcripción, como el factor nuclear kappa de linfocitos B (NF-κB), que penetran en el núcleo para activar la transcripción de genes que codifican mediadores de inflamación. LBP: proteína de unión al lipopolisacárido; MAPK: proteínas quinasas activadas por mitógenos; TLR-4: receptor 4 análogo de *Toll*.

proceden del compartimento vascular, y que son capaces de matar y eliminar microorganismos. Los signos aparentes de la inflamación son consecuencia de las alteraciones vasculares que propician la extravasación de plasma y la salida de leucocitos, y clásicamente se han descrito como tumor (la hinchazón o edema debido al plasma extravasado), rubor (enrojecimiento por la vasodilatación y el incremento de flujo sanguíneo en el tejido inflamado), calor (incremento local de temperatura, por las mismas causas) y dolor (consecuencia de la excitación de terminaciones nerviosas por la presión causada por el edema y por la liberación de mediadores químicos).

Las respuestas de inmunidad específica pueden inducir inflamación como mecanismo efector (p. ej., la activación de la vía clásica del complemento como consecuencia de la formación de inmunocomplejos).

Pero la acumulación de células defensivas, capaces de secretar radicales oxidantes, y la formación del MAC como consecuencia de la activación del complemento por cualquiera de las vías, causan también daño a las células del propio tejido. Es importante tener presente que las reacciones inflamatorias, además de su aspecto defensivo, tienen también una contrapartida negativa, ya que inevitablemente causan daño tisular. En muchas ocasiones merece la pena pagar este precio con tal de frenar un proceso infeccioso, pero, en otras, las consecuencias de la inflamación superan la amenaza de la infección por un agente patógeno de esca-

sa virulencia, y, con frecuencia, tales consecuencias forman parte, a veces principal, de la enfermedad infecciosa .

Inflamación aguda

La reacción inflamatoria sigue una secuencia que se inicia con vasodilatación, seguida de extravasación de plasma e infiltración del tejido con células inflamatorias. La dilatación de los capilares y arteriolas responsables de la microcirculación del tejido inflamado se debe principalmente a la acción de mediadores liberados por los mastocitos: la histamina es responsable de la vasodilatación precoz, mientras que las prostaglandinas ejercen un efecto vasodilatador más prolongado. Las anafilotoxinas C3a y C5a, además de desencadenar la desgranulación de los mastocitos, también pueden causar vasodilatación, así como la bradiquinina.

El incremento de la permeabilidad vascular es consecuencia de la contracción de las células endoteliales, inducida por mediadores de mastocitos (histamina, prostaglandinas, leucotrienos), por la bradiquinina y por algunas citoquinas (como el factor linfocitario de permeabilidad).

La infiltración del tejido por leucocitos inflamatorios requiere la producción de mediadores quimiotácticos en el foco de inflamación, así como un intercambio de información entre las células endoteliales y los leucocitos circulantes. En la inflamación aguda debida a mecanismos de la inmunidad innata, las primeras células en llegar al foco inflamatorio son los neutrófilos, a los que siguen los leucocitos mononucleares (macrófagos y linfocitos), que llegan a ser dominantes en el caso de que la inflamación se cronifique.

Diversas moléculas actúan como mediadores quimiotácticamente atractivos para leucocitos: los mediadores exógenos son de origen microbiano, como el LPS o los oligopéptidos iniciados con *N*-formilmetionina que las bacterias excretan como subproductos de la síntesis de proteínas; los endógenos pueden ser fragmentos procedentes de la activación de quininas o del complemento (es el caso de la calicreína y de C5a, respectivamente), o mediadores producidos por mastocitos (leucotrieno B$_4$), por células endoteliales o por las propias células inflamatorias (citoquinas denominadas quimioquinas).

Los mediadores quimiotácticos y algunas otras moléculas liberadas en el foco inflamatorio (histamina, citoquinas proinflamatorias) actúan sobre las células endoteliales, activándolas. En respuesta, estás células sintetizan nuevas moléculas de superficie, como la P-selectina. Cuando los neutrófilos circulantes pasan por un vaso cuyo endotelio se ha activado y expresa esta selectina, se pegan a las paredes del vaso, ya que en la superficie de los neutrófilos existe una L-selectina que es el ligando de la P-selectina endotelial. La interacción entre ambas selectinas no inmoviliza al neutrófilo; ya que éste se desplaza rodando sobre la superficie endotelial, pero sin separarse de ella. En estas condiciones, el neutrófilo experimenta a su vez el estímulo de los mediadores quimiotácticos acumulados en las células endoteliales o, incluso, producidos por ellas, y responde incrementando la expresión de β$_2$-integrinas (los complejos CD11a/CD18 y CD11b/CD18), que interaccionan con otras moléculas de adhesión molecular (ICAM-1 e ICAM-2) de la superficie endotelial activada. El

resultado de esta multiplicidad de interacciones fuertes entre ambas superficies celulares es que el neutrófilo «rodante» se detiene, estableciendo uniones adicionales (entre sus β$_2$-integrinas y la E-selectina del endotelio activado) que refuerzan su adhesión a la pared vascular. Finalmente, el neutrófilo se abre paso entre dos células endoteliales contiguas (diapédesis) y abandona el compartimento vascular, pasando al tejido en cual se moverá a favor del gradiente de concentración de mediadores quimiotácticos, que lo conducirá al foco inflamatorio. El proceso se ilustra en la **figura 29-6**.

Fagocitosis

Las primeras células que llegan al foco inflamatorio, los neutrófilos, están especializadas en eliminar partículas extrañas mediante fagocitosis. Asimismo, entre las células mononucleares que infiltran posteriormente el tejido, figuran los macrófagos, que proceden por maduración de los monocitos circulantes, y que son también especialistas en fagocitosis.

La fagocitosis es un proceso de endocitosis o ingestión de partículas en el que se distinguen varias fases (**Fig. 29-7**): unión de la partícula a la membrana del fagocito; ingestión de la partícula por engolfamiento, para formar la vacuola fagocítica o fagosoma; activación de mecanismos microbicidas y fusión de la membrana del fagosoma con las membranas de los gránulos lisosomales (presentes en el citoplasma del fagocito), para formar el fagolisosoma o fagosoma secundario o maduro, y degradación del material fagocitado.

La unión de microorganismos a la superficie de los fagocitos puede ocurrir directamente, a través de la unión de receptores celulares (PRR) a sus correspondientes ligandos microbianos (PAMP). Sólo algunos PRR, de los diversos

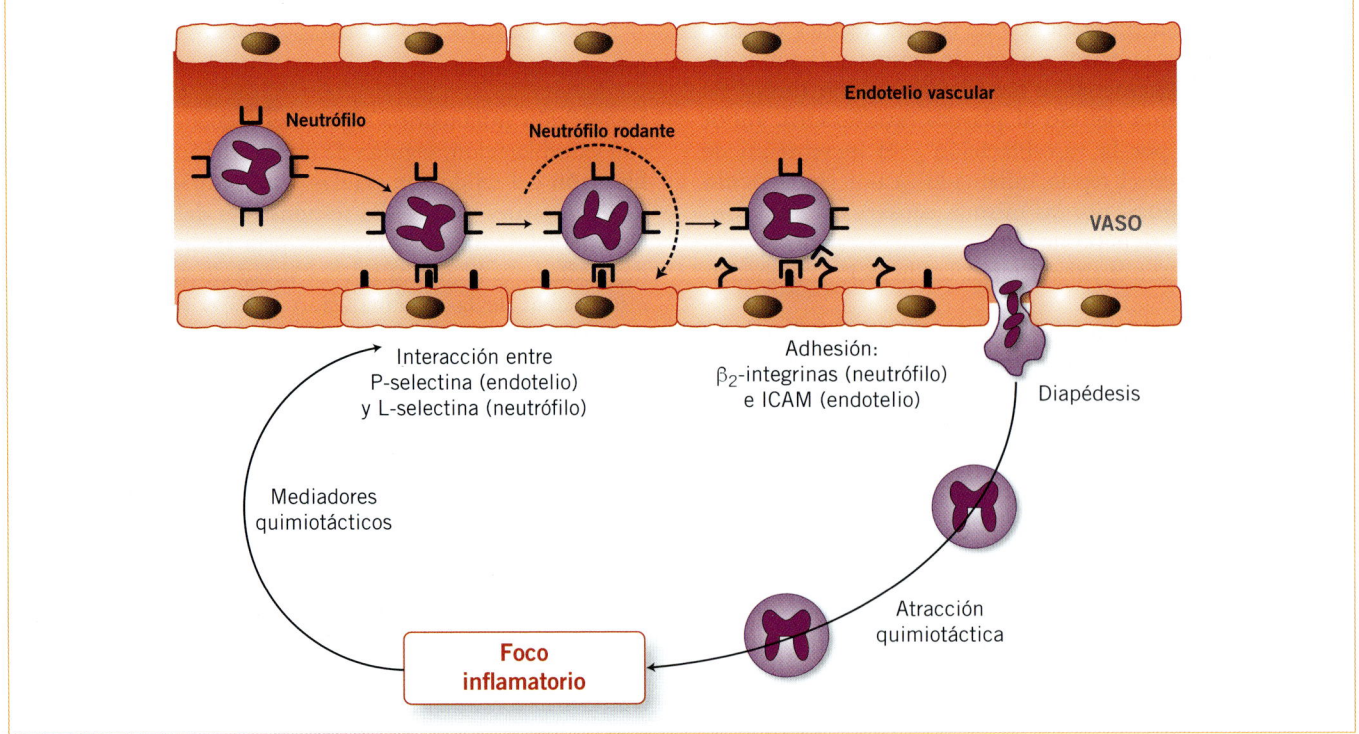

Figura 29-6. Infiltración del tejido inflamado por neutrófilos atraídos por mediadores quimiotácticos. ICAM: molécula de adhesión intercelular.

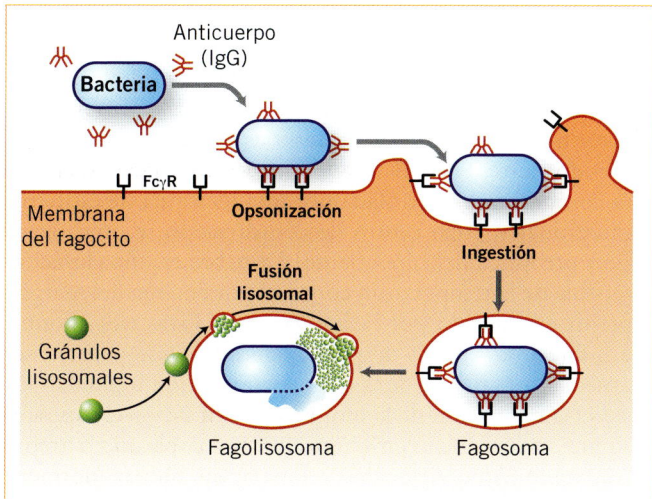

Figura 29-7. Fagocitosis. Los anticuerpos de clase IgG (inmunoglobulina G) actúan como opsoninas específicas. En los fagolisosomas, el material fagocitado se expone a una diversidad de mecanismos microbicidas. FcγR: receptor para Fc (región de la inmunoglobulina, de unión a receptores).

que pueden encontrarse en la superficie de los fagocitos, participan en la fagocitosis. Entre los mejor conocidos, se puede citar el receptor de manosa (CD206), ya mencionado; CD14 (receptor de LPS), y la dectina 1, receptor de β-glicanos presentes en la superficie de levaduras.

Otros receptores de fagocitosis actúan indirectamente, uniendo proteínas plasmáticas que se han depositado en la superficie microbiana (opsonización). Entre las opsoninas inespecíficas, figuran la fibronectina y la vitronectina. Las partículas recubiertas por ellas se unen a diversas integrinas de la superficie del fagocito, como CD49d/CD29 (integrina $\alpha_4\beta_1$), CD49e/CD29 ($\alpha_5\beta_1$) o CD51/CD61 ($\alpha_v\beta_3$). También C3b, procedente de la activación del complemento, y su derivado inactivo iC3b, son opsoninas inespecíficas. Las partículas recubiertas de C3b se unen a CR1, y las recubiertas de iC3b, lo hacen a CR3 y CR4.

Los anticuerpos de las clases IgG e IgA (v. Inmunoglobulinas, más adelante) pueden actuar como opsoninas específicas. Estas moléculas se unen, por su parte específica (región Fab: *antigen binding fragment*, fragmento que une al antígeno), a los antígenos presentes en la superficie de microorganismos, y por la parte inespecífica (región Fc: *crystalizable fragment*, fragmento cristalizable), a receptores en la superficie de los fagocitos (receptores para Fc, o FcR). Se conocen varios tipos de FcR, tres de ellos para IgG, denominados FcγRI o CD64, FcγRIIA o CD32 y FcγRIII o CD16, y uno para IgA, el FcαRI o CD89. Ésta es una importante conexión entre ambos tipos de inmunidad: la eficacia de la fagocitosis, que es un mecanismo de inmunidad innata, se ve notablemente incrementada por la participación de los anticuerpos producidos en una respuesta inmunitaria específica.

El internamiento de la partícula para formar el fagosoma es un proceso complejo, que implica a un gran número de moléculas (proteínas que unen actina, canales de iones, quinasas y lipasas). La partícula que se ha de fagocitar se rodea de extensiones citoplasmáticas (seudópodos) que fi-

nalmente se fusionan formando una vacuola fagocítica. La naturaleza de los receptores de fagocitosis implicados en el proceso tiene influencia en el mecanismo de internamiento. Por ejemplo, en la fagocitosis a través de FcγR participan tirosina quinasas, pero en la mediada por CR no, aunque en este último caso se requieren estímulos adicionales (citoquinas proinflamatorias o unión del fagocito a la matriz extracelular).

Los mecanismos microbicidas intracelulares pueden agruparse en dependientes de oxígeno e independientes de oxígeno. Los mecanismos dependientes de oxígeno se generan a partir de un drástico incremento en el ritmo respiratorio del fagocito e implican la activación de la enzima NADPH oxidasa (NADPH: nicotinamida adenindinucleótido-fosfato reducido), cuyas subunidades, normalmente distribuidas entre la membrana y el citosol, se ensamblan en la membrana del fagosoma. La activación de la NADPH oxidasa no ocurre siempre, sino que depende de los receptores implicados en la fagocitosis. La mayoría de los FcR, que poseen secuencias intracitoplasmáticas capaces de activar tirosina quinasas (ITAM, *immunoreceptor tyrosine-based activation motifs*, motivos de activación de los inmunorreceptores basados en tirosina), inducen la activación de la enzima, pero los CR no, al menos en los macrófagos. La NADPH oxidasa cataliza la formación de anión superóxido ($O_2^{\cdot-}$), que pasa al interior del fagosoma, donde genera oxidantes microbicidas como el peróxido de hidrógeno, el oxígeno singlete y, en los neutrófilos (que poseen mieloperoxidasa), ácido hipocloroso.

Otro mecanismo microbicida conectado con el incremento respiratorio es la producción de radicales de nitrógeno reactivo. La enzima clave es una sintasa inducible de óxido nítrico (iNOS). Esta enzima es inducida por ciertos PAMP a través de TLR, y citoquinas como el factor de necrosis tumoral (TNF), IL-1 e interferón gamma (IFN-γ) ejercen acciones sinérgicas con los estímulos inductores de iNOS. El óxido nítrico generado reacciona con el anión superóxido para formar peroxinitrito, con potente acción microbicida.

Los gránulos lisosomales del citoplasma de los fagocitos contienen moléculas microbicidas independientes del oxígeno. La lisozima es una muramidasa, que destruye la mureína de la pared celular bacteriana. Las defensinas constituyen una familia de péptidos catiónicos que tienen en común una secuencia de seis cisteínas con tres puentes disulfuro. Las defensinas están presentes en los gránulos azurófilos de neutrófilos y, en menor extensión, en los de macrófagos, y la fusión lisosomal los vierte en el fagolisosoma. Su acción microbicida, de amplio espectro (hongos, bacterias grampositivas y gramnegativas, y virus con envoltura) se basa en su capacidad para insertarse en bicapas lipídicas, permeabilizándolas. Las catelicidinas son precursores de péptidos antimicrobianos, que contienen un dominio N-terminal conservado, de un centenar de aminoácidos, denominado catelina, y una parte C-terminal de tamaño variable (entre 12 y 80 aminoácidos). Se encuentran en los neutrófilos, en gránulos no azurófilos que secretan su contenido al medio (desgranulación). La mayoría de las catelicidinas experimentan una rotura proteolítica cuando son secretadas, liberando el péptido antimicrobiano. En el fagolisosoma también se liberan otras proteínas antimicrobianas, como BPI (*bacteri-*

cidal permeability-inducing protein: proteína que aumenta la permeabilidad bactericida), hidrolasas ácidas, etcétera.

Adicionalmente a los mecanismos reseñados, el pH ácido de los fagosomas y la ausencia de hierro contribuyen asimismo a la muerte de muchos de los microorganismos fagocitados.

Citoquinas proinflamatorias y efectos sistémicos de la inflamación aguda

Los fagocitos que infiltran un tejido inflamado son capaces de producir citoquinas que contribuyan a los mecanismos defensivos frente a la infección. Especialmente, los macrófagos son células muy versátiles que, en respuesta a estímulos procedentes del reconocimiento de PAMP, producen un considerable número de citoquinas (denominadas monoquinas, por ser producidas por células del linaje de los monocitos).

Como se indicó anteriormente (v. Inflamación aguda), algunas citoquinas tienen la capacidad de atraer quimiotácticamente a los leucocitos inflamatorios, por lo que se denominan quimioquinas. Los macrófagos producen quimioquinas, como IL-8, que incrementa la expresión de β_2-integrinas por los neutrófilos, favoreciendo su adhesión al endotelio y, una vez que han salido del vaso, los atraen hacia el foco inflamatorio (**Fig. 29-8**). Otras quimioquinas producidas por macrófagos, fibroblastos, células endoteliales, etc., son quimiotácticas para neutrófilos, macrófagos y linfocitos T.

La salida de leucocitos (neutrófilos y macrófagos) del compartimento vascular para acudir al foco inflamatorio hace descender los niveles de leucocitos circulantes. Muchos de los leucocitos inflamatorios mueren en el tejido inflamado, por la acción de toxinas microbianas. Se hace por lo tanto necesario reponer estas células, que (como todas las células hemáticas) se originan en la médula ósea hematopoyética. Los macrófagos inflamatorios producen una citoquina denominada factor estimulante de colonias de granulocitos y macrófagos (GM-CSF, *granulocyte macrophage-colony stimulating factor*). Esta citoquina pasa a la sangre y al llegar a la médula hematopoyética actúa sobre células madre, progenitoras del linaje mieloide/monocitoide, promoviendo su

proliferación y diferenciación en granulocitos (neutrófilos) y monocitos (precursores de macrófagos), que abandonarán la médula y pasarán a reemplazar los contingentes perdidos del compartimento vascular (**Fig. 29-8**).

Tres monoquinas proinflamatorias actúan como pirógenos endógenos: TNF, IL-1 e IL-6 (**Fig. 29-8**). La temperatura corporal está controlada por una jerarquía de estructuras neuronales, cuyo centro de coordinación se ubica en la región preóptica del hipotálamo. La fiebre es una elevación reversible de la temperatura corporal por encima del margen superior establecido por la homeostasis. Estas tres citoquinas inducen la síntesis de prostaglandinas, que parecen ser los mediadores finales de la neuroestimulación hipotalámica que fija la regulación de la temperatura en un nivel superior. Aunque suele considerarse un síntoma molesto, la fiebre es un mecanismo defensivo, conservado filogenéticamente, que incrementa la reactividad del sistema inmunitario y provoca el aumento de la temperatura (aunque sea en muy pocos grados), por encima de la óptima para los microorganismos patógenos, que ralentiza su proliferación.

La inducción de fiebre por TNF, IL-1 e IL-6 se acompaña de otros efectos sistémicos: somnolencia, taquicardia, incremento del catabolismo, ferropenia y un notable incremento de la síntesis, en el hígado, de las llamadas «proteínas de fase aguda». La presencia, en el plasma, de niveles elevados de estas proteínas es un indicador de inflamación de gran valor clínico. Entre las proteínas de fase aguda destacan las ya mencionadas PCR y MBP (v. Sistema del complemento: vías de activación, antes), que se unen a PAMP de la pared microbiana, activando, respectivamente, las vías clásica y de lectinas del complemento; la ceruloplasmina, que destoxifica de radicales oxidantes el tejido inflamado; el inhibidor de proteinasa α-1, o antitripsina, que inhibe la actividad de las proteasas liberadas por los neutrófilos, limitando el daño tisular que pueden causar, y otras proteínas plasmáticas, como el amiloide sérico A o SAA *(serum amyloid A)* y la α_2-macroglobulina.

Además de sus efectos sistémicos, las citoquinas proinflamatorias tienen actividades propias. El TNF puede inducir apoptosis (su nombre lo debe a su citotoxicidad para algunos tumores experimentales); en las células endoteliales, incrementa la expresión de la molécula de adhesión de tipo inmunoglobulínico (ICAM-1), facilitando la adhesión de neutrófilos y su posterior diapédesis, y favorece la coagulación (reacción trombogénica). La IL-1 también actúa sobre el endotelio vascular induciendo una reacción inflamatoria. Además, es un coestimulante de la proliferación de células T en respuesta a mitógenos y promueve la maduración de los linfocitos B (en parte, de forma indirecta porque induce la síntesis de IL-6). La IL-6 favorece la diferenciación de las células B activadas a células secretoras de inmunoglobulinas.

Inflamación crónica

Cuando el agente extraño cuya presencia en el medio interno ha desencadenado la reacción inflamatoria, persiste durante algún tiempo (p. ej., bacterias resistentes a la fagocitosis o sustancias difícilmente biodegradables), la infiltración

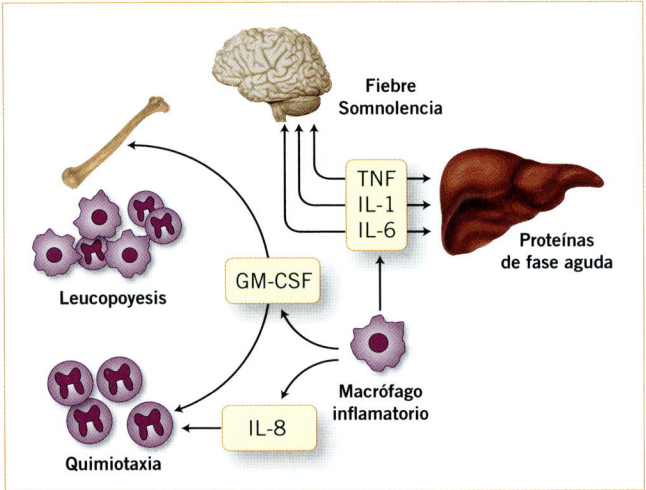

Figura 29-8. Efectos sistémicos de las citoquinas proinflamatorias. GM-CSF: factor estimulante de las colonias de granulocitos y macrófagos; IL: interleuquina; TNF: factor de necrosis tumoral.

de células inflamatorias se prolonga en el tiempo y se pasa a una situación de inflamación crónica. En la inflamación crónica, los neutrófilos (que son las células predominantes en la fase aguda) son progresivamente reemplazados por células mononucleares (macrófagos y linfocitos). La persistencia del material difícil de degradar ocasiona la formación de granulomas, definidos como focos de linfocitos, macrófagos, células epitelioides, células gigantes y fibroblastos, rodeados por varias capas de tejido conectivo. Las células epitelioides, parecidas a queratinocitos, son realmente macrófagos con inclusiones de material fagocitado, no digerido, cuyo aspecto se asemeja al de la queratina. Las células gigantes son el resultado de la fusión de macrófagos o de células epitelioides, dando lugar a sincitios.

Citotoxicidad natural

En la sangre y en el tejido linfoide se encuentra una población de células que, por su morfología, se denominan linfocitos grandes granulares (LGL, *large granular lymphocytes*). Estas células son capaces de inducir la muerte de células infectadas por virus y de algunas células tumorales. Dado que no hay reconocimiento previo de antígenos específicos en las células diana (las células que son destruidas), se trata de un mecanismo de inmunidad innata, por lo que se lo conoce como citotoxicidad natural, y a los LGL efectores se los denomina *natural killer* (NK).

Las células NK poseen una gran diversidad de receptores de superficie, de los cuales unos están implicados en la activación y otros en la inhibición de la actividad citotóxica (**Fig. 29-9**). Entre los activadores figuran NKp30, NKp44 y NKp46, que reconocen moléculas en la superficie de células tumorales o infectadas por virus, pero también otros que se unen a la superficie de células normales. El paradigma de los receptores inhibidores es KIR (*killer-cell immunoglobulin-like receptor*: receptor de NK análogo de la inmunoglobulina), también denominado CD158, que reconoce los antígenos de histocompatibilidad de clase I (v. Sistema principal de histocompatibilidad, más adelante) presentes en todas las

células normales del cuerpo. Por lo tanto, si una célula NK se une a una célula sana, el receptor KIR transmite una señal que bloquea la activación de la célula NK y la inducción de citotoxicidad. Pero en las células infectadas por virus frecuentemente se detiene la síntesis de proteínas celulares (en beneficio de la síntesis de proteínas víricas), por lo que no pueden reponer los antígenos de histocompatibilidad que se pierden de la superficie celular. Al desaparecer los ligandos de KIR, éste no puede transmitir señales inhibidoras, por lo que la célula NK se activa y desencadena el mecanismo de citotoxicidad. También en algunas células tumorales los antígenos de histocompatibilidad están alterados o no se expresan, lo que explica la susceptibilidad a la citotoxicidad mediada por NK.

El mecanismo de citotoxicidad consiste en la secreción de perforinas, que se polimerizan abriendo canales en la membrana citoplasmática de la célula diana, a través de los cuales penetran en ella proteasas denominadas granzimas, que ponen en marcha el proceso de muerte celular programada o apoptosis.

Las células NK expresan CD16, que es un receptor para la parte inespecífica de la IgG (FcγRIII). Esto les permite unirse a células que expresen antígenos reconocidos específicamente por IgG y matarlas, fenómeno que se conoce como citotoxicidad mediada por células, dependiente de anticuerpos (v. Los anticuerpos como moléculas efectoras, más adelante).

Células linfoides innatas

Aunque los linfocitos (B y T) son las células que protagonizan la inmunidad específica o adaptativa, hay células del linaje linfoide que pertenecen a la inmunidad innata. Tomando como criterio sus características fenotípicas y, en especial, el perfil de citoquinas que producen, estas células linfoides innatas se pueden clasificar en tres grupos. En el primero, formado por células productoras de IFN-γ, figuran las células NK ya citadas. El segundo está constituido por células productoras de IL-5 e IL-13, como los denominados linfocitos colaboradores naturales y los nuocitos (células importantes en la defensa frente a helmintos como *Nippostrongylus brasiliensis*), denominadas genéricamente de forma abreviada como ILC-2 (*innate lymphoid cells type 2*). El tercero lo forman las células inductoras del tejido linfoide (que inician la organogénesis linfoide en los períodos prenatal y posnatal), productoras de IL-17 y/o IL-22, e implicadas en la defensa frente a bacterias extracelulares y en la promoción de la reparación del tejido agredido por reacciones inflamatorias en el intestino, denominadas genéricamente de forma abreviada como ILC-3 (*innate lymphoid cells type 3*).

La microbiota intestinal es necesaria para la diferenciación de las células linfoides innatas de este tercer grupo y para la producción de IL-22. La eliminación de estas células causa la diseminación de bacterias comensales desde la luz intestinal al medio interno y la inflamación sistémica, que pueden prevenirse mediante la administración de IL-22.

Adicionalmente, existen linfocitos T que, por su rapidez de respuesta, inferior a 2 horas (las respuestas de la in-

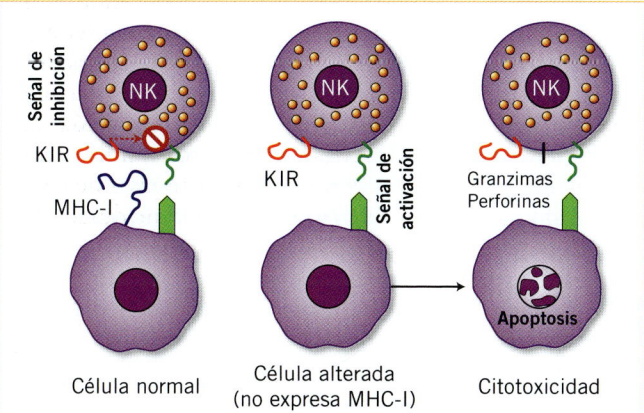

Figura 29-9. Citotoxicidad mediada por células *natural killer* (NK): el reconocimiento de la molécula de histocompatibilidad por KIR (receptor de NK análogo de la inmunoglobulina) inhibe la citotoxicidad; en su ausencia, la célula diana es atacada y muere por apoptosis. MHC: complejo principal de histocompatibilidad.

munidad específica son lentas, ya que conllevan complejos procesos de diferenciación celular), se clasifican como linfocitos T innatos. Estas células expresan los receptores específicos de las células T, pero sus repertorios de especificidades son mucho más limitados que los de los linfocitos T de la inmunidad específica. Como se explica más adelante en este capítulo (v. Inmunidad específica), los linfocitos T reconocen péptidos (fragmentos de antígenos proteínicos) presentados en asociación con moléculas de histocompatibilidad muy polimórficas (es decir, con gran diversidad intraespecífica, codificadas por genes del sistema principal de histocompatibilidad) por células auxiliares. En cambio, las células T innatas reconocen generalmente moléculas no proteínicas, que les son presentadas en asociación con moléculas no polimórficas. Se han caracterizado varias poblaciones de células T innatas o no convencionales. Las células T asesinas naturales invariantes (iNKT, *invariant natural killer T cells*) reconocen glicolípidos microbianos presentados en asociación con la molécula CD1d, y responden produciendo numerosas citoquinas y desarrollado capacidad citotóxica. La diversidad de citoquinas que pueden secretar hace que las células iNKT puedan promover o suprimir las respuestas inmunitarias, según las diferentes situaciones patológicas. Las células T invariantes asociadas a mucosas (MAIT, *mucosal-associated invariant T cells*) reconocen metabolitos bacterianos de la vitamina B$_2$ (riboflavina), presentados en asociación con la molécula MR1. Las células MAIT activadas producen IFN-γ, TNF-α, IL-2 e IL-17 (es decir, una mezcla de citoquinas proinflamatorias, citoquinas del perfil Th1 y citoquinas de perfil Th17), y también tienen capacidad citotóxica, que les permite destruir células infectadas por bacterias intracelulares. Finalmente, las células Tγ/δ (v. Receptor de linfocitos T, más adelante) se consideran también dentro de los linfocitos T innatos que reconocen compuestos lipoides, como algunos intermediarios en la síntesis bacteriana de isoprenoides, presentados en asociación con moléculas de la familia CD1. Las células Tγ/δ producen diversas citoquinas, entre ellas IFN-γ, TNF-α e IL-17, y desempeñan un papel importante en la defensa frente bacterias intracelulares.

Las células linfoides innatas y los linfocitos T no convencionales o innatos pueden considerarse células defensivas que forman el continuo evolutivo que va desde la inmunidad innata a la específica. Estas poblaciones de linfocitos establecen su residencia en tejidos no inmunitarios, especialmente en las barreras superficiales (piel y mucosas).

Interferones

Al igual que la mayor parte de las citoquinas, los IFN son moléculas pleiotrópicas, pero se definen por su capacidad para bloquear la replicación vírica. En respuesta a determinados estímulos, una célula produce moléculas de IFN que se unen a receptores en la superficie de células vecinas, en la cuales inducen mecanismos que bloquean la síntesis de proteínas víricas. Los IFN son moléculas inespecíficas, por lo que se clasifican dentro de la inmunidad innata. En cambio, se ven limitados por barreras de especie, de forma que los IFN de otras especies animales no son capaces de inducir refractariedad a la infección vírica en células humanas, y viceversa.

Tipos de interferones

En la especie humana se conocen tres tipos de interferones, IFN-I, IFN-II e IFN-III. Los de tipo I son citoquinas antivíricas, resistentes con un pH ácido, que están codificadas por genes ubicados en el cromosoma 9. El tipo II, codificado por un gen no relacionado con los anteriores localizado en el cromosoma 12, se caracteriza por su actividad inmunorreguladora y por inactivarse cuando desciende el pH. Cada tipo de IFN se une a un receptor diferente. Los de tipo III son las citoquinas IL-28 e IL-29, con actividad similar a los de tipo I.

Hay varios IFN de tipo I; los principales son IFN-α (una proteína generalmente no glicosilada) e IFN-β (una glicoproteína). El IFN-α es producido por leucocitos, mientras que el IFN-β predomina en la respuesta de fibroblastos y células de linajes no hematopoyéticos. El principal estímulo inductor de la producción de IFN de tipo I es la infección vírica, y, concretamente, la presencia de RNA bicatenario. Hay que tener presente que en las células infectadas por virus con genoma constituido por RNA monocatenario, la formación de los llamados «intermediarios de replicación» (RNA de sentido complementario al genómico, necesarios para actuar como moldes en la replicación) da lugar transitoriamente a complejos de RNA bicatenario. Además, los mRNA víricos suelen adoptar una configuración espacial con zonas parcialmente bicatenarias. El RNA bicatenario es reconocido por el TLR-3.

El IFN de tipo II se denomina IFN-γ y es una glicoproteína producida por células NK activadas por IL-12, y por linfocitos T activados, ya sea específicamente por antígenos, o inespecíficamente por mitógenos.

Mecanismos de acción antivírica

La unión de IFN a sus receptores celulares induce la dimerización de éstos y la fosforilación de tirosinas en sus dominios citoplasmáticos, catalizada por tirosina quinasas de la familia Janus (Jak). Estos dominios fosforilados reclutan a STAT1 y STAT2, que a su vez son fosforilados y forman un complejo con IRF9 para entrar en el núcleo y activar la transcripción de genes (STAT son las siglas de *signal transducers and activators of transcription*, e IRF9 de *interferon-regulatory factor 9*). El resultado final es la desrepresión de gran número de genes (designados como ISG, *interferon-stimulated genes*), entre los cuales figuran los responsables de las actividades antivíricas. Los dos mecanismos principales de acción antivírica de los IFN son la inactivación de un factor de iniciación de síntesis proteica y la degradación de RNA mensajero (mRNA) en las células infectadas por virus (**Fig. 29-10**).

El primero de estos mecanismos se inicia con la síntesis de la enzima 2'-5'-oligoadenilato sintetasa o 2-5(A), en forma de proenzima, que alcanza su actividad enzimática en presencia de RNA bicatenario (por lo tanto, el mecanismo antivírico sólo será operativo en células infectadas por virus). La enzima 2-5(A) cataliza la polimerización de adeno-

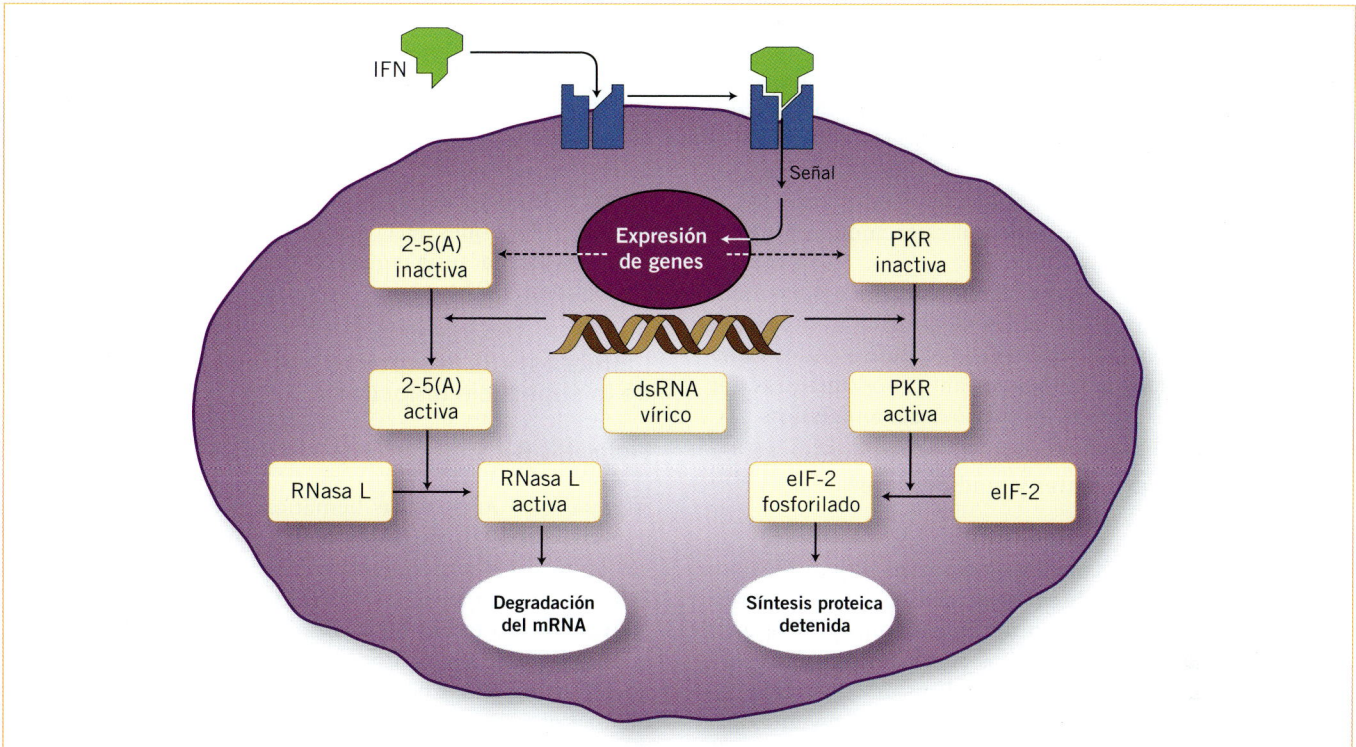

Figura 29-10. Mecanismos antivíricos inducidos por interferones (IFN): el resultado es la detención de la síntesis proteica en la célula infectada. dsRNA: RNA bicatenario; eIF: factor de iniciación de la traducción en eucariotas; PKR: proteína quinasa R.

sintrifosfato (ATP) para formar oligoadenilatos de distintas longitudes, que se unen a una enzima latente, la RNAsa L, dimerizándola. En estas condiciones, la RNAsa L degrada moléculas de mRNA, que en la célula infectada serán el resultado de la transcripción de los genes víricos.

El segundo mecanismo se inicia con la síntesis de la serina-treonina proteína quinasa R (PKR). Como en el mecanismo anterior, PKR se forma como proenzima, que adquiere actividad en presencia de RNA bicatenario. El sustrato de PKR es un factor necesario para la síntesis de proteínas, el factor de iniciación de la traducción en eucariotas eIF-2 (*eukaryotic translation initiation factor 2*) (**cap. 8**, Síntesis, degradación y recambio de las proteínas, **tomo II**); la enzima fosforila este factor, que queda irreversiblemente inactivado. Adicionalmente, la activación de PKR puede inducir apoptosis en la célula infectada.

Como puede comprobarse, ambos mecanismos convergen en un mismo resultado: la detención de la síntesis de proteínas en las células infectadas con virus. Pero los IFN también activan otros mecanismos antivíricos, como la síntesis de proteínas Mx, que inhiben la replicación del virus de la gripe y de miembros de las familias *Paramyxoviridae* y *Rhabdoviridae*, la producción de la proteína teterina, que inhibe la gemación de viriones hijos de retrovirus y otros virus, o la inducción de la enzima antirretroviral Apobec3.

Otras actividades biológicas de los interferones

Los IFN ejercen diversas acciones en células no infectadas. En general, son inhibidores de la proliferación celular, lo que ha dado lugar a su empleo como agentes antitumorales ci-

tostáticos (especialmente el IFN-α). También promueven la expresión de antígenos de histocompatibilidad (v. Receptor de linfocitos T, más adelante). El IFN-γ es una citoquina de gran importancia en la inmunidad específica frente a agentes patógenos intracelulares, que induce la activación de macrófagos, un proceso que incrementa drásticamente la eficacia fagocítica y la capacidad microbicida de estas células.

INMUNIDAD ESPECÍFICA

Antígenos

Conceptos de antígeno, epítopo y hapteno

Antígeno es cualquier macromolécula capaz de inducir una respuesta inmunitaria específica. Las células que responden son linfocitos, que poseen receptores de superficie capaces de reconocer específicamente determinadas estructuras moleculares, denominadas determinantes antigénicos o epítopos, de forma que la totalidad de los linfocitos de un mamífero asegura el reconocimiento de varios millones de especificidades distintas. Por lo tanto, la primera condición que una molécula debe poseer para ser antígeno es la posesión de epítopos. Pero, además, se requiere cierto tamaño molecular y cierta complejidad estructural. Una molécula pequeña, aunque posea uno o más epítopos, no es capaz de inducir una respuesta inmunitaria, si bien será capaz de reaccionar con anticuerpos específicos para sus epítopos. Esto permite disociar dos propiedades de los antígenos: la inmunogenicidad (capacidad de inducir respuestas) y la especificidad (capacidad de reaccionar específicamente con anticuerpos). Las moléculas que, por su pequeño tamaño, carecen de inmunogenicidad, pero, por poseer epítopos, conservan especificidad, se denominan haptenos. Si un hapteno se conjuga con una proteína de suficiente tamaño (denominada portador o *carrier*), el conjunto se comporta como un antígeno y es capaz de inducir respuestas específicas frente al hapteno. De esta forma se pueden obtener anticuerpos específicos frente a moléculas pequeñas que, de por sí, carecen de inmunogenicidad.

Los antígenos son, mayoritariamente, proteínas, que reúnen las condiciones necesarias de tamaño, complejidad estructural y presencia de epítopos. Los polisacáridos ramificados también pueden ser buenos antígenos, mientras que los lípidos no destacan por sus propiedades antigénicas.

Inmunización, coadyuvantes y modificadores de respuesta biológica

El organismo entra en contacto con antígenos extraños por diversas vías. En el período prenatal, dentro del claustro materno, el feto se encuentra en un entorno protegido por la barrera placentaria, por lo que los contactos con antígenos extraños son mínimos, excepto en el caso de infección intrauterina por transmisión transplacentaria de agentes patógenos. Desde el momento del parto, el organismo queda expuesto a una notable diversidad de estímulos antigénicos. Muchos componentes de la dieta son antígenos y, aunque la mayoría de ellos son hidrolizados durante la digestión, algunas macromoléculas poco o nada degradadas atraviesan la mucosa intestinal y pasan al medio interno. De hecho, las células M de dicha mucosa están especializadas en la translocación de macromoléculas desde la luz intestinal hasta el medio interno, donde sufren endocitosis por macrófagos y son presentadas a linfocitos. Pero, en términos generales, la introducción de antígenos por vía oral no es adecuada para obtener buenas respuestas, excepto en el caso de microorganismos patógenos, que inducen reacciones inflamatorias (la inflamación potencia las respuestas específicas), y que muchas veces se diseminan a través del organismo, alcanzando los ganglios linfáticos mesentéricos e incluso el bazo, a través de la circulación sanguínea.

Los antígenos pueden ser introducidos por vía parenteral de forma natural (agentes patógenos vehiculizados por picaduras de artrópodos, o que penetran a través de heridas) o artificial (vacunas). La eficacia de una inmunización depende de varios factores: unos propios del antígeno (tamaño, complejidad estructural, número y variedad de epítopos) y otros de la pauta de inmunización (dosis administrada, vía de administración, número de dosis e intervalo de tiempo entre ellas). Se conocen diversos agentes que, administrados junto con el antígeno o en intervalos de tiempo apropiados, potencian la respuesta inmunitaria específica para dicho antígeno; a estos agentes se los denomina coadyuvantes de la respuesta. Entre los coadyuvantes más conocidos están los microorganismos o estructuras de origen microbiano, como el LPS o el muramil-dipéptido (derivado de la mureína). Los mecanismos de acción de los coadyuvantes son complejos, pero muchos tienen en común la capacidad de inducir reacciones inflamatorias. El término, más reciente, de «agentes

modificadores de la respuesta biológica» (BRM, *biological response modifiers*) se aplica a sustancias capaces de ejercer efectos inespecíficos sobre el sistema inmunitario, a través de la red de citoquinas, lo que incluye la capacidad de potenciar o deprimir las respuestas específicas frente a distintos antígenos (inmunomodulación). Diversos efectos beneficiosos de los microorganismos denominados «probióticos» (resistencia a infecciones, efectos antitumorales, acción antiinflamatoria, acción antialérgica) se deben a su capacidad para actuar como BRM.

Linfocitos, sus receptores y otras moléculas de la superficie linfocitaria

Linfocitos B y T

Al igual que otras células hemáticas, los linfocitos se originan en la médula ósea roja o hematopoyética, a partir de células madre pluripotenciales. Bajo la influencia de diversos factores hematopoyéticos, las células madres entran en sucesivas etapas de diferenciación. Las células progenitoras de la serie linfoide tienen dos caminos de diferenciación: el de los linfocitos B, que ocurre en el microambiente de la propia médula ósea, y el de las células T, que se inicia con la salida de células pre-T del compartimento medular para completar su desarrollo en el timo (**Fig. 29-11**). Médula ósea y timo son órganos linfoides primarios, ya que en ellos adquieren la inmunocompetencia los linfocitos B y T, respectivamente. Por inmunocompetencia se entiende la capacidad para responder a los estímulos antigénicos, lo que requiere poseer receptores específicos para reconocer los correspondientes epítopos. Los receptores específicos para antígenos, presentes en los linfocitos (sean B o T) están codificados por genes que adquieren su configuración definitiva mediante procesos de reorganización génica que ocurren durante la diferenciación de los linfocitos en los órganos linfoides primarios. Por lo tanto, durante la diferenciación se adquiere la especificidad. Cada linfocito maduro expresa receptores de una única especificidad. Como durante la diferenciación, y una vez que se ha seleccionado la especificidad, hay prolife-

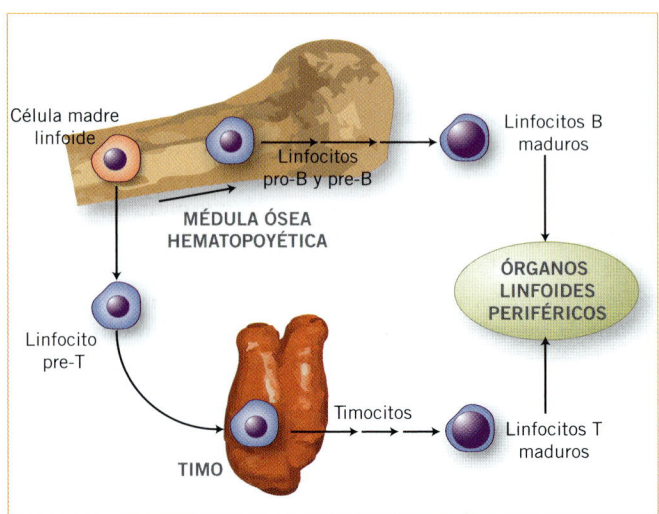

Figura 29-11. Origen de los linfocitos B y T.

ración celular, el resultado es una familia de células que, por proceder de un ancestro común (una célula que completó la reorganización de genes para definir su especificidad), posee receptores de la misma especificidad: esto es lo que se conoce como un clon de células. Los linfocitos, tanto B como T, están organizados en clones, cada uno de los cuales representa una especificidad.

Los linfocitos B son responsables de la respuesta de anticuerpos. Las células T se agrupan en subpoblaciones: las células T cooperadoras o *helper* (Th) colaboran con las respuestas de otros linfocitos; las células T citotóxicas o CTL *(cytotoxic T lymphocytes)* funcionan como células citotóxicas específicas, y las células T reguladoras (Treg) regulan las respuestas linfocitarias.

Inmunoglobulinas

Los anticuerpos son glicoproteínas específicas que se encuentran en la superficie de los linfocitos B (donde constituyen el receptor específico para antígenos) y que aparecen en el plasma y otros humores orgánicos, como resultado de una respuesta inmunitaria. La separación electroforética de las proteínas plasmáticas sitúa a los anticuerpos en la región de las gammaglobulinas. Por su función como proteínas de la inmunidad específica, se las denomina también inmunoglobulinas (Ig).

Estructuralmente, una molécula de inmunoglobulina está formada por cuatro cadenas polipeptídicas, iguales dos a dos, y unidas entre sí por puentes disulfuro: las dos menores se denominan cadenas ligeras o L *(light)*, con una masa aproximada de 25 kDa (alrededor de 220 aminoácidos), y las dos mayores, cadenas pesadas o H *(heavy)*, de unos 50 kDa (alrededor de 440 aminoácidos) (**Fig. 29-12**). Esta unidad estructural, con un tamaño mínimo de 150 kDa, es bivalente (tiene dos sitios de unión al antígeno). De acuerdo con las secuencias de aminoácidos, cada cadena posee una parte aminoterminal variable (V) y una carboxiloterminal constante (C). En las cadenas L, el tamaño de V_L es aproximadamente igual al de C_L; en las H, V_H viene a ser una cuarta parte de C_H. La diversidad de aminoácidos por posición no es uniforme a lo largo de las partes V, sino que se concentra en tres regiones llamadas hipervariables. Las regiones hipervariables son las que constituyen el sitio de unión al antígeno y en ellas reside, por lo tanto, la especificidad de la inmunoglobulina. Como la especificidad de unión implica una complementariedad tridimensional entre el epítopo y las regiones hipervariables, éstas se denominan también regiones determinantes de la complementariedad (CDR, *complementarity-determining regions*).

La estructura terciaria de las cadenas L y H incluye unos plegamientos en forma de ovillo, cerrados por puentes disulfuro intracatenarios, que se denominan dominios (**Fig. 29-13**). En una cadena L hay dos dominios, correspondientes a las partes V_L y C_L, respectivamente. En una cadena H hay un dominio V_H y tres (en algunas clases, cuatro) dominios C_H. Los dominios muestran semejanzas de secuencia entre sí, revelando que proceden de un gen ancestral que experimentó duplicaciones y diversificaciones durante la evolución. Junto con otras proteínas no inmunoglobulí-

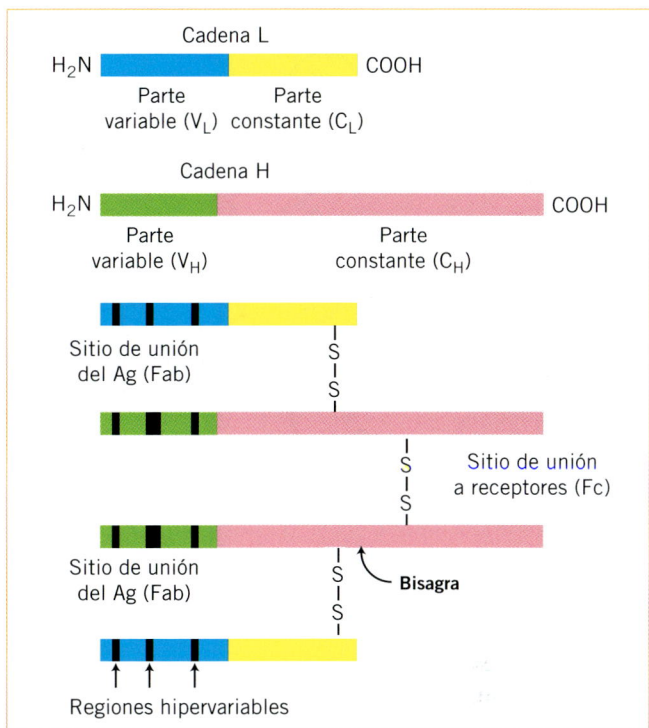

Figura 29-12. Estructura de las inmunoglobulinas: la unidad estructural consta de dos cadenas ligeras (L) y dos pesadas (H). Las partes variables (V) de las cadenas L y H constituyen la parte específica del anticuerpo, por donde éste se une al determinante antigénico (Ag). Fab: región de unión a antígenos presentes; Fc: región de unión a receptores.

nicas con dominios similares, las inmunoglobulinas constituyen una superfamilia de macromoléculas relacionadas filogenéticamente.

El ser humano puede producir dos tipos distintos de cadenas L, que se diferencian por las secuencias de aminoácidos de las partes C_L: estos tipos se denomina kappa (κ) y lambda (λ). En cuanto a las cadenas H, pueden fabricarse cinco clases distintas, con diferentes secuencias en las partes C_H: se denominan gamma (γ), mu (μ), alfa (α), delta (δ) y épsilon (ε). En cada molécula de inmunoglobulina, las dos cadenas L son del mismo tipo y las dos H de la misma clase, pero en cada individuo de la especie humana están representados los dos tipos y las cinco clases, por lo que se definen como isotipos: variedades que todas ellas están presentes en cada individuo de la misma especie. A nivel celular, existe exclusión alélica para el tipo de cadena L, de forma que cada linfocito B produce inmunoglobulinas de un solo tipo, aunque la clase de cadena H puede variar. Es importante tener presente el hecho de que una molécula de inmunoglobulina es una proteína de gran tamaño, que reúne todas las condiciones necesarias para comportarse como un antígeno. Por lo tanto, las moléculas de anticuerpo pueden, a su vez, actuar como antígenos. Es posible obtener anticuerpos que reconozcan específicamente los distintos isotipos (es decir, anticuerpos frente a cadenas L de tipo κ, anticuerpos frente a cadenas L de tipo λ, y anticuerpos frente a cada una de las clases de cadenas H). Para obtener estos anticuerpos frente a isotipos humanos es preciso inmunizar con las correspondientes cadenas L o H a animales pertenecientes a una especie diferen-

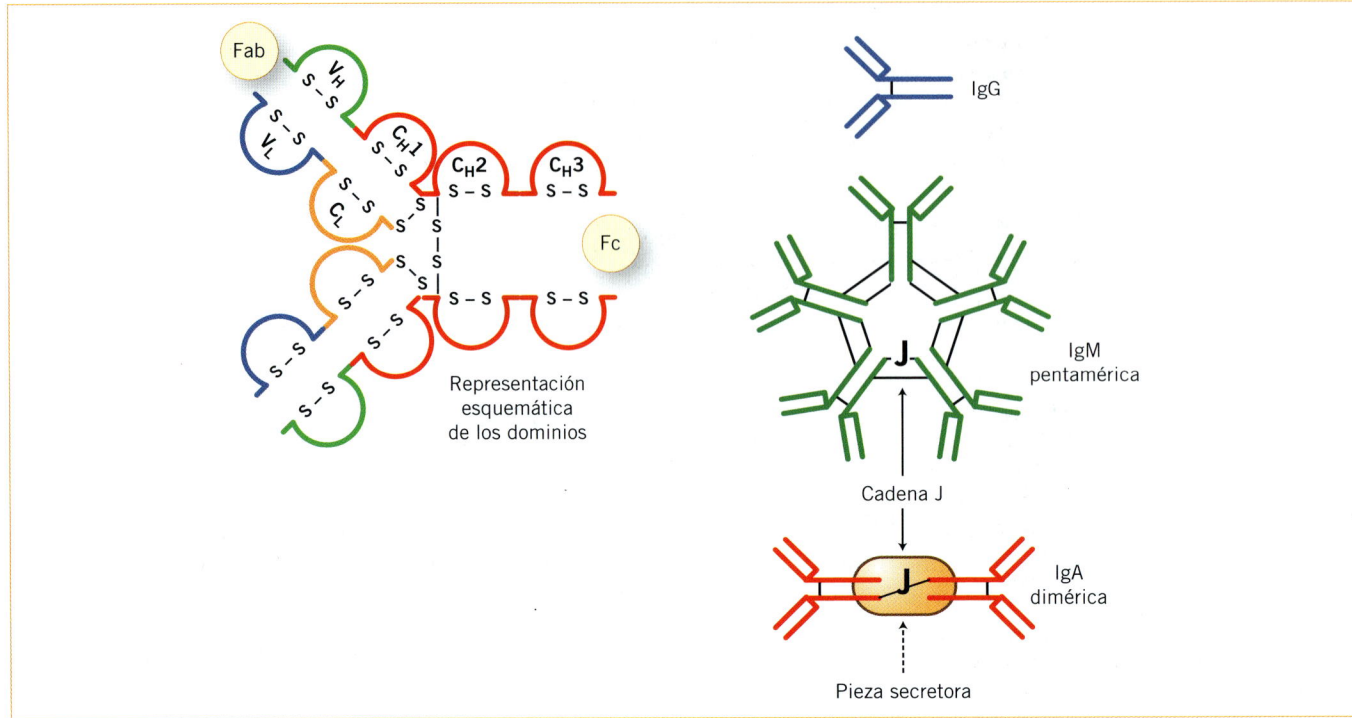

Figura 29-13. Dominios globulares y estructuras de IgG, IgM sérica e IgA en secreciones (las líneas delgadas que unen monómeros representan puentes disulfuro). Fab: región de unión a antígenos presentes; Fc: región de unión a receptores.

te, ya que todos los individuos de la especie humana poseen todos los isotipos y no responden frente a ellos.

Las inmunoglobulinas se clasifican en clases, según la clase a la que pertenezca la cadena H. En el ser humano, por lo tanto, hay cinco clases de inmunoglobulinas, denominadas con la letra inicial de la palabra griega que designa a la clase de cadena H: IgG (cadenas H de clase γ), IgM (cadenas H de clase μ), IgA (cadenas H de clase α), IgD (cadenas H de clase δ) e IgE (cadenas H de clase ε). Esta clasificación es importante, porque cada clase de inmunoglobulinas posee propiedades biológicas peculiares, que definen distintos papeles en la defensa del organismo (**Tabla 29-3**). La IgG (**Fig. 29-13**) es la única clase capaz de atravesar la barrera placentaria, lo que significa que la madre transfiere al feto anticuerpos de clase IgG que le aseguran un cierto nivel de protección pasiva durante los primeros meses de vida posnatal.

La IgG es, además, la principal clase de inmunoglobulina que puede actuar como opsonina específica, ya que, como se ha indicado antes (v. Fagocitosis), en la superficie de los fagocitos hay receptores para Fc de IgG. Cuando está presente en la superficie linfocitaria como receptor específico de antígeno, la IgM adopta forma monomérica (por monómero se entiende la unidad estructural de cuatro cadenas), pero la IgM sérica es un pentámero, constituido por cinco unidades estructurales idénticas entre sí y un péptido de 15 kDa denominado cadena J (**Fig. 29-13**). Sólo la IgM y la IgG son capaces de activar la vía clásica del complemento cuando se unen a sus antígenos específicos. Los anticuerpos de clase IgA presentes en el suero son monómeros, pero en las secreciones de las mucosas hay IgA en forma dimérica (dos monómeros y una cadena J), que va unida a una proteína no inmunoglobulínica denominada pieza secretora (**Fig. 29-**

Tabla 29-3. Clases de inmunoglobulinas y sus propiedades

Propiedad	Clases				
	IgG	**IgM**	**IgA**	**IgD**	**IgE**
Concentración sérica (mg/ml)	13	1,4	4	0,03	< 0,0005
Peso molecular (kDa) y configuración	150 Monómero	180 Monómero (receptor células B) 900 Pentámero (plasma)	160 Monómero (plasma) 350 Dímero (secreciones)	180 Monómero	190 Monómero
Activación de C1q	Sí	Sí	No	No	No
Paso a través de la placenta	Sí	No	No	No	No
Unión a (receptores) en células	Sí (FcγR) en NK y fagocitos	No	Sí (FcαR) en fagocitos	No	Sí (FcεR) en mastocitos

NK: *natural killer.*

13). La IgD sérica es muy escasa; su principal papel es como receptor en la superficie linfocitaria. Finalmente, la IgE tiene la propiedad de unirse, por su parte inespecífica, a receptores en la superficie de mastocitos. Cuando dos o más moléculas de IgE se entrecruzan en la superficie del mastocito, por haberse unido al antígeno, se genera una señal de activación que causa la desgranulación de la célula (liberándose histamina), y la síntesis y la liberación de derivados activos del ácido araquidónico (prostaglandinas y leucotrienos).

Generación de la diversidad de especificidades

El sistema inmunitario de un mamífero como el ser humano tiene capacidad para reconocer varios millones de epítopos diferentes. Este repertorio de especificidades se consigue mediante procesos de reorganización génica que ocurren durante la diferenciación de las células inmunocompetentes.

En el genoma humano hay tres *loci* independientes que contienen genes de inmunoglobulinas: uno para las cadenas L de tipo κ (en el cromosoma 2), otro para las de tipo λ (cromosoma 22) y un tercero para las cadenas H (cromosoma 14).

Una cadena κ es el resultado de la transcripción de tres fragmentos génicos: V, que codifica la mayor porción de la parte variable, desde el extremo aminoterminal hasta la tercera de las regiones hipervariables (incluyendo dos regiones hipervariables y parte de la tercera); J, que codifica lo que resta de la parte variable (no debe confundirse con la cadena J de las inmunoglobulinas multiméricas, con la que no guarda ninguna relación), y C, que codifica la totalidad de la parte constante. En la línea germinal, el *locus* κ presenta unos 50 segmentos V funcionales; y, a cierta distancia de ellos, hay cinco secuencias J seguidas de un único fragmento C. El proceso de reorganización que ocurre durante la diferencia-

ción de los linfocitos B consiste en que uno de los segmentos V se fusiona con uno de los segmentos J, ambos elegidos aleatoriamente. Cuando este bloque génico se transcribe, la secuencia que separa al segmento J elegido del exón C se comporta como un intrón y, por lo tanto, es cortada y eliminada del mRNA maduro (**Fig. 29-14**). Teóricamente, este proceso de reorganización génica permite generar 50 × 5 = 250 especificidades distintas, que en realidad son más, ya que existe un cierto grado de imprecisión en la elección del punto de recombinación entre V y J.

En las cadenas λ, el proceso es similar, con algunas peculiaridades: el número de segmentos V funcionales no llega a 40; y hay cuatro segmentos C, cada uno de ellos asociado a una secuencia J.

Una cadena H está codificada por los exones V, D y J, para la parte variable, más tres o cuatro exones C (uno por cada dominio), para la constante (adicionalmente, hay dos exones finales para una porción extra, carboxiloterminal, que constituye la parte transmembrana y la cola citoplasmática de la cadena H en el caso de las inmunoglobulinas ancladas en la superficie linfocitaria que actúan como receptores específicos para el antígeno). En la línea germinal, hay poco más de 40 segmentos V, una treintena de segmentos D y seis segmentos J, seguidos de los exones correspondientes a las partes constantes μ, δ, ε y α. La reorganización de genes incluye una primera fusión, entre un segmento D y uno J, y una segunda, entre un segmento V y el bloque DJ. Un cálculo teórico arroja más de 7.200 posibles especificidades, que habría que multiplicar por la suma de especificidades de ambos tipos de cadenas L (> 400): el resultado se aproxima a 3×10^6, pero en realidad es mayor, porque la ya señalada imprecisión en la recombinación contribuye a la mayor diversidad también en las cadenas H (incluso en mayor grado que en las L).

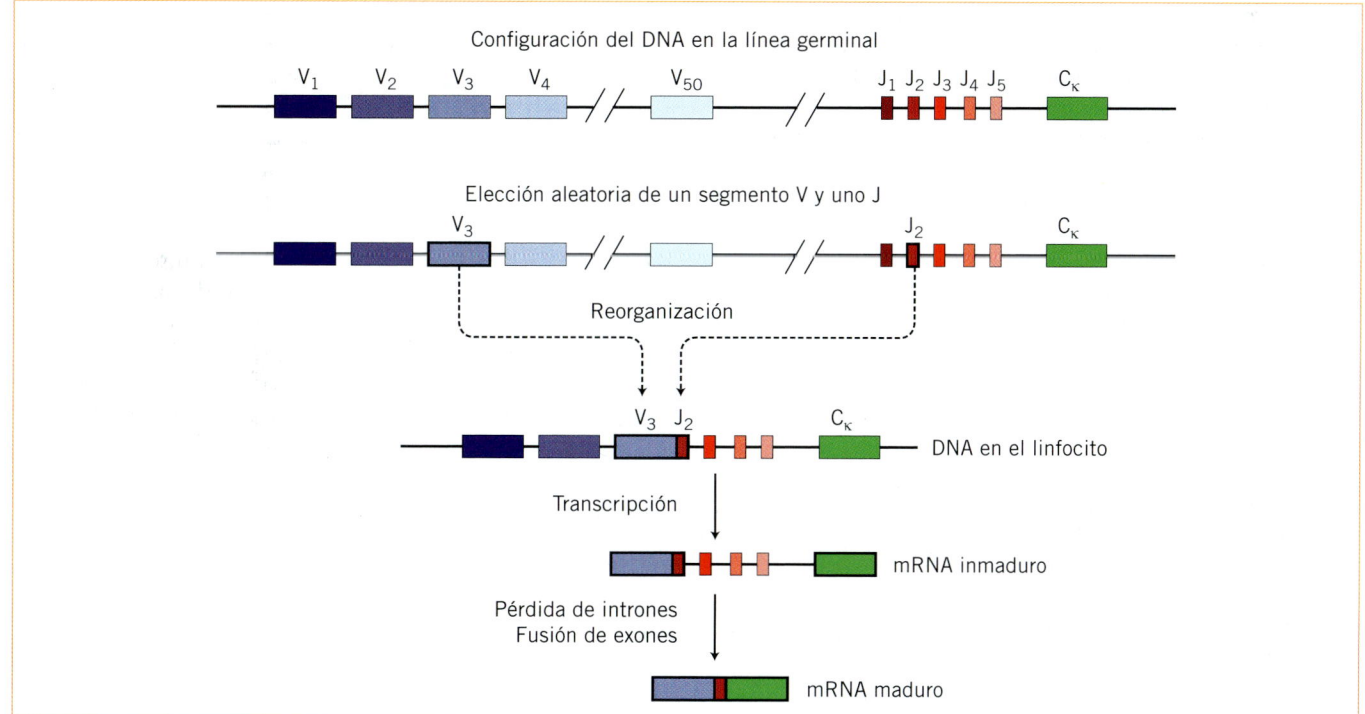

Figura 29-14. Generación de diversidad y expresión de las cadenas ligeras κ.

Las células B expresan primero receptores de la clase IgM, por lo que la transcripción se detiene entre los exones μ y δ. Posteriormente, se transcribe un mRNA que contiene los exones de ambas clases de cadenas H, y un mecanismo de rotura *(splicing)* alternativo permite a la célula B sintetizar receptores IgM e IgD, obviamente con la misma especificidad (el bloque VDJ no cambia, sólo cambian los exones de la parte constante). En el curso de la respuesta de anticuerpos, nuevas reorganizaciones y deleciones permiten a las células cambiar la clase de inmunoglobulina producida, siempre sin que la especificidad se vea afectada (v. Producción de anticuerpos, cambios de clase y maduración de afinidad, más adelante).

La reorganización de genes de inmunoglobulinas en las células B está limitada por fenómenos de exclusión alélica. Por ello, todas las células de un mismo clon fabrican inmunoglobulinas de una única especificidad (y no de doble especificidad, que sería lo esperado si las reorganizaciones ocurriesen tanto en los cromosomas maternos como en los paternos) y con un solo tipo de cadena L.

Receptor de linfocitos B

El receptor específico de antígeno de los linfocitos B (BCR, *B-cell receptor*) es un complejo que incluye una molécula de inmunoglobulina, anclada en la superficie celular a través del segmento transmembrana y del tallo citoplasmático de las cadenas H. El tallo citoplasmático es demasiado pequeño para participar en las reacciones que generan las señales de activación celular, por lo que esta función corre a cargo de un heterodímero inespecífico: dos cadenas peptídicas unidas por puentes disulfuro, denominadas Igα-Igβ o CD79a-CD79b. Los tallos citoplasmáticos de estas dos cadenas poseen motivos ITAM, ya definidos (v. Fagocitosis, antes) y son capaces de iniciar vías de activación celular. La estructura del BCR se presenta en la **figura 29-15**.

La activación de los linfocitos se inicia con el reconocimiento del antígeno, pero para completarse requiere señales de coestimulación. La molécula CD21, que es característica de las células B (es un marcador del linaje B) es un receptor de C3d denominado también CR2, y es capaz de unir antígenos microbianos que hayan activado el complemento. Así, forma con CD19 (otro marcador B) un complejo que genera señales de coestimulación para el linfocito. CD40 es el receptor de CD154 (antes llamado CD40L: ligando de CD40), a través del cual la célula B recibe también señales coestimulantes (v. Activación de linfocitos B, más adelante).

Sistema principal de histocompatibilidad

Los trasplantes alogénicos (entre individuos de la misma especie) suscitan reacciones de rechazo, debidas al reconoci-

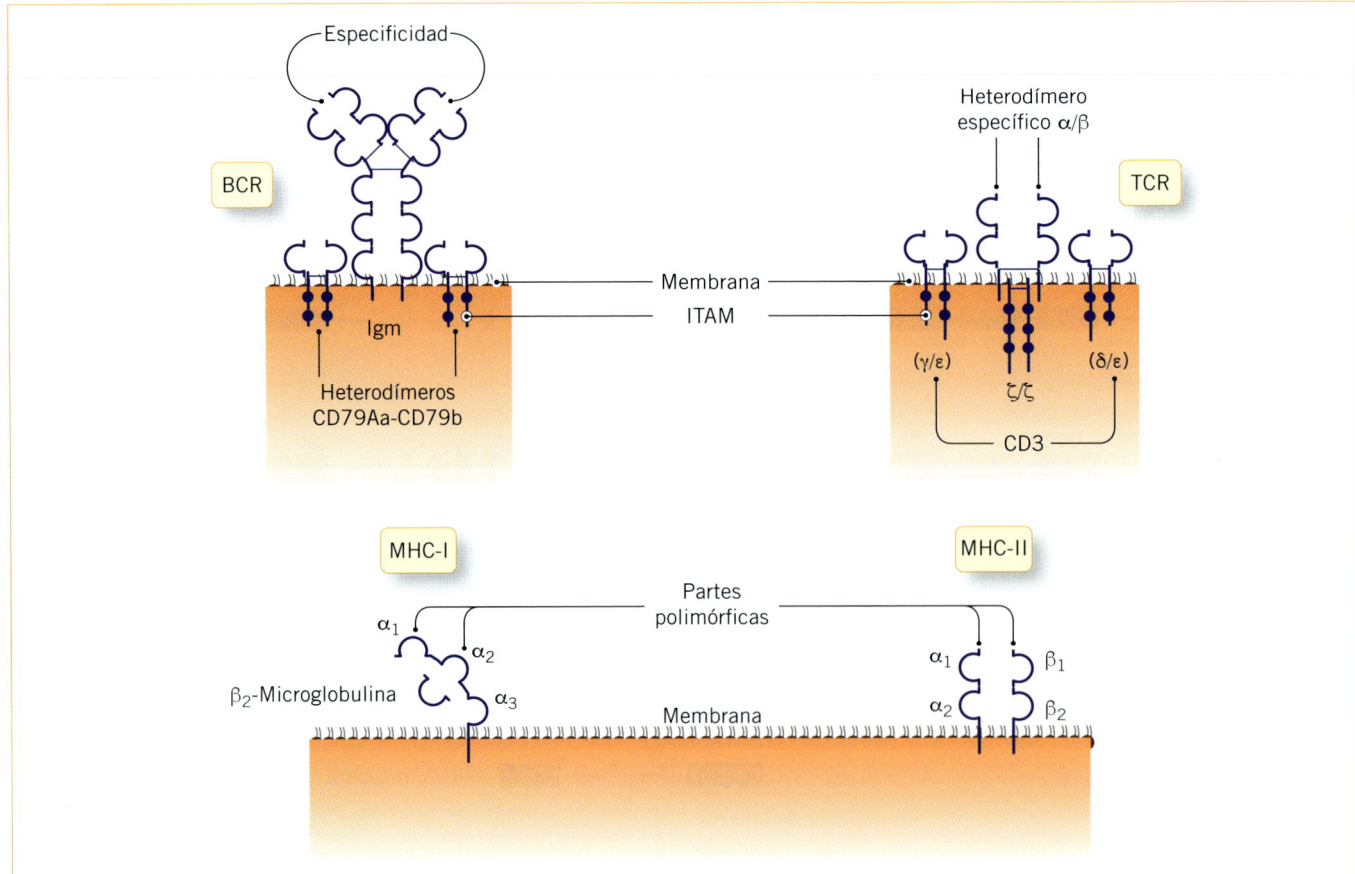

Figura 29-15. Estructuras del receptor específico de antígenos de los linfocitos B (BCR), del receptor específico de antígenos de los linfocitos T (TCR) y antígenos de histocompatibilidad de clases I y II. ITAM: motivos de activación de los inmunorreceptores basados en tirosina; MHC: complejo principal de histocompatibilidad.

miento, por el sistema inmunitario del receptor, de antígenos presentes en los tejidos del donante pero no compartidos por el receptor. Los más importantes de estos antígenos están codificados por genes que forman un complejo denominado complejo principal de histocompatibilidad (MHC, *major histocompatibility complex*). En el ser humano, el MHC se designa con las siglas HLA (*human leucocitary antigen*: antígeno leucocitario humano), y está ubicado en el brazo corto del cromosoma 6. Durante mucho tiempo, se ignoró el significado biológico de estos aloantígenos (antígenos distribuidos dentro de una especie, de forma que hay grupos de individuos definidos por expresar unas u otras especificidades, como ocurre con los grupos sanguíneos), pero hoy se sabe que desempeñan un papel esencial en el reconocimiento de antígenos extraños por los linfocitos T.

Existen dos tipos de antígenos codificados por el MHC: las moléculas de clase I y las de clase II. Ambas pertenecen a la superfamilia de las inmunoglobulinas. Los antígenos de clase I están constituidos por una cadena, designada como cadena α, con tres dominios extracelulares, una parte transmembrana y una cola citoplasmática (**Fig. 29-15**). Las partes polimórficas de esta molécula (es decir, aquellas partes en las que la secuencia de aminoácidos puede variar de unos individuos a otros, y donde residen, por lo tanto, los epítopos que definen los distintos aloantígenos) se localizan en los dominios α_1 y α_2, que son los más alejados de la superficie celular. Las moléculas de clase I se asocian (de forma no covalente) a una proteína extracelular invariante, denominada β_2-microglobulina, cuyo papel es mantener desplegada en una determinada configuración espacial a la cadena α. Los antígenos de clase I se expresan, en mayor o menor cantidad, en todas las células nucleadas del cuerpo.

Los antígenos de clase II son heterodímeros, compuestos de una cadena α y otra β, ambas constituidas por dos dominios extracelulares y las correspondientes partes transmembrana y citoplasmática (**Fig. 29-15**). Las partes polimórficas residen en los dominios más alejados de la superficie celular, que son α_1 y β_1, respectivamente. La expresión de estos antígenos está restringida a determinados linajes celulares: macrófagos, células dendríticas y linfocitos B.

En el ser humano, existen tres *loci* funcionales para genes de clase I, designados como HLA-A, HLA-B y HLA-C, y otros tres para clase II, que son HLA-DP, HLA-DQ y HLA-DR. Para cada uno de estos *loci* se conocen gran número de alelos, y cada individuo tiene dos juegos de ellos, uno en el cromosoma materno y otro en el paterno. En consecuencia, es mínima la posibilidad de que dos individuos (que no sean gemelos univitelinos) coincidan en su repertorio de aloantígenos HLA.

Receptor de linfocitos T

El receptor específico para antígenos de los linfocitos T, o TCR *(T-cell receptor)*, es un complejo de varias proteínas (**Fig. 29-15**). La especificidad reside en un heterodímero, que puede estar constituido por una cadena α y otra β, o bien por una cadena γ y otra δ; en ambos casos, las cadenas pertenecen a la superfamilia de las inmunoglobulinas y están unidas por un puente disulfuro. Hay una población, mayo-

ritaria, de células Tα/β, y otra, mucho menor, Tγ/δ. Estas cadenas contienen regiones hipervariables, generadas por reorganización de segmentos de genes de la línea germinal, de forma similar a como se ha visto para las inmunoglobulinas (v. Generación de la diversidad de especificidades). Las células T, a diferencia de las B, no interaccionan nunca con antígenos nativos, sino que reconocen fragmentos (epítopos) de antígenos extraños, presentados en la superficie de células auxiliares, asociados a los antígenos del MHC expresados por dichas células auxiliares (el procesamiento y la presentación de antígenos por las células auxiliares se explica más adelante [v. Presentación de epítopos a las células Th]). El TCR reconoce simultáneamente una estructura propia (antígeno de histocompatibilidad propio) y otra ajena (epítopo de un antígeno extraño). Como ocurre con el BCR, el reducido tallo citoplasmático del heterodímero específico no es capaz de intervenir en las reacciones de fosforilación necesarias para iniciar una señal de activación. Este papel lo cumplen las proteínas inespecíficas del TCR: un complejo de dos heterodímeros denominado globalmente CD3, constituido por los pares γ/ε y δ/ε; y un homodímero ζ/ζ, cuyos tallos citoplasmáticos contienen motivos ITAM.

Subpoblaciones de linfocitos T

Las células progenitoras del linaje T, procedentes de la célula madre linfoide, abandonan la médula ósea y pasan al timo, donde se denominan timocitos. En este órgano, las células adquieren el marcador CD2 y, posteriormente, ocurren las reorganizaciones génicas que les permiten expresar el TCR, incluyendo el complejo CD3. Ambas moléculas, CD2 y CD3, son marcadores «pan-T», esto es, están presentes en todas las células del linaje T.

Más del 95 % de las células que proliferan en el timo mueren por apoptosis, como resultado de un doble proceso de selección que ocurre en este estadio: una selección positiva rescata a los timocitos cuyo TCR muestra afinidad por los antígenos propios del MHC (un cierto grado de afinidad es necesario para que el TCR reconozca epítopos extraños asociados a moléculas del MHC propio), y una selección negativa elimina a los que expresan un TCR con alta afinidad por dichos antígenos (eliminando así los clones potencialmente autorreactivos). Las selecciones positiva y negativa constituyen la llamada «educación intratímica», para la cual son necesarias interacciones de los timocitos con otros linajes celulares presentes en el timo: en la selección positiva parecen participar las células del epitelio tímico, mientras que en la negativa participan células de origen hematopoyético (macrófagos, células dendríticas) igualmente presentes en este órgano. La maduración de los timocitos concluye con la pérdida de uno de los dos marcadores CD4 o CD8, y así se separan dos fenotipos: CD2$^+$CD3$^+$CD4$^+$CD8$^-$, que corresponde a la subpoblación de linfocitos T cooperadores (células Th), y CD2$^+$CD3$^+$CD4$^-$CD8$^+$, que corresponde a la subpoblación de linfocitos T citotóxicos (CTL). Una vez maduras, las células de ambas subpoblaciones abandonan el timo y pasan a colonizar los órganos linfoides periféricos.

Las células T sólo reconocen epítopos extraños asociados a moléculas MCH propias. La combinación epítopo propio/

MHC propio no debe ser reconocida si la educación intratímica ha sido correcta (se trataría de células T autorreactivas), y la combinación epítopo extraño/MHC extraño tampoco, ya que la selección positiva rescata timocitos cuyo TCR tenga afinidad (aunque baja) por los antígenos MHC propios, que son los únicos representados en el entorno tímico. El requisito de que la célula T y la presentadora de antígeno sean histocompatibles se denomina restricción de histocompatibilidad.

La molécula CD4 posee afinidad por partes no polimórficas de las moléculas MHC-II. Por este motivo, las células Th reconocen epítopos extraños asociados a moléculas MHC-II propias. Por su parte, CD8 tiene afinidad por partes no polimórficas de las moléculas MHC-I, por lo que los CTL reconocen epítopos extraños asociados a moléculas MHC-I propias. Los epítopos de antígenos exógenos (sintetizados fuera de la célula presentadora) son presentados en asociación con moléculas MHC-II, a células T CD4$^+$ (es decir, Th), mientras que los epítopos de antígenos endógenos (sintetizados dentro de la célula presentadora, por ejemplo, por agentes patógenos intracelulares) son presentados, en asociación con moléculas MHC-I, a células T CD8$^+$ (o sea, CTL).

Además de su papel decidiendo qué subpoblación de linfocitos T puede responder frente a un antígeno, según cuál sea la molécula MHC presentadora, tanto CD4 como CD8 actúan como correceptores, siendo necesarios para la activación celular a través del TCR. Otras moléculas de superficie intervienen en la recepción de señales coestimulantes, como CD28, que es el receptor de CD80, expresado por las células presentadoras de antígeno.

El papel crucial de las células Th

Presentación de epítopos a las células Th

Sólo los linajes celulares que expresan moléculas MHC-II son capaces de presentar antígenos a las células Th. Células dendríticas, macrófagos y linfocitos B reúnen esta condición y, por ello, se las considera «células presentadoras de antígeno profesionales» o APC *(antigen-presenting cells)*. El sistema linfático está organizado de forma que la presentación de antígenos a células Th ocurra mayoritariamente en los órganos linfoides periféricos. Los antígenos extraños presentes en un tejido pueden ser arrastrados por el drenaje linfático y, al llegar al ganglio local o regional, sufrirán endocitosis, realizada por los macrófagos o las células dendríticas que allí abundan, donde serán procesados y presentados a los linfocitos Th. Alternativamente, las llamadas células de Langerhans, que no son sino precursores de células dendríticas ubicados en la piel, pueden endocitar antígenos y dejarse llevar por el drenaje linfático hasta los ganglios, donde ellas mismas llevarán a cabo la presentación. Funciones parecidas desempeñan los macrófagos atraídos quimiotácticamente a un foco inflamatorio.

Las APC ingieren antígenos que estaban inicialmente fuera de ellas, es decir, antígenos exógenos. El procesamiento de los antígenos exógenos sometidos a endocitosis incluye su hidrólisis parcial por la acción de las proteasas endosomales, generándose diversos oligopéptidos. Por su parte, la APC

sintetiza continuamente nuevas moléculas de histocompatibilidad, para reponer las que se pierden de la superficie celular (las proteínas superficiales suelen presentar una alta tasa de recambio o *turnover*). Las moléculas MHC-II recién sintetizadas pasan del retículo endoplásmico al aparato de Golgi y de allí a las vesículas endosómicas, donde coinciden con los oligopéptidos resultantes de la digestión proteolítica del antígeno. Aquellos oligopéptidos con un tamaño y características apropiados encajan en la hendidura que existe entre las partes polimórficas de las cadenas α y β (es decir, entre los dominios α_1 y β_1). Los complejos MHC-II/péptido que alcancen un suficiente grado de estabilidad son finalmente exportados hasta la membrana celular. Los péptidos capaces de unirse establemente a moléculas MHC-II son, por lo tanto, los epítopos reconocidos por las células Th. Frecuentemente, estos epítopos corresponden a secuencias internas del antígeno, que, en cambio, no pueden actuar como epítopos para las células B, ya que el BCR interacciona con el antígeno nativo (sin procesamiento previo) y, por lo tanto, sólo puede reconocer epítopos externos, que sobresalgan de la superficie del antígeno. En consecuencia, las células T y las B suelen reconocer epítopos diferentes en la misma molécula antigénica.

Las células Th tienden a unirse transitoriamente a las APC, en función de la afinidad existente entre CD4 y partes no polimórficas de la molécula MHC-II. En tal situación, la parte específica del TCR tiene la oportunidad de examinar el conjunto formado por las partes polimórficas de la molécula MHC-II y el oligopéptido encajado en la ranura. Si la especificidad del TCR no coincide con la combinación propio/extraño de este conjunto, la célula Th se separará y será sustituida por otra. Cuando, finalmente, el oligopéptido sea presentado a un TCR capaz de reconocer específicamente esa combinación propio/extraño, se iniciará el proceso de activación de la correspondiente célula Th. Los ITAM de los tallos citoplasmáticos de los heterodímeros CD3 y del homodímero ζ, que forman parte del TCR, son fosforilados por una quinasa asociada al correceptor CD4. A partir de aquí, se ponen en marcha varias vías de señalización, que finalmente determinan la activación de factores de transcripción y la desrepresión de gran número de genes.

En la relación entre la APC y la célula Th intervienen numerosas moléculas de la superficie de ambas células, además de las anteriormente mencionadas. Estas interacciones se ven facilitadas por una peculiar reorganización de las membranas citoplasmáticas de ambas células, en la zona de contacto, que recibe el nombre de «sinapsis inmunológica». La sinapsis se forma a partir de los llamados dominios de membrana (en inglés, *rafts*), zonas discretas con una composición lipídica diferente al resto de la membrana (en los *rafts* lipídicos predominan esfingolípidos y colesterol, en lugar de fosfolípidos). La sinapsis concentra, en la superficie de la célula Th, complejos TCR, correceptores (CD4), receptores de ligandos coestimulantes (CD28, receptor de CD80) y moléculas de adhesión. De especial importancia es la necesidad de señales coestimulantes, generadas como consecuencia de la interacción de CD28 con su ligando, CD80 (también llamado B7). CD80 es expresado por las células dendríticas, por macrófagos estimulados (p. ej., por PAMP bacterianos)

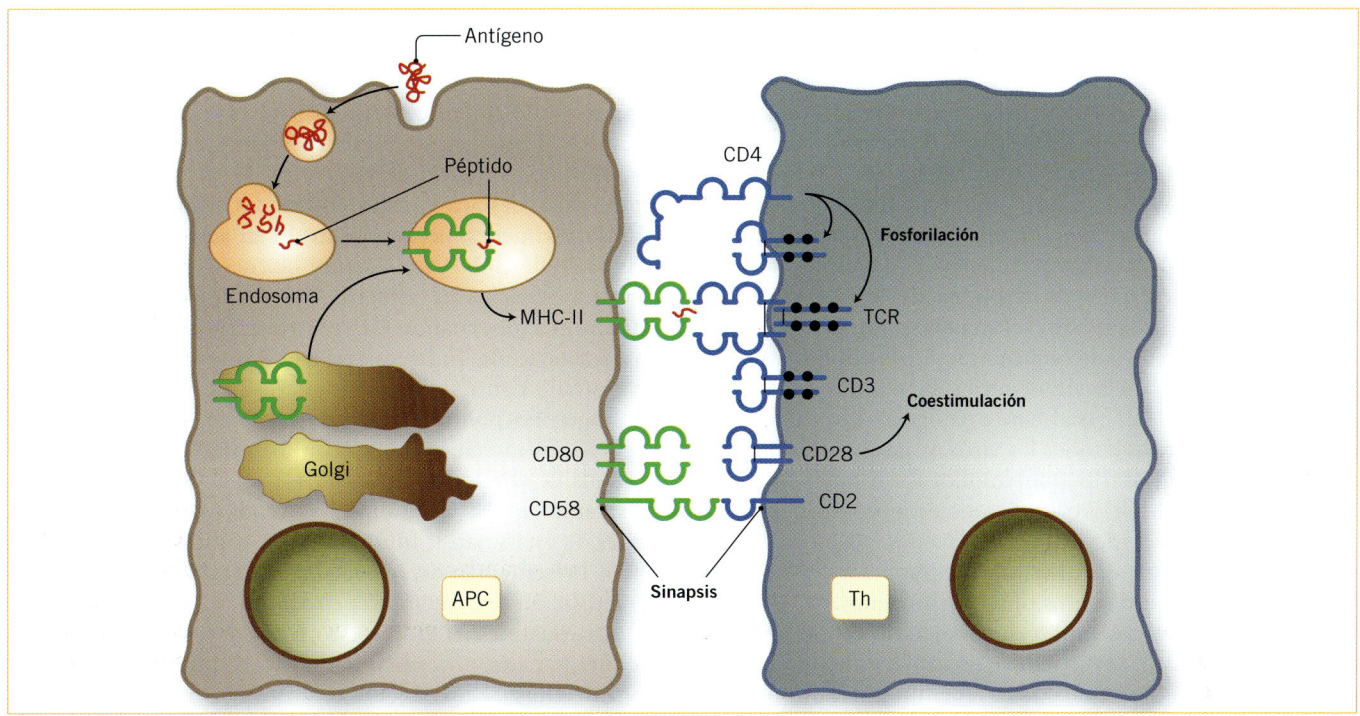

Figura 29-16. Presentación de antígenos exógenos por células presentadoras de antígenos (APC) y activación de células Th: las células intercambian información mediante el reconocimiento de moléculas de superficie que proporcionan señales coestimulantes. MHC: complejo principal de histocompatibilidad; TCR receptor específico de antígenos de llos linfocitos T.

y por linfocitos B activados. Algunos pasos clave en las vías de transducción de la señal de activación generada por el TCR dependen de la coestimulación desde CD28. En ausencia de coestimulación, el proceso de activación celular no puede completarse, y la célula T llegará a una situación de anergia (falta de respuesta), o incluso podría entrar en apoptosis. El conjunto de este complicado diálogo celular se resume en la **figura 29-16**.

Por último, hay que tener presente que las células del sistema inmunitario también se comunican a distancia: las citoquinas son moléculas mensajeras que se unen a receptores en la superficie celular, donde generan las correspondientes señales. Diversas citoquinas pueden potenciar o deprimir el proceso de activación de la célula Th, que, a su vez, una vez activada, producirá su propio perfil de citoquinas. Si el proceso de activación se completa satisfactoriamente, la célula activada entra en el ciclo celular y se divide repetidamente, lo que determina la ampliación del clon. En condiciones óptimas, como las aportadas por la presencia de reacciones inflamatorias inducidas por agentes patógenos o por coadyuvantes de la respuesta inmunitaria, se han descrito ampliaciones de hasta un centenar de veces, respecto al número inicial de células en el clon. Sin embargo, se ha observado que muchas de las células resultantes mueren en el tejido linfoide. Si la inmunización se ha realizado en condiciones óptimas, la proporción de células que sobreviven es mayor. Las células supervivientes se convierten en linfocitos T de memoria.

Subconjuntos de células T CD4+

Una vez activados, los linfocitos T CD4+ pueden seguir distintas vías de diferenciación hacia los diferentes subconjun-

tos Th1, Th2, Th17, Th9, Th22, Treg o linfocitos cooperadores foliculares (Tfh). La elección depende de una serie de factores, como la naturaleza de los PAMP que acompañen a los antígenos (si son antígenos microbianos), el tipo de APC, la potencia de las señales de activación (incluyendo los estímulos específicos a través del TCR y las señales de coestimulación), el microambiente de citoquinas y, como consecuencia de todo ello, las vías de señalización y los factores de transcripción activados. Cada subconjunto se define por el uso de factores de transcripción característicos y la producción de un perfil de citoquinas determinado y, en consecuencia, las células de cada uno de ellos cumplen funciones distintas. Las células Th1 participan en la inmunidad celular, activando a los macrófagos (mediante la producción de IFN-γ) y colaborando con la activación de los linfocitos T CD8+ (a través de la IL-2), por lo que son importantes en la inmunidad frente a patógenos intracelulares. También cooperan con linfocitos B para la producción de ciertas subclases de IgG. Las Th2 cooperan con la activación de linfocitos B y liberan IL-4, IL-5, IL-13, promoviendo la respuesta de anticuerpos, principalmente de clase IgE, por lo que protagonizan la inmunidad frente a parásitos y las respuestas alérgicas. Como ellas, las Th9, productoras de IL-9, también están implicadas en la defensa frente a parásitos y en reacciones alérgicas. Las Th17 participan en respuestas inflamatorias (producen IL-17, que a su vez induce la producción de citoquinas proinflamatorias por otras células) y cooperan con la diferenciación de los linfocitos B activados a plasmocitos y linfocitos B memoria. Son importantes en la defensa frente a bacterias extracelulares y hongos. Entre las funciones de las Th22 que producen IL-22 destacan la protección de mucosas y la promoción de la reparación del daño tisular o heridas. En los centros germinales que se forman durante la respuesta inmunitaria en el tejido linfoide, las células Tfh cooperan con la proliferación y diferenciación de los linfocitos B activados y en procesos como la maduración de la afinidad de los anticuerpos. Las células Tfh permanecen en el tejido linfoide, a diferencia de otras células Th que lo abandonan para dirigirse a los sitios de infección o inflamación. Finalmente, las células Treg tienen funciones supresoras y son responsables de la tolerancia (ausencia de respuesta).

Las distintas opciones de respuesta de los linfocitos T CD4+ no son necesariamente excluyentes, aunque en algunos casos las células de un subconjunto producen citoquinas que se oponen a la diferenciación de otro subconjunto (es el caso de la pareja Th1 y Th2). Así, frente a patógenos intracelulares, como ciertas bacterias o todos los virus, se generan respuestas tanto de anticuerpos (lo que implica la cooperación de subconjuntos como Th17 o Tfh) como de inmunidad celular (con la participación de Th1). Las diversas opciones constituyen adaptaciones que buscan las respuestas más convenientes frente a los distintos tipos de patógenos.

En ratones axénicos (libres de gérmenes), el número de células Th17 intestinales se reduce enormemente, revelando que la microbiota intestinal parece tener un papel importante en el desarrollo de estas células. Se sabe que determinados microorganismos indígenas intestinales, como las bacterias filamentosas segmentadas (SFB, provisionalmente clasificadas como *Clostridium arthromitus*), promueven el desarrollo de células TH17 en ratones. Las células Th17 cooperan en el mantenimiento de la integridad de la mucosa intestinal.

Respuesta de anticuerpos

Activación de linfocitos B

Algunos antígenos (generalmente polisacarídicos) son capaces de activar células B sin necesitar la cooperación de linfocitos Th, por lo que se denominan independientes de timo, pero mayoritariamente, los antígenos proteicos son dependientes de timo. Como se ha explicado antes (v. El papel crucial de las células Th), una APC realiza endocitosis de moléculas de un determinado antígeno extraño, las procesa por la vía de los antígenos exógenos y presenta los correspondientes epítopos en el hueco configurado por las partes polimórficas de la molécula MHC-II. Una célula Th, mediante su TCR, reconoce un epítopo asociado a la molécula MHC-II compatible, y se activa, diferenciándose en Th2.

Paralelamente, un linfocito B ha reconocido, mediante su BCR, un epítopo en la superficie de otras moléculas del mismo antígeno. Una consecuencia de ello es la generación de una primera señal de activación, que se inicia con la fosforilación de los ITAM presentes en las cadenas citoplasmáticas del heterodímero CD79, a cargo de tirosina quinasas citoplasmáticas como Lyn o Syk.

Otra consecuencia del reconocimiento del antígeno por el BCR es que el complejo inmunoglobulina/antígeno sufre endocitosis por parte del linfocito. En la vesícula endocítica, el descenso del pH disocia el complejo, y el antígeno es procesado por proteasas lisosomales (las mismas que actuaron en el procesamiento del antígeno por la célula dendríti-

ca que lo presentó al linfocito Th). Finalmente, el linfocito B, actuando como una APC, presentará a las células Th los mismos epítopos que presentó la célula dendrítica. Pero las células Th de clones específicos para esos epítopos ya están activadas. La activación conlleva algunas alteraciones en los patrones de expresión de moléculas de la superficie celular. Entre ellos, destaca la expresión de CD154, ausente en las células T vírgenes, pero presente en las activadas. CD154 es el ligando de CD40, un receptor de coestimulación presente en la superficie de las células B. En términos de transferencia de información, cuando CD40 interacciona con CD154, es como si la célula Th le contase a la B que ella también se ha encontrado con el mismo antígeno. En cambio, una célula Th virgen no podría enviar este mensaje, ya que carece de CD154. El mensaje recibido a través de CD40 tiene, para la célula B, el valor de una segunda señal de activación. Los intercambios de señales entre las células B y Th se hacen a través de una sinapsis inmunológica, como ya se ha explicado (v. Presentación de epítopos a las células Th). El proceso de activación se esquematiza en la **figura 29-17**.

Adicionalmente, el linfocito B en proceso de activación recibirá señales procedentes de las citoquinas producidas por las células Th. Estas citoquinas van a promover la proliferación y diferenciación de las células B preactivadas a plasmocitos y los cambios de clase de las inmunoglobulinas secretadas, lo que dependerá de las subpoblaciones Th implicadas, ya que cada una de ellas produce un perfil distinto de citoquinas. La activación completa del linfocito B tiene varios efectos. Por una parte, hay alteraciones en la expresión de moléculas de la superficie celular. Entre las que aparecen, cabe destacar CD80, cuya presencia permitirá al linfocito B enviar señales coestimulantes, vía CD28, a las sucesivas células Th del mismo clon específico que se vaya encontrando (los pares CD80/CD28 y CD40/CD154, generadores de señales coestimulantes, permiten a células B y Th ir pasándose sucesivamente el mensaje de activación). Por otra parte, las células B activadas entran en el ciclo celular, convirtiéndose en linfoblastos. Parte de estos linfoblastos se diferencian a plasmocitos secretores de anticuerpos, mientras que otros originan linfocitos B de memoria.

Producción de anticuerpos, cambios de clase y maduración de afinidad

La cooperación de células Th es necesaria para el cambio de clase de inmunoglobulinas y el incremento de afinidad de los anticuerpos en el curso de la respuesta, así como para la generación de memoria. Al analizar estos aspectos de la respuesta de anticuerpos, es preciso distinguir entre respuesta primaria, que es la que corresponde a la primera vez que el sistema inmunitario entra en contacto con un determinado antígeno, y respuesta secundaria, que es la que se obtiene en contactos posteriores con el mismo antígeno, y se basa, por lo tanto, en la memoria inmunológica desarrollada tras el primer contacto.

Los primeros anticuerpos secretados por linfoblastos y plasmocitos en el curso de la respuesta primaria son la forma soluble de la IgM de membrana que constituye el BCR (**Fig. 29-18**). Sin embargo, durante la expansión clonal,

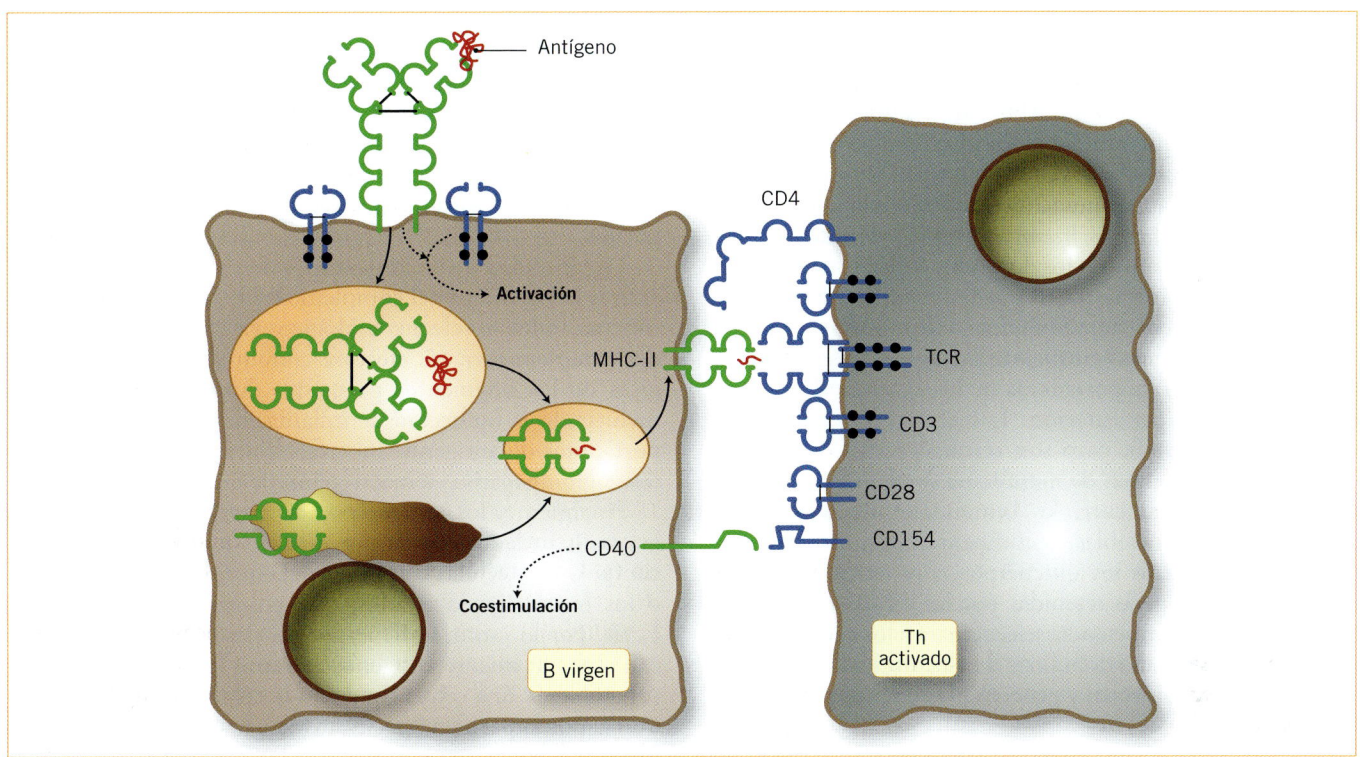

Figura 29-17. Activación de linfocitos B. El diálogo celular está aquí representado por la cooperación de las células Th2: éstas expresan CD154 como consecuencia de su activación anterior. BCR: receptor específico de antígeno de las células B; MHC: complejo principal de histocompatibilidad; TCR receptor específico de antígenos de los linfocitos T.

ocurre un cambio de clase *(isotype switching)* que conduce a la producción mayoritaria de anticuerpos de clase IgG, aunque también se producen IgA, y, en determinados casos, cantidades apreciables de IgE (ciertos antígenos, como los de parásitos animales, inducen respuestas de IgE, y personas en las que concurren determinados factores genéticos tienen facilidad para realizar potentes respuestas de IgE frente a antígenos irrelevantes, lo que es causa de algunos tipos de alergia, incluyendo alergias a alimentos). El cambio de isotipo se debe a una nueva reorganización de los genes de inmunoglobulinas, reorganización inducida por algunas citoquinas, que sólo se produce en células que han sido coestimuladas a través de CD40, y es irreversible, porque conlleva la deleción

de los segmentos C_H correspondientes a los dominios constantes de las cadenas μ, de modo que la célula que hace el cambio y sus descendientes ya no pueden volver a sintetizar IgM. Como los linfocitos B de memoria se generan a partir de células que ya han realizado el cambio de clase, las respuestas ulteriores al mismo antígeno (respuesta secundaria) no incluyen producción apreciable de IgM (**Fig. 29-18**).

La afinidad es la medida de la fuerza de unión del anticuerpo al antígeno. Éste es un concepto distinto del de especificidad, ya que anticuerpos distintos pueden tener igual especificidad (reconocen el mismo epítopo) pero diferentes afinidades (unos se unen con más fuerza que otros). La afinidad depende del ajuste fino, topográfico y de distribución de cargas, entre el epítopo y las CDR, y se puede variar si en las regiones hipervariables se producen cambios puntuales de un aminoácido por otro. A lo largo de la respuesta primaria de anticuerpos se observa un incremento de afinidad. Los primeros anticuerpos que se producen (la IgM y las primeras IgG) son de baja afinidad, pero al final de la respuesta, los anticuerpos de clase IgG son de alta afinidad. Estos mismos anticuerpos de alta afinidad son los que aparecen en la respuesta secundaria. La causa del incremento de afinidad es el proceso de maduración de afinidad. Tras su activación por el antígeno y las células Th, las células B proliferan y parte de ellas se diferencian en plasmocitos que producen los primeros anticuerpos. Otras migran a los folículos primarios (las áreas ocupadas por los linfocitos B en los órganos linfoides periféricos), donde proliferan en torno a las llamadas «células dendríticas foliculares», constituyendo un microambiente especializado, distinguible dentro del folículo como un «centro

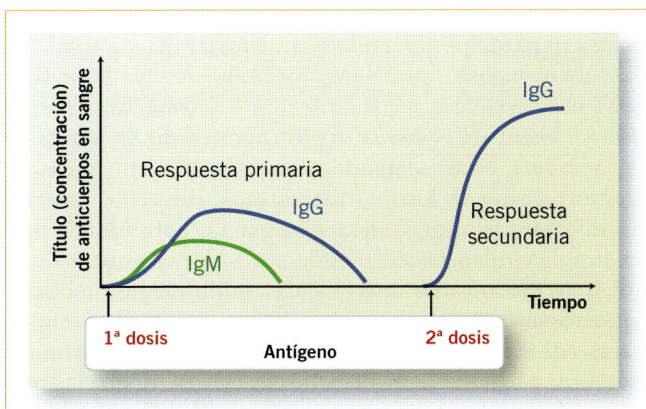

Figura 29-18. Producción de anticuerpos séricos: respuestas primaria y secundaria.

germinativo». Las células dendríticas foliculares son células especializadas en capturar y retener por largo tiempo moléculas intactas de antígeno (no guardan relación con las células dendríticas que actúan como APC para los linfocitos Th).

Las células B que proliferan en el centro germinativo se llaman centroblastos. En los centroblastos se pone en marcha un mecanismo de hipermutación que afecta a la totalidad de los bloques $V_H D_H J_H$ y $V_L J_L$, sin afectar a los exones no recombinados que codifican los dominios constantes. Las mutaciones que afectan a las CDR pueden modificar la afinidad del anticuerpo, ya sea aumentándola o disminuyéndola. Los centroblastos originan centrocitos, cuyas inmunoglobulinas de membrana son ya portadoras de los cambios debidos al mecanismo de hipermutación. Los centrocitos están programados para morir, pero son rescatados de la apoptosis si las inmunoglobulinas de membrana se mantienen unidas al antígeno. Obviamente, las inmunoglobulinas mutadas de los distintos centroblastos competirán entre sí y con las moléculas solubles de los anticuerpos ya producidos, por las moléculas de antígeno retenidas por las células dendríticas foliculares. Esta competencia seleccionará a los centroblastos portadores de inmunoglobulinas de alta afinidad, que serán los únicos que sobrevivan y generen plasmocitos y linfocitos B de memoria.

Los anticuerpos como moléculas efectoras

Los anticuerpos pueden ejecutar una diversidad de funciones defensivas, lo que en muchos casos depende de las propiedades de la clase de inmunoglobulina. En primer lugar, facilitan la eliminación de los antígenos. Cuando se introduce un antígeno extraño en el medio interno, y tras su distribución en los distintos compartimentos del organismo, se alcanzan niveles plasmáticos que irán descendiendo gradualmente, a medida que el antígeno (generalmente, una proteína) es catabolizado y asimilado o excretado. Pero, la aparición de anticuerpos específicos acelera drásticamente la cinética de desaparición del antígeno. Ello es debido a la formación de inmunocomplejos, en cuya formación generalmente participan anticuerpos de las clases IgM o IgG. Estos inmunocomplejos activan la vía clásica del anticuerpo, se recubren de C3b y sus derivados, y son depurados de la sangre por los fagocitos fijos abundantes en órganos muy irrigados como el bazo y el hígado.

Además, los anticuerpos pueden neutralizar toxinas y virus. Muchas toxinas, como las exotoxinas bacterianas, son proteínas que, para ejercer su acción tóxica, han de unirse a receptores en la superficie celular. Un anticuerpo que se una, con suficiente afinidad, al ligando de la toxina, o a algún epítopo lo suficientemente próximo para que el ligando quede bloqueado o distorsionado, interferirá en la unión de la toxina al receptor celular. Los virus también usan ligandos, ubicados en la superficie del virión, para unirse a receptores celulares, y el bloqueo de estos ligandos por anticuerpos de alta afinidad impide su acceso a los receptores y neutraliza la infectividad. Adicionalmente, anticuerpos que se unan a otros epítopos de la superficie del virión y que no impidan su unión a receptores celulares pueden ser neutralizantes si interfieren con etapas posteriores del proceso de infección vírica, como la entrada en

la célula y la descapsidación que libera el genoma vírico en el interior de la célula. Los anticuerpos neutralizantes de toxinas y virus suelen ser IgG de alta afinidad.

Como ya se ha indicado (v. Fagocitosis), los anticuerpos de clase IgG pueden actuar como opsoninas específicas, facilitando la fagocitosis de microorganismos y poniendo en marcha los mecanismos microbicidas contenidos en los fagocitos.

La capacidad de los anticuerpos de clases IgM e IgG para activar la vía clásica del complemento les faculta para desencadenar todos los efectos biológicos ya descritos (v. Sistema del complemento: vía efectora común y actividades biológicas de los fragmentos generados durante la activación), incluyendo la inducción de inflamación y la lisis de células portadoras de antígenos superficiales extraños, lisis de bacterias gramnegativas e inactivación de virus con envoltura.

Finalmente, los anticuerpos de clase IgG participan en la citotoxicidad mediada por células, dependiente de anticuerpos. Hay células con potencial citotóxico, como las NK o los macrófagos activados, que poseen en su membrana FcγR. Por lo tanto, anticuerpos de clase IgG que reconozcan específicamente antígenos extraños (p. ej., víricos) en la superficie de una célula (que será la célula «diana»), pueden unirse por la parte inespecífica (Fc) a los FcγR. La molécula de anticuerpo actúa entonces de puente de unión entre la célula diana y la célula efectora citotóxica, la cual destruirá a la célula diana. Se trata de otra conexión entre la inmunidad innata y la específica, ya que la célula que mata no es específica, pero el anticuerpo marca específicamente a la célula diana para su destrucción. Este mecanismo se conoce como citotoxicidad (es la muerte de una célula) mediada por células (la que mata es otra célula), dependiente de anticuerpos (la IgG conecta ambas células, diana y efectora), o ADCC (*antibody-dependent cell-mediated cytotoxicity*).

Inmunidad celular

Respuesta de células Th1 y activación de macrófagos

El patrón de citoquinas producidas por las células Th1 incluye IL-2 e IFN-γ. La IL-2 estimula la proliferación de las células T activadas. Como las propias células Th1 expresan el receptor para IL-2, esta citoquina ejerce una estimulación autocrina. En cuanto al IFN-γ, entre sus diversas acciones destaca su participación en la activación de macrófagos.

Muchos agentes patógenos intracelulares, ya sean bacterias pertenecientes a géneros como *Salmonella*, *Listeria*, *Mycobacterium* o *Legionella*, o protozoos como *Trypanosoma* o *Leishmania*, están adaptados a vivir no sólo en células no fagocíticas, sino incluso en macrófagos. Para ello, desarrollan diversas estrategias, mediadas por los correspondientes factores de virulencia: sufrir endocitosis por vías que no estimulen los mecanismos microbicidas, inhibir la fusión lisosomal, escapar de los fagosomas al citoplasma, etc. Por esto, el proceso de activación de macrófagos es crucial en la inmunidad frente a agentes patógenos intracelulares, ya que los macrófagos activados incrementan su actividad fagocítica y la expresión de mecanismos microbicidas (como la producción de radicales de nitrógeno activo) de forma que son capaces de matar a los agentes patógenos intracelulares, a pesar de sus factores de virulencia y sus estrategias de adaptación.

La activación de macrófagos se inicia con la señal promovida por la unión de IFN-γ a sus receptores superficiales, pero parece ser necesaria una segunda señal coestimulante, que podría provenir de la interacción entre moléculas de las superficies del macrófago y de la célula Th1, de otras citoquinas como el TNF, o incluso de algunos PAMP.

Además de las células Th1, otras células pueden producir IFN-γ: es el caso de las NK y de las Tγ/δ. Se piensa que la producción precoz de IFN-γ por células NK constituiría un primer paso en la estrategia para contener la infección por agentes patógenos intracelulares, aunque insuficiente para conseguir su completa eliminación, que correría finalmente a cargo de la inmunidad celular, más lenta pero más eficiente. Un papel similar podrían tener las células Tγ/δ, cuyo repertorio de especificidades parece mucho más restringido que el de las células Tα/β.

Los macrófagos activados son células muy agresivas que pueden causar daños en los tejidos del organismo como consecuencia de su potencial microbicida, basado en gran parte en la producción de radicales oxidantes. Pero la vida del macrófago activado es corta, ya que la activación parece poner en marcha el programa de apoptosis, lo que limita los posibles daños tisulares.

Linfocitos T citotóxicos

Las proteínas sintetizadas dentro de cualquier célula del organismo están sometidas a un proceso de control. Algunas de estas proteínas son degradadas por proteasas citosólicas agrupadas en un complejo de casi 30 subunidades, al que se denomina proteasoma. Como estas proteasas son distintas de las existentes en los lisosomas, un mismo antígeno se descompone en oligopéptidos diferentes, según que sea procesado por la vía endógena o por la exógena (es decir, los epítopos reconocidos por células T CD8⁺ y por células T CD4⁺ son diferentes).

Los oligopéptidos resultantes de la digestión por el proteasoma pasan a la luz del retículo endoplásmico (por acción de transportadores especializados), donde se encuentran con las moléculas MHC-I recién sintetizadas y algunos de ellos son capaces de encajar en la hendidura existente entre los dominios polimórficos α_1 y α_2. De esta manera, las moléculas MHC-I que, finalmente, se insertan en la membrana celular, van cargadas con los correspondientes oligopéptidos.

La afinidad existente entre la molécula CD8 y partes no polimórficas de la molécula MHC-I hace que esta subpoblación de células T tenga la capacidad de unirse transitoriamente a células de los diversos tejidos y explorar, mediante su TCR, los oligopéptidos que se le presentan. Como siempre, las combinaciones MHC-I propio/oligopéptido propio no serán reconocidas (los clones T autorreactivos han sido eliminados durante la educación intratímica), pero las combinaciones de MHC-I con oligopéptidos extraños (o propios alterados, procedentes de proteínas mutadas) tienen alta probabilidad de encontrar clones que las reconozcan específicamente. Este proceso se esquematiza en la **figura 29-19**.

Dado que todas las células nucleadas del organismo expresan moléculas MHC-I, todas ellas pueden, en caso de

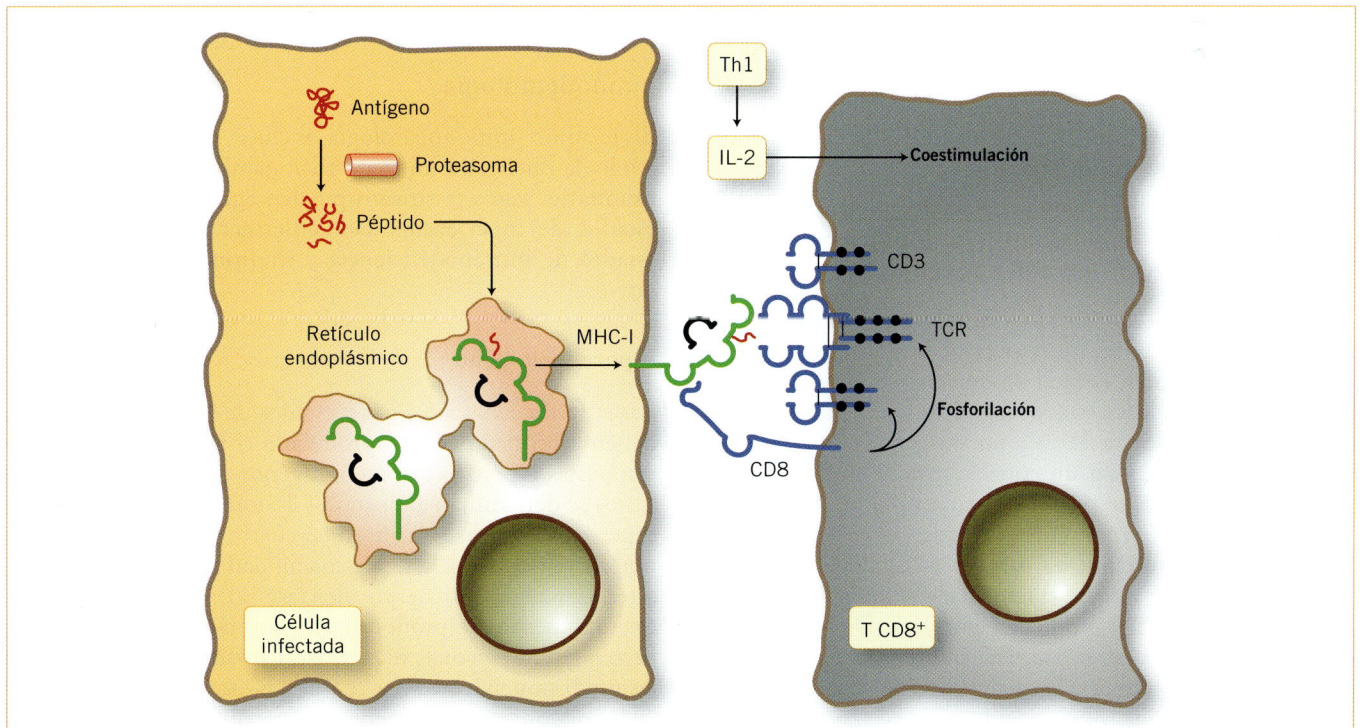

Figura 29-19. Reconocimiento de antígenos endógenos (sintetizados dentro de la célula presentadora) por linfocitos T CD8⁺. Las proteínas de agentes patógenos intracelulares pueden ser procesadas como antígenos endógenos. IL-2: interleuquina 2; MHC: complejo principal de histocompatibilidad; TCR receptor específico de antígenos de los linfocitos T.

infección por un agente patógeno intracelular (protozoo, bacteria o virus), presentar los correspondientes epítopos a las células T CD8$^+$. La cooperación de células Th1, productoras de IL-2, es necesaria para una activación óptima.

La activación de las células T CD8$^+$ las convierte en linfocitos citotóxicos específicos (CTL) y en células T memoria CD8$^+$. Las CTL se unirán y matarán a las células que presenten en su superficie la combinación de MHC-I con el epítopo que corresponda a la especificidad del clon. El mecanismo de muerte parece ser la inducción de apoptosis (como en el caso de las células NK). Está claro que esta respuesta defensiva causa la destrucción de células propias infectadas. En el caso de la infección por virus, la destrucción de la célula infectada evita su conversión en una fábrica de nuevos viriones, lo que, ciertamente, contribuye a limitar la infección. El balance del mecanismo defensivo dependerá, por un lado, de la patogenicidad del virus y, por otro, de la importancia de la célula destruida y las posibilidades de reemplazarla (p. ej., en una infección leve del sistema nervioso, la acción de los CTL puede ser más perjudicial que beneficiosa, con el resultado de agravar el trastorno). En el caso de infecciones por bacterias intracelulares, la destrucción de la célula infectada libera a las bacterias, que resultan así susceptibles de ser fagocitadas por macrófagos activados (hay una colaboración entre los dos brazos paralelos de la inmunidad celular).

El hecho de que la respuesta de CTL se active por la presentación de antígenos sintetizados dentro de la célula que los presenta parece indicar que este mecanismo de la inmunidad celular sólo es inducido por patógenos intracelulares viables, capaces de sintetizar proteínas dentro de las células del hospedador. Sin embargo, los antígenos extracelulares captados por endocitosis por las APC pueden desviarse hacia la vía de procesamiento de los antígenos endógenos y ser presentados por moléculas MHC-I, para ser reconocidos por linfocitos T CD8$^+$. Este fenómeno, conocido como presentación cruzada, hace posible que las vacunas de microorganismos inactivados y las vacunas de tipo subunidad induzcan respuestas de inmunidad celular y no sólo de anticuerpos.

Regulación de la inmunidad específica

El sistema inmunitario incluye diversos mecanismos de regulación, que modulan las respuestas posibles frente a un antígeno, determinan el final de una respuesta, y son también responsables de los estados de tolerancia, definida como la ausencia de respuesta frente a un antígeno concreto.

Las citoquinas tienen un papel relevante en la modulación y supresión de respuestas. Por ejemplo, la diferenciación de Th0 en Th1, promovida entre otros factores por producción de IL-12 por las propias APC, tiene un efecto inhibidor sobre la posible diferenciación de Th0 en Th2, mediado por el IFN-γ producido por Th1. De forma contraria, la IL-10 producida por Th2 inhibe la diferenciación en Th1. El resultado es que, generalmente, una de ambas respuestas predomina sobre la otra.

Hay subpoblaciones de células T reguladoras, denominadas Treg, con fenotipo CD4$^+$, que tienen funciones inmunosupresoras y que intervienen en la terminación de respuestas y en los estados de tolerancia. El efecto supresor puede estar mediado por la producción de citoquinas como IL-10 y el factor de crecimiento transformante β (TGF-β, *transforming growth factor* β) o por interacción célula-célula. El papel de las APC también es decisivo, ya que una APC que no proporcione señales coestimulantes a la célula T a la que presenta el antígeno, en lugar de activar a la célula T la lleva a una situación de anergia (ausencia de respuesta). Finalmente, hay inmunorreceptores que, en vez de estar conectados a secuencias activadoras ITAM (v. Fagocitosis, antes; v. también Sistema principal de histocompatibilidad y Receptor de linfocitos T, antes) lo están a motivos de inhibición en inmunorreceptores basados en tirosina (ITIM, *immunoreceptor tyrosine-based inhibition motifs*); cuando estos inmunorreceptores son ocupados por sus ligandos, se generan señales de inhibición celular.

La tolerancia a autoantígenos es de especial importancia. La forma aleatoria de generar las especificidades de los BCR y TCR (v. Generación de la diversidad de especificidades, y Receptor de linfocitos T, antes) implica que, inevitablemente, parte de los posibles receptores de linfocitos reconocerán epítopos en antígenos propios. Tienen que existir mecanismos que impidan la maduración de los correspondientes clones de linfocitos autoagresivos. Pueden distinguirse mecanismos centrales y periféricos. Los mecanismos centrales de autotolerancia operan principalmente sobre la generación de células T y forman parte de la educación intratímica (v. Subpoblaciones de linfocitos T, antes), que elimina la mayoría de los clones potencialmente autorreactivos. La tolerancia periférica se establece no sólo por deleción clonal, sino también por anergia (debida a ausencia de señales coestimulantes) e inmunosupresión activa (por linfocitos T reguladores).

Inmunopatología

El término inmunopatología incluye enfermedades cuya etiología obedece a un mal funcionamiento del sistema inmunitario. Estos trastornos pueden agruparse en alergias o estados de hipersensibilidad, enfermedades autoinmunes, estados de inmunodeficiencia y síndromes inmunoproliferativos.

Hipersensibilidad

Las enfermedades alérgicas o estados de hipersensibilidad se deben a un daño tisular, producido como consecuencia de respuestas específicas frente antígenos extraños. Estos antígenos se denominan alérgenos. Clásicamente, los estados de hipersensibilidad se clasifican en cuatro tipos. Los de tipo I, que corresponden a la hipersensibilidad inmediata, se deben a respuestas de anticuerpos de clase IgE. Normalmente, estos anticuerpos se producen en cantidades muy pequeñas, pero algunas personas reúnen ciertos factores genéticos que las predisponen a efectuar respuestas exageradas de IgE, frecuentemente dirigidas frente a antígenos ambientales, inocuos, como el polen de algunas plantas, ciertos componentes de la dieta, la caspa y el pelo de algunos animales, etc. La capacidad de la IgE para fijarse en la superficie de los mastocitos y, una vez unida a su antígeno específico, desencadenar la liberación de mediadores vasoactivos (histamina, prostaglandinas, leucotrienos) es la causa de los síntomas alérgicos: reacciones inflamatorias, contracción del músculo liso, hipersecreción de moco y vasodilatación, que pueden localizarse en el tracto respiratorio (rinoconjuntivitis alérgica, asma), intestinal (intolerancia a alimentos), en la piel (urticaria, eccema atópico), o manifestarse de forma sistémica (anafilaxia). El nombre de hipersensibilidad inmediata se debe a que el lapso de tiempo entre el contacto con el alérgeno y la aparición de los síntomas, en los individuos sensibilizados (es decir, que tienen ya un nivel suficiente de IgE específica), es de pocos minutos.

La hipersensibilidad de tipo II se debe a respuestas de anticuerpos (IgM e IgG) frente a antígenos extraños situados en la superficie de células propias. Es el caso de antígenos víricos en la superficie de células infectadas, o de algunos medicamentos que se adsorben en la superficie celular. Las células son destruidas como consecuencia de la activación de la vía clásica del complemento o de la ADCC (v. Los anticuerpos como moléculas efectoras, antes).

La hipersensibilidad de tipo III aparece como consecuencia de la formación de inmunocomplejos, esto es, complejos antígeno-anticuerpo que se forman cuando ambas moléculas coexisten en el cuerpo. Los inmunocomplejos circulantes son eliminados por los fagocitos (macrófagos) fijos en órganos como el bazo y el hígado, pero en ocasiones (gran cantidad de inmunocomplejos formados en exceso de antígeno, defectos en la actividad endocítica de los fagocitos) esta capacidad de depuración es insuficiente. En estas situaciones, los inmunocomplejos persisten en la circulación y tienden a depositarse en determinadas zonas, donde activan el complemento (los anticuerpos implicados son generalmente de las clases IgM e IgG) y originan un proceso inflamatorio. Si se depositan en los vasos cutáneos de pequeño calibre causan una vasculitis, en la que el endotelio vascular puede deteriorarse hasta romperse, originando eritema nodular. También es frecuente el depósito en el glomérulo renal, manifestándose como una glomerulonefritis aguda. En todos estos casos, la eliminación final del antígeno extraño hace que desaparezcan los síntomas.

A la hipersensibilidad de tipo IV se la denomina también «retardada», porque el lapso de tiempo entre el contacto con el alérgeno y la aparición de los síntomas es de 12 a 24 horas. En este tipo, la respuesta es de linfocitos T (inmunidad celular), que, al activarse en respuesta al alérgeno, producen citoquinas inductoras de inflamación. La prueba cutánea de la tuberculina es un ejemplo clásico de hipersensibilidad retardada. El tipo de respuesta a los antígenos tuberculínicos revela, según los casos, la ausencia de contacto con *Mycobacterium tuberculosis* (no hay inflamación), la existencia de inmunidad específica frente a esta bacteria (inflamación moderada) o la infección actual por ella (inflamación intensa).

Autoinmunidad

Frecuentemente, los mecanismos efectores de las enfermedades autoinmunes son similares a los de la hipersensibilidad de tipos II, III o IV, pero con el agravante de que las respuestas se dirigen específicamente frente a antígenos propios (autoantígenos). Se admite que algunos individuos poseen factores genéticos que los predisponen a la autoinmunidad, pero la rotura de la autotolerancia frente a un determinado antígeno requiere además la incidencia de un factor ambiental, que en muchos casos puede ser una infección bacteriana o vírica. Según la ubicación del autoantígeno, las enfermedades autoinmunes pueden clasificarse en organoespecíficas y sistémicas. Entre las organoespecíficas están los distintos tipos de tiroiditis autoinmunes (respuestas frente a antígenos tiroideos), así como la anemia perniciosa (respuesta frente al factor intrínseco). Ejemplos típicos de enfermedades autoinmunes sistémicas son el lupus eritematoso (respuesta frente a antígenos del núcleo celular) y la artritis reumatoide (respuesta frente a las propias moléculas de IgG).

Inmunodeficiencias

Las deficiencias funcionales del sistema inmunitario pueden ser primarias o congénitas, cuando el individuo las padece desde el nacimiento, y secundarias o adquiridas, cuando aparecen en un individuo normal como consecuencia de un accidente, como una infección (caso del sida), la ablación quirúrgica de un órgano linfoide importante, o la acción de agentes inmunosupresores (p. ej., la neutropenia en enfermos de cáncer o la inmunosupresión en receptores de un trasplante alogénico).

Las inmunodeficiencias pueden afectar a una determinada función. Por ejemplo, el «síndrome del leucocito perezoso» es un trastorno de la respuesta de fagocitos a los estímulos quimiotácticos; la agammaglobulinemia de Bruton afecta a la respuesta de anticuerpos, porque un defecto genético bloquea la diferenciación de las células B. Pero si el defecto se manifiesta en una célula «madre», a partir de la cual se diferencian distintos linajes de leucocitos, entonces las funciones comprometidas serán múltiples; estos estados se conocen como síndromes de inmunodeficiencia combinada grave (SCID, *severe combined immunodeficiency*).

Lógicamente, las inmunodeficiencias predisponen a padecer enfermedades infecciosas. En el caso de inmunodeficiencias graves, las infecciones, incluso por agentes patógenos oportunistas, son graves y recurrentes, hasta poner en peligro la vida del enfermo a pesar del uso de agentes antimicrobianos.

Síndromes inmunoproliferativos

Las células inmunitarias (los leucocitos) pueden cancerizarse en cualquiera de sus estadios de desarrollo, desde las células madre hematopoyéticas hasta las células más diferenciadas. Para la clasificación de los distintos cánceres hematológicos se recurre al análisis inmunofenotípico, es decir, la determinación de los marcadores de diferenciación (principalmente del sistema CD) de los distintos linajes de células inmunitarias, junto con criterios citológicos y clínicos. Los tres tipos principales de cánceres inmunoproliferativos son los linfomas (tumores sólidos de linfocitos), las leucemias (proliferaciones sistémicas linfoides o mieloides, que en ambos casos pueden ser agudas o crónicas) y los mielomas y plasmocitomas (tumores de plasmocitos, generalmente asentados en la médula ósea). Los cánceres de células B relativamente diferenciadas pueden acompañarse de la producción de la inmunoglobulina (o parte de ella) que correspondería a la célula cancerizada, por lo que se denominan genéricamente gammapatías monoclonales: es el caso de los mielomas, la macroglobulinemia de Waldeström y la enfermedad de las cadenas pesadas.

PUNTOS CLAVE

- El sistema inmunitario opera reconociendo y eliminando estructuras extrañas al organismo. Estas funciones permiten mantener el medio interno libre de la colonización por microorganismos patógenos. Pueden distinguirse dos grandes niveles de reconocimiento de estructuras: el de la inmunidad inespecífica o innata, que reconoce determinadas estructuras comunes a grandes grupos de microorganismos, denominadas PAMP, y el de la inmunidad específica, basado en la generación de una enorme diversidad de receptores, cada uno de los cuales reconoce una determinada estructura (epítopo).

- La inflamación es una reacción defensiva definida por la extravasación de plasma y la infiltración del tejido con leucocitos (neutrófilos, macrófagos, linfocitos). Los sistemas de quininas y del complemento son conjuntos de proteínas plasmáticas que se activan en presencia de PAMP y ponen en marcha reacciones inflamatorias. En el foco inflamatorio, los microorganismos y partículas extrañas son fagocitados por neutrófilos y macrófagos, que liberan radicales oxidantes, otras moléculas defensivas y citoquinas. En la inmunidad frente a virus, desempeñan un papel clave los mecanismos de citotoxicidad natural, a cargo de células NK, y la producción de interferones.

- La inmunidad específica es elaborada por los linfocitos, en respuesta al reconocimiento de antígenos portadores de epítopos. Los linfocitos están organizados en clones; los componentes de cada clon comparten receptores de la misma especificidad y reconocen el mismo epítopo. Los linfocitos B son responsables de la respuesta de anticuerpos. Los linfocitos T maduran en el timo y se agrupan en dos subpoblaciones, Th y T citotóxicos o CTL. Las células Th cooperan con otras células (linfocitos B, células T citotóxicas) para que éstas respondan de forma eficaz. Los linfocitos B se activan por interacción con antígenos nativos, reconociendo epítopos externos; pero las células T sólo reconocen epítopos (oligopéptidos) asociados a moléculas de histocompatibilidad propias en la superficie de células presentadoras (APC) que, previamente, han procesado e hidrolizado parcialmente al antígeno. La activación de los linfocitos requiere además señales coestimulantes proporcionadas por contacto con las APC o a través de citoquinas.

- Los anticuerpos participan en la eliminación de antígenos por formación de inmunocomplejos, neutralización de virus y toxinas, opsonización de microorganismos, y fenómenos de citólisis, bacteriólisis y virólisis mediados por la activación del complemento. La inmunidad celular promueve la destrucción de agentes patógenos intracelulares, por activación de macrófagos, y por lisis de las células infectadas, mediada por CTL.

- La tolerancia es la ausencia de respuesta a un antígeno específico. La tolerancia a los autoantígenos puede ser central y periférica. La tolerancia central se debe principalmente a la eliminación de clones autorreactivos de células T en el timo. En la tolerancia periférica participan células T reguladoras que producen citoquinas inmunosupresoras y antiinflamatorias.

- La inmunopatología estudia las enfermedades del sistema inmunitario: estados de hipersensibilidad o alergias, autoinmunidad, inmunodeficiencias y síndromes inmunoproliferativos.

BIBLIOGRAFÍA

ABBAS AK, LICHTMAN AH, PILLAI S. Inmunología celular y molecular, 10ª ed. Barcelona: Elsevier España, 2022.
Un enfoque actual de la inmunología y sus aplicaciones médicas. Excelentes ilustraciones. Incluye acceso a recursos electrónicos, como animaciones y banco de preguntas para autoevaluación.

ANSALDO E, FARLEY TK, BELKAID Y. Control of immunity by the microbiota. Annu Rev Immunol 2021; 39: 449-79.
Un estudio en profundidad sobre cómo la microbiota ejerce efectos moduladores sobre la inmunidad desde antes del nacimiento (mediante factores liberados a través de la mucosa intestinal materna) y durante la vida posnatal.

IRLA M. Instructive cues of thymic T cell selection. Annu Rev Immunol 2022; 40: 95-119.
Esta revisión presenta los conocimientos actuales sobre un tema crucial de la inmunidad específica como es la educación intratímica, que previene la maduración de clones autorreactivos de células T.

MALE D, PEEBLES RS, MALE V. Inmunología, 9ª ed. Barcelona: Elsevier España, 2021.
Una nueva edición, revisada y actualizada, de un buen texto con claro propósito didáctico. Disponible en formato electrónico.

MANTOVANI A, GARLANDA C. Humoral innate immunity and acute-phase proteins. N Engl J Med 2023; 388: 439-52.
Este artículo es una excelente revisión de los mecanismos moleculares de la inmunidad no específica o innata, con buenas ilustraciones muy informativas.

MURPHY KM, WEAVER C, BERG LJ. Janeway's immunobiology, 10ª ed. New York: W W Norton, 2022.
Esta obra es ya un clásico en los textos de inmunología, que aúna rigor y enfoque didáctico, con una magnífica iconografía. Incluye el recurso de aprendizaje InQuizitive.

PUNT J, STRANFORD S, JONES P, OWEN JA. Kuby immunology, 8ª ed. Basingstoke: WH Freeman, 2018.
Texto de inmunología con propósito esencialmente didáctico; muy buena iconografía.

REGUEIRO JR, MARTÍNEZ E, LÓPEZ C, GONZÁLEZ S, CORELL A. Inmunología. Biología y patología del sistema inmunitario, 5ª ed. Madrid: Editorial Médica Panamericana, 2022.
Este texto educativo explica con claridad el funcionamiento del sistema inmunitario, su papel en la defensa frente a las infecciones, sus fallos conducentes a inmunopatologías y sus aplicaciones en inmunoterapia. La versión digital incluye material didáctico interactivo.

SHEU KM, HOFFMANN A. Functional hallmarks of healthy macrophage responses: their regulatory basis and disease relevance. Annu Rev Immunol 2022; 40: 295-321.
Una revisión actualizada de las funciones defensivas de los macrófagos, con propuestas poco convencionales pero muy estimulantes sobre aspectos como la especificidad y la memoria en estas células

de la inmunidad innata, que obviamente deben entenderse en sentidos muy diferentes a los que tienen en la inmunidad adaptativa.

VARADÉ J, MAGADÁN S, GONZÁLEZ-FERNÁNDEZ Á. **Human immunology and immunotherapy: main achievements and challenges. Cell Mol Immunol 2021; 18: 805-28.**
Artículo que ofrece una revisión de aspectos cruciales del sistema inmunitario y los logros y posibilidades de las terapias basadas en

la manipulación de la inmunidad, así como algunos retos para la investigación futura.

WANG P, ZHANG Q, TAN L, XU Y, XIE X, ZHAO Y. **The regulatory effects of mTOR complexes in the differentiation and function of CD4+ T cell subsets. J Immunol Res 2020; 3406032.**
Este artículo revisa aspectos moleculares de la activación de los linfocitos T CD4+ y su diferenciación en subpoblaciones.

AUTOEVALUACIÓN

Metabolismo del tejido adiposo

30

F. J. Ruiz Ojeda, L. Herrero Rodríguez y C. M. Aguilera García

 OBJETIVOS

- Explicar el metabolismo del tejido adiposo en su conjunto.
- Identificar los tipos de tejido adiposo: estructura, localización anatómica y función.
- Describir la heterogeneidad del tejido adiposo marrón.
- Indicar las alteraciones del metabolismo del tejido adiposo.
- Explicar la acción de la insulina en el tejido adiposo blanco, así como las consecuencias metabólicas de su alteración.
- Exponer el proceso de expansión del tejido adiposo, los conceptos de hipertrofia e hiperplasia y las consecuencias metabólicas de una expansión no saludable.
- Indicar los componentes de la matriz extracelular del tejido adiposo.
- Describir las implicaciones de la remodelación de la matriz extracelular del tejido adiposo en situación de obesidad y en la salud metabólica.
- Analizar la heterogeneidad del tejido adiposo marrón.
- Detallar las alteraciones del tejido adiposo marrón en distintas situaciones patológicas.
- Describir los activadores de la termogénesis.
- Conocer la función endocrina del tejido adiposo marrón.
- Describir el uso de trasplante de adipocitos termogénicos como diana terapéutica contra la obesidad.
- Conocer la implicación de la temperatura de termoneutralidad en el tejido adiposo marrón.

CONTENIDO

- Introducción
- Tipos de tejidos adiposos. Estructura y función

- Tejido adiposo blanco
- Tejido adiposo marrón

INTRODUCCIÓN

El tejido adiposo es un órgano que, por definición, presenta un tipo de células especializadas denominadas adipocitos, que funcionan como reservorio de energía primaria en forma de lípidos. A lo largo de gran parte de la evolución humana, el acceso a los alimentos era esporádico y las reservas de tejido adiposo eran útiles para sobrevivir a períodos prolongados de hambruna. Sin embargo, en la actualidad, se conoce que el exceso de calorías ingeridas de forma crónica, al menos en los países desarrollados y en vías de desarrollo, da lugar a obesidad y enfermedad cardiometabólica (p. ej., diabetes de tipo 2, enfermedad arterial coronaria y accidente cerebrovascular). Además, se sabe que la obesidad, definida como la acumulación anormal o excesiva de grasa en el tejido adiposo (adiposidad), aumenta el riesgo de desarrollar numerosos tipos de cánceres y predispone a resultados adversos de otras enfermedades. La asociación entre adiposidad y enfermedad se reconoce desde la antigüedad, con notables pensadores como Hipócrates que escribió hace más de 2.000 años «la muerte súbita es más común en aquellos que son naturalmente gordos que en los que no lo son». De hecho, la obesidad, especialmente la obesidad central (abdominal), está asociada con varios cambios metabólicos como hiperglucemia, bajos niveles de colesterol unido a lipoproteínas de alta densidad (HDL), altos niveles de triacilgliceroles en suero e hipertensión, conjunto que da lugar al denominado *síndrome metabólico*.

Estudios epidemiológicos han demostrado que el exceso de masa grasa se asocia con una mayor incidencia de enfermedades metabólicas. Sin embargo, existe una variación interindividual sustancial, dado que algunos individuos con obesidad son metabólicamente sanos, mientras que algunas personas delgadas presentan enfermedad metabólica. Además, los pacientes con lipodistrofia, que puede estar causada por el virus de la inmunodeficiencia humana, entre otros, tienen poco tejido adiposo pero sufren las mismas comorbilidades metabólicas que los individuos con obesidad grave. Así, la distribución del tejido adiposo en múltiples depósitos y de forma heterogénea, con sus innumerables funciones, es otro factor que se suma a los desafíos para descifrar su papel en determinados procesos patológicos. Más allá de su función crítica en el almacenamiento de energía, el tejido adiposo es un órgano endocrino que produce hormonas que regulan diversos procesos fisiológicos, proporciona aislamiento y amortiguación mecánica y participa en la producción de calor para la regulación de la temperatura corporal. Todos estos procesos pueden cambiar, de forma adaptativa, ante la pérdida o ganancia de peso corporal. A nivel metabólico, el tejido adiposo desempeña un papel fundamental en la regulación de la sensibilidad a la insulina y la energía en todo el organismo, modulando la acción de esta hormona a través de la secreción de factores sensibilizadores como la adiponectina, una adipoquina secretada únicamente por los adipocitos, y del almacenamiento de los lípidos, que de otro modo se acumularían en otros tejidos y podría tener efectos nocivos para la salud. De hecho, la insuficiencia del tejido adiposo (como en el caso de la lipodistrofia) o su disfunción (como en la obesidad) conlleva al depósito excesivo de lípidos en otros órganos como el hígado y músculo, lo que contribuye a la resistencia a la insulina de forma sistémica. La resistencia a la insulina y la alta secreción de insulina definen el estado prediabético, que a menudo progresa a diabetes de de tipo 2.

En este capítulo se presenta una visión resumida del metabolismo del tejido adiposo y se describen los tipos, sus estructuras y sus funciones. Además, tanto del tejido adiposo blanco como del marrón y de los adipocitos beige, se describen su heterogeneidad, plasticidad y diferenciación celulares, metabolismo y secreción de adipoquinas, destacando su capacidad para someterse a procesos metabólicos profundos, remodelación estructural y fenotípica en respuesta a cambios fisiológicos.

TIPOS DE TEJIDOS ADIPOSOS. ESTRUCTURA Y FUNCIÓN

Todas las especies animales han evolucionado para almacenar energía, esencialmente en el tejido adiposo en forma de triacilgliceroles. En general, se distinguen el tejido adiposo blanco y el tejido adiposo marrón, que son morfológica y funcionalmente distintos y que se encuentran en diferentes regiones anatómicas (**Fig. 30-1**). El tejido adiposo blanco se compone principalmente de células uniloculares, con una alta capacidad para almacenar triacilgliceroles, mientras que el tejido adiposo marrón contiene adipocitos multiloculares, que son ricos en mitocondrias. Más importante aún, los adipocitos marrones disipan energía en forma de calor tras la estimulación β-adrenérgica. Este proceso está mediado por la proteína desacoplante 1 de la fosforilación oxidativa (UCP-1, del inglés, *uncoupling protein 1*), una proteína que reside en la membrana mitocondrial interna y desconecta la fuerza motriz de protones generada en la cadena respiratoria de la fos-

forilación oxidativa, quemando la energía en forma de calor. En la mayoría de las especies, incluidos peces, roedores y seres humanos, los adipocitos se organizan principalmente en depósitos de tejido adiposo, que son distintos anatómicamente y que pueden dividirse ampliamente en intraabdominal (alrededor de órganos abdominales) y en depósitos subcutáneos (debajo de la piel). El sitio principal de almacenamiento de energía varía entre las especies. Por ejemplo, invertebrados, como anfibios y reptiles, preferencialmente almacenan la energía de forma intraabdominal, mientras que los mamíferos la acumulan dentro del abdomen y a nivel subcutáneo.

En los seres humanos, los depósitos de tejido adiposo subcutáneo comprenden depósitos craneales, faciales, abdominales, femorales y glúteos y se cree que sirven como protección frente a daños mecánicos, así como para generación de calor; asimismo, estudios recientes han demostrado que el tejido adiposo de la dermis es el principal responsable del aislamiento. De hecho, según se ha descrito más recientemente, el tejido adiposo de la dermis desempeña un papel clave en la regulación del metabolismo sistémico mediante la regulación de la disipación de calor. Los triacilgliceroles de localización intraabdominal son almacenados en el epiplón, así como en las regiones retroperitoneal y visceral, que es conocido como tejido adiposo visceral, cuya principal función es proteger a los órganos de daños mecánicos. Sin embargo, la relación individual del tejido adiposo subcutáneo y el tejido adiposo visceral varía dependiendo de la edad, el sexo, la nutrición y la homeostasis energética de los depósitos específicos, así como de la genética individual. Es importante destacar la existencia de un dimorfismo sexual asociado a la distribución de la grasa. En la obesidad, las mujeres habitualmente presentan mayor acumulación de tejido adiposo subcutáneo, lo que lleva a una forma del cuerpo tipo «pera» asociada con un metabolismo más bajo, menor riesgo de diabetes de tipo 2 y enfermedades cardiovasculares. En cambio, los hombres clásicamente acumulan más tejido adiposo visceral, lo que resulta en un fenotipo más tipo «manzana», que está asociado a un mayor riesgo metabólico.

Desde 1989 se creía que el tejido adiposo marrón sólo estaba presente en el cuello y en los hombros de los recién nacidos y niños pequeños, en los que se le atribuía su función de mantenimiento de la temperatura corporal tras la exposición al frío para compensar su falta de termogénesis. Sin embargo, en 2007, al realizar unos análisis mediante tomografía por emisión de positrones (PET) a potenciales pacientes con cáncer, se detectó un tejido activo ante la administración de fluorodesoxiglucosa que no correspondía con un tumor. Los radiólogos analizaron las imágenes del mismo paciente que mostraba actividad positiva sólo cuando el análisis de tomografía se había hecho en una sala a una temperatura más baja. Así se identificó por primera vez la presencia de tejido adiposo marrón activo en humanos adultos y se vio que respondía al estímulo del frío, activándose y consumiendo energía. Estos resultados fueron publicados de manera independiente por varios grupos de investigación que, además, demostraron que el tejido adiposo marrón era capaz de expresar 2-yodotironina desyodinasa (DIO2), el receptor β$_3$-adrenérgico y la proteína específica de tejido adiposo marrón, UCP-1. Es interesante destacar que las mujeres presen-

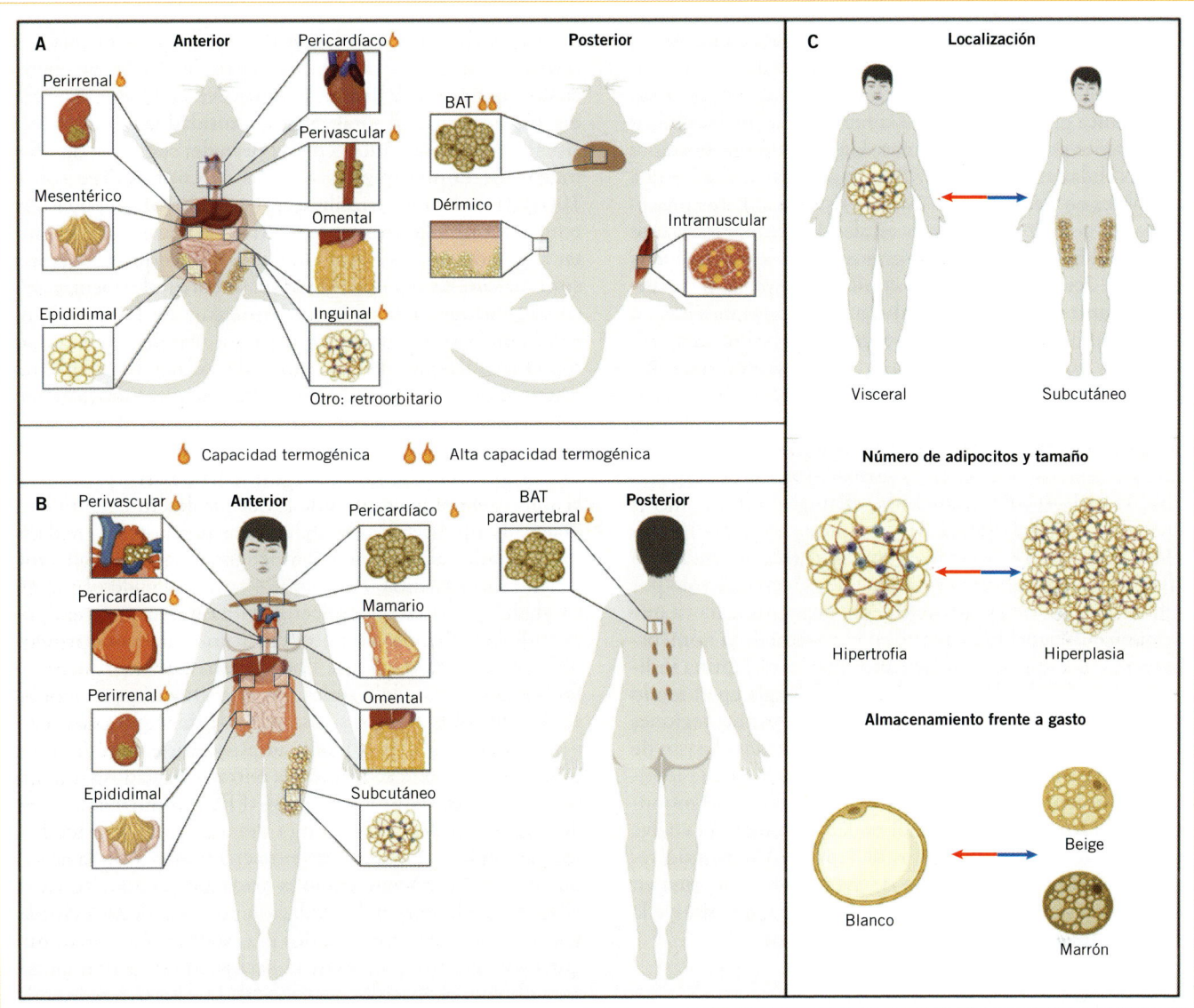

Figura 30-1. Localización anatómica del tejido adiposo en seres humanos y roedores. Tanto los ratones (A) como los seres humanos (B) tienen tejido adiposo marrón (BAT) (interescapular, cervical y paravertebral). El tejido adiposo blanco del epidídimo (gonadal) de ratón es comparable al tejido adiposo blanco visceral humano (p. ej., omental, mesentérico), mientras que el tejido adiposo blanco inguinal de ratón es comparable al tejido adiposo subcutáneo humano. Los depósitos de grasa difieren en su propensión a la termogénesis. C) Tres ejes de variación del tejido adiposo relevantes para la salud metabólica: ubicación (visceral frente a subcutánea), mecanismo de expansión (hipertrofia frente a hiperplasia) y fenotipo metabólico (almacenamiento de energía frente a quema de energía). A la izquierda, individuo metabólicamente enfermo. A la derecha, individuo metabólicamente sano. (Adaptado de Sakers A y cols., 2022).

tan mayor masa y mayor actividad de tejido adiposo marrón que los hombres.

En roedores, el tejido adiposo marrón se encuentra en las zonas interescapular, cervical, mediastínica y retroperitoneal. En neonatos humanos, el tejido adiposo marrón se halla principalmente en la zona interescapular, pero en adultos humanos se localiza en la región anterior que va desde el cuello hasta el tórax (**Fig. 30-1**). A diferencia del tejido adiposo blanco, en el que los adipocitos son poligonales para optimar y maximizar el espacio de almacenaje de lípidos en una única vacuola (uniloculares), en el tejido adiposo marrón los adipocitos son multiloculares, es decir, con múltiples gotas lipídicas. Esto hace que los lípidos allí almacenados estén rápidamente disponibles para su combustión y

producción de calor en caso necesario. Este gran flujo de energía es posible gracias al alto contenido en mitocondrias presentes en el tejido adiposo marrón, responsables del color amarronado que da nombre al tejido.

TEJIDO ADIPOSO BLANCO

El tejido adiposo blanco es el tejido adiposo más abundante y se encuentra en casi todas las zonas del organismo. Como se ha descrito anteriormente, los principales depósitos de tejido adiposo blanco se clasifican según su ubicación anatómica, subcutánea o visceral. En los seres humanos, la grasa visceral se encuentra en la cavidad peritoneal, correspondiente a los depósitos omental y mesentérico. La grasa subcutánea se halla debajo de la piel y típicamente representa el 80 % o más de la masa grasa total, concentrada en los depósitos abdominales y gluteofemorales (**Fig. 30-1**).

Los adipocitos blancos generalmente poseen una sola vacuola lipídica grande que ocupa la mayor parte de la célula y relativamente pocas mitocondrias. Una función importante de estas células es almacenar y liberar energía en respuesta a los cambios en los niveles de energía sistémica. Estos procesos pueden ocurrir en múltiples escalas de tiempo, mediante la lipólisis (liberación de ácidos grasos) frente a la lipogénesis (síntesis de ácidos grasos), cuyo equilibrio impulsa la expansión y la contracción del tejido durante períodos más largos. El tejido adiposo blanco es un órgano endocrino esencial, que secreta numerosas hormonas y otros factores, denominados colectivamente adipoquinas. Las adipoquinas cumplen un papel importante en la regulación del metabolismo, incluida la sensibilidad a la insulina (p. ej., adiponectina), la resistencia a la insulina (p. ej., resistina, proteína de unión al retinol 4 [RBP-4] y lipocalina) y la inflamación (p. ej., factor de necrosis tumoral alfa [TNF-α], interleuquina 6 [IL-6], IL-1b, IL-8, IL-18 y *secreted frizzled related protein 5* [sFRP5]). La leptina, otra hormona que es secretada sólo por el tejido adiposo, está particularmente bien estudiada ya que desempeña un papel importante en el control de la homeostasis energética. En este sentido, altos niveles de leptina indican altos niveles de almacenamiento de energía en el tejido adiposo. La leptina actúa en el hipotálamo y otras regiones del cerebro para promover la saciedad y aumentar el gasto de energía. Mutaciones raras de pérdida de función en la leptina o en su receptor causan formas graves de obesidad monogénica. En formas comunes de obesidad, el cerebro se vuelve resistente a los niveles más altos de leptina. Un estudio reciente mostró que la reducción de los niveles de leptina en ratones obesos alivia la resistencia a la leptina, disminuye la obesidad y mejora los parámetros metabólicos.

Metabolismo del tejido adiposo blanco

En los mamíferos, las células adiposas están especializadas en la síntesis y el almacenamiento de triacilgliceroles (lipogénesis) y en su hidrólisis (lipólisis) (**Fig. 30-2**) y movilización hacia otros tejidos (**cap. 6**, Metabolismo lipídico tisular). El sitio de acumulación es el citoplasma, en el que las gotitas de triacilgliceroles se unen para formar un gran glóbulo o vacuola que puede ocupar casi todo el volumen celular. El tamaño de los depósitos de grasa es variable, pero en los individuos que no presentan obesidad constituye alrededor del 10 % del peso corporal. La naturaleza hidrófoba de los triacilgliceroles y su estado altamente reducido los hacen compuestos eficientes para el almacenamiento de energía. Los triacilgliceroles son muy apolares y por ello se almacenan en una forma casi anhidra, mientras que las proteínas y los hidratos de carbono son mucho más polares y, por lo tanto, están hidratados en mayor grado (1 g de glucógeno seco retiene alrededor de 2 g de agua). En consecuencia, 1 g de grasa prácticamente anhidra acumula más de seis veces la energía que 1 g de glucógeno hidratado. Asimismo, por su estado reducido, el rendimiento de la oxidación completa de sus ácidos grasos es de alrededor de 9 kcal/g, a diferencia

de las aproximadamente 4 kcal/g que se obtienen de los hidratos de carbono y de las proteínas. De esta forma, si se considera un adulto de 70 kg de peso, la reserva de energía en forma de triacilgliceroles constituye alrededor de 11 kg de su peso corporal total. Si esta cantidad de energía fuera almacenada como glucógeno, el peso del cuerpo sería 55 kg mayor. Se estima que las reservas de combustible son 100.000 kcal en los triacilgliceroles, 25.000 kcal en las proteínas (localizadas principalmente en el músculo), 600 kcal en el glucógeno y 40 kcal en glucosa, por lo que, si sólo se contase con la energía obtenida a partir de los glúcidos como glucógeno hepático y muscular, representaría una cantidad escasamente suficiente para mantener las funciones corporales durante 24 horas de ayuno. En cambio, la reserva normal de grasa suministra energía suficiente para sobrevivir durante varias semanas de ayuno. En el tejido adiposo, los triacilgliceroles son sintetizados a partir de acil-CoA y glicerol-3-fosfato. Los acil-CoA pueden provenir de la síntesis *de novo*, pero también de los ácidos grasos liberados en la lipólisis de triacilgliceroles preexistentes y de los incorporados al tejido desde la sangre, ambos por acción de la acil-CoA sintetasa. Por lo que respecta al glicerol-3-fosfato, dado que la enzima glicerol quinasa se expresa en poca cantidad en el tejido adiposo, el glicerol directamente obtenido en la lipólisis de las lipoproteínas no se destina a la formación de triacilgliceroles. En una situación posprandial, el glicerol-3-fosfato que se usa procede de la glucosa sanguínea, cuya entrada en el tejido adiposo está favorecida por la insulina, y esto está acoplado a la entrada de ácidos grasos por la acción de la lipoproteína lipasa (LPL) y favorece la síntesis de triacilgliceroles. Sin embargo, no toda la glucosa incorporada al tejido adiposo se convierte en glicerol. Allí, la glucosa puede seguir otras vías, como la oxidación a CO_2 a través del ciclo del ácido cítrico, la oxidación en la vía de las pentosasfosfato o la conversión a ácidos grasos de cadena larga. Aunque existe controversia sobre la necesidad de aportar glucosa para obtener el glicerol y con ello fabricar los triacilgliceroles, no cabe duda de que la dieta que aporta grasas y azúcares es la que más propicia la acumulación de triacilgliceroles. En situación de ayuno o con entrada de glucosa limitada a la célula, el glicerol-fosfato procede de la gliceroneogénesis.

En el tejido adiposo, los triacilgliceroles son hidrolizados hasta ácidos grasos y glicerol (**Fig. 30-2**). El primer paso implica la hidrólisis del triacilglicerol por la denominada lipasa sensible a hormonas (LSH), con liberación de ácidos grasos libres y glicerol. La enzima está controlada de manera muy fina por diversas hormonas, como se describe más adelante. Esta lipasa es diferente de la LPL encargada de catalizar la hidrólisis de los triacilgliceroles de las lipoproteínas antes de su incorporación a los tejidos. El glicerol liberado difunde hasta el hígado, que posee enzimas necesarias para ser fosforilado a glicerol-3-fosfato o bien ser oxidado a gliceraldehído-3-fosfato, el cual luego sigue vías metabólicas como la glucólisis o la gluconeogénesis. Los ácidos grasos liberados por el tejido adiposo en la lipólisis pueden ser utilizados por el mismo tejido como fuente de energía. Dichos ácidos grasos también pueden ser reesterificados para la obtención de nuevos triacilgliceroles o bien pueden difundir al plasma, unidos a albúmina, para actuar como fuente de

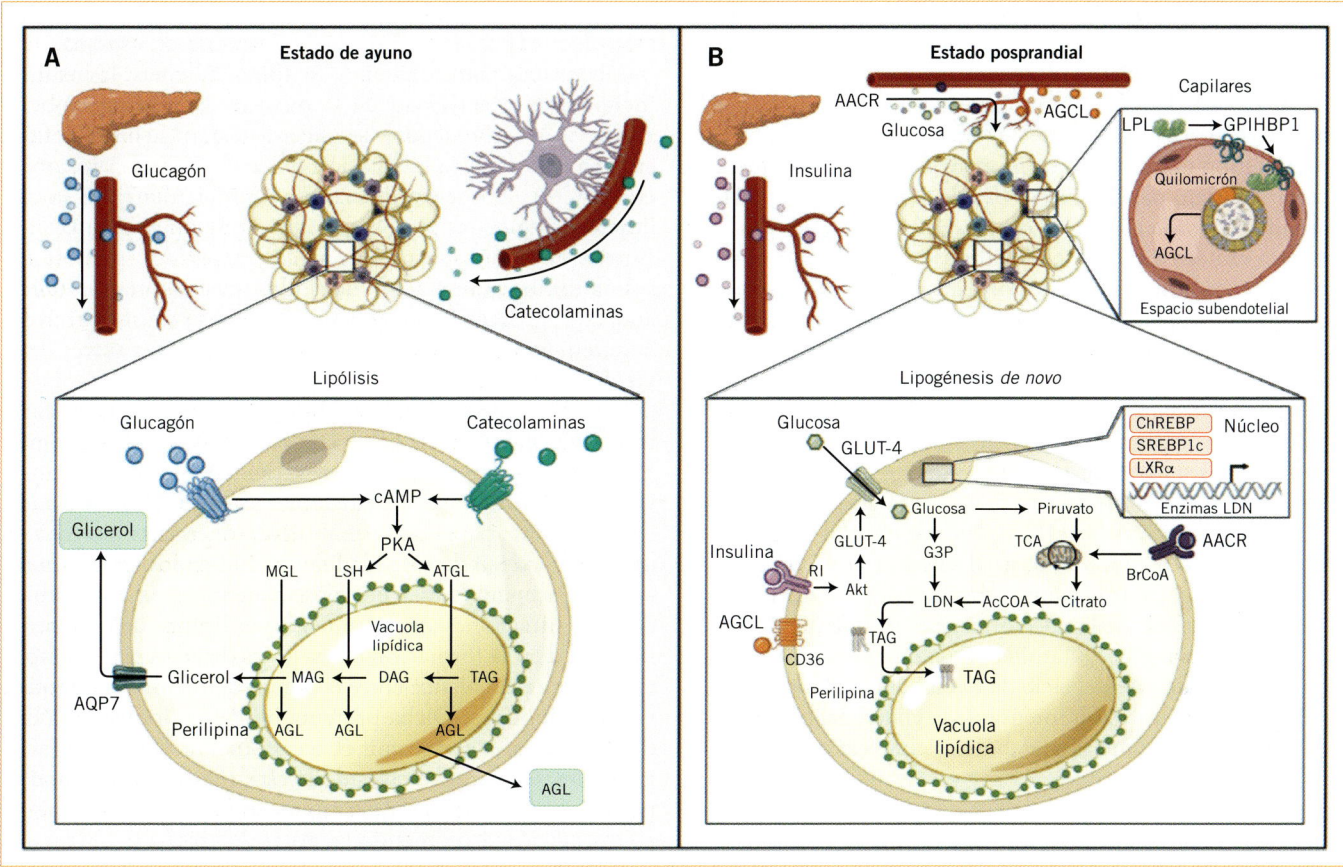

Figura 30-2. Plasticidad metabólica del tejido adiposo blanco. A) En estado de ayuno, los adipocitos liberan ácidos grasos libres (AGL) y glicerol a través de la lipólisis en respuesta a la estimulación externa (es decir, catecolaminas y glucagón). La unión de las catecolaminas a los receptores adrenérgicos en los adipocitos da lugar a un aumento de la activación de cAMP y proteína quinasa A (PKA). La PKA estimula la hidrólisis de triacilgliceroles (TAG), diacilgliceroles (DAG) y, posteriormente, monoacilgliceroles (MAG) mediante la activación de las lipasas endógenas triacilglicerol lipasa del tejido adiposo (ATGL), lipasa sensible a las hormonas (LSH) y monoacilgliceroles (MGL). Los AGL y el glicerol se secretan en la circulación sistémica para suministrar combustible a otros tejidos. B) En el estado posprandial, los adipocitos tienen acceso a múltiples fuentes de nutrientes circulantes, que incluyen: *a)* ácidos grasos de cadena larga (AGCL) de lipoproteínas de muy baja densidad (VLDL) (hidrólisis mediada por lipoproteína lipasa [LPL] de triacilgliceroles de VLDL); *b)* glucosa, y *c)* aminoácidos de cadena ramificada (AACR). La lipogénesis *de novo* (LDN) utiliza acetil-CoA (AcCoA) como componente principal para la síntesis de ácidos grasos. Los ácidos grasos sintetizados se esterifican en TAG y se almacenan en gotitas de lípidos. La expresión de enzimas involucradas en la LDN (es decir, ácido graso sintasa; acetil-CoA carboxilasa) está regulada positivamente por hormonas (p. ej., insulina) y por factores de transcripción, como la proteína de unión al elemento de respuesta a carbohidratos (ChREBP), receptor X alfa hepático (LXRα) y proteína de unión al elemento de respuesta a esteroles 1c (SREBP1c). Los TAG almacenados en gotitas de lípidos son liberados por lipólisis durante los períodos de demanda de energía. Akt: proteína quinasa B; AQP7: acuaporina 7; BrCoA: productos del catabolismo de AACR (p. ej., acetil-CoA, propionil-CoA, succinil-CoA); G3P: gliceraldehído-3-fosfato; GLUT-4: transportador de glucosa 4; GPIHBP1: proteína de unión a lipoproteína de alta densidad anclada a glicosilfosfatidilinositol 1; RI: resistencia a la insulina; TCA: ciclo de los ácidos tricarboxílicos.

energía en otros muchos tejidos. En cualquier caso, cuando la utilización de glucosa por el tejido adiposo aumenta, el flujo de salida de ácidos grasos libres disminuye. Sin embargo, la liberación de glicerol continúa, lo que demuestra que el efecto de la glucosa no está mediado por la reducción de la lipólisis. Este efecto se debe a que la provisión de glicerol-3-fosfato aumenta la esterificación de los ácidos grasos libres. Así, cuando la utilización de glucosa es elevada, la mayor parte se oxida hasta CO_2 y es convertida en ácidos grasos. Sin embargo, cuando la utilización disminuye, la mayor parte de la glucosa se dirige a la formación de glicerol-3-fosfato para la esterificación de acil-CoA, lo que ayuda a disminuir la salida de ácidos grasos libres.

Los triacilgliceroles almacenados en el tejido adiposo no sólo se movilizan en períodos de ayuno y ejercicio. Sorprendentemente, los triacilgliceroles están continuamente siendo hidrolizados hasta glicerol y ácidos grasos para ser de nuevo reesterificados en lo que parece ser un ciclo fútil. Para ello, los ácidos grasos liberados en el adipocito salen a la circulación: una parte se distribuye a los tejidos, que los oxidarán para obtener energía, y otra parte es captada por el hígado, el cual sintetiza triacilgliceroles, los exporta en forma de lipoproteínas de muy baja densidad (VLDL) y llegan de nuevo al tejido adiposo, en lo que se conoce como ciclo de los triacilgliceroles. Este reciclado de los ácidos grasos puede alcanzar el 75 %. Su recambio, por consiguiente, es continuo e independiente de si el individuo está en período de ayuno o alimentación.

Aunque no está clara la función de este ciclo, se piensa que es una manera de mantener una reserva continua y circulante de ácidos grasos, que estarían disponibles para su oxidación por parte de los tejidos más rápidamente que en su forma de triacilgliceroles. Téngase en cuenta que las necesidades energéticas del músculo durante un ejercicio intenso y prolongado pueden ser 100 veces superiores a las del músculo en reposo. Este reciclado, por lo tanto, justificaría el gasto energético.

La cuestión que se plantea entonces es cuál es la fuente de glicerol-3-fosfato para la síntesis de triacilgliceroles por parte del tejido adiposo cuando no hay suministro de glucosa. La respuesta radica en que el tejido adiposo tiene una vía alternativa para la síntesis de glicerol-3-fosfato, que se conoce como gliceroneogénesis y que puede ser responsable del reciclado de los ácidos grasos liberados por la lipasa. Es una ruta idéntica a la gluconeogénesis desde piruvato hasta dihidroxiacetona-fosfato (cap. 3, Metabolismo de los hidratos de carbono) y explica la existencia en el tejido adiposo de piruvato carboxilasa y de fosfoenolpiruvato carboxiquinasa (PEPCK). La triosa-fosfato se reduce por la glicerol-3-fosfato deshidrogenasa con NADH y produce glicerol-3-fosfato, que será sustrato para resintetizar triacilgliceroles. En definitiva, en una situación de ayuno, el glicerol-3-fosfato procede, en gran medida, de la gliceroneogénesis, que puede utilizar piruvato, alanina, glutamina o cualquier otra molécula precursora procedente del ciclo de Krebs, al igual que ocurre en el hígado. La supresión intensa de la gliceroneogénesis se produce en circunstancias metabólicas como la diabetes de tipo 2.

Regulación del metabolismo del tejido adiposo blanco

La LPL es una enzima clave del almacenamiento de ácidos grasos, mientras que la LSH es la enzima clave del suministro de ácidos grasos, que además responde a numerosas señales (cap. 5, Metabolismo de las lipoproteínas). Se puede decir que la enzima se activa en situación de ayuno, cuando el organismo necesita combustibles energéticos, y se inactiva cuando tiene combustibles suficientes, por la alimentación. La adrenalina, la noradrenalina, el glucagón, la hormona adrenocorticotropa (ACTH) y la hormona estimulante del tiroides (TSH) activan la lipólisis, ya que son capaces de estimular la adenilato ciclasa de las células adiposas. El nivel incrementado de AMP cíclico estimula entonces la proteína quinasa dependiente de AMP cíclico (AMPK), la cual activa a la LSH por fosforilación. Concretamente, la liberación de noradrenalina en el tejido adiposo, además, tiene especial importancia en la movilización de los ácidos grasos. La serotonina, la vasopresina y la hormona del crecimiento también incrementan la lipólisis por medio de AMP cíclico. Los glucocorticoides, asimismo, aumentan la lipólisis, pero por una vía independiente de AMP cíclico, ejerciendo una acción directa sobre la actividad de la LSH. Otras hormonas y compuestos, por el contrario, inhiben la lipólisis. Así, por ejemplo, la insulina, la prostaglandina E y el ácido nicotínico disminuyen la actividad de la LSH, posiblemente inhibiendo la formación de AMP cíclico, por acción sobre la adenilato ciclasa. La insulina también inhibe la lipólisis por otras vías: por una parte, estimula la lipasa fosfatasa, que inactiva la LSH, y, por otra, estimula la fosfodiesterasa encargada del paso de AMP cícli-

co a AMP, produciendo una disminución en la concentración de AMP cíclico. Esta fosfodiesterasa es inhibida por metilxantinas como cafeína y teofilina. Además, la insulina incrementa la actividad de la piruvato deshidrogenasa, la acetil-CoA carboxilasa y la glicerol-fosfato aciltransferasa, enzima que cataliza la reacción entre el glicerol-3-fosfato y el acil-CoA, lo que explicaría que un incremento en la utilización de glucosa por el tejido ocasione un aumento en la síntesis de ácidos grasos y de acilgliceroles. Así, pues, la insulina inhibe la liberación de ácidos grasos libres del tejido adiposo, favorece la lipogénesis y la síntesis de acilgliceroles e incrementa la oxidación de la glucosa a CO_2 a través de la vía de las pentosas-fosfato.

Las consecuencias del malfuncionamiento de estas enzimas son evidentes. Así, la falta de actividad de la LPL origina hipertrigliceridemia. La falta de actividad de LSH impediría la utilización de los triacilgliceroles almacenados, anulando su importante papel de sostenimiento energético en caso de ayuno. El exceso de actividad de la LSH conduciría a un escaso almacenamiento y en consecuencia a una vulnerabilidad en situaciones de ayuno. La perilipina, una proteína implicada en la formación de las gotas de grasa en los adipocitos, regula el balance entre el almacenamiento y la lipólisis en los adipocitos. Dicha proteína inhibe la lipólisis en condiciones basales al prevenir el acceso de la LSH a los triacilgliceroles. Cuando a través de la estimulación hormonal se promueve la lipólisis, la perilipina se fosforila y cambia su conformación, exponiendo las gotas de grasa a la LSH.

Alteraciones del metabolismo de los triacilgliceroles en la obesidad

En los individuos con obesidad existe un exceso de grasa corporal. Se dice que una persona adulta presenta obesidad cuando la relación entre su altura y su peso corporal (índice de masa corporal [IMC] o de Quetelet) es superior a 30 kg/m². La etiología de la obesidad es de naturaleza multifactorial (caps. 23, Nutrición y obesidad en el adulto, y 24, Nutrición y obesidad infantil, tomo V). En animales de experimentación se han caracterizado los genes *ob* y *fa* responsables de un síndrome de obesidad que se transmite de forma mendeliana simple. En los seres humanos, la influencia genética es importante, aunque los estudios realizados no permiten establecer un patrón de herencia relacionado con estos dos genes, lo que sugiere la existencia de otros. En la actualidad se conocen más de 600 *loci* y alrededor de 130 genes implicados en la obesidad humana (cap. 6, Bases genéticas de las enfermedades complejas, tomo II).

El peso de una persona depende del balance energético, manteniéndose estable mientras el gasto energético se equilibre con la ingesta. Los pequeños desequilibrios suelen compensarse aumentando el gasto. Sólo cuando el desequilibrio es importante, el exceso energético se acumulará como grasa (cap. 12, Regulación del balance energético y de la composición corporal). En animales de experimentación, la disminución de la producción de calor es un factor etiológico de la obesidad, es decir, la producción de calor está disminuida en animales obesos. La producción de calor se lleva a cabo fundamentalmente por ciclos metabólicos improductivos (fútiles) como el descrito en el tejido adiposo marrón (v. más adelante) u otros en los que, como ocurre en la fosforilación de la fructosa-6-fosfato a fructosa-1,6-bisfosfato y la hidrólisis de ésta a fructosa-6-fosfato, se gasta ATP inútilmente. Las actividades de estos procesos están controladas por numerosas señales, entre ellas, el frío. Un buen ejemplo de su descontrol ocurre en la hipertermia maligna. En los seres humanos, no está tan claro que exista una disminución de la producción de calor, incluso puede ser mayor en los que presentan obesidad que en aquellos sin obesidad.

En las personas que no presentan obesidad, la ingestión de comida por encima de unos límites está controlada, mientras que en aquellas con obesidad no lo está. Existen centros hipotalámicos que controlan el hambre y la saciedad. En estos centros se procesan numerosas señales. Por una parte, los estímulos que llegan por el nervio vago, que recogen información del tracto gastrointestinal; por otra parte, señales sensoriales, y, finalmente, señales como la insulina o la leptina. La leptina y las catecolaminas activan la liberación de corticoliberina, que es una señal de saciedad, mientras que los glucocorticoides la inhiben. De igual modo, la leptina y la insulina inhiben la liberación del neuropéptido Y, que es una señal de hambre, y los glucocorticoides la activan. En este sentido, el neuropéptido Y estimula la ingestión de azúcares y grasa. En la obesidad de tipo Prader-Willi, estos sistemas están descontrolados. En la mayoría de los individuos que presentan obesidad se comprueba la existencia de resistencia insulínica, lo que favorece la lipogénesis y la acumulación de grasa. La leptina es una proteína que es liberada junto con otras, como la resistina, por el tejido adiposo cuando la acumulación de grasas es significativa. La adiponectina, cuya secreción disminuye en la obesidad, desempeña un papel importante en la protección frente a la resistencia a la insulina, y la leptina en el control del peso corporal. En las personas con obesidad es fácil encontrar numerosas interacciones hormonales que alteran la homeostasis energética y que están relacionadas con el denominado síndrome metabólico. Recientemente, se ha descrito que el succinato es capaz de controlar la expresión de leptina a través del receptor del succinato SUCNR1. La activación de SUCNR1 controla la expresión de leptina a través del reloj circadiano de manera dependiente de la AMPK. Aunque el papel antilipolítico de SUCNR1 prevalece en la obesidad, su función como regulador de la señalización de leptina contribuye al fenotipo metabólicamente sano en ratones *knockout* para *Sucnr1* específicos de adipocitos. La hiperleptinemia asociada a la obesidad en seres humanos está relacionada con la sobreexpresión de SUCNR1 en los adipocitos, hecho que lo convierte en el principal predictor de la expresión de leptina en el tejido adiposo.

Acción de la insulina en el tejido adiposo blanco

Desde el descubrimiento de la insulina en 1921 se han realizado diversos estudios, tanto en adipocitos aislados como en células musculares, que han investigado la acción de la insulina, de forma que ésta aumenta, muy rápidamente (en cuestión de minutos) y de manera reversible, la absorción de glucosa de 2 a 10 veces. En ambos tipos de células mejora la captación de glucosa, y esto se logra aumentando la cantidad de transportadores de glucosa GLUT-4 en la membrana plasmática. GLUT-4 es un miembro de la familia de transportadores de hexosas, que transporta la glucosa por difusión facilitada y que se expresa más en los adipocitos y en las células musculares esqueléticas y cardíacas. El aumento de la cantidad de GLUT-4 en la membrana plasmática en respuesta a la insulina se produce, en realidad, mediante una translocación del receptor desde los depósitos de almacenamiento intracelular hasta la superficie celular (**Fig. 30-3**). Los niveles de GLUT-4 en la membrana plasmática se mantienen de forma dinámica en presencia de insulina por un continuo y rápido reciclaje del transportador, que es internalizado y regresa a la membrana plasmática mientras se activa el receptor de insulina. Cuando los niveles de insulina en la sangre disminuyen, el GLUT-4 se recicla desde la membrana plasmática y regresa a la tasa de estimulación previa, volviendo así al espacio intracelular. Como consecuencia, la regulación aguda de la captación de glucosa por los adipocitos y las células musculares se controla postraduccionalmente, con cada molécula de GLUT-4 que participa en múltiples rondas de reclutamiento a la membrana plasmática, seguido de un secuestro intracelular determinado por los niveles de insulina en sangre.

Aunque la insulina estimula la captación de glucosa tanto en adipocitos como en células musculares provocando la translocación de GLUT-4 a la membrana plasmática, el destino metabólico de la glucosa difiere entre estos tipos de células. En las células musculares, la glucosa en exceso se almacena principalmente como glucógeno, para ser utilizado durante el ayuno o cuando se requiere una cantidad de energía rápida asociada al ejercicio, proporcionando así una fuente de energía intrínseca celular. En los adipocitos, el destino metabólico de la glucosa se resume en la **figura 30-3**. En realidad, los adipocitos captan poca glucosa de la circulante, en torno al 15 %, ya que el resto es captado principalmente por el hígado y el músculo. El aumento de la captación de glucosa estimulado por la insulina también contribuye a la síntesis de triacilgliceroles de los adipocitos, a través de la síntesis de glicerol-3-fosfato, además de proporcionar acetil-CoA para la síntesis *de novo* de ácidos grasos libres (lipogénesis *de novo*). Sin embargo, sólo el 50 % de la glucosa absorbida por los adipocitos se almacena como triacilgliceroles. Una cantidad considerable de la glucosa absorbida por los adipocitos se metaboliza a lactato y es secretado por las células. Este lactato puede ser utilizado por otras células como fuente de combustible o como metabolito de señalización mediante la activación del receptor de lactato. La adipobiología del lactato es un área reciente de investigación. Otro destino metabólico de la glucosa es la oxidación a CO_2, que sale de los adipocitos, por lo que ocasiona una pérdida neta de carbono en ellos.

Los adipocitos detectan la homeostasis de la glucosa en todo el organismo mediante el control del flujo de glucosa mediado por insulina. Así, estudios de deleción de GLUT-4 en estas células muestran una reducción notable de la captación de glucosa mediada por insulina, provocando hiperglucemia y resistencia a la insulina sistémica, sin alterar el número ni el tamaño de los adipocitos. Sin embargo, la sobre-

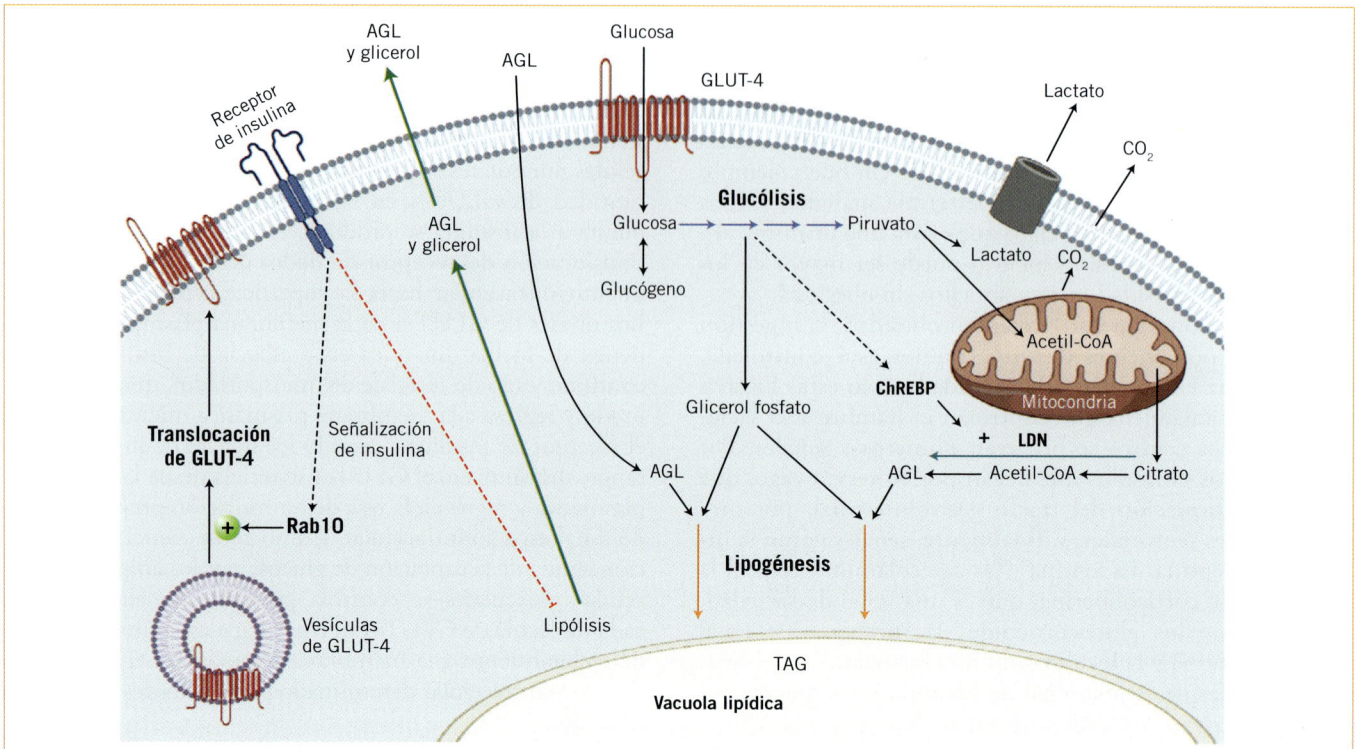

Figura 30-3. Acción de la insulina en los adipocitos. La línea punteada negra desde el receptor de insulina indica que las cascadas de transducción de señales desde el receptor hasta Rab10 (proteína relacionada con Ras10) y el control de la lipólisis involucran múltiples intermediarios de señalización. En el control de la translocación del transportador de glucosa tipo 4 (GLUT-4) interviene Rab10. AGL: ácidos grasos libres; ChREBP: proteína de unión a elementos sensibles a carbohidratos; LDN: lipogénesis *de novo*; TAG: triacilgliceroles. (Adaptado de Santoro A y cols., 2021).

expresión de GLUT-4, de 6 a 9 veces de forma específica en adipocitos de ratones, da como resultado una mejor tolerancia a la glucosa a pesar del aumento de la adiposidad. Este aumento de la adiposidad se produce por un aumento de la hiperplasia de adipocitos sin cambios en su tamaño. Un aumento en el número de adipocitos se asocia con una mejora de la sensibilidad a la insulina a nivel sistémico, incluso en una situación de obesidad. Como se ha mencionado anteriormente, menos del 20 % de la glucosa total posprandial se deposita en los adipocitos, tanto de seres humano como de ratón. Estudios en animales de experimentación en los que se inducía la deleción de Rab10, una proteína clave en la translocación del GLUT-4 a la membrana plasmática de los adipocitos y que muestran el mismo fenotipo que la deleción de GLUT-4, provoca resistencia a la insulina hepática e intolerancia a la glucosa, indicando su implicación en el metabolismo glucídico en adipocitos. Es de interés mencionar que la deleción de Rab10 reduce solamente la captación de glucosa estimulada por insulina un 50 %, lo que pone de manifiesto que la homeostasis de la glucosa sistémica es mediada por el control de su transporte activada por la insulina en los adipocitos. Además, esa reducción de la captación de glucosa como consecuencia de la deleción de Rab10 se encuentra dentro del rango fisiológico de cambios en el flujo de glucosa en los adipocitos.

En estado posprandial, que se acompaña de niveles altos de insulina en sangre, la insulina promueve el almacenamiento de triacilglieroles e inhibe su liberación como ácidos grasos y glicerol (**Fig. 30-4**). La insulina promueve la forma-

ción de triacilgliceroles mediante diferentes mecanismos: *a)* la producción de glicerol-3-fosfato a partir de glucosa, que junto a los ácidos grasos puede esterificarse para sintetizar triacilgliceroles; *b)* la inducción de la LPL de los capilares del tejido adiposo; *c)* la estimulación de la captación de ácidos grasos en los adipocitos al aumentar la translocación de transportadores de ácidos grasos a la membrana plasmática, y *d)* la lipogénesis *de novo*, como se ha descrito anteriormente. Cuando existe resistencia a la insulina, dichas rutas se alteran y se producen adipocitos disfuncionales, un aumento de la inflamación y acumulación ectópica de grasa en otros tejidos (**Fig. 30-4**).

Heterogeneidad del tejido adiposo blanco

El tejido adiposo blanco es muy heterogéneo, ya que, además de adipocitos maduros, presenta lo que se conoce como fracción del estroma vascular, que también ha generado gran interés en los últimos años. Los adipocitos maduros constituyen sólo el 15-30 % de la fracción total de células adiposas, mientras que el resto se clasifica como fracción del estroma vascular (**Fig. 30-5**), que consta de muchos tipos celulares diferentes, incluyendo células inmunitarias, fibroblastos, células vasculares, células precursoras de adipocitos y células madre. Además de las células precursoras de adipocitos, otras poblaciones celulares de la fracción del estroma vascular interactúan directamente con los adipocitos, regulando tanto el destino del linaje celular como su función. Así, la heterogeneidad celular de los adipocitos maduros, junto con

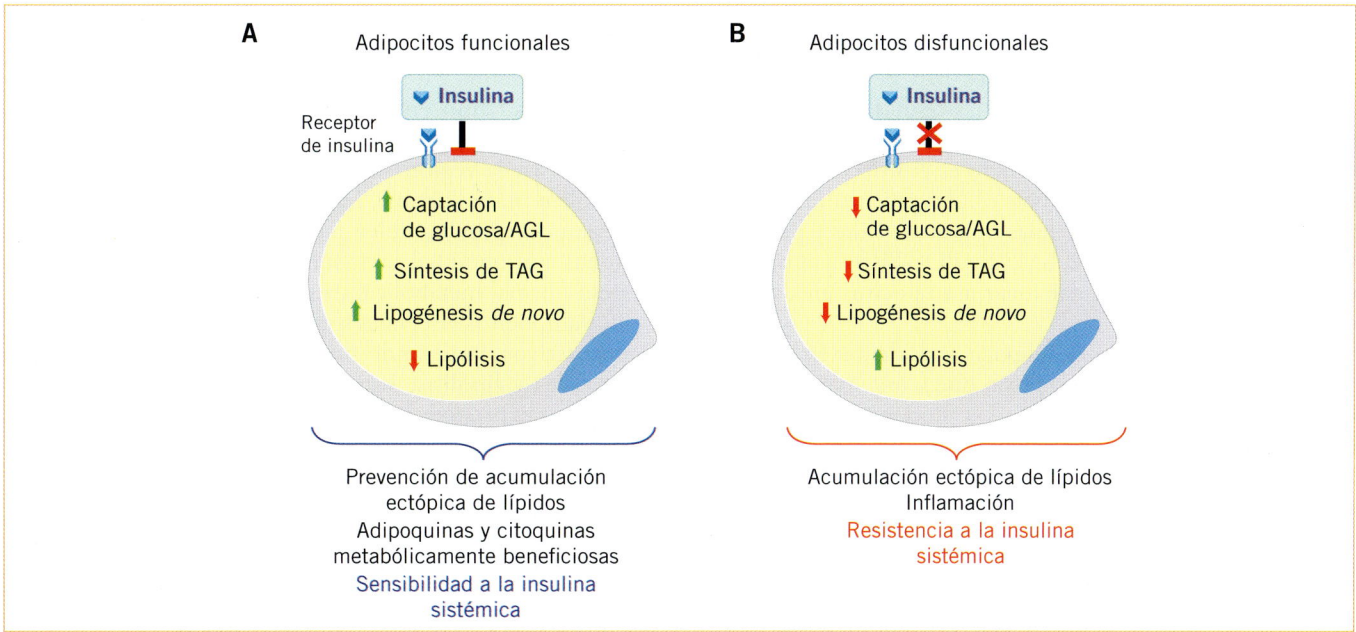

Figura 30-4. Remodelación del tejido adiposo en la homeostasis energética adaptativa. Efectos de la insulina sobre el metabolismo de la glucosa y los lípidos en adipocitos funcionales y disfuncionales. A) Los adipocitos sanos son sensibles a los cambios metabólicos y a la acción de la insulina. B) Los adipocitos disfuncionales son resistentes a la insulina. Esto tiene consecuencias para la acumulación ectópica de lípidos en otros tejidos. Los adipocitos disfuncionales también reducen la secreción de adipoquinas, que tienen efectos metabólicos beneficiosos, y aumentan la secreción de proteínas y lípidos perjudiciales que ejercen efectos adversos en otros órganos. AGL: ácidos grasos libres; TAG: triacilgliceroles. (Adaptado de Santoro A y cols., 2021).

la de las células dentro de la fracción del estroma vascular del tejido adiposo, puede considerarse uno de los principales determinantes de la funcionalidad y plasticidad del tejido. Las células precursoras de adipocitos derivan del linaje *Lin–* y expresan un conjunto de marcadores de superficie (CD34+, CD29+, Sca1+, CD24+), que pueden utilizarse para determinar de forma específica la población adipogénica. Por otro lado, la población de células mesenquimales, que son positi-

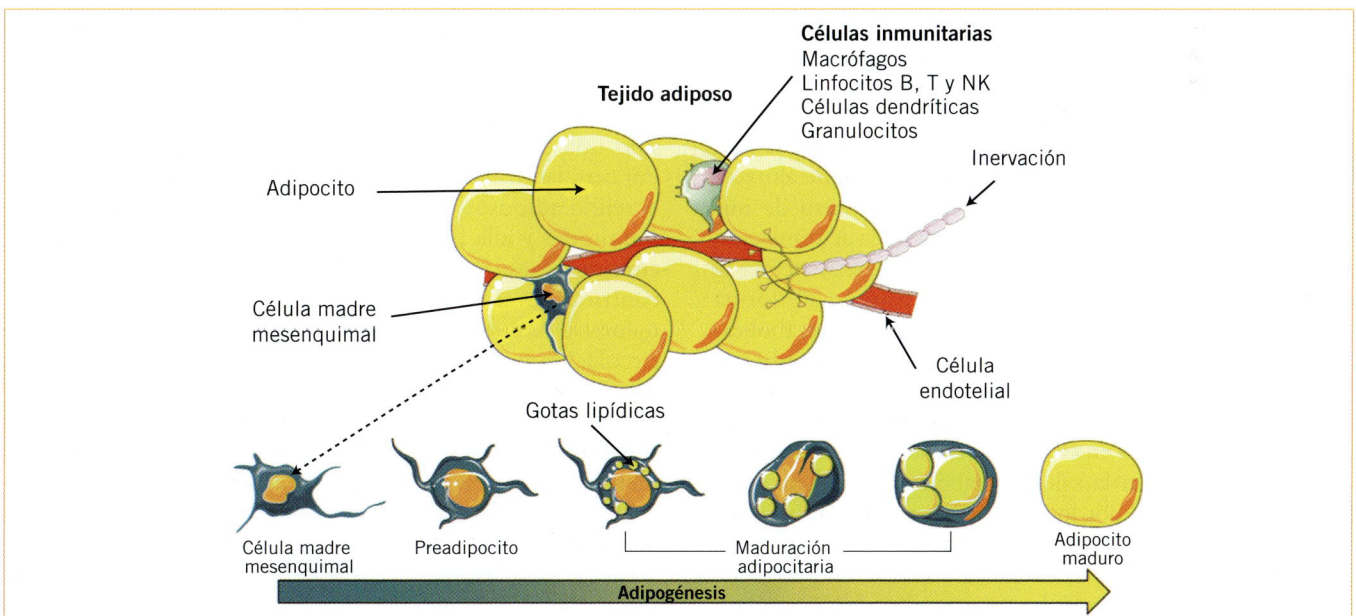

Figura 30-5. Proceso de adipogénesis. El tejido adiposo blanco está compuesto por adipocitos maduros y células de la fracción vascular del estroma, incluidas células inmunitarias, endoteliales y neurales, así como precursores de adipocitos denominados células madre derivadas de tejido adiposo. La formación *de novo* de adipocitos a través de la adipogénesis se produce principalmente durante el desarrollo del tejido adiposo. Puede ocurrir durante la edad adulta, lo que permite el recambio de adipocitos y la expansión del tejido adiposo en respuesta a la sobrealimentación. Ante estímulos adipogénicos, las células madre del tejido adiposo originan preadipocitos. Una vez iniciado este proceso, los preadipocitos adquieren progresivamente un patrón de expresión génica específico de adipocitos junto con la formación de gotas de lípidos. Eventualmente, las gotas lipídicas son multiloculares y se fusionan para formar una gota más grande y única que caracteriza a los adipocitos blancos maduros. (Adaptado de Dufau J y cols., 2021).

vas para el receptor del factor de crecimiento derivado de plaquetas alfa (PDGFRα+) se diferencia, de forma muy eficiente, a adipocitos. Otros estudios han demostrado que, dentro del propio tejido adiposo, las células vasculares podrían ser la fuente principal de células precursoras de adipocitos, y que la vasculatura del tejido es el sitio principal del reclutamiento e inicio de nuevas células precursoras de adipocitos. En particular, las células musculares lisas y pericitos (marcados por SMA, NG2, SM22 y PDGFRβ) han demostrado su capacidad para dar lugar a adipocitos en diversas condiciones.

Las células precursoras de adipocitos residentes en el tejido adiposo y los preadipocitos son, sin duda, una fuente importante de adipocitos recién formados. Recientemente se han utilizado técnicas de secuenciación del mRNA para abordar la función de las células precursoras de adipocitos vasculares. Así, mediante dicha técnica se han identificado dos poblaciones diferentes de células en el tejido adiposo blanco: una marcada por LY6C–/CD9–/PDGFRβ+ y otro grupo de células PDGFRβ+ que expresan LY6C (LY6C/PDGFRβ doble positivo), posteriormente denominadas progenitores fibroinfamatorios, que carecen de capacidad adipogénica y muestran un fenotipo profibrogénico/proinflamatorio, regulando de forma negativa la adipogénesis de las células precursoras de adipocitos.

Expansión del tejido adiposo

La expansión del tejido adiposo está intrínsecamente ligada a la actividad metabólica y la salud. Mientras que el alto contenido en masa grasa se asocia, por lo general, con un fenotipo metabólicamente no sano, una alta capacidad de expansión protege frente a la enfermedad metabólica. La aparente contradicción en esta relación puede entenderse considerando el destino metabólico del exceso de nutrientes/energía. Una vez ingeridos y absorbidos, el exceso de nutrientes debe eliminarse, ya sea quemando o almacenando. El tejido adiposo blanco tiene la capacidad única de almacenar de forma segura grandes cantidades de exceso de nutrientes en forma de lípidos. Por el contrario, la acumulación excesiva de lípidos en otros tejidos provoca resistencia a la insulina sistémica. Por lo tanto, una expansión de forma adecuada del tejido adiposo promueve la salud metabólica. Cabe destacar que el sitio de expansión del tejido adiposo (en depósitos viscerales o subcutáneos), así como el mecanismo de expansión, a través del aumento en el número de adipocitos (hiperplasia) o en el tamaño (hipertrofia), tienen un profundo impacto en la salud metabólica. La distribución del tejido adiposo es, por lo tanto, muy variable, impulsada por las diferencias entre el sexo, la genética, el desarrollo, el envejecimiento y la respuesta a hormonas o fármacos. La distinción más común entre los tipos de distribución del tejido adiposo es si la grasa se almacena de forma visceral o subcutánea, e innumerables estudios han examinado los efectos relativos de la adiposidad visceral frente a la subcutánea en la salud metabólica. De forma universal, desde las primeras descripciones de obesidad «androide» (central) frente a obesidad «ginoide» (subcutánea u obesidad periférica) introducida por el médico francés Jean Vague en 1950,

los estudios han demostrado que el aumento de la adiposidad visceral/central se asocia con un incremento de la resistencia a la insulina y un mayor riesgo de enfermedad cardiometabólica, incluso en individuos con normopeso. Por el contrario, la expansión del tejido adiposo subcutáneo, especialmente en la región superficial, se asocia con un perfil metabólico más saludable. Las diferencias en la distribución de la grasa corporal también pueden explicar la existencia de personas con obesidad metabólicamente sanas e individuos de peso normal metabólicamente no sanos.

Los adipocitos viscerales son metabólica y lipolíticamente más activos, mostrando niveles más altos de catecolaminas basales y lipólisis. Estas diferencias pueden deberse a una mayor expresión de receptores β-adrenérgicos y menor expresión del inhibidor del receptor α-adrenérgico, por lo que conlleva una reducción de la supresión de la lipólisis mediada por la insulina en dichos adipocitos. En este sentido, se ha observado que el ayuno y la pérdida de peso en ratones inducen preferentemente la movilización de las reservas de grasa visceral. Del mismo modo, los estudios de pérdida de peso en seres humanos muestran de manera constante que una mayor proporción (pero no de la cantidad total) de la grasa visceral se pierde en comparación con la grasa subcutánea. Parece razonable suponer que una fuente de energía rápidamente movilizada para los órganos internos puede presentar algunas ventajas en ciertas condiciones. La alta actividad lipolítica de la grasa visceral soporta la «hipótesis de la circulación portal», que postula que los depósitos viscerales, que drenan lípidos a la circulación portal, exponen el hígado a altos niveles de ácidos grasos libres y alteran la acción de la insulina hepática. Sin embargo, esta hipótesis no se ha confirmado, porque estudios en seres humanos han demostrado que, mientras que la proporción de los ácidos grasos circulantes en la vena porta y el contenido de la grasa visceral aumentan en la obesidad, los ácidos grasos libres derivados de la grasa visceral todavía representan sólo una pequeña proporción de la grasa total circulante. Por otro lado, el tejido adiposo visceral es más propenso que el tejido adiposo subcutáneo a la infiltración de células inmunitarias y a la inflamación, así como a la producción de citoquinas, especialmente en la obesidad. Los factores que contribuyen al aumento de la inflamación son, principalmente, el contenido en grasa visceral y la secretada en la circulación portal, que se han relacionado con el desarrollo de resistencia a la insulina, incluyendo un aumento de IL-6, IL-1β y RBP-4. Un ejemplo destacable es que los niveles de IL-6 son un 50 % más altos y los niveles de leptina un 20 % menores en la circulación portal en comparación con la circulación sistémica en individuos con obesidad grave. En definitiva, parece ser que la expansión del tejido adiposo visceral es determinante en el desarrollo de la enfermedad metabólica.

Hipertrofia e hiperplasia de los adipocitos

A nivel celular, la expansión del tejido adiposo se produce a través de la hipertrofia (aumento en el tamaño celular) y/o hiperplasia (aumento en el número de células) de los adipocitos mediante el proceso de adipogénesis. El crecimiento hipertrófico está relacionado con niveles más altos de tejido adiposo, inflamación tisular, fibrosis e hipoxia, junto con una disfunción metabólica. Por el contrario, la hiperplasia es un crecimiento que no provoca estos cambios patológicos y, generalmente, es más saludable desde el punto de vista metabólico. De hecho, muchos estudios en los últimos años se han centrado en el descubrimiento de los mecanismos moleculares que promueven la hiperplasia frente a la hipertrofia de los adipocitos, con el objetivo de encontrar dianas terapéuticas que puedan promover una expansión del tejido adiposo de forma más saludable. También en los seres humanos se ha demostrado que los individuos con obesidad presentan adipocitos más hipertróficos que los individuos con normopeso. Debe destacarse que existe una variación interindividual sustancial, ya que en cualquier masa grasa dada, las personas pueden mostrar un fenotipo más hipertrófico o más hiperplásico. Además, diversos estudios han constatado que un tejido adiposo con altos niveles de hipertrofia en los adipocitos está asociado con un estado metabólicamente no sano, que incluye aumento de la insulinemia en ayunas, disminución de la sensibilidad a la insulina y aumento de la glucemia. Diferentes estudios longitudinales y transversales sugieren que el número total de adipocitos aumenta a lo largo de la infancia antes de estabilizarse en la edad adulta, es decir, controlar el proceso desde las etapas tempranas es importante para prevenir la enfermedad metabólica. Los niños con normopeso experimentan dos períodos de desarrollo, de 0-2 y 12-18 años, caracterizado por aumentos muy rápidos en el número de adipocitos. Por el contrario, los niños con sobrepeso u obesidad generan significativamente más adipocitos que los niños delgados y muestran un aumento constante del número de adipocitos desde el nacimiento hasta los 18 años. Cuando se alcanza la edad adulta, los individuos que tuvieron obesidad en la infancia tienen aproximadamente el doble de células grasas que los individuos que presentaron normopeso. La estabilización del número de adipocitos en la edad adulta ha llevado a una considerable confusión, creyéndose que los individuos tienen un número «fijo» de adipocitos. Si bien muchos niños con obesidad se convierten en adultos con obesidad, la mayoría de los adultos con ella no la tenían cuando eran niños. Esto es debido a que los adultos producen nuevos adipocitos durante el proceso normal de recambio del tejido adiposo. Por lo tanto, parece probable que, con independencia de la edad de inicio, el número de adipocitos aumente durante el desarrollo de obesidad. De hecho, un estudio longitudinal que pudiese cuantificar el número de adipocitos en la transición de la delgadez a la obesidad durante la edad adulta sería de gran interés. Sin embargo, en un estudio en el que se ha cuantificado en sentido inverso, tras la pérdida de peso inducida por dieta o cirugía bariátrica, se ha observado una reducción del tamaño de los adipocitos del tejido adiposo subcutáneo, pero manteniendo el número de células, es decir, sin pérdida de hiperplasia.

La expansión no saludable o hipertrófica del tejido adiposo es un factor de riesgo, con independencia del IMC, para el desarrollo del síndrome metabólico. El tejido adiposo blanco de pacientes sin obesidad con resistencia a la insulina o diabetes se caracteriza por grandes adipocitos hipertrófi-

cos, los cuales indican, además, un vínculo entre la hipertrofia de adipocitos (en lugar de la masa grasa total) y la disfunción metabólica. Los adipocitos grandes experimentan tasas más altas de lipólisis y producen niveles más altos de citoquinas inflamatorias. Además, los pequeños adipocitos pueden secretar niveles más altos de adiponectina. Finalmente, los hallazgos también han demostrados que el tejido adiposo blanco de pacientes resistentes a la insulina presenta más fibrosis, hipoxia e inflamación.

Adipogénesis

La adipogénesis se define como el proceso de diferenciación celular para formar adipocitos maduros a partir de las células precursoras de adipocitos, sensibles a la insulina. Este proceso ha sido extensamente estudiado en diversos modelos de cultivo celular *in vitro*, que han permitido describir a nivel molecular que la adipogénesis se produce, principalmente, por la activación de diversos factores de transcripción. Al inicio de la diferenciación, las proteínas de unión a intensificadores CCAAT (C/EBP-β, *CCAAT/enhancer-binding protein beta*, y C/EBP-δ, *CCAAT/enhancer-binding protein delta*) se unen a genes diana de la cromatina en estado «semicerrado». Posteriormente, estas regiones dan lugar a la activación de la transcripción. Este proceso está regulado, además, por múltiples factores de transcripción, incluido el receptor de glucocorticoides, receptor de retinoides X (RXR) y el transductor y activador de señales de la transcripción 5A (STAT5A). En la segunda fase entra en juego el conocido como el regulador principal de la adipogénesis, el receptor activado por proliferadores de los peroxisomas gamma (PPAR-γ), que desempeña un papel crítico en la activación de la expresión de genes diana que van a conferir el fenotipo de adipocitos maduros.

Cultivos primarios de células aisladas de la fracción del estroma vascular, tanto de ratón como humanas, han permitido entender la respuesta del tejido adiposo a diferentes señales hormonales para la distribución de la grasa. Sin embargo, los cultivos *in vitro* no reflejan la complejidad de la adipogénesis *in vivo*, cuyas diferencias son dependientes del tipo de depósito graso, así como del sexo en respuesta a la señalización hormonal. Para ello, se han utilizado diferentes modelos de animales transgénicos, de deleción tanto global como específica del tejido adiposo, con el objetivo de estudiar la señalización, la función y la acción molecular específica de determinadas hormonas, así como la función de ciertos genes. Durante la diferenciación, los preadipocitos sufren cambios morfológicos y de expresión génica. Aunque aún se desconocen muchos detalles moleculares del proceso *per se*, se sabe que, junto a PPAR-γ, otros elementos, como C/EBP-α, además de los C/EBP antes mencionados, STAT, SREBP-1, receptor del factor de crecimiento derivado de plaquetas alfa (PDGF), el factor de crecimiento análogo de la insulina (IGF-1), factores estimulantes de macrófagos, ácidos grasos, prostaglandinas y glucocorticoides desempeñan un papel fundamental en la adipogénesis. Diferentes estudios han identificado factores adicionales involucrados en este proceso, incluidos factores similares a Krupel (KLF), proteínas de tipo «wingless» (Wnts), varias proteínas del ciclo celular, proteínas de genes reloj (Bmal1 y Rev-erb), varios factores reguladores de interferón (IRF-3 e IRF-4), factor de células B 1 (EBf1) y proteína de unión a GATA-2 y GATA-3. También se han encontrado algunas señales extracelulares con funciones importantes como, por ejemplo, las proteínas de morfogénesis ósea, factor de crecimiento transformante beta (TGF-β), factores de crecimiento de fibroblastos, ligandos de Notch, citoquinas proinflamatorias e hipoxia. Asimismo, se han identificado importantes inhibidores de la adipogénesis como algunas glicoproteínas, TGF-β, citoquinas inflamatorias y la propia hormona del crecimiento. La edad, el sexo y el estilo de vida también se consideran factores que pueden contribuir a este proceso.

Como se ha mencionado anteriormente, la diferenciación de los adipocitos conlleva cambios morfológicos y en la expresión génica de forma cronológica que van a determinar el fenotipo celular. Existen dos factores que afectan a la diferenciación: primero, la comunicación entre las células individuales y, segundo, el entorno extracelular. Uno de los resultados finales de la diferenciación celular es la producción de células que son capaces de realizar una función especializada particular. Por ejemplo, las células del músculo esquelético producen grandes cantidades de actina y miosina. En el adipocito, la proteína que permite a la célula producir y almacenar lípidos es la responsable de la diferenciación. La diferenciación celular surge, en parte, del control de la síntesis de estas proteínas de «especialización» como PPAR-γ, entre otras.

Consecuencias de la expansión limitada del tejido adiposo en la obesidad

La expansión saludable del tejido adiposo blanco depende, en parte, de la remodelación de la matriz extracelular, con el fin de proporcionar espacio suficiente para el crecimiento de los adipocitos y la formación de nuevos vasos sanguíneos para prevenir la hipoxia. La formación de nuevos vasos sanguíneos, denominada angiogénesis, es fundamental para la expansión saludable del tejido adiposo porque, de lo contrario, los adipocitos entran en necrosis y apoptosis y se desarrolla el síndrome metabólico. Además, se cree que los vasos sanguíneos proporcionan una fuente de células precursoras de adipocitos, lo cual es crucial para la adipogénesis y la hiperplasia del propio tejido. Los mecanismos moleculares que regulan la neovascularización en el tejido adiposo se han estudiado de forma extensa. Sin embargo, el papel desempeñado por la matriz extracelular y los receptores celulares, como las integrinas, en la diferenciación y su asociación con enfermedades de los depósitos de tejido adiposo es menos conocido. De hecho, recientemente se ha observado que las integrinas, consideradas los principales receptores transmembrana que facilitan la adhesión celular y la unión célula-célula, interactúan con la señalización de la insulina a través de múltiples interacciones intracelulares, incluida la quinasa de adhesión focal (FAK), principal quinasa intracelular regulada por las integrinas, la proteína quinasa B (Akt) y la quinasa relacionada con la señalización extracelular (ERK), así como la interacción directa con el receptor de insulina para modular la sensibilidad a la insulina en el tejido adiposo blanco y, por lo tanto, el metabolismo sistémico.

La matriz extracelular es una estructura compleja compuesta por una variedad amplia de proteoglicanos, polisacáridos, diferentes tipos de colágenos, elastinas, fibronectina y lamininas, cada una con una función específica y estructural y con capacidad de unión a los receptores de adhesión celular. Sin embargo, varios componentes, como la desintegrina A y la proteína ADAM (del inglés, *A disintegrin and metalloproteinase*), la osteopontina, el hialuronano, las trombospondinas, las metaloproteasas de matriz (MMP) y el inhibidor tisular de las metaloproteasas (TIMP), cumplen un papel importante en la remodelación de la matriz extracelular y la función del tejido adiposo. La matriz extracelular sirve como reservorio de varios factores de crecimiento, como las proteínas morfogénicas óseas (BMP), factores de crecimiento de fibroblastos y otros factores que modulan la función de los adipocitos. Por lo tanto, la matriz extracelular tiene un papel crucial en la regulación de las propiedades biofísicas de los tejidos y en la regulación intracelular y transducción de señales, bien directamente a través de la unión a integrinas y otros proteoglicanos, bien indirectamente a través de la regulación del microambiente local que comprende factores de crecimiento, así como otros metabolitos, macronutrientes y micronutrientes. Aunque la fibronectina y los colágenos son las proteínas más abundantes de la matriz extracelular, su composición exacta en el tejido adiposo cambia durante el desarrollo y es diferente entre los distintos depósitos.

La mayoría de las investigaciones se han centrado en el estudio de expresión de componentes individuales de la matriz extracelular, sin analizar su función específica en el tejido adiposo. Un estudio demostró diferencias específicas de la matriz extracelular de los diferentes depósitos grasos y cómo regula la diferenciación a partir de células precursoras. En este sentido, la reducida capacidad de diferenciación de células de la fracción del estroma vascular del tejido adiposo visceral se debe, principalmente, a la composición de la matriz extracelular, ya que los preadipocitos de origen subcutáneo son capaces de restaurar la capacidad adipogénica en comparación con los viscerales. Estos hallazgos sugieren que la adipogénesis *in vivo* podría estar regulada mediante una reorganización de la matriz extracelular a nivel local específica del tejido.

En el tejido adiposo blanco de individuos con obesidad, tanto la hipoxia como la inflamación inducen una expansión patológica de la matriz extracelular con reclutamiento de macrófagos y aumento de la expresión de proteínas, como colágenos. Esta acumulación de colágeno dificulta la expansión de los adipocitos, lo que provoca que el tejido adiposo blanco exceda su capacidad para almacenar grasa y culmina en el depósito de lípidos en otros tejidos, como el hígado, el músculo esquelético, el páncreas y el corazón. Se sabe que un exceso de depósito de grasa tisular promueve la inflamación local y la resistencia a la insulina a través de la formación de diferentes moléculas lipotóxicas. Además, la literatura científica reciente señala que la acumulación de lípidos ectópicos en el páncreas y los riñones puede contribuir a la disfunción de las células β pancreáticas, lo que podría aumentar el desarrollo de la resistencia a la insulina, y un aumento en el depósito de grasa visceral/intraabdominal es un marcador de acumulación de grasa ectópica en varios órganos.

Componentes de la matriz extracelular en el tejido adiposo y en la obesidad

Colágenos

El colágeno es uno de los principales componentes de la matriz extracelular y contribuye a la masa no celular del tejido adiposo con funciones importantes, como la diferenciación, la morfogénesis, la adhesión y la migración celulares y la cicatrización de heridas en el tejido. El colágeno es producido en gran parte por los adipocitos, aunque también por otras poblaciones celulares, como las células madre, los preadipocitos y las células endoteliales. La acumulación de triacilgliceroles en los adipocitos inicia un fuerte estrés mecánico, que conlleva una señalización intracelular y es modulado por el citoesqueleto. En particular, el colágeno IV, que es el principal componente de la membrana basal de los adipocitos, participa en su supervivencia. Sin embargo, el colágeno I es el constituyente más abundante de la matriz extracelular, y en la obesidad, el depósito de colágeno desencadena fibrosis y rigidez, reduce la capacidad de expansión del tejido y provoca resistencia local a la insulina, que culmina con una resistencia sistémica. En ratones, el colágeno VI está más presente en el tejido adiposo y es capaz de unirse al colágeno IV, implicado en la supervivencia de los adipocitos. Los colágenos I, III, V y VI aumentan en el tejido adiposo de ratones obesos alimentados con una dieta alta en grasas.

La cadena α3 del colágeno tipo VI (COL6A3) es una proteína altamente expresada en el tejido adiposo de ratones. De hecho, en ratones se ha observado que los adipocitos deficientes en Col6a3 dan lugar a una inhibición de la diferenciación de adipocitos maduros, la expresión de IL-6 y la lipólisis basal debido a un defecto en el ensamblaje estructural de las fibrillas de colágeno. Además, los ratones *knockout* para *Col6a3* muestran un defecto en la capacidad adipogénica y lipolítica de los adipocitos en condiciones normales, lo que respalda la contribución de este tipo de colágeno en el tejido adiposo a la homeostasis metabólica. En los seres humanos, la expresión del gen *COL6A3* es menor en el tejido adiposo de individuos con obesidad, mientras que la pérdida de peso inducida por cirugía y dieta aumenta la expresión del gen *COL6A3* en el tejido adiposo subcutáneo.

Además, el colágeno XVIII se expresa de forma ubicua y es un proteoglicano de la membrana basal que participa en la diferenciación de los adipocitos. Un estudio reciente ha demostrado que la falta de colágeno XVIII, especialmente de sus isoformas media y larga, conduce a una reducción de la adiposidad y la dislipidemia. Por lo tanto, el depósito excesivo de colágenos en el tejido adiposo es una barrera física frente a la hipertrofia y la hiperplasia de los adipocitos durante la expansión del tejido y puede contribuir a la alteración metabólica.

Integrinas

Las integrinas son receptores transmembrana compuestos por subunidades α y β, que son capaces de ensamblarse en 24 complejos distintos, con diversas funciones específicas de unión a ligando y propiedades de señalización. La función común de todas las integrinas es la adhesión celular a las proteínas de la matriz extracelular y las interacciones célula-matriz. Posteriormente, transducen señales desde la membrana para iniciar una cascada de señalización intracelular. Estructuralmente, las integrinas están conformadas por un gran ectodominio que media en la unión del ligando, un dominio transmembrana y un dominio citoplasmático corto, que se asocia con el citoesqueleto de actina. La activación de las integrinas impulsa cambios en el estado conformacional, desde una conformación cerrada a una abierta. Sin embargo, las propias integrinas carecen de actividad quinasa y la vía de señalización intracelular está mediada por la FAK y la quinasa ligada a integrina (ILK). Varios estudios han descrito un papel importante entre la FAK y la señalización de insulina en el tejido adiposo, sugiriendo que la señalización de integrinas está involucrada en la acción de la insulina.

Metaloproteasas de matriz e inhibidores tisulares de metaloproteasas

La superfamilia de las metaloproteasas incluye unas enzimas, dependientes de cinc: MMP, ADAM y ADAMT (ADAM con un motivo de trombospondina de tipo 1). Principalmente, las MMP constituyen una familia de peptidasas que participan en la degradación de los componentes de la matriz extracelular. Por lo tanto, las MMP son indispensables para mantener la remodelación de la matriz extracelular, tanto en una situación fisiológica como de enfermedad. La capacidad de expansión del tejido adiposo está asociada con la adipogénesis y la angiogénesis, y las MMP contribuyen en estos procesos. En este contexto, la expresión de MMP-9 en el tejido adiposo se asocia con el índice de evaluación del modelo de resistencia a la insulina (HOMA-IR, del inglés, *homeostatic model assessment for insulin resistance*) en individuos con obesidad. Sin embargo, en modelos animales, la expresión de MMP-3, MMP-11, MMP-12, MMP-13 y MMP-14 se encuentra aumentada en el tejido adiposo visceral, mientras que la expresión génica de MMP-7, MMP-9, MMP-16, MMP-24 y TIMP-4 está disminuida. Además, la actividad de MMP-2 y MMP-9 disminuye en el tejido adiposo blanco en ratones alimentados con una dieta alta en grasa y sacarosa y que desarrollan resistencia a la insulina, mientras que no se observan cambios con respecto a la actividad plasmática de MMP. De hecho, un estudio reciente señaló que el entrenamiento de resistencia podría desempeñar un papel crucial en el mantenimiento de la remodelación de la matriz extracelular en el tejido adiposo blanco mediante la modulación de la expresión de MMP-2, el factor de crecimiento endotelial vascular (VEGF) A y la actividad de TIMP-2 como inhibidor de esas metaloproteasas. Asimismo, otras poblaciones celulares, como pericitos, células endoteliales, podocitos, fibroblastos, miofibroblastos y macrófagos, expresan y secretan MMP-2 y MMP-9, y los niveles plasmáticos de MMP-2 y MMP-9 están elevados en personas con obesidad y diabetes de tipo 2. Estas MMP están involucradas en la degradación del colágeno IV, participando en la remodelación de la vasculatura, la angiogénesis, la inflamación y la rotura de la placa aterosclerótica. La expresión de MMP-9 y TIMP-1 en el tejido adiposo blanco se correlaciona significativamente con la cantidad de tejido y con la sensibilidad a la insulina, así como con los niveles de insulina, el péptido C, la circunferencia de la cintura y el IMC. Curiosamente, la expresión génica en el tejido adiposo blanco de *MMP-9* es 5,3 veces mayor en individuos con menor sensibilidad a la insulina y 3,1 veces mayor en aquellos con mayor IMC. En una población sana sin obesidad de mediana edad, el tejido adiposo expresa genes relacionados con la remodelación de la matriz extracelular y que se encuentran altamente asociados con la cantidad de tejido adiposo visceral, el grado de sobrepeso y la sensibilidad a la insulina, lo que indica que la remodelación de la matriz extracelular desempeña un papel importante también en individuos que no presentan obesidad.

Las proteínas TIMP endógenas inhiben a las MMP; existen principalmente cuatro: TIMP-1, TIMP-2, TIMP-3 y TIMP-4. Los niveles de TIMP-1 y TIMP-2 en circulación son más altos en personas con síndrome metabólico y diabetes de tipo 2. De hecho, ambas enzimas se consideran biomarcadores de la enfermedad del hígado graso no alcohólico. Además, los niveles de TIMP-1 en suero de mujeres con diabetes mellitus gestacional y pacientes con obesidad son significativamente más altos. No obstante, la sobreexpresión de TIMP-1 en las células β pancreáticas protege frente a la diabetes en ratones, mientras que su eliminación desencadena una mayor ingesta de alimentos y adiposidad, y los niveles de proteína sérica aumentan en ratas prediabéticas obesas. Por otro lado, la eliminación de TIMP-2 aumenta la adiposidad en ratones alimentados con dieta alta en grasas. En cuanto a TIMP-3 y TIMP-4, cumplen un papel crucial en la sensibilidad a la insulina. En este sentido, la inactivación de TIMP-3 en ratones causa esteatosis hepática e inflamación en el tejido adiposo blanco, mientras que la sobreexpresión de TIMP-3 la previene. En cuanto a TIMP-4, parece participar en la regulación de la sensibilidad a la insulina en ratones.

En general, una correcta reorganización y remodelación de la matriz extracelular forma parte de los procesos en el tejido adiposo que requieren más investigación a fin de comprender el mecanismo molecular para desarrollar posibles dianas terapéuticas. En resumen, las TIMP actúan como inhibidores endógenos de las MMP, que son responsables de degradar el exceso de componentes de la matriz extracelular, pero aún no está claro si una mayor actividad de TIMP o ADAMT mejoraría la estabilidad de la matriz extracelular mediante la supresión de las MMP.

Implicaciones de la remodelación de la matriz extracelular del tejido adiposo en la obesidad y la enfermedad metabólica

Angiogénesis

La angiogénesis es un proceso fisiológico caracterizado por la formación de nuevos vasos sanguíneos a partir de células precursoras y es fundamental para el mantenimiento normal de la homeostasis, la remodelación y la expansión de un tejido. En particular, la angiogénesis ocurre entre las células vasculares, como las endoteliales, las células del músculo liso, los pericitos, los preadipocitos y los adipocitos, las células

vasculares del estroma y las restantes células inmunitarias. Estas células son capaces de secretar algunas moléculas proangiogénicas y antiangiogénicas que controlan la angiogénesis a través de diferentes mecanismos.

El tejido adiposo está muy vascularizado y existe una amplia red capilar que irriga cada adipocito. Los vasos sanguíneos transportan nutrientes, oxígeno, hormonas, citoquinas y factores de crecimiento al tejido. La infiltración de células inmunitarias en el tejido también es suministrada por los vasos sanguíneos. Algunos estudios han demostrado que la angiogénesis a menudo precede a la adipogénesis. Por el contrario, la inhibición de la angiogénesis podría evitar el agrandamiento del tejido, confirmando la existencia de una interacción entre las células endoteliales y los adipocitos.

En la obesidad, una disminución en la tensión de oxígeno intracelular en los adipocitos junto con mayor expresión de la proteína factor inducible por hipoxia 1α (HIF-1α) precede a la acumulación de macrófagos y la expresión de genes proinflamatorios, lo que contribuye a la disfunción de los adipocitos en la obesidad. La literatura científica reciente demuestra que los altos niveles de ácidos grasos saturados intracelulares causan mayor translocación de nucleótidos de adenina llevada a cabo por la adenina nucleótido translocasa 2 (ANT2), una proteína de la membrana mitocondrial interna, que conduce a un estado respiratorio desacoplado. Como consecuencia, se desencadena un mayor consumo de O_2 y un estado de hipoxia de los adipocitos con un aumento en la expresión del gen *HIF-1α*. Por lo tanto, la eliminación del gen *Ant2* en adipocitos mejora la inflamación en el tejido adiposo y la resistencia a la insulina, pero no se observaron cambios en el peso corporal o el gasto de energía en ratones alimentados con dieta alta en grasas. El mecanismo de acción descrito es a través de la eliminación de *Ant2* específica de tejido adiposo, que inhibe el aumento inducido por la obesidad en la respiración desacoplada en los adipocitos, lo que provoca un aumento en la tensión de O_2 intracelular y una expresión génica más baja de *HIF-1α*.

Como se ha mencionado, en la obesidad, la expansión del tejido adiposo impulsa la formación de nuevos vasos sanguíneos, lo que también estimula la diferenciación de los adipocitos. Sin embargo, la hipertrofia de los adipocitos no suele ir acompañada de un aumento comparable de la angiogénesis, lo que provoca una disfunción tisular. El VEGF, el factor de crecimiento de fibroblastos 2 (FGF-2), las angiopoyetinas 1 y 2, la adiponectina, la leptina y el inhibidor 1 del activador del plasminógeno, entre otros, están implicados en la angiogénesis. Como consecuencia, los VEGF y, en particular, el VEGF-A, a través del receptor 2 de VEGF, participan activamente en la angiogénesis. En este sentido, se ha identificado que la función de VEGF-A contribuye a la angiogénesis tanto en modelos animales como humanos. El aumento de los niveles de VEGF en suero se asocia con el IMC en personas con obesidad y sobrepeso, aunque otros estudios no han podido reproducir estos hallazgos. Un metaanálisis también ha puesto de manifiesto una fuerte asociación entre las expresiones más altas de VEGF y el síndrome metabólico, aunque la evidencia en la obesidad no está completamente clara. Un estudio reciente demostró que el ayuno inducía una elevación selectiva y drástica de los niveles de VEGF en el tejido adiposo blanco, hecho que no ocurrió en el tejido adiposo marrón interescapular y el hígado. Además, el ayuno intermitente a largo plazo durante 16 semanas aumentó la angiogénesis del tejido adiposo blanco y el pardeamiento del tejido adiposo blanco subcutáneo y mejoró la resistencia a la insulina y la inflamación. Sin embargo, los efectos se atenuaron en ratones *knockout* para *FGF21* específicos del hígado, lo que sugiere que FGF-21 es un potente regulador de los niveles de VEGF en el tejido adiposo blanco.

Varios componentes de la matriz extracelular se han relacionado con la angiogénesis en el tejido adiposo. Un estudio ha descrito que CD248 afecta la hipoxia y modula la vascularización en los adipocitos. Además, CD248 se encuentra sobreexpresado en los adipocitos humanos y se asocia con obesidad y trastornos metabólicos. En definitiva, la modulación y el control de la angiogénesis en el tejido adiposo blanco podría beneficiar el tratamiento de la obesidad y la disfunción metabólica.

Fibrosis e inflamación del tejido adiposo

La fibrosis en el tejido adiposo es un indicador de trasformación del propio tejido, que se caracteriza por una acumulación excesiva de componentes de la matriz extracelular que confiere rigidez al tejido. Al igual que ocurre en otros tejidos y órganos, la fibrosis del tejido adiposo es un síntoma muy claro de alteración y disfuncionalidad. En este sentido, la obesidad en ratones y en seres humanos por lo general se asocia con un aumento de la fibrosis del tejido adiposo, especialmente en los depósitos viscerales, y los niveles más altos se correlacionan con complicaciones metabólicas. Esta disfunción del tejido ocurre a través de distintos mecanismos. En primer lugar se produce una alteración de rutas como la lipólisis, síntesis y secreción de adipoquinas (como leptina y adiponectina) y aumento de la expresión de genes de la matriz extracelular y citoquinas proinflamatorias. En segundo lugar, la matriz extracelular sirve como reservorio de factores de crecimiento y, en un estado fibrótico, puede alterarse la función del tejido al interrumpir la vía de señalización entre el medio intracelular y el medio extracelular. En tercer lugar, la fibrosis aumenta la rigidez del tejido, lo que impide físicamente una expansión saludable y estimula la hipertrofia de los adipocitos. Otro mecanismo es una alteración de la función de las células precursoras de adipocitos, que tienen un papel fundamental en el remodelado de la matriz extracelular y, por lo tanto, en la diferenciación de los adipocitos. Cabe destacar que el TGF-β, así como muchos otros factores, incluidos la activina A, el factor de crecimiento del tejido conectivo, PDGF y citoquinas, están implicados en el desarrollo de fibrosis del tejido adiposo. Además, en la obesidad, la señalización inducida por hipoxia a través del HIF-1α ejerce una potente señal profibrótica, en lugar de angiogénica, con efectos directos en el tejido adiposo como es la disfunción metabólica. El papel de las células precursoras de adipocitos en el desarrollo de fibrosis del tejido adiposo es crucial. De hecho, células del tejido adiposo como macrófagos y adipocitos producen colágeno y secretan factores profibróticos, y los fibroblastos expresan los niveles más altos de colágenos y genes de fibrosis. Varios estudios

han sugerido que las células precursoras de adipocitos pueden tener la capacidad de adoptar un destino más adipogénico o más profibrogénico, dependiendo de la señalización a la que se expongan. Los modelos genéticos de ratones han ayudado a entender muy bien las rutas de señalización en el proceso de fibrosis. Así, por ejemplo, la expresión de PD-GFR-α en las células células precursoras de adipocitos produce lipodistrofia y un tejido tremendamente fibrótico, mientras que la eliminación de PDGFR-α tiene efectos opuestos. Además, el HIF-1α inhibe la diferenciación de células precursoras de adipocitos a través de la inhibición de la fosforilación de PPAR-γ, lo que aumenta la adipogénesis y mejora la disfunción metabólica.

La fibrosis del tejido adiposo está estrechamente ligada al proceso de inflamación. Las células inmunitarias tienen un papel crítico en la regulación del tejido adiposo en respuesta a factores fisiológicos y estímulos patológicos. La evidencia científica de que la obesidad origina inflamación surgió en la década de 1990 a través de un estudio de Hotamisligil y cols., que constató concentraciones aumentadas de la citoquina inflamatoria TNF-α en el tejido adiposo de ratas obesas. En dicho estudio se observó que la neutralización de la señalización de TNF-α mejoraba la sensibilidad a la insulina, estableciendo una asociación entre la respuesta inmunitaria y el metabolismo. Después de estos primeros estudios, resultados posteriores demostraron que la inflamación crónica es un sello distintivo de la disfunción del tejido adiposo y del metabolismo sistémico. Así, la obesidad en ratones y seres humanos aumenta notablemente el número de macrófagos del tejido adiposo y diversas vías inflamatorias. Además, se sabe que la obesidad induce un cambio fenotípico de macrófagos en el tejido adiposo de un perfil más antiinflamatorio «de tipo 2» a un perfil más proinflamatorio «de tipo 1». Esos macrófagos de tipo 1 representan una fuente importante de citoquinas proinflamatorias y pueden encontrarse alrededor de adipocitos que han entrado en necrosis y/o apoptosis en el tejido adiposo, formando estructuras en forma de corona. En este contexto, se ha observado que la eliminación de macrófagos proinflamatorios en ratones obesos disminuye la inflamación del tejido adiposo y mejora la sensibilidad a la insulina. De forma similar, la reducción del reclutamiento de macrófagos en el tejido adiposo mejora las complicaciones metabólicas en ratones alimentados con una dieta alta en grasas. Las células T también aumentan en el tejido adiposo en la obesidad y desempeñan un papel destacado en la inflamación del tejido. Los linfocitos T CD8[+] se infiltran en el tejido adiposo en las primeras etapas del desarrollo de la obesidad y estimulan el reclutamiento de macrófagos y la inflamación.

Cabe destacar que una dieta alta en grasas en ratones produce una acumulación de un subconjunto particular de linfocitos T que presentan un fenotipo senescente y que expresa altos niveles de la osteopontina en el tejido adiposo visceral. Por el contrario, los linfocitos T reguladores (Treg) cumplen un papel crítico en la supresión de la inflamación del tejido adiposo visceral. Otro tipo de células inmunitarias importantes en el tejido adiposo son las células linfoides innatas tipo 2 (ILC-2). Estas células expresan IL-5 e IL-13, que regulan el mantenimiento de macrófagos activados y eosinófilos para limitar la inflamación y promover el desarrollo de adipocitos de tipo beige (v. más adelante). Al igual que las células Treg, las ILC-2 del tejido adiposo disminuyen en la obesidad.

TEJIDO ADIPOSO MARRÓN

Función del tejido adiposo marrón

La principal función del tejido adiposo marrón es la de regular la temperatura corporal mediante el proceso denominado termogénesis. En la termogénesis, el tejido adiposo marrón utiliza combustibles como la glucosa y los ácidos grasos para disipar energía y producir calor. Este proceso se lleva a cabo gracias a la proteína desacoplante UCP-1 que es específica del tejido adiposo marrón y responde a la estimulación adrenérgica del sistema nervioso simpático. La UCP-1 desacopla la cadena de transporte de electrones de la fosforilación oxidativa, liberando los protones de nuevo a la matriz mitocondrial sin pasar por la ATP sintasa y, por lo tanto, produciendo calor en lugar de ATP. El proceso de termogénesis puede clasificarse en: *a)* termogénesis obligatoria, que incluye la tasa metabólica estándar (energía utilizada en las funciones basales de las células) y el calor generado durante el metabolismo de la dieta (digestión, absorción y procesamiento y almacenamiento de la energía), y *b)* termogénesis adaptativa o producción de calor como respuesta a los cambios de dieta y temperatura ambiental. Esta termogénesis adaptativa puede subclasificarse, a su vez, en termogénesis por tiritado inducida por el frío que tiene lugar en el tejido muscular, termogénesis sin tiritado inducida por el frío que ocurre principalmente en el tejido adiposo marrón y termogénesis inducida por la dieta, que es activada tras la ingesta y que también se produce en el tejido adiposo marrón.

Heterogeneidad del tejido: preadipocitos y adipocitos. Otras poblaciones celulares

El tejido adiposo marrón está compuesto no sólo por adipocitos y preadipocitos sino también por otras poblaciones celulares, como fibroblastos, células madre, células endoteliales y células inmunitarias como macrófagos, eosinófilos, neutrófilos o linfocitos T y B. Estas células interaccionan entre sí y con otros tejidos mediante la secreción de diferentes citoquinas, quimioquinas y hormonas, con acciones autocrina, paracrina y endocrina. Por lo tanto, el tejido adiposo marrón es un tejido complejo con un importante papel en vías metabólicas de gran relevancia como el metabolismo de la glucosa y de los lípidos, la inflamación, el balance energético, el control de la ingesta, la angiogénesis, la sensibilidad a la insulina y el control del peso corporal.

Además de los adipocitos marrones, los adipocitos beige también son capaces de contribuir a la termogénesis. Estos adipocitos tienen unas características intermedias entre los adipocitos blancos y los marrones en cuanto a morfología (número de gotas lipídicas y mitocondrias) y expresión de UCP-1. Se ha descrito que los adipocitos beige aparecen en el tejido adiposo blanco tras ciertos estímulos, como el frío o un estímulo β-adrenérgico, en un proceso denominado par-

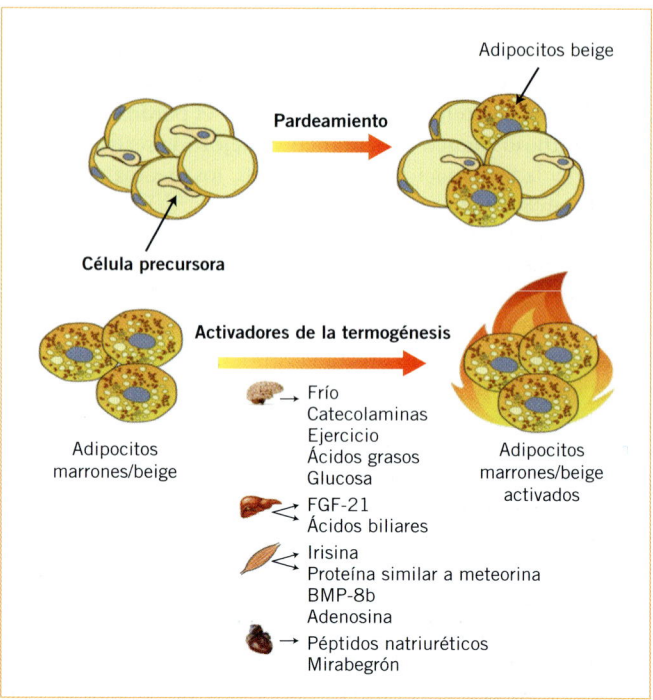

Figura 30-6. Proceso de pardeamiento y activadores de la termogénesis. El proceso de pardeamiento se lleva a cabo en el tejido adiposo blanco a través de una activación de la termogénesis por diferentes inductores, como el frío o el sistema nervioso simpático. Precursores existentes en el tejido adiposo blanco se diferencian a adipocitos beige y/o se produce una transdiferenciación de los propios adipocitos blancos. Además de los activadores naturales de la termogénesis, como el frío, el ejercicio o los nutrientes (ácidos grasos y glucosa), se han descrito numerosos inductores con la capacidad de aumentar el poder termogénico de los adipocitos beige o marrones. BMP-8b: proteína morfogénica del hueso 8b; FGF-21: factor de crecimiento de fibroblastos 21.

deamiento. Este proceso se define como un aumento de la expresión y actividad de UCP-1 en el tejido adiposo blanco, que aumenta su termogénesis. Aunque todavía hay controversia sobre cómo se produce el pardeamiento, se cree que intervienen, al menos, dos mecanismos (**Fig. 30-6**): *a)* diferenciación de precursores presentes en el tejido adiposo marrón a adipocitos beige y/o *b)* transdiferenciación de adipocitos blancos a beige. Probablemente los dos procesos puedan ocurrir simultáneamente en diferente medida según el tipo de tejido adiposo blanco o el estímulo recibido.

Alteraciones del tejido adiposo marrón en situaciones patológicas

Se ha descrito que la actividad del tejido adiposo marrón disminuye ante diferentes situaciones patológicas, como la diabetes de tipo 2, la obesidad, el envejecimiento, la dislipidemia, la enfermedad cardiovascular y la hipertensión. En estas condiciones, el tejido adiposo marrón presenta signos de hipertrofia y fallo en la respuesta tras un estímulo β-adrenérgico. Histológicamente, la hipertrofia se visualiza como un emblanquecimiento del tejido adiposo marrón en el que los adipocitos marrones tienden a parecerse a adipocitos blancos uniloculares en un intento de acumular el exceso de grasa presente en condiciones patológicas como la obesidad.

En roedores tratados con una dieta alta en grasa que desarrollan obesidad e hiperglucemia se ha descrito que el tejido adiposo marrón presenta mayor daño oxidativo e infiltración de células inmunitarias, como macrófagos y linfocitos T. Por todo lo anteriormente descrito, el tejido adiposo marrón se presenta como una interesante diana terapéutica, ya que cualquier estrategia capaz de potenciar su masa o su actividad puede ser una aproximación en la lucha contra enfermedades metabólicas.

Por el contrario, una activación del tejido adiposo marrón también se ha descrito como un efecto negativo. En la caquexia asociada a un estado tumoral, a pesar de presentar una situación de termoneutralidad (v. más adelante), el tejido adiposo marrón se encuentra anormalmente activado. Esto indica que una activación del tejido adiposo marrón puede contribuir al desequilibrio del balance energético en la caquexia asociada al cáncer. Otra situación patológica del tejido adiposo marrón es el hibernoma, un tumor benigno que raramente se encuentra en seres humanos y cuyo tratamiento consiste en la escisión completa del tejido adiposo marrón por cirugía. Se ha visto que el hibernoma es capaz de expresar UCP-1 y, por lo tanto, podría contribuir a la regulación del balance energético. Finalmente, una sobreactivación del tejido adiposo marrón se ha descrito en las lesiones por quemadura, en las que se produce un incremento en la lipólisis del tejido adiposo blanco, pardeamiento y esteatosis hepática.

Activadores de la termogénesis

En las últimas décadas, la comunidad científica ha dedicado grandes esfuerzos a identificar nuevos activadores termogénicos capaces de potenciar el poder de quemar glucosa y lípidos del tejido adiposo marrón como una estrategia terapéutica frente a enfermedades metabólicas como la obesidad y la diabetes de tipo 2. Además de los inductores naturales de la termogénesis, como son el frío o el ejercicio, se han descrito numerosos activadores, como la irisina, los péptidos natriuréticos, las proteínas BMP-7 y BMP-8b, la noradrenalina, la proteína similar a la meteorina, los ácidos biliares, la adenosina, el FGF-21 o el fármaco mirabegrón (**Fig. 30-6**), que es un agonista β_3-adrenérgico utilizado para tratar la incontinencia urinaria y que se demostró que era capaz de aumentar la actividad del tejido adiposo marrón en seres humanos. Sin embargo, más adelante se comprobó que producía un aumento de la tasa metabólica en reposo y/o taquicardia como efectos secundarios. Por lo tanto, el uso de los activadores de la termogénesis como potencial terapia para el control de la homeostasis energética en enfermedades metabólicas tendrá que seguir siendo estudiado por la comunidad científica para responder a posibles limitaciones. Por ejemplo, se desconoce cuán finamente controlada está la termogénesis del tejido adiposo marrón. Un aumento de la termogénesis del tejido adiposo marrón podría inducir necrosis del tejido, un aumento de temperatura fuera de los límites de seguridad o los efectos descritos para el mirabegrón. Además, la mayoría de los estudios que han descrito activadores de la termogénesis del tejido adiposo marrón se han realizado en roedores durante un período relativamente corto de tiempo.

Por lo tanto, en un futuro se necesitarán estudios a largo plazo que puedan analizar potenciales mecanismos compensatorios del aumento del gasto energético debidos a una activación de la termogénesis para descartar, por ejemplo, un aumento del apetito.

El tejido adiposo marrón como órgano endocrino

El papel protector del tejido adiposo marrón frente a la obesidad y las enfermedades metabólicas asociadas se ha relacionado tradicionalmente con la cantidad y la actividad del tejido. Estos efectos se atribuyen a su capacidad de oxidar lípidos y glucosa para mantener la temperatura corporal (termogénesis). Sin embargo, empezó a sospecharse que los efectos beneficiosos del tejido adiposo marrón podrían estar mediados por factores secretados que ejercieran un papel endocrino. Ahora se sabe que el tejido adiposo marrón es un órgano endocrino muy activo capaz de secretar una gran variedad de factores denominados batoquinas, que actúan de manera autocrina, paracrina y endocrina. Entre los factores descritos se encuentran, por ejemplo, péptidos como el FGF-21, la neurregulina 4 (NRG-4), la proteína de transferencia de fosfolípidos (PLTP), la IL-6, la adiponectina y la miostatina, y lípidos como el ácido 12,13-dihidroxi-9Z-octadecenoico (12,13-diHOME) y micro-RNA como el miR-99b. Entre los principales órganos diana de las batoquinas se encuentran el hígado, el corazón y el músculo esquelético. Se ha descrito que las batoquinas son capaces de potenciar la gluconeogénesis hepática o de mejorar la sensibilidad a la insulina y reducir el hígado graso. Estudios recientes han demostrado que el tejido adiposo marrón es también capaz de secretar a la circulación general vesículas extracelulares con contenido proteico que pueden integrarse en otros tejidos. La mayoría de los estudios se han realizado en roedores y, por lo tanto, el papel endocrino del tejido adiposo marrón deberá ser también estudiado en un futuro en seres humanos.

Trasplante de adipocitos termogénicos

En el contexto de la obesidad y de los procesos patológicos asociados, diversos estudios han demostrado el beneficio de un trasplante de adipocitos termogénicos en la mejora del fenotipo metabólico. Se han realizado trasplantes tanto de tejido adiposo marrón como de adipocitos beige o marrones. En el segundo caso, los adipocitos son diferenciados a partir de células madre mesenquimales o células pluripotentes inducibles, que son células somáticas reprogramadas para inducir su pluripotencia. Las células madre mesenquimales son de gran interés por su alta capacidad de regeneración tisular y porque pueden ser aisladas y expandidas *in vitro*. Según la Sociedad Internacional de Terapia Celular, las células madre mesenquimales obtenidas han de cumplir tres características: *a)* capacidad de dividirse y mantenerse en cultivo como células adherentes; *b)* como células multipotentes, posibilidad de diferenciarse a diferentes linajes como adipocitos, osteocitos y condrocitos, y *c)* posibilidad de expresar marcadores específicos de membrana como CD29, CD73, CD90, CD105 o Sca1. Las células madre mesenquimales pueden aislarse de diferentes fuentes, como la sangre, la médula ósea, la placenta, el cordón umbilical, el tejido adiposo, cartílagos, tendones, músculo y la pulpa dental. Sin embargo, se ha visto que la obtención de células madre de tejido adiposo tiene diferentes ventajas, dado que está ampliamente distribuido, tiene fácil acceso y su aislamiento es poco invasivo. Además, se ha descrito que es posible obtener un gran número de células madre por gramo de tejido y que las células así obtenidas tienen mayor capacidad de diferenciación a adipocitos y de expresión de la proteína UCP-1.

El trasplante directo de tejido adiposo marrón se ha realizado en modelos de ratón diabético, en obesidad inducida por dieta y en modelos genéticos de obesidad, enfermedad cardiovascular, ovario poliquístico y aterosclerosis. En la mayoría de los estudios se constató una mejora del consumo de oxígeno y gasto energético y una reducción del peso corporal, los niveles de glucosa, la inflamación, la esteatosis hepática y la resistencia a la insulina. En estudios que usaron el modelo animal de aterosclerosis apo E$^{-/-}$ se vio que el trasplante de tejido adiposo marrón fue capaz de reducir la lesión aterosclerótica y los niveles séricos de triacilgliceroles. Además, se demostró que el tejido adiposo marrón implantado era capaz de ser regulado a nivel cerebral y que contribuía a la actividad del sistema simpático del propio tejido adiposo marrón endógeno.

Todas estas aproximaciones son muy prometedoras y refuerzan el concepto del papel endocrino del tejido adiposo marrón y de los posibles factores que puedan ser secretados por el trasplante. Sin embargo, pensando en una futura terapia en seres humanos se debe tener en cuenta que el tejido adiposo marrón no es tan accesible como el blanco y que, en el caso de una diferenciación a adipocitos beige, se requiere una incubación de las células con un estímulo adicional como BMP-7 o forskolina para inducir la expresión de UCP-1. Esto hace que se requieran nuevos estudios para que el trasplante de adipocitos termogénicos sea una realidad como terapia eficaz de la obesidad y sus enfermedades metabólicas asociadas.

Temperatura de termoneutralidad

Sabiendo que la principal función del tejido adiposo marrón es la de mantener la temperatura corporal y el balance energético mediante el proceso de termogénesis, se plantea una paradoja en los estudios con animales de investigación. La temperatura de termoneutralidad de los seres humanos es de 22 °C y es a la que se mantienen por defecto las instalaciones de los estabularios con animales de experimentación. Sin embargo, se sabe que la temperatura de termoneutralidad de los roedores es de 30 °C. Por consiguiente, los animales estabulados a una temperatura de 22 °C en los estabularios convencionales están continuamente expuestos a un frío crónico que hace que tengan permanentemente activado su tejido adiposo marrón y la proteína UCP-1. Así, cuando se ha querido comparar el tejido adiposo marrón de roedores y seres humanos a nivel histológico y de perfil de expresión génica se han visto grandes diferencias. El tejido adiposo marrón de los roedores presenta una mayor expresión de UCP-1 y un color más amarronado en los cortes histológicos que corresponden a una mayor activación de la termogénesis ante una temperatura inferior a su temperatura de termoneutralidad. Por lo tanto, si en un futuro se quieren comparar y trasladar los resultados de la investigación básica a la clínica se deberán realizar experimentos con animales de investigación a su correspondiente temperatura de termoneutralidad.

PUNTOS CLAVE

- El tejido adiposo blanco, coloquialmente conocido como «grasa», es un órgano extraordinariamente flexible y heterogéneo. Antes se creía que era un sitio única y exclusivamente de almacenamiento de energía, mientras que en la actualidad se sabe que regula muchos aspectos fisiológicos del organismo, incluida la ingesta de alimentos, el mantenimiento de los niveles de energía, la sensibilidad a la insulina, la temperatura corporal y las respuestas inmunitarias. De hecho, se conoce como un órgano endocrino que es capaz de secretar moléculas denominadas adipoquinas que participan en muchos de los aspectos mencionados.

- Una propiedad crucial del tejido adiposo es su alto grado de plasticidad, incluyendo su rápida programación metabólica para mantener los niveles de energía sistémicos frente a cambios fluctuantes en la oferta y la demanda de nutrientes. Además, tiene una capacidad para expandirse y contraerse según las necesidades energéticas. Se ha observado que la obesidad conduce a una disminución de la plasticidad del tejido adiposo, que se asocia con fibrosis, inflamación, células progenitoras de la senescencia y resistencia a las catecolaminas. En última instancia, estos cambios patológicos deterioran la función crítica de amortiguación de nutrientes del tejido adiposo, lo que lleva a la resistencia a la insulina y enfermedad metabólica.

- Por otra parte, el tejido adiposo marrón, que es morfológica y funcionalmente distinto del tejido adiposo blanco, es el sitio principal de la termogénesis adaptativa. Diversos estudios experimentales han asociado la actividad del tejido adiposo marrón con la protección frente a la obesidad y enfermedades metabólicas como la diabetes mellitus de tipo 2 y la dislipidemia. El tejido adiposo marrón activo está presente en adultos y su actividad se ve afectada en pacientes con obesidad. La capacidad del tejido adiposo marrón para proteger frente a la enfermedad metabólica crónica se ha atribuido tradicionalmente a su capacidad para utilizar glucosa y lípidos para la termogénesis. Sin embargo, el tejido adiposo marrón también tiene un papel secretor de unas moléculas denominadas batoquinas que actúan en otros tejidos.

- Asimismo, se han identificado varias moléculas derivadas del tejido adiposo marrón que actúan de forma paracrina o autocrina. La mayoría de estos factores promueven la hipertrofia y la hiperplasia del tejido, la vascularización, la inervación y el flujo sanguíneo, procesos que están asociados con la actividad termogénica. Una posible estrategia para el tratamiento de la obesidad es la activación sostenida de tejido adiposo marrón a través de compuestos farmacológicos

→

como los agonistas de los receptores β-adrenérgicos de tipo 2 para conseguir pérdida de peso. Las estrategias futuras también deben considerar la función endocrina del tejido adiposo marrón, a través de la cual se podría proteger frente a la diabetes de tipo 2, las enfermedades cardiovasculares y la insuficiencia cardíaca. Así, las batoquinas representan posibles dianas terapéuticas para el tratamiento de la enfermedad metabólica.

BIBLIOGRAFÍA

DUFAU J, SHEN JX, COUCHET M, DE CASTRO BARBOSA T, MEJHERT N, MASSIER L Y COLS. **In vitro and ex vivo models of adipocytes. Am J Physiol Cell Physiol 2021; 320: C822-41.**
Este artículo analiza los diferentes modelos de cultivo de adipocitos desarrollados en las últimas décadas. Además de los métodos de cultivo bidimensionales (2D) ampliamente utilizados, también se analizan los avances más recientes en el cultivo 3D de adipocitos, que pueden producir células que son más similares a las células grasas maduras aisladas del tejido adiposo.

GAVALDÀ-NAVARRO A, VILLARROYA J, CEREIJO R, GIRALT M, VILLARROYA F. **The endocrine role of brown adipose tissue: an update on actors and actions. Rev Endocr Metab Disord 2022; 23: 31-41.**
Artículo de revisión que resume el conocimiento actual sobre el papel endocrino del tejido adiposo marrón, incluida su capacidad para secretar moléculas reguladoras que actúan en tejidos y órganos (batoquinas) para influir en sus funciones.

GNAD T, SCHEIBLER S, VON KÜGELGEN I, SCHEELE C, KILIĆ A, GLÖDE A Y COLS. **Adenosine activates brown adipose tissue and recruits beige adipocytes via A2A receptors. Nature 2014; 516: 395-9.**
En este artículo se demuestra que la señalización del receptor A2A de adenosina desempeña un papel fisiológico inesperado en la activación del tejido adiposo marrón simpático y protege a los ratones de la obesidad inducida por la dieta. Esos hallazgos plantean nuevas posibilidades para desarrollar terapias contra la obesidad.

SAKERS A, DE SIQUEIRA MK, SEALE P, VILLANUEVA CJ. **Adipose-tissue plasticity in health and disease. Cell 2022; 185: 419-46.**
Esta revisión publicada en la prestigiosa revista *Cell* analiza la función y la regulación del tejido adiposo, haciendo hincapié en su capacidad para sufrir una profunda remodelación metabólica, estructural y fenotípica en respuesta a señales fisiológicas.

SANTORO A, McGRAW TE, KAHN BB. **Insulin action in adipocytes, adipose remodeling, and systemic effects. Cell Metab 2021; 33: 748-57.**
Esta revisión resume cuál es el papel de los adipocitos y del tejido adiposo en el control del metabolismo de la insulina, destacando algunos hallazgos importantes e identificando las principales preguntas sin responder en la actualidad.

SCHOETTL T, FISCHER IP, USSAR S. **Heterogeneity of adipose tissue in development and metabolic function. J Exp Biol 2018; 221 (Pt Suppl 1): jeb162958.**
En esta revisión destacan los datos actuales relacionados con las diferencias entre el tejido adiposo blanco subcutáneo y visceral en el desarrollo de disfunción metabólica, con especial énfasis en la expansión del tejido adiposo y la remodelación de la matriz extracelular. Además, se proporciona una descripción detallada del desarrollo del tejido adiposo, así como el consenso y las controversias relacionadas con las poblaciones de precursores de adipocitos adultos.

SMITH U, KAHN BB. **Adipose tissue regulates insulin sensitivity: role of de novo lipogenesis and novel lipids. J Intern Med 2016; 280: 465-75.**
Artículo que resume cómo el tejido adiposo regula la sensibilidad a la insulina y qué papel tiene en la adipogénesis, en la lipogénesis *de novo* y en el metabolismo lipídico.

SOLER-VÁZQUEZ MC, MERA P, ZAGMUTT S, SERRA D, HERRERO L. **New approaches targeting brown adipose tissue transplantation as a therapy in obesity. Biochem Pharmacol 2018; 155: 346-55.**
Este artículo de revisión resume el campo emergente del trasplante del tejido adiposo marrón, incluidas las diversas fuentes de aislamiento de células madre mesenquimales en roedores y humanos y los resultados metabólicos descritos del trasplante de células de adipocitos y el trasplante del tejido adiposo marrón en la obesidad.

STANFORD KI, MIDDELBEEK RJ, TOWNSEND KL, AN D, NYGAARD EB, HITCHCOX KM Y COLS. **Brown adipose tissue regulates glucose homeostasis and insulin sensitivity. J Clin Invest 2013; 123: 215-23.**
En este artículo se demuestra que el trasplante de tejido adiposo marrón, tanto en ratones alimentados con dieta estándar como con dieta alta en grasa, disminuye significativamente el peso corporal y mejora el metabolismo de la glucosa y la sensibilidad a la insulina. El mecanismo de este efecto se explica mediante la IL-6 derivada del tejido adiposo marrón, ya que el trasplante de tejido adiposo marrón de ratones *knockout* para IL-6 no mejora significativamente la homeostasis de la glucosa y la sensibilidad a la insulina.

TSENG YH, CYPESS AM, KAHN CR. **Cellular bioenergetics as a target for obesity therapy. Nat Rev Drug Discov 2010; 9: 465-82.**
En este artículo se integran nuevos avances recientes en la identificación de factores que controlan el desarrollo de tejidos en relación con la comprensión clásica de la bioenergética celular para explorar la capacidad de desarrollar nuevas terapias contra la obesidad que aborden el gasto de energía celular.

VIJGEN GH, BOUVY ND, SMIDT M, KOOREMAN L, SCHAART G, VAN MARKEN LICHTENBELT W. **Hibernoma with metabolic impact? BMJ Case Rep 2012; bcr2012006325.**
Los resultados de este estudio revelan que el tejido adiposo marrón de los seres humanos puede reclutarse en las mismas regiones en las que se había reclutado en individuos delgados. Estos resultados muestran por primera vez el reclutamiento del tejido adiposo marrón en seres humanos y pueden abrir la puerta a tratamientos de obesidad dirigidos al tejido adiposo marrón.

VILLANUEVA-CARMONA T, CEDÓ L, MADEIRA A, CEPERUELO-MALLAFRÉ V, RODRÍGUEZ-PEÑA MM, NÚÑEZ-ROA C Y COLS. **SUCNR1 signaling in adipocytes controls energy metabolism by modulating circadian clock and leptin expression. Cell Metab 2023: 35: 601-19.e10.**
Este artículo describe la contribución del eje succinato/SUCNR1 a la fisiología del tejido adiposo a través de la generación de ratones *knockout* para Sucnr1 específicamente en los adipocitos, estableciendo que el eje succinato/SUCNR1 es un nuevo regulador de la producción de leptina en los adipocitos.

WANG T, SHARMA AK, WOLFRUM C. **Novel insights into adipose tissue heterogeneity. Rev Endocr Metab Disord 2022; 23: 5-12.**
Artículo que resume el conocimiento actual sobre la composición celular del tejido adiposo y la heterogeneidad de la secuenciación del RNA unicelular, incluidas las limitaciones técnicas.

WU J, BOSTRÖM P, SPARKS LM, YE L, CHOI JH, GIANG AH. **Beige adipocytes are a distinct type of thermogenic fat cell in mouse and human. Cell 2012; 150: 366-76.**
Este artículo describe la clonación de células grasas beige de ratón y su firma de expresión génica única. Aunque estas células tienen un nivel basal muy bajo de expresión del gen UCP-1 que es comparable a las células grasas blancas, conservan una capacidad notable para activar la expresión de este gen y una programación génica suficientemente fuerte de respiración y gasto energético que es equivalente a las células grasas marrones clásicas. Por lo tanto, estos

 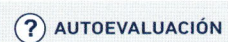
AUTOEVALUACIÓN

datos demuestran la existencia y las propiedades de un tipo distinto de células adiposas común tanto en ratones como en seres humanos.

Zhu Z, Spicer EG, Gavini CK, Goudjo-Ako AJ, Novak CM, Shi H. **Enhanced sympathetic activity in mice with brown adipose tissue transplantation (transBATation). Physiol Behav 2014; 125: 21-9.**

En este artículo se demuestra cómo el trasplante del tejido adiposo marrón eleva el tono simpático, aumentando el gasto energético en ratones alimentados con dieta alta en grasa.

Metabolismo muscular

31

J. F. Rodríguez Huertas, M. Palma Morales y J. González Gallego

 OBJETIVOS

- Diferenciar los tres tipos de tejido muscular (esquelético, cardíaco y liso) en función de su morfología, de sus propiedades contráctiles y de su función.
- Aportar una visión global y actualizada del tejido musculoesquelético.
- Proporcionar una perspectiva general de su metabolismo, tanto en reposo como durante la actividad física y la recuperación.
- Analizar los mecanismos adaptativos y las diferentes estrategias de entrenamiento.
- Describir la función del músculo esquelético como órgano endocrino.
- Abordar las diferencias entre sexos.
- Dar una visión de los mecanismos que inducen sarcopenia y su prevención.
- Establecer los criterios para la identificación de los efectos beneficiosos sobre la salud.

CONTENIDO

- Introducción
- Tipos de tejido muscular
- Fisiología, metabolismo y adaptaciones del músculo cardíaco
- Fisiología del músculo esquelético

- Metabolismo del músculo esquelético
- El músculo como órgano endocrino
- Diferencias entre sexos
- Sarcopenia
- Actividad física como fuente de salud

INTRODUCCIÓN

El músculo es un tejido formado por células o fibras musculares capaces de producir fuerza y movimiento. El tejido muscular supone el 48-52 % de la masa corporal, lo que determina que sea cuantitativamente el órgano más relevante del cuerpo humano. Nos permite buscar alimento, interaccionar con nuestro entorno y responder a situaciones de alerta, bien por depredadores, bien por búsqueda de espacios más confortables para el organismo. Está diseñado para responder a estreses mecánicos y metabólicos, expresando genes que instauran el denominado fenotipo de alto rendimiento saludable, es decir, generando adaptaciones que refuerzan la masa muscular.

Dependiendo del tipo de estímulo y de fibras musculares, se puede activar la hipertrofia, en la que se incrementa el número de miofibrillas y de capilares y se activa la biogénesis mitocondrial y toda la maquinaria metabólica para obtener energía de forma rápida y eficiente. Éste es un proceso bidireccional: si el músculo no se ejercita de forma

conveniente, ocurre el proceso inverso, que en condiciones de sedentarismo absoluto podrá instaurar una sarcopenia (pérdida de masa muscular y de la capacidad de generar fuerza).

Pero, además, el músculo es un órgano endocrino y, en función del trabajo mecánico que realiza y de su estado metabólico, es capaz de producir mioquinas, que son citoquinas sintetizadas y liberadas por las células musculares y los tendones durante su contracción, capaces de interactuar e, incluso, controlar al propio músculo esquelético y a otros órganos como el páncreas, el hígado, el riñón, el tubo digestivo, el tejido adiposo, el hueso, las glándulas suprarrenales, los macrófagos y el cerebro. Es, por lo tanto, uno de los órganos del cuerpo humano más complejos y plásticos.

En este capítulo se repasan la estructura y las características del músculo y de su unidad contráctil: el sarcómero. Se estudiarán las numerosas proteínas que lo conforman, contráctiles y de sostén, y se repasarán los mecanismos de hipertrofia muscular y, sobre todo, su metabolismo tan exigente. También se abordarán las diferencias entre sexos, así como la función endocrina a través de mioquinas, en respuesta a la actividad contráctil.

TIPOS DE TEJIDO MUSCULAR

El cuerpo humano tiene tres tipos de tejido muscular: el músculo esquelético, el músculo cardíaco y el músculo liso. Las fibras de músculo esquelético son células grandes, con predominio del eje longitudinal y multinucleadas que se ven estriadas al microscopio óptico. Las del músculo cardíaco también son estriadas, pero son más pequeñas y ramificadas y tienen un solo núcleo. Las células están unidas en serie mediante uniones denominadas discos intercalados. Las fibras de músculo liso son pequeñas y no tienen estrías.

El músculo cardíaco só lo se encuentra en el corazón y es el responsable del bombeo de la sangre acorde a las necesidades metabólicas del cuerpo. El músculo liso se localiza en los órganos internos, como el estómago, la vejiga y los vasos sanguíneos. Su función principal es provocar el movimiento de sustancias como ocurre con el movimiento del alimento a través del tracto gastrointestinal. Este tejido carece de las estrías observables en el músculo estriado, por una organización distinta de los filamentos contráctiles de actina y de miosina.

FISIOLOGÍA, METABOLISMO Y ADAPTACIONES DEL MÚSCULO CARDÍACO

El corazón es un órgano vital responsable del bombeo de la sangre, único tejido líquido de nuestro cuerpo, a la que hace circular a una velocidad acorde a las necesidades metabólicas. Está formado por cuatro cámaras (dos aurículas y dos ventrículos) y cuatro válvulas (aórtica, pulmonar y dos auriculoventriculares) cuya disposición anatómica determina que el flujo de sangre sea siempre unidireccional. En realidad, son dos bombas en serie que ocupan la misma región para facilitar su regulación, el riego sanguíneo de sus células y su metabolismo. La zona derecha del corazón bombea la sangre a los pulmones para la oxigenación de la sangre y eliminación del dióxido de carbono (circuito pulmonar). La izquierda, por su parte, lo hace al resto del cuerpo (circuito sistémico).

El corazón está formado por tres tipos de tejidos:

- *Tejido marcapasos.* Consiste en un pequeño grupo de células responsables del automatismo y ritmicidad (nódulos sinusal y auriculoventricular).
- *Tejido conductor (haz de His y red de Purkinje).* Constituido por células que transmiten los potenciales de acción desde las células marcapasos al tejido miocárdico y determinan la secuencia de contracción. Primero se contraen las aurículas, seguidas de la contracción de ambos ventrículos, pero desde la zona apical hacia la zona de las aurículas.
- *Miocardio.* Tejido mayoritario responsable de la actividad contráctil. Sus células se denominan miocitos.

El músculo cardíaco o miocardio difiere del músculo esquelético en varios aspectos relevantes:

- Sus células son más pequeñas y mononucleadas.
- Están unidas unas a otras por sus extremos, creando una compleja red. Las uniones se realizan a través de los denominados discos intercalares, que permiten que las ondas de despolarización se diseminen rápidamente de una célula a otra, para que todas se contraigan de forma casi simultánea.
- Los miocitos contienen gran cantidad de mitocondrias que ocupan aproximadamente un tercio del volumen celular, lo que indica su alta demanda energética.

Los miocitos poseen un metabolismo muy activo a expensas de la oxidación de ácidos grasos y, en menor cantidad, de glucosa, tanto en reposo como durante la actividad física. Pero a intensidades superiores al umbral anaeróbico utilizan mayoritariamente lactato, cuya oxidación puede suponer hasta el 80 % del aporte energético. De hecho, las células miocárdicas, son las que expresan mayor cantidad de transportadores de monocarboxilato (MCT) 1, tanto en su membrana plasmática como en las mitocondriales.

La práctica deportiva competitiva (remeros, corredores de larga distancia, corredores de media distancia, jugadores de baloncesto, ciclistas de ruta, nadadores, atletas de fuerza y potencia) con frecuencia está asociada con una moderada hipertrofia del ventrículo izquierdo, cuyo tipo y grado dependen del volumen y la intensidad del entrenamiento, mientras que el tipo de ejercicio modula la adaptación cardíaca a largo plazo. En general, incrementa el grosor absoluto del tabique interventricular y de la pared posterolateral del ventrículo izquierdo. También lo hace la masa del ventrículo izquierdo de todos los atletas con respecto a personas sedentarias.

FISIOLOGÍA DEL MÚSCULO ESQUELÉTICO

En el músculo esquelético, a diferencia del tejido cardíaco, sus células están individualizadas y responden a estímulos eléctricos provenientes de las motoneuronas. Las células musculares se agrupan en fascículos rodeados por una capa de tejido conectivo denominado perimisio, y todos ellos por una capa más prominente, el epimisio, que rodea a todo el músculo y que se continúa con los tendones (**Fig. 31-1**). Estas células, también denominadas fibras musculares, están repletas de miofibrillas, estructuras cilíndricas más cortas que las células y todas ellas de igual diámetro. Están rodeadas por una membrana plasmática, denominada membrana sarcoplásmica, que se invagina periódicamente hacia el interior formando los túbulos T. En el interior, y rodeando la miofibrilla se encuentra el retículo sarcoplásmico, cuya función es acumular calcio (**Fig. 31-2**). Además, las fibras musculares son ricas en glucógeno y mitocondrias; el tejido muscular, después del cardíaco, es el que tiene más cantidad de mitocondrias.

Estructura y proteínas sarcoméricas

Al observar una miofibrilla se comprueba la existencia de una estructura que se repite periódicamente y que es la unidad contráctil, el sarcómero (**Fig. 31-1**). Con el microscopio

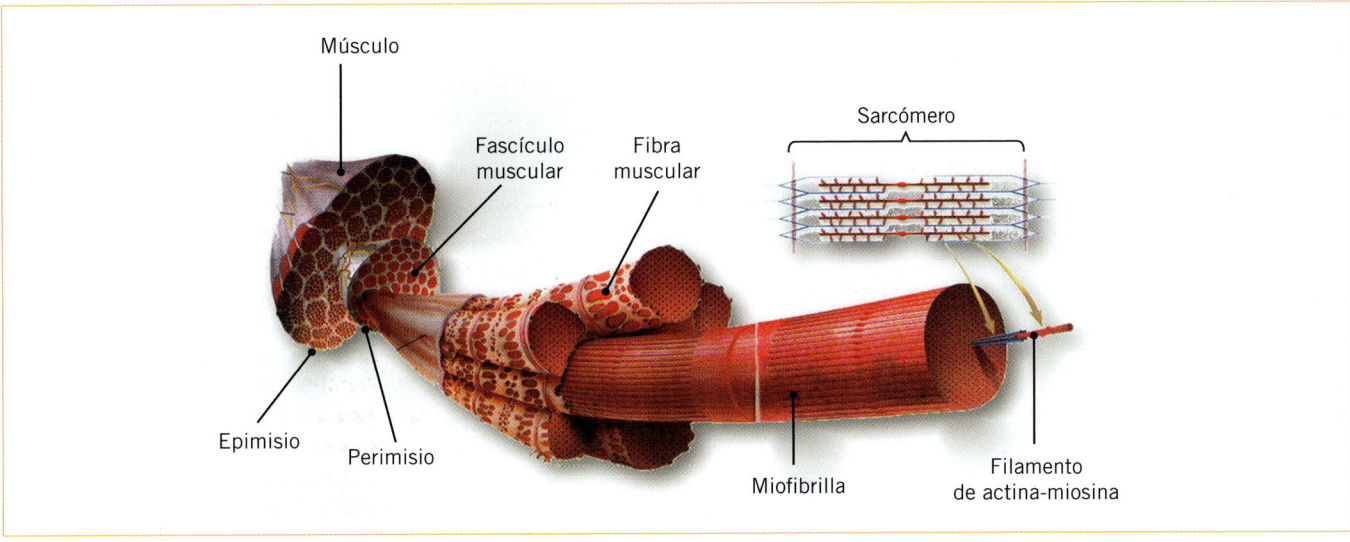

Figura 31-1. Estructura del músculo esquelético. Detalle de las miofibrillas y de los sarcómeros.

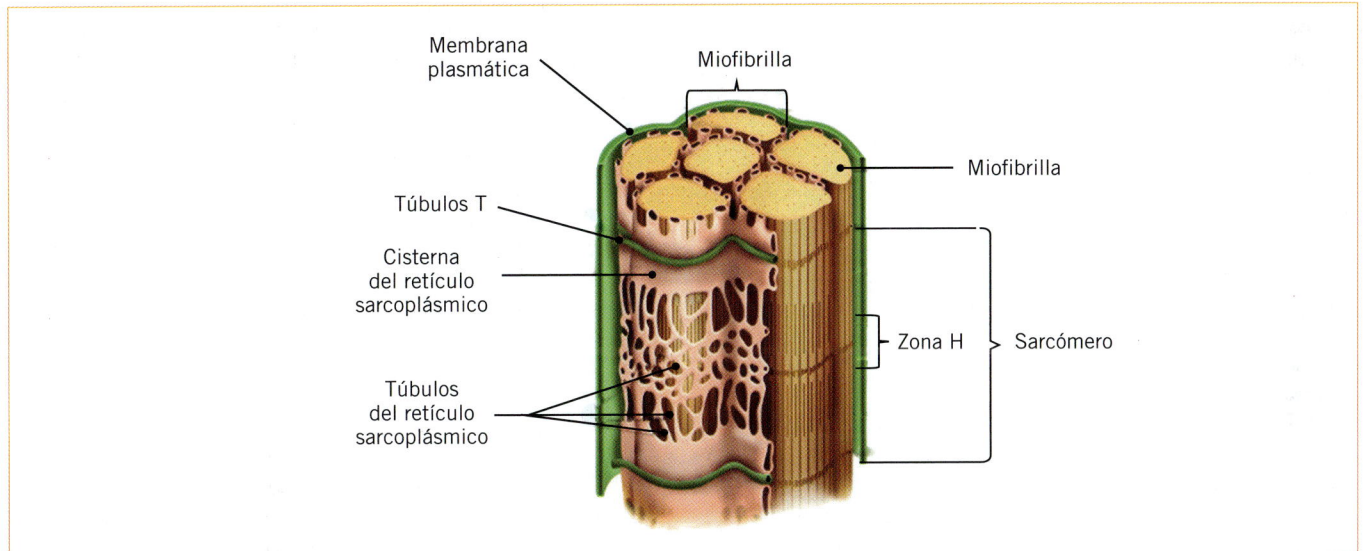

Figura 31-2. Estructura celular de las fibras musculares.

electrónico (**Fig. 31-3**) se observan dos líneas muy densas (discos Z), una banda central (banda A) y otras dos laterales (bandas I). Estas bandas y zonas se corresponden con la distribución y/o solapamiento de las distintas proteínas contráctiles y de sostén (**Fig. 31-4**).

Las proteínas sarcoméricas (**Fig. 31-4**) y sus funciones más relevantes son las siguientes:

● Proteínas contráctiles:
  – *Filamentos de miosina.* Estos filamentos están formados por cientos de moléculas de miosina, la cual está constituida por cuatro cadenas ligeras y dos cadenas pesadas, en cuyos extremos tienen un repliegue donde se ubican dos de las cadenas ligeras (una es el receptor para la molécula de actina G enfrentada y la otra se encarga de hidrolizar el ATP para que pueda producirse el deslizamiento actina-miosina).

  – *Filamentos de actina.* Es un doble filamento con estructura de alfa hélice formada por monómeros de moléculas de actina G, cada una de las cuales tiene una región que reconoce específicamente a la cadena ligera de miosina que formará el puente cruzado.
● Proteínas reguladoras:
  – *Tropomiosina.* Es otra doble hélice que acompaña longitudinalmente al filamento de actina y a la que periódicamente se unen moléculas de troponina.
  – *Troponina.* Es una molécula compleja que se une periódica y regularmente a los filamentos de tropomiosina. Está formada por otras tres proteínas: la troponina T, que se une a la tropomiosina; la troponina I, que da estabilidad, y la troponina C, con sus receptores específicos para el calcio. Si hay liberación de calcio del retículo sarcoplásmico, éste se une a la troponina C, lo que produce una basculación lateral de la tropomiosi-

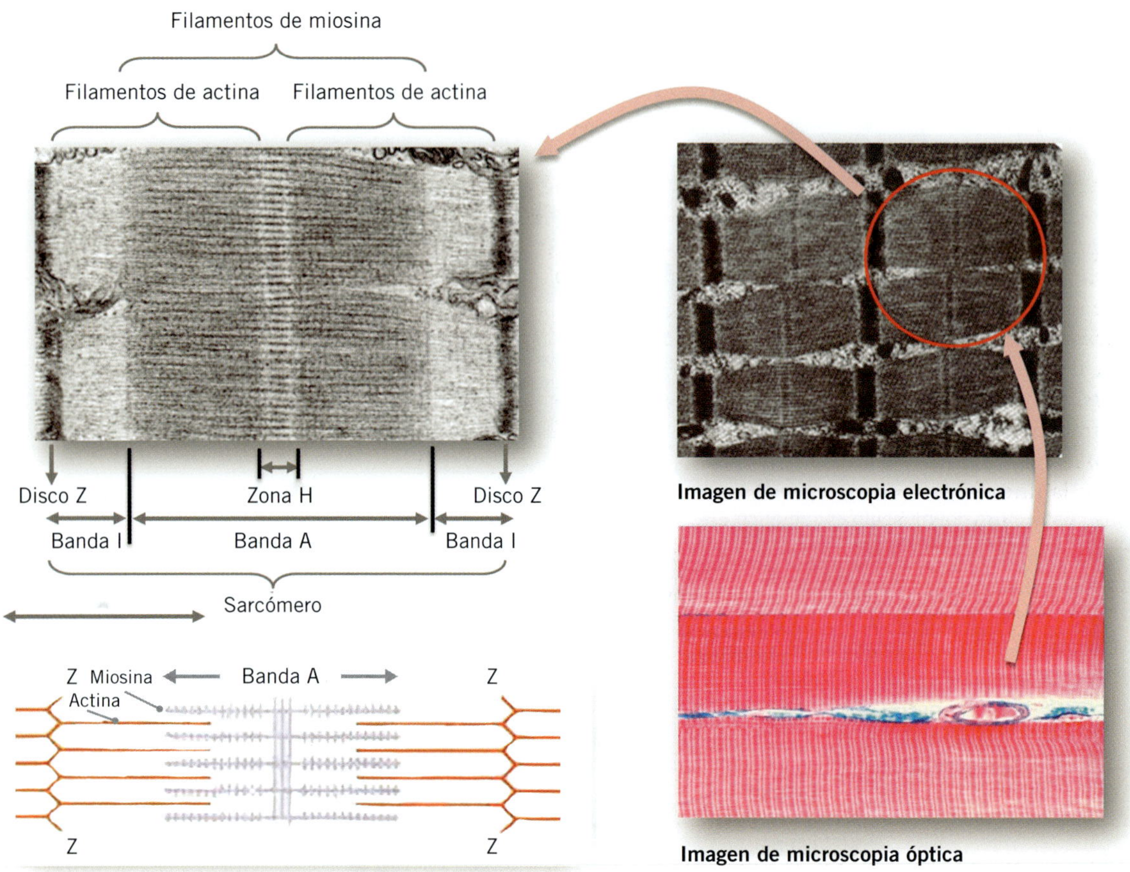

Filamentos de miosina
Filamentos de actina
Filamentos de actina
Disco Z
Zona H
Disco Z
Banda I
Banda A
Banda I
Sarcómero
Z
Miosina
Banda A
Z
Actina
Z
Z
Imagen de microscopia electrónica
Imagen de microscopia óptica

Figura 31-3. Estructura de los sarcómeros con microscopia electrónica y óptica y esquema con la ubicación de las proteínas contráctiles.

Filamentos de actina
Filamentos de miosina
Actinina α
Titina
Nebulina
Línea M
Proteína M
Miomesina
Creatina quinasa M
Líneas C
Proteína C
Proteína X
Proteína H
Desmina

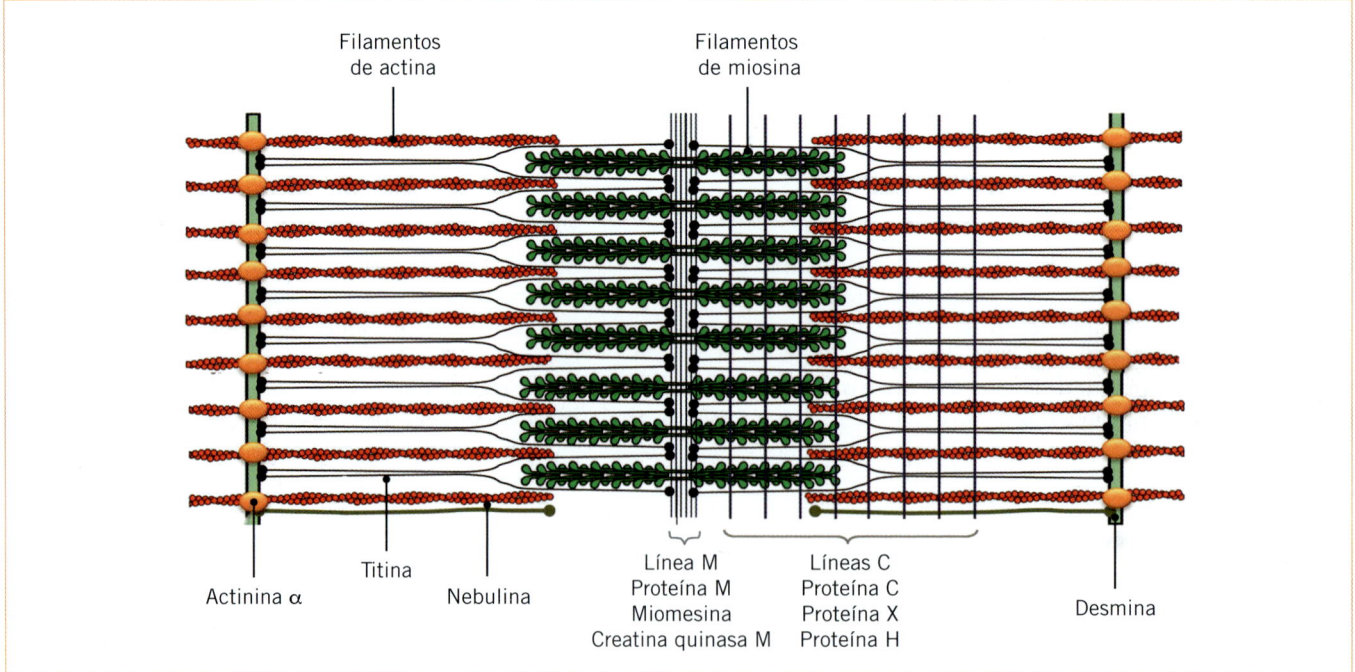

Figura 31-4. Esquema de un sarcómero en el que se muestran las proteínas más relevantes, tanto contráctiles como estructurales y enzimáticas.

na, dejando los puentes cruzados libres y permitiendo que se unan la actina G y la miosina y se produzca el deslizamiento.

- Proteínas de sostén y/o estabilidad:
  - *Desmina*. Mantiene unidos los extremos de los filamentos de actina.
  - *Titina*. Proteína que acumula la energía durante la contracción, como si de un muelle se tratase, y permite recuperar la longitud de reposo de los sarcómeros sin gasto energético.
  - *Nebulina*. Mantiene paralelas a las moléculas de actina y de miosina y su perpendicularidad a la desmina.
  - *Actinina α*. Une los extremos de los filamentos de actina a la desmina.
  - *Proteína M*. Proteína que mantiene unidas las partes centrales de los filamentos gruesos de miosina.
  - *Miomesina*. Es una proteína sarcomérica que se dispone en la línea M, a modo de puentes cortos transversales, y que une un filamento de miosina con seis adyacentes. Aporta elasticidad al sarcómero ayudando a contraer y relajar el músculo.
  - *Creatina quinasa M*. Isoforma sarcomérica de esta enzima. Está unida a la línea M.
  - *Proteínas C, X y H*. Responsables de que no se doble la actina y miosina durante el deslizamiento.

Tipos de fibras musculares

Si se practica una biopsia muscular y en cortes consecutivos se realiza un estudio histoquímico, puede realizarse una clasificación de las fibras musculares en función de sus característica moleculares y fisiológicas, que se resumen en la **tabla 31-1**.

No todos los músculos son idénticos en cuanto a la distribución de fibras musculares (porcentaje de los distintos subtipos). Así, por ejemplo, el tríceps es un músculo más explosivo al contener más fibras rápidas. La distribución de las fibras musculares depende de factores genéticos y, por lo tanto, es una característica heredada. Las fibras musculares, al no poder dividirse (células posmitóticas), mantienen siempre su identidad con independencia del tipo de estímulo (entrenamiento) y de la práctica deportiva que se realice. Como se verá en próximos apartados, sí existe cierta interconversión entre fibras, histoquímicamente próxi-

mas, pero con poca relevancia en términos de rendimiento deportivo.

Hipertrofia muscular y tipos

Una de las características sobresalientes del músculo esquelético es su plasticidad. Ante estímulos repetidos (entrenamientos periódicos y cíclicos) es capaz de reforzar la estructura de las proteínas sarcoméricas y de la maquinaria metabólica para incrementar el rendimiento sin menoscabo de la integridad de sus estructuras. A este proceso se lo denomina *hipertrofia muscular* y consiste en el incremento del número de miofibrillas por célula, que se traduce en el incremento de fuerza, de la capacidad de obtener energía, gracias a la activación de la biogénesis mitocondrial, y de la distribución de sangre, por aumento del número de capilares.

Existen dos tipos de hipertrofia muscular (**Fig. 31-5**):

- Hipertrofia sarcoplásmica, en la que prevalece el aumento de la capacidad de obtener energía (biogénesis mitocondrial, transportadores de glucosa y de ácidos grasos) y el aumento de la angiogénesis.
- Hipertrofia sarcomérica, en la que es más relevante el incremento del número de miofibrillas sobre el refuerzo metabólico. En esta hipertrofia se hace muy evidente el aumento del diámetro transversal de las fibras musculares individuales y de cada uno de los músculos involucrados.

Mecanismos moleculares de la hipertrofia muscular

La hipertrofia muscular (**Fig. 31-6**) es un proceso sumamente complejo en el que intervienen numerosos factores mecánicos, metabólicos y genéticos, activados por estímulos repetidos y que refuerzan el metabolismo, la capacidad de generar fuerza y la resistencia estructural a cargas superiores. El inicio siempre es una respuesta al estrés metabólico/físico, que genera microtraumatismos adaptativos (microrroturas musculares reparables); inflamación local aguda; liberación de mediadores (mioquinas, citoquinas, etc.); activación, proliferación, migración y adhesión a las fibras dañadas de las células satélite; aumento de la expresión génica, y síntesis de proteínas que, en primera instancia, repararán el daño y, a largo plazo, si

Tabla 31-1. Clasificación de los tipos de fibras musculares			
Tipo de mATPasa	**Tipo de cadena pesada de miosina**	**Propiedades bioquímicas**	**Características fisiológicas**
I IC	MHCI	Fibras oxidativas	Fibras rojas, oxidativas, de contracción lenta y poco fatigables
IIC IIAC IIA IIAB	MHCIIa	Fibras oxidativas y glucolíticas	Fibras rojas, oxidativas, de contracción y fatigabilidad intermedia
IIB	MHCIIx/d (IIb)	Fibras glucolíticas	Fibras blancas, glucolíticas de contracción y fatigabilidad rápidas

mATPasa: ATPasa de la miosina; MHCI: cadena pesada de miosina de tipo I; MHCIIa: cadena pesada de miosina de tipo IIa; MHCIIb: cadena pesada de miosina de tipo IIb.

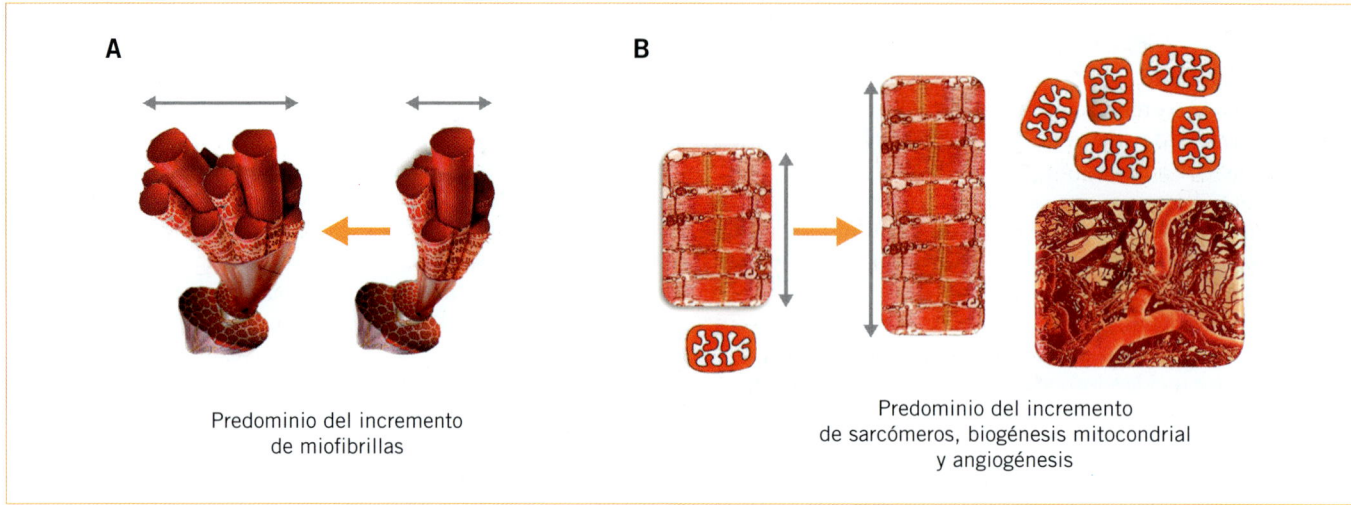

Figura 31-5. Representación esquemática que ilustra los tipos de hipertrofia del músculo esquelético. A) Hipertrofia sarcomérica o transversal. B) Hipertrofia sarcoplásmica o longitudinal.

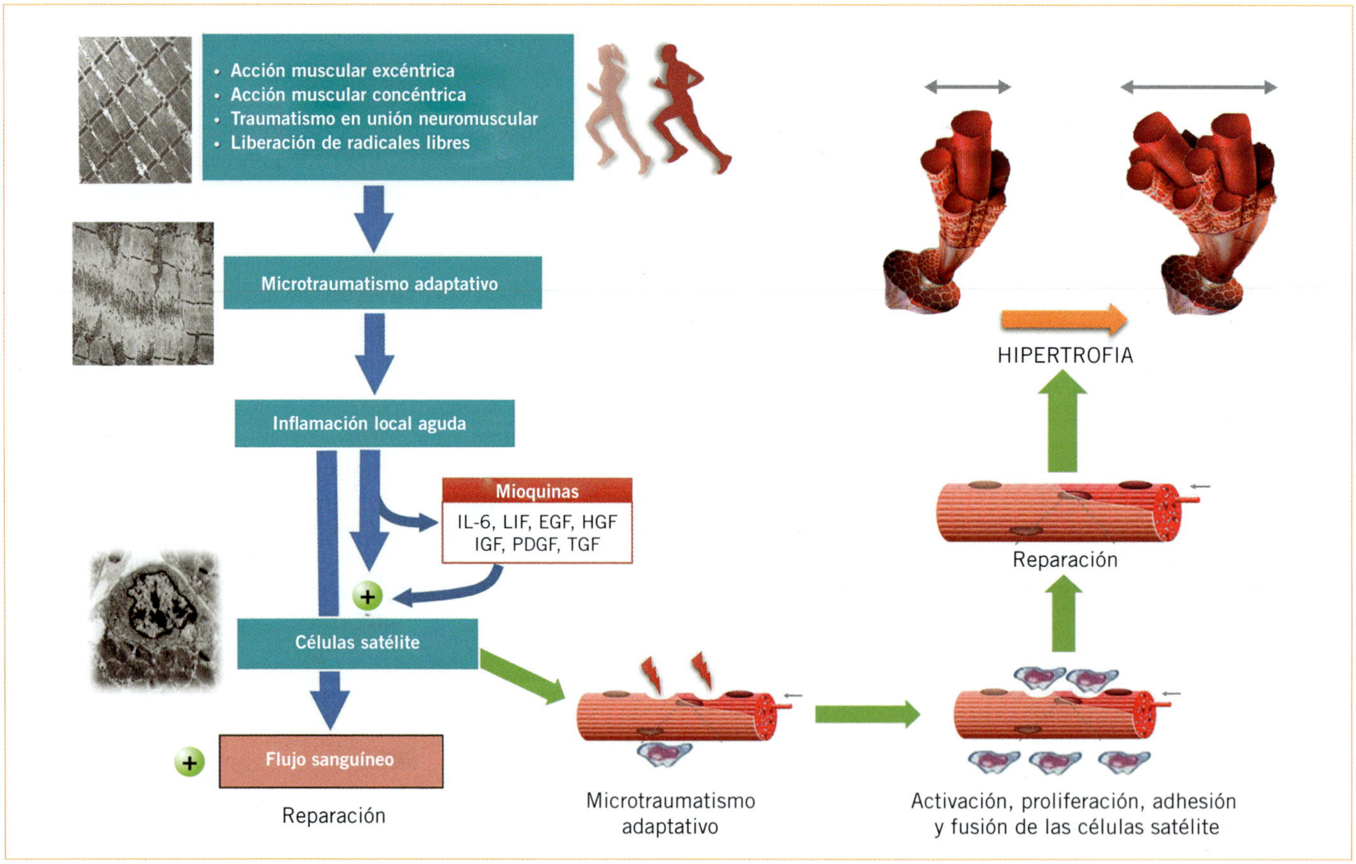

Figura 31-6. Génesis de la hipertrofia muscular y mecanismos moleculares. Respuesta inmunitaria por actividad física y activación de las células satélite por microtraumatismos. Liberación de mioquinas, proceso inflamatorio y activación, proliferación y migración de las células satélite. EGF: factor de crecimiento epidérmico; HGF: factor de crecimiento de hepatocitos; IGF: factor de crecimiento análogo de la insulina; IL-6: interleuquina 6; LIF: factor inhibidor de leucemia; PDGF: factor de crecimiento derivado de las plaquetas; TGF: factor de crecimiento transformante.

persisten los estímulos (entrenamiento), producirán las adaptaciones moleculares y fisiológicas que instaurarán el denominado fenotipo de alto rendimiento deportivo.

Los microtraumatismos adaptativos pueden producirse por la acción mecánica de las propias fibras musculares du-

rante el entrenamiento (fundamentalmente por contracciones excéntricas) o por la acción de las especies reactivas del oxígeno (ROS) y del nitrógeno (NOS) como consecuencia del metabolismo mitocondrial tan exigente. Esto promueve la liberación de gran cantidad de factores de crecimiento, mioquinas y citoquinas, que instaurarán un proceso proinflamatorio al final de la fase de actividad y durante los 30 a 90 minutos postejercicio, en función de la intensidad de éste. Estos factores de crecimiento y hormonas (como la testosterona) son liberados desde varios tejidos y modulan la actividad de las células satélite (quimiotaxis, proliferación y diferenciación). Todas estas moléculas participan en distintas cascadas de señalización que intervienen en la regulación de estas células: factor inhibidor de leucemia (LIF), interleuquina 6 (IL-6), factor de crecimiento epidérmico (EGF), factor de crecimiento fibroblástico (FGF), factor de crecimiento de hepatocitos (HGF), factor de crecimiento análogo de la insulina (IGF), factor de crecimiento derivado de las plaquetas (PDGF) y factor de crecimiento transformante (TGF).

Una vez activadas, las células satélite, que en situaciones de reposo están quiescentes, proliferan y migran a la región dañada y, dependiendo de la gravedad del microtraumatismo, se fusionan con miofibras existentes, iniciando el proceso de reparación. Para ello, inducen la expresión de genes y la síntesis de proteínas (produciendo hipertrofia) para instaurar en pocos días el fenotipo de alto rendimiento (aumento de miofibrillas, del metabolismo de la glucosa y los lípidos, de la angiogénesis y de la biogénesis mitocondrial), el cual se mantiene en el tiempo si persisten estímulos regulares sobre el sistema. En las miofibras regeneradas, el núcleo de la célula satélite fusionada adopta una posición central o periférica. Finalmente, algunas de las células satélite vuelven a su situación de quiescencia.

Recientemente se ha descrito un nuevo mecanismo de reparación/adaptación, que no está mediado por las células satélite, sino por la activación directa de los mionúcleos (núcleos musculares) durante períodos breves de entrenamiento.

Los dos tipos de hipertrofia, sarcomérica o sarcoplásmica, dependen del tipo de fibras musculares dañadas y de la distribución de fibras, más que del tipo de entrenamiento que se haga. Si el individuo tiene más fibras de tipo I, éstas suelen hipertrofiarse reforzando más el metabolismo (biogénesis mitocondrial y angiogénesis) que las miofibrillas (**Fig. 31-7, A**). El resultado es un músculo que se ensancha menos y preparado para prácticas deportivas en las que predomine la duración sobre la intensidad (**Fig. 31-7, C**). Por el contrario, si el músculo tiene más fibras rápidas que lentas (**Fig. 31-7, B**), aquéllas se hipertrofian reforzando más las miofibrillas. El resultado es un músculo con un fuerte incremento de la sección transversal (**Fig. 31-7, D**), capaz de generar gran fuerza y preparado para prácticas deportivas en las que prevalece la intensidad.

Papel del lactato en mecanismos adaptativos

El lactato es un magnífico indicador del metabolismo del tejido muscular. Su liberación se hace exponencial a partir de intensidades de actividad física elevadas, en las que comienzan a reclutarse fibras de contracción rápida, y que generan más de 4 mmol/l de lactato en sangre venosa. Esta molécula tiene numerosas funciones metabólicas y gluconeogénicas, reguladoras y señalizadoras:

- Moviliza protones para disipar la acidez y prevenir la fatiga.
- Es una importante fuente energética (12,5 ATP).
- Es un precursor gluconeogénico.

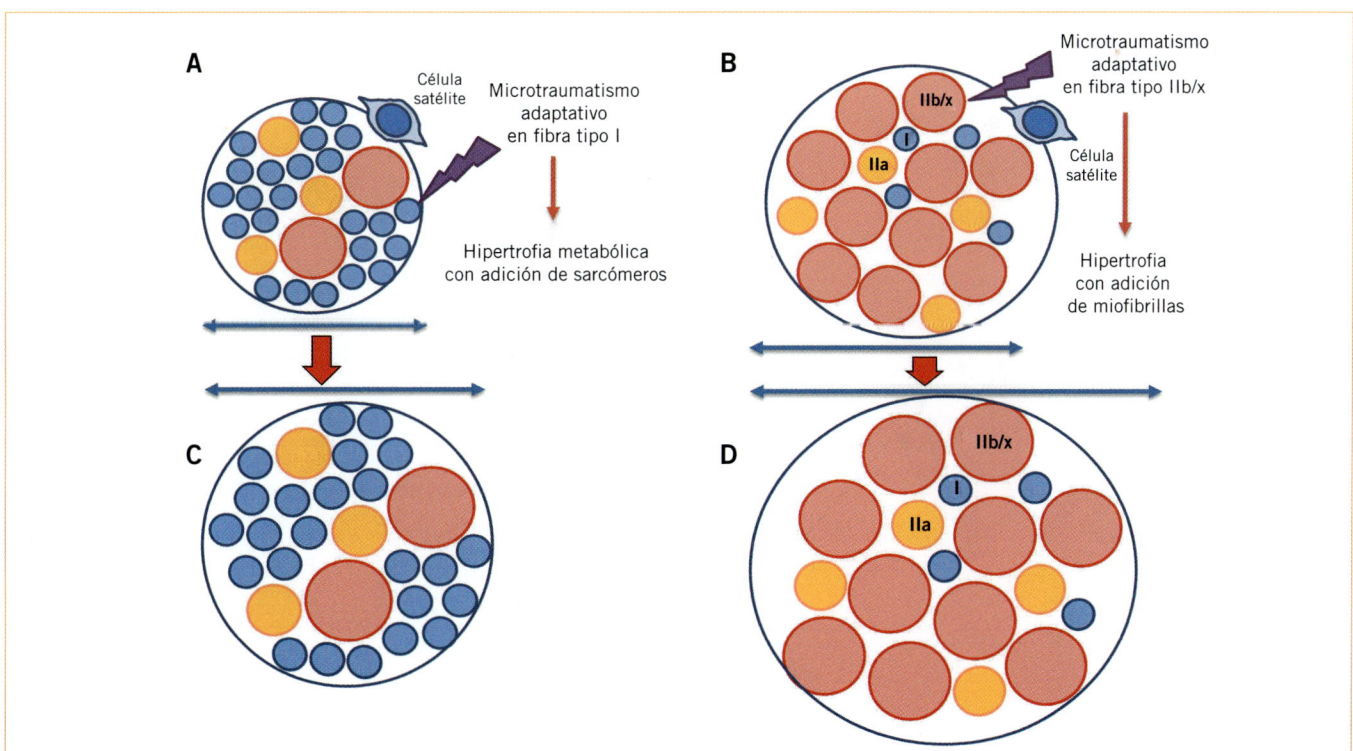

Figura 31-7. Representación esquemática y comparativa de la sección transversal correspondiente a los tipos de hipertrofia muscular en función del predominio de fibras y de a cuáles afecta el microtraumatismo adaptativo. A y C) Músculo con predominio de fibras lentas. B y D) Músculo con predominio de fibras rápidas. El incremento de la sección transversal en C es mucho más discreto que en D.

- Es una molécula señalizadora con efectos autocrinos, paracrinos y endocrinos, por lo que también se conoce como «lactormona».

Otra función importante del lactato es la de activar la liberación de IL-6 en miocitos, que, a su vez, participa en importantes procesos adaptativos inducidos por la actividad física (**Fig. 31-8**):

- Promueve en el músculo la biogénesis mitocondrial y la expresión de transportadores de glucosa (GLUT-4) al activar moléculas clave como el coactivador 1α del receptor gamma activado por proliferadores de los peroxisomas (PGC-1α) y la proteína quinasa dependiente de AMP (AMPK).
- Inhibe temporalmente el apetito postejercicio.
- Es responsable, junto con otros factores, de movilizar la grasa visceral, así como de activar la lipólisis en el tejido adiposo blanco y la termogénesis en el tejido adiposo marrón.
- A largo plazo, es corresponsable de instaurar un fenotipo antiinflamatorio al aumentar la secreción de IL-10 y los receptores solubles de la IL-1.

En la práctica deportiva, una gran herramienta predictiva del estado metabólico consiste en realizar cinéticas en esfuerzo incremental hasta llegar al agotamiento. Dicha herramienta permite:

- Conocer los umbrales metabólicos de los 2 y 4 mmol/l, que corresponden a los umbrales ventilatorios 1 y 2, y poder así reajustar los programas de entrenamiento.
- Comprender la evolución de las adaptaciones metabólicas con la edad y las diferencias entre sexos o, en el mismo individuo, por su evolución y adherencia a los entrenamientos programados.
- Conocer indirectamente el tipo de fibras musculares predominantes. Los sujetos muy explosivos generan valores de lactato en sangre, en esfuerzo máximo, por encima de los 15 mmol/l, mientras que los sujetos con predominio de fibras lentas difícilmente superan los 10 mmol/l.
- Predecir enfermedades de origen mitocondrial. En estos casos, pequeños esfuerzos, como subir unas escaleras, producen lactatos muy elevados.

Biogénesis mitocondrial

La biogénesis mitocondrial es la expansión del número total de mitocondrias del músculo. Es un proceso complejo que requiere la transcripción coordinada del genoma nuclear y mitocondrial para conseguir el ensamblaje funcional de las subunidades que conforman los complejos mitocondriales de la cadena de transporte electrónico mitocondrial. Las mitocondrias se vuelven además más densas al incorporar más proteínas del ciclo de Krebs, la β-oxidación, la fosforilación oxidativa y la cadena de transporte de electrones mitocondrial.

Como se muestra en la **figura 31-9**, el estrés de la actividad física activa numerosos sensores del metabolismo y/o de la dinámica contráctil: nicotinamida adenindinucleótido/nicotinamida adenindinucleótido reducido (NAD$^+$/NADH), adenosinmonofosfato/adenosintrifosfato (AMP/ATP), oxígeno (O$_2$), ROS, Ca^{2+}, etc. Para ello se requieren acciones de alta intensidad (intervalos con velocidades máximas), mientras que los ejercicios de baja intensidad son poco eficientes. En cualquier caso, se activa la AMPK, que a su vez activa al PGC-1α. Estos señalizadores reforzarían su acción con la activación de sirtuina 1 (SIRT-1), factor inducible por hipoxia (HIF-1α), proteínas quinasas p38 inducidas por

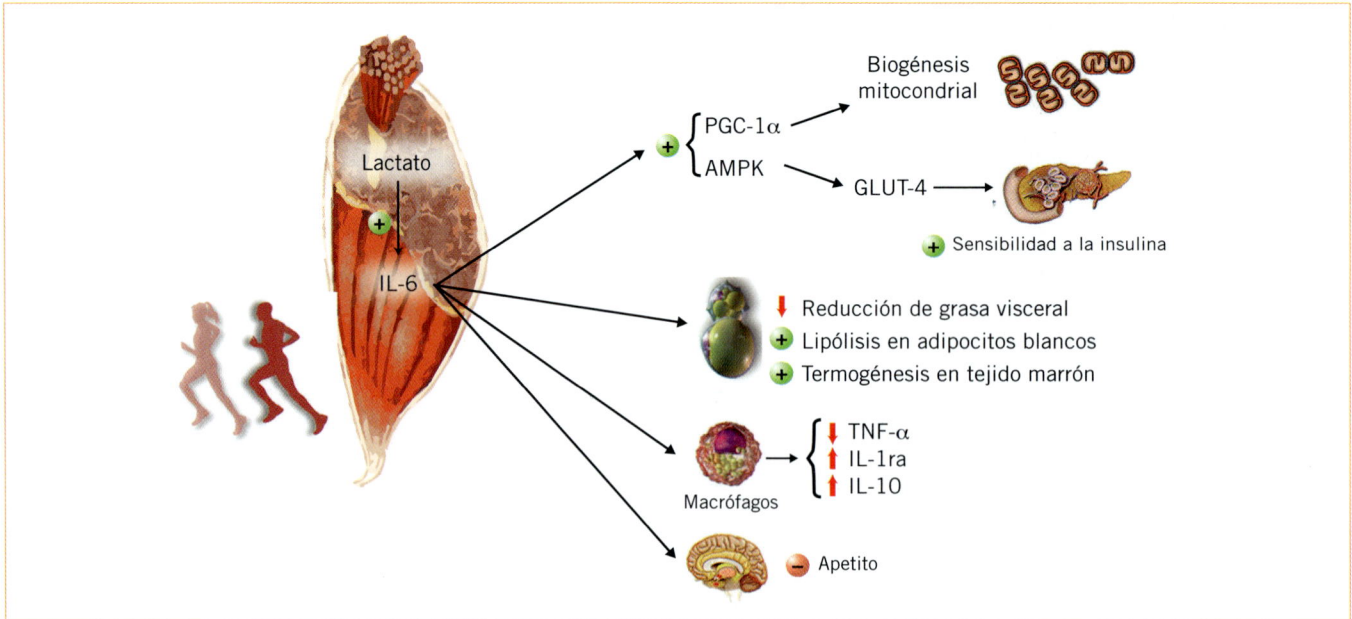

Figura 31-8. Funciones fisiológicas de la interleuquina 6 (IL-6). AMPK: proteína quinasa dependiente de AMP; IL-1ra: antagonista del receptor de IL-1; IL-10: interleuquina 10; PGC-1α: coactivador 1α del receptor gamma activado por proliferadores de peroxisomas; TNF-α: factor de necrosis tumoral alfa.

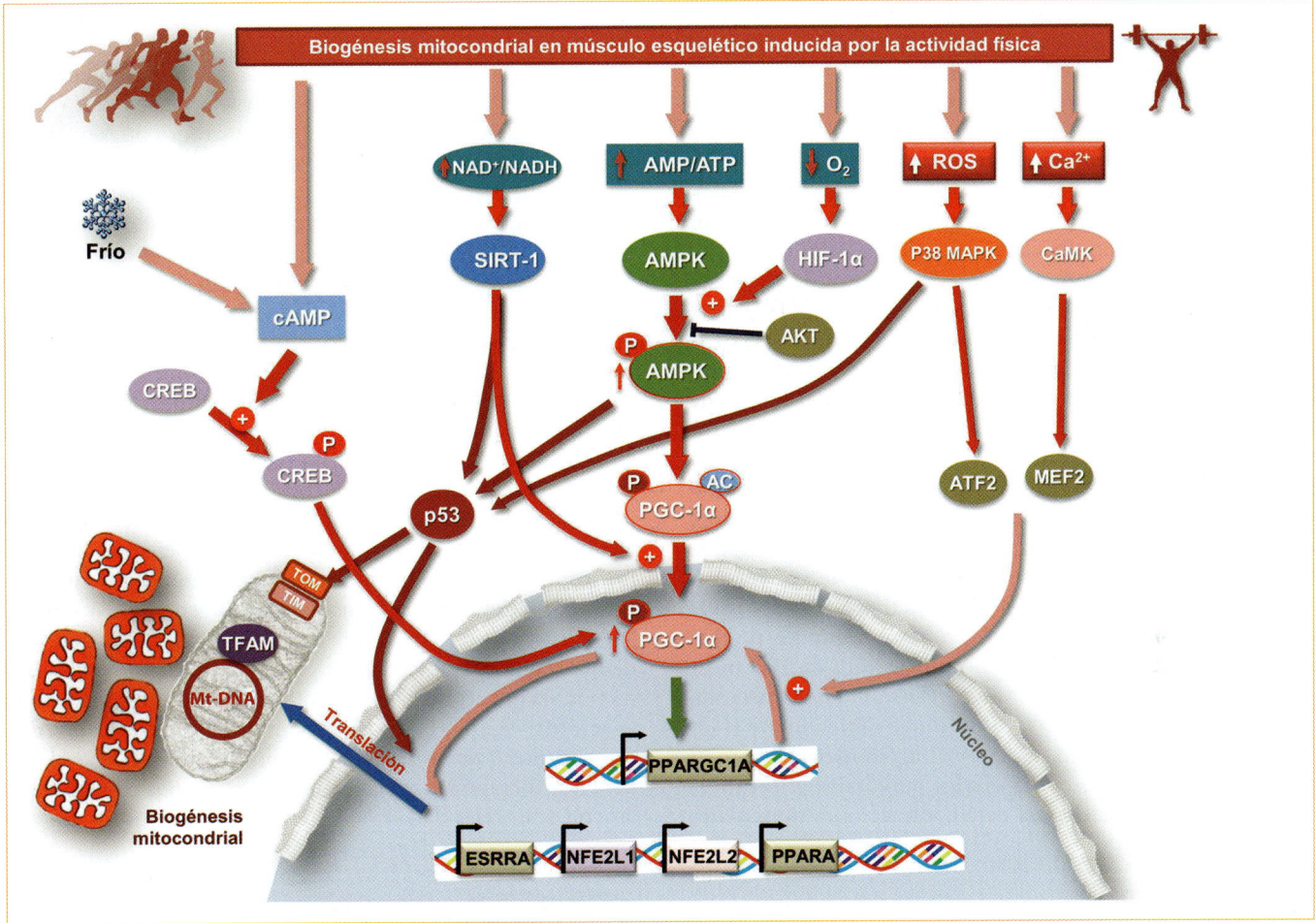

Figura 31-9. Mecanismos señalizadores en la biogénesis mitocondrial. (V. explicación de las siglas en el texto).

mitógenos, proteína quinasa dependiente de calcio-calmodulina (CaMKK) y AMP cíclico (cAMP). El resultado final es el aumento de la expresión de genes involucrados en incrementar la maquinaria metabólica aeróbica (β-oxidación, ciclo de Krebs, fosforilación oxidativa y cadena de transporte electrónico mitocondrial) y proteínas involucradas en la fusión mitocondrial. En este último proceso desempeñan un importante papel los factores de transcripción p53, que son fosforilados (activados) por AMPK, SIRT-1 y el factor p38. Una sesión de actividad física de elevada intensidad induce a la SIRT-1 a desacetilar el factor p53, que pasa entonces al núcleo, donde es capaz de regular la expresión de numerosas proteínas codificadas en el DNA nuclear: factor respiratorio nuclear (NRF-1), factor ensamblador de la citocromo c oxidasa (SCO2) y factor de transcripción A mitocondrial (TFAM). También p53 puede pasar al interior de las mitocondrias y aumentar la transcripción del DNA mitocondrial (mtDNA). El factor p53 puede formar un complejo con TFAM en la región *D-loop* del mtDNA, controlando la expresión de genes de las subunidades respiratorias mitocondriales. Por lo tanto, el factor de transcripción p53 es el responsable de integrar la expresión coordinada de genes nucleares y mitocondriales en respuesta al ejercicio.

Entre los posibles entrenamientos para incrementar la biogénesis mitocondrial, los más eficientes son los de alta intensidad y corta duración, aunque existen algunas diferencias entre ellos. Así, los entrenamientos interválicos de alta intensidad se realizan durante 0,5-1,5 minutos con intensidades del 80 al 100 % de la frecuencia cardíaca máxima y con 3-4 minutos de reposo entre ellos. Los entrenamientos interválicos de esprint se realizan a velocidad máxima durante 30 segundos con períodos de reposo de unos 3 minutos. Aunque el músculo esquelético responde rápidamente incrementando la expresión del RNA mensajero (mRNA) del PGC-1α con una sesión de entrenamiento interválico de esprint o de alta intensidad, para que haya un incremento significativo de densidad mitocondrial se requieren al menos 3 o 4 sesiones a la semana durante un mínimo de 2-4 semanas de entrenamiento.

METABOLISMO DEL MÚSCULO ESQUELÉTICO

Combustibles energéticos para la contracción muscular

El desarrollo de la actividad física depende de un suministro energético adecuado a las fibras musculares responsables del proceso de contracción y que permiten el movimiento. Esta energía proviene de las moléculas de ATP. Sin embargo, la concentración de ATP en el interior de las células se sitúa en torno a 56 μmol por gramo de fibra muscular, cantidad muy escasa, que sólo aporta energía para contracciones intensas durante 24 segundos. Para poder mantener la actividad muscular, exceptuando los primeros segundos, es necesario que se vaya formando continuamente nuevo ATP. Esto es posible gracias a la rotura de moléculas más complejas por medio de diferentes series de reacciones químicas, las cuales, al liberar energía, permiten la síntesis citada. Los sustratos energéticos de la fibra muscular esquelética son los mismos que los de cualquier otra célula, es decir, hidratos de carbono, grasas y proteínas y, además, creatina-fosfato.

La creatina-fosfato o fosfocreatina (PCr) (**Fig. 31-10**) es un compuesto energético almacenado en el músculo, de utilización inmediata, que constituye una reserva primaria de energía, ya que se encuentra en concentraciones 56 veces superiores a las del ATP. La utilización de PCr está limitada por su escasa concentración y por la pequeña cantidad de ATP que genera, que puede ser de 0,6 mol en el varón y 0,3 mol en la mujer. Resulta evidente que este sistema presenta una baja rentabilidad energética y que sólo puede suministrar energía durante muy poco tiempo (actividades explosivas de 5-10 segundos). Durante los primeros segundos de una actividad muscular intensa, como una carrera de 100 m lisos, el ATP se mantiene a un nivel relativamente constante, pero la concentración de PCr disminuye rápidamente (**Fig. 31-11, A**). Sin embargo, al llegar al agotamiento, tanto el ATP como la PCr presentan niveles muy bajos y son incapaces de suministrar energía para contracciones musculares

adicionales. La recarga de PCr sólo se lleva a cabo a partir de ATP formado *de novo*, por lo que la célula debe poseer dicha disponibilidad metabólica (energía o ATP procedente del combustible alimentario) o estar en recuperación o relajación muscular. La recarga postejercicio, tanto de ATP como de PCr, es relativamente rápida, de 3-4 minutos, mientras que durante ejercicios a ritmo estable es más lenta y depende de la intensidad de la actividad (**Fig. 31-11, B**). Al conjunto PCr-ATP se lo denomina sistema del fosfágeno o también sistema anaerobio aláctico, dado que la utilización de la PCr implica una resíntesis de ATP mediante reacciones en las que no interviene el oxígeno y no se genera ácido láctico. Pese a la baja rentabilidad energética, el contenido de fosfágenos en la célula muscular es de suma importancia, puesto que estos compuestos permiten emprender ejercicios explosivos de corta duración, iniciar cualquier actividad física y/o afrontar cualquier cambio de ritmo durante una carrera.

El sistema del lactato, también denominado anaerobio láctico, permite un suministro rápido de energía, aunque menor que el del fosfágeno mencionado anteriormente; asimismo, no depende del consumo de oxígeno (VO$_2$). Utiliza como sustrato energético el glucógeno muscular, que mediante la glucogenólisis pasa a glucosa, la cual es metabolizada por vía anaerobia conduciendo a ácido láctico (glucólisis anaerobia) (**Fig. 31-12**). El sistema permite obtener ATP por el proceso denominado fosforilación a nivel de sustrato. Esta vía metabólica pone la energía a disposición muscular con gran celeridad. Este sistema de obtención de energía

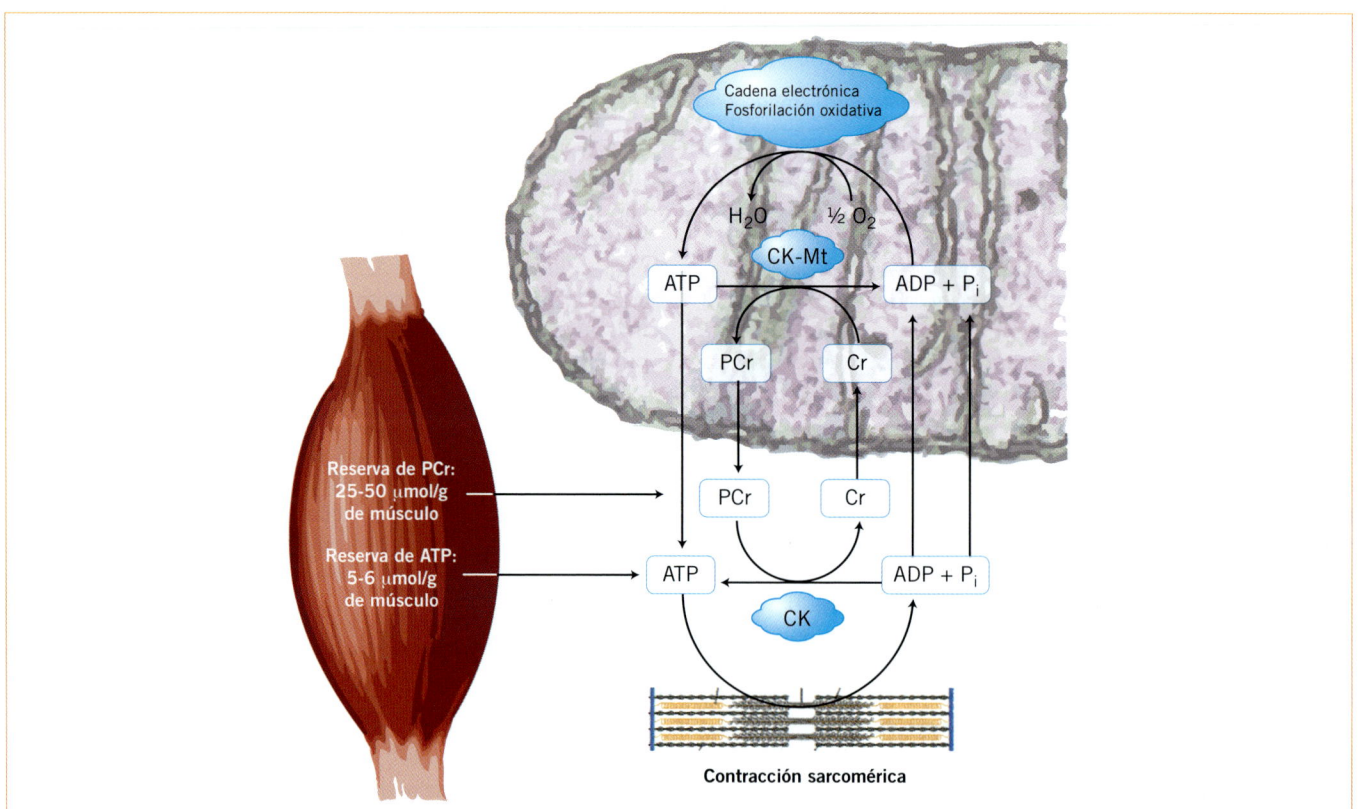

Figura 31-10. Sistemas energéticos anaeróbicos alácticos utilizados en el ejercicio físico. La regeneración de las reservas de adenosintrifosfato (ATP) y de fosfocreatina (PCr) se realiza a expensas del metabolismo aeróbico y tiene lugar después del ejercicio, o incluso durante éste, siempre que sea a un ritmo por debajo del umbral anaerobio. CK: creatina quinasa; CK-Mt: creatina quinasa mitocondrial; Cr: creatina; P$_i$: fosfato inorgánico.

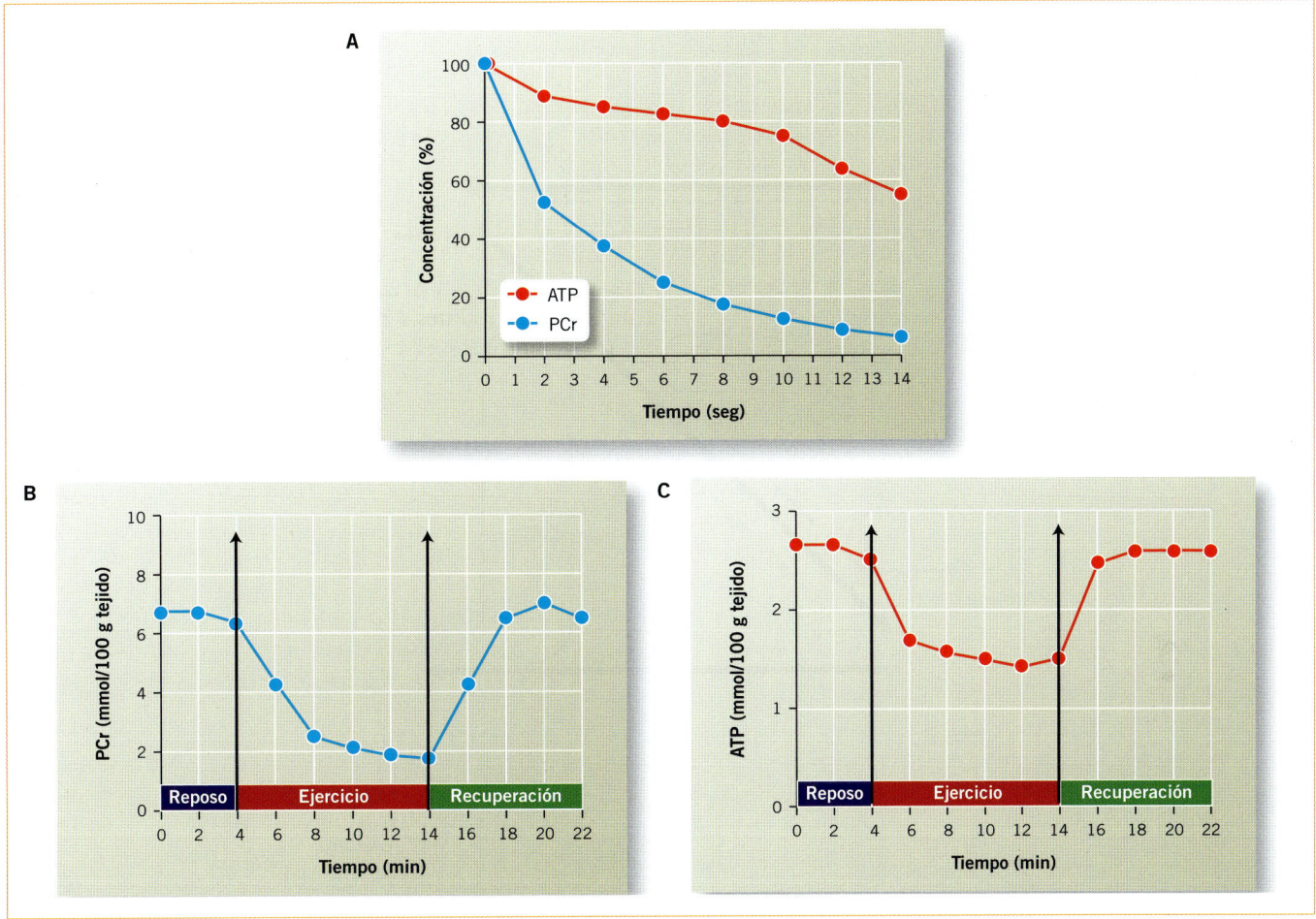

Figura 31-11. Dinámica del adenosintrifosfato (ATP) y la fosfocreatina (PCr) durante la actividad física de elevada intensidad. A) Depleción de ATP y PCr en ejercicios explosivos. B) Depleción-repleción de ATP en una prueba de esfuerzo en cicloergómetro de 10 minutos de duración a una intensidad submáxima constante. C) Depleción-repleción de PCr en una prueba de esfuerzo en cicloergómetro de 10 minutos de duración a una intensidad submáxima constante.

permite realizar ejercicios de gran intensidad a expensas de producir lactato y mantener un *pool* adecuado de NAD⁺ en el citoplasma de las células musculares para que no se frene la glucólisis y poder utilizar importantes cantidades de glucógeno.

El lactato cumple varias funciones sumamente importantes en la práctica deportiva. En primer lugar, es exportado a la sangre (**Fig. 31-13**) junto a un H⁺ a través de los transportadores MCT4, distribuyendo así a otros tejidos la acidez generada en el interior de la célula muscular y retrasando temporalmente la fatiga en este órgano. Al no acumularse lactato en las fibras musculares, se impide que inhiba la glucólisis a nivel de la fosfofructoquinasa 1 (PFK-1). Además, el lactato circulante puede ser captado por el hígado a través de transportadores MCT1 y convertirse en glucosa, la cual una vez exportada a la sangre puede ser utilizada, además de por el músculo, por otros tejidos, como el sistema nervioso central, que emplea casi exclusivamente este sustrato energético. La reconversión de lactato a glucosa y la posterior utilización de ésta conforman el ciclo de Cori (**Fig. 31-14**). Por último, el lactato es una fuente energética de primer orden, ya que puede rendir 12,5 ATP y es captado con avidez y oxidado a CO_2 y H_2O por el tejido cardíaco. En el corazón, y en situaciones de esfuerzo físico, con altos niveles de lactato en sangre, esta molécula puede ser oxidada a una tasa de 0,5-1 mmol/min, lo que supone un aporte de hasta el 90 % de la energía requerida por este órgano.

En resumen, el ciclo de Cori (**Fig. 31-14**) aporta numerosas ventajas para el metabolismo muscular y sistémico:

● Exterioriza lactato de la fibras musculares, sobre todo de las rápidas:
  – Permite que se genere más lactato y que éste mantenga un *pool* útil de NAD⁺ y poder movilizar mayor cantidad de glucógeno.
  – Exterioriza protones del músculo.
  – Permite hacer esfuerzos muy intensos o cambios de ritmo.
  – Al no acumularse lactato en el citoplasma de las fibras musculares, no inhibiría la glucólisis ni activaría la piruvato deshidrogenasa quinasa 4 (PDK4).
● Redistribuye los H⁺ (acidez) por todos los tejidos: corazón, riñón, cerebro, hígado, etc. Por lo tanto, retrasa la fatiga metabólica y sistémica.
● El hígado resintetiza glucosa a partir de lactato, pasando dicha glucosa a sangre, con lo que también puede aportar

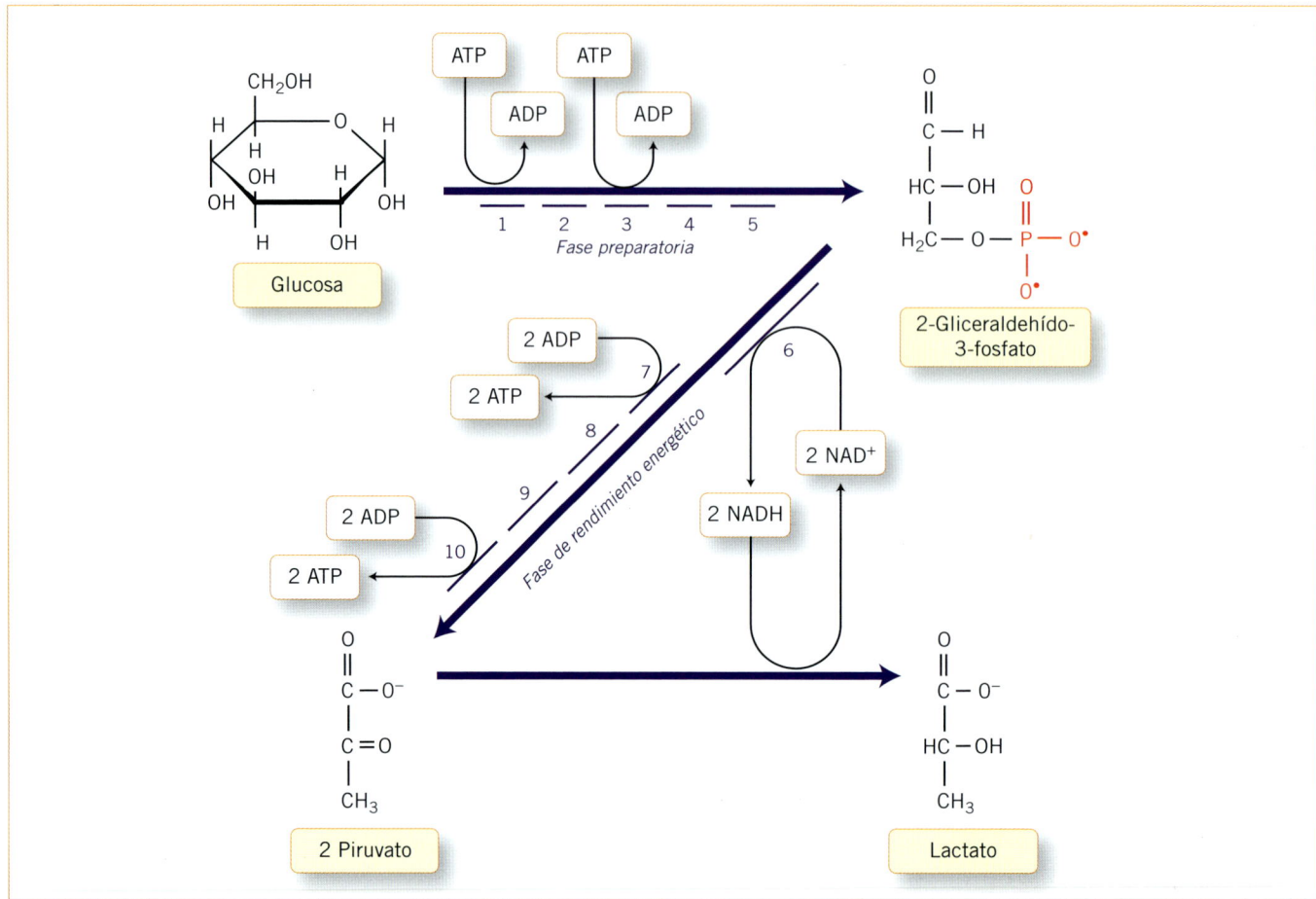

Figura 31-12. Sistemas energéticos anaeróbicos lácticos utilizados en el ejercicio físico (glucólisis). Cuando se realizan ejercicios físicos vigorosos de máxima intensidad, el músculo esquelético funciona momentáneamente con una baja presión parcial de oxígeno (hipoxia). En esa situación, el NADH (nicotinamida adenindinucleótido reducido) no puede ser reoxidado a NAD⁺ (nicotinamida adenindinucleótido). Para salvar esta situación, el piruvato es reducido a lactato, aceptando electrones del NADH y regenerando el NAD⁺, necesario para que la glucólisis continúe. ADP: adenosindifosfato; ATP: adenosintrifosfato.

al músculo esquelético parte de la glucosa gastada para sintetizar lactato.

- El corazón capta gran cantidad de lactato para utilizarlo como sustrato energético.
- El cerebro obtiene una fuente energética añadida a la glucosa, algo vital al ser ésta su única fuente de energía.

Un inconveniente de este sistema energético, en el que la actividad contráctil es submáxima y/o máxima, además de su baja rentabilidad energética, es la gran utilización de las reservas de glucógeno y la acumulación de H⁺ intracelulares como consecuencia fundamentalmente de la hidrólisis sarcomérica del ATP. De hecho, la reducción del pH muscular afecta negativamente a la contracción del músculo y a la actividad de las enzimas implicadas en la propia glucogenólisis, y éste es uno de los factores determinantes en la instauración de la fatiga muscular. Otro problema derivado de la exteriorización a la sangre de H⁺ y lactato es que podría saturar los mecanismos amortiguadores del pH y determinar una fatiga, pero en este caso sistémica. De hecho, durante el ejercicio, la producción útil de ATP es sólo de 1-1,2 mol, debido a que los músculos y la sangre sólo pueden tolerar 60-70 g de lactato y la tasa de producción de ATP supondría

la formación de 180 g de lactato, cifra peligrosa para el funcionamiento orgánico.

Mediante el sistema aerobio u oxidativo (**Fig. 31-15**), que implica la utilización de oxígeno como su nombre indica, se pueden metabolizar, además de hidratos de carbono (glucólisis aerobia), grasas, proteínas e, incluso, alcohol; todos ellos rinden finalmente CO_2 y H_2O en los cuatro casos, así como urea cuando se metaboliza proteína. El sistema aerobio es un mecanismo de provisión energética lento, que depende del oxígeno. Lo más destacable de éste es su gran capacidad de aporte energético, en función de las grandes reservas de sustratos oxidables, especialmente grasa.

La utilización de la glucosa en la vía oxidativa aerobia (fosforilación oxidativa) supone la combustión completa mitocondrial, mediante la participación de sus intermediarios metabólicos en el ciclo de Krebs y la transferencia de sus electrones por la cadena respiratoria hasta el aceptor final (oxígeno). El proceso conlleva la oxidación hasta CO_2 y H_2O (productos que, a diferencia del ácido láctico, no modifican el pH y no ocasionan fatiga alguna) y produce en el músculo 30 ATP por mol de glucosa (es decir, esta vía es 15 veces más rentable que la vía anaerobia). La capacidad energética potencial de los depósitos de glucógeno por esta

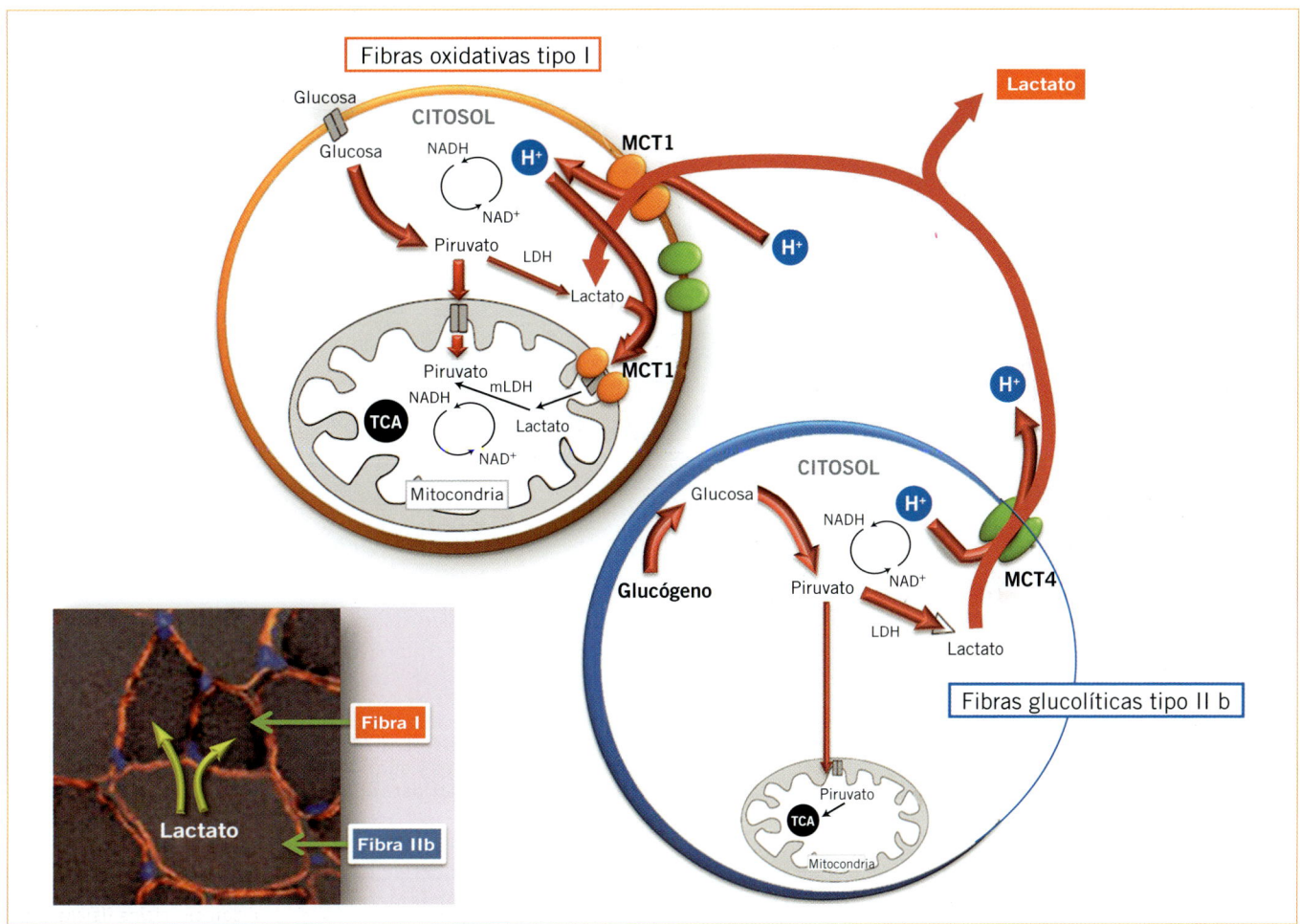

Figura 31-13. Eliminación del lactato y los protones producidos por las fibras explosivas de tipo IIb. mLDH: lactato deshidrogenasa mitocondrial; NAD⁺: nicotinamida adenindinucleótido; NADH: nicotinamida adenindinucleótido reducido; TCA: ciclo de los ácidos tricarboxílicos.

vía es de 1.055 kcal, partiendo de aproximadamente 270 g de glucógeno muscular.

La utilización del piruvato, producto final de la glucólisis, ya sea por la vía metabólica anaeróbica (conducente a la producción de lactato) o por la vía metabólica aeróbica, depende esencialmente de la apropiada activación del catabolismo mitocondrial, de la rapidez con que se requiera ATP a nivel sarcomérico y/o del reclutamiento de unidades motoras de contracción rápida (fibras IIb, que son fibras glucolíticas de contracción rápida y con menor contenido de mitocondrias). Si la activación mitocondrial es apropiada, como ocurre durante la mayor parte del tiempo de actividad de la célula muscular, el piruvato sufrirá un proceso de descarboxilación oxidativa irreversible, que lo transformará en acetilcoenzima A (acetil-CoA) e ingresará en el ciclo de Krebs para ultimar su combustión completa. Sólo si la activación mitocondrial es insuficiente en un momento dado o la tasa de requerimiento de ATP se incrementa puntualmente, el flujo metabólico del piruvato se dirigirá hacia la mayor producción de lactato, con activación de la enzima lactato deshidrogenasa.

Con respecto a los lípidos, los ácidos grasos, almacenados como triacilgliceroles intramusculares o procedentes de la sangre circulante, entran en la vía metabólica de la β-oxida-

ción mitocondrial, que conlleva la producción de unidades de acetil-CoA y su entrada en el ciclo de Krebs (**Fig. 31-15**). Pueden llegar a producirse aproximadamente 7 moléculas de ATP por cada átomo de carbono que integre el ácido graso (el ácido palmítico, de 16 carbonos, genera 106 moléculas de ATP en su combustión; el ácido esteárico, de 18 carbonos, genera 122 moléculas de ATP en su combustión), mientras que la glucosa sólo aporta 5 moléculas de ATP por átomo de carbono oxidado.

Los ácidos grasos oxidados por el músculo serán los procedentes del tejido adiposo, los procedentes de los propios triacilgliceroles musculares o los circulantes, dependiendo de la contribución porcentual de cada uno, de la intensidad del ejercicio, del tiempo de práctica de éste, de la repetición de pruebas, etc. Así, por ejemplo, en el ejercicio aerobio intenso, el papel de los triacilgliceroles musculares es fundamental, mientras que cuando el ejercicio es ligero tienen gran importancia los ácidos grasos provenientes de la lipólisis adiposa.

En cuanto a la proteína, su capacidad potencial de provisión energética es también elevada, pero mucho menor que la de la grasa. Aunque puede hablarse en términos teóricos, teniendo en cuenta la proteína máxima utilizable, de aproximadamente 12.000 kcal (3 kg de proteína corporal utiliza-

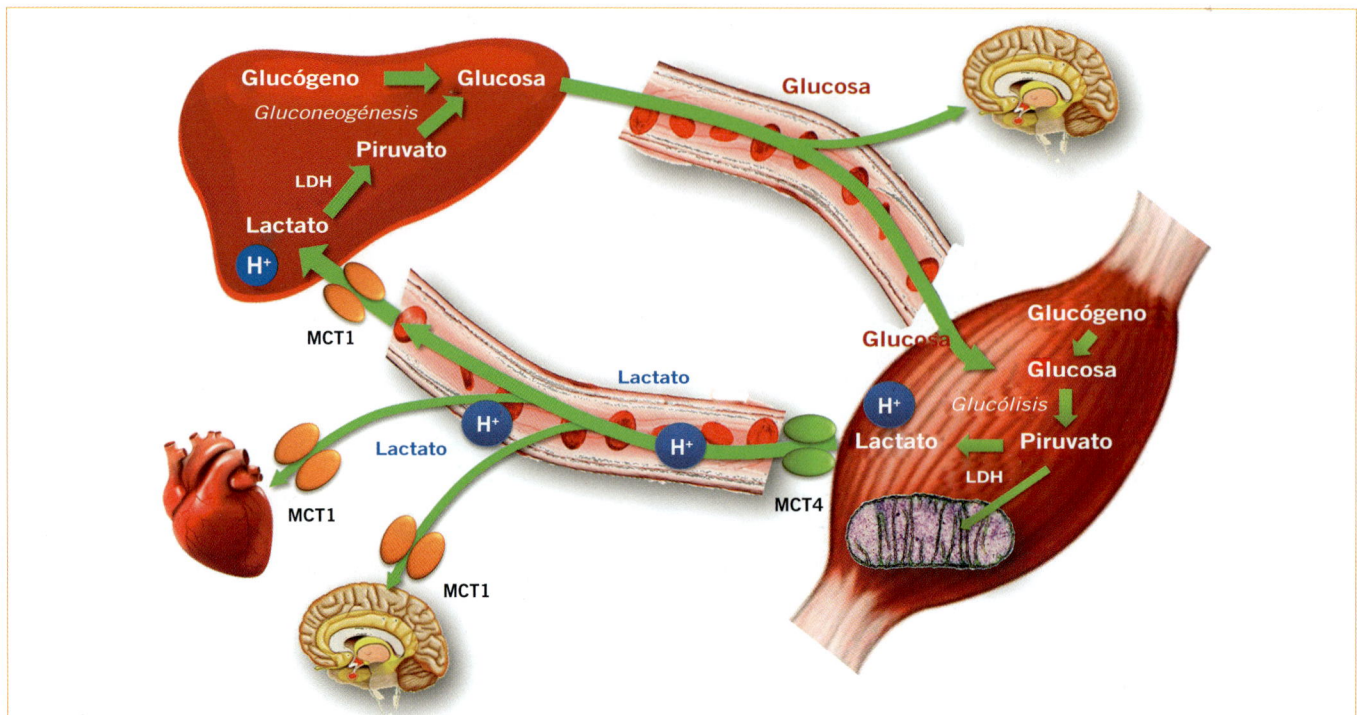

Figura 31-14. Ciclo de Cori. Las funciones y los beneficios del ciclo de Cori son varios y todos ellos de gran importancia para el transcurso de la práctica deportiva. Permite que se genere más lactato y que éste mantenga un *pool* útil de NAD⁺ (nicotinamida adenindinucleótido) y no se ralentice la glucólisis. Impide que se acumule lactato en el citoplasma de las fibras musculares y que éste no inhiba la glucólisis. Redistribuye los H⁺ (acidez) por todos los tejidos. El corazón y el tejido nervioso captan gran cantidad de lactato para utilizarlo como sustrato energético. LDH: lactato deshidrogenasa.

ble metabólicamente × 4 kcal/g), la utilización de la proteína como fuente energética es escasa y no supera el 5 % de los requerimientos energéticos celulares en los últimos minutos de una maratón, pudiendo llegar al 10 % de la contribución energética en ultramaratones. Además, cuanto mayores son las reservas orgánicas de hidratos de carbono y lípidos, tanto menor es, afortunadamente, la participación de las proteínas en el metabolismo energético. Para su contribución como combustible energético, algunos aminoácidos pueden transformarse en glucosa mediante la gluconeogénesis. Alterna-

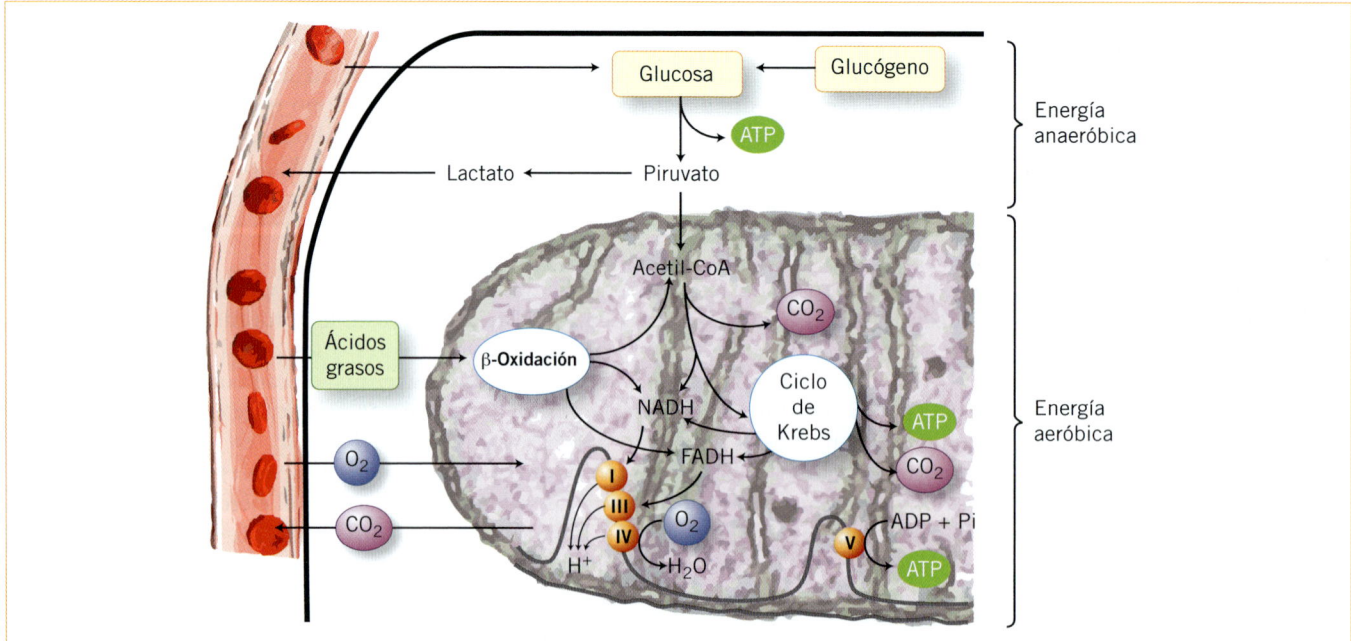

Figura 31-15. Sistemas energéticos anaeróbico láctico y aeróbico utilizados en el ejercicio físico. I, III, IV y V: complejos multienzimáticos de la cadena de transporte de electrones mitocondrial; ADP: adenosindifosfato; ATP: adenosintrifosfato; FADH, flavina adenindinucleótido reducido; NADH: nicotinamida adenindinucleótido reducido; Pi: fosfato inorgánico.

tivamente, pueden transformarse en intermediarios del metabolismo oxidativo, como piruvato y acetil-CoA, entrando en el proceso de oxidación (**cap. 8**, Síntesis, degradación y recambio de las proteínas, **tomo II**). No obstante, entre los aminoácidos disponibles, el músculo esquelético, el cerebro y el tejido adiposo pueden obtener energía de forma eficiente de los aminoácidos de cadena ramificada (leucina, isoleucina y valina) y, con menor eficiencia, de la alanina, el glutamato y el aspartato.

En función de lo que se acaba de indicar, la metabolización aerobia de hidratos de carbono, grasas y proteínas es capaz de cubrir, con mucho, las exigencias energéticas de cualquier modalidad deportiva. Como es fácil suponer, la implantación de un sistema u otro depende no sólo de su velocidad metabólica, capaz de suministrar ATP en el momento que se necesite, sino también de la capacidad de irrigación muscular con el adecuado aporte de oxígeno. Como ejemplo, en la **tabla 31-2** se muestra la contribución energética de los tres sistemas de transferencia de energía en función de prácticas deportivas concretas.

El inicio de cualquier actividad física se realiza a expensas de los fosfágenos de reserva (ATP y PCr). Incluso pruebas como los 100 m lisos se completan utilizando estas reservas energéticas que se agotan en sólo 6 segundos, por lo que los últimos metros se suelen completar por inercia. En prácticas deportivas por encima de los 10-12 segundos y hasta 2 minutos, se pueden realizar de forma máxima movilizando gran cantidad de glucógeno muscular. Dado que aún no se ha podido activar completamente el metabolismo aeróbico mitocondrial, la mayoría de la actividad muscular se realiza acumulando lactato. Por ello, a estas prácticas deportivas se las denomina frecuentemente anaeróbicas lácticas. A medida que transcurre el tiempo, la intensidad va disminuyendo y el aporte energético mitocondrial va cobrando relevancia, de forma que, a partir del 1,5-2 minutos, es cuantitativamente mayor. A partir de este tiempo, la oxidación de ácidos grasos, un catabolismo 100 % dependiente de oxígeno, adquiere toda la relevancia y se mantiene hasta que se supera el cociente respiratorio 1, es decir, cuando se igualan el consumo de oxígeno (VO_2) a la producción de CO_2 (VCO_2). A partir de esta intensidad, que también corresponde al umbral ventilatorio (UVT2) y/o al de los 4 mmol/l de lactato, los músculos sólo pueden obtener energía del catabolismo de la glucosa.

Los programas de entrenamiento se orientan para llevar los umbrales metabólicos (4 mmol/l de lactato) y ventilatorios (UVT2) a intensidades más elevadas, lo que siempre supondrá mayor rendimiento y mayor éxito competitivo. Para ello hay que conseguir:

- Mayor biogénesis mitocondrial.
- Mayor expresión del complejo piruvato carboxilasa. Esto facilita la síntesis anaplerótica de oxalacetato a partir de piruvato y poder hacer uso del acetil-CoA proveniente del catabolismo acentuado de ácidos grasos, así como impedir que se formen en hígado y se acumulen en sangre cuerpos cetónicos, lo que produciría acidez y fatiga sistémica. Con pocas semanas de entrenamiento se expresa suficiente cantidad de piruvato carboxilasa como para tener un *pool* más elevado de oxalacetato e impedir el efecto negativo de la falta de entrenamiento.
- Mayor expresión de transportadores monocarboxílicos MCT1 y MCT4. Con ello se consigue que no se acumule lactato en sangre y que sea utilizado correctamente por las fibras lentas o por otros tejidos consumidores de esta molécula, como tejido cardíaco y neuronas. Esto también retrasará la acidez, puesto que por cada molécula de lactato se cotransporta un protón.
- Mayor angiogénesis para facilitar el flujo sanguíneo al músculo.
- Mayor expresión de transportadores clave: GLUT-4 y CD/FAT32.

Interacciones del metabolismo muscular en reposo

En situación de reposo, el músculo, como se aprecia en la **figura 31-16** (trazos violáceos), utiliza sobre todo ácidos grasos. En situaciones postabsortivas y tras entrenamientos también absorbe glucosa, que utiliza para reponer las reservas de glucógeno (imposible hacerlo a partir de ácidos gra-

Tabla 31-2. Contribución porcentual de diferentes fuentes energéticas en la generación de ATP durante algunas especialidades deportivas

| Especialidad deportiva | Fosfocreatina | Glucógeno | | Glucosa sanguínea (glucógeno hepático) | Ácidos grasos |
		Anaeróbico	Aeróbico		
100 m	50-70	30-50	–	–	–
400 m	10-14	60-66	23-27	–	–
800 m	5-7	45-55	42-46	–	–
1.500 m	–	20-30	70-80	–	–
5.000 m	–	10-14	86-90	–	–
10.000 m	–	2-4	96-98	–	–
Maratón	–	–	70-80	4-6	15-25
Ultramaratón (80 km)	–	–	30-40	4-6	55-65
Carrera de 24 horas	–	–	5-15	1-3	86-90
Fútbol	5-15	65-75	15-25	–	–

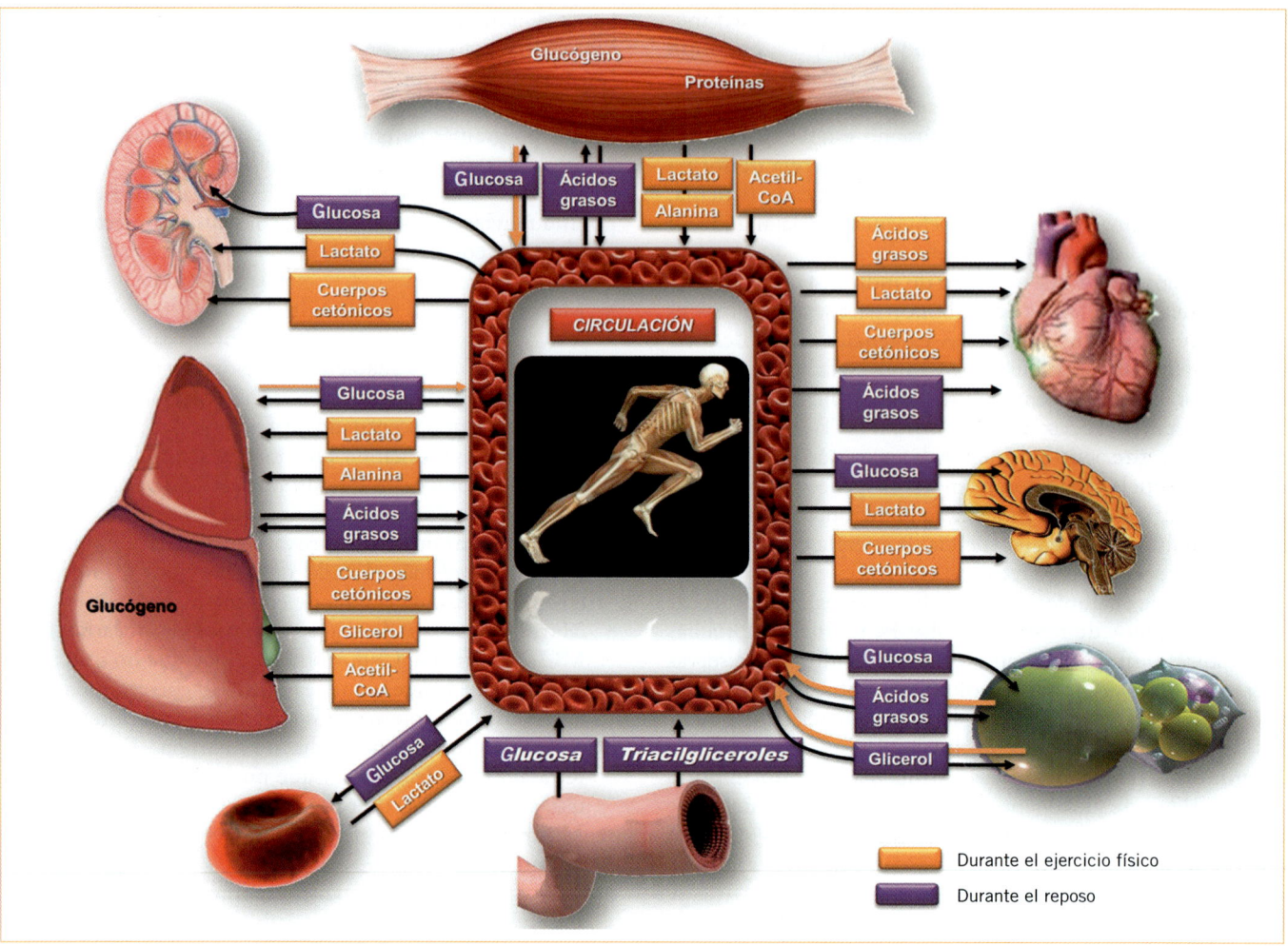

Figura 31-16. Danza de sustratos energéticos en reposo y en ejercicio de distinta intensidad.

sos), las cuales serán determinantes para la siguiente sesión de actividad física. Sólo en esta situación hay competencia energética con el tejido cardíaco. No obstante, no se plantea problema metabólico alguno por la amplia disponibilidad de ácidos grasos.

Interacciones metabólicas del músculo durante la actividad física

Durante la actividad física se produce una fuerte demanda energética que afecta a todos los órganos (**Fig. 31-16**, trazos anaranjados). El músculo esquelético activo utilizará ácidos grasos y/o glucosa en función de la intensidad. Por lo general, los miocitos acumulan gotitas de triacilgliceroles y glucógeno entre las miofibrillas, pero desde los primeros momentos economizan sus reservas absorbiendo ácidos grasos provenientes del tejido adiposo y de la glucosa sanguínea procedente del glucógeno hepático. Esta disponibilidad y movilización se debe a la descarga adrenérgica inducida por la actividad física que estimula la degradación de triacilgliceroles del tejido adiposo y la del glucógeno hepático. Este aporte es continuo para garantizar en todo momento unas concentraciones de glucosa sanguínea apropiadas y que no se produzcan desvanecimientos, ya que glucemias

< 60 mg/100 ml provocan ligeros signos neurológicos, liberación de glucagón, adrenalina y cortisol, sudoración y temblores, mientras que si son < 40 mg/100 ml se produce sopor, convulsiones e, incluso, coma.

Las reservas de glucógeno muscular y hepático permitirían, teóricamente, trabajar entre 2 y 3 horas a ritmo competitivo (80-85 % del $VO_{2máx}$). No obstante, se instaurarían antes los mecanismos de fatiga centrales (sistema nervioso central) para impedir colapsos metabólicos y problemas fisiológicos. Parece ser que, aunque no está bien caracterizado, disponemos de sensores que informan en todo momento a los centros superiores del contenido de glucógeno a fin de, en su caso, poder activar esta alarma metabólica.

Cuando hay falta de entrenamiento y/o el ritmo de carrera es muy elevado, el músculo produce lactato, que pasa a la sangre y es utilizado ávidamente por otros tejidos, como el cardíaco y el neuronal. De hecho, los miocitos obtienen hasta un 90 % de la energía en esfuerzos submáximos a partir del lactato.

En esfuerzos duraderos y de gran intensidad, el músculo suministra alanina como consecuencia de la oxidación de aminoácidos de cadena ramificada, que el hígado puede utilizar para sintetizar glucosa. También en esta situación, en la que se hidroliza en el tejido adiposo gran cantidad de triacilgliceroles, una cantidad importante de glicerol puede ser utilizada por el hígado para sintetizar glucosa.

Efectos de la duración y la intensidad del ejercicio sobre la utilización metabólica de los depósitos energéticos

La utilización relativa de hidratos de carbono y grasa como combustibles durante el ejercicio depende fundamentalmente de la intensidad y la duración de la actividad física, aunque también se relaciona con la forma física o el entrenamiento de los individuos, así como con su estado nutricional. En general, la utilización de hidratos de carbono aumenta con la intensidad del ejercicio y disminuye con su duración. Durante ejercicios de alta intensidad y corta duración, el glucógeno muscular almacenado y la glucosa sanguínea son los principales suministradores de energía, mediante la vía de la glucólisis anaerobia. A medida que la intensidad se reduce y aumenta la duración, los ácidos grasos se convierten en la fuente principal de combustible por el sistema aerobio.

Aunque los ácidos grasos constituyen un combustible fundamental durante los esfuerzos prolongados, la glucosa continúa siendo muy importante, especialmente durante el comienzo de la prueba, aunque cede posteriormente el paso, de manera lenta pero continuada, a los ácidos grasos. Asimismo, también se necesita glucosa en las fases en que la provisión de oxígeno no satisface las demandas del metabolismo aerobio, como puede ocurrir en las carreras de resistencia, que requieren un esfuerzo suplementario a la llegada.

Cuando el ejercicio se prolonga durante un tiempo demasiado largo pueden desarrollarse situaciones de hipoglucemia que contribuyen a la aparición de la fatiga, no por falta de sustratos energéticos para el músculo, que aún dispone del suministro de ácidos grasos libres, sino por la falta de glucosa para el cerebro, que depende casi exclusivamente de ella para sus necesidades energéticas. En tal situación se presenta una serie de síntomas característicos, como sudoración, falta de coordinación, malestar general, incapacidad para concentrarse y pérdida de energía, que puede llevar al agotamiento e incluso al colapso. La mayor resistencia a la fatiga de los deportistas bien entrenados se debe en parte a su menor sensibilidad a la hipoglucemia y a la mejor adaptación del sistema nervioso a esta situación. De hecho, el sistema nervioso puede obtener energía de forma eficiente a partir del lactato sanguíneo (**Fig. 31-14**), puesto que es uno de los tejidos con mayor expresión de transportadores MCT1, tanto en la membrana plasmática como en las mitocondrias. Este aspecto, recientemente demostrado, sería de gran relevancia en situaciones de prácticas deportivas de larga duración, pero con frecuentes cambios de ritmo.

Regulación del metabolismo muscular

Al inicio de cualquier actividad física se utilizan fosfágenos de reserva, se acumula momentáneamente el ADP y disminuye, por lo tanto, la relación ATP/ADP en el músculo. Esto parece ser el desencadenante de la activación metabó-lica, que se lleva a cabo regulando las enzimas PFK-1, isocitrato deshidrogenasa, hexoquinasa y glucosa-6-fosfatasa, así como la piruvato quinasa. Posteriormente, es la liberación de adrenalina la que activa la movilización de ácidos grasos y el metabolismo glucolítico y mitocondrial.

Cuando la actividad física se interrumpe, el ATP se acumula en los miocitos, y es el aumento de la relación ATP/ADP el que inhibe a las enzimas citadas anteriormente. El metabolismo se ralentiza drásticamente, lo que se facilita por el aclaramiento de adrenalina y hormonas del estrés como el cortisol.

Adaptaciones metabólicas

La exposición periódica al estrés mecánico/metabólico de la actividad física, conocido como entrenamiento, determina una serie de cambios moleculares que reforzarán las estructuras contráctiles, la maquinaria metabólica y los órganos encargados de suministrar y/o regular la energía (ventilatorio, cardíaco, endocrino, renal, etc.). Estos mecanismos adaptativos instauran el «fenotipo del alto rendimiento», que se entiende como un mecanismo defensivo para evitar daños tisulares importantes en esfuerzos máximos para los que no se está preparado.

Al concluir las sesiones de entrenamiento se expresan genes que precisamente tienen que ver con todos los aspectos citados anteriormente. Un grupo de ellos, los denominados de prioridad metabólica y de enzimas mitocondriales, se expresan en poca cantidad al final y durante la recuperación del entrenamiento. Por lo general, estos últimos persisten en poca cantidad en las siguientes sesiones, produciéndose una pequeña acumulación de sus respectivos mRNA y proteínas (AMPK, PGC-1α, guanilato ciclasa, HIF-1, factor de transcripción esencial que responde a la glucosa [MondoA], receptor activado por proliferadores de peroxisomas [PPAR], SIRT-1, SIRT-3, factor de crecimiento endotelial vascular [VEGF], FGF, eritropoyetina [EPO], etc.) que, en términos de rendimiento, repercuten en la biogénesis mitocondrial y en el incremento de enzimas de la β-oxidación, del ciclo de Krebs, de la cadena de transporte electrónico mitocondrial y de la fosforilación oxidativa. Como consecuencia, los individuos ganan capacidad de rendimiento y lo hacen de forma más saludable. Fisiológicamente, se puede constatar al comprobar incrementos del $VO_{2máx}$ en esfuerzos máximos, y en cómo el UVT2 se sitúa próximo al rendimiento máximo. No obstante, difícilmente se incrementará el $VO_{2máx}$ en más de un 25 %, mientras que la capacidad de desplazar el umbral anaeróbico (umbral que se supera al alcanzar los 4 mmol/l de lactato y el UVT2) a cargas próximas a máximas sí se puede incrementar hasta un 50 %.

Si se analizan las enzimas mitocondriales, se constata un aumento significativo de ellas. Sin embargo, las enzimas de la glucólisis anaerobia se incrementan poco, debido a que por lo general están sobreexpresadas. También se incrementa la capacidad de acumular sustratos energéticos:

- Glucógeno muscular hasta un 45 %.
- ATP hasta un 100 %.
- PCr hasta un 65 %.

Recientemente, se han descrito otras adaptaciones metabólicas que tienen que ver con un mayor aprovechamiento de los sustratos energéticos y/o con la distribución de ATP. En concreto, se ha constatado un mayor porcentaje de supercomplejos mitocondriales, sobre todo en esfuerzo máximo, lo que determina que la transferencia de protones y electrones al oxígeno sea directa. Este mecanismo produce menos radicales superóxido (por lo que se considera un mecanismo antioxidante) y, probablemente, curse con un mayor gradiente electrónico en el espacio entre las membranas mitocondriales y, por consiguiente, con mayor eficiencia en la obtención de ATP.

EL MÚSCULO COMO ÓRGANO ENDOCRINO

El músculo esquelético es el principal órgano responsable de la actividad física, pero también participa en el metabolismo de nutrientes, la homeostasis de la glucosa en todo el organismo y la sensibilidad a la insulina. Las vías de señalización desde el músculo esquelético en ejercicio a otros órganos del cuerpo no están mediadas únicamente por el sistema nervioso, sino que, además, diversos factores humorales se liberan desde los músculos en contracción a la sangre. Durante el ejercicio, las fibras musculares liberan moléculas (mioquinas) que, además de estar implicadas en la regulación autocrina del metabolismo muscular, participan en la regula-

ción paracrina/endocrina de otros tejidos y órganos, como el tejido adiposo, el hueso, el hígado, el páncreas, el sistema vascular y la piel (**Fig. 31-17**). Dichas moléculas pueden ser péptidos, factores de crecimiento y citoquinas, siendo estas últimas muy importantes por sus múltiples efectos sobre otros órganos del cuerpo humano. Hasta la fecha se han descrito más de 600 mioquinas en el ser humano.

Entre las funciones endocrinas del músculo cabe destacar la producción de IL-6 durante el ejercicio por los múltiples efectos que ésta tiene sobre el metabolismo y sobre otros órganos. La IL-6 se produce en el músculo esquelético que se contrae y tiene efectos reguladores en el metabolismo de la glucosa por varias vías. En primer lugar, la IL-6 aumenta tanto la captación basal de glucosa como la translocación del transportador GLUT-4. Por otro lado, elevaciones agudas de dicha citoquina estimulan la secreción de péptido análogo del glucagón 1 (GLP-1) en las células L intestinales y β pancreáticas, mejorando así la secreción de insulina y la homeostasis de la glucosa. La IL-6 también interviene en el metabolismo lipídico aumentando la lipólisis y la oxidación de ácidos grasos a través de la activación de la vía AMPK. Además, algunos estudios sugieren que la IL-6 puede inducir el pardeamiento del tejido adiposo blanco. Por otro lado, cuando la IL-6 derivada del músculo alcanza altas concentraciones sistémicas, puede atravesar la barrera hematoencefálica y ejercer efectos inhibitorios sobre el apetito. Además,

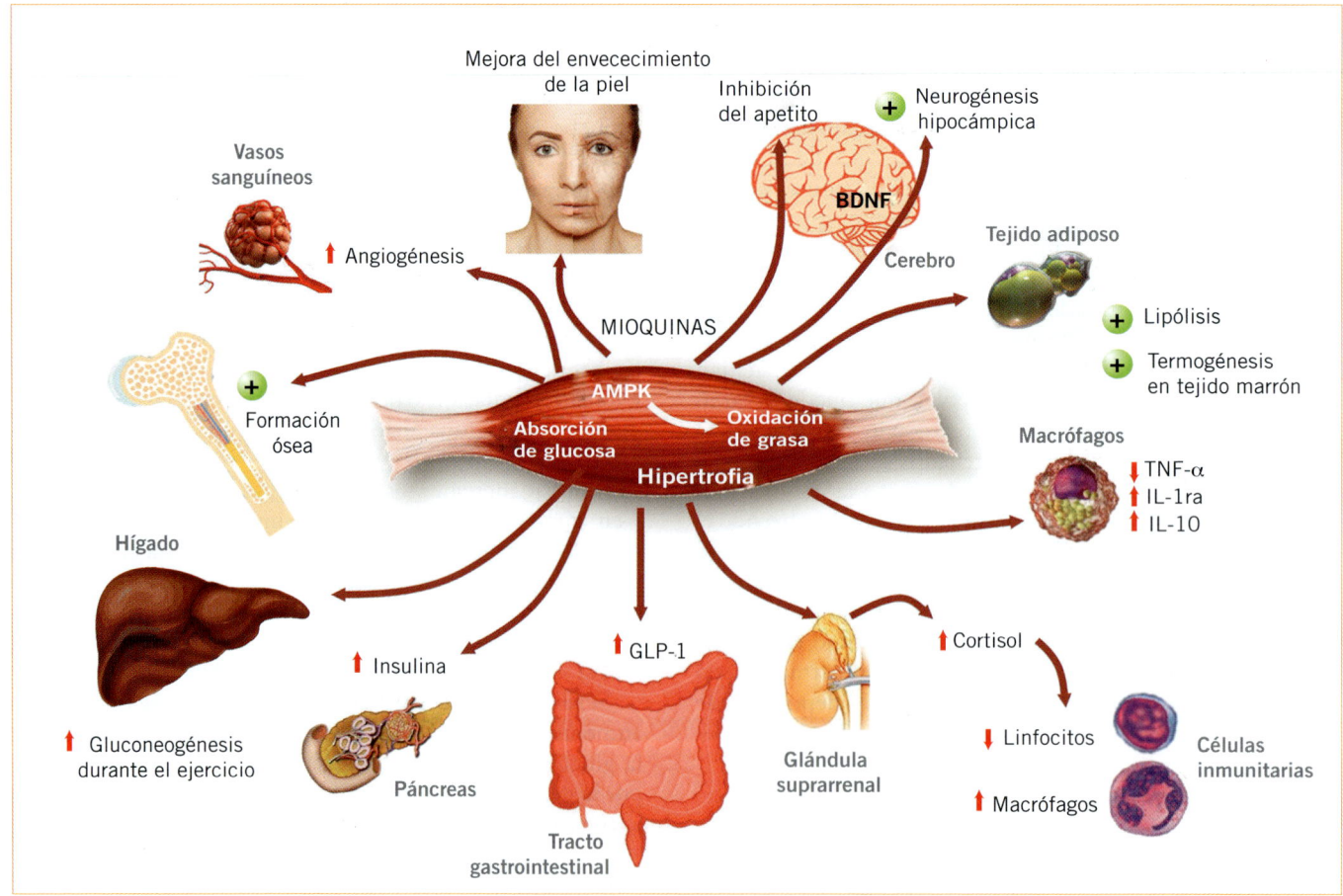

Figura 31-17. El músculo como órgano endocrino. AMPK: proteína quinasa dependiente de AMP; BDNF: factor neurotrófico derivado del cerebro; GLP-1: péptido análogo del glucagón 1; IL-1ra: antagonista del receptor de IL-1; IL-10: interleuquina 10; TNF-α: factor de necrosis tumoral alfa.

el aumento agudo de IL-6 inducido por el ejercicio estimula un entorno sistémico antiinflamatorio, promoviendo la liberación de otras citoquinas antiinflamatorias y limitando las moléculas inflamatorias circulantes.

Otra molécula importante producida por el músculo durante el ejercicio es el factor neurotrófico derivado del cerebro (BDNF), que está relacionado con la mejora de las funciones cognitivas. Aunque no se ha demostrado que el BDNF muscular se libere al torrente sanguíneo mediando una interacción músculo-cerebro directa, se sabe que el ejercicio induce la liberación de BDNF cerebral por medio de otra mioquina denominada catepsina B. Por otro lado, el BDNF se identifica como una mioquina capaz de potenciar la activación de la vía AMPK y, por lo tanto, la oxidación lipídica.

La IL-15 se acumula en el músculo como resultado del entrenamiento regular. La IL-15 aumenta la captación de glucosa en las células del músculo esquelético a través de la activación de la vía de señalización de la quinasa Janus (Jak)/transductor de señales y activador de la transcripción 3 (STAT-3) y de la vía AMPK. Además, aumenta la oxidación de las grasas y el gasto energético.

La mionectina es una mioquina que se libera al torrente sanguíneo durante la contracción muscular. Funcionalmente es similar a la insulina, dado que aumenta la captación de glucosa y la oxidación de ácidos grasos mediante la activación de la vía AMPK. Además, promueve la absorción de ácidos grasos en las células mediante el aumento de la expresión de genes que codifican transportadores de ácidos grasos: translocasa de ácidos grasos (FAT), proteína transportadora de ácidos grasos 1 (FATP-1), proteínas de unión a ácidos grasos 1 (FABP-1) y 4 (FABP-4). Por otro lado, las fibras musculares oxidativas y de contracción lenta expresan un mayor nivel de mionectina que las fibras musculares glicolíticas y de contracción rápida, lo que sugiere que la mionectina también puede estar implicada en la biogénesis mitocondrial y en la detección del estado energético celular.

Por último, cabe destacar que el músculo funciona como un órgano inmunorregulador durante el ejercicio, influyendo en el transporte de leucocitos y en la inflamación. Durante el ejercicio, los linfocitos y neutrófilos se movilizan hacia la sangre. Después del ejercicio, la concentración de linfocitos cae por debajo de los valores previos, mientras que el número de neutrófilos sigue aumentando. Dichos efectos están mediados por la adrenalina y el cortisol. Existen indicios de que el aumento de cortisol inducido por el ejercicio está mediado por la IL-6, que estimularía la producción de cortisol y, por consiguiente, induciría la neutrocitosis y la linfopenia. Además, la IL-6 tiene efectos antiinflamatorios debido a que inhibe la producción de factor de necrosis tumoral (TNF) y estimula la producción del antagonista del receptor de IL-1 (IL-1ra) y de IL-10.

DIFERENCIAS ENTRE SEXOS

Existen diferencias entre hombres y mujeres tanto en la fuerza como en la resistencia muscular. Aunque se sigue debatiendo la relación entre el sexo biológico y el ejercicio y rendimiento deportivo, hay varios puntos que ya han sido esclarecidos.

La fuerza muscular está determinada por la anatomía muscular y el impulso neural al músculo, es decir, la activación voluntaria. Se sabe que hay diferencias entre sexos en la masa y el tamaño muscular y en el tipo de fibra predominante. La fuerza muscular es mayor en los hombres que en las mujeres. La magnitud de esta diferencia depende tanto del grupo muscular como del tipo de contracción. La fuerza de los músculos superiores femeninos suele ser un 50-60 % de la fuerza de los masculinos, y la fuerza de los músculos inferiores femeninos suele ser un 60-70 % de la fuerza de los masculinos. Del mismo modo, la fuerza del tronco femenino es aproximadamente un 60 % de la fuerza del tronco masculino. Las diferencias relativas al sexo en la fuerza muscular se han observado tanto en población general como en levantadores de peso de competición. En cuanto a las diferencias de fuerza entre hombres y mujeres según el tipo de contracción muscular, las diferencias son mayores en contracciones concéntricas que en excéntricas e isométricas.

Las diferencias entre hombres y mujeres en la fuerza muscular pueden explicarse por las diferencias existentes entre ellos en la masa y el tamaño muscular. Los hombres tienen más masa muscular que las mujeres en términos absolutos y también como proporción de la masa corporal total. Además, los hombres tienen una mayor proporción de masa muscular en la parte superior del cuerpo. Sin embargo, se ha visto que el otro factor que interviene en la fuerza muscular es el impulso neural al músculo o activación voluntaria, que es igual en hombres y mujeres.

Por otra parte, existe una diferencia entre sexos en el área relativa del músculo ocupado por fibras de tipo I y de tipo II. Las fibras de tipo I ocupan una mayor superficie en los músculos femeninos que en los masculinos, mientras que las fibras musculares de tipo II ocupan una superficie mayor en el músculo masculino que en el femenino. Así pues, la relación entre la superficie de las fibras de tipo II y las de tipo I es sistemáticamente mayor en los hombres que en las mujeres. Estas diferencias podrían contribuir a explicar también la mayor fuerza muscular en los hombres, dado que las fibras musculares de tipo II crean fuerzas mayores que las fibras de tipo I. Por el contrario, las mujeres presentan mayor resistencia a la fatiga que los hombres durante los ejercicios de resistencia, debido a que las mujeres tienen un área relativa de fibras de tipo I mayor que los hombres.

También existen diferencias psicológicas y sociológicas entre sexos en cuanto a las preferencias de ejercicio que podrían contribuir a las diferencias entre hombres y mujeres en la participación en entrenamientos de fuerza y resistencia.

SARCOPENIA

La pérdida de masa y fuerza del músculo esquelético (sarcopenia) se ha convertido en un tema candente de investigación por la importancia que tiene en la disminución de la esperanza y la calidad de vida, constituyendo sobre todo uno de los principales problemas de salud en adultos mayores.

Los factores de riesgo de sarcopenia incluyen la edad, el sexo, el nivel de actividad física y la presencia de enfermedades crónicas. Así, un bajo nivel de actividad física (habitualmente asociado a una disminución de masa muscular), una baja ingesta calórica, cambios en el metabolismo muscular, un estado inflamatorio crónico, niveles altos de estrés oxidativo y degeneración de la unión neuromuscular pueden contribuir al desarrollo de sarcopenia.

Se ha observado que existe una predisposición genética asociada a la sarcopenia. Se han identificado polimorfismos de un solo nucleótido (SNP) que están relacionados con diversos aspectos, como la función sináptica, el mantenimiento neuronal, la estructura y la función de las fibras musculares esqueléticas y el metabolismo muscular. Además, los efectos ambientales tempranos sobre el crecimiento y el desarrollo también pueden tener repercusión en el desarrollo de sarcopenia, como el bajo peso al nacer, que se asocia con una disminución de la masa muscular y la fuerza en la vida adulta.

Por otro lado, las mioquinas también tienen un importante papel en la regulación de la masa muscular. La miostatina, la primera mioquina identificada en 1997, es un miembro de la familia del TGF-β. Se expresa abundantemente en el músculo esquelético, aunque también en menor medida en el músculo cardíaco y el tejido adiposo. La miostatina inhibe la síntesis de proteínas en los tejidos musculares al suprimir la vía de señalización diana de la rapamicina en los mamíferos (mTOR) mediada por la proteína quinasa B (PKB), también conocida como Akt. Funcionalmente, la miostatina es un regulador negativo del crecimiento muscular. Actúa inhibiendo la diferenciación y el crecimiento de las células musculares, lo que conduce a la inhibición de la miogénesis. Los niveles de miostatina en plasma disminuyen significativamente en las 24 horas posteriores al ejercicio en comparación con los niveles previos al ejercicio.

Otra mioquina implicada en la regulación de la masa muscular es la irisina. Ésta se secreta inversamente a la miostatina en los músculos esqueléticos después del ejercicio, lo que sugiere una posible función miogénica. La decorina también desempeña un papel importante en el crecimiento muscular, se secreta en los músculos esqueléticos durante la contracción y actúa uniéndose directamente a la miostatina, a la que inactiva, inhibiendo así sus efectos antimiogénicos.

La mionectina, otra mioquina liberada durante el ejercicio, suprime la autofagia. Además, desempeña un importante papel en el aumento de la masa muscular mediante la inducción de la síntesis y la inhibición de la degradación de proteínas. De la misma forma, el factor de crecimiento de fibroblastos 21 (FGF-21) también parece estar involucrado en la regulación de la masa y la función muscular. La expresión de FGF-21 aumenta cuando existe disfunción mitocondrial o aparece algún estrés en el músculo esquelético; su función consiste en aumentar la biogénesis mitocondrial y promover la hipertrofia muscular.

ACTIVIDAD FÍSICA COMO FUENTE DE SALUD

La atrofia del músculo esquelético es prevalente en una amplia gama de procesos patológicos, como la diabetes, la pérdida de la inervación nerviosa (denervación), la inmovilidad a largo plazo, la desnutrición, la obesidad, la enfermedad de Alzheimer y la caquexia, por lo que se trata de un tema de vital importancia para la salud de la sociedad actual. En todas esas enfermedades, la sarcopenia está siempre presente. El músculo esquelético ha sido ampliamente descrito como un órgano esencial para la salud general (**Fig. 31-18**). Debido a su capacidad oxidativa y al área que ocupa en el cuerpo humano, su metabolismo está estrechamente relacionado con la fisiología de todo el cuerpo. Por ello, la actividad física es una de las intervenciones de promoción de la salud más eficaces para retrasar la aparición de enfermedades crónicas. Existen abundantes evidencias sobre los efectos beneficiosos de la actividad física sobre la mortalidad, el cáncer, la salud cardiovascular, la salud musculoesquelética, la salud metabólica y la salud neurocognitiva y mental (**cap. 29**, Actividad física, estilos de vida y prevención de las enfermedades crónicas no transmisibles, **tomo IV**).

Además, el ejercicio físico desempeña un papel muy importante en la regeneración celular de los tejidos corporales. Por un lado, promueve la proliferación de las células satélite, induciendo así la hipertrofia muscular tanto en condiciones fisiológicas como patológicas. Además, el ejercicio regula la diferenciación de las células madre esqueléticas en osteoblastos y condrocitos y promueve la angiogénesis ósea, contribuyendo así al aumento y mejora de la densidad mineral ósea. La regeneración del cartílago tras lesiones postraumáticas también puede ser inducida por el ejercicio. Éste tiene también efectos regenerativos en el sistema hematopoyético, dado que promueve la proliferación de células madre hematopoyéticas y la producción de leucocitos, mejorando así el sistema inmunitario.

Aunque el hígado presenta una capacidad regenerativa única, su tasa de renovación celular es muy lenta. El ejercicio mejora la capacidad de regeneración hepática en condiciones fisiológicas y en diversas situaciones patológicas, como el hígado graso, mejorando también la tolerancia a la isquemia. Además, en pacientes con hepatectomía parcial, el ejercicio promueve la proliferación de hepatocitos y la biosíntesis mitocondrial, contribuyendo a la restauración de la función hepática.

Los efectos beneficiosos del ejercicio en la prevención y el tratamiento de las enfermedades cardiovasculares han sido ampliamente descritos. Otro efecto de la actividad física es que promueve la proliferación de cardiomiocitos, induciendo la hipertrofia fisiológica del ventrículo izquierdo y reduciendo el área de infarto de miocardio.

En el sistema nervioso central, el ejercicio mejora la neurogénesis del hipocampo, la regeneración de mielina y de axones y la angiogénesis cerebral, mejorando las funciones motoras, sensoriales y cognitivas. Además, el ejercicio promueve la regeneración de los nervios en el sistema nervioso periférico.

La actividad física también interviene en los ritmos circadianos actuando sobre el reloj periférico del músculo esquelético. Ciertas enfermedades metabólicas, como la diabetes de tipo 2, cursan con alteraciones en el mecanismo del reloj del músculo esquelético. Se sabe que dicho reloj está implicado en la expresión de diversos genes del tejido muscular, incluidos los genes glucorreguladores. Es por ello que el momento en el que se realiza el ejercicio podría mejorar el perfil metabólico en individuos sanos y enfermos, constituyendo

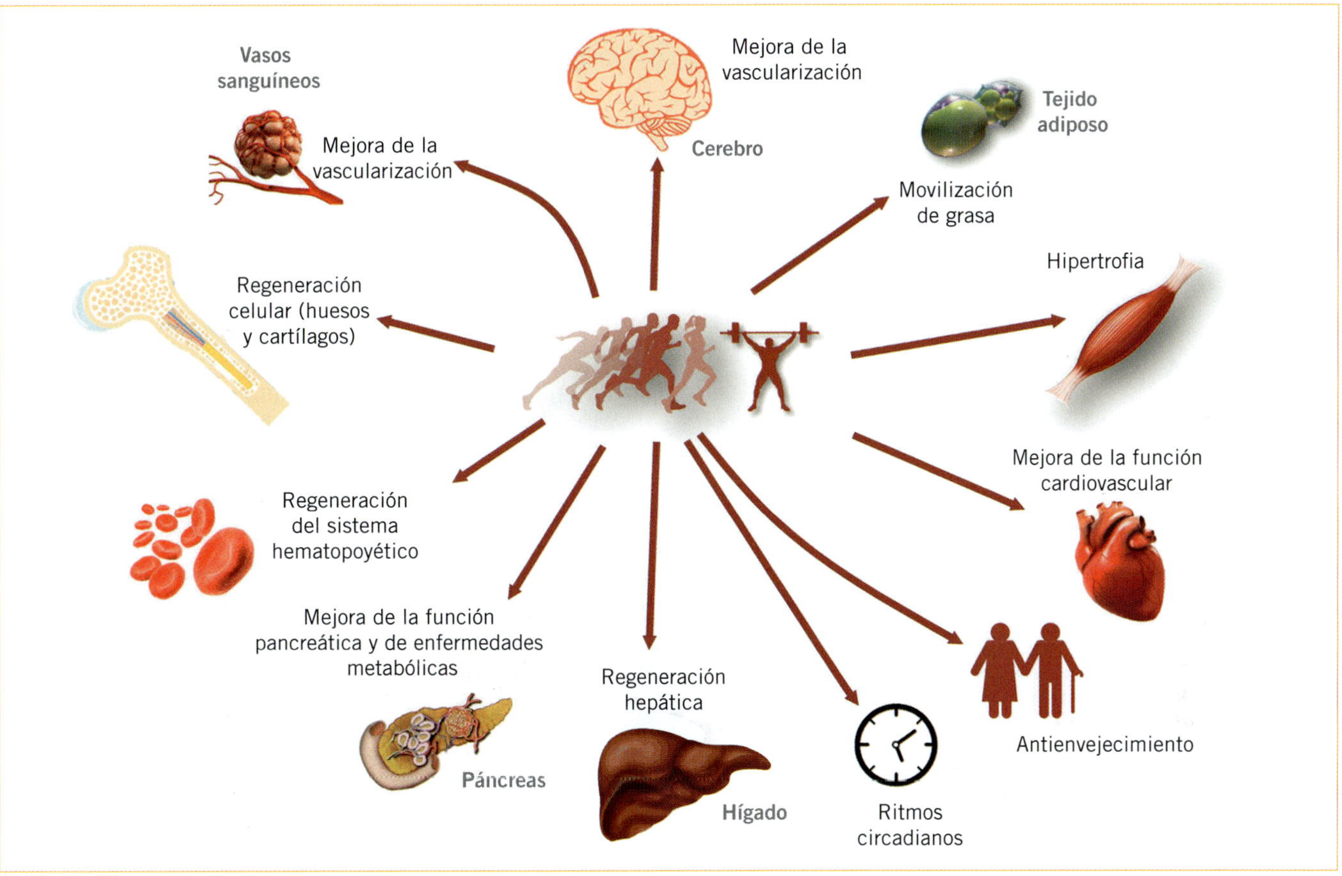

Figura 31-18. Actividad física como fuente de salud: efecto sobre la regeneración celular (huesos, cartílagos), del sistema hematopoyético y hepática, efecto sobre enfermedades cardiovasculares (proliferación de cardiomiocitos), sobre el sistema nervioso central (neurogénesis, angiogénesis), los ritmos circadianos y el envejecimiento.

una estrategia preventiva y terapéutica para diferentes enfermedades metabólicas.

Los efectos del ejercicio también pueden verse reflejados en el retraso y la mejora del envejecimiento. Se ha observado que el envejecimiento de los tejidos corporales suele ir acompañado de una disminución de la concentración de NAD⁺ tisular. Por lo tanto, la normalización del contenido de NAD⁺ podría mejorar el declive funcional de los tejidos que se produce con la edad. Como se ha mencionado previamente, el ejercicio físico estimula las vías de biosíntesis del NAD⁺, por lo que podría constituir una potente intervención frente al envejecimiento muscular y sistémico.

PUNTOS CLAVE

- El músculo es un tejido formado por células o fibras musculares capaces de producir fuerza y movimiento. El tejido muscular supone el 48-52 % de la masa corporal, por lo que cuantitativamente es el órgano más relevante del cuerpo humano.

- Está diseñado para responder a los estreses mecánicos y metabólicos reforzando la masa muscular y expresando genes que permitirán adaptarnos metabólicamente e instaurar el denominado fenotipo de alto rendimiento y saludable.

- Las fibras musculares liberan mioquinas durante el ejercicio que están implicadas en la regulación autocrina del metabolismo muscular y en la regulación paracrina y endocrina de otros tejidos y órganos. Destaca la IL-6 por sus múltiples efectos sobre el metabolismo.

- La escasa concentración celular de ATP hace necesaria su continua resíntesis, lo que es posible mediante tres sistemas: sistema de la creatina-fosfato o de los fosfágenos, sistema anaeróbico láctico y sistema oxidativo o aeróbico.

- La energía para la actividad física depende, en la mayoría de los casos, de los depósitos de glucógeno muscular, de parte del glucógeno hepático y de la grasa adiposa. También depende de la gluconeogénesis hepática cuando se han acabado las reservas de glucógeno.

- La intensidad y la duración del ejercicio determinan las cantidades relativas de hidratos de carbono y grasa que son utilizadas. Es posible manipular los hidratos de carbono de la dieta mediante técnicas de sobrecarga para lograr óptimos depósitos de glucógeno.

- Las diferencias entre hombres y mujeres en la fuerza muscular pueden explicarse por las diferencias existentes entre ambos en la masa y el tamaño musculares. En los músculos masculinos predominan las fibras de tipo II, mientras que en los femeninos predominan las fibras de tipo I.

- La sarcopenia tiene gran importancia en la disminución de la esperanza y la calidad de vida. La miostatina actúa como un regulador negativo del crecimiento muscular, mientras que otras mioquinas producidas durante el ejercicio tienen una función miogénica.

- El músculo esquelético constituye un tejido esencial para la salud general debido a su capacidad oxidativa y a la gran área que ocupa en el cuerpo humano. Además, el ejercicio físico desempeña un papel muy importante en la regeneración celular de diversos tejidos.

BIBLIOGRAFÍA

ARAGÓN-VELA J, FONTANA L, CASUSO RA, PLAZA-DÍAZ J, HUERTAS J. **Differential inflammatory response of men and women subjected to an acute resistance exercise. Biomed J 2021; 44: 338-45.**
En este artículo original, los autores analizan las diferencias del sexo en el perfil inflamatorio durante el ejercicio.

CASUSO RA, HUERTAS JR. **The emerging role of skeletal muscle mitochondrial dynamics in exercise and ageing. Ageing Res Rev 2020; 58: 101025.**
Artículo que demuestra el papel de la dinámica mitocondrial durante el envejecimiento y su relación con la salud.

CHEN J, ZHOU R, FENG Y, CHENG L. **Molecular mechanisms of exercise contributing to tissue regeneration. Signal Transduct Target Ther 2022; 7: 383.**
Interesante artículo que investiga los mecanismos moleculares de la regeneración muscular tras traumatismos adaptativos.

DOWLING P, GARGAN S, SWANDULLA D, OHLENDIECK K. **Fiber-type shifting in sarcopenia of old age: proteomic profiling of the contractile apparatus of skeletal muscles. Int J Mol Sci 2023; 24: 2415.**
En este artículo se analiza el perfil proteómico del músculo esquelético en la sarcopenia.

HUERTAS JR, RUIZ-OJEDA FJ, PLAZA-DÍAZ J, NIKOLAI B, NORDSBORG J, MARTÍN-ALBO J y COLS. **Human muscular mitochondrial fusion in athletes during exercise. FASEB J. 2019; 33: 2087-98.**
Artículo que describe cómo los mecanismos de fusión mitocondrial se producen con gran intensidad durante la actividad física y aportan aspectos de interés funcional.

HUERTAS JR, CASUSO R, HERNANSANZ-AGUSTÍN P, COGLIATI S. **Stay fit, stay young: mitochondria in movement. The role of exercise in the new mitochondrial paradigm. Oxidat Med Cell Longev 2019; 2019: 7058350.**
Artículo de revisión sobre la bioenergética y la biogénesis mitocondrial durante el ejercicio.

LANHAM-NEW SA, STEAR SJ, SHIRREFFS M, COLLINS AL. **Sport and exercise nutrition. Oxford: Wiley-Blackwell, 2011.**
Manual que cubre aspectos básicos y prácticos de la nutrición en el deporte y el ejercicio.

LEE JH, JUN HS. **Role of myokines in regulating skeletal muscle mass and function. Front Physiol 2019; 10: 42.**
Revisión sobre la producción de mioquinas por el músculo como órgano endocrino.

MARTIN RA, ESSER KA. **Time for exercise? Exercise and its influence on the skeletal muscle clock. J Biol Rhythms 2022; 37: 579-92.**
Revisión del papel del ejercicio físico como fuente de salud.

MCARDLE WD, KATCH FI, KATCH VL. **Exercise physiology: energy, nutrition and human performance. Baltimore: Lippincott Williams & Wilkins, 2014.**
Manual de fisiología del ejercicio que aborda en algunos de sus apartados la relación entre actividad física y nutrición.

NUZZO JL. **Narrative review of sex differences in muscle strength, endurance, activation, size, fiber type, and strength training participation rates, preferences, motivations, injuries, and neuromuscular adaptations. J Strength Cond Res 2023; 37: 494-536.**
Artículo dedicado a las diferencias entre los sexos en el rendimiento físico/deportivo.

PÉREZ-RODRÍGUEZ M, HUERTAS JR, VILLALBA JM, CASUSO RA. **Mitochondrial adaptations to calorie restriction and bariatric surgery in human skeletal muscle: a systematic review with meta-analysis. Metabolism 2022; 158: 155336.**
Artículo de revisión en el que se analizan las adaptaciones de la función mitocondrial por restricción calórica.

SEVERINSEN MCK, PEDERSEN BK. **Muscle-organ crosstalk: the emerging roles of myokines. Endocr Rev 2020; 41: 594-609.**
Revisión reciente dedicada a las funciones de las mioquinas.

WILMORE JH, COSTILL DL. **Fisiología del esfuerzo y del deporte. Madrid: Paidotribo, 2007.**
Buen texto de fisiología del ejercicio que trata en diversos capítulos aspectos del metabolismo y la nutrición en el deporte.

(?) AUTOEVALUACIÓN

Metabolismo del sistema nervioso

32

L. Fontana Gallego y Á. Gil Hernández

 OBJETIVOS

- Conocer la estructura y la organización del sistema nervioso para entender su fisiología.
- Identificar las principales células del sistema nervioso y sus diversas funciones.
- Describir la estructura de las neuronas y de la transmisión sináptica del impulso nervioso.
- Entender la estructura y la impermeabilidad de la barrera hematoencefálica y su papel protector del sistema nervioso.
- Estudiar las rutas metabólicas de los hidratos de carbono, lípidos y compuestos nitrogenados que se llevan a cabo en el sistema nervioso.
- Comprender la estructura de los glicerofosfolípidos y esfingolípidos y su importancia para el sistema nervioso.
- Describir la síntesis y la degradación de los glicerofosfolípidos y los esfingolípidos.
- Conocer los principales neurotransmisores sinápticos.
- Entender la relación bidireccional que existe entre los sistemas gastrointestinal y nervioso (eje cerebro-intestino) y el papel fundamental de las hormonas gastrointestinales y la microbiota intestinal.

CONTENIDO

- Introducción
- Principales células del sistema nervioso
- Barrera hematoencefálica
- Metabolismo glucídico
- Metabolismo lipídico

- Metabolismo nitrogenado
- Interacciones del sistema nervioso con el sistema gastrointestinal
- Eje cerebro-intestino

INTRODUCCIÓN

El sistema nervioso permite al cuerpo responder a los continuos cambios en su entorno externo e interno. Controla e integra las actividades funcionales de los distintos órganos y sistemas. Anatómicamente, el sistema nervioso se divide en:

- El sistema nervioso central (SNC), formado por el cerebro y la médula espinal, situados en la cavidad craneal y el conducto raquídeo, respectivamente. El cerebro, a su vez, está constituido por el encéfalo, el cerebelo y el tallo cerebral.
- El sistema nervioso periférico (SNP), que consta de nervios craneales, espinales y periféricos que conducen impulsos desde el SNC (nervios eferentes o motores) y hacia él (nervios aferentes o sensoriales), conjuntos de cuerpos celulares nerviosos fuera del SNC denominados ganglios y terminaciones nerviosas especializadas (tanto motoras

como sensoriales). Las interacciones entre los nervios sensoriales (aferentes) que reciben los estímulos, el SNC que los interpreta y los nervios motores (eferentes) que inician las respuestas crean vías neurales. Estas vías median los actos reflejos denominados arcos reflejos. En los seres humanos, la mayoría de las neuronas sensoriales no conectan directamente con el cerebro, sino que se comunican mediante terminales especializados (sinapsis) con las neuronas motoras de la médula espinal.

Funcionalmente, el sistema nervioso se divide en:

- El sistema nervioso somático (SNS), formado por partes somáticas del SNC y del SNP. El SNS controla las funciones que están bajo control voluntario consciente, con excepción de los arcos reflejos. Proporciona inervación sensorial y motora a todas las partes del cuerpo excepto a las vísceras, los músculos liso y cardíaco y las glándulas.

715

- El sistema nervioso autónomo (SNA), formado por partes autónomas del SNC y del SNP. El SNA proporciona inervación motora involuntaria eferente al músculo liso, el sistema de conducción del corazón y las glándulas. También proporciona inervación sensorial aferente de las vísceras (dolor y reflejos autónomos). El SNA se subdivide a su vez en una división simpática y otra parasimpática. Una tercera división del SNA, la división entérica, sirve al conducto alimentario. Se comunica con el SNC a través de las fibras nerviosas parasimpáticas y simpáticas; sin embargo, también puede funcionar con independencia de otras dos divisiones del SNA (cap. 2, Fisiología de la digestión).

PRINCIPALES CÉLULAS DEL SISTEMA NERVIOSO

La neurona o célula nerviosa es la unidad funcional del sistema nervioso. Consta de un cuerpo celular, que contiene el núcleo, y varias proyecciones o prolongaciones de longitud variable. Las células nerviosas están especializadas en recibir estímulos de otras células y conducir impulsos eléctricos a otras partes del sistema a través de sus proyecciones. Varias neuronas suelen participar en el envío de impulsos de una parte del sistema a otra. Estas neuronas están dispuestas en forma de cadena como una red de comunicaciones integrada. Se denomina sinapsis a los contactos especializados entre neuronas que proporcionan la transmisión de información de una neurona a la siguiente.

Las células de sostén son células no conductoras que se encuentran cerca de las neuronas. Se denominan células neurogliales o simplemente glía.

Además de las neuronas y las células de sostén, tanto en el SNC como en el SNP existe una extensa vasculatura. Los vasos sanguíneos están separados del tejido nervioso por las láminas basales y cantidades variables de tejido conjuntivo, dependiendo del tamaño de los vasos. El límite entre los vasos sanguíneos y el tejido nervioso en el SNC excluye muchas sustancias que normalmente salen de los vasos sanguíneos para entrar en otros tejidos. Esta restricción selectiva de las sustancias transportadas por la sangre en el SNC se denomina barrera hematoencefálica.

Neuronas

Existen diversos tipos de neuronas:

- Las neuronas sensoriales transmiten impulsos desde los receptores hasta el SNC. Las prolongaciones de estas neuronas están incluidas en las fibras nerviosas aferentes somáticas y aferentes viscerales. Las fibras aferentes somáticas transmiten sensaciones de dolor, temperatura, tacto y presión desde la superficie corporal. Además, estas fibras transmiten el dolor y la propiocepción (sensación no consciente) desde los órganos internos (p. ej., músculos, tendones y articulaciones) para proporcionar al cerebro información relacionada con la orientación del cuerpo y las extremidades. Las fibras aferentes viscerales transmiten impulsos de dolor y otras sensaciones procedentes de órganos internos, mucosas, glándulas y vasos sanguíneos.

- Las motoneuronas transmiten impulsos desde el SNC o los ganglios a las células efectoras. Las prolongaciones de estas neuronas están incluidas en las fibras nerviosas eferentes somáticas y eferentes viscerales. Las neuronas eferentes somáticas envían impulsos voluntarios a los músculos esqueléticos. Las neuronas eferentes viscerales transmiten impulsos involuntarios al músculo liso, a las células conductoras cardíacas (fibras de Purkinje) y a las glándulas.

- Las interneuronas, también denominadas neuronas intercaladas, forman una red de comunicación e integración entre las neuronas sensoriales y motoras. Se calcula que más del 99,9 % de todas las neuronas pertenecen a esta red integradora.

Los componentes funcionales de una neurona son el cuerpo celular, el axón, las dendritas y las uniones sinápticas, que se detallan a continuación (**Fig. 32-1**).

Cuerpo celular

El cuerpo celular de una neurona contiene el núcleo y los orgánulos celulares. Las prolongaciones que se extienden desde el cuerpo celular constituyen la única característica estructural común de todas las neuronas. La mayoría de las neuronas tienen un solo axón, normalmente la prolongación

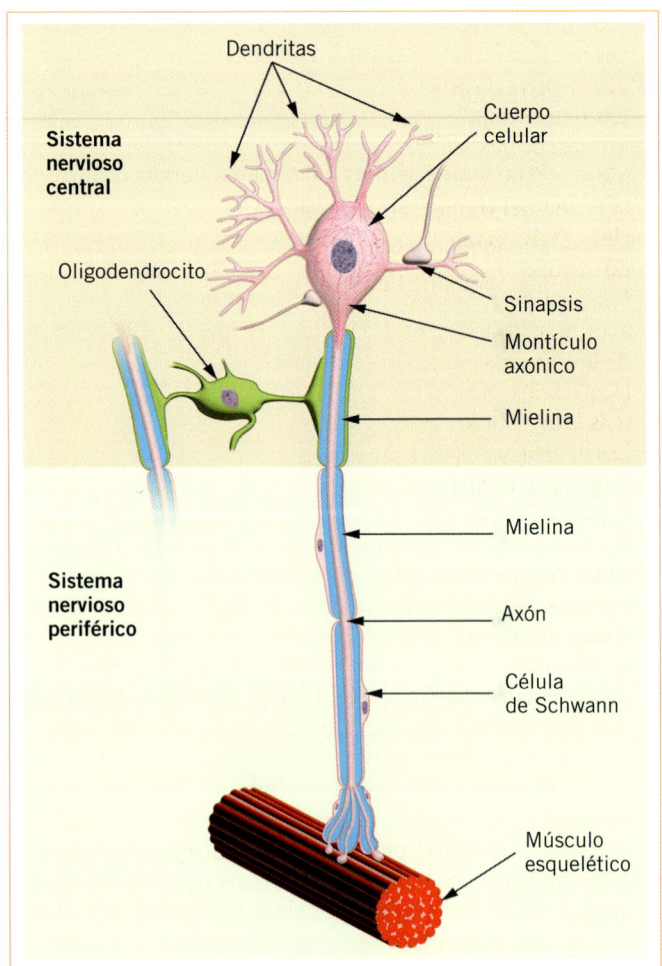

Figura 32-1. Esquema de una neurona motora.

más larga que se extiende desde la célula, que transmite impulsos desde el cuerpo celular hasta un terminal especializado (sinapsis).

La sinapsis entra en contacto con otra neurona o con una célula efectora (p. ej., una célula muscular o una célula epitelial glandular). Una neurona suele tener muchas dendritas, prolongaciones más cortas que transmiten impulsos desde la periferia (es decir, otras neuronas) hacia el cuerpo celular.

Las neuronas se clasifican en función del número de prolongaciones que se extienden desde el cuerpo celular. La mayoría de las neuronas pueden caracterizarse anatómicamente de la siguiente manera:

- Las **neuronas multipolares** tienen un axón y dos o más dendritas. La dirección de los impulsos va de la dendrita al cuerpo celular y al axón, o del cuerpo celular al axón. Funcionalmente, las dendritas y el cuerpo celular de las neuronas multipolares son las porciones receptoras de la célula, y su membrana plasmática está especializada en la generación de impulsos. El axón es la porción conductora de la célula, y su membrana plasmática está especializada en la conducción de impulsos. La porción terminal del axón, la terminación sináptica, contiene varios neurotransmisores, es decir, pequeñas moléculas liberadas en la sinapsis que afectan a otras neuronas, así como a las células musculares y al epitelio glandular. Las motoneuronas y las interneuronas constituyen la mayoría de las neuronas multipolares del sistema nervioso.
- Las **neuronas bipolares** tienen un axón y una dendrita. Las neuronas bipolares son raras. Suelen estar asociadas a los receptores de los sentidos especiales (gusto, olfato, oído, vista y equilibrio). Generalmente se encuentran en la retina del ojo y en los ganglios del nervio vestibulococlear (VIII par craneal) del oído. Algunas neuronas de este grupo no se ajustan a las generalizaciones anteriores. Por ejemplo, las células amacrinas de la retina no tienen axones, y los receptores olfativos se parecen a las neuronas de los sistemas neurales primitivos en que conservan una localización superficial y se regeneran a un ritmo mucho más lento que otras neuronas.
- Las **neuronas seudounipolares** tienen una prolongación, el axón, que se divide cerca del cuerpo celular en dos largas ramas axónicas. Una rama se extiende hacia la periferia y la otra hacia el SNC. Las dos ramas axónicas son las unidades conductoras. Los impulsos se generan en las arborizaciones periféricas (ramas) de la neurona que son las porciones receptoras de la célula. Cada neurona seudounipolar se desarrolla a partir de una neurona bipolar a medida que su axón y su dendrita migran alrededor del cuerpo celular y se fusionan en una única prolongación. La mayoría de las neuronas seudounipolares son neuronas sensoriales situadas cerca del SNC. Los cuerpos celulares de las neuronas sensoriales están situados en los ganglios de la raíz dorsal y en los ganglios de los nervios craneales.

Dendritas

Las dendritas son prolongaciones receptoras que reciben estímulos de otras neuronas o del ambiente externo. Su función principal es recibir información de otras neuronas o del entorno y llevarla al cuerpo celular. Generalmente, las dendritas se sitúan en las proximidades del cuerpo celular. Tienen un diámetro mayor que los axones, no están mielinizadas, suelen ser cónicas y forman extensas arborizaciones denominadas árboles dendríticos. Los árboles dendríticos aumentan significativamente la superficie receptora de una neurona. Muchos tipos de neuronas se caracterizan por la extensión y la forma de sus árboles dendríticos. En general, el contenido del citoplasma perinuclear del cuerpo celular y el citoplasma de las dendritas son similares, con excepción del aparato de Golgi. Otros orgánulos característicos del cuerpo celular, incluidos los ribosomas y el retículo endoplásmico rugoso, se encuentran en las dendritas, especialmente en su base.

Axones

Los axones son prolongaciones efectoras que transmiten estímulos a otras neuronas o células efectoras. La función principal del axón es transmitir información desde el cuerpo celular a otra neurona o a una célula efectora, como una célula muscular. Cada neurona tiene un solo axón, que puede ser muy largo. Los axones que se originan en las neuronas de los núcleos motores del SNC (neuronas de Golgi de tipo I) pueden recorrer más de 1 m para llegar a su objetivo efector, el músculo esquelético. En cambio, las interneuronas del SNC (neuronas de Golgi de tipo II) tienen axones muy cortos. Aunque un axón puede dar lugar a una rama recurrente cerca del cuerpo celular (es decir, una que vuelve hacia el cuerpo celular) y a otras ramas colaterales, la ramificación del axón es más extensa en las proximidades de sus dianas.

El axón se origina en el montículo axónico. El montículo axónico suele carecer de grandes orgánulos citoplasmáticos, como las cisternas de Golgi. Sin embargo, los microtúbulos, los neurofilamentos, las mitocondrias y las vesículas pasan al axón a través del montículo axónico. La región del axón situada entre el ápice del montículo axónico y el comienzo de la vaina de mielina se denomina segmento inicial. El segmento inicial es el lugar en el que se genera un potencial de acción en el axón. El potencial de acción es estimulado por impulsos transportados al montículo axónico en la membrana del cuerpo celular después de recibir otros impulsos en las dendritas o en el propio cuerpo celular.

Casi todas las moléculas proteicas estructurales y funcionales se sintetizan en el cuerpo de la célula nerviosa. Estas moléculas se distribuyen a los axones y las dendritas a través de los sistemas de transporte axonal. Sin embargo, contrariamente a la opinión común de que el cuerpo de la célula nerviosa es el único lugar de síntesis de proteínas, estudios recientes indican que en determinados terminales nerviosos se lleva a cabo la síntesis local de proteínas axonales. Algunos terminales axónicos vertebrales, como los de la retina, contienen polirribosomas con maquinaria traduccional completa para la síntesis de proteínas. Estas zonas discretas dentro de los terminales axónicos, denominadas placas periaxoplásmicas, poseen características bioquímicas y moleculares de síntesis proteica activa. La síntesis de proteínas dentro de las placas periaxoplásmicas está modulada por la actividad neuronal. Estas proteínas pueden estar implicadas en los procesos de memoria celular neuronal.

Sinapsis

Las neuronas se comunican con otras neuronas y con células efectoras mediante sinapsis. Las sinapsis son uniones especializadas entre neuronas que facilitan la transmisión de impulsos de una neurona (presináptica) a otra (postsináptica). Las sinapsis también se producen entre los axones y las células efectoras (diana), como las células musculares y glandulares. El número de sinapsis de una neurona o de sus prolongaciones, que puede variar de unos pocos a decenas de miles por neurona, parece estar directamente relacionado con el número de impulsos que la neurona recibe y procesa. Se clasifican en dos categorías:

- Sinapsis química: la conducción de los impulsos se consigue mediante la liberación de sustancias químicas (neurotransmisores) desde la neurona presináptica. A continuación, los neurotransmisores difunden a través del estrecho espacio intercelular que separa la neurona presináptica de la postsináptica o célula diana. En las células ciliadas receptoras del oído interno y en las células fotorreceptoras de la retina se encuentra un tipo especializado de sinapsis química denominada sinapsis en cinta.
- Sinapsis eléctrica: estas sinapsis, comunes en los invertebrados, contienen uniones en hendidura que permiten el movimiento de iones entre las células y, por consiguiente, la propagación directa de la corriente eléctrica de una célula a otra. Estas sinapsis no necesitan neurotransmisores para funcionar. Los equivalentes mamíferos de las sinapsis eléctricas incluyen las uniones *gap* en las células del músculo liso y del músculo cardíaco.

Los componentes de una sinapsis química típica incluyen (**Fig. 32-2**):

- Un elemento presináptico: es el extremo de la prolongación neuronal a partir del cual se liberan los neurotransmisores. Se caracteriza por la presencia de vesículas sinápticas, estructuras unidas a la membrana que contienen neurotransmisores.
- La hendidura sináptica: es el espacio que separa la neurona presináptica de la neurona postsináptica o célula diana, que el neurotransmisor debe atravesar.
- La membrana postsináptica: contiene sitios receptores con los que interactúa el neurotransmisor.

Transmisión sináptica

Cuando un impulso nervioso alcanza el elemento presináptico, la inversión del voltaje a través de la membrana producida por el impulso (denominada despolarización) provoca la apertura de canales de Ca^{2+} dependientes del voltaje en la membrana plasmática. La afluencia de Ca^{2+} desde el espacio extracelular hace que las vesículas sinápticas migren, se anclen y se fusionen con la membrana presináptica, liberando así el neurotransmisor en la hendidura sináptica por exocitosis (**Fig. 32-2**). Las moléculas de neurotransmisor liberadas se unen a la parte extracelular de los receptores de la membrana postsináptica denominados canales activados por transmisor. La unión del neurotransmisor induce un cambio conformacional en estos canales que provoca la apertura de sus poros. La respuesta que se genera en última instancia depende de la identidad del ion que entra en la célula. Por ejemplo, la entrada de Na^+ provoca una despolarización local en la membrana postsináptica que, en condiciones favorables (suficiente cantidad y duración de la liberación del neurotransmisor), provoca la apertura de los

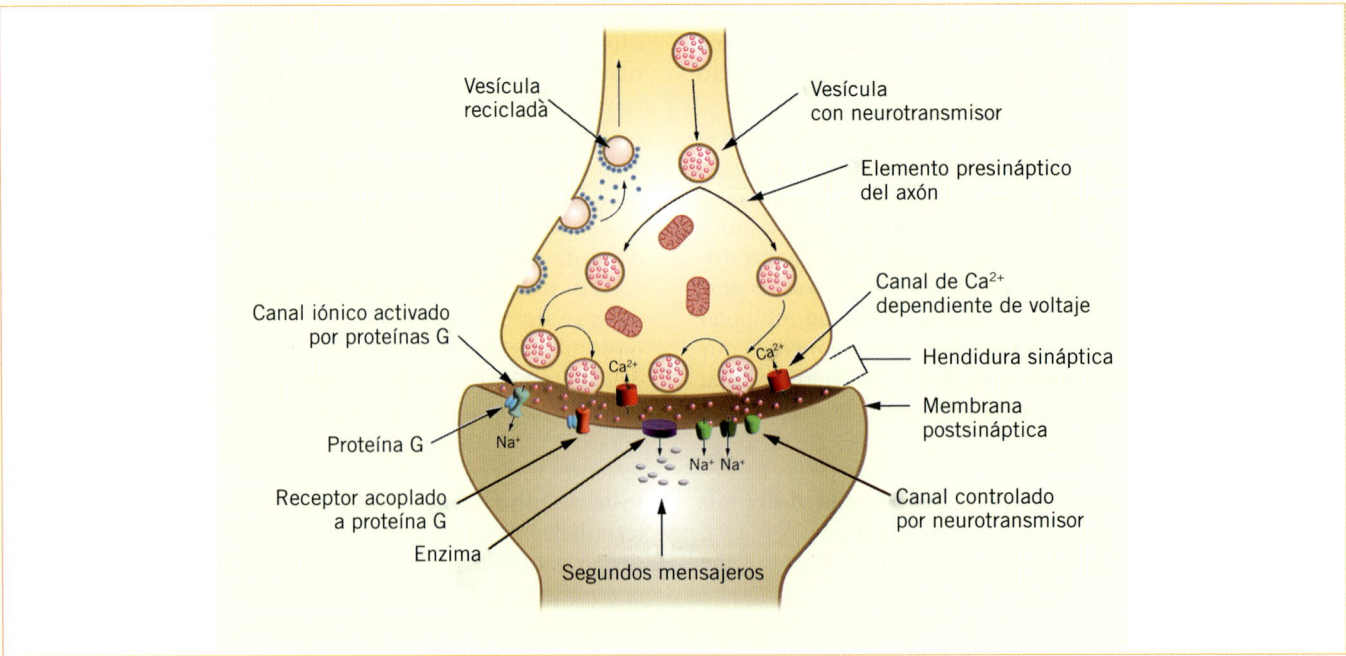

Figura 32-2. Esquema de una sinapsis.

canales de Na⁺ dependientes de voltaje, generando así un impulso nervioso.

Algunos neurotransmisores pueden unirse a receptores acoplados a proteínas G para producir respuestas postsinápticas más duraderas y diversas. El neurotransmisor se une a una proteína receptora transmembrana en la membrana postsináptica. La unión del receptor activa las proteínas G, que se desplazan por la superficie intracelular de la membrana postsináptica y acaban activando las proteínas efectoras. Estas proteínas efectoras pueden incluir canales iónicos transmembrana activados por proteínas G o enzimas que sintetizan segundos mensajeros. Varios neurotransmisores (p. ej., la acetilcolina) pueden generar diferentes acciones postsinápticas, dependiendo del sistema receptor sobre el que actúen (**cap. 3**, Señalización celular, **tomo II**).

Recientemente se ha propuesto un modelo alternativo de secreción de neurotransmisores denominado porocitosis. En este modelo, la secreción de las vesículas se produce sin fusión de la membrana de la vesícula con la membrana presináptica. En su lugar, la vesícula sináptica se ancla a la membrana presináptica creando un poro transitorio que conecta el lumen de la vesícula con la hendidura sináptica. Los neurotransmisores pueden liberarse de forma controlada a través de estos poros transitorios de la membrana.

Finalmente, es la naturaleza (excitadora o inhibidora) del neurotransmisor la que determina el tipo de respuesta de la sinapsis en la generación de impulsos neuronales. Los neurotransmisores actúan sobre receptores ionotrópicos para abrir canales iónicos de membrana o sobre receptores metabotrópicos para activar cascadas de señalización mediadas por proteínas G. Los neurotransmisores liberados en la hendidura sináptica pueden ser degradados o recaptados.

Neuroglía

El SNC contiene cuatro tipos de células gliales: oligodendrocitos, astrocitos, microglía y células ependimarias. En conjunto, estas células se denominan neuroglía central. En el SNP, las células de soporte se denominan neuroglía periférica e incluyen células de Schwann, células satélite y una variedad de otras células asociadas con estructuras específicas.

Las células de Schwann rodean las prolongaciones de las células nerviosas y las aíslan de las células adyacentes y de la matriz extracelular. Su función principal es sostener las fibras celulares nerviosas mielinizadas y no mielinizadas. En el SNP, las células de Schwann producen una capa rica en lípidos denominada vaina de mielina que rodea los axones. La vaina de mielina aísla el axón del compartimento extracelular circundante de endoneuro (capa de tejido conectivo que rodea los axones). Su presencia garantiza la rápida conducción de los impulsos nerviosos. El montículo axónico y las arborizaciones terminales donde el axón hace sinapsis con sus células diana no están cubiertos por mielina. Las fibras no mielinizadas también están envueltas y nutridas por el citoplasma de las células de Schwann. Además, las células de Schwann ayudan a limpiar los restos del SNP y guían el crecimiento de los axones del SNP.

Dentro de los ganglios del SNP, las células neurogliales periféricas se denominan células satélite. Rodean los cuerpos de las células nerviosas, la parte de la célula que contiene el núcleo, y son análogas a las células de Schwann. Las células de sostén de los ganglios de la pared del tubo digestivo se denominan células neurogliales entéricas. Son morfológica y funcionalmente similares a la neuroglía central.

Entre las funciones de los distintos tipos de células neurogliales destacan:

- El soporte físico (protección) de las neuronas.
- El aislamiento de los cuerpos y las proyecciones de las células nerviosas, lo que facilita la rápida transmisión de los impulsos nerviosos.
- La reparación de lesiones neuronales.
- La regulación del medio interno del SNC.
- La eliminación de neurotransmisores de las hendiduras sinápticas y el intercambio metabólico entre el sistema vascular y las neuronas del sistema nervioso.

BARRERA HEMATOENCEFÁLICA

La barrera hematoencefálica protege al SNC de los niveles fluctuantes de electrólitos, hormonas y metabolitos tisulares que circulan por los vasos sanguíneos. La barrera está constituida en gran parte por las elaboradas y complejas uniones estrechas entre las células endoteliales, que forman capilares de tipo continuo. Morfológicamente, estas uniones se parecen más a las uniones estrechas epiteliales que a las uniones estrechas presentes entre otras células endoteliales. Además, existe una fuerte asociación de los astrocitos y sus prolongaciones terminales con la lámina basal endotelial (**Fig. 32-3**). Las uniones estrechas eliminan los huecos entre las células endoteliales e impiden la simple difusión de solutos y fluidos en el tejido neural. Parece que la integridad de las uniones estrechas de la barrera hematoencefálica depende del funcionamiento normal de los astrocitos asociados. En varias enfermedades cerebrales, la barrera hematoencefálica pierde eficacia. El examen del tejido cerebral en estas condiciones mediante microscopia electrónica revela la pérdida de las uniones estrechas, así como alteraciones en la morfología de los astrocitos.

Para entender la impermeabilidad de la barrera, compárese su estructura con la de un capilar (sinusoide) hepático descrita en la **figura 26-5** (**cap. 26**, Metabolismo hepático).

La pinocitosis a través de las células endoteliales cerebrales está muy restringida. Las sustancias con un peso molecular superior a 500 Da generalmente no pueden atravesar la barrera hematoencefálica. Muchas moléculas necesarias para la integridad neuronal salen y entran de los capilares sanguíneos a través de las células endoteliales. Así, el O_2, el CO_2 y ciertas moléculas liposolubles (p. ej., el etanol y las hormonas esteroideas) penetran fácilmente en las células endoteliales y pasan libremente entre la sangre y el líquido extracelular del SNC. Debido a la elevada permeabilidad al K⁺ de la membrana neuronal, las neuronas son especialmente sensibles a los cambios en la concentración de K⁺ extracelular.

Las sustancias que atraviesan la pared capilar son transportadas activamente por endocitosis mediada por receptores específicos. Por ejemplo, la glucosa, los aminoácidos, los nucleósidos y las vitaminas son transportados activamente por

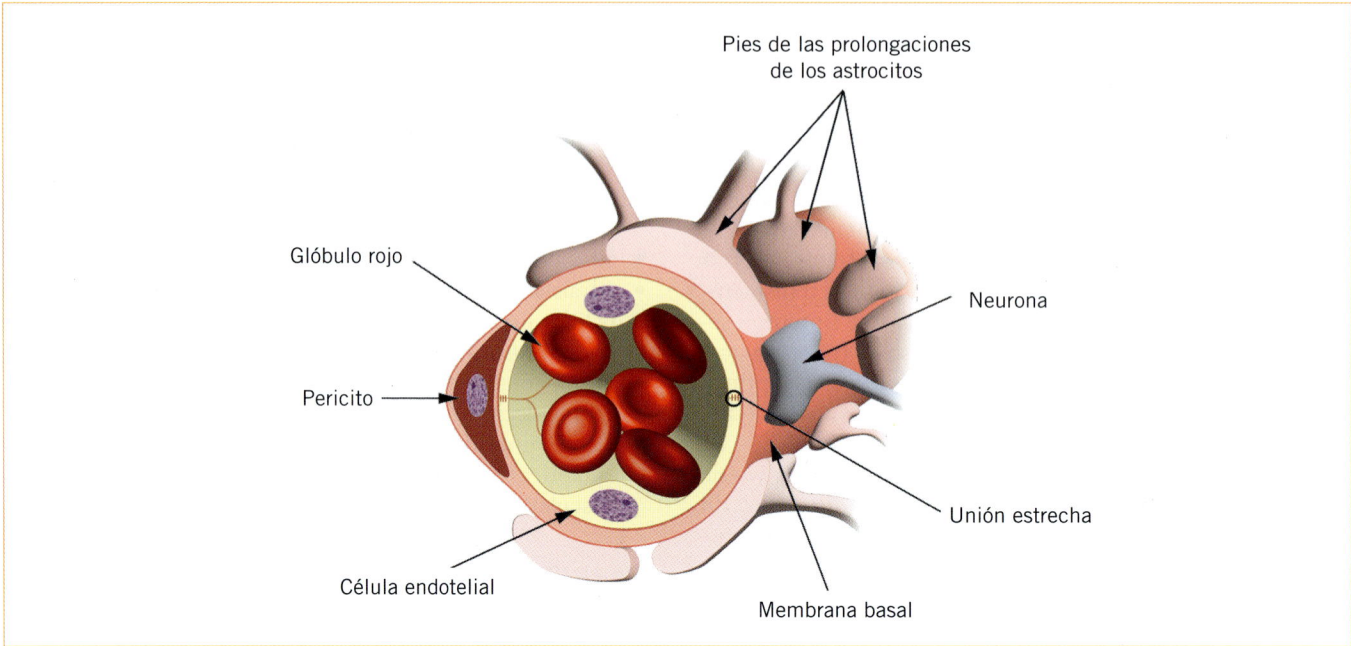

Figura 32-3. La barrera hematoencefálica está formada por células endoteliales unidas por complejas uniones estrechas, la lámina basal endotelial y las proyecciones de los astrocitos.

proteínas transportadoras transmembrana específicas. La permeabilidad de la barrera hematoencefálica a estas macromoléculas es atribuible al nivel de expresión de proteínas transportadoras específicas en la superficie de la célula endotelial.

Otras proteínas que residen en la membrana plasmática de las células endoteliales protegen el cerebro metabolizando determinadas moléculas, como fármacos y proteínas extrañas, impidiendo así que atraviesen la barrera. Por ejemplo, la L-DOPA (levodopa, L-3,4 dihidroxifenilalanina), precursora de la dopamina y la noradrenalina, atraviesa fácilmente la barrera hematoencefálica. Sin embargo, la dopamina formada a partir de la descarboxilación de la L-DOPA en las células endoteliales no puede atravesar la barrera y queda restringida al SNC. En este caso, la barrera hematoencefálica regula la concentración de L-DOPA en el cerebro. Clínicamente, esta restricción explica por qué la L-DOPA se administra para el tratamiento de la deficiencia de dopamina (p. ej, la enfermedad de Parkinson) en lugar de la dopamina.

Estudios recientes indican que los pies terminales de los astrocitos también desempeñan un papel importante en el mantenimiento de la homeostasis del agua en el tejido cerebral. Las acuaporinas se encuentran en las prolongaciones de los pies terminales y por ellos el agua atraviesa la barrera hematoencefálica. En condiciones patológicas como el edema cerebral, estos canales desempeñan un papel clave en el restablecimiento del equilibrio osmótico en el cerebro.

Sin embargo, algunas partes del SNC no están aisladas de las sustancias transportadas por el torrente sanguíneo. La barrera es ineficaz o inexistente en los lugares situados a lo largo del III y del IV ventrículos del cerebro, que se denominan en conjunto órganos circunventriculares. Los órganos circunventriculares incluyen la glándula pineal, la eminencia media, el órgano subfornical, el área postrema, el órgano subco-

misural, el *organum vasculosum* de la lámina terminal y el lóbulo posterior de la hipófisis. Lo más probable es que estas zonas sin barrera participen en la captación de sustancias que circulan por la sangre y que normalmente quedan excluidas por la barrera hematoencefálica, para después transmitir información sobre estas sustancias al SNC. Los órganos circunventriculares son importantes para regular la homeostasis de los fluidos corporales y controlar la actividad neurosecretora del sistema nervioso.

METABOLISMO GLUCÍDICO

La glucosa es el combustible metabólico por excelencia de las células nerviosas. Dado que éstas no almacenan glucógeno, la glucosa debe suministrarse de forma continua para que puedan realizar sus funciones biológicas. Para que ello ocurra, se necesita que la glucemia se mantenga en un rango estricto. La glucosa entra en las células nerviosas gracias al GLUT-3, transportador con una K_m de 2 mM que le permite funcionar a saturación en condiciones de normoglucemia, pero no cuando hay hipoglucemia (concentración de glucosa inferior a 2 mM; **cap. 3**, Metabolismo de los hidratos de carbono), lo que afecta al funcionamiento de las células nerviosas.

Una vez en el interior de la célula, la glucosa es inmediatamente fosforilada por la hexoquinasa, que tiene una K_m baja (0,2 mM), es decir, una gran afinidad por la glucosa (**cap. 1**, Funciones y metabolismo de los nutrientes). Dado que el sistema nervioso es aeróbico, también requiere un aporte continuo de oxígeno, y la glucosa se oxida totalmente hasta CO_2 y H_2O. La ruta es:

$$\text{Glucosa} \rightarrow \text{Piruvato} \rightarrow \text{Acetil-CoA} \rightarrow \text{Ciclo de Krebs} \rightarrow$$
$$\rightarrow \text{Cadena respiratoria} \rightarrow \text{Fosforilación oxidativa}$$

La glucosa consumida por el sistema nervioso es la procedente de la dieta y de la gluconeogénesis hepática y renal.

METABOLISMO LIPÍDICO

Después del tejido adiposo, el cerebro es el órgano del cuerpo más rico en lípidos. El 10-12 % del cerebro es grasa. Dos son los aspectos importantes que han de tenerse en cuenta respecto al metabolismo lipídico en el sistema nervioso: el metabolismo de los compuestos cetónicos y de los lípidos de membrana.

Compuestos cetónicos

La importancia de los compuestos o cuerpos cetónicos sintetizados por el hígado radica en que sirven de combustible a las células nerviosas en una situación de ayuno prolongado. Estos compuestos son una fuente rápida de acetil-CoA que ingresa en el ciclo de Krebs. La ruta, que se ha detallado en el **capítulo 6** (Metabolismo lipídico tisular), es la siguiente:

β-Hidroxibutirato → Acetoacetato → Acetoacetil-CoA →
→ 2 Acetil-CoA → → Ciclo de Krebs → Cadena respiratoria →
Fosforilación oxidativa

Lípidos de membrana

Los lípidos de membrana son anfipáticos: una parte de la molécula es hidrófoba y otra es hidrófila. La asociación de sus regiones hidrófobas entre sí y sus interacciones hidrófilas con el agua dirigen su empaquetamiento en láminas denominadas bicapas de membrana. Tres son los tipos de lípidos de membrana importantes en las células animales: a) los fosfolípidos, que tienen regiones hidrófobas compuestas por dos ácidos grasos unidos al glicerol o la esfingosina; b) los glicolípidos, que contienen un azúcar simple o un oligosacárido complejo en los extremos polares, y c) el colesterol. Dentro de estos grupos de lípidos de membrana, la enorme diversidad resulta de las diversas combinaciones de «colas» de ácidos grasos y «cabezas» polares. En este capítulo se van a tratar los dos primeros, fosfolípidos y glucolípidos. La biosíntesis del colesterol, lípido muy abundante e importante en las membranas de las células nerviosas, se detalla en el **capítulo 6**.

Estructura y metabolismo de los glicerofosfolípidos

Los glicerofosfolípidos o fosfoglicéridos son lípidos de membrana en los que dos ácidos grasos están unidos por enlace éster al primero y el segundo carbonos del glicerol, y un grupo muy polar o cargado está unido mediante un enlace fosfodiéster al tercer carbono.

Todos los glicerofosfolípidos derivan del ácido fosfatídico. Sus nombres derivan del polialcohol o aminoalcohol que actúa como cabeza polar. La fosfatidilcolina y la fosfatidiletanolamina tienen colina y etanolamina como grupos polares de cabeza, respectivamente. La cardiolipina es un glicerofosfolípido de dos colas en el que dos moléculas de ácido fosfatídico comparten el mismo glicerol como grupo de ca-

beza. Otros miembros de este grupo son la fosfatidilserina, el fosfatidilglicerol y el fosfatidilinositol. En todos los glicerofosfolípidos, el grupo de cabeza se une al glicerol mediante un enlace fosfodiéster, en el que el grupo fosfato tiene una carga negativa a pH fisiológico. El alcohol polar puede tener una carga negativa (como en el fosfatidilinositol-4,5-bisfosfato), neutra (fosfatidilserina) o positiva (fosfatidilcolina y fosfatidiletanolamina). Estas cargas contribuyen en gran medida a las propiedades superficiales de las membranas.

Los ácidos grasos de los glicerofosfolípidos pueden ser muy variados, por lo que un fosfolípido determinado (p. ej., la fosfatidilcolina) puede estar formado por varias especies moleculares, cada una con sus propios ácidos grasos. La distribución de las especies moleculares es específica del organismo, del tejido concreto dentro del organismo y de los glicerofosfolípidos concretos de la misma célula o tejido. En general, los glicerofosfolípidos contienen un ácido graso saturado de 16 o 18 átomos de carbono en la posición 1 del glicerol y un ácido graso insaturado de 18 o 20 carbonos en la posición 2.

Las rutas biosintéticas de los glicerofosfolípidos siempre constan de una etapa en la que se une la estructura básica del glicerol y las dos colas hidrófobas con la molécula que específicamente va a constituir la cabeza polar. Para que pueda producirse el enlace entre ambos componentes, siempre es necesario que uno de ellos esté activado mediante la formación de su citidindifosfato (CDP)-derivado. Por lo tanto, existen dos estrategias biosintéticas diferentes: se parte del CDP-diacilglicerol, que se une al grupo hidroxilado que formará la cabeza polar, o se parte de diacilglicerol, que se une al CDP-derivado del alcohol de la cabeza, por ejemplo, a la CDP-colina. En la **figura 32-4** se esquematizan estas dos estrategias. Se muestran las dos vías biosintéticas de la fosfatidilcolina, así como las de otros glicerofosfolípidos relacionados, además de distintas reacciones de remodelado por las que se intercambian las cabezas polares. El CDP-diacilglicerol procede de la reacción del 1,2-diacilglicerol-fosfato (ácido fosfatídico) con citidintrifosfato (CTP), liberándose pirofosfato, de forma similar a como se sintetizan los uridindifosfato (UDP)-derivados de los monosacáridos. La síntesis de ácido fosfatídico a partir de glicerol-3-fosfato es necesaria también para la formación de triacilgliceroles. En los mamíferos predomina la vía en la que se utiliza y activa la colina (trimetiletanolamina) aportada por los alimentos o que es recuperada tras la remodelación de otros fosfolípidos, como se muestra en el recuadro de la **figura 32-4**.

Cabe destacar la importancia del aminoácido serina en la biosíntesis de los fosfoglicéridos. La serina se utiliza como tal o como alguno de sus derivados, la etanolamina, que proviene de su descarboxilación, o la colina, que se sintetiza por metilación completa de la etanolamina mediante el aporte de tres grupos metilo cedidos por la S-adenosilmetionina, un compuesto muy rico en energía.

La síntesis de fosfatidilinositoles y cardiolipinas se muestra en la **figura 32-5**.

La degradación de los glicerofosfolípidos se realiza por la acción de diferentes enzimas hidrolíticas, entre las que destacan varias fosfolipasas específicas (**cap. 8**, Derivados lipídi-

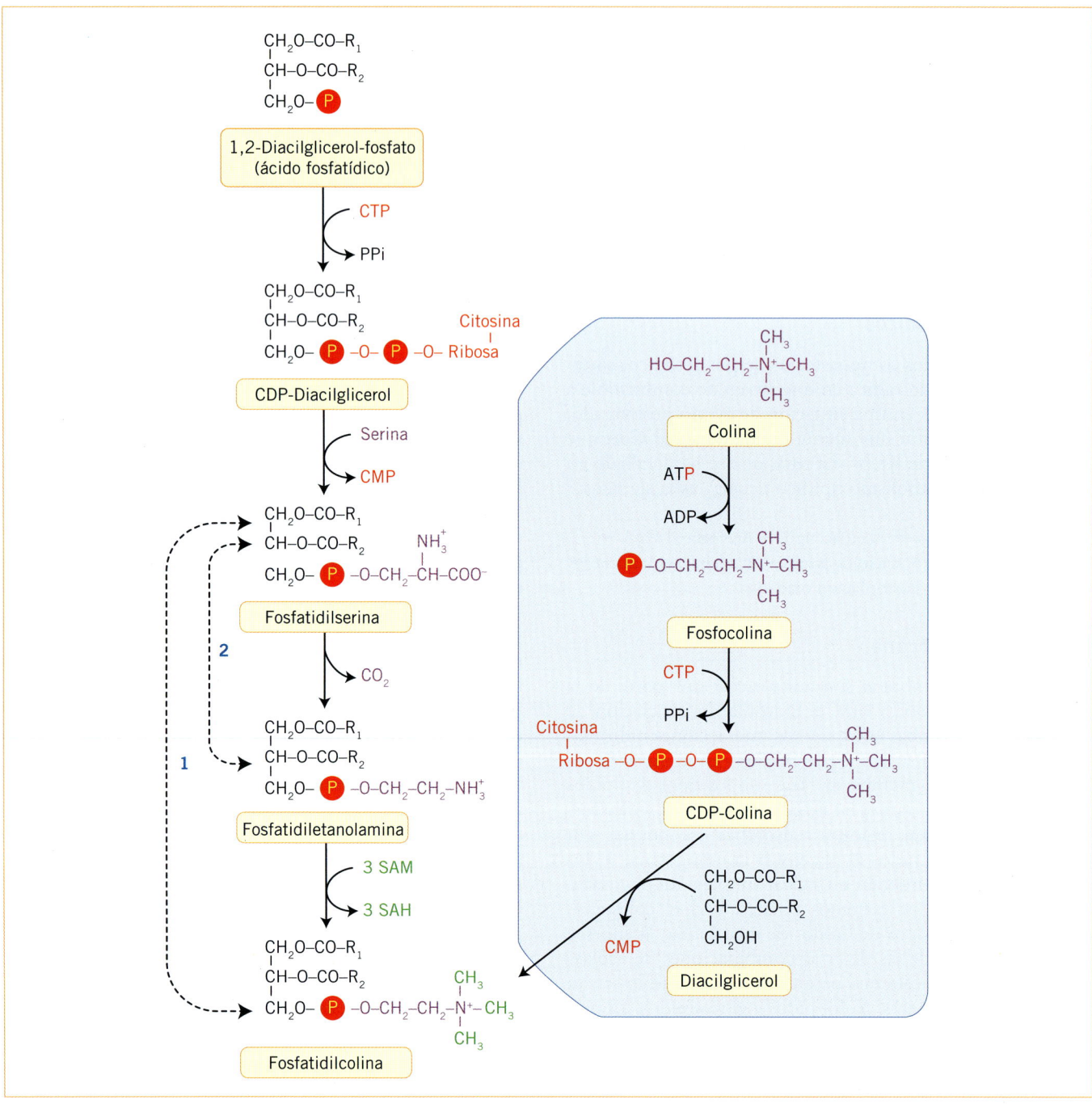

Figura 32-4. Biosíntesis de fosfoglicéridos. Se muestran las vías de síntesis de fosfatidilserina, fosfatidiletanolamina y fosfatidilcolina por unión a citidindifosfato (CDP)-diacilglicerol. En el recuadro se muestra la ruta preferente en mamíferos para la formación de fosfatidilcolina, mediante la activación de colina a CDP-colina y unión a diacilglicerol. Las líneas discontinuas 1 y 2 indican intercambios reversibles de los grupos de cabeza entre distintos fosfolípidos (1: colina por serina; 2: etanolamina por serina). CMP: citidinmonofosfato; CTP: citidintrifosfato; R: cadena hidrocarbonada; SAH: *S*-adenosilhomocisteína; SAM: *S*-adenosilmetionina.

cos de interés biológico: eicosanoides, docosanoides y otros compuestos), cuya importancia va más allá de la degradación de lípidos, dado que participan en múltiples procesos de remodelado, en la liberación de determinados ácidos grasos, sobre todo poliinsaturados, para la generación de eicosanoides y también en la formación de diferentes mediadores de la acción hormonal que actúan como segundos mensajeros. Las principales enzimas que degradan los glicerofosfolípidos presentan especificidad de sustrato respecto al enlace

éster que hidrolizan, lo que determina, a su vez, el proceso en el que participan. La nomenclatura de estas enzimas, fosfolipasas A_1, A_2, C y D, depende de cuál sea el enlace éster sobre el que actúan.

Estructura y biosíntesis de los esfingolípidos

Los esfingolípidos, una clase amplia de fosfolípidos y glucolípidos de membrana, tienen un grupo de cabeza polar y dos

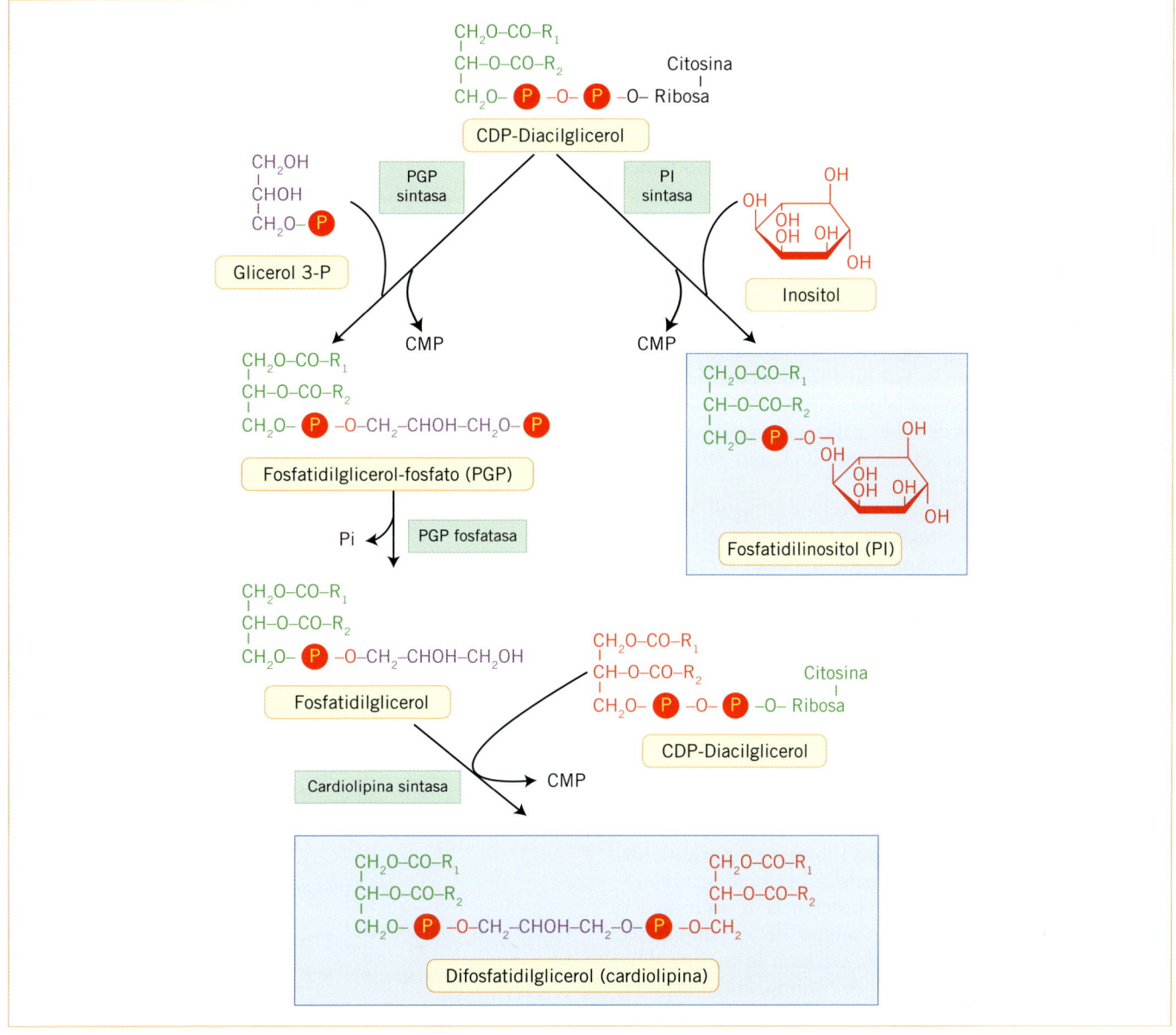

Figura 32-5. Biosíntesis de fosfatidilinositoles y de cardiolipinas. Se muestran las vías principales a partir de citidindifosfato (CDP)-diacilglicerol. CMP: citidinmonofosfato; R: cadena hidrocarbonada.

colas apolares, pero, a diferencia de los glicerofosfolípidos y los galactolípidos, no contienen glicerol. Los esfingolípidos están compuestos por una molécula del aminoalcohol de cadena larga esfingosina o uno de sus derivados, una molécula de un ácido graso de cadena larga y un grupo de cabeza polar que está unido por un enlace glucosídico en algunos casos y fosfodiéster en otros.

Los carbonos 1, 2 y 3 de la esfingosina son estructuralmente análogos a los tres carbonos del glicerol de los glicerofosfolípidos. Cuando un ácido graso se une por enlace amida al –NH₂ en el carbono 2, el compuesto resultante es una ceramida, que es estructuralmente similar a un diacilglicerol. Las ceramidas son los compuestos parentales de todos los esfingolípidos. Existen tres subclases de esfingolípidos, todos derivados de la ceramida, pero que difieren en su grupo de cabeza: esfingomielinas, glucolípidos neutros (sin carga) y

gangliósidos. Las esfingomielinas contienen fosfocolina o fosfoetanolamina como grupo de cabeza polar, por lo que se clasifican, junto con los glicerofosfolípidos como fosfolípidos. De hecho, las esfingomielinas se parecen a las fosfatidilcolinas en sus propiedades generales y su estructura tridimensional y en que no tienen carga neta en sus grupos de cabeza. Las esfingomielinas están presentes en las membranas plasmáticas de las células animales y son especialmente preponderantes en la mielina, la vaina membranosa que rodea y aísla los axones de algunas neuronas, de ahí su nombre. Los glucoesfingolípidos, que se encuentran principalmente en la cara externa de las membranas plasmáticas, tienen grupos de cabeza con uno o más azúcares conectados directamente al –OH del carbono 1 de la fracción de ceramida; no contienen fosfato. Los cerebrósidos tienen un único azúcar unido a la ceramida; los que tienen galactosa se encuentran de forma característica en las membranas plasmáticas de las células del sistema nervioso, y los que tienen glucosa se encuentran en las membranas plasmáticas de las células de los tejidos no neurales. Los globósidos son glucoesfingolípidos con dos o más azúcares, generalmente D-glucosa, D-galactosa o N-acetil-D-galactosamina. Los cerebrósidos y los globósidos se denominan glucolípidos neutros, ya que no tienen carga a pH fisiológico.

Los gangliósidos son los esfingolípidos más complejos. Tienen oligosacáridos como grupos polares de cabeza y uno o más residuos de ácido N-acetilneuramínico (NANA), un ácido siálico (a menudo llamado simplemente «ácido siálico»), en su extremo. El ácido siálico desprotonado confiere a los gangliósidos la carga negativa a pH fisiológico que los distingue de los globósidos. Los gangliósidos con un residuo de ácido siálico pertenecen a la serie GM (M de mono-); los que tienen dos residuos de ácido siálico pertenecen a la serie GD (D de di-), y así sucesivamente (GT, tres residuos de ácido siálico; GQ, cuatro).

Las rutas biosintéticas de los diversos esfingolípidos tienen en común las reacciones iniciales, que conducen a la producción de las ceramidas, y que se llevan a cabo en el retículo endoplásmico (**Fig. 32-6**).

Más tarde, en el aparato de Golgi se produce la diversificación a los distintos tipos. Además, existen diferentes reacciones de reciclado, que no se van a describir, por las que también se forma la estructura básica de los esfingolípidos. La primera etapa en la ruta biosintética consiste en la condensación del palmitil-CoA y la serina para formar 3-cetoesfinganina, catalizada por la enzima serina-palmitil-CoA transferasa o 3-cetoesfinganina sintasa, con participación del piri-doxal-fosfato como coenzima. La 3-cetoesfinganina es reducida, utilizando NADPH, para formar esfinganina (dihidroesfingosina) mediante la enzima 3-cetoesfinganina reductasa. Se produce después la transferencia de un resto acilo desde un acil-CoA al grupo amino de la esfinganina, originándose la dihidroceramida, gracias a la enzima dihidroesfingosina-N-aciltransferasa. Por último, la dihidroceramida desaturasa cataliza la formación de la ceramida (N-acil-esfingosina) mediante un proceso oxidativo que requiere oxígeno y NADPH.

Las ceramidas tienen una estructura similar al diacilglicerol descrito anteriormente, es decir, una molécula con grupo hidroxilo y dos colas hidrófobas. Su papel para la síntesis de esfingolípidos es también muy similar, porque es utilizado para unirse a los grupos que van a constituir la cabeza polar. A diferencia de la síntesis de los glicerofosfolípidos, en este caso la activación necesaria para que pueda producirse el enlace siempre se realiza sobre el grupo de cabeza, no existe la posibilidad de activar la ceramida.

Las esfingomielinas constituyen uno de los principales tipos de lípidos estructurales en las membranas de las células nerviosas. Es el único tipo de esfingolípidos que contiene fósforo, por lo que son fosfolípidos. Se sintetizan en una reacción de transferencia de fosfocolina a la ceramida desde la fosfatidilcolina (**Fig. 32-7**). La reacción se lleva a cabo principalmente en el aparato de Golgi. Hay cierta preferencia en la composición de ácidos grasos de las esfingomielinas según la localización de las membranas de las que forman parte. Así,

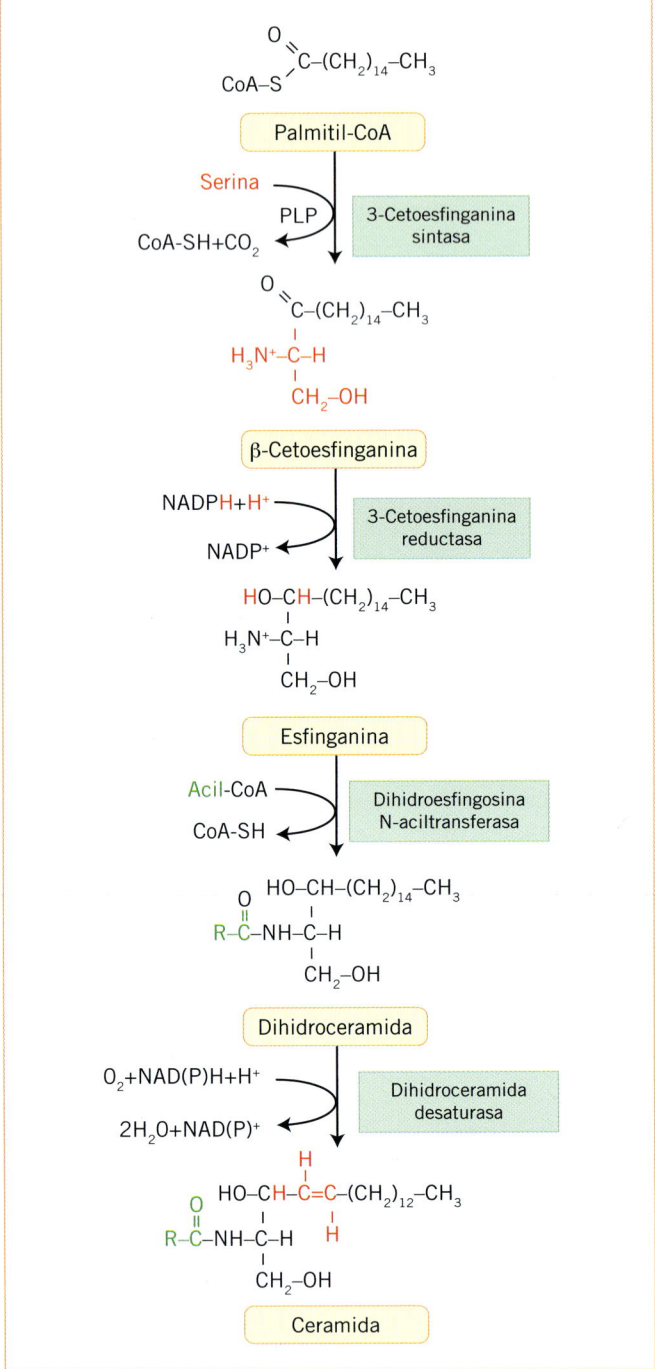

Figura 32-6. Biosíntesis de ceramida. R: cadena hidrocarbonada.

los ácidos grasos más comúnmente encontrados en las células de la sustancia gris son saturados, como el esteárico y el palmítico, mientras que en las vainas de mielina se encuentran esfingomielinas con ácidos grasos de cadena muy larga como el lignocérico (C24:0) y el nervónico (C24:1 n-9).

Los cerebrósidos se originan uniendo las ceramidas a un monosacárido de galactosa o de glucosa, procedentes de sus correspondientes UDP-derivados, mediante enlace O-glucosídico (**Fig. 32-8**).

Los gangliósidos son especialmente abundantes en las células ganglionares del sistema nervioso, de ahí su nombre. La

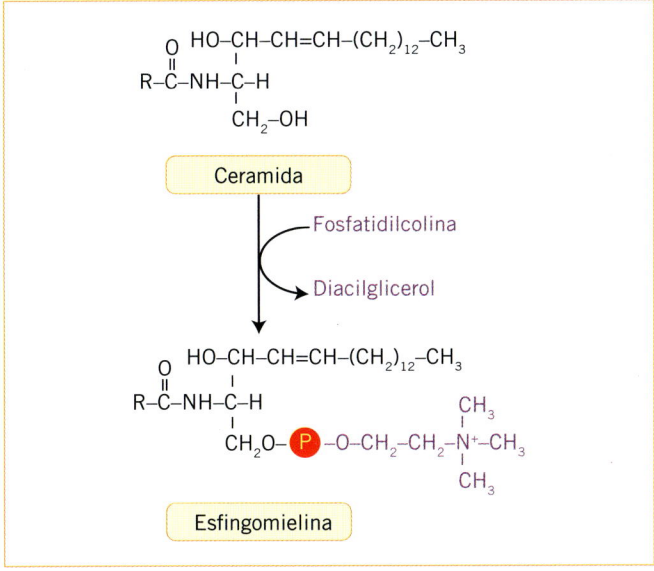

Figura 32-7. Biosíntesis de esfingomielinas. R: cadena hidrocarbonada.

síntesis de los gangliósidos requiere la incorporación a la ceramida de diferentes unidades glucídicas, desde sus UDP-derivados, antes de la unión del ácido siálico, que es incorporado desde su derivado activado citidinmonofosfato (CMP)-N-acetilneuramínico. La unión posterior de diversos glúcidos determina la síntesis de los distintos tipos de gangliósidos (**Fig. 32-9**). La síntesis de este grupo de esfingolípidos también se produce en el aparato de Golgi.

La degradación de los esfingolípidos se lleva a cabo en los lisosomas por la acción sucesiva de una serie de enzimas

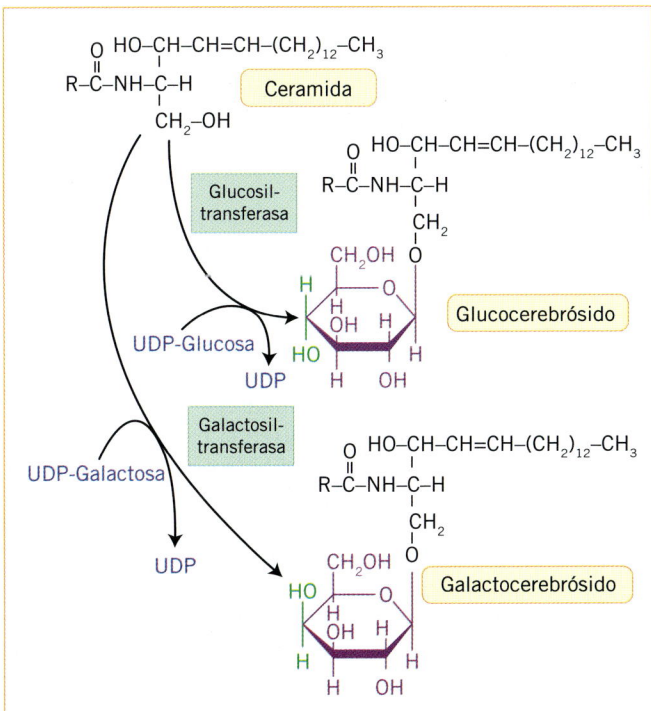

Figura 32-8. Biosíntesis de cerebrósidos. R: cadena hidrocarbonada; UDP: uridindifosfato.

hidrolíticas específicas que van liberando los componentes estructurales de los diferentes tipos. Es muy importante que la degradación de los esfingolípidos se realice adecuadamente, como lo demuestra el hecho de que existen numerosas enfermedades neurológicas debidas al fallo en alguna de las enzimas implicadas en su degradación. Genéricamente, estas enfermedades reciben el nombre de esfingolipidosis y tienen en común que en las células se acumula el compuesto que es sustrato de la enzima defectuosa y esto suele ser la causa de las manifestaciones clínicas de la enfermedad. En el caso de la enfermedad de Niemann-Pick se produce la acumulación de esfingomielinas como consecuencia de un defecto en la esfingomielinasa, enzima que las hidroliza produciendo ceramida y fosfocolina. La enfermedad causa retraso mental y se acompaña de un agrandamiento del hígado y del bazo. Otras esfingolipidosis se han tratado en el **capítulo 6**.

METABOLISMO NITROGENADO

Los aspectos más importantes del metabolismo nitrogenado en el sistema nervioso son el metabolismo de los nucleótidos y el de los neurotransmisores.

Metabolismo de los nucleótidos

Las células del sistema nervioso pueden sintetizar nucleótidos de purina y de pirimidina, de ribosa y de desoxirribosa, y tanto por las vías *de novo* (a partir de aminoácidos y otros precursores) como por las vías de recuperación (a partir de nucleósidos y bases nitrogenadas procedentes de la dieta y del catabolismo de nucleótidos y ácidos nucleicos). Dado que las vías *de novo* son muy costosas desde el punto de vista energético, sobre todo la de nucleótidos púricos, las células nerviosas se apoyan sobre todo en las vías de recuperación, de ahí que cuando estas rutas no funcionen correctamente, como es el caso del síndrome de Lesch-Nyhan (que se debe a una deficiencia genética de hipoxantina-guanina fosforribosiltransferasa), la funcionalidad de este tejido se vea alterada.

El sistema nervioso también tiene capacidad para catabolizar los nucleótidos. Todas las rutas mencionadas se han descrito con detalle en el **capítulo 11** (Metabolismo de los nucleótidos).

Neurotransmisores

En su mayor parte, las neuronas del cerebro humano se comunican entre sí liberando mensajeros químicos denominados neurotransmisores. En la actualidad se conocen más de 100 neurotransmisores pero aún quedan, probablemente, muchos por descubrir. Los neurotransmisores provocan respuestas eléctricas postsinápticas al unirse a miembros de un grupo diverso de proteínas denominadas receptores de neurotransmisores. Hay dos clases principales de receptores: aquellos en los que la molécula receptora es también un canal iónico y aquellos en los que el receptor y el canal iónico son moléculas diferentes y separadas. Los primeros se denominan receptores ionotrópicos o canales iónicos acti-

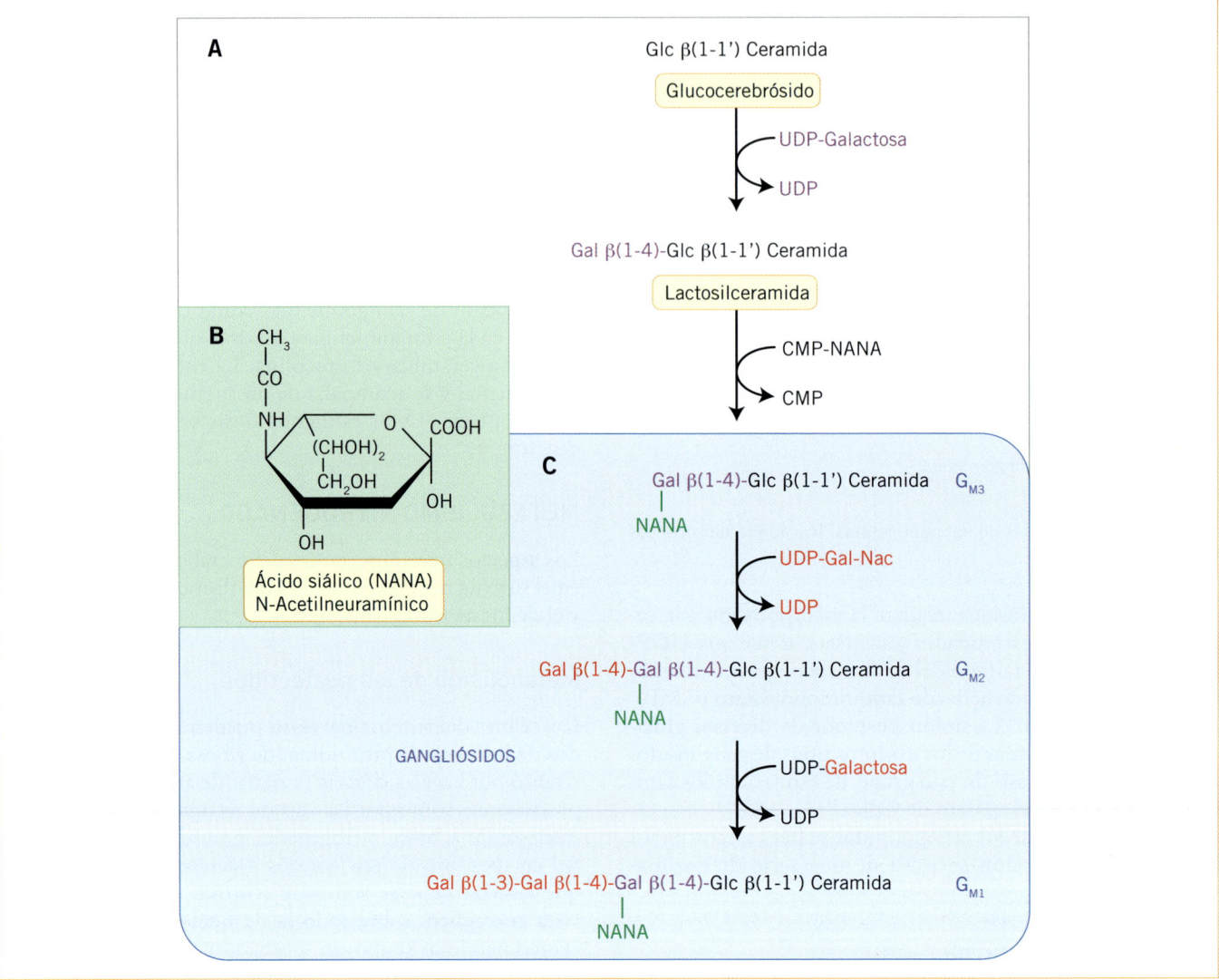

Figura 32-9. Biosíntesis de gangliósidos. Las reacciones están catalizadas por diferentes transferasas que funcionan en un orden preciso para dar lugar a los productos indicados. En A se representa la síntesis de un globósido, que contiene dos o más restos monosacarídicos. La lactosilceramida es un componente de la membrana de los glóbulos rojos y sustrato para la síntesis de gangliósidos (C), que se caracterizan por contener N-acetilneuramínico (NANA) (B).

vados por ligando y dan lugar a respuestas postsinápticas rápidas que suelen durar sólo unos milisegundos. Los segundos se denominan receptores metabotrópicos y producen efectos postsinápticos más lentos que pueden durar mucho más tiempo. Las anomalías en la función de los sistemas de neurotransmisores contribuyen a una amplia gama de trastornos neurológicos y psiquiátricos. Por ello, muchas terapias neurofarmacológicas se basan en medicamentos que afectan a la liberación, unión y/o eliminación de neurotransmisores.

El elevado número de transmisores permite una enorme diversidad en la señalización química entre las neuronas. Resulta útil separar esta panoplia de transmisores en dos grandes categorías basadas simplemente en el tamaño molecular. Los neuropéptidos son moléculas transmisoras relativamente grandes compuestas de 3 a 36 aminoácidos. Los transmisores de móleculas pequeñas, de peso molecular inferior a 500 Da, pueden subdividirse en acetilcolina, aminoácidos,

derivados de purinas y aminas biógenas. Dentro de la categoría de neurotransmisores de moléculas pequeñas, las aminas biógenas (dopamina, adrenalina y noradrenalina, serotonina e histamina) suelen tratarse por separado debido a sus propiedades químicas y acciones postsinápticas similares. Las catecolaminas (adrenalina, noradrenalina y dopamina), llamadas así porque todas comparten la fracción catecol, es decir, un anillo de benceno ortodihidroxilado, constituyen un subgrupo distintivo dentro de las aminas biógenas. La serotonina y la histamina contienen un anillo de indol y un anillo de imidazol, respectivamente. Las particularidades de la síntesis, empaquetamiento, liberación y eliminación difieren para cada neurotransmisor En este capítulo sólo se describen algunas de las principales características de estos transmisores y sus receptores postsinápticos. La **tabla 32-1** resume las características funcionales de los principales neurotransmisores con indicación de sus efectos postsinápticos más comunes.

Tabla 32-1. Características funcionales de los principales neurotransmisores

Neurotransmisor	Efecto postsináptico[a]	Precursor	Etapa limitante en su síntesis	Mecanismo de eliminación
Acetilcolina	Excitador	Colina y acetil-CoA	Colina acetiltransferasa	Acetilcolinesterasa
Glutamato	Excitador	Glutamina	Glutaminasa	Transportadores
Ácido γ-aminobutírico	Inhibidor	Glutamato	Ácido glutámico descarboxilasa	Transportadores
Glicina	Inhibidor	Serina	Fosfoserina	Transportadores
Catecolaminas (adrenalina, noradrenalina, dopamina)	Excitador	Tirosina	Tirosina hidroxilasa	Transportadores, MAO, catecol-O-metiltransferasa
Serotonina	Excitador	Triptófano	Triptófano hidroxilasa	Transportadores, MAO
Histamina	Excitador	Histidina	Histidina descarboxilasa	Transportadores
Adenosintrifosfato	Excitador	Adenosindifosfato	Fosforilación oxidativa y glucólisis	Hidrólisis a adenosinmonofosfato y adenosina
Neuropéptidos	Excitador e inhibidor	Aminoácidos	Síntesis y transporte	Proteasas
Endocannabinoides	Inhibe la inhibición	Lípidos de membrana	Modificación enzimática de lípidos	Hidrólisis por ácido graso amidohidrolasa
Óxido nítrico	Excitador e inhibidor	Arginina	Óxido nítrico sintasa	Oxidación espontánea

[a] Se indican los efectos postsinápticos más comunes. El mismo neurotransmisor puede provocar excitación o inhibición postsináptica dependiendo de la naturaleza de los canales iónicos con los que interacciona.
MAO: monoaminooxidasa.

Acetilcolina

Es el neurotransmisor entre los axones y el músculo estriado en la unión neuromuscular y sirve como neurotransmisor en el SNA. Las neuronas que utilizan acetilcolina como neurotransmisor se denominan neuronas colinérgicas. La acetilcolina se sintetiza en los terminales nerviosos a partir de acetil-CoA, que se sintetiza a partir de la glucosa, y de colina, en una reacción catalizada por la colina acetiltransferasa. La colina está presente en el plasma en una concentración elevada (alrededor de 10 mM) y es captada por las neuronas colinérgicas por un transportador Na+/colina de alta afinidad. Tras la síntesis en el citoplasma de la neurona, un transportador vesicular carga aproximadamente 10.000 moléculas de acetilcolina en cada vesícula colinérgica. A diferencia de la mayoría de los neurotransmisores de moléculas pequeñas, las acciones postsinápticas de la acetilcolina en muchas sinapsis colinérgicas (la unión neuromuscular en particular) no se interrumpen por recaptación, sino por una potente enzima hidrolítica, la acetilcolinesterasa. Esta enzima se concentra en la hendidura sináptica y garantiza una rápida disminución de la concentración de acetilcolina tras su liberación del terminal presináptico. La acetilcolina tiene una actividad catalítica muy elevada (unas 5.000 moléculas de acetilcolina por molécula de acetilcolinesterasa por segundo) e hidroliza la acetilcolina en acetato y colina. La colina producida por la hidrólisis de la acetilcolina es transportada de regreso a los terminales nerviosos y se utiliza para resintetizar la acetilcolina.

La acetilcolina es liberada por las neuronas presinápticas simpáticas y parasimpáticas y sus efectores. También es secretada por neuronas parasimpáticas postsinápticas, así como por un tipo específico de neurona simpática postsináptica que inerva las glándulas sudoríparas. Los receptores para la acetilcolina en la membrana postsináptica se conocen como receptores colinérgicos y se dividen en dos clases: los receptores metabotrópicos interactúan con la muscarina, una sustancia aislada de las setas venenosas (receptores muscarínicos de acetilcolina), y los receptores ionotrópicos interactúan con la nicotina aislada de las plantas de tabaco (receptores nicotínicos de acetilcolina). El receptor muscarínico del corazón es un ejemplo de receptor acoplado a proteína G que está vinculado a canales de K+. La estimulación parasimpática del corazón libera acetilcolina, que a su vez abre los canales de K+, provocando la hiperpolarización de las fibras musculares cardíacas. Esta hiperpolarización ralentiza la contracción rítmica del corazón. Por el contrario, el receptor nicotínico de la acetilcolina (nAChR) en los músculos esqueléticos es un canal de Na+ ionotrópico activado por un ligando. El consumo de nicotina produce cierto grado de euforia, relajación y, finalmente, adicción, efectos que se cree que están mediados en este caso por los nAChR. Los receptores nicotínicos son el tipo de receptor de neurotransmisor ionotrópico mejor estudiado. La apertura de este canal provoca la despolarización rápida de las fibras musculares esqueléticas y el inicio de la contracción. Diversos fármacos (como el curare y la atropina) afectan a la liberación de acetilcolina en la hendidura sináptica, así como a su unión a los receptores.

Entre los muchos compuestos interesantes que interactúan con las enzimas colinérgicas se encuentran los pesticidas organofosforados. Este grupo incluye algunos potentes agentes de guerra química. Uno de ellos es el gas nervioso sarín, que se hizo famoso después de que un grupo de terroristas lo liberara en el metro de Tokio en 1995. Los pesticidas organofosforados pueden ser letales porque inhiben a la acetilcolinesterasa, provocando la acumulación de acetilcolina en las sinapsis colinérgicas. Esta acumulación de acetilcolina despolariza la célula postsináptica y la hace refractaria a la liberación posterior de acetilcolina, provocando parálisis neuromuscular y otros efectos.

Aminas biógenas

Catecolaminas

La noradrenalina (o norepinefrina), la adrenalina (o epinefrina) y la dopamina son sintetizadas en una serie de reacciones enzimáticas a partir del aminoácido tirosina. Las neuronas que utilizan catecolaminas como neurotransmisor se denominan neuronas catecolaminérgicas. Las catecolaminas son secretadas por células del SNC que intervienen en la regulación del movimiento, el estado de ánimo y la atención. Las neuronas que utilizan adrenalina como neurotransmisor se denominan neuronas adrenérgicas. Todas ellas contienen una enzima que convierte la noradrenalina en adrenalina, que sirve como transmisor entre los axones simpáticos postsinápticos y los efectores del SNA. Las células endocrinas (células cromafines) de la médula suprarrenal también liberan adrenalina al torrente sanguíneo durante la respuesta de lucha o huida.

Dopamina

La dopamina está presente en varias regiones cerebrales, aunque la principal es el cuerpo estriado, que recibe la mayor parte de los aportes de la sustancia negra y desempeña un papel esencial en la coordinación de los movimientos corporales. En la enfermedad de Parkinson, por ejemplo, las neuronas dopaminérgicas de la sustancia negra degeneran, lo que provoca una disfunción motora característica. También se cree que la dopamina está implicada en la motivación, la recompensa y el refuerzo, y muchas drogas de abuso actúan afectando a las sinapsis dopaminérgicas del SNC. Además de estas funciones en el SNC, la dopamina desempeña un papel poco conocido en algunos ganglios simpáticos.

La dopamina es producida por la acción de la DOPA descarboxilasa sobre la DOPA. Tras su síntesis en el citoplasma de los terminales presinápticos, la dopamina se carga en las vesículas sinápticas a través de un transportador vesicular de monoaminas (VMAT). La acción de la dopamina en la hendidura sináptica finaliza con su recaptación en los terminales nerviosos o en las células gliales circundantes por un transportador de dopamina dependiente de Na^+ denominado DAT. Al parecer, la cocaína produce sus efectos psicotrópicos uniéndose al DAT e inhibiéndolo, lo que produce un aumento neto de la liberación de dopamina en zonas cerebrales específicas. La anfetamina, otra droga adictiva, también inhibe el DAT, así como el transportador de noradrenalina. Las dos principales enzimas involucradas en el catabolismo de la dopamina son la monoaminooxidasa (MAO) y la catecol-*O*-metiltransferasa (COMT). Tanto las neuronas como la glía contienen MAO mitocondrial y COMT citoplasmática. Los inhibidores de estas enzimas, como la fenelzina y la tranilcipromina, se utilizan clínicamente como antidepresivos. Una vez liberada, la dopamina actúa exclusivamente activando receptores acoplados a proteínas G. La mayoría de los subtipos de receptores dopaminérgicos actúan activando o inhibiendo a la adenilato ciclasa.

Noradrenalina

La noradrenalina actúa como neurotransmisor en el *locus cœruleus*, un núcleo del tronco encefálico que se proyecta de forma difusa a diversos objetivos del cerebro anterior e influye en el sueño y la vigilia, la atención y el comportamiento alimentario. Quizá las neuronas noradrenérgicas más destacadas sean las células ganglionares simpáticas, que emplean la noradrenalina como principal transmisor periférico en esta división del sistema motor visceral.

La síntesis de noradrenalina requiere dopamina β-hidroxilasa, que cataliza la producción de noradrenalina a partir de dopamina. A continuación, la noradrenalina se carga en las vesículas sinápticas a través del mismo VMAT implicadoen el transporte vesicular de dopamina. La noradrenalina es eliminada de la hendidura sináptica por el transportador de noradrenalina (NET), que también es capaz de absorber dopamina. Al igual que la dopamina, la noradrenalina es degradada por la MAO y la COMT.

La noradrenalina, al igual que la adrenalina, actúa sobre los receptores α-adrenérgicos y β-adrenérgicos. Ambos tipos de receptores están acoplados a proteínas G; de hecho, el receptor β-adrenérgico fue el primer receptor de neurotransmisor metabotrópico identificado. Actualmente se conocen dos subclases de receptores α-adrenérgicos. La activación de los receptores α_1 suele producir una despolarización lenta ligada a la inhibición de los canales de K^+, mientras que la activación de los receptores α_2 produce una hiperpolarización lenta debida a la activación de un tipo diferente de canal de K^+.

Existen tres subtipos de receptores β-adrenérgicos, dos de los cuales se expresan en muchos tipos de neuronas. Los agonistas y antagonistas de los receptores adrenérgicos, como el bloqueante β propranolol, se utilizan clínicamente para diversas afecciones que van desde las arritmias cardíacas hasta las migrañas. Sin embargo, estos fármacos actúan principalmente sobre los receptores del músculo liso, sobre todo en los sistemas cardiovascular y respiratorio.

Adrenalina

La adrenalina se encuentra en el cerebro en niveles más bajos que las demás catecolaminas y también está presente en menos neuronas cerebrales que otras catecolaminas. Las neuronas del SNC que contienen adrenalina se localizan principalmente en el sistema tegmental lateral y en la médula y se proyectan al hipotálamo y al tálamo. Se desconoce la función de estas neuronas secretoras de adrenalina.

La enzima que sintetiza la adrenalina, la feniletanolamina-N-metiltransferasa, sólo está presente en las neuronas secretoras de adrenalina. Por lo demás, el metabolismo de la adrenalina es muy similar al de la noradrenalina. La adrenalina se carga en vesículas a través del VMAT. No se ha identificado ningún transportador de membrana plasmática específico para la adrenalina, aunque el NET es capaz de transportar adrenalina. Como ya se ha señalado, la adrenalina actúa tanto sobre los receptores α-adrenérgicos como sobre los β-adrenérgicos.

Histamina

La histamina se encuentra en neuronas del hipotálamo que envían proyecciones dispersas pero generalizadas a casi todas las regiones del cerebro y la médula espinal. Las proyecciones centrales de histamina median la excitación y la atención, de forma similar a las proyecciones centrales de acetilcolina y noradrenalina. La histamina también controla la reactividad del sistema vestibular. Las reacciones alérgicas o el daño tisular provocan la liberación de histamina de los mastocitos en el torrente sanguíneo (**cap. 29**, Sistema inmunitario). La proximidad de los mastocitos a los vasos sanguíneos, junto con las potentes acciones de la histamina sobre éstos, también plantea la posibilidad de que la histamina influya en el flujo sanguíneo cerebral.

La histamina se produce a partir del aminoácido histidina por una histidina descarboxilasa y es transportdaa a las vesículas a través del mismo VMAT que las catecolaminas. Aún no se ha identificado ningún transportador de histamina en la membrana plasmática. La histamina se degrada por la acción combinada de la histamina metiltransferasa y la MAO.

Se conocen tres tipos de receptores de histamina, todos ellos acoplados a proteínas G. Debido a la importancia de los receptores de histamina en la mediación de las respuestas alérgicas, se han desarrollado muchos antagonistas de los receptores de histamina como agentes antihistamínicos. Los antihistamínicos que atraviesan la barrera hematoencefálica, como la difenhidramina, actúan como sedantes al interferir en las funciones de la histamina en la excitación del SNC. Los antagonistas del receptor H_1 también se utilizan para prevenir la cinetosis (mareo por movimiento), quizá debido al papel de la histamina en el control de la función vestibular. Los receptores H_2 controlan la secreción de ácido gástrico en el sistema digestivo, lo que permite utilizar antagonistas de estos receptores en el tratamiento de diversos trastornos gastrointestinales superiores (p. ej., úlceras pépticas).

Serotonina

Es la 5-hidroxitriptamina (5-HT). Inicialmente se pensó que la serotonina aumentaba el tono vascular en virtud de su presencia en el suero (de ahí el nombre de serotonina).

Aproximadamente el 90 % del total de la serotonina presente en el cuerpo humano se encuentra en el tracto gastrointestinal. Las células enterocromafines y las neuronas serotoninérgicas del plexo mesentérico sintetizan, almacenan y secretan serotonina, que funciona como reguladora de la secreción y de la motilidad del intestino.

Después de la liberación desde el intestino, la serotonina puede encontrarse en las plaquetas de la sangre, que la captan a partir del suero y la distribuyen. La recaptación de serotonina, mediante una proteína transmembrana de transporte específica, representa el mecanismo principal del aclaramiento de serotonina del plasma sanguíneo. Al llegar a la lesión de un vaso, la plaqueta libera la serotonina que ac-

túa como vasoconstrictor, funcionando así como modulador de la coagulación.

Un porcentaje relativamente pequeño de la serotonina es sintetizado en neuronas serotoninérgicas del SNC. Las neuronas que utilizan la serotonina como neurotransmisor se denominan serotoninérgicas. La serotonina del SNC se encuentra principalmente en grupos de neuronas de la región del rafe de la protuberancia y la parte superior del tronco encefálico, que tienen amplias proyecciones al cerebro anterior y regulan el sueño y la vigilia. La serotonina ocupa un lugar destacado en la neurofarmacología porque un gran número de fármacos antipsicóticos valiosos para el tratamiento de la depresión y la ansiedad actúan sobre las vías serotoninérgicas.

La serotonina se sintetiza a partir del aminoácido triptófano, que es un aminoácido esencial. El triptófano es transportado a las neuronas por un transportador de la membrana plasmática e hidroxilado en una reacción catalizada por la enzima triptófano-5-hidroxilasa, el paso que limita la síntesis de serotonina.

La carga de serotonina en las vesículas sinápticas la realiza el VMAT, que también es responsable de la carga de otras monoaminas. Los efectos sinápticos de la serotonina terminan con su transporte de regreso a los terminales nerviosos a través de un transportador específico de serotonina (SERT). Muchos fármacos antidepresivos son inhibidores selectivos de la recaptación de serotonina (ISRS) que inhiben el transporte de serotonina por el SERT. Quizás el ejemplo más conocido de ISRS sea la fluoxetina. La principal vía catabólica de la serotonina está mediada por la MAO. Se ha identificado un gran número de receptores de serotonina, la mayoría de los cuales son metabotrópicos. Éstos han sido involucrados en las emociones, los ritmos circadianos, los comportamientos motores y el estado de excitación mental. Las alteraciones de la función de estos receptores se han relacionado con numerosos trastornos psiquiátricos, como la depresión, la ansiedad y la esquizofrenia, y los fármacos que actúan sobre los receptores de serotonina son tratamientos eficaces para varias de estas enfermedades.

La activación de los receptores de serotonina también interviene en la saciedad y la disminución del consumo de alimentos, por lo que los fármacos serotoninérgicos a veces son útiles en el tratamiento de los trastornos alimentarios. Sólo un grupo de receptores de serotonina, los receptores $5\text{-}HT_3$, son canales iónicos activados por ligando. Se trata de canales de cationes no selectivos y, por lo tanto, median respuestas postsinápticas excitadoras.

Aminoácidos

El glutamato, el ácido γ-aminobutírico (GABA), la glicina y el aspartato también actúan como neurotransmisores, principalmente en el SNC.

Glutamato

El glutamato es el transmisor más importante en el funcionamiento normal del cerebro. Casi todas las neuronas excitadoras del SNC son glutamatérgicas, y se calcula que más de la mitad de las sinapsis cerebrales liberan este agente. El glutamato desempeña un papel especialmente importante en la neurología clínica porque las concentraciones elevadas de glutamato extracelular, liberado como resultado de una lesión neuronal, son tóxicas para las neuronas. El glutamato es un aminoácido no esencial que no atraviesa la barrera hematoencefálica y, por lo tanto, debe sintetizarse en las neuronas a partir de precursores locales. El precursor más frecuente para la síntesis de glutamato es la glutamina, liberada por las células gliales. Una vez liberada, la glutamina es absorbida por los terminales presinápticos y metabolizada en glutamato por la enzima mitocondrial glutaminasa. El glutamato también puede sintetizarse por transaminación del α-cetoglutarato, un intermediario del ciclo del ácido tricarboxílico. Por lo tanto, parte de la glucosa metabolizada por las neuronas también puede utilizarse para la síntesis de glutamato.

El glutamato sintetizado en el citoplasma presináptico es empaquetado en vesículas sinápticas por transportadores, denominados VGLUT. Se han identificado al menos tres genes *VGLUT* diferentes. Una vez liberado, el glutamato es eliminado de la hendidura sináptica por los transportadores de aminoácidos excitadores (EAAT). Existen cinco tipos diferentes de transportadores de glutamato de alta afinidad, algunos de los cuales están presentes en las células gliales y otros en los terminales presinápticos.

El glutamato captado por las células gliales es convertido en glutamina por la enzima glutamina sintetasa; a continuación, la glutamina es transportada fuera de las células gliales hacia los terminales nerviosos. De este modo, los terminales sinápticos cooperan con las células gliales para mantener un suministro adecuado del neurotransmisor. Esta secuencia global de acontecimientos se denomina ciclo glutamato-glutamina.

Se han identificado varios tipos de receptores de glutamato. Tres de ellos son receptores ionotrópicos denominados, respectivamente, receptores NMDA, receptores AMPA y receptores kainato. Estos receptores reciben su nombre de los agonistas que los activan: NMDA (N-metil-D-aspartato), AMPA (α-amino-3-hidroxi-5-metil-4-isoxazolpropionato) y ácido kaínico. Todos los receptores de glutamato ionotrópicos son canales de cationes no selectivos similares a los nAChR, que permiten el paso de Na^+ y K^+ y, en algunos casos, de pequeñas cantidades de Ca^{2+}. De ahí que la activación de los receptores AMPA, kainato y NMDA siempre produzca respuestas postsinápticas excitadoras.

Además de estos receptores de glutamato ionotrópicos, existen tres tipos de receptores de glutamato metabotrópicos (mGluR). Estos receptores, que modulan indirectamente los canales iónicos postsinápticos, difieren en su acoplamiento a las vías de transducción de señales intracelulares y en su sensibilidad a los agentes farmacológicos. La activación de muchos de estos receptores conduce a la inhibición de los canales postsinápticos de Ca^{2+} y Na^+. A diferencia de los receptores de glutamato ionotrópicos excitadores, los mGluR provocan respuestas postsinápticas más lentas que pueden aumentar o disminuir la excitabilidad de las células postsinápticas. En consecuencia, las funciones fisiológicas de los mGluR son muy variadas.

Ácido gamma-aminobutírico

La mayoría de las sinapsis inhibidoras del cerebro y la médula espinal utilizan ácido γ-aminobutírico (GABA) o glicina como neurotransmisores. El GABA puede inhibir el disparo del potencial de acción en las neuronas de los mamíferos. El GABA se encuentra con mayor frecuencia en las interneuronas de los circuitos locales, aunque las células de Purkinje cerebelosas constituyen un ejemplo de neurona de proyección GABA-érgica.

El precursor predominante para la síntesis de GABA es la glucosa, que es metabolizada a glutamato por las enzimas del ciclo del ácido tricarboxílico (el piruvato y la glutamina también pueden actuar como precursores). La enzima ácido glutámico descarboxilasa (GAD), que se encuentra casi exclusivamente en las neuronas GABA-érgicas, cataliza la conversión de glutamato en GABA. La GAD requiere un cofactor, el piridoxal-fosfato, para su actividad. Dado que este último deriva de la vitamina B_6, una deficiencia de esta vitamina puede provocar una disminución de la síntesis de GABA. La importancia de este hecho quedó clara después de que una desastrosa serie de muertes infantiles se relacionara con la omisión de vitamina B_6 en las fórmulas infantiles para lactantes. La falta de B_6 provocó una gran reducción del contenido de GABA en el cerebro, y la consiguiente pérdida de inhibición sináptica causó convulsiones que en algunos casos fueron mortales. Una vez sintetizado, el GABA es transportado a las vesículas sinápticas a través de un transportador vesicular de aminoácidos inhibidores (VIATT).

El mecanismo de eliminación del GABA es similar al del glutamato: tanto las neuronas como la glía contienen transportadores de alta afinidad por el GABA, denominados GAT (se han identificado varias formas de GAT). La mayor parte del GABA acaba convirtiéndose en succinato, que se metaboliza en el ciclo del ácido tricarboxílico que media en la síntesis celular de ATP. Las enzimas necesarias para esta degradación, la GABA transaminasa y la succínico semialdehído deshidrogenasa, son enzimas mitocondriales. La inhibición de la degradación del GABA provoca un aumento del contenido tisular de GABA y un incremento de la actividad de las neuronas inhibidoras. También existen otras vías de degradación del GABA. La más notable de ellas es la producción de γ-hidroxibutirato, un derivado del GABA que ha sido utilizado como droga de «violación». Así, la administración oral de γ-hidroxibutirato puede causar euforia, déficit de memoria e inconsciencia. Presumiblemente, estos efectos se deben a la acción sobre las sinapsis GABA-érgicas del SNC.

Las sinapsis inhibidoras que emplean GABA como transmisor pueden presentar tres tipos de receptores postsinápticos, denominados $GABA_A$, $GABA_B$ y $GABA_C$. Los receptores $GABA_A$ y $GABA_C$ son ionotrópicos, mientras que los $GABA_B$ son metabotrópicos. Los receptores ionotrópicos GABA suelen ser inhibidores porque sus canales asociados son permeables al Cl^-. Los fármacos que actúan como agonistas o moduladores de los receptores GABA postsinápticos, como las benzodiazepinas y los barbitúricos, se utilizan clínicamente para tratar la epilepsia y son sedantes y anestésicos eficaces.

Glicina

La distribución del aminoácido neutro glicina en el SNC está más localizada que la del GABA. Aproximadamente la mitad de las sinapsis inhibidoras de la médula espinal utilizan glicina; la mayoría de las demás sinapsis inhibidoras utilizan GABA. La glicina es sintetizada a partir de la serina por la isoforma mitocondrial de la serina hidroximetiltransferasa, y es transportada a las vesículas sinápticas a través del mismo transportador vesicular de aminoácidos inhibidores que carga el GABA en las vesículas. Una vez liberada de la célula presináptica, la glicina es eliminada rápidamente de la hendidura sináptica por los transportadores de glicina de la membrana plasmática. Las mutaciones en los genes que codifican algunas de estas enzimas provocan hiperglicinemia, una devastadora enfermedad neonatal caracterizada por letargo, convulsiones y retraso mental (**cap. 20**, Nutrición en los errores innatos del metabolismo en el niño, **tomo V**). Los receptores de glicina también son canales de Cl^- activados por ligando y su estructura general refleja la de los receptores $GABA_A$. Los receptores de glicina son pentámeros formados por mezclas de los cuatro productos génicos que codifican subunidades α de unión a glicina, junto con la subunidad β accesoria. La estricnina bloquea los receptores de glicina de forma potente, lo que podría explicar las propiedades tóxicas de este alcaloide vegetal.

Derivados de purinas: ATP, AMP y adenosina

Curiosamente, todas las vesículas sinápticas contienen ATP, que se libera junto con uno o varios neurotransmisores «clásicos». Esta observación plantea la posibilidad de que el ATP actúe como un cotransmisor. Desde la década de 1920 se sabe que la aplicación extracelular de ATP (o de sus productos de metabolización AMP y adenosina) puede provocar respuestas eléctricas en las neuronas. La idea de que algunas purinas son también neurotransmisores ha recibido recientemente un considerable apoyo experimental. El ATP actúa como neurotransmisor excitador en las motoneuronas de la médula espinal, así como en los ganglios sensoriales y autónomos.

También se han demostrado acciones postsinápticas del ATP en el SNC, concretamente en las neuronas del asta dorsal y en un subconjunto de neuronas del hipocampo. Sin embargo, la adenosina no puede considerarse un neurotransmisor clásico porque no se almacena en vesículas sinápticas ni se libera de forma dependiente del Ca^{2+}. Más bien, se genera a partir de ATP por la acción de enzimas extracelulares. Varias enzimas, como la apirasa y la ecto-5′-nucleotidasa, así como transportadores de nucleósidos, participan en el rápido catabolismo y eliminación de purinas de localizaciones extracelulares. En cualquier caso, parece que la transmisión excitadora a través de sinapsis purinérgicas está muy extendida en el cerebro de los mamíferos. De acuerdo con esta evidencia, los receptores tanto para ATP como para adenosina están ampliamente distribuidos en el sistema nervioso, así como en muchos otros tejidos.

Actualmente se conocen tres clases de estos receptores purinérgicos. Una de ellas consiste en canales iónicos activados por ligando; las otras dos son receptores metabotrópicos acoplados a proteínas G. Los receptores purinérgicos ionotrópicos están ampliamente distribuidos en las neuronas centrales y periféricas. En los nervios sensoriales desempeñan un papel evidente en la sensación mecánica y el dolor; sin embargo, se desconoce su función en la mayoría de las demás células. Los dos tipos de receptores metabotrópicos activados por las purinas difieren en su sensibilidad a los agonistas: un tipo es estimulado preferentemente por la adenosina, mientras que el otro es activado preferentemente por el ATP. Ambos tipos de receptores se encuentran en todo el cerebro y en tejidos periféricos como el corazón, el tejido adiposo y el riñón. Las xantinas como la cafeína y la teofilina bloquean los receptores de adenosina, y se cree que esta actividad es responsable de los efectos estimulantes de estos agentes.

Péptidos de pequeño peso molecular

También se ha demostrado que pequeños péptidos actúan como transmisores sinápticos. La actividad biológica de los neurotransmisores peptídicos depende de su secuencia de aminoácidos. Basándose en estas secuencias, los neuropéptidos transmisores se han agrupado en cinco categorías: los péptidos cerebrales/intestinales, los péptidos opioides, los péptidos hipofisarios, las hormonas liberadoras hipotalámicas y una categoría general que contiene otros péptidos que no son fáciles de clasificar.

Entre los péptidos neurotransmisores se encuentran la sustancia P (llamada así porque se encontró originalmente en un polvo de extractos de acetona de tejido cerebral e intestinal), las hormonas liberadoras hipotalámicas, los péptidos opioides endógenos (p. ej., β-endorfina, encefalinas, dinorfinas), el péptido intestinal vasoactivo (VIP), la colecistoquinina (CCK) y la neurotensina. Muchas de estas mismas sustancias son sintetizadas y liberadas por las células enteroendocrinas del tracto intestinal. Pueden actuar inmediatamente sobre las células vecinas (secreción paracrina) o ser transportadas por el torrente sanguíneo en forma de hormonas para actuar sobre células diana distantes (secreción endocrina). También son sintetizadas y liberadas por los órganos endocrinos y por las neuronas neurosecretoras del hipotálamo.

Las neuronas secretoras de péptidos generalmente sintetizan polipéptidos en sus cuerpos celulares que son mucho más grandes que el péptido final «maduro». El procesamiento de estos polipéptidos en sus cuerpos celulares, que se denominan prepropéptidos (o preproteínas), se lleva a cabo mediante una secuencia de reacciones en varios orgánulos intracelulares. Los prepropéptidos se sintetizan en el retículo endoplásmico rugoso, donde se elimina la secuencia señal de aminoácidos, es decir, la secuencia que indica que el péptido debe ser secretado. A continuación, el polipéptido restante, denominado propéptido (o proproteína), atraviesa el aparato de Golgi y se empaqueta en vesículas en la red trans-Golgi. Las etapas finales del procesamiento del neurotransmisor peptídico tienen lugar después del empaquetamiento en vesículas e implican la escisión proteolítica, la modificación de los extremos del péptido, la glicosilación, la fosforilación y la formación de enlaces disulfuro (**cap. 8**, Síntesis, degradación y recambio de las proteínas, **tomo II**).

Los precursores de los propéptidos pueden dar origen a más de una especie de neuropéptido. Esto significa que de una sola vesícula pueden liberarse múltiples péptidos neuroactivos. Además, los neuropéptidos a menudo se liberan junto con neurotransmisores de moléculas pequeñas. Así pues, las sinapsis peptídicas suelen provocar respuestas postsinápticas complejas. Los péptidos son catabolizados en fragmentos de aminoácidos inactivos por enzimas denominadas peptidasas, habitualmente localizadas en la superficie extracelular de la membrana plasmática. Prácticamente todos los neuropéptidos inician sus efectos mediante la activación de receptores acoplados a proteínas G.

Óxido nítrico

El óxido nítrico (NO), un gas simple con propiedades de radical libre, también se ha identificado como neurotransmisor. En bajas concentraciones, el NO transporta los impulsos nerviosos de una neurona a otra. A diferencia de otros neurotransmisores, que se sintetizan en el cuerpo de la célula nerviosa y se almacenan en vesículas sinápticas, el NO es sintetizado dentro de la sinapsis y se utiliza inmediatamente. Se postula que el neurotransmisor excitador glutamato induce una reacción en cadena en la que se activa la NO sintasa para producir NO. Una vez producido, el NO puede atravesar la membrana plasmática, lo que significa que el NO generado dentro de una célula puede viajar a través del medio extracelular y actuar dentro de las células cercanas. Así pues, esta señal gaseosa tiene un rango de influencia que se extiende mucho más allá de la célula de origen, difundiéndose unas decenas de micrómetros desde su lugar de producción antes de ser degradado. Esta propiedad convierte al NO en un agente potencialmente útil para coordinar las actividades de múltiples células en una región muy localizada y puede mediar ciertas formas de plasticidad sináptica que se propagan dentro de pequeñas redes de neuronas.

Las acciones biológicas del NO se deben a la activación de la guanilato ciclasa, que a su vez produce guanosinmonofosfato cíclico (cGMP) en las células diana. El cGMP, a su vez, actúa sobre la síntesis de la proteína G, lo que en última instancia da lugar a la generación/modulación de los potenciales de acción neuronales.

Endocannabinoides

Los endocannabinoides son una familia de señales endógenas que interactúan con los receptores cannabinoides. Estos receptores son las dianas moleculares del Δ^9-tetrahidrocannabinol, el componente psicoactivo de la planta de marihuana *(Cannabis sativa)*. Aunque aún quedan por determinar algunos miembros de este grupo emergente de señales químicas, se ha establecido que la anandamida y el 2-araquidonilglicerol (2-AG) son endocannabinoides. Estas señales son derivados de ácidos grasos insaturados con grupos de cabeza polares y se producen por degradación enzimática de lípidos de membrana. La producción de endocannabinoides es estimulada por un segundo mensajero dentro de las neuronas postsinápticas, normalmente un aumento de la concentración postsináptica de Ca^{2+}. Aunque

el mecanismo de liberación de endocannabinoides no está del todo claro, es probable que estos compuestos difundan a través de la membrana postsináptica para alcanzar los receptores cannabinoides de otras células cercanas. La acción de los endocannabinoides finaliza con el transporte de estas señales al interior de la neurona postsináptica. Allí son hidrolizadas por la enzima ácido graso amidohidrolasa (FAAH). Se han identificado al menos dos tipos de receptores cannabinoides. La mayoría de las acciones de los endocannabinoides en el SNC están mediadas por el receptor denominado CB1. Se trata de un receptor acoplado a proteína G que está relacionado con los receptores metabotrópicos para acetilcolina, glutamato y otros neurotransmisores convencionales.

Los endocannabinoides participan en varias formas de regulación sináptica. La acción mejor documentada de estos agentes es la inhibición de la comunicación entre las células diana postsinápticas y sus entradas presinápticas. Tanto en el hipocampo como en el cerebelo, entre otras regiones, los endocannabinoides sirven como señales para regular la liberación de GABA en determinados terminales inhibidores.

INTERACCIONES DEL SISTEMA NERVIOSO CON EL SISTEMA GASTROINTESTINAL

Existe una comunicación cruzada continua entre el sistema nervioso, especialmente el cerebro, y el tracto gastrointestinal, y el flujo de información es fundamental para el correcto funcionamiento de la digestión, la absorción y la disposición de los nutrientes ingeridos. Además, la comunicación informa al sistema nervioso de todas las actividades metabólicas relevantes. El flujo de información es bidireccional y utiliza tanto nervios como hormonas. En gran parte del tracto gastrointestinal, los nervios vagos sirven de conducto al cerebro, con fibras vagales aferentes y eferentes que inervan todos los órganos metabólicos, desde el esófago hasta el estómago y los intestinos delgado y grueso, además de inervar el hígado, el páncreas exocrino y endocrino y otros órganos.

Cuando los alimentos se consumen y entran en el tracto gastrointestinal, su contenido nutricional es evaluado por las células sensoriales enteroendocrinas que recubren el lumen. Estas células segregan numerosas hormonas que envían señales a otras células de todo el tracto gastrointestinal, así como al hígado y al páncreas, para que segreguen enzimas en el lumen apropiadas para digerir la comida. Posteriormente, los nutrientes digeridos se absorben, pasan a la sangre y llegan a los tejidos de todo el organismo. Todo este proceso se adapta al alimento específico que se ingiere y está altamente coordinado por el sistema nervioso entérico, intrínseco a la pared del tracto gastrointestinal. A través de los nervios vagos también se produce un intercambio continuo de información con el SNC.

El cerebro y el tracto gastrointestinal también se comunican, además de por estímulos nerviosos, a través de hormonas. Aunque el eje hipotalámico-hipofisario segrega numerosas hormonas que influyen en el metabolismo de todo el organismo (p. ej., hormona adrenocorticotropa [ACTH], hormona del crecimiento, hormona liberadora de tiroglobulina [TRH]), no se considera que estas hormonas tengan un impacto importante en la ingesta diaria de alimentos, excepto en estados de enfermedad extrema. Por el contrario, las hormonas del tracto gastrointestinal, en particular los péptidos que se secretan en respuesta a los nutrientes ingeridos, pueden tener profundos efectos sobre la ingesta de alimentos (cap. 12, Regulación del balance energético y de la composición corporal).

El tracto gastrointestinal segrega numerosos compuestos antes, durante y después de las comidas, muchos de los cuales influyen en la ingesta de alimentos cuando se administran de forma exógena, en particular, la CCK, el péptido 1 análogo del glucagón (GLP-1), el péptido YY (PYY), la amilina y la apolipoproteína A-IV (apo A-IV), así como la grelina, una hormona peptídica secretada por el estómago que tiene una importancia notable en el control de la saciedad. Otras hormonas, como la leptina y la insulina, también tienen receptores hipotalámicos que contribuyen a la regulación del apetito y del gasto energético (Fig. 32-10).

La evidencia actual es que los péptidos gastrointestinales contribuyen en gran medida a la percepción de plenitud o saciedad. Asimismo, la insulina, la leptina y péptidos como la grelina contribuyen tanto al control del apetito como de la saciedad (Fig. 32-11).

EJE CEREBRO-INTESTINO

El eje cerebro-intestino está formado por el SNC, el SNA, el sistema neuroendocrino entérico (SNE), el eje hipotalámico-hipofisario-suprarrenal (HHS) y el sistema inmunitario, especialmente el asociado a las mucosas y, en particular, al sistema inmunitario intestinal. El eje cerebro-intestino es una vía de comunicación bidireccional entre el intestino y el SNC, que implica múltiples bucles de retroalimentación y la interacción de diferentes canales. Las interacciones bidireccionales intestino-cerebro regulan funciones fisiológicas y homeostáticas clave, como la ingesta de alimentos, el sistema inmunitario y el sueño.

La microbiota intestinal está estrechamente vinculada al SNC a través del eje cerebro-intestino. El rápido desarrollo de la ciencia del microbioma durante los últimos 15 años (cap. 21, Microbioma humano, tomo II) ha ido acompañado de un cambio en la comprensión del eje tradicional cerebro-intestino hacia una visión biológica más amplia que incluye necesariamente el microbioma intestinal (Fig. 32-12). Esta nueva visión de las interacciones del eje cerebro-intestino se aplica a la fisiopatología de varios trastornos neurológicos que antes se atribuían exclusivamente al cerebro. Los resultados de algunos estudios preclínicos y clínicos han

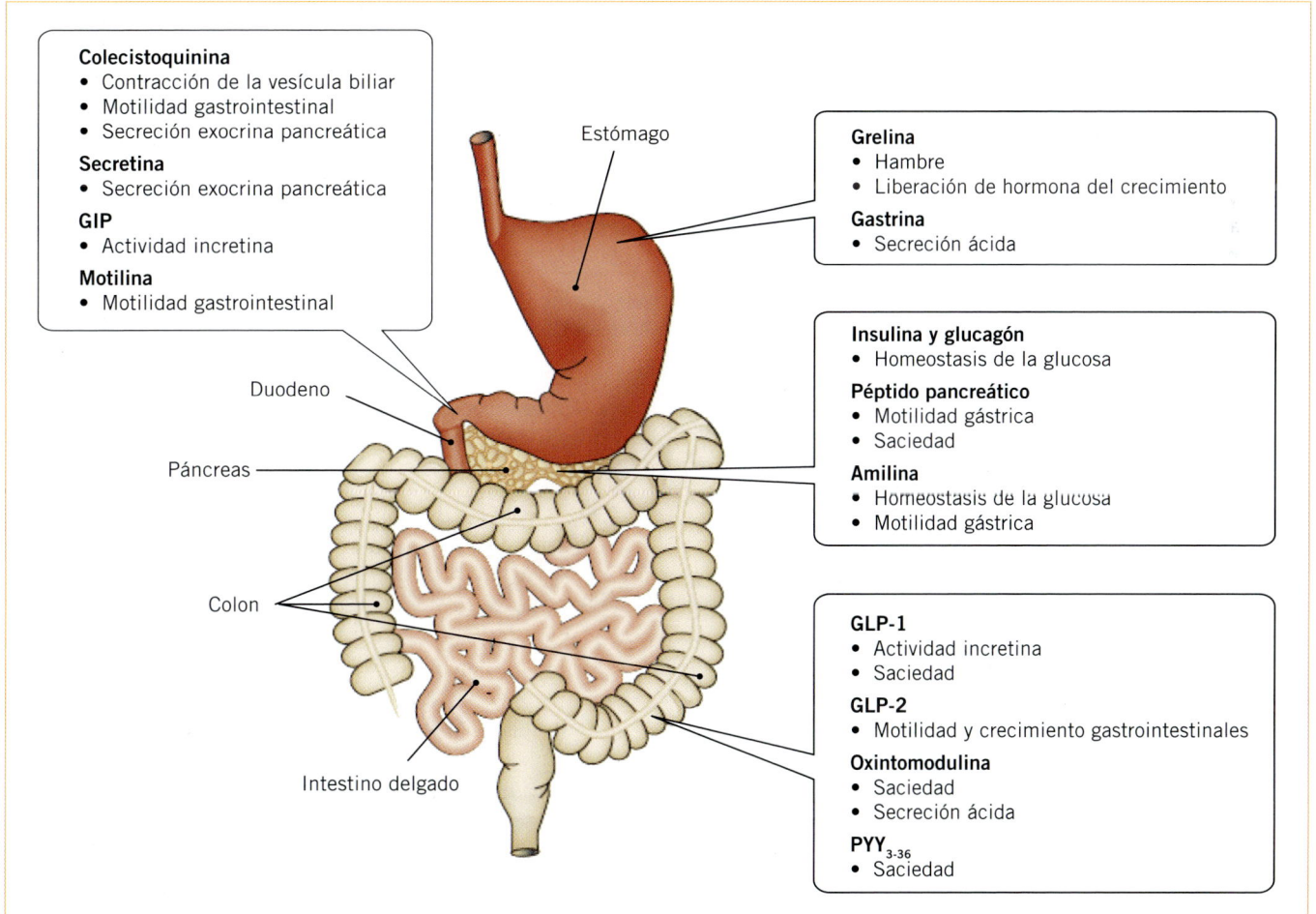

Figura 32-10. Hormonas gastrointestinales y sus principales funciones. GIP: péptido inhibidor gástrico; GLP-1 y GLP-2: péptidos análogos del glucagón 1 y 2; PYY: péptido YY.

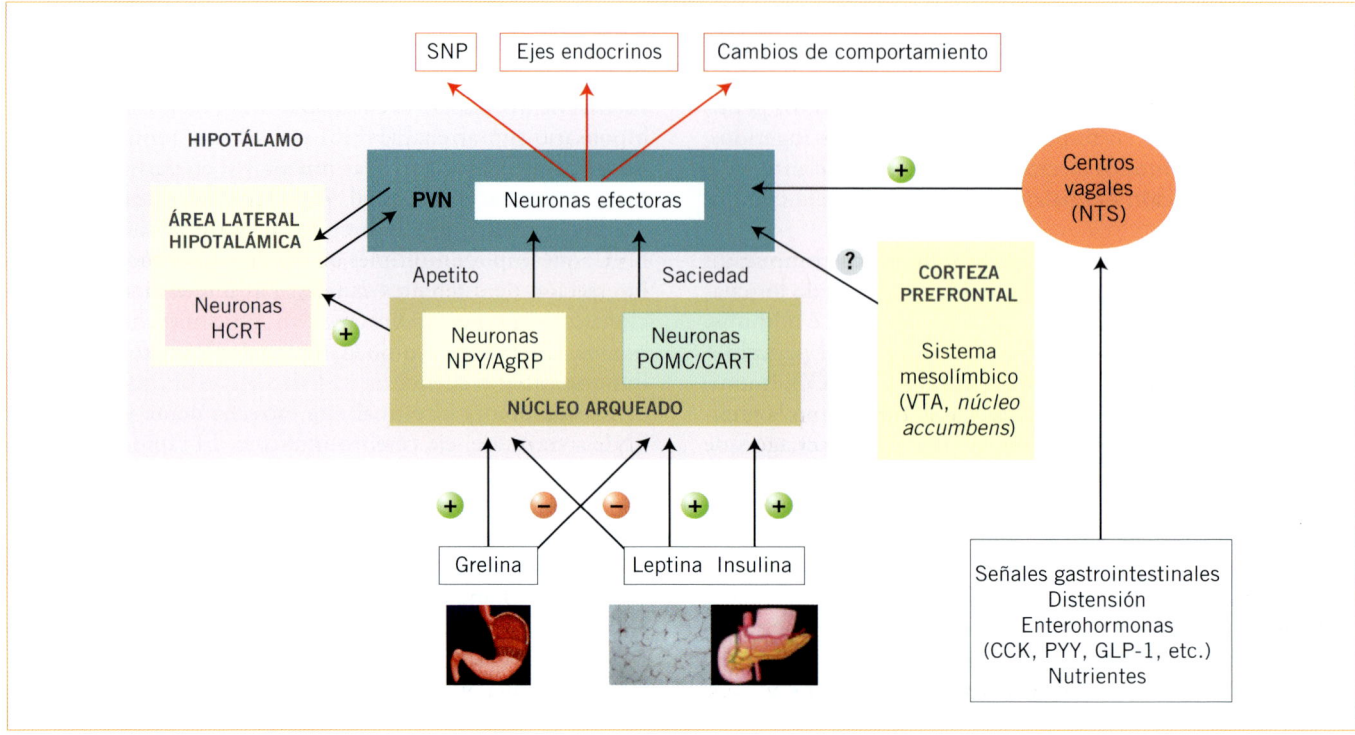

Figura 32-11. Interacciones hormonales en el eje intestino-cerebro. AgRP: receptor de la proteína agouti; CART: neuronas que expresan el tránscrito regulado por anfetaminas; CCK: colecistoquinina; GLP-1: péptido análogo del glucagón 1; HCRT: neuronas productoras de hipocretina/orexina; NPY: neuropéptido Y; NTS: núcleo del tracto solitario; POMC: neuronas que expresan proopiomelanocortina; PVN: núcleo paraventromedial; PYY: péptido YY; SNP: sistema nervioso periferico; VTA: área ventral tegmental (Adaptado de Gil-Campos y cols. Br J Nutr 2006; 96: 201-26).

abierto la posibilidad de actuar sobre la microbiota intestinal como tratamiento para los trastornos de las interacciones alteradas del eje cerebro-intestino (hasta hace poco denominados trastornos gastrointestinales funcionales), así como para trastornos psiquiátricos y neurológicos, como la depresión, la ansiedad, la enfermedad de Alzheimer, la enfermedad de Parkinson y los trastornos del espectro autista. Las señales derivadas de los microbios pueden viajar al SNC directa-

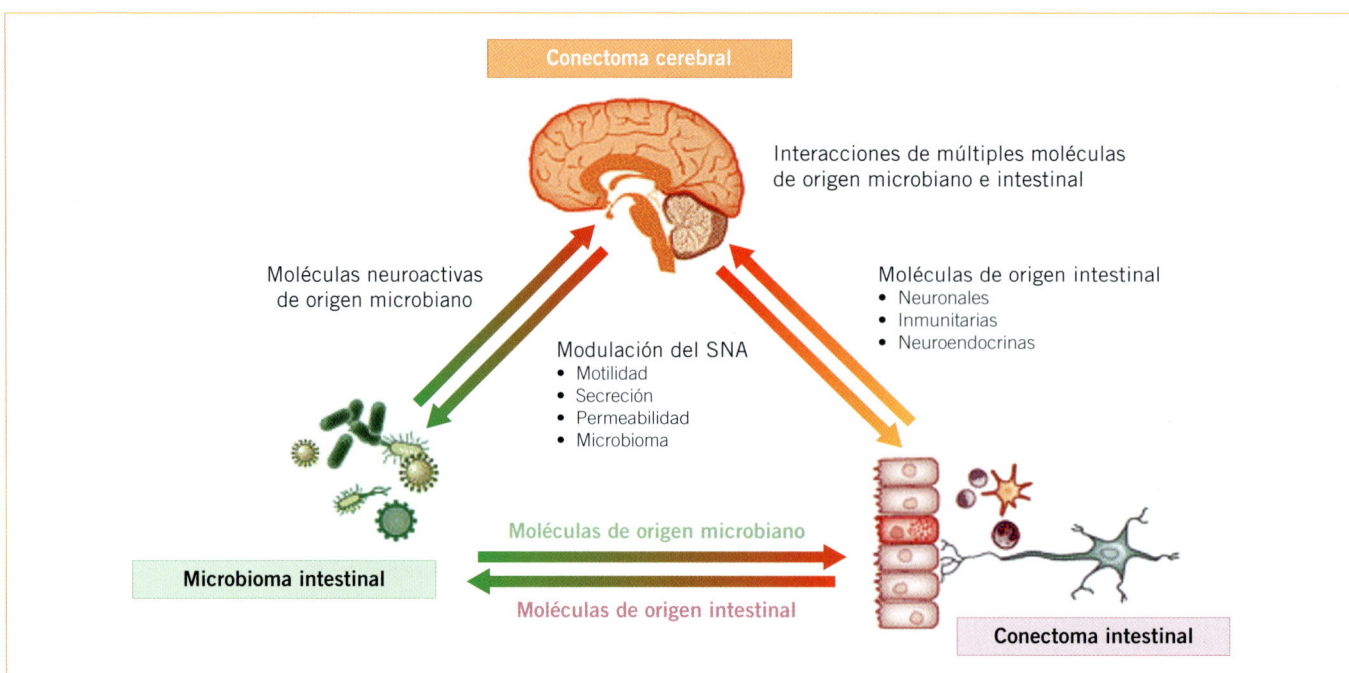

Figura 32-12. Interacciones del eje cerebro-intestino y el microbioma intestinal. SNA: sistema nervioso autónomo. (Adaptado de Mayer y cols. Annu Rev Med 2022; 73: 439-53).

mente a través de la circulación sistémica o indirectamente mediante la interacción con receptores de células enteroendocrinas, células enterocromafines, sistema inmunitario de la mucosa y, posiblemente, células sensoriales sistémicamente dispersas *(tuft cells)* que integran circuitos inmunitarios y neuronales. Cuando se estimulan, todas esas células pueden liberar moléculas que actúan sobre receptores de aferentes vagales y espinales conectados sinápticamente. El SNC responde a esta entrada modulando la actividad a través de las ramas simpática y parasimpática del SNA, así como a través del eje HHS.

Los cambios en el control, la sensibilidad o la integración de las señales en cualquier nivel del neuroeje pueden provocar alteraciones en todo el sistema. Las anomalías en la señalización interoceptiva se han asociado con la generación de síntomas en trastornos de las interacciones del eje cerebro-intestino, como varios síndromes inflamatorios intestinales, la dispepsia funcional y el dolor abdominal crónico, y trastornos psiquiátricos, así como con la expresión de trastornos neurodegenerativos y del desarrollo.

La evidencia actual sugiere que la regulación ascendente del SNC por la microbiota intestinal se produce principalmente a través de mecanismos neuroinmunitarios y neuroendocrinos, mediados por moléculas derivadas del microbioma como los ácidos grasos de cadena corta (AGCC), los ácidos biliares secundarios y los metabolitos del triptófano, que propagan señales principalmente a través de interacciones con células enteroendocrinas, células enterocromafines y el sistema inmunitario de la mucosa, con algunas moléculas que atraviesan la barrera intestinal, entran en la circulación sistémica y posiblemente atraviesan la barrera hematoencefálica.

El SNA puede transmitir señales nerviosas aferentes y eferentes entre el intestino y el cerebro. El eje HHS es un componente importante del sistema neuroendocrino. Por un lado, en estados patológicos en los que las bacterias intestinales son desplazadas y su abundancia está alterada, la microbiota intestinal produce endotoxinas como el lipopolisacárido (LPS) durante los procesos de composición y catabolismo, y éstas afectan a la síntesis de GABA, serotonina y glutamato, lo que en última instancia conduce al desarrollo de inflamación neurológica. Por otra parte, teniendo en cuenta el papel del eje cerebro-intestino, la aparición de una microbiota intestinal poco saludable puede alterar la permeabilidad intestinal y causar una serie de alteraciones funcionales. En primer lugar, los cambios en la permeabilidad intestinal originan daños en los mecanismos de barrera asociados, al menos en cierta medida, a una disminución de la expresión de las proteínas de las uniones entre las células intestinales. En segundo lugar, cuando se destruye la barrera intestinal, los factores inflamatorios como las proteínas del complemento y las citoquinas, la microbiota intestinal no saludable y las sustancias tóxicas pueden entrar en el sistema circulatorio, activando el sistema neuroinmunitario intestinal, destruyendo así las células neuronales y afectando a la aparición y el desarrollo de algunas enfermedades neurodegenerativas, por ejemplo, la esclerosis lateral amiotrófica. La **figura 32-13** muestra un resumen de las moléculas de señalización del SNC originadas por la microbiota intestinal.

Interacciones de la microbiota intestinal con el eje hipotalámico-hipofisario-suprarrenal

El eje HHS, o sistema neuroendocrino, es un componente importante del eje cerebro-intestino. Este sistema, que participa especialmente en el control de las respuestas al estrés, está formado principalmente por el nervio vago y las neuronas sensoriales que transmiten información desde el intestino al tronco encefálico, el cual, a su vez, incluye el hipotálamo y el sistema límbico. En condiciones de estrés, el sistema límbico afecta, a su vez, a las actividades autónomas del intestino. En el eje cerebro-intestino, las respuestas a estímulos variados, como la digestión, el balance energético, la función del sistema inmunitario, el estado de ánimo, etc., están mediadas por nervios aferentes y eferentes que, a su vez, activan el eje HHS. El hipotálamo libera la hormona liberadora de adrenocorticotropina (CRH), que llega a la hipófisis a través del torrente sanguíneo y estimula la síntesis de ACTH. La ACTH estimula la síntesis de glucocorticoides (hormonas del estrés), como el cortisol o la corticosterona, en las glándulas suprarrenales, lo que da lugar a una respuesta sistémica que provoca fugas en las uniones estrechas del intestino, aumentando así la permeabilidad de la barrera intestinal. Además, cuando se producen cambios en la diversidad y abundancia de la microbiota intestinal, la liberación excesiva de citoquinas proinflamatorias (interleuquina 1β [IL-1β], IL-6 y factor de necrosis tumoral alfa [TNF-α]) y pequeñas moléculas bioactivas, así como de derivados de la microbiota intestinal como el LPS y el peptidoglicano, hace que estos últimos puedan atravesar la barrera hematoencefálica hacia el cerebro y activar el eje HHS. Estos hallazgos sugieren que la comunicación entre la microbiota intestinal, el sistema neuroendocrino y el cerebro se produce a través de múltiples vías directas e indirectas cuyos mecanismos aún no están totalmente aclarados.

Interacciones de la microbiota intestinal con el sistema neuroendocrino entérico

El eje cerebro-intestino es la principal vía de comunicación entre el SNE y el SNC. El SNE es responsable de coordinar funciones intestinales como la motilidad intestinal, la secreción de fluidos y las respuestas metabólicas a la producción de metabolitos por la microbiota intestinal. Actualmente hay evidencias que sugieren que cepas bacterianas específicas pueden desempeñar un papel clave en el desarrollo y la función del SNE. La microbiota intestinal interactúa con el SNE a través del nervio vago y desempeña un papel importante en la regulación del tracto gastrointestinal, influyendo en el desarrollo y la función del SNE y de las células enterogliales. La microbiota intestinal también se comunica con el SNC a través de vías directas, mediante la regulación de la supervivencia de las neuronas intestinales y la promoción de la neurogénesis, y a través de vías indirectas que implican neurotransmisores (p. ej., serotonina), metabolitos bacterianos (p. ej., AGCC) y citoquinas. En respuesta a las señales del intestino, el SNC envía mensajes reguladores al microambiente intestinal a través de unidades del SNE de células neuronales-gliales-epiteliales, regulando la contracción

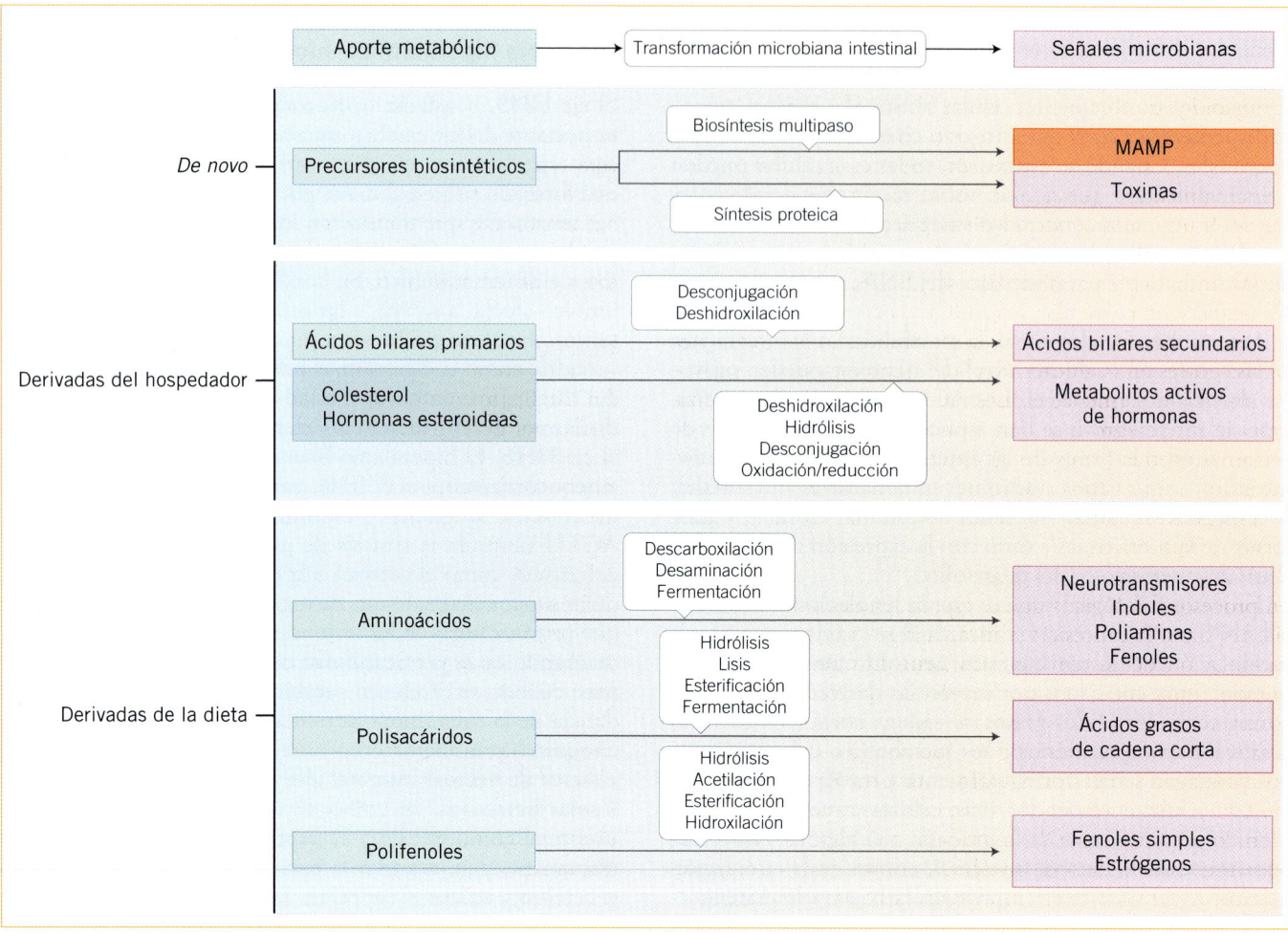

Figura 32-13. Moléculas de señalización del sistema nervioso central secretadas por la microbiota intestinal. MAMP: patrones moleculares asociados al metabolismo. (Adaptado de Mayer y cols. Annu Rev Med 2022; 73: 439-53).

del músculo liso intestinal y la actividad de glándulas y vasos sanguíneos. Por otra parte, los microbios intestinales son reguladores clave de la función del eje cerebro-intestino y de la modulación de la actividad neuronal a través de la estimulación del SNE intestinal.

Metabolitos neuroactivos derivados de la microbiota intestinal

Ácidos grasos de cadena corta

El cerebro y el tracto gastrointestinal son órganos sensoriales clave responsables de detectar, transmitir, integrar y responder a las señales del entorno *in vivo* e *in vitro*. Los AGCC son metabolitos importantes de la microbiota intestinal, producidos por la fermentación anaeróbica de polisacáridos no digeribles (p. ej., fibra dietética y almidón resistente) en el colon, y consisten principalmente en acetato (40-60 %), propionato (20-25 %) y butirato (15-20 %). La microbiota intestinal del género *Bacillus* produce acetato y propionato, y las especies con pared celular gruesa de este filo generan grandes cantidades de butirato.

Los AGCC se encuentran principalmente en forma ionizada y requieren proteínas transportadoras para su absorción.

En el intestino delgado, el transporte de AGCC lo realizan la proteína transportadora de monocarboxilato (MCT) 1 (también denominada SLC16A1), la MCT acoplada al sodio (SMCT) 2 (también denominada SLC5A12) y la SLC16A7, y en el colon, esta función la cumplen la MCT1 (SLC16A1), la SMCT2 (SLC5A12), la SMCT1 (SL5CA8) y la SLC26A3. Por lo tanto, la concentración de AGCC depende de la absorción y de la concentración fisiológica local.

Se ha demostrado que la microbiota intestinal puede regular los genes a través del metabolismo, la diferenciación y la proliferación, y que el butirato regula la expresión del 5-20 % de los genes humanos. Los AGCC pueden ayudar a mantener la integridad de la barrera epitelial intestinal y la tolerancia innata de la inmunidad intestinal regulando el crecimiento y la diferenciación de las células epiteliales y afectando a la expresión de proteínas en las uniones estrechas y la permeabilidad de la mucosa. También pueden atravesar la barrera hematoencefálica al aumentar la expresión de las proteínas de las uniones estrechas con la ayuda de las proteínas transportadoras de monocarboxilato de las células endoteliales.

A través de los AGCC, la microbiota intestinal se comunica activamente con las células del hospedador para regular los factores neurotróficos, los neurotransmisores y los niveles de neuroinflamación, afectando a la morfología y la función de las células gliales, la función mitocondrial, la activación inmunitaria, el metabolismo lipídico y la expresión génica, influyendo así en las funciones del SNC. Además, se han observado diversos efectos sobre el metabolismo del hospedador y el sistema inmunitario. Por ejemplo, los AGCC, principalmente el butirato, modulan la respuesta inflamatoria sistémica induciendo la diferenciación de las células T reguladoras (Treg) y la secreción de interleuquinas.

Por todo lo mencionado, los metabolitos de la microbiota intestinal y, en particular, los AGCC pueden ejercer una amplia gama de efectos beneficiosos sobre el hospedador y se piensa que están implicados en la prevención y el tratamiento de muchas enfermedades. Los AGCC afectan a la señalización del eje cerebro-intestino y pueden influir directa o indirectamente en la fisiopatología de las enfermedades neurológicas.

Los AGCC actúan sobre una amplia gama de dianas a través de la activación de los receptores de ácidos grasos libres 2 (AGL2), AGL3, GPR109a y Olfr78, y se han involucrado en procesos fisiológicos que comprenden desde la neuroplasticidad hasta la expresión génica, la ingesta de alimentos y la modulación del sistema inmunitario. Los ratones libres de gérmenes presentan mayores niveles de activación de las neuronas aferentes que se proyectan a los núcleos del tronco encefálico en comparación con los ratones convencionales, y la administración de microbiota intestinal productora de AGCC a ratones libres de gérmenes suprime dicha activación, lo que sugiere que el microbioma intestinal sano puede suprimir esta vía de señalización neuronal. Los estudios preclínicos y clínicos han demostrado que la producción de AGCC estimula las células del íleon, conocidas como células L, para que secreten la hormona de la saciedad, el GLP-1, y provoquen cambios en el comportamiento de sensación de saciedad. El butirato regula a la baja la expresión génica en el sistema inmunitario asociado al intestino, lo que sugiere que la disminución de los niveles de bacterias productoras de AGCC puede contribuir al aumento de la inflamación.

Los AGCC también modulan la síntesis de 5 serotonina en las células enteroendocrinas. Las prolongaciones de estas células, denominadas neurópodos, están en contacto sináptico con terminales nerviosos aferentes vagales y posiblemente simpáticos. Los ratones libres de gérmenes muestran niveles disminuidos de síntesis de serotonina, que pueden revertirse si se les transfieren bacterias formadoras de esporas. Esta reversión es el resultado del aumento del metabolismo del triptófano hasta serotonina mediante la estimulación de la enzima limitante triptófano hidroxilasa de tipo 1 en las células enteroendocrinas. El intestino es responsable de la mayor parte de la producción de serotonina, que actúa principalmente a nivel local, ya que la concentración libre de serotonina liberada en la circulación sistémica es muy baja y la molécula no puede atravesar la barrera hematoencefálica. Estos hallazgos sugieren claramente que la serotonina en las células enteroendocrinas no afecta directamente al cerebro. Sin embargo, los ratones libres de gérmenes muestran no sólo una reducción de los niveles sistémicos de triptófano, sino también una disminución de los niveles de serotonina en el hipocampo, lo que concuerda con la producción de serotonina por las neuronas pontinas (neuronas de la protuberancia o puente, parte del SNC localizada en la base del cerebro, entre el bulbo raquídeo y el cerebro medio) a partir del triptófano en la circulación sistémica. También se ha observado un cambio en el metabolismo del triptófano de la serotonina a la quinurenina en modelos de ratón, incluyendo ratones libres de gérmenes y ratones con estrés crónico. Se han obtenido resultados análogos en estudios clínicos con pacientes afectados de enfermedad de Alzheimer y de síndrome de intestino irritable.

Neurotransmisores

En 2018, Johnson y Foster descubrieron que los microbios de la microbiota intestinal segregan diferentes neurotransmisores: por ejemplo, las especies de *Bacillus* segregan principalmente acetilcolina, dopamina y noradrenalina, mientras que *Escherichia* segrega serotonina. La microbiota intestinal, bien directamente, bien a partir de los metabolitos que secretan, también puede producir noradrenalina y GABA a través de la estimulación de las células cromafines intestinales, un tipo de células del SNE, y estos neurotransmisores pueden llegar al cerebro a través del epitelio intestinal o de la barrera hematoencefálica y afectar directamente a la función del SNC. Además, se ha descubierto que las proporciones globales de varios neurotransmisores son mayores en el intestino que en el cerebro. Así, se ha constatado que las células enterocromafines sintetizan más del 90 % de la serotonina corporal, siendo éste un neurotransmisor clave implicado en la regulación del estado de ánimo, la alimentación, el sueño y el procesamiento del dolor.

Endotoxinas

La microbiota intestinal libera subproductos de la pared celular, por ejemplo LPS, que pueden actuar localmente en el intestino, así como alcanzar las encías, la piel y otros tejidos, causando una desregulación de la señalización del eje cerebro-intestino, o pueden atravesar la barrera intestinal para entrar en el sistema circulatorio y dar lugar a lo que se conoce como endotoxemia metabólica. El LPS es una señal de alarma que provoca una respuesta inmunitaria del hospedador asociada a inflamación intestinal y neuroinflamación. Todo ello sugiere que las alteraciones de la microbiota pueden provocar un intestino permeable y endotoxemia, exacerbando la neuroinflamación y la activación de los receptores de tipo *Toll* (concretamente, TLR-4) en el intestino delgado y el cerebro. El TLR-4 es un receptor de mamíferos fundamental para el sistema inmunitario innato que desempeña un papel clave en las respuestas inflamatorias mediadas por LPS. Se ha descubierto que los receptores TLR-2 y TLR-4 se sobreexpresan tanto en la sangre como en el cerebro de pacientes con enfermedad de Parkinson. También se ha constatado un aumento de los niveles de endotoxinas combinado con la agregación del producto del gen *TDP-43* mutado en los enfermos con esclerosis lateral amiotrófica. Todo ello sugiere que las interacciones en la microbiota intestinal y el cerebro pueden ser elementos desencadenantes clave en la etiopatogenia y en la aparición de enfermedades neurodegenerativas.

Los TLR desempeñan un papel fundamental en la comunicación molecular entre las alteraciones del microbioma intestinal y la homeostasis del sistema inmunitario. Una vez activados, las células inmunitarias asociadas al intestino producen citoquinas proinflamatorias (IL-1α, IL-1β, IL-6, TNF-α), que pueden llegar al cerebro atravesando la barrera hematoencefálica por difusión o a través de transportadores de citoquinas. Una vez en el cerebro, éstas pueden actuar sobre los receptores de la microglía y estimular la liberación de más citoquinas y la modulación de las funciones neuronales. Las citoquinas liberadas en el intestino también pueden actuar localmente sobre receptores de las fibras aferentes vagales, causando alteraciones en la señalización del eje cerebro-intestino.

El papel patológico de las citoquinas proinflamatorias que actúan sobre el cerebro se ilustra por la observación de que un tercio de los pacientes tratados con IL-2 e interferón alfa (IFN-α) desarrollan posteriormente trastornos depresivos importantes. Además, las alteraciones de la microbiota en los primeros años de vida pueden aumentar el riesgo de desarrollar trastornos inmunitarios más adelante. Este hallazgo sugiere que pequeños cambios en los procesos de mantenimiento y adquisición de la microbiota intestinal en edades tempranas pueden predisponer a los individuos a padecer trastornos relacionados con el estrés en la edad adulta.

Metabolitos formados a partir de moléculas producidas por vía endógena

Ácidos biliares

Los ácidos biliares se sintetizan a partir del colesterol en el hígado, y su cantidad y composición están fuertemente influidos por la ingesta de grasa en la dieta (cap. 26, Metabolismo hepático). Los ácidos biliares primarios se conjugan en el hígado y se excretan con la bilis en el intestino delgado. Ciertos microbios intestinales pueden metabolizar estos ácidos biliares primarios excretados a ácidos biliares secundarios, que se reabsorben y tienen efectos generalizados en todo el organismo, incluido el cerebro. Los ácidos biliares

secundarios activan la expresión del receptor X farnesoide (FXR) en el íleon, lo que conduce a la producción del factor 19 de crecimiento de fibroblastos (FGF-19). El FGF-19 puede entrar en la circulación sistémica y alcanzar el núcleo arqueado del hipotálamo interaccionando con receptores específicos. Esta activación hipotalámica mejora la regulación del metabolismo de la glucosa y la supresión de la actividad del eje HHS. Las células L del íleon expresan el receptor 5 acoplado a proteína G de Takeda (TGR-5), que se activa mediante ácidos biliares secundarios producidos exclusivamente por las bacterias intestinales y que está influido por la abundancia relativa de especies de la microbiota intestinal. La señalización a través del TGR-5 desempeña un papel en el control de la homeostasis de la glucosa al aumentar la liberación de GLP-1 por las células L, regulando así el comportamiento y la ingesta de alimentos.

Estrógenos

Existen pruebas de una relación bidireccional entre los niveles plasmáticos de estrógenos y la microbiota intestinal. Los estrógenos se conjugan en el hígado antes de ser secretados al intestino delgado en la bilis. El microbioma intestinal afecta significativamente a los niveles de estrógenos a través de la β-glucuronidasa y otras enzimas producidas por los microbios. La desconjugación por la β-glucuronidasa en el intestino delgado permite que los estrógenos excretados sean reabsorbidos por el intestino, entren en la circulación sistémica y sean distribuidos a lugares de todo el cuerpo. En las mujeres posmenopáusicas, la disminución de la diversidad de la microbiota intestinal reduce el «estroboloma» (es decir, el conjunto de todos los genes de la microbiota intestinal que son capaces de producir enzimas que metabolizan los estrógenos), lo que resulta en una menor capacidad del microbioma para desconjugar los estrógenos en el intestino, lo cual a su vez puede conducir a niveles sistémicos más bajos de estrógenos. Esta disminución de los niveles sistémicos de estrógenos relacionada con la menopausia y dependiente del microbioma intestinal podría contribuir al aumento posmenopáusico de los síntomas del síndrome de intestino irritable.

PUNTOS CLAVE

- Desde el punto de vista anatómico, el sistema nervioso se divide en sistema nervioso central (SNC) y periférico (SNP). El SNC está formado por el cerebro y la médula espinal. El cerebro, a su vez, está constituido por el encéfalo, el cerebelo y el tallo cerebral. El SNP consta de nervios (craneales, espinales y periféricos), ganglios y terminaciones nerviosas especializadas (tanto motoras como sensoriales). Desde un punto de vista funcional, el sistema nervioso se divide en somático (SNS) y autónomo (SNA). El SNS controla las funciones que están bajo control voluntario consciente, con excepción de los arcos reflejos. Proporciona inervación sensorial y motora a todas las partes del cuerpo excepto a las vísceras, los músculos liso y cardíaco y las glándulas. El SNA proporciona inervación motora involuntaria eferente al músculo liso, el sistema de conducción del corazón y las glándulas. También proporciona inervación sensorial aferente de las vísceras (dolor y reflejos autónomos). El SNA se divide a su vez en simpático, parasimpático y entérico.

- Las principales células del sistema nervioso son las neuronas (células transmisoras del impulso nervioso) y las células de sostén, no conductoras del impulso, que se denominan glía o neuroglia. Las neuronas constituyen la unidad funcional del sistema nervioso. Constan de un cuerpo celular, donde se localizan los orgánulos, desde el que se emiten varias proyecciones o prolongaciones: el axón, que es único y puede ser muy largo, y las dendritas, forman extensas arborizaciones. Existen tres modalidades de neuronas: sensitivas, motoras e interneuronas. También pueden clasificarse en función del número de prolongaciones que se extienden desde el cuerpo celular. Para transmitir el impulso nervioso, las neuronas deben establecer uniones especializadas denominadas sinapsis con otras neuronas. Las sinapsis pueden

→

ser químicas o eléctricas, dependiendo de si la conducción del impulso nervioso se produce por la liberación de neuro-transmisores o por el movimiento de iones entre las dos células.

- El término barrera hematoencefálica hace referencia a la estructura de los capilares del tejido nervioso, que son muy impermeables a la mayoría de moléculas y iones con una finalidad protectora del tejido. La razón de esta impermeabilidad es triple: la barrera está constituida en gran parte por las elaboradas y complejas uniones estrechas entre las células endoteliales, que forman capilares de tipo continuo; las células endoteliales que la forman carecen de fenestraciones y, además, existe una estrecha asociación de los astrocitos y sus prolongaciones terminales con la lámina basal endotelial.

- El sistema nervioso lleva a cabo un metabolismo aeróbico. Para la obtención de energía, las células nerviosas dependen casi exclusivamente de la glucosa, si bien en una situación de ayuno pueden conseguirla de los compuestos cetónicos.

- Después del tejido adiposo, el cerebro es el órgano del cuerpo más rico en lípidos (el 10-12 % del cerebro es grasa). Como cualquier otro tejido humano, el nervioso contiene colesterol libre y lípidos complejos (fosfoglicéridos y esfingolípidos). Todos son moléculas anfipáticas, es decir, contienen una parte polar (hidrófila) y una parte apolar (hidrófoba), por lo que en un medio acuoso, como el celular, estos compuestos se orientan de manera que la parte polar contacta con el agua y la apolar evita contactar con ella, formando así bicapas lipídicas (membranas celulares). Sin embargo, las esfingomielinas constituyen unos de los principales tipos de lípidos estructurales en las membranas de las células nerviosas y son especialmente abundantes en la mielina, la vaina membranosa que rodea y aísla los axones de algunas neuronas, de ahí su nombre. Hay cierta preferencia en la composición de ácidos grasos de las esfingomielinas según la localización de las membranas de las que forman parte. Así, los ácidos grasos más comúnmente encontrados en las células de la materia gris son saturados, como el esteárico y el palmítico, mientras que en las vainas de mielina se encuentran esfingomielinas con ácidos grasos de cadena muy larga, como el lignocérico y el nervónico.

- Los galactocerebrósidos se encuentran de forma característica en las membranas plasmáticas de las células del sistema nervioso, y los glucocerebrósidos, en las membranas plasmáticas de las células de los tejidos no neurales. Los gangliósidos son especialmente abundantes en las células ganglionares del sistema nervioso, de ahí su nombre.

- Las células del sistema nervioso pueden sintetizar todos los tipos de nucleótidos: púricos y pirimidínicos, de ribosa y desoxirribosa, y ésteres monofosfóricos, difosfóricos y trifosfóricos. Para ello, utilizan la vía *de novo* y la de recuperación. Como la primera consume mucho ATP, la principal vía de síntesis es la segunda.

- Los neurotransmisores son compuestos químicos que permiten la transmisión del impulso nervioso desde una neurona hacia otra, hacia una célula muscular o hacia una glándula, mediante la sinapsis que las separa. Algunos ejemplos son la acetilcolina, las catecolaminas, la serotonina, la histamina, el ATP y otros derivados púricos, el óxido nítrico, diversos péptidos y endocannabinoides. Estos mediadores químicos pueden ser sintetizados por las propias células nerviosas o bien llegar a ellas desde otras procedencias del organismo, como la microbiota intestinal, provocando importantes efectos biológicos.

- Los sistemas nervioso y gastrointestinal se comunican de forma bidireccional mediante impulsos nerviosos y hormonas. Esta relación se conoce como eje cerebro-intestino y es esencial para el correcto funcionamiento de numerosos procesos, como la digestión y la absorción de los nutrientes. En los últimos años, debido a los grandes avances en el conocimiento del microbioma humano, este eje se ha ampliado para incorporar a la microbiota intestinal como un tercer elemento. Nuestros microbios intestinales secretan una amplia gama de moléculas que pueden repercutir en el sistema nervioso, como ácidos grasos de cadena corta, neurotransmisores y endotoxinas, principalmente. Del mismo modo, la microbiota intestinal puede influir en el metabolismo de los estrógenos y de los ácidos biliares.

BIBLIOGRAFÍA

Ayub M, Jin HK, Bae JS. **Novelty of sphingolipids in the central nervous system physiology and disease: focusing on the sphingolipid hypothesis of neuroinflammation and neurodegeneration. Int J Mol Sci 2021; 22: 7353.**
Durante décadas, los lípidos estuvieron confinados al campo de la biología estructural y la energética, ya que se consideraban únicamente constituyentes estructurales de las membranas celulares y fuentes eficientes de producción de energía. Sin embargo, con los avances en lipidómica y las mejoras en los enfoques tecnológicos, se han hecho descubrimientos asombrosos en la exploración del papel de los lípidos como moléculas de señalización.

Begg DP, Woods SC. **The endocrinology of food intake. Nat Rev Endocrinol 2013; 9: 584-97.**
Revisión detallada de los péptidos implicados en el control de la ingesta energética a través de las interacciones del eje cerebro-intestino.

Ho WY, Hartmann H, Ling SC. **Central nervous system cholesterol metabolism in health and disease. IUBMB Life 2022; 74: 826-41.**
En este artículo se analizan las funciones y el metabolismo del colesterol en el SNC. También se explican cómo los diferentes tipos de células del SNC contribuyen al metabolismo del colesterol y cómo la apo E, la principal apolipoproteína del SNC, interviene en funciones normales y fisiopatológicas.

Hong D, Zhang C, Wu W, Lu X, Zhang L. **Modulation of the gut-brain axis via the gut microbiota: a new era in treatment of amyotrophic lateral sclerosis. Front Neurol 2023; 14: 1133546.**
Excelente revisión sobre la modulación del eje cerebro-intestino por la microbiota intestinal.

Johnson KV, Foster KR. **Why does the microbiome affect behaviour? Nat Rev Microbiol 2018; 16: 647-55.**
Revisión de los mecanismos de acción por los que la microbiota intestinal actúa de forma indirecta sobre la actividad del SNC.

Kadry H, Noorani B, Cucullo L. **A blood-brain barrier overview on structure, function, impairment, and biomarkers of integrity. Fluids Barriers CNS 2020; 17: 69.**
En esta revisión se describe la integridad funcional y estructural de la barrera hematoencefálica, fundamental para mantener la homeostasis del microentorno cerebral. Se resumen las distintas células y estructuras que contribuyen al desarrollo de la barrera, junto con las diferentes funciones que desempeña en la interfaz cerebro-sangre. Además, se recogen los aspectos clínicos que correlacionan la alteración de la barrera con diferentes afecciones neurológicas y patológicas y se analizan varios biomarcadores que pueden ayudar a evaluar su permeabilidad e integridad.

Ledeen R, Chowdhury S. **Gangliosides in neurodegenerative diseases. Adv Neurobiol 2023; 29: 391-418.**
Revisión de los principales hallazgos sobre los cambios e interacciones de los gangliósidos en tres enfermedades: Parkinson, Alzheimer y Huntington.

Lynch JB, Hsiao EY. **Toward understanding links between the microbiome and neurotransmitters. Ann NY Acad Sci 2023; 1524: 10-16.**
Entre los muchos compuestos químicos que la microbiota intestinal produce se encuentran algunos neurotransmisores que pueden repercutir en el sistema nervioso, de ahí que se hable del eje intestino-cerebro, que funciona en los dos sentidos.

Mayer EA, Nance K, Chen S. **The gut-brain axis. Annu Rev Med 2022; 73: 439-53.**
Excelente revisión sobre los componentes del eje cerebro-intestino, de cómo la microbiota intestinal modula su actividad y de las perspectivas futuras del uso de probióticos como coadyuvantes en el control de algunas enfermedades neurológicas.

Muppirala AN, Limbach LE, Bradford EF, Petersen SC. **Schwann cell development: from neural crest to myelin sheath. Wiley Interdiscip Rev Dev Biol 2021; 10: e398.**
Revisión dedicada a la estructura de la vaina de mielina y al proceso de mielinización de las células de Schwann.

Nelson DL, Cox MM. **Lehninger. Principles of biochemistry, 8ª ed. New York: MacMillan International, 2021.**
Última edición de uno de los mejores libros de bioquímica. Proporciona una visión muy clara del metabolismo de nucleótidos y de los lípidos de membrana.

Pawlina W, Ross MH. **Histology: a text and atlas, 8ª ed. Philadelphia: Wolters Kluwer Health, 2020.**
Combinación de libro de lectura fácil y atlas a todo color dirigido a profesionales de la salud. El contenido actualizado de esta edición refleja los últimos avances en biología celular y molecular, acompañado de grandes ilustraciones de alta resolución y fotomicrografías a todo color que aclaran la microanatomía de los órganos y tejidos.

El capítulo dedicado al sistema nervioso, como todos, es excelente.
Purves D (Emeritus), Augustine GJ, Groh JM, Huettel SA, LaMantia AS, White LE, eds. **Neuroscience, 7ª ed. Oxford:, Oxford University Press, 2023.**
Es el libro más completo y mejor escrito que existe. Este nivel de excelencia se mantiene en la 7ª edición, con un equilibrio de estudios animales, humanos y clínicos que analizan el dinámico campo de la neurociencia, desde la señalización celular hasta la función cognitiva.

Sun GY, Geng X, Teng T, Yang B, Appenteng MK, Greenlief CM, Lee JC. **Dynamic role of phospholipases A2 in health and diseases in the central nervous system. Cells 2021; 10: 2963.**
Esta revisión describe los estudios recientes sobre las características y las funciones dinámicas de los tres tipos principales de fosfolipasa A_2 y sus productos oxidativos en relación con la salud del cerebro y los trastornos neurológicos.

Vargas Morales AM. **Bioquímica metabólica. Granada: Editorial Técnica AVICAM, 2020.**
Se trata de un texto sobre metabolismo dirigido a estudiantes que incluye capítulos sobre el metabolismo de nucleótidos y de lípidos de membrana, entre otros muchos.

Vasques JF, de Jesus Gonçalves RG, da Silva-Junior AJ, Martins RS, Gubert F, Mendez-Otero R. **Gangliosides in nervous system development, regeneration, and pathologies. Neural Regen Res 2023; 18: 81-6.**
En esta revisión, se resume la información reciente sobre las funciones de GD3, 9acGD3, GM1, GD1a, GD1b, GT1b y otras especies de gangliósidos en el desarrollo y la regeneración del sistema nervioso, así como los ensayos clínicos que evalúan las posibles aplicaciones terapéuticas de estas moléculas.

Woods SC, May-Zhang AA, Begg DP. **How and why do gastrointestinal peptides influence food intake? Physiol Behav 2018; 193 (Pt B): 218-22.**
Revisión exhaustiva sobre los mecanismos de regulación de la ingesta de alimentos a través del eje cerebro-intestino.

? AUTOEVALUACIÓN

Metabolismo renal

33

A. M. Vargas Morales y M. M. Sola Zapata

OBJETIVOS

- Conocer la estructura de la nefrona y las funciones del riñón.
- Comprender la importancia de los distintos tipos de transportadores a lo largo de la nefrona.
- Diferenciar el metabolismo de las distintas partes de la nefrona.
- Entender la gluconeogénesis y la amoniogénesis a partir de glutamina.
- Comprender las relaciones entre las dietas ricas en fructosa con la lipogénesis y la uricogénesis en el riñón.
- Analizar la relación entre acidosis metabólica y gluconeogénesis renal.
- Conocer la importancia del riñón en la síntesis de aminoácidos semiesenciales.
- Familiarizarse con las principales funciones endocrinas del riñón.
- Comprender la importancia de las alteraciones renales en el desarrollo de diferentes procesos patológicos.

CONTENIDO

- Introducción
- Anatomía del riñón
- Estructura de la nefrona
- Función renal
- Características metabólicas de la nefrona
- Funciones endocrinas del riñón
- Enfermedades renales y alteraciones metabólicas

INTRODUCCIÓN

El riñón es el órgano fundamental del sistema excretor. Su función principal es la formación de orina mediante la que se eliminan diferentes desechos del metabolismo, principalmente de compuestos nitrogenados, en forma de amonio libre, urea, ácido úrico, creatinina, conjugados de bilirrubina y urobilinoides, provenientes del catabolismo de aminoácidos, bases púricas y grupo hemo. También es muy relevante el papel del riñón como órgano endocrino, ya que participa en gran medida en el mantenimiento de la homeostasis hidromineral y de la presión arterial. La eliminación de diversas sustancias tóxicas y de muchos xenobióticos es, además, una función renal de primordial importancia.

La orina se produce por un proceso de filtración de la sangre y posterior reabsorción de agua y de muchas sustancias hidrosolubles. Se estima que diariamente en un individuo adulto se filtran hasta 200 l de plasma, con una producción de orina de aproximadamente 2 l. El proceso de reabsorción requiere gran cantidad de energía, estimándose un consumo diario superior a 400 kcal/kg de tejido, consumo equivalente al del corazón y muy superior al de otros órganos. La obtención de esta energía requiere un metabolismo renal muy activo, en el que se utilizan diferentes combustibles, entre ellos, glucosa, lactato, ácidos grasos, cuerpos cetónicos y glutamina. Sin embargo, la concentración de estos metabolitos, así como el consumo de oxígeno, varían sustancialmente entre las distintas zonas anatómicas del riñón. Por ejemplo, la presión parcial de oxígeno (PO_2) es mucho más elevada (50 mmHg) en la zona cortical que en la médula renal (15 mmHg). Además, a lo largo de la nefrona, que es la unidad funcional del riñón, la distribución de las enzimas es claramente diferente.

Una característica muy destacable del metabolismo renal es su capacidad de adaptación. Así, en determinadas circunstancias fisiológicas, como durante el ayuno y el ejercicio, el riñón se convierte en un exportador neto de glucosa a la sangre, cooperando con el hígado en el mantenimiento de la glucemia. La gluconeogénesis renal está directamente ligada a la existencia de acidosis metabólica, y ocurre como uno de los mecanismos concomitantes con estas situaciones utilizados para el mantenimiento del equilibrio ácido-base del organismo.

En este capítulo se describirán los rasgos más destacables de la anatomía renal y se incidirá en las rutas metabólicas principales en las diferentes regiones del riñón y en sus funciones endocrinas. También se destacarán los cambios metabólicos que se producen en diferentes enfermedades agudas y crónicas del riñón.

ANATOMÍA DEL RIÑÓN

El sistema excretor urinario humano está compuesto por dos riñones, situados simétricamente en la parte posterosuperior de la cavidad abdominal, que producen la orina. El riñón tiene forma de habichuela y un peso aproximado de 170 g en el adulto. Cada riñón excreta la orina formada, a través de un uréter, hasta la vejiga urinaria, donde se almacena temporalmente para al final ser enviada al exterior del organismo por la uretra.

El riñón está recubierto por una cápsula formada por tejido conjuntivo y células contráctiles (miofibroblastos) que permiten la adaptación a los cambios continuos de presión. Además, existe una capa adiposa protectora, y en la parte superior se sitúan las cápsulas suprarrenales, glándulas endocrinas productoras de diferentes hormonas esteroideas. En la zona central cóncava del riñón hay una abertura conocida como hilio renal, donde se encuentra la entrada de la arteria renal, la salida de la vena renal y de los vasos linfáticos, así como la salida del uréter (**Fig. 33-1, A**).

En el parénquima del riñón se distinguen dos zonas con distinta coloración, la corteza y la médula, que contienen alrededor de 1 millón de nefronas productoras de orina. La corteza es más oscura debido a la mayor irrigación sanguínea y contiene los glomérulos renales y los túbulos contorneados de las nefronas. La médula contiene fundamentalmente las partes rectas de la nefrona y los túbulos colectores. Está organizada en pirámides formadas por lobulillos y lóbulos que confluyen en los túbulos colectores. En el ápice de cada pirámide existe una papila renal, a través de la que se vierte la orina a una zona blanquecina denominada seno renal, que mediante estructuras como cálices finalmente vierten la orina al uréter.

ESTRUCTURA DE LA NEFRONA

La nefrona está compuesta por dos partes bien diferenciadas, el corpúsculo y un sistema de túbulos asociados (**Fig. 33-1, B**). En el corpúsculo se produce la ultrafiltración de la sangre y, posteriormente, el filtrado pasa por los túbulos donde se produce la reabsorción de agua y de muchos de los componentes hidrosolubles del filtrado para generar la orina. Se distinguen diferentes tipos de nefronas según su localización, unas son corticales con los corpúsculos situados próxi-

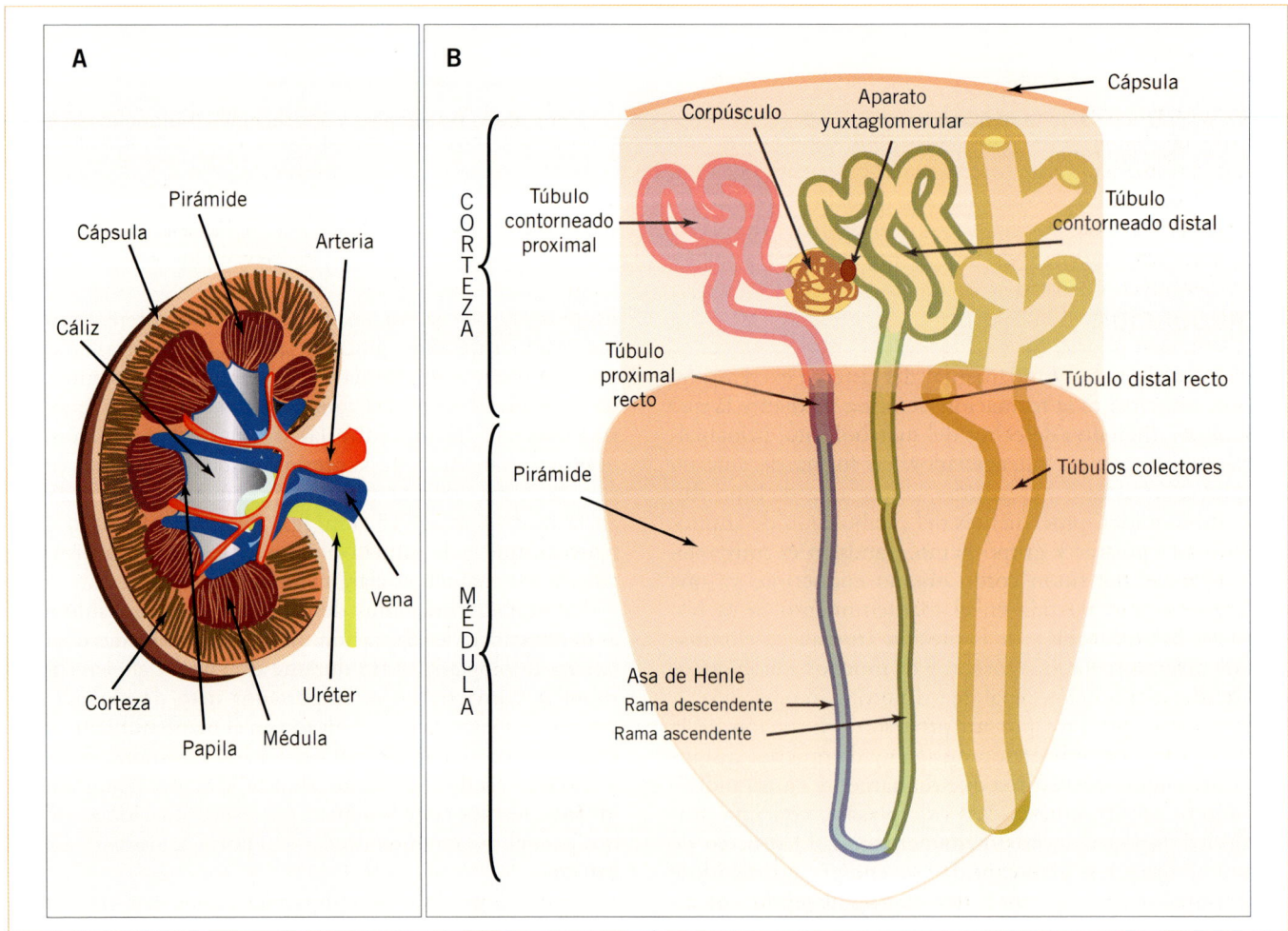

Figura 33-1. Esquema de la estructura macroscópica de un riñón (A) y detalle de una nefrona (B).

mos a la cápsula renal y poseen un sistema de túbulos muy cortos, mientras que otras son yuxtamedulares con los corpúsculos próximos a la médula y un sistema de túbulos largos que se distribuyen hacia ella.

El sistema tubular de la nefrona está formado sucesivamente por el túbulo proximal, al que se vierte el ultrafiltrado glomerular, el asa de Henle con una rama descendente y una rama ascendente que se engrosa para dar lugar al tercer componente que es el túbulo distal, que espacialmente queda muy próximo al corpúsculo. Por último, el túbulo distal de cada nefrona vierte en los túbulos colectores que van recogiendo la orina producida. Tanto los túbulos proximales como los distales constan de tramos rectos y de tramos contorneados que presentan algunas diferencias funcionales, además de en su morfología.

Existe una estructura anexa al corpúsculo, denominada aparato yuxtaglomerular, formada por células especializadas que tienen gran importancia en el control de la función renal.

Cada nefrona está conectada al sistema circulatorio sanguíneo de forma que a cada riñón llega una arteria renal que se divide en una inmensa red de arteriolas y a cada corpúsculo entra una arteriola aferente. A su vez, de cada corpúsculo sale una arteriola eferente que continúa su trayecto a lo largo del sistema tubular formando capilares peritubulares. Éstos convergen en la vena renal que abandona el sistema y se incorpora a la circulación sistémica en la vena cava.

Corpúsculo renal

El corpúsculo renal es una estructura esférica de unos 200 μm de diámetro formado por un glomérulo y por la cápsula de Bowman que lo envuelve. Se distinguen dos polos opuestos en cada corpúsculo, el polo vascular y el polo urinario. Por el polo vascular penetra la arteriola aferente, que se ramifica en una red de capilares que forman el glomérulo y confluyen en una arteriola eferente que sale del corpúsculo. La cápsula de Bowman cubre al glomérulo por completo, pero se estrecha en la zona que conecta con el túbulo contorneado proximal, constituyendo el polo urinario. Contiene una capa externa de fibroblastos y de células musculares, importantes para mantener la presión en el glomérulo, y una capa interna de células, llamadas podocitos. Los podocitos emiten muchos pseudópodos que se interdigitan envolviendo a los capilares del glomérulo. Tienen una proteína específica llamada nefrina que es una glucoproteína de membrana, fuertemente anclada al citoesqueleto de filamentos de actina. Los dominios extracelulares de la nefrina interaccionan con otras proteínas de adhesión, como las cadherinas y las caveolinas, dejando pequeños poros entre las interdigitaciones. Entre la capa externa de la cápsula de Bowman y la capa de podocitos está el espacio urinario al que se vierte el filtrado de la sangre (**Fig. 33-2**).

El filtro está constituido por las células endoteliales de los capilares del glomérulo, que son células fenestradas, por una membrana basal extracelular a la que están ancladas y por los podocitos fijados al otro lado de la membrana basal. Esta membrana basal está formada por distintos tipos de colágeno, proteoglucanos, glucoproteínas y glucosaminoglucanos, principalmente heparán-sulfatos, cuyas cargas negativas im-

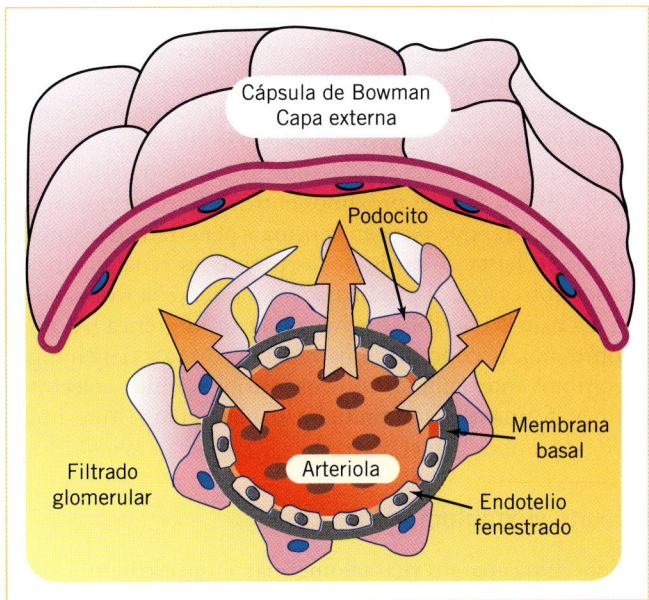

Figura 33-2. Esquema del sistema de filtración en el corpúsculo renal. (Adaptado de Ross MH, Wojciech P. Histology. A text and atlas. Philadelphia: Wolters Kluvers, 2016).

piden la filtración de las moléculas también cargadas negativamente.

Sistema tubular

En cada nefrona existe un conducto que lleva el filtrado desde el glomérulo hasta los túbulos colectores de la orina. A lo largo de este conducto se entrelaza el sistema vascular que corre paralelo y que permite el intercambio de agua, solutos y iones entre el ultrafiltrado y la sangre. Se llama reabsorción al paso de moléculas desde el filtrado a la sangre y secreción cuando el camino es desde los capilares hasta la luz del túbulo. El resultado de estos intercambios es la formación de orina que fluye hacia los túbulos colectores y al uréter para su eliminación del organismo.

En el conducto de la nefrona se distinguen tres partes consecutivas, túbulo proximal, asa de Henle y túbulo distal. Tanto el túbulo proximal como el distal tienen una región contorneada y otra recta, mientras que el asa de Henle es siempre recta. Puede observarse en la **figura 33-1, B** que espacialmente las regiones contorneadas de los túbulos se sitúan próximas al corpúsculo, es decir, en la corteza renal, mientras que las regiones rectas de los túbulos se adentran en la médula.

Los túbulos proximales son muy ricos en mitocondrias, necesarias para la obtención de la energía requerida para la reabsorción de la mayor parte del agua y de solutos filtrados, principalmente glucosa y aminoácidos. Además, poseen un borde en cepillo con numerosas microvellosidades que incrementan la superficie de contacto con el filtrado glomerular. El siguiente tramo del conducto de la nefrona, el asa de Henle, es pobre en mitocondrias pero tiene un papel importante en la reabsorción de agua ya que sus células son muy permeables, especialmente en la rama descendente. Los túbulos contorneados distales son también muy ricos en mitocondrias, por lo que participan en muchos procesos de transporte activo para la reabsorción de diferentes iones, entre los que cabe destacar la reabsorción de sodio controlada por la aldosterona. La principal diferencia morfológica entre los túbulos contorneados proximales y los distales es que éstos poseen un borde en cepillo mucho menos desarrollado.

Los túbulos distales próximos entre sí desembocan en túbulos colectores que recogen la orina y penetran en la médula llegando hasta el borde de las pirámides renales. En los túbulos colectores, al producirse nuevamente la reabsorción de agua bajo el control de la hormona antidiurética (ADH o vasopresina), se concentra finalmente la orina y tienen lugar los últimos intercambios iónicos. Varios túbulos colectores se unen formando un conducto papilar grande que finalmente desemboca en el uréter.

Aparato yuxtaglomerular

Se denomina aparato yuxtaglomerular a una estructura localizada en la zona del túbulo contorneado distal más próxima al corpúsculo, y que está constituida por diferentes tipos de células especializadas, como las células de la mácula, las células yuxtaglomerulares y las células mesangiales (**Fig. 33-3**). En general, estas células controlan la presión en el glomérulo y la tasa de filtración, así como la presión arterial sistémica. Por una parte, las células de la mácula mantienen la presión en el glomérulo porque responden a la concentración elevada de cloruro sódico en el lumen del túbulo distal, produciendo vasoconstricción de la arteriola aferente, lo que dis-

minuye el volumen de filtrado. Por otra parte, las células yuxtaglomerulares responden a la presión arterial baja produciendo la liberación de renina. La renina es una proteasa que rompe el angiotensinógeno circulante en la sangre convirtiéndolo en angiotensina I. Ésta, a su vez, induce la secreción de aldosterona en las cápsulas suprarrenales que provoca mayor retención de sodio y eleva la presión arterial. Por último, las células mesangiales mantienen al glomérulo libre de restos celulares y de agregados de proteínas desnaturalizadas, para facilitar la filtración.

FUNCIÓN RENAL

El riñón realiza varias funciones de vital importancia. Una función principal es la eliminación de sustancias de desecho del metabolismo, así como de toxinas y xenobióticos convenientemente modificados en el hígado para incrementar su hidrosolubilidad. Además, el riñón tiene un papel primordial en la homeostasis ácido-base, en el control de la presión arterial, en la homeostasis glucídica en diversas circunstancias fisiológicas y, como se ha visto recientemente, participa en la regulación del envejecimiento. Algunas de estas funciones son desempeñadas mediante la formación de la orina, lo que ocurre en primer lugar por la filtración glomerular de la sangre, seguida de múltiples intercambios de reabsorción y secreción que tienen lugar entre la sangre y la orina durante el paso del filtrado a lo largo del sistema tubular. La realización de otras funciones renales no está estrictamente relacionada con la producción de orina sino que ocurren por

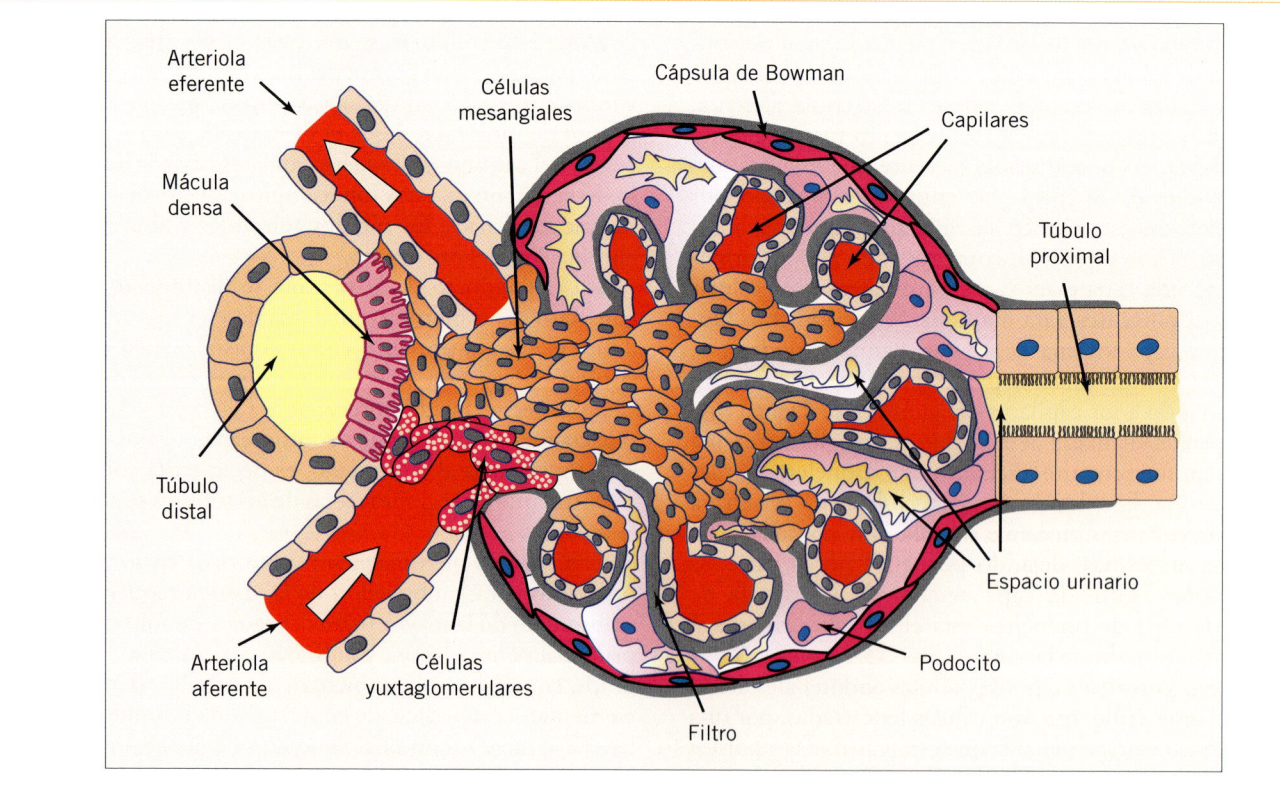

Figura 33-3. Esquema del aparato yuxtaglomerular integrado en un corpúsculo renal. Se muestran las estructuras principales y los tres tipos de células que conforman el aparato yuxtaglomerular. (Adaptado de Ross MH, Wojciech P. Histology. A text and atlas. Philadelphia: Wolters Kluvers, 2016).

mecanismos bioquímicos de células renales especializadas en los que desempeña un importante papel la regulación hormonal.

En primer lugar, en este apartado se tratará el proceso de la formación de orina, mientras que los aspectos metabólicos y hormonales se abordarán en apartados posteriores.

Filtración

Inicialmente, la sangre que entra en la nefrona al glomérulo por la arteriola aferente es filtrada gracias al sistema de filtración del corpúsculo descrito previamente. El filtrado está compuesto por el agua del plasma y diversos solutos de pequeño tamaño molecular, principalmente urea, glucosa, aminoácidos y algunos iones. En este proceso, las macromoléculas y las células plasmáticas permanecen en la sangre al no poder atravesar el filtro celular. Tampoco son filtrados los componentes de pequeño tamaño molecular ligados a proteínas, como el calcio. Como consecuencia de este proceso, con las excepciones mencionadas, la composición del filtrado glomerular es muy semejante a la del plasma.

La tasa de filtración glomerular de un riñón sano es aproximadamente del 20 % del flujo de sangre. Hay que considerar que la velocidad de filtración glomerular es dependiente de la presión hidrostática y de las fuerzas osmóticas en las membranas de los capilares del glomérulo.

El filtrado glomerular pasa directamente al sistema tubular de la nefrona, donde su concentración y composición se irán modificando hasta la obtención de orina.

Reabsorción y secreción tubular

En toda la extensión de la nefrona discurre una red capilar paralela, con la que se va produciendo un intercambio constante de agua y de solutos a través de las células que constituyen el sistema tubular. En el túbulo contorneado proximal, al que se vierte el ultrafiltrado glomerular, se produce la devolución a la sangre de moléculas importantes mediante la reabsorción. Por otra parte, diversas sustancias de desecho que no fueron filtradas en el glomérulo son enviadas desde la sangre mediante la secreción. Como se observa en la **figura 33-4**, tanto la reabsorción de sustancias desde el filtrado a la sangre como la secreción desde la sangre al filtrado requieren de la existencia de dos sistemas de transporte, uno para atravesar la membrana plasmática en contacto con el sistema circulatorio sanguíneo (membrana basolateral) y otro para la membrana en contacto con el filtrado (membrana luminal). También puede haber intercambio de sustancias entre la sangre y la orina por difusión a través de los espacios libres entre las células epiteliales de los túbulos, conocido como transporte paracelular.

En cada porción de la nefrona se va produciendo específicamente reabsorción de unas sustancias y secreción de otras de acuerdo con la presencia de los diferentes transportadores en cada tipo celular. En el túbulo contorneado proximal se produce aproximadamente el 80 % de la reabsorción tanto de agua como de los principales solutos, distinguiéndose en él tres secciones, denominadas S1, S2 y S3, siendo S1 la más próxima al glomérulo. En estas regiones, la reabsorción está

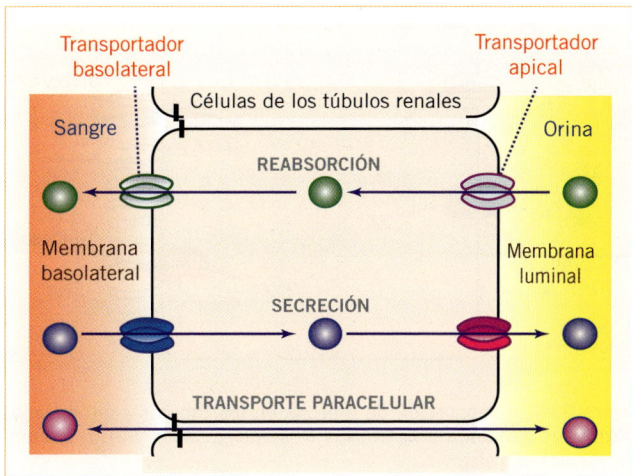

Figura 33-4. Nomenclatura de las membranas y de los procesos de transporte en las células epiteliales de los túbulos renales.

facilitada, ya que las células presentan numerosas microvellosidades en la membrana luminal, membrana en cepillo, que incrementan la superficie de contacto entre la célula y el filtrado. La mayor tasa de transporte en estas células conlleva mayor consumo de oxígeno y mayores necesidades energéticas que, como se explicará con posterioridad, serán aportadas principalmente por el catabolismo de ácidos grasos. En las siguientes zonas del sistema tubular continúa la reabsorción, principalmente de iones, aunque en menor proporción.

A lo largo de todo el sistema tubular existen diferentes tipos celulares, con características metabólicas y un conjunto de transportadores de membrana definido que determinan la especificidad de la reabsorción y la secreción en cada sección del sistema. Algunos de estos transportadores no son específicos del riñón, sino que son también expresados en otros tipos celulares, como en el epitelio del intestino y en el hígado. Las proteínas transportadoras renales tienen también una localización concreta en cada célula de la nefrona, siendo basolaterales si están situadas en la membrana en contacto con la sangre o apicales si están en la membrana luminal. La localización de un transportador en una u otra zona de la membrana plasmática no implica su función ya que, en ambos casos, pueden participar en procesos de reabsorción o de secreción. Gran parte de los transportadores de membrana renales funcionan mediante mecanismos de transporte activo siendo, por lo tanto, dependientes de la energía que debe ser proporcionada por el consumo aeróbico de diversos combustibles metabólicos, entre los que predominan los ácidos grasos y la glucosa.

El mayor consumo de ATP en los túbulos es el utilizado por la bomba de sodio-potasio, un transportador con actividad ATP hidrolasa (ATPasa) que se localiza en la membrana basolateral de todas las células del epitelio a lo largo de la nefrona (**Fig. 33-5**). La proteína intercambia tres iones Na^+, que salen de la célula, por dos iones K^+ que entran mediante cambios conformacionales dirigidos energéticamente por la hidrólisis de una molécula de ATP a ADP y fosfato, catalizada por su actividad enzimática. Este sistema transportador es electrogénico, por lo que el potencial de membrana generado debe ser compensado con el transporte de otros iones.

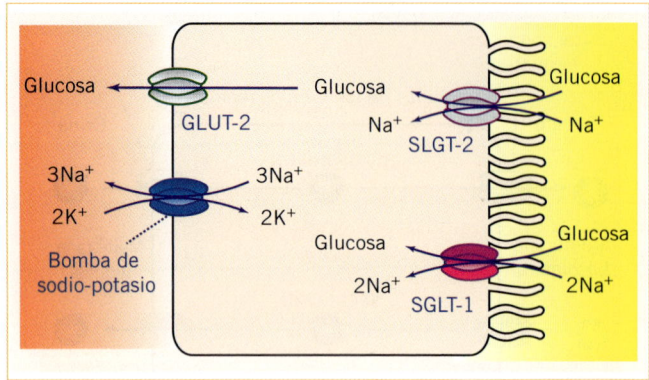

Figura 33-5. Reabsorción de glucosa en los túbulos contorneados proximales acoplada a la bomba de sodio-potasio. SGLT: *sodium-glucose linked transport.*

El transporte en la nefrona de la mayoría de solutos e iones es realizado por proteínas que pertenecen a la familia de transportadores de solutos SLC *(solute carriers)* o a la de los transportadores ABC *(ATP binding cassette)*. Algunos iones se transportan por difusión a través de canales específicos o de manera paracelular. El transporte de agua, sin embargo, ocurre principalmente a través de canales de la familia de las acuaporinas (AQP).

Los transportadores SLC constituyen una superfamilia de proteínas con más de 400 miembros distribuidos al menos en 65 familias. Estos transportadores no siguen un único tipo de mecanismo de acción. Dos ejemplos de gran importancia en riñón son los transportadores SLC2A2 y SLC5A2. SLC2A2, cuyo nombre común es GLUT-2, funciona por difusión facilitada, es decir, realiza transporte pasivo de glucosa siempre a favor del gradiente de concentración. Sin embargo, SLC5A2, cuyo nombre común es SGLT-2 *(sodium-glucose linked transport)*, realiza transporte activo secundario y utiliza la energía del gradiente de sodio, generado por la bomba de sodio-potasio, para cotransportar una molécula de glucosa con un ion sodio (**Fig. 33-5**). Éste es un ejemplo de simporte, pero otros transportadores de la familia funcionan con mecanismos de antiporte, como SLC9A1 que intercambia Na^+ por H^+. Es de destacar que, a pesar de la gran variabilidad en los mecanismos de acción de los transportadores SLC, en esta familia no existe ningún transportador activo primario, es decir, que dependa directamente de la energía de la hidrólisis del ATP.

Los transportadores ABC constituyen una familia de más de 40 proteínas que se expresan en diferentes tejidos y, concretamente en el riñón, tienen las importantes funciones de reabsorber varios metabolitos y solutos de gran interés, en muchos casos hidrófobos, y sobre todo realizan la secreción de ácido úrico y de diferentes xenobióticos para su eliminación por la orina. Estas proteínas típicamente contienen dos dominios citosólicos de unión a ATP y dos dominios transmembrana que determinan la especificidad del transportador, de ahí su nombre. La unión del ATP permite la captación entre los dominios transmembrana de la molécula a ser transportada, y posteriormente la hidrólisis del ATP desencadena el cambio conformacional necesario para la liberación de la molécula al otro lado de la membrana. En

riñón son muy importantes la fosfoglicoproteína transportadora ABCB1 y el transportador ABCC1, también llamado MRP1 *(multidrug resistance-associated protein 1)*. Ambas proteínas tienen una amplia distribución a lo largo de la nefrona y se expresan en las células mesangiales, en los túbulos proximales, en el asa de Henle y en los túbulos colectores. En todas las regiones, su misión es bombear diferentes sustancias desde la sangre hacia la orina para su excreción. Dado que gran parte de los productos excretados proceden del metabolismo de diversas sustancias, estos transportadores están directamente implicados en los mecanismos de resistencia a múltiples sustancias entre las que se incluyen muchos medicamentos.

Las acuaporinas son proteínas pequeñas (20-30 kDa), altamente hidrófobas, cuya estructura es de seis hélices transmembrana y que polimerizan en su forma activa formando tetrámeros. Se localizan tanto en las membranas plasmáticas como en membranas intracelulares. Se han descrito y clonado más de una decena de acuaporinas. Todas ellas transportan agua por difusión y algunas también pueden transportar iones e incluso moléculas pequeñas. En el túbulo proximal se expresan los genes de AQP1, AQP7, AQP8 y AQP11, siendo AQP1 la principal responsable de la reabsorción de agua, dado que se localiza tanto en la membrana basolateral como en la luminal. Otras acuaporinas están distribuidas en diferentes regiones de la nefrona, destacando la AQP2, que se expresa en los túbulos distales y colectores, con gran importancia en la regulación del balance hídrico, y es dependiente de la hormona ADH. En ausencia de estimulación hormonal, AQP2 está secuestrada en el interior celular, mientras que la presencia de ADH provoca su traslocación a la membrana y, con ello, la reabsorción de agua que facilita la concentración final de la orina.

CARACTERÍSTICAS METABÓLICAS DE LA NEFRONA

El riñón es un órgano metabólicamente muy activo. Su gran requerimiento de energía para los múltiples procesos de transporte que realiza implica que las principales rutas catabólicas tengan una importancia primordial, aunque las características específicas de las distintas zonas de la nefrona determinan que el grado de importancia relativa de cada ruta sea diferente en ellas. Así, por ejemplo, el túbulo contorneado proximal es un gran consumidor de ácidos grasos, mientras que otras partes de la nefrona y los ductos colectores son consumidores principalmente de glucosa. Pero el metabolismo del riñón no es meramente catabólico, sino que tiene un papel destacado en rutas anabólicas como la gluconeogénesis y la amoniogénesis y en la biosíntesis de algunos aminoácidos como la arginina.

Metabolismo de los glúcidos

La glucosa es el combustible metabólico más universal pero no el único. Su oxidación libera energía en forma de ATP muy rápidamente, tanto en presencia de oxígeno con un mayor rendimiento, como en su ausencia cuando se produce la fermentación, a lactato en el caso de las células de mamíferos. En nuestro organismo, algunos tipos celulares son absolutamente dependientes de glucosa, por lo que su concentración plasmática no puede descender de cierto nivel vital. Sin embargo, por otra parte, la hiperglucemia provoca graves daños debido a la formación inespecífica de productos avanzados de glicosilación (AGE) y la posterior glicosilación de otras macromoléculas, lo que conlleva su inactivación en muchos casos. Por estos motivos, el control de la glucemia es esencial para el organismo y varios procesos renales contribuyen a él en gran medida. El papel del riñón en la homeostasis glucídica comienza con la recuperación de toda la glucosa que resulta filtrada en el glomérulo, lo que ocurre siempre que no se supere una concentración umbral de glucosa en plasma que se estima en torno a los 200 mg/dl. Si los valores son superiores, como ocurre durante las crisis hiperglucémicas de pacientes diabéticos, el riñón no tiene capacidad para reabsorber toda la glucosa, por lo que una parte se pierde con la orina.

Son varias las rutas metabólicas que participan en el metabolismo de la glucosa en el riñón. Hay que destacar en primer lugar que, salvo en situaciones patológicas como la diabetes y a diferencia del hígado, el riñón no contiene depósitos apreciables de glucógeno, por lo que su contribución metabólica a la homeostasis glucídica está determinada principalmente por su consumo de glucosa y por la producción neta mediante la ruta gluconeogénica. Mientras que todos los tipos celulares pueden consumir glucosa, únicamente el hígado y el riñón son capaces de producirla y de exportarla a la sangre a partir de diferentes sustratos no glucídicos mediante la gluconeogénesis. Se estima que en la especie humana el riñón aporta alrededor del 25 % de la glucosa total producida, porcentaje que llega casi al 50 % en situación de ayuno. La producción de glucosa por el riñón es todavía más trascendente en situaciones de daño hepático por tóxicos o por infecciones víricas.

Aunque no directamente relacionado con el control de la glucemia, pero sí con importantes relaciones nutricionales y patológicas, hay que destacar que el riñón presenta un metabolismo especialmente activo de la fructosa.

Reabsorción de glucosa

En condiciones normales, en las regiones S1 y S2 de los túbulos contorneados proximales se reabsorbe más del 95 % de la glucosa del filtrado por la actividad del transportador SGLT-2 en la membrana luminal, que la capta en simporte con un ion sodio. Más abajo, en la región S3, termina la reabsorción de glucosa por la presencia de SGLT-1, también dependiente de sodio, aunque con menor capacidad de transporte y que requiere el simporte de dos iones sodio por cada molécula de glucosa. La bomba de sodio-potasio situada en la membrana basolateral mantiene muy baja la concentración de sodio en el citosol y crea el potencial de membrana suficiente para el transporte activo secundario de la glucosa (**Fig. 33-5**). La glucosa reabsorbida en las regiones S1 y S2 no es consumida por las células del túbulo, sino que pasa a la sangre mediante el transportador GLUT-2 de la membrana basolateral. Al no consumirse la glucosa, la producción de ATP en el túbulo contorneado proximal depende fundamentalmente de la oxidación de ácidos grasos.

Utilización metabólica de la glucosa en la nefrona

La utilización metabólica de la glucosa comienza por su fosforilación con ATP para producir glucosa-6-fosfato, catalizada por una hexoquinasa. Se ha medido en la rata que la velocidad de reabsorción de glucosa en el túbulo proximal por SGLT-2 es de 35 pmol $\times$ min^{-1} $\times$ mm^{-1}, mientras que la actividad de su hexoquinasa es mucho menor, 5 pmol $\times$ min^{-1} $\times$ mm^{-1}. Esto indica que la hexoquinasa del túbulo proximal no tiene capacidad para fosforilar la mayor parte de la glucosa reabsorbida. Además, se sabe que enzimas glucolíticas clave como la fosfofructoquinasa 1 y la piruvato quinasa (**cap. 3**, Metabolismo de los hidratos de carbono) tienen niveles de expresión muy bajos en las células epiteliales de las primeras secciones de la nefrona, lo que limita el funcionamiento de la ruta glucolítica. Todos estos datos demuestran que la glucosa reabsorbida no es consumida por las células del túbulo proximal y pasa a la sangre.

La región S3 del túbulo contorneado proximal, las regiones más distales de la nefrona y los túbulos colectores sí utilizan la glucosa como combustible energético mediante su oxidación completa hasta CO_2 y agua, o hasta lactato en la ruta fermentativa. La glucosa utilizada es captada desde la sangre porque en estas células se expresa el transportador GLUT-1. Éste, al tener una constante de Michaelis para el transporte de glucosa de 2 mM, puede captarla por difusión facilitada a través de la membrana basolateral.

En zonas medulares, donde la PO_2 es menor, la glucosa se oxida mayoritariamente hasta lactato y esto hace que se haya propuesto la posible existencia de un ciclo de Cori intrarrenal, de forma que el lactato producido en estas zonas sería sustrato para la gluconeogénesis en los túbulos proximales.

Gluconeogénesis y amoniogénesis

Como ya se ha mencionado previamente, en el túbulo contorneado proximal puede realizarse la gluconeogénesis, siendo la única zona de la nefrona en la que se expresa la glucosa-6-fosfatasa, la última enzima de la ruta, que se localiza en el retículo endoplásmico y permite la exportación de la glucosa sintetizada de novo. Así, gluconeogénesis y glucólisis son rutas metabólicas separadas en el espacio de la nefrona, de manera que en los túbulos contorneados proximales se realiza la gluconeogénesis y prácticamente no se utiliza la glucosa, mientras que las demás estructuras del riñón no poseen las enzimas necesarias para la gluconeogénesis y pueden utilizar glucosa para su oxidación.

Los principales sustratos gluconeogénicos son reabsorbidos en el túbulo proximal y son lactato, glicerol, glutamato, glutamina y ácidos orgánicos intermediarios del ciclo de los ácidos tricarboxílicos. Todos ellos se convierten en glucosa en las secciones S1 y S2 de los túbulos contorneados proximales. Comparando la gluconeogénesis renal y la hepática, una primera diferencia es que el hígado no utiliza ácidos orgánicos como sustratos mientras que el riñón sí, ya que éstos son reabsorbidos con mucha eficiencia en el túbulo proximal. Pero la mayor diferencia está en la utilización de la glutamina como sustrato.

La glutamina es un aminoácido no esencial para el ser humano pero que en situaciones posquirúrgicas o de estrés puede considerarse semiesencial, puesto que es utilizado por células en proliferación, como enterocitos o células inmunitarias, como fuente de nitrógeno para la síntesis de varios tipos de moléculas, entre las que destacan los nucleótidos. Actualmente se utiliza como suplemento nutricional en pacientes inmunodeprimidos y tras intervenciones quirúrgicas importantes. La glutamina constituye un importante transportador de nitrógeno en forma no tóxica entre los tejidos y órganos productores y los consumidores; de hecho, es el aminoácido de mayor concentración en el plasma, alcanzando valores de 0,8 mM. El transporte de nitrógeno en forma de glutamina es uno de los mecanismos que procuran que la concentración de amoníaco en sangre sea muy baja y, con ello, evitan su toxicidad, debida a que el amoníaco desplaza la reacción catalizada por la α-cetoglutarato deshidrogenasa hacia la formación de glutamato, disminuyendo la concentración intramitocondrial de intermediarios del ciclo de Krebs y, por lo tanto, la capacidad de producir ATP. Este efecto es muy perjudicial, sobre todo en el cerebro, por lo que éste presenta gran actividad de la enzima glutamina sintetasa que retira el amonio libre condensándolo con glutamato y el órgano se convierte en un exportador neto de glutamina. También el músculo exporta glutamina en grandes cantidades, como consecuencia de la necesidad de retirar la gran cantidad de amoníaco que produce su activo catabolismo de aminoácidos.

La utilización de la glutamina pasa por su hidrólisis a glutamato y amoníaco catalizada por la glutaminasa, una enzima de localización mitocondrial de la que existen varias isoenzimas, cuyas diferentes características determinan el destino de la glutamina. La glutaminasa hepática se expresa en los hepatocitos periportales, donde su actividad es estimulada hormonalmente por glucagón y ADH, requiere amoníaco como un activador alostérico y no se inhibe por glutamato, pero sí durante la acidosis. Sin embargo, la isoenzima renal es dependiente de fosfato, se activa durante la acidosis y resulta inhibida por los productos de la reacción, amoníaco y glutamato.

El destino metabólico de la glutamina es muy diferente en los dos tejidos gluconeogénicos: hígado y túbulos contorneados proximales de la corteza renal. En el hígado, la glutamina es desaminada generando amoníaco, que se transforma en urea para su posterior excreción por la orina. En el riñón, la glutamina se utiliza como principal sustrato gluconeogénico sobre todo en condiciones de acidosis metabólica producida por situaciones fisiológicas, como el ayuno y el ejercicio físico, o patológicas, como ocurre con la cetoacidosis originada como consecuencia de la diabetes no controlada.

La ruta metabólica que permite la síntesis renal de glucosa a partir de glutamina está esquematizada en la **figura 33-6**. Como puede observarse, en la ruta confluyen dos procesos fundamentales, la gluconeogénesis y la amoniogénesis. Comienza por la captación del aminoácido que es reabsorbido desde el filtrado glomerular, pero también puede ser captado desde la sangre a través de la membrana basolateral. Durante la acidosis metabólica se capta hasta el 35 % de la glutamina arterial, debido a que se incrementa la concentración en los túbulos proximales del transportador dependiente de sodio SN1. La glutamina citosólica es transportada hasta la matriz mitocondrial por un transportador de glutamato o glutamina todavía no caracterizado. En la mitocondria, la actividad de la glutaminasa libera una molécula de amoníaco y glutamato. Esta reacción es seguida de la desaminación oxidativa del glu-

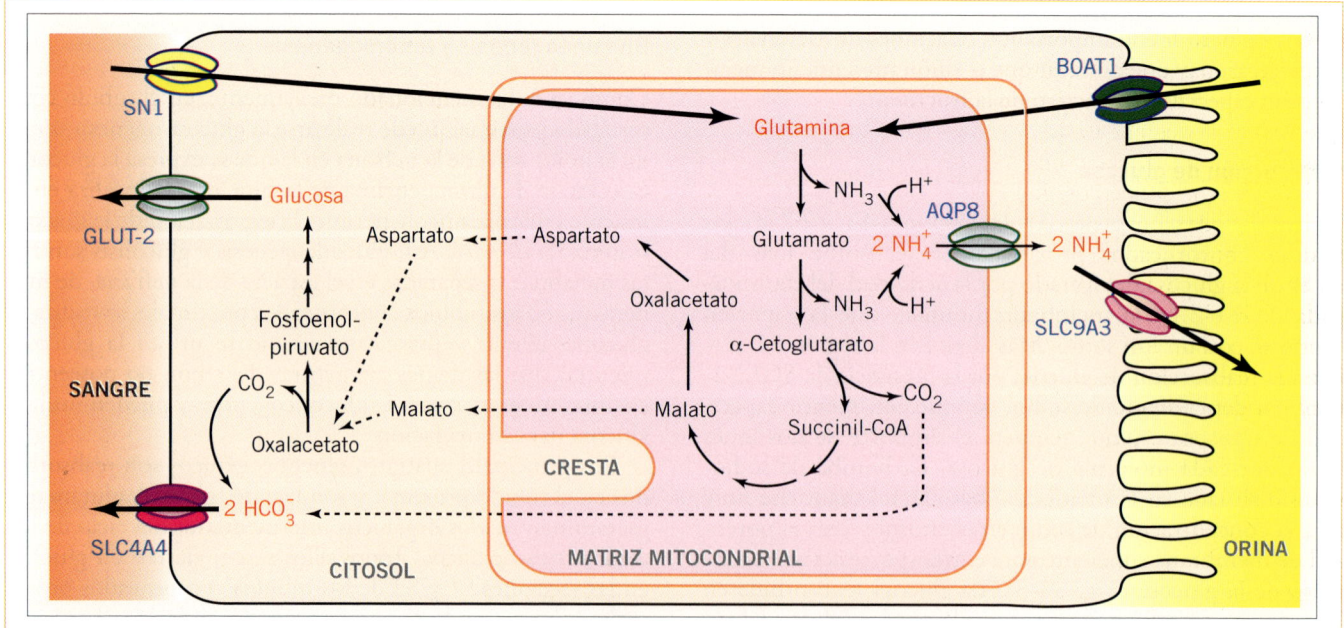

Figura 33-6. Gluconeogénesis y amoniogénesis renal a partir de glutamina. AQP8: acuaporina 8; B0AT1: transportador de aminoácidos neutros dependiente de sodio; GLUT-2: transportador de glucosa 2; NH₃: amoníaco; NH₄⁺: ion amonio; SLC4A4/9A3: transportadores de solutos 4A4/9A3; SN1: transportador dependiente de sodio 1.

tamato, catalizada por la glutamato deshidrogenasa, produciendo una segunda molécula de amoníaco y α-cetoglutarato, un intermediario del ciclo de los ácidos tricarboxílicos.

El amoníaco formado en estas dos reacciones consecutivas tiene un pKa de 9,26, por lo que es protonado en las condiciones celulares formando el ion amonio NH_4^+, que será exportado al citosol por la AQP8. La configuración del ion NH_4^+ es muy similar a la del ion hidronio H_3O^+, que parece que es la forma iónica en la que esta acuaporina transporta el agua. En situaciones normales, el amonio puede ser reabsorbido parcialmente a sangre, pero durante la acidosis se exporta mayoritariamente a la orina mediante el transportador SLC9A3, también conocido como NHE3, en intercambio con Na^+, aunque también el amonio puede ser secretado por otros transportadores en intercambio con K^+. Hay que destacar que con la amoniogénesis y posterior excreción renal de amonio se consigue la eliminación de protones y se contribuye al restablecimiento del equilibrio ácido-base; sin embargo, éste es un tema muy complejo que está tratado de forma más detallada en el **capítulo 20** (Regulación del equilibrio ácido-base).

Por otra parte, el α-cetoglutarato proveniente de la glutamina puede tener dos destinos en las células del túbulo proximal: la oxidación en el ciclo de los ácidos tricarboxílicos o la conversión en glucosa. En el primer caso, el α-cetoglutarato es transformado en acetil-CoA utilizando una ruta cataplerótica con varias etapas mitocondriales y citosólicas y en la que interviene la isoenzima mitocondrial de la fosfoenolpiruvato carboxiquinasa (PEPCKm) (**cap. 1**, Funciones y metabolismo de los nutrientes). El acetil-CoA formado ingresaría en el ciclo de Krebs para su oxidación completa. En el segundo caso, los carbonos del α-cetoglutarato salen al citosol principalmente en forma de malato o aspartato (según sea la relación $NADH/NAD^+$ en el citosol) y allí son reconvertidos en oxalacetato, que se incorpora a la ruta gluconeogénica.

Considerando los aspectos energéticos, la gluconeogénesis producida a partir de glutamina tiene un balance positivo de ATP en el riñón sano y en condiciones aeróbicas, ya que hay varias etapas mitocondriales, catalizadas por enzimas del ciclo de Krebs y por la glutamato deshidrogenasa, en las que se produce la reducción de NAD^+ y FAD, y que están acopladas a su reoxidación en la cadena transportadora de electrones y con la fosforilación oxidativa. Nótese que en el riñón la gluconeogénesis a partir de glutamina está ligada inevitablemente a la amoniogénesis y, con ello, a la excreción renal de protones. Éste es el fundamento metabólico de que la tasa gluconeogénica en el riñón se vea fuertemente incrementada en situaciones de acidosis metabólica, sea cual fuere la causa que la origine. Está demostrado que en estos casos se inducen las enzimas gluconeogénicas PEPCK citosólica (PEPCKc), fructosa-1,6-bisfosfatasa y glucosa-6-fosfatasa. Estas tres enzimas fundamentales en la inducción de la gluconeogénesis determinan la conversión en glucosa del α-cetoglutarato proveniente de la glutamina. La inducción de la isoenzima PEPCKc durante la acidosis parece indicar que la descarboxilación del oxalacetato en esta situación se lleva a cabo en el citosol, por lo que será exportado desde la mitocondria en forma de malato princi-

palmente para que se produzcan en el citosol equivalentes de reducción en forma de NADH, necesarios para la reacción catalizada por la gliceraldehído-3-fosfato deshidrogenasa en la ruta hacia glucosa.

En condiciones de acidosis, es muy importante para que la amoniogénesis progrese a la velocidad adecuada, mantener suficientemente baja la concentración de glutamato, ya que este aminoácido es un potente inhibidor de la glutaminasa renal. También en este aspecto, la gluconeogénesis renal es primordial porque la concentración de glutamato siempre estará en equilibrio con el α-cetoglutarato, por lo que su consumo debe ser muy rápido. El consumo inmediato de oxalacetato en la vía gluconeogénica, al inducirse la PEPCKc, hace que el equilibrio se desplace hacia la formación de glucosa y que se mantengan bajas las concentraciones de α-cetoglutarato y de glutamato, manteniendo alta la velocidad de la amoniogénesis.

Por otra parte, también hay que considerar que en la ruta gluconeogénica a partir de glutamina se producen, además de cuatro iones NH_4^+, cuatro moléculas de bicarbonato por cada molécula de glucosa formada, que serán exportadas a través de la membrana basolateral al torrente circulatorio, incrementando de este modo la reserva alcalina y favoreciendo la normalización del pH de la sangre.

Metabolismo de la fructosa

El metabolismo de la fructosa en el riñón debe ser considerado especialmente por sus implicaciones nutricionales y por su importante papel en el desarrollo de enfermedades renales. La fructosa es el isómero de función de la glucosa, ya que es una cetosa con un grupo carbonilo en la posición 2 en lugar de en la posición 1, como tiene la glucosa. Tiene un sabor mucho más dulce que la glucosa, por lo que desde la década de 1970 se produce en Estados Unidos el jarabe de maíz alto en fructosa (HFCS) que sustituyó a la sacarosa como edulcorante en alimentos procesados y en muchas bebidas. Existen numerosos trabajos que han correlacionado el consumo de dietas con alto contenido en hidratos de carbono, sobre todo fructosa, con el incremento en la aparición de obesidad, enfermedades renales y síndrome metabólico. Más concretamente, en 2007 se publicó un ensayo que demostró inequívocamente la relación entre el consumo de fructosa y la enfermedad renal.

Es conocido desde hace tiempo que la fructosa induce la lipogénesis en el hígado, al tiempo que incrementa la producción de ácido úrico, lo que lleva aparejado estrés mitocondrial, con la aparición del síndrome metabólico, síntomas todos ellos acrecentados en enfermos con diabetes. En la **figura 33-7** se presenta un esquema con las principales interrelaciones metabólicas que conducen a este cuadro clínico.

La fructosa ingerida, a la que se suma la producida por la hidrólisis de la sacarosa de los alimentos, es metabolizada en el intestino. El exceso pasa a la vena porta y, en el hígado, es parcialmente captado y metabolizado. Después de esto, la concentración plasmática de fructosa oscila entre 0,1 y 0,8 mM. La fructosa circulante es filtrada en el glomérulo y captada en los túbulos proximales por el transportador

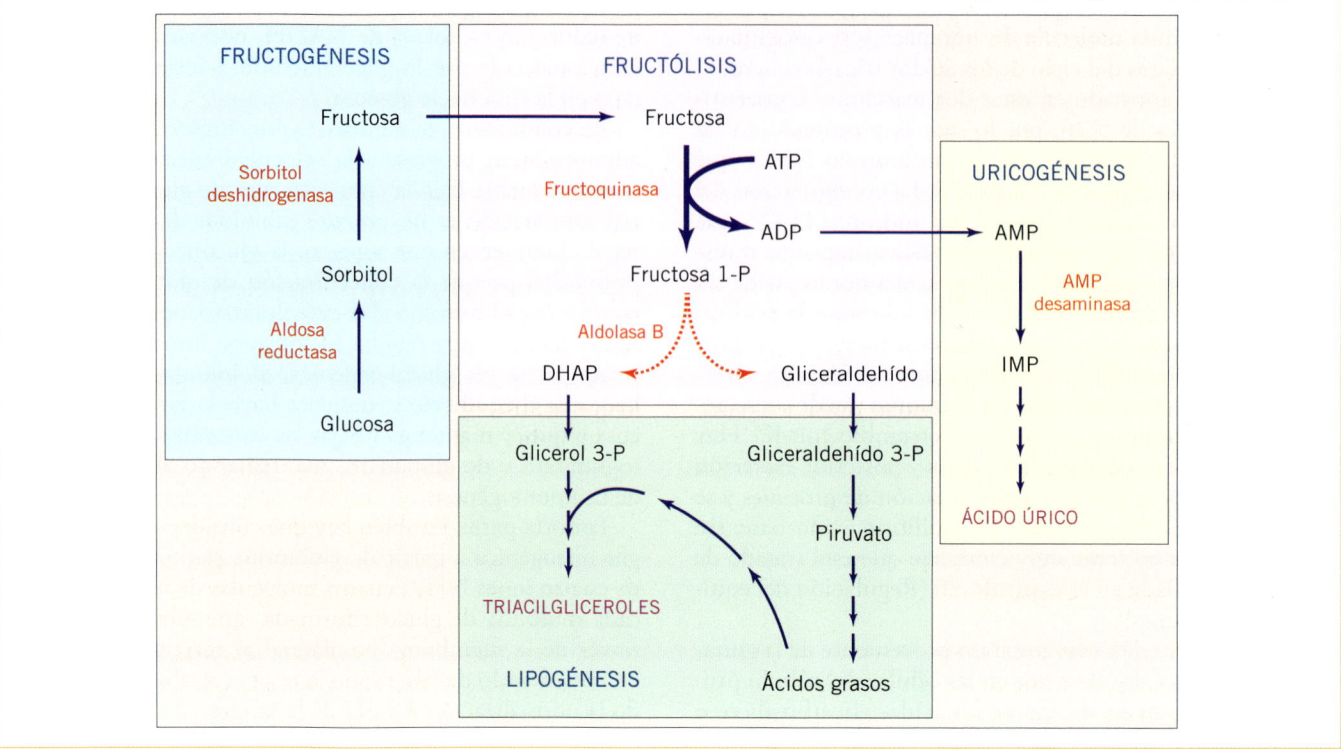

Figura 33-7. Metabolismo de la fructosa en el riñón. ADP: adenosindifosfato; AMP: adenosinmonofosfato; ATP: adenosintrifosfato; DHAP: dihidroxiacetona-fosfato; IMP: inosinmonofosfato.

GLUT-5 o por SGLT-5, un transportador dependiente de sodio que transporta manosa y fructosa, y se expresa específicamente en el segmento S2 de los túbulos contorneados proximales.

Para su utilización, la fructosa debe ser fosforilada como primera etapa de su metabolismo. Diferentes isoenzimas de la hexoquinasa (HKI, HKII y HKIII) pueden transferir un fosforilo desde el ATP hasta la fructosa para producir fructosa-6-fosfato, que se isomeriza rápidamente a glucosa-6-fosfato, incorporándose así a las rutas centrales del metabolismo. Sin embargo, estas hexoquinasas no se expresan ni en los hepatocitos ni en los túbulos contorneados proximales. En cambio, sí existe en estos tipos celulares la fructoquinasa, una enzima que cataliza la fosforilación dependiente de ATP de la fructosa que produce fructosa-1-fosfato. La fructoquinasa se caracteriza por tener una gran actividad y no presenta ningún tipo de inhibición, por lo que la fructosa-1-fosfato se acumula muy rápidamente.

Para la incorporación de la fructosa-1-fosfato a las rutas centrales del metabolismo se requiere la rotura de la hexosa a dos triosas, reacción catalizada por la aldolasa B. El sustrato óptimo de esta enzima es la fructosa-1,6-bisfosfato pero también actúa sobre la fructosa-1-fosfato, aunque con mucha menor afinidad. La baja actividad de la aldolasa B sobre la fructosa-1-fosfato tiene como resultado su acumulación en la célula durante un tiempo prolongado, con la consiguiente depleción de fosfato que impide la formación de ATP. Por una parte, el fosfato es un potente inhibidor de la AMP desaminasa por lo que, al disminuir su concentración, la enzima es más activa en la formación de la inosinmonofosfato (IMP) y se incrementa su catabolismo hasta ácido

úrico, que se acumula. Por otra parte, además de los daños que pueden producir los depósitos de ácido úrico, éste es un inhibidor de la aconitasa, la enzima que cataliza la reacción del ciclo de Krebs que convierte el citrato a isocitrato y, como consecuencia, el citrato no se utiliza en la mitocondria, se exporta al citosol y es dirigido a la síntesis de ácidos grasos, incrementándose la lipogénesis.

Estos efectos se activan aún más en situaciones de estrés metabólico, como hipoxia, sobrepresión renal y diabetes, entre otras. Se ha demostrado que en estas situaciones hay un aumento del aporte de fructosa porque se activa la fructogénesis por reducción de la glucosa a sorbitol y su posterior oxidación por la sorbitol deshidrogenasa. De esta manera, surge la idea de que la utilización metabólica de la fructosa pueda ser una ruta común en el desarrollo de varias enfermedades renales crónicas.

Metabolismo de los lípidos

El riñón es un activo consumidor de ácidos grasos para cubrir las necesidades energéticas de todos los procesos que lleva a cabo. El catabolismo de ácidos grasos se produce a lo largo de toda la nefrona, pero la tasa de utilización es proporcional al contenido de mitocondrias en cada tipo celular. Por esto, la degradación es mínima en las estructuras de la papila y máxima en los túbulos proximales, donde aporta gran parte de la energía necesaria debido a su baja actividad glucolítica.

La tasa de captación de ácidos grasos para su degradación presenta una correlación lineal con su concentración arterial. Existen varios tipos de transportadores de ácidos grasos en las membranas basolaterales, entre ellos CD36, la proteína de unión a ácidos grasos (FABP) y la proteína de transporte de ácidos grasos (FATP). También pueden ser liberados por la degradación de fosfolípidos catalizada por la fosfolipasa A$_2$.

Mayoritariamente, los ácidos grasos de cadena larga se oxidan en la mitocondria por la ruta clásica de la β-oxidación (**cap. 6**, Metabolismo lipídico tisular), y los equivalentes de reducción se acoplan a la producción de ATP por fosforilación oxidativa. El alto contenido de mitocondrias y el gran consumo de oxígeno en los túbulos proximales hacen posible que esta ruta aporte la energía necesaria para los procesos de transporte y la ruta gluconeogénica. También ocurre en el riñón la oxidación peroxisomal de ácidos grasos de cadena larga, que se inicia por la actividad de la acilgraso-CoA oxidasa. En este caso, los equivalentes reducidos producen peróxido de hidrógeno y, una vez acortadas, las cadenas de ácidos grasos son transferidas para su oxidación mitocondrial.

Durante el ayuno, al igual que en enfermos de diabetes y en otras situaciones en las que se produce cetosis, el riñón también capta y utiliza como fuente de energía los cuerpos cetónicos de forma proporcional a su concentración arterial. La utilización ocurre mayoritariamente mediante la activación del acetoacetato a acetoacetil-CoA, utilizando succinil-CoA como dador de coenzima A.

Por otra parte, en cuanto al anabolismo lipídico, cabe destacar que las células renales tienen ácido graso sintasa y, por lo tanto, la vía de síntesis de ácidos grasos puede producirse, además de la síntesis de triacilgliceroles. Sin embargo, la lipogénesis renal no sucede a gran velocidad salvo en circunstancias patológicas especialmente relacionadas con el metabolismo de la fructosa, cuando las células renales pueden acumular triacilgliceroles en forma de gotas lipídicas en el citosol.

Metabolismo de los aminoácidos

El riñón tiene un metabolismo de aminoácidos muy importante. Se estima que diariamente se filtran unos 70 g de aminoácidos que, en su mayoría, son reabsorbidos en el túbulo proximal por difusión o por transporte activo dependiente de sodio. Pero también hay transportadores específicos en la membrana basolateral que captan aminoácidos desde la sangre para determinadas funciones especializadas. Otros aminoácidos se obtienen intracelularmente por degradación de proteínas y de péptidos endógenos o reabsorbidos.

En los túbulos proximales, los aminoácidos pueden ser dirigidos a los destinos metabólicos generales: ser usados como combustibles, ser convertidos en glucosa y, como es obvio, para el recambio proteico (**cap. 9**, Metabolismo de los aminoácidos). Asimismo, determinados aminoácidos pueden ser incorporados a rutas metabólicas más especializadas que cumplen funciones importantes. Así, además de la glutamina, de la que algunas de sus funciones ya se han mencionado, como molécula transportadora de amonio en forma no tóxica y como principal aminoácido gluconeogénico, también está bien documentada la importancia del riñón en el metabolismo de otros aminoácidos, entre ellos, citrulina, arginina, prolina, hidroxiprolina, glicina, serina y fenilalanina.

La glutamina ocupa un lugar central en el metabolismo de los aminoácidos, por ser un dador importante de nitrógeno para las rutas anabólicas y por ser sustrato para la síntesis de arginina. La arginina es un aminoácido semiesencial que pasa a ser esencial cuando se requieren cantidades superiores a las producidas en condiciones normales, como ocurre en distintas enfermedades graves y en politraumatismos, sobre todo si cursan con infección. Existe una ruta, descrita en la **figura 33-8**, por la que la glutamina puede ser convertida en arginina; esto justifica que actualmente se utilicen suplementos dietéticos de glutamina tanto en nutrición enteral como parenteral. La glutamina es poco estable cuando se administra por vía parenteral como aminoácido aislado, por lo que se utilizan dipéptidos, mucho más estables, en los que la glutamina va enlazada a glicocola o alanina en forma de glicilglutamina o alanilglutamina. Estos péptidos son captados por el riñón e hidrolizados, con el consiguiente incremento en sangre de los aminoácidos constituyentes.

La ruta de síntesis de arginina a partir de glutamina incluye etapas que ocurren en las células de la mucosa intestinal, en las que se sintetiza citrulina. Estas reacciones suponen la síntesis de ornitina y su conversión en citrulina, catalizada por la ornitina transcarbamilasa, en una reacción similar a la del ciclo de la urea que ocurre en los hepatocitos periportales.

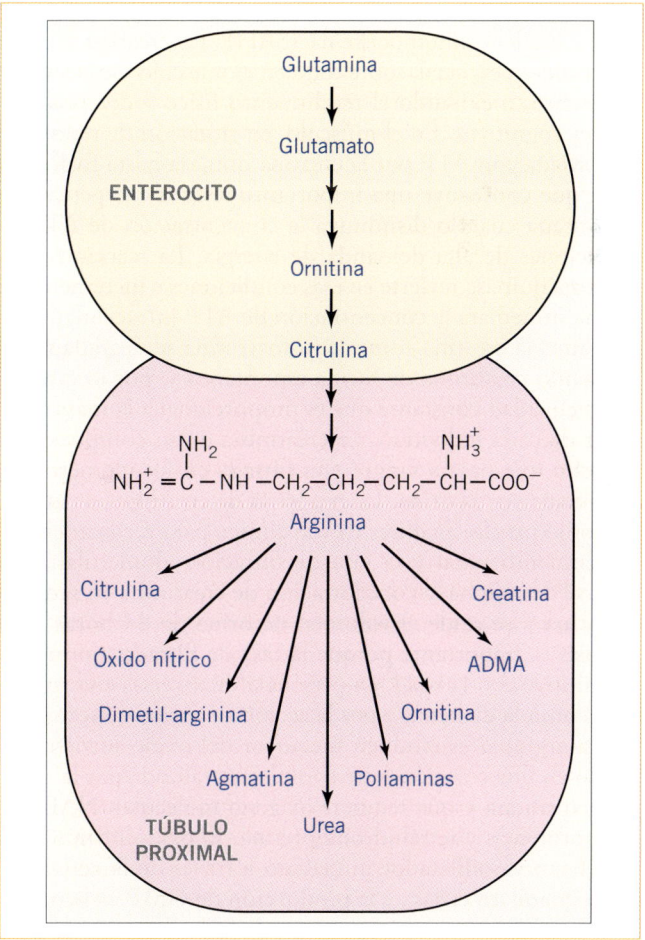

Figura 33-8. Origen y destinos metabólicos de la arginina en el riñón. ADMA: dimetilarginina asimétrica.

La citrulina sintetizada en el enterocito es vertida a la vena porta, pasa por el hígado sin ser absorbida y su destino final es la captación por los túbulos proximales del riñón, donde es convertida en arginina por acción de la arginino-succinato sintetasa y de la argininosuccinato liasa, enzimas que convierten el aspartato en fumarato, transfiriendo el grupo amino del aspartato a la citrulina para formar el grupo guanidinio de la arginina, reacciones también similares a las del ciclo hepático de la urea. De esta forma, el riñón sintetiza entre el 35 y el 75 % de las necesidades diarias de arginina. La arginina formada en el hígado es prácticamente convertida en su totalidad en urea para su excreción. Sin embargo, la sintetizada en el riñón, junto a la obtenida de las proteínas de la dieta, tiene otros destinos metabólicos.

La arginina es un aminoácido muy versátil y puede dar lugar a muchos productos de gran interés biológico (**Fig. 33-8**), algunos sintetizados en el propio riñón (**cap. 10**, Aminoácidos semiesenciales, funcionales y derivados de aminoácidos de interés nutricional). Merece destacarse la síntesis de creatina, así como su eliminación por la orina. La primera enzima de la ruta biosintética de creatina, la argininoglicina-amidino transferasa, se expresa mayoritariamente en el riñón, aunque también se sintetiza creatina en menor escala en otros tejidos como hígado, páncreas y algunas regiones del cerebro. El guanidino-acetato formado es metilado por una metiltransferasa para producir creatina, utilizando como dador de metilo S-adenosilmetionina (SAM) que es convertida a S-adenosilhomocisteína (SAH). La creatina cumple una función esencial, sobre todo en el músculo esquelético y el cerebro, mejorando el rendimiento físico y diversas funciones cognitivas. En el músculo, en situación de reposo, es fosforilada con ATP por la creatina quinasa hasta fosfocreatina, que constituye una importante reserva energética que será usada cuando disminuya la concentración de ATP en situaciones de alta demanda de energía. La reacción de la creatina quinasa revierte en esas condiciones e incremento de forma inmediata la concentración de ATP intracelular.

Tanto la creatina como la fosfocreatina se degradan produciendo creatinina de forma espontánea y, por lo tanto, a una velocidad constante que es proporcional a la masa muscular de cada individuo. La creatinina es un compuesto de desecho que pasa a sangre y es filtrada en los glomérulos y eliminada por la orina. La excreción de creatinina es utilizada como prueba analítica de uso clínico para verificar el funcionamiento renal y la tasa de filtración glomerular. Para ello, se determina la concentración de creatinina en sangre y en orina y se mide el volumen de orina de 24 horas. Este análisis es importante porque la tasa de filtrado glomerular disminuye con la edad, en presencia de diversas enfermedades, como la diabetes, y por la acción de varios nefrotóxicos.

La arginina es también precursor del óxido nítrico, formado en una reacción muy compleja catalizada por la óxido nítrico sintasa y que requiere oxígeno molecular, NADPH, flavoproteínas y tetrahidrobiopterina. El óxido nítrico tiene un efecto vasodilatador inmediato a través de la activación de la guanilato ciclasa y la producción de GMP cíclico.

Un inhibidor muy importante de la óxido nítrico sintasa es la dimetilarginina asimétrica (ADMA) que se produce en forma libre tras la hidrólisis de proteínas previamente meti-

ladas en arginina en células endoteliales. El incremento de la concentración plasmática de ADMA tiene, por lo tanto, un efecto aterotrombótico, al limitar la síntesis de óxido nítrico. En la eliminación de ADMA, el riñón tiene un papel muy importante, ya que participa activamente en su degradación, a la vez que un porcentaje pequeño pero significativo, en torno al 5 %, del aminoácido modificado es excretado por la orina. La ADMA es hidrolizada por la enzima N^G-N^G-dimetilarginina dimetilamino hidrolasa produciendo citrulina y dimetilamina. La enzima se localiza en el riñón y en el hígado y se ha calculado que la contribución de cada órgano en la degradación es similar. Esto justifica que en casos de insuficiencia renal la concentración plasmática de ADMA se incremente y, consecuentemente, el riesgo vascular sea mayor. La actividad protrombótica de la ADMA también justifica el hallazgo de que existe una clara correlación entre el riesgo aterotrombótico y la concentración plasmática de homocisteína, ya que la homocisteína inhibe a la dimetilamino hidrolasa, con el consiguiente incremento en la concentración de ADMA. La homocisteína es un aminoácido que se forma de la SAH proveniente de la desmetilación de la SAM como dador con un gran potencial de transferencia de metilo.

Otra enzima del metabolismo de aminoácidos que se expresa en el riñón es la fenilalanina hidroxilasa. que produce tirosina, otro aminoácido semiesencial. Se creía que esta enzima era expresada únicamente en el hígado, pero en el año 2000 se demostró, con el empleo de aminoácidos marcados isotópicamente con ^{15}N y con ^{2}H, que el riñón humano capta fenilalanina y es exportador neto de tirosina, mientras que otros órganos constituyentes del lecho esplácnico son sólo consumidores de fenilalanina, a pesar de la elevada formación hepática de tirosina. Esto justifica que en enfermos renales se produzca hipotirosinemia, por lo que en estas situaciones hay que suministrar suplementos nutricionales de tirosina.

La prolina y la hidroxiprolina también son metabolizadas en los túbulos contorneados proximales. En primer lugar, ocurre la oxidación catalizada por una flavoproteína ligada a la membrana mitocondrial interna con producción de $FADH_2$, que se reoxida en la cadena transportadora de electrones y se acopla a la fosforilación oxidativa. La hidratación del doble enlace formado produce la rotura del anillo y la formación de un semialdehído que será oxidado hasta glutamato o 4-hidroxiglutamato, según se oxide prolina o hidroxiprolina. Finalmente, los carbonos procedentes de la prolina se recuperan como CO_2, glucosa, glutamato y glutamina, lo que indica que su metabolismo ocurre también en otras regiones de la nefrona, como la porción recta de los túbulos, en los que hay menor actividad gluconeogénica y se expresa la glutamina sintetasa. Por su parte, el 4-hidroxiglutamato se transamina y es sustrato de una aldolasa que lo rompe rindiendo piruvato y glioxilato, que por transaminación produce glicina. No está clara la importancia del metabolismo renal de estos aminoácidos, aunque sí es evidente que se trata de una forma de utilizar la hidroxiprolina proveniente de la degradación de colágenos y que es una vía que produce gran cantidad de energía neta en forma de ATP por las oxidaciones que ocurren en la mitocondria.

La biosíntesis de serina es también una característica metabólica de los túbulos contorneados proximales. La serina puede sintetizarse siguiendo la ruta de los intermediarios fosforilados o la de la rotura de la glicina. La primera ruta mencionada depende de sustratos gluconeogénicos y no de glucosa, dada la escasa actividad glucolítica en estas células, y es una ruta que ocurre en el citosol en situaciones de alimentación. La otra ruta es más corta, dado que participan únicamente dos enzimas (**Fig. 33-9**). La rotura mitocondrial de glicina, catalizada por la glicina sintasa en una reacción que es reversible y que produce N^5,N^{10}-metilén-tetrahidrofolato, se acopla con la utilización del N^5,N^{10}-metilentetrahidrofolato formado para producir la serina en una reacción en la que el grupo metileno es donado a una segunda molécula de glicina. Como consecuencia neta de estas reacciones se produce además una molécula de amonio y otra de bicarbonato, es decir, una proporción NH_4^+/HCO_3^- idéntica a la que ocurre en la ruta amoniogénica a partir de glutamina. Además de ser útil por la serina producida, esta ruta es importante porque participa en la homeostasis ácido-base, habiéndose demostrado que contribuye en un 10 % a la producción total de amonio por el riñón y que se activa en situaciones de acidosis.

FUNCIONES ENDOCRINAS DEL RIÑÓN

El riñón tiene una importante función endocrina porque segrega a sangre diferentes hormonas, como la renina, el calcitriol y la eritropoyetina, que participan en el control de la presión arterial, del equilibrio hidromineral, de la producción de eritrocitos y de la concentración plasmática de calcio, mediante la liberación de otras hormonas sintetizadas en diferentes glándulas. La producción y el metabolismo de estas hormonas en el riñón no son independientes entre sí, sino que están interrelacionadas, así como también lo están en sus funciones y/o mecanismo de acción. También relacionada con la acción de estas hormonas está la proteína Klotho, codificada por el gen *kl* clonado en ratones en 1997. Esta proteína se expresa y actúa en el riñón, aunque también se libera en la sangre y ejerce su acción en otros tejidos, por lo que también se considera una hormona.

Sistema renina-angiotensina

Tradicionalmente, este sistema se ha considerado una vía cuya única función biológica era controlar la presión arterial y la reabsorción de sodio. Actualmente se ha demostrado que el sistema es mucho más complejo y que participa en numerosos procesos biológicos, tanto en individuos sanos como en el desarrollo de diferentes enfermedades por su implicación en la inflamación y fibrogénesis en varios órganos. El riñón tiene un papel relevante en este sistema, ya que se ha demostrado que contiene todos los elementos que lo constituyen y, además, es el órgano diana por excelencia de su actividad reguladora.

El sistema se basa en una cascada de activación proteolítica que se inicia con la síntesis de renina, una proteína de origen renal con actividad aspartilproteasa que es segregada a sangre. La renina actúa sobre el angiotensinógeno, proteína producida por el hígado a velocidad constante, para dar lugar a la angiotensina I, que será procesada nuevamente por la enzima convertidora de angiotensina (ECA) dando angiotensina II, el primer péptido con actividad hormonal del sistema. La ECA es otra proteasa presente en el endotelio en diversos órganos, principalmente en los pulmones, aunque también se expresa activamente en el riñón. Se han descubierto otros tipos de angiotensinas que resultan del metabolismo de la angiotensina I, algunas de las cuales tienen funciones contrarias para regular de manera fina su efecto. Estos otros péptidos derivados de la angiotensina I son la angiotensina III, la angiotensina IV, la angiotensina 1-7, la angiotensina A y la alamandina. Son producidos por distintas peptidasas que posteriormente catalizan otras roturas hasta la degradación completa produciendo péptidos inactivos. La formación de angiotensina A requiere, además, la acción de la aspartato descarboxilasa, que convierte el aspártico, aminoácido aminoterminal de la angiotensina II, en alanina. En la **figura 33-10** se muestran los principales péptidos del sistema.

La angiotensina II y los restantes péptidos ejercen su actividad mediante su interacción específica con diferentes receptores localizados en diversos tipos celulares, induciendo así mecanismos de transducción reguladores. Por ejemplo, la angiotensina II actúa como hipertensivo para restablecer la presión arterial a valores normales mediante acciones sobre distintas células. En los túbulos proximales renales incrementa la reabsorción de agua, de sodio y de cloruro y la secreción de potasio hacia el filtrado. Produce vasoconstricción, estimula el sistema nervioso simpático y desencadena en las glándulas suprarrenales la liberación de aldosterona y, además, actúa sobre el lóbulo posterior de la hipófisis produciendo la liberación de ADH que, a su vez, da lugar al incre-

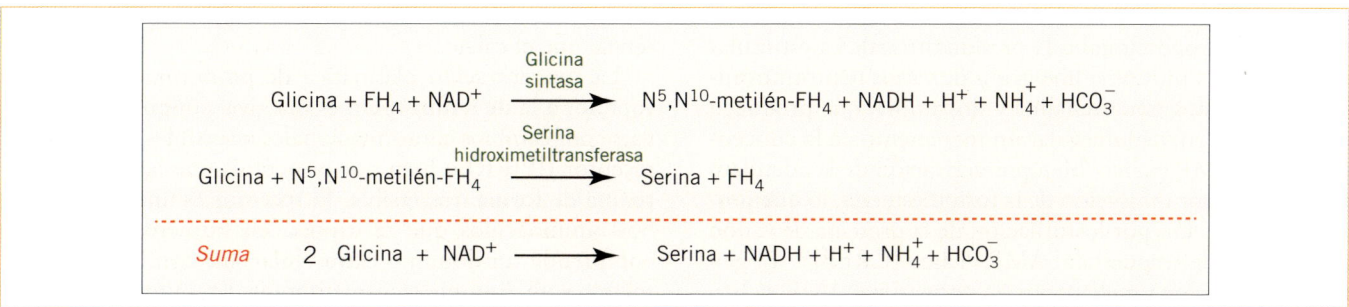

Figura 33-9. Biosíntesis de serina a partir de glicina con participación del ácido tetrahidrofólico (FH_4). HCO_3^-: ion bicarbonato; N^5,N^{10}-metilén-FH_4: N^5,N^{10}-metilén-tetrahidrofólico; NAD^+: nicotinamida adenindinucleótido oxidado; NADH: nicotinamida adenindinucleótido reducido; NH_4^+: ion amonio.

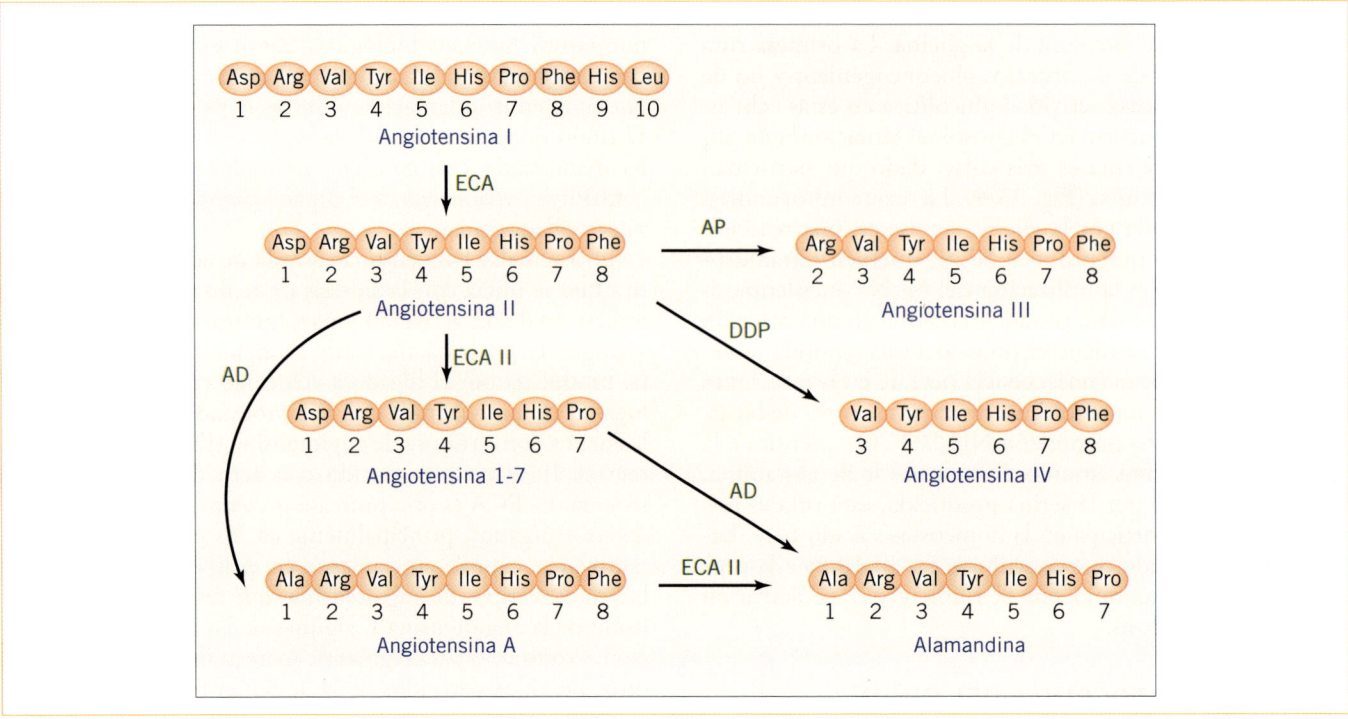

Figura 33-10. Biosíntesis de péptidos activos a partir de la angiotensina I. AD: aspartato descarboxilasa; AP: aminopeptidasa; DDP: dipeptidil-aminopeptidasa; ECA: enzima convertidora de angiotensina.

mento de la reabsorción de agua en distintas regiones de la nefrona, pero sobre todo en los túbulos colectores. Todo esto justifica que las alteraciones del sistema causen graves daños renales e hipertensión descontrolada, así como que este sistema sea una importante diana para algunos fármacos de acción hipotensora.

Dada la importancia de la renina como iniciador del sistema, es fundamental que su síntesis esté muy controlada. La vía de síntesis de renina está indicada en la **figura 33-11**. El gen de la renina, localizado en el cromosoma 1, se expresa en varios tejidos, aunque es en las células yuxtaglomerulares del riñón donde se produce más del 80 % de su transcripción, seguido del cerebro. Un primer control sobre la expresión de renina lo realizan barorreceptores centrales, situados en células de las principales arterias, como la aorta y las carótidas, que contienen terminales nerviosos y que envían señales dependiendo de la presión determinada por el grado de distensión de la arteria. La hipertensión envía señales parasimpáticas, y la hipotensión, señales simpáticas, de manera que la actividad de la renina en el plasma es inversamente proporcional a la presión arterial. La estimulación simpática induce la liberación de varios neurotransmisores, entre ellos noradrenalina y dopamina, que producen en el aparato yuxtaglomerular un incremento en la concentración de AMP cíclico, bien por activación de la adenilato ciclasa, bien por inhibición de la fosfodiesterasa, lo que produce la activación por fosforilación de la proteína de unión al elemento de respuesta al AMP cíclico (CREBP). El gen de la renina tiene un elemento de respuesta al AMP cíclico (CRE) que queda expuesto por acetilación local de las histonas, y la unión de CREBP desencadena su transcripción. También existen barorreceptores renales que efectúan ajus-

tes inmediatos de la expresión del gen, por ejemplo, al forzar la estenosis de la arteria renal se produce un incremento de la secreción de renina y como consecuencia hipertensión arterial.

La expresión del gen produce la proteína denominada preprorrenina, de 48 kDa, que incluye dos secuencias señal. La eliminación de una de ellas de 20 aminoácidos da lugar a la prorrenina en el aparato de Golgi, desde donde el 80 % de la prorrenina es secretado al plasma de una manera no regulada. La prorrenina restante es glicosilada y dirigida a su almacenamiento en vesículas densas, donde el procesamiento proteolítico por acción de una proconvertasa, que puede ser tripsina, catepsina G, calicreína u otras desconocidas, la convierte en renina, que ya es una proteína de 41 kDa al eliminarse la segunda secuencia señal de 43 aminoácidos. La renina permanece almacenada en vesículas y será secretada al plasma por exocitosis de una manera regulada por AMP cíclico, que activa la vía secretora, y por calcio, que la inhibe. La inhibición de la secreción puede producirse también por GMP cíclico, aunque con menor potencia que el calcio.

La concentración plasmática de prorrenina es 10 veces superior a la de renina, pero es inactiva, aunque puede activarse por cambios conformacionales reversibles al unirse a su receptor ([P]RR) o bien por proteólisis que la convierte en renina de forma irreversible. El receptor es una proteína de 350 aminoácidos que se expresa en numerosos tejidos y comprende un dominio extracelular, un dominio citoplasmático y un dominio transmembrana. La unión de prorrenina al receptor (P)RR produce su activación como proteasa porque induce un cambio conformacional que deja libre el centro activo. Así se puede activar el sistema renina-angio-

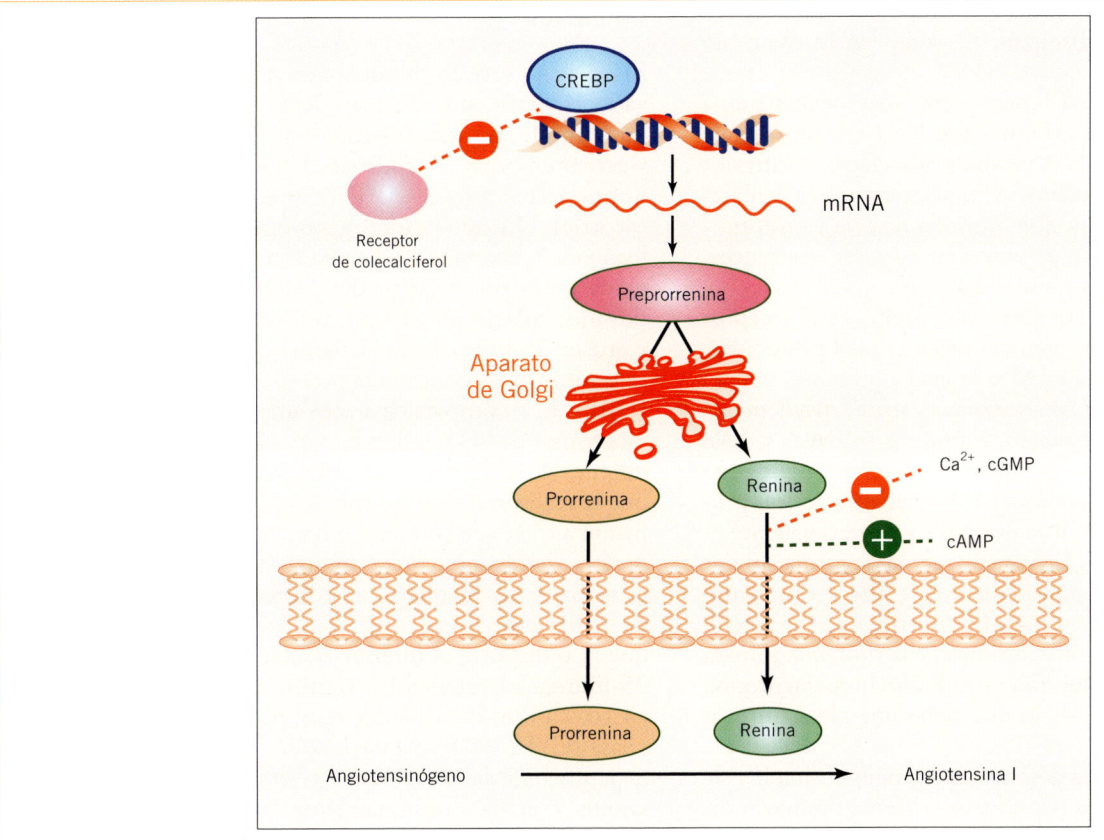

Figura 33-11. Expresión del gen de la renina en células yuxtaglomerulares. La renina secretada es activa, mientras que la prorrenina sólo lo es en presencia de su receptor. cAMP: adenosinmonofosfato cíclico; cGMP: guanosinmonofosfato cíclico; CREBP: proteína de unión a elementos de respuesta a cAMP.

tensina localmente en tejidos que expresen el receptor de prorrenina. Concretamente, los túbulos colectores constituyen un segundo sitio en el riñón, adicional al aparato yuxtaglomerular, donde se sintetiza tanto la prorrenina como su receptor.

Durante la síntesis y procesamiento del receptor (P)RR en el aparato de Golgi, éste puede romperse para dar lugar a dos proteínas, la soluble de 38 kDa, con el dominio extracelular y que es exportada al plasma, y la M8.9, que queda anclada a la membrana. Se ha demostrado que las distintas formas del receptor (P)RR participan también en otras rutas de señalización importantes en procesos como el desarrollo, la proliferación celular y el metabolismo energético. Así, el receptor está implicado en las rutas de Wnt/β-catenina, en las de las quinasas activadas por mitógenos (MAPK) y en la de la fosfoinositol 3-quinasa/mTOR, con participación en diferentes procesos patológicos, incluida la tumorigénesis.

Sea por la actividad proteolítica de la renina secretada o por la activación de la prorrenina, el sistema se inicia con la conversión de angiotensinógeno en angiotensina I, seguida de la posterior hidrólisis por la ECA que produce angiotensina II. La acción de todos los péptidos del sistema se produce por su interacción con diferentes receptores, lo que confiere la multiplicidad de efectos en diferentes tejidos. Entre ellos destacan dos receptores antagónicos denominados AT_1 y AT_2. El receptor AT_1 es el que media la mayoría de las ac-

ciones de la angiotensina II y en los seres humanos está acoplado a una proteína $G_{q/11}$ que transduce la señal a través de la fosfolipasa C, produciendo inositoltrisfosfato y diacilglicerol, con el consiguiente incremento en la concentración de calcio citosólico y la activación de la proteína quinasa C (PKC). El calcio provoca la contracción de las células de la musculatura lisa, produciendo vasoconstricción, y la PKC desencadena otras cascadas que inducen la expresión de diversos transportadores, como SLC9A3 responsable fundamental de la reabsorción de sodio, el cotransportador Na^+-HCO_3^- y la bomba de sodio potasio.

La estimulación de AT_1 también desencadena crecimiento celular, estrés oxidativo, fibrosis y daño en el tejido. Mediante hibridación *in situ* se ha demostrado la expresión de AT_1 en el glomérulo, el túbulo proximal, el asa de Henle y los túbulos distales y colectores. Por esta razón, la angiotensina II tiene muchos efectos directos sobre el riñón uniéndose al receptor AT_1. En los túbulos proximales, el potente efecto antinatriurético es debido a la reabsorción de sodio más que a una disminución de la filtración glomerular. Al mismo tiempo, se produce estrés oxidativo determinado por la activación del sistema NADPH oxidasa y la inhibición de la superóxido dismutasa. Además, la angiotensina II estimula la endocitosis de proteínas en la membrana luminal, lo que se ha comprobado experimentalmente midiendo una mayor reabsorción de albúmina. En los túbulos distales, la infusión de angiotensina II incrementa la reabsorción de sodio y de bicarbonato, mientras que en los túbulos colectores aumenta la reabsorción de sodio en intercambio con protones.

El receptor AT_2 es una proteína con siete hélices transmembrana (7TM) cuya estimulación lleva a la síntesis de óxido nítrico y GMP cíclico, produciendo efectos contrarios a los descritos para el receptor AT_1; así, provoca vasodilatación, natriuresis y tiene acción antiinflamatoria y antifibrótica. Se ha determinado su presencia en los vasos sanguíneos, el glomérulo y el sistema tubular del riñón.

Otro receptor importante en este sistema es el receptor Mas, que fue descubierto como el producto del protooncogén *Mas*. Es una proteína 7TM acoplada a proteínas G que, en el riñón, se localiza en las arteriolas aferentes y en la membrana luminal del epitelio de los túbulos proximales y de la rama ascendente del asa de Henle. Este receptor presenta gran afinidad por la angiotensina 1-7, cuya interacción produce su internalización por endocitosis y posteriormente es reciclado a la membrana. En general, actúa de forma similar al receptor AT_2, induciendo pérdida de sodio y vasodilatación y como antifibrótico y antiinflamatorio. En el endotelio vascular, activa la óxido nítrico sintasa y la proteína quinasa B (PKB) e inhibe la producción de radicales libres favorecida por la angiotensina II, por lo que tiene una clara función protectora.

Además de las acciones descritas de la angiotensina II y de la angiotensina 1-7, otros péptidos del sistema producen diversos efectos interaccionando con los receptores AT_1, AT_2 y Mas. La angiotensina A produce efectos muy semejantes a los de la angiotensina II, aunque con menos potencia, y que son también bloqueados con inhibidores del receptor AT_1. En cuanto a la alamandina, otro péptido de la familia encontrado en sangre humana, debido a que tiene mucha semejanza con la angiotensina 1-7 y sus efectos sobre la presión arterial son similares, se pensó que también actuaría sobre receptores AT_2 y Mas. Sin embargo, pequeñas diferencias con el uso de agonistas y antagonistas de los receptores han demostrado que la alamandina actúa sobre otro receptor tipo D, acoplado a proteínas G y relacionado con Mas (MrgD). Se requieren más investigaciones porque la actividad biológica de algunos de los péptidos derivados de la angiotensina II no está totalmente aclarada.

En definitiva, está demostrado que la abundancia de renina y de ECA en el riñón convierten en angiotensina II el angiotensinógeno plasmático y el angiotensinógeno endógeno. La ECA se expresa abundantemente en las membranas de los túbulos contorneados proximales, pero también en los túbulos distales, en células mesangiales, en túbulos colectores y en las células endoteliales. De esta manera, a lo largo de la nefrona, están presentes todos los elementos del sistema, por lo que existen mecanismos renales de control instantáneo de la presión arterial.

Por último, cabe señalar que el sistema renina-angiotensina presenta una relación con la vitamina D, dado que su receptor activado bloquea la transcripción del gen de la renina (**Fig. 33-11**). Este dato está claramente correlacionado con el efecto de la carencia en vitamina D que, al no ejercer de freno al sistema renina-angiotensina, produce hipertensión arterial.

Calcitriol

El calcitriol (1α,25-dihidroxicolecalciferol) es la forma activa de la vitamina D. Se considera que es una hormona porque cumple las características de ser producido en un órgano y actuar en otros. Cuando desciende la calcemia, se libera la hormona paratiroidea (PTH) que induce la formación de calcitriol. El riñón es un órgano fundamental en el metabolismo de la vitamina D. La vitamina D_3 (colecalciferol), formada en la piel a partir del 7-deshidrocolesterol, requiere dos hidroxilaciones para ser funcional. En el hígado se convierte en 25-hidroxicolecalciferol que pasa a la sangre, donde es transportado gracias a la proteína de unión a vitamina D (DBP). El riñón participa activamente en la reabsorción de esta forma de la vitamina D para devolverla a la circulación después de su filtración en el glomérulo. Aunque se pensaba que la reabsorción en los túbulos proximales ocurría por difusión a través de las membranas basolaterales, recientemente se ha demostrado que esto no es así, ya que la vitamina D es reabsorbida mediante un receptor semejante al receptor de las lipoproteínas de baja densidad denominado megalina, que la transporta al interior celular por endocitosis. Allí, el 25-hidroxicolecalciferol se transforma de forma mayoritaria en 1α-25-dihidroxicolecalciferol por acción de la 1α-hidroxilasa (CYP27B1), una enzima de la familia de hidroxilasas dependientes del citocromo P-450. El calcitriol se libera a la sangre y actúa hormonalmente sobre varios tejidos. Por ejemplo, en el intestino favorece la absorción de calcio y de fósforo, en el tejido óseo aumenta la liberación a plasma de calcio y en el riñón aumenta su reabsorción.

También es en los túbulos renales donde se inactiva la hormona mediante la acción de una 24-hidroxilasa que se encuentra en los túbulos proximales y distales, aunque puede ser expresada en otros tejidos que tengan receptores de vitamina D. La enzima produce el derivado inactivo 1,24,25-trihidroxicolecalciferol. La activación de la 24-hidroxilasa también conduce a la formación de 24,25-dihidroxicolecalciferol, lo que limita el sustrato para la 1α-hidroxilasa y reduce la producción de calcitriol.

La actividad de la 1α-hidroxilasa renal está muy regulada y depende de la concentración de calcitriol, de las concentraciones plasmáticas de calcio y de fosfato, de la PTH y del factor de crecimiento de fibroblastos 23 (FGF-23), que regula la excreción renal de fosfato. El FGF-23 es una hormona peptídica producida en los osteoblastos que requiere un receptor específico con actividad tirosina quinasa para la transducción de la señal. La activación de la vía provoca la pérdida de fosfato por la orina, al inhibir su reabsorción en los túbulos proximales. Además, produce la disminución de la concentración plasmática de calcitriol reprimiendo la expresión hepática de la 25-hidroxilasa e induciendo la expresión renal de la 24-hidroxilasa. El FGF-23 también inhibe la liberación de la PTH, lo que, junto al descenso de calcitriol plasmático, disminuye la absorción intestinal de calcio y de fosfato.

Proteína Klotho

Se ha demostrado que para que FGF-23 sea reconocido por su receptor debe formar un heterodímero con una proteína adicional, la proteína Klotho. Esta proteína se descubrió en 1997 en ratones mutantes que presentaban un fenotipo de progeria similar a la enfermedad humana y que se atribuyó a la falta de expresión del gen que denominaron *klotho*. Cloto es en la mitología griega una de las tres hermanas moiras, diosas del destino, concretamente la que tejía el hilo de la vida, y el papel que presumiblemente tenía esta proteína en el control del envejecimiento motivó su nombre. Hay varias isoformas de esta proteína, la α-Klotho se descubrió como una proteína anclada a la membrana que se expresa en los túbulos contorneados proximales y en los túbulos distales. Posteriormente, por homología con ella se han descrito la β-Klotho, que se expresa fundamentalmente en el hígado y regula la actividad de varios miembros de la familia del factor de crecimiento de fibroblastos (FGF-19 y FGF-21), y la γ-Klotho que se expresa en el riñón, pero cuya función biológica todavía no se ha dilucidado.

La proteína α-Klotho, o simplemente Klotho, es una proteína de 135 kDa con una hélice transmembrana y presenta un gran dominio extracelular y un pequeño dominio citosólico de sólo 11 aminoácidos. Puede ser sustrato de algunas secretasas, como ADAM10/17, que son proteínas de membrana cuya actividad proteasa separa el dominio extracelular de 130 kDa, que queda soluble y puede actuar en diversos órganos, habiendo sido encontrada en sangre, orina y líquido cefalorraquídeo. En ratones se ha demostrado que, al anular la expresión renal del gen *klotho*, disminuye la concentración plasmática de la forma soluble en un 80 %. También la nefrectomía disminuye la concentración de la forma soluble, lo que demuestra que el origen mayoritario de esta forma es renal.

La forma soluble de Klotho actúa como un factor paracrino en el propio riñón y endocrino en múltiples órganos como cerebro, hueso, pulmones y endotelio vascular. Klotho forma heterodímeros con FGF-23, como se ha mencionado previamente, y así regula la actividad de diferentes transportadores de membrana y canales iónicos. Pero no sólo afecta a la homeostasis del fosfato, sino que también interviene en rutas de señalización tan importantes como la de la insulina y la de Wnt/β-catenina, además de influir en la señalización intracelular de las principales rutas de transducción de señales, incluyendo las que implican al AMP cíclico, a la PKC, al factor de crecimiento transformante β (TGF-β) y a p53/p21. Las acciones de Klotho son potencialmente protectoras del riñón; entre ellas disminuye el estrés oxidativo, preserva la función mitocondrial y tiene efectos antiinflamatorios.

La proteína Klotho es muy importante en el control del envejecimiento, y su expresión y la concentración plasmática de la forma soluble van disminuyendo progresivamente con la edad. Su deficiencia produce síntomas característicos de envejecimiento vascular, que incluyen depósitos de fosfato cálcico en la capa media arterial, hiperplasia de la íntima, endurecimiento de las arterias e hipertensión; estos síntomas se atenúan con la inducción de la expresión génica o con la suplementación de la proteína. Además, la carencia de Klotho incrementa el estrés oxidativo y los daños mitocondriales, y la disminución de la expresión de Klotho se ha relacionado con la progresión del daño renal hacia la cronificación de la enfermedad.

Se han realizado varios estudios epidemiológicos en seres humanos que han investigado la relación de los niveles de Klotho con diversos índices de función física, habiéndose encontrado relaciones directas entre la proteína y la salud musculoesquelética, que han concluido que la disminución en la capacidad física con la edad y en enfermos crónicos renales depende de la disminución en la concentración de Klotho. Estudios recientes en ratones han demostrado que la proteína Klotho está involucrada en la regeneración muscular. Más aún, hay evidencias, todavía limitadas en seres humanos y en ratones, de que el ejercicio aeróbico incrementa la concentración de la forma soluble de Klotho.

Reviste gran interés destacar que numerosos estudios están demostrando que el control de la expresión de Klotho es susceptible de intervenciones nutricionales. Se están realizando ensayos encaminados a relacionar la disminución de fosfato en la dieta con la concentración de la proteína Klotho, entre ellos con dietas bajas en proteínas, dietas con cetoácidos o dietas altas en grasa. También se están diseñando dietas para modular las interacciones entre Klotho y FGF-23 en enfermos con insuficiencia renal crónica. Finalmente, se está desarrollando la combinación de una nutrición adecuada con ejercicio físico para influir en la expresión de Klotho como método para mejorar la calidad de vida durante el envejecimiento.

Eritropoyetina

La eritropoyetina es una glucoproteína de 165 aminoácidos que presenta varias isoformas según distintos patrones de glicosilación. Su función es promover la diferenciación de las células eritroides y la síntesis de hemoglobina, aumentando la producción de glóbulos rojos. Se sintetiza en el hígado durante las etapas fetales pero, tras el nacimiento, su expresión ocurre fundamentalmente en fibroblastos peritubulares de la corteza renal. Se ha detectado también la expresión del gen en diferentes órganos, sobre todo cerebro, hígado y pulmón, pero la tasa de síntesis en ellos no es suficiente en caso de insuficiencia renal, lo que demuestra la importancia del riñón para mantener la concentración adecuada de la hormona.

La expresión del gen de la eritropoyetina responde a diferentes factores de transcripción inducidos por hipoxia (HIF) en conjunción con otros activadores, entre los que se incluye AMP cíclico, corticoides, hormonas tiroideas y ácido retinoico. La pérdida de sangre por hemorragia, con la consiguiente caída en la presión arterial, desencadena el sistema renina-angiotensina, que además de producir la retención de sodio y de agua, induce la producción de eritropoyetina, concretamente por angiotensina II a través de su acción sobre receptores AT_1.

Desde 1986 se dispone de eritropoyetina humana recombinante (rHuEPO), lo que ha posibilitado el tratamiento de distintas enfermedades, sobre todo de los enfermos renales crónicos, con una mejora fundamental en su calidad de vida, ya que la proteína recombinante permite la realización normal de la eritropoyesis. Se han utilizado diferentes proteínas recombinantes en general con vida media muy corta, en torno a unas pocas horas, aunque ahora la darbepoetina alfa es una eritropoyetina de segunda generación que incluye más cadenas glicosiladas que la eritropoyetina natural y presenta una vida de 26 horas. Diferentes rHuEPO se han empleado también para mejorar la resistencia física en deportistas ya que, al tener un mayor número de eritrocitos circulantes, se incrementa el aporte de oxígeno a los músculos. Esta práctica de dopaje es muy peligrosa porque los elevados valores de hematócrito pueden provocar episodios graves de trombosis.

ENFERMEDADES RENALES Y ALTERACIONES METABÓLICAS

Como se ha señalado a lo largo del capítulo, los túbulos proximales cumplen un papel esencial en los procesos de reabsorción, por lo que tienen gran dependencia de energía. Su obtención requiere un consumo importante de oxígeno y eso facilita la aparición de estrés oxidativo, con la posibilidad de que se originen daños celulares. En diferentes circunstancias que puedan producir hipoxia el problema se incrementa. Además, las células en los túbulos están expuestas a la acción de muchos tóxicos, entre los que se encuentran metales pesados, como plomo o cadmio, y diferentes sustancias. Cualquiera que sea la causa, los daños pueden desarrollarse momentáneamente y causar una insuficiencia renal aguda o ser continuados y provocar una enfermedad renal crónica. En todos los casos de insuficiencia renal, aguda o crónica, hay que controlar la alimentación por su influencia en el desarrollo de la enfermedad, por lo que el papel de los nutricionistas clínicos cobra una importancia transcendental (**cap. 48**, Nutrición en las enfermedades renales, **tomo V**).

Metabolismo renal en enfermedades agudas

La insuficiencia renal aguda tiene una incidencia muy elevada en pacientes hospitalizados y es una causa importante de mortalidad. Se manifiesta clínicamente por un incremento en la concentración plasmática de creatinina, con frecuencia acompañada de una disminución en la excreción de orina (oliguria). En la insuficiencia renal se produce la pérdida de muchas células de la nefrona, que mueren o que son desplazadas al reducirse su adhesión por falta de expresión adecuada de las integrinas. La recuperación de la función requiere una intensa proliferación o, en caso contrario, el daño se cronifica y se produce fibrosis. La patogenia de la enfermedad es multifactorial pero está asociada, en muchas ocasiones, a alteraciones en el metabolismo energético que impiden la obtención de suficiente cantidad de ATP para cubrir las altas demandas energéticas del riñón.

En el desarrollo de la insuficiencia renal aguda, las células de los túbulos proximales cambian completamente su metabolismo y pierden la capacidad de oxidar ácidos grasos. En su lugar, pasan a oxidar masivamente glucosa hasta lactato, ocurriendo el efecto Warburg que también sucede frecuentemente en células tumorales. Este efecto fue descrito por Otto Warburg hace 100 años y sus tres características metabólicas son el alto consumo de glucosa, la producción de lactato y la presencia de oxígeno.

En condiciones aeróbicas, dentro de la matriz mitocondrial, los electrones extraídos de los sustratos metabólicos que se oxidan, utilizando como intermediarios las formas reducidas de las coenzimas NADH y $FADH_2$, pueden reducir el oxígeno produciendo la síntesis de gran cantidad de ATP, a través de la cadena transportadora de electrones mitocondrial acoplada a la fosforilación oxidativa. Sin embargo, en ausencia de oxígeno, estos procesos no pueden funcionar y, en su lugar, como fuente de energía se utiliza una ruta fermentativa que, en la especie humana, ocurre en el citosol y utiliza glucosa, que se oxida parcialmente a lactato, obteniéndose sólo dos moléculas de ATP por cada molécula de glucosa, por lo que se tienen que oxidar muchas moléculas de glucosa para obtener la cantidad de ATP necesaria para el funcionamiento celular.

El efecto que descubrió Warburg en células cancerosas, y que también ocurre en la enfermedad renal, es paradójico ya que, aun en presencia de oxígeno, se utiliza la vía fermentativa con preferencia sobre la vía oxidativa mitocondrial (**Fig. 33-12**). La razón que justifica este efecto aún está en discusión. Varios factores pueden explicar este cambio metabólico. En primer lugar, se podría paliar el estrés oxidativo que ocurre en la insuficiencia renal aguda, con la disminución de la actividad mitocondrial que se refleja en que la β-oxidación de los ácidos grasos deja de producirse, ya que se inhibe el transportador carnitina palmitoiltransferasa 1 (CPT-1), y en que la piruvato deshidrogenasa (PDH) es fosforilada, lo que impide su actividad.

Por otra parte, el efecto Warburg puede ser útil para que se pongan en marcha mecanismos reparadores para revertir los daños celulares ocurridos en la insuficiencia renal aguda. El gran incremento del flujo glucolítico, para compensar el menor rendimiento por cada molécula de glucosa, está mediado por el aumento en la expresión de algunas enzimas de la ruta, lo que hace que la concentración de todos los intermediarios metabólicos sea mucho más elevada, y permite que muchos de ellos se desvíen hacia otras rutas oxidativas, como la ruta de las pentosas-fosfato, lo que suministra metabolitos necesarios para la proliferación y reparación, además de producir NADPH imprescindible para rutas anabólicas y para la actividad antioxidante.

Otra explicación del efecto Warburg es la necesidad de tener una gran concentración de NAD^+ como sustrato para las vías oxidativas. Cuando por alguna circunstancia, aun en presencia de oxígeno, disminuye la actividad de la cadena de transporte electrónico, se acumula NADH. En estas situaciones, la reducción del piruvato a lactato garantiza la oxidación del NADH y asegura la disponibilidad de NAD^+. Diferentes experimentos han mostrado que los factores que mejoran la función mitocondrial, como la activación de la ruta del receptor activado por proliferadores de peroxisomas gamma (PPAR-γ) o el incremento en la biosíntesis de NAD^+, mejoran la insuficiencia renal y disminuyen el grado de fibrosis y el riesgo de pasar a un estadio crónico de la enfermedad.

Metabolismo renal en enfermedades crónicas

La enfermedad renal crónica, que puede tener distintas etiologías, se caracteriza por la pérdida progresiva de nefronas

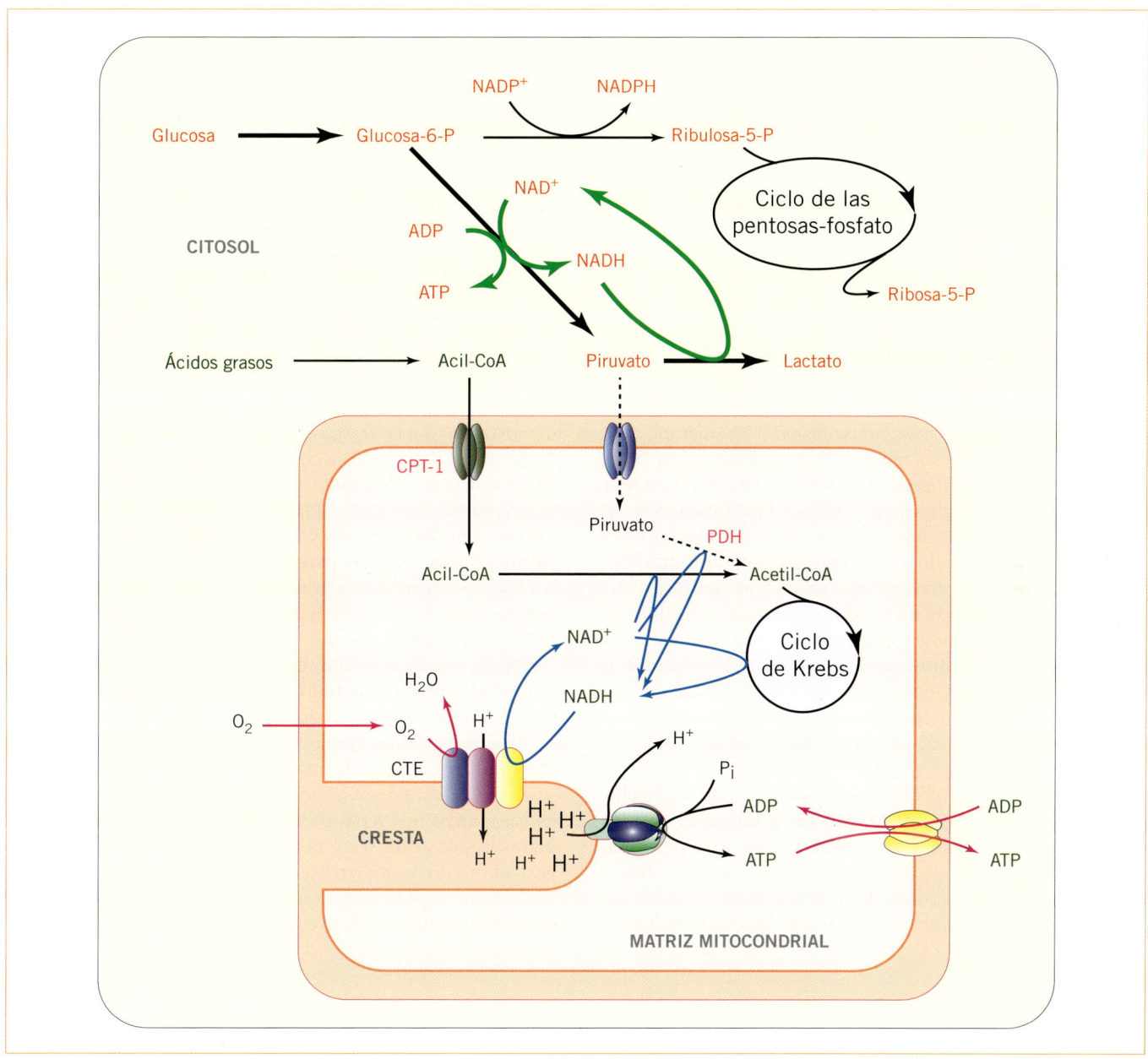

Figura 33-12. Interrelaciones entre el metabolismo oxidativo mitocondrial y el efecto Warburg. ADP: adenosindifosfato; ATP: adenosintrifosfato; CPT 1: carnitina palmitoiltransferasa 1; CTE: cadena de transporte electrónico; NAD⁺: nicotinamida adenindinucleótido oxidado; NADH: nicotinamida adenindinucleótido reducido.

funcionales. No sólo se afectan los procesos de filtración glomerular, reabsorción y secreción para formar la orina, sino que la función endocrina también se altera en gran medida.

La producción de calcitriol se encuentra mermada por la disminución de la captación del sustrato 25-hidroxicalciferol que, además, se halla en menor concentración en el plasma de la mayoría de los pacientes, por lo que se requiere mantener elevados los niveles de vitamina D mediante suplementación nutricional. Por otra parte, los niveles séricos de FGF-23 y de fosfato están típicamente elevados en la enfermedad renal crónica, lo que provoca también una disminución en la síntesis de calcitriol y un incremento en su degradación debido a su influencia sobre las actividades de la 1α-hidroxilasa y de la 24-hidroxilasa.

La concentración de la proteína Klotho también disminuye en la enfermedad renal crónica. Se ha propuesto que este descenso puede ser la causa de procesos degenerativos, como arteriosclerosis y osteoporosis, observados en estos enfermos, así como de la nefropatía diabética. El déficit de Klotho también se ha correlacionado con la aparición de estrés oxidativo, al incrementar la generación de radicales mientras que, por el contrario, su administración mejora la función mitocondrial. Además, se ha demostrado que Klotho promueve en el riñón la transcripción de los genes que codifican la manganeso-superóxido dismutasa, la catalasa y la glutatión peroxidasa.

La enfermedad renal crónica está directamente interrelacionada con la hipertensión arterial, de manera que la hipertensión sostenida en el tiempo empeora la función renal, y los daños renales agravan la falta de control sobre la presión arterial. Diversos mecanismos están involucrados en la fisiopatología de la hipertensión asociada a la enfermedad renal crónica, entre los que se encuentran la actividad incrementada del sistema simpático y la pérdida de regulación sobre la concentración de sodio, en la que influyen las alteraciones del sistema renina-angiotensina. Se ha demostrado que, entre los muchos factores implicados, destaca la falta de expresión renal de la proteína corina. Ésta es una serina proteasa de membrana que se expresa en el corazón y también en el riñón, principalmente en los túbulos contorneados proximales y en los conductos colectores medulares. Esta proteína tiene efectos hipotensores porque participa en el procesamiento del propéptido natriurético auricular para convertirlo en su forma activa como péptido natriurético auricular (PNA). El PNA activo promueve la natriuresis y la diuresis. La falta de corina produce, por lo tanto, hipertensión. Otro ejemplo que es posible estudiar de esta relación es el incremento en la filtración de angiotensinógeno por defectos en los podocitos, como ocurre en el síndrome nefrótico. El angiotensinógeno filtrado en exceso es reabsorbido en los túbulos proximales vía megalina y procesado a angiotensina II, lo que conlleva un incremento en la retención de sodio e hipertensión.

La diabetes es otra enfermedad que provoca que, en torno a un 40 % de los pacientes, desencadenen una nefropatía caracterizada por la disminución en el número de podocitos, lo que altera la función glomerular y da lugar a albuminuria y posteriormente a glomerulosclerosis. La hiperglucemia es la causa fundamental, dado que la glucosa es captada masivamente por los podocitos, mediante transportadores GLUT-1, GLUT-4 y GLUT-8 y el incremento en la glucosa intracelular genera radicales libres y AGE y altera diferentes vías de señalización que tienen como consecuencia su hipertrofia, desdiferenciación, apoptosis y separación de la placa basal, que se elimina con la orina. La pérdida de función de los podocitos y su disminución en número hace que la insufi-

ciencia renal progrese a enfermedad crónica agravándose la excreción de proteínas, lo que conduce a macroalbuminuria en estadios avanzados de la enfermedad. Otra complicación de la diabetes en relación con la enfermedad renal crónica ocurre cuando se pierde la capacidad gluconeogénica de los túbulos contorneados proximales y, por consiguiente, la contribución renal a la homeostasis glucídica, lo que puede derivar en graves crisis hipoglucémicas.

Las alteraciones en el metabolismo lipídico, caracterizadas por el incremento en los niveles de triacilgliceroles y la disminución en la concentración de lipoproteínas de alta densidad (HDL) que ocurren, por ejemplo, en algunos casos de obesidad, pueden también estar relacionadas con el desarrollo de enfermedades renales, ya que la acumulación excesiva de lípidos en los podocitos puede provocar muerte celular que desemboque en enfermedad renal crónica. Así, se ha demostrado que la hipercolesterolemia puede interferir en la malla proteica de nefrina con la caveolina 1 y con otras proteínas asociadas, alterando el filtrado glomerular. También se ha constatado que los ácidos grasos saturados pueden provocar resistencia a la insulina. En concreto, la adición de ácido palmítico a cultivos celulares de podocitos humanos la provoca, lo que relaciona la acumulación de estos lípidos con la patogenia de la diabetes de tipo 2, aumentando el riesgo de enfermedad renal crónica.

Existen otras múltiples causas que pueden provocar enfermedades renales. Debido al papel del riñón en los procesos de eliminación de tóxicos, algunos pueden acumularse en diferentes células renales y originar estrés y daño oxidativo. También el riñón es muy sensible a la hipoxia, debido a su alta necesidad de oxígeno, por lo que una disminución en el flujo sanguíneo renal por cualquier causa puede provocar daños importantes. Está muy bien documentado que la reperfusión tras la hipoxia causa daños graves por el súbito incremento en la concentración de oxígeno que produce un importante estrés oxidativo.

PUNTOS CLAVE

- El riñón es el principal órgano encargado de producir orina para la eliminación de diferentes productos de desecho y es, además, un órgano con importantes funciones endocrinas.

- Los riñones están situados en la zona lumbar y cada uno contiene en torno a 1 millón de nefronas, que son sus unidades funcionales. La nefrona consta del corpúsculo y del sistema tubular. Al corpúsculo llega la sangre y se distribuye por la red de arteriolas que constituye el glomérulo y donde se produce la filtración a través de una membrana basal y de células especializadas, los podocitos, que establecen un filtro formado por proteínas y diferentes glucoconjugados. El filtro impide que salgan las proteínas plasmáticas de más de 70 kDa y los iones cargados negativamente. El ultrafiltrado es retenido por la cápsula de Bowman y dirigido al sistema tubular, en el que se distinguen varios segmentos consecutivos, el túbulo proximal, el asa de Henle, el túbulo distal y finalmente el túbulo colector. Los túbulos tienen un conjunto de vasos sanguíneos entrelazados en toda su extensión que permite el intercambio de sustancias entre la sangre y el filtrado, de manera que se va reabsorbiendo agua y numerosos solutos y iones, que se devuelven a la sangre, a la vez que se secretan sustancias desde la sangre al filtrado, formándose finalmente la orina que será excretada.

- El continuo trabajo de reabsorción y secreción recae mayoritariamente en transportadores específicos de las membranas basolateral y luminal de las células tubulares. Gran parte de los procesos de transporte requieren energía, puesto que son realizados mediante mecanismos de transporte activo primario y secundario. La energía es obtenida gracias a un metabolismo oxidativo muy activo que, en los túbulos proximales, consume gran cantidad de oxígeno y ácidos grasos, mientras que en otras regiones de la nefrona utiliza glucosa como combustible. Los túbulos proximales tienen un papel fundamental en el control de la glucemia por su gran capacidad gluconeogénica, que está directamente relacionada con la amoniogénesis a partir de glutamina, necesaria para restaurar el pH sanguíneo en situaciones de acidosis metabólica. También el riñón tiene un activo metabolismo de aminoácidos, siendo destacable la síntesis de algunos semiesenciales como la arginina, así como de diferentes derivados de gran importancia.

→

- Las funciones endocrinas del riñón contribuyen a la regulación de múltiples procesos. El riñón sintetiza renina en situaciones de hipotensión, una proteasa que desencadena una cascada proteolítica que se inicia con la rotura del angiotensinógeno plasmático, producido por el hígado, para dar angiotensina I, de la que derivan varios péptidos hormonalmente activos. Este sistema, en el que influyen también otras hormonas como la aldosterona y la hormona antidiurética, controla principalmente la presión arterial. También se sintetiza en el riñón la eritropoyetina, hormona que estimula la producción de glóbulos rojos. El calcitriol, la forma activa de la vitamina D, que participa activamente en la homeostasis de calcio y de fosfato, es producido y degradado en el riñón. Finalmente, es de origen renal también la proteína Klotho, proteína con carácter hormonal que desde su descubrimiento se ha relacionado con el envejecimiento y con el ejercicio físico.

- El gran flujo de sangre que pasa por el riñón, su elevada tasa de consumo de oxígeno y su papel en la excreción de tóxicos lo convierten en un órgano propenso a padecer diferentes enfermedades que pueden ser muy graves, desde una insuficiencia renal aguda y transitoria hasta la enfermedad renal crónica, en muchos casos relacionada con otros procesos patológicos como la hipertensión y la diabetes.

BIBLIOGRAFÍA

DONATE-CORREA J, MARTÍN-CARRO B, CANNATA-ANDÍA JB, MORA-FERNÁNDEZ C, NAVARRO-GONZÁLEZ JF. **Klotho, oxidative stress, and mitochondrial damage in kidney disease. Antioxidants 2023; 12: 239-57.**
El estrés oxidativo, la disfunción mitocondrial y la senescencia de células renales son características de la insuficiencia renal. En este artículo se analiza la posibilidad de que Klotho, a través de sus acciones de modulación de rutas de transducción esenciales, constituya una nueva diana para futuras estrategias terapéuticas.

DONG N, NIU Y, CHEN Y, SUN S, WU Q. **Function and regulation of corin in physiology and disease. Biochem Soc Trans 2020; 48: 1905-16.**
Artículo que describe la función de la corina en relación con el péptido natriurético auricular, su distribución tisular y su expresión en circunstancias fisiológicas y patológicas.

EDMONSTON D, WOLF M. **FGF23 at the crossroads of phosphate, iron economy and erythropoiesis. Nat Rev Nephrol 2020; 16: 7-19.**
El factor de crecimiento de fibroblastos, que se caracterizó como un regulador de la homeostasis del calcio y del fosfato, también está ligado al metabolismo del hierro y a la eritropoyesis. El artículo se enfoca hacia la posibilidad de que constituya una diana para el tratamiento de la anemia y de estados en los que el exceso de FGF-23 influya en la insuficiencia renal.

FORMAN JP, WILLIAMS JS, FISHER NDL. **Plasma 25-hydroxyvitamin D and regulation of the renin-angiotensin system in humans. Hypertension 2010; 55: 1283-8.**
Aunque existen muchos datos sobre las interacciones entre la vitamina D y el sistema renina-angiotensina en animales de experimentación, hay menos estudios en seres humanos. En este trabajo se estudió esta relación en 184 individuos normotensos y se constató que el descenso en la vitamina D incrementaba el funcionamiento de este sistema hormonal.

GEWIN LS. **Sugar or fat? Renal tubular metabolism reviewed in health and disease. Nutrients 2021; 13: 1580-94.**
Una revisión que trata con cierta profundidad el metabolismo renal y sus alteraciones en la insuficiencia renal aguda y crónica, planteando dudas sobre si el incremento en el consumo de glucosa en la enfermedad es beneficioso o, por el contrario, la causa de estrés oxidativo y de mayores complicaciones.

GUDER WG, MOREL F. **Biochemical characterization of individual nephron segments. Supplement 25. Handbook of physiology, renal physiology 2011; 46: 2120-64. Disponible en: https://onlinelibrary.wiley.com/doi/epdf/10.1002/cphy.cp080246**
Completa caracterización bioquímica de las diferentes partes de la nefrona. Incluye una revisión de las hormonas que actúan en diferentes zonas renales y sus mecanismos de acción.

JELKMANN W. **Regulation of erythropoietin production. J Physiol 2011; 589: 1251-58.**
Se describe la producción de eritropoyetina principalmente por fibroblastos renales, su regulación, sobre todo por hipoxia, así como la influencia de la producción de la hormona en diferentes enfermedades en las que puede administrarse eritropoyetina recombinante.

KOBORI H, NANGAKU M, NAVAR LG, NISHIYAMA A. **The intrarenal reninangiotensin system: from physiology to the pathobiology of hypertension and kidney disease. Pharmacol Rev 2007; 59: 251-87.**
Se describe el sistema renina-angiotensina y se centra en la regulación independiente del sistema intrarrenal, analizando cómo las alteraciones en el control de este sistema contribuyen al mantenimiento de la hipertensión y a la insuficiencia renal.

KURO-O M. **The Klotho proteins in health and disease. Nat Rev Nephrol 2019; 15: 27-44.**
Una muy completa revisión sobre el papel de la proteína Klotho como componente de la forma activa del receptor de FGF-23 y su relación con diferentes estados fisiológicos y patológicos como la diabetes.

KURO-O M, MATSUMURA Y, AIZAWA H, KAWAGUCHI H, SUGA T, UTSUGI T Y COLS. **Mutation of the mouse klotho gene leads to a syndrome resembling ageing. Nature 1997; 390: 45-51.**
Descubrimiento del gen y de la proteína Klotho y su relación con la progeria en ratones.

KURTZ A. **Control of renin synthesis and secretion. Am J Hipertens 2012; 25: 839-47.**
Una revisión del papel de la síntesis y la secreción de renina como etapa limitante del sistema renina-angiotensina. Se analiza el papel del AMP cíclico y del calcio en la liberación aguda de renina.

LIN H, GEURTS F, HASSLER L, BATLLE D, COLAFELLA KM, DENTON KM Y COLS. **Kidney angiotensin in cardiovascular disease: formation and drug targeting. Pharmacol Rev 2022; 74: 462-505.**
En este artículo se revisa cómo han cambiado los conceptos sobre el sistema renina-angiotensina en los últimos años, con las investigaciones sobre la prorrenina, diferentes angiotensinas y receptores. También se estudia el papel de la ECA-2 en la producción de angiotensina 1-7 y su implicación como receptor del coronavirus causante de COVID-19.

LU CC, WANG GH, LU J, CHEN PP, ZHANG Y, HU ZB, MA KL. **Role of podocyte injury in glomerulosclerosis. En: Liu BC y cols., eds. Advances in experimental medicine and biology 1165, Renal fibrosis: mechanisms and therapies. Singapore: Springer Nature, 2019; p. 195-232.**
En este capítulo se describen distintos aspectos que afectan a la integridad de los podocitos, entre ellos los trastornos metabólicos, la hipertensión y las alteraciones en el sistema renina-angiotensina.

MANRIQUE-CABALLERO CL, KELLUM JA, GÓMEZ H, DE FRANCO F, GIACCHE N, PELLICCIARI R. **Innovations and emerging therapies to combat renal cell damage: NAD+ as a drug target. Antioxid Redox Signal 2021; 35: 1449-66.**
Se incide en que en muchas formas de enfermedad renal, tanto aguda como crónica, el déficit en la concentración de NAD+ puede constituir una de las consecuencias de la función mitocondrial disminuida, de donde surge la idea de desarrollar terapias que incrementen su concentración.

NAKAGAWA T, KANG D. **Fructose in the kidney: from physiology to pathology. Kidney Res Clin Pract 2021; 40: 527-41.**
Un estudio completo sobre el metabolismo de la fructosa en el riñón, de las vías metabólicas y de la posible participación del exceso de fructosa en el efecto Warburg por la inhibición que el ácido úrico produce sobre la aconitasa.

OZU M, ALVEAR-ARIAS JJ, FERNANDEZ M, CAVIGLIA A, PEÑA-PICHICOI A, CARRILLO C Y COLS. **Aquaporin gating: a new twist to unravel permeation through water channels. Int J Mol Sci 2022; 23: 12317-45.**
En este trabajo se describen las acuaporinas y se comparan sus secuencias para establecer los restos de aminoácidos conservados. Se compara su actividad con canales iónicos dependientes de voltaje y se proponen mecanismos para su control como canales regulables.

PIZZAGALLI MD, BENSIMON A, SUPERTI-FURGA G. **A guide to plasma membrane solute carrier proteins. FEBS J 2021; 288: 2784-835.**
Una muy buena revisión sobre las características de la superfamilia de proteínas SLC y su distribución en diferentes tejidos.

PRIÉ D, FRIEDLANDER G. **Reciprocal control of 1,25-dihydroxyvitamin D and FGF23 formation involving the FGF23/Klotho system. Clin J Am Soc Nephrol 2010; 5: 1717-22.**
Una pequeña revisión centrada en el FGF-23, un péptido glicosilado. Relaciona de manera muy clara la reabsorción de calcio y de fosfato inducida por calcitriol con la secreción de la hormona paratiroidea y los controles recíprocos sobre la expresión de los genes de la 1α-hidroxilasa y Klotho.

SALDANA TM, BASSO O, DARDEN R, SANDLER DP. **Carbonated beverages and chronic kidney disease. Epidemiology 2007; 18: 501-6.**
Primer estudio que relacionó inequívocamente el consumo de bebidas edulcoradas con fructosa con las enfermedades renales.

SANTOS RAS, SIMOES E SILVA AC, MARIC C, SILVA DMR, MACHADO RP, BUHR I Y COLS. **Angiotensin-(1-7) is an endogenous ligand for the G protein-coupled receptor Mas. Proc Natl Acad Sci U S A 2003; 100: 8258-63.**
Artículo que explica diferentes procesamientos de la angiotensina I para dar lugar a varios péptidos activos, entre ellos la angiotensina 1-7, de la que se estudia su mecanismo de acción.

VILLELA DC, PASSOS-SILVA DG, SANTOS RAS. **Alamandine: a new member of the angiotensin family. Curr Opin Nephrol Hypertens 2014; 23: 130-4.**
Artículo que describe las características del péptido y su papel en el sistema renina-angiotensina como un mecanismo contrarregulador.

WEINER D, VERLANDER JW. **Ammonia transporters and their role in acid-base balance. Physiol Rev 2017; 97: 465-94.**
Magnífica revisión sobre los diferentes transportadores que pueden estar implicados en el transporte, tanto de amoníaco como del ion amonio, en cada uno de los distintos segmentos de la nefrona. Desmiente la hipótesis clásica de que el transporte de amonio ocurre mayoritariamente por difusión.

? AUTOEVALUACIÓN

Metabolismo óseo

34

Á. Gil Hernández y L. Fontana Gallego

OBJETIVOS

- Conocer la macroestructura y la microestructura del hueso.
- Describir la composición general de un hueso con indicación de sus componentes orgánicos y minerales.
- Conocer la estructura del colágeno y su síntesis.
- Entender el papel de los componentes no colágenos de la matriz en la estructura y la fisiología óseas.
- Describir los tipos y características de las células óseas.
- Entender las principales características del metabolismo óseo y su regulación.
- Comprender los procesos de formación y de remodelación óseas y las principales moléculas implicadas.
- Conocer las principales interacciones celulares, las fases y los mecanismos moleculares del remodelado óseo.

CONTENIDO

- Introducción
- Tejido óseo: composición y estructura
- Metabolismo del tejido óseo
- Regulación endocrina del metabolismo óseo
- Interacciones celulares y mecanismos moleculares del remodelado óseo

INTRODUCCIÓN

La mayoría de las células de los mamíferos se encuentran en tejidos rodeados por una compleja matriz extracelular a menudo denominada tejido conjuntivo, que protege a los órganos y también proporciona elasticidad cuando es necesario (p. ej., a los vasos sanguíneos, los pulmones y la piel). La matriz extracelular contiene tres clases de biomoléculas: proteínas estructurales (como colágeno, elastina y fibrilina), proteínas especializadas (como fibronectina y laminina), que forman una malla de fibras incrustadas en la tercera clase, los proteoglicanos. El colágeno es el componente principal de la mayoría de los tejidos conectivos. Es la proteína más abundante del cuerpo humano; constituye aproximadamente el 25 % de la proteína de los mamíferos. Proporciona un marco extracelular para todos los animales metazoos, en los que se encuentra en casi todos los tejidos.

El hueso es un tejido conectivo mineralizado que desempeña importantes funciones de sostén y protección del organismo, y sus células constituyentes están en estrecha relación con las de la médula ósea, de la que derivan. Contiene material tanto orgánico como inorgánico. La materia orgánica es principalmente proteína. La proteína principal del hueso es colágeno de tipo I, que representa el 90-95 % del material orgánico. El colágeno de tipo V también está presente en

pequeñas cantidades, al igual que varias proteínas no colágenas (osteopontina y osteonectina, entre otras), algunas de las cuales son relativamente específicas del hueso (sialoproteína ósea, osteocalcina y condroitín-sulfato-proteoglicano, entre otras). Se cree que estos desempeñan una parte activa en el proceso de mineralización. El componente inorgánico o mineral es principalmente hidroxiapatita cristalina, junto con sodio, magnesio, fluoruro y carbonato; aproximadamente el 99 % del calcio del cuerpo está contenido en el hueso (**cap. 21**, Calcio, fósforo, magnesio y flúor). De hecho, el hueso desempeña un papel esencial como almacén de calcio en el mantenimiento de la homeostasis del calcio sérico. La hidroxiapatita confiere al hueso la fuerza y la resistencia requeridas para sus funciones fisiológicas.

El hueso es una estructura dinámica sometida a ciclos continuos de remodelación, que consisten en la resorción (desmineralización) seguida del depósito de nuevo tejido óseo (mineralización). Esta remodelación permite que el hueso se adapte tanto a las señales físicas (p. ej., aumentos de peso) como a las hormonales. El ritmo de remodelación está influido por diversos factores, entre ellos las hormonas circulantes: esteroides sexuales y la hormona paratiroidea. La formación y la resorción óseas pueden medirse mediante diversos ensayos bioquímicos, que pueden ser útiles para evaluar el metabolismo óseo y mineral.

Los principales tipos de células implicadas en la resorción y el depósito óseos son los osteoclastos y los osteoblastos, respectivamente. Los osteocitos se encuentran en el hueso maduro y también participan en el mantenimiento de la matriz ósea. Descienden de los osteoblastos y son muy longevos, con una vida media de 25 años. Los osteocitos detectan la tensión mecánica y desempeñan un papel vital en el control del metabolismo del fosfato y la vitamina D (**cap. 18**, Vitamina D).

El conocimiento de las bases moleculares y celulares de la formación, la mineralización y la remodelación óseas, así como de las principales vías de señalización y factores involucrados en la regulación local de estos procesos, es fundamental para intervenir adecuadamente en la prevención y el tratamiento de diferentes enfermedades óseas, incluida la osteoporosis.

El objetivo del presente capítulo es describir la macroestructura y la microestructura del hueso, de sus componentes celulares y de las principales macromoléculas que lo integran, así como de los procesos implicados en la formación, el crecimiento, la mineralización y la remodelación del tejido óseo.

TEJIDO ÓSEO: COMPOSICIÓN Y ESTRUCTURA

El sistema esquelético desempeña una serie de importantes funciones fisiológicas, por lo que su integridad debe mantenerse para el funcionamiento normal del cuerpo humano. Estas funciones fisiológicas incluyen:

- Soporte del cuerpo. El esqueleto es responsable de la postura, de permitir el movimiento normal de las articulaciones y de la actividad muscular, al proporcionar las palancas sobre las que actúan los músculos, y de soportar la carga funcional.
- Protección de órganos como el cerebro y los pulmones.
- Reserva de calcio para mantener la homeostasis de sérica de este elemento.
- Tampón para mantener el equilibrio ácido-base normal.
- A través de su estrecha relación con la médula ósea, mantenimiento de un sistema hematopoyético e inmunitario normal.
- Control de la homeostasis de la vitamina D y del fósforo, a través del papel de los osteocitos.

Normalmente, un hueso está formado por tejido óseo y otros tejidos conectivos, como tejido hematopoyético, tejido adiposo, vasos sanguíneos y nervios. Si el hueso forma una articulación de movimiento libre, también denominada articulación sinovial en «T», está presente el cartílago hialino. La capacidad del hueso para desempeñar su función esquelética se atribuye al tejido óseo, a los ligamentos y, cuando está presente, al cartílago articular (hialino).

En la **figura 34-1** se representa esquemáticamente un hueso largo y se destacan las distintas regiones anatómicas. La diáfisis (eje) de un hueso largo en el adulto contiene médula ósea amarilla en una gran cavidad medular rodeada por un tubo de paredes gruesas de hueso compacto. Una pequeña cantidad de hueso esponjoso puede recubrir la superficie

interna del hueso compacto. Los extremos proximal y distal, o epífisis, de los huesos largos están formados principalmente por hueso esponjoso con una fina capa externa de hueso compacto. La parte ensanchada o acampanada de la diáfisis más próxima a la epífisis se denomina metáfisis. Excepto las superficies articulares que están cubiertas por cartílago hialino (articular), indicado en azul, la superficie externa del hueso está cubierta por una capa fibrosa de tejido conjuntivo denominada periostio.

El hueso es un tejido conectivo mineralizado, de composición heterogénea y estructura compleja, muy dinámico y vascularizado, en el que se pueden diferenciar los siguientes componentes: *a*) una matriz orgánica, constituida mayoritariamente por colágeno; *b*) una matriz inorgánica, formada fundamentalmente por cristales de calcio y fosfato, y *c*) el componente celular, que representa el 2 % de la materia orgánica del hueso y que está formado por osteoblastos, osteocitos y osteoclastos, los cuales son los responsables de la formación, la mineralización y la remodelación óseas (resorción –destrucción de hueso– y formación de hueso nuevo).

Además de proporcionar el soporte estructural para el movimiento y de cumplir la función de sostén y protección de este tejido, la matriz ósea representa el principal reservorio de estos minerales en el organismo, constituyendo el 99 % del calcio, el 80 % del fosfato y el 35 % del magnesio del contenido total del cuerpo. La **tabla 34-1** resume la composición del tejido óseo corporal.

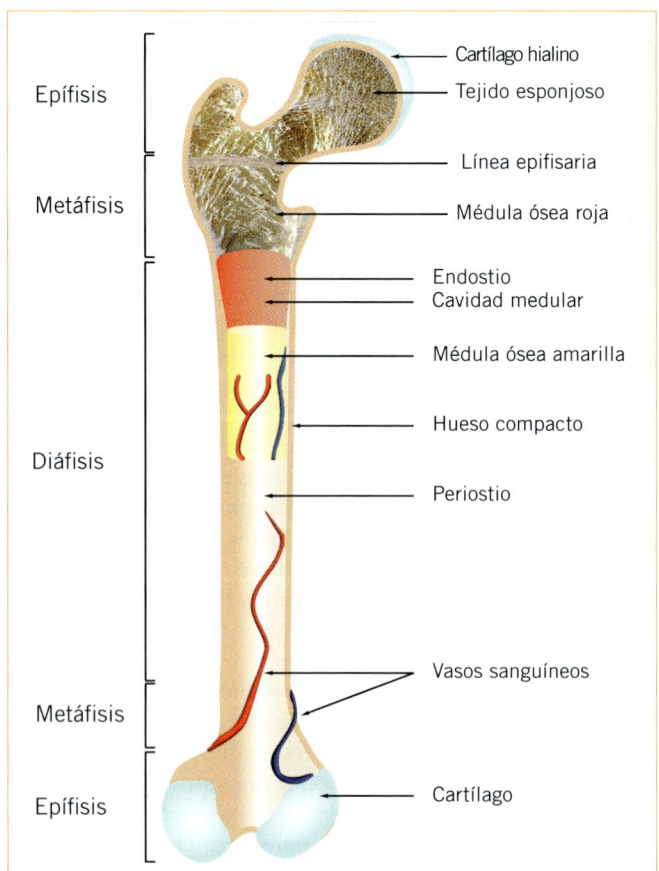

Figura 34-1. Estructura de un hueso largo.

Tabla 34-1. Composición del tejido óseo corporal

- Peso esquelético: 6,5-13,4 kg (según altura, sexo y etnia)
- Minerales (Ca, P, Mg, F): 60-70 % peso seco
- Calcio ~ 1.000 g (32 % del total mineral)
- Matriz orgánica: 20-30 % (90 % colágeno tipo I, ~ 5 % proteínas no colágenas, ~ 2 % lípidos en peso)
- Agua: 5-10 %
- Lípidos: 3 %

Desde el punto de vista estructural, pueden diferenciarse dos tipos de hueso:

- El hueso compacto o cortical, constituido por láminas en disposición concéntrica alrededor de un canal o conducto de Havers, formando las denominadas osteonas (**Fig. 34-2**). El canal recoge la irrigación vascular y nerviosa de la osteona. Los canalículos que contienen las prolongaciones de los osteocitos suelen estar dispuestos de forma radial con respecto al canal. El sistema de canalículos que se abre al canal osteonal sirve también para el paso de sustancias entre los osteocitos y los vasos sanguíneos. Entre las osteonas hay restos de las anteriores láminas concéntricas denominadas láminas intersticiales. Debido a esta organización, el hueso maduro también se denomina hueso laminar. El eje longitudinal de una osteona suele ser paralelo al eje longitudinal del hueso. Las fibras de colágeno de las láminas concéntricas de una osteona se disponen paralelas entre sí en una determinada lámina, pero en distintas direcciones en las láminas adyacentes. Esta disposición da a la superficie de corte del hueso laminar el aspecto de madera contrachapada y confiere gran resistencia a la osteona. Los canales perforantes (de Volkmann) son canales que atraviesan el hueso laminar. Se localiza en las diáfisis de los huesos largos, en la superficie de los huesos

planos y en la periferia de los huesos cortos. Representa el 80 % de la masa esquelética total.

- El hueso esponjoso, también conocido como trabecular o reticular, formado por una malla rígida mineralizada y localizado en el cuerpo vertebral y en las epífisis y metáfisis de los huesos largos. Se caracteriza por presentar un metabolismo muy activo y una alta velocidad de recambio. Representa el 20 % de la masa esquelética total.

La pérdida de masa y densidad óseas provoca la osteoporosis, enfermedad ósea que aparece con frecuencia en ancianos y, especialmente, en mujeres (**cap. 49**, Nutrición y enfermedad ósea, **tomo V**).

Matriz orgánica del hueso

La matriz orgánica representa el 30-35 % del volumen total del hueso. Está constituida, mayoritariamente, por fibras de colágeno de tipo I (95 %) y, en menor medida, de colágeno de tipo V y trazas de otros como tipo III, XI y XIII; el 5 % restante está formado por la denominada sustancia fundamental, que contiene líquido extracelular (fluido óseo) y proteínas óseas no colágenas.

Colágeno

El colágeno, principal componente de la mayoría de los tejidos conjuntivos, constituye aproximadamente el 25 % de las proteínas de los mamíferos. Proporciona un marco extracelular a todos los animales superiores y existe prácticamente en todos los tejidos animales. En los tejidos humanos se han identificado al menos 28 tipos distintos de colágeno, compuestos por más de 30 cadenas polipeptídicas distintas (cada una codificada por un gen independiente). Aunque varios de ellos están presentes sólo en pequeñas proporciones, pueden desempeñar papeles importantes en la determinación de las propiedades físicas de tejidos específicos. Además, una serie de proteínas (p. ej., el componente C1q del sistema del complemento, las proteínas del surfactante pulmonar SPA y SPD) que no están clasificadas como colágenos, tienen dominios similares al colágeno en sus estructuras; estas proteínas a veces se denominan colágenos no colagénicos.

Todos los tipos de colágeno tienen una estructura de triple hélice. En algunos colágenos, toda la molécula es triple helicoidal, mientras que en otros la triple hélice puede implicar sólo una fracción de la estructura. El colágeno maduro de tipo I, que contiene aproximadamente 1.000 aminoácidos, pertenece al primer tipo; en él, cada subunidad polipeptídica o cadena α se retuerce en una hélice de poliprolina zurda de tres residuos por vuelta. A continuación, tres de estas cadenas α se enrollan en una superhélice diestra, formando una molécula en forma de varilla de 1,4 nm de diámetro y unos 300 nm de longitud (**Fig. 34-3**).

Una característica sorprendente del colágeno es la presencia de residuos de glicina en cada tercera posición de la triple hélice de la cadena α. Esto es necesario porque la glicina es el único aminoácido lo bastante pequeño como para acomodarse en el limitado espacio disponible en el núcleo central de la triple hélice. Esta estructura repetitiva, representada

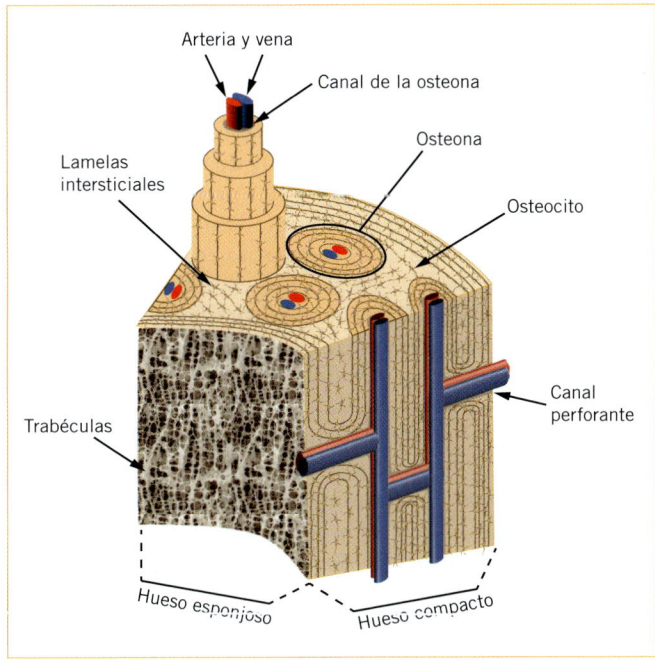

Figura 34-2. Diagrama de una sección compacta de un hueso largo.

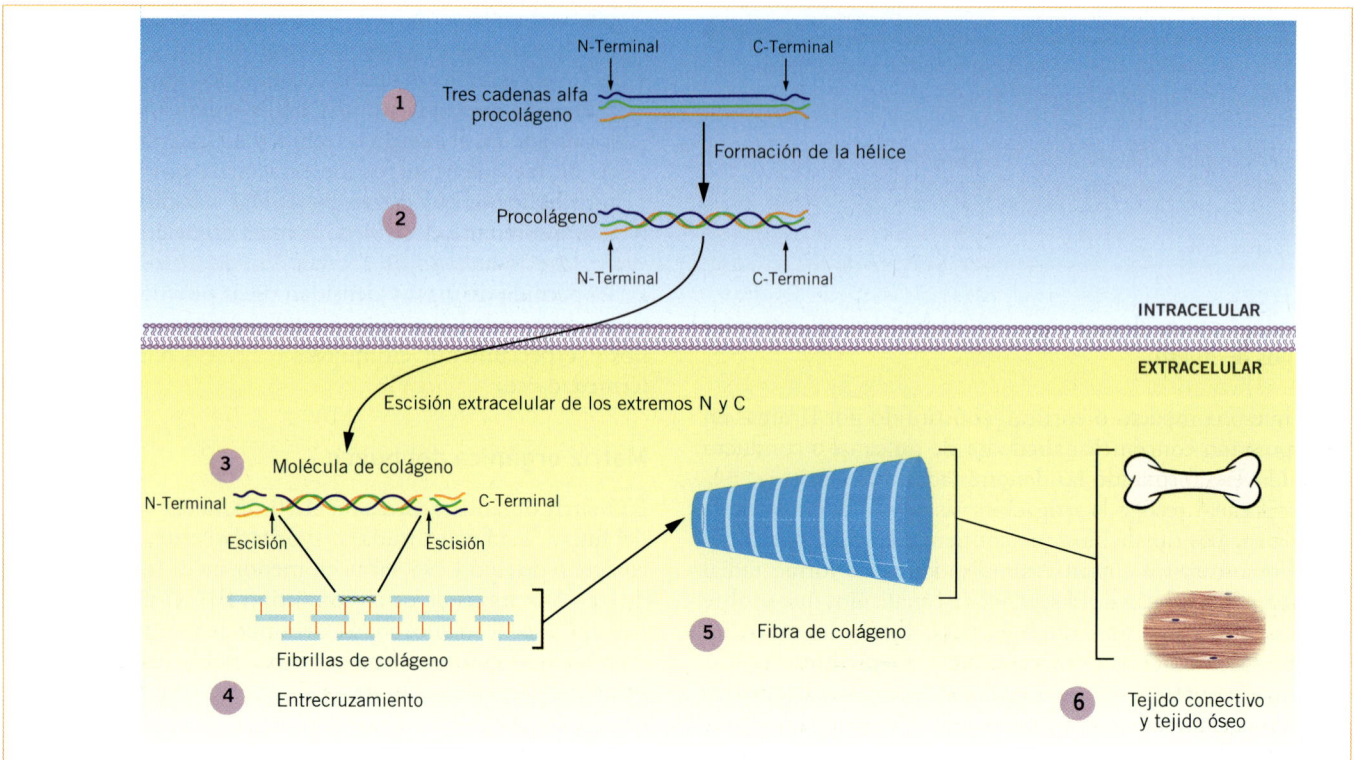

Figura 34-3. Esquema de la biosíntesis y estructura del colágeno.

como (Gly-X-Y)n, es un requisito absoluto para la formación de la triple hélice. Aunque X e Y pueden ser cualquier otro aminoácido, aproximadamente 100 de las posiciones X son prolina y aproximadamente 100 de las posiciones Y son hidroxiprolina. La prolina y la hidroxiprolina confieren rigidez a la molécula de colágeno. La hidroxiprolina se forma por la hidroxilación postraduccional de los residuos de prolina unidos al péptido, catalizada por la enzima prolil hidroxilasa, cuyos cofactores son el ácido ascórbico (vitamina C) y el α-cetoglutarato. Las lisinas en posición Y también pueden modificarse postraduccionalmente a hidroxilisina mediante la acción de la lisil hidroxilasa, una enzima con cofactores similares. Algunas de estas hidroxilisinas pueden modificarse aún más mediante la adición de galactosa o galactosil-glucosa a través de un enlace O-glicosídico, un sitio de glicosilación exclusivo del colágeno.

Los tipos de colágeno que forman fibras largas en forma de varilla en los tejidos se ensamblan mediante la asociación lateral de estas unidades de triple hélice en fibrillas (10-300 nm de diámetro) en una alineación «escalonada en cuartos», de forma que cada una está desplazada longitudinalmente de su vecina algo menos de un cuarto de su longitud. Las fibrillas, a su vez, se asocian en fibras más gruesas (1-20 μm de diámetro). Debido a que la alineación escalonada en cuartos da lugar a espacios regularmente espaciados entre las moléculas de triple hélice de la matriz, las fibras tienen un aspecto en bandas en los tejidos conectivos. En algunos tejidos, como los tendones, las fibras se asocian en haces aún mayores, que pueden tener un diámetro de hasta 500 μm. Las fibras de colágeno se estabilizan aún más mediante la formación de enlaces cruzados covalentes, tanto

dentro de las unidades de triple hélice como entre ellas. Estos enlaces cruzados se forman por la acción de la lisil oxidasa, una enzima dependiente de cobre que desamina oxidativamente los grupos ε-amino de ciertos residuos de lisina e hidroxilisina, originando aldehídos reactivos. Estos aldehídos pueden formar productos de condensación aldólica con otros aldehídos derivados de lisina o hidroxilisina o formar bases de Schiff con los grupos ε-amino de lisinas o hidroxilisinas no oxidadas. Estas reacciones, tras otros reordenamientos químicos, dan lugar a los enlaces cruzados covalentes estables que son importantes para la resistencia a la tracción de las fibras. La histidina también puede participar en determinados enlaces cruzados.

El colágeno recién sintetizado sufre una extensa modificación postraduccional antes de formar parte de una fibra de colágeno extracelular madura. Como la mayoría de las proteínas secretadas, el colágeno se sintetiza en los ribosomas en una forma precursora, el preprocolágeno, que contiene una secuencia líder o péptido señal que dirige la cadena polipeptídica hacia el lumen del retículo endoplásmico. Al entrar en este orgánulo, esta secuencia líder se elimina de forma enzimática. La hidroxilación de los residuos de prolina y lisina y la glicosilación de las hidroxilisinas de la molécula de procolágeno también se llevan a cabo en este lugar. La molécula de procolágeno contiene extensiones polipeptídicas (péptidos de extensión) de 20 a 35 kDa en sus extremos amino y carboxilo terminales, ninguno de los cuales está presente en el colágeno maduro. Ambos péptidos de extensión contienen residuos de cisteína. Mientras que el propéptido amino terminal sólo forma enlaces disulfuro intracadena, los propéptidos carboxilo terminales forman enlaces disulfuro tanto intracadena como intercadena. La formación de estos enlaces disulfuro ayuda a la fijación de las tres moléculas de colágeno para formar la triple hélice, enrollándose desde el extremo carboxilo terminal. Tras la formación de la triple hélice, no puede producirse ninguna otra hidroxilación de prolina o lisina ni glicosilación de hidroxilisinas. El autoensamblado es un principio fundamental en la biosíntesis del colágeno.

Proteínas no colágenas

Entre las proteínas no colágenas se incluyen algunas glicoproteínas, como la fosfatasa alcalina y las proteínas con secuencia RGD (osteopontina, sialoproteína del hueso, fibronectina, trombospondina y osteonectina). Las proteínas con secuencia RGD se caracterizan por contener en su secuencia el tripéptido Arg-Gly-Asp, que es reconocido por los receptores de membrana de las células óseas (integrinas), facilitando así el anclaje de estas células en la matriz osteoide y su migración sobre ella. La osteonectina, muy abundante en el hueso, se une a las fibras de colágeno, facilitando la formación de los cristales de hidroxiapatita. La ostepontina y la sialoproteína del hueso desempeñan también un importante papel en la mineralización ósea.

Los proteoglicanos son macromoléculas formadas por un núcleo proteico central, al que se unen oligosacáridos y glucosaminoglicanos. Se han identificado distintos tipos –condroitín-sulfato, hialuronato, decorina y biglicano–, que cumplen funciones tan importantes como la participación en la morfogénesis ósea y la modulación de la actividad de distintos factores de crecimiento.

Las proteínas γ-carboxiladas osteocalcina, proteína matriz-Gla y proteína S son modificadas postraduccionalmente por la acción de γ-carboxilasas dependientes de la vitamina K para formar residuos γ-glutamildicarboxílicos (Gla), que mejoran la fijación del calcio. La función real de estas proteínas en el hueso es regular las propiedades del mineral óseo. La osteocalcina es producida por los osteoblastos y actúa no sólo sobre el hueso, sino también como hormona implicada en el metabolismo de la glucosa y, potencialmente, sobre la cognición y la función reproductora. La carencia clínica de vitamina K reduce el número de residuos de ácido glutámico carboxilado por molécula de osteocalcina.

Los factores de crecimiento constituyen un grupo numeroso de polipéptidos que intervienen en diversos procesos del metabolismo óseo. Entre estos factores se encuentran los siguientes: factores de crecimiento análogos de la insulina tipos 1 y 2 (IGF-1 e IGF-2), que estimulan la síntesis de colágeno de tipo I y participan en la interacción osteoblasto-osteoclasto; factores transformantes del crecimiento beta (TGF-β), que estimulan la síntesis de colágeno de tipo I y de proteínas no colágenas; factor estimulante de colonias de los macrófagos (Csf1/M-CSF) y el ligando del receptor activador del factor nuclear kappa B (NF-κB) (RANKL), dos productos segregados por los osteoblastos y necesarios para la diferenciación de los osteoclastos; las efrinas B2 y B4, un tipo especial de factores de crecimiento epidérmico (**cap. 2**, Comunicación intercelular: hormonas, citoquinas y factores de crecimiento, **tomo II**), expresadas en los osteoclastos y los osteoblastos, respecti-

vamente, que permiten su interacción directa, y la osteoprotegerina (OPG), que actúa como un receptor señuelo, inhibiendo la interacción del RANKL a su receptor (RANK).

Las proteínas morfogénicas del hueso (BMP) están estructuralmente muy relacionadas con los TGF-β, perteneciendo a la misma familia de factores de crecimiento. Se han identificado alrededor de 30 tipos de BMP, entre las que se encuentra la osteogenina, que estimula la formación de hueso nuevo y participa en la reparación de fracturas. Entre las BMP más importantes, tanto en la formación del hueso como en su reparación, figuran la BMP-2, la BMP-4 y la BMP-7. La alteración de las BMP se relaciona con numerosas alteraciones en el crecimiento y el desarrollo del esqueleto.

Con independencia de las proteínas y los factores producidos por los osteoblastos en las células óseas, existe otra serie de proteínas de interés –como las proteínas de tipo Wingless (Wnt), responsables de la diferenciación de las células progenitoras– y numerosos receptores, entre los que se encuentran el propio receptor activador del NF-κB (RANK), que se expresa en los osteoclastos, la proteína Frizzled (Fz) y el conjunto de correceptores LPR5/6/Fz, formado por la proteína Fz y las proteínas 5 y 6 relacionadas con el receptor de lipoproteínas de baja densidad (LPR5/6) y que se expresan en los osteoblastos.

Matriz inorgánica del hueso

La matriz inorgánica representa el 65-70 % del volumen total del hueso. Está formada, mayoritariamente, por sales de calcio y fosfato, organizadas en forma de cristales de fosfato básico de calcio: hidroxiapatita $[Ca_{10}(PO_4)_6(OH)_2]$. Además, pueden encontrarse en baja proporción otros iones (como magnesio, sodio, potasio, manganeso, fluoruro, carbonato, citrato y cloruro, adsorbidos a la superficie de los cristales de hidroxiapatita) e, incluso, algunos elementos contaminantes (como aluminio, plomo, cadmio, uranio o estroncio).

Los cristales de hidroxiapatita tienen una longitud aproximada de 200 Å y se forman dentro y alrededor de las fibrillas de colágeno, donde crecen tanto por aumento de tamaño como por agregación. El mecanismo por el que se produce la mineralización no se conoce bien, aunque se cree que las vesículas de la matriz extracelular (producidas por los osteoblastos) inician la mineralización eliminando los inhibidores de este proceso, como el pirofosfato y el adenosintrifosfato (ATP) presentes en la matriz, y aumentando las concentraciones locales de calcio y fosfato para permitir que se produzca la cristalización. Las enzimas clave implicadas en la producción de fosfato son la fosfatasa alcalina y la fosfatasa citosólica huérfana 1 específica del hueso (PHOSPHO1). Ambas parecen esenciales para la mineralización normal; un ejemplo es el grave defecto de mineralización que se observa en los niños con hipofosfatasia. El cristal de hidroxiapatita puede absorber cationes y aniones alimentarios en su red. El magnesio o el estroncio pueden sustituir al calcio en la red cristalina y dar origen a cristales más pequeños y menos perfectos, mientras que la incorporación de flúor aumenta el tamaño de los cristales y disminuye su solubilidad. Los bisfosfonatos, una familia de agentes antirresortivos utilizados en el tratamiento de la osteoporosis y la prevención de las fracturas por fragilidad, se unen a la superficie de los cristales de apatita, impidiendo/reduciendo la resorción.

Componentes celulares del hueso

Las células óseas más importantes son las células osteoprogenitoras estromales, los osteoblastos, los osteocitos, las células de revestimiento, los osteoclastos y sus precursores (**Fig. 34-4**). Sin embargo, cada vez es más evidente que existe una estrecha interrelación entre las distintas células hematopoyéticas, los adipocitos de la médula ósea y las células óseas, no sólo porque los precursores de las células óseas pueden residir dentro de la médula, sino también por las interacciones entre los distintos tipos celulares.

Células osteoprogenitoras

Las células osteoprogenitoras se encuentran en el periostio y la médula ósea. Estas células madre mesenquimales pueden convertirse, mediante estímulos adecuados, en dos tipos celulares muy diferentes: adipocitos (células grasas) o precursores de osteoblastos. Diversos factores de crecimiento, citoquinas y hormonas [entre ellos el TGF-β1, los factores de crecimiento de fibroblastos (FGF), una serie de BMP y la hormona paratiroidea (PTH)] se encargan de controlar la proliferación y diferenciación de estas células mesenquimales en preosteoblastos, osteoblastos y osteocitos. Tanto la PTH como la forma activa de la vitamina D, la 1,25-dihidroxivitamina D $(1,25[OH]_2D_3)$, son importantes para controlar la proliferación y diferenciación de estas células formadoras de hueso.

Osteoblastos

Los osteoblastos son células mononucleadas que se originan de células madre mesenquimales, las mismas que originan los fibroblastos, condrocitos, mioblastos y adipocitos. Los osteo-

blastos representan una línea celular compleja con varios tipos celulares, entre los que se incluyen células del estroma mesenquimatoso, células osteoprogenitoras, preosteoblastos, osteoblastos propiamente dichos, osteocitos y células lineales del hueso u osteoblastos posproliferativos. Los osteoblastos se reclutan y se dirigen hasta el lugar de la formación del hueso, donde son responsables de sintetizar, segregar, organizar y mineralizar la matriz ósea u osteoide. Éste está compuesto fundamentalmente por colágeno de tipo I, el único que puede mineralizarse, y de otras proteínas no colágenas, como osteopontina, osteonectina y osteocalcina, como se ha indicado antes. Tras la formación del osteoide, normalmente se produce una rápida mineralización con calcio y fosfato.

Existen cuatro etapas comúnmente aceptadas en la vida de los osteoblastos: preosteoblastos, osteoblastos, osteocitos y células osteoblásticas posproliferativas. La secuencia temporal comienza con el preosteoblasto, caracterizado porque segrega fosfatasa alcalina y por su situación en el hueso, distante dos capas de células de los osteoblastos maduros. Una vez localizados en la posición correcta, los preosteoblastos comienzan a producir matriz ósea y se convierten en osteoblastos. Estos últimos, cuando cesa su actividad sintetizadora y mineralizante, pueden tener tres destinos diferentes:

1. Una pequeña fracción de osteoblastos se diferencia en osteocitos, denominados así porque están embebidos y rodeados por material óseo. Los osteocitos suponen el mayor grado de desarrollo de los osteoblastos y, aunque su metabolismo está muy disminuido, en la actualidad están siendo estudiados porque parecen responder y ser transductores de estimulaciones mecánicas.

2. Las superficies quiescentes de los huesos están pobladas con células osteoblásticas posproliferativas, conocidas como células lineales del hueso. Estas células son inactivas en cuanto a su capacidad de producir matriz ósea, pero parecen ser las activadoras del proceso de remodelación ósea.

3. La mayoría de los osteoblastos mueren por apoptosis.

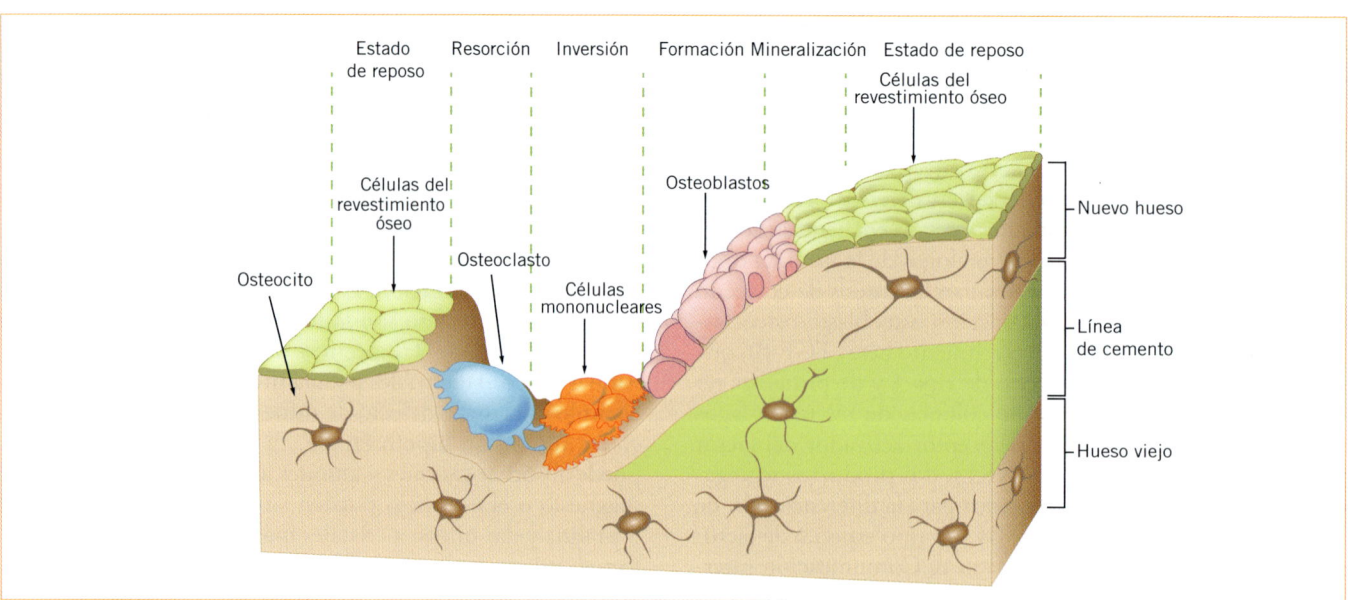

Figura 34-4. Principales componentes celulares del hueso.

Osteocitos

Los osteocitos se conocen como células mecanosensoras y constituyen el 90-95 % de todas las células óseas del adulto. Tienen prolongaciones citoplasmáticas que se extienden en canalículos por toda la matriz ósea. Estas prolongaciones conectan con las células adyacentes (osteocitos, osteoblastos y células de revestimiento) y se extienden hasta la médula ósea. Los osteocitos detectan los cambios de tensión en la matriz y envían señales tanto a los osteoclastos como a los osteoblastos para estimular la resorción o la formación ósea, por lo que son vitales para el proceso de remodelación ósea. El mecanismo exacto por el que el osteocito percibe los cambios de tensión *in vivo* no se conoce por completo, pero se cree que está relacionado con los cambios en la tensión de cizallamiento del flujo de fluido en la membrana celular y/o a través de la transducción de los cambios de presión microvellositaria. Los factores secretados por los osteocitos, como el ligando de RANK (RANKL), las BMP, el FGF-23 y la esclerostina, tienen acciones endocrinas, paracrinas y autocrinas, como el control de la manipulación renal del fosfato y la formación de osteoblastos a través de la vía de señalización Wnt. Los anticuerpos contra el RANKL (denosumab) y la esclerostina (romosuzamab) se utilizan como nuevos productos farmacéuticos para aumentar la densidad ósea y reducir las fracturas por fragilidad.

Células de revestimiento óseo

Las células de revestimiento óseo derivan de los osteoblastos y cubren el hueso que no se está remodelando. Se cree que desempeñan funciones de mantenimiento y soporte nutricional de los osteocitos incrustados en la matriz ósea subyacente y regulan el movimiento del calcio y el fosfato dentro y fuera del hueso. En las zonas en las que no se está produciendo remodelación, la superficie ósea está cubierta por una capa de células planas con citoplasma atenuado y escasos orgánulos más allá de la región perinuclear. Las células de revestimiento de las superficies óseas externas se denominan células periósticas, y las que revisten las superficies óseas internas suelen denominarse células endósticas.

Osteoclastos

Los osteoclastos son células grandes, multinucleadas, que llevan a cabo la resorción de hueso y que se forman por fusión de células precursoras hematopoyéticas, las unidades formadoras de colonias (CFU), de una línea de monocitos-macrófagos, denominada CFU-M, que llegan desde la circulación sanguínea.

Los osteoclastos no sólo desempeñan una función importante en el mantenimiento del esqueleto, sino también en la homeostasis de electrólitos. Esto explica por qué las vías de regulación de los osteoclastos son complejas. Durante la resorción del hueso, los osteoclastos producen y liberan enzimas lisosomales, protones y radicales libres, a través de un borde rizado u ondulado de su membrana plasmática, a un espacio extracelular confinado cercano al hueso, denominado compartimento resortivo, que disuelve el mineral, degrada la matriz ósea y produce cavidades resortivas denominadas lagunas de Howship. La ATPasa vacuolar, que está insertada en el borde rizado de la membrana plasmática, es una bomba de protones encargada de suministrar grandes cantidades de equivalentes de ácido para solubilizar la hidroxiapatita. Los protones son generados por la acción de la anhidrasa carbónica II, una enzima citoplasmática que convierte el dióxido de carbono en bicarbonato y protones. Para mantener la neutralidad eléctrica, a la vez, existe un gran eflujo de aniones, especialmente de cloruro, que salen al exterior mediante canales del tipo ClC-7 (**Fig. 34-5**). Los osteoclastos, después de haber resorbido el hueso, mueren por apoptosis.

Los osteoclastos derivan de células madre hematopoyéticas, que tienen el potencial de convertirse en macrófagos u osteoclastos multinucleados en función de los estímulos recibidos durante el desarrollo. Los osteoclastos se sitúan en contacto con la superficie trabecular mineralizada o en las propias lagunas de Howship que ellos generan. Estas células son ricas en retículo endoplásmico y complejos de Golgi. La membrana celular adyacente a la matriz ósea se caracteriza por una zona periférica de sellado rica en integrinas y un borde central ondulado que forma un espacio entre el osteoclasto y la matriz ósea en el que se secretan enzimas lisosomales (como la fosfatasa ácida tartrato-resistente y la catepsina K), proteasas (como la colagenasa) y protones. Estos últimos y las enzimas disuelven el mineral y digieren la matriz desmineralizada, cuyos productos se internalizan en el osteoclasto, se transportan a través de la célula al líquido extracelular o se liberan a través de la zona de sellado. Las citoquinas osteoclastógenas clave son el RANKL y el factor estimulante de colonias de monocitos. El inhibidor fisiológico del RANKL es la OPG, que se une al receptor RANK con mayor afinidad que el RANKL. Entre las hormonas que estimulan el número y la actividad de los osteoclastos se encuentran la PTH, la $1,25(OH)_2D_3$ y varias citoquinas proinflamatorias, mientras que la OPG y la calcitonina reducen la actividad osteoclástica. Aún existen muchas incógnitas sobre la función y la biología de los osteoclastos. Las interacciones directas entre osteoblastos y osteoclastos, así como los mecanismos moleculares implicados en la formación y el remodelado óseos, se explican más adelante (v. Interacciones celulares y mecanismos moleculares del remodelado óseo).

METABOLISMO DEL TEJIDO ÓSEO

El esqueleto humano contiene alrededor de 200 huesos y 340 articulaciones, así como un intrincado sistema de tendones, ligamentos y cartílago. Durante el desarrollo fetal y la vida posnatal, la salud ósea y de las articulaciones está afectada por numerosos factores genéticos y ambientales, como la nutrición y el ejercicio.

El desarrollo del esqueleto, con el simultáneo crecimiento y sustitución del cartílago por hueso y el posterior modelado y remodelado óseos, depende de diferentes factores: *a)* la vascularización y la concentración de nutrientes que recibe el tejido; *b)* las fuerzas de estiramiento y torsión, además de la presión hidrostática, consecuencia fundamental del movi-

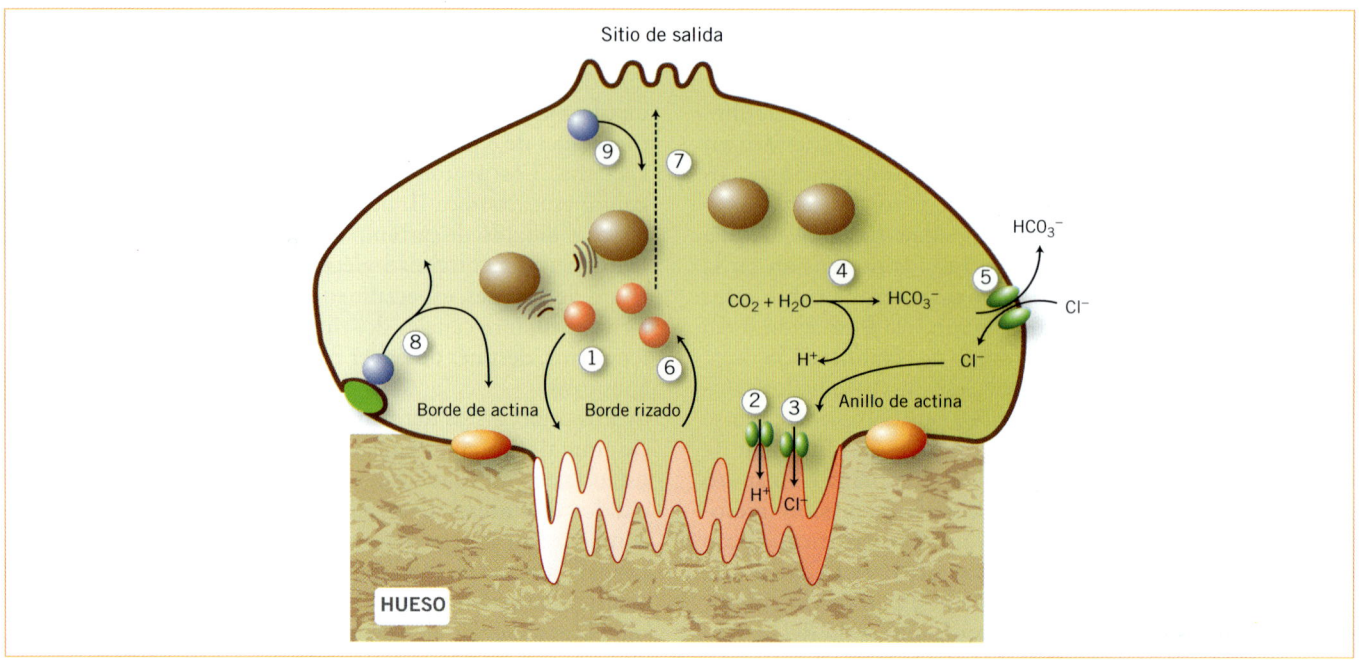

Figura 34-5. Metabolismo de los osteoclastos. 1: vesículas de transporte de enzimas lisosómicas y de ATPasa vacuolar (V-ATPasa) hacia el borde rizado; 2: V-ATPasa que media la acidificación del espacio extracelular; 3: canales de cloruro necesarios para el mantenimiento de la electroneutralidad de la bomba de protones; 4: generación de protones mediada por la anhidrasa carbónica; 5: intercambiador de cloruro-bicarbonato; 6: endocitosis de proteínas degradadas de la matriz; 7: vía de transcitosis de las proteínas de la matriz, cuya entrada se ha realizado por endocitosis; 8: endocitosis mediada por el receptor de la membrana plasmática basolateral; 9: vesículas de reciclado del sitio de salida del osteoclasto.

miento y la influencia de otros tejidos adyacentes, como el músculo, y *c)* la modulación de hormonas sistémicas y de diversos factores de crecimiento.

La **figura 34-6** muestra el proceso de desarrollo de un hueso largo. Inicialmente, las células progenitoras Prx1⁺ de la placa lateral del mesodermo proliferan hasta formar una yema emergente que dará lugar finalmente a un hueso de una extremidad. Las células más cercanas al centro sufren una condensación y expresan la proteína colagénica Col2a1, iniciando el proceso de diferenciación condrogénica al depositar cartílago. Estas células expresan posteriormente Col10a1 al tiempo que se vuelven hipertróficas. Los vasos sanguíneos, que invaden la yema, suministran células hematopoyéticas que condicionan la formación de un collar óseo que origina los osteoclastos, los cuales excavan la matriz de cartílago, y los progenitores de los osteoblastos Osx1⁺ y otros tipos celulares pueblan la nueva cavidad ósea en formación. Así, se establece un eje de crecimiento longitudinal con dos placas de crecimiento opuestas. Además, se genera otro eje perpendicular al anterior dirigido por los osteoblastos del periostio, lo que permite al hueso crecer en anchura. Dentro del cartílago remodelado, los osteoblastos formadores de hueso derivados de las células Osx1⁺, que llegan de la vasculatura, y los condrocitos hipertróficos Col10a1⁺ promueven el crecimiento óseo.

Formación ósea

Se pueden diferenciar dos procesos de formación ósea: la formación primaria o intramembranosa y la formación secundaria o endocondral. En el primer caso, las células progenitoras mesenquimatosas condensan y, en lugar de desarro-

llar cartílago, se diferencian directamente en osteoblastos. En la formación del hueso, el paso inicial es la secreción, por parte de los osteoblastos, de moléculas de colágeno (monómeros de colágeno) y de la sustancia fundamental formada por proteínas no colágenas. Los monómeros de colágeno se polimerizan y forman fibras de colágeno y constituyen el tejido osteoide (similar al cartilaginoso), que acepta la precipitación de las sales cálcicas.

La osificación endocondral gobierna la mayor parte de la formación del hueso y es dependiente de la estructuración de un andamiaje de cartílago no vascularizado, que posteriormente es reemplazado por hueso. Los condrocitos derivan de células del estroma mesenquimatoso y su maduración está marcada por cambios morfológicos y concomitantes en su actividad biosintética, requerimientos energéticos y metabolismo. En su forma más simple, los condrocitos son células pequeñas y redondeadas, localizadas en una región no mineralizante del hueso, que sintetizan fundamentalmente colágenos y proteoglicanos, que son los constituyentes principales de la matriz cartilaginosa. Cuando los condrocitos maduran incrementan su tamaño (hipertrofia) y aumentan la síntesis de matriz cartilaginosa. El proceso de hipertrofia de los condrocitos permite que la placa de cartílago crezca y el incremento en la síntesis de matriz cartilaginosa provee a los osteoblastos de sustratos para la osificación. Ambos objetivos son imperativos en el crecimiento endocondral óseo. El estadio final de los condrocitos se manifiesta por apoptosis, dejando expedita la vía a la acción de los osteoblastos.

Los procesos de osificación endocondral y de condrogénesis necesitan una regulación fina, para que se produzcan el crecimiento y la morfogénesis adecuados. En esta regulación

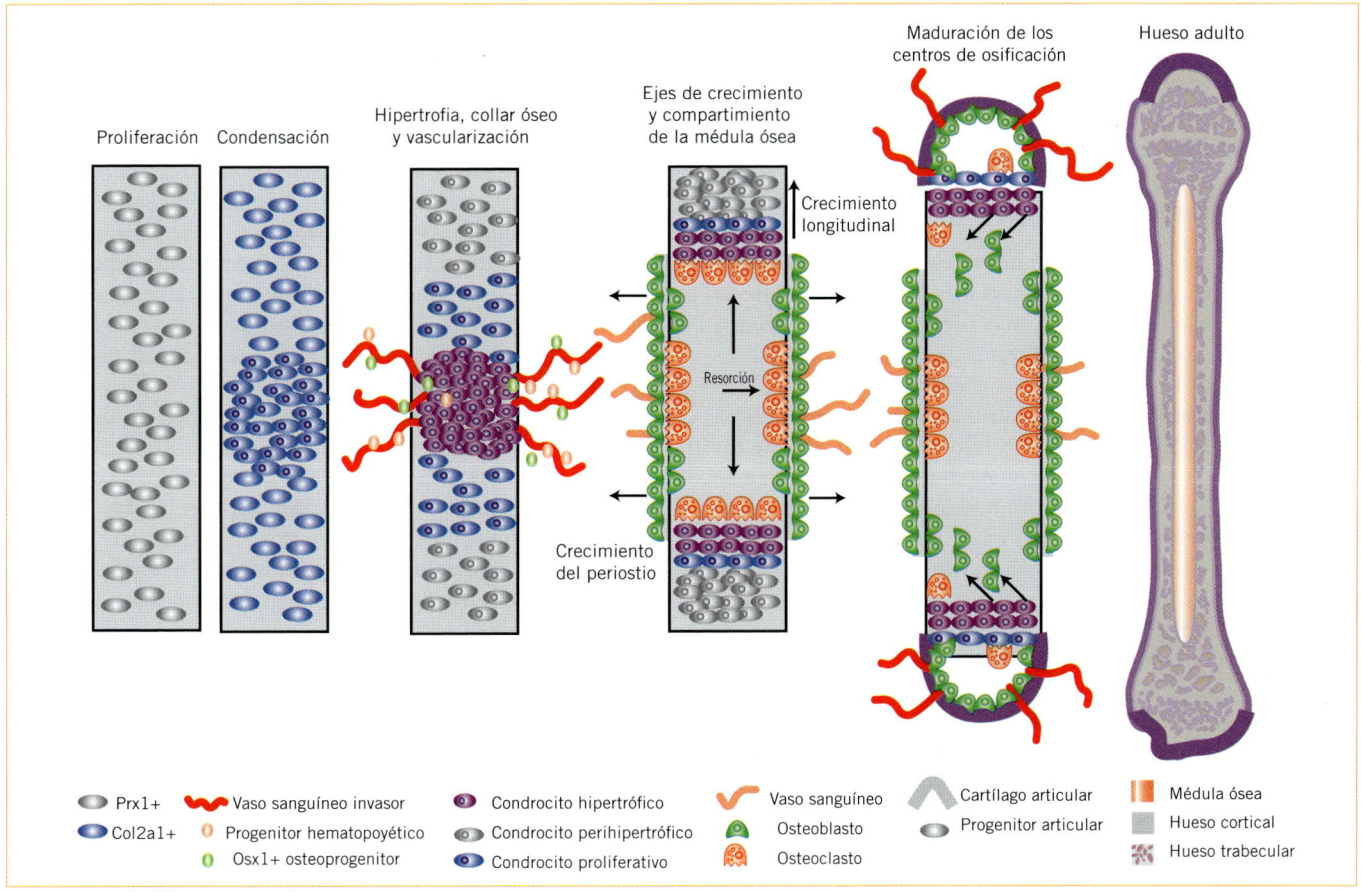

Figura 34-6. Desarrollo del hueso. (Modificado de Salazar y cols. Nature Rev Endocrinol 2016; 12: 203-21).

están implicados varios factores de crecimiento y de transcripción, como el péptido relacionado con la PTH (PTHrP), que modula la diferenciación de los condrocitos y previene su hipertrofia excesivamente rápida. La hormona tiroidea (T_3) desempeña un papel esencial en el desarrollo y el mantenimiento de la masa ósea, regulando la proliferación de los condrocitos y la organización de las columnas celulares, a la vez que promueve la diferenciación hipertrófica terminal, induciendo la calcificación de la matriz de cartílago y la formación ósea. Otra familia de factores de crecimiento y de receptores que desempeñan un papel importante en la diferenciación de los condrocitos son los FGF y sus receptores (FGFR). El FGFR3 y su ligando controlan negativamente la formación del hueso, al limitar la proliferación de los condrocitos. La ecogenina o factor genético de osificación endocondral, también denominado CTGF (factor de crecimiento del tejido conectivo) o HCS24 (producto 24 del gen específico de los condrocitos hipertróficos), es otro factor importante que promueve la proliferación y maduración de las células del cartílago en crecimiento, así como la hipertrofia de los condrocitos. Asimismo, este factor estimula la proliferación y diferenciación de los osteoblastos.

Mineralización de la matriz orgánica u osteoide

Los osteoblastos que quedan atrapados entre las fibras de colágeno de la matriz orgánica se transforman en osteocitos.

Pocos días después de formado el tejido osteoide, en las fibras de colágeno se precipitan las sales de calcio y fosfato. La precipitación inicial no es en forma de cristales de hidroxiapatita, sino como compuestos amorfos no cristalinos, mezclados con combinaciones de calcio y fosfatos. Posteriormente, por un proceso de adición y sustitución, así como también de resorción y nuevas precipitaciones, estas sales amorfas se convierten en cristales de hidroxiapatita. Este proceso puede durar semanas o meses, pero hasta el 20 % del calcio precipitado permanece en forma de sales amorfas, que se absorben rápidamente cuando es necesario elevar los niveles de calcio de los líquidos extracelulares.

El plasma es una solución acuosa sobresaturada en calcio y fosfato, con respecto a la hidroxiapatita. Se podría producir una mineralización total del plasma si en éste no existieran sustancias que inhiben la precipitación de hidroxiapatita en todos aquellos tejidos que están en contacto con el plasma. Por lo tanto, la mineralización de la sustancia osteoide será el resultado del equilibrio entre las moléculas «nucleantes» (favorecedoras de la formación, el depósito y el crecimiento del cristal de hidroxiapatita) y las moléculas que realizan el efecto contrario.

Entre las sustancias favorecedoras se encuentran algunas proteínas no colágenas, como se ha descrito antes (osteonectina, trombospondina y las sustancias ricas en ácido γ-carboxiglutámico). Las sustancias inhibidoras son las siguientes: proteoglicanos, que inhiben el paso de las sales de calcio y fosfato amorfas a hidroxiapatita; ATP y pirofosfato, que se unen fuertemente al calcio y al fosfato, impidiendo el paso a hidroxiapatita, y iones magnesio, que poseen una acción sinérgica con el ATP, retardando la transformación del fosfato no cristalino en hidroxiapatita.

Modelado y remodelado óseos

El modelado óseo es el proceso por el cual los huesos crecen, adquieren y mantienen una determinada forma durante la infancia y la adolescencia. El crecimiento óseo durante los períodos fetal, infantil y adolescente implica no sólo el alargamiento de los huesos largos por proliferación del cartílago de la placa de crecimiento, sino también el crecimiento en las superficies periósticas tanto de los huesos largos como de los membranosos. De este modo, a medida que los huesos se agrandan, sufren un remodelado, que implica la resorción de hueso en una zona y la deposición de hueso en otra, lo que permite que los huesos individuales conserven su forma a pesar del agrandamiento del crecimiento (**Fig. 34-7**). Desde el nacimiento hasta el cierre de las epífisis y el cese del crecimiento durante la adolescencia, la longitud del esqueleto se multiplica aproximadamente por tres, período durante el cual se producen cambios bastante marcados en las proporciones esqueléticas, con un aumento de la longitud de las extremidades superiores del tronco, lo que provoca cambios en la relación entre la parte superior del cuerpo (tronco y cabeza) y la parte inferior del cuerpo (extremidades inferiores).

Las tasas de crecimiento del esqueleto no son constantes durante toda la infancia. Después del nacimiento se produce una marcada desaceleración del crecimiento hasta los 3 años de edad, cuando la tasa de crecimiento se estabiliza hasta el inicio de la pubertad. Las niñas dan el estirón aproximadamente 2 años antes que los niños y fusionan las epífisis antes que ellos. El remodelado constituye un ciclo completo y acoplado de resorción (destrucción ósea) y reconstrucción de los huesos durante toda la vida. La resorción resulta de la degradación de la matriz osteoide y la disolución del componente mineral. La reconstrucción es consecuencia de la síntesis y la mineralización de nueva matriz. El hecho clave para un correcto remodelado será el acoplamiento y equilibrio entre la resorción y la formación del tejido esquelético.

El alargamiento real del hueso se produce cuando se fabrica nueva matriz cartilaginosa en la placa epifisaria. La producción de nueva matriz cartilaginosa aleja la epífisis de la diáfisis, alargando el hueso. Los acontecimientos que siguen a este crecimiento continuado (hipertrofia, calcificación, resorción y osificación) implican simplemente el mecanismo por el cual el cartílago recién formado es sustituido por tejido óseo durante el desarrollo.

El hueso aumenta de anchura o diámetro cuando se produce un crecimiento aposicional de hueso nuevo entre las láminas corticales y el periostio. A continuación, la cavidad medular se agranda por la resorción de hueso en la superficie del endostio de la corteza del hueso. A medida que los huesos se alargan, es necesaria una remodelación. Consiste en la resorción preferente de hueso en algunas zonas y el depósito de hueso en otras.

La finalidad del remodelado es neutralizar el desgaste y la fatiga de los materiales del hueso, secundarios a las continuas tensiones a que son sometidos. Aunque con ciertas diferencias entre los huesos cortical y trabecular, el remodelado resulta de la secuencia acoplada de las siguiente fases: *a)* activación de osteoclastos, por estímulos físicos, hormonas y factores de crecimiento, *b)* resorción por los osteoclastos de la matriz mineralizada y *c)* invasión por los osteoblastos del área reabsorbida para iniciar y completar la formación de nuevo hueso.

El proceso dinámico de resorción y formación de hueso se mantiene de manera secuencial por la actividad de los componentes osteoclástico y osteoblástico, que actúan bajo el influjo de múltiples factores endocrinos, paracrinos y autocrinos. La regulación del remodelado óseo se describe con detalle más adelante (v. Interacciones celulares y mecanismos moleculares del remodelado óseo).

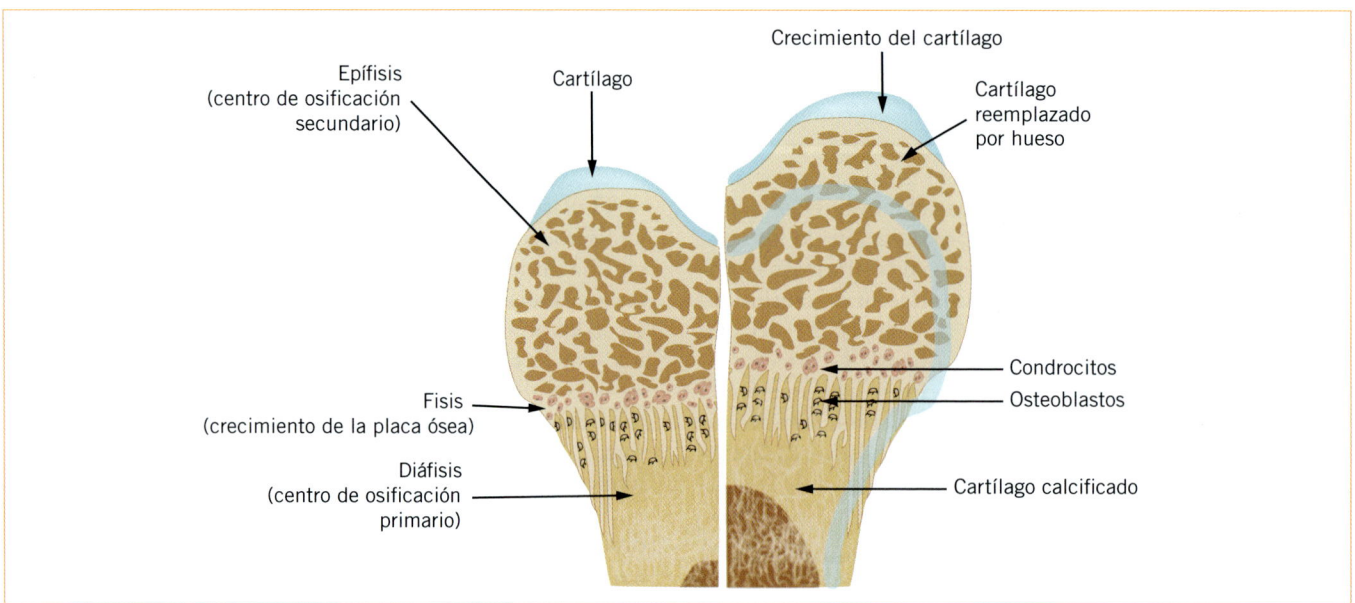

Figura 34-7. Esquema del proceso de remodelado óseo.

REGULACIÓN ENDOCRINA DEL METABOLISMO ÓSEO

Tres son las principales hormonas sistémicas que regulan las actividades de formación y resorción óseas: PTH, calcitonina y vitamina D activa (1,25[OH]$_2$D$_3$). Todas ellas participan en el mantenimiento de la constancia de la concentración plasmática de calcio (**Fig. 34-8**); para ello, no sólo ejercen su acción sobre el hueso, sino también sobre el intestino y el riñón. Existen también otras hormonas que participan, en menor medida, en la regulación del metabolismo óseo y de la homeostasis del calcio y el fosfato: glucocorticoides, PTHrP, CGRP, estrógenos, prolactina, hormonas tiroideas, insulina, hormona del crecimiento, IGF-1 y otros factores de crecimiento (v. Interacciones celulares y mecanismos moleculares del remodelado óseo).

Hormona paratiroidea

La PTH es sintetizada por las células principales de las glándulas paratiroides, que en la especie humana están localizadas en el cuello, en número de cuatro, concretamente en la superficie posterior de los lóbulos de la glándula tiroides.

Esta hormona, de naturaleza polipeptídica, tras ser sintetizada en los ribosomas de las células principales y antes de llegar a la circulación sistémica, sufre dos modificaciones postraduccionales, consistentes en la separación de dos fragmentos, uno de 25 aminoácidos (denominado secuencia pre) y otro de 6 aminoácidos (denominado secuencia pro); ambos fragmentos tienen como misión facilitar el desplazamiento de la hormona hacia sus vías de secreción. Inicialmente se forma la pre-pro-PTH (115 aminoácidos), que, tras su llegada a la membrana del retículo endoplásmico, es transformada en pro-PTH (90 aminoácidos), por la escisión de la secuencia pre. La pro-PTH alcanza el aparato de Golgi, donde es convertida en la hormona activa PTH (84 aminoácidos), por la pérdida de la secuencia pro, y almacenada en las vesículas y gránulos de secreción hasta el momento de su liberación, que se producirá como respuesta a una situación de hipocalcemia. La vida media de la PTH es de unos 20-30 minutos.

El principal estímulo responsable de la síntesis y la liberación de la PTH por las glándulas paratiroides es la hipocalcemia, mientras que la hipercalcemia tiene el efecto contrario (**Fig. 34-8**). Otros estímulos para la liberación de PTH son los cambios en la concentración de magnesio, los corticoides y las catecolaminas. La adrenalina aumenta la secreción de PTH mediante un efecto mediado por los receptores β-adrenérgicos. En un principio, también se pensó que el aumento de la concentración plasmática de fosfato estimulaba directamente a las glándulas paratiroides; hoy se sabe que no es así: lo hace indirectamente por disminución de la calcemia.

La PTH es una hormona hipercalcemiante e hipofosfatemiante. Sus tejidos diana son el hueso y el riñón, sobre los que ejerce su acción de forma directa tras la unión de esta hormona a su receptor, acción que está mediada por el AMP cíclico y por proteínas quinasas (v. Interacciones celulares y mecanismos moleculares del remodelado óseo). Asimismo, la PTH indirectamente también actúa sobre el intestino.

En el hueso, las células diana directas son los osteoblastos, que, una vez activados por la hormona, estimulan a su vez a los osteoclastos. Se ha podido comprobar que, en ausencia de osteoblastos, los osteoclastos aislados no responden a la PTH. El resultado de la acción hormonal es una inhibición de la síntesis de colágeno de tipo I de la matriz orgánica y una estimulación de la resorción ósea, aumentando la calcemia. En el riñón, la PTH actúan sobre las células tubulares, estimulando la resorción de calcio y favoreciendo la excreción de fosfato, lo que contribuye al aumento de los niveles plasmáticos de calcio. Indirectamente, también actúa sobre el intestino, estimulando la absorción intestinal de calcio por activación de la vitamina D en el riñón.

Calcitonina

La calcitonina es sintetizada por las células C o parafoliculares de la glandula tiroides. Estas células se originan por migración embrionaria temprana de la cresta neural, son ricas en gránulos secretores y se localizan dispersas entre las células

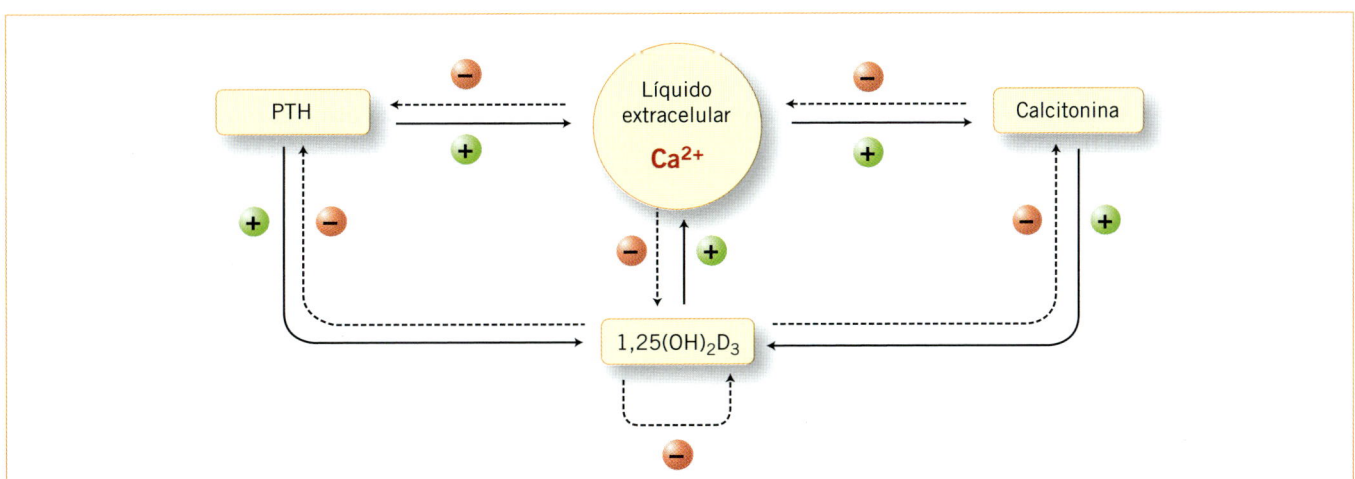

Figura 34-8. Relación entre la concentración plasmática de calcio y las principales hormonas implicadas en el metabolismo óseo. PTH: hormona paratiroidea. 1,25(OH)$_2$D$_3$: vitamina D activa.

foliculares productoras de tiroxina. Existen, en el organismo, otros lugares de síntesis de calcitonina, como la próstata, el útero, el bazo, las glándulas paratiroides, las suprarrenales y la hipófisis.

Esta hormona, de naturaleza polipeptídica al igual que la PTH, tras ser sintetizada y antes de ser liberada a la circulación sistémica, sufre una modificación postraduccional, consistente en la separación de un fragmento de 104 aminoácidos en su extremo amino terminal. Inicialmente se forma la precalcitonina o precursor de la calcitonina (136 aminoácidos), que, tras su llegada a la membrana del retículo endoplásmico, es transformada en la hormona activa calcitonina (32 aminoácidos); esta última será almacenada en los gránulos de secreción hasta el momento de su liberación, que se producirá como respuesta a una situación de hipercalcemia. La vida media de la calcitonina es de unos 5-15 minutos.

El principal estímulo responsable de la síntesis y la liberación de la calcitonina es la hipercalcemia, mientras que la hipocalcemia tiene el efecto contrario (**Fig. 34-8**). El incremento de la concentración plasmática de calcio es detectado por el receptor sensible al calcio de la membrana de las células parafoliculares, que responden con un aumento de la secreción de calcitonina. También estimulan su secreción otras hormonas –como el glucagón, la colecistoquinina, la gastrina y la secretina–, mientras que la vitamina D la inhibe.

La calcitonina es una hormona hipocalcemiante e hipofosfatemiante. Sus principales tejidos diana son el hueso y el riñón y, en menor proporción, el intestino. Las acciones de la calcitonina, tras la unión a su receptor, están mediadas fundamentalmente por dos segundos mensajeros, el AMP cíclico y la fosfolipasa C.

En el hueso, las células diana directas de la hormona son los osteoclastos, sobre los que actúa reduciendo su tamaño e inhibiendo su actividad y, consecuentemente, disminuyendo la resorción ósea y la liberación de calcio desde el hueso. A diferencia de lo que ocurre con la PTH, en ausencia de osteoblastos, los osteoclastos aislados responden a la calcitonina. Su posible acción sobre los osteoblastos en la estimulación de la formación ósea está actualmente en discusión. En el riñón, la calcitonina actúa sobre las células tubulares, estimulando la excreción de calcio y fosfato e inhibiendo su resorción, lo que contribuye al descenso de los niveles plasmáticos de calcio y fosfato. En el intestino, la calcitonina disminuye la absorción de calcio y fosfato.

Vitamina D activa (calcitriol)

La vitamina D activa ($1,25[OH]_2D_3$) puede proceder de la dieta –tanto de alimentos de origen animal (D_3) como vegetal (D_2)– o de la piel, donde, por acción de la radiación solar, se forma por fotoactivación a partir de su precursor, el 7-deshidrocolesterol. En el **capítulo 18** se describen las fuentes y los efectos biológicos de esta vitamina.

Para que la vitamina D_3 o colecalciferol pueda ejercer sus acciones, se requiere un proceso previo de activación, que incluye dos etapas. La primera etapa se produce en el hígado y consiste en una hidroxilación en el carbono 25, por

acción de la 25-hidroxilasa, transformándose en el 25-hidroxicolecalciferol ($25[OH]D_3$), de unos 15-30 días de vida media. La segunda etapa, que se produce en el riñón, es una hidroxilación en el carbono 1, por acción de la 1α-hidroxilasa, dando lugar al 1,25-dihidroxicolecalciferol ($1,25[OH]_2D_3$) o metabolito activo de la vitamina D_3 (calcitriol), de unas 5-8 horas de vida media. Además, se pueden formar otros metabolitos, cuando la segunda hidroxilación ocurre en otras posiciones, como por ejemplo el 24,25-dihidroxicolecalciferol, el 1,24,25-trihidroxicolecalciferol y el 25,26-dihidroxicolecalciferol, que carecen o presentan muy baja actividad.

La síntesis de vitamina D_3 activa está controlada a nivel enzimático, concretamente por la enzima 1α-hidroxilasa renal, cuya actividad es estimulada por la PTH. En ausencia de PTH, su actividad es prácticamente nula. Por lo tanto, la hipocalcemia, indirectamente y a través de la liberación de PTH, aumenta la formación de vitamina D_3 activa. La hipofosfatemia estimula la actividad de la 1α-hidroxilasa renal, al tiempo que inhibe la destrucción de la vitamina. Además, la propia vitamina D inhibe su síntesis a nivel enzimático, por un proceso de retroalimentación. Otras hormonas también regulan la concentración de $1,25(OH)_2D_3$. Así, los estrógenos la aumentan, por estimulación de la síntesis de la proteína hepática transportadora de la D_3 al hígado, mientras que otras, como las hormonas tiroideas, la insulina y la hormona del crecimiento, la disminuyen.

La vitamina D_3 activa actúa como una hormona hipercalcemiante e hiperfosfatemiante, en colaboración muy estrecha con la PTH (**Fig. 34-8**). Los tejidos diana relacionados con su efecto regulador de la calcemia son el hueso, el riñón, el intestino y las glándulas paratiroides. Su principal mecanismo de acción es el típico de las hormonas esteroideas, es decir, interacción con su receptor nuclear, posterior unión al DNA y modulación de la transcripción génica. Más recientemente se ha descrito otro mecanismo, mediante apertura de canales de calcio, en el que estaría implicada la proteína quinasa C.

En el hueso, las células diana directas de la hormona son los osteoclastos, sobre los que actúa activándolos y, en consecuencia, estimulando la resorción ósea y la liberación de calcio desde el hueso. En el riñón, la vitamina D actúa sobre las células tubulares, estimulando la resorción de calcio y fosfato, lo que contribuye al aumento de sus niveles plasmáticos. En el intestino, esta hormona aumenta la absorción de calcio y fosfato. En las paratiroides, la alta concentración de $1,25(OH)_2D_3$ inhibe la liberación de PTH.

La deficiencia de vitamina D_3 activa, y más raramente la de calcio, provoca raquitismo (niños) y osteomalacia (adultos), dos enfermedades óseas que se caracterizan por una inadecuada mineralización de la matriz orgánica del hueso.

Otras hormonas

Otras hormonas, además de las descritas hasta ahora, pueden participar en la regulación del metabolismo óseo. Así, el PTHrP ejerce unos efectos sobre el hueso muy similares a la PTH (inhibe la formación y estimula la resorción ósea), estando su acción mediada por el AMP cíclico y proteínas quinasas, al igual que la PTH. Este péptido es codificado por un gen que se transcribe en un RNA mensajero (mRNA), el cual, dependiendo de su procesamiento, al traducirse en los ribosomas, puede dar lugar a tres isoformas diferentes del PTHrP, de 139, 141 y 173 aminoácidos; todas estas isoformas tienen en común los 139 aminoácidos en su extremo aminoterminal, y es precisamente en este extremo donde, de sus 13 primeros aminoácidos, presentan 8 aminoácidos idénticos a los de la PTH. Se ha observado que el PTHrP estimula el transporte de calcio a través de la placenta y, además, actúa junto con la prolactina para promover la formación ósea neonatal, por lo que se piensa que esta hormona puede tener una función especialmente importante durante la vida intrauterina y la lactancia.

El CGRP también interviene en el remodelado óseo, estando su acción mediada por el AMP cíclico. Se trata de un péptido codificado por el mismo gen de la calcitonina. El pre-RNA que se transcribe del gen de la calcitonina puede ser procesado por dos caminos, y, dependiendo de cuál siga, dará lugar a la calcitonina o al CGRP. En las células paracelulares del tiroides, el 95 % del pre-RNA se dirige hacia la síntesis de calcitonina, mientras que, en otras células, como por ejemplo en el sistema nervioso, el 99 % del pre-RNA se traduce dando CGRP. Ambas hormonas son muy similares en su región aminoterminal, pero difieren en la carboxiterminal.

La hormona del crecimiento, directa e indirectamente a través del IGF-1, estimula la proliferación de los osteoblastos y la síntesis de la matriz extracelular. Los glucocorticoides y las hormonas tiroideas inhiben la formación ósea y facilitan su resorción, mientras que los estrógenos promueven la apoptosis de los osteoclastos, inhiben la resorción ósea y estimulan la síntesis de calcitonina y la formación de vitamina D activa en el riñón.

INTERACCIONES CELULARES Y MECANISMOS MOLECULARES DEL REMODELADO ÓSEO

Comunicación entre osteoblastos y osteoclastos

El hueso es un tejido dinámico en constante resorción (destrucción) y formación en respuesta a cambios en la carga mecánica, a modificaciones en las concentraciones plasmáticas de calcio y a un amplio abanico de factores paracrinos y endocrinos, como se ha indicado antes. Este proceso dinámico ocurre tanto en los huesos cortical como trabecular, permitiendo una rápida respuesta a los cambios en los niveles circulantes de calcio y, como se ha descubierto más recientemente, ejerciendo una acción reguladora sobre la hematopoyesis.

La naturaleza dinámica del esqueleto es posible gracias al proceso de remodelado óseo, que puede definirse como la acción coordinada de los osteoclastos (células destructoras de hueso) y los osteoblastos (células formadoras de hueso), así como de los osteocitos dentro de la matriz ósea y de las células lineales, derivadas de los osteoblastos, que cubren la superficie del hueso. La acción coordinada de estas células es lo que se conoce como la «unidad multicelular básica». Dentro de ésta, se asume que la actividad celular está «aco-

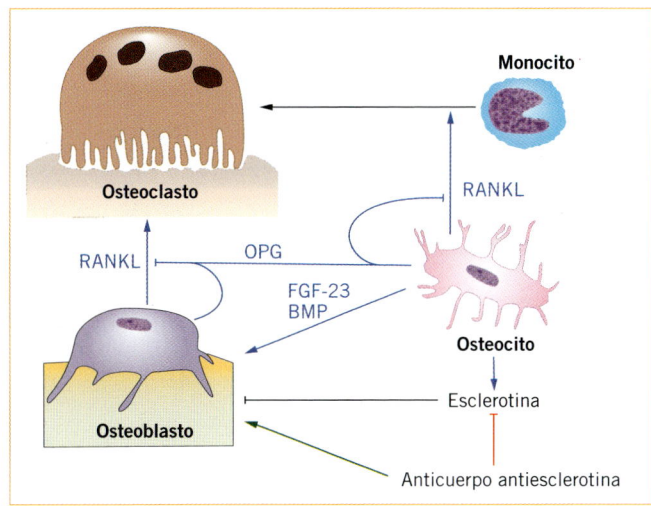

Figura 34-9. Comunicación entre osteoblastos y osteoclastos.

plada», un principio por el cual la cantidad de hueso destruido por los osteoclastos es igual a la cantidad formada por los osteoblastos. Sin embargo, como la masa ósea aumenta en la infancia y disminuye en la vejez, el proceso de acoplamiento parece ser preciso durante un período corto de la vida adulta.

Existen, al menos, tres formas de comunicación entre los osteoblastos y los osteoclastos. En primer lugar, a través de la interacción de ligandos de membrana y receptores que inician cascadas de señalización celular. En segundo lugar, a través de uniones intercelulares cerradas que permiten el paso de pequeñas moléculas solubles en agua. Y, en tercer lugar, mediante factores paracrinos difusibles, como citoquinas, quimioquinas, factores de crecimiento y otras pequeñas moléculas secretadas por uno de los tipos celulares que actúan sobre el otro tipo celular vía difusión. Por otra parte, en la fase de resorción ósea, los osteoclastos pueden liberar factores de crecimiento y otras moléculas depositadas por los osteoblastos en la matriz ósea durante la formación de hueso previa (**Fig. 34-9**).

Fases del remodelado óseo

El ciclo de remodelado ocurre de forma continua en lugares discretos a través de todo el esqueleto en respuesta a influencias mecánicas y metabólicas. En términos de las interacciones o comunicación entre osteoblastos y osteoclastos, se pueden distinguir tres fases en el remodelado: iniciación, transición y terminación (**Fig. 34-10**). La *fase de iniciación* incluye el reclutamiento de precursores de osteoclastos y su diferenciación y activación hasta osteoclastos maduros, así como el mantenimiento de la resorción ósea. Este período dura alrededor de 3 semanas en el hueso humano. La *fase de transición* es un período en el que se inhibe la resorción ósea, los osteoclastos entran en apoptosis y se reclutan y diferencian los osteoblastos. En esta fase, la superficie resorbida se prepara para la formación de hueso nuevo. La *fase de terminación* incluye la formación de nueva materia osteoide, la mineralización de la fase orgánica y la entrada en una situación de quiescencia. Esta fase es mucho más larga que la de

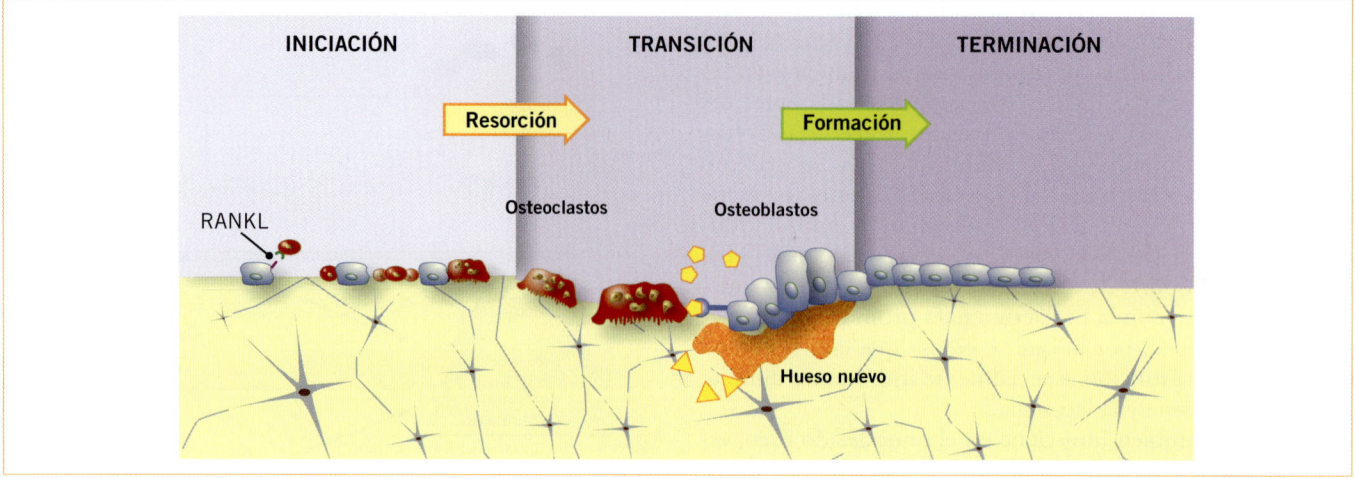

Figura 34-10. Fases del remodelado óseo. En rojo aparecen los osteoclastos; en azul, los osteoblastos; en gris, los osteocitos, con indicación de los canalículos en forma estrellada, y en amarillo claro, la masa ósea. Los factores endocrinos y paracrinos están simbolizados como triángulos y pentágonos pequeños en amarillo. RANKL: ligando del receptor activador del factor nuclear kappa B (NF-κB).

iniciación, alrededor de 3 meses, ya que los osteoblastos tardan mucho en generar el nuevo hueso. Durante esta fase, la diferenciación osteoclástica está aparentemente inhibida.

Fase de iniciación (osteoclastogénesis)

Los osteoclastos son células gigantes multinucleadas formadas a partir de células precursoras hematopoyéticas, como se ha descrito antes. La iniciación de la osteoclastogénesis es dependiente de la interacción entre los precursores de los osteoclastos y de las células lineales osteoblásticas. Estas últimas expresan RANKL y M-CSF, los cuales interaccionan con sus respectivos receptores RANK y *c-fms*, expresados en las células hematopoyéticas. El receptor RANK es también conocido como factor de diferenciación de los osteoclastos (ODF) y TRANCE (citoquina inducida por activación relacionada con el factor de necrosis tumoral [TNF]). Dicha interacción entre receptores con sus ligandos da lugar a la generación de osteoclastos maduros y activos. Las células lineales osteoblásticas también expresan OPG, un receptor señuelo que, de forma fisiológica, inhibe la formación de osteoclastos. Tanto la expresión de RANKL como la de M-CSF y OPG por los osteoblastos están mediadas por señales como el AMP cíclico, el receptor de vitamina D y una proteína denominada gp130 (**Fig. 34-11**).

La iniciación de la formación de los osteoclastos comienza con la producción de M-CSF, también denominado CSF-1, por los osteoblastos que estimulan la proliferación de los precursores de los osteoclastos y la expresión de RANK en estas células. La presencia de factores locales –como interleuquina 11 (IL-11), oncostatina M (OSM) y PTHrP– y la apoptosis de los osteocitos, inducida por microdaño celular, inducen la expresión de RANKL por los osteoblastos. Los precursores de los osteoclastos son entonces atraídos hacia la superficie ósea por acción de agentes quimiotácticos liberados por los osteoblastos, las células lineales, los osteocitos y la matriz ósea. La interacción de RANKL y RANK desencadena la expresión de proteínas de fusión, incluidas Atp6v0d2, DAP12, FcRγ y DC-STAMP, que, a su vez, facilitan la ge-

neración de células multinucleadas a partir de los precursores de los osteoblastos (**Fig. 34-12**).

Entre los agentes quimiotácticos de los precursores de los osteoclastos se encuentran una serie de quimioquinas, como la proteína quimiotáctica de los macrófagos 1 (MCP-1), producida por los osteoblastos en respuesta a la PTH y el factor derivado de las células del estroma SF-1, conocido también como CXCL12, producido por el endotelio vascular del hueso y que, por unión con su receptor presente en los precursores de los osteoclastos, induce la expresión de la metaloproteasa 9 (MMP-9). Otros quimiotácticos implicados son el factor nuclear de las células T activadas c1, y las quimioquinas CCL-8, CCL-6 y CCL-12.

La OPG es un receptor soluble de la familia de los receptores del TNF, capaz de bloquear la interacción de RANKL con RANK, de manera que la proporción de RANKL/OPG es importante en la regulación de la resorción ósea. Además,

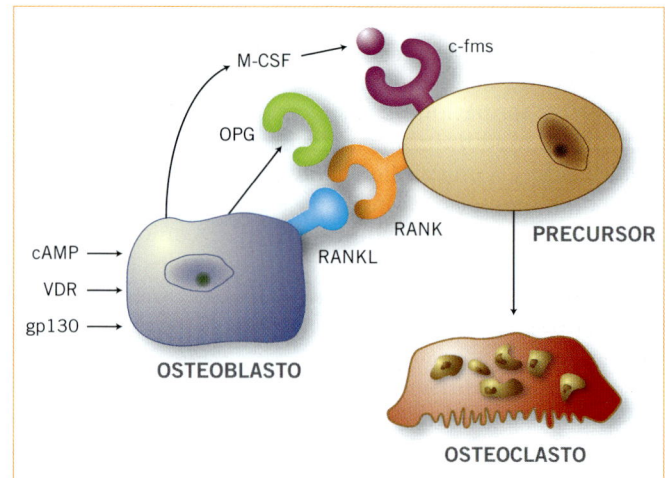

Figura 34-11. Producción de ligando del receptor activador del factor nuclear kappa B (NF-κB) (RANKL), factor estimulante de colonias de los macrófagos (M-CSF) y osteoprotegerina (OPG), regulada por agentes de señalización celular a través del cAMP, el receptor de la vitamina D (VDR) y la proteína gp130. RANK: receptor activador del factor nuclear kappa B (NF-κB).

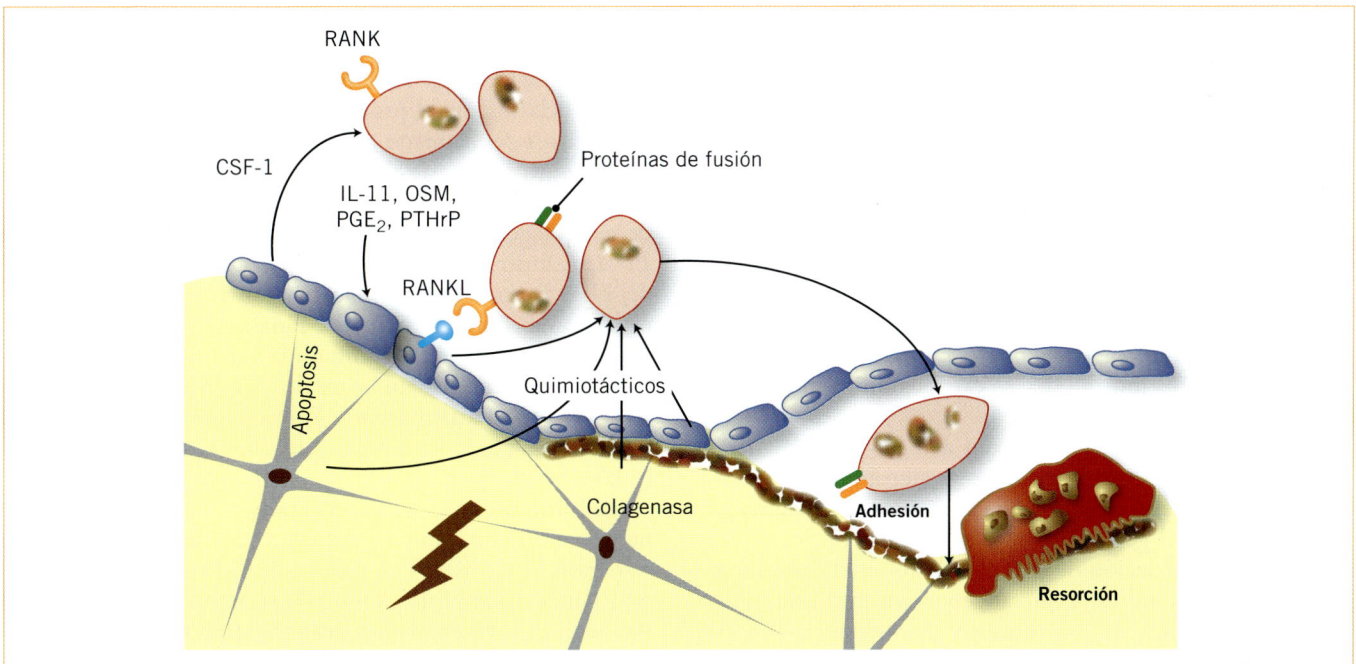

Figura 34-12. Iniciación de la formación de los osteoclastos. En rosa aparecen los precursores de los osteoclastos; en rojo, un osteoclasto diferenciado; en azul, los osteoblastos; en gris, los osteocitos, con indicación de los canalículos en forma estrellada, y en amarillo claro, la masa ósea. c-fms: receptor de M-CSF; CSF-1: factor estimulante de colonias de macrófagos; IL-11: interleuquina 11; OSM: oncostatina M; PGE$_2$: prostaglandina E$_2$; PTHrP: péptido relacionado con la hormona paratiroidea; RANK: receptor activador del factor nuclear kappa B (NF-κB); RANKL: ligando del receptor activador del NF-κB.

existen evidencias de que la mayoría de los factores osteotrópicos que inducen la formación de osteoclastos actúan indirectamente por interacción con receptores de las células del estroma de la médula ósea, que, a su vez, inducen la expresión de RANKL, y de que la OPG se utiliza como un agente antiosteoporótico. Así, el sobrenadante de plaquetas estimula la formación de osteoclastos a través de OPG y de un mecanismo dependiente de RANKL.

Los glucocorticoides inducen la expresión del sistema RANKL/M-CSF y suprimen simultáneamente la transcripción del gen OPG. Asimismo, ejercen un efecto antiapoptótico sobre los osteoclastos maduros, lo que provoca un aumento de su supervivencia y su actividad. La supresión concomitante de hormona luteinizante y de esteroides sexuales causa un desequilibrio en el sistema RANKL/OPG, que favorece la osteoclastogénesis. Todo esto explica la acción destructora del hueso de los corticoides, uno de los efectos adversos más importantes de estos fármacos, usados ampliamente por su potente acción antiinflamatoria (**Fig. 34-13**).

En cuanto a la acción de los osteocitos en la formación de los osteoclastos, al parecer los osteocitos apoptóticos secretan factores reguladores que alcanzan la superficie del hueso a través de los canalículos osteocíticos, que permiten la emisión de dendritas. En situación de quiescencia (fase de terminación), al parecer la molécula anticlastogénica producida por los osteocitos es TGF-β. Asimismo, los osteocitos producen óxido nítrico, que previene la iniciación de la osteoclastogénesis.

Algunos factores solubles pueden aumentar la osteoclastogénesis por inducción del RANKL en los osteoblastos. Dichos factores incluyen la PTH, el PTHrP, la T$_3$, el calcitriol, el TNF-α, la IL-1, la IL-11 y la prostaglandina E$_2$, que

en su mayor parte modulan la vía de la proteína quinasa A, a través de la formación de AMP cíclico.

En relación con las interacciones de las células lineales con los osteoclastos, las primeras expresan la molécula de adhesión intercelular 1 (ICAM-1), que, a través de su actividad metaloproteasa, contribuye a «limpiar» la superficie del hueso antes de que se inicie la resorción ósea. Por otra parte, los osteoclastos utilizan la integrina α9β1 para interaccionar

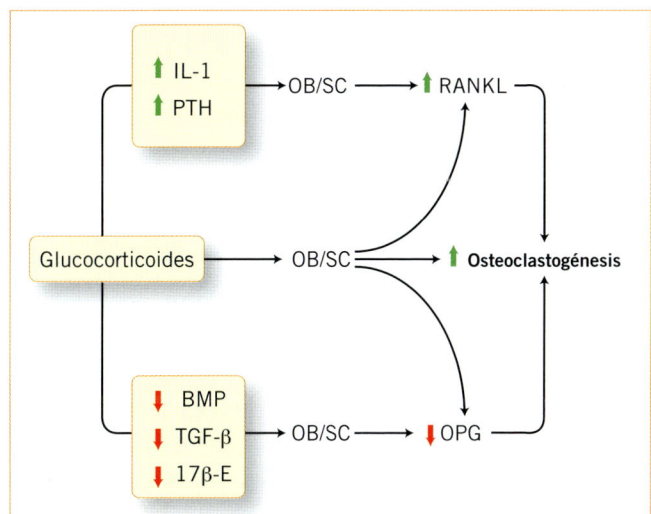

Figura 34-13. Inducción de la expresión del sistema RANKL/G-CSF y supresión simultánea de la transcripción del gen osteoprotegerina (OPG) mediada por corticoides. 17β-E: 17β-estrógenos; BMP: proteínas morfogenéticas del hueso; IL-1: interleuquina 1; OB/SC: células madres de los osteoblastos; PTH: hormona paratiroidea; TGF-β: factores transformantes del crecimiento beta.

con la vitronectina, la fibronectina y la osteopontina en la matriz del hueso. Asimismo, la expresión de la integrina α9β1 es necesaria para la resorción ósea.

Se ha propuesto una cascada génica, que controla la diferenciación de los osteoclastos, en la que intervienen dos proteínas segregadas por los osteoblastos y cuatro factores de transcripción (**Fig. 34-14**). Estudios de transcriptómica han mostrado que, entre las fases de preosteocito y de preosteoblasto, se expresan 47 genes de forma diferencial, la mayor parte de ellos relacionados con la síntesis de colágeno de tipo I y de enzimas procesadoras del colágeno, que se inhiben. Asimismo, estudios de proteómica durante la diferenciación de los osteoclastos indican que se expresan, diferencialmente, entre 19 y 23 proteínas.

Hay otras moléculas que afectan a la actividad y la función de los osteoclastos, como c-src y catepsina K, muy importantes en el remodelado óseo, pero que no afectan a su diferenciación. El gen que parece actuar en el primer momento de diferenciación de los osteoclastos es el denominado *PU.1*, que, cuando se expresa, genera un factor de transcripción que controla los procesos de diferenciación de células mieloides, linfocitos B, macrófagos y osteoclastos. Los animales deficientes en *PU.1* presentan una grave osteopetrosis (enfermedad caracterizada por la formación de huesos muy densos) con ausencia de osteoclastos y de macrófagos. El gen *PU.1* parece controlar la expresión de otro gen, el *m-cfs*, necesario para la diferenciación osteoclástica. Este gen codifica M-CSF, necesario para la maduración de los macrófagos y para la diferenciación de los precursores mieloides hasta progenitores de los osteoclastos. Antes se ha mencionado que la OPG inhibe la diferenciación de los osteoclastos. La sobreexpresión de OPG en animales transgénicos genera un fenotipo de osteopetrosis con existencia de precursores osteoclásticos, lo que indica que la OPG actúa

en un estadio más tardío de la diferenciación de los osteoclastos.

Otros factores que actúan tardíamente en el desarrollo de los osteoclastos son el protooncogén *c-fos*, un homólogo del gen vírico *v-fos*, llamado así porque produce un osteosarcoma, que expresa parte del factor de transcripción AP-1. La alteración de este gen conduce a osteopetrosis con presencia de macrófagos, lo que indica que actúa más tarde que el gen *PU.1*. Asimismo, la alteración de las subunidades p50 y p52 del NF-κB provoca la formación de osteopetrosis y la ausencia de osteoclastos y células B. Finalmente, existe otro gen, cuya mutación genera microftalmía y osteopetrosis, denominado *mi*, que codifica un factor de transcripción de la familia BHLH y que actúa más tarde que los genes *PU.1* y *c-fos*, ya que en animales mutantes hay osteoclastos, pero no se produce la resorción de hueso (**Fig. 34-14**).

La formación y expansión del borde rizado de la membrana plasmática de los osteoclastos sucede donde se produce la resorción ósea (**Fig. 34-5**) y depende de la molécula de adhesión llamada integrina aVb3 y de la actividad de la ATPasa vacuolar. El mantenimiento del borde rizado de los osteoclastos se debe a un equilibrio entre exocitosis y endocitosis.

Otras proteínas importantes en la función de los osteoclastos son la fosfatasa ácida lisosomal y la fosfatasa resistente al ácido tartárico. En animales mutantes, para estas dos proteínas se observan importantes deformaciones óseas y malformaciones de la columna vertebral torácica. Otra proteína importante en la función de los osteoclastos es la enzima lisosómica catepsina K, que se encarga de digerir fibras nativas de colágeno a pH ácido y, por lo tanto, es necesaria para la resorción ósea; así, la ausencia de catepsina K conduce a la aparición de una enfermedad denominada picnodisostosis. Además, están presentes varias metaloproteasas, como MMP-1, MMP-9 y MT1-MMP, todas ellas implica-

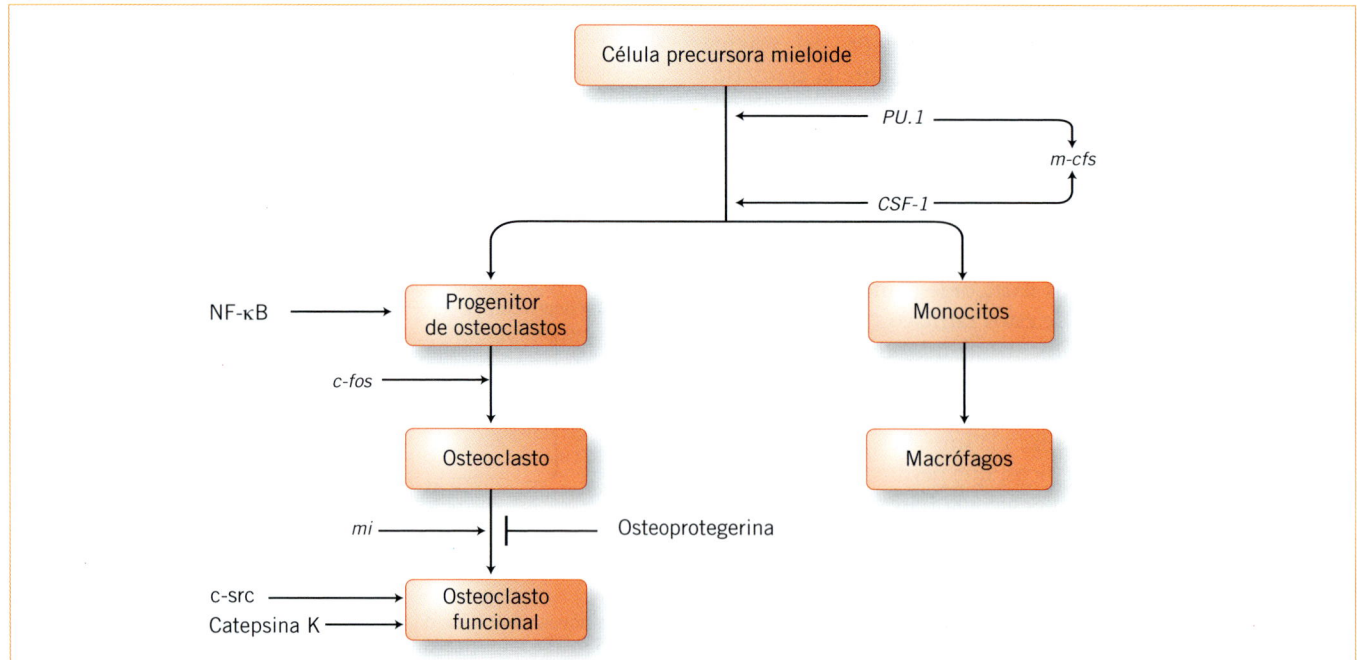

Figura 34-14. Cascada génica que controla la diferenciación de los osteoclastos. *c-fos*: protooncogén homólogo del gen vírico *v-fos*; CSF-1: factor estimulante de colonias de macrófagos; NF-κB: factor nuclear kappa B.

das en la degradación de la matriz ósea. La inactivación de las proteínas necesarias para la acidificación extracelular o de las proteasas implicadas en la degradación de la matriz conduce a la osteopetrosis.

Las BMP, excepto la BMP-1, pertenecen a la familia de factores de crecimiento del tipo TGF-β. Existen al menos 15 BMP diferentes y todas ellas tienen la capacidad de inducir la formación de hueso ectópico y de potenciar la diferenciación de los osteoblastos en cultivo de tejidos. Por consiguiente, su potencial terapéutico es innegable en circunstancias como la osteoporosis, en la que existe pérdida de masa ósea. Muchas de estas proteínas no sólo están implicadas en el desarrollo óseo, sino que también participan en numerosos procesos de organogénesis durante el desarrollo embrionario, controlando la proliferación celular y la apoptosis. Las proteínas BMP-4, BMP-5, BMP-7, GDF-5 y GDF-6 son las que desempeñan un papel más importante en el desarrollo de elementos esqueléticos.

Por otra parte, la síntesis del mismo TGF-β2 está aumentada en los osteoblastos, generando un fenotipo marcadamente osteogénico, que conduce a la diferenciación de los osteoblastos. Las BMP actúan por unión a receptores del tipo serina-treonina quinasa, que, consecuentemente, activan moléculas Smad por fosforilación. Estas Smad traslocan al núcleo, donde modulan la transcripción de genes específicos.

Los osteoclastos, después de haber resorbido el hueso, mueren por apoptosis. Algunos agentes que bloquean la resorción ósea, como los bifosfonatos y la OPG, inducen la apoptosis de los osteoclastos. Lo mismo ocurre con otros reguladores de la actividad osteoclástica, como los estrógenos, los glucocorticoides y el TGF-β.

Fase de transición

Durante la fase de transición, un período crítico para el «acoplamiento celular», los osteoclastos implicados en la resorción ósea estimulan la diferenciación de los precursores de los osteoblastos, activando la formación de hueso en las lagunas de resorción (**Fig. 34-15**). La resorción ósea cesa y

los osteoclastos sufren apoptosis dependiente de la caspasa-3 o a través del ligando Fas (**cap. 4**, Crecimiento, diferenciación, proliferación y muerte celular, **tomo II**).

Los factores liberados por los osteoclastos actúan sobre los precursores de los osteoblastos y éstos proliferan y participan en la formación de hueso en una cantidad equivalente a la resorbida. El número de osteoclastos parece ser un factor crítico para estimular la formación de hueso. Por otra parte, la degradación de factores de crecimiento, embebidos en la matriz ósea por acción de la catepsina K, parece ser otro factor que condiciona el aumento de la formación de hueso.

Numerosos factores producidos por los osteoclastos son determinantes en la diferenciación y la actividad de los osteoblastos. Entre ellos se incluyen: la fosfatasa resistente al ácido tartárico de tipo V, necesaria para la resorción de la matriz; el dominio Vo de la ATPasa-H$^+$ vacuolar; la esfingosina-1-fosfato, que interacciona con el receptor S1P, aumentando la expresión del RANKL y la migración y supervivencia de los osteoblastos; la proteína mieloide inducida por myb (mim-1); el factor de crecimiento de las plaquetas, que promueve la proliferación de los osteoblastos; el factor de crecimiento de los hepatocitos A, y la proliferación de los osteoblastos y los osteoclastos. La interacción entre los osteoclastos y las células precursoras de los osteoblastos se lleva a cabo mediante la efrina B2 con su receptor (v. más adelante).

Recientemente, se ha descubierto que los osteoclastos producen proteínas de tipo Wnt *(wingless)*, que interaccionan con la proteína 5 relacionada con el receptor de las lipoproteínas de baja densidad (LRP5), un correceptor de las proteínas Wnt, que, junto con otro correceptor, denominado Fz, inactiva la glucógeno sintasa quinasa 3β (GSK-3β), lo que conduce a la prevención de la degradación de la β-catenina en el citoplasma de los osteoblastos. Esto facilita que la β-catenina alcance el núcleo, donde se asocia con una familia de factores de transcripción, denominados Tcf/Lef, que regulan la expresión de los denominados genes diana de la vía canónica de Wnt. Hay que señalar que esta vía está finamente regulada por señales tanto extracelulares como intracelulares (citoplasmáticas y nucleares).

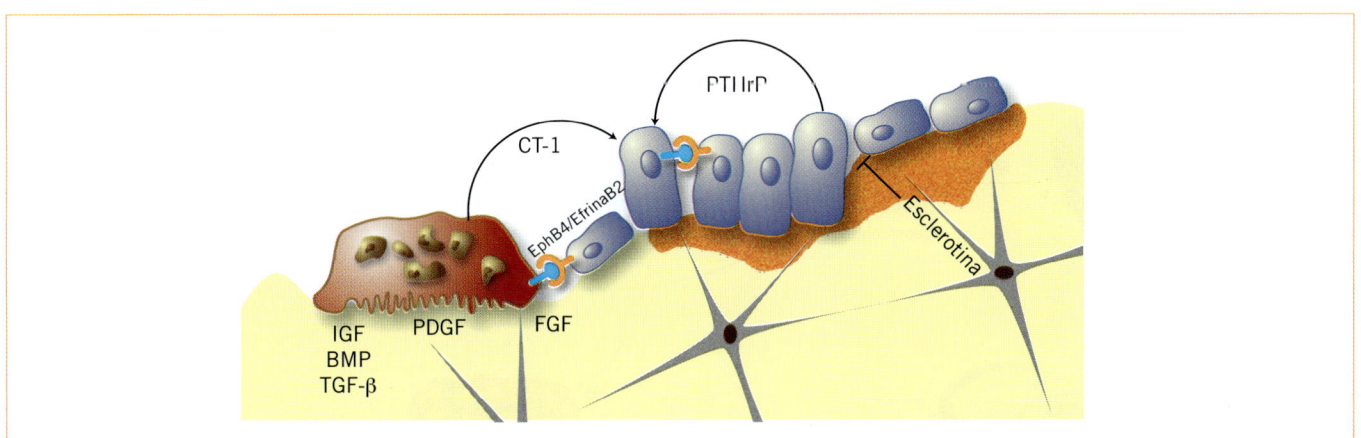

Figura 34-15. Control de la formación de hueso en el remodelado óseo. En rojo aparece un osteoclasto diferenciado quiescente; en azul, los osteoblastos diferenciados; en gris, los osteocitos, con indicación de los canalículos en forma estrellada, y en amarillo claro, la masa ósea. El nuevo hueso formado aparece en color anaranjado. BMP: proteínas morfogenéticas del hueso; CT-1: calcitonina 1; EphB4: receptor B4 de efrinas; FGF: factor de crecimiento de los fibroblastos; IGF: factores de crecimiento análogos a la insulina; PDGF: factor de crecimiento de las plaquetas; PTHrP: péptido relacionado con la hormona paratiroidea; TGF-β: factor de crecimiento transformante beta.

Entre los inhibidores extracelulares se encuentran las proteínas relacionadas con Fz (sfrp), que se unen y neutralizan las proteínas Wnt. Un segundo grupo de inhibidores lo forman las proteínas «dickkopf» (Dkk) y la esclerotina (Sost), que se unen e inactivan la señalización de los receptores LPR5. Entre los inhibidores citosólicos de la fosforilación de la β-catenina está la mencionada GSK-3β, la axina y el supresor de tumores de la poliposis adenomatosa del colon.

Un dato clave de la importancia de esta ruta es que una mutación en el correceptor LRP5 produce un síndrome de seudoglioma-osteoporosis, tanto en el hombre como en el ratón. Asimismo, ciertas variantes génicas en el correceptor LRP5 se asocian con una menor mineralización ósea y con el riesgo de fracturas.

La activación de la vía canónica Wnt por la proteína Wnt10b resulta en una mayor masa ósea y resistencia a la pérdida ósea relacionada con el envejecimiento. Además, la inactivación o reducción de los antagonistas de la vía Wnt, como Sfrp1, Apc y Dkk1, aumenta la masa ósea trabecular en los ratones adultos. Hay que destacar que las mutaciones o alteraciones del LRP5 afectan a la formación del hueso sin afectar a la resorción ósea. Todos estos nuevos conocimientos, tomados en su conjunto, abren la puerta a la intervención terapéutica con nuevos fármacos que interaccionen con la vía Wnt, para generar una mayor masa ósea. Un aspecto de interés adicional es que la activación de la vía Wnt bloquea la adipogénesis mediada por la acción de los factores de transcripción proteína α de unión a potenciadores CCAAT (CEBP-α) y receptor gamma activado por proliferadores de peroxisomas (PPAR-γ). Por otra parte, existen evidencias tanto *in vitro* como *in vivo* de que la ruta de Wnt regula la expresión de la OPG. La **figura 34-16** muestra el papel de la vía canónica Wnt en el destino de las células progenitoras mesenquimales, que conducen a la formación de osteoblastos, condrocitos y adipocitos.

Otra de las rutas de señalización celular importante para la actividad de los osteoblastos es la del NFκB. Recientemente se ha descrito que el tiempo y el estadio específico de la inhibición del inhibidor endógeno de la κB quinasa (IKK) del NF-κB en los osteoblastos diferenciados aumentan la masa ósea del hueso trabecular y la densidad mineral ósea sin afectar la actividad de los osteoclastos en ratones jóvenes. Asimismo, la inhibición del IKK en los osteoblastos mantiene la formación de hueso en animales ovariectomizados adultos. La inhibición del IKK hace aumentar la expresión del antígeno relacionado con el gen *c-fos*, denominado Fra-1, un factor de transcripción esencial para la formación de la matriz ósea tanto *in vitro* como *in vivo*.

El crecimiento y la diferenciación de los osteoblastos están bajo el control de numerosos factores endocrinos, paracrinos y autocrinos. Entre éstos se encuentran los siguientes: BMP, IGF-1, TGF-β y otras citoquinas, así como PTH, hormona del crecimiento, T_3, insulina, glucocorticoides, vitamina D activa y fuerzas biomecánicas. Dado que los osteoblastos derivan de células mesenquimatosas, existen mecanismos de desarrollo activados apropiadamente para controlar el ciclo celular y asegurar que el fenotipo de los osteoblastos difiera del de otras células del mismo origen, como los condrocitos y los adipocitos. Los factores de transcripción AP-1, Dlx-5, Msx-2, las proteínas osteogénicas BMP-2 y algunas citoquinas, como el TGF-β, son ejemplos de moléculas reguladoras que se expresan temporalmente para mediar en el compromiso de las células progenitoras en su diferenciación hasta osteoblastos y salvaguardar la síntesis de moléculas necesarias para la proliferación, la formación de matriz y la mineralización.

Por otra parte, los osteoblastos producen numerosos factores reguladores, que incluyen prostaglandinas, citoquinas y factores de crecimiento, algunos de los cuales se incorporan a la matriz en desarrollo, lo que se traduce en la estimu-

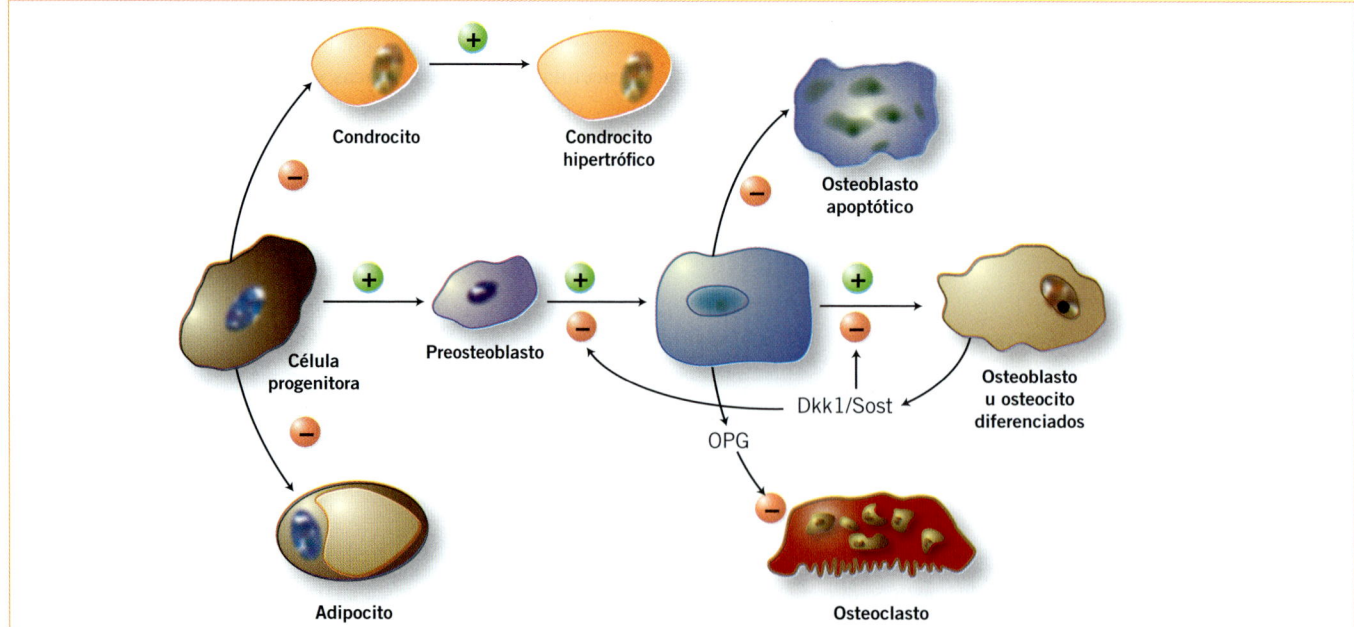

Figura 34-16. Papel de la vía de señalización de la Wnt/β-catenina en la determinación del destino celular de los progenitores mesenquimales. Dkk1: proteína «dickkopf» 1; OPG: osteoprotegerina; Sost: esclerotina.

lación de la formación o de la resorción de hueso. Algunos de estos factores, como ocurre con la PTH y la PGE₂, pueden influir en ambos procesos. La activación de los osteoblastos por la PTH causa la expresión de genes importantes para la degradación de la matriz extracelular, la producción de factores de crecimiento y la estimulación del reclutamiento de osteoclastos. La capacidad de la PTH para llevar a cabo cambios en la expresión génica es dependiente de la activación de factores de transcripción, como los de la familia de la proteína activadora-1, RUNX2, y las proteínas de unión al elemento de respuesta a AMP cíclico (CREB). La mayor parte de estos procesos están mediados por la proteína quinasa A. Sin embargo, otros procesos están mediados por la proteína quinasa C y por la estimulación de las proteínas quinasas activadas por mitógenos. La **figura 34-17** muestra la cascada de señales promovida por la PTH.

Se ha propuesto que algunos nucleótidos, como el ATP y el UTP, liberados localmente, interaccionando con receptores del tipo P2Y, expresados tanto en los osteoblastos como en los osteoclastos, son potentes activadores de las señales de transducción de la PTH y de la activación transcripcional de los osteoblastos. La provisión de un mecanismo de inducción de los osteoblastos, más allá del derivado de la acción de factores sistémicos, puede facilitar el remodelado óseo y explicar la paradoja de por qué algunas hormonas, como la PTH, ejercen efectos en lugares discretos del hueso.

La hormona del crecimiento, directamente y a través del IGF-1, estimula la proliferación de osteoblastos y la formación de matriz extracelular, como se ha indicado antes. El efecto del IGF-1 es mediado por la producción por parte de los osteoblastos de proteínas de unión a IGF-1 (IGFBP), algunas de las cuales inhiben la acción del IGF-1, como la IGFBP-3 y la IGFBP-4, mientras que la IGFBP-5 aumenta su acción.

La actividad osteoblástica es también estimulada por la T₃, aumentando la producción de osteocalcina, colagenasa 3, MMP-13, gelatinasa-B (MMP-9), inhibidor de la MMP-1 (TIMP-1), fosfatasa alcalina, IGF-1, IGFBP₂, IL-4, IL-6 e IL-8. La acción final de la T₃ es la regulación de la morfología de los osteoblastos, del citoesqueleto y de los contactos celulares, así como la regulación de la síntesis de citoquinas y de factores de crecimiento implicados en la actividad de dichas células. Así, la IL-6 y la IL-8 son importantes activadores del proceso de osteoclastogénesis.

Un factor de transcripción denominado factor a1 (Cbfa1) parece ser esencial para la formación de los osteoblastos y, por consiguiente, para la formación del hueso. El gen más específico de los osteoblastos es el de la osteocalcina, que presenta dos elementos *cis* en su promotor, denominados *OSE-1* y *OSE-2*, idénticos a aquellos que se unen a una nueva familia de factores de transcripción, denominados proteínas Runt/CFBA. El dominio Runt, que contiene 128 aminoácidos, está muy bien conservado a lo largo de la evolución. Existen tres genes de este tipo en el hombre, denominados *Cbfa1, Cfba2* y *Cbfa3*, este último expresado con ubicuidad.

El gen *Cbfa2* se expresa en los linfocitos T y B y está implicado en la organogénesis. El gen *Cbfa1* se expresa únicamente en osteoblastos. El Osf2 es un transcrito completo del gen *Cbfa1*, que cumple con todas las características de un activador transcripcional de la diferenciación, ya que se

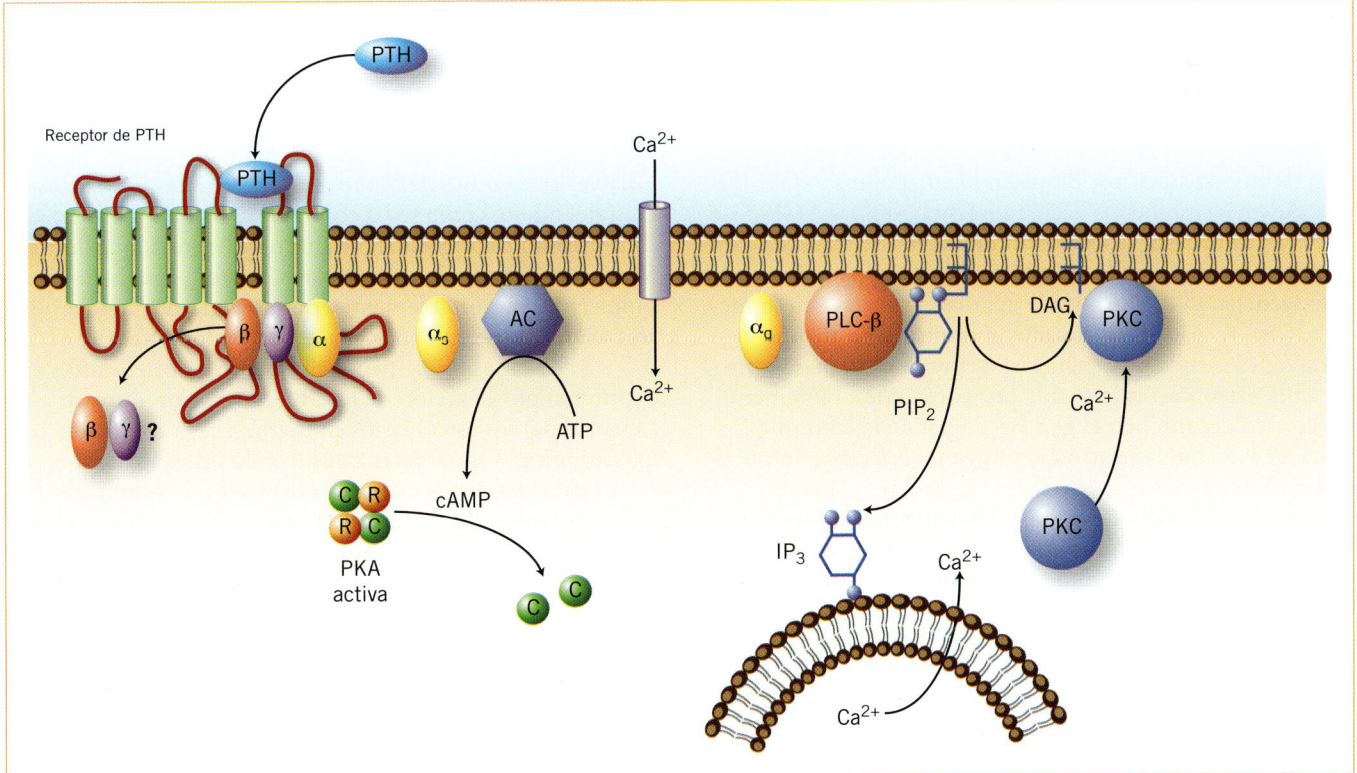

Figura 34-17. Transducción de señales mediadas por la hormona paratiroidea (PTH). AC: adenilato ciclasa; DAG: diacilglicerol; PLC: fosfolipasa C; IP₃: inositol-trisfosfato; PIP₂: fosfatidilinositol-bisfosfato; PKA: proteína quinasa A; PKC: proteína quinasa C.

une y activa al promotor de la mayoría de los genes expresados en los osteoblastos, y durante el desarrollo se expresa inicialmente en las células mesenquimatosas. Además, sólo se expresa en osteoblastos maduros y no en condrocitos u otras células del mismo origen. Por último, la sobreexpresión de Osf2 en células no osteoblásticas conduce a la expresión de genes típicamente osteoblásticos, como el gen de la osteocalcina y la sialoproteína del hueso. La función de este gen no es redundante con otros genes, ya que en ratones deficientes para Osf2 se observa que el desarrollo de su esqueleto es normal, excepto en que el material formado es exclusivamente cartílago. Por otra parte, se ha descubierto que la displasia cleidocraneal humana se debe a mutaciones por deleción, parada, inserción o sin sentido del gen *Cbfa1*.

El complejo génico de la calcitonina comprende dos genes, a y b, localizados en el cromosoma 11, entre los genes de la catalasa y de la PTH. Los tres primeros exones del gen a codifican el CGRP, y la expresión de los seis exones completos genera la calcitonina. El gen b sólo produce CGRP. El gen de la calcitonina tiene un promotor que dispone de un elemento de respuesta negativa a la vitamina D y un elemento de respuesta positiva al AMP cíclico (CRE). La calcitonina inhibe la resorción ósea directamente, al causar una pérdida del número de osteoclastos y de su borde rizado, así como de su actividad secretora. El mecanismo depende de la transducción de señales mediada por proteínas G, provocada por la unión con su receptor. La propia calcitonina regula la expresión de su propio receptor en los osteoclastos de manera negativa, a través de un mecanismo transcripcional. La calcitonina también afecta a otros tejidos, ya que aumenta la expresión de la 25-hidroxilasa hepática y la 1α-hidroxilasa renal, que conducen a la formación de vitamina D activa. El CGRP también interviene en el remodelado óseo a través de vías de transducción de señales que implican al AMP cíclico.

Los corticoides ejercen un efecto supresor sobre la formación de los osteoblastos, induciendo su apoptosis (**Fig. 34-13**). Además, inhiben la acción de las citoquinas TGF-β1 e IGF-1, y aumentan la expresión del factor de transcripción PPAR-γ2, que inhibe la osteoblastogénesis y participa en la adipogénesis, lo que explica la aparición de grasa en la médula ósea de pacientes tratados durante largo tiempo con corticoides. Asimismo, explica el descenso en la masa mineral en la osteoporosis inducida por corticoides. Finalmente, los corticoides inhiben el gen *bcl-2* (gen de la leucemia/linfoma 2) y alteran la relación de los genes *bcl-2/bax*, implicados en la apoptosis.

Existe una señalización bidireccional entre los osteoclastos y los osteoblastos que permite la inhibición de los osteoclastos y la diferenciación de los osteoblastos. Esta señalización se realiza por interacción de la efrina B2, un factor de crecimiento del tipo de los factores de crecimiento epidérmico, que está anclado a la membrana plasmática del osteoclasto, con el receptor EphB4, expresado en los precursores de los osteoblastos. La señalización directa en estos últimos permite su diferenciación como resultado de la inhibición de la GTPasa RhoA. Asimismo, la señalización inversa en el osteoclasto a través de la efrina B causa el bloqueo de la ex-

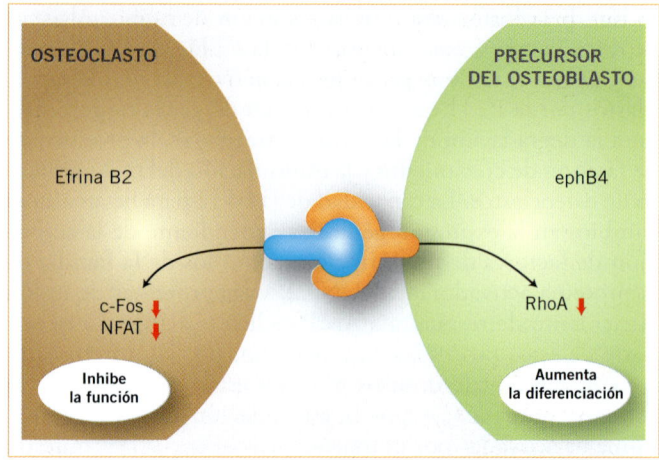

Figura 34-18. Señalización bidireccional mediada por efrina B2, presente en los osteoclastos, y receptor B4 de efrinas (ephB4), expresado en la célula precursora de los osteoblastos. c-Fos: producto del protooncogén del osteosarcoma *c-fos*; NFAT: factor nuclear de las células T activadas; RhoA: GTPasa.

presión de los factores de transcripción c-Fos y NFAT1 por un mecanismo aún desconocido (**Fig. 34-18**).

Con independencia de los factores endocrinos y paracrinos, así como de los procesos de señalización celular, que median el cese de actividad de los osteoclastos y la diferenciación y activación de los osteoblastos, se ha observado que, en la fase de transición del remodelado óseo, existen interacciones directas *in vivo* entre los osteoclastos y las células lineales osteoblásticas. Se estima que la comunicación a través de moléculas de conexina entre osteoclastos y osteoblastos en las uniones en forma de hendidura o brecha *(gap junctions)* desempeña un papel importante en el desarrollo de los osteoblastos.

Fase de terminación

Una vez que comienza la formación osteoblástica, la formación del hueso, como se ha comentado antes, dura alrededor de 3 meses. Los osteocitos producen esclerotina, que limita la formación ósea por los osteoblastos, y éstos pasan a un estado quiescente, presumiblemente con la ayuda de la esclerotina segregada a través de los canalículos de los osteocitos (**Fig. 34-15**). En esta fase, la diferenciación de los osteoclastos está suprimida por la acción de la OPG, que se produce en gran cantidad por los osteoblastos en respuesta a la activación de la vía canónica Wnt, aspecto considerado en el apartado anterior. Los osteoblastos expresan otro factor, denominado factor temprano 2 de las células B, que se une al promotor del gen de la OPG y activa la producción de ésta de forma sinérgica con la vía Wnt a través de la β-catenina. Asimismo, parece ser que los ligandos de la ruta Notch también pueden estar implicados en la producción de OPG por los osteoblastos, de forma coordinada con la vía canónica Wnt.

Los osteoblastos segregan RANKL y OPG para controlar positiva y negativamente, de forma respectiva, la osteoclastogénesis. No obstante, se ha demostrado que el receptor 4 acoplado a proteína G (LGR4) inhibe la activación RANK por secuestro del RANKL. Además, activa a la proteína $G_{\alpha q}$, lo que provoca la liberación de Ca²⁺ y la inhibición de la activación del factor nuclear de las células T activadas (NFATC1, *nuclear factor of activated T-cells, cytoplasmic 1*)

mediada por la glucógeno sintasa quinasa 3β (GSK-3β). Lo que resulta más notable es que la propia señalización de RANK induce la transcripción del receptor LGR4, con lo que se crea un bucle de retroalimentación negativa. Este descubrimiento ha conducido a una nueva aproximación farmacológica para el tratamiento de la osteoporosis utilizando señuelos RANKL, denominados LGR4-ECD (dominio extracelular soluble de LGR4), que ejercen un efecto similar a tratamiento con los anticuerpos anti-RANKL, pero con menos efectos adversos (**Fig. 34-19**).

La actividad física y el ejercicio, además de una nutrición adecuada, son fundamentales para mantener una masa magra apropiada y prevenir las enfermedades crónicas (**cap. 21**, Nutrición en la actividad física y deportiva, **tomo IV**, y **cap. 29**, Actividad física, estilos de vida y prevención de las enfermedades crónicas no transmisibles, **tomo IV**). Varias líneas de evidencia han establecido que el músculo esquelético es un órgano endocrino que libera mioquinas, las cuales actúan de forma tanto autocrina como paracrina; una de ellas es la irisina que, además de promover el gasto energético y el pardeamiento del tejido adiposo, afecta el metabolismo óseo *in vivo*. Así, el tratamiento con irisina recombinante simula el efecto de la actividad física, promoviendo la actividad de los osteoblastos (**Fig. 34-20**).

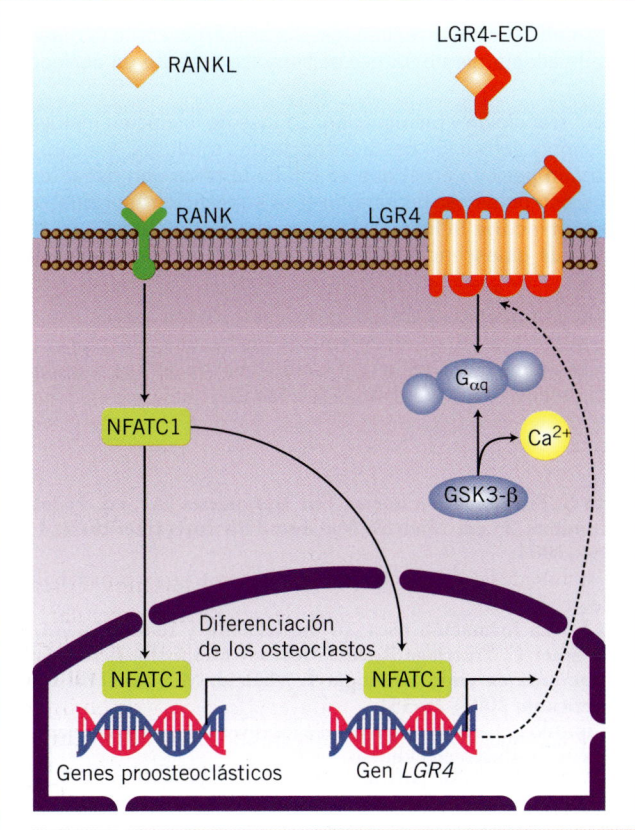

Figura 34-19. Bucle de retroalimentación negativa de los osteoclastos. GSK-3β glucógeno sintasa quinasa 3β; LGR4: receptor LGR4; LGR4-ECD: dominio extracelular soluble de LGR4 (señuelo del receptor); NFATC1: factor nuclear de las células T activadas; RANKL: ligando del receptor activador del factor nuclear kappa B. (Modificado de Zaidi e Iqbal, 2016.)

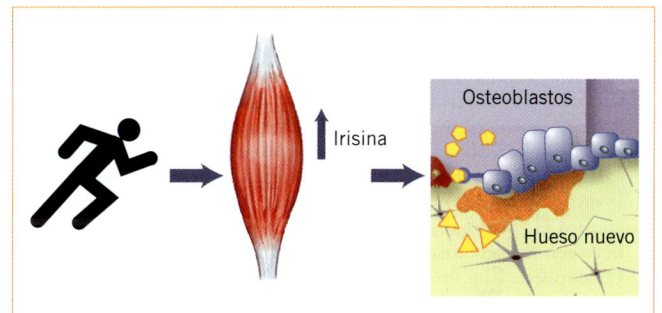

Figura 34-20. Efectos de la irisina sobre la formación de hueso.

PUNTOS CLAVE

- El hueso es un tejido conectivo mineralizado que desempeña importantes funciones de sostén y protección del organismo, y sus células constituyentes están en estrecha relación con las de la médula ósea, de la que derivan. Contiene material tanto orgánico como inorgánico. La materia orgánica es principalmente proteína. La proteína principal del hueso es colágeno de tipo I, que comprende el 90-95 % del material orgánico. El componente inorgánico o mineral es principalmente hidroxiapatita cristalina, junto con sodio, magnesio, fluoruro y carbonato; aproximadamente el 99 % del calcio del cuerpo está contenido en el hueso.

- Las células óseas más importantes son las células osteoprogenitoras estromales, los osteoblastos, los osteocitos, las células de revestimiento y los osteoclastos y sus precursores.

- Las principales hormonas sistémicas que regulan el equilibrio dinámico del calcio entre los diferentes compartimentos corporales, y al mismo tiempo modulan las actividades de formación y remodelación óseas, son: hormona paratiroidea (PTH), calcitonina y vitamina D. Todas ellas participan en el mantenimiento de la constancia de la concentración plasmática de calcio; para ello, no sólo ejercen su acción sobre el hueso, sino también sobre el intestino y el riñón. Existen también otras hormonas que participan, en menor medida, en la regulación del metabolismo óseo y en la homeostasis del calcio y el fosfato: glucocorticoides, péptido relacionado con la PTH (PTHrP), péptido relacionado con el gen de la calcitonina (CGRP), estrógenos, prolactina, insulina, hormonas tiroideas, hormona del crecimiento, factor de crecimiento análogo de la insulina tipo 1 (IGF-1) y otros factores de crecimiento.

- El crecimiento óseo en tamaño y forma se lleva a cabo a través de la cooperación de células responsables de la formación, la mineralización y la resorción de la matriz ósea. Los osteoblastos son los encargados de producir la matriz celular y de facilitar la mineralización, mientras que los osteoclastos –células multinucleadas especializadas– llevan a cabo la resorción del hueso.

- La naturaleza dinámica del esqueleto es posible gracias al proceso de remodelado óseo, que puede definirse como la acción coordinada de los osteoclastos (células destructoras de hueso) y de los osteoblastos (células formadoras de hueso), así como de los osteocitos dentro de la matriz ósea y de las células lineales, derivadas de los osteoblastos, que cubren la superficie del hueso. La acción coordinada de estas células es lo que se conoce como la «unidad multicelular básica». Dentro de esta unidad, se asume que la actividad celular está «acoplada», un principio por el cual la cantidad de hueso destruido por los osteoclastos es igual a la cantidad formada por los osteoblastos. Sin embargo, como la masa ósea aumenta en la infancia y disminuye en la vejez, el proceso de acoplamiento parece ser preciso durante un período corto de la vida adulta.

- En el remodelado óseo se pueden distinguir tres fases: iniciación, transición y terminación. La fase de iniciación incluye el reclutamiento de precursores de osteoclastos y su diferenciación y activación hasta osteoclastos maduros, así como el mantenimiento de la resorción ósea. La fase de transición es un período en el que se inhibe la resorción ósea, los osteoclastos entran en apoptosis y se reclutan y diferencian los osteoblastos. En esta fase, la superficie resorbida se prepara para la formación de hueso nuevo. La fase de terminación incluye la formación de nueva materia osteoide, la mineralización de la fase orgánica y la entrada en una situación de quiescencia. Durante esta fase, la diferenciación osteoclástica está aparentemente inhibida.

- La regulación endocrina y génica de la síntesis, el metabolismo y la apoptosis de los osteoblastos y los osteoclastos incluye un elevado número de factores endocrinos, paracrinos y autocrinos. El conocimiento de las bases moleculares y celulares del remodelado óseo y de los principales factores génicos implicados en la regulación local de estos procesos es fundamental para comprender la prevención y el tratamiento de diferentes enfermedades óseas.

BIBLIOGRAFÍA

Baron R, Rawadi G. Targeting the Wnt/beta-catenin pathway to regulate bone formation in the adult skeleton. Endocrinology 2007; 148: 2635-43.
Revisión sobre el papel de la vía canónica Wnt/β-catenina en la diferenciación de los osteoblastos y su interés en la prevención de enfermedades óseas.

Chang J, Wang Z, Tang E y cols. Inhibition of osteoblastic bone formation by nuclear factor-kappa B. Nat Med 2009; 15: 682-9.
Artículo que describe que la inhibición de la proteína inhibidora del factor nuclear κB en los osteoblastos determina un aumento de la formación de hueso sin alteración de la actividad de los osteoclastos, lo que abre nuevas perspectivas al tratamiento de la osteoporosis.

Colaianni G, Mongelli T, Colucci S, Cinti S, Grano M. Crosstalk between muscle and bone via the muscle-myokine irisin. Curr Osteoporos Rep 2016; 14: 132-7.
Descripción del reciente descubrimiento que establece que la irisina, una mioquina que induce la aparición de tejido adiposo beige y, por lo tanto, contribuye a aumentar el gasto energético, es también una potente estimuladora de la formación de hueso.
Monografía actualizada sobre la composición de la leche y de los productos lácteos en nutrición humana

Fox SI, ed. Regulación del metabolismo. Fisiología humana, 12ª ed. Madrid: McGraw-Hill Educación, 2011; p. 654-93.
Texto que incluye una parte dedicada al metabolismo del tejido óseo.

Guyton AC, Hall JE. Hormona paratiroidea, calcitonina, metabolismo del calcio y del fosfato, vitamina D, huesos y dientes. En: Guyton AC, Hall JEH, eds. Tratado de fisiología médica, 12ª ed. Barcelona: Elsevier España, 2011; p. 955-72.
Capítulo dedicado a la composición, la estructura y el metabolismo del tejido óseo.

Kennelly PJ, Botham KM, McGuinness OP, Rodwell VW, Weil P. Harper's illustrated biochemistry, 32ª ed. New York: McGraw Hill, 2023.
Libro actualizado de bioquímica con un excelente capítulo sobre proteínas de la matriz extracelular.

Matsuo K, Irie N. Osteoclast-osteoblast communication. Arch Biochem Biophys 2008; 473: 201-9.
Excelente y actualizada revisión sobre los mecanismos moleculares de la formación y la resorción ósea, así como de la comunicación entre osteoclastos y osteoblastos.

Prieto S. Fisiología del hueso. En: Tresguerres JAF, ed. Fisiología humana, 2ª ed. Madrid: McGraw-Hill Interamericana, 1999; 994-1004.
Capítulo dedicado a la composición, la estructura y el metabolismo del tejido óseo.

Rico H. La formación ósea: su modelación y remodelación. En: Diéguez C, Yturriaga R, eds. Metabolismo fosfocálcico. Actualizaciones en endocrinología 9. Madrid: McGraw-Hill Interamericana, 2003; 25-35.
Capítulo que describe con detalle los diversos procesos metabólicos que se producen en el hueso.

Ross MH, Pawlina W. Histology. A text and atlas with correlated cell and molecular biology, 7ª ed. Wolters Kluwer Health, 2016.
Libro de referencia mundial en histología con un excelente capítulo sobre la estructura y función del hueso.

Salazar VS, Gamer LW, Rosen V. BMP signalling in skeletal development, disease and repair. Nat Rev Endocrinol 2016; 12: 203-21.
Excelente revisión sobre el papel de las proteínas morfogénicas óseas en el desarrollo del esqueleto.

Sims NA, Gooi JH. Bone remodeling: multiple cellular interactions required for coupling of bone formation and resorption. Semin Cell Dev Biol 2008; 19: 444-51.
Excelente revisión sobre la naturaleza dinámica del esqueleto y los procesos moleculares de remodelado, que implican las acciones coordinadas de osteoclastos, osteoblastos y osteocitos con la matriz y las líneas celulares derivadas de los osteoblastos.

Tai V, Leung W, Grey A, Reid IR, Bolland MJ. Calcium intake and bone mineral density: systematic review and meta-analysis. BMJ 2015; 351: h4183.
Revisión detallada que da cuenta de los efectos negativos de consumir suplementos minerales de calcio sobre la salusd cardiovascular.

Takayanagi H. Osteoclwast biology and bone resorption. En: Bilizikian JP y cols., eds. Primer on the metabolic bone diseases and disorders of mineral metabolism, 9ª ed. American Society of Bone and Mineral Research. John Wiley, 2019.
Excelente capítulo sobre los aspectos metabólicos del hueso y de las enfermedades óseas.

Zaidi M, Iqbal J. Closing the loop on the bone-resorbing osteoclast. Nat Med 2016; 22: 460-1.
Descripción de cómo los propios osteoclastos controlan que la resorción ósea no sea excesiva mediante un bucle de retroalimentación negativo.

 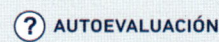
AUTOEVALUACIÓN

Relaciones metabólicas tisulares en el ciclo de ayuno y realimentación

35

O. Martínez Augustin, A. Daddaoua y M. D. Suárez Ortega

OBJETIVOS

- Comprender la importancia del control hormonal en el mantenimiento de la homeostasis en el organismo y en la interrelación tisular.
- Conocer las diferencias metabólicas entre los distintos tejidos.
- Analizar el papel central del hígado en el control de la glucemia.
- Comprender la función de las hormonas en la regulación de la glucemia.
- Conocer la relación que existe en el músculo esquelético entre el metabolismo de los ácidos grasos y la glucosa.
- Conocer las adaptaciones metabólicas que se producen en el organismo humano en el estado postabsortivo.
- Comprender las adaptaciones metabólicas en el ayuno temprano.
- Conocer las adaptaciones metabólicas en el ayuno prolongado.
- Analizar las repuestas metabólicas en la realimentación.

CONTENIDO

- Introducción
- Metabolismo de los distintos tejidos y órganos

- Regulación de la glucemia
- Relaciones metabólicas tisulares en distintas situaciones

INTRODUCCIÓN

Para poder conocer el funcionamiento del ser humano como organismo complejo multicelular, no es suficiente con comprender todas y cada una de las rutas metabólicas y su regulación individual, sino que es necesario conocer cómo funcionan estas rutas en su conjunto.

En todas las células funcionan las rutas centrales del metabolismo que proporcionan energía. Pero además, cada órgano, tejido o célula tiene una función diferente; existe una especialización en cada uno de ellos y, por lo tanto, cada uno presenta requerimientos energéticos y patrones metabólicos característicos.

El músculo esquelético genera adenosintrifosfato (ATP) para llevar a cabo la contracción muscular; en el músculo cardíaco este aporte de energía debe ser continuo. El tejido adiposo almacena y degrada los triacilgliceroles para aportar ácidos grasos como combustible a distintos tejidos. El cerebro debe obtener energía para mantener los potenciales de membrana que son esenciales para transmitir señales eléctricas. El riñón debe obtener ATP para el trabajo os-

mótico de eliminación de sustancias de desecho en contra de un gradiente de concentración para la excreción. El hígado tiene un papel fundamental de procesamiento y distribución en el metabolismo y proporciona a los demás órganos y tejidos la mezcla de nutrientes adecuados a través del torrente sanguíneo. Por ello, a todos los demás tejidos se los denomina «extrahepáticos» o «periféricos».

En el organismo humano existe una continua interrelación entre los distintos órganos y tejidos para que, aun cuando cada uno de ellos tiene una anatomía y un metabolismo diferentes, de acuerdo con la función que desarrolla, exista coordinación entre los procesos. Las hormonas integran y coordinan las actividades metabólicas de los diferentes tejidos, regulando la distribución de sustratos energéticos a cada órgano en las distintas situaciones fisiológicas.

Las necesidades de energía varían según el grado de esfuerzo, el tiempo transcurrido desde la última ingestión de alimento y el tipo de alimento consumido. Los principales órganos que intervienen en el metabolismo de los combustibles presentan un perfil de enzimas adaptado a sus funciones específicas. En este capítulo se estudiarán las características metabólicas de los distintos tejidos y órganos, así como las adaptaciones metabólicas al ayuno, en sus diferentes etapas, y en la realimentación.

METABOLISMO DE LOS DISTINTOS TEJIDOS Y ÓRGANOS

Teniendo en cuenta las diferentes funciones de cada uno de los tejidos y órganos, es necesario considerar sus peculiaridades y características, así como las rutas por las que obtienen su energía.

Hígado

Entre todos los órganos, el hígado es el que tiene un papel fundamental en la regulación del metabolismo de los glúcidos, lípidos y aminoácidos. Controla la captación y liberación de compuestos para mantener la homeostasis; no sólo sintetiza las moléculas que le son necesarias, sino que se encarga de la síntesis de combustibles para otros órganos y tejidos. Obtiene su energía en la degradación aerobia de aminoácidos, ácidos grasos y glucosa, generalmente en este orden (**Fig. 35-1**).

En el hígado se distinguen dos tipos de hepatocitos: periportales y perivenosos, que difieren en su estructura y fun-

ción. Las diferencias son especialmente importantes en relación con sus capacidades metabólicas, que pueden deberse a su localización dentro del hígado, pero también a la diferente expresión de genes. Así, por ejemplo, la glutamina sintetasa sólo se expresa en los hepatocitos perivenosos situados junto a la vena central. Los hepatocitos periportales entran más rápidamente en contacto con los nutrientes y están más oxigenados, por lo que llevan a cabo las actividades de oxidación.

En los hepatocitos periportales se realizan la liberación de glucosa, la síntesis de glucosa a partir de glucógeno, la síntesis de glucógeno a partir de lactato, la gluconeogénesis, la degradación de los ácidos grasos, el ciclo de Krebs, la cadena respiratoria, la utilización y la degradación de los aminoácidos y la ureogénesis a partir de aminoácidos. En los hepatocitos perivenosos se llevan a cabo la captación de glucosa, la síntesis de glucógeno a partir de glucosa, la glucólisis, la cetogénesis, la lipogénesis, el metabolismo de xenobióticos, la síntesis de glutamina y la ureogénesis a partir de amonio. A pesar de existir estas claras diferencias entre los dos tipos de hepatocitos, no suele hacerse referencia en cada una de las rutas al tipo de hepatocito específico que está implicado en ella.

El metabolismo del hígado aparece detallado en el **capítulo 26** (Metabolismo hepático).

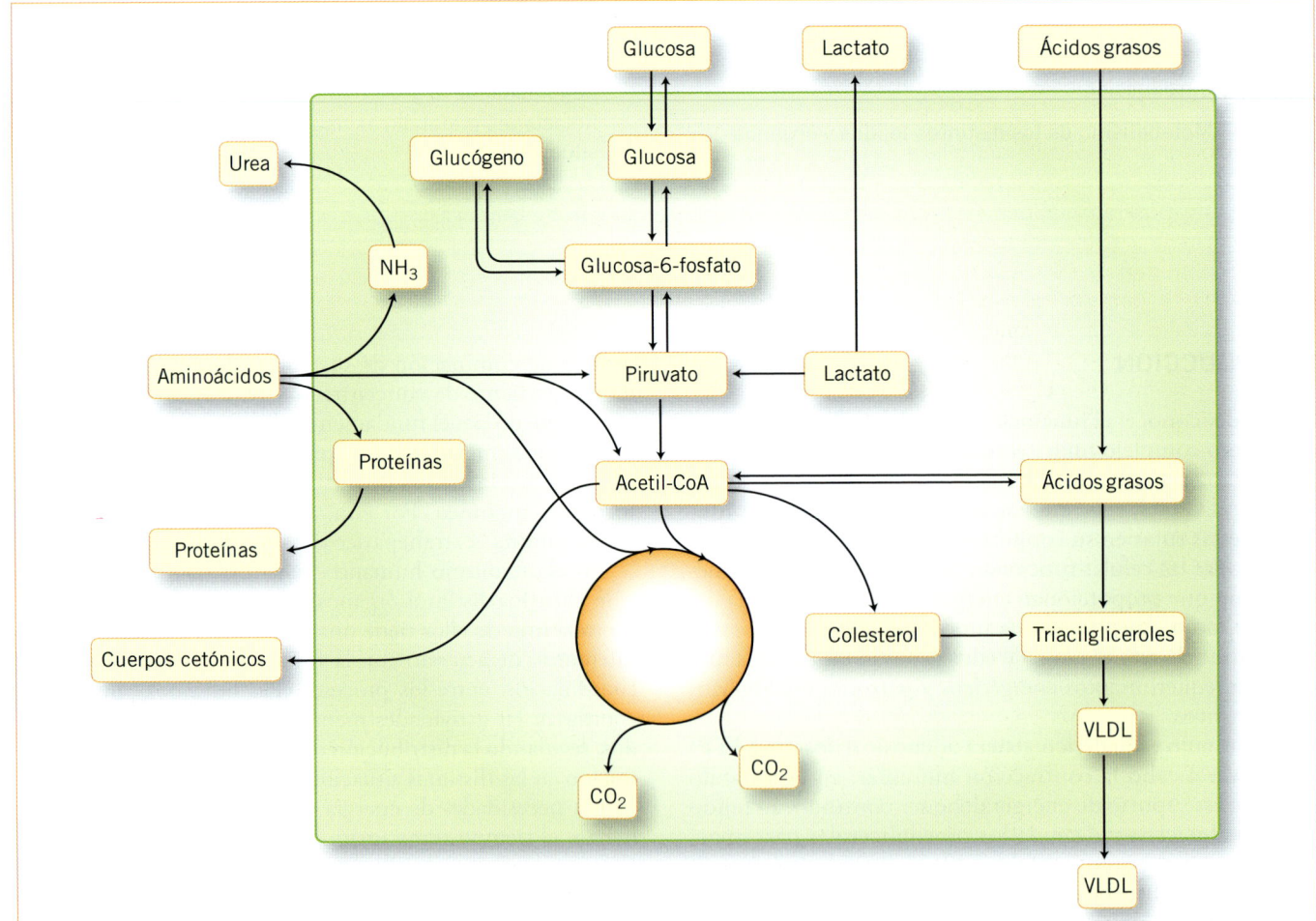

Figura 35-1. Metabolismo del hígado. VLDL: lipoproteínas de muy baja densidad.

Intestino

La función del intestino es la absorción de nutrientes del tracto gastrointestinal y tiene unos requerimientos de energía específicos. En el intestino se produce un rápido recambio celular, especialmente en el intestino delgado, por lo que se requiere el suministro de aminoácidos para la biosíntesis de proteínas y de nucleótidos para la formación de ácidos nucleicos. También se requiere energía para la absorción de nutrientes mediante transporte activo. El mayor combustible metabólico del intestino delgado es la glutamina, que se oxida parcialmente para la obtención de ATP y al mismo tiempo sirve como precursor para la síntesis de purinas y pirimidinas.

En las células del colon la energía se obtiene de la degradación oxidativa de los ácidos de cadena corta: butirato, propionato, isobutirato y acetato. Estos ácidos se obtienen del tracto intestinal, en el que son producidos por las bacterias intestinales en la fermentación de los productos no absorbidos. De esta manera se aprovechan estos compuestos que, de otra forma, serían eliminados. Si se producen en cantidad excesiva, pasarán a la circulación sanguínea para ser utilizados por el hígado. Los colonocitos pueden sintetizar cuerpos cetónicos a partir de estos ácidos y verterlos a la sangre para ser utilizados como combustibles por los tejidos periféricos. El metabolismo intestinal aparece ampliado en el **capítulo 25** (Metabolismo intestinal).

Tejido adiposo

Existen varios tipos de tejido adiposo: blanco, beige y marrón. El tejido adiposo marrón es muy rico en mitocondrias y su función es la producción de calor por la degradación de los ácidos grasos. Tiene un papel importante en animales pequeños, especialmente al nacer, y en animales al despertar de la hibernación. Actualmente se sabe que también desempeña un papel muy importante en la termogénesis en el hombre, en respuesta a la comida y al frío. Las células BRITE *(brown-in-white)* o beige comparte características estructurales y funcionales con el tejido adiposo marrón, pero se encuentra como agrupaciones celulares dispersas dentro del tejido adiposo blanco (**cap. 6**, Metabolismo lipídico tisular). El tejido adiposo blanco es el principal reservorio de energía del organismo humano, en forma de triacilgliceroles (**Fig. 35-2**).

Para que los adipocitos puedan sintetizar los triacilgliceroles es necesaria la degradación de glucosa, que se produce cuando hay una alta ingesta de glúcidos. La glucosa, en su oxidación, puede proporcionar acetil-CoA a través de la glucólisis y de la descarboxilación oxidativa del piruvato; asimismo, puede seguir las etapas oxidativas de la vía de las pentosas-fosfato y suministrar nicotinamida adenindinucleótido reducido (NADH) como reductor en la biosíntesis de ácidos grasos. Por otra parte, la glucosa se degrada hasta dihidroxiacetona-fosfato, y ésta es reducida por la glicerol-3-fosfato deshidrogenasa y origina glicerol-fosfato, que se esterifica con los acil-CoA y da lugar a triacilgliceroles que se almacenan. Ésta es la forma en que los adipocitos pueden obtener glicerol-fosfato, puesto que carecen prácticamente de glicerol quinasa para poder fosforilar el glicerol que se origina en el metabolismo intravascular de las lipoproteínas.

Aunque en los adipocitos se sintetizan ácidos grasos, una parte muy importante de los que se almacenan como triacilgliceroles procede de los triacilgliceroles de los quilomicrones, que se han hidrolizado por la lipoproteína lipasa presente en los capilares del tejido adiposo. También contribuyen al aporte de ácidos grasos al tejido adiposo las lipoproteínas de muy baja densidad (VLDL), sintetizadas en el hígado, que son sustrato de la lipoproteína lipasa de la misma forma que los quilomicrones.

Tanto la síntesis como la degradación de triacilgliceroles están reguladas por hormonas. Su metabolismo está coordinado con el de otros tejidos, con los que participa en la respuesta del organismo a distintas situaciones fisiológicas o patológicas.

La insulina estimula la biosíntesis de triacilgliceroles en el tejido adiposo, comenzando por activar la entrada de glucosa al promover la inclusión del transportador GLUT-4 en la membrana plasmática de las células; asimismo, activa enzimas glucolíticas y lipogénicas.

La degradación de triacilgliceroles en tejido adiposo está catalizada por la lipasa sensible a hormonas, que es activada por el glucagón y la adrenalina, a través del adenosinmonofosfato cíclico (cAMP) y de la activación de la proteína quinasa A, lo que conduce a la fosforilación de la enzima. Esta activación se produce en el ayuno y en situaciones de estrés. La insulina, al activar a la fosfodiesterasa, desactiva a la lipasa sensible a hormonas, siendo por lo tanto antilipolítica. El metabolismo del tejido adiposo aparece detallado en el **capítulo 30** (Metabolismo del tejido adiposo).

Músculo

El metabolismo muscular se detalla en el **capítulo 31** (Metabolismo muscular).

Músculo esquelético

El metabolismo del músculo está especializado en la obtención de ATP para la contracción muscular de forma intermitente. Unas veces tiene que trabajar a su máxima capacidad en un corto espacio de tiempo, como en una carrera de velocidad, y otras veces se requiere un trabajo más prolongado, como en una carrera de maratón. El músculo esquelético puede utilizar diferentes combustibles metabólicos (glucosa, ácidos grasos y cuerpos cetónicos) para obtener energía y así llevar a cabo la contracción muscular.

Hay dos clases de tejido muscular, que difieren en su función fisiológica y en la utilización de combustibles: el de contracción lenta y el de contracción rápida. El músculo de contracción lenta, también denominado rojo, aunque proporciona una contracción relativamente lenta, es muy resistente a la fatiga. Produce ATP por la fosforilación oxidativa, es muy rico en mitocondrias y está irrigado por una gran cantidad de vasos sanguíneos, que le suministran oxígeno para la respiración aerobia. El color rojo se debe a la gran cantidad de citocromos de las mitocondrias y a la mioglobina.

El músculo de contracción rápida o músculo blanco tiene menos mitocondrias que el músculo rojo y tiene menor riego sanguíneo, puede desarrollar una contracción mayor y

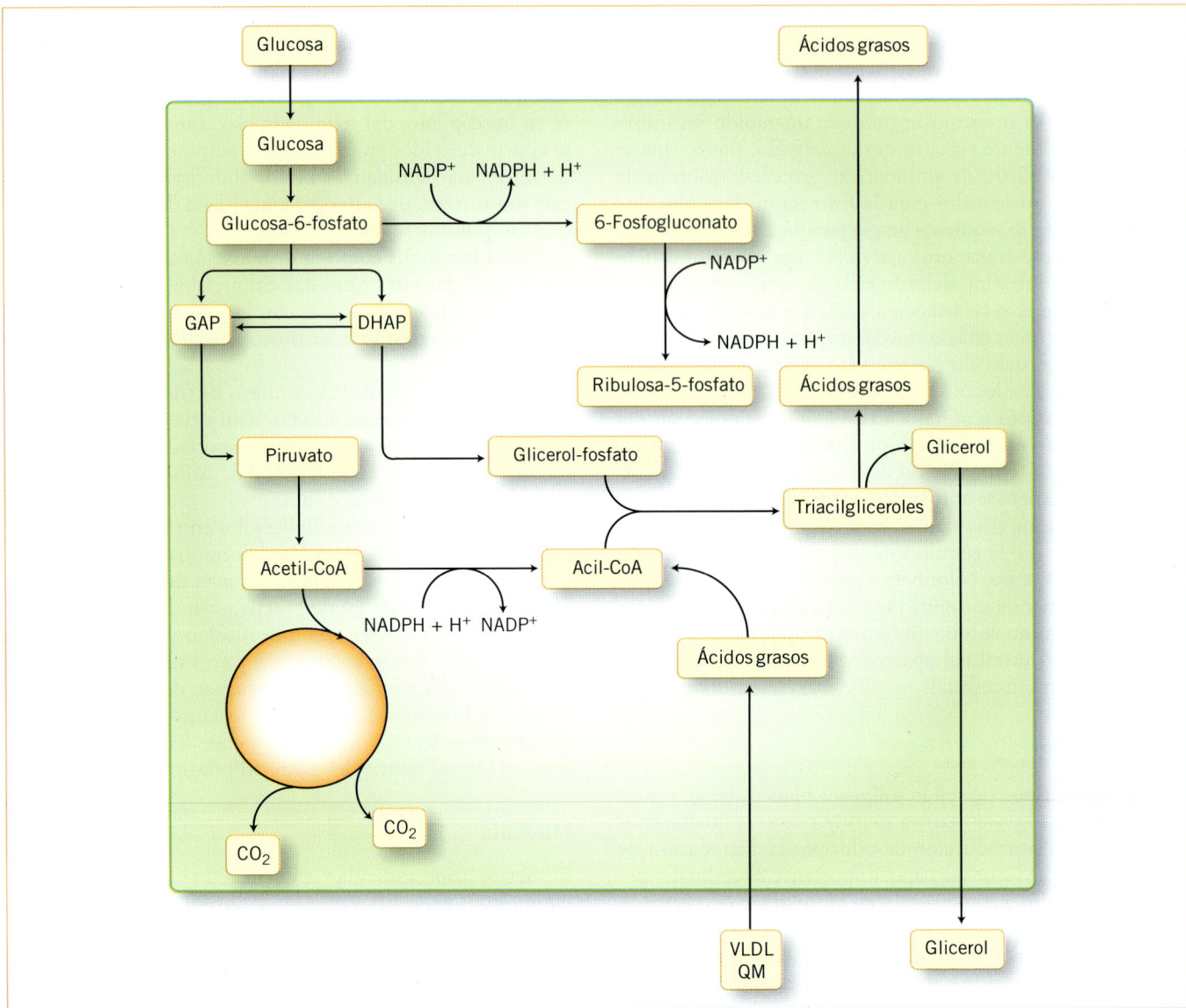

Figura 35-2. Metabolismo del tejido adiposo. DHAP: dihidroxialdehído-fosfato; GAP: gliceraldehído-fosfato; QM: quilomicrones; VLDL: lipoproteínas de muy baja densidad.

más rápida. Es más propenso a la fatiga, porque cuando está activo usa ATP a una velocidad mayor que la velocidad de producción. Hay un componente genético en la proporción de musculatura roja y blanca en cada individuo; con el entrenamiento la resistencia del músculo blanco se puede mejorar.

La glucosa se almacena en el músculo en el estado de nutrición adecuada, cuando la insulina es elevada y, por lo tanto, el GLUT-4 se encuentra en la membrana plasmática y la síntesis de glucógeno está activa. En el músculo en reposo se necesita poco ATP, que es obtenido en las vías degradativas aerobias. En reposo, los combustibles metabólicos son los ácidos grasos, que se oxidan completamente hasta CO_2 y H_2O y proporcionan una gran cantidad de energía (**Fig. 35-3**).

Al comienzo del ejercicio, la demanda de ATP aumenta considerablemente y, en estas condiciones, el aporte de oxígeno y de combustibles metabólicos a través de la sangre no es suficiente. El músculo debe utilizar sus propios combustibles, que son la creatina-fosfato y el glucógeno. La creatina-fosfato supone una reserva energética limitada que está ligada a la creatina, a través de la reacción reversible catalizada por la creatina fosfoquinasa, en la que participa el ATP. Cuando el músculo está en reposo, el ATP se utiliza para convertir la creatina en creatina-fosfato. Al comienzo del ejercicio, la reacción transcurre hacia la formación de ATP para los primeros segundos de la contracción muscular.

El estímulo para la degradación del glucógeno muscular no es inicialmente hormonal, que sería más lento, sino que procede de la regulación alostérica por el Ca^{2+} que se libera del retículo sarcoplásmico (**cap. 3**, Metabolismo de los hidratos de carbono). El glucógeno puede ser completamente oxidado, en un principio, gracias a la mioglobina y al pequeño volumen de oxígeno disponible en el músculo. Sin embargo, la mayor parte de la energía obtenida en los primeros minutos procede de la degradación anaerobia del glucógeno

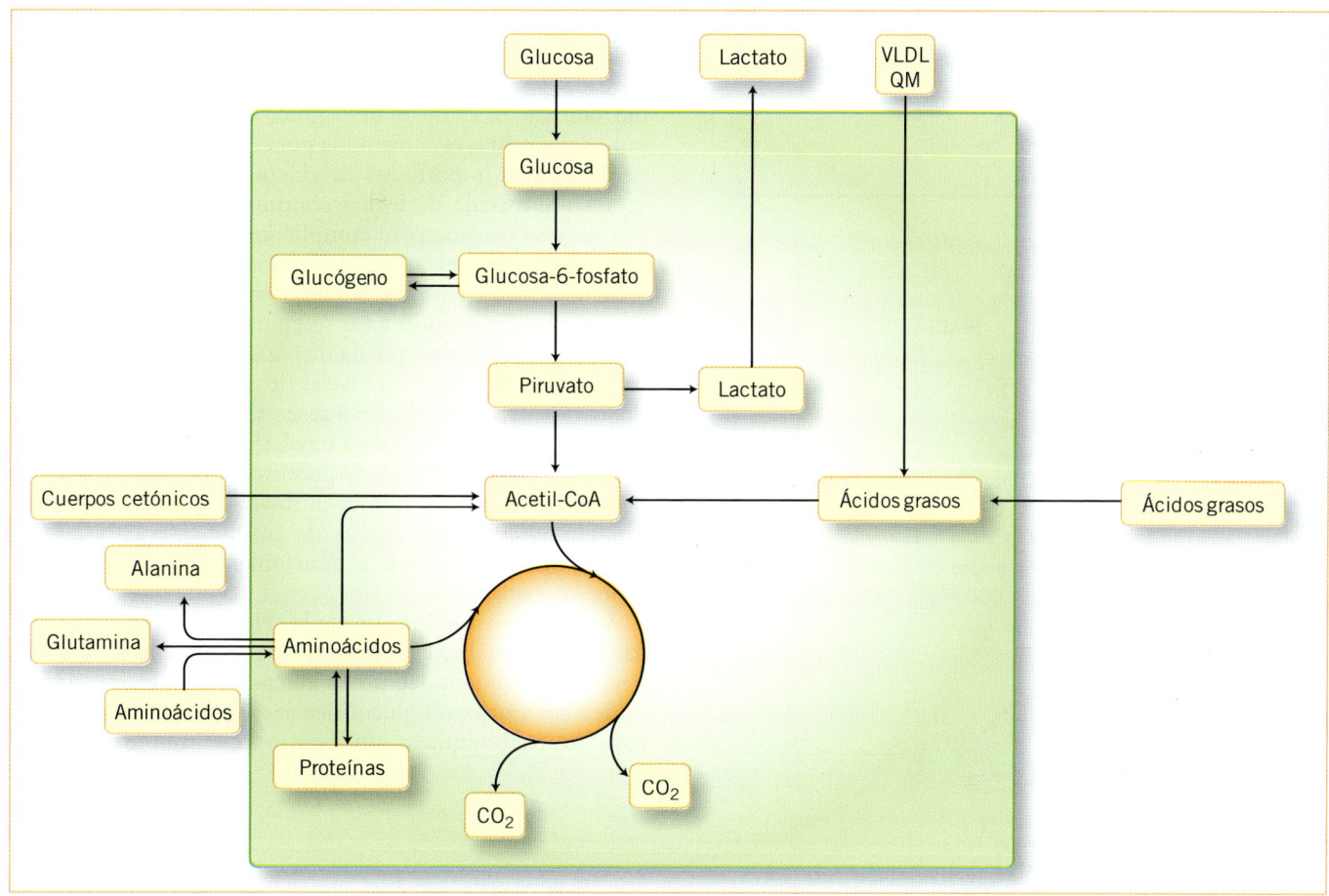

Figura 35-3. Metabolismo del músculo esquelético. QM: quilomicrones; VLDL: lipoproteínas de muy baja densidad.

muscular hasta lactato. Puesto que la cantidad de glucógeno que se puede almacenar en el músculo es limitada, la cantidad de energía que se puede obtener en su degradación permite el ejercicio intenso durante un período de tiempo corto. El lactato difunde hasta la sangre y de allí es retirado, bien por el hígado para sintetizar glucosa, bien por el corazón para oxidarse y obtener energía.

Cuando se lleva a cabo un ejercicio prolongado de baja o mediana intensidad se utiliza glucosa además de los ácidos grasos y de los cuerpos cetónicos, dado que en estas condiciones tanto el aporte de oxígeno como el de combustibles está asegurado.

Cuando los niveles de ácidos grasos y de cuerpos cetónicos están elevados en sangre, éstos se utilizan como combustibles preferentes y se inhibe la degradación de glucosa. Existe una relación inversa entre la velocidad de oxidación de la glucosa y la velocidad de oxidación de los ácidos grasos en el músculo. Cuando los ácidos grasos se movilizan desde el tejido adiposo, aumenta su velocidad de oxidación en el músculo y diminuye la velocidad de oxidación de glucosa. El efecto puede deberse a la inhibición de la fosfofructoquinasa 1 por el citrato, que se incrementa con la oxidación de ácidos grasos y de cuerpos cetónicos; ello conduce al aumento de fructosa-6-fosfato, que eleva los niveles de glucosa-6-fosfato que a su vez inhibe a la hexoquinasa y, debido a ello, se frena el consumo de glucosa. También la piruvato deshidrogenasa se inhibe al incrementarse la relación acetil-CoA/CoA. Este efecto

también se produce en la corteza renal y en el intestino delgado. El efecto es semejante en el cerebro en relación con la oxidación de cuerpos cetónicos (**Fig. 35-4**). Sin embargo, cuando la insulina está alta, la glucosa se degrada rápidamente y se produce una gran cantidad de acetil-CoA que se convierte en malonil-CoA. Este malonil-CoA inhibe a la carnitina-palmitoil transferasa I; debido a ello, se inhibe la entrada de acil-CoA a la mitocondria y, por lo tanto, no se puede llevar a cabo su oxidación.

En el ayuno, el músculo moviliza sus propias proteínas para obtener energía en la degradación de los aminoácidos. En esta situación, se liberan a la sangre alanina y glutamina que pueden servir de combustible a otros tejidos periféricos y, en último término, como sustratos gluconeogénicos al hígado. Sin embargo, dado que esta situación es muy peligrosa, se reduce al mínimo.

Recientemente se ha descrito que en las células del músculo esquelético existe un depósito de triacilgliceroles que es una reserva importante de energía que puede movilizarse por las catecolaminas y por el ejercicio. Esta reserva, de la misma manera que en el adipocito, es degradada por la lipasa sensible a hormonas. En el músculo, la enzima es activada por la adrenalina a través de la proteína quinasa A y también por la contracción vía proteína quinasa C y ERK (quinasa regulada por señal extracelular). Se ha demostrado que durante la contracción la AMPK (proteína quinasa activada por AMP) fosforila la lipasa sensible a hormonas, pero esta

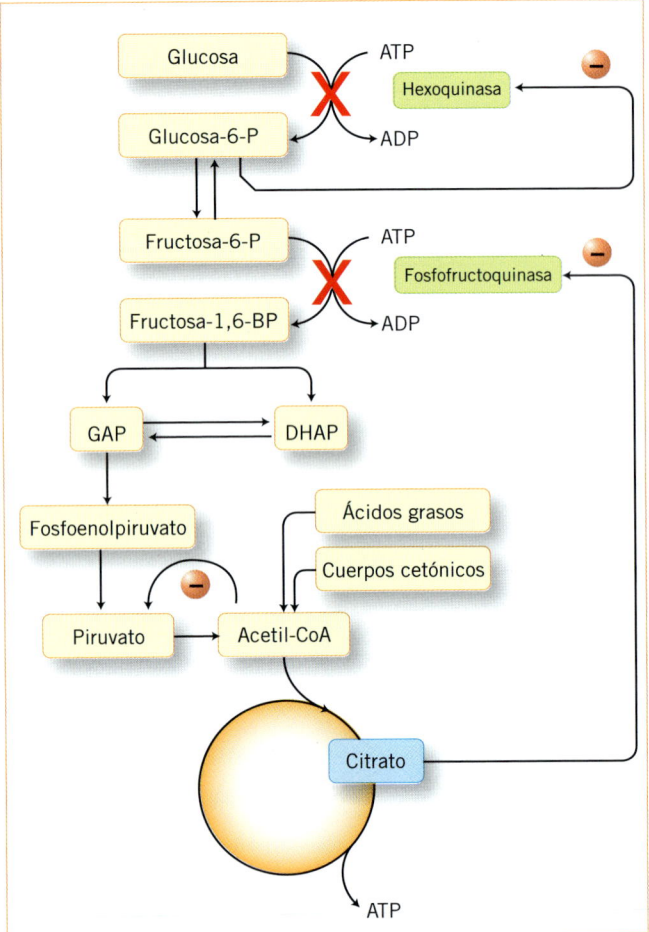

Figura 35-4. Ciclo glucosa-ácidos grasos-cuerpos cetónicos. ADP: adenosindifosfato; ATP: adenosintrifosfato; DHAP: dihidroxialdehído-fosfato; GAP: gliceraldehído-fosfato.

fosforilación no es directamente responsable de la activación inducida por la contracción.

Músculo cardíaco

El corazón tiene demandas energéticas ilimitadas, mantiene una actividad continua de contracción y relajación. Tiene un gran contenido de mitocondrias y obtiene su energía en la fosforilación oxidativa, por la oxidación completa de los combustibles.

Por lo tanto, su metabolismo es totalmente aerobio y utiliza glucosa, ácidos grasos, cuerpos cetónicos y lactato. No dispone de reservas energéticas, tan sólo de una pequeña cantidad de creatina-fosfato, por lo que para mantener su actividad necesita el aporte continuo tanto de nutrientes como de oxígeno. El corazón, por la acción de la lipoproteí-na lipasa del endotelio, puede captar los ácidos grasos transportados en las lipoproteínas ricas en triacilgliceroles, quilomicrones y VLDL.

Cerebro

El metabolismo del sistema nervioso se detalla en el **capítulo 32** (Metabolismo del sistema nervioso). La glucosa es el combustible metabólico por excelencia que utilizan las neuronas, las que sólo de forma excepcional, en el ayuno prolongado, pueden utilizar cuerpos cetónicos como combustible alternativo. El 60 % de la glucosa utilizada diariamente por el organismo es consumida por el cerebro, que no dispone de reservas importantes de glucosa, por lo que ésta debe serle suministrada de forma continua, a fin de obtener la energía que necesita para cumplir sus funciones específicas. Así, debe mantener los potenciales de membrana, que son esenciales para transmitir señales eléctricas y también sintetizar neurotransmisores y sus receptores.

Para que el cerebro pueda disponer de glucosa continuamente se necesita que los niveles de glucemia se mantengan dentro de determinados márgenes estrictos. La entrada de glucosa al cerebro se realiza a través del GLUT-3. Este transportador tiene una K_m que le permite funcionar a saturación en condiciones de glucemia normales, no así cuando hay hipoglucemia (concentración de glucosa inferior a 2 mM, 36 mg/dl), lo que afecta el funcionamiento normal de las células nerviosas.

La glucosa en el interior de la célula es inmediatamente fosforilada por la hexoquinasa, que tiene una K_m baja, es decir, una gran afinidad por la glucosa. La glucosa-6-fosfato se degrada por la vía glucolítica aerobia hasta CO_2 y H_2O, para lo cual requiere un aporte continuo de oxígeno (**Fig. 35-5**).

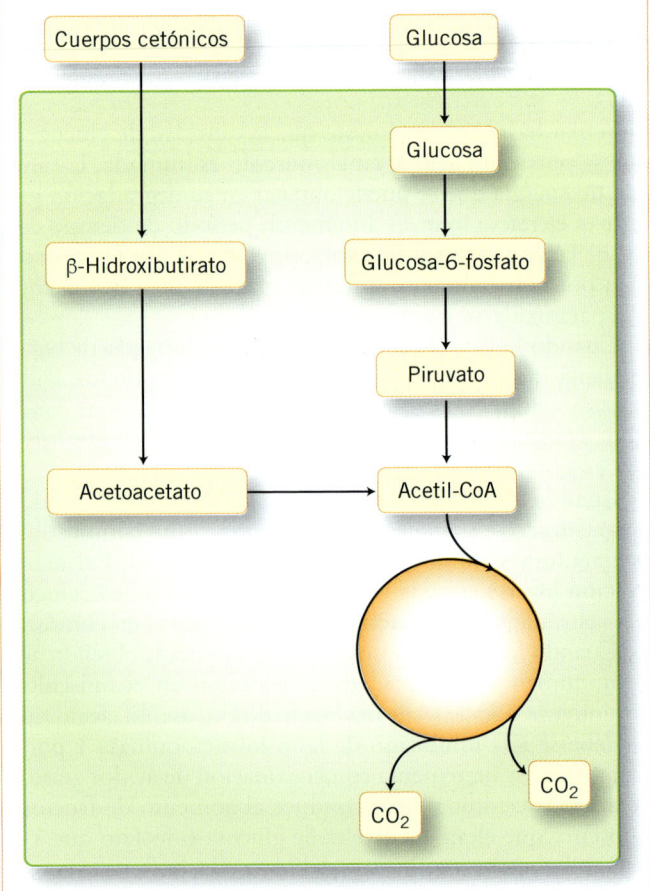

Figura 35-5. Metabolismo del cerebro.

Riñón

El metabolismo del riñón está detallado en el **capítulo 33** (Metabolismo renal). El riñón debe obtener ATP para el trabajo osmótico de eliminación de sustancias de deshecho en contra de un gradiente de concentración. En el riñón se pueden distinguir dos zonas bien definidas: corteza y médula.

La corteza contiene los glomérulos y los túbulos proximales y distales, donde se reabsorben los iones y las moléculas pequeñas. Este proceso requiere una gran cantidad de energía, que se obtiene por degradación oxidativa aerobia de glucosa, ácidos grasos, cuerpos cetónicos y glutamina. En situaciones de acidosis y en el ayuno utiliza glutamina para obtener NH_3 y eliminar los H^+ como sales amónicas y, de esa forma, contribuir a la regulación del pH. El esqueleto carbonado es utilizado como sustrato gluconeogénico para obtener glucosa en el ayuno y en acidosis (**cap. 8**, Metabolismo de los aminoácidos). También, cuando el hígado no funciona adecuadamente el riñón sintetiza glucosa a través de la gluconeogénesis, para mantener la glucemia.

La médula es muy diferente, necesita ATP para la reabsorción de iones en las asas de Henle y lo obtiene por la degradación anaerobia de glucosa, ya que el flujo de sangre es mucho más pobre que en la corteza y, por lo tanto, también lo es el aporte de oxígeno.

Hematíes

El metabolismo de los hematíes se describe en el **capítulo 27** (Metabolismo del glóbulo rojo). Los hematíes maduros son un tipo especial de células: no contienen orgánulos celulares y su metabolismo se restringe al metabolismo de la glucosa. Para mantener su forma bicóncava y su ambiente iónico necesitan ATP. Al carecer de mitocondrias, degradan la glucosa por vía anaerobia hasta piruvato para obtener ATP y NADH. El NADH obtenido se regenera, en parte, por la lactato deshidrogenasa, originando lactato. También utilizan NADH para mantener la hemoglobina con Fe^{2+} y evitar su oxidación a Fe^{3+}. La oxidación de la hemoglobina origina metahemoglobina y el transporte de oxígeno se ve afectado. La reducción de la metahemoglobina (Fe^{3+}) a hemoglobina (Fe^{2+}) está catalizada por la metahemoglobina reductasa, que utiliza NADH como reductor. El ATP obtenido les permite mantener la estructura de la membrana y el gradiente iónico.

La glucólisis en el eritrocito se desvía para la obtención del 2,3-bisfosfoglicerato. El 2,3-bisfosfoglicerato es un modulador alostérico de la hemoglobina; su unión a la desoxihemoglobina disminuye su afinidad por el oxígeno y, de esa forma, contribuye muy positivamente a la oxigenación de los tejidos. La desviación de la ruta glucolítica implica la actuación de la fosfogliceratomutasa y de la 2,3-bisfosfoglicerato fosfatasa (**Fig. 35-6**).

Otra de las rutas de utilización de glucosa en el eritrocito es la vía de las pentosas-fosfato, mediante la cual el eritrocito obtiene poder reductor en forma de NADPH, para evitar la oxidación de los grupos SH de las proteínas y para mantener el glutatión reducido como mecanismo de defensa antioxidante.

Leucocitos

Los diferentes tipos de leucocitos –polimorfonucleares, monocitos y linfocitos– utilizan como fuente de carbono la glucosa. Ésta es degradada por la vía glucolítica en anaerobiosis a una gran velocidad, posiblemente por su capacidad de crecer y dividirse rápidamente.

También la glutamina es utilizada por los linfocitos como combustible para la obtención de energía y como precursor para la síntesis *de novo* de bases nitrogenadas. Estas células tienen una vida media muy corta y se recambian a una gran velocidad.

Ojo

La función del ojo es recoger, transmitir y enfocar la luz, respondiendo mediante cambios eléctricos a su intensidad. Para que la luz pueda transmitirse a través de los tejidos del ojo con eficacia se requiere que no existan estructuras ópticamente densas, como capilares y mitocondrias, que dispersarían y absorberían la luz. Por esta razón, los tejidos del ojo están supeditados casi completamente a la obtención de energía a partir de la glucosa en condiciones de anaerobiosis.

Los distintos tejidos del ojo requieren glucosa para obtener energía y para obtener poder reductor en forma de NADPH.

La córnea está constituida, en su mayor parte, por tejido conjuntivo que forma el estroma y que es metabólicamente inactivo. Alrededor del estroma se encuentran los tejidos metabólicamente activos: el epitelio, situado en el exterior, que representa el 10 % del peso total de la córnea, y el endotelio, localizado en la cara interna, que representa el 1 %. Estudios llevados a cabo con córneas, incubadas en un ambiente oxigenado, han demostrado que la mayor parte de la glucosa se metaboliza por vía anaerobia hasta lactato. A pesar de esta gran actividad anaerobia, se ha constatado que la pequeña cantidad de glucosa que se degrada por vía aerobia, debido a su alto rendimiento energético, proporciona hasta las tres cuartas partes de la energía requerida, y esto se realiza con la colaboración de un reducido número de mitocondrias. El oxígeno que requiere el epitelio es tomado directamente del aire; el endotelio obtiene tanto el oxígeno como la glucosa del humor acuoso, órgano que también se encarga de recoger el lactato que es producido en la glucólisis anaerobia.

Otro aspecto importante del metabolismo de la córnea es la alta actividad de la vía de las pentosas-fosfato, en su etapa oxidativa, por la que obtiene NADPH, que le sirve para reducir el glutatión. Éste, en su forma reducida, participa como antioxidante en diferentes reacciones. Así, mantiene reducidos los grupos SH de las enzimas, elimina el H_2O_2 y repara los lípidos de membrana que hayan sido oxidados por las especies reactivas de oxígeno, como el superóxido y el hidroxilo.

El cristalino necesita ATP para transportar iones y agua con el fin de mantener el balance osmótico, carece prácticamente de mitocondrias y degrada la glucosa en anaerobiosis, debido a lo cual se acumula lactato. Además de la vía de

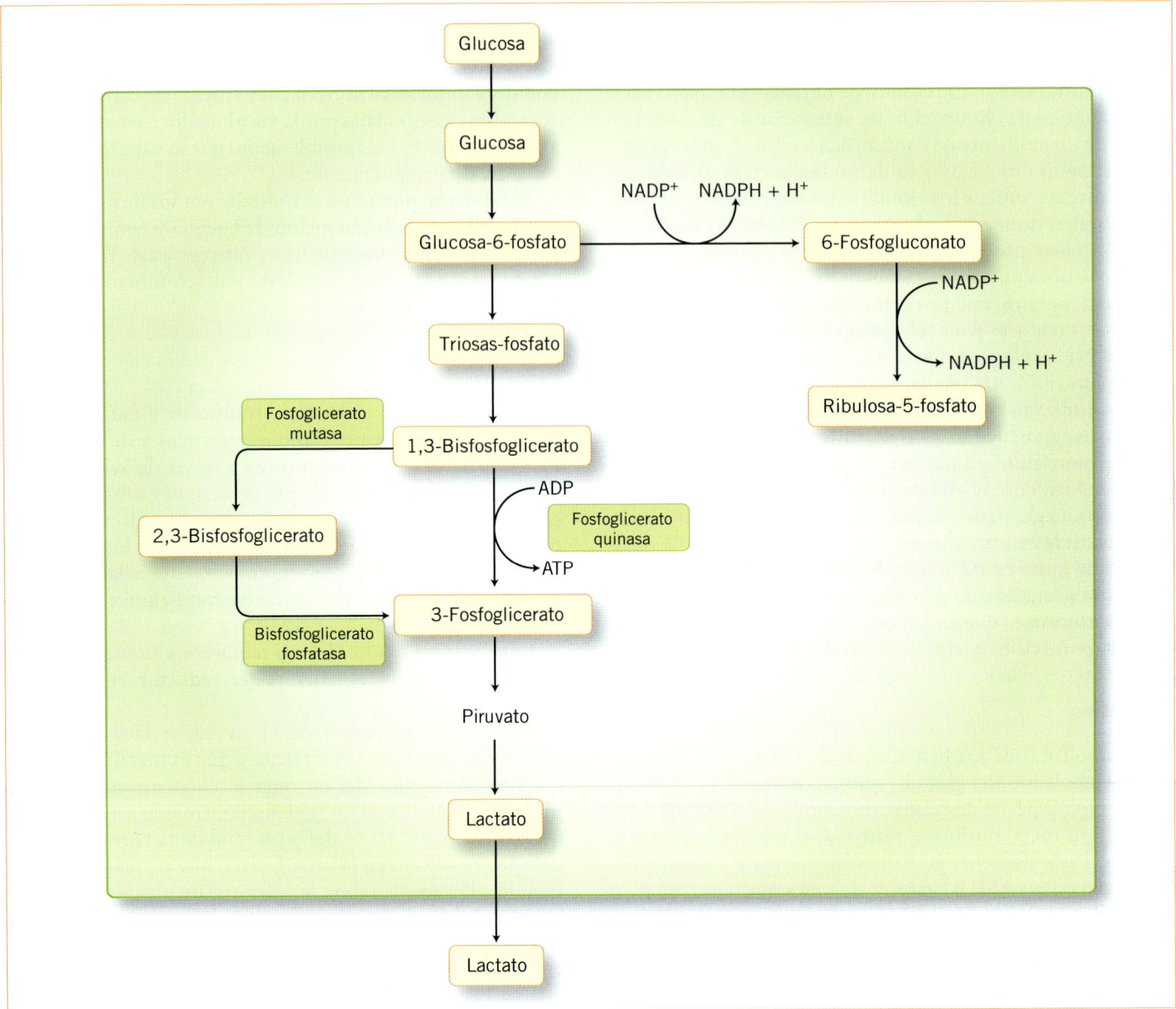

Figura 35-6. Metabolismo de los hematíes.

las pentosas-fosfato utiliza la vía del sorbitol: la glucosa es reducida a sorbitol por la aldosa reductasa con la colaboración de NADPH y es reducida a fructosa mediante la sorbitol deshidrogenasa y NAD⁺. Esta vía puede presentar alta actividad cuando los niveles de glucosa son muy elevados de forma crónica, como sucede en la diabetes mellitus mal controlada. En esta situación, tanto las concentraciones de fructosa como las de sorbitol pueden elevarse, lo que provoca la entrada de agua para mantener la presión osmótica, produciendo cataratas.

También la retina obtiene su energía a partir de glucosa en su degradación por vía anaerobia hasta lactato. En la retina existen conos y bastones, receptores visuales que poseen mitocondrias en su segmento interno. Sin embargo, estas mitocondrias se encuentran alejadas del segmento externo en el que se encuentra el pigmento fotosensible, por lo que la obtención de energía se debe llevar a cabo por la vía anaerobia.

REGULACIÓN DE LA GLUCEMIA

La glucosa es el combustible de todas las células, y para algunas de ellas es el único, por lo que su concentración en sangre debe mantenerse constante para asegurar su adecuado suministro a todos los tejidos y órganos. El mantenimiento de la concentración de glucosa dentro de ciertos márgenes es una función fisiológica crítica que requiere múltiples rutas metabólicas y que involucra a varios tipos de células, entre las que se incluyen los hepatocitos, con un papel prominente.

Las reservas de hidratos de carbono son relativamente pequeñas; la mayor parte de ellas está constituida por glucógeno en el hígado y en el músculo. Cuando la glucosa se eleva después de la ingesta, se almacena en forma de glucógeno en estos dos tejidos. Mientras que el glucógeno hepático colabora en la regulación de la glucemia, el glucógeno muscular no lo hace. El músculo no tiene glucosa-6-fosfatasa, por lo que no puede liberar glucosa al torrente sanguíneo aunque libera lactato que puede ser usado como sustrato gluconeogénico.

Regulación hormonal

Los hepatocitos están sometidos a un control hormonal que les permite adaptarse al estado bien nutrido o a las diferentes situaciones de ayuno, almacenando o produciendo glucosa según las necesidades del organismo. En el control de la glucemia participan fundamentalmente las hormonas hiperglucemiantes (adrenalina, glucagón y glucocorticoides) y una única hormona hipoglucemiante (insulina) (**cap. 3**, Señalización celular, **tomo II**). Insulina y glucagón tienen efectos contrapuestos, de manera que es la relación glucagón/insulina la que se modifica en respuesta a situaciones de hiperglucemia y de hipoglucemia (**Fig. 35-7**).

El hígado libera glucosa directamente a la sangre en respuesta a la caída de los niveles de insulina y a la elevación de los niveles de glucagón. El glucagón, liberado por las células α del páncreas en respuesta a la hipoglucemia, se une a sus receptores específicos en la membrana plasmática de las células de sus órganos diana, hígado y tejido adiposo. El complejo hormona-receptor, a través de su interacción con las proteínas G, activa la adenilato ciclasa, por lo cual se elevan los niveles de cAMP como segundo mensajero y se activa la

proteína quinasa A. Ésta desencadena la cascada de reacciones de fosforilación que conduce a la activación de la degradación del glucógeno. En primer lugar, fosforila a la fosforilasa quinasa, activándola. A su vez, la fosforilasa quinasa *a* activa fosforila a la fosforilasa, dando lugar a la forma activa, que es la fosforilasa *a*, que desencadena la degradación del glucógeno.

La adrenalina, que se libera en situaciones de estrés y de hipoglucemia intensa, participa también en la regulación del metabolismo del glucógeno en el hígado. Los efectos de la adrenalina son semejantes a los del glucagón; la única diferencia es que se une preferentemente a receptores α1-adrenérgicos y su acción está mediada por el Ca^{2+}. También el Ca^{2+} puede activar la fosforilasa quinasa, que se activa parcialmente por su unión. La adrenalina puede actuar también en el hígado a través de su unión a receptores β-adrenérgicos, originando cAMP como segundo mensajero, activando la degradación del glucógeno de la misma forma que el glucagón.

Éste es el mecanismo más rápido e inmediato para suministrar glucosa al cerebro y otros tejidos en el ayuno nocturno. Sin embargo, estas reservas sólo pueden suministrar glucosa durante un corto período de tiempo, de manera que si el período de ayuno se prolonga deberá acudirse a otras fuentes de glucosa.

Otro proceso que se activa en la hipoglucemia por acción de la adrenalina y del glucagón es la gluconeogénesis. La pro-

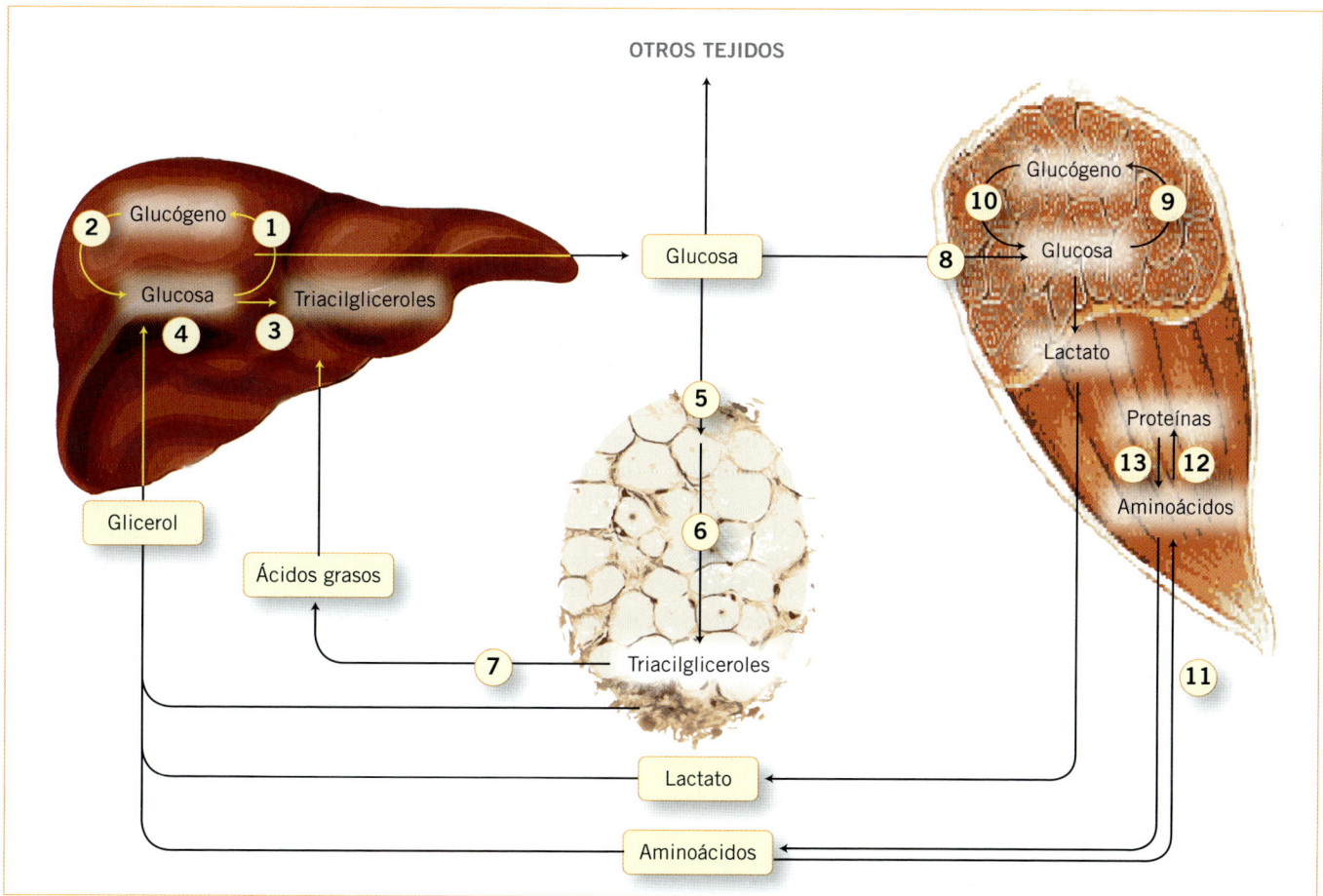

Figura 35-7. Regulación de la glucemia. Insulina (+): 1, 3, 5, 6, 8, 9, 11, 12; insulina (–): 4, 7, 13; glucagón (+): 2, 4, 7; adrenalina (+): 2, 4, 7, 10; glucocorticoides (+): 4, 13.

teína quinasa A fosforila la enzima bifuncional, fosfofructo-quinasa 2/fructosa-2,6-bisfosfatasa 2, que está implicada en la biosíntesis y degradación de la fructosa-2,6-bisfosfato. La fosforilación de esta enzima provoca la disminución de la fructosa-2,6-bisfosfato, por lo cual se inhibe la glucólisis y se activa la gluconeogénesis. También la proteína quinasa A fosforila la piruvato quinasa, otra de las enzimas clave de la glucólisis, y la inactiva; debido a ello, se activa la gluconeogénesis. Además, tanto el glucagón como la adrenalina inducen las enzimas gluconeogénicas.

El descenso de insulina, junto a una elevación de los glucocorticoides, conducen a la movilización de aminoácidos del músculo. Los glucocorticoides activan la proteólisis muscular y los aminoácidos liberados son transportados hasta el hígado por vía sanguínea para ser utilizados como sustratos gluconeogénicos. Además, los glucocorticoides inducen algunas enzimas gluconeogénicas, especialmente la fosfoenolpiruvato carboxiquinasa.

Cuando los niveles de glucosa se elevan, las células β del páncreas liberan insulina. La insulina, al unirse a sus receptores en las células del músculo esquelético y del tejido adiposo, estimula el transporte del GLUT-4 desde las vesículas de almacenamiento intracelulares hasta la membrana plasmática.

El hígado retira la glucosa de la circulación y la almacena en forma de glucógeno o la metaboliza a través de la glucólisis. El GLUT-2 es el transportador que media la difusión de la glucosa a través de la membrana plasmática del hepatocito. Este transportador es constitutivo de la membrana del hepatocito, mantiene la glucosa intracelular en equilibrio con la glucosa extracelular y es independiente de insulina.

No obstante, la insulina afecta la captación de glucosa por el hígado en situaciones de hiperglucemia y en el período posprandial porque, al inducir la glucoquinasa, facilita su fosforilación a glucosa-6-fosfato, por lo que queda retenida dentro de la célula. La colaboración entre GLUT-2 y glucoquinasa permite la captación hepática de glucosa de forma importante cuando está alta en el plasma.

La insulina disminuye la glucemia, suprimiendo la gluconeogénesis y la glucogenólisis hepáticas y facilitando la síntesis de glucógeno hepático y muscular y la glucólisis. La regulación se produce tanto a nivel de actividades enzimáticas como a nivel de transcripción de las enzimas reguladoras).

La inhibición de la gluconeogénesis hepática, previamente estimulada por glucagón, se produce porque la insulina actúa de dos formas. Por una parte, disminuye los niveles de cAMP, incrementando la fosfodiesterasa que lo hidroliza; por otra parte, estimula la actividad de las proteínas fosfatasas. La proteína fosfatasa 1 activa la desfosforilación de la enzima bifuncional, fosfofructoquinasa 2/fructosa-2,6-bisfosfatasa 2; la forma desfosforilada tiene actividad fosfofructoquinasa 2 y ello provoca la formación de fructosa-2,6-bisfosfato. Este metabolito es un potente activador de la fosfofructoquinasa 1 y un inhibidor de la fructosa-1,6-bisfosfatasa 1, por lo que se produce tanto la activación de la glucólisis como la inhibición de la gluconeogénesis.

También la insulina inhibe la lipólisis en tejido adiposo al provocar la disminución del cAMP por activación de la fos-fodiesterasa. Esta inhibición, que afecta a la lipasa sensible a hormonas, disminuye la liberación de glicerol y de ácidos grasos; con ello disminuye el aporte de sustrato, (glicerol) y de fuente de energía (ácidos grasos), para la gluconeogénesis hepática.

Otro de los efectos de la insulina se produce en la expresión de las enzimas implicadas en las rutas glucolítica y gluconeogénica. En general, la insulina induce las enzimas glucolíticas y reprime las gluconeogénicas, mediante un mecanismo que implica la fosforilación de factores que se ligan a zonas específicas del DNA para estimular o inhibir la transcripción de los correspondientes genes.

Papel del PPAR-γ en el control de la glucemia

Actualmente se conoce que la activación del receptor activado por proliferadores de peroxisomas gamma (PPAR-γ) (**cap. 7**, Funciones y metabolismo de los ácidos grasos esenciales y de sus derivados activos) tiene efectos positivos sobre la homeostasis de la glucosa. La activación del PPAR-γ se produce por la unión de ligandos naturales o sintéticos. Entre los naturales se encuentran los ácidos grasos y sus derivados y entre los sintéticos se encuentran las tiazolidindionas, que son utilizadas como antidiabéticos al incrementar la sensibilidad a la insulina.

El mecanismo mediante el que la activación de PPAR-γ incrementa la sensibilidad a la insulina incluye la regulación de la expresión de genes del metabolismo lipídico (**cap. 11**, Regulación de la expresión génica mediada por lípidos, **tomo II**). PPAR-γ se expresa intensamente en tejido adiposo. Como consecuencia de su activación en este tejido, se promueve la expresión de genes implicados en la captación y el almacenamiento de ácidos grasos libres en el adipocito. Así, se induce la expresión de la proteína de unión a ácidos grasos ap2, la lipoproteína lipasa y la acil-CoA sintasa, a la vez que se reprime la expresión de genes implicados en la lipólisis como el receptor β3-adrenérgico, la leptina y el factor de necrosis tumoral alfa (TNF-α). Por el contrario, la activación de PPAR-γ en músculo, hígado, células β del páncreas y arterias induce la salida de grasa. Los depósitos de grasa en estos tejidos dan lugar a la aparición de hígado graso/cirrosis, defectos en la producción de insulina o enfermedades coronarias. La activación de PPAR-γ en estos tejidos provoca la redistribución de grasa e induce su exportación y realmacenamiento en el tejido adiposo, donde es menos perjudicial metabólicamente.

Como consecuencia de la inducción del almacenamiento de ácidos grasos en tejido adiposo descrita, disminuye la disponibilidad de éstos para el músculo, lo que provoca un incremento del metabolismo muscular de la glucosa. Así, la activación de PPAR-γ incrementa la sensibilidad a la insulina, induciendo la expresión de GLUT-4 y, por lo tanto, su absorción, y la síntesis de glucógeno.

En cuanto a la función de las células β del páncreas, el PPAR-γ incrementa la sensibilidad a glucosa, entre otros mecanismos, mediante la inducción de la expresión de GLUT-2, glucoquinasa y Pdx, genes implicados en la captación de glucosa y en la maduración de las células β del páncreas. Por otra parte, se ha descrito que defectos en la señalización de la vía IRS-1/PI3 quinasa disminuyen la secreción de insulina y que activadores de PPAR-γ corrigen este efecto.

El TNF-α reduce la captación de glucosa estimulada por insulina y se encuentra incrementado en individuos con obesidad y resistencia a la insulina. La expresión del TNF-α es inhibida por la activación del PPAR-γ en los adipocitos, por lo que éste podría ser un buen mecanismo para mejorar el control glucémico. Asimismo, el PPAR-γ parece proteger a las células β del páncreas de la acumulación de triacilgliceroles que se asocian a menudo con la diabetes de tipo 2 y, de esta forma, mejora la función de estas células.

Todos estos hechos son muy interesantes para explicar la razón por la que los PPAR-γ pueden ser un punto importante de actuación para mejorar el consumo de glucosa por el músculo, al dirigir los ácidos grasos al tejido adiposo y evitar así su interferencia en el consumo de glucosa. Sin embargo, esto debe ser invertido en el ayuno, en el cual lo que se necesita es que no se utilice glucosa por el músculo y que se usen los ácidos grasos, como combustible alternativo.

RELACIONES METABÓLICAS TISULARES EN DISTINTAS SITUACIONES

Para tratar de conocer las relaciones entre los diferentes tejidos hay que considerarlos en distintas situaciones fisiológicas: en el estado de nutrición adecuada, en el ayuno en sus distintas etapas y en la realimentación.

El ayuno es una situación metabólica de interés, en tanto se utiliza para el tratamiento de algunos casos de obesidad y alguna de sus peculiaridades metabólicas son semejantes a las que se producen en situaciones de desnutrición, ampliamente extendida en muchas zonas del mundo.

La mayoría de los datos obtenidos sobre el ayuno prolongado proceden de pacientes con obesidad voluntarios sometidos a un ayuno terapéutico. Hay que indicar que las reservas energéticas en un hombre de 1,70 m de altura y 70 kg de peso son: triacilgliceroles (~ 10-15 kg), proteínas (~ 2 kg) y glucógeno (≤ 450 g), lo que en principio le permitiría permanecer en ayunas hasta 3 meses. Sin embargo, la mayor parte de la reserva energética se encuentra como triacilgliceroles y no todos los tejidos pueden utilizar los ácidos grasos como combustibles.

Se pueden distinguir dos tipos de órganos en los mamíferos, los que pueden utilizar ácidos grasos y los que, como el cerebro y los hematíes, no pueden utilizar ácidos grasos y tienen que utilizar glucosa como sustrato energético. Por lo tanto, el organismo debe suministrar siempre de forma simultánea ácidos grasos y glucosa. Los triacilgliceroles del tejido adiposo proporcionan ácidos grasos y glicerol, que se transforma en glucosa en el hígado. El glucógeno hepático se degrada hasta glucosa. Las proteínas se hidrolizan para producir aminoácidos, cuyo esqueleto carbonado se convierte en glucosa en un 60 %. Los aminoácidos se oxidan en un 40 % y su nitrógeno se convierte en urea.

En el ayuno, la glucosa se convierte en el sustrato más valorado, y prácticamente todas las adaptaciones metabólicas van encaminadas a proporcionar glucosa a las células que no pueden utilizar otros combustibles y a evitar su utilización por las que pueden utilizar otros combustibles alternativos.

Para estudiar las adaptaciones metabólicas que tienen lugar en el organismo humano pueden considerarse varios períodos: posprandial, postabsortivo, ayuno temprano, ayuno prolongado y realimentación.

En el período posprandial la glucosa es de origen exógeno, procede de la dieta. En el postabsortivo la glucosa sanguínea procede de la degradación del glucógeno hepático y cuando éste se va agotando se recurre a la gluconeogénesis a partir de lactato, glicerol y alanina.

En el ayuno temprano la gluconeogénesis hepática es suplementada por la biosíntesis de cuerpos cetónicos, que son utilizados por el cerebro y otros tejidos, y también se realiza la gluconeogénesis a partir de glutamina en el riñón.

Por último, en el ayuno prolongado, los cuerpos cetónicos se convierten en el sustrato preferente del cerebro y esta etapa termina con la realimentación o con la muerte, al agotarse las reservas lipídicas en el tejido adiposo y producirse una etapa de degradación proteica muy rápida.

Período posprandial

Los productos finales de la digestión de los nutrientes son absorbidos por el intestino. La glucosa y los otros monosacáridos procedentes de la digestión de los hidratos de carbono irán por vena porta al hígado. Asimismo, los aminoácidos procedentes de las proteínas de la dieta, aunque son en parte, metabolizados en el intestino, pasan también por vena porta al hígado. Por el contrario, los lípidos de la dieta siguen una ruta diferente: se convierten en quilomicrones en el intestino y son transportados por vía linfática hasta llegar a la circulación sanguínea por el conducto torácico (**Fig. 35-8**).

Destino de la glucosa

En este período posprandial la glucosa llega al hígado y, como su concentración está elevada, entra a través de su transportador GLUT-2 y se fosforila por la glucoquinasa. La glucosa fosforilada puede seguir varias vías: *a*) almacenarse en forma de glucógeno; *b*) convertirse en acetil-CoA, que a su vez puede oxidarse para obtener energía o servir de sustrato para la biosíntesis de ácidos grasos; *c*) seguir la vía de las pentosas-fosfato para suministrar poder reductor para reacciones de biosíntesis, en especial la de ácidos grasos. Una gran proporción de la glucosa que llega al hígado pasa a la circulación sistémica para ser distribuida a los distintos tejidos, algunos de los cuales la utilizan como combustible exclusivo. En el músculo la glucosa se almacena en forma de glucógeno o se degrada. Algunos otros tejidos sólo degradan la glucosa hasta lactato y éste se libera a la sangre, de la que es retirado por el hígado para ser utilizado como fuente de carbono para gluconeogénesis o para la síntesis lipídica.

Hasta hace unos años se consideraba que los procesos de glucólisis y gluconeogénesis y los de biosíntesis y degradación de glucógeno estaban siempre o bien funcionando completamente o bien no funcionaban. Actualmente se considera que estos procesos son operativos al mismo tiempo y que en función de la situación nutricional la reacción se desplaza hacia un proceso o hacia el otro, funcionando como ciclos de sustrato.

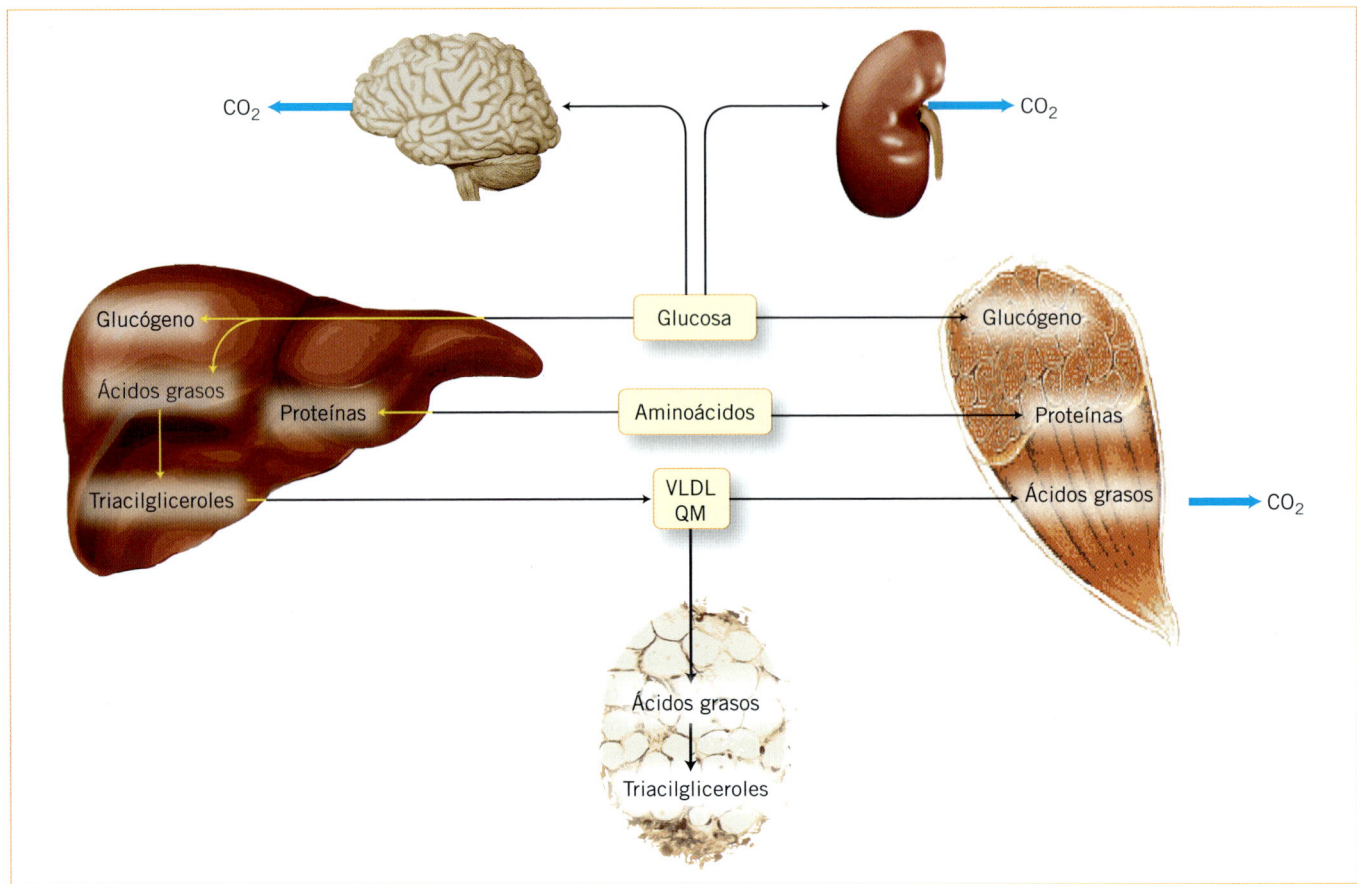

Figura 35-8. Relaciones intertisulares en el estado posprandial. QM: quilomicrones; VLDL: lipoproteínas de muy baja densidad.

Destino de los aminoácidos

Algunos de los aminoácidos, procedentes de las proteínas de la dieta, son metabolizados en el intestino, que los utiliza como combustibles: aspartato, glutamato, asparragina y glutamina son convertidos, en especial, a alanina. Los aminoácidos llegan al hígado por vena porta y allí son utilizados en parte para la biosíntesis de proteínas, tanto hepáticas como plasmáticas, y de otras biomoléculas. El resto de los aminoácidos salen a la circulación sistémica y llegan a los tejidos periféricos donde son utilizados para la biosíntesis de proteínas u otras moléculas específicas (**caps. 8**, Síntesis, degradación y recambio de las proteínas, **tomo II**, y **9**, Metabolismo de los aminoácidos).

Como no existe almacén de proteínas en el organismo humano, cuando los aminoácidos se consumen en exceso, sobre todo los no esenciales, son degradados principalmente por el hígado. El esqueleto carbonado de estos aminoácidos es utilizado principalmente para la biosíntesis de lípidos o para la obtención de energía. Los aminoácidos de cadena ramificada se degradan en el tejido adiposo para la obtención de lípidos y, en el músculo, para la obtención de energía.

Las enzimas degradativas hepáticas tienen K_m altas para sus sustratos aminoácidos y algunas se inducen por una dieta rica en proteínas, cuando la llegada de aminoácidos al hígado por vena porta es muy elevada. Por el contrario, las enzimas encargadas de llevar a cabo la activación de los ami-

noácidos para la síntesis proteica tienen K_m muy bajas. Las características cinéticas de ambos tipos de enzimas aseguran que, en primer lugar, los aminoácidos sean utilizados con fines biosintéticos y sólo cuando éstos están cubiertos sean degradados.

Destino de los lípidos

Los lípidos de la dieta absorbidos en el intestino se convierten en quilomicrones, que salen del enterocito por vía linfática y llegan a la circulación sanguínea por el conducto torácico.

El hígado, durante este período, sintetiza lípidos a partir de glucosa y los convierte en VLDL, que salen a la circulación sanguínea. Los quilomicrones y las VLDL son utilizados tanto por las células del tejido adiposo como por las musculares, gracias a la actuación de la lipoproteína lipasa. En el músculo los ácidos grasos se almacenan en parte, o se utilizan directamente como combustibles. Los adipocitos captan ácidos grasos de estas lipoproteínas y posteriormente los utilizan para esterificar al glicerol-fosfato, obtenido de la degradación de glucosa, y producir triacilgliceroles que se almacenan.

El tejido adiposo cumple su función de reserva de energía almacenando triacilgliceroles y movilizándolos como fuente de energía en el ayuno, permitiendo la homeostasis y la supervivencia.

Período postabsortivo (ayuno nocturno)

El período postabsortivo puede ser considerado como el que corresponde al ayuno nocturno. Todo el contenido de la anterior comida ha sido absorbido y el intestino delgado está vacío.

La glucosa es principalmente consumida por el cerebro, pero algunos otros tejidos –como el músculo esquelético– todavía obtienen una cantidad importante de su energía de la degradación de glucosa, aunque este consumo disminuye progresivamente. Los ácidos grasos comienzan a ser movilizados del tejido adiposo para suministrar energía al músculo en una gran proporción y el contenido de ácidos grasos plasmáticos se incrementa (**Fig. 35-9**).

Las concentraciones de glucosa y de insulina disminuyen cn cl pcríodo postabsortivo hasta niveles que dan lugar a la inhibición de la glucógeno sintasa y la activación de la fosforilasa. De esta forma, el glucógeno hepático se degrada para suministrar glucosa a los tejidos periféricos. Desde el amanecer la gluconeogénesis hepática adquiere una gran importancia en la liberación de glucosa, siendo su fuente más importante a las 24 horas de ayuno.

La primera señal en el ayuno parece ser la bajada del nivel de insulina que, junto con la presencia de concentraciones normales o incluso elevadas de glucagón, modifican la relación insulina/glucagón y desencadenan la glucogenólisis e incluso la gluconeogénesis. La disminución del nivel de insulina permite también la proteólisis en el músculo esquelético, que libera aminoácidos, principalmente glutamina y alanina. La alanina va directamente al hígado, donde es utilizada como sustrato gluconeogénico y su nitrógeno se excreta como urea.

Ayuno temprano (1 a 3 días de ayuno)

Durante la primera parte del ayuno (los 2 primeros días) son muy importantes los incrementos en la concentración de glucagón, hormona de crecimiento y glucocorticoides. Las reservas hepáticas de glucógeno, sin embargo, suministran sólo glucosa para un corto espacio de tiempo.

Cuando el glucógeno hepático se agota, lo que sucede hacia las 24 horas de ayuno, la gluconeogénesis se convierte en el único mecanismo para producir glucosa en el hígado. La gluconeogénesis hepática, y en algún grado la renal, desempeñan durante el ayuno un papel importante en el mantenimiento de la glucosa sanguínea, cuyo nivel llega ser crítico entre las 18 y las 24 horas. A los 2 o 3 días de ayuno, el cerebro vive principalmente de la glucosa producida por el hígado a partir de los aminoácidos procedentes de la proteína muscular.

El incremento de glucocorticoides y el descenso de insulina son muy importantes para acelerar la degradación de las proteínas corporales. La excreción de nitrógeno urinario en el estado bien nutrido está en función del nitrógeno consumido, siempre que el individuo esté en equilibrio de nitrógeno. Sin embargo, cuando se inicia la restricción calórica, la excreción de nitrógeno cae en 1 o 2 días. No obstante, cuando el organismo comienza a depender de la gluconeogénesis

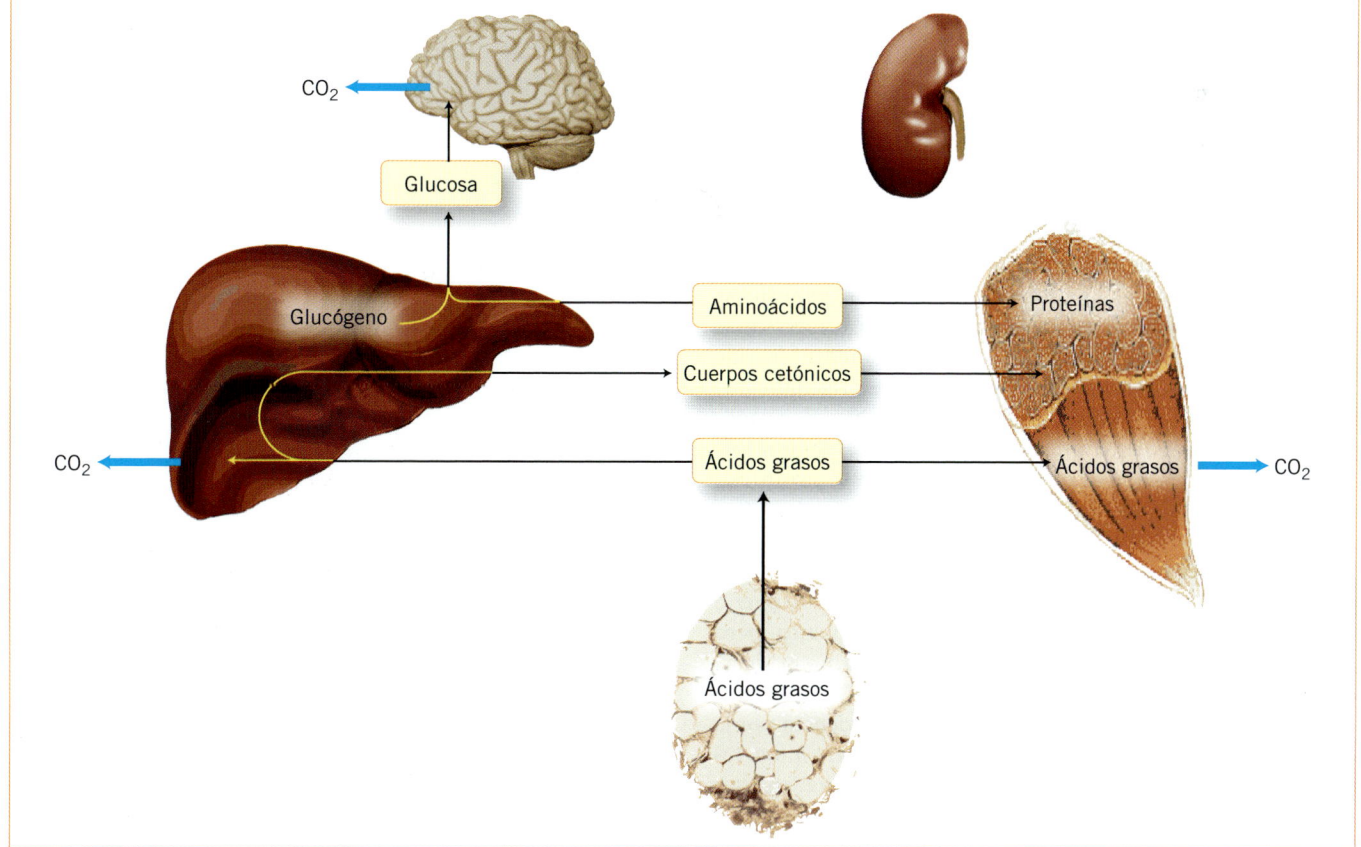

Figura 35-9. Relaciones intertisulares en el estado postabsortivo.

a partir de los aminoácidos de la proteína muscular como fuente principal de glucosa para el cerebro, la excreción del nitrógeno urinario puede incrementarse nuevamente. Al llegar a la nueva fase del ayuno, en la que el consumo de glucosa por el cerebro es desplazado por el consumo de cuerpos cetónicos, la excreción del nitrógeno urinario vuelve a disminuir.

En el ayuno temprano, gran parte de la glutamina, liberada por el músculo, es oxidada por el enterocito para la obtención de energía y convertida en alanina, que será posteriormente utilizada en el hígado como sustrato gluconeogénico. También la glutamina se utiliza como combustible energético por los linfocitos y el producto final nitrogenado que se vierte a la sangre es el aspartato, en lugar de la alanina.

Cuando el ayuno se prolonga, la degradación de la glutamina en la corteza renal se incrementa para suministrar NH_3 para la excreción de H^+ asociada a las altas concentraciones de cuerpos cetónicos. Al mismo tiempo, su esqueleto carbonado es utilizado como sustrato gluconeogénico. En el ayuno tardío, una proporción importante de la glucosa corporal procede de los riñones.

El nivel de aminoácidos de cadena ramificada se eleva en el plasma a pesar de que los aminoácidos son preferentemente metabolizados en el músculo. Dado que los aminoácidos ramificados, valina, leucina e isoleucina, no se acumulan dentro de la célula muscular, sus niveles en el plasma están relacionados con su concentración intracelular, que a veces puede doblarse como si se hubiesen ingerido proteínas. En todas las situaciones metabólicas la velocidad de excreción de nitrógeno en la orina es proporcional al nivel de aminoácidos ramificados en la circulación, lo que implica que su catabolismo en el músculo está regulado principalmente por sus niveles en las células y en la sangre.

Hacia el segundo o tercer día de ayuno, las proteínas corporales no pueden continuar suministrando sustratos, porque el cuerpo podría perder proteínas esenciales. Las proteínas musculares no proporcionan nada más que 4 kg, aproximadamente, de proteínas para la gluconeogénesis y en condiciones extremas puede obtenerse 1 kg más, procedente de otros tejidos. Ésta es una cantidad insuficiente para suministrar toda la glucosa que se requiere por el cerebro y se debe disponer de otros sustratos gluconeogénicos. Uno de ellos es el glicerol derivado de la lipólisis de los triacilgliceroles en el tejido adiposo. Si se degradan 180-200 g de triacilgliceroles diariamente para suplir los requerimientos energéticos, al menos 18-20 g se podrían utilizar para la biosíntesis de glucosa en el hígado y, en menor proporción, en la corteza renal.

Otras fuentes no glucídicas de glucosa son el lactato y el piruvato procedentes del glucógeno muscular. El glucógeno muscular es utilizado en el ejercicio muscular violento, pero en el ayuno se ha observado que, aun cuando no se haga ejercicio, disminuye el glucógeno muscular.

La regulación precisa de estos procesos se evidencia por la estabilidad de la glucemia, la que se mantiene entre 3,5 y 4,0 mM a los 2 o 3 días del ayuno total y permanece en esos niveles todo el período de ayuno hasta la muerte, cuando cae bruscamente, como se ha demostrado en animales de experimentación (**Fig. 35-10**).

El incremento en el nivel de glucagón que se produce en el ayuno conduce a la lipólisis del tejido adiposo, que produce la liberación de ácidos grasos libres al plasma. La utilización de ácidos grasos no está tan bien regulada por retroinhibición por ATP como el metabolismo de la glucosa, por lo que una concentración de ácidos grasos libres elevada incrementa la velocidad de su oxidación (**Fig. 35-10**).

En el músculo la oxidación de los ácidos grasos conduce a la disminución de la utilización de glucosa, al inhibir la fosfofructoquinasa 1 y también la piruvato deshidrogenasa, como ya se indicó anteriormente (v. Músculo esquelético, antes). El resultado neto es que este tejido deja de captar y utilizar glucosa y obtiene casi toda la energía que necesita de la oxidación de ácidos grasos libres. En consecuencia, la cantidad limitada de glucosa que hay en el organismo es reservada para aquellos tejidos que son absolutamente dependientes de ella, especialmente el cerebro. Los ácidos grasos libres no pueden ser transportados a través de la barrera hematoencefálica. El glicerol liberado por la lipólisis en el tejido adiposo es transportado hasta el hígado y convertido en glucosa.

En el estado de ayuno temprano, la mayoría de los ácidos grasos libres usados en el hígado se oxidan o se reexportan como VLDL. Sin embargo, al continuar el ayuno, la oxidación de ácidos grasos libres cambia progresivamente (como resultado de un incremento en la relación glucagón/insulina) desde su oxidación completa o su esterificación e incorporación a VLDL hasta la producción de cuerpos cetónicos, β-hidroxibutirato y acetoacetato. En el hígado la degradación de los ácidos grasos procedentes del tejido adiposo origina una gran cantidad de poder reductor como NADH y $FADH_2$, lo que equivale a una gran cantidad de ATP, y acetil-CoA. El

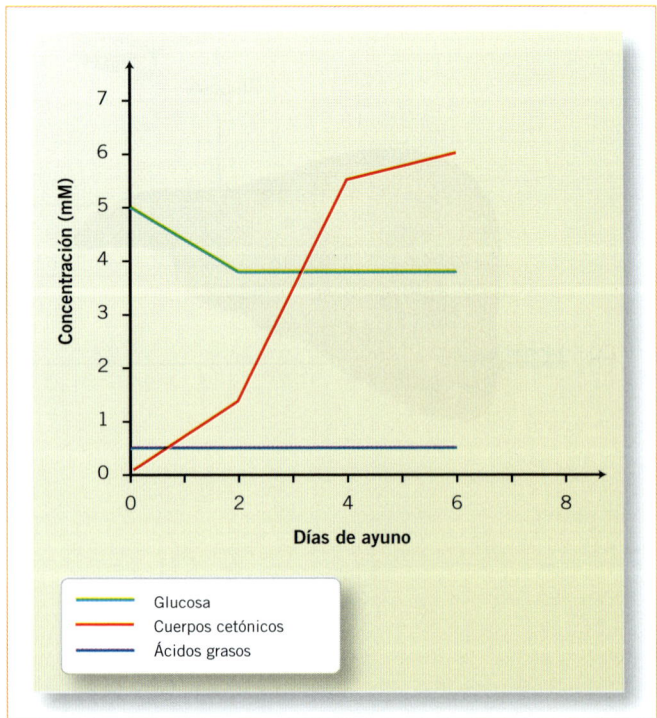

Figura 35-10. Concentración de glucosa, cuerpos cetónicos y ácidos grasos en los primeros días de ayuno.

oxalacetato se deriva hacia la gluconeogénesis en lugar de utilizarse en la condensación con acetil-CoA e iniciar el ciclo de Krebs. Este acetil-CoA se dirige en estas condiciones hacia la formación de cuerpos cetónicos que serán enviados a la circulación para ser utilizados por los tejidos periféricos, especialmente los músculos esquelético y cardíaco. La producción de cuerpos cetónicos por el hígado llega a ser tan grande que después de varios días de ayuno se convierten en el combustible de mayor concentración en sangre (**Fig. 35-11**).

Los cuerpos cetónicos son también oxidados por el músculo, por lo cual se ahorra glucosa mediante el mismo mecanismo que funciona con la oxidación de ácidos grasos. Además, los cuerpos cetónicos son utilizados con preferencia a los ácidos grasos libres y su contribución a la obtención de energía pasa de ser un 10 % en el ayuno nocturno al 50-80 % a los 3-7 días de ayuno. Frente a los ácidos grasos libres, los cuerpos cetónicos presentan las siguientes ventajas: no deben ser transportados unidos a albúmina, son solubles en agua y por ello pueden atravesar la barrera hematoencefálica, y pueden ser utilizados para la obtención de ATP en el cerebro.

De esta forma, los cuerpos cetónicos suministran hasta el 10-20 % de la energía que requiere el cerebro y, si el ayuno se prolonga varias semanas, este porcentaje puede incluso incrementarse. Como consecuencia de la utilización incrementada de cuerpos cetónicos por el cerebro, sus necesidades de glucosa disminuyen desde 100 g/día en condiciones de buena alimentación y al comienzo del ayuno hasta 40 g/día después de varias semanas de ayuno. Por alguna razón desconocida, el cerebro necesita siempre cierta cantidad de glucosa en todo momento.

Es por lo tanto evidente que los ácidos grasos movilizados desde los depósitos del tejido adiposo por la acción de la lipasa sensible a hormonas son la principal fuente de energía en el ayuno. Para poder sobrevivir en el ayuno, es importante adaptar el metabolismo a esta situación. La adaptación implica modificaciones que afectan la expresión génica y la actividad de ciertas proteínas y enzimas del metabolismo energético en tejidos periféricos, especialmente la lipasa sensible a hormonas, la lipoproteína lipasa y las proteínas desacoplantes (UCP).

Lipasa sensible a hormonas

La lipasa sensible a hormonas del tejido adiposo es la enzima más importante en la ruta lipolítica que es activada por fosforilación por la proteína quinasa A como consecuencia de la estimulación β-adrenérgica. Se sabe poco sobre la regulación de los niveles de mRNA de esta enzima, pero hay evidencia de que el ayuno prolongado conduce a un incremento en los niveles de mRNA de la lipasa sensible a hormonas en adipocitos y en tejido adiposo humanos.

Existen evidencias de que el ayuno eleva los niveles de mRNA de la lipasa sensible a hormonas no sólo en el tejido adiposo sino también en el músculo esquelético de cerdo.

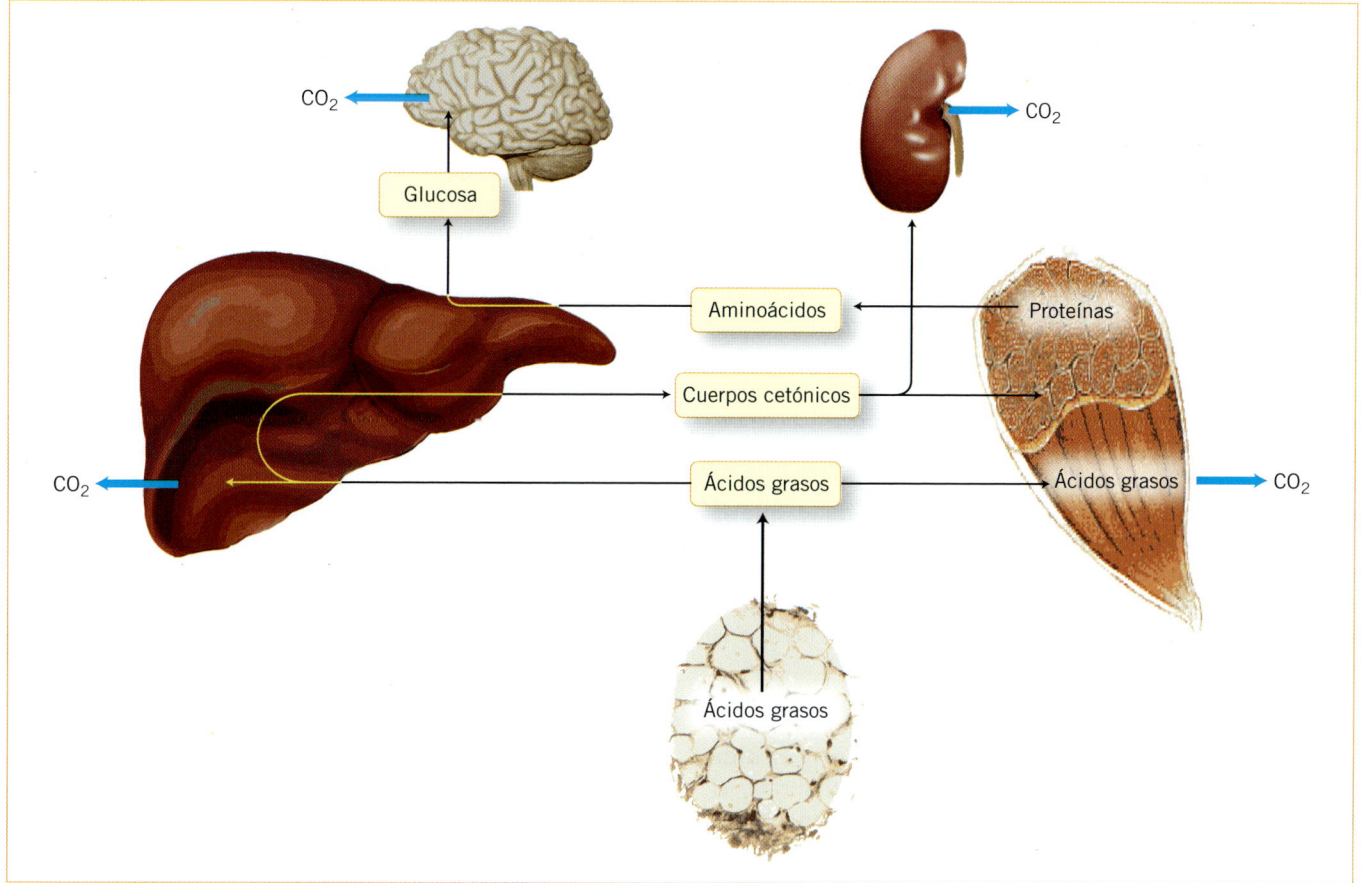

Figura 35-11. Relaciones intertisulares en el ayuno temprano.

El músculo esquelético puede desempeñar un importante papel porque, aunque los adipocitos residen dentro del músculo y probablemente contribuyan a este incremento de la señal lipasa sensible a hormonas, parece improbable que ésta sea la única explicación.

Además, se ha demostrado que la expresión de la lipasa sensible a hormonas se produce en cultivos primarios de células musculares y recientemente se ha puesto de manifiesto que en las células musculares existe una reserva de triacilgliceroles que se degradan al activarse la enzima por las catecolaminas y la contracción muscular. En el músculo, la enzima es activada por la adrenalina a través de la proteína quinasa A y también por la contracción vía proteína quinasa C y ERK.

Lipoproteína lipasa

Otra de las enzimas que tiene un papel importante tanto en el metabolismo de las lipoproteínas como en el metabolismo energético es la lipoproteína lipasa. En efecto, la actividad de esta enzima controla el flujo de ácidos grasos libres hacia diferentes tejidos. Esta enzima muestra una regulación específica para el tejido, que puede explicar cómo los lípidos pueden repartirse entre al almacenamiento y la obtención de energía.

La lipoproteína lipasa en el tejido adiposo es alta durante la comida y en el período posprandial, pero está disminuida durante el ayuno, probablemente para dirigir el flujo de ácidos grasos libres hacia los tejidos que requieren energía. También los ácidos grasos libres y una larga lista de hormonas que afectan el flujo de ácidos grasos libres regulan la lipoproteína lipasa de una forma específica para el tejido.

Efectivamente, se ha descrito que la lipoproteína lipasa del tejido adiposo de ratas disminuye su actividad en el ayuno, mientras que aumenta la del músculo esquelético. Además, se ha demostrado que la actividad de la lipoproteína lipasa en el tejido adiposo está disminuida después de un ayuno de 3 días, con un descenso en su expresión importante tanto a nivel de mRNA como de proteína.

La regulación de la lipoproteína lipasa en el tejido adiposo durante el ayuno es fundamental para el mantenimiento de la homeostasis de los triacilgliceroles. Se ha demostrado que el descenso en la lipoproteína lipasa se puede deber tanto a mecanismos pretransduccionales como postransduccionales. Como ya se ha indicado (v. Papel del PPAR-γ en el control de la glucemia, antes), se ha demostrado que el PPAR-γ y el C/EBP-α controlan la expresión de la lipoproteína lipasa y que existe un elemento de respuesta a PPAR-γ en su gen en el adipocito. El descenso apreciado del transcrito de la lipoproteína lipasa en el ayuno puede deberse a la disminución del PPAR-γ y del C/EBP-α.

Además del descenso del transcrito de la lipoproteína lipasa, hay descensos significativos en los niveles de expresión de otros genes implicados en el metabolismo energético de los adipocitos tales como los de la ácido graso sintasa, el GLUT-4, la leptina y la aP2. Estos cambios parecen involucrar adaptaciones que están dirigidas a ajustar el reparto de energía para conservarla y poder enfrentarse así a la privación de alimento como mecanismo de supervivencia.

Proteínas desacoplantes

Las UCP son transportadores de protones localizados en la membrana interna de la mitocondria que disipan el gradiente de protones en forma de calor y parecen desempeñar un papel importante en las adaptaciones metabólicas, lo que ha sido demostrado en roedores.

En los últimos años se han identificado la UCP-1, expresada de forma exclusiva en los tejidos adiposo marrón y beige, la UCP-2, proteína expresada en múltiples tejidos, y la UCP-3, proteína expresada sobre todo en el músculo (**caps. 6 y 12**, Regulación del balance energético y de la composición corporal). Se ha propuesto que estas proteínas puedan participar en el control del gasto energético en diversos tipos celulares y en tejidos. Al respecto, se ha descrito que tanto la UCP-1 como la UCP-3 aumentan la tasa de respiración desacoplada cuando se sobreexpresan en cultivos celulares, y que la sobreexpresión de UCP-3 en el músculo esquelético de ratones transgénicos protege contra el desarrollo de la obesidad. Asimismo, la exposición de animales al frío, situación que se caracteriza por un incremento en el gasto energético, conduce al aumento en la expresión de UCP-3 en el músculo.

A la luz de que la función original de las UCP es solamente la producción de calor, el incremento en la expresión de UCP-2 y/o UCP-3 en el ayuno representa una interesante paradoja, ya que en el ayuno se requiere la conservación de energía más que un incremento en la producción de calor. Esta paradoja ha llevado a pensar que las UCP, y en especial la UCP-3, tienen otros papeles aparte del de la termogénesis.

En efecto, se ha demostrado que la expresión de UCP-3 está incrementada en el músculo esquelético en situaciones en las que los ácidos grasos libres están elevados en el plasma. Estos hechos se han puesto de manifiesto en cerdos sometidos a ayuno prolongado y también en músculo esquelético humano en el que se ha tratado de emular la situación del ayuno administrando una infusión de ácidos grasos libres. Asimismo, usando cultivos primarios de células musculares humanas, el tratamiento crónico con una mezcla de ácidos grasos incrementa tres veces el nivel de mRNA de UCP-3, pero no el de UCP-2.

Varias líneas de evidencia sugieren que los ácidos grasos libres ejercen este efecto a través de los PPAR (**cap. 9**, Regulación de la expresión génica en organismos eucariotas, **tomo II**), ya que son ligandos para estos factores de transcripción nucleares. En primer lugar, recientemente se ha identificado un elemento de respuesta a PPAR en el promotor de la UCP-3. En segundo lugar, se ha demostrado un incremento en la expresión del gen de UCP-3 con fibratos que activan a PPAR-α y con tiazolidindionas que activan a PPAR-γ. También se ha demostrado que la infusión de lípidos incrementa el nivel de mRNA de PPAR-γ en el tejido adiposo subcutáneo en seres humanos y en el músculo esquelético de rata. Los PPAR constituyen un mecanismo de control fino del metabolismo de ácidos grasos, ya que al interaccionar como heterodímero con la secuencia PPRE de muchos genes implicados en el metabolismo lipídico activan su transcripción.

Sin embargo, no sólo los PPAR están implicados en la regulación de genes del metabolismo lipídico, sino que los lípidos regulan la actividad de los PPAR. Se ha indicado que miocitos humanos, tratados con ácidos grasos libres, incrementan diez veces el nivel de mRNA de PPAR-γ, lo que sugiere que éste podría estar implicado en la sobreexpresión del gen de UCP-3. No está claro, sin embargo, cuál de los PPAR media esta regulación, y es posible que ésta sea controlada por diferentes PPAR, con distintas especificidades tisulares y de especie.

La UCP-3 puede desempeñar un papel importante en el metabolismo y/o el transporte de los ácidos grasos, facilitando su oxidación o promoviendo la salida de los ácidos grasos libres de la mitocondria para evitar su acumulación. Se ha descrito que la función de la UCP-3 es la de exportar aniones de ácidos grasos fuera de la matriz mitocondrial; estos aniones de ácidos grasos proceden de la hidrólisis de los acil-CoA por una tiolesterasa mitocondrial. Los ácidos grasos se intercambian con protones (mostrando así su papel desacoplante) y evitan, además, su acumulación en la matriz mitocondrial.

Además, la UCP-3 puede impedir los efectos tóxicos de un metabolismo excesivo de lípidos. Una cantidad excesiva de ácidos grasos libres en el músculo esquelético incrementa su captación y posterior β-oxidación, lo cual aumenta la relación ATP/ADP. Un descenso del ADP puede limitar la β-oxidación y conduce, además, al estado reducido de la cadena respiratoria, lo que a su vez puede llevar a la producción de especies reactivas de oxígeno tóxicas. Por lo tanto, la UCP-3 puede ser considerada como un tampón electroquímico cuya regulación positiva puede contribuir a mantener una adecuada relación ATP/ADP a través de un desacoplamiento suave en la mitocondria.

Es posible que exista una regulación coordinada de la lipasa sensible a hormonas y de la UCP-3 en músculo esquelético y también parece posible que los ácidos grasos liberados por la actividad lipasa sensible a hormonas dentro del músculo contribuyan a la inducción de la expresión de UCP-3.

En cerdos parece existir una evidencia clara de que la expresión incrementada de UCP-3 en el músculo esquelético es una de las adaptaciones metabólicas. También se produce un incremento del mRNA de la lipasa sensible a hormonas y un descenso de la lipoproteína lipasa en respuesta al ayuno en tejido adiposo y en el músculo esquelético. Es probable que durante el ayuno la UCP-3 facilite la utilización de ácidos grasos como combustibles, posiblemente protegiendo frente a cambios desfavorables en la relación ATP/ADP que podría derivarse de la oxidación excesiva de ácidos grasos.

Ayuno prolongado (a partir del cuarto día)

En el ayuno prolongado las concentraciones sanguíneas de cuerpos cetónicos que en condiciones normales son prácticamente indetectables, incluso con métodos enzimáticos, se elevan y permanecen constantes hasta alrededor de 8 mM. Este aumento de hasta 10 veces durante el período comprendido entre los 2 y los 24 días, a pesar de que sólo hay una elevación muy pequeña de ácidos grasos y de que la glucosa permanece prácticamente constante, no se debe al aumento de producción por el hígado. Este incremento puede deberse a una reducción gradual de su utilización por el músculo y a un aumento de su velocidad de reabsorción glo-

merular por el riñón. El músculo capta en el tercer día de ayuno suficientes cuerpos cetónicos para cubrir el 50 % de sus necesidades energéticas y sólo el 10 % el día 24. Hay una menor utilización por los tejidos periféricos, con la excepción del cerebro (**Fig. 35-12**).

Este hecho también ha sido demostrado en el ayuno muy prolongado en pacientes con obesidad. Después de 6 semanas cambia el patrón de utilización de cuerpos cetónicos, de manera que éstos sólo contribuyen a un 10 % de la energía requerida por los músculos esquelético y cardíaco, obteniéndose la energía restante de los ácidos grasos libres. Esto tiende a conservar los cuerpos cetónicos para el cerebro y el riñón, que para entonces son altamente dependientes de ellos. Además la concentración incrementada de cuerpos cetónicos inhibe la proteólisis muscular, posiblemente al inhibir la oxidación de la leucina. Está claramente demostrado que el cerebro al cabo de una semana de ayuno puede obtener sus tres cuartas partes de energía de la oxidación de los cuerpos cetónicos.

Incluso desde la primera semana de ayuno se ha demostrado que la excreción de nitrógeno alcanza un nivel bajo, próximo a 5 g diarios, y que la gluconeogénesis produce alrededor de 74 g de glucosa por día. Unos 39 g derivan del lactato, 19 g de glicerol y 16 g de aminoácidos, principalmente glutamina, en el riñón. Esta disminución en la necesidad de la degradación de la proteína muscular permite que la masa muscular se mantenga y que el ayuno se pueda prolongar más tiempo, hasta que los triacilgliceroles del tejido adiposo se agoten.

Durante esta etapa del ayuno se puede producir una disminución del pH sanguíneo debido a la elevación en los niveles de compuestos ácidos tales como los ácidos grasos y los cuerpos cetónicos. En esta situación, la glutamina procedente del músculo participa en el riñón en la regulación del pH eliminando los H^+ como NH_4^+ (sales amónicas) y su esqueleto carbonado se utiliza como sustrato gluconeogénico.

El control endocrino del metabolismo energético en los estados avanzados de ayuno es bastante complicado. Aunque el glucagón y la insulina son todavía importantes, otras hormonas adquieren un papel prominente. Durante el ayuno prolongado se produce una disminución en el consumo de oxígeno y menor gasto energético. Éste disminuye progresivamente durante el ayuno y se ha demostrado que implica una disminución de la conversión de tiroxina (T_4) en triyodotironina (T_3) y una elevación de la forma inactiva (rT_3). La hormona tiroidea T_3 estimula la degradación de proteínas; el descenso en su concentración en sangre durante el ayuno prolongado puede ayudar a reducir la proteólisis.

Realimentación

Es necesario distinguir si la realimentación se produce tras un ayuno nocturno o tras un ayuno prolongado. La situación de las rutas metabólicas no es la misma y, por lo tanto, tampoco lo es la adaptación a la nueva situación.

Realimentación tras el ayuno nocturno

Después de un ayuno nocturno de unas 12 horas, con un desayuno rico en hidratos de carbono se incrementa la libe-

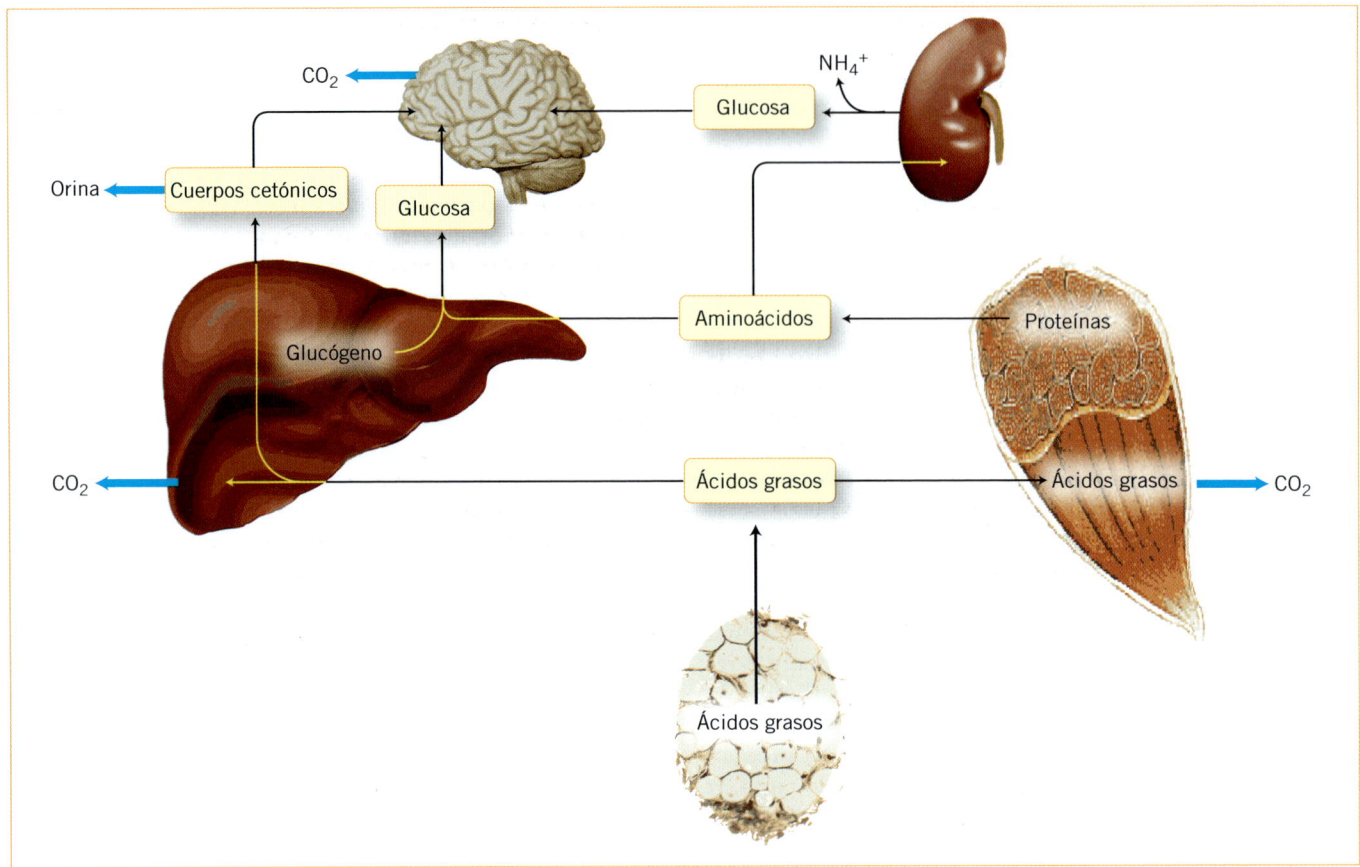

Figura 35-12. Relaciones intertisulares en el ayuno prolongado.

ración de insulina. Esto origina cambios en el organismo para adaptarse a esta nueva situación. Entre los cambios más rápidos del metabolismo tras la ingestión de comida, después del ayuno, destaca la supresión de la movilización de los combustibles endógenos. Se frena la producción de glucosa por el hígado y la liberación de ácidos grasos del tejido adiposo; con ello se preservan los almacenes endógenos de nutrientes, se cambia a la utilización de los nutrientes de la dieta y se almacena su exceso.

La presencia de hidratos de carbono en el duodeno estimula la liberación de hormonas intestinales que hacen que las células β pancreáticas sean más sensibles a la glucosa y que se libere insulina. Así, un pequeño aumento en la concentración de glucosa portal aumenta mucho la secreción de insulina. A pesar de la gran capacidad del hígado para captar glucosa, parte de ella pasa a la circulación sistémica para ser utilizada por la mayoría de los tejidos que consumen glucosa tras una comida rica en hidratos de carbono.

Dentro del hígado, la elevación de la relación insulina/glucagón desactiva la gluconeogénesis y la glucogenólisis y activa la síntesis de glucógeno. Si la concentración de glucosa es muy alta en sangre portal, el hígado podrá almacenarla. La elevación de la concentración de glucosa en la vena porta inhibe a la fosforilasa hepática dado que la hace mejor sustrato de la proteína fosfatasa; de esa forma, se inhibe la glucogenólisis y aumenta la síntesis de glucógeno.

En el músculo esquelético se capta gran cantidad de glucosa porque la insulina activa el GLUT-4 y también las enzi-

mas implicadas en la síntesis de glucógeno y en la glucólisis. Como la lipólisis en tejido adiposo se inhibe, los ácidos grasos descienden en el plasma y su efecto inhibidor sobre el consumo de glucosa disminuye en los tejidos periféricos, lo que facilitará la captación de glucosa.

La liberación de ácidos grasos libres no esterificados del tejido adiposo se suprime por la insulina y se sintetizan triacilgliceroles cuando se incrementa el aporte de nutrientes. La supresión de la lipólisis se produce por la desfosforilación de la lipasa sensible a hormonas. La disminución del aporte de ácidos grasos libres al hígado suprime la secreción de VLDL.

Si la comida contiene lípidos, la llegada de éstos a la circulación será más lenta. Los triacilgliceroles de la dieta se convierten en quilomicrones en los enterocitos y tras su paso por la linfa salen a la circulación sanguínea por el conducto torácico. La insulina, liberada en repuesta a la comida, incrementa la actividad de la lipoproteína lipasa del tejido adiposo, por lo que aumenta la captación de ácidos grasos de los quilomicrones por el tejido adiposo; también el músculo esquelético participa en este proceso. Estos ácidos grasos, procedentes de los quilomicrones, esterifican el glicerol-fosfato obtenido a partir de glucosa, produciendo triacilgliceroles que se almacenan.

Los aminoácidos procedentes de la dieta son utilizados en parte por los enterocitos, especialmente la glutamina, que lo utilizan como combustible. El resto de los aminoácidos llega al hígado, que retira parte de ellos, y a la circulación sistémica pasa un conjunto de aminoácidos con un contenido elevado de los ramificados y un bajo contenido de glutamina. Estos aminoácidos son retirados por el músculo para ser oxidados.

La velocidad de la síntesis de proteínas en el músculo está regulada por hormonas y por el ejercicio físico. La insulina, que se encuentra elevada, activa la entrada de los aminoácidos al músculo, en especial los ramificados.

Realimentación tras el ayuno prolongado

Tras un período prolongado de ayuno se produce una alteración grave de las características morfológicas del intestino delgado, así como una alteración de la función digestiva. El ayuno provoca atrofia de las vellosidades intestinales y una reducción drástica de actividades dc las cnzimas intestinales del borde en cepillo, como sacarasa, maltasa y aminopeptidasas. La atrofia de la mucosa es consecuencia de la falta de sustratos proteicos, mientras que la disminución de las actividades enzimáticas se debe a la falta de sustratos específicos (hidratos de carbono para las oligosacaridasas y proteínas para las aminopeptidasas).

Por ello, es muy importante tener en cuenta esta situación en la realimentación tras un período prolongado de ayuno. En estos casos se debe comenzar con la alimentación por vía parenteral, para regenerar el epitelio intestinal y recuperar la actividad de las enzimas digestivas.

La respuesta metabólica a la realimentación después de un período largo de ayuno es semejante a la del ayuno corto con relación a los lípidos de la dieta. Sin embargo hay diferencias respecto a los hidratos de carbono y los aminoácidos.

Durante el ayuno prolongado hay una reducción muy marcada en la degradación de proteínas musculares y de otros tejidos y en la actividad máxima de las enzimas del metabolismo de aminoácidos en hígado y otros tejidos. Esto ha llevado a plantear cuál debe ser la alimentación razonable en individuos que estén recuperándose de un ayuno prolongado.

Una ingesta rica en proteínas unida a una baja capacidad del metabolismo de aminoácidos podría llevar a un aumento notable de su concentración en sangre y tejidos, haciendo que la velocidad de desaminación exceda a la del ciclo de la urea, con lo que la concentración de amoniaco podría alcanzar niveles tóxicos.

PUNTOS CLAVE

- En este capítulo se ha tratado de dar una visión general del metabolismo de los diferentes tejidos, destacando en cada uno de ellos sus peculiaridades metabólicas así como sus funciones específicas. Se han incluido tanto los que tienen una función importante en la regulación del metabolismo como tejidos que no participan en la regulación y que requieren un aporte continuo de glucosa. En especial, hay que destacar el papel del hígado como órgano central en el control del metabolismo y también el del tejido adiposo y del músculo esquelético.

- En primer lugar se ha abordado el estudio de la regulación de la glucemia por las hormonas: glucagón, adrenalina y glucocorticoides, que son hiperglucemiantes, y por la insulina, que es la única hormona hipoglucemiante.

- Se han analizado las relaciones entre los tejidos en diferentes situaciones metabólicas. En el período posprandial el organismo absorbe los diferentes componentes de la dieta y, de acuerdo con su naturaleza, son distribuidos y utilizados por los distintos tejidos. Los diferentes tejidos los utilizan como combustibles energéticos y si llegan en exceso, en algunos casos, se almacenan. En esta etapa se rellenan las reservas de glucógeno en el hígado y en el músculo esquelético y se almacenan triacilgliceroles en tejido adiposo.

- Durante el ayuno nocturno, se degrada el glucógeno hepático para mantener la glucemia y se comienza a sintetizar glucosa a partir de lactato y alanina procedente del músculo esquelético. Hacia el final de este período comienza la degradación de triacilgliceroles para suministrar ácidos grasos al músculo. Ya en el ayuno temprano, la gluconeogénesis adquiere un papel preponderante, se sigue degradando proteína muscular y se hace más evidente la degradación de triacilgliceroles por el tejido adiposo para liberar ácidos grasos como combustibles para los tejidos periféricos. Así, el músculo esquelético, la corteza renal y el corazón los utilizan de forma considerable y el hígado comienza la síntesis de cuerpos cetónicos.

- En el ayuno prolongado se reduce la velocidad de la degradación de la proteína muscular y de la gluconeogénesis, el cerebro ha pasado a utilizar con preferencia cuerpos cetónicos y ya no se necesita degradar de forma tan activa la proteína muscular. Los demás tejidos frenan el consumo de cueros cetónicos, con el fin de preservarlos para el cerebro.

- En la realimentación tras el ayuno nocturno se produce una situación semejante a la posprandial. Sin embargo, en la realimentación tras el ayuno, temprano o prolongado, hay que considerar que en la situación de la que se parte las enzimas están alteradas en su actividad y/o cantidad y es necesario tener precaución para no llegar a producir una situación patológica.

BIBLIOGRAFÍA

Berg JM, Tymoczko JL, Gatto GJ Jr, Stryer L. Biochemistry, 9ª ed. New York: WH Freeman/McMillan Learning, 2019.
Manual clásico de bioquímica, que proporciona unos conceptos muy claros sobre las rutas metabólicas, su regulación y las interrelaciones metabólicas entre los distintos tejidos, incluyendo en esta nueva edición aspectos clínicos.

Devlin TM. Bioquímica con aplicaciones clínicas, 4ª ed. Barcelona: Reverté, 2004.
Es un libro de bioquímica bastante completo, en el que se pueden encontrar aspectos de regulación metabólica, características específicas de tejidos y relaciones con los procesos patológicos.

Gibney MJ, McDonald I, Roche H. Nutrition and metabolism, 2ª ed. Chichester, West Sussex: Wiley-Blackwell, 2010.
Se trata de un libro muy útil para revisar temas, tanto desde el pun-

to de vista del metabolismo como desde el punto de vista de la nutrición.

KENNELLY PJ, BOTHAM KM, McGUINNESS OP, RODWELL VW, WEIL P. Harper's Illustrated Biochemistry, 32ª ed. New York: Mc-Graw Hill, 2023.
Libro muy completo y muy actualizado, que relaciona la bioquímica humana con las alteraciones patológicas y la medicina molecular.

MATHEWS CK, VAN HOLDE KE, APPLING DR, ANTHONY-CAHILL SJ. Bioquímica, 4ª ed. Madrid: Pearson, 2013.
Manual de bioquímica muy completo y actualizado, con un enfoque muy adecuado para facilitar su utilización.

NELSON DL, COX MM. Lehninger. Principles of Biochemistry, 8ª ed. New York: MacMillan International, 2021.
Manual clásico de bioquímica, que proporciona unos conceptos muy claros en las rutas metabólicas y su regulación.

NEWSHOLME EA, LEECH AR. Functional biochemistry in health and disease. Oxford: John Wiley, 2011.

En este texto se presenta una relación clara y directa entre bioquímica y fisiología. Se centra en aspectos del metabolismo de los tejidos y de las interrelaciones entre ellos en distintas situaciones fisiológicas y patológicas.

SALWAY JG. Metabolism at a glance, 4ª ed. Chichester, West Sussex: Wiley Blackwell, 2017.
Proporciona una visión muy amplia del metabolismo, así como aspectos de algunos procesos patológicos.

VANBERGEN O, WINTLE G. Lo esencial en metabolismo y nutrición, 5ª ed. Madrid: Elsevier, 2019.
Libro que recoge lo esencial de metabolismo y nutrición para alumnos, integrando aspectos clínicos con ciencia básica relevante.

VARGAS MORALES AM. Bioquímica metabólica. Granada: Editorial Técnica AVICAM, 2020.
Libro de bioquímica que presenta una visión amplia y precisa de las distintas rutas metabólicas y su regulación.

Metabolismo del alcohol y de otros componentes de los alimentos

36

F. Sánchez de Medina Contreras y M. D. Suárez Ortega

INTRODUCCIÓN

El alcohol etílico y los componentes de los alimentos sin carácter nutricional se metabolizan en el organismo, sobre todo en la mucosa intestinal y el hígado, con el concurso de algunas enzimas que intervienen habitualmente en el metabolismo intermediario y que poseen muy poca especificidad de sustrato. A este proceso metabólico se lo denomina «biotransformación» y afecta también a toxinas vegetales, tóxicos ambientales y, sobre todo, fármacos (al conjunto de estas sustancias se lo denomina «xenobióticos»). En una aproximación simple se puede considerar que el metabolismo de estos compuestos conduce a su inactivación y excreción. Esto es así, por lo general, para los tóxicos y contaminantes, aunque a veces es precisamente la metabolización de algunos de estos compuestos la que genera la toxicidad. Así ocurre, por ejemplo, con los benzopirenos, que son inactivos hasta que se oxidan en el organismo y se convierten en cancerígenos. En el caso de los fármacos, su metabolización lleva generalmente a la pérdida de la actividad terapéutica, aunque

a veces es este proceso el responsable de dicha actividad. En cuanto al alcohol etílico (de ahora en adelante referido simplemente como alcohol), el resultado es complejo. Por una parte, su metabolización constituye una fuente importante de energía; por otra, este proceso puede influir de manera importante en el metabolismo intermediario e interferir en el metabolismo de fármacos y nutrientes; por último, algunos de los productos formados en su metabolismo son claramente tóxicos.

VÍAS METABÓLICAS GENERALES

Como se acaba de mencionar, el alcohol, los componentes no nutricionales de los alimentos, los fármacos y los demás compuestos de diversos orígenes que pueden llegar al organismo se metabolizan por enzimas que funcionan habitualmente sobre nutrientes o metabolitos endógenos, pero que pueden actuar también sobre compuestos químicos exógenos, debido a su poca especificidad de sustrato. Estos sistemas enzimáticos se localizan sobre todo en el hígado, pero también se encuentran en otros órganos y tejidos, como la mucosa intestinal, los riñones o los pulmones. Las reacciones catalizadas por estas enzimas son muy diversas y se agrupan en dos fases.

Reacciones de fase I

Las reacciones más importantes de esta fase son las reacciones de *oxidación*, aunque también están incluidas en ella las reacciones de *reducción* e *hidrólisis*. En cualquiera de los casos, estas reacciones crean o liberan grupos funcionales que aumentan la polaridad de los compuestos químicos correspondientes, facilitando, por lo tanto, su excreción o el funcionamiento de las reacciones de la siguiente fase.

La mayoría de las reacciones de la fase I están catalizadas por el sistema del citocromo P-450. Como se describirá con más detalle a continuación, este sistema funciona en la fracción microsómica (retículo endoplásmico) del hígado y de otros tejidos.

Existen otras enzimas oxidativas, no localizadas en en el retículo endoplásmico, que también intervienen en este tipo de metabolismo. Entre ellas se destacan la alcohol deshidrogenasa, que es citosólica, y la monoaminooxidasa (MAO), que es mitocondrial.

La alcohol deshidrogenasa se encuentra, fundamentalmente, en la fracción citosólica del hígado y puede actuar sobre el etanol y otros alcoholes, como por ejemplo el retinol (vitamina A). En este tipo de reacciones interviene como coenzima la nicotinamida adenindinucleótido (NAD⁺):

$$CH_3\text{-}CH_2OH + NAD^+ \rightarrow CH_3\text{-}CHO + NADH + H^+$$

Las MAO se encuentran en las mitocondrias. Sus sustratos principales son las catecolaminas (noradrenalina, 5-hidroxitriptamina, etc.) y utilizan como coenzima la flavina adenindinucleótido (FAD):

$$R\text{-}CH_2\text{-}NH_2 + FAD \rightarrow R\text{-}CHO + NH_3 + FADH_2$$

El citocromo P-450 cataliza, además de hidroxilaciones, reacciones de desaminación, deshalogenación, desulfuración, epoxidación, peroxigenación y reducción. Las reacciones de reducción pueden, asimismo, estar catalizadas por otras enzimas en los microsomas hepáticos. También en esta fase I se producen reacciones de hidrólisis en muchos tejidos e, incluso, en el plasma, lo que origina la inactivación rápida de los sustratos correspondientes. y, además, otras reacciones no catalizadas por el sistema del P-450.

Reacciones de fase II

Las reacciones de fase II son reacciones de *conjugación* que permiten que el compuesto químico inicial o el derivado originado en la fase I se una a determinados metabolitos endógenos, originando compuestos mucho más polares que se excretan por vía biliar o urinaria. Los procesos principales son los siguientes: glucuronidación, conjugación con glutatión, conjugación con grupos sulfato, metilación y acilación.

Glucuronidación

Las enzimas que catalizan este tipo de reacciones utilizan como molécula conjugante el uridindifosfato (UDP) glucurónico, un metabolito cuya función fisiológica habitual es conjugarse con la bilirrubina para facilitar su excreción (**cap. 3**, Metabolismo de los hidratos de carbono). Las UDP glucuroniltransferasas se encuentran fundamentalmente en la fracción microsómica hepática. La reacción de glucuronidación más característica es la que se produce sobre sustratos provistos de un grupo alcohólico o fenólico, tal como se representa a continuación:

$$UDP \text{ glucurónico} + R\text{-}OH \rightarrow UDP + R\text{-}O\text{-glucurónido}$$

Sin embargo, también es posible la glucuronidación de sustratos que contengan otros grupos, como amino, carboxilo o sulfhidrilo.

De manera semejante a lo que sucede con el sistema del citocromo P-450 (v. más adelante), las glucuroniltransferasas pertenecen a una «superfamilia genética». Las enzimas que constituyen dicha familia presentan diferencias estructurales entre ellas, que las hacen tener mayor o menor afinidad para determinados sustratos. Por ello, en su conjunto, son capaces de conjugar a una gran variedad de compuestos diferentes.

También, y aunque el fenómeno es menos importante, estas enzimas pueden ser inducidas, como en el caso del citocromo P-450.

Conjugación con glutatión

El glutatión es un tripéptido (γ-glutamilcisteinilglicina) de enorme importancia fisiológica, debido a sus propiedades antioxidantes (**cap. 13**, Estrés oxidativo y mecanismos de defensa antioxidante). Pero, además, esta molécula desempeña una función crucial en el metabolismo de fármacos y xenobióticos. Las enzimas responsables de la conjugación de este tipo de compuestos con el glutatión se denominan glutatión transferasas y se localizan, principalmente, en el hígado.

El proceso de conjugación con glutatión es un poco más complicado que el reseñado en el caso anterior. En primer lugar se forma un tioéster entre el glutatión y el fármaco. Posteriormente, hay una hidrólisis de esta molécula, perdiéndose los aminoácidos glicina y glutámico, quedando entonces el fármaco unido sólo a la cisteína. Por último, se produce la acetilación del grupo amino de la cisteína, originando lo que se denomina un ácido mercaptúrico, que es el producto final que se elimina.

Conjugación con grupos sulfato

Se trata de una vía que es importante para la conjugación de compuestos alcohólicos y fenólicos. Las sulfotransferasas son abundantes especialmente en el hígado; estas enzimas utilizan como molécula conjugante al fosfoadenosilfosfosulfato, que se forma a partir de aniones sulfato y adenosintrifosfato (ATP).

Metilación

Este tipo de conjugación es también muy utilizado. Las metiltransferasas se encuentran distribuidas en muchos tejidos y actúan sobre compuestos muy diversos que contienen grupos fenólicos, tiólicos, amino, etc. Como agente metilante se utiliza la *S*-adenosilmetionina, que procede de la unión de la metionina con ATP.

Acilación

Los principales sustratos de estas reacciones son aminas y ácidos carboxílicos. Las aciltransferasas están ampliamente distribuidas por los tejidos y utilizan como agentes acilantes a los acil-CoA, sobre todo, al acetil-CoA. Se trata de una de las reacciones del metabolismo de fármacos que dependen, en gran parte, de factores genéticos, dando origen a los denominados acetiladores lentos y acetiladores rápidos, y que pueden originar problemas importantes en el caso de fármacos como la isoniazida.

Otras reacciones de conjugación

En este apartado se puede incluir la formación de nucleótidos a partir de análogos de bases púricas o pirimidínicas con ribosa o ribosa-fosfato. Otros agentes conjugantes incluyen a la glicina, el ácido glutámico o la propia glucosa.

En la **figura 36-1** se representa un esquema global muy simple de estas reacciones, subrayando el caso más frecuente: la oxidación seguida de la conjugación. Por ejemplo, un compuesto químico con un anillo aromático es muy poco soluble y sería difícilmente eliminado del organismo. La oxidación por un sistema enzimático de fase I origina un grupo fenólico que aumenta la polaridad, pero que, sobre todo, permite la conjugación con el ácido UDP glucurónico, originando un compuesto muy polar que se puede excretar con facilidad.

Vale la pena señalar que las reacciones que se acaban de describir pueden funcionar simultáneamente, de manera que una misma molécula puede ser transformada por más de un sistema enzimático, originando, por lo tanto, varios metabolitos diferentes.

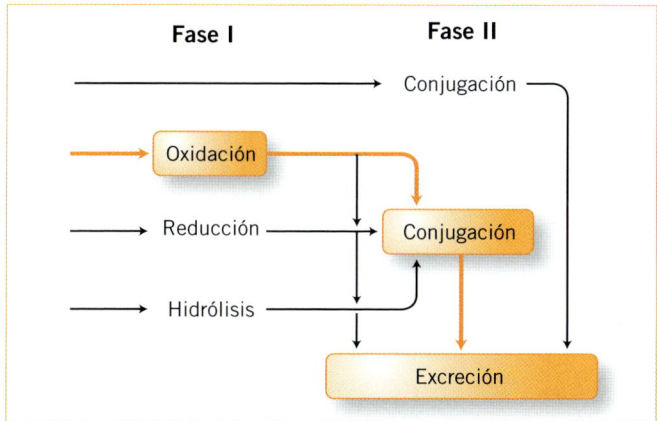

Figura 36-1. Fases I y II en la metabolización de xenobióticos. Las vías más utilizadas se indican en color naranja.

SISTEMA DEL CITOCROMO P-450

La reacción principal implicada en la fase I del metabolismo de xenobióticos es la hidroxilación, catalizada por miembros de una familia de enzimas conocidas como monooxigenasas o citocromo P-450. El sistema del citocromo P-450 incluye a un conjunto de enzimas que contienen un grupo hemo (citocromo) en su molécula y tienen actividad monooxigenasa. Su denominación se debe a su capacidad de reaccionar en su estado reducido con el monóxido de carbono, formando un complejo que absorbe la luz a 450 nm.

Los citocromos P-450 están presentes en mayor cantidad en las células hepáticas y los enterocitos, pero están probablemente presentes en todos los tejidos en mamíferos. Generalmente se encuentran en la membrana del retículo endoplásmico, que constituye la fracción microsomal cuando el tejido se somete a fraccionamiento subcelular. En los microsomas del hígado, en los que es más abundante, el citocromo P-450 puede llegar a representar hasta el 20 % de la proteína total. En la glándula suprarrenal se encuentran tanto en las mitocondrias como en el retículo endoplásmico, donde las diversas hidroxilasas están implicadas en la biosíntesis del colesterol y de las hormonas esteroideas.

Este conjunto de enzimas funciona como una cadena de transporte electrónico localizada en el retículo endoplásmico, que utiliza como fuente de electrones a la nicotinamida adenindinucleótido-fosfato reducido (NADPH), a diferencia de la cadena respiratoria, que utiliza el NADH (**cap. 1**, Funciones y metabolismo de los nutrientes) y que contiene también flavoproteínas ligadas a la flavina mononucleótido y al FAD. Un átomo de oxígeno procedente del oxígeno molecular se incorpora al sustrato para formar el hidroxilo y el otro para formar agua. En la **figura 36-2** se muestra una versión muy simplificada de esta reacción. Este doble destino del oxígeno explica el antiguo nombre de las monooxigenasas como «oxidasas de función mixta».

Existen diferencias entre el sistema del citocromo P-450 mitocondrial y el microsomal. El mitocondrial implica una flavoproteína ligada a NADPH, adrenodoxina reductasa, además de una proteína hierro-azufre no hemo, adrenodoxina. Además, las isoformas de P-450 involucradas en la biosíntesis de esteroides tienen generalmente una gran especificidad de sustrato.

En algunos casos, las reacciones metabólicas de fase I convierten el xenobiótico de su forma inactiva a la forma biológicamente activa. En estos casos, al xenobiótico origi-

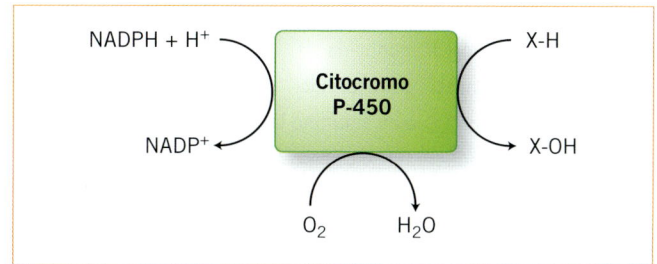

Figura 36-2. Esquema muy simplificado del sistema del citocromo P-450. NADP$^+$: nicotinamida adenindinucleótido-fosfato; NADPH: nicotinamida adenindinucleótido-fosfato reducido.

nal se lo denomina profármaco o procarcinógeno. A veces, otras reacciones adicionales de fase I, como la hidrólisis, convierten este compuesto activo en otro menos activo o inactivo antes de su conjugación en la fase II. En otros casos, es la reacción de conjugación la que convierte el metabolito activo de la fase I en uno menos activo o inactivo, listo para su excreción. En muy pocos casos, la conjugación puede incrementar la actividad biológica de un xenobiótico.

Isoformas del citocromo P-450

El sistema del citocromo P-450 (de forma abreviada, CYP) no está formado por una sola clase de proteínas. En realidad, existe una gran cantidad de sistemas enzimáticos de este tipo en un mismo individuo que funcionan de manera semejante pero que molecularmente son diferentes entre sí. En efecto, las proteínas enzimáticas que constituyen el sistema del citocromo P-450 están codificadas en la especie humana por 57 genes y más de cincuenta y nueve seudogenes, y se distribuyen en familias y subfamilias en base al porcentaje de similitud en la secuencia de aminoácidos. Aparecen así 18 familias y 42 subfamilias. Las familias se identifican con un número, y las subfamilias, con una letra, añadiéndose otro número para las diferentes isoformas dentro de una misma subfami-

lia. Así, por ejemplo, la isoforma responsable de la metabolización del alcohol se identifica como CYP2E1.

La existencia de tantas isoformas diferentes se justifica porque, de esta manera, se pueden metabolizar sustratos muy diversos, y algunas muestran especificidades de sustrato superpuestas, de modo que una amplia gama de xenobióticos puede ser metabolizado por un citocromo P-450 u otro. En efecto, los distintos tipos de CYP muestran cierta preferencia sobre determinados sustratos endógenos o exógenos. Así, los CYP1, CYP2, CYP3 y CYP4 actúan preferentemente en el metabolismo de los eicosanoides y son los mayores responsables del metabolismo de fármacos y tóxicos; el CYP7 actúa preferentemente en el metabolismo del colesterol y los ácidos biliares; el CYP21 funciona como 21-hidroxilasa en la formación de corticoides adrenales, etc. Es importante señalar, no obstante, que existe un importante grado de solapamiento entre estas actividades (**Tabla 36-1**).

Familia CYP1

Los sustratos naturales de esta familia son el ácido araquidónico y los eicosanoides. El CYP1A1 y el CYP1B1 pueden actuar, además, sobre los hidrocarburos aromáticos policíclicos (como el benzopireno), originando los deriva-

Tabla 36-1. Familias de citocromos P-450 en tejidos humanos

Familia	Función	Miembros	Nombres
CYP1	Metabolismo de fármacos y esteroides (especialmente estrógenos), del ácido araquidónico y eicosanoides, además de hidrocarburos aromáticos policíclicos	3 subfamilias	CYP1A1, CYP1A2, CYP1B1
CYP2	Metabolismo de fármacos y esteroides, del ácido araquidónico y de eicosanoides	13 subfamilias	CYP2A6, CYP2A7, CYP2A13, CYP2B6, CYP2C8, CYP2C9, CYP2C18, CYP2C19, CYP2D6, CYP2E1, CYP2F1, CYP2J2, CYP2R1, CYP2S1, CYP2U1, CYP2W1
CYP3	Metabolismo de fármacos y esteroides (entre ellos, testosterona), también del ácido araquidónico y de los eicosanoides	1 subfamilia	CYP3A4, CYP3A5, CYP3A7, CYP3A43
CYP4	Metabolismo de ácidos grasos, particularmente araquidónico, y de eicosanoides	6 subfamilias	CYP4A11, CYP4A22, CYP4B1, CYP4F2, CYP4F3, CYP4F8, CYP4F11, CYP4F12, CYP4F22, CYP4V2, CYP4X1, CYP4Z1
CYP5	Tromboxano A_2 sintetasa	1 subfamilia	CYP5A1
CYP7	Biosíntesis de ácidos biliares	2 subfamilias	CYP7A1, CYP7B1
CYP8	Varias funciones, entre ellas biosíntesis de prostaciclina y de ácidos biliares	2 subfamilias	CYP8A1, CYP8B1
CYP11	Biosíntesis de esteroides	2 subfamilias	CYP11A1, CYP11B1, CYP11B2
CYP17	Biosíntesis de esteroides	1 subfamilia	CYP17A1
CYP19	Biosíntesis de esteroides	1 subfamilia	CYP19A1
CYP20	Función desconocida	1 subfamilia	CYP20A1
CYP21	Biosíntesis de esteroides	2 subfamilias	CYP21A2
CYP24	Catabolismo de vitamina D	1 subfamilia	CYP24A1
CYP26	Catabolismo de vitamina A	3 subfamilias	CYP26A1, CYP26B1, CYP26C1
CYP27	Varias funciones, entre ellas biosíntesis de ácidos biliares y de calcitriol	3 subfamilias	CYP27A1, CYP27B1, CYP27C1
CYP39	Hidroxilación en 7α del 24-hidroxicolesterol	1 subfamilia	CYP39A1
CYP46	Hidroxilación en 24 del colesterol	1 subfamilia	CYP46A1
CYP51	Biosíntesis de colesterol	1 subfamilia	CYP51A1

dos carcinogénicos correspondientes. El CYP1A2 es responsable de la formación de derivados activos de algunos precarcinógenos, como la aflatoxina B_1. Por otra parte, es el principal sistema metabolizante de las bases xánticas (cafeína y teofilina).

Familia CYP2

Se trata de la familia con mayor número de subfamilias (13). Los sustratos naturales son el ácido araquidónico, los eicosanoides y algunos esteroides. En su conjunto son capaces de reaccionar con muchos fármacos utilizados con más frecuencia. Las subfamilias más interesantes en este aspecto son la CYP2C9 (que metaboliza, entre otros, a la tolbutamida y los anticoagulantes orales), la CYP2C19 (que metaboliza al omeprazol y al diazepam), la CYP2D6 (es la subfamilia que metaboliza a un mayor número de fármacos, por ejemplo: antidepresivos tricíclicos, antiarrítmicos, bloqueantes β y opiáceos) y la CYP2E1 (responsable de la metabolización del paracetamol y el alcohol).

Familia CYP3

Como en los dos casos anteriores, sus sustratos naturales son el ácido araquidónico y los eicosanoides, a los que se pueden añadir algunos esteroides y ácidos biliares. Esta familia contiene cuatro miembros, entre los que destacan la CYP3A4 y la CYP3A5, que son las proteínas enzimáticas del sistema del citocromo P-450 que se expresan en mayor cantidad en el hígado y el tracto gastrointestinal. No es extraño, por ello, que estas dos subfamilias intervengan en la metabolización de la gran mayoría de los fármacos de prescripción más frecuente.

Familia CYP4

Esta familia está compuesta por seis subfamilias y un total de 12 miembros. Su intervención en el metabolismo de los fármacos es menos importante que en los casos anteriores. En cambio, es la responsable de la metabolización de numerosos ácidos grasos y eicosanoides.

Polimorfismos del citocromo P-450

Muchos pacientes muestran diferente respuesta a los fármacos, lo que puede llegar a explicarse por la existencia de polimorfismos de los citocromos P-450. De esta forma, pacientes con la variante de baja actividad catalítica tendrán una metabolización más lenta y, por lo tanto, la acción del fármaco será prolongada y el fármaco se acumulará en el organismo. Un polimorfismo interesante es el que presenta el CYP2A6, implicado en el metabolismo de la nicotina. Se han identificado tres alelos: un tipo silvestre y dos alelos nulos o inactivos. Los individuos con los alelos nulos, que tienen alterado el metabolismo de la nicotina, están aparentemente protegidos frente al tabaquismo. Estos individuos fuman menos, presumiblemente debido a que sus concentraciones de nicotina en sangre y cerebro se mantienen elevadas más tiempo que en los individuos con el alelo de tipo silvestre. Se ha conjeturado que la inhibición de CYP2A6 puede proporcionar una nueva forma de ayudar a dejar de fumar.

Inducción del citocromo P-450

Una característica fundamental del sistema del citocromo P-450 es su inducibilidad. Es decir, la cantidad de proteína enzimática puede aumentar por el contacto crónico con determinados compuestos químicos. Aunque este fenómeno es especialmente relevante para el sistema del citocromo P-450, también se produce la inducción de enzimas conjugantes, como la glucuroniltransferasa y la glutatión transferasa.

Aunque no se conocen todavía con detalle los mecanismos de esta inducción, se puede precisar que, en la mayoría de los casos, el inductor interacciona con fragmentos específicos del DNA que codifican las proteínas enzimáticas correspondientes, incrementando su transcripción, o bien se produce la estabilización del mRNA o de la proteína enzimática en sí e, incluso, se incrementa la traducción del mRNA.

Se conoce una gran variedad de inductores del citocromo P-450, destacando los propios hidrocarburos policíclicos, los barbitúricos y el alcohol. En la mayoría de los casos, estos inductores estimulan su propio metabolismo, pero también son responsables del aumento de la metabolización de otros fármacos o xenobióticos. La inducción de los sistemas enzimáticos que metabolizan a los fármacos origina, por lo general, derivados inactivos. La inducción del citocromo P-450 está implicada en las interacciones entre fármacos, cuando los efectos de uno de ellos son alterados por la administración previa, simultánea o posterior de otro.

Cuando la inducción es provocada por un fármaco sobre la enzima que lo va a metabolizar, se produce, además, una situación de tolerancia, como ocurre con los barbitúricos y el alcohol. Así, el fenobarbital induce al CYP2C0 que metaboliza la warfarina, con lo que reduce su eficacia, por lo que la dosis se debe incrementar. En algunos casos, cuando la metabolización origina compuestos tóxicos, el problema más importante es el aumento de dicha toxicidad como, por ejemplo, la inducción del CYP2E1 por el consumo de alcohol. Esto es especialmente destacable en la metabolización de los hidrocarburos policíclicos, como el benzopireno, porque puede aumentar el riesgo de carcinogenicidad.

Como ya se indicó anteriormente, otra posibilidad menos frecuente es que el fármaco carezca de actividad (profármaco), siendo, por lo tanto, la forma precursora inactiva del metabolito con actividad farmacológica. En este caso, lógicamente, la inducción llevaría al aumento de dicha actividad.

Inhibición del sistema del citocromo P-450

Se conocen muchos xenobióticos capaces de inhibir el metabolismo de otros a través de este sistema enzimático en sus diferentes isoformas. En la mayoría de los casos, la inhibición del metabolismo de un fármaco por la administración conjunta de otro lleva aparejado el aumento de los niveles plasmáticos del primero con el consiguiente incremento de su actividad farmacológica, pero con el riesgo importante de la aparición de toxicidad. Esto es lo que ocurre, por ejemplo, durante la administración conjunta de antidepresivos tricíclicos y antidepresivos inhibidores selectivos de la recaptación de la serotonina, como la fluoxetina o la paroxetina. Éstos se comportan como inhibidores del CYP2D6, que es la isoforma que metaboliza a los antidepresivos tricíclicos. Por lo tanto, aumentan las concentraciones plasmáticas de los antidepresivos tricíclicos y el riesgo consiguiente de cardiotoxicidad.

En ocasiones, este tipo de interacción puede ser beneficiosa. Así, ocurre, por ejemplo, con la asociación de muchos antivíricos, que se metabolizan por el CYP3A, con el ritonavir, un antirretroviral que se comporta como inhibidor de dicha isoforma, por lo que aumenta la eficacia de los primeros.

Es interesante resaltar que los fármacos inhibidores producen generalmente sus efectos de manera muy rápida, incluso en el primer día de tratamiento, cuando se administran de manera conjunta con el fármaco metabolizado por el sistema enzimático afectado. Esto contrasta con lo que sucede con los fenómenos de inducción, que suelen requerir la administración prolongada del fármaco inductor para que se produzcan alteraciones farmacocinéticas importantes.

También hay que destacar que algunos compuestos naturales presentes en los alimentos pueden afectar el citocromo P-450 (cap. 19, Interacciones entre fármacos y nutrientes, tomo V). Éste es el caso del pomelo, que contiene una variedad de furanocumarinas que inhiben el citocromo P-450 y, por lo tanto, afectan el metabolismo de muchos fármacos. Como se ha indicado anteriormente, algunos medicamentos se activan por el citocromo P-450, por lo que el pomelo reducirá su actividad; otros se inactivan por el citocromo P-450, por lo que el pomelo aumentará su actividad. Entre los medicamentos que resultan afectados se encuentran las estatinas, el omeprazol, los antihistamínicos y las benzodiazepinas. En la tabla 36-2 se resumen algunas de las características principales de los citocromos P-450.

METABOLISMO DEL ALCOHOL

El alcohol se absorbe rápidamente por difusión, debido a sus especiales características de solubilidad. En efecto, el alcohol es hidrosoluble, pero también relativamente liposoluble. Tras su ingestión, se puede absorber en la boca y el estómago, aunque la mayor parte lo hace en el intestino. Hay que destacar que en el estómago también existe un cierto metabolismo del alcohol, ya que en la mucosa gástrica hay alcohol deshidrogenasa, la principal enzima responsable de su degradación, como se verá a continuación.

Tras su absorción, el alcohol se metaboliza sobre todo en el hígado. La fracción no metabolizada difunde de forma rápida por todo el organismo, distribuyéndose fundamentalmente en todo el espacio acuoso extracelular e intracelular. La excreción final se realiza por vía respiratoria (Fig. 36-3).

Vías metabólicas

Como se acaba de mencionar, el metabolismo del alcohol se realiza fundamentalmente en el hígado y consta de varias etapas. Las dos primeras etapas son de naturaleza oxidativa y consisten en la formación sucesiva de acetaldehído y ácido

Tabla 36-2. Algunas propiedades de los citocromos P-450 humanos

- Están implicados en la fase I del metabolismo de numerosos xenobióticos, entre ellos el 50 % de los fármacos utilizados en clínica
- Pueden incrementar, disminuir o no afectar a la actividad de diferentes fármacos
- Participan en el metabolismo de muchas moléculas endógenas, entre ellas las esteroideas
- Todos son hemoproteínas
- Actúan sobre muchos compuestos, tienen una amplia especificidad de sustrato; diferentes P-450 pueden catalizar la formación de un mismo producto
- Son unos catalizadores muy versátiles que pueden catalizar alrededor de 60 tipos de reacciones diferentes
- En su mayoría catalizan reacciones de hidroxilación en las que un átomo de oxígeno, procedente del oxígeno molecular, se incorpora al sustrato para formar el hidroxilo y el otro para formar agua
- Sus productos hidroxilados son más hidrosolubles que sus sustratos lipofílicos, lo que facilita su excreción
- Son muy abundantes en el hígado, pero también se encuentran en otros tejidos, particularmente en el intestino delgado, el cerebro y los pulmones
- Están localizados principalmente en el retículo endoplásmico, aunque también en la mitocondria para la formación de hormonas esteroideas
- En algunos casos sus productos son mutagénicos o carcinogénicos
- Muchos son inducibles, siendo la causa de interacciones entre fármacos
- Algunos exhiben polimorfismo genético, lo que puede generar un metabolismo atípico de fármacos
- En algunas enfermedades hepáticas, como la cirrosis, su actividad se puede alterar, lo que afecta al metabolismo de los fármacos
- La determinación del perfil genético del P-450 de los pacientes puede permitir en el futuro la farmacoterapia personalizada

acético. El ácido acético puede metabolizarse en el propio hígado, aunque una parte pasa por la circulación sanguínea a otros tejidos. En todos los casos, se activa pasando a acetil-CoA. Este último compuesto tiene varias posibilidades metabólicas: biosíntesis de ácidos grasos, formación de compuestos cetónicos o ingreso en el ciclo de Krebs, con la consiguiente formación de energía (Fig. 36-3). La formación de ácidos grasos se produce preferentemente en el propio hígado y también en el tejido adiposo. Los cuerpos cetónicos se originan únicamente en el hígado. La obtención de energía se puede producir en el tejido muscular y, sobre todo, en el hígado (Fig. 36-4).

La formación de acetaldehído puede realizarse por tres sistemas enzimáticos:

1. La enzima más utilizada es la alcohol deshidrogenasa. Se trata de una enzima localizada en el citosol, que utiliza como coenzima el NAD^+. Tiene poca especificidad de sustrato, por lo que puede oxidar a otros alcoholes, como el metanol o el retinol. Como se ha considerado antes, esta enzima se encuentra también en la mucosa gástrica.

2. Otro sistema enzimático utilizado es el denominado tradicionalmente sistema microsómico de oxidación del etanol (MEOS, microsomal etanol-oxidizing system), que se corresponde con el sistema del citocromo P-450, concreta-

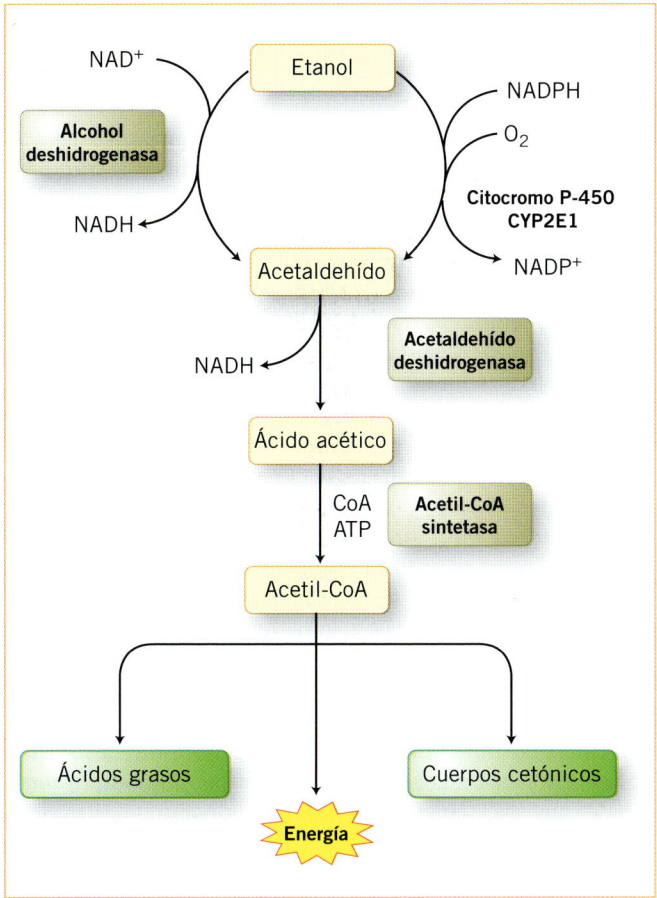

Figura 36-3. Etapas enzimáticas en el metabolismo del alcohol. ATP: adenosintrifosfato; CoA: coenzima A; NADH: nicotinamida adenindinucleótido reducido; NADPH: nicotinamida adenindinucleótidofosfato reducido.

mente en su isoforma CYP2E1, como se ha indicado antes. Este sistema utiliza oxígeno molecular y NADPH y es exclusivamente hepático.

3. La tercera enzima implicada en el metabolismo del alcohol es la catalasa, localizada en los peroxisomas, que utiliza peróxido de hidrógeno como oxidante.

Puede considerarse que la enzima utilizada de forma general para metabolizar el alcohol es la alcohol deshidrogenasa, puesto que es la que tiene la K_m más baja. Cuando se realiza una ingestión crónica de alcohol o se consume en grandes cantidades, la alcohol deshidrogenasa se satura y comienza a actuar el sistema MEOS. Además, hay que recordar que este último sistema es inducible por el propio alcohol. La actuación de la catalasa es cuantitativamente mucho menor.

El paso de acetaldehído a ácido acético está catalizado por la acetaldehído deshidrogenasa. Hay una enzima citosólica y otra mitocondrial. Esta última tiene la K_m más baja y, por lo tanto, es la principal responsable de la metabolización del acetaldehído. Ambas enzimas utilizan NAD⁺ como coenzima. Por último, la formación de acetil-CoA se produce en el hígado y en otros tejidos por la acetil-CoA sintetasa, que necesita coenzima A y ATP.

Aunque muy minoritaria, debe añadirse que el alcohol puede utilizar otra vía metabólica adicional, sobre todo en los tejidos periféricos, reaccionando con ácidos grasos diversos para formar los correspondientes ésteres etílicos.

Variaciones étnicas e individuales en el metabolismo del alcohol

Tanto la alcohol deshidrogenasa como la acetaldehído deshidrogenasa existen en varias isoformas que presentan distintos

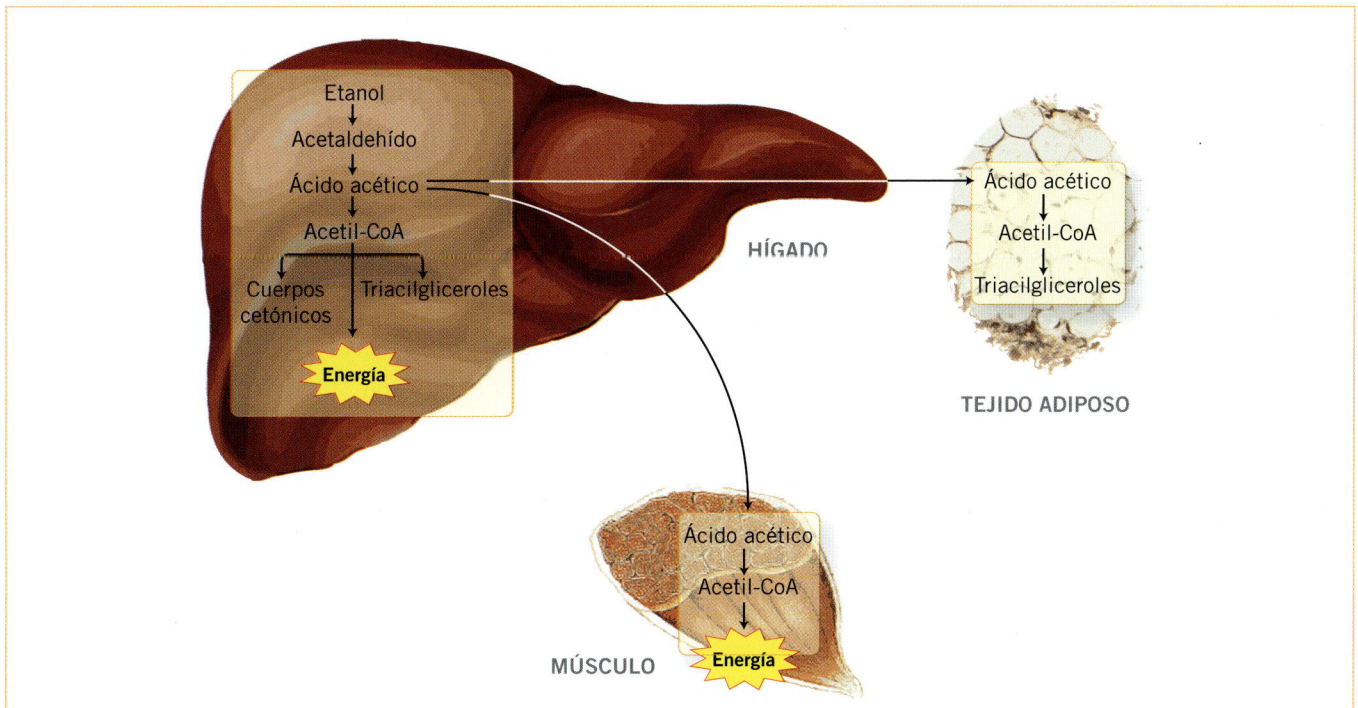

Figura 36-4. Esquema general del metabolismo del alcohol en el hígado, el músculo y el tejido adiposo. CoA: coenzima A.

grados de actividad. Ello puede explicar las diferentes reacciones frente a la ingestión de alcohol en grupos étnicos o personas diferentes. Concretamente, es muy frecuente, entre los orientales (chinos y japoneses), la existencia de lo que puede denominarse «intolerancia al alcohol». Esta intolerancia se caracteriza por la aparición de náuseas, vómitos, sudoración, rubefacción facial, etc., y está originada por la existencia de isoformas muy activas de la alcohol deshidrogenasa o, alternativamente, de isoformas muy poco activas de la acetaldehído deshidrogenasa. En ambos casos se produce una acumulación importante de acetaldehído, que es la molécula responsable de la citada intolerancia.

Debe destacarse también que la alcohol deshidrogenasa gástrica suele ser menos eficiente en las mujeres que en los hombres. Aunque la contribución de esta enzima al metabolismo del alcohol no parece ser demasiado importante, no cabe duda de que esta particularidad puede ayudar a explicar que una misma ingestión de alcohol produzca efectos superiores en las mujeres que en los hombres, porque en aquéllas hay un mayor paso de alcohol no metabolizado a la sangre. En este contexto, vale la pena recordar que, para un mismo peso, la mujer tiene un mayor contenido en grasa corporal que el hombre y, por lo tanto, un menor contenido acuoso, lo que contribuye a que exista una mayor concentración sanguínea de alcohol. Por idéntica razón, los ancianos se ven afectados en mayor grado que los jóvenes.

Alteraciones metabólicas producidas por el alcohol

La ingestión excesiva de alcohol origina interferencias importantes en el metabolismo intermediario a nivel hepático. La mayoría de estas interferencias se pueden explicar por la elevación de la razón NADH/NAD⁺, que se produce en el metabolismo del alcohol. En efecto, la alcohol deshidrogenasa y la acetaldehído deshidrogenasa utilizan el NAD⁺ como coenzima, originando una gran cantidad de NADH en su funcionamiento.

Las principales alteraciones metabólicas producidas de esta forma son las siguientes:

Hiperlacticidemia. Como puede observarse en la **figura 36-5**, al elevarse la razón NADH/NAD⁺ se incrementa la producción de lactato a partir de piruvato, ya que la enzima responsable de esta interconversión, la lactato deshidrogenasa, utiliza estas mismas coenzimas. El paso del lactato a sangre en gran cantidad puede originar acidosis metabólica.

Hipoglucemia. Como se observa en la **figura 36-5**, la formación de lactato a partir de piruvato impide que este último compuesto se convierta en glucosa a través de la vía gluconeogénica. Por eso, si la ingestión de alcohol se produce en situación de ayuno, el mal funcionamiento de la gluconeogénesis a partir de la alanina se traducirá en la aparición de hipoglucemia.

Hiperuricemia. El aumento de las concentraciones de ácido úrico en sangre se puede explicar, entre otros mecanismos, por la hiperlacticidemia. En efecto, el ácido láctico inhibe

la excreción renal de ácido úrico por competir con el transportador de aniones responsable de dicha excreción.

Aumento de la síntesis de triacilgliceroles. En condiciones de normalidad metabólica, el destino más importante del acetil-CoA es su entrada en el ciclo de Krebs, con la consiguiente producción de ATP a través de la cadena de transporte electrónico y la fosforilación oxidativa. Sin embargo, cuando el acetil-CoA se forma en grandes cantidades a partir de alcohol, este compuesto se utiliza poco por esta vía metabólica, ya que el exceso de NADH bloquea varias de las enzimas del ciclo de Krebs, sobre todo la isocitrato deshidrogenasa y la α-cetoglutarato deshidrogenasa. En esta situación, el metabolismo del acetil-CoA se desvía hacia la producción de cuerpos cetónicos y, sobre todo, de ácidos grasos (**Fig. 36-6**). La síntesis de estos últimos se ve favorecida, además, porque parte del NADH puede transformarse en NADPH, que es la coenzima utilizada en esta vía metabólica. Los ácidos grasos activados se utilizan entonces en la síntesis de triacilgliceroles, uniéndose al glicerol-fosfato. Este último metabolito se forma a partir de las triosas-fosfato, gracias también a la gran cantidad de NADH disponible (**cap. 6**, Metabolismo lipídico tisular).

El destino fundamental de los triacilgliceroles así formados es exportarse a la circulación sanguínea como lipoproteínas de muy baja densidad (VLDL), originando hipertrigliceridemia. En los alcohólicos crónicos con afectación hepática, la salida de las VLDL del hígado se ve muy dificultada. Los triacilgliceroles se acumulan entonces en el hígado, dando origen al denominado «hígado graso» (**cap. 45**, Nutrición en las enfermedades hepatobiliares, **tomo V**).

Es interesante señalar que la ingestión de alcohol también produce un aumento en sangre de las lipoproteínas de alta densidad (HDL), partículas que son claramente antiateroge-

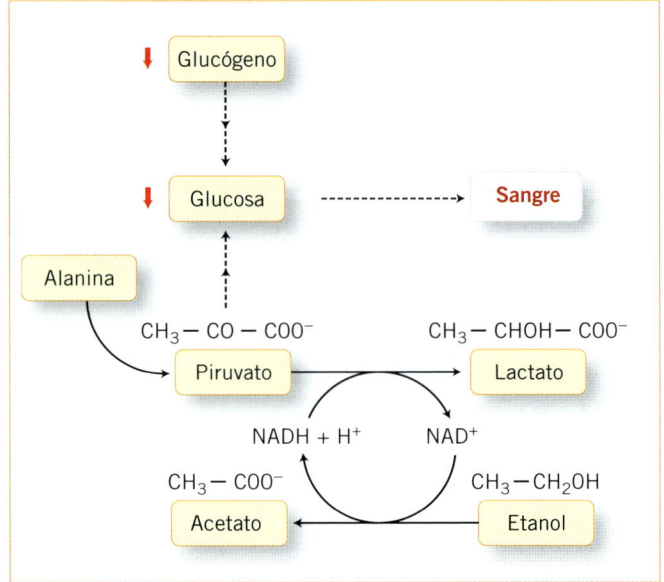

Figura 36-5. Hiperlacticidemia e inhibición de la gluconeogénesis producida por el alcohol. NAD⁺: nicotinamida adenindinucleótido; NADH: nicotinamida adenindinucleótido reducido. Las flechas discontinuas indican un menor funcionamiento de la vía.

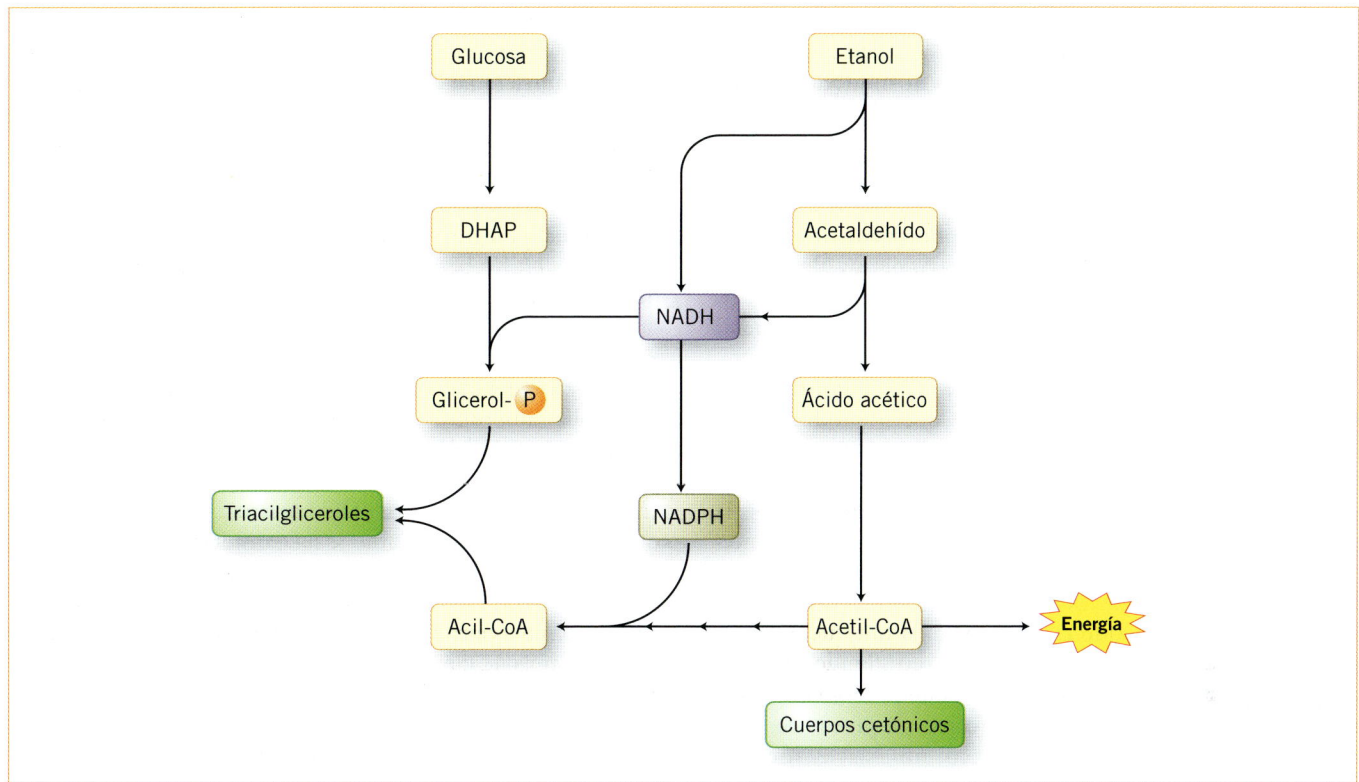

Figura 36-6. Aumento de la síntesis de triacilgliceroles y compuestos cetónicos inducida por el alcohol. CoA: coenzima A; DHAP: dihidroxiace-tona fosfato; NADH: nicotinamida adenindinucleótido reducido; NADPH: nicotinamida adenindinucleótido-fosfato reducido.

nicas y que explican el efecto positivo de la ingestión de alcohol en cantidades moderadas sobre la salud cardiovascular. El incremento de las HDL se debe a un efecto inductor del alcohol sobre la síntesis hepática de las apoproteínas características de estas partículas, especialmente la apo A-I.

Interacciones del alcohol con fármacos, tóxicos y nutrientes

El hecho de que el alcohol se metabolice por el mismo sistema enzimático (CYP2E1) utilizado por distintos tipos de xenobióticos explica las diversas interacciones que pueden ocurrir entre el alcohol y fármacos, tóxicos e, incluso, nutrientes. Además, el sistema microsómico se induce por ingestas crónicas de alcohol. Por ello, la degradación de fármacos y otros compuestos se afecta de manera doble (**Fig. 36-7**):

- Si se trata de una persona que no consume alcohol de manera habitual, tomar alcohol junto a un fármaco originará competencia por el sistema oxidativo. El fármaco se metabolizará menos y su efecto será superior.
- Si se trata de un bebedor crónico que deja de ingerir alcohol inmediatamente antes de la administración de fármacos, el sistema oxidativo microsómico estará ya inducido, lo que estimulará el metabolismo de los fármacos y reducirá su acción.

Como es lógico, existen muchas situaciones intermedias entre los dos extremos citados, hecho que complica consi-

derablemente la deducción de los resultados de estas interacciones.

Además de influir en el metabolismo de los fármacos, la inducción microsómica es capaz de activar a un número importante de procarcinógenos, lo que explica que el alcohol constituya un importante factor de riesgo para el desarrollo de ciertos tipos de cáncer. Asimismo, la inducción del sistema microsómico aumenta el metabolismo de esteroides exógenos (como la vitamina D) o endógenos (como la testosterona).

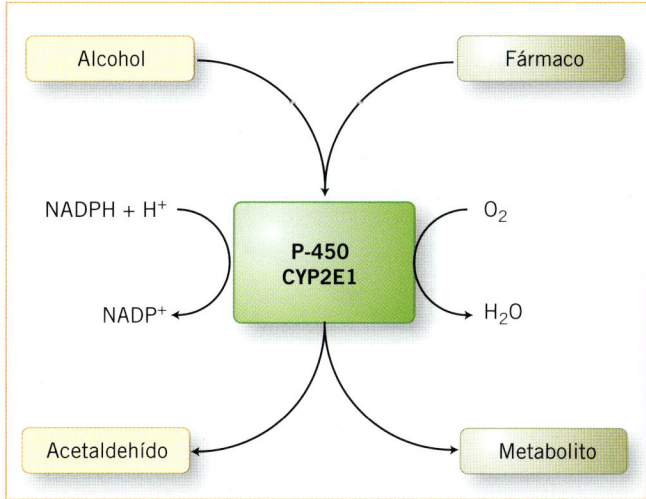

Figura 36-7. Bases moleculares de las interacciones del alcohol con algunos fármacos a través de su metabolización por el sistema del citocromo P-450. NADP⁺: nicotinamida adenindinucleótido-fosfato; NADPH: nicotinamida adenindinucleótido-fosfato reducido.

Por último, conviene resaltar que el metabolismo del alcohol por el sistema microsómico lleva consigo la producción de especies reactivas de oxígeno. Por ello, su inducción incrementa la toxicidad del alcohol.

Efectos tóxicos del alcohol

La ingestión excesiva de alcohol puede producir muchos efectos tóxicos, tanto a corto como a largo plazo. Algunos de estos efectos se deben al propio alcohol o a sus ésteres etílicos con los ácidos grasos, que penetran con gran facilidad por todo tipo de membranas.

Otros efectos pueden atribuirse, como se ha indicado antes, a las especies reactivas de oxígeno que se producen durante su oxidación microsómica o a las alteraciones metabólicas originadas por la producción excesiva de NADH en las reacciones catalizadas por la alcohol deshidrogenasa y la acetaldehído deshidrogenasa. Sin embargo, el principal mecanismo de toxicidad parece deberse al acetaldehído, que se forma por cualquiera de las tres vías metabólicas del alcohol. En efecto, el acetaldehído es una molécula muy reactiva capaz de alterar todo tipo de moléculas (proteínas, DNA, lípidos), lo que se traduce en inactivación de enzimas, daño mitocondrial, inhibición de la secreción de proteínas, producción de colágeno (y, por lo tanto, fibrosis) e, incluso, muerte celular.

Los efectos tóxicos pueden observarse en todo tipo de tejidos. Es destacable el efecto neurológico de la ingestión aguda de alcohol, aunque la ingestión crónica también afecta al sistema nervioso central. El órgano más afectado en los grandes bebedores es el hígado, por ser la sede principal de su metabolismo. Y es también muy importante el daño en el sistema digestivo por sus evidentes implicaciones nutricionales, las cuales se consideran a continuación.

Consideraciones nutricionales

El valor nutricional del alcohol como tal se debe fundamentalmente a su aporte calórico, ya que en la mayoría de las bebidas alcohólicas no existen otras fuentes energéticas o nutricionales importantes (de ahí la expresión «calorías vacías»). Esta falta de nutrientes, especialmente micronutrientes, permite explicar en gran medida la frecuencia de deficiencias nutricionales en los bebedores habituales, en los que gran parte del aporte calórico procede del alcohol.

Por otro lado, el valor calórico del alcohol (estimado, aproximadamente, en 7 kcal/g) sólo es tal cuando se trata de un consumo moderado. En estos casos puede considerarse que su metabolización transcurre casi exclusivamente por su transformación en acetaldehído a través de la alcohol deshidrogenasa y su utilización energética en el ciclo de Krebs. Sin embargo, el consumo excesivo de alcohol conduce a la utilización de otras vías metabólicas. Como se ha considerado antes, en estos casos funciona también el sistema microsómico, en el que no se forma NADH, sino que se utiliza NADPH, lo que implica un menor aprovechamiento energético. Pero, además, la gran cantidad de NADH producido en las etapas catalizadas por la alcohol deshidrogenasa y la acetaldehído deshidrogenasa impide, aunque sólo sea parcialmente, el funcionamiento del ciclo de Krebs.

Además de la desnutrición primaria debida a la falta de aporte de nutrientes provocada por la ingestión de alcohol, los bebedores habituales sufren también desnutrición secundaria por la existencia de alteraciones en la absorción de micronutrientes y reducción de su almacenamiento hepático (**Fig. 36-8**). Las deficiencias más significativas afectan a la tiamina y el ácido fólico. Cuando el consumo crónico de alcohol es muy acentuado, las deficiencias nutricionales son también evidentes para otras vitaminas y minerales, proteínas, grasas y fibra.

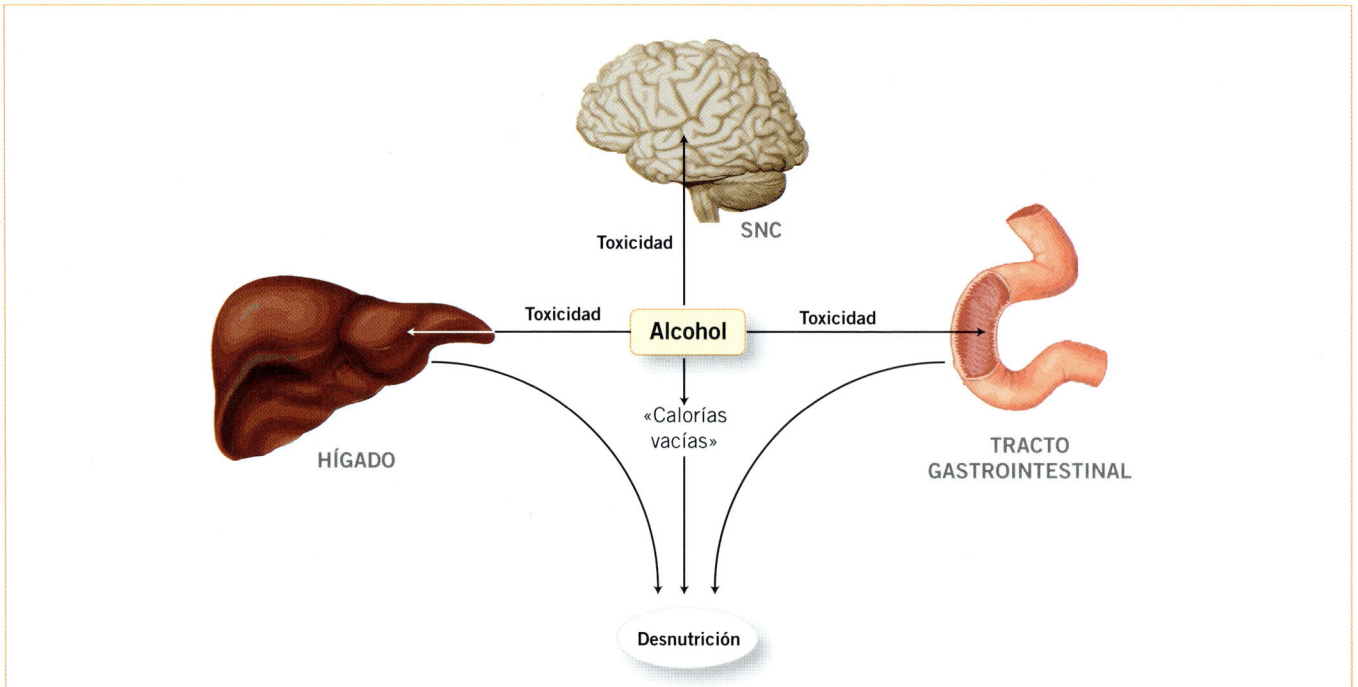

Figura 36-8. Esquema global de los principales efectos tóxicos y de la desnutrición inducidos por el alcohol. SNC: sistema nervioso central.

METABOLISMO DE LOS COMPONENTES NO NUTRIENTES DE LOS ALIMENTOS

Los estudios sobre el metabolismo de los componentes de los alimentos no considerados como nutrientes son limitados. Sin embargo, el tema resulta interesante por las tres siguientes razones:

- El metabolismo de estas sustancias influye en su biodisponibilidad, lo que afecta especialmente a los componentes con claros efectos saludables, como es el caso, por ejemplo, de muchos flavonoides.
- El metabolismo de algunos componentes de los alimentos puede originar compuestos tóxicos (**cap. 31**, Toxicología de los alimentos, **tomo III**).
- Ciertos componentes de los alimentos pueden influir positiva o negativamente sobre las enzimas de las fases I o II, lo que contribuye a la existencia de interacciones de estos componentes con algunos fármacos.

Metabolización por las enzimas de fase I

Algunos componentes no nutrientes de los alimentos se metabolizan por el sistema del citocromo P-450. Más concretamente, las bases xánticas (cafeína, teofilina) lo hacen por la isoforma CYP1A2. Una excepción especial es el caso de la tiramina, presente en varios alimentos, sobre todo en el queso curado, que se metaboliza por la MAO. Como se detalla en el **capítulo 31** del **tomo III**, la utilización de algunos antidepresivos que son inhibidores de la MAO puede influir negativamente en el metabolismo de la tiramina, aumentando su concentración en sangre, con el consiguiente riesgo de hipertensión arterial.

Como se acaba de considerar, el metabolismo de algunos componentes no nutrientes de los alimentos puede originar compuestos tóxicos. Esto ocurre, fundamentalmente, con la utilización de las enzimas de fase I. Así sucede con el safrol, el estragol y el eugenol, presentes en muchas plantas y utilizados como aromatizantes. Son alquilbencenos, cuya metabolización por vía oxidativa origina intermediarios muy reactivos capaces de formar aductos con el DNA que, al parecer, son responsables de su carcinogenicidad, especialmente en el hígado (**Fig. 36-9**).

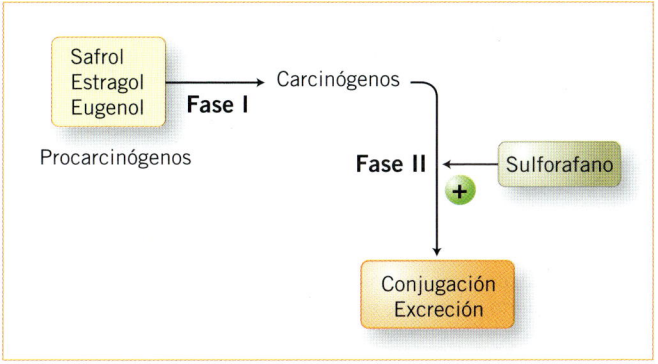

Figura 36-9. Implicación de las enzimas de las fases I y II en los efectos positivos o negativos de algunos componentes de los alimentos sobre la carcinogénesis.

Algo parecido sucede con el ácido aristolóquico y la teucrina A, que se utilizan como adelgazantes. El ácido aristolóquico es un derivado del nitrofenantreno procedente de plantas del género *Aristolochia*, cuya metabolización por el CYP1A1/2 en el hígado o por peroxidasas en los tejidos extrahepáticos genera iones nitrenio muy reactivos responsables de su conocida carcinogenicidad y nefrotoxicidad. La teucrina A es un diterpenoide procedente de la germandina, cuyo metabolismo a través del CYP3A4 origina un epóxido de carácter hepatotóxico.

Otros derivados tóxicos se producen sobre compuestos químicos generados en la preparación de alimentos. Es el caso de los hidrocarburos aromáticos policíclicos originados en aceites vegetales por el calor. Entre estos hidrocarburos destaca el benzopireno, cuya metabolización por el CYP1A1 origina epóxidos muy carcinogénicos. También se incluyen en este grupo las aminas heterocíclicas, originadas a partir de diversos aminoácidos por el calor. Su carcinogenicidad deriva de su metabolización por el CYP1A2, que origina derivados N-hidroxilados.

Metabolización por las enzimas de fase II

La mayoría de los compuestos polifenólicos se metabolizan por conjugación (glucuronidación, sulfatación y metilación) en el intestino y el hígado (**Fig. 36-10**). Esta metabolización es importante porque influye de manera decisiva en la biodisponibilidad de estos compuestos. Es interesante añadir que los conjugados producidos en el intestino pueden ser secretados al lumen intestinal a través de la proteína relacionada con la resistencia general a fármacos (MRP, *multidrug resistance-related protein*) y ser reabsorbidos posteriormente, originando un reciclaje entérico que contribuye también a su biodisponibilidad.

Inductores e inhibidores de los sistemas de metabolización

Estudios recientes indican que algunos componentes no nutrientes de los alimentos pueden proteger del cáncer porque inducen los sistemas de fase II, facilitando así la excreción de los compuestos carcinogénicos. Entre estos componentes destacan la curcumina (compuesto fenólico característico de la cúrcuma) y el sulforafano (isotiocianato presente en crucíferas). Ambos compuestos inducen varias enzimas de fase II, entre ellas la glutatión transferasa y la proteína MRP, lo que facilita la eliminación de carcinógenos (**Fig. 36-9**).

Se han descrito numerosas acciones inhibidoras ejercidas por diversos componentes no nutrientes de los alimentos sobre los sistemas de metabolización de fase I, especialmente sobre el sistema CYP3A4, hecho que repercute en la aparición de interacciones con una gran diversidad de fármacos. Entre estos componentes cabe destacar la quercetina (flavonoide presente en el té, la manzana o el vino tinto) y la bergamotina (furanocumarina presente en los zumos de uva y de pomelo).

Es conveniente citar, a este respecto, que la denominada hierba de San Juan *(Hypericum perforatum)*, utilizada como

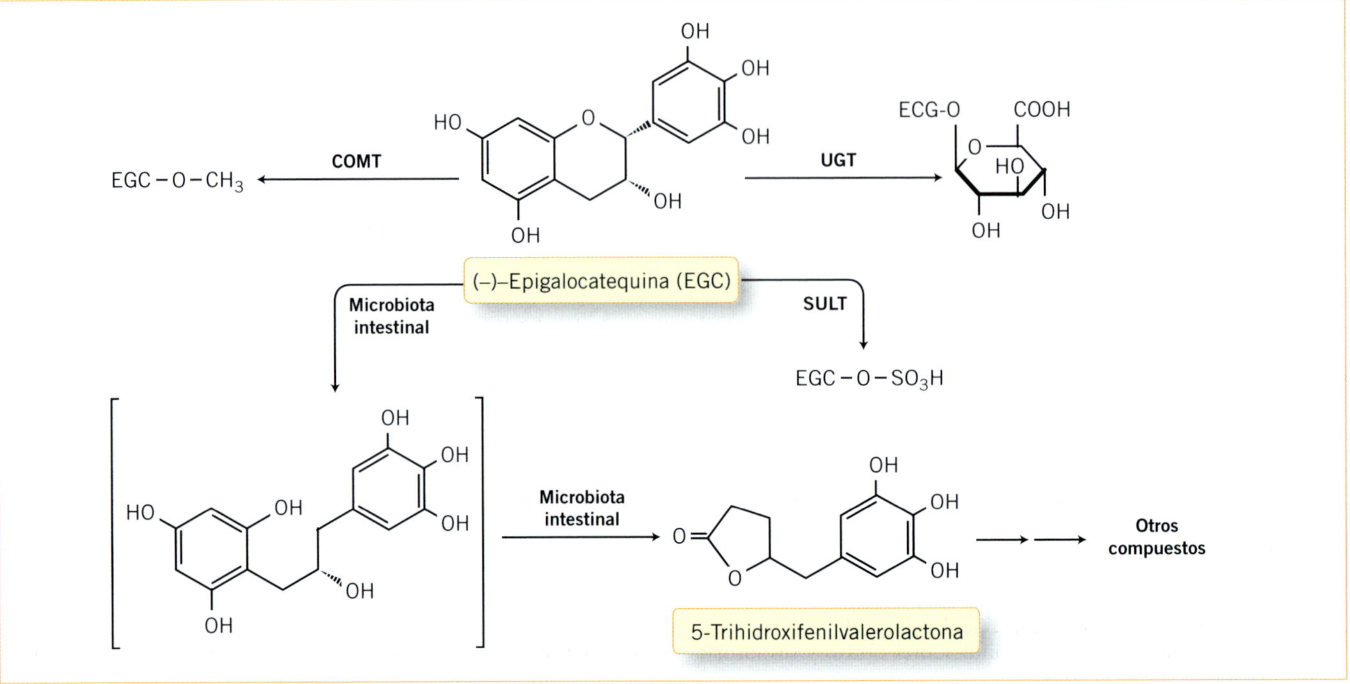

Figura 36-10. Biotransformación de los polifenoles utilizando la epigalocatequina como ejemplo. COMT: catecol-O-metiltransferasa; SULT: sulfotransferasa; UGT: UDP glucuroniltransferasa. (Tomado de Yang y cols., Ann Rev Nutr 2001; 21: 381-406).

antidepresivo, contiene varios compuestos químicos (hiperforina, hipericina, quercetina, etc.) que pueden actuar sobre las distintas isoformas del citocromo P-450, activando en unos casos (CYP2B6 y CYP2A4) e inhibiendo en otros (CYP1A2, CYP2C9, CYP2C19, CYP2D6 e, incluso, CYP3A4).

PUNTOS CLAVE

- El alcohol y los componentes de los alimentos sin carácter nutricional son metabolizados por enzimas que funcionan habitualmente sobre nutrientes o metabolitos endógenos, pero que pueden actuar también sobre compuestos químicos exógenos, debido a su poca especificidad de sustrato. Estos sistemas enzimáticos se localizan, sobre todo, en el hígado y la mucosa intestinal.

- Las reacciones de fase I son fundamentalmente oxidativas, destacando entre ellas las catalizadas por el sistema del citocromo P-450. Estas reacciones aumentan la polaridad de los compuestos químicos correspondientes, facilitando su excreción directamente o mediante las reacciones de fase II, que incluyen glucuronidaciones, conjugaciones con glutatión, sulfataciones, metilaciones y acilaciones, entre otras.

- El alcohol se metaboliza fundamentalmente en el hígado, en varias etapas. Las dos primeras etapas son de naturaleza oxidativa y consisten en la formación sucesiva de acetaldehído y ácido acético. Este último compuesto puede metabolizarse en el propio hígado, aunque una parte pasa por la circulación sanguínea a otros tejidos. En todos los casos, el ácido acético se activa pasando a acetil-CoA y puede utilizarse para obtener energía, para formar compuestos cetónicos o para la biosíntesis de ácidos grasos.

- La formación de acetaldehído puede realizarse por tres sistemas enzimáticos, siendo los más utilizados la alcohol deshidrogenasa y el sistema del citocromo P-450. En el primer caso se trata de una enzima constitutiva, fácilmente saturable y que origina poder reductor como NADH. El sistema del citocromo P-450 utiliza, en cambio, NADPH y es inducible por el propio alcohol. La tercera enzima implicada en el metabolismo del alcohol es la catalasa localizada en los peroxisomas, que utiliza peróxido de hidrógeno como oxidante.

- El consumo excesivo de alcohol puede producir muchas alteraciones metabólicas (hiperlacticidemia, hipoglucemia, hiperuricemia, hipertrigliceridemia, etc.). Además, puede ser responsable de numerosas interacciones con fármacos y nutrientes. Sus efectos tóxicos se explican bien por acciones directas, bien por la formación de acetaldehído y especies reactivas de oxígeno.

- La ingesta de alcohol, la toxicidad del etanol y la malnutrición están estrechamente interrelacionadas. La malnutrición primaria ocurre cuando el alcohol desplaza a otros nutrientes de la dieta. Además, el etanol daña los órganos implicados en la absorción y el metabolismo de los micronutrientes y macronutrientes, y esta disfunción orgánica puede inducir desnutrición secundaria. No obstante, los efectos del etanol sobre el metabolismo de los nutrientes se producen incluso en los alcohólicos bien nutridos, dando lugar, por ejemplo, a un deterioro de la síntesis proteica y a la aparición de hepatitis alcohólica, cirrosis, miopatía y alteraciones cardiovasculares.

- Los componentes de los alimentos no considerados nutrientes se metabolizan, sobre todo, por los sistemas enzimáticos de fase II. El estudio de este metabolismo es interesante por tres razones: *a)* influye en su biodisponibilidad, lo que afecta especialmente a los componentes considerados como saludables; *b)* el metabolismo de alguno de estos compuestos puede originar toxicidad, y *c)* algunos compuestos pueden influir positiva o negativamente sobre las enzimas de las fases I o II, produciendo interacciones importantes con algunos fármacos.

BIBLIOGRAFÍA

BATALLER R, ARAB JP, SHAH VH. **Alcohol-associated hepatitis. N Engl J Med 2022; 387: 2436-48.**
Artículo de revisión que analiza la evolución de los conceptos sobre los factores predisponentes, la patogenia, el diagnóstico y el pronóstico de la hepatitis asociada al alcohol, el tratamiento médico actual, los ensayos clínicos en curso que prueban nuevas dianas terapéuticas y los criterios de selección actuales para el trasplante hepático precoz.

CEDERBAUM AI. **Molecular mechanisms of the microsomal mixed function oxidases and biological and pathological implications. Redox Biol 2015; 4: 60-73.**
En esta revisión se describe el citocromo P450 hepático con respecto a sus componentes enzimáticos y funciones. Asimismo, se analizan los principales citocromos metabolizadores de fármacos con respecto a sustratos, inductores e inhibidores típicos y sus formas polimórficas.

GEISSLER C, POWERS H, EDS. **Human Nutrition, 13ª ed. Oxford: Oxford University Press, 2017.**
Excelente estudio sobre todos los aspectos bioquímicos relacionados con la nutrición, siendo especialmente interesante el capítulo sobre alcohol e interacciones con fármacos y alimentos.

GUENGERICH FP. **Cytochrome P450 2E1 and its roles in disease. Chem Biol Interact 2020; 322: 109056.**
Revisión dedicada a la estructura y mecanismo catalítico de esta isoforma del citocromo P450, implicada en el metabolismo del alcohol y multitud de compuestos químicos.

LANHAM-NEW SA, ROCHE H, MACDONALD I, EDS. **Nutrition and metabolism, 2ª ed. Chichester: Wiley-Blackwell, 2011.**
Libro muy actualizado que enfoca la nutrición y el metabolismo desde un punto de vista integrado. Está especialmente diseñado para el aprendizaje de la nutrición.

LIEBER CS. **Metabolism of alcohol. Clin Liver Dis 2005; 9: 1-35.**
Artículo de revisión sobre las vías metabólicas del alcohol por una eminencia en la materia, Charles S. Lieber.

LU Y, CEDERBAUM AI. **Cytochrome P450s and alcoholic liver disease. Curr Pharm Des 2018; 24: 1502-17.**
En esta revisión se resume la relación entre los citocromos 2E1 y 2A5 y el desarrollo de hepatopatía alcohólica, así como los mecanismos implicados.

KENNELLY PJ, BOTHAM KM, McGUINNESS OP, RODWELL VW, WEIL P, EDS. **Harper's Illustrated Biochemistry, 32ª ed. Nueva York: McGraw Hill, 2023.**
Libro muy completo y muy actualizado, que relaciona la bioquímica humana con las alteraciones patológicas y la medicina molecular. El capítulo sobre el metabolismo de xenobióticos es muy claro y actualizado.

RAJENDRAM R. **Alcohol: effects of consumption on diet and nutritional status. En: Caballero B, ed. Encyclopedia of human nutrition, 3ª ed. New York: Elsevier Academic Press, 2023, vol. 2; p. 266-75.**
En este artículo se revisa la compleja relación entre la ingesta de alcohol, el estado nutricional y las enfermedades inducidas por el alcohol.

RAJENDRAM R, HUNTER RJ. **Preedy VR. Alcohol: absorption, metabolism, and physiological effects. En: Caballero B, ed. Encyclopedia of human nutrition, 4ª ed. New York: Elsevier Academic Press, 2023, vol. 2; p. 250-65.**
Capítulo de un libro reciente, que revisa la absorción y el metabolismo del etanol en relación con sus efectos fisiológicos.

SALWAY JG. **Metabolism at a glance, 4ª ed. Chichester, West Sussex: Wiley Blackwell, 2017.**
Libro muy original y didáctico, que explica las rutas en forma de mapas metabólicos, reflejando las conexiones entre ellas. Incluye un capítulo sobre el metabolismo del etanol.

STIPANUK MH, CAUDILL MA. **Biochemical, physiological, and molecular aspects of human nutrition, 4ª ed. Philadelphia: Saunders, 2018.**
Tratado de diversos autores, que estudia con detalle la estructura y las propiedades de los nutrientes, así como su digestión, absorción, metabolismo y algunos aspectos de la relación dieta y enfermedad.

WORLD HEALTH ORGANIZATION. **Global status report on alcohol and health. World Health Organization, 2018. Disponible en: https://www.who.int/publications/i/item/9789241565639**
Informe sobre la situación mundial del alcohol y la salud 2018 de la Organización Mundial de la Salud.

(?) AUTOEVALUACIÓN

Glosario

Acalasia. Trastorno que dificulta el paso de alimentos y líquidos desde el esófago hacia el estómago por alteraciones en el funcionamiento del esfínter esofágico inferior.

Aceruloplasminemia. Trastorno genético autosómico recesivo causado por una mutación del gen de la ceruloplasmina.

Acidez titulable de la orina. Grado de acidez de la orina, que se mide por la cantidad de hidróxido sódico que hay que añadirle a 1 ml de orina para que alcance un pH de 7. Mide la excreción neta de sales ácidas (no de amonio) por la orina.

Ácido. Sustancia que es capaz de donar hidrogeniones a otra.

Ácido biliar. Derivado del colesterol producido en el hígado por oxidación. Su función es emulsificar la grasa de la dieta para permitir su absorción.

Ácido fítico (fitatos). Inositol hexafosfato presente en las capas externas de los granos de los cereales, que forma complejos insolubles con los cationes divalentes en el lumen intestinal, disminuyendo su absorción.

Ácido fólico. Químicamente se trata del ácido pteroilmonoglutámico, una forma sintética de la vitamina B_9 que raramente aparece en la naturaleza, pero que puede reducirse en el organismo humano y adquirir función vitamínica. El término también se utiliza de forma genérica para referirse a todos los vitámeros (folatos) que tienen actividad vitamínica en el organismo.

Ácido fosfatídico. Fosfolípido constituido por una molécula de glicerol esterificada con dos ácidos grasos y un grupo fosfato.

Ácido oxálico (oxalatos). Sustancia abundante en el chocolate, las espinacas y otros vegetales, que forma complejos insolubles con cationes divalentes en el lumen intestinal, disminuyendo su absorción.

Ácidos grasos poliinsaturados de cadena larga (AGPI-CL). Ácidos grasos de cadena superior a 18 carbonos y con varios dobles enlaces. Se hace referencia principalmente a los ácidos araquidónico (AA), eicosapentaenoico (EPA) y docosahexaenoico (DHA).

Acidosis. Disminución del pH sanguíneo provocada por la elevación de compuestos ácidos en la sangre. Se dice que hay una situación de acidosis cuando el pH arterial es inferior a 7,4,

Acidosis metabólica. Acidosis causada por un aumento de la producción de ácidos o una disminución de su eliminación por parte del metabolismo.

Acidosis respiratoria. Acidosis causada por una disminución de la capacidad pulmonar para eliminar CO_2

Acidosis tubular. Acidosis causada por la incapacidad de los riñones para secretar adecuadamente los hidrogeniones.

Aciduria orótica. Enfermedad caracterizada por un crecimiento anormal, anemia megaloblástica y excreción de grandes cantidades de orotato en la orina. Esta afección se asocia con bajas actividades de orotidinfosfato descarboxilasa y de orotato fosforribosiltransferasa.

Ácino hepático. Interpretación funcional de la organización hepática. El acino hepático tiene forma de rombo y representa la unidad funcional más pequeña del parénquima hepático. Consiste en sectores adyacentes de campos hexagonales vecinos de lobulillos clásicos parcialmente separados por vasos sanguíneos.

Acrodermatitis enteropática. Deficiencia grave de cinc debida a un defecto genético autosómico recesivo en el que hay un fallo en la absorción de cinc a causa de una mutación del gen que codifica el transportador Zip4.

Adipogénesis. Proceso de diferenciación celular para formar adipocitos maduros a partir de las células precursoras de adipocitos sensibles a la insulina. Genera cambios en la morfología, la sensibilidad a hormonas y la expresión de genes de estas células.

Adipoquinas. Conjunto de hormonas y otros factores secretados por el tejido adiposo blanco.

Albúmina plasmática. La proteína más abundante en el plasma sanguíneo. Sintetizada por el hígado, es responsable en gran medida del mantenimiento de la presión oncótica.

Álcali. Sustancia que acepta hidrogeniones de otra.

Alcalosis. Se dice que hay una situación de alcalosis cuando el pH arterial es superior a 7, 4.

Alcalosis metabólica. Alcalosis causada por una disminución de la producción de ácidos (o un aumento de la producción de álcalis) por parte del metabolismo.

Alcalosis respiratoria. Alcalosis causada por un aumento de la eliminación pulmonar de CO_2

Alosterismo. Mecanismo de control de la actividad enzimática.

Aminoácidos cetogénicos. Aminoácidos que pueden originar compuestos cetónicos en su catabolismo.

Aminoácidos esenciales. Aminoácidos que deben suministrarse en la dieta porque el organismo no puede sintetizarlos.

Aminoácidos estándar o proteinogénicos. Aminoácidos

que forman parte de las proteínas y están representados en el código genético por algún codón.

Aminoácidos glucogénicos o gluconeogénicos. Aminoácidos que pueden originar glucosa en su metabolismo.

Aminoácidos no esenciales. Aminoácidos que pueden sintetizarse en el organismo.

Aminoácidos no estándar o no proteinogénicos. Aminoácidos que no están representados en el código genético por ningún codón. Pueden formarse a partir de los aminoácidos estándar.

Aminoácidos semiesenciales. Aminoácidos que pueden sintetizarse en el organismo, pero cuya síntesis endógena puede resultar insuficiente en determinadas circunstancias fisiológicas o patológicas.

Amortiguadores. Sistemas formados por un ácido fuerte y una base débil, que son capaces de amortiguar en cortísimos períodos de tiempo un aumento del aporte de iones hidrógeno o hidroxilo, sin que aumente mucho su concentración, o sea, con un pequeño cambio de pH. También denominados sistemas tampón.

Anabolismo. Reacciones de tipo biosintético por las que se forman diversas biomoléculas utilizando parte de la energía procedente de los macronutrientes.

Anemia ferropénica. Anemia causada por una deficiencia de hierro.

Anemia megaloblástica. Condición patológica caracterizada por una reducción en los valores de hematócrito, concentración de hemoglobina y número de eritrocitos y un aumento en el tamaño celular y el volumen corpuscular medio. Puede producirse como consecuencia del déficit de folatos o de vitamina B_{12}.

Anfibólico. Reacción, ruta o proceso reversible bidireccional.

Anfipático. Relativo a una molécula que posee dos extremos con características de solubilidad diferente y cuya longitud es suficiente para que cada uno de los extremos manifieste sus propias características.

Angiogénesis. Capacidad de inducir la formación de vasos sanguíneos.

Anion gap. Diferencia entre las concentraciones en plasma de los aniones y los cationes que se miden habitualmente (no se incluyen los aniones innominados). En condiciones normales su valor es de 15 mEq. En los casos de acidosis metabólica este valor aumenta.

Aniones. Iones con carga negativa.

Aniones innominados. Aniones que no se miden normalmente en el laboratorio (β-hidroxibutitrato, acetoacetato, ácido láctico, fosfato y sulfato).

Anorexígeno. Que inhibe el apetito, disminuyendo la ingesta de alimento.

Anticuerpo. Inmunoglobulinas, proteínas específicas producidas por los linfocitos B y por los plasmocitos, células efectoras que se originan de la activación de los linfocitos B. Un anticuerpo consta de cuatro cadenas peptídicas: dos cadenas pesadas, que definen la clase de inmunoglobulina (IgM, IgG, IgA, IgD, IgE), y dos cadenas ligeras; en una misma molécula, cada par de cadenas son iguales entre sí. Cada clon de linfocitos B produce anticuerpos de una especificidad concreta, que reconocerán un epítopo determinado.

Antígeno. Cualquier sustancia capaz de inducir una respuesta inmunitaria específica, ya sea humoral (activación de linfocitos B y respuesta de anticuerpos) o celular (activación de linfocitos T y producción de interleuquinas o generación de células T citotóxicas); es decir, los antígenos se definen por poseer inmunogenicidad. Los antígenos son macromoléculas (mayoritariamente proteínas) que son reconocidas por receptores específicos de clones de células B y/o T.

Antioxidante. Cualquier compuesto químico que previene, retrasa o inhibe la oxidación de un sustrato.

α_1-Antitripsina. Proteína plasmática cuya función principal es inhibir serinas proteasas (serpinas) en la sangre.

Aparato yuxtaglomerular. Situado en el glomérulo en las proximidades del túbulo distal, está formado por células de la mácula densa, yuxtaglomerulares y mesangiales.

Apolipoproteína. Heteroproteína anfipática con un grupo prostético lipídico que forma parte de las lipoproteínas.

Apoptosis. Muerte celular programada. Conjunto de reacciones bioquímicas que ocurren en la célula y que concluyen con su muerte de forma ordenada.

Atransferrinemia. Trastorno genético autosómico recesivo debido a una mutación del gen de la transferrina.

Autoinmunidad. El sistema inmunitario posee mecanismos de tolerancia que impiden la maduración y activación de clones autorreactivos, evitando así que ocurran respuestas específicas frente a antígenos propios (autoantígenos). Sin embargo, si hay fallos en estos mecanismos de tolerancia, pueden producirse respuestas autoinmunes; si estas respuestas causan daños tisulares o afectan al funcionamiento de órganos, aparecerán los correspondientes cuadros clínicos, denominados enfermedades autoinmunes. Determinados factores genéticos predisponen a la rotura de la tolerancia a autoantígenos, aunque generalmente han de incidir factores exógenos (p. ej., ciertas infecciones por bacterias y virus) para que se desencadene la enfermedad autoinmune.

Axón. Prolongación de la neurona que transmite el impulso nervioso desde su cuerpo celular a otra neurona o a una célula efectora, como una célula muscular. Cada neurona tiene un solo axón, que puede ser muy largo.

Ayuno prolongado. Período de ayuno que comienza al terminar el ayuno temprano, cuya duración depende de la cantidad de tejido adiposo del individuo.

Ayuno temprano. Período de ayuno que abarca los 2 o 3 primeros días en los que predomina la gluconeogénesis.

Balance de nutrientes. Cambio en los depósitos corporales de nutrientes, estimados por la diferencia entre su ingesta y su utilización.

Barorreceptores. Receptores de presión.

Barrera hematoencefálica. Característica anatomofisiológica del cerebro que previene o enlentece el paso desde al torrente sanguíneo al tejido cerebral de distintas sustancias químicas y organismos patógenos que pueden afectar al tejido nervioso. Incluye los capilares del sistema nervioso que, al ser de tipo continuo e incluir uniones estrechas entre sus células endoteliales, resultan muy impermeables a iones, nutrientes, metabolitos, hormonas, etcétera.

Base. Álcali.

Batoquinas. Conjunto de hormonas y otros factores secretados por el tejido adiposo marrón.

Bilirrubina. Producto final del catabolismo del grupo hemo.

Bilis. Líquido producido y secretado por el hígado y almacenado en la vesícula biliar. Ayuda a la digestión de la grasa de la dieta. Contiene, entre otros componentes, agua, colesterol, sales biliares y bilirrubina.

Biodisponibilidad. Fracción de un nutriente que se absorbe y transforma en una forma biológicamente activa.

Biosíntesis de nucleótidos *de novo*. Vía metabólica por la cual se sintetizan nucleótidos a partir de compuestos sencillos como aminoácidos, bicarbonato y fragmentos monocarbonados asociados al folato.

Biotransformación. Conjunto de procesos metabólicos que se producen en el organismo a partir de moléculas extrañas a él.

2,3-Bisfosfoglicerato. Compuesto producido durante la glucólisis, inhibidor alostérico de la hemoglobina, cuya síntesis aumenta en respuesta a la hipoxia.

Bocio endémico. Hiperplasia de la glándula tiroides debida a los bajos niveles de yodo en suelos de determinadas zonas y regiones montañosas, acompañada al mismo tiempo de un alto consumo de sustancias bociógenas en su alimentación.

Bulbar. Relativo o perteneciente al bulbo, estructura nerviosa situada en el tallo encefálico.

Calbindina. Proteína encargada del transporte intracelular de calcio cuya expresión está regulada por la vitamina D.

Calcitonina. Hormona polipeptídica sintetizada por las células C o parafoliculares de la glándula tiroides, que ejerce acciones hipocalcemiante e hipofosfatemiante.

Calcitriol (1α,25-dihidroxivitamina D). Forma activa de la vitamina D que se sintetiza principalmente en el riñón.

24-R-Calcitriol (24R,25 dihidroxivitamina D). Forma inactiva de la vitamina D que se sintetiza principalmente en el riñón.

Carotenoides. Hidrocarburos poliénicos sintetizados por las plantas a partir de ocho unidades de isopreno, algunos de los cuales presentan la actividad biológica del retinol, por lo que tienen actividad provitamínica A, como el β-caroteno, el α-caroteno y la β-criptoxantina, mientras que otros, aunque ejercen funciones fisiológicas, carecen de actividad provitamínica A, como la luteína, la zeaxantina y el licopeno.

Catabolismo. Reacciones de tipo degradativo que se utilizan fundamentalmente para obtener energía a partir de los macronutrientes.

Cataplerosis. Eliminación de metabolitos intermedios, especialmente en el ciclo del ácido cítrico, para evitar su acumulación en la matriz mitocondrial.

Cationes. Iones con carga positiva.

Células de Kupffer. Son los macrófagos del hígado. Se encuentran adheridos al endotelio y emiten prolongaciones hacia el espacio de Disse. Su función es fagocitar eritrocitos envejecidos y otros antígenos. Además, actúan como células presentadoras de antígeno.

Células estrelladas. También denominadas células de Ito o lipocitos. Se localizan en el hígado en el espacio de Disse. Almacenan vitamina A y, en determinadas circunstancias, sufren un proceso de activación y diferenciación a miofibroblastos.

Ceramida. Compuesto de naturaleza bipolar formado por una molécula de esfingosina unida a un azúcar.

Ceruloplasmina (ferroxidasa). Proteína plasmática cuya función principal es la conversión de Fe^{2+} en Fe^{3+}.

Cetogénesis. Biosíntesis de cuerpos cetónicos.

Ciclooxigenasa. Enzima constitutiva presente en las plaquetas y en las células del epitelio vascular que transforma al ácido araquidónico (y eventualmente al eicospentaenoico) en tromboxanos y prostaciclinas. Existen formas inducibles de la enzima.

Cinc-α$_2$-glicoproteína. Proteína plasmática que interactúa con el receptor β$_3$-adrenérgico de los adipocitos, induciendo la captación y oxidación de ácidos grasos.

Citidindifosfato (CDP). Nucleósido difosfato utilizado especialmente en el metabolismo de la colina.

Citidinmonofosfato y citidintrifosfato (CMP y CTP). Formas con menor y mayor contenido, respectivamente, en fosfato que el CDP.

Citocromos. Proteínas que transportan electrones a través de los iones hierro de grupos hemo.

Citoesqueleto. Red grande de fibras proteicas y otras moléculas que determinan la forma y la estructura de las células del organismo. Es un componente importante de muchas funciones celulares, como el movimiento, la señalización y la división.

Citotoxicidad. Algunos mecanismos inmunitarios son citotóxicos y matan células del organismo, ya sea por lisis de la membrana o por inducción de apoptosis. Así, la activación del complemento por cualquiera de sus vías conduce a la formación del complejo de ataque a membrana, que es citolítico; también las células asesinas naturales *(natural killer)* tienen capacidad citotóxica. Éstos son mecanismos de la inmunidad innata que eliminan células dañadas o infectadas, pero en ocasiones pueden requerir que las células diana estén recubiertas de anticuerpos específicos, como ocurre con la vía clásica del complemento o la citotoxicidad mediada por células dependiente de anticuerpos (ADCC, de *antibody-dependent cell-mediated citotoxicity*). Asimismo, los linfocitos T citotóxicos que reconocen antígenos en la superficie celular destruyen dichas células. La presencia de antígenos extraños en la superficie celular puede deberse a la infección por patógenos intracelulares o a otras causas, como la adsorción de algunos medicamentos o la aparición de neoantígenos tumorales.

Cobalaminas. Corrinoides constituidos por cuatro anillos pirrólicos con cobalto como núcleo central, unido a cuatro nitrógenos tetrapirrólicos. La unión con diversos ligandos da origen a diferentes formas de la vitamina B$_{12}$: cianocobalamina e hidroxicobalamina (formas sintéticas usadas en terapéutica) o metilcobalamina y desoxiadenosilcobalamina (formas coenzimáticas activas en el organismo humano).

Coenzima. Molécula orgánica de escaso tamaño molecular que colabora con una enzima para facilitar la reacción catalizada por ésta.

Colágeno. Proteína formada por haces de finas fibrillas reticulares que se combinan para formar fibras inelásticas.

Colesterol. Lípido de estructura planar, componente fundamental de todas las membranas celulares, que contiene un núcleo ciclopentano perhidrofenantreno, una cadena lateral y un grupo hidroxilo.

Compartimentación celular. Separación de procesos metabólicos que se desarrollan en orgánulos celulares distintos.

Complejo principal de histocompatibilidad. Conocido por sus siglas en inglés MHC *(major histocompatibility complex)*, es un conjunto de genes polimórficos (para cada gen hay un gran número de alelos diferentes distribuidos entre los individuos de una misma especie) que codifican proteínas de la superficie celular, que fueron descubiertas por ser los antígenos principales responsables del rechazo inmunitario de los aloinjertos. La función fisiológica de las proteínas MHC es la presentación de fragmentos de antígenos a las células T, cuyos receptores específicos reconocen la combinación formada por las partes polimórficas de las moléculas MHC y el péptido antigénico alojado entre ellas. Las moléculas MHC-I se expresan en determinados linajes celulares (macrófagos, células dendríticas, linfocitos B) y consisten en una única cadena α, con tres dominios extracelulares, que se asocia a una β_2-microglobulina y que presenta péptidos a las células T citotóxicas o T CD8$^+$; las moléculas MHC-II se expresan en todas las células nucleadas y consisten en un heterodímero α/β que presenta péptidos a las células T colaboradores o T CD4$^+$. El MHC humano se conoce como HLA *(human leukocyte antigens)*.

Condrocito. Célula del tejido cartilaginoso que procede del condroblasto.

Conformación. Organización tridimensional de una proteína.

Conjugación. Reacción por la que una molécula que se va a excretar se hace más soluble al unirse a un compuesto, con lo que se facilita su eliminación.

Constante de Michaelis-Menten (K_m). Indica la afinidad de la enzima por el sustrato. Cuanto menor es su valor, mayor es la afinidad, y la enzima podrá funcionar con poca concentración de sustrato.

Contratransportador. Sistema de membrana que transporta dos o más sustancias en direcciones opuestas.

Cooperatividad. Caso particular de alosterismo en el que el sustrato es simultáneamente un efector.

Cotransportador. Sistema de transporte de membrana que transporta dos o más sustancias en la misma dirección.

Cretinismo. Síndrome que presentan los lactantes con deficiencia grave de yodo durante la gestación y las primeras etapas del crecimiento posnatal, caracterizado por deficiencia mental, diplejía espástica o cuadriplejía, mutismo de sordo, disartria, marcha pesada típica, talla baja e hipotiroidismo.

Cromatina. Fibrillas nucleares constituidas por ácido desoxirribonucleico y proteínas.

Cromatografía gaseosa. Técnica analítica que permite la separación analítica y la cuantificación de moléculas. Es particularmente aplicable a los ácidos grasos. El producto de separación se denomina «perfil de ácidos grasos».

Cronodisrupción. Desajuste entre la hora interna, la que marca nuestro reloj endógeno, y la hora externa, la que marcan las condiciones ambientales.

Defectos del tubo neural. Malformaciones congénitas que afectan a la formación del tubo neural, primordio de lo que constituirá el sistema nervioso central. Pueden producirse en la zona craneal del tubo neural (anencefalia, meningocele) o en la zona caudal (espinas bífidas).

Degradación aerobia. Proceso en el cual los equivalentes de reducción obtenidos en las reacciones de oxidación son aceptados por el oxígeno.

Dendritas. Prolongaciones receptoras de las neuronas que reciben información de otras neuronas o del ambiente externo y la transmiten al cuerpo celular.

Desaturasas. Enzimas microsomales que aumentan la insaturación (introducen dobles enlaces) a los ácidos grasos en las posiciones n-9, n-6 y n-3.

Deshidratación. Disminución de la cantidad de agua corporal por debajo de los niveles normales.

7-Deshidrocolesterol. Precursor de la vitamina D que es sintetizado en el hígado y transportado a la piel, donde se activa y se convierte por radiación UVB e isomerización en vitamina D_3.

Desmosomas. Estructuras de unión intercelular de elevada resistencia.

Dinucleótido. Molécula química formada por dos nucleótidos.

Diverticulosis. Formación de herniaciones de la capa mucosa como resultado de su salida a través de la capa muscular circular del intestino.

Docosanoides. Estructuras con actividad biológicas implicadas en la resolución de la inflamación aguda que se originan a partir de ácidos grasos poliinsaturados de cadena larga de 22 carbonos. El ácido docosahexaenoico es el sustrato principal en la formación de docosanoides, y sus derivados se conocen como resolvinas de la serie D, protectinas y maresinas.

Efecto Bohr. Se denomina así a la relación entre las concentraciones de oxígeno, dióxido de carbono y protones, que permite el intercambio de estas tres especies químicas entre los tejidos y los pulmones.

Efector. Molécula de bajo peso molecular que modifica la actividad de una enzima.

Eicosanoides. Estructuras con diversa actividad biológica que se originan a partir de ácidos grasos con 20 carbonos n-6 (ácidos eicosatrienoico y araquidónico) o n-3 (ácido eicosapentaenoico). Generalmente tienen actividad antagónica y la relación entre ellos es un factor importante en la regulación de la homeostasis vascular.

Elastina. Proteína que constituye el componente principal de las fibras de tejido elástico.

Electrólitos. Sustancias que poseen carga cuando se disuelven en agua.

Elongasas. Enzimas del retículo endoplásmico que aumentan (en unidades de dos carbonos) el tamaño de los ácidos grasos de las series n-9, n-6 y n-3.

Enfermedad de Menkes. Deficiencia de cobre debida a un defecto genético recesivo ligado al cromosoma X.

Enfermedad de Wilson. Trastorno genético autosómico recesivo que conduce a una sobrecarga de cobre.

Enzima. Molécula química, generalmente una proteína, que cataliza una reacción metabólica.

Enzima constitutiva. Enzima que se sintetiza de manera regular en una célula determinada.

Enzima inducible. Enzima que se sintetiza en mayor o menor cantidad de acuerdo con las necesidades celulares.

Epítopo. Parte de una molécula antigénica que encaja específicamente con un receptor de los linfocitos B (y, por lo tanto, con los anticuerpos producidos por los clones que posean ese receptor) o de los linfocitos T. La especificidad de un antígeno reside en sus epítopos. Los antígenos complejos, como las proteínas, suelen tener varios epítopos distintos y, en consecuencia, pueden ser reconocidos por varios clones distintos de linfocitos. Los epítopos se denominan también determinantes antigénicos.

Equivalentes dietéticos de folato. Forma en la que se expresan las cantidades de folato total, teniendo en cuenta la mayor biodisponibilidad del ácido fólico sintético utilizado para la fortificación de alimentos, en comparación con el folato presente de manera natural en los alimentos. Así, 1 µg de ácido fólico sintético añadido a los alimentos fortificados equivale a 1,7 µg de folato natural, y 1 µg de ácido fólico sintético tomado sin alimento equivale a 2 µg de folato natural contenido en los alimentos.

Eritrocito. Otra denominación de los glóbulos rojos.

Eritropoyesis. Proceso de formación de los glóbulos rojos. Tiene lugar en la médula ósea.

Eritropoyetina. Hormona producida mayoritariamente en el riñón y encargada de la estimulación de la producción de glóbulos rojos en la médula ósea.

Esclerosis lateral amiotrófica familiar. Enfermedad progresiva que afecta al sistema nervioso, principalmente a las neuronas del cerebro y de la médula espinal, produciendo como consecuencia una pérdida del control muscular.

Espacio de Disse. Estrecho espacio perisinusoidal que se encuentra entre la pared de los sinusoides y las láminas de hepatocitos, ocupado por una red de fibras reticulares y plasma sanguíneo que baña libremente la superficie de los hepatocitos. En el espacio de Disse se produce el intercambio metabólico entre los hepatocitos y el plasma y se forma la abundante linfa hepática. En este espacio también se encuentran células estrelladas hepáticas.

Espacios porta. Áreas situadas en los ángulos de los lobulillos hepáticos. Contienen en su interior una rama de la arteria hepática, una rama de la vena porta y un conductillo biliar. La bilis se vierte en una red de canalículos dentro de las láminas de hepatocitos y fluye en forma centrípeta al lobulillo, hacia los conductillos biliares de los espacios porta.

Especiación mineral. Proceso de identificación y cuantificación de las formas químicas de un mismo elemento en una muestra dada.

Especies reactivas de oxígeno (ROS). Derivados reactivos del oxígeno molecular, con niveles de oxidación intermedios entre el O_2 y el H_2O.

Estado catabólico. Situación en el organismo que se caracteriza por una intensa degradación de macromoléculas energéticas y proteínas.

Estado redox. Describe la proporción entre las formas interconvertibles oxidada y reducida de una pareja molecular de oxidación-reducción específica y también, de una forma más general, el estado de oxidorreducción de un medio.

Estreñimiento funcional. Estreñimiento sin una causa orgánica conocida. Deriva fundamentalmente del cambio en los hábitos higiénico-dietéticos.

Estrés metabólico. Cualquier situación patológica que origine un estado catabólico.

Estrés oxidativo. Situación en la que la producción de radicales libres y/o de especies reactivas por los sistemas prooxidantes supera a los sistemas de defensa antioxidante del organismo, dando lugar a la instauración de un daño oxidativo, que será de mayor o menor grado, dependiendo del desequilibrio existente entre ambos sistemas (prooxidante-antioxidante).

Expresión génica. Proceso de formación de un producto (muchas veces una proteína) a partir de la información contenida en un gen.

Factor de transcripción. Proteína que interacciona con el promotor de un gen para iniciar la síntesis del RNA correspondiente.

Factor de Von Willebrand. Proteína adhesiva sintetizada por los megacariocitos y las células endoteliales que interviene en el momento inicial de la hemostasia. Su función es permitir que las plaquetas se unan de manera estable a la superficie del vaso roto.

Factor intrínseco de Castle. Glicoproteína segregada por las células parietales gástricas, que es esencial para la absorción de la vitamina B_{12} (factor extrínseco) en el íleon.

Factor neurotrófico derivado del cerebro (BDNF). Proteína derivada del cerebro que favorece la diferenciación, la maduración y la supervivencia de las neuronas en el sistema nervioso y ejerce un efecto neuroprotector en condiciones adversas.

Fagocitosis. Ingestión o endocitosis de partículas (p. ej., bacterias, levaduras, eritrocitos, etc.) por los fagocitos, que son principalmente los monocitos/macrófagos, las células dendríticas y los leucocitos polimorfonucleares. La fagocitosis requiere el contacto de la membrana de los fagocitos con la partícula que se va a fagocitar, la cual, una vez ingerida, queda dentro de una vacuola fagocítica denominada fagosoma. En el fagosoma se vierten numerosas moléculas antimicrobianas, así como radicales oxidantes, con lo que los microorganismos fagocitados mueren y son destruidos, salvo en el caso de que posean factores de virulencia que les permitan evadirse o resistir a dichos mecanismos.

Fermentación. Degradación anaerobia en la que los equivalentes de reducción obtenidos en las reacciones de oxidación son aceptados por una molécula distinta del oxígeno.

Fibras de tipo I. Fibras musculares de contracción lenta, relativamente resistentes a la fatiga.

Fibras de tipo II. Fibras musculares de contracción rápida, menos resistentes a la fatiga que las de tipo I.

Fibrinógeno. Proteína de la coagulación circulante más abundante. Por acción de la trombina se escinde en monómeros de fibrina que, en última instancia, originarán una red tridimensional insoluble.

Fibrinólisis. Sistema de disolución del coágulo mediante la lisis de la fibrina.

Flujo de nutrientes. Medida cuantitativa de la actividad de una vía metabólica.

Folatos. Cada uno de los vitámeros que presentan en el organismo humano la actividad vitamínica del ácido fólico.

Fonación. Producción de sonidos verbales mediante la vibración de las cuerdas vocales de la laringe.

Fosfolípido. Compuesto de naturaleza bipolar formado por una molécula de un alcohol (glicerol o esfingosina) esterificada con uno o dos ácidos grasos y un grupo fosfato al que se le une una base (etanolamina o colina), un aminoácido (serina) o un polialcohol (inositol).

Fotobiogénesis. Proceso mediante el cual el 7-deshidrocolesterol se activa en la piel para convertirse en vitamina D₃.

Función de barrera intestinal. Capacidad del intestino de absorber nutrientes a la vez que regula el contacto con la microbiota y el paso al interior de la mucosa de microorganismos y moléculas presentes en el lumen.

Gangliósido. Esfingolípido derivado de la ceramida por glicosilación con varios azúcares.

Glicoforina. Glicoproteína de la membrana plasmática del eritrocito cuya fracción glucídica es la responsable de los distintos grupos sanguíneos.

Glicoproteína ácida α₁ (orosomucoide 1). Proteína plasmática cuya función principal es la modulación negativa de fase aguda del sistema del complemento y el transporte de compuestos lipófilos, ambas fuertemente influidas por la glicosilación de la proteína.

Glicoproteína rica en histidina. Proteína plasmática que regula la inmunidad, la coagulación y la angiogénesis.

Glicoproteína α₂-HS (fetuina A). Proteína plasmática entre cuyas funciones destacan la eliminación de fosfato y calcio libre, evitando la calcificación arterial, y la protección frente a las acciones de metaloproteasas de matriz.

α-1β-Glicoproteína. Proteína plasmática asociada con el cáncer de mama, hígado, páncreas y vejiga, así como con el síndrome nefrótico resistente a esteroides.

β₂-Glicoproteína 1. Proteína plasmática cuya función principal es la eliminación de compuestos cargados negativamente, como el DNA, las glicoproteínas sialiladas y los fosfolípidos, que de otro modo podrían inducir una coagulación y agregación plaquetarias no deseadas.

Globulina fijadora o transportadora de tiroxina (TBG). Proteína plasmática del tipo de los inhibidores de serinas proteasas (serpinas) que se une a las hormonas tiroideas en la sangre.

α₁-Globulinas. Conjunto de proteínas plasmáticas complejas que contienen hidratos de carbono y lípidos. Incluyen, entre otras proteínas, el orosomucoide, la α₁-glucoproteína y las α-lipoproteínas.

α₂-Globulinas. Conjunto de proteínas complejas que incluyen entre otras las α₂-glicoproteínas, el plasminógeno, la protrombina, la haptoglobina, la ceruloplasmina y la α₂-macroglobulina.

β-Globulinas. Conjunto de proteínas complejas que incluyen, entre otras, las β-lipoproteínas y a la transferrina.

Glomérulo. Red de capilares en el interior de los corpúsculos renales, donde se produce la filtración del plasma, primera etapa en la formación de orina.

Glucemia. Concentración de glucosa en sangre.

Glucogenólisis. Degradación del glucógeno, hasta glucosa en el hígado y hasta glucosa-6-fosfato en el músculo.

Glucólisis. Degradación de glucosa hasta piruvato.

Gluconeogénesis. Biosíntesis de glucosa a partir de precursores no glucídicos.

GLUT-1. Transportador pasivo de la membrana plasmática del glóbulo rojo, encargado de la introducción de la glucosa desde la sangre.

Gradiente eléctrico. Diferencia de cargas entre dos compartimentos.

Gradiente químico. Diferencia de concentración de una sustancia entre dos compartimentos.

Haptoglobulina. Glicoproteína sintetizada en el hígado que se une a la hemoglobina libre y aparece en el plasma debido a la lisis de los eritrocitos, impidiendo así la excreción de hemoglobina y del hierro asociado a ella.

Hematíe. Otra denominación de los glóbulos rojos.

Hemocromatosis. Enfermedades genéticas del metabolismo del hierro que producen una sobrecarga tisular de este mineral.

Hemoglobina. Proteína globular y tetramérica formada por cuatro grupos hemo y cuatro subunidades de globina. Se encarga de transportar el oxígeno de los pulmones a los tejidos, y el dióxido de carbono de los tejidos a los pulmones. Existen diferentes hemoglobinas, tanto fisiológicas como patológicas.

Hemopexina. Proteína plasmática de fase aguda, capaz de unir hemo con la mayor afinidad conocida de todas las proteínas plasmáticas.

Hepatocitos. Las células más abundantes del hígado. Son poliédricas, con uno o dos núcleos esféricos poliploides y un nucléolo prominente. Su membrana plasmática presenta un dominio sinusoidal con microvellosidades, orientado hacia el espacio de Disse, y un dominio lateral, orientado hacia el hepatocito vecino. Las membranas plasmáticas de dos hepatocitos contiguos delimitan un canalículo donde será secretada la bilis. La presencia de múltiples orgánulos en el hepatocito se relaciona con sus múltiples funciones.

Hidrato de carbono. Tipo de nutriente caracterizado por su composición de C, O y H.

25-Hidroxivitamina D. Forma inactiva de la vitamina D, precursora de la forma activa o calcitriol, que se sintetiza en el hígado por acción de la vitamina D₃ 25-hidroxilasa. Es la principal forma de vitamina D circulante y la que se determina para establecer los niveles de vitamina D.

Hiperaldosteronismo. Situación patológica en la que las glándulas suprarrenales secretan un exceso de aldosterona.

Hipernatremia. Aumento de la concentración de sodio en el plasma por encima de 150 mEq/l.

Hiperplasia. Expansión de un tejido por aumento en el número de células.

Hiperpotasemia o hipercalemia. Aumento de la concentración de potasio en el plasma por encima de 5,5 mEq/l.

Hipersensibilidad. Las reacciones de hipersensibilidad son respuestas específicas frente a antígenos extraños, que tienen como consecuencia un daño tisular. La hipersensibilidad de tipo I se debe a respuestas de anticuerpos de clase IgE (hipersensibilidad inmediata); las de tipos II (respuestas a antígenos en la superficie de células) y III (formación y depósito de inmunocomplejos), a anticuerpos capaces de activar la vía clásica del complemento (IgM, IgG), y la de tipo IV, a respuestas de linfocitos T (hipersensibilidad retardada). El término alergia es sinónimo de hipersensibilidad, aunque a veces se restringe a la hipersensibilidad inmediata; los antígenos extraños responsables se denominan alérgenos.

Hipertónica. Solución que tiene más osmolaridad y, por lo tanto, genera más presión osmótica que otra. Suele utilizarse el plasma como referencia.

Hiperuricemia. Condición clínica caracterizada por una elevación anormal de la concentración plasmática de ácido úrico, superior a 7 mg/dl.

Hiponatremia. Disminución de la concentración de sodio en el plasma por debajo de 135 mEq/l.

Hipopotasemia o hipocalemia. Disminución de la concentración de potasio en el plasma por debajo de 3,5 mEq/l.

Hipotónica. Solución que tiene menos osmolaridad y, por lo tanto, genera menos presión osmótica que otra. Suele utilizarse el plasma como referencia.

Hipoxia. Baja disponibilidad de oxígeno por las células.

Homeostasis. Capacidad de los organismos vivos para regular los procesos metabólicos a pesar de la variabilidad de sus ambientes interno y externo, manteniendo los parámetros corporales en valores cercanos a la normalidad.

Homocisteína. Aminoácido no proteinogénico que se produce en el metabolismo de la metionina y como consecuencia de las reacciones de transmetilación. La concentración elevada de homocisteína en sangre se asocia con la enfermedad vascular, ya que el aminoácido podría estar implicado en la oclusión vascular y en la trombogénesis y también presentar efecto teratogénico. En su metabolismo participan los folatos, la vitamina B_{12} y la vitamina B_6.

Hormona paratiroidea (PTH). Hormona polipeptídica sintetizada por las glándulas paratiroides, de acción hipercalcemiante e hipofosfatemiante.

Hueso compacto. También denominado hueso cortical, constituido por láminas en disposición concéntrica alrededor de un canal, formando las denominadas osteonas. Se localiza en la superficie de los huesos (80 % de la masa esquelética total).

Hueso esponjoso. También denominado hueso trabecular o reticular, formado por una malla rígida mineralizada y localizado en el cuerpo vertebral y en las epífisis de los huesos largos; representa el 20 % de la masa esquelética total.

Ictus cerebral. Conjunto de síntomas que se caracteriza por la pérdida del funcionamiento cerebral (movimiento, sensibilidad, conciencia), producido por diversas causas. El motivo fundamental suele ser la embolia o la hemorragia cerebral.

Índice terapéutico. Diferencia entre el nivel deseado de un elemento en el plasma y la aparición de los primeros signos tóxicos asociados a su consumo excesivo.

Inducción. Mecanismo activo que incrementa la expresión de una o varias proteínas.

Inhibición. Mecanismo por el cual disminuye la capacidad de procesamiento de una enzima.

Inmunidad. Término que designa un estado de resistencia o protección frente a microorganismos patógenos o toxinas, pero también, por extensión, al conjunto de mecanismos que protegen frente a ellos. La inmunidad innata incluye mecanismos no específicos que están listos para actuar como primera línea de defensa del medio interno, mediante reacciones inflamatorias, fagocitosis y citotoxicidad natural. La inmunidad específica se debe a las respuestas de los linfocitos B (productores de anticuerpos) y T (inmunidad celular) cuando son activados por antígenos. La respuesta específica inducida por un antígeno generalmente establece una memoria que, durante un período de tiempo más o menos largo, confiere la capacidad de responder con mayor rapidez y potencia a sucesivos encuentros con ese mismo antígeno.

Interferones. Citoquinas con actividad antivírica, aunque en realidad ejercen múltiples funciones. Los interferones de tipos I y III se producen principalmente como respuesta a la infección vírica y actúan sobre las células del entorno confiriéndoles resistencia a la infección vírica productiva. El interferón de tipo II (interferón gamma) es una citoquina inmunorreguladora, uno de cuyos efectos es activar a los macrófagos, que incrementan su eficiencia microbicida hasta el punto de ser capaces de destruir patógenos intracelulares que de lo contrario podrían sobrevivir y proliferar dentro de ellos.

Interleuquinas. Las citoquinas son proteínas producidas por células para actuar sobre otras células, en las que inducen señales que conducen a la activación (transcripción) de determinados genes. El nombre de interleuquinas se asigna a citoquinas secretadas por leucocitos (aunque algunas de ellas también son producto de otros linajes celulares) y que intervienen en mecanismos tanto de la inmunidad innata como de la específica. Se representan por las siglas IL seguidas de un número.

Isla o islote eritroblástico. Unidad estructural de la médula ósea donde tiene lugar la diferenciación terminal de los eritrocitos a partir de precursores inmaduros. Está formado por un macrófago central rodeado de proeritroblastos, eritroblastos, reticulocitos y eritrocitos.

Isoenzima. Término usado para describir el fenómeno de que una misma actividad catalítica sea desarrollada, habitualmente en diferentes tejidos, por variedades de la misma enzima con diferentes secuencias de aminoácidos.

Isoformas. Proteínas con la misma función, que difieren de alguna manera en la secuencia de sus aminoácidos.

Isómeros *trans*. Disposición geométrica que pueden adoptar los ácidos grasos en torno a una insaturación (doble enlace). La isomería geométrica más común es la *cis*, pero por efecto de la hidrogenación y/o la temperatura, esta isomería puede transformarse en *trans*. Los isómeros *trans* se consideran aterogénicos.

Isquemia. Disminución del aporte de sangre a una parte u órgano del cuerpo.

Klotho. Proteína con función hormonal sintetizada en el riñón que actúa formando heterodímeros con el factor de crecimiento de fibroblastos 23 (FGF-23), que constituyen la forma molecular reconocida por el receptor.

Lanzadera. Sistema metabólico para conseguir que un metabolito que no puede atravesar una membrana determinada (p. ej., la membrana interna mitocondrial), logre hacerlo a través de moléculas auxiliares.

Leucotrienos. Compuestos lineales oxidados derivados de ácidos grasos poliinsaturados de 20 carbonos que desempeñan un papel fundamental en los procesos inflamatorios.

Lipogénesis. Síntesis *de novo* de ácidos grasos a partir de acetil-CoA y NADPH, que posteriormente serán reesterificados junto con moléculas de glicerol-fosfato para formar triacilgliceroles.

Lipólisis. Proceso de hidrólisis de los lípidos de las lipoproteínas en sus componentes fundamentales. En el caso de los triacilgliceroles: glicerol y ácidos grasos.

Lipoproteína lipasa (LPL). Enzima con actividad esterásica unida al epitelio vascular que hidroliza a los triacilgliceroles contenidos en los quilomicrones y las VLDL. Presenta estereoespecificidad sn-1/sn-3, por lo cual genera monoacilgliceroles sustituidos con ácidos grasos en la posición sn-2.

Lipoproteínas. Conjunto de lípidos y proteínas que circulan por vía sanguínea para transportar triacilgliceroles y colesterol.

Lipoproteínas de alta densidad (HDL). Lipoproteínas encargadas fundamentalmente de retirar colesterol de los tejidos periféricos.

Lipoproteínas de baja densidad (LDL). Lipoproteínas ricas en colesterol, que son captadas por el hígado y los tejidos periféricos.

Lipoproteínas de muy baja densidad (VLDL). Lipoproteínas transportadoras de triacilgliceroles y colesterol a los tejidos.

Lipoproteínas modificadas. Lipoproteínas que contienen lípidos oxidados o proteínas alteradas.

Lipoxigenasa. Enzima presente en los leucocitos que transforma al ácido araquidónico (y eventualmente al ácido eicosapentaenoico) en leucotrienos.

Lipoxinas. Compuestos derivados de la oxidación del ácido araquidónico que intervienen en la resolución de la inflamación aguda.

Lisofosfolípidos. Estructuras derivadas de fosfolípidos que carecen de uno de los dos ácidos grasos que sustituyen al fosfolípido.

Lobulillo hepático. Subunidad hexagonal formada por pilas de láminas anastomosadas de hepatocitos, de una célula de grosor, separadas por el sistema anastomosado de sinusoides que perfunden las células con la mezcla de sangre portal y arterial. En el centro del lobulillo se sitúa la vena central, en la que drenan los sinusoides. Las láminas de células irradian desde la vena central hacia la periferia del lobulillo, al igual que los sinusoides. En los ángulos del hexágono se encuentran los espacios porta.

α₂-Macroglobulina. Proteína plasmática cuya función principal es atraer y atrapar proteasas.

Macronutrientes. Constituyentes mayoritarios de los alimentos utilizados por el ser humano con fines energéticos o estructurales. Incluyen los hidratos de carbono, las grasas y las proteínas de la dieta.

Maresinas- Compuestos producidos en los macrófagos, derivados de la oxidación del ácido docosahexaenoico, que intervienen en la resolución de la inflamación aguda.

Metaanálisis. Técnica estadística que combina los datos originales o publicados de varios ensayos clínicos para extraer una estimación cuantitativa conjunta. Este método permite obtener conclusiones más exactas al trabajar con un tamaño de muestra muy superior al de los ensayos clínicos aislados. Para ello se requiere homogeneidad en los parámetros de evaluación y en las características de los pacientes entre los diferentes estudios.

Metabolismo. Transformaciones químicas que sufren los nutrientes en los tejidos, una vez superados los procesos de digestión y absorción correspondientes.

Metabolismo basal. Coste energético que supone el mantenimiento de las funciones fisiológicas del individuo.

Metabolismo energético. Conjunto de reacciones químicas por las que se obtiene y se utiliza la energía en el organismo.

Metabolismo intermediario. Estudio detallado de las reacciones químicas necesarias para utilizar los nutrientes (catabolismo) y para sintetizar las moléculas biológicas (anabolismo).

Metabolito. Intermediario químico en las reacciones del metabolismo catalizadas por enzimas. Puede tener, o no, actividad biológica.

Metalotioneína. Proteína plasmática e intestinal que interviene en el transporte y almacenamiento de algunos minerales como el cinc.

Microbioma. Comunidad de diferentes microorganismos que ocupa un entorno particular; también se refiere a la manera en que éstos interactúan entre sí y con las condiciones ambientales circundantes.

Microbiota. Grupo de microorganismos diferentes que viven en conjunto en un hábitat, por ejemplo, en los intestinos de los seres humanos o en el suelo.

Micronutrientes. Constituyentes minoritarios de los alimentos utilizados con fines estructurales o metabólicos. Incluyen los minerales (macroelementos y microelementos) y las vitaminas.

Microsomas. Estructuras particuladas membranosas que se obtienen al procesar el retículo endoplásmico celular. Llevan a cabo numerosas actividades enzimáticas, entre ellas, las actividades de elongación y desaturación de los ácidos grasos.

Miocito. Subunidad más pequeña de todos los tejidos y órganos musculares del cuerpo.

Mionectina. Mioquina que se expresa predominantemente en los tejidos musculares esqueléticos, implicada en el metabolismo energético, lipídico y de la glucosa.

Mioquina. Proteína sintetizada y secretada por una célula muscular esquelética. Puede ejercer efectos autocrinos, paracrinos y/o endocrinos.

Miostatina. Hormona autocrina y paracrina producida por las células musculares que inhibe la diferenciación y el crecimiento musculares.

Modulación covalente. Mecanismo de regulación por el que una enzima altera su actividad por una modificación covalente en una reacción catalizada por una enzima. Puede ser revertida por otra enzima que cataliza la reacción en sentido opuesto y se recupera así la actividad inicial.

Mononucleótido. Molécula constituida por una base púrica o pirimidínica, ribosa o desoxirribosa y fosfato.

Nefrona. Unidad funcional del riñón encargada de la producción de orina.

Neuroglía. Células de sostén del sistema nervioso. No conducen impulsos nerviosos. También se denomina glía.

Neurona. Célula que constituye la unidad funcional del sistema nervioso.

Neurotransmisor. Molécula que permite la transmisión del impulso nervioso desde una neurona hacia otra, hacia una célula muscular o hacia una glándula, mediante la sinapsis que las separa.

Nicotinamida adenindinucleótido (fosfato) (NAD⁺ y

NADP+). Coenzimas de oxidorreducción derivadas de la nicotinamida.

Nictalopía. Enfermedad conocida también como ceguera nocturna, producida por deficiencia de vitamina A, debido a que se reduce la síntesis del pigmento visual rodopsina y, por lo tanto, se ve dificultada la visión en la oscuridad.

Nictámero. Período luz-oscuridad de 24 horas.

Nucleobase. Sustancia orgánica derivada de los núcleos de la purina o de la pirimidina.

Nucleósido. Compuesto químico derivado de la unión de una nucleobase y de un azúcar, usualmente una pentosa, ribosa o desoxirribosa.

Nucleótido. Compuesto químico derivado de la unión de un nucleósido y uno o más grupos fosfato mediante enlaces de tipo éster.

Opsonización. Proceso por el cual se facilita la fagocitosis mediada por moléculas denominadas opsoninas. Las opsoninas se unen, por una parte, a la superficie de la partícula a fagocitar (p. ej., una bacteria) y, por otra, a receptores en la superficie de los fagocitos, promoviendo así el contacto entre partícula y fagocito, que es indispensable para iniciar la ingestión de la partícula. Hay opsoninas inespecíficas (como algunos fragmentos de componentes del complemento) y específicas (los anticuerpos de clase IgG).

Orbital antienlazante. Orbital molecular de mayor energía que los orbitales atómicos a partir de los cuales se forma y cuya ocupación requiere energía.

Orexígeno. Que estimula el apetito, incrementado la ingesta de alimento.

Osmolaridad. Medida del número de moles de una sustancia con efecto osmótico disueltos en un litro de disolución.

Ósmosis. Movimientos de líquido empujados por la presión osmótica.

Osteoblasto. Célula ósea mononucleada, responsable de sintetizar, segregar, organizar y mineralizar la matriz ósea u osteoide.

Osteocalcina. Proteína no colagénica que forma parte de la matriz ósea u osteoide, sintetizada por los osteoblastos.

Osteocito. Célula ósea que representa la etapa de máxima maduración de los osteoblastos.

Osteoclasto. Célula ósea, grande y multinucleada que lleva a cabo la resorción del hueso.

Ostcomalacia. Reblandecimiento de los huesos en adultos, causado por una deficiencia en vitamina D o alteraciones en el metabolismo de esta vitamina.

Osteona. Unidades estructurales del hueso cortical, formadas por láminas concéntricas dispuestas alrededor de un pequeño canal.

Osteonectina. Proteína no colagénica que forma parte de la matriz ósea u osteoide, sintetizada por los osteoblastos.

Osteopontina. Proteína no colagénica que forma parte de la matriz ósea u osteoide, sintetizada por los osteoblastos.

Oxidación. Pérdida de electrones por parte de un compuesto químico.

Oxidante. Cualquier compuesto químico que oxida un sustrato. En el proceso el oxidante se reduce, es decir, acepta electrones.

Pardeamiento. Proceso desarrollado en el tejido adiposo blanco por el aumento de la expresión y actividad de la proteína desacoplante 1 en los adipocitos que aumenta su termogénesis.

Patrones moleculares asociados a patógenos (PAMP). Estructuras ubicuas en el mundo microbiano (es decir, compartidas por grandes grupos de microorganismos, no específicas) que son reconocidas por receptores de la inmunidad innata, a los que se denomina receptores de reconocimiento de patrones (PRR). Los PRR pueden ser proteínas plasmáticas o receptores superficiales o citoplasmáticos de diversos linajes de células. La manifestación más común del reconocimiento de PAMP por PRR es el desencadenamiento de una respuesta inflamatoria.

Período posprandial. Después de la comida, también denominado absortivo o de buena alimentación.

Período postabsortivo. Comprende el ayuno nocturno de alrededor de 12 horas.

Peroxidación lipídica. Proceso en el que los ácidos grasos de los lípidos de membrana, especialmente los que contienen dos o más dobles enlaces carbono-carbono, son oxidados a hidroperóxidos.

Peroxisomas. Orgánulos celulares muy abundantes en células con alta actividad metabólica, como las hepáticas. Entre sus funciones, realizan la β-oxidación de ácidos grasos de cadena larga. Participan en la retroconversión de los ácidos grasos n-6 y n-3.

pH. Forma sencilla de expresar la acidez o la alcalinidad de un medio. Es la inversa del logaritmo en base 10 de la concentración de hidrogeniones en ese medio.

Pinocitosis. Proceso por el que el líquido extracelular es captado por la célula, con participación de la membrana citoplasmática.

Placas de Peyer. Grupo de ganglios linfáticos intestinales.

Plasmalógeno. Fosfolípido de membrana en el que el ácido graso de la posición sn-1 se ha reducido hasta aldehído y está unido al glicerol por un enlace éter.

Plexos nerviosos. Redes de fibras nerviosas.

Polifenoles. Sustancias de las plantas que tienen propiedades antioxidantes y quelantes de minerales.

***Pool* metabólico.** Conjunto de nutrientes o metabolitos que representan la cantidad de sustancias precursoras, funcionales o de depósito de dichos nutrientes o metabolitos en una célula, un tejido, un órgano o el organismo en su totalidad.

Potencial de membrana. Diferencia de polarización o carga entre las dos caras de una membrana celular.

Presión hidrostática. Presión que genera un líquido contenido en un recipiente.

Presión oncótica (presión coloidosmótica). Presión que generan sobre una membrana semipermeable las macromoléculas que no pueden atravesarla.

Presión osmótica. Presión que generan sobre una membrana semipermeable las sustancias disueltas que no pueden atravesarla.

Prooxidante. Compuesto activador de los procesos oxidativos.

Prostaglandinas. Compuestos cíclicos oxidados derivados de ácidos grasos poliinsaturados de 20 carbonos que desempeñan un papel fundamental en los procesos inflamatorios.

Prostanoides. Compuestos de naturaleza cíclica derivados de ácidos grasos poliinsaturados de 20 átomos de carbono que presentan gran actividad biológica.

Protectinas. Compuestos derivados de la oxidación de los ácido docosahexaenoico y docosapentaenoico, que intervienen en la resolución de la inflamación aguda y en la protección neuronal.

Proteína de unión a la vitamina D (DBP, *D-binding protein*). Proteína encargada del transporte de las distintas formas de la vitamina D_3 y de sus metabolitos.

Proteína de unión al retinol (RBP, *retinol binding protein*). Proteína plasmática sintetizada en el hígado que circula por el torrente sanguíneo unida al retinol en un complejo con la transtirretina. Además de permitir el transporte del retinol por la circulación general, de-sempeña un importante papel en el reconocimiento de la vitamina a nivel de la membrana celular y del núcleo de las células diana.

Proteína fosfatasa. Enzima cuya actividad es liberar un grupo fosfato que estaba unido covalentemente a una enzima, con el resultado de activarla o desactivarla.

Proteína quinasa. Enzima cuya actividad es unir covalentemente un grupo fosfato a una enzima, activándola o desactivándola.

Quilomicrones. Lipoproteínas sintetizadas en el intestino, transportadoras de triacilgliceroles a los tejidos.

Radical libre. Especie química que contiene uno o más electrones desapareados en sus orbitales externos.

Radicales libres de oxígeno. Radicales libres centrados en el oxígeno.

Raquitismo. Trastorno de la niñez que involucra el reblandecimiento y debilitamiento de los huesos, ocasionado principalmente por la falta de vitamina D, de calcio y/o de fosfato.

Reabsorción tubular. Proceso que permite que el agua y algunos solutos filtrados en el glomérulo sean devueltos al sistema circulatorio sanguíneo mediante su transporte desde el lumen de los túbulos renales hasta los vasos sanguíneos que corren paralelos.

Reacción de dismutación. Reacción redox en la que es una misma sustancia la que se oxida y reduce a la vez.

Reacción de Fenton. Reacción de descomposición del peróxido de hidrógeno dependiente de iones ferroso.

Reacción de óxido-reducción. Reacción también denominada redox, en la que se transfieren electrones desde una molécula donadora a una aceptora.

Reacciones anapleróticas. Reacciones que proporcionan intermediarios del ciclo de los ácidos tricarboxílicos. Cuando las moléculas del ciclo de Krebs se reclutan para utilizarse en vías sintéticas, deben reabastecerse de nuevo para que el ciclo pueda seguir funcionando.

Realimentación. Ingestión de alimento tras un período de ayuno, cuya duración debe tenerse en cuenta para administrar alimento.

Receptor de vitamina D (VDR). Factor de transcripción que media las acciones genómicas de la vitamina D, cuyo ligando es la 1α,25-dihidroxivitamina D.

Receptores activados por proliferadores de los peroxisomas (PPAR). Superfamilia de factores de transcripción que son activados por sustancias que estimulan la proliferación de los peroxisomas. Constituyen uno de los mecanismos a través de los cuales los ácidos grasos esenciales regulan la expresión génica.

Receptores atrapadores tipo BI (SRBI). Familia de receptores de membrana (en hepatocitos) capaces de transferir el colesterol desde las HDL a la célula hepática sin necesidad de internalizar las HDL, que así retornan a la circulación.

Receptores de reconocimiento de patrones (PRR, *pattern recognition receptors*). Receptores de moléculas con características estructurales diferentes de las de las células eucarióticas. Pueden reconocer ciertas moléculas endógenas.

Reducción. Proceso de ganancia de electrones por una molécula.

Refinado. Proceso tecnológico al que se someten los granos de los cereales, que conlleva la eliminación de las capas externas y el germen para la obtención de harina blanca.

Regulación alostérica. Mecanismo de regulación por el que determinadas enzimas pueden, al unirse un modulador o efector a un sitio distinto del centro activo, modificar su afinidad o actividad.

Remanentes de lipoproteínas. Lipoproteínas que han perdido algunos de sus componentes tras la lipólisis.

Remodelado óseo. Proceso de resorción (autodestrucción) y subsiguiente formación ósea llevado a cabo por la unidad multicelular del hueso.

Renina-angiotensina. Parte del sistema hormonal que, junto con la aldosterona y la hormona antidiurética, participa en el control de la presión arterial.

Resolvinas. Compuestos derivados de la oxidación del ácido eicosapentaenoico (serie E) o del ácido docosahexaenoico serie D) que intervienen en la resolución de la inflamación aguda.

Retinoides. Compuestos derivados del retinol que pueden presentar actividad provitamínica A. Las formas con mayor actividad fisiológica son el retinol, el retinal y el ácido retinoico, siendo el palmitato de retinol la forma de depósito más importante.

Retroconversión. β-Oxidación de los ácidos grasos 24:5 n-6 y 24:6 n-3 que ocurre en los peroxisomas. Permite la formación de los ácidos docosapentaenoico (DPA) y docosahexaenoico (DHA), respectivamente.

Sarcopenia. Pérdida de masa y fuerza musculares que se produce con el envejecimiento.

Secreción tubular. Proceso por el que distintos metabolitos y iones, que no han sido filtrados en los glomérulos, pasan al lumen de los túbulos formando parte de la orina para su eliminación.

Selenosis. Intoxicación causada por una sobredosis de selenio al organismo a través de la alimentación.

Silicosis. Intoxicación causada por una sobreexposición del organismo al silicio por vía pulmonar, que afecta al parénquima pulmonar y a la pleura.

Sinapsis. Espacio entre el extremo de una neurona y otra célula. Los impulsos nerviosos se transmiten habitualmente a la célula vecina por medio de sustancias químicas denominadas neurotransmisores. La neurona libera los neurotransmisores, y otra célula al otro lado de la sinapsis los recibe. La célula vecina puede ser otra neurona, una célula muscular o una célula glandular.

Síndrome de inmunodeficiencia combinada. Enfermedad caracterizada por la deficiencia de las enzimas adenosina desaminasa y purina nucleótido fosforilasa.

Síndrome de inmunodeficiencia grave. Enfermedad caracterizada por la deficiencia de la enzima adenosina desaminasa.

Síndrome de Lesch-Nyhan. Enfermedad causada por la deficiencia de la enzima hipoxantina guanina fosforribosiltransferasa (HGPRT).

Síndrome metabólico. También denominado síndrome X. Complejo sindrómico caracterizado por la coexistencia de diversos factores de riesgo, como obesidad abdominal, dislipoproteinemia, intolerancia a la glucosa o diabetes de tipo 2, hipertensión arterial, hiperuricemia, hipercoagulabilidad y defectos en la fibrinólisis. Todo ello lleva a una elevada incidencia de enfermedad cardiovascular. La insulinorresistencia tisular periférica parece ser la causa fisiopatológica de este síndrome.

Sinusoides hepáticos. Capilares que se disponen entre las láminas de hepatocitos y donde confluyen, desde la periferia de los lobulillos, las ramas de la arteria hepática y de la vena porta. La sangre fluye desde los espacios porta hasta la vena central, circulando en forma centrífuga. La pared de los sinusoides está formada por una capa discontinua de células endoteliales fenestradas, que carecen de membrana basal. En los sinusoides confluyen la circulación hepática y portal. Éstos drenan su contenido a la vena hepática central, de ésta a las venas hepáticas derecha e izquierda y, finalmente, a la vena cava inferior.

Sustancias bociógenas. Sustancias presentes naturalmente en los alimentos que inhiben, por interacción con el yodo o con el aminoácido tirosina, la síntesis de hormonas tiroideas funcionales.

Tampones. *Véase* Amortiguadores.

Termogénesis facultativa. Desacoplamiento entre la cadena respiratoria y la fosforilación oxidativa que evita la síntesis de ATP y disipa parte de la energía procedente de la oxidación de nutrientes en forma de calor.

Termogénesis obligatoria. Consumo de energía destinada a los procesos de digestión, absorción, transporte, metabolismo y almacenamiento de nutrientes.

Termogenina o proteína desacoplante. Proteína situada en la matriz mitocondrial, responsable de la termogénesis facultativa; actualmente se conoce como proteína desacoplante de la fosforilación oxidativa (UCP). Existen varias isoenzimas de esta proteína conocidas como UCP-1, UCP-2 y UCP-3 con funciones específicas de tejido.

Tetrahidrobiopterina (THB). Coenzima de óxido-reducción que participa en la síntesis de óxido nítrico a partir de arginina y en la síntesis de tirosina a partir de fenilalanina.

Tetrahidrofolato (THF). Forma reducida del ácido fólico.

Tocoferoles. Serie de compuestos con actividad de vitamina E.

Transferrina. Proteína fijadora de hierro que regula sus niveles en los fluidos biológicos.

Transportadores ABC. Abreviatura del inglés *ATP binding cassette*. Superfamilia de transportadores moleculares ampliamente distribuidos en los tejidos. Transportan colesterol, esteroles vegetales, aminoácidos, nucleótidos y también fármacos.

Transporte activo. Movimiento de moléculas y iones a través de la membrana celular contra un gradiente eléctrico o químico, con aporte de energía química (ATP).

Transporte paracelular. Transporte que ocurre a través de los espacios intercelulares.

Transporte pasivo. Transporte que no consume energía. Ocurre a favor de un gradiente eléctrico o químico.

Transporte transcelular. Transporte que ocurre a través de las células.

Transtirretina. Proteína del plasma y del líquido cefalorraquídeo que transporta de forma conjunta hormona tiroidea tiroxina (T_4) y retinol.

Triacilglicerol. Lípido formado por una molécula de glicerol esterificada con tres ácidos grasos.

Tromboxanos. Compuestos derivados de la oxidación de ácidos grasos poliinsaturados de 20 carbonos que intervienen fundamentalmente en la agregación plaquetaria.

***Turnover* (recambio de nutrientes o componentes corporales).** Utilización y sustitución continuas de los nutrientes o los componentes corporales mediante procesos metabólicos de degradación y biosíntesis.

Uniones adherentes *(adherens junctions)*. Estructuras de unión intercelular en el epitelio adheridas al citoesqueleto de actina.

Uniones estrechas *(tight junctions)*. Estructuras de anclaje entre las células del epitelio, que se remodelan constantemente e interaccionan con estímulos externos, controlando así la permeabilidad y permitiendo selectivamente el paso de agua, iones y nutrientes a través de poros intercelulares.

Ventilación pulmonar. Conjunto de procesos que hacen fluir el aire entre la atmósfera y los alvéolos pulmonares, y viceversa.

Vía de recuperación de nucleótidos. Vía metabólica a través de la cual bases y nucleósidos procedentes de la dieta o de la degradación de ácidos nucleicos son convertidos a nucleótidos.

Vida media. Tiempo necesario para la desintegración o destrucción de la mitad de la cantidad de un compuesto determinado.

Visión. Proceso en el que está implicado directamente la vitamina A, dado que el 11-*cis*-retinal actúa como grupo prostético cromóforo fotosensitivo de los pigmentos visuales de los conos y los bastones localizados en la retina, necesarios para que se desencadene la estimulación nerviosa de los centros visuales del cerebro.

Vitamina D_2 (ergosterol). Forma de vitamina D presente principalmente en plantas que puede activarse de igual forma que la vitamina D_3.

Vitamina D_3. El metabolito activo de la vitamina D_3 es el 1,25-dihidroxicolecalciferol ($1,25[OH]_2D_3$), también denominado calcitriol, que actúa como una hormona hipercalcemiante e hiperfosfatemiante, en colaboración muy estrecha con la parathormona (PTH).

Vitaminas. Sustancias orgánicas complejas que deben estar presentes en la dieta en muy pequeñas cantidades en relación con otros nutrientes (con excepción de los oligoelementos), ya que el organismo no puede sintetizarlas o, si las produce, lo hace en cantidades tan insignificantes que no es posible cubrir los requerimientos nutricionales.

Vitronectina. Proteína plasmática que desempeña un papel regulador en la coagulación sanguínea, la unión a la matriz extracelular, la regulación de la adhesión y la propagación celulares y la inmunidad innata.

V_m. Velocidad máxima que puede alcanzar una reacción enzimática para una concentración determinada de sustrato.

Xenobiótico. Compuesto orgánico que no es producido por el organismo en el que se encuentra y que puede ser tóxico.

Xeroftalmía. Enfermedad que se produce por una deficiencia grave de vitamina A, caracterizada por atrofia de las glándulas perioculares e hiperqueratosis de la conjuntiva. Además, las células conjuntivales descamadas tienden a acumularse en el ángulo del ojo, produciendo las características manchas de Bitot. En la córnea se producen queratomalacia y queratinización, que conducen a perforación y uveítis que puede concluir en una ceguera definitiva.

Yodóforos. Compuestos usados en el procesado de los alimentos, que presentan yodo en su composición, cuyo uso aumenta los niveles de este oligoelemento en la ingesta.

Zimógeno. Proteína que carece de actividad enzimática, pero que, en determinadas condiciones, puede perder una parte de sus aminoácidos y de esa forma activarse.

Índice analítico